Thieme

Differenzialdiagnose in der MRT

Prof. Dr. med. Francis A. Burgener
Professor für Radiologie
Medizinisches Zentrum der Universität Rochester
601 Elmwood Avenue
14622 Rochester, NY, USA

Dr. med. Raymond K. Tan
Assistant Professor für Radiologie
Medizinisches Zentrum der Universität Rochester
601 Elmwood Avenue
14622 Rochester, NY, USA

Dr. med. Stevens P. Meyers
Associate Professor für Radiologie
Medizinisches Zentrum der Universität Rochester
Rochester, NY, USA
601 Elmwood Avenue
14622 Rochester, NY, USA

Dr. med. Wolfgang Zaunbauer
Institut für Radiologie
Kantonsspital St. Gallen
Rorschacherstraße
9007 St. Gallen, Schweiz

Deutsche Übersetzung von Wolfhard O. Spiewok

1964 Abbildungen
73 Tabellen

Georg Thieme Verlag
Stuttgart · New York

Die Deutsche Bibliothek –
CIP-Einheitsaufnahme

Differentialdiagnose in der MRT / Francis A. Burgener ... Ins Dt. übers. von Wolfhard O. Spiewok. - Stuttgart : Thieme, 2002
Engl. Ausg. u. d. T.: Differential diagnosis in magnetic resonance imaging

Übersetzer
Dr. med. Wolfhard O. Spiewok
FA für radiologische Diagnostik
c/o ViaMed GmbH – Abt. Fachübersetzungen
Pforzheimer Str. 381
70499 Stuttgart, Deutschland
E-Mail: info@viamed.de

Abbildungen wurden zur Verfügung gestellt von
Dr. med. Kevin G. J. Ibach
Universität von Toronto
Toronto, Ontario, Canada

Dr. med. Uresh Patel
Ide Group, PC
Rochester, NY, USA

Dr. med. Brian K. Tan
Medizinisches Zentrum der Universität Rochester
Rochester, NY, USA

Wichtiger Hinweis: Wie jede Wissenschaft ist die Medizin ständigen Entwicklungen unterworfen. Forschung und klinische Erfahrung erweitern unsere Erkenntnisse, insbesondere was Behandlung und medikamentöse Therapie anbelangt. Soweit in diesem Werk eine Dosierung oder eine Applikation erwähnt wird, darf der Leser zwar darauf vertrauen, dass Autoren, Herausgeber und Verlag große Sorgfalt darauf verwandt haben, dass diese Angabe **dem Wissensstand bei Fertigstellung des Werkes** entspricht.
Für Angaben über Dosierungsanweisungen und Applikationsformen kann vom Verlag jedoch keine Gewähr übernommen werden. **Jeder Benutzer ist angehalten**, durch sorgfältige Prüfung der Beipackzettel der verwendeten Präparate und gegebenenfalls nach Konsultation eines Spezialisten festzustellen, ob die dort gegebene Empfehlung für Dosierungen oder die Beachtung von Kontraindikationen gegenüber der Angabe in diesem Buch abweicht. Eine solche Prüfung ist besonders wichtig bei selten verwendeten Präparaten oder solchen, die neu auf den Markt gebracht worden sind. **Jede Dosierung oder Applikation erfolgt auf eigene Gefahr des Benutzers.** Autoren und Verlag appellieren an jeden Benutzer, ihm etwa auffallende Ungenauigkeiten dem Verlag mitzuteilen.

Rüdigerstraße 14
D-70469 Stuttgart
Unsere Homepage: http://www.thieme.de

Printed in Germany

Zeichnungen: Christiane und Dr. Michael von Solodkoff, Neckargemünd

Umschlaggestaltung: Thieme Verlagsgruppe
Satz: Primustype R. Hurler GmbH, 73274 Notzingen
Druck: Druckhaus Götz, 71636 Ludwigsburg

ISBN 3-13-130591-6 1 2 3 4 5 6

Geleitwort

Nachdem ich 1985 die Freude und Ehre hatte, die erste Auflage des Lehrbuches „Röntgenologische Differentialdiagnostik" mit Dr. Francis A. Burgener herauszugeben, haben sich Gestaltungsformen radiologischer Lehrbücher durchgesetzt, die analog auf radiologischen Befunden statt auf Krankheitsbildern aufbauen. Dieses didaktische Herangehen wurde nach Erscheinen des Buches sowohl von angehenden Radiologen zur Vorbereitung Ihres Facharztexamens dankbar angenommen, als auch von Ärzte anderer Fachrichtungen, die gelegentlich mit radiologischen Fragestellungen konfrontiert werden, um ohne umfangreiches Textstudium die wichtigsten diagnostischen Kriterien nachzuschlagen.

Im Jahre 1996 veröffentlichten wir erfolgreich ein weiteres ähnlich aufgebautes Lehrbuch mit dem Titel „Differentialdiagnose in der Computertomographie". Schon damals bestand der Plan, die Serie mit einem nächsten Band zur Differenzialdiagnose in der Magnetresonanztomographie fortzusetzen. Zu meinem Leidwesen konnte ich nicht genügend Zeit und Energie einbringen, um meinen Anteil an dem geplanten MRT-Lehrbuch zeitgerecht fertig zu stellen. So war es sowohl für Dr. Burgener als auch für mich ein großer Glücksfall, dass wir drei talentierte und profilierte junge Radiologen fanden, das Buch über die Differenzialdiagnose in der MRT ohne übermäßigen Zeitverzug fertig zu stellen, namentlich in Stephen P. Meyers, MD und PhD, und Raymond K. Tan, MD, vom Medizinischen Universitätszentrum Rochester in New York sowie Wolfgang Zaunbauer, MD, vom Kantonshospital St. Gallen in der Schweiz.

MRT ist eine sich schnell entwickelnde Methode mit fast täglich neu eingeführten Sequenzen. Ständig werden neue diagnostische Möglichkeiten erforscht. Daraus erwuchs die Aufgabe, den Überfluss an Informationen zu selektieren und in einem einbändigen Lehrbuch zusammenzufassen. Zweifelsohne gerät ein differenzialdiagnostisches Lehrbuch über MRT umfangreicher als ein solches über CT. Den Autoren ist daher zu danken, erfolgreich eine bedeutende Zahl wichtiger radiologischer Informationen, hunderte differenzialdiagnostische Tabellen und fast 2000 richtungweisende Zeichnungen, Tabellen und Schnittbilder in einem Buch von 700 Seiten zusammengefasst zu haben.

Struktur und Layout der Differenzialdiagnose in der Magnetresonanztomographie entsprechen den vorangegangenen zwei differenzialdiagnostischen Lehrbüchern, die unter Dr. Burgeners Namen bei Thieme erschienen sind. Es ist anatomisch in die Abschnitte Gehirn, Kopf und Hals, Wirbelsäule, Bewegungsapparat, Thorax, Abdomen und Becken gegliedert. Das Buch behandelt neben der geläufigen Pathologie eine Vielzahl ungewöhnlicher und seltener Erkrankungen und ermöglicht einen schnellen Zugriff auf die wichtigsten differenzialdiagnostischen Informationen.

Ich bin überzeugt, dass dieser Leitfaden zur Differenzialdiagnose in der MRT die gleiche enthusiastische Akzeptanz erreichen wird wie die vorab veröffentlichten in dieser Reihe. Er wird sowohl Radiologen als auch Nichtradiologen in der Interpretation des MRT-Bildes helfen, Ärzten in Weiterbildung und Assistenten ein unentbehrliches Lehrmittel werden.

Martti Kormano
ordentlicher Professor
an der Abteilung für Diagnostische Radiologie
der Universität Turku, Finnland

Vorwort

Ende gut – alles gut! Nachdem ich mit Dr. Kormano die in 5 Sprachen übersetzten und zahlreich zitierten Lehrbücher „Röntgenologische Differentialdiagnostik" und „Differentialdiagnose in der Computertomographie" herausgegeben hatte, musste er in letzter Minute aus diesem Projekt aussteigen, da ihn seine überbordenden beruflichen Verpflichtungen als Leiter einer Radiologischen Abteilung und vieler nationaler und internationaler Gesellschaften, als Kliniker, Forscher und Lehrer und nicht zuletzt als Obstbauer zu sehr in Anspruch nahmen. Ihn und seine umfangreichen Kenntnisse in der diagnostischen Radiologie durch eine Einzelperson zu ersetzen erschien unmöglich. Daher war es um so erfreulicher, drei Kollegen und Freunde zu finden, die in Dr. Kormanos Sinne seinen Part übernahmen und außerordentlich gute Arbeit leisteten.

Die MRT ist weltweit akzeptiert und hat neben vielen neuen Indikationen andere bildgebende diagnostische Verfahren ersetzt. Eine Vielzahl von Ärzten anderer Fachrichtungen beschäftigt sich inzwischen mit dieser Methode, sodass sie nicht mehr nur allein Domäne der Radiologen ist. Jede Untersuchung konfrontiert mit einer Unmenge von MR-Befunden, die einer Interpretation bedürfen, um letztendlich zu einer diagnostischen Aussage und angemessenen Differenzialdiagnose zu gelangen. Zur Unterstützung des Diagnostikers auf diesem Weg ist unser Buch auf MR-Befunden aufgebaut, abweichend zu anderen radiologischen Lehrbüchern, die sich didaktisch an Krankheitsbildern orientieren. Da sich viele Erkrankungen mannigfaltig in der MRT repräsentieren, sind einige Überschneidungen im Text unvermeidlich. Um Wiederholungen zu minimieren ist die Differenzialdiagnostik nach Möglichkeit in Tabellenform zusammengefasst. Diese Tabellen listen nicht nur Erkrankungen auf, die mittels MRT spezifisch nachweisbar sind, sondern verbinden nachvollziehbar charakteristische MRT-Bilder mit relevanten klinischen Daten. Skizzen und Zeichnungen sollen die in Frage kommenden MR-Befunde illustrieren.

Dieses Buch ist für Radiologen und Ärzte mit Erfahrungen in der bildgebenden Diagnostik bestimmt, die ihre diagnostischen Fähigkeiten in der MRT vertiefen möchten. Es ist ein verständlicher Abriss der kernspintomographischen Diagnostik und wir hoffen, dass es auch Radiologen in Ausbildung zur Vorbereitung ihres Examens dient. Jeder Arzt, der sich mit der MRT beschäftigt, wird dieses Buch in direkter Proportionalität zu seiner oder ihrer Neugier hilfreich annehmen. Es ist mein Wunsch, dass dieses Buch ebenso von Studenten, Assistenten, Oberärzten, Radiologen und allen Ärzten, die sich mit bildgebender Diagnostik beschäftigen, angenommen wird wie die vorausgegangenen Bände „Röntgenologische Differentialdiagnostik" und „Differentialdiagnose in der Computertomographie", die ich mit Dr. Kormano nach gleichem Konzept verfasst habe.

Francis A. Burgener

Danksagung

Jedem, der bei der Herstellung dieses Lehrbuches mitgearbeitet hat, persönlich zu danken ist unmöglich. Wir möchten zunächst den Mitarbeiterstab des Thieme-Verlages, speziell Dr. Clifford Bergman und Herrn Gert A. Krüger, hervorheben.

Des weiteren gilt unser Dank all den vielen Radiologen, ohne die diese illustrierte Zusammenstellung von MRT-Fällen nicht möglich gewesen wäre, so Dr. Barry R. Armandi Jr., Dr. Ja-Kwei Chang, Dr. Gary M. Hollenberg, Dr. Deborah J. Klein, Dr. Valeh Levy, Dr. Amit L. Mehta, Dr. Bradley R. Peters, Dr. Rodolfo Queiroz, Dr. Stuart J. Rubin, Dr. Gwy Suk Seo, Dr. John G. Strang, Dr. Eric P. Weinberg, Dr. Per-Lennart Westesson und Dr. Ian J. Wilson, alle frühere oder heutige Mitarbeiter der Radiologischen Abteilung der Universität Rochester, sowie Dr. Masoom Haider und Dr. Naeem Merchant von der Universität Toronto, die alle Fälle aus ihren persönlichen Sammlungen beigetragen haben. Wertvolle Unterstützung bei der Vorbereitung und Erstellung des Manuskriptes erhielten wir von Dr. Mark J. Adams, Dr. Patrick J. Fultz und Dr. Johnny U.V. Monu von der Radiologischen Abteilung der Universität Rochester, sowie von Dr. Claude Pierre-Jerome von der Radiologischen Abteilung der Universität Oslo, Norwegen.

Wir bedanken uns bei Frau Therese Burgener für die Erstellung vieler Zeichnungen und bei Catherine Tan, MD, für das Tippen und Korrigieren eines Manuskriptteiles. Iona Mackey's Arbeit bei der Erstellung des Literaturverzeichnisses ist ebenso zu würdigen. Schließlich gilt unser besonderer Dank Frau Alyce Norder für das Management des gesamten Projektes. Sie zeigte nicht nur für das Tippen, Formatieren und Korrigieren des Manuskriptes verantwortlich sondern koordinierte auch die transatlantischen Beiträge. Ohne Alyce hätte es kein Manuskript gegeben.

Zum Schluss möchten wir unseren Angehörigen danken, die großzügig auf kostbare Familienzeit verzichteten, um dieses Buch zu realisieren.

Inhaltsverzeichnis

Abkürzungsverzeichnis

A. Arterie (Arteria)
ABC aneurysmal bone cyst (aneurysmatische Knochenzyste)
ACTH adrenokortikotrophes Hormon
AFP Alpha-Fetoprotein
AIDS aquired immune deficiency Syndrome (erworbenes Immun-Infekt-Syndom, syn. HIV)
ALL akute lymphatische Leukämie
AML akute myeloblastische Leukämie
AMS Arteria mesenterica superior
ANCA antineutrophile zytoplasmatische Antikörper
APUD Amine precursor uptake and decarboxylation (aus der Neuralleiste entstammende Zellen des APUD-Systems mit der gemeinsamen Fähigkeit Amine bzw. deren Vorstufen aufzunehmen)
APVR anormaler Pulmonalvenenrückfluss
ARDS akutes respiratorisches Distress-Syndrom
BWK Brustwirbel(Körper)
CMV Zytomegalievirus
COPD chronisch obstruktive Lungenerkrankung
CPPD Calcium pyrophosphate dihydrate deposition disease (Chondrokalzinose)
CRMD chronisch rezidivierende multifokale Osteomyelitis
CSI chemical shift imaging
CT Computertomografie
2D zweidimensional
3D dreidimensional
DD Differenzialdiagnose
DC ductus choledochus
DCC Dysplasia coxae congenita (angeborene Hüftdysplasie)
DES Diethylstilbestrol
3DFT dreidimensionale Fourier-Transformation
DIC disseminierte intravaskuläre Koagulation
DIP distales Interphalangealgelenk
DISH diffuse idiopathische Skelett- Hyperostose
DISI dorsal intercalated segmental instability
ERCP endoskopische retrograde Choledochopankreatikographie
f female (weiblich)
FAST Fourier aquired steady state (auch refokusierte FISP)
FISP fast imaging with steady state precession
FLAIR fluid attenuated inversion recovery
FLASH fast low-angle shot
FNH fokale noduläre Hyperplasie
FS Fettsuppression
FSE fast spin echo
FSPGR fast spoiled gradient recalled echo
GB Gallenblase
Gd Gadolineum
Gd-Kontrast intravenöse Applikation von Gadolineum-haltigem Kontrastmittel
Gd-DTPA Gadolineum- diethylen-triamin-pentaacetonsäure
GI Gastrointestinal (-Trakt)
GRASS gradient refocused acquisition in steady state
GRE gradient refocused echo pulse sequence
HADD Calciumhydroxyapatite crystal deposition disease
HIV human immunideficiency virus
HRCT Hochauflösendes (high resolution) CT
HWK Halswirbel(Körper)
IR Inversion recovery
IS iliosakral
i. v. intravenös
KHK koronare Herzkrankheit
KM Kontrastmittel
LA linker Vorhof (Atrium)
LCH Langerhans- Zell Histiozytose
LDH Lactat-Dehydrogenase
LE Lupus erythomatodes
Lig. Band (Ligamentum)
LV linker Ventrikel
LWK Lendenwirbel (Körper)
M Muskel (Musculus)
MAI Mycobacterium avium intracellulare
MCP metakarpophalangeal
MEA multiple endokrine Adenome
MEN Multiple endokrine Neoplasien
MFH Malignes fibröses Histiozytom
MIP Maximum Intensity Projection
ML Mittellappen
MPGR Multiplanar Gradient Recall
MPS Mukopolysaccharidose
MR Magnetresonanz
MRA Magnetresonanzangiographie
MRC Magnetresonanzcholegraphie
MRCP Magentresonanzcholedochopankreatikographie
MRS Magnetresonanzspektroskopie
MRT Magnetresonanztomografie
MTP Metatarsophalangeal
NHL Non Hodgkin Lymphom
N Nerv (Nervus)
OSG Oberes Sprunggelenk
OL Oberlappen
PAPVR partieller anormaler Pulmonalvenenrückfluss
PAVM Pulmonale arteriovenöse Malformation
PCP Pneumocystis carinii Pneumonie
PD Proton Density (langes TR, kurzes TE)
PDW Protonengewichtetes Bild
PET Positronenemissionstomographie
PIP proximales Interphalangeal-Gelenk
PSA prostataspezifisches Antigen
PTC perkutane transhepatische Cholangiographie
PVNS pigmentierte villonoduläre Synovialitis
RA rechter Vorhof (Atrium)
RES Retikuloendotheliales System
RF Radiofrequenz
RSD Reflex-sympathische Dystrophie
RV rechter Ventrikel
SE Spin Echo
SI sacroiliakal
SLE Systemischer Lupus erythematosus
SR Surface rendering (Oberflächenwiedergabe)
SR Saturation Recovery
STIR Short Tau (T1) Inversion Recovery
T1 longitudinale (oder Spingitter) Relaxationszeit
T2 transversale (oder Spin-Spin) Relaxationszeit

T2*	effektive transversale Relaxationszeit
T1W	T1 gewichtetes Bild
T2W	T2 gewichtetes Bild
TAPVR	totaler anormaler Pulmonalvenenrückfluss
Tb	Tuberkulose
TE	Echozeit
TFC	Triangulärer fibrokartilaginärer Komplex
TI	Inversions-Zeit
TOF	Time-of-flight
TR	Repetitionszeit
TUR	Transurethrale Tumorresektion der Prostata
UG	Urogenital (-Trakt)
UL	Unterlappen
US	Ultraschall
V.	Vene (Vena)
WDHA	Wasserdiarrhoe, Hypokaliämie, Achlorhydrie
WDHH	Wasserdiarrhoe, Hypokaliämie, Hypochlorhydrie
ZNS	Zentralnervensystem

Einleitung

Die Magnetresonanztomografie (MRT) ist eine bildgebende Methode, die anatomiegerechte Schnittbilder des menschlichen Körpers mit hohem Gewebekontrast ermöglicht. Magnetresonanztomografische (MR) Bilder können in allen Ebenen erstellt werden: sagittal, koronal oder beliebig anguliert. Das „Signal" zur Bildgebung wird von den Wasserstoffprotonen im menschlichen Körper generiert, sodass die MRT eigentlich eine Wasserstoff-Messung ist.

Das Wasserstoffproton hat eine Ladung von + 1 und dreht sich in einer Frequenz abhängig vom anliegenden magnetischen Feld und seiner besonderen physikalischen Charakteristik, bekannt als gyromagnetisches Moment. Diese sich bewegende Ladung induziert wiederum ein magnetisches Feld senkrecht zur Drehachse, sodass das Proton wie ein kleiner Stabmagnet anzusehen ist. Außerhalb des Einflusses einer Magnetisierung sind die magnetischen Eigenschaften (das magnetische Moment) einer Person gleich null aufgrund der sich diffus im Raum orientierenden Ladungen der Wasserstoffprotonen. Werden diese dem Feld eines starken Magneten ausgesetzt, so richten sich die „Spins" im menschlichen Körper entlang des angelegten Magnetfeldes aus, d. h. es entsteht in der Summe ein Magnetvektor in Richtung des externen Magnetfeldes (Longitudinalmagnetisierung). Die Rotations- (oder Präzessions-)Frequenz der Wasserstoffprotonen ist proportional zu ihrem spezifischen gyromagnetischen Moment und der Höhe des angelegten Magnetfeldes (so genannte Larmour-Gleichung) und beträgt für Wasserstoff bei 1,5 T (Tesla) 64 MHz.

Zur Generation eines MR-Signals wird eine Radiowelle in Form eines Hochfrequenzimpulses, äquivalent zur Larmourfrequenz, in das Proton innerhalb des Magneten eingestrahlt. Dabei ist die Larmour- (Resonanz-)Frequenz abhängig von der Stärke des Magnetfeldes und vom gyromagnetischen Moment des interessierenden Moleküls, in der MRT also des Wasserstoffkerns. Die eingestrahlte Energie bedingt eine Auslenkung der Wasserstoffkerne aus ihrem Gleichgewicht. Wird der HF-Impuls abgeschaltet, emittieren die Protonen Energie gleicher Frequenz, die als MR- Signal durch so genannte Empfangsspulen (ähnlich einer Antenne) innerhalb des Magneten empfangen und zur Bildgebung genutzt wird. Der Gewebskontrast ist abhängig 1. von der Dichte der Protonen (Wasserstoffkerne) innerhalb des Gewebes, 2. vom Grad der Ausrichtung von Protonen verschiedener Gewebe innerhalb des magnetischen Feldes (auch T1-Relaxation, longitudinale oder Spin-Gitter Relaxation genannt) und 3. von der Rate des Signal-Abfalles oder der Dephasierung (auch T2-Relaxation, transversale oder Spin-Spin Relaxation genannt). Diese biophysikalischen Eigenschaften verschiedener Gewebsarten bedingen den höheren Weichteilkontrast der MRT im Vergleich zur Computertomografie (CT).

Die wichtigsten Komponenten eines Magnetresonanztomografen sind:

1) Ein Hochfeldmagnet mit einer Stärke zwischen 0,3 bis 1,5 Tesla;

2) RF-Spulen innerhalb des Magneten, die einen gleichmäßigen RF-Puls senden und empfangen können und gleichzeitig raumabhängige Magnetfelder (so genannte Gradienten) erzeugen, um die Orientierung innerhalb der anatomischen Strukturen zu ermöglichen;

3) Ein Rechner zur Steuerung des Systems und zur Verarbeitung des RF-Signals in anatomische Schnittbilder.

Um ein MR-Bild zu erzeugen, wird der Patient mit dem zu untersuchenden Körperteil auf einer Liege in das Zentrum des Magneten platziert. Es werden Programme von RF-Pulsen, so genannte Sequenzen, gewählt, die gemäß der gewünschten Kontraste protonen-, T1- oder T2-gewichtete Aufnahmen ermöglichen, die mittels Rechner unter Nutzung spezieller Algorithmen (2D- oder 3D- Fourier-Transformation) auf dem Monitor sichtbar gemacht werden. Die Dokumentation erfolgt auf Röntgenfilm oder anderen Medien, viele Systeme besitzen digitale Wechselspeicher zum schnellen Zugriff auf Patientendaten.

Nicht alle Patienten können mittels MRT untersucht werden: intrakranielle Aneurysma-Clips, Herzschrittmacher und metallene Fremdkörper in den Augen stellen absolute Kontraindikationen dar. Darüber hinaus können Metallgegenstände wie chirurgische Clips, Nägel oder Drähte und orthopädische Implantate Artefakte hervorrufen, die die anatomischen Strukturen in der interessierenden Region verzerren.

1. Teil: Gehirn

Einführung

Die MRT bietet entscheidende Vorteile gegenüber anderen Schnittbildverfahren. Diese bestehen in einem exzellenten Gewebskontrast, der Möglichkeit multiplanarer Bilddarstellungen, schneller Datenakquisition und vielfältig einsetzbarer Kontrastmittel. Die MRT erwies sich als Untersuchung der Wahl bei 1) angeborenen Fehlbildungen des Gehirns, 2) Störungen der Gewebsreifung, 3) Neoplasien des Zentralnervensystems, der Hirnnerven, Hypophyse, Meningen und Schädelbasis, 4) Traumafolgen, 5) intrakraniellen Blutungen, 6) Ischämie und Infarkt, 7) infektiösen und nichtinfektiösen Erkrankungen, 8) Stoffwechselstörungen und 9) dysmyelinisierenden und demyelinisierenden Erkrankungen. Das MR-Signal kann außerdem zu Gefäßdarstellungen ähnlich einer konventionellen Angiographie (MR-Angiographie, MRA) genutzt werden. Eine weitere Option der MRT besteht in der Erfassung von gewebscharakteristischen Spektraldaten interessierender Hirnabschnitte (MR-Spektroskopie, MRS).

Das Erscheinungsbild des Hirngewebes im magnetresonanztomografischen Schnittbild wird sowohl von der gewählten Puls-Sequenz als auch vom Alter des untersuchten Patienten bestimmt. Die Myelinisierung des Gehirns beginnt mit dem fünften Fetalmonat und schreitet in den ersten zwei Lebensjahren beschleunigt fort. Der Grad der Myelinisierung bestimmt die Signalcharakteristik des Hirnparenchyms im MRT. Beim Erwachsenen hat die Hirnrinde ein intermediäres Signal im T1W, das geringer oder hypointens gegenüber der normalen weißen Substanz ist. Im T2W besitzt die graue Substanz ein intermediäres Signal höher im Vergleich zum Markraum. Bei Kindern unter 6 Monaten ist dieses Verhältnis aufgrund der noch nicht ausgereiften Myelinisierung umgekehrt. Die Änderung der Signaldifferenz zwischen T1W und T2W als Ausdruck der Hirnreifung vollzieht sich in verschiedenen Stadien und zeitlich und örtlich in einer charakteristischen Art und Weise. Die Änderungen im T1W imponieren in den ersten 6 Monaten, die im T2W zwischen dem 6. und 18. Monat. Etwa um den 6. Lebensmonat beginnen sich die adulten Signalmuster der grauen und weißen Substanz im MRT herauszubilden, nach dem 18. Lebensmonat hat das Gehirn das typische Signalverhalten des Erwachsenen.

Neben den standardmäßig üblichen spin-echo (SE) und schnellen spin-echo (FSE oder TSE) Sequenzen werden für die Darstellung des Gehirns häufig auch andere Sequenzen und Optionen genutzt, so zum Beispiel Inversion-Recovery Sequenzen (STIR, FLAIR), Gradient-Recall-Echos (GRE), Magnetic Transfer, Diffusions- und Perfusions-Messungen, selektive Sättigungssequenzen. Detaillierte Darstellungen darüber finden sich an anderer Stelle.

Der Einfluss pathologischer Prozesse auf das T1- und T2-Signalverhalten des betroffenen Gewebes oder Organes ist durchaus variabel. So zeigt zum Beispiel eine intrazerebrale Blutung ein differentes Signalverhalten in Abhängigkeit von ihrem Alter, dem Oxidationsgrad des Eisens im Hämoglobin, dem Hämatokrit, der Proteinkonzentration, der Koagelbildung und Resorption, ihrer Lokalisation und Größe. Das Oxyhämoglobin einer perakuten Blutung mit seinen diamagnetischen Eisenanteilen verändert das T1- und T2-Signalverhalten des betroffenen Hirnabschnittes nicht signifikant, lediglich ein lokalisiertes Ödem kann als indirekter Hinweis sichtbar sein. Während der akuten Blutungsphase verliert das Oxyhämoglobin nach einigen Stunden seinen Sauerstoff und wird zu Deoxyhämoglobin.

Deoxyhämoglobin enthält ebenfalls Eisen, allerdings mit einem unpaaren Elektron und ist damit paramagnetisch. Dadurch wird die T2-Zeit der akuten Blutung verkürzt, das T1-Verhalten nicht signifikant verändert, die Blutung erscheint im T1W hypo- bis isointens, in der T2-Wichtung von SE, FSE und GRE-Sequenzen hypointens. Nachfolgend in der frühen subakuten Phase der Blutung oxidiert das Deoxyhämoglobin zu Methämoglobin, welches stark paramagnetisch ist. Methämoglobin verkürzt die T1-Zeit der Wasserstoffkerne und bedingt eine Hyperintensität im T1W. Die T2-Zeit wird durch das Methämoglobin in den intakten Blutzellen des Koagels ebenfalls verkürzt, es resultiert ein signalarmes T2W. In der späten subakuten Phase tritt das Methämoglobin durch den Membranzerfall in den Extrazellularraum aus, T1W und T2W zeigen sich jetzt signalreich. Das Methämoglobin wird schließlich in der chronischen Phase oxidiert und durch Makrophagen in Hämosiderin umgewandelt, welches hypointens im T2W ist und ein geringes bis intermediäres Signal im T1W hat.

Das Erscheinungsbild eines Subduralhämatoms im MRT ist variabel ähnlich der intrazerebralen Blutung. Chronische Subduralhämatome besitzen in der Regel ein geringes bis intermediäres Signal im T1W und ein hohes Signal im T2W. Eine Subarachnoidalblutung ist häufig sowohl im T1W als auch im T2W invisibel, daher eher durch Verkürzung der Echozeit und Verlängerung der Repetitionszeit (protonengewichtetes Bild) und in FLAIR-Sequenzen zu erkennen.

Fett, Dermoide (intakte oder rupturierte), Teratome, Lipome, Zysten mit hoher Protein- oder Cholesterinkonzentration sowie Panthopaque zeigen sich im T1W signalreich.

Die meisten anderen pathologischen Prozesse, wie Infarkte, Ischämien, Entzündungen, Infektionen, De- und Dysmyelinisierungen, metabolische oder toxische Hirnschäden, Traumen, Neoplasmen, Gliosen, Bestrahlungsfolgen und Enzephalomalazien, verlängern die T1- und T2-Relaxationszeit des betroffenen Areals und führen somit zu einer Signalminderung im T1W und Signalanhebung im T2W im Verhältnis zum gesunden Gewebe. Regionen mit gestörter Blut-Liquorschranke können mittels intravenöser Gabe von Gadolineum-haltigen Kontrastmitteln und der daraus resultierenden Verkürzung der T1-Zeit in Form eines Signalenhancement sichtbar gemacht werden. Kontrastmittelverstärkte Sequenzen sind ein wichtiger Bestandteil der MR-Diagnostik des Gehirns. Außerhalb pathologischer Gewebsformationen ist ein physiologischer Kontrastanstieg nach Gadolineum-Gabe in der Dura mater, den Venen und venösen Plexus, im Hypophysenvorderlappen, Hypophysenstiel, im Corpus pineale und der Area postrema gegeben.

Signalarme Strukturen und Läsionen im T1W und T2W können aus Verkalkungen, hohen Protein- oder Gadolineum-Chelat-Konzentrationen, magnetischen Susceptibilitätseffekten (speziell von metallenen Gegenständen und Op-Clips) und Artefakten resultieren.

Das Signalverhalten der verschiedenen Veränderungen wird in diesem Buch mit signalarm, signalreich, intermediär oder gemischt im T1W und T2W beschrieben bzw. hypointens, isointens oder hyperintens im Vergleich zum benachbarten normalen oder gesunden Gewebe. Der Einfluss Gadolineum-haltiger Kontrastmittel wird entsprechend hervorgehoben.

Intrakranielle Veränderungen werden typischerweise in extraaxiale und intraaxiale Läsionen eingeteilt. Extraaxiale Läsionen entstehen aus der Schädelkalotte, den Meningen oder anderem Gewebe außerhalb des Hirnparenchyms, liegen epidural, subdural oder subarachnoidal. Meningeale Prozesse lassen sich weiterhin in Hinblick auf ihr Übergreifen auf die Dura mater (wie z. B. benigne postoperative Fibrosen) oder Leptomenix (Pia und Arachnoidea) charakterisieren. Veränderungen der Meningen sind vorzugsweise mittels Gadolineum-Kontrast zu erfassen, das meningeale Enhancement ist in der Regel linienförmig, kann sich bei Einbeziehung der Leptomenix entlang der Sulci und Basalzisternen ausbreiten. Ein Enhancement der Leptomenix ist immer Ausdruck einer ausgeprägten Pathologie z. B. bei Neoplasien oder Entzündungen.

Intraaxiale Läsionen liegen im Hirnparenchym oder Hirnstamm. Die Differentialdiagnose extra- und intraaxialer Raumforderungen ist in den Tabellen 1A.2, 1A.3 1A.4 und 1A.5 aufgelistet.

Lokal werden intraaxiale Läsionen in supratentoriell und infratentoriell eingeteilt. Infratentorielle Neoplasien sind bei Kindern und Jugendlichen häufiger als beim Erwachsenen. Die wichtigsten intraaxialen Tumoren des Kindesalters sind das Astrocytom, Medulloblastom, Ependymom und Hirnstammgliom. Beim Erwachsenen stellen Metastasen und Hämangioblastome die häufigsten infratentoriellen intraaxialen Tumoren dar, neben Akustikusneurinomen und Meningeomen als häufigste extraaxiale Neoplasien. Die infratentoriellen Läsionen werden in Tabelle 1A.4 und 1A.5 diskutiert.

Die MRT stellt eine hervorragende bildgebende Methode zur Untersuchung der hinteren Schädelgrube, der Schädelbasis, der Orbita, von Naso- und Oropharynx sowie des Mundbodens dar, nicht zuletzt aufgrund der Möglichkeit multiplanarer Darstellungen, des hohen Gewebskontrastes und der fehlenden Aufhärtungsartefakte an den Knochengrenzen, welche die CT-Diagnostik behindern. Der intrakranielle Verlauf des 5., 7. und 8. Hirnnerv ist im „Routine"- MRT problemlos abgrenzbar, häufig auch der 3. Hirnnerv. Die MRT ist die optimale Methode zur Diagnostik von schädelbasisnahen Läsionen, wie Akustikus- und Trigeminus-Neurinomen, Chordomen und Chondrosarkomen des Clivus, Hypophysentumoren, Metastasen, sich durch die Schädelforamina ausbreitende perineurale Tumoren, Cholesteatome, Pyramidenerkrankungen und entzündliche Erkrankungen der Hirnnerven.

Die MRT bietet detaillierte Aussagen für die Diagnostik kongenitaler oder erworbener Anomalien des Gehirns (wie z. B. der semilobären Holoprosenzephalie, septo-optischen Dysplasie, Schizenzephalie, Heterotopien der grauen Substanz, kortikale Dysplasie, unilaterale Megalenzephalie, Dandy-Walker-Komplex).

Die Veränderungen der weißen Substanz werden in zwei Gruppen eingeteilt: die dysmyelinisierenden und die demyelinisierenden Erkrankungen. Dysmyelinisierende Erkrankungen, auch bekannt unter dem Begriff Leukodystrophien, gehören zur Gruppe der Enzymdefekte, die zu Stoffwechsel- und Funktionsstörungen des Myelins führen. Demyelinisierende Erkrankungen beschreiben eine Degeneration oder Zerstörung des normal entwickelten Myelins.

Bedingt durch die unterschiedliche Signalcharakteristik von Hirnparenchym und Liquor lassen sich Veränderungen im Bereich des Ventrikelsystems einschließlich des Aquäduktes problemlos erfassen. Liquor hat eine verlängerte T1- und T2-Relaxationszeit, was zu entsprechend geringem Signal im T1W und hohem Signal im T2W führt. Der Liqour wird in den Plexus chorioidei der Ventrikel gebildet, zirkuliert von den Seitenventrikeln durch das Foramen Monroe in den dritten Ventrikel, der wiederum durch den Aquädukt mit dem 4. Ventrikel verbunden ist. Von dort erreicht der Liquor den Subarachnoidalraum durch die Foramen Luschkae und Magendii. Eine Raumforderung entlang des Liqourflusses kann zu einem obstruktiven Hydrozephalus mit Erweiterung der Ventrikel proximal der Stenose führen.

Gewisse Ventrikelasymmetrien sind normal, Ventrikel-Verformungen treten bei verschiedenen kongenitalen Dysplasien auf (Holoprosenzephalie, septo-optische Dysplasie, unilaterale Hemimegalenzephalie, Heterotopie der grauen Substanz, Dandy-Walker-Syndrom) und natürlich auch durch intra- oder extraaxiale Raumforderungen.

Die Weite der Sulci hängt von vielen Faktoren ab, wie zum Beispiel dem Patientenalter, von angeborenen Fehlbildungen, vaskulären Erkrankungen (Infarkte, Sturge-Weber-Syndrom, arteriovenöse Malformationen), intra- und extraaxialen Raumforderungen, hydrozephalen Veränderungen oder Entzündungen. Die Sulci sollten ein Liquorsignal enthalten, ein Enhancement nach Gadolineumgabe ist richtungweisend auf entzündliche oder tumoröse Erkrankungen. Eine Subarachnoidalblutung ist häufig mit einer Signalanhebung im PDW oder in FLAIR-Sequenzen erkennbar.

Die MRT ist eine fantastische Methode zur Gefäßdiagnostik. Das Erscheinungsbild der Blutgefäße im MRT hängt von mehreren Faktoren ab, wie der Messsequenz, Druck und Fluss innerhalb des interessierenden Gefäßes sowie Größe, Gestalt und Orientierung des Gefäßes in der Bildebene. Nützliche anatomische Informationen lassen sich aus SE-Sequenzen gewinnen, in denen der Gefäßquerschnitt als signalarme Zone imponiert („Black-blood image"), oder durch GRE-Sequenzen, die den Fluss von Wasserstoffprotonen als signalreiche Zone abbilden („White-blood image"). GRE-Sequenzen werden auch zur MR-Angiografie genutzt, die in der Untersuchung intrakranieller Venen und Arterien sowie der venösen Sinus mehr und mehr an Bedeutung gewinnt. Hauptindikationen sind die Diagnostik von Aneurysmen, arteriovenösen Malformationen, arteriellen Verschlüssen und Sinusvenenthrombosen.

1A Gehirn

Tabelle 1A.**1** Angeborene Malformationen des Gehirns

Erkrankung	MRT-Befund	Kommentar
Holoprosenzephalie	*Alobär*: Großer Monoventrikel mit posteriorer Mittellinienzyste, mangelnde Hemisphärenabgrenzung durch Fehlen der Falx, des Corpus callosum und des Septum pellucidum. Verschmelzen der Thalami. *Semilobär* (Abb. 1A.**1**): Monoventrikel mit partieller Ausbildung der Fissura interhemispherica, des Okzipital- und Temporalhornes, partiell verschmolzenen Thalami. Fehlendes Corpus callosum und Septum pellucidum. Assoziiert mit leichten kraniofazialen Fehlbildungen. *Lobär*: Fast vollständige Ausbildung der Fissura interhemispherica und der Ventrikel. Verschmolzene Frontalhirn-Unterlappen, Dysgenesie des Corpus callosum, Fehlen des Septum pellucidum, getrennte Thalami, neuronale Migrationsstörungen. *Septo-optische Dysplasie (deMorsier-Syndrom)* (Abb. 1A.**2**): Leichte Form der lobären Holoprosenzephalie. Dysgenesie oder Agenesie des Septum pellucidum, hypoplastischer Sehnerv, kantige Frontalhörner. In 50 % assoziiert mit Schizenzephalie.	*Holoprosenzephalie*: Störungen der Divertikulation (4. bis 6. Schwangerschaftswoche), die durch eine fehlende Differenzierung und Teilung des Embryonalhirnes (Prosencephalon) in Lappen und Hemisphären charakterisiert sind.
Neuronale Migrationsstörungen		
Lissenzephalie (Abb. 1A.**3)**	Fehlende oder inkomplette Ausbildung der Gyri und Sulci mit abgeflachter Sylvi'scher Furche und einer „8"-Figur des Gehirns im axialen Schnittbild. Abnorm dicker Kortex, Heteropie der grauen Substanz mit glatten Grenzen zwischen grauer und weißer Substanz.	Schwere Störung der neuronalen Migration (7. bis 16. Schwangerschaftswoche) mit fehlender oder inkompletter Ausbildung der Gyri, Sulci und Sylvi'schen Furche. Assoziiert mit schwerer geistiger Retardierung und Krampfanfällen, früher Tod. Weitere Fehlbildungen des ZNS wie Dysgenesie des Corpus callosum, Mikroenzephalie, hypoplastischer Thalamus, Kephalozelen.
Pachygyrie (nonlissenzephale kortikale Dysplasie) (Abb. 1A.**4)**	Verdickte Gyri mit flachen Sulci in Teilen oder am gesamten Gehirn. Verdickter Kortex mit relativ glatter Grenze zwischen grauer und weißer Substanz. Fakultativ Regionen mit hohem T2-Signal in der weißen Substanz (Gliose).	Schwere Störung der neuronalen Migration. Klinische Symptome hängen vom Ausmaß der Fehlbildungen ab.
Heterotopie der grauen Substanz (Abb. 1A.**5**-1A.**7)**	*Laminare Heterotopie*: Streifen (auch Mehrzahl) isointenser grauer Substanz innerhalb der weißen Substanz (Abb. 1A.**5**). *Noduläre Heterotopie*: Knoten (auch Mehrzahl) isointenser grauer Substanz entlang der Ventrikel (Abb. 1A.**6**) oder innerhalb der weißen Substanz (Abb. 1A.**7**).	Störung der neuronalen Migration (7. bis 22. Schwangerschaftswoche), in der sich Ansammlungen bzw. Schichten von Neuronen zwischen den Ventrikeln und der Hirnrinde ausbilden. Band-, streifen- und knötchenformige Läsionen, isointens zur grauen Substanz, sind möglich, uni- oder bilateral. Verbunden mit Krampfanfällen, Schizenzephalie.

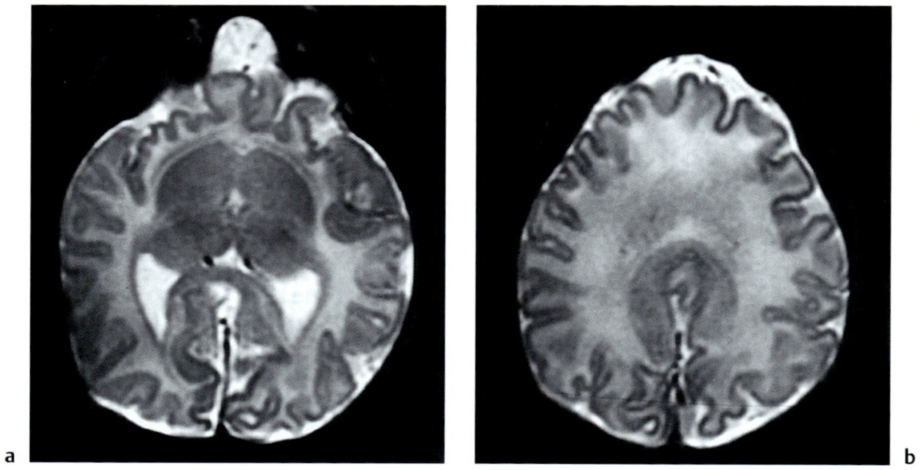

Abb. 1A.**1** **Semilobare Holoprosenzephalie.**
a, b Axiales T2W eines 8-jährigen Jungen, verschmolzene Frontallappen und eine partielle Ausbildung der hinteren interhemisphäriellen Fissur.

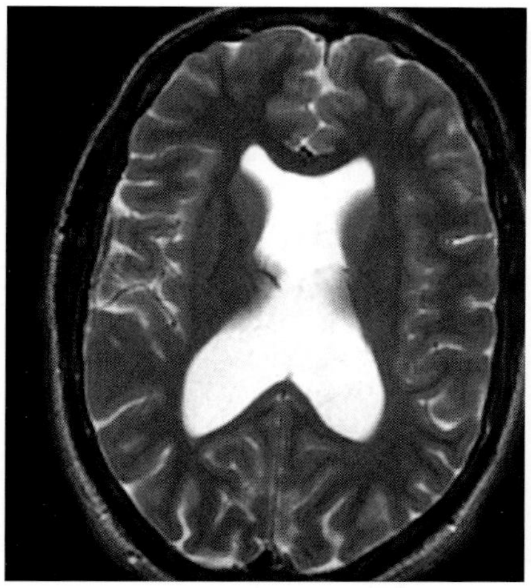

Abb. 1A.**2** **Septo-optische Dysplasie (de-Morsier-Syndrom).** **a** Axiales T2W, fehlendes Septum pellucidum und rhombenförmige Frontalhörner der Seitenventrikel.

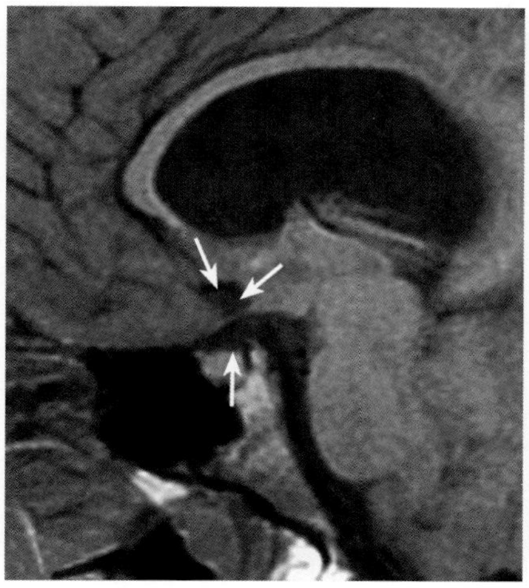

Abb. 1A.**2 b** Hypoplasie des Nervus opticus im T1W (Pfeile).

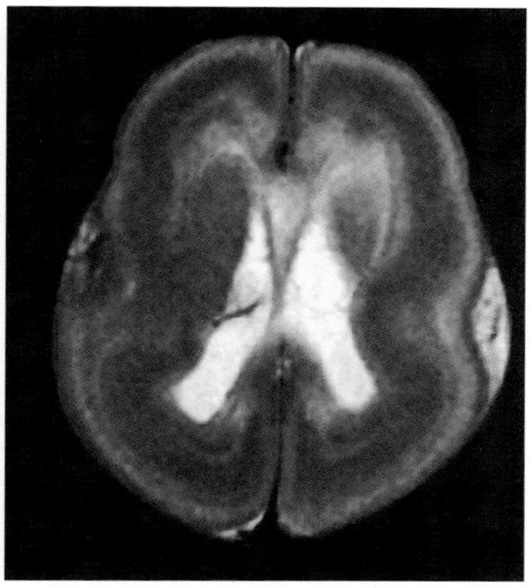

Abb. 1A.**3** **Lissenzephalie.** Axiales T2W eines 2 Tage alten Jungen, zeigt die fehlende Ausbildung der Gyri und Sulci mit flacher Sylvi'scher Furche und einer „8-Form" des Gehirns. Abnorm verdickter Kortex, Heterotopie der grauen Substanz mit glatten Grenzen zwischen grauer und weißer Substanz.

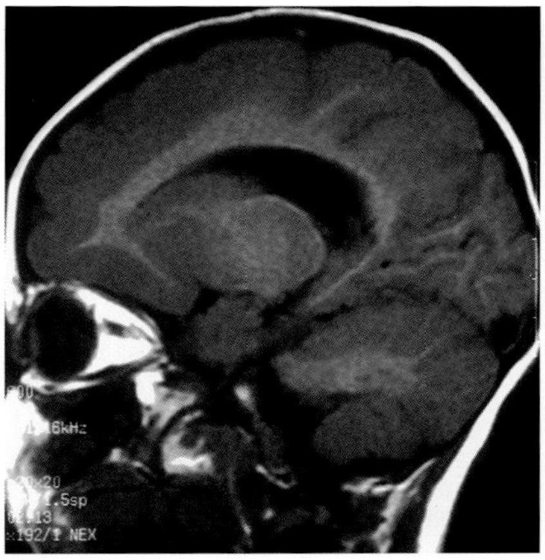

Abb. 1A.**4** **Pachygyrie (nonlissenzephale korticale Dysplasie).** **a** Verplumpte Gyri mit flachen Sulci an Teilen des Cerebrum im T1W.

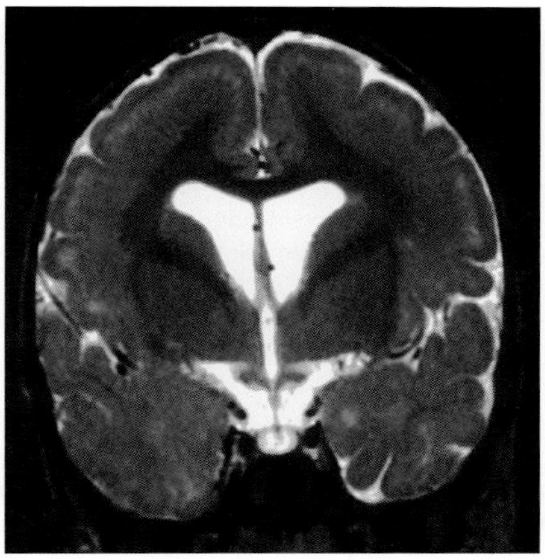

Abb. 1A.**4 b** Das koronale T2W zeigt einen verdickten Kortex mit relativ geraden Grenzen zwischen grauer und weißer Substanz.

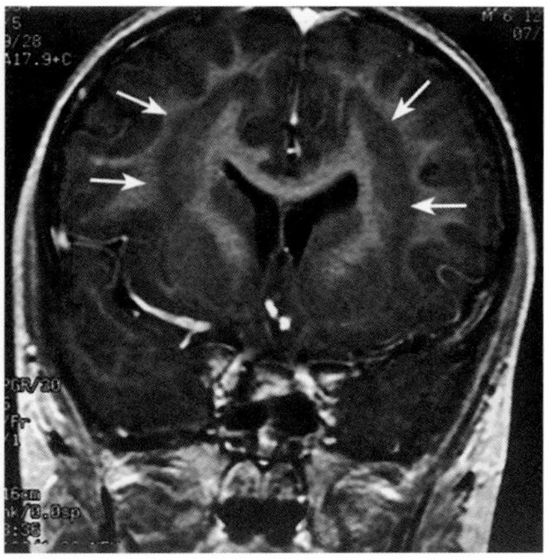

Abb. 1A.**5 a** **Heterotopie der grauen Substanz.** Laminare Heterotopie. Koronales T1W (Pfeile).

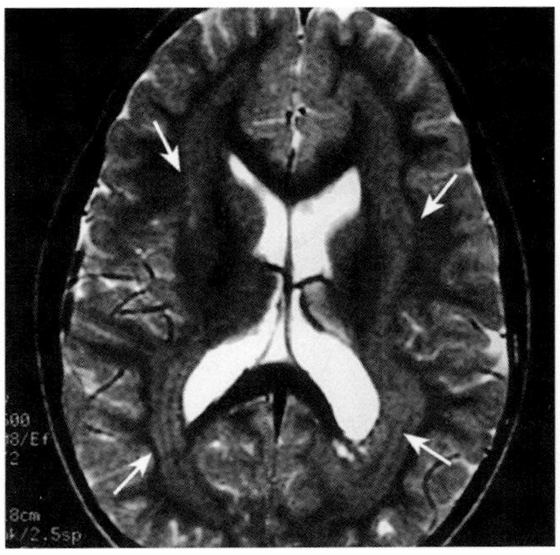

Abb. 1A.**5 b** Bänder isointenser grauer Substanz innerhalb der weißen Substanz im axialen T2W (Pfeile).

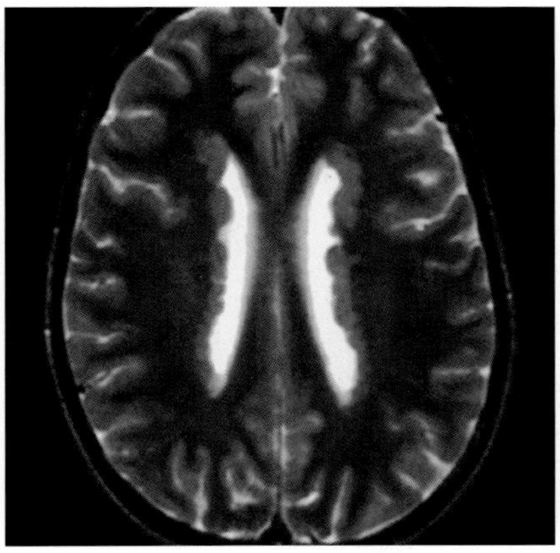

Abb. 1A.**6** **Heterotopie der grauen Substanz.** Noduläre Heterotopie. Das axiale T2W zeigt Knötchen isointenser heterotoper grauer Substanz entlang der Seitenventrikel.

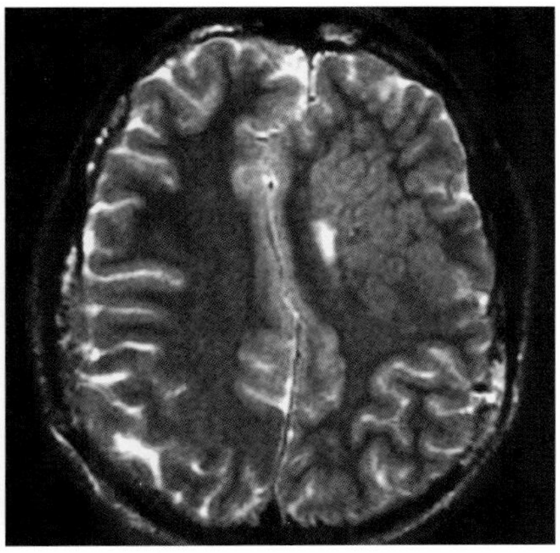

Abb. 1A.**7** **Heterotopie der grauen Substanz.** Isointense graue Substanz innerhalb der weißen Substanz des linken Frontallappens im T2W.

Tabelle 1A.**1** (Fortsetzung) Angeborene Malformationen des Gehirns

Erkrankung	MRT-Befund	Kommentar
Schizenzephalie (gespaltenes Hirn) (Abb. 1A.**8**, 1A.**9**)	Spaltbildung im Gehirn vom Ventrikel bis zur Oberfläche des Kortex, begrenzt von heterotoper grauer Substanz. Der Spalt kann schmal (geschlossene Lippen, Abb. 1A.**8**) oder weit sein (offene Lippen, Abb. 1A.**9**).	Kombiniert mit Krampfleiden, Visusverlust, Retardierung und anderen ZNS-Veränderungen (z. B. septo-optische Dysplasie). Klinische Symptome richten sich nach der Schwere der Malformation. Ischämien oder Insult von Teilen oder der Keim-Matrix vor Ausbildung der Hemisphären.
Unilaterale Hemimegenzephalie (Abb. 1A.**10**)	Noduläre oder multinoduläre Heterotopien grauer Substanz in Teilen oder der gesamten zerebralen Hemisphäre mit Vergrößerung der ipsilateralen Hemisphäre und des Ventrikels.	Störung der neuronalen Migration mit hamartomatöser Hypertrophie der befallenen Hemisphäre.
Spaltbildungen des Neuronalschlauches		
Chiari-I-Fehlbildung (Abb. 1A.**11**)	Die Kleinhirntonsillen tauchen mehr als 5 mm in das Foramen magnum ab, bei Kindern unter 10 Jahren über 6 mm. Syringohydromyelie in 20 bis 40 %, Hydrozephalus 25 %, Basiläre Impression in 25 %. Weniger häufige Begleitsymptome: Klippel-Feil-Syndrom, atlantookzipitale Assimilation.	Ektopie der Kleinhirntonsille. Häufigste Fehlbildung des ZNS. Keine Verbindung mit einer Myelomeningozele.
Chiari-II-Fehlbildung (Arnold-Chiari) (Abb. 1A.**12**)	Kleine hintere Schädelgrube mit klaffendem Foramen magnum, durch das die kaudalisierte Vermis cerebelli mit einer zervikomedullären Schleife tritt. Schnabelfömige Kontur des hinteren Mittelhirndaches. Myelomeningozelen bei fast allen Patienten. Häufig Hydrozephalus und Syringomyelie. Dilatierte Hinterhörner der Seitenventrikel (Kolpozephalie).	Komplexe Fehlbildung mit Beteiligung des Cerebrum, Cerebellum, des Hirnstamms, des Rückenmarks, der Ventrikel, der Schädelbasis und Dura. Fehlentwicklungen mit dysrhaphischen Störungen können verschiedene Regionen des ZNS betreffen.
Chiari-III-Malformation	Veränderungen wie bei Chiari-II mit inferior-okzipitaler oder superior-zervikaler Enzephalozele.	Seltene Missbildung mit hoher Mortalität.
Kephalozelen (Meningozelen oder Meningokephalozelen) (Abb. 1A.**13**)	Defekt der Schädelkalotte, durch den entweder Meningea und Liqour treten (Meningozele) oder Meningea, Liquor und Hirngewebe (Meningokephalozele).	Ektodermale Separationsstörung mit umschriebenem Defekt der Knochenentwicklung. Die Lokalisation am Okziput ist in der westlichen Hemisphäre am häufigsten, frontoethmoidal in Südostasien. Andere Lokalisationen am Os parietale oder sphenoidale möglich. Kephalozelen können außerdem posttraumatisch entstehen oder nach chirurgischen Eingriffen.
Dysgenesie des Corpus callosum (Abb. 1A.**14**) **(Abb.** 1A.**16**)	Das Spektrum der Fehlbildungen reicht vom kompletten bis zum partiellen Fehlen des Corpus callosum. Lateralisierte und parallel stehende Seitenventrikel, hoher dritter Ventrikel im Verhältnis zur Fissura interhemispherica, Kolpenzephalie. Assoziiert mit interhemisphäriellen Zysten, Lipomen und Fehlbildungen wie Chiari II, Heterotopien der grauen Substanz, Dandy-Walker-Syndrom, Holoprosenzephalie, unpaare A. cerebri anterior, Kephalozele.	Defekt oder inkomplette Entwicklung des Corpus callosum (7. bis 18. Schwangerschaftswoche). Axone, die normalerweise die Hemisphären kreuzen, verlaufen parallel entlang der Medialwand der Seitenventrikel (Probst'sche Bündel).
Dandy-Walker-Malformation (Abb. 1A.**15**)	Ausgeprägte Hypoplasie oder Aplasie des Kleinhirnwurmes, Verbindung des 4. Ventrikels mit der retrozerebellären Zisterne, vergrößerte hintere Schädelgrube, hoch stehende Tentoriumsegel und Sinus transversus. Häufig Hydrozephalus. Kombiniert mit anderen Fehlbildungen, wie Dysgenesie des Corpus callosum, Heterotopie der grauen Substanz, Schizenzephalie, Holoprosenzephalie und Kephalozelen.	Unvollständige Ausbildung des 4. Ventrikeldaches mit Fehlen oder inkompletter Strukturierung der Vermis cerebelli.

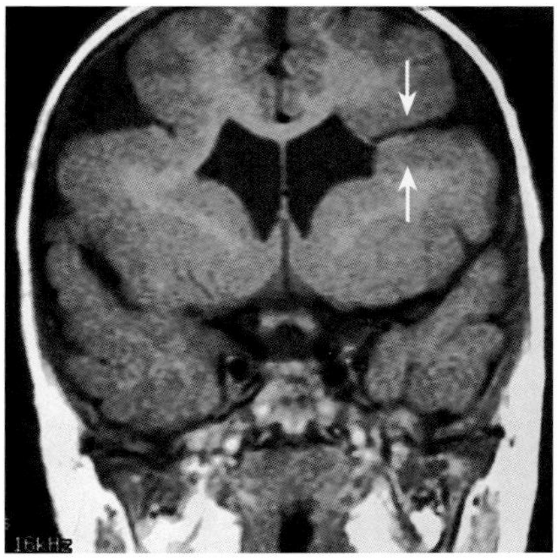

Abb. 1A.**8** **Schizenzephalie (gespaltenes Hirn).** Koronales T1W, enge Spaltbildung (Pfeile) im Gehirn („geschlossene Lippen") vom Ventrikel bis zur Oberfläche des Kortex, begrenzt von heterotoper grauer Substanz.

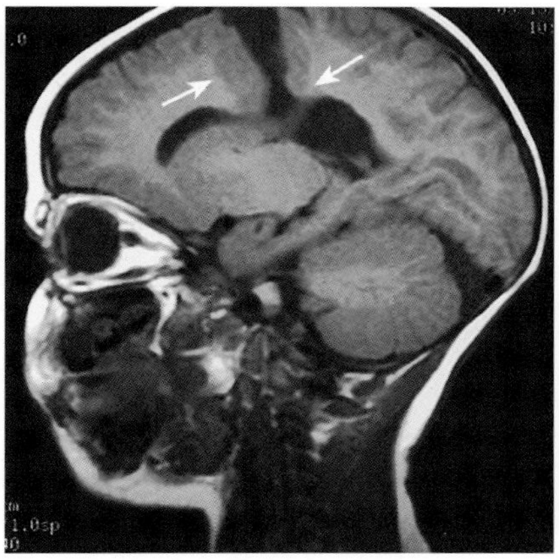

Abb. 1A.**9** **Schizenzephalie (gespaltenes Hirn).** Sagittales T1W, weite Spaltbildung (Pfeile) im Gehirn („offene Lippen") vom Ventrikel bis zur Oberfläche des Kortex, begrenzt von heterotoper grauer Substanz.

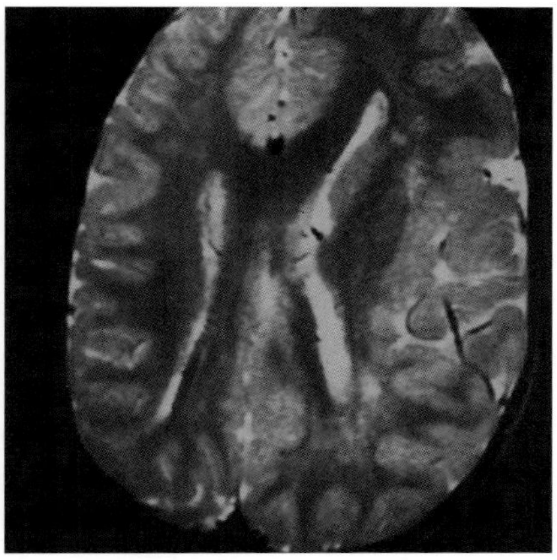

Abb. 1A.**10** **Unilaterale Hemimegenzephalie.** Axiales T2W, multinoduläre Heterotopien grauer Substanz in in einer vergrößerten linken zerebralen Hemisphäre und Vergrößerung des Seitenventrikels.

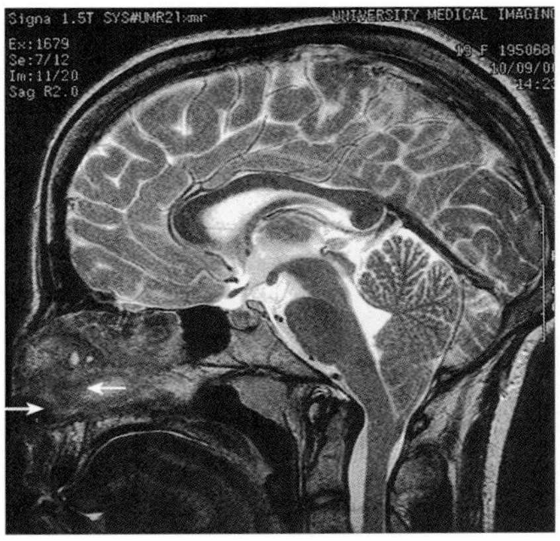

Abb. 1A.**11** **Chiari-I-Malformation.** Sagittales T1W, typische Chiari-I-Veränderung (Pfeile), die Kleinhirntonsillen tauchen bei einem Erwachsenen 12 mm in das Foramen magnum ein.

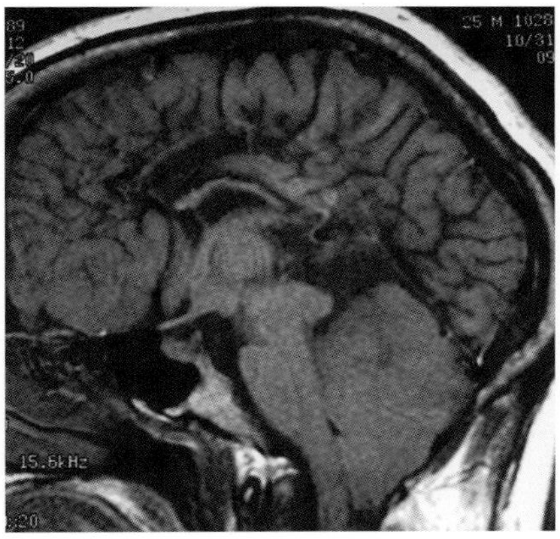

Abb. 1A.**12** **Chiari-II-Malformation (Arnold-Chiari).** Sagittales T1W, kleine hintere Schädelgrube mit klaffendem Foramen magnum, in das die kaudalisierte Vermis cerebelli zusammen mit dem elongierten 4. Ventrikel ragt. Dysplasie des Corpus callosum und „schnabelförmiges" Tectum des Mittelhirnes.

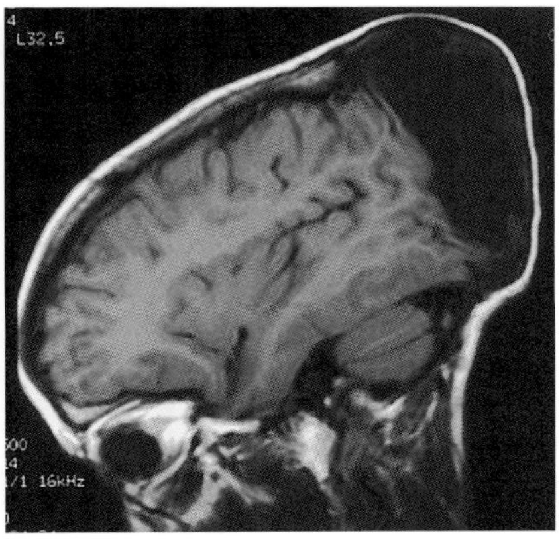

Abb. 1A.**13** **Kephalozele.** Defekt der parietookzipitalen Schädekalotte mit Herniation von Meningea, Liquor und Hirngewebe (Meningoenzephalozele) im sagittalen T1W.

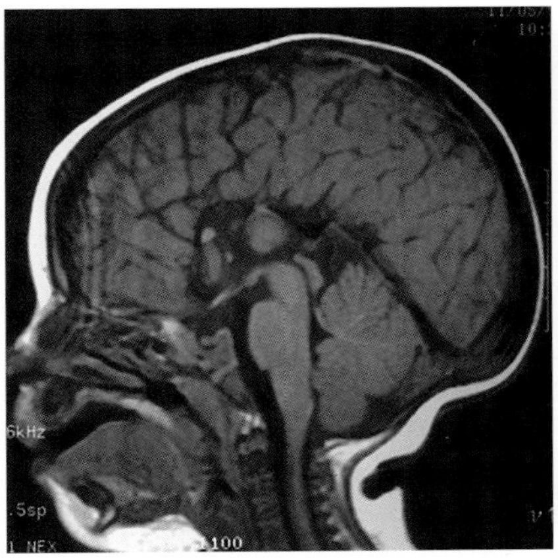

Abb. 1A.**14** **Dysgenesie des Corpus callosum.** **a** Fehlendes Corpus callosum im T1W.

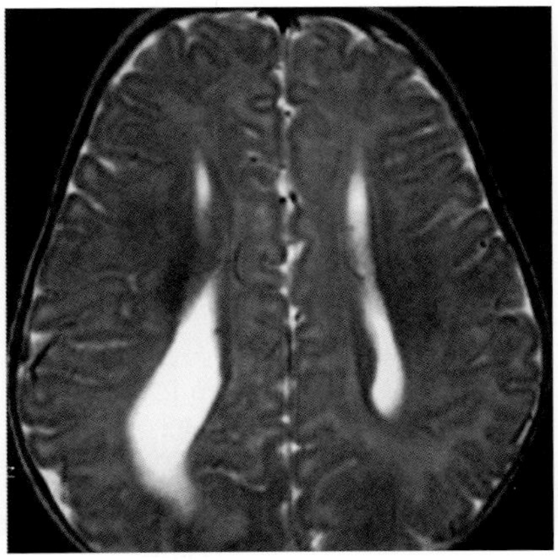

Abb. 1A.**14 b** Axiales T2W, parallel und weit auseinander stehende Vorderhörner der Seitenventrikel.

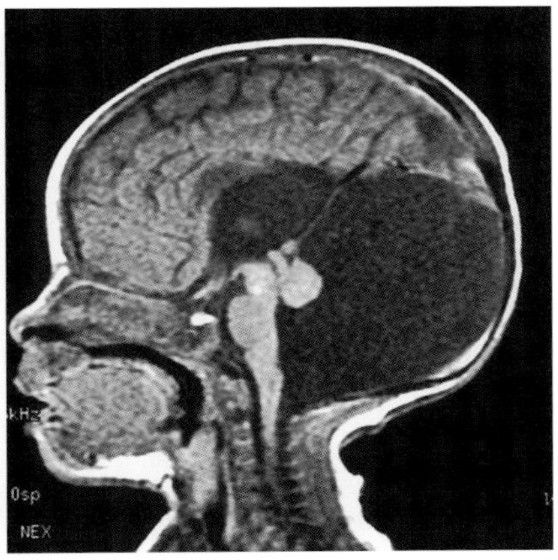

Abb. 1A.**15** **Dandy-Walker-Malformation.** Sagittales T1W, ausgeprägte Hypoplasie des Kleinhirnwurmes, Verbindung des 4. Ventrikels mit der retrozerebellären Zisterne, vergrößerte hintere Schädelgrube, hoch stehende Tentorium und Sinus transversus.

Tabelle 1A.1 (Fortsetzung) Angeborene Malformationen des Gehirns

Erkrankung	MRT-Befund	Kommentar
Dandy-Walker-Variante (Abb. 1A.**16**)	Geringgradige Hypoplasie der Vermis cerebelli und Kommunikation des posteroinferioren Teils des 4. Ventrikels mit der Cisterna magna. Keine Vergrößerung der hinteren Schädelgrube.	Gelegentlich in Verbindung mit Hydrozephalus, Dysgenesien des Corpus callosum, Heterotopien der grauen Substanz und anderen Veränderungen.
M. Lhermitte-Duclos (Abb. 1A.**17**)	Unscharf begrenzte Zone geringer T1- und hoher T2-Signalintensität mit lamellärem Charakter und lokalisierter Raumforderung im Cerebellum. Kein Enhancement.	Seltene zerebelläre Dysplasie mit grob verdickter zerebellärer Oberfläche und ungeordneter Zellstruktur.

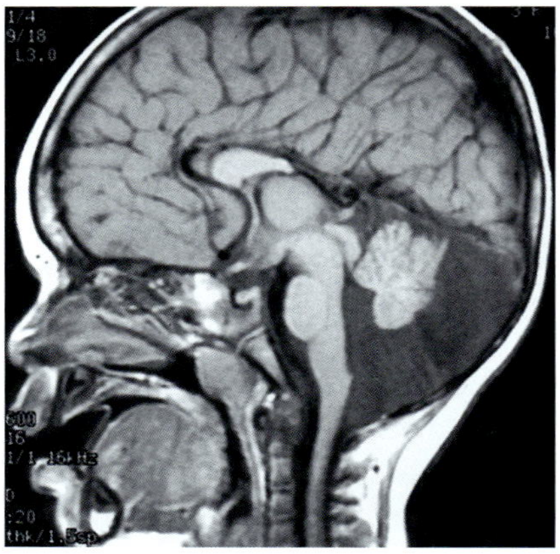

Abb. 1A.**16** **Dandy-Walker Variante**. Sagittales T1W, geringgradige Hypoplasie des Kleinhirnwurmes mit Verbindung zwischen dem posteroinferioren Teil des 4. Ventrikels mit der Cisterna magna. Keine Vergrößerung der hinteren Schädelgrube. Zusätzlich Dysgenesie des Corpus callosum (partieller Defekt).

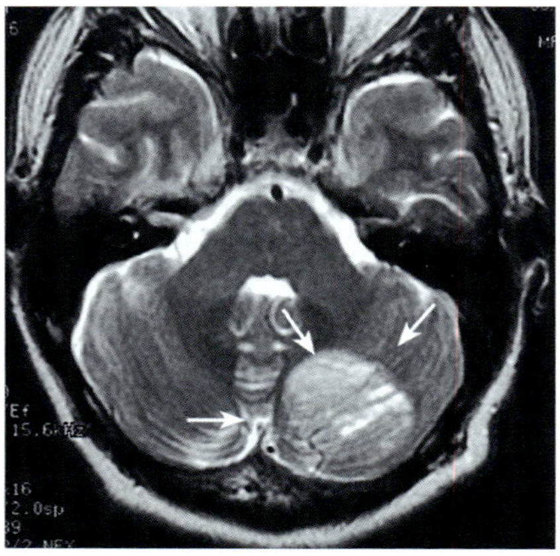

Abb. 1A.**17** **Morbus Lhermitte-Duclos.** Axiales T2W, rundliche raumfordernde Zone mit heterogener hoher T2-Signalintensitätund lamellärem Charakter in der linken zerebellären Hemisphäre (Pfeile).

Tabelle 1A.2 Supratentorielle intraaxiale Raumforderungen

Erkrankung	MRT-Befund	Kommentar
Kongenital		
Heterotopien der grauen Substanz (s. Seite 6, Abb. 1A.**5 bis** 1A.**7**)		
Unilaterale Hemimegenzephalie (s. Seite 8, Abb. 1A.**10**)		
Neoplastisch		
Astrozytom (Abb. 1A.**18 bis** 1A.**21**)	*Low-grade Astrozytom:* Gewöhnlich in der weißen Substanz gelegene fokale oder diffuse Raumforderung mit hypo- bis isointensem Signal im T1W und signalreich im T2W; geringes oder fehlendes Enhancement nach Gd-Kontrast. *Juveniles pilocytisches Astrozytom:* Subtyp: Teils zystische, teils solide Läsion, signalarm bis intermediär im T1W, signalreich im T2W, gewöhnlich kräftiges KM-Enhancement. Lokalisation im Bereich des Cerebellum, Hypothalamus, Hirnstamm, in Nachbarschaft des 3. und 4. Ventrikels. *Gliomatosis cerebri*: Infiltrative Läsion mit unscharfer Begrenzung und raumforderndem Effekt in der weißen Substanz. Hypo- bis isointens in T1W, hyperintens im T2W, gewöhnlich kein Enhancement nach Gd-Kontrast. *Anaplastisches Astrozytom:* Häufig unregelmäßig begrenzte Läsion in der weißen Substanz hypo- bis isointens in T1W, hyperintens im T2W, ohne und mit Enhancement nach Gd-Kontrast.	*Low-grade Astrozytom*: Häufig bei Kindern und Erwachsenen (20.-40. Lebensjahr). Der Tumor schließt hoch differenzierte Astrozyten ein. Assoziiert mit Neurofibromatose Typ1. 10 Jahre Überlebenswahrscheinlichkeit, kann maligne entarten. *Juveniles pilocytisches Astrozytom:* Subtyp: Häufiger Tumor im Kindesalter, gute Prognose nach Totalresektion. *Gliomatosis cerebri:* Diffus infiltrierendes Astrozytom mit relativem Erhalt und Ausbreitung entlang der Hirnarchitektur. Die Struktur im Schnittbild kann prognostisch aussagefähiger sein als der histologische Grad. Etwa 2 Jahre Überlebenswahrscheinlichkeit. *Anaplastisches Astrozytom:* Zwischenstufe zwischen low-grade Astrozytom und Glioblastoma multiforme. Etwa 2 Jahre Überlebenswahrscheinlichkeit.

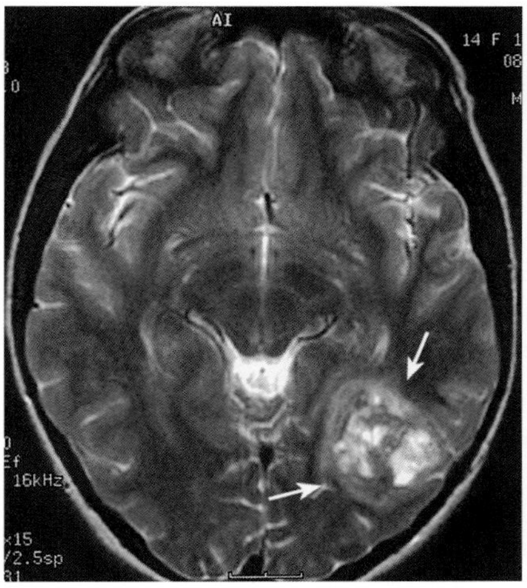

Abb. 1A.**18** **Low-grade Astrozytom.**
a Axiales T1W, fokale Raumforderung links temporo-okzipital, heterogen signalreich bis intermediär (Pfeil).

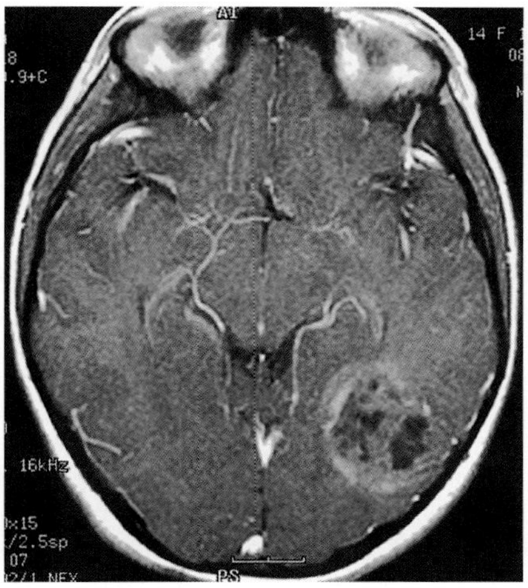

Abb. 1A.**18 b** Axiales T1W nach KM, schmale Zone geringer KM-Aufnahme in einem kleinen Teil der Läsion.

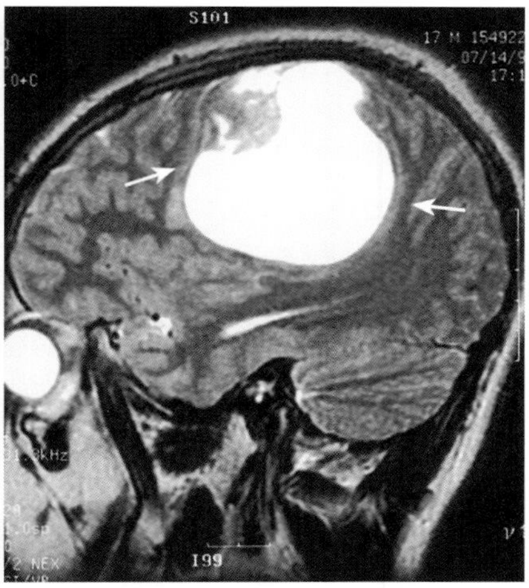

Abb. 1A.**19** **Juveniles pilozytisches Astrozytom, Subtyp.** **a** Sagittales T2W mit teils solider, teils zystischer Läsion rechts frontotemporal, solider Anteil mit intermediärem, zystischer mit hohem Signal.

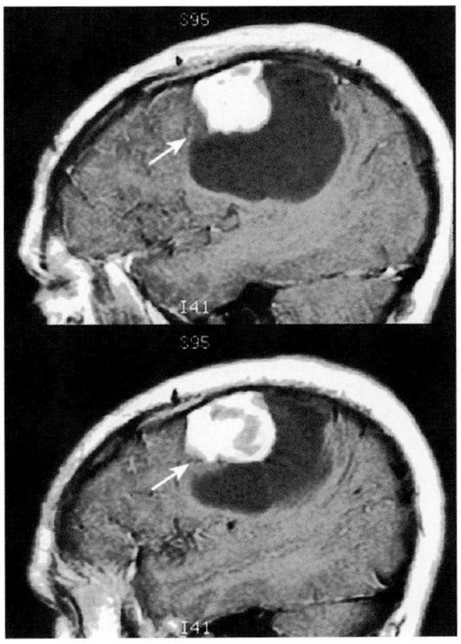

Abb. 1A.**19 b** Sagittales T1W nach KM, kräftige KM-Anreicherung des soliden Tumoranteiles.

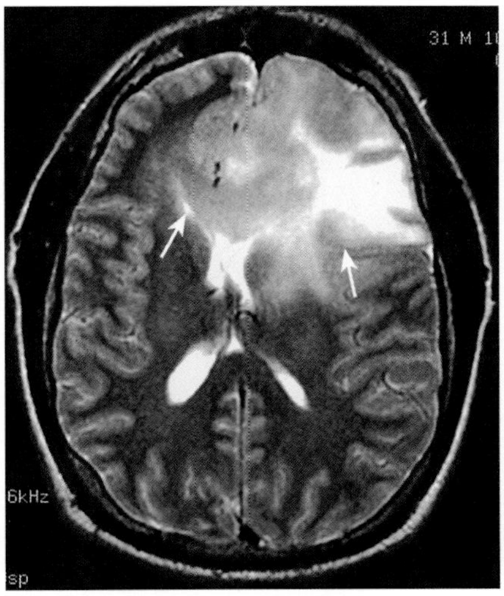

Abb. 1A.**20** **Gliomatosis cerebri.**
a Infiltrative Läsion mit heterogenem hohen Signal im axialen T2W, unscharfe Begrenzung und deutliche Raumforderungszeichen im linken Frontallappen mit Ausdehnung in das linke Frontalhirn durch das Corpus callosum.

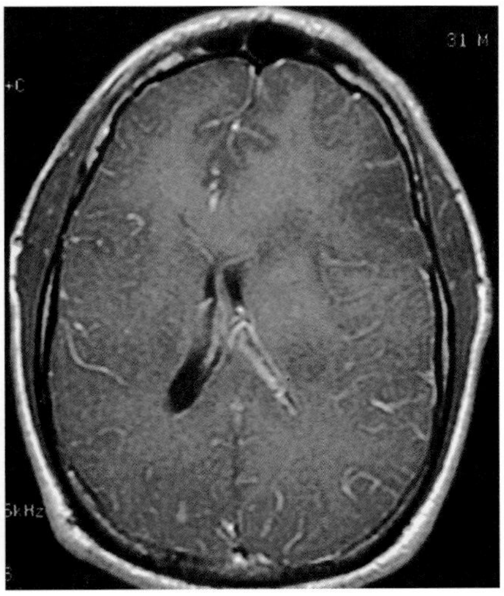

Abb. 1A.**20 b** T1W nach KM ohne signifikantes Enhancement der Läsion.

a

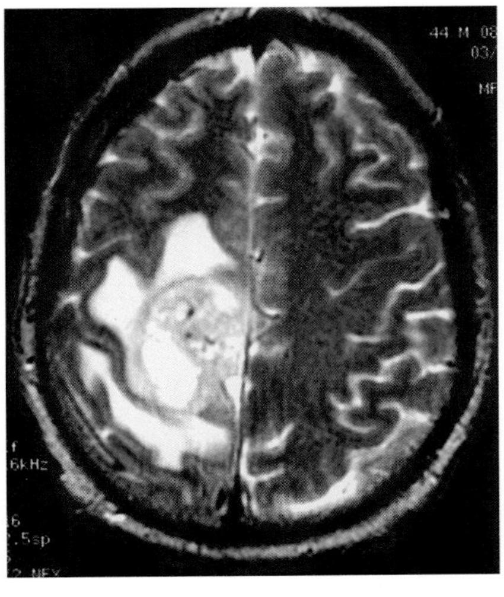

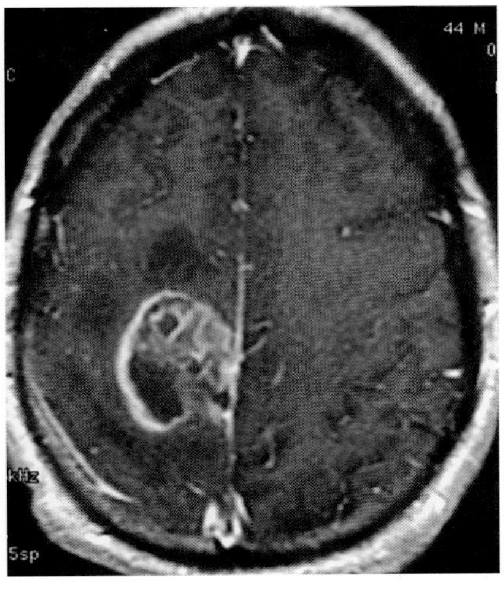

b

Abb. 1A.**21** **Anaplastisches Astrozytom.**
a Heterogen signalintense infiltrative Läsion mit unscharfer Begrenzung und Raumforderung rechts frontoparietal im axialen T2W. **b** Irreguläres KM-Enhancement in Teilen der Neoplasie, T1W nach Gd-Kontrast.

Tabelle 1A.2 (Fortsetzung) Supratentorielle intraaxiale Raumforderungen

Erkrankung	MRT-Befund	Kommentar
Glioblastoma multiforme (Abb. 1A.22)	Unregelmäßig begrenzte Raumforderung mit Nekrosen oder Zysten. Gemischtes Signal im T1W, signalreich im T2W, Einblutungen möglich. Starkes heterogenes KM- Enhancement, Umgebungsödem. Kann das Corpus callosum zur Gegenseite überschreiten.	Häufigster primärer ZNS-Tumor. Hochmaligne Neoplasie mit Nekrosen und Gefäßproliferationen, gewöhnlich bei Patienten über dem 50. Lebensjahr. Die Tumorausdehnung wird im MRT häufig unterschätzt, Überlebensrate unter 1 Jahr.
Riesenzellastrozytom – Tuberöse Sklerose (Abb. 1A.23)	Umschriebene Läsion in Nachbarschaft des Foramen Monroi, gemischt signalarm bis intermediär im T1W und T2W. Zysten und/oder Kalzifikationen möglich. Heterogenes oder homogenes KM- Enhancement.	Langsam wachsender Tumor, der den Liquorfluss durch das Foramen Monroi behindern kann. Gewöhnlich lange Überlebenszeit nach Resektion. 15% der Patienten unter 20 Jahren mit Tuberöser Sklerose zeigen ein subependymales Hamartom in Nähe des Foramen Monroi.
Pleomorphes Xantoastrozytom (Abb. 1A.24)	Umschriebener supratentorieller Tumor mit Einbeziehung von Kortex und weißer Substanz. Hypo- bis isointens im T1W, intermediär bis signalreich im T2W. Zyste(n) möglich. Heterogene KM-Aufnahme mit oder ohne Enhancement der Knötchen an der Zystenwand.	Seltener Astrozytom-Typ bei jungen Erwachsenen und Kindern, Krampfanamnese.
Oligodendrogliom (Abb. 1A.25)	Umschriebene Läsion, gemischt signalarm bis intermediär im T1W und intermediär bis signalreich im T2W; signalfreie Zonen im Bereich scholliger Kalzifikationen; heterogenes KM- Enhancement. Befällt Kortex und weiße Substanz. Kann zu chronischen Erosionen der Tabula interna der Schädelkalotte führen.	Seltenes langsam wachsendes Gliom mit gemischtem histologischem Bild (z. B. Astrozytom), gewöhnlich bei Erwachsenen über 35 Jahren, 85% supratentoriell. Bei niedrigen Graden 75% 5-Jahres-Überlebenswahrscheinlichkeit, höhergradige haben eine schlechte Prognose.

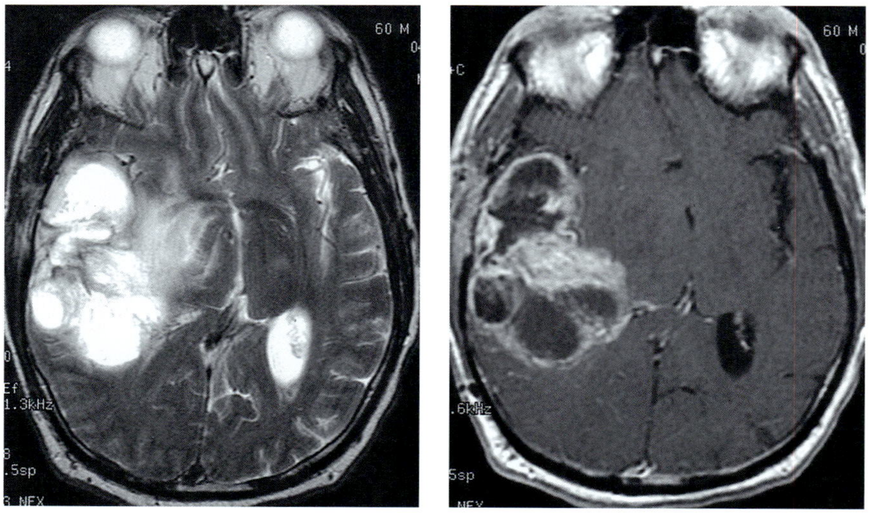

a b

Abb. 1A.**22** **Glioblastoma multiforme.** **a** Axiales T2W, große raumfordernde Läsion mit heterogen signalreichem Charakter, Nekroseareale, unscharfe Grenzen und ausgeprägter raumfordernder Effekt im rechten Temporal-, Frontal- und Parietallappen. **b** Kräftiges irreguläres KM-Enhancement in der Neoplasie im axialen T1W.

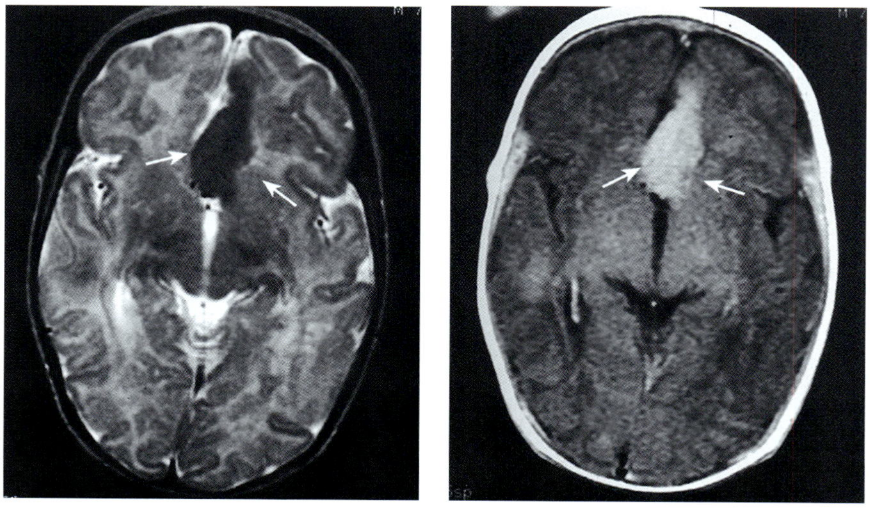

a b

Abb. 1A.**23** **Riesenzellastrozytom, Tuberöse Sklerose.** **a** Hypo- bis isointense umschriebene Läsion nahe des Foramen Monroi im T2W (Pfeile). **b** Axiales T1W nach KM, Enhancement des Tumors (Pfeile).

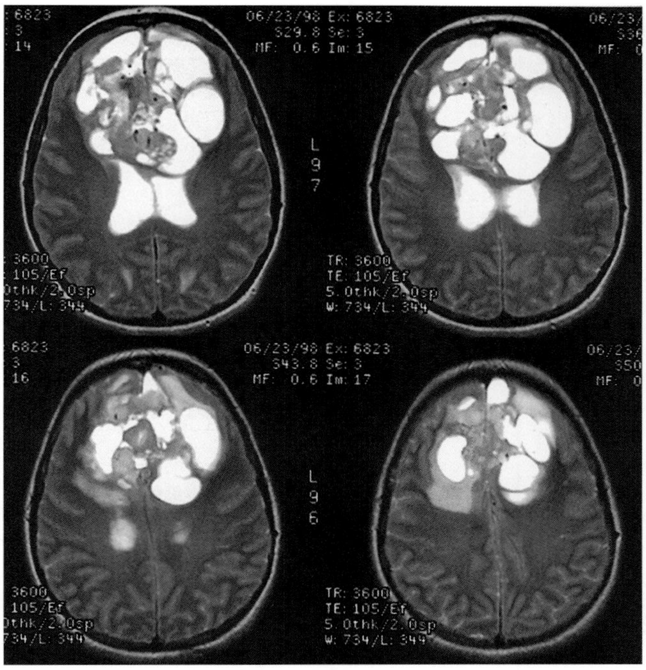

Abb. 1A.**24** **Pleomorphes Xantoastrozytom.** **a** Axiales T2W, große polyzyklische Läsion mit zystischen und soliden Anteilen in Kortex und Markraum beider Frontallappen, heterogen iso- bis hyperintens, Raumforderung.

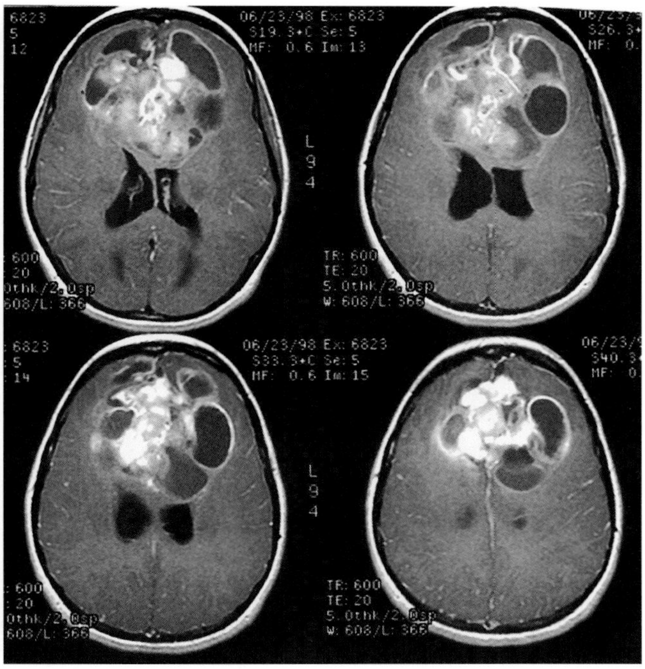

Abb. 1A.**24 b** T1W nach KM, kräftiges heterogenes KM-Enhancement der Läsion.

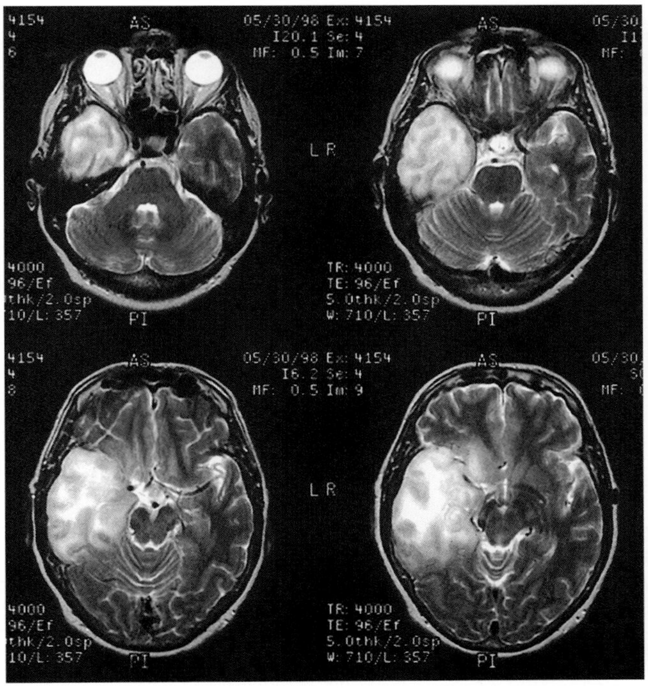

Abb. 1A.**25** **Oligodendrogliom.** **a** Axiales T2W, Tumor mit heterogenem hohen Signal, unscharfe Begrenzung und raumfordernd im rechten Temporallappen.

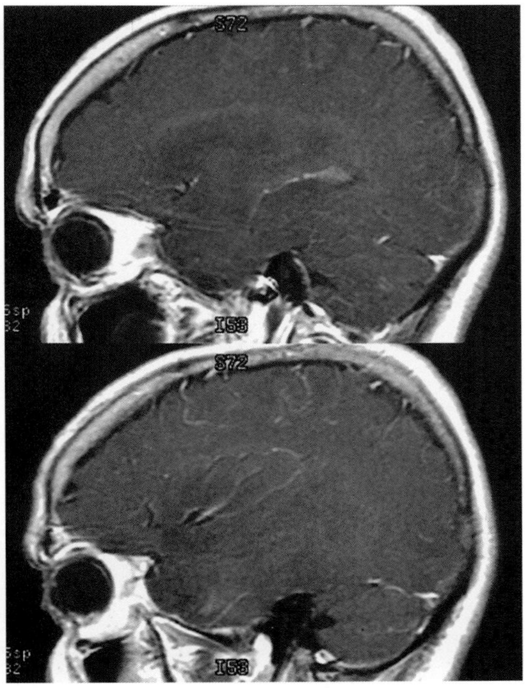

Abb. 1A.**25 b** Allenfalls minimales KM-Enhancement des Tumors im T1W.

Tabelle 1A.2 (Fortsetzung) Supratentorielle intraaxiale Raumforderungen

Erkrankung	MRT-Befund	Kommentar
Zentrales Neurozytom (Abb. 1A.26)	Umschriebene Läsion am Rand des Seitenventrikels oder des Septum pellucidum mit Vorwölbung nach intraventrikulär. Heterogenes intermediäres Signal im T1W, intermediär bis signalreich im T2W. Verkalkungen und/oder kleine Zysten können auftreten. Heterogenes KM-Enhancement.	Seltener Tumor mit neuronaler Differenzierung. Das Schnittbild ähnelt dem intraventrikulären Oligodendrogliom. Auftreten bei jungen Erwachsenen, langsam wachsender benigner Tumor.
Gangliogliom, Ganglioneurom, Gangliozytom (Abb. 1A.27)	Gewöhnlich supratentorieller umschriebener Tumor im Frontal- oder Temporallappen. Signalarmer bis intermediärer Signalcharakter im T1W, intermediärer bis signalreicher Charakter im T2W, Zysten möglich, mit oder ohne KM-Enhancement.	Das Gangliogliom enthält Glia und neuronale Elemente, das Ganglioneurom nur Ganglienzellen. Seltene Tumoren bei Patienten unter 30 Jahren, langsam wachsend, Krampfanfälle. Das Gangliozytom enthält nur neuronale Elemente bzw. dysplastisches Hirngewebe. Gute Prognose nach kompletter Resektion.
Ependymom (Abb. 1A.28)	Umschriebene, häufig extraventrikuläre lobulierte supratentorielle Läsion. Zysten und/oder Verkalkungen können auftreten. Signalarm bis intermediär im T1W, signalreich im T2W. Unterschiedliches KM-Enhancement.	Häufiger bei Kindern als bei Erwachsenen. Ein Drittel supratentoriell, zwei Drittel infratentoriell, 45 % 5-Jahres-Überlebensrate.
Hamartom – Tuberöse Sklerose (Abb. 1A.29)	*Kortikal:* Subkortikale Läsion mit hohem Signal im T1W und niedrigem Signal im T2W bei Neugeborenen und Kindern; Signalverhalten ändert sich bei älteren Kindern und Erwachsenen in signalarm bis intermediär im T1W und signalreich im T2W. Verkalkungen bei 50 % der älteren Kinder; KM-Enhancement ungewöhnlich. *Subependymale Hamartome:* Kleine Knoten entlang bzw. mit Projektion auf die Seitenventrikel. Signalverhalten identisch zu den kortikalen Läsionen. Häufig Verkalkungen und KM-Enhancement.	Kortikale und subependymale Hamartome sind nichtmaligne Läsionen in Verbindung mit einer Tuberösen Sklerose. Die Tuberöse Sklerose stellt eine autosomal dominante Störung dar mit Hamartombildungen an verschiedenen Organen.
Hypothalamisches Hamartom (Abb. 1A.30)	Breit aufliegende oder gestielte Läsion am Tuber cinereum des Hypothalamus. Häufig isointens zur grauen Substanz im T1W und T2W, manchmal gering hyperintens im T2W; gewöhnlich kein KM-Enhancement. Selten zystische und/oder fettige Anteile.	Häufig bei Kindern mit Pubertas praecox (0–8 Jahre) oder Krampfleiden (gelastischer oder partieller Komplex) in der zweiten Dekade. Angeboren/Entwicklungsheterotopien/Hamartome (nichtneoplastische Läsionen).

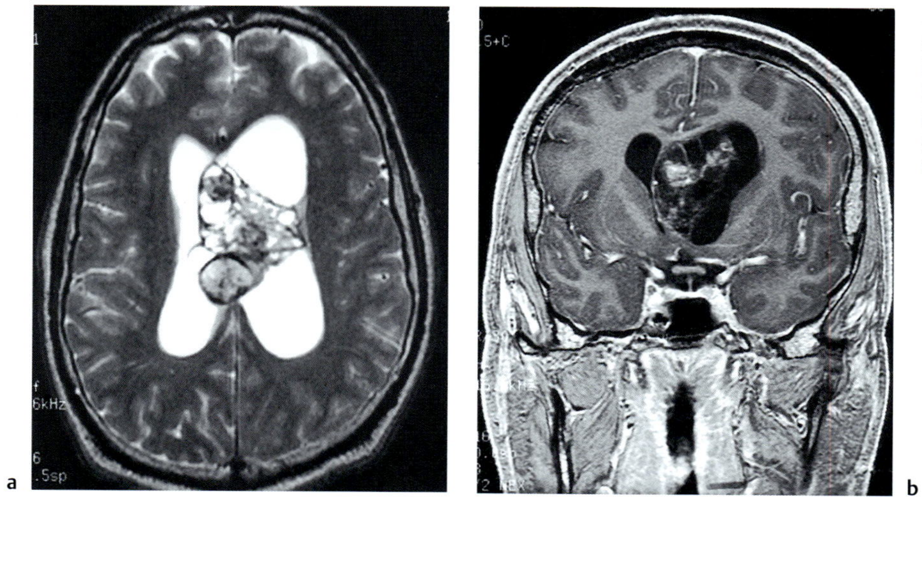

Abb. 1A.26 **Zentrales Neurozytom.** **a** Axiales T2W, umschriebene Läsion mit heterogenem Signal und zystischen Anteilen im Septum pellucidum mit Ausbreitung in beide Seitenventrikel. **b** T1W nach KM (GRE), unregelmäßige Kontrastmittelaufnahme der Neoplasie.

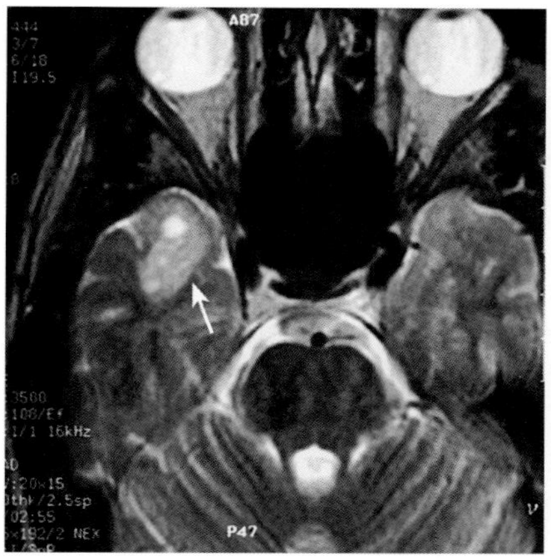

Abb. 1A.**27** **Gangliogliom, Ganglioneurom, Gangliozytom**. Axiales T2W, heterogene signalreiche Läsion mit kleinen zystischen Anteilen im vorderen rechten Temporallappen (Pfeil). Ein Gd-Enhancement wurde nicht beobachtet (ohne Bild).

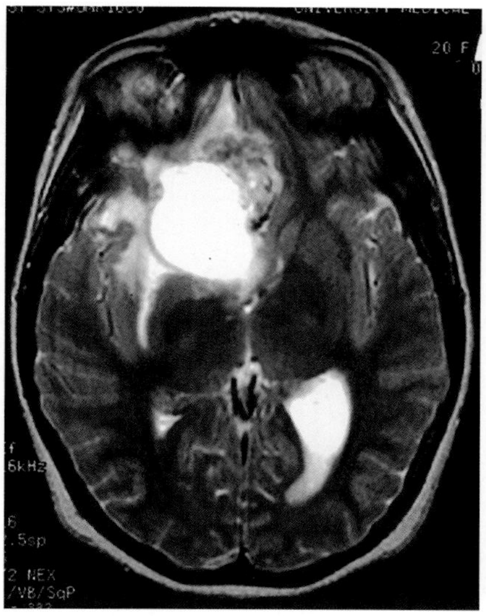

Abb. 1A.**28** **Ependymom.** **a** Axiales T2W, heterogene signalreiche Läsion mit zystischem Anteil im unteren rechten Frontallappen.

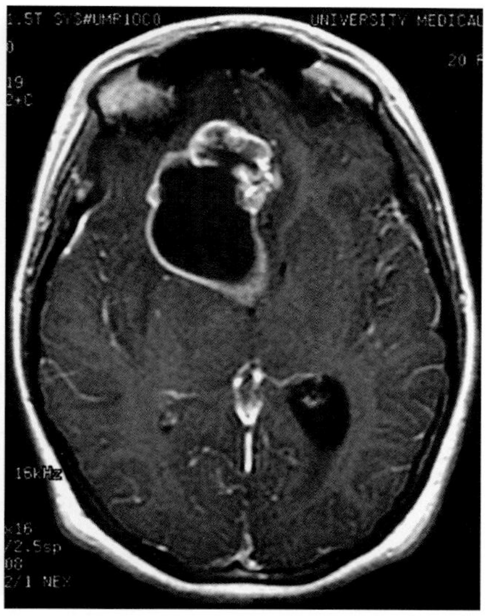

Abb. 1A.**28 b** Unregelmäßiges randständiges KM-Enhancement des Tumors im T1W.

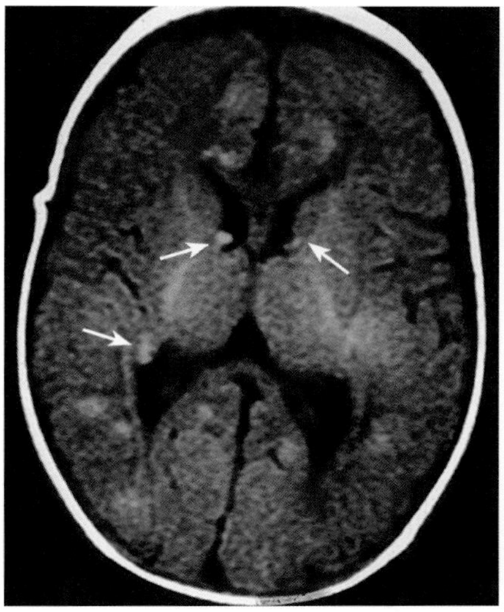

Abb. 1A.**29** **Hamartom – Tuberöse Sklerose.** **a** Axiales T1W eines 7 Wochen alten Jungen, subependymales Hamartom in Form von drei kleinen signalintensen Knoten entlang der Ventrikelgrenze (Pfeile).

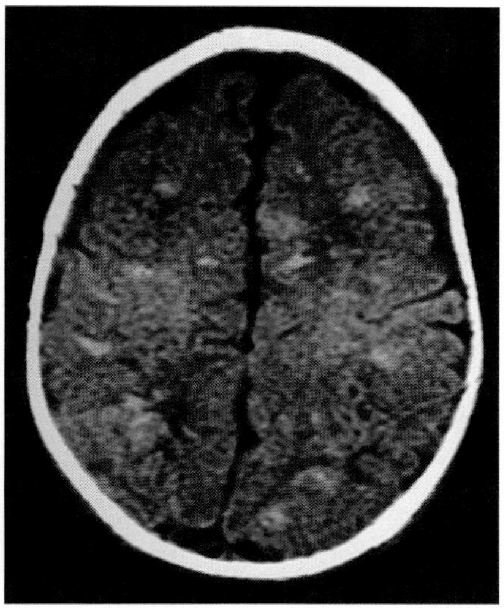

Abb. 1A.**29 b** Kortikale und subkortikale signalreiche Läsionen im axialen T1W als Ausdruck der Tuberösen Sklerose in Form kortikaler Knoten und Marklagerveränderungen.

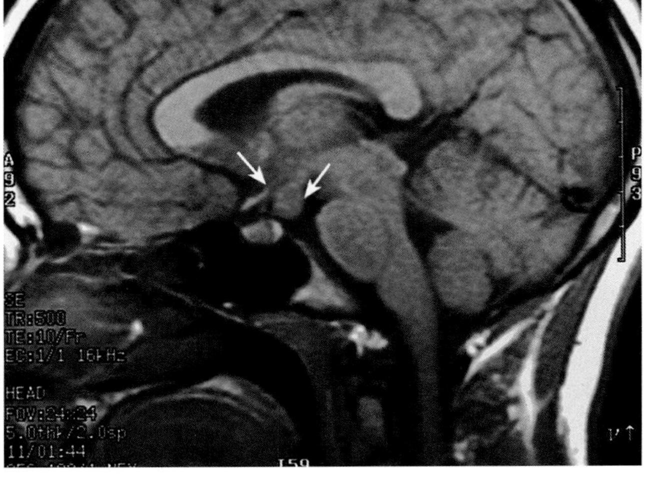

Abb. 1A.**30** **Hypothalamisches Hamartom.** Sagittales T1W, gestielter Tumor am Tuber cinereum des Hypothalamus, isodens zur grauen Substanz (Pfeil).

Tabelle 1A.2 (Fortsetzung) Supratentorielle intraaxiale Raumforderungen

Erkrankung	MRT-Befund	Kommentar
Primitiver neuroektodermaler Tumor (Abb. 1A.31)	Umschriebene oder invasiv wachsende Läsion. Signalarm bis intermediär im T1W; intermediäres bis hohes T2-Signal. Unterschiedliches Enhancement nach Gd-Kontrast. Häufige Ausbreitung in die Leptomenix.	Hochmaligner Tumor des Cerebrum, des Corpus pineale und des Cerebellum, der sich häufig entlang der Liquorwege ausbreitet.
Dysembryoplastischer neuroepithelialer Tumor (Abb. 1A.32)	Abgegrenzte Läsion mit Einbeziehung des zerebralen Kortex und der subkortikalen weißen Substanz. Signalarm im T1W, signalreich im T2W. Kleine Zysten können auftreten. Gewöhnlich kein KM-Enhancement.	Gutartiger oberflächlicher Tumor der gewöhnlich im Temporal- oder Frontallappen liegt.
Lymphom (Abb. 1A.33)	Primäres ZNS-Lymphom: Fokaler oder infiltrativer Tumor mit Lokalisation in den Basalganglien, periventrikulär, hintere Schädelgrube/Hirnstamm. Signal im T1W gering bis intermediär, im T2W intermediär bis leicht hyperintens. Hämorrhagien und Nekrosen können bei immunsupprimierten Patienten auftreten. In der Regel KM-Enhancement. Ein diffuses leptomeningeales Enhancement ist eine Erscheinungsform des intrakraniellen Lymphoms.	Primäre ZNS-Lymphome überwiegen sekundären, Erkrankungshäufigkeit bei Erwachsenen jenseits des 40. Lebensjahres. B-Zell Lymphom häufiger als T-Zell Lymphom. Die steigende Inzidenz hängt mit der zunehmenden Zahl immunsupprimierter Patienten zusammen. Die Erscheinungsformen primärer und sekundärer Lymphome im MRT überlappen, ein Befall der Leptomenix ist bei sekundären eher zu sehen.
Hämangioblastom (Abb. 1A.94)	Umschriebener Tumor in der Regel im Cerebellum und/oder Hirnstamm. Kleine KM aufnehmende Knoten mit oder ohne zystischen Anteil oder größere Läsionen mit kräftigem heterogenen KM-Enhancement, mit oder ohne Flussphänomene innerhalb oder in der Peripherie. Intermediäres Signal im T1W; intermediär bis signalreich im T2W. Manchmal zeigen die Läsionen Zeichen frischer oder älterer Einblutungen.	Seltenes Auftreten im Cerebrum, befällt Jugendliche und jüngere Erwachsene. Multiples Auftreten typisch bei Morbus Hippel-Landau.
Metastasen (Abb. 1A.34)	Umschriebener Rundherd mit unterschiedlichen intraaxialen Lokalisationen, häufig an der Grenze zwischen grauer und weißer Substanz. Gewöhnlich hypo- bis isointens in T1W; iso- bis hyperintens im T2W. Blutungen, Verkalkungen und Zysten möglich. Unterschiedliches KM-Verhalten. Häufig hohes T2-Signal in der Umgebung der enhancenden Knötchen als Ausdruck des axonalen Ödems.	33 % aller Hirntumoren, gewöhnlich von extraaxialen Primärtumoren bei Erwachsenen über 40 Jahren ausgehend. Primärtumoren in Reihenfolge ihrer Häufigkeit: Lunge, Brust, GI, GU, Melanom.
Neurokutane Melanose	Extra- oder intraaxiale Läsion mit unregelmäßigem Rand, in der Regel kleiner als 3 cm, lokalisiert in der Leptomenix oder im Hirnparenchym/Hirnstamm (vorderer Temporallappen, Cerebellum, Thalamus, unterer Frontallappen) mit intermediärem bis leicht hyperintensem Signalcharakter im T1W aufgrund des erhöhten Melanin. KM-Enhancement. Mögliche Kombination mit Hypoplasie des Kleinhirnwurmes, Arachnoidalzysten, Dandy-Walker-Malformation.	Neuroektodermale Dysplasie mit Proliferation der Melanozyten in die Leptomenix, assoziiert mit großen und/oder einer Vielzahl kutaner Naevi. Kann zum ZNS-Melanom entarten.

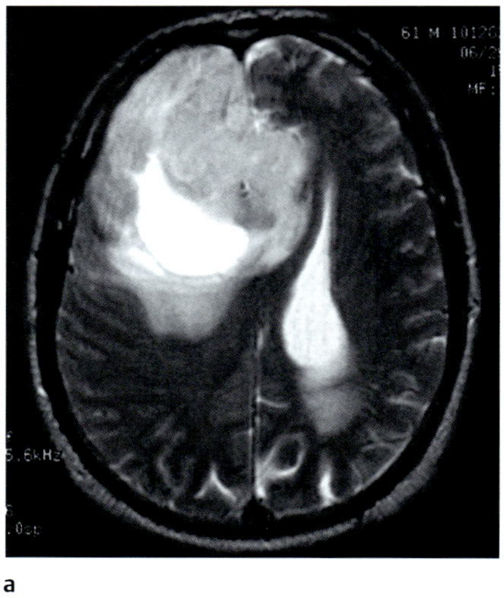

a

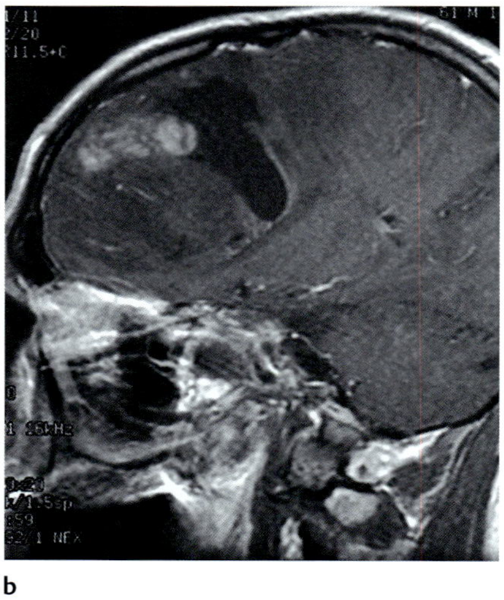

b

Abb. 1A.31 **Primärer neuroektodermaler Tumor.** **a** Axiales T1W, große Läsion, heterogen signalreich im rechten Frontallappen, mit Ausbreitung in den linken Lappen über das Corpus callosum. **b** T1W nach KM, unregelmäßiges Enhancement in einem Tumoranteil.

Abb. 1A.34 **Metastase.** **a** T2W axial, multiple signalreiche intraaxiale Herde unterschiedlicher Größe zerebral (viele an der Grenze zwischen grauer und weißer Substanz). Größere Herde zeigen ein Umgebungsödem. **b** Sagittales T1W nach KM, noduläres und ringförmiges Enhancement der intraaxialen Läsionen. ▷

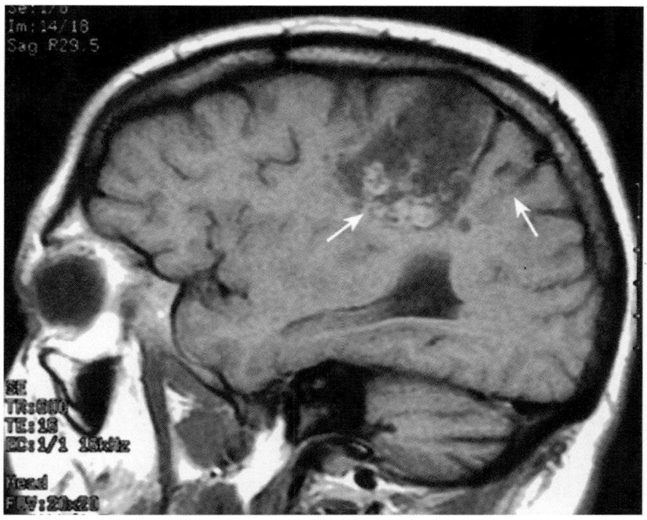

Abb. 1A.**32** **Dysembryoplastischer neuroepithelialer Tumor.** **a** Sagittales T1W, heterogene vorwiegend signalarme Läsion in der rechten Hemisphäre, die sowohl Kortex als auch subkortikale weiße Substanz erfasst (Pfeile).

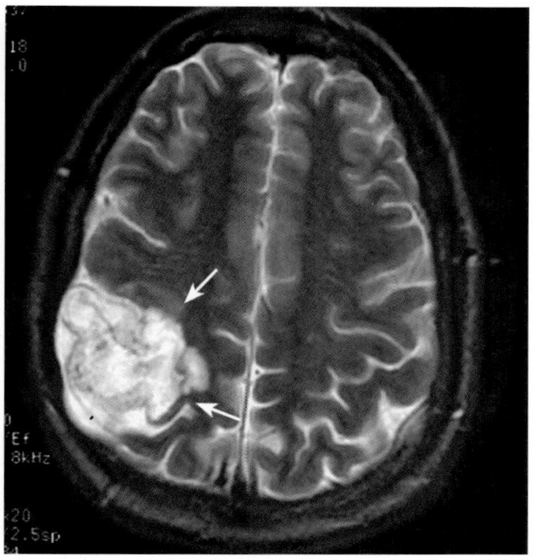

Abb. 1A.**32 b** Heterogene signalreiche Läsion im axialen T2W mit kleinen Zysten. Zu beachten sind ferner die chronisch erosiven Veränderungen an der Tabula interna der Kalotte (Pfeile).

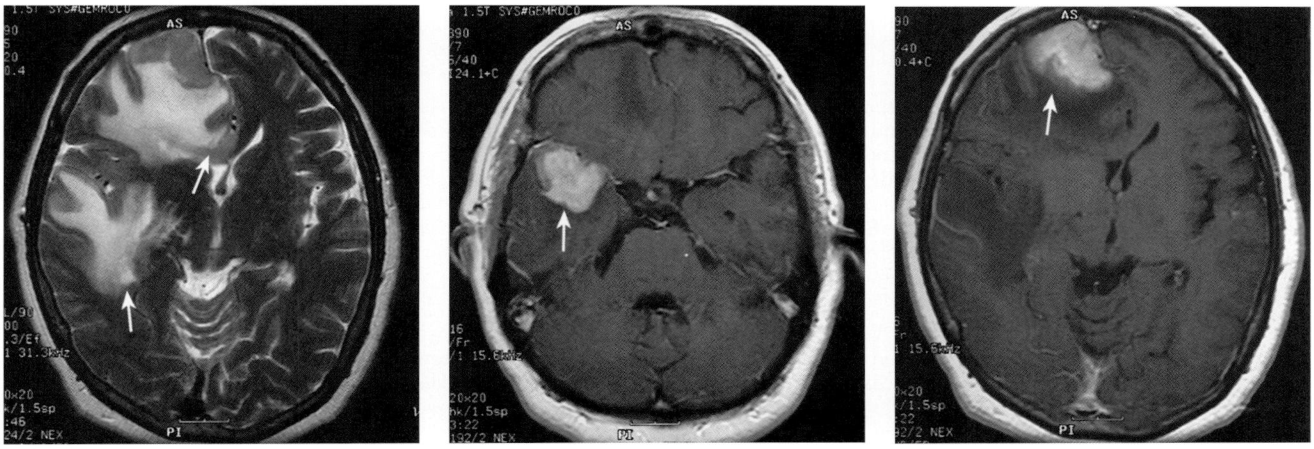

a **b** **c**

Abb. 1A.**33** **Lymphom.** **a** Axiales T2W, infiltrierende signalreiche und raumfordernde Herde im rechten Frontal- und Temporallappen mit Befall des Corpus callosum (Pfeile). **b, c** KM-Enhancement der intraaxialen Lymphome in zwei Lokalisationen im T1W (Pfeile).

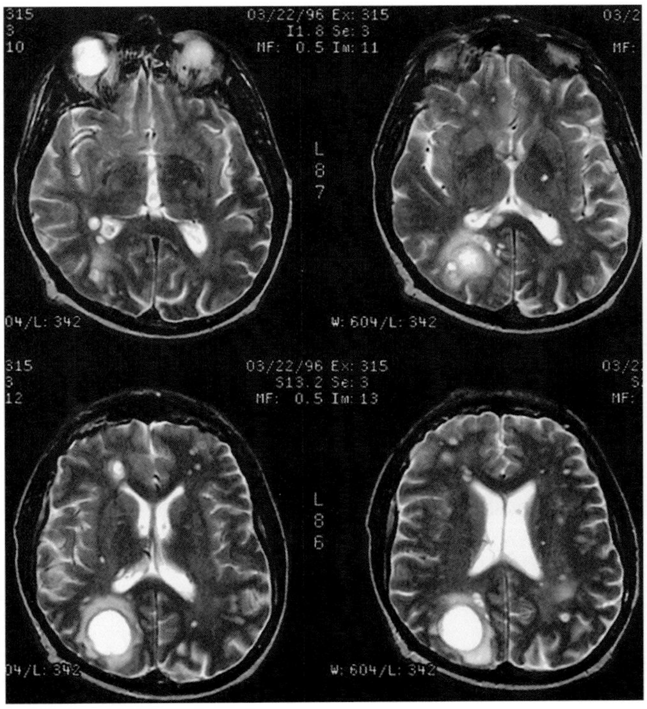

Abb. 1A.**34 a**

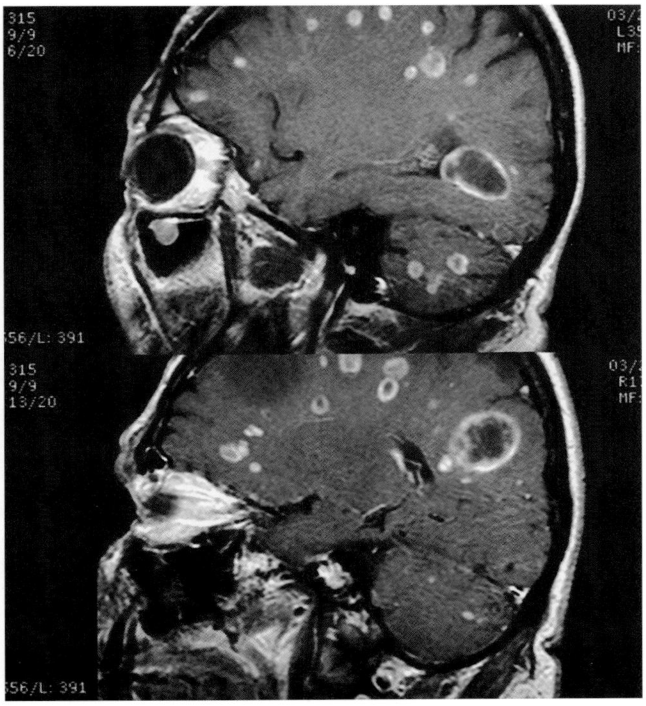

Abb. 1A.**34 b**

Tabelle 1A.2 (Fortsetzung) Supratentorielle intraaxiale Raumforderungen

Erkrankung	MRT-Befund	Kommentar
Entzündlich		
Cerebritis (Abb. 1A.35)	Unscharf begrenzte Zone oder fokales Areal mit geringem bis intermediärem Signalcharakter im T1W und intermediär bis signalreich im T2W; ohne oder mit minimalem KM-Enhancement. Befällt den zerebralen Kortex und die weiße Substanz nach bakteriellen oder Pilz-Infektionen.	Lokale Infektion/Entzündung des Hirngewebes auf der Basis bakterieller oder von Pilz-Infektionen, sekundär nach Sinusitis, Meningitis, chirurgischen Eingriffen, hämatogene Ursachen (kardial oder andere vaskuläre Shunts) und/oder Immunsuppression. Mögliche Abszessbildung.
Pyogener Hirnabszess (Abb. 1A.36)	Umschriebene Läsion mit geringem Signal im T1W; zentral hyperintenses Areal im T2W (möglicher Flüssigkeitsspiegel) mit schmalem Rand und geringer T2-Signalintensität; Umgebungsödem in Form einer unscharf begrenzten Signalanhebung im T2W. Ringförmiges KM-Enhancement, das manchmal lateral kräftiger ist als medial.	Ein Hirnabszess entsteht etwa 2 Wochen nach einer Cerebritis mit zentraler Colliquation und Nekrose, kapselartiger Begrenzung und peripherem Ödem. Multilokulär möglich. Komplikation der Meningitis und/oder Sinusitis, einer Septikämie, nach Traumata, chirurgischen Eingriffen und kardialem Shunt.
Zerebraler Pilzabszess (Abb. 1A.37)	Abhängig vom Erreger. Die Herde entstehen in den Meningen oder im Hirnparenchym; solide oder zystische Läsionen, signalarm bis intermediär im T1W und signalreich im T2W. Noduläres oder Ringenhancement. Periphere Signalanhebung zerebraler Herde im T2W (Ödem).	Tritt bei immunsupprimierten oder diabetischen Patienten auf mit Ausbildung von Granulomen in der Hirnhaut oder im Hirnparenchym; Die *Kryptokokkose* befällt die basalen Meningen und breitet sich entlang der perivaskulären Räume in die Basalganglien aus. *Aspergillus* und *Mucor* breiten sich direkt über die Nasennebenhöhlen aus oder dringen hämatogen in Blutgefäße ein, mit dem Resultat hämorrhagischer Läsionen und/oder cerebraler Infarkte. Die *Kokzidiomykose* betrifft gewöhnlich die basalen Meningen.
Enzephalitis (Abb. 1A.38) (Abb. 1A.95)	Unscharf begrenzte Zone(n), signalarm bis intermediär im T1W und intermediär bis signalreich im T2W, geringes oder kein KM-Enhancement. Befallen sind Cortex und/oder weiße Substanz, geringer lokalisierter raumfordernder Effekt. Beim Herpes simplex sind typischerweise der Temporallappen/das limbische System betroffen; Blutungen können auftreten. Zytomegalievirus-(CMV)Infektionen im der Regel periventrikulär/subependymal. HIV befällt häufig die periatriale weiße Substanz.	Enzephalitis: Infektion/Entzündung des Hirngewebes durch Virusbefall, häufig bei immunsupprimierten Patienten (Herpes simplex, CMV, HIV, progressive multifokale Leukenzephalopathie) oder immunkompetent (St.-Louis-Enzephalitis, Eastern-Equine-Enzephalitis [EEE] und Western-Equine-Enzephalitis [„Pferdeenzephalitis“], Epstein-Barr-Virus).
Tuberculom (Abb. 1A.39)	Intraaxiale Läsion in den Hirnhemisphären oder Basalganglien (Erwachsene), Kleinhirn (Kinder). Geringes bis intermediäres Signal im T1W, zentrale signalreiche Zone im T2W mit schmalem signalarmem Saum, gelegentlich geringes Signal im T2W. Kräftiges oder Randenhancement nach Gd-Kontrast, Verkalkungen möglich. Meningeale Herde: noduläre oder zystische Zonen basilaren meningealen Enhancements.	Auftreten bei immunsupprimierten Patienten und in Entwicklungsländern. Führen zu intrakraniellen Granulomen durch hämatogene Streuung. Meningeale Herde sind häufiger als zerebrale.

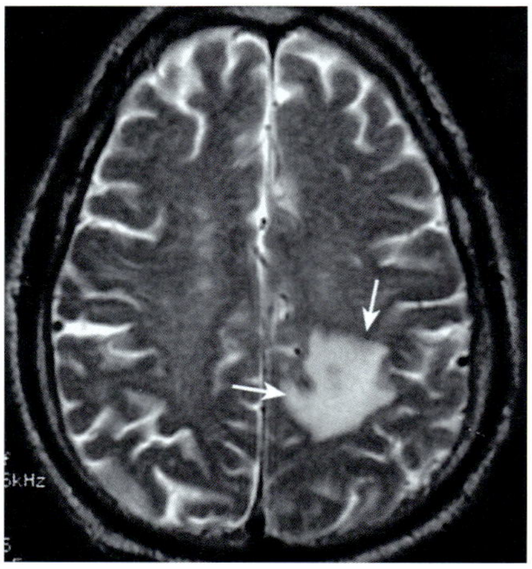

Abb. 1A.35 **Cerebritis.** **a** Axiales T2W, unscharf begrenzte signalreiche Zone in der kranialen linken Hemisphäre nach bakterieller Infektion (Pfeile).

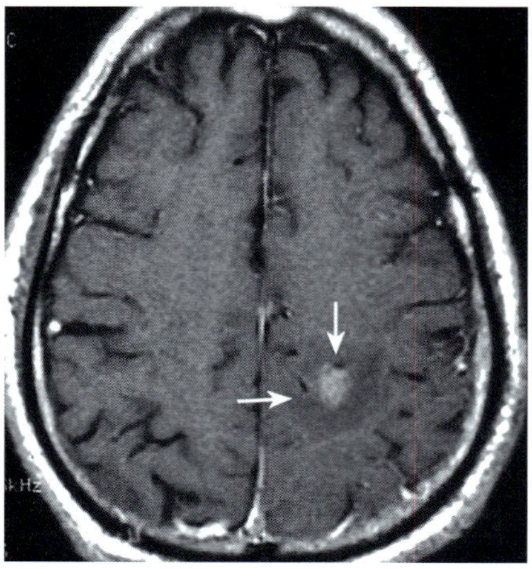

Abb. 1A **34 b** axiales T1W mit KM-Enhancement im Bereich der Cerebritis (Pfeile).

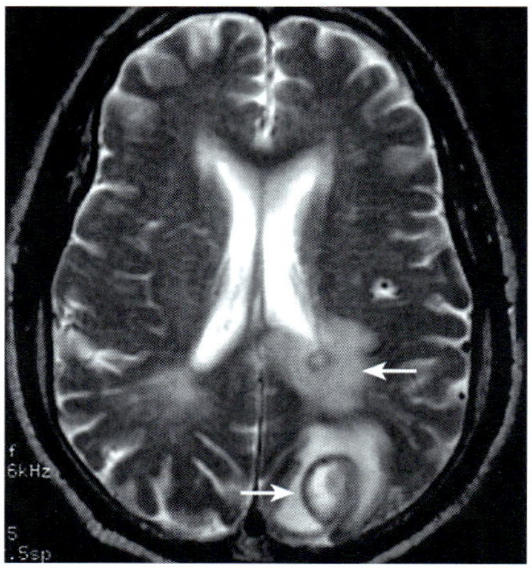

Abb. 1A.35 **Pyogener Hirnabszess.** **a** Axiales T2W, zwei umschriebene Läsionen mit zentral hohem Signal und schmalem signalarmem Saum. Peripher mehr unscharf begrenzte Signalanhebung als Ausdruck des perifokalen Ödems.

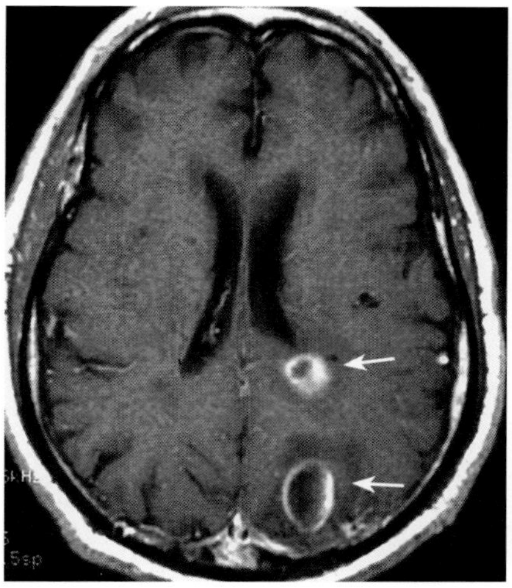

Abb. 1A.**36 b** Axiales T1W nach KM, ringförmiges Enhancement des Abszesses (lateral breiter als medial) (Pfeile).

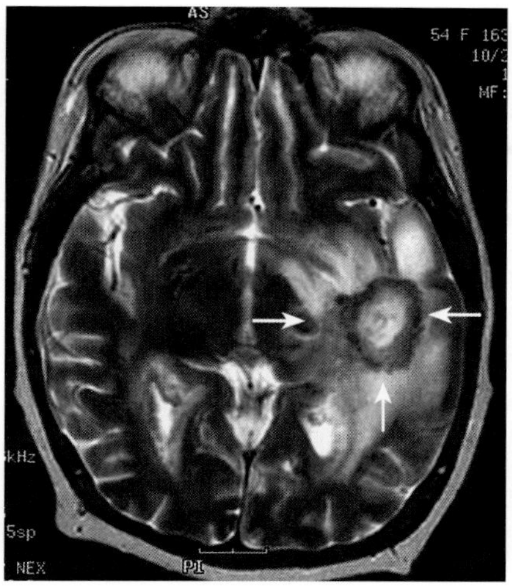

Abb. 1A.**37** **Zerebraler Pilzabszess.**
a Axiales T2W, Pilzabszess (Aspergillose) mit zentral heterogener signalreicher Zone, breitem Ring geringerer Signalintensität. Peripher mehr unscharf begrenzte Signalanhebung als Ausdruck des perifokalen Ödems (Pfeile).

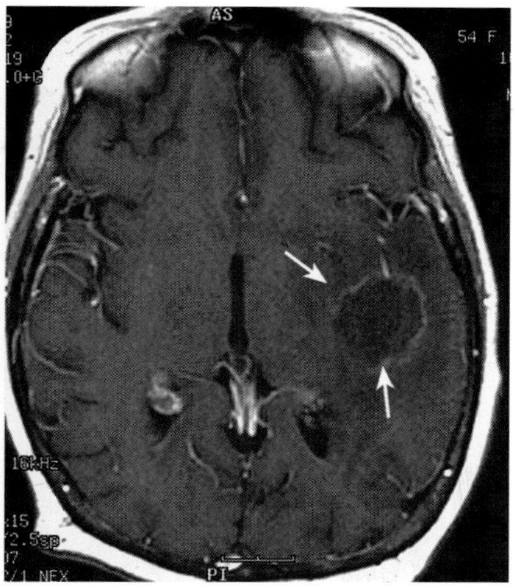

Abb. 1A.**37 b** Axiales T1W nach KM, ringförmiges Enhancement im Bereich des Pilzabszesses (Pfeile).

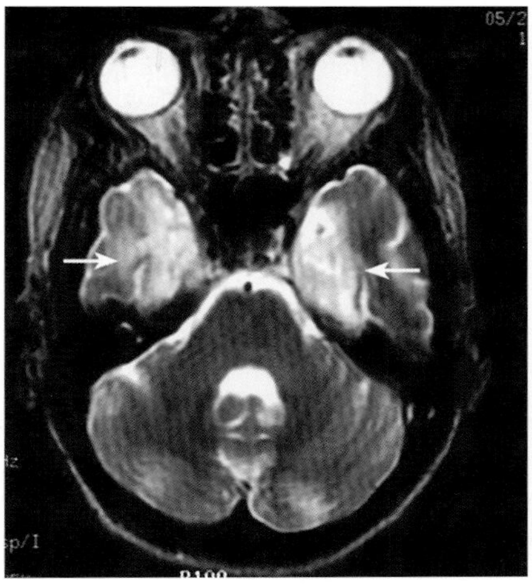

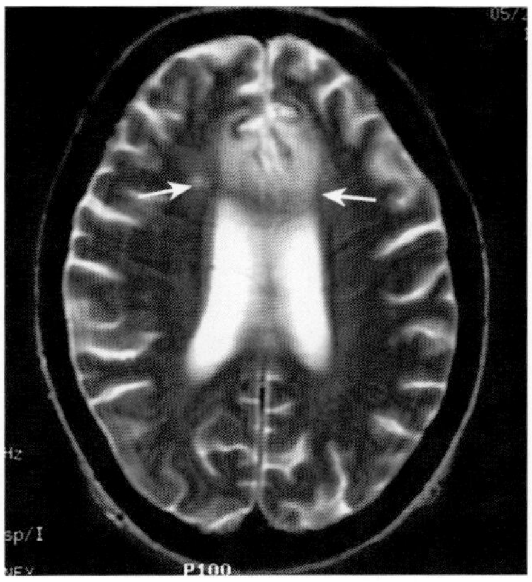

Abb. 1A.**38** **Enzephalitis.** **a, b** Axiales T2W, Unscharf begrenzte signalreiche Zonen im Kortex und den subkortikalen Marklagern beider Temporallappen und der Gyrus cinguli bei Herpes-Enzephalitis.

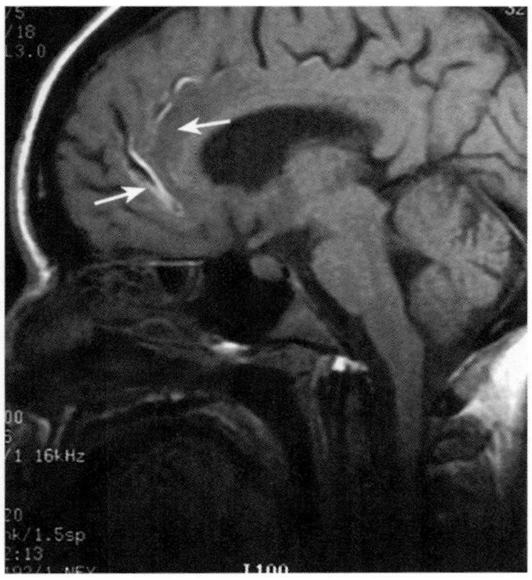

Abb. 1A.**38 c** Sagittales T1W, kleine Blutungszonen (Methämoglobin) im Gyrus cinguli bei Herpesinfektion (Pfeile).

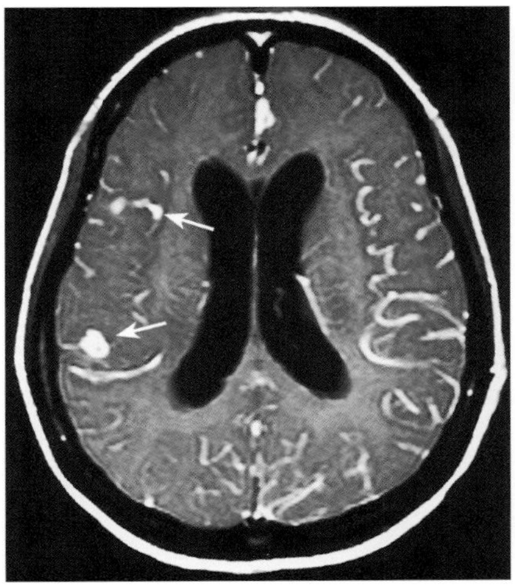

Abb. 1A.**39** **Tuberculom.** **a** Zwei KM-aufnehmende intraaxiale Läsionen in der rechten Hemisphäre (Pfeile), T1W nach KM, kräftiges Enhancement der Leptomenix entlang der Sulci.

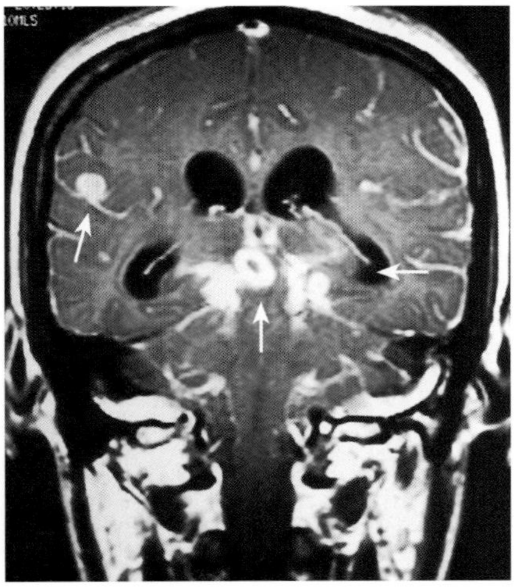

Abb. 1A.**39 b** Koronales T1W nach KM, solide gut KM aufnehmende Läsion in der rechten Hemisphäre sowie bogige und ringförmig signalanreichernde Zonen in der basalen und supratentoriellen Leptomenix (Pfeile).

Tabelle 1A.**2** (Fortsetzung) Supratentorielle intraaxiale Raumforderungen

Erkrankung	MRT-Befund	Kommentar
Parasitäre Hirnerkrankungen		
Toxoplasmose (Abb. 1A.**40**)	Vereinzelte oder multiple solide und/oder zystische Läsionen im Bereich der Basalganglien und/oder der zerebralen Mark-Rinden-Grenze; geringes bis intermediäres Signal im T1W, hohes Signal im T2W. Noduläres oder ringförmiges Enhancement nach Gd-Kontrast, mit oder ohne Umgebungsödem (hohes T2-Signal).	Häufigste opportunistische ZNS-Infektion bei HIV-Patienten, hervorgerufen durch die Aufnahme kontaminierter Nahrung (*Toxoplasma gondii)*.
Zystizerkose (Abb. 1A.**41**)	Vereinzelte oder multiple zerebrale oder meningeale zystische Läsionen. *Akute/subakute Phase:* Geringes bis intermediäres Signal im T1W, hohes Signal im T2W. Randständiges oder noduläres Enhancement nach Gd-Kontrast, mit oder ohne periphere T2-Signalmehrung (Ödem). *Chronische Phase*: Verkalkte Granulome.	Infektion durch Aufnahme von Eiern (Taenia solum) in kontaminierter Nahrung (unzureichend gekochtes Schweinefleisch). Befällt in abnehmender Häufigkeit: Meningea, Hirnparenchym, Ventrikel.
Hydatide Zyste	*Echinococcus granulosus:* Vereinzelte oder selten multiple Herde, signalarm im T1W und signalreich im T2W mit einem schmalen Randsaum verminderten Signals im T2W; sofern nicht superinfiziert typischerweise kein Enhancement nach Gd-Kontrast und kein Randödem. Häufig im Versorgungsgebiet der A. cerebri media lokalisiert. *Echinococcus multilocularis:* Zystische und/oder solide Läsion (möglich auch multilokulär). Zentrale Zone geringen bis intermediären Signals im T1W oder T2W die von einem leicht verdickten Ring geringer T2-Signalintensität umsäumt wird; Enhancement nach Gd-Kontrast. Gewöhnlich signalreiche Peripherie im T2W (Ödem) und Verkalkungen.	Durch parasitäre Infektionen: *Echinococcus granulosos* (Südafrika, Mittlerer Osten, Australien, Neuseeland) oder *Echinococcus multilocularis* (Nord-Amerika, Europa, Türkei, China). ZNS-Beteiligung in 2% der hydatiden Manifestationen.
Strahlennekrose (Abb. 1A.**42**)	Fokale Läsion mit oder ohne raumfordernden Effekt oder unscharf begrenzte Zone geringen bis intermediären Signals im T1W und intermediären bis hohen Signals im T2W, mit oder ohne Gd-Enhancement des befallenen Gewebes (graue oder weiße Substanz) im Bestrahlungsfeld.	Erscheint gewöhnlich zwischen 4./6. Monat bis 10 Jahre nach Radiatio. Mitunter schwierig von Neoplasien abgrenzbar. Positronenemissionstomografie (PET) und MR-Spektroskopie (MRS) hilfreich in der Differentialdiagnose.

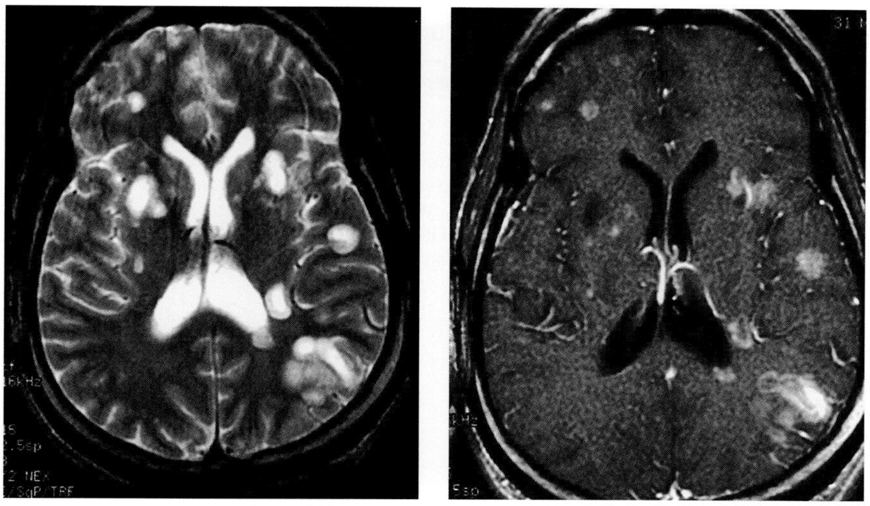

a b

Abb. 1A.**40** **Toxoplasmose.** **a** Axiales T2W, multiple komplexe zystoide Läsionen in den Basalganglien und an der Rinden-Mark-Grenze beider Hemisphären. **b** T1W nach KM, Randenhancement der Läsionen nach Gd-Kontrast.

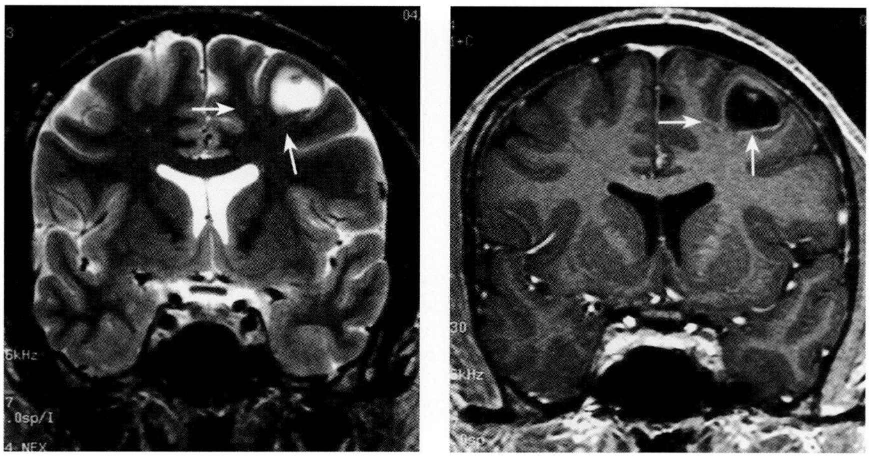

a b

Abb. 1A.**41** **Zystizerkose.** **a** Koronales T2W, zystische signalreiche Läsion mit kleinem Knoten links parietal (Pfeile).
b Koronales T1W (spoiled GRE), geringes Enhancement sowohl der Zystenwand als auch des Knotens nach Gd-Kontrast (Pfeile).

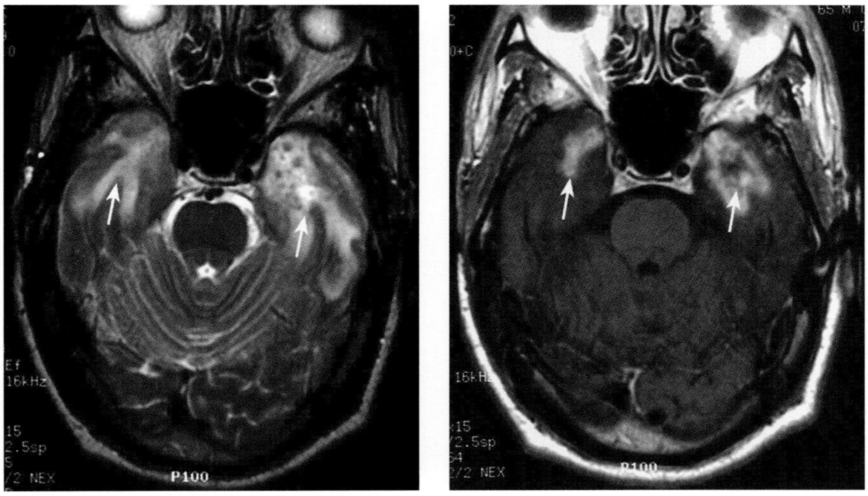

a b

Abb. 1A.**42** **Strahlenunfall/Strahlennekrose.** **a** Axiales T2W, unscharf begrenzte heterogen signalreiche Zonen in Rinde und Marklager der anterioren Temporallappen (Pfeile). Geringe Raumforderungszeichen. **b** Axiales T1W nach KM, Gd-Enhancement im Bereich des Bestrahlungsfeldes sowohl in der grauen als auch weißen Substanz (Pfeile).

Tabelle 1A.2 (Fortsetzung) Supratentorielle intraaxiale Raumforderungen

Erkrankung	MRT-Befund	Kommentar
Blutungen		
Intrazerebrale Blutung (Abb. 1A.43, 1A.44)	Der Signalcharakter der Blutung hängt vom Alter, der Größe, Lokalisation, dem Hämatokrit, der Hämoglobin-Oxidation, der Resorption der Blutung und dem Ausmaß des Begleitödems ab. *Hyperakute Phase (4–6 Stunden):* Hämoglobin primär in Form diamagnetischen Oxyhämoglobins (Fe +2), intermediäres Signal im T1W und schwach signalreich im T2W. *Akute Phase (12–48 Stunden):* Hämoglobin primär in Form paramagnetischen Desoxyhämoglobins (Fe +2), intermediäres Signal im T1W und signalarm im T2W; Umgebungsödem (peripher signalreich im T2W). *Subakute Phase (> 2 Tage):* Hämoglobin wird oxidiert (Fe +3) in stark paramagnetisches Methämoglobin. Bei initial intrazellulärem Methämoglobin ist das Hämatom von peripher nach zentral zunehmend signalreich im T1W und signalarm im T2W, umgeben von einer Zone hohen T2-Signals (Ödem). Sofern das Methämoglobin primär extrazellulär liegt, ist das Hämatom signalreich sowohl im T1W als auch im T2W. *Chronische Phase:* Das Hämoglobin bzw. extrazelluläre Methämoglobin wird in Hämosiderin umgewandelt. Der Signalcharakter des Hämatoms wandelt sich von zunächst signalreich im T1W und T2W mit zartem Saum geringen Signals im T2W (Hämosiderin) in signalarm im T2W mit zunehmender Hämosiderin-Konzentration.	Entstehung durch Traumen, rupturierte Aneurysmen oder Gefäßmalformationen, Koagulopathien, Hypertonus, Arzneimittelnebenwirkungen, Amyloidose, Einblutung in einen Hirninfarkt, Metastasen, Abszesse, Virusinfektionen (Herpes simplex, CMV).
Hirnkontusion (Abb. 1A.45)	Das Erscheinungsbild gleicht einer lokalen kortikalen oder subkortikalen Blutung. Das MR-Signal hängt vom Alter der Kontusion ab, der Konzentration von Oxyhämoglobin, Desoxyhämoglobin, Methämoglobin, Hämosiderin usw. Kontusionen erscheinen manchmal in Form oberflächlicher fokaler enzephalomalazischer Zonen mit hohem T2-Signal, mit oder ohne schmalen Randsaum, geringer T2-Signalintensität abhängig vom Hämosiderin.	Kontusionen sind oberflächliche Schädigungen der Hirnrinde und der subkortikalen weißen Substanz nach Schädelfrakturen und/oder Beschleunigungs-/Schleudertraumen gegen die Tabula interna. Häufiger Befall der anterioren Frontal- und Temporallappen und der basalen Frontallappen.

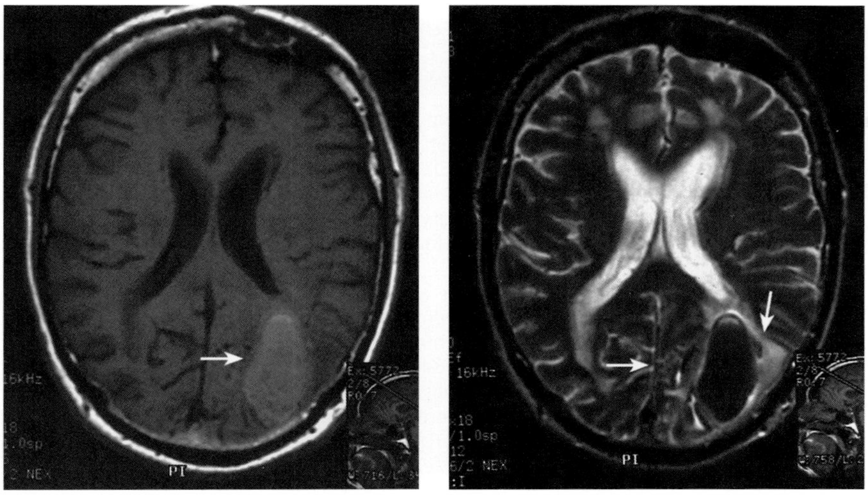

a b

Abb. 1A.**43** **Subakute intrazerebrale Blutung (intrazelluläres Methämoglobin).** **a** Axiales T1W, Hämatom in der linken Hirnhälfte mit hohem Signal des Methämoglobins. (Pfeile). **b** Axiales T2W, große zentrale signalarme Zone (intrazelluläres Methämoglobin) mit schmalem unregelmäßigem Randsaum hohen Signals (Ödem) (Pfeile).

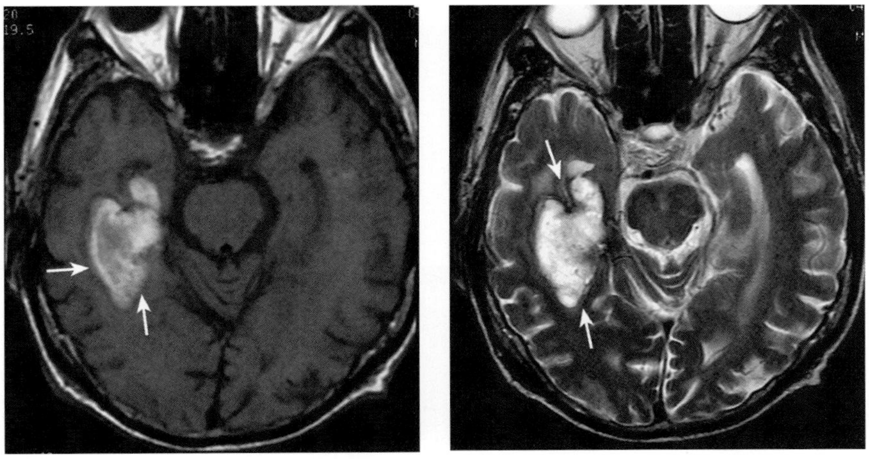

a b

Abb. 1A.**44** **Subakute intrazerebrale Blutung (extrazelluläres Methämoglobin).** **a** Axiales T1W, Hämatom im rechten Temporallappen mit hohem Signal durch das Methämoglobin (Pfeile).
b Axiales T2W, signalreiches Areal (extrazelluläres Methämoglobin) mit schmalem unregelmäßigem signalarmem Randsaum (Hämosiderin) und signalreichem Ödem (Pfeile).

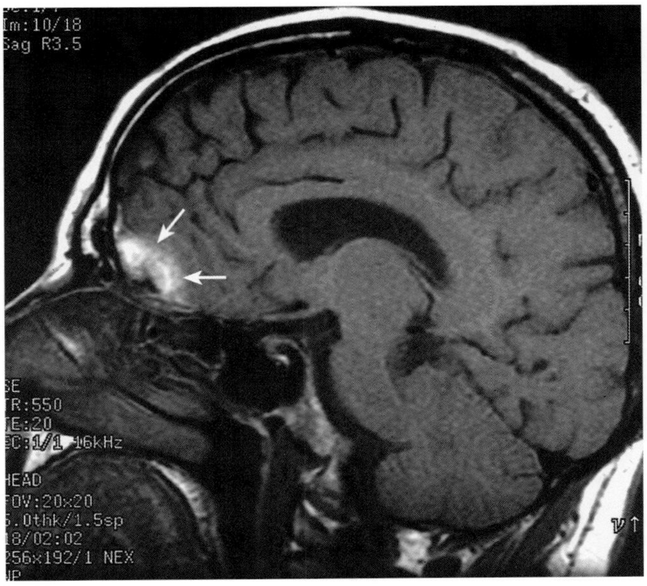

Abb. 1A.**45** **Hirnkontusion.** **a** Oberflächliche Kontusion des rechten inferioren Frontallappens im sagittalen T1W, das hohe Signal repräsentiert den Methämoglobinanteil der Blutung (Pfeile).

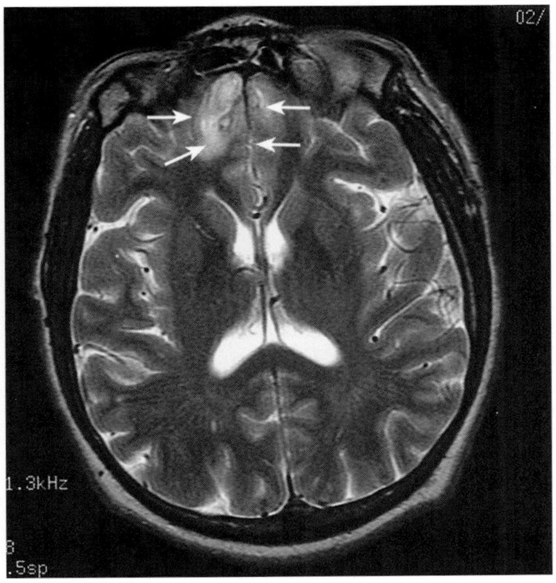

Abb. 1A.**45 b** Hohes Signal der Hirnrinde und des subkortikalen Marklagers im Bereich der Kontusion im axialen T2W (extrazelluläres Methämoglobin) (Pfeile).

Tabelle 1A.**2** (Fortsetzung) Supratentorielle intraaxiale Raumforderungen

Erkrankung	MRT-Befund	Kommentar
Metastasen (Abb. 1A.**46**)	Das Erscheinungsbild eingebluteter Metastasen entspricht dem einer Blutung in oder in Teilen der Neoplasie. In der Regel Randödem (signalreiches T2W), häufig multipel.	Eingeblutete Metastasen, häufig auf der Basis von Bronchialkarzinomen, Renalzellkarzinomen, Melanomen, Chorionkarzinomen und Schilddrüsenkarzinomen. Manchmal schlecht von Blutungen anderer Ätiologie abzugrenzen, wie z. B. bei vaskulären Malformationen oder Amyloidose.
Vaskulär		
Arteriovenöse Malformation (AVM) (Abb. 1A.**47**)	Unregelmäßig begrenzte Läsionen in der Pia und/oder Dura mater des Hirnparenchyms. Das Signalverhalten der AVM ist sehr unterschiedlich, zum einen durch die Fluss-Auslöschungen der durchströmten Gefäße und variable Signale thrombosierter Anteile, zum anderen spielen Einblutungen unterschiedlichen Alters, Verkalkungen und Gliosen eine Rolle. Der venöse Anteil zeigt in der Regel ein KM-Enhancement. Gradientenechosequenzen (GRE) zeigen Fluss-Signale (hyperintens) in offenen Venen und Arterien. Zusätzliche Informationen über den Nidus, versorgende Arterien und drainierende Venen sowie assoziierte Aneurysmen können durch MRA-Techniken (TOF und Phasenkontrast) gewonnen werden. Gewöhnlich kein raumfordernder Effekt außer bei Blutungen oder frischen Trombosierungen.	Supratentorielle AVM sind wesentlich häufiger als infratentorielle (80–90 % gegenüber 10–20 %); Blutungsrisiko. AVM können erworben, angeboren oder posttraumatisch auftreten. Multiple AVM bei bestimmten Syndromen: Rendu-Osler-Weber: zerebrale und pulmonale AVM, muköse kapilläre Teleangiektasien; Wyborn-Mason: AVM zerebral und in der Retina, kutane Naevi.

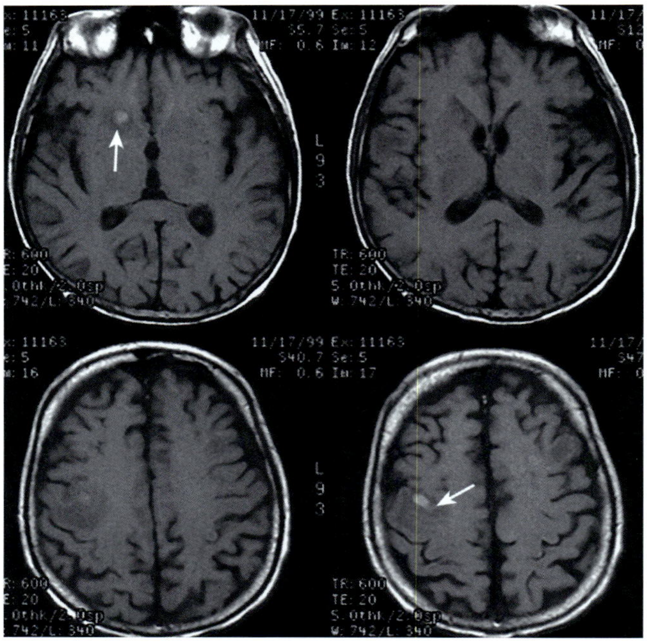

Abb. 1A.**46** **Metastasen.** **a** Axiales T1W, zwei Melanommetastasen in der rechten Hemisphäre mit signalreichem Charakter entsprechend ihres Methämoglobinanteils (Pfeile).

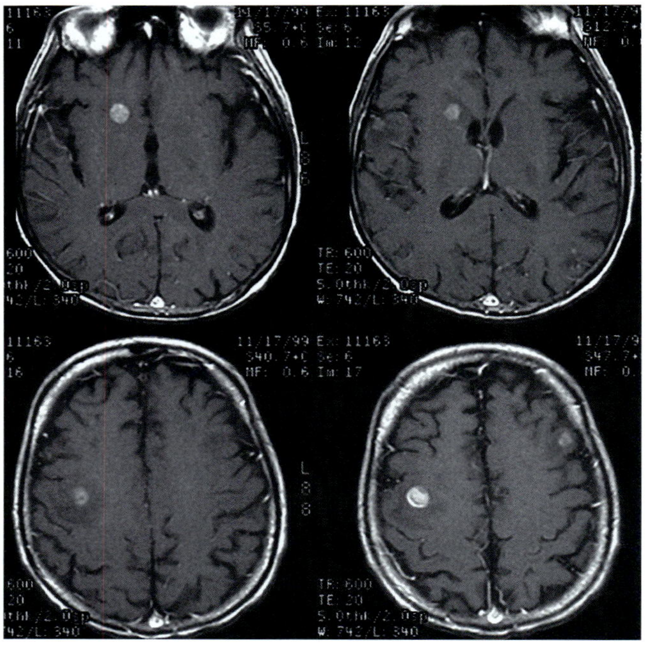

Abb. 1A.**46 b** Axiales T1W nach KM, Enhancement beider Herde sowie eines weiteren lateral im linken Frontallappen.

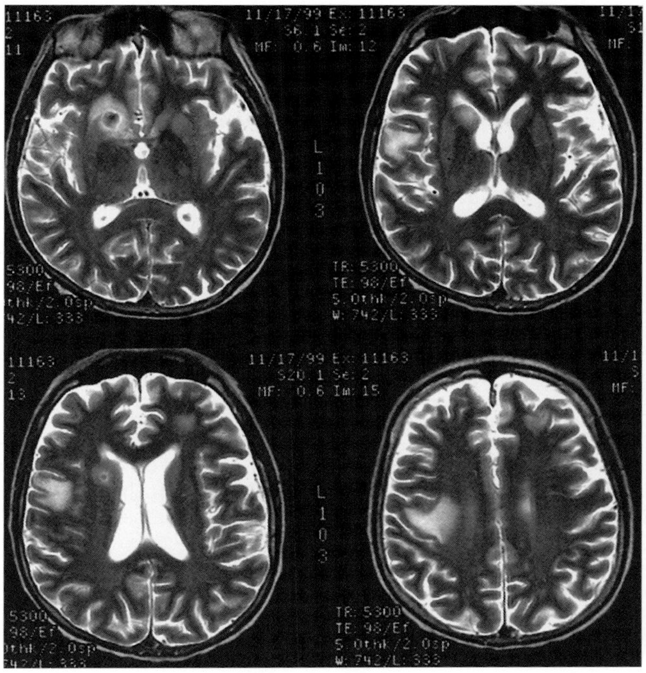

Abb. 1A.**46 c** Regionen hoher Signalintensität aller drei Metastasen im axialen T2W. Die vordere der beiden Läsionen rechts zerebral zeigt eine zentrale hypointense Zone, wahrscheinlich eher auf intrazelluläres Methämoglobin zurückzuführen als auf Melaninablagerungen.

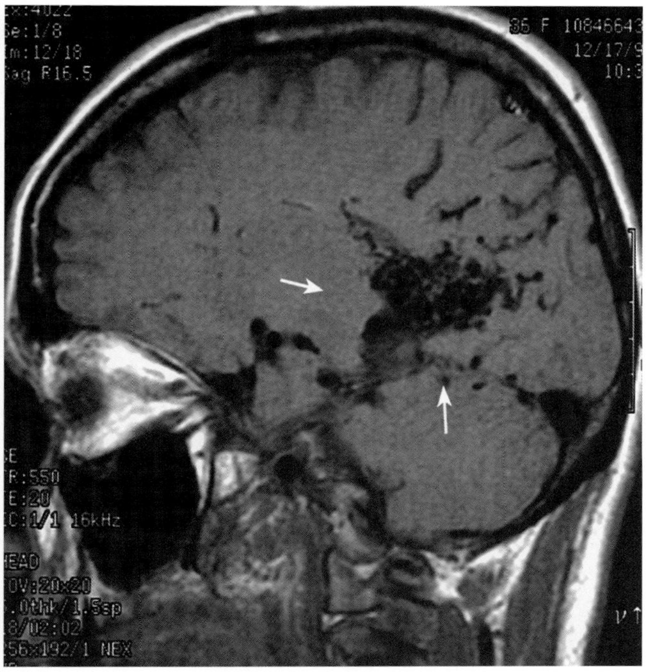

Abb. 1A.**47** **AVM.** **a** Sagittales T1W, große AVM rechts cerebral mit multiplen tubulären Flussauslöschungen (Pfeile).

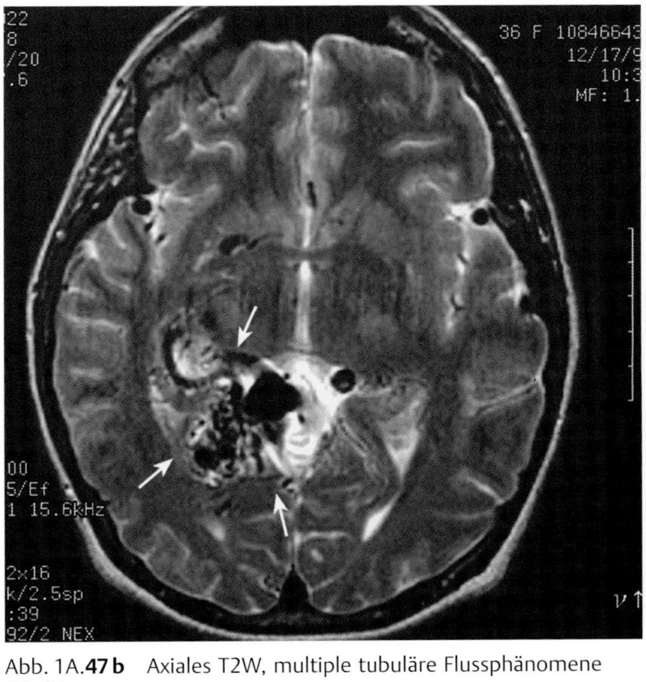

Abb. 1A.**47 b** Axiales T2W, multiple tubuläre Flussphänomene (Pfeile).

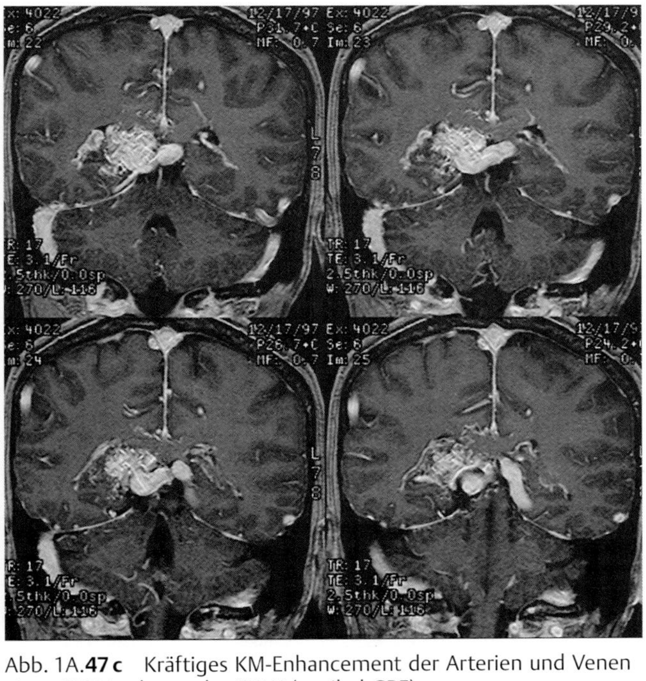

Abb. 1A.**47 c** Kräftiges KM-Enhancement der Arterien und Venen einer AVM im koronalen T1W (spoiled GRE).

Tabelle 1A.2 (Fortsetzung) Supratentorielle intraaxiale Raumforderungen

Erkrankung	MRT-Befund	Kommentar
Kavernöses Hämangiom (Abb. 1A.48)	Einzelne oder multiple polyzyklische intra- und extraaxiale Läsionen mit randständiger unregelmäßiger Zone geringen Signals im T2W aufgrund von Hämosiderinablagerungen, zentral variables Signal (signalarm und -reich, intermediär, gemischt) in Abhängigkeit vom Alter der hämorrhagischen Anteile. GRE Sequenzen der Wahl zum Nachweis multipler Herde.	Supratentorielle kavernöse Hämangiome häufiger als infratentorielle. Mannigfaltige Lokalisationen; > 50 % multilokulär. Assoziiert mit venösen Angiomen, Blutungsrisiko.
Venöses Angiom (Abb. 1A.49)	Transkortikales, viele kleine medulläre Venen drainierendes venöses Gefäß mit kräftigem Enhancement im T1W nach KM (Caput medusae). Die drainierende Vene kann im T2W als Flussauslöschung imponieren.	Venöse Anomalien sind typischerweise nicht mit Blutungen assoziiert, sie stellen in der Regel einen Zufallsbefund dar, außer in Zusammenhang mit kavernösen Hämangiomen.
Lipom (Abb. 1A.50)	Lipome sind isointens zum subkutanen Fettgewebe im T1W (sinalreich) und T2W. Signalverlust bei fettsupprimierten Sequenzen bzw. STIR. In der Regel kein KM-Enhancement und kein Ödem. Lipome können nodulär oder bogig imponieren, mannigfaltige Lokalisationen; häufig Corpus callosum, Kleinhirnbrückenwinkel, Mittelhirndach.	Gutartige fetthaltige Geschwulst auf der Basis kongenitaler Malformationen, häufig mittelliniennah. Kann Verkalkungen oder Gefäße umschließen.
Neuroepitheliale Zyste (Abb. 1A.51)	Scharf begrenzte Zyste, signalarm im T1W und signalreich im T2W, mit dünner Kapsel, kein KM-Enhancement, kein Umgebungsödem.	Zystenwände ähneln histopathologisch Epithelien. Neuroepitheliale Zysten treten in der Plexus chorioidei, in der Fissura chorioidei, in den Ventrikeln und im Hirnparenchym auf.

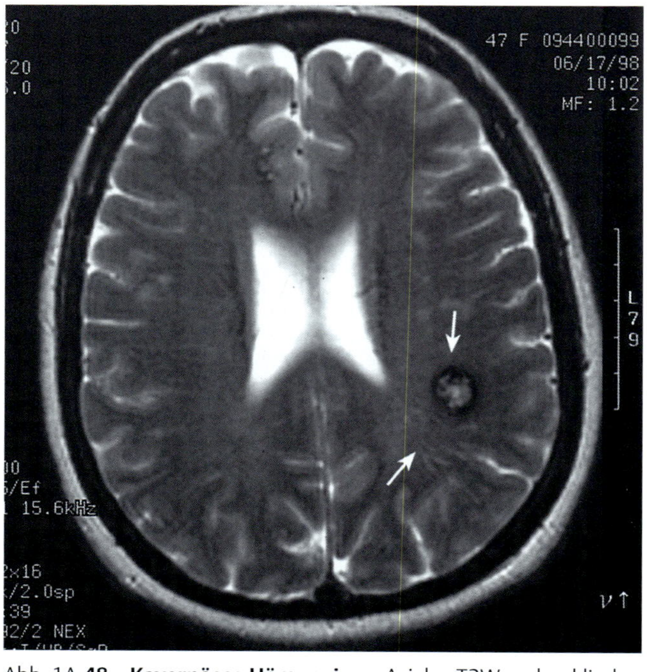

Abb. 1A.**48** **Kavernöses Hämangiom.** Axiales T2W, polyzyklische intraaxiale Läsion links zerebral, peripher schmale, signalarme, unregelmäßige Zone geringen Signals (Hämosiderin), zentral signalreich (Pfeile).

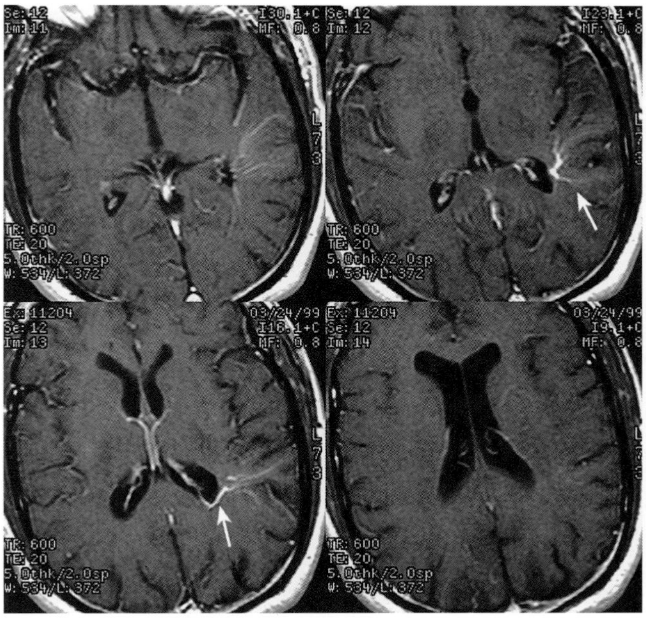

Abb. 1A.**49** **Venöses Angiom.** T1W nach KM, medulläre Venen drainierendes Gefäß mit kräftigem Enhancement (Caput medusae) in Nachbarschaft des Atriums des linken Seitenventrikels (Pfeile).

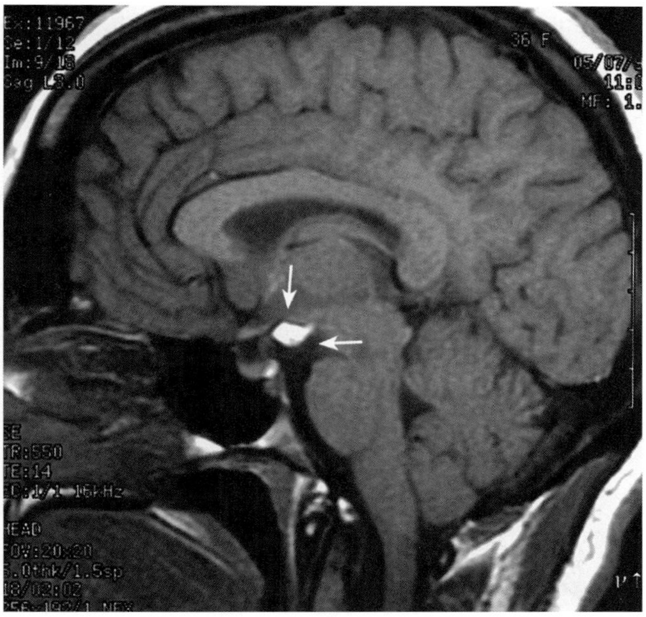

Abb. 1A.**50** **Lipom.** Lipom im Hypothalamus, isointens zum subkutanen Fettgewebe, im T1W (Pfeile).

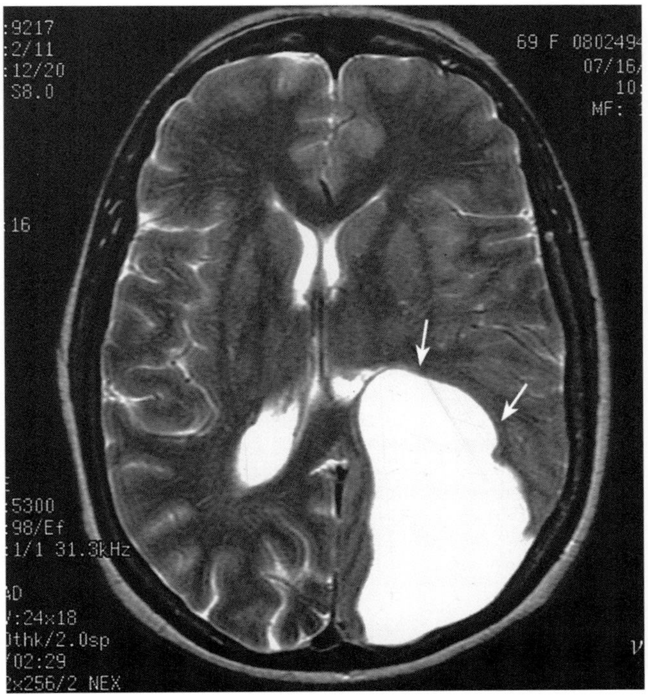

Abb. 1A.**51** **Neuroepitheliale Zyste.** **a** Axiales T2W, scharf begrenzte signalreiche Zone mit dünner Wand (Pfeile).

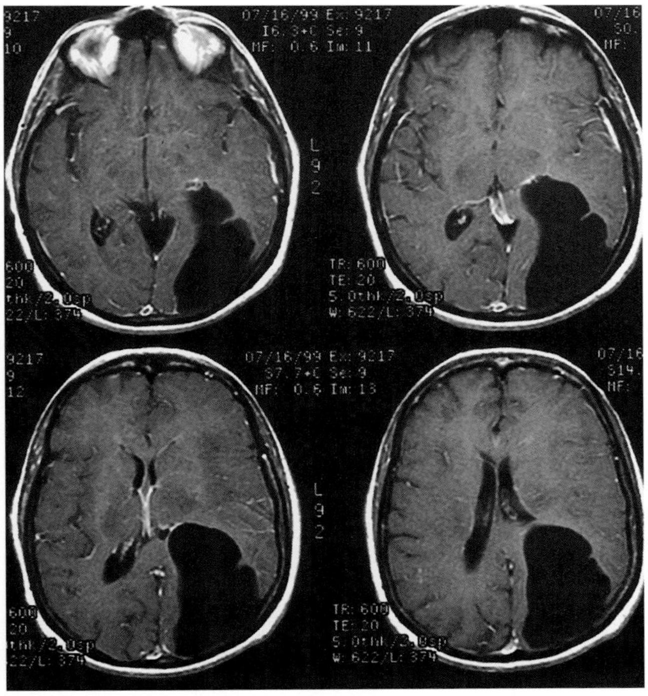

Abb. 1A.**51 b** Kein Enhancement und kein Ödem im Bereich der neuroepithelialen Zyste nach KM-Gabe im T1W.

Tabelle 1A.2 (Fortsetzung) Supratentorielle intraaxiale Raumforderungen

Erkrankung	MRT-Befund	Kommentar
Porenzephale Zyste (Abb. 1A.52)	Polyzyklische, relativ scharf begrenzte Läsion mit geringem Signal im T1W und hohem Signal imT2W, ähnlich Liquor, unscharf begrenzte signalreiche Zone im angrenzenden Hirnparenchym. Kein KM-Enhancement, kein Ödem.	Stellt einen Restbefund nach Hirnverletzungen dar (Trauma, Infektion, Infarkt, Blutung) mit Umwandlung in ein zystisches, liquorähnliches Areal. Charakteristische Gliose-Areale im angrenzenden Parenchym (hohes T2-Signal), die eine Abgrenzung zur Schizenzephalie ermöglichen.
Demyelinisierende Erkrankungen – Multiple Sklerose (MS), akute disseminierte Encephalomyelitis (ADEM) (Abb. 1A.53, 1A.54)	Herde in den zerebralen Marklagern und im Hirnstamm, signalarm bis intermediär im T1W und signalreich im T2W. Mit oder ohne KM-Enhancement. Noduläres bis ringförmiges KM-Enhancement, gewöhnlich in der akuten/früh subakuten Phase der Demyelinisierung. Selten raumfordernder Charakter wie bei Neoplasien.	Die MS ist die häufigste demyelinisierende Erkrankung, bevorzugt bei Frauen (Häufigkeitsgipfel 20.–40. Lebensjahr). Andere demyelinisierende Erkrankungen: ADEM – immuninduzierte Demyelinisierung nach Virusinfektionen; toxisch (exogen durch Umweltgifte oder metabolisch, z. B. Alkohol, Lösungsmittel etc.), Bestrahlungsunfälle, Trauma, Gefäßerkrankungen.

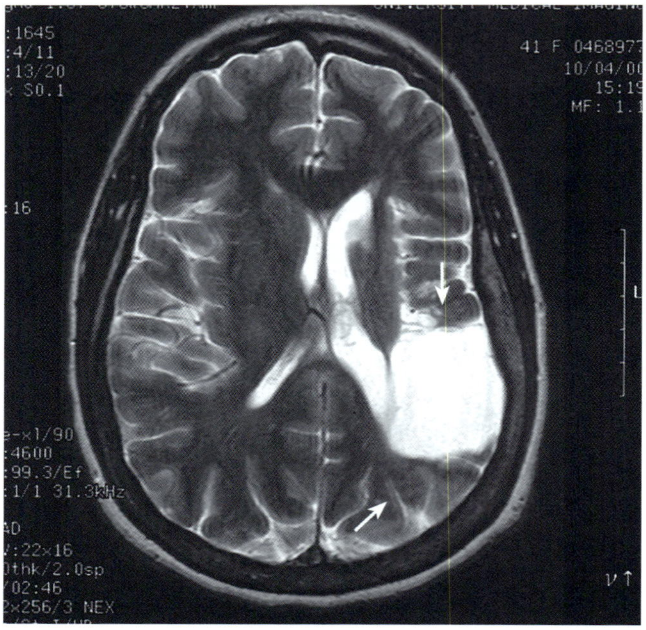
a

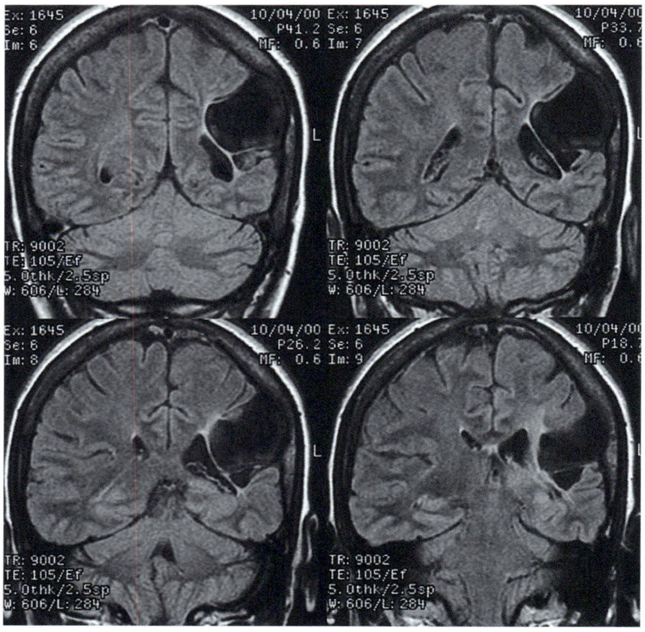
b

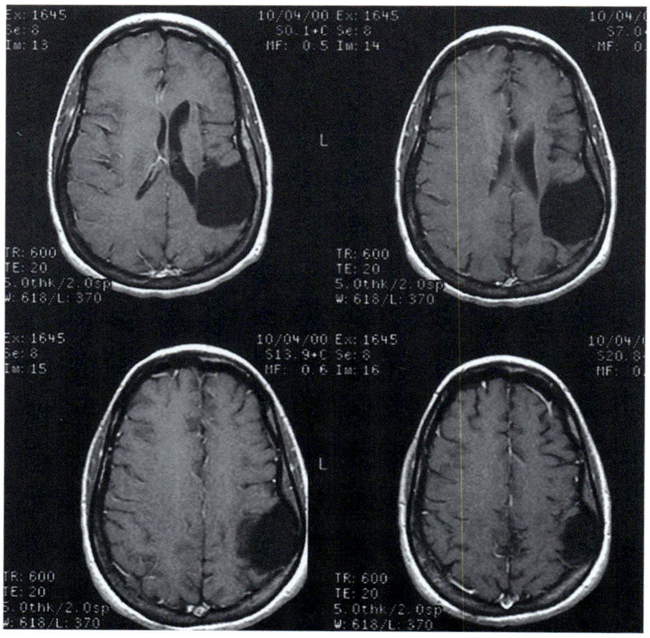
c

Abb. 1A.52 **Porenzephale Zyste.** **a** Axiales T2W, polyzyklische, relativ scharf begrenzte, signalreiche Zone ähnlich Liquor (Pfeile). **b** die koronale FLAIR-Sequenz zeigt eine unscharf begrenzte schmale Zone hohen T2-Signals um die Zyste im benachbarten Hirnparenchym. Die Zyste hat zu chronisch erosiven Veränderungen der angrenzenden Tabula interna geführt. **c** Axiales T1W nach KM, kein Enhancement der zystischen Läsion.

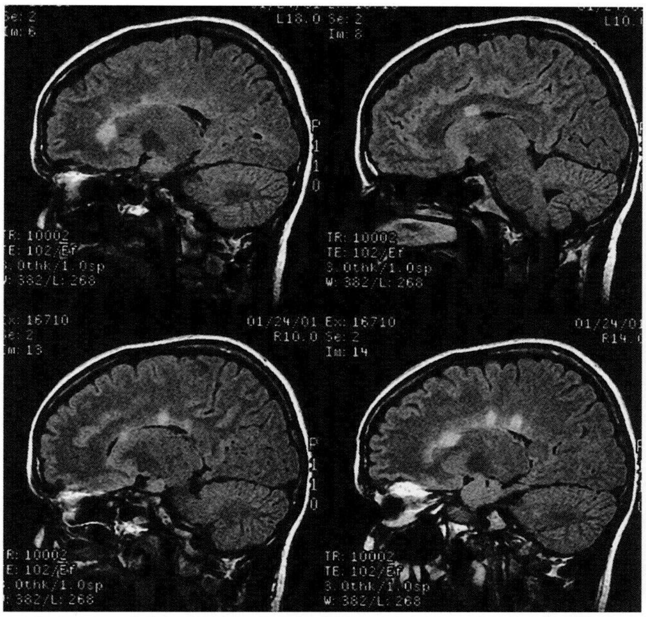

Abb. 1A.**53** **Demyelinisierende Erkrankung – MS.** **a** Multiple signalreiche Herde im periventrikulären Mark und im Corpus callosum, sagittale FLAIR.

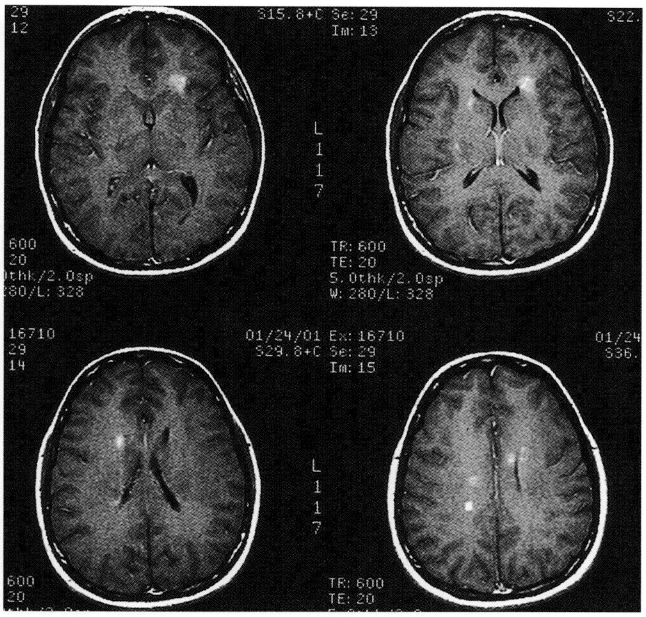

Abb. 1A.**53 b** Axiales T1W nach KM, Enhancement in vielen Herden hinweisend auf demyelinisierende Aktivität.

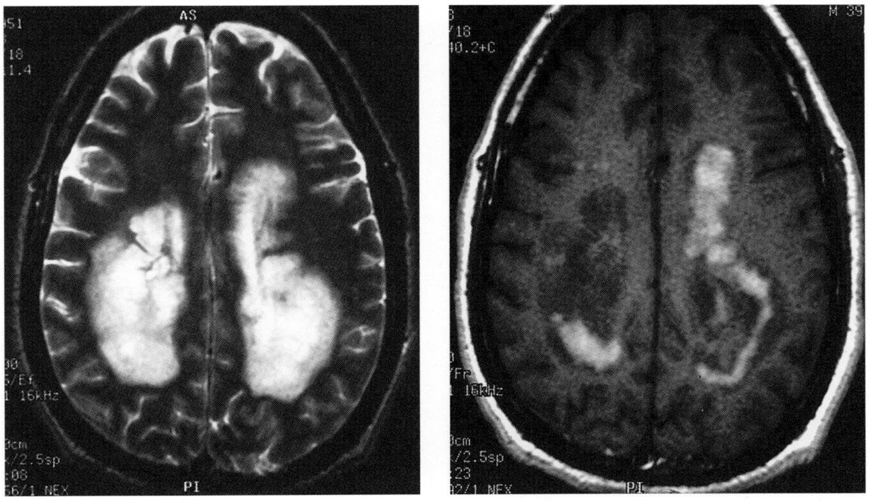

a b

Abb. 1A.**54** **Demyelinisierende Erkrankung – ADEM** **a** Axiales T2W, unscharf begrenzte signalreiche Zonen bilateral in den periventrikulären Marklagern, gering raumfordernd. **b** breite unregelmäßige Zone mit KM-Enhancement nach Gd-Injektion, hinweisend auf eine demyelinisierende Aktivität.

Tabelle 1A.2 (Fortsetzung) Supratentorielle intraaxiale Raumforderungen

Erkrankung	MRT-Befund	Kommentar
Hirninfarkt **(Abb.** 1A.**55)** **(Abb.** 1A.**102)**	Die MR-Befunde zerebellärer und zerebraler Infarkte werden durch das Alter des Ereignisses relativ zum Zeitpunkt der Untersuchung bestimmt: *<12 Stunden:* lokalisiertes Ödem, gewöhnlich isointens zum Normalparenchym im T1W und T2W. Positive Befunde mittels diffusionsgewichteter Sequenzen in Relation zu abnehmenden Diffusionskoeffizienten aufgrund des zytotoxischen Ödems. Fehlende arterielle Flussauslöschungen oder arterielles Enhancement im vaskulären Strömungsgebiet des Infarktes. *12 – 24 Stunden:* Intermediäres Signal im T1W und hohes Signal im T2W, regionales Ödem. Die Signalveränderungen erfassen Cortex und subkortikale Marklager und/oder die Basalganglien. *24 Stunden bis 3 Tage:* Geringes bis intermediäres Signal im T1W und hohes Signal im T2W, regionales Ödem. *4 Tage bis 2 Wochen:* Geringes bis intermediäres Signal im T1W und hohes Signal im T2W, rückläufiges Ödem/Raumforderung, mögliche Einblutung. Mit oder ohne KM-Enhancement. *2 Wochen bis 2 Monate:* Geringes bis intermediäres Signal im T1W und hohes Signal im T2W, Rückbildung des Ödems. Mögliche Einblutung, eventuell abnehmendes Enhancement. *>2 Monate:* Signalarm im T1W und signalreich im T2W, Enzephalomalazie, mit oder ohne Verkalkungen, Hämosiderin.	Hirninfarkte entstehen durch Obliteration großer, mittlerer oder kleiner arterieller Gefäße. Sekundär bei Arteriosklerose, kardialer Embolie, neoplastischer Aussaat, Koagulopathien, Dissektionen oder angeborenen Fehlbildungen. Das Infarktareal richtet sich in der Regel nach dem Versorgungsgebiet der betroffenen Arterie; abweichend davon können metabolische Störungen (z. B. mitochondrale Enzephalopathien) oder intrakranielle Venenthrombosen (z. B. Thrombophlebitis, Koagulopathien, Dehydrierung) Infarktareale hervorrufen, die nicht mit der arteriellen Versorgung korrespondieren.

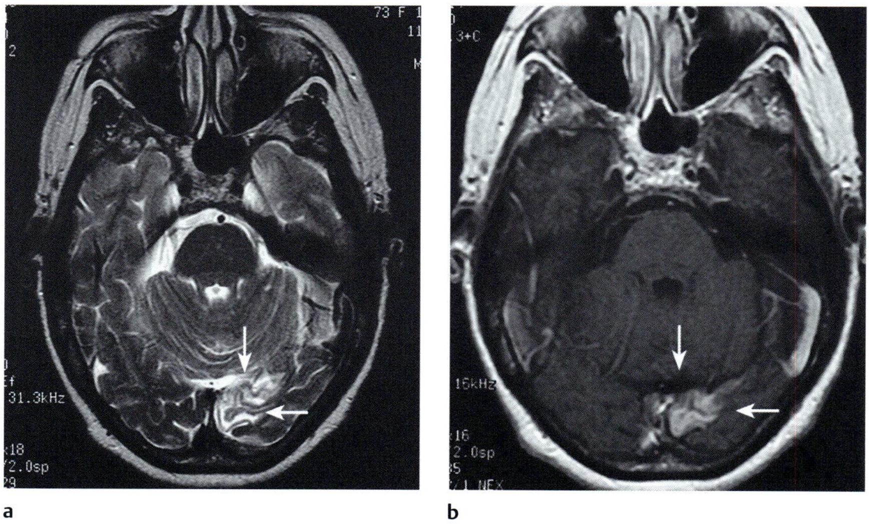

a b

Abb. 1A.**55** **KM-aufnehmender Hirninfarkt.** **a** Axiales T2W, Signalanhebung kortikal und subkortikal im linken medialen Okzipitallappen. **b** T1W nach KM, Infarkt-Enhancement (Pfeile).

Tabelle 1A.3 Supratentorielle extraaxiale Raumforderungen

Erkrankung	MRT-Befund	Kommentar
Neoplasien		
Meningeom (Abb. 1A.56)	Definierte extraaxiale duraständige Läsionen. Lokalisation in abnehmender Häufigkeit: supratentoriell, infratentoriell, parasagittal, Konvexität, Keilbeindach, parasellär, hintere Schädelgrube, Sehnerv-Scheide, intraventrikulär. Intermediäres T1-Signal, im T2W intermediär bis gering signalreich. In der Regel kräftiges KM-Enhancement, Verkalkungen möglich.	Häufigster extraaxialer Tumor. Gewöhnlich gutartig, typischerweise bei Erwachsenen über 40 Jahren auftretend, häufiger bei Frauen. Multilokulär im Rahmen einer Neurofibromatose Typ 2. Kann zu Kompressionseffekten am benachbarten Hirnparenchym an benachbarten Arterien und venösem Sinus führen. Seltener invasiver/maligner Typ
Hämangioperizytom (Abb. 1A.57)	Extraaxiale, häufig scharf begrenzte Raumforderung mit intermediärem Signal im T1W und intermediärem bis hohem Signal im T2W; kräftiges KM-Enhancement (kann Meningeomen ähneln), ohne oder mit Knochenerosionen.	Seltene Neoplasie junger Erwachsener (Frauen häufiger), manchmal als angioplastisches Meningeom oder meningeales Hämangioperizytom bezeichnet. Entsteht aus vaskulären Zellen (Perizyten). Häufigkeit von Metastasen ist größer als bei Meningeomen.

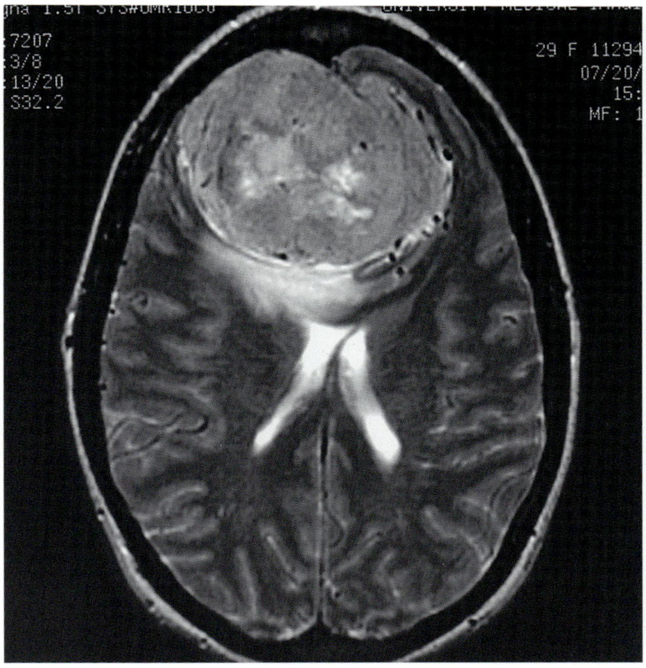

Abb. 1A.56 **Meningeom.** **a** Axiales T2W, große, scharf begrenzte extraaxiale duraständige Raumforderung an der vorderen Falx mit heterogenem intermediären bis gering signalreichem Charakter, Kompression beider Frontallappen.

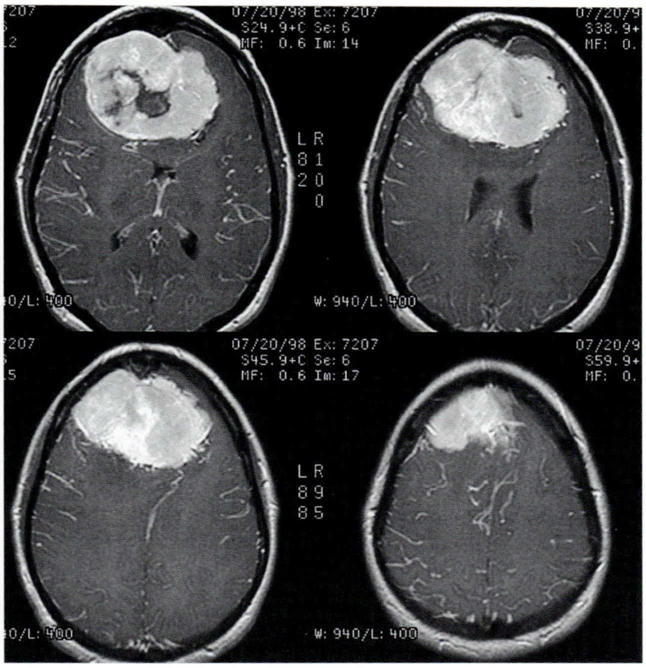

Abb. 1A.56 **b** Axiales T1W nach KM, kräftiges, leicht heterogenes KM-Enhancement des Meningeoms.

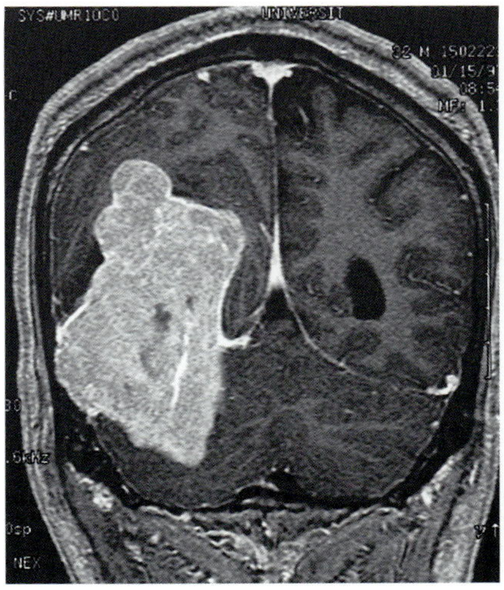

a

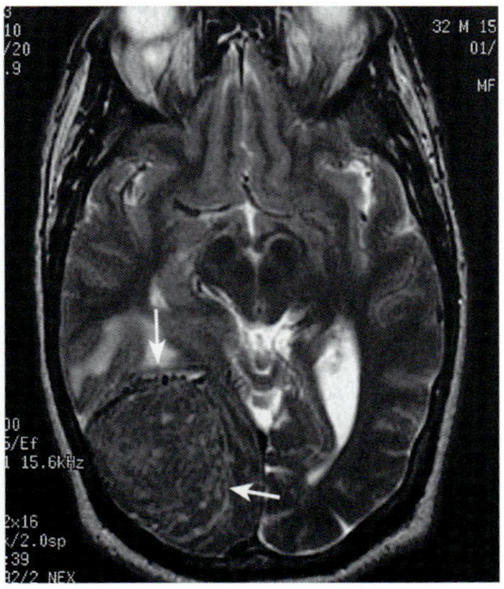

b

Abb. 1A.57 **Hämangioperizytom.** **a** T1W nach KM (spoiled GRE), große, leicht gelappte, kräftig KM-aufnehmende duraständige Raumforderung am Tentorium mit Kompression der rechten zerebralen Hemisphäre kranial und des rechten Cerebellum kaudal. **b** Axiales T2W, heterogenes intermediäres Signal der Läsion (Pfeile).

Tabelle 1A.3 (Fortsetzung) Supratentorielle extraaxiale Raumforderungen

Erkrankung	MRT-Befund	Kommentar
Metastatischer Tumor (Abb. 1A.58)	Einzelne oder multiple, scharf bis unscharf begrenzte Läsionen im Bereich der Kalotte, Dura, Leptomenix und/oder Plexus chorioidei. Signalarm bis intermediär im T1W, intermediär bis signalreich im T2W, in der Regel KM-Enhancement. Mögliche Knochendestruktionen und Kompression von Hirngewebe oder Gefäßen. Leptomeningeale Tumoren häufig erst im Postkontrast- Bild erkennbar.	Verschiedenste destruierende und infiltrative Effekte uni- oder multilokulär.
Neurokutane Melanose	Extra- oder intraaxiale, gewöhnlich unter 3 cm große und unregelmäßig begrenzte Läsion in der Leptomenix oder im Hirnparenchym/Hirnstamm (vordere Temporallappen, Cerebellum, Thalamus, inferiorer Frontallappen), intermediär bis gering signalreich im T1W aufgrund des erhöhten Melaningehaltes. KM-Enhancement. Mögliche Kombination mit Kleinhirnwurm-Hypoplasien, Arachnoidalzysten oder Dandy-Walker-Malformation.	Neuroektodermale Dysplasie mit Proliferation von Melanozyten in der Leptomenix, häufig assoziiert mit großen und/oder zahlreichen kutanen Naevi. Kann zum ZNS-Melanom entarten.
Germinom (Abb. 1A.59)	Unilokulär oder disseminierter, gut abgegrenzter Tumor im Bereich des Corpus pineale, supraselllär und im Bereich des 3. Ventrikels/der Basalganglien. Geringes bis intermediäres Signal im T1W, gelegentlich signalreich im T1W, variables geringes, intermediäres oder hohes Signal im T2W. KM-Enhancement des Tumors und der Leptomenix bei disseminiertem Befall.	Häufigster Keimzelltumor; häufiger bei Männern als bei Frauen (10 – 30 Jahre), gewöhnlich Mittellinien-Tumor.
Teratom (Abb. 1A.60)	Umschriebener Tumor der Pinealisregion, supraselllär und im Bereich des 3. Ventrikels. Variables geringes, intermediäres und/oder hohes Signal im T1W und T2W, mit oder ohne KM-Enhancement. Kann Verkalkungen und Fett enthalten, das bei Ruptur zu chemischen Meningitiden führen kann.	Zweithäufigster Keimzelltumor, Auftreten bei Kindern, Jungen häufiger als Mädchen. Benigne und maligne Formen, setzen sich aus Derivaten des Ektoderm, Mesoderm und/oder Endoderm zusammen.
Hypophysenadenom (Abb. 1A.61)	*Mikroadenom (<10 mm):* Gewöhnlich intermediäres Signal im T1W und T2W, kann Zysten, Nekrosen und Blutungen enthalten. Enhancement typischerweise geringer als das Normalgewebe der Hypophyse – häufig am besten durch dynamische Sequenzen in der frühen Perfusionsphase erkennbar. *Makroadenom (>10 mm):* Gewöhnlich intermediäres Signal im T1W und T2W, isointens zur grauen Substanz, kann Zysten, Nekrosen und Blutungen enthalten. In der Regel kräftiges KM-Enhancement. Ausbreitung in die supraselläre Zisterne mit schmalem intrasellären Anteil, kann die Sinus cavernosus erfassen, gelegentlich Einbruch in die Schädelbasis.	Häufiger gutartiger langsam wachsender Tumor, repräsentiert etwa die Hälfte aller sellären/parasellären Tumoren des Erwachsenen. In der Regel hormonaktiv (Prolactin, nonsekretorischer Typ, Wachstumshormone, ACTH u. a.). Prolactinome häufiger bei Frauen, wachstumshormonproduzierende Tumoren eher bei Männern.

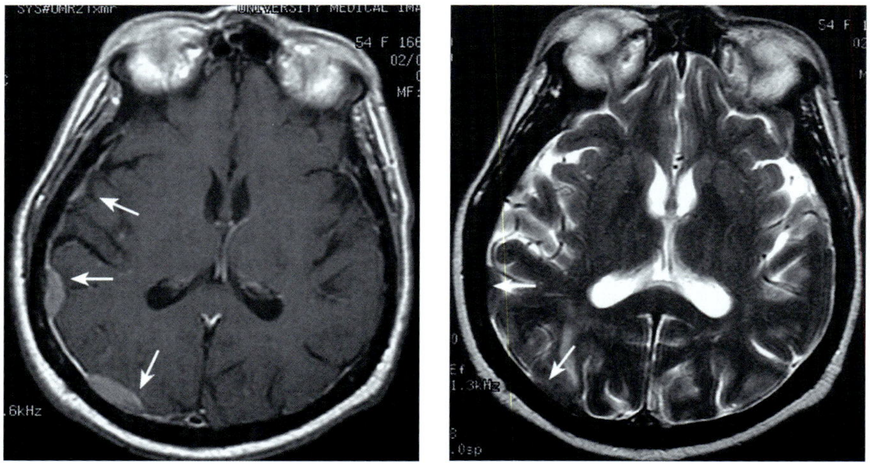

a b

Abb. 1A.**58** **Metastase.** **a** Axiales T1W nach KM, abnormes bogiges Duraenhancement rechts mit zwei nodulären Anteilen als Ausdruck eines metastasierenden Mamma-Karzinoms (Pfeile). **b** Axiales T2W, zwei Regionen verdickter Dura mit intermediärem Signal, ähnlich Meningeomen (Pfeile).

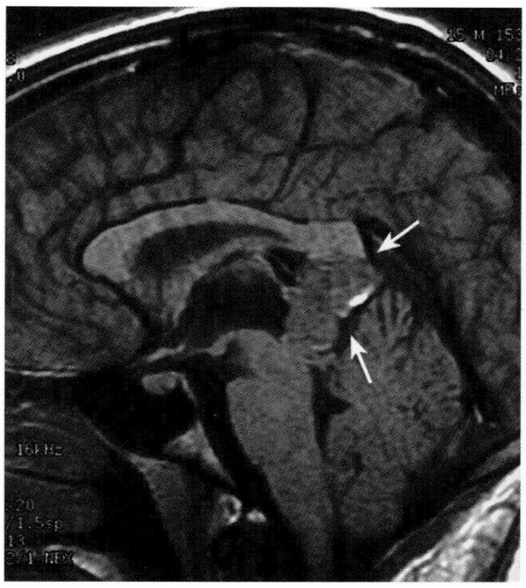

Abb. 1A.**59** **Germinom.** **a** Sagittales T1W, umschriebener, leicht lobulierter Tumor mit intermediärem Signal im Recessus pinealis (Pfeile).

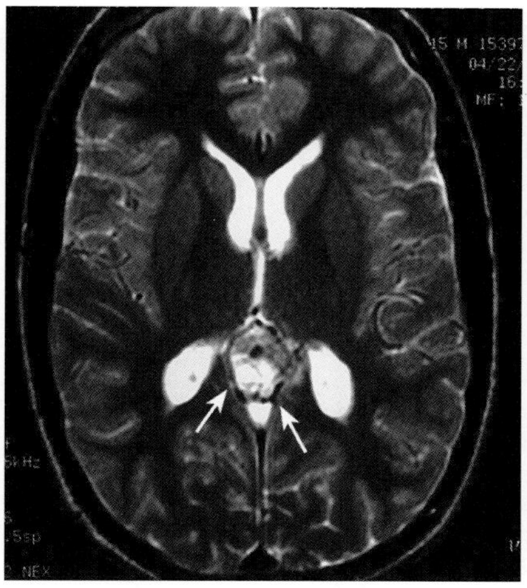

Abb. 1A.**59 b** Heterogen intermediär bis signalreiche Läsion mit schmalem signalarmem Randsaum im axialen T2W (Pfeile).

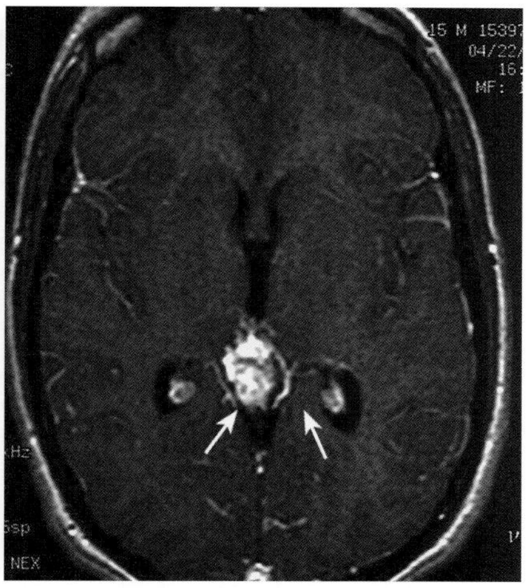

Abb. 1A.**59 c** Axiales T1W nach KM, kräftiges Enhancement des Tumors (Pfeile).

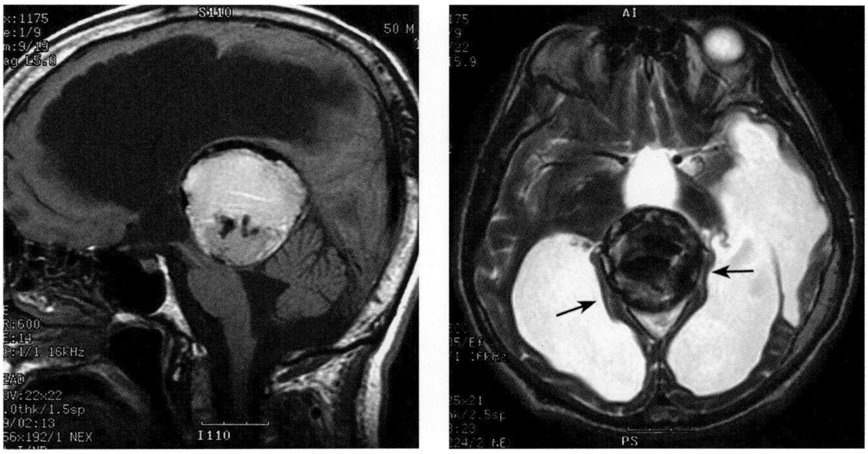

a **b**

Abb. 1A.**60** Sagittales T1W, große kugelige Läsion mit vorwiegend hohem Signal sowie kleineren Anteilen geringen bis intermediären Signals im Recessus pinealis und den dorsalen Anteilen des 3. Ventrikels. Der Tumor hat zu einem Hydrocephalus internus im Bereich des 3. und der Seitenventrikel geführt. **b** Die Läsion zeigt ein gemischtes Signal im T2W (Pfeile).

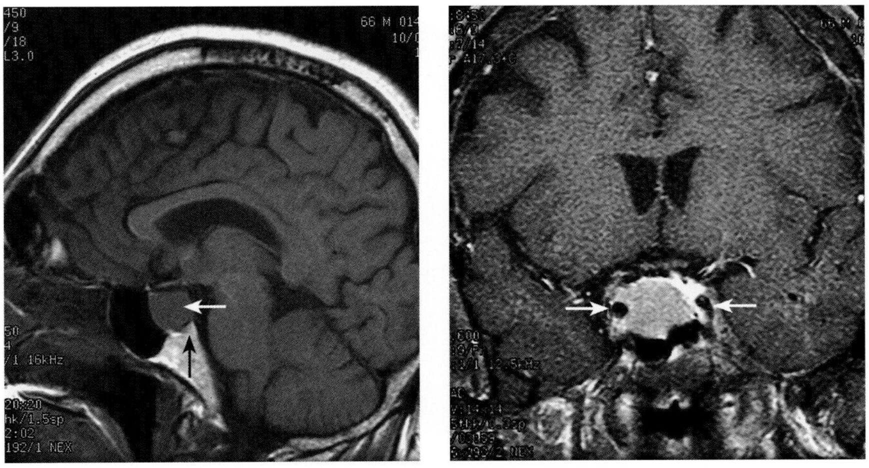

a **b**

Abb. 1A.**61** **Makroadenom der Hypophyse.** **a** Sagittales T1W, 18 mm großes Makroadenom der Hypophyse mit intermediärem Signal. Axiales T1W (Pfeile).
b Kräftiges Enhancement der Läsion, die sich kranial bis in die supraselläre Zisterne ausdehnt, im koronaren T1W nach KM (Pfeile).

Tabelle 1A.**3** (Fortsetzung) Supratentorielle extraaxiale Raumforderungen

Erkrankung	MRT-Befund	Kommentar
Kraniopharyngeom (Abb. 1A.**62**)	Umschriebene polyzyklische Läsion sowohl supra- als auch intrasellär, isoliert supra- oder intraselläre Lokalisation seltener. Unterschiedliches geringes, intermediäres und hohes Signal im T1W und T2W. Fakultativ mit nodulärem oder ringförmigem KM-Enhancement. Kann Zysten, Fett und Verkalkungen enthalten.	Die gewöhnlich benigne, aber lokal auch aggressive Läsion entsteht aus den squamösen Epithelresten der Rathke'schen Tasche. Auftreten bei Kindern (10 Jahre) und Erwachsenen (um das 40. Lebensjahr). Keine Geschlechtsdominanz.
Chorioidales Plexuspapillom oder Karzinom (Abb. 1A.**63**)	Umschriebene und/oder lobulierte Läsion im Bereich der Plexus, intermediäres Signal im T1W, gemischt intermediär bis signalreich im T2W; gewöhnlich kräftiges KM-Enhancement. Verkalkungen möglich. Lokalisation: Atrium der Seitenventrikel (Kinder), häufiger als 4. Ventrikel (Erwachsene), seltener andere Lokalisation wie z. B. 3. Ventrikel. Kann zum Okklusionshydrozephalus führen.	Seltener intrakranieller Tumor. Die MR-Charakteristiken des Plexus-Papilloms und -Karzinoms überschneiden sich. Beide Läsionen können entlang der Liquorwege disseminieren und das Hirnparenchym infiltrieren.
Lymphom (Abb. 1A.**64**)	Vereinzelte oder multiple umschriebene oder unscharf begrenzte Läsionen im Bereich der Kalotte, der Dura und/oder Leptomenix. Geringes bis intermediäres Signal im T1W, intermediär bis signalreich im T2W, in der Regel KM-Enhancement. Knochendestruktionen möglich. Leptomeningeale Tumoren häufig erst im Postkontrast-Scan erkennbar.	Extraaxiale Lymphome haben unterschiedliche destruierende und infiltrierende Erscheinungsformen, können uni- wie multilokulär auftreten.
Myelom/Plasmozytom (Abb. 1A.**65**)	Multiple (Myelom) oder isolierte (Plasmozytom) scharf oder unscharf begrenzte Läsionen der Dura und der Schädelkalotte. Signalarm bis intermediär im T1W, intermediär bis signalreich im T2W, in der Regel KM-Enhancement und Knochendestruktionen.	Myelome haben unterschiedliche destruierende und infiltrierende Erscheinungsformen im Bereich des Achsen- und Extremitätenskeletts.
Chordom (Abb. 1A.**111**)	Scharf begrenzte lobulierte Läsion mit geringem bis intermediären Signal im T1W und signalreich im T2W; gewöhnlich heterogenes KM-Enhancement. Lokal invasiv mit Knochenerosionen/-Destruktionen, Infiltration von Nerven und Gefäßen. Häufige Lokalisation im Bereich der Schädelbasis und des Clivus mittelliniennnah.	Seltener, langsam wachsender Tumor. Eine detaillierte anatomische Darstellung des Tumors ist ausschlaggebend für die chirurgische Planung.
Chondrosarkom (Abb. 1A.**112**)	Polyzyklischer signalarmer bis intermediär intenser Tumor im T1W, signalreich im T2W, gelegentlich mit Mineralisationseffekt (T2-Signalminderung). Gewöhnlich heterogenes KM-Enhancement. Fokal invasive Komponente mit Knochenerosionen/-Destruktionen, Infiltration von Nerven und Gefäßen. Häufige Lokalisation im Bereich der Schädelbasis und petrookzipitalen Synchondrose mittelliniennah.	Seltener, langsam wachsender Tumor. Eine detaillierte anatomische Darstellung des Tumors ist ausschlaggebend für die chirurgische Planung.

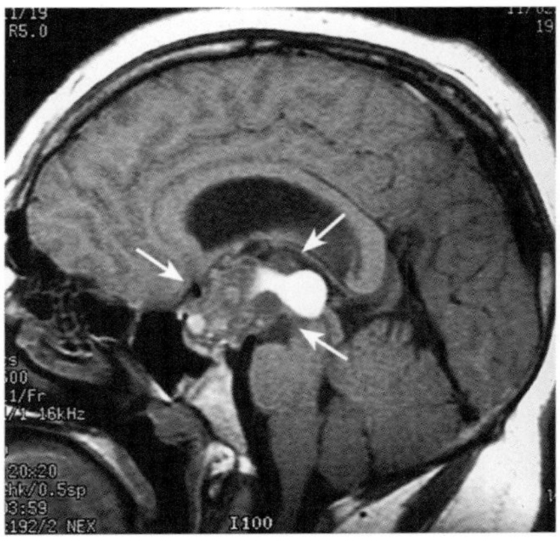

Abb. 1A.**62** **Kraniopharyngeom.** **a** Sagittales T1W, polyzyklische Läsion mit gemischtem Signalcharakter im Bereich der Sella und suprasellären Zisterne und Deformierung des 3. Ventrikels (Pfeile).

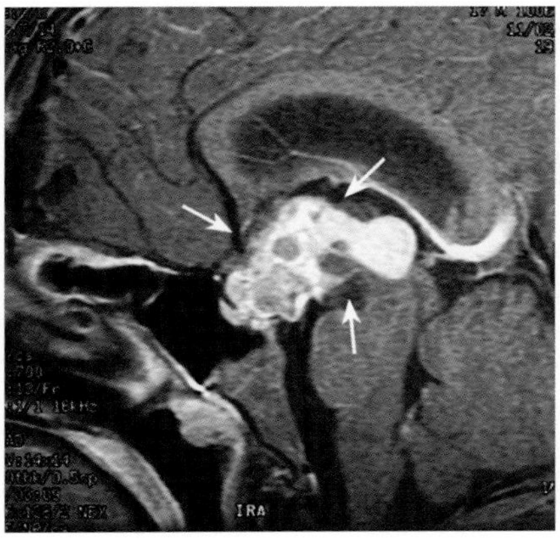

Abb. 1A.**62 b** Sagittales T1W nach KM, Enhancement in Teilen der Läsion (Pfeile).

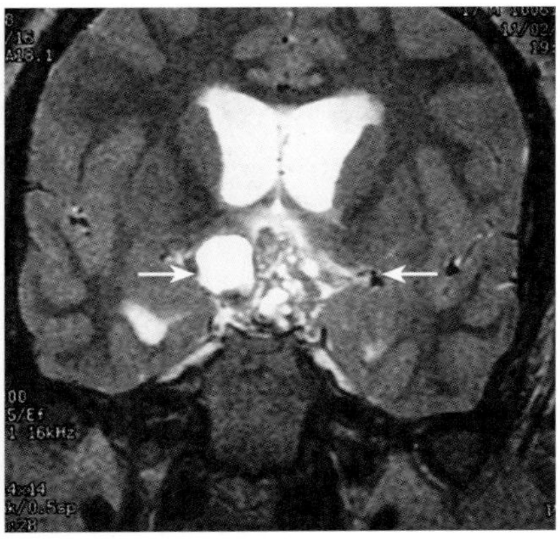

Abb. 1A.**62 c** Koronales T2W mit gemischtem Signalcharakter (Pfeile).

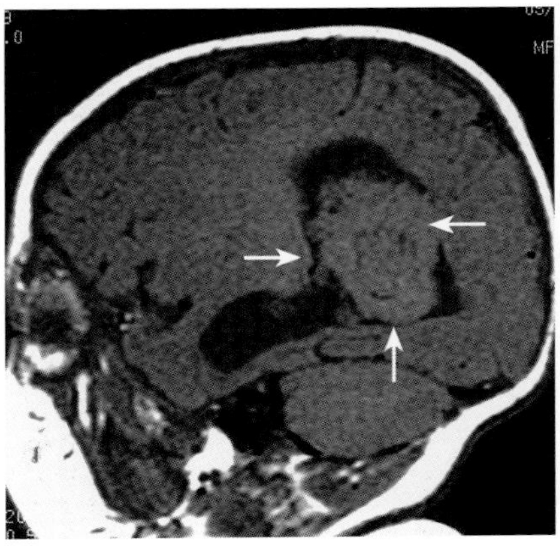

Abb. 1A.**63** **Plexuspapillom.** **a** Sagittales T1W, umschriebene leicht lobulierte Läsion mit intermediärem Signal im Bereich des Atrium des rechten Seitenventrikels (Pfeile), Hydrozephalus.

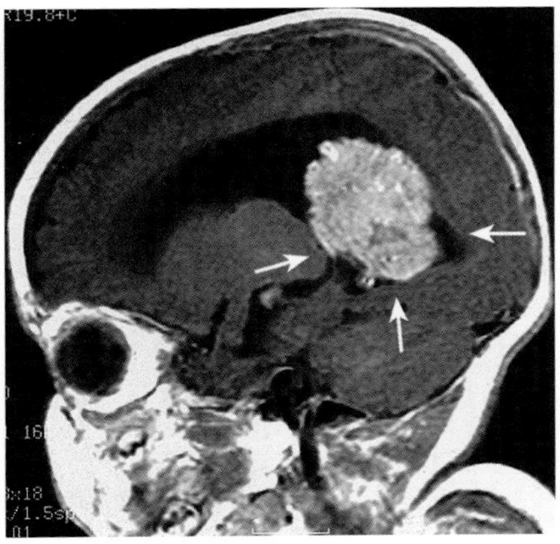

Abb. 1A.**63 b** Sagittales T1Wnach KM, kräftiges Enhancement der Läsion (Pfeile).

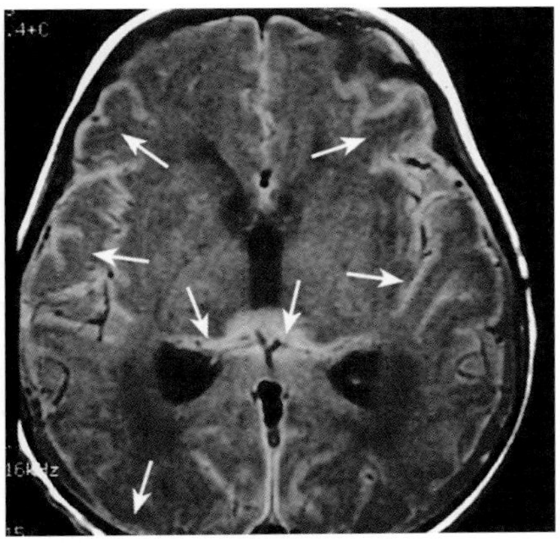

Abb. 1A.**64** **Lymphom.** Axiales T1W nach KM, extensives anormales Enhancement entlang der Sulci (Leptomenix), der Sylvi'schen Furche, des Recessus pinealis und am Dorsalrand des 3. Ventrikels (Pfeile).

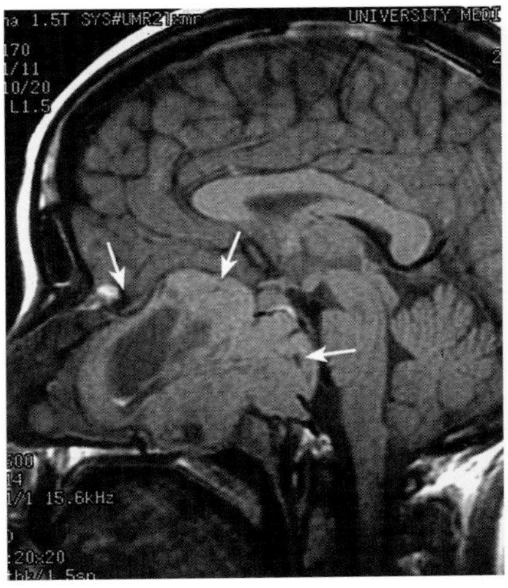

Abb. 1A.**65** **Plasmozytom.** **a** Sagittales T1W, großer Tumor mit Infiltration des Nasenraumes, der Sinus sphenoidales und ethmoidales sowie der vorderen und mittleren Schädelbasis. Ausbreitung in die vordere Schädelgrube mit Verdrängung der kaudalen Anteile der Frontallappen (Pfeile).

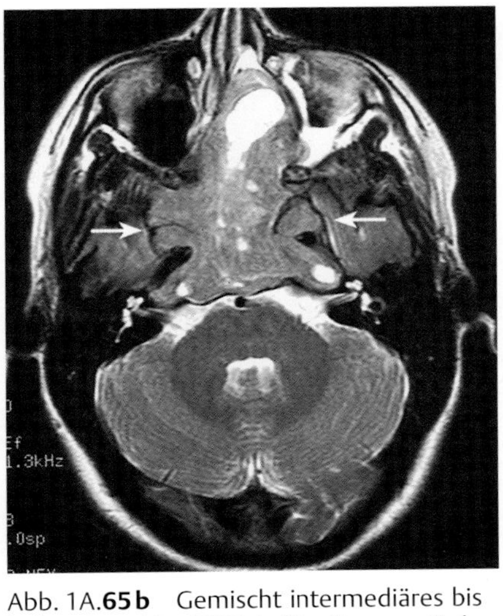

Abb. 1A.**65 b** Gemischt intermediäres bis hohes Signal im T2W, Infiltration von Teilen der A. carotis (Pfeile).

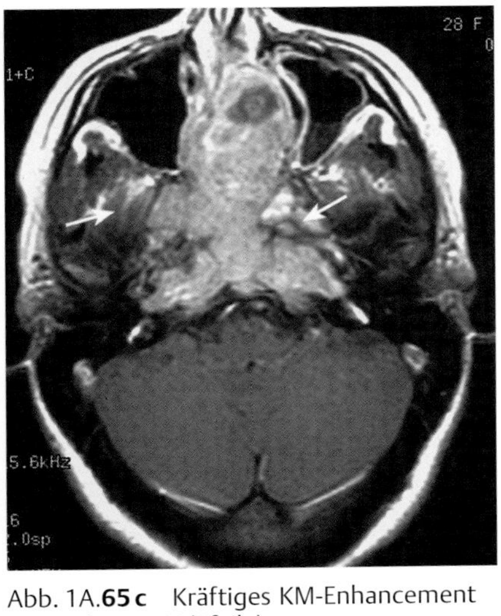

Abb. 1A.**65 c** Kräftiges KM-Enhancement im axialen T1W (Pfeile).

Tabelle 1A.3 (Fortsetzung) Supratentorielle extraaxiale Raumforderungen

Erkrankung	MRT-Befund	Kommentar
Osteogenes Sarkom (Abb. 1A.66)	Destruierender Tumor der Schädelbasis, geringes bis intermediäres Signal im T1W und gemischtes Signal im T2W. Gewöhnlich mit Mineralisationen/Ossifikationen (signalarmes T2W), heterogenes KM-Enhancement.	Seltener Tumor der endochondralen Knochen bildenden Anteile der Schädelbasis. Häufiger als Chondrosarkom und Ewing-Sarkom. Lokal invasiv, rasch metastasierend. Tritt bei Kindern als Primärtumor auf und bei Erwachsenen in Assoziation mit M. Paget, Bestrahlungen, chronischer Osteomyelitis, Osteoblastom, Riesenzelltumor, fibröser Dysplasie.
Ewing-Sarkom	Destruierender Tumor der Schädelbasis, geringes bis intermediäres Signal im T1W und gemischtes Signal im T2W. Gewöhnlich mit Mineralisationen/Ossifikationen (signalarmes T2W), heterogenes KM-Enhancement.	Gewöhnlich zwischen 5. und 30. Lebensjahr auftretender Tumor, häufiger bei Männern. Seltener Befall der Schädelbasis, rasch metastasierend.
Adenoidzystisches Karzinom (Abb. 1A.67)	Destruierender Tumor im Bereich der Nasenhaupthöhle, des Nasopharynx und der Nasennebenhöhlen. Mögliche Ausbreitung in den intrazerebralen Raum durch Knochendestruktion oder entlang der Nervenbahnen. Intermediäres Signal im T1W, intermediär bis gering signalreich im T2W, unterschiedlich geringes bis kräftiges KM-Enhancement.	10 % aller sinunasaler Tumoren, variable Lokalisation im Bereich der naso-paranasalen Sinus. Tritt gewöhnlich bei Erwachsenen nach dem 30. Lebensjahr auf.
Esthesioneuroblastom (Abb. 2B.31)	Lokal destruierender Tumor mit geringem bis intermediärem Signal im T1W und intermediärem bis hohem Signal im T2W, kräftiges KM-Enhancement. Lokalisation: obere Nasenräume, Ethmoidalzellen mit gelegentlicher Ausbreitung in die übrigen NNH, Orbita, vordere Schädelgrube, Sinus cavernosus.	Häufig auch Olfaktorius-Neuroblastom genannt, entsteht aus dem Riechepithel mit Einwachsen in den oberen Nasenraum, Auftreten bei Jugendlichen und Erwachsenen, häufiger bei Männern.
Hämmorrhagisch		
Epidurales Hämatom (Abb. 1A.68)	Bikonvexes extraaxiales Hämatom zwischen Schädelkalotte und Dura. Signalminderung der verdrängten Dura im T2W. Signalcharakter des Hämatoms abhängig vom Alter der Blutung, ihrer Größe, dem Hämatokrit und der Sauerstoffsättigung, fakultativ lokalisiertes Ödem. Hohes T2-Signal des verdrängten Hirnparenchyms, mögliche Falxverlagerung. *Hyperakut:* intermediär im T1W, intermediär bis signalreich im T2W. *Akut:* signalarm bis intermediär im T1W, signalreich im T2W. *Subakut:* Signalreich im T1W und signalarm oder signalreich im T2W.	Häufige traumatische Genese oder Ruptur einer epiduralen Arterie (A. meningea media) oder eines duralen Venen-Sinus. Epidurale Hämatome überschreiten nicht die Schädelnähte, fakultativ assoziierte Schädelfrakturen.

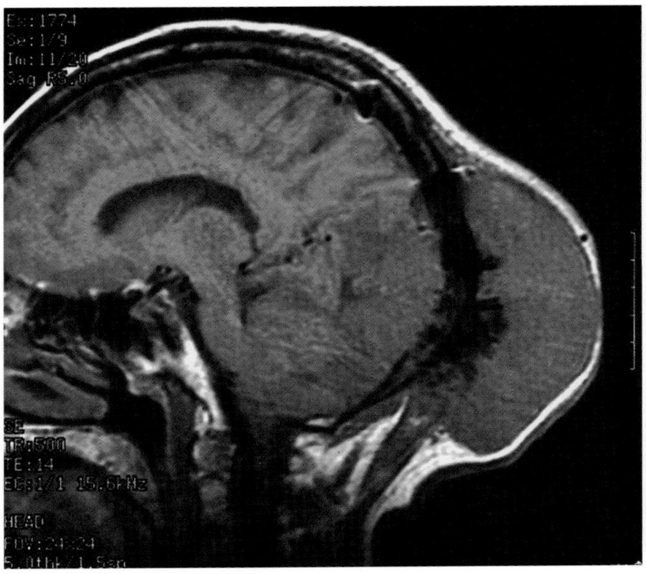

Abb. 1A.**66** **Osteogenes Sarkom.** **a** Sagittales T1W, großer destruierender Tumor der Schädelkalotte mit intra- und extrakraniellen intermediär signalintensen Weichteilkomponenten. Mineralisationseffekte und Verkalkungen in Form von Signalminderungen.

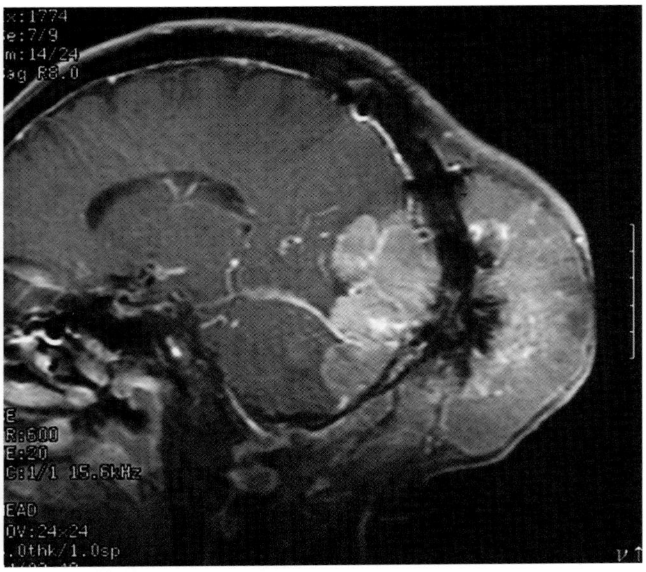

Abb. 1A.**66 b** Sagittales T1W nach KM, kräftiges Enhancement der Weichteilkomponenten.

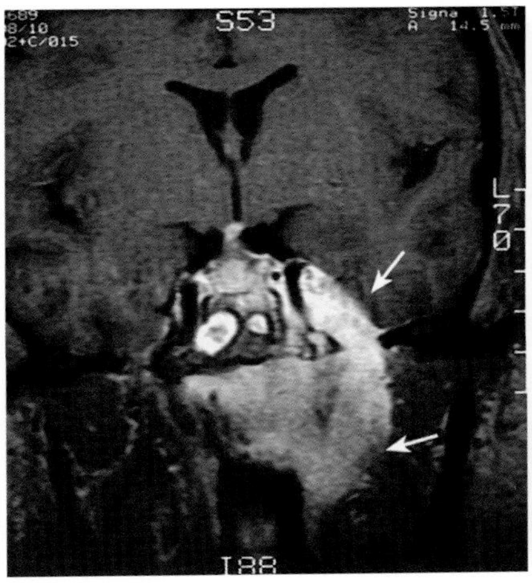

a

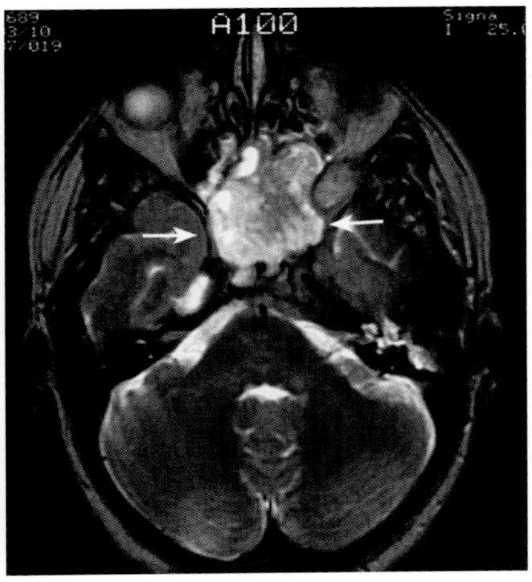

b

Abb. 1A.**67** **Adenoidzystisches Karzinom.** **a** FettgesättigteT1W nach KM, kräftig KM-aufnehmende Läsion des Nasopharynx mit Ausbreitung in die linke Cisterna trigemina und die linke mittlere Schädelgrube durch ein erweitertes Foramen ovale (Pfeile). **b** Das axiale T2W zeigt die weitere Ausbreitung in den Sinus sphenoidalis und ethmoidalis mit intermediärem bis signalreichem Charakter (Pfeile). Nebenbefundlich Mittelohrinfiltrat links.

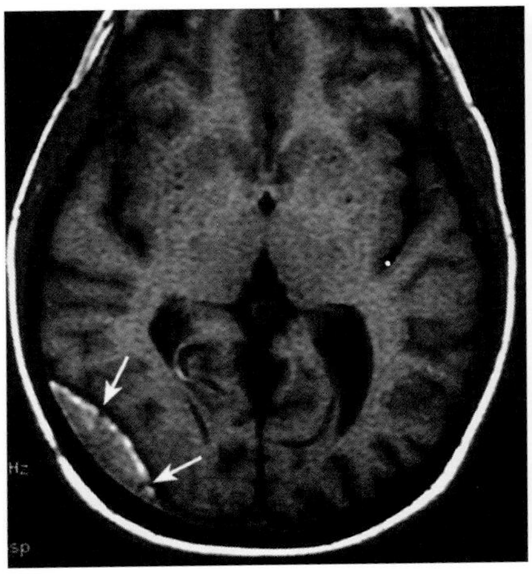

a

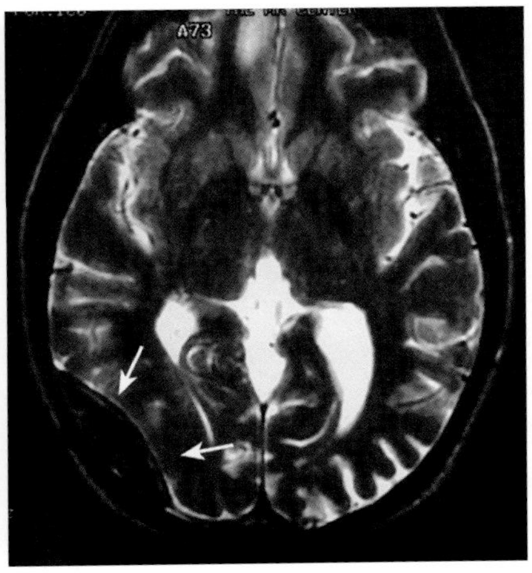

b

Abb. 1A.**68** **Subakutes epidurales Hämatom.** **a** Axiales T1W, bikonvexes extraaxiales Hämatom mit intermediärem bis hohem Signal zwischen Kalotte und Dura rechts okzipital (Pfeile). **b** Axiales T2W, das Hämatom ist signalarm aufgrund seines intrazellulären Methämoglobins (Pfeile). Die verlagerte Dura wirkt signalarm.

Tabelle 1A.3 (Fortsetzung) Supratentorielle extraaxiale Raumforderungen

Erkrankung	MRT-Befund	Kommentar
Subdurales Hämatom (Abb. 1A.**69**–1A.**71**)	Halbmondförmiges extraaxiales Hämatom zwischen dem Innenrand der Dura und dem Außenrand der Membrana Arachnoidea. Signalcharakter des Hämatoms, abhängig vom Alter der Blutung, ihrer Größe, dem Hämatokrit und der Sauerstoffsättigung, fakultativ lokalisiertes Ödem. Hohes T2-Signal des verdrängten Hirnparenchyms, mögliche Falxverlagerung. *Hyperakut:* intermediär im T1W, intermediär bis signalreich im T2W. *Akut:* signalarm bis intermediär im T1W, signalarm im T2W. *Subakut:* Signalreich im T1W und signalarm im T2W (intrazelluläres Methämoglobin) mit eventuell zunehmendem Signal im T2W (extrazelluläres Methämoglobin). *Chronisch:* Variables, häufig gering bis intermediäres Signal im T1W und signalreich im T2W, fakultativ Enhancement der Vernarbungen oder Neomembran. Gemischtes MR-Signal bei Nachblutungen und chronischen Zuständen.	Subduralhämatome entstehen posttraumatisch durch Riss oder Dehnung von kortikalen Venen im Bereich ihrer subduralen Einmündung in die großen Sinus. Subduralhämatome überschreiten die Schädelnähte, fakultativ assoziierte Schädelfrakturen.
Entzündlich		
Subduraler/Epiduraler Abszess (Empyem) (Abb. 1A.**72**)	Sub- oder epidurale Formationen, signalarm im T1W und signalreich im T2W, schmales lineares Randenhancement nach Gd-Kontrast.	Komplikation einer Sinusitis (häufig Sinusitis frontalis), Meningitis, Otitis media, eines Ventrikelshunts oder nach Operation. Mögliche Kombination mit Sinusvenenthrombosen und venösen zerebellären/zerebralen Infarkten, Enzephalitis oder Hirnabszess. Mortalität 30 %.
Leptomeningeale Infektion/Entzündung (Abb. 1A.**73**)	Einzelne oder multiple Noduli mit KM-Enhancement und/oder fokal bis diffuses anormales subarachnoidales KM-Enhancement. Geringes bis intermediäres Signal im T1W, intermediär bis signalreich im T2W, besser zu sehen nach KM-Gabe.	Ein KM-Enhancement im Bereich des Subarachnoidalraumes (Leptomenix) ist immer richtungweisend auf signifikante Erkrankungen (Entzündungen, Infektion bzw. Neoplasien). Leptomeningeale Infektionen und/oder Entzündungen resultieren aus pyogenen, Pilz- oder parasitären Infektionen sowie Tuberkulose. Ähnliches subarachnoidales Enhancement bei Neurosarkoidose mit entsprechenden granulomatösen Veränderungen der Leptomenix.

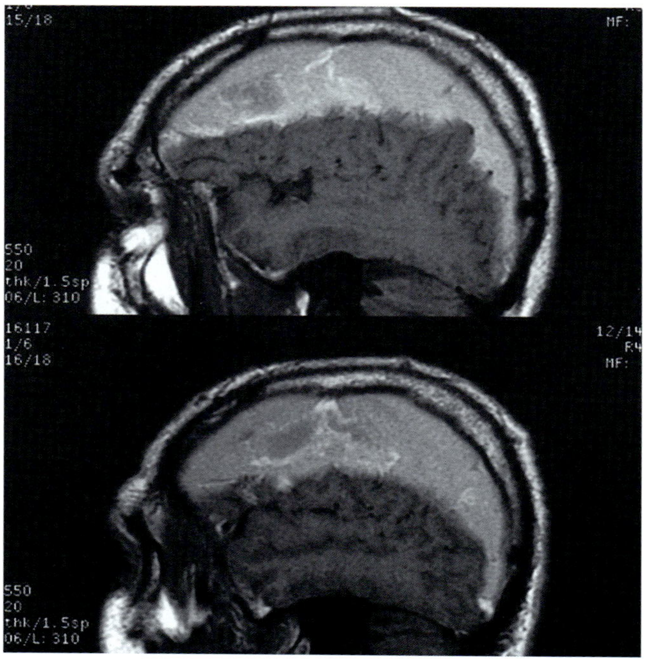

Abb. 1A.**69** **Subakutes Subduralhämatom.** **a** Heterogen signalreiches subakutes Subduralhämatom im sagittalen T1W.

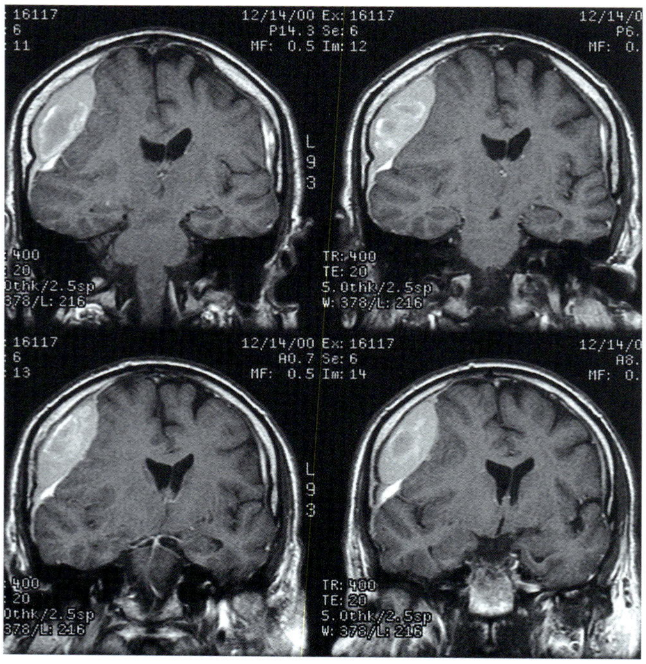

Abb. 1A.**69 b** Koronales T1W des gleichen Patienten, bilaterales subakutes Subduralhämatom mit signifikanter Kompression der rechten Hemisphäre (Mittellinien-/Falxverlagerung).

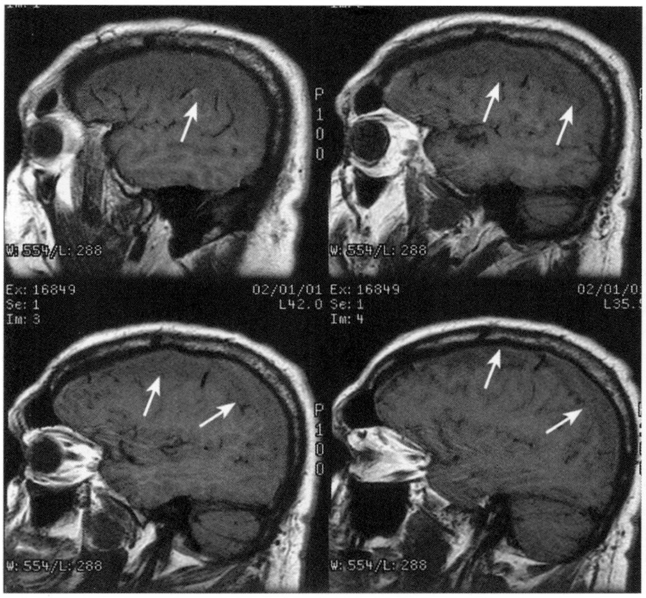

Abb. 1A.**70** **Chronische Subduralhämatom, Frühstadium.**
a Sagittales T1W, Subduralhämatom mit heterogenem, gering bis intermediär intensem Signalcharakter.

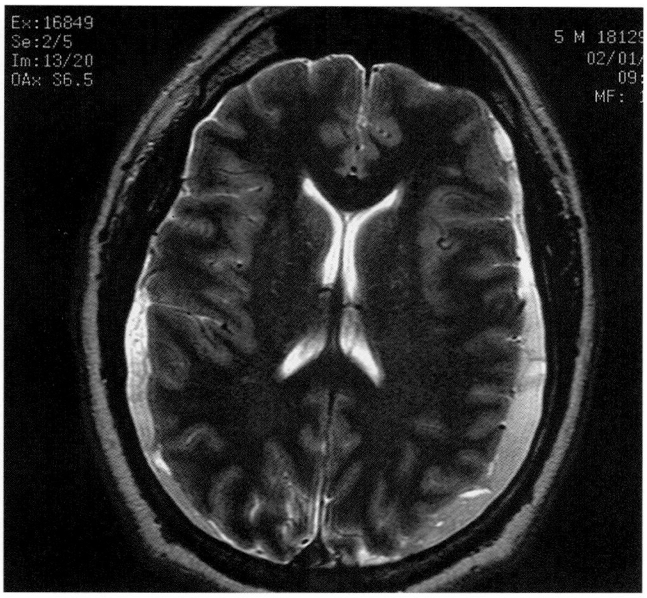

Abb. 1A.**70 b** Bilaterales Subduralhämatom, gemischt intermediär bis signalreich im T2W.

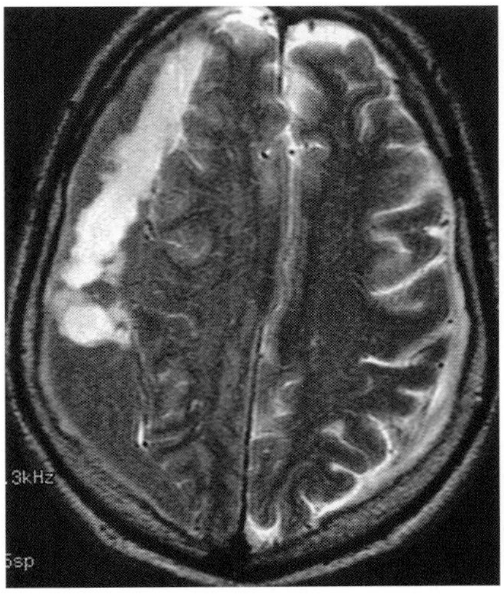

Abb. 1A.**71** **Subduralhämatom, subakut und chronisch gemischt.** T2W, bilaterales Subduralhämatom, gemischt signalarm, intermediär und signalreich aufgrund zeitlich auseinanderliegender Blutungsepisoden.

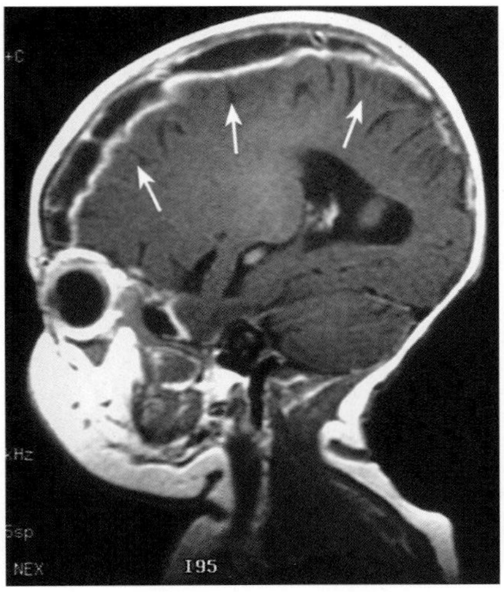

Abb. 1A.**72** **Subdurales/epidurales Empyem.** SagittalesT1W nach KM, subdurale signalarme Formationen mit schmalem irregulärem Randenhancement nach Gd-Kontrast (Pfeile).

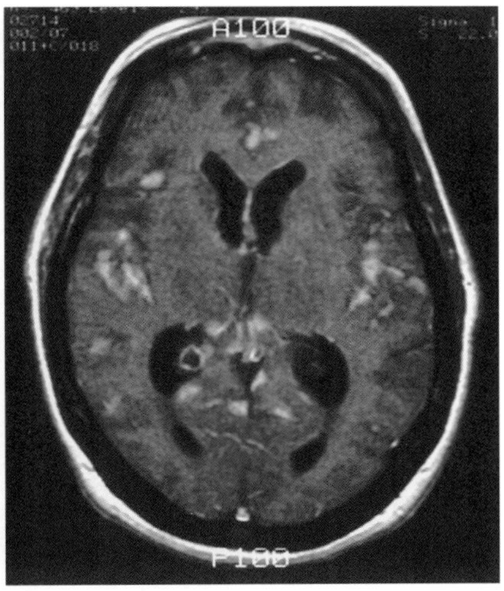

Abb. 1A.**73** **Neurosarkoidose – leptomeningeale Entzündung.** Multiple noduläre KM-Anreicherungen im Subarachnoidalraum (Leptomenix), axiales T1W nach KM.

Tabelle 1A.3 (Fortsetzung) Supratentorielle extraaxiale Raumforderungen

Erkrankung	MRT-Befund	Kommentar
Eosinophiles Granulom (Abb. 1A.74)	Einzelne oder multiple abgegrenzte Weichteilformationen im Markraum der Schädelkalotte mit Knochendestruktion/-Erosion und Ausbreitung nach intra- und/oder extrakranial. Gewöhnlich intermediäres Signal im T1W, gemischt intermediär bis schwach signalreich im T2W, KM-Enhancement, fakultativ Enhancement der beteiligten Dura.	*Einzelherd:* Mehr bei Männern als bei Frauen (unter 20 Jahren). Proliferation von Histiozyten in den Markraum mit Knochendestruktion und Ausbreitung in die angrenzenden Gewebe. *Multiple Herde:* In Verbindung mit verschiedenen Syndromen: M. Abt-Letterer-Siwe (Lymphadenopathie, Hepatosplenomegalie) bei Kindern unter 2 Jahren; M. Hand-Schüller –Christian (Lymphadenopathie, Exophthalmus, Diabetes insipidus) bei Kindern zwischen 5 und 10 Jahren.
Andere		
Vaskulär		
Arterielles Aneurysma (Abb. 1A.75–1A.77)	*Sacculäres Aneurysma:* Fokale glatt begrenzte Zone mit Signalverlust im T1W und T2W, variabel gemischtes Signal bei Thrombosierung. *Riesenaneurysma:* Fokale scharf begrenzte Struktur mit signalarmen, intermediären und signalreichen Anteilen im T2W in Abhängigkeit von Thrombosierungen unterschiedlichen Alters, Signalauslöschungen im durchflossenen Lumen. Intermediäre bis signalreiche Anteile im T1W sowie Signalauslöschungen (Fluss). *Fusiformes Aneurysma:* Elongiertes und ektasiertes arterielles Gefäß mit unterschiedlichem MR-Signal in Abhängigkeit von turbulentem/linearen Blutfluss oder partiellen Thrombosierungen. *Dissezierendes Aneurysma:* Die betroffene Gefäßwand ist verdickt und intermediär bis signalreich im T1W und T2W. Signalauslöschung im durchflossenen Lumen.	Abnorme fusiforme oder fokale Dilatation einer Arterie auf der Basis von: Degenerationen, polyzystischen Erkrankungen, Bindegewebserkrankungen, Arteriosklerose, Verletzungen, Infektion (mykotisch), AVM, Vaskulitis und Medikamenten. Fokale Aneurysmen werden auch als sacculäre Aneurysmen bezeichnet, die typischerweise im Bereich von Gefäßgabelungen und in 20 % multipel auftreten. Als Riesenaneurysmen werden sacculäre Aneurysmen größer als 2,5 cm bezeichnet. Fusiforme Aneurysmen treten gehäuft bei Arteriosklerose und Kollagenerkrankungen auf (Marfan-S., Ehlers-Danlos-S.). Dissezierendes Aneurysma: subintimale Einblutung durch Trauma bzw. Einriss.
AVM der Dura (Abb. 1A.78)	Durale AVM zeigen multiple tubuläre Fluss-Auslöschungen im T1W und T2W. Häufig KM-Enhancement der venösen Anteile. Ein Fluss-Signal in durchströmten Anteilen sowie Thrombosierungen oder Rekanalisationen der venösen Sinus der AVM können mittels Gradientenechosequenzen oder MRA (TOF oder Phasenkontrast-Techniken) sichtbar gemacht werden. Gewöhnlich kein raumfordernder Effekt außer bei Blutungen oder frischen Thrombosierungen.	Durale AVM sind in der Regel erworben, entstehen aus Thrombosen bzw. Verschlüssen der venösen Sinus mit nachfolgender Rekanalisation und Ausbildung von arteriovenösen Shunts. Lokalisation in abnehmender Häufigkeit: Sinus transversus, Sinus sigmoideus, Sinus cavernosus, Sinus rectus, Sinus sagittalis superior.

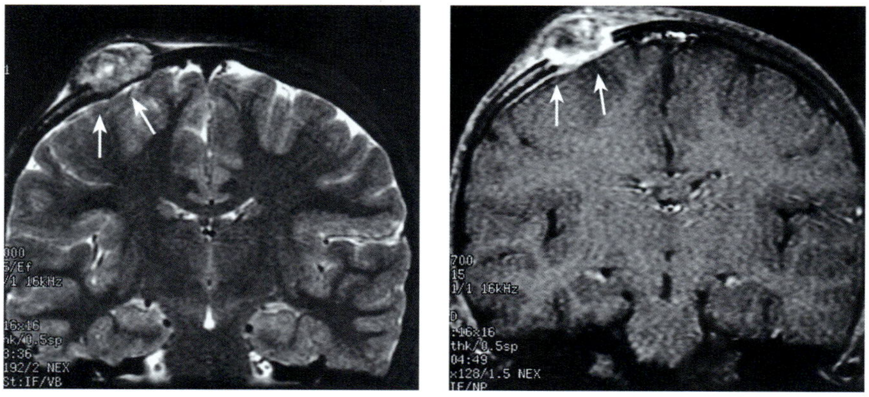

a b

Abb. 1A.74 **Eosinophiles Granulom.** **a** Koronares T2W, Weichteilherd, gemischt intermediär und signalreich, im Markraum der Schädelkalotte mit Knochenerosion/-Destruktion (Pfeile). **b** Koronares fettgesättigtes T1W nach KM, heterogenes Enhancement der Läsion unter Einbeziehung der benachbarten Dura.

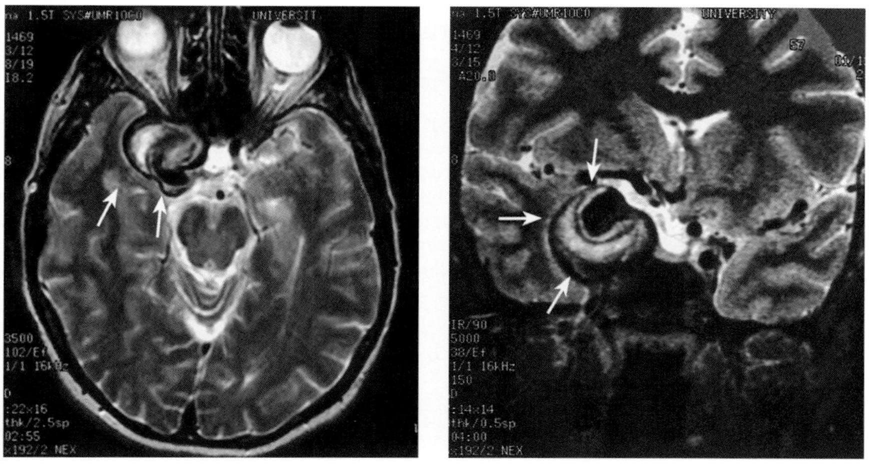

a b

Abb. 1A.**75** **Arterielles Riesenaneurysma.** **a** Axiales T2W, umschriebene glatt begrenzte Struktur im Bereich des rechten Carotis-Siphons mit hypo-, iso- und hyperintensen Anteilen sowie Flussphänomen im durchströmten Lumen (Pfeile). **b** Zonen geringer, intermediärer und hoher Signalintensität auch im koronaren IR-(FS) Bild, Flussphänomen im durchströmten Lumen (Pfeile).

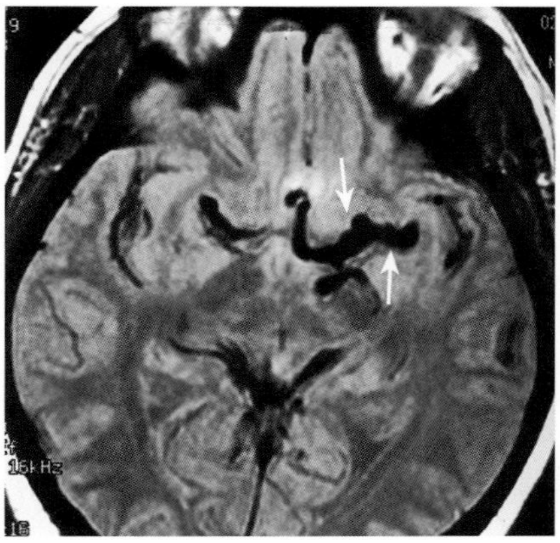

Abb. 1A.**76** **Fusiformes Aneurysma.** Axiales PDW, elongiertes und ektatisches M1-Segment der linken A. cerebri media mit flussbedingter Signalauslöschung (Pfeile).

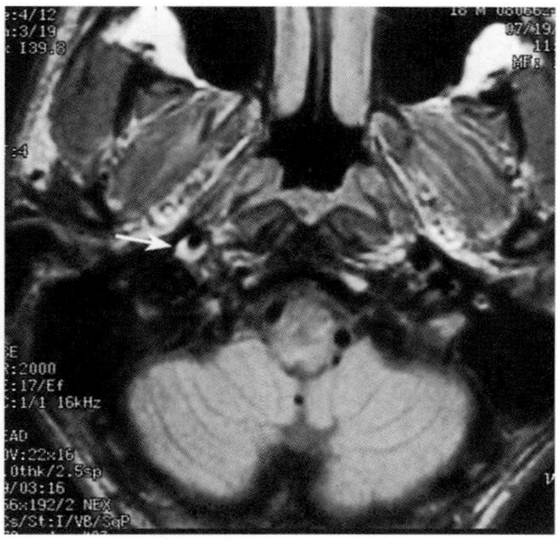

Abb. 1A.**77** **Aneurysma dissecans.** Axiales PDW, halbmondförmige signalreiche Zone (intramurales Hämatom) um das durchströmte Lumen der A. carotis interna (Signalverlust) in ihrer pars petrosa.

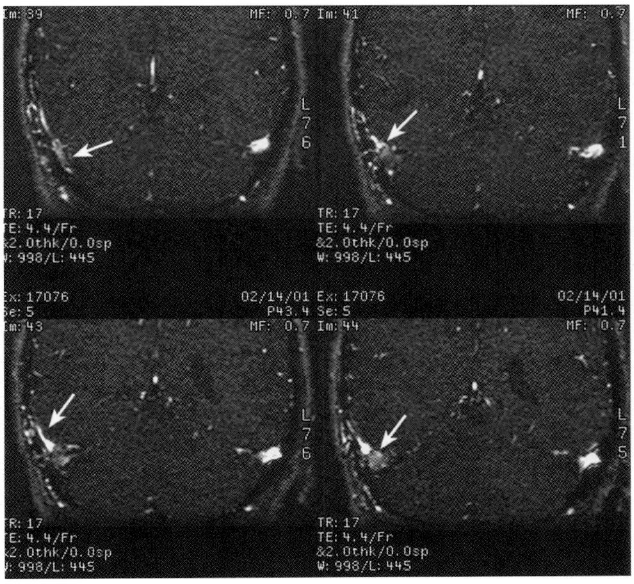

Abb. 1A.**78** **AVM der Dura.** Flusssignal in zahlreichen kleinen Arterien in Nachbarschaft eines partiell verschlossenen/rekanalisierten rechten Sinus transversus, koronares GRE MRT (Pfeile). Zum Vergleich das normale Fluss-Signal im linken Sinus transversus.

Tabelle 1A.3 (Fortsetzung) Supratentorielle extraaxiale Raumforderungen

Erkrankung	MRT-Befund	Kommentar
Aneurysma der Galen'schen Vene (Abb. 1A.79)	Multiple tubuläre Flussphänomene im T1W und T2W im Bereich der A. chorioidea und thalamostriata, der intrazerebralen Venen, der V. Galeni (aneurysmatisch verändert), der Sinus rectus und transversus sowie weiterer benachbarter Gefäße. Die venösen Anteile zeigen häufig ein KM-Enhancement. Ein Flusssignal der durchströmten Gefäße innerhalb der Malformation kann mittels GRE und MRA-Techniken sichtbar gemacht werden (TOF, Phasenkontrast).	Heterogene Gruppe vaskulärer Malformationen mit arteriovenösen Shunts und dilatierten tiefen venösen Strukturen mit Mündung in bzw. aus einer vergrößerten Vena Galeni. Mögliche Assoziation mit Hydrozephalus, Blutungen, Makrozephalie, parenchymatösen vaskulären Malformationen und Krampfleiden, kongestive Herzfehler bei Neugeborenen.
Nicht-neoplastische Läsionen		
Arachnoidalzyste (Abb. 1A.80)	Scharf begrenzte liquorähnliche extraaxiale Läsion, signalarm im T1W und signalreich im T2W, kein KM-Enhancement. Wesentliche Lokalisationen in abnehmender Häufigkeit: Vorderwand der mittleren Schädelgrube, suprasellär/Fossa quadrigemina, frontale Konvexität, hintere Schädelgrube.	Angeborene, entwicklungsbedingte oder erworbene liquorgefüllte nicht-neoplastische Läsion mit geringem raumfordernden Effekt zum angrenzenden Hirnparenchym. Supratentorielle Lokalisation häufiger als infratentorielle, eher bei Männern als bei Frauen zu finden. Ohne oder mit assoziierten klinischen Symptomen.
Zyste der Rathke'schen Tasche (Abb. 1A.81)	Scharf begrenzte Läsion mit variabel signalarmem, intermediärem oder signalreichem Charakter im T1W und T2W. Im T1W sind zwei Drittel hyperintens und ein Drittel hypointens; im T2W sind 50% hyper-, 25% hypo- und 25% isointens. Kein zentrales KM-Enhancement, zartes Randenhancement möglich. Lokalisation: 50% intrasellär, 25% suprasellär, 25% intra- und suprasellär.	Epithelialer Rest des Ductus craniopharyngeus. Seltene selläre/juxtaselläre gutartige zystische Läsion. Enthält Flüssigkeit mit variablem Eiweiß-Mukopolysaccharid- und/oder Cholesterol-Gehalt.
Leptomeningeale Zyste (Abb. 1A.82)	Scharf begrenzte liquorähnliche extraaxiale Läsion, signalarm im T1W und signalreich im T2W, kein KM-Enhancement. Erosion der angrenzenden Schädelkalotte.	Nicht-neoplastische extraaxiale Läsion, enthält Liquor; Entstehung nach Traumen mit Durariss und/oder Kalottenfraktur. Geringer raumfordernder Effekt zum angrenzenden Hirnparenchym, Erosion der Kalotte. Imponiert gelegentlich wie eine Läsion der Kopfhaut, häufiger bei Kindern als bei Erwachsenen.
Pinealiszyste (Abb. 1A.83)	Scharf begrenzte liquorähnliche extraaxiale Läsion, signalarm im T1W und signalreich im T2W, kein zentrales KM-Enhancement. Gelegentlich zartes Randenhancement. Selten atypisches Bild mit Protein-Konzentration: intermediär bis signalreich im T1W.	Häufige inzidentale Läsion des Corpus pineale.

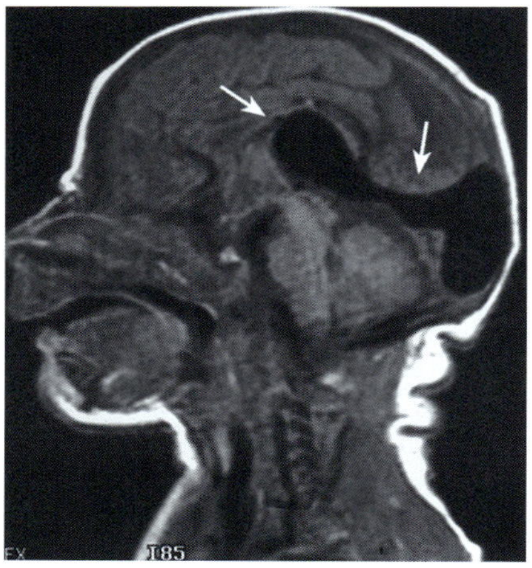
a

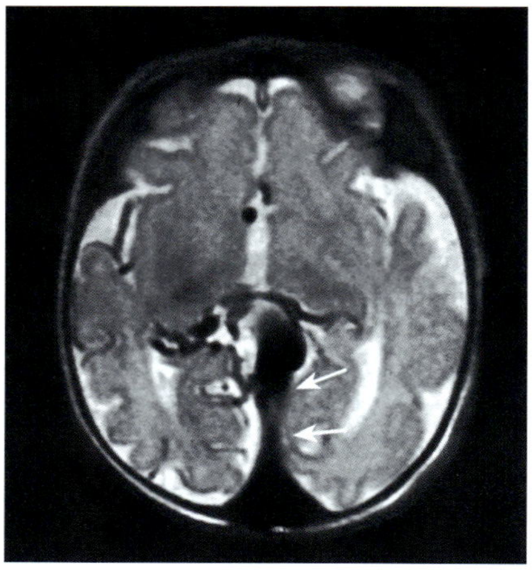
b

Abb. 1A.74 **Aneurysma der Vena Galeni.** Sagittales T1W (**a**) und axiales T2W (**b**), multiple tubuläre Flussphänomene als Ausdruck arteriovenöser Shunts, vergrößerte Vena Galeni (aneurysmatisch verändert) und Sinus rectus (Pfeile).

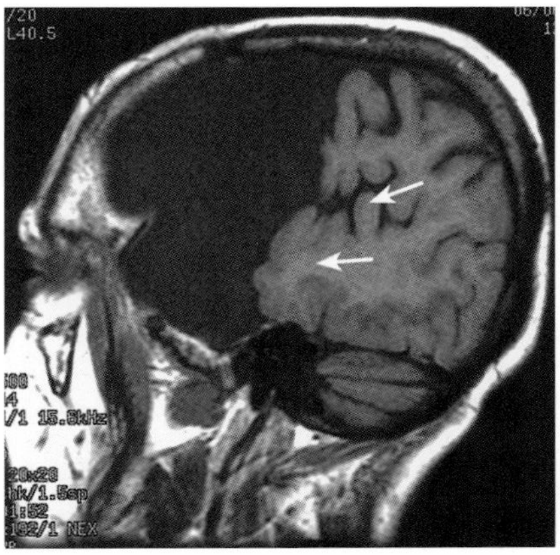

Abb. 1A.**80** **Arachnoidalzyste.** **a** Sagittales T1W, scharf begrenzte extraaxiale Läsion mit liquorähnlichem Signal in der linken vorderen mittleren und vorderen oberen Schädelgrube. Verdrängung des linken Temporal- und Frontallappens nach dorsal (Pfeile).

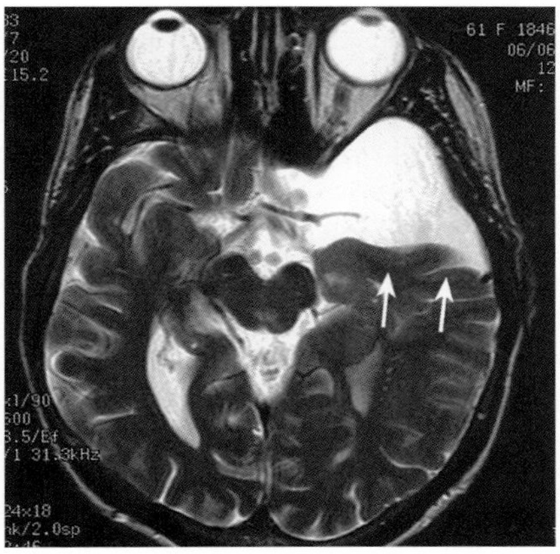

Abb. 1A.**80 b** Hohes Signal der Zyste im T2W (Pfeile).

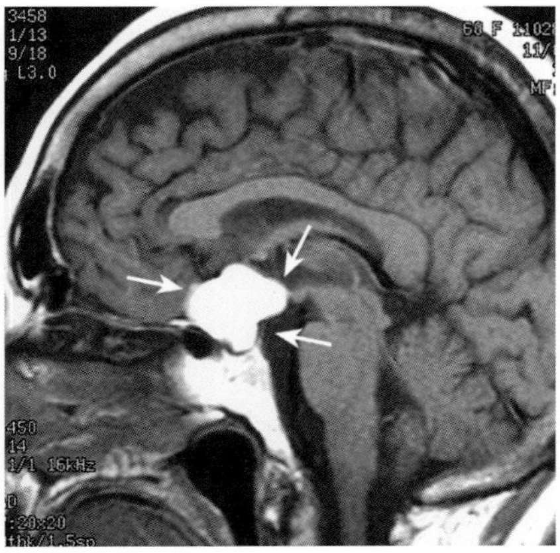

Abb. 1A.**81** **Zyste der Rathke'schen Tasche.** Sagittales T1W, signalreiche scharf begrenzte Struktur in der Sella und der suprasellären Zisterne (Pfeile).

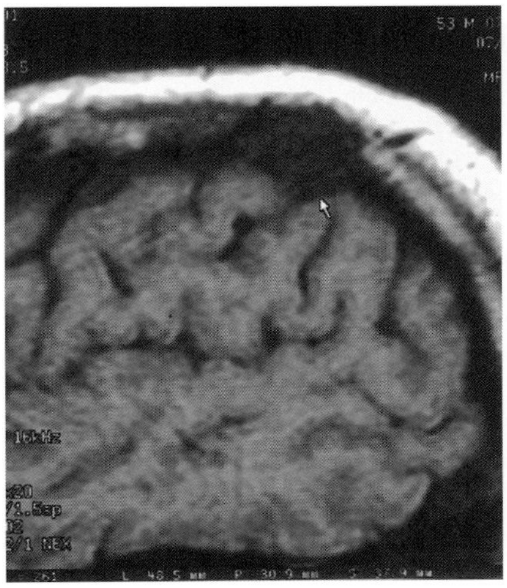

a

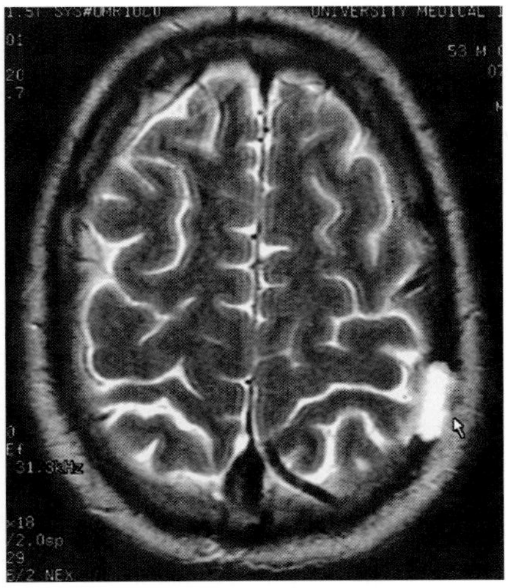

b

Abb. 1A.**82** **Leptomeningeale Zyste.** **a** Sagittales T1W, glatt begrenzte extraaxiale signalarme Läsion mit Erosion der angrenzenden Kalotte (Pfeil). **b** Signalreich, ähnlich Liquor im axialen T2W.

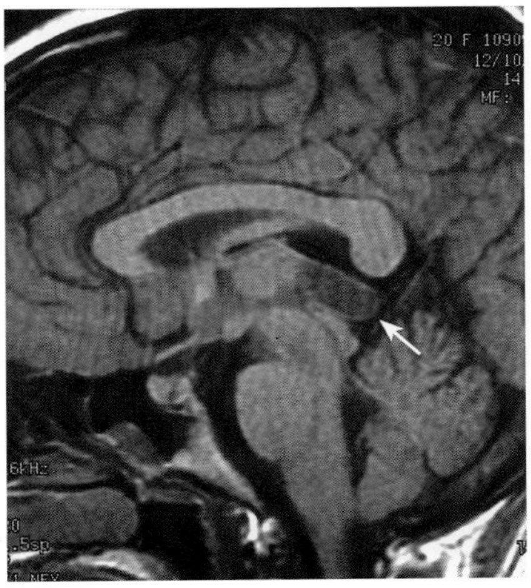

Abb. 1A.**83** **Pinealiszyste.** **a** Sagittales T1W, umschriebene Zyste mit geringer Signalintensität im Recessus pinealis.

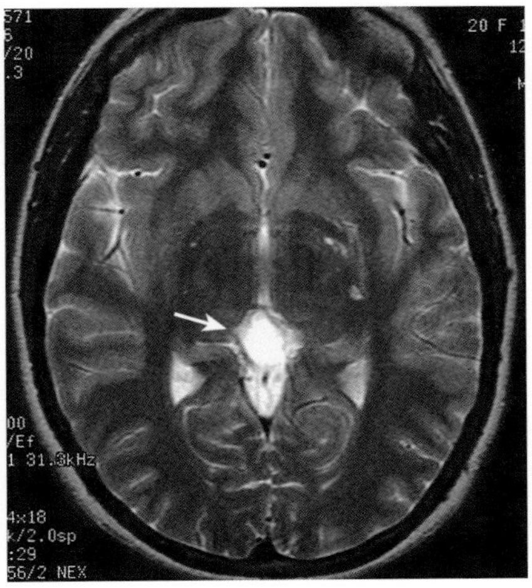

Abb. 1A.**83 b** Liquoridentisches hohes Signal der Zyste im T2W (Pfeil).

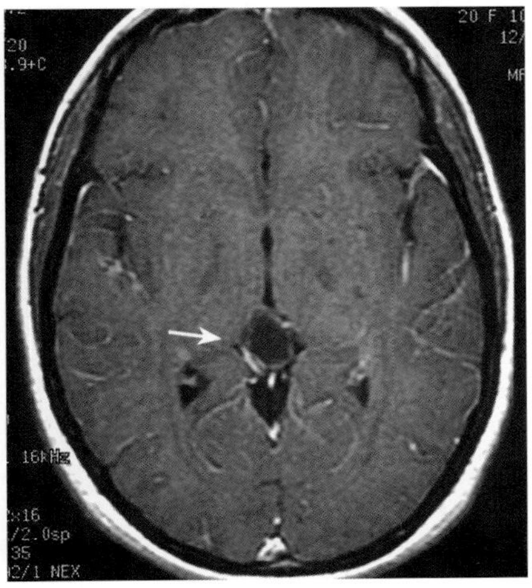

Abb. 1A.**83 c** Axiales T1W nach KM, zartes lineares Randenhancement ohne zentrales Enhancement nach Gd-Kontrast.

Tabelle 1A.**3** (Fortsetzung) Supratentorielle extraaxiale Raumforderungen

Erkrankung	MRT-Befund	Kommentar
Kolloidzyste (Abb. 1A.**84**)	Glatt begrenzte kugelige Läsion im anterioren Bereich des 3. Ventrikels. Variables Signalverhalten (signalarm, intermediär, signalreich) im T1W und T2W; häufig signalreich im T1W und signalarm im T2W; kein KM-Enhancement.	Oft Kopfschmerz-Anamnese und intermittierender Hydrozephalus, Heilung durch Resektion.
Lipom (Abb. 1A.**178**)	Isointenses Signal des Lipoms im T1W und T2W im Vergleich zum subkutanen Fettgewebe. Signalsuppression durch frequenzselektive FS- oder STIR-Techniken. Typischerweise kein KM-Enhancement oder Umgebungsödem.	Gutartige Fettgewebsgeschwulst auf der Basis kongenitaler Malformationen; häufig mittelliniennah lokalisiert. Kann Verkalkungen und/oder Gefäße einschließen.
Epidermoid (Abb. 1A.**85**)	Glatt begrenzte kugelige bis polyzyklische extraaxiale ektodermale zystische Läsion; liquorähnlich signalarm bis intermediär im T1W und signalreich im T2W. Gemischt geringes, intermediäres und hohes Signal in FLAIR-Sequenzen, kein KM-Enhancement. Lokalisation gewöhnlich in Nachbarschaft der Liquorwege mit Verformung des angrenzenden Hirngewebes (Hirnstamm, Cerebrum), häufig im Bereich der hinteren Schädelgrube (Kleinhirnbrückenwinkel-Zisterne) parasellär/mittlere Schädelgrube.	Nicht-neoplastische angeborene oder erworbene Läsion mittellinienfern, enthält abgestoßene Zellen und Keratin-Abschilferungen. Geringer raumfordernder Effekt zum angrenzenden Parenchym. Infratentoriell häufiger als supratentoriell; keine geschlechtsspezifische Dominanz. Fakultativ klinische Symptome.
Dermoid (Abb. 1A.**86**)	Glatt begrenzte kugelige bis polyzyklische extraaxiale Läsion, in der Regel signalreich im T1W, gemischt signalarm, intermediär und/oder signalreich im T2W. Kein KM-Enhancement. Fakultativ Flüssigkeitsspiegel oder Sedimentationen. Kann eine chemische Meningitis durch Ruptur der Dermoidzyste in den Subarachnoidalraum auslösen. Gewöhnlich im Bereich oder nahe der Mittellinie lokalisiert; supratentoriell häufiger als infratentoriell.	Nicht-neoplastische erworbene oder angeborene ektodermale zystische Läsion; enthält Fett, Cholesterol,abgestoßene Zellen und Keratin-Abschilferungen. Geringer raumfordernder Effekt zum angrenzenden Parenchym. Infratentoriell häufiger als supratentoriell; keine geschlechtsspezifische Dominanz. Fakultativ klinische Symptome.

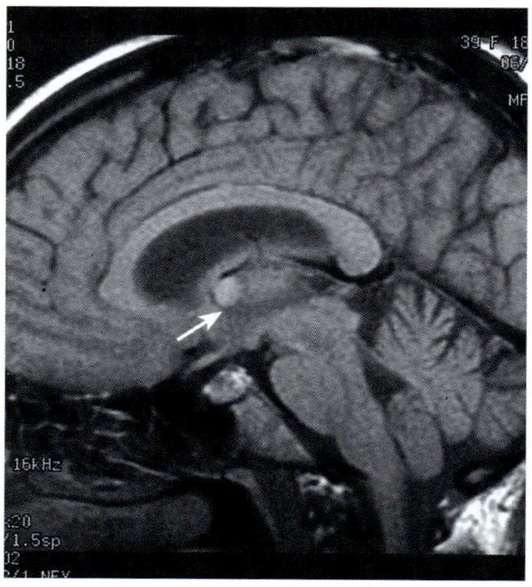

Abb. 1A.**84** **Kolloidzyste.** **a** Sagittales T1W, glatt begrenzte, kugelige, gering signalintense Läsion im vorderen Abschnitt des 3. Ventrikels.

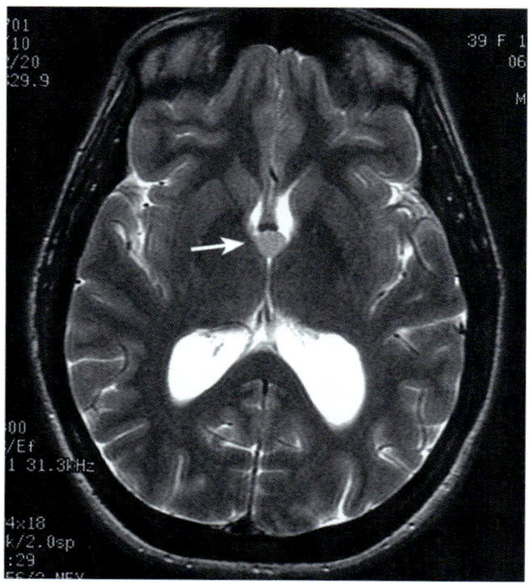

Abb. 1A **84 b** Intermediäres Signal der Kolloidzyste im axialen T2W (Pfeile).

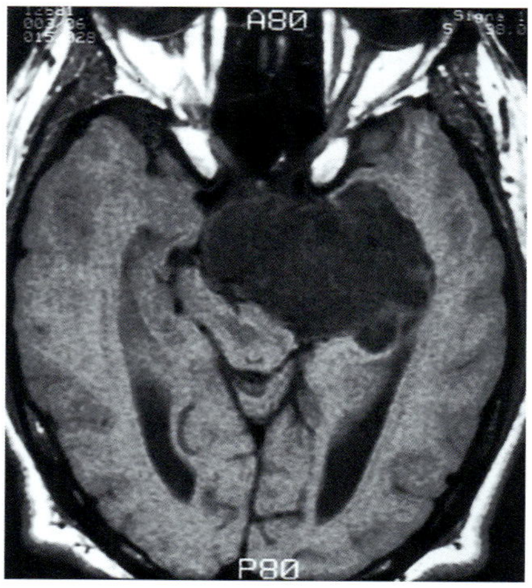

Abb. 1A.**85** **Epidermoid.** **a** Axiales T1W, polyzyklischer extraaxialer Herd mit intermediärem Signal. Die Läsion verformt das linke Mittelhirn und den linken mittleren Temporallappen.

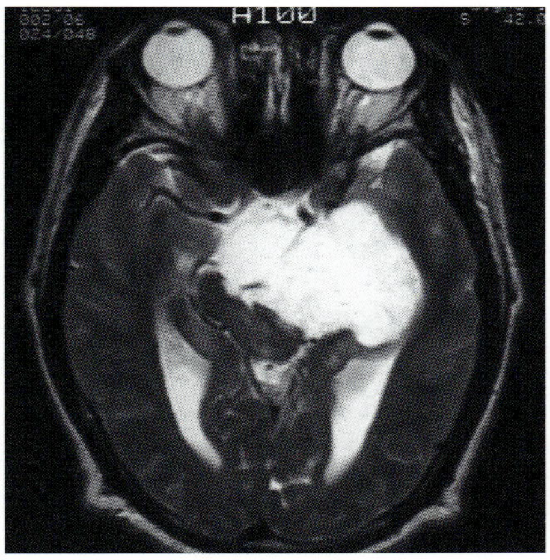

Abb. 1A.**85 b** Signalreiche Läsion im axialen T2W. Kein pathologisches Signal im verformten Mittelhirn und Temporallappen.

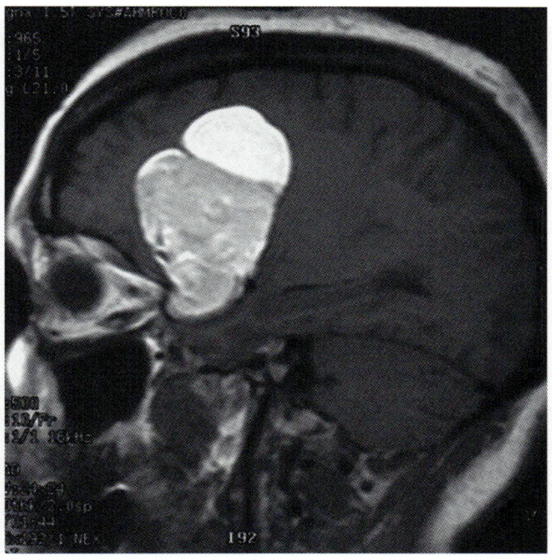

Abb. 1A.**86** **Dermoid.** **a** Sagittales T1W, glatt begrenzte lobulierte Läsion mit heterogenem intermediären bis hohen Signal in der linken vorderen Frontotemporalregion.

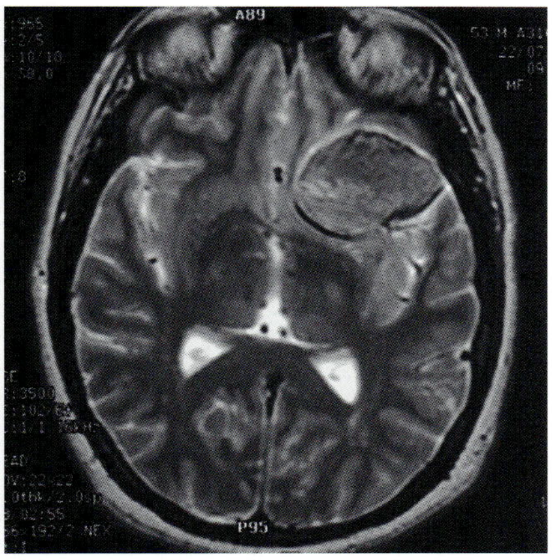

Abb. 1A.**86 b** Axiales T2W, intermediäres Signal der Läsion mit schmalem signalarmem Randsaum.

Tabelle 1A.**4** Intraaxiale Läsionen der hinteren Schädelgrube (infratentoriell)

Erkrankung	MRT-Befund	Kommentar
Kongenital		
Chiari-I-Fehlbildung (Abb. 1A.**11)**	Die Kleinhirntonsillen tauchen mehr als 5 mm in das Foramen magnum ab, bei Kindern unter 10 Jahren über 6 mm. Syringohydromyelie in 20 bis 40 %, Hydrozephalus 25 %, Basiläre Impression in 25 %. Weniger häufige Begleitsymptome: Klippel-Feil-Syndrom, atlantoaxiale Assimilation.	Ektopie der Kleinhirntonsille. Häufigste Fehlbildung des ZNS. Keine Verbindung mit einer Myelomeningozele.
Chiari-II-Fehlbildung (Arnold-Chiari) (Abb. 1A.**12)**	Kleine hintere Schädelgrube mit klaffendem Foramen magnum, durch das die kaudalisierte Vermis cerebelli mit einer zervikomedullären Schleife tritt. Schnabelfömige Kontur des hinteren Mittelhirndaches. Myelomeningozelen bei fast allen Patienten. Häufig Hydrozephalus und Syringomyelie. Dilatierte Hinterhörner der Seitenventrikel (Kolpozephalie).	Eine komplexe Fehlbildung mit Beteiligung des Cerebrum, Cerebellum, des Hirnstamms, des Rückenmarks, der Ventrikel, der Schädelbasis und Dura. Fehlentwicklungen mit dysrhaphischen Störungen können verschiedene Regionen des ZNS betreffen.
Dandy-Walker-Malformation (Abb. 1A.**15)**	Ausgeprägte Hypoplasie oder Aplasie des Kleinhirnwurmes, Verbindung des 4. Ventrikels mit der retrozerebellären Zisterne, vergrößerte hintere Schädelgrube, hochstehende Tentoriumsegel und Sinus transversus. Häufig Hydrozephalus. Kombiniert mit anderen Fehlbildungen, wie Dysgenesie des Corpus callosum, Heterotopie der grauen Substanz, Schizenzephalie, Holoprosenzephalie und Kephalozelen.	Unvollständige Ausbildung des 4. Ventrikeldaches mit Fehlen oder inkompletter Strukturierung der Vermis cerebelli.
Dandy-Walker-Variante (Abb. 1A.**16)**	Geringgradige Hypoplasie der Vermis cerebelli und Kommunikation des posteroinferiorem Teil des 4. Ventrikels mit der Cisterna magna. Keine Vergrößerung der hinteren Schädelgrube.	Gelegentlich in Verbindung mit Hydrozephalus, Dysgenesien des Corpus callosum, Heterotopien der grauen Substanz und anderen Veränderungen.
Morbus Lhermitte-Duclos (Abb. 1A.**17)**	Unscharf begrenzte Zone geringer T1- und hoher T2-Signalintensität mit lamellärem Charakter und lokalisierter Raumforderung im Cerebellum. Kein Enhancement.	Seltene zerebelläre Dysplasie mit grob verdickter zerebellärer Oberfläche und ungeordneter Zellstruktur.

Tabelle 1A.**4** (Fortsetzung) Intraaxiale Läsionen der hinteren Schädelgrube (infratentoriell)

Erkrankung	MRT-Befund	Kommentar
Neoplastisch		
Intraaxiale Läsionen		
Astrozytom (Abb. 1A.**87,** 1A.**88**)	*Low-grade Astrozytom:* Gewöhnlich in der weißen Substanz gelegene fokale oder diffuse Raumforderung mit hypo- bis isointensem Signal im T1W und signalreich im T2W; geringes oder fehlendes Enhancement nach Gd-Kontrast. *Gliomatosis cerebri*: Infiltrative Läsion mit unscharfer Begrenzung und raumforderndem Effekt in der weißen Substanz. Hypo- bis isointens in T1W, hyperintens im T2W, gewöhnlich kein Enhancement nach Gd-Kontrast. *Anaplastisches Astrozytom:* Häufig unregelmäßig begrenzte Läsion in der weißen Substanz, hypo- bis isointens in T1W, hyperintens im T2W, ohne und mit Enhancement nach Gd-Kontrast.	*Low-grade Astrozytom*: Häufig bei Kindern und Erwachsenen (20.-40. Lebensjahr). Der Tumor schließt hoch differenzierte Astrozyten ein. Assoziiert mit Neurofibromatose Typ1. 10 Jahre Überlebenswahrscheinlichkeit, kann maligne entarten. *Juveniles pilocytisches Astrozytom:* Subtyp: Häufiger Tumor im Kindesalter, gute Prognose nach Totalresektion. *Gliomatosis cerebri:* Diffus infiltrierendes Astrozytom mit relativem Erhalt und Ausbreitung entlang der Hirnarchitektur. Die Struktur im Schnittbild kann prognostisch aussagefähiger sein als der histologische Grad. Etwa 2 Jahre Überlebenswahrscheinlichkeit. *Anaplastisches Astrozytom:* Zwischenstufe zwischen low-grade Astrozytom und Glioblastoma multiforme. Etwa 2 Jahre Überlebenswahrscheinlichkeit.
Medulloblastom (primitiver neuroektodermaler Tumor des Cerebellum) (Abb. 1A.**89**)	Umschriebene oder invasive Läsion, signalarm bis intermediär im T1W und intermediär bis signalreich im T2W; variables KM-Enhancement, häufige Aussaat in die Leptomenix.	Hochmaligner Tumor mit häufiger Disseminierung entlang der Liquorwege.

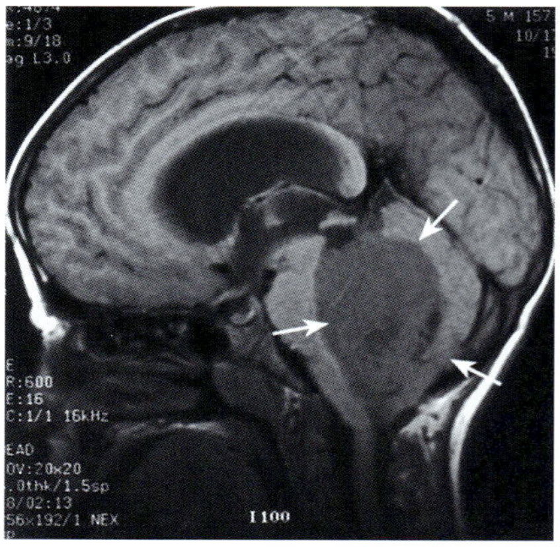

a

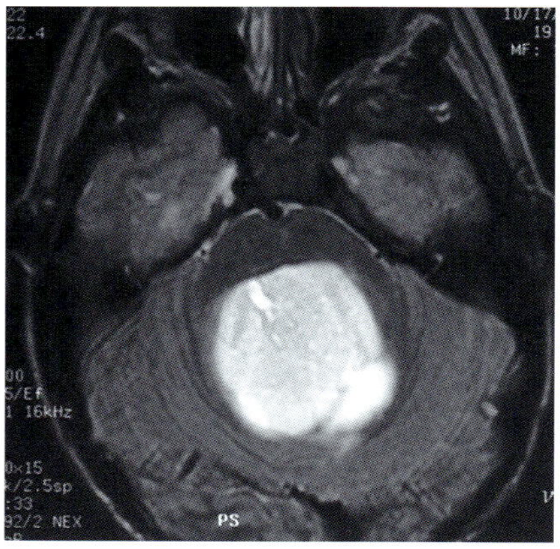

b

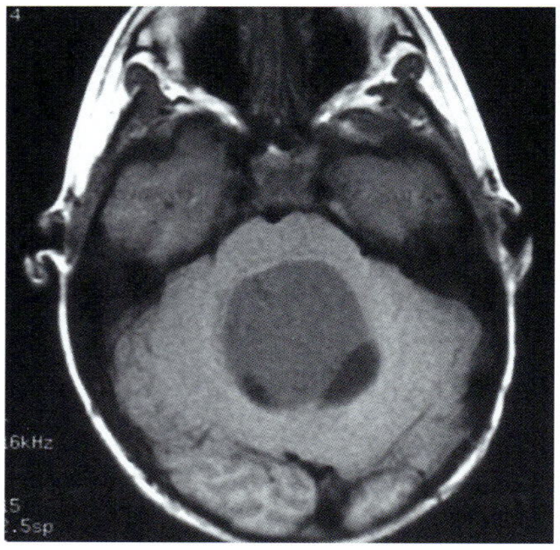

c

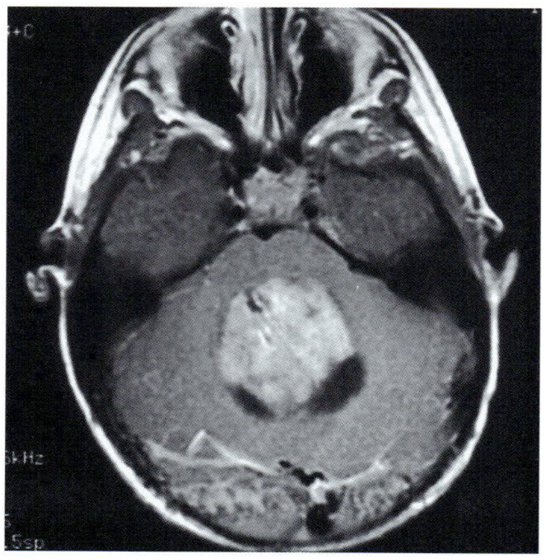

d

Abb. 1A.**87** **Low-grade Astrozytom.** **a** Sagittales T2W, signalarme bis intermediär signalintense Raumforderung mit Ausfüllung des 4. Ventrikels (Pfeile). **b** Heterogen signalreiche Läsion im axialen T2W mit peripher zystischen Anteilen. **c** Vorwiegend intermediäres Signal im axialen T1W mit peripher schmalen signalarmen Flüssigkeitsanteilen. **d** Kräftiges heterogenes Enhancement der soliden Tumoranteile im T1W nach KM.

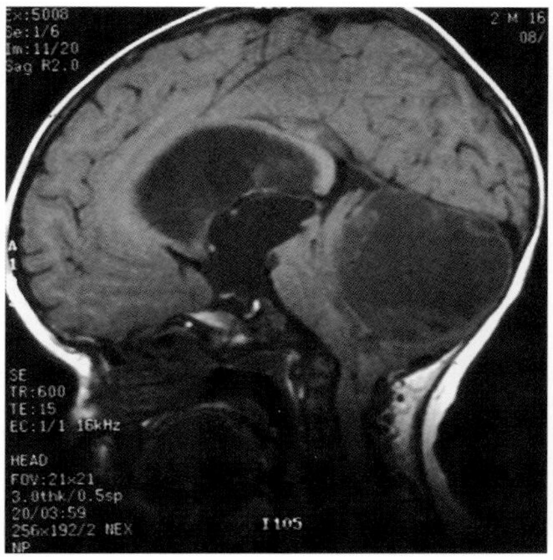

a

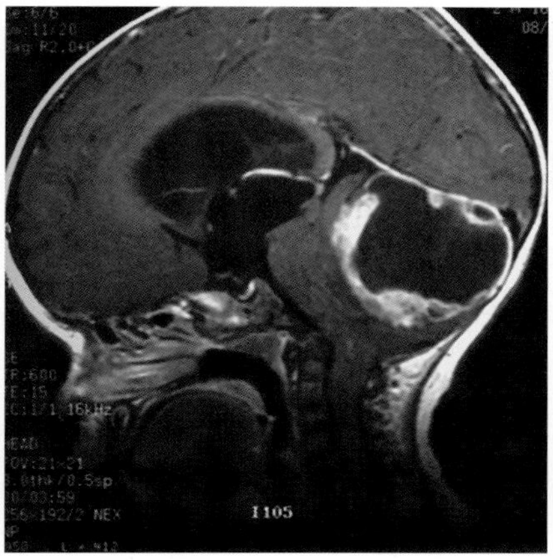

b

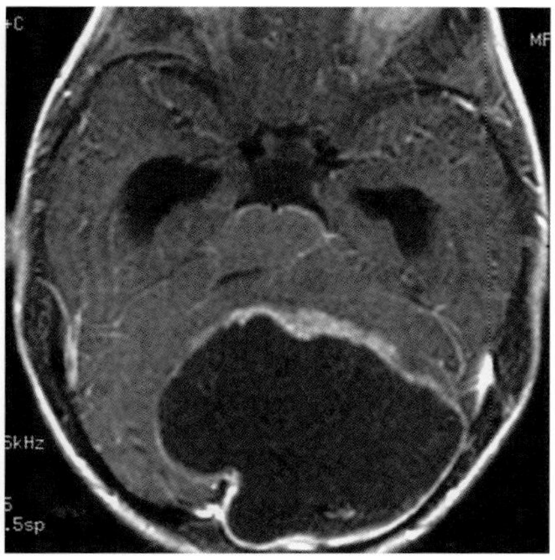

c

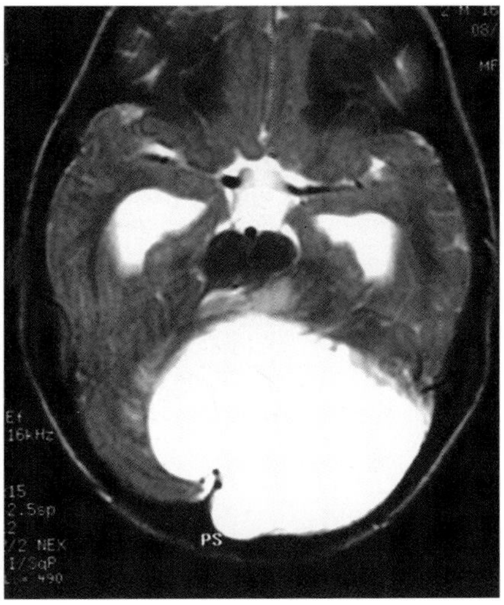

d

Abb. 1A.**88** **Juveniles pilocytisches Astrozytom.** **a** Sagittale, teils zystische, teils solide Herdsetzung mit geringem bis intermediärem Signal im Cerebellum, obstruktiver Hydrozephalus, Verlagerung der Kleinhirntonsillen nach kaudal in das Foramen magnum. **b** Randenhancement der zystischen Läsion im sagittalen T1W nach KM. **c** T1W nach KM, kräftiges Randenhancement des Tumors, Kompression des 4. Ventrikels, Erweiterung der Temporalhörner der Seitenventrikel. **d** Signalreiche zystische Komponente im T2W.

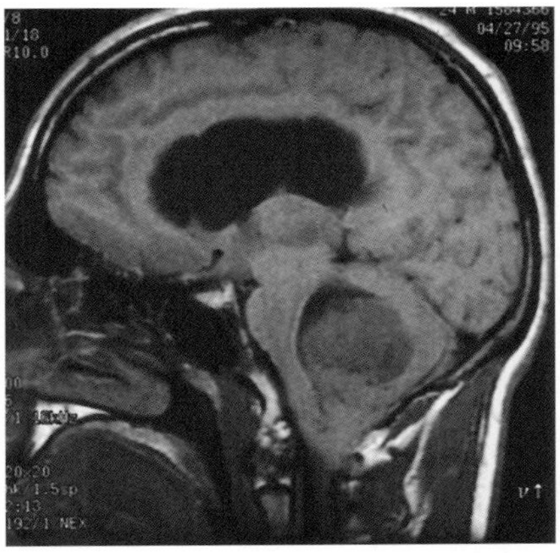

Abb. 1A.**89** **Medulloblastom (primitiver neuroektodermaler Tumor des Kleinhirns).** **a** Sagittales T1W, intermediär bis signalarmer Tumor im Kleinhirnwurm mit Einbruch in den 4. Ventrikel, obstruktiver Hydrozephalus, Verlagerung der Kleinhirntonsillen nach kaudal in das Forman magnum.

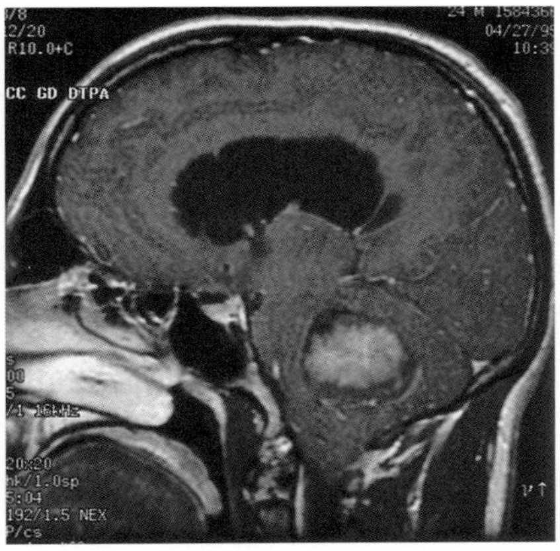

Abb. 1A.**89 b** Kräftiges heterogenes KM-Enhancement der Läsion im sagittalen T1W.

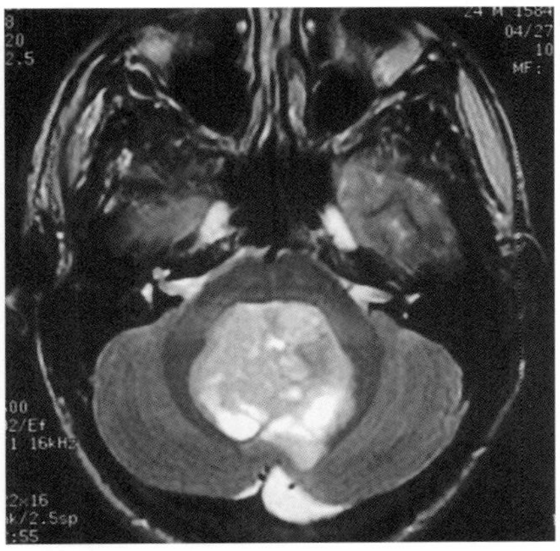

Abb. 1A.**89 c** Heterogenes signalreiches T2W des Tumors.

Tabelle 1A.4 (Fortsetzung) Intraaxiale Läsionen der hinteren Schädelgrube (infratentoriell)

Erkrankung	MRT-Befund	Kommentar
Ependymom (Abb. 1A.90)	Umschriebene häufig extraventrikuläre lobulierte supratentorielle Läsion. Zysten und/oder Verkalkungen können auftreten. Signalarm bis intermediär im T1W, signalreich im T2W. Unterschiedliches KM-Enhancement. Fakultativ Ausbreitung durch das Foramen Luschkae oder Magendii.	Häufiger bei Kindern als bei Erwachsenen. Ein Drittel supratentoriell, zwei Drittel infratentoriell.
Rhabdoider Tumor (Abb. 1A.91)	Umschriebene Raumforderung mit intermediärem Signal im T1W, Zonen signalreichen T1W nach Einblutungen möglich; variables gemischt signalarmes, intermediäres und/oder signalreiches T2W. Gewöhnlich kräftiges inhomogenes KM-Enhancement.	Seltener ZNS-Tumor, tritt gewöhnlich im ersten Lebensjahrzehnt auf. Histologisch solider Tumor mit oder ohne Nekrosen ähnlich des rhabdoiden Nierentumors. Schlechte Prognose.
Metastasen (Abb. 1A.92)	Umschriebener Rundherd mit unterschiedlichen intraaxialen Lokalisationen, häufig an der Grenze zwischen grauer und weißer Substanz. Gewöhnlich hypo- bis isointens im T1W; iso- bis hyperintens im T2W. Blutungen, Verkalkungen und Zysten möglich. Unterschiedliches KM-Verhalten. Häufig hohes T2-Signal in der Umgebung der enhancenden Knötchen als Ausdruck des axonalen Ödems.	33 % aller Hirntumoren, gewöhnlich von extraaxialen Primärtumoren bei Erwachsenen über 40 Jahren ausgehend. Primärtumoren in Reihenfolge ihrer Häufigkeit: Lunge, Brust, GI, GU, Melanom. Kleinhirnmetastasen können mit einen obstruktiven Hydrozephalus verursachen, mit entsprechend neurochirurgischer Notfallsituation.
Lymphom (Abb. 1A.93) (Abb. 1A.64) (Abb. 1A.33)	Primäres ZNS-Lymphom: Fokaler oder infiltrativer Tumor mit Lokalisation in den Basalganglien, periventrikulär, hintere Schädelgrube/Hirnstamm. Signal im T1W gering bis intermediär, im T2W intermediär bis leicht hyperintens. Hämorrhagien und Nekrosen können bei immunsupprimierten Patienten auftreten. In der Regel KM-Enhancement. Ein diffuses leptomeningeales Enhancement ist eine Erscheinungsform des intrakraniellen Lymphoms.	Primäre ZNS-Lymphome überwiegen sekundären, Erkrankungshäufigkeit bei Erwachsenen jenseits des 40. Lebensjahres. B-Zell Lymphom häufiger als T-Zell Lymphom. Die steigende Inzidenz hängt mit der zunehmenden Zahl immunsupprimierter Patienten zusammen. Die Erscheinungsformen primärer und sekundärer Lymphome im MRT überlappen, ein Befall der Leptomenix ist bei sekundären eher zu sehen.

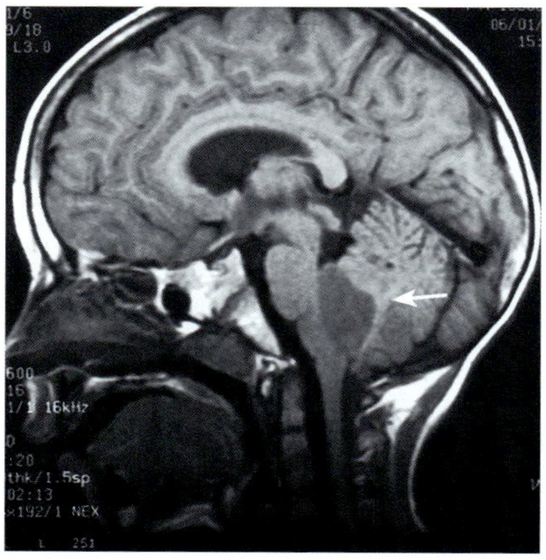

Abb. 1A.**90** **Ependymom.** **a** Sagittales T1W, umschriebener Rundherd mit geringem bis intermediärem Signal im 4. Ventrikel (Pfeil).

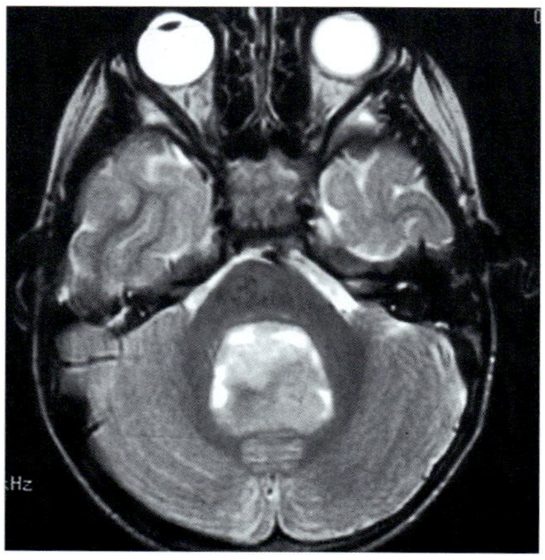

Abb. 1A.**90 b** Heterogene Läsion intermediär bis signalreich im T2W.

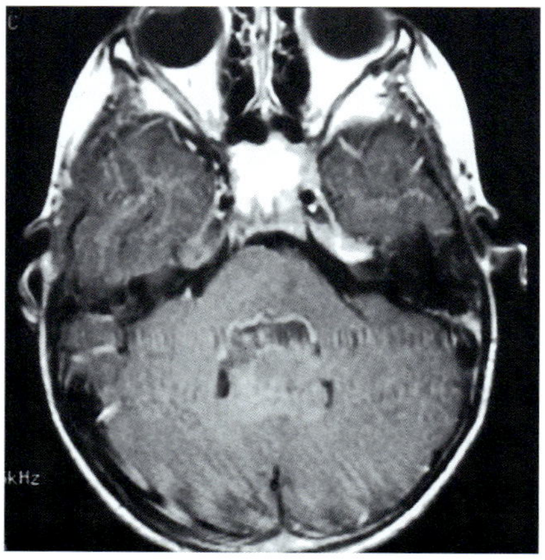

Abb. 1A.**90 c** Schwaches inhomogenes KM-Enhancement der Läsion im axialen T1W nach KM.

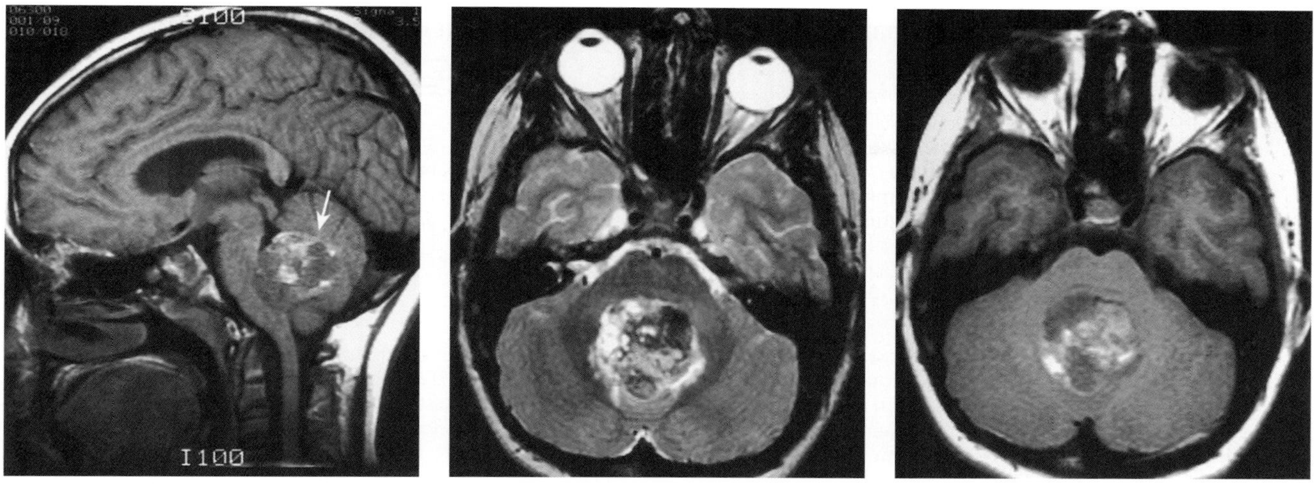

a b c

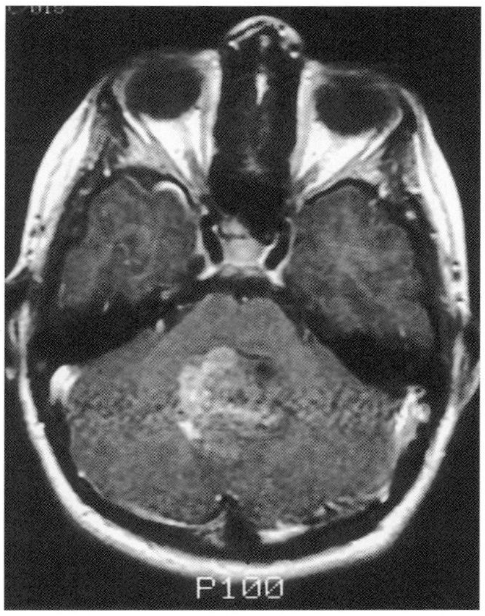

d

Abb. 1A.**91** **Rhabdoider Tumor.** **a** Sagittales T1W, umschriebener Rundherd im 4. Ventrikel, gemischt intermediär und signalreich (Pfeil). **b** Gemischt signalarme, intermediäre und signalreiche Läsion im T2W. **c** Axiales T1W, Zonen intermediären und hohen Signals innerhalb des den 4. Ventrikel ausfüllenden Herdes. **d** Unterschiedlich starkes KM-Enhancement in Teilen der Läsion, axialesT1W nach KM.

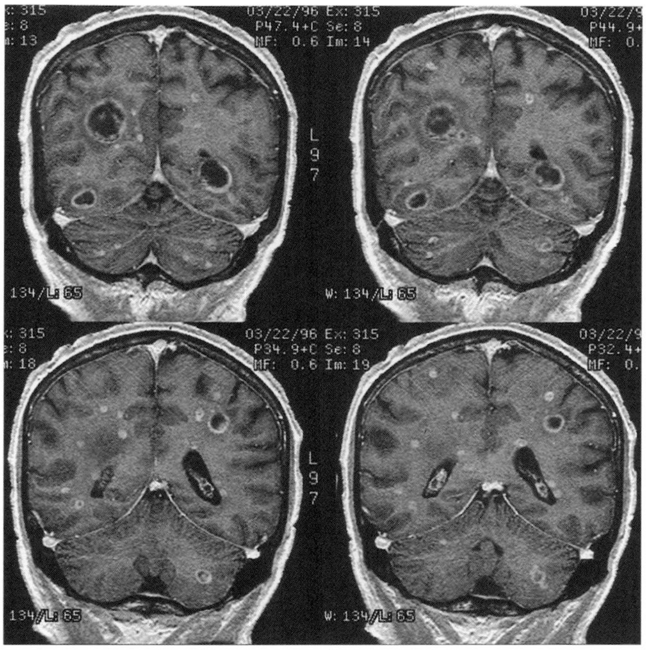

Abb. 1A.**92** **Metastasen.** Koronales T1W nach KM (spoiled GRE), multiple KM-aufnehmende Herde im Cerebrum und Cerebellum auf der Basis eines Bronchialkarzinoms.

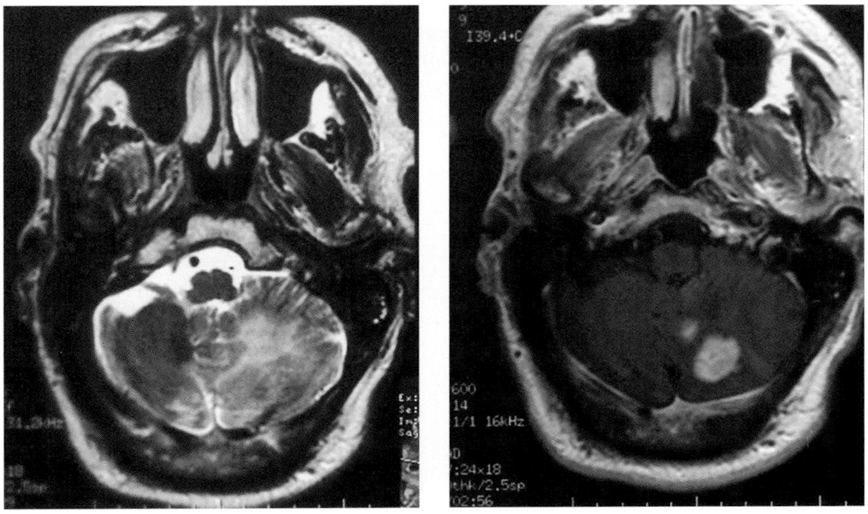

a b

Abb. 1A.**93** **Lymphom.** **a** Axiales T2W, gering raumfordernde, unscharf begrenzte signalreiche Zone im linken unteren Kleinhirnlappen. **b** Zwei noduläre KM-aufnehmende Herde links zerebellär im axialen T1W nach KM.

Tabelle 1A.**4** (Fortsetzung) Intraaxiale Läsionen der hinteren Schädelgrube (infratentoriell)

Erkrankung	MRT-Befund	Kommentar
Hämangioblastom (Abb. 1A.**94**)	Umschriebener Tumor in der Regel im Cerebellum und/oder Hirnstamm. Kleine KM aufnehmende Knoten mit oder ohne zystischen Anteil oder größere Läsionen mit kräftigem heterogenen KM-Enhancement, mit oder ohne Flussphänomene innerhalb oder in der Peripherie. Intermediäres Sinal im T1W; intermediär bis signalreich im T2W. Manchmal zeigen die Läsionen Zeichen frischer oder älterer Einblutungen.	Seltenes Auftreten im Cerebrum, befällt Jugendliche und jüngere Erwachsene. Multiples Auftreten typisch bei Morbus Hippel-Landau.
Neurokutane Melanose	Extra- oder intraaxiale, gewöhnlich unter 3 cm große, unregelmäßig begrenzte Läsion in der Leptomenix oder im Hirnparenchym/Hirnstamm (vordere Temporallappen, Cerebellum, Thalamus, inferiorer Frontallappen), intermediär bis gering signalreich im T1W aufgrund des erhöhten Melaningehaltes. KM-Enhancement. Mögliche Kombination mit Kleinhirnwurm-Hypoplasien, Arachnoidalzysten oder Dandy-Walker-Malformation.	Neuroektodermale Dysplasie mit Proliferation von Melanozyten in der Leptomenix, häufig assoziiert mit großen und/oder kutanen Naevi. Kann zum ZNS-Melanom entarten.
Entzündlich		
Cerebellitis	Unscharf begrenzte Zone oder fokales Areal mit geringem bis intermediärem Signalcharakter im T1W und intermediär bis signalreich im T2W; ohne oder mit minimalem KM-Enhancement. Befällt den zerebellären Kortex und die weiße Substanz. Hydrozephalus durch Kompression des 4. Ventrikels bei Umgebungsödem.	Lokale Infektion/Entzündung des Hirngewebes auf der Basis bakterieller oder von Pilz-Infektionen, sekundär nach Sinusitis, Meningitis, chirurgischen Eingriffen, hämatogene Ursachen (kardial oder andere vaskuläre Shunts) und/oder Immunsuppression. Mögliche Abszessbildung. Akute Kleinhirnenzephalitis bei Kinderkrankheiten (Coxsackie-Virus, Röteln, Typhus, Poliomyelitis, Pertussis, Diphtherie, Herpes zoster, Epstein-Barr)
Pyogener Hirnabszess (Abb. 1A.**36**)	Umschriebene Läsion mit geringem Signal im T1W; zentral hyperintenses Areal im T2W (möglicher Flüssigkeitsspiegel) mit schmalem Rand geringer T2-Signalintensität; Umgebungsödem in Form einer unscharf begrenzten Signalanhebung im T2W. Ringförmiges KM-Enhancement.	Ein Hirnabszess entsteht etwa 2 Wochen nach einer Cerebritis mit zentraler Kolliquation und Nekrose, kapselartiger Begrenzung und peripherem Ödem. Multilokulär möglich. Komplikation der Meningitis und/oder Sinusitis, einer Setikämie, nach Traumata, chirurgischen Eingriffen und kardialem Shunt.
Zerebraler Pilzabszess (Abb. 1A.**37**)	Abhängig vom Erreger. Die Herde entstehen in den Meningen oder im Hirnparenchym; solide oder zystische Läsionen, signalarm bis intermediär im T1W und signalreich im T2W. Noduläres oder Ringenhancement nach Gd-Kontrast. Periphere Signalanhebung im T2W (Ödem).	Tritt bei immunsupprimierten oder diabetischen Patienten auf mit Ausbildung von Granulomen in der Hirnhaut oder im Hirnparenchym.
Enzephalitis (Abb. 1A.**38**) **(Abb.** 1A.**95**)	Unscharf begrenzte Zone(n), signalarm bis intermediär im T1W und intermediär bis signalreich im T2W, geringes oder kein KM-Enhancement. Befallen sind Kortex und/oder weiße Substanz, geringer lokalisierter raumfordernder Effekt.	Enzephalitis: Infektion/Entzündung des Hirngewebes durch Virusbefall, häufig bei immunsupprimierten Patienten (Herpes simplex, CMV, HIV, progressive multifokale Leukenzephalopathie) oder immunkompetent (St.-Louis-Enzephalitis, Eastern-Equine-Enzephalitis [EEE] und Western-Equine-Enzephalitis [„Pferdeenzephalitis“], Epstein-Barr-Virus).
Tuberkulom (Abb. 1A.**96**)	*Intraaxiale Läsionen des Cerebellum (Kinder):* Geringes bis intermediäres Signal im T1W, zentrale signalreiche Zone im T2W mit schmalem signalarmem Saum, gelegentlich geringes Signal im T2W. Fokales oder Randenhancement nach Gd-Kontrast, Verkalkungen möglich. *Meningeale Herde:* noduläre oder zystische Zonen basilaren meningealen Enhancements.	Auftreten bei immunsupprimierten Patienten und in Entwicklungsländern. Führen zu intrakraniellen Granulomen durch hämatogene Streuung. Häufiger meningeale Herde als zerebrale.

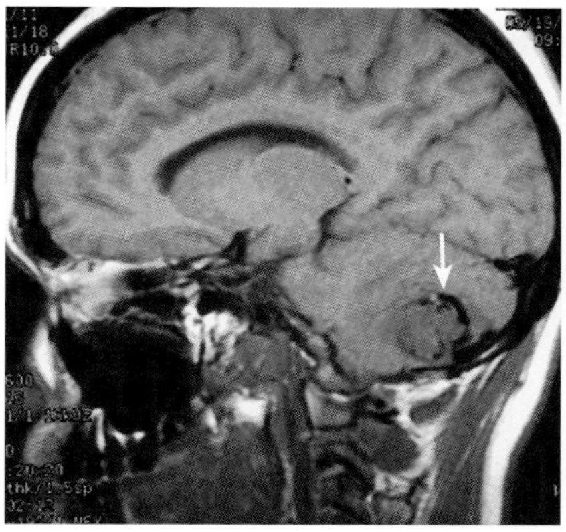

Abb. 1A.**94** **Hämangioblastom.** **a** Sagittales T1W, umschriebener zerebellärer Herd mit intermediärem Signal und Gefäßeinsprossungen.

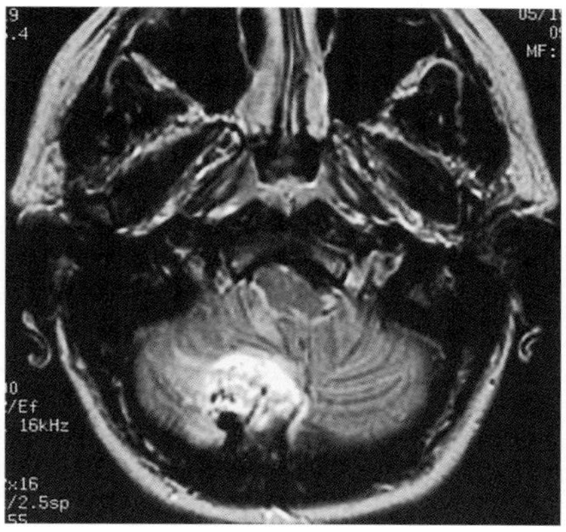

Abb. 1A.**94 b** Axiales T2W, Raumforderung in der rechten Kleinhirnhemisphäre mit heterogenem vowiegend signalreichem Charakter und peripheren Flussauslöschungen.

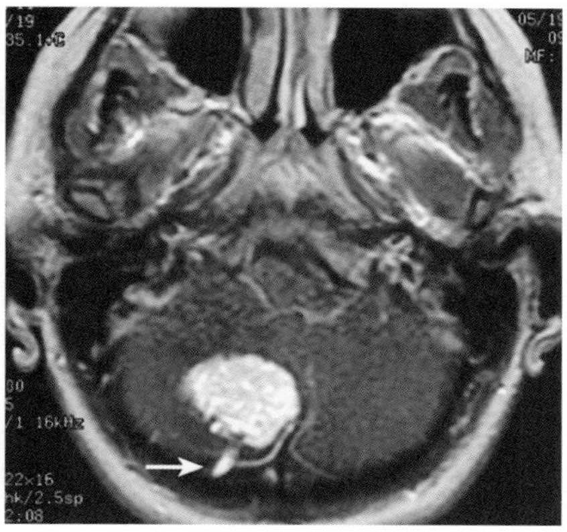

Abb. 1A.**94 c** Axiales T1W nach KM, kräftiges KM-Enhancement der Läsion sowie einer drainierenden Vene dorsal des Tumors.

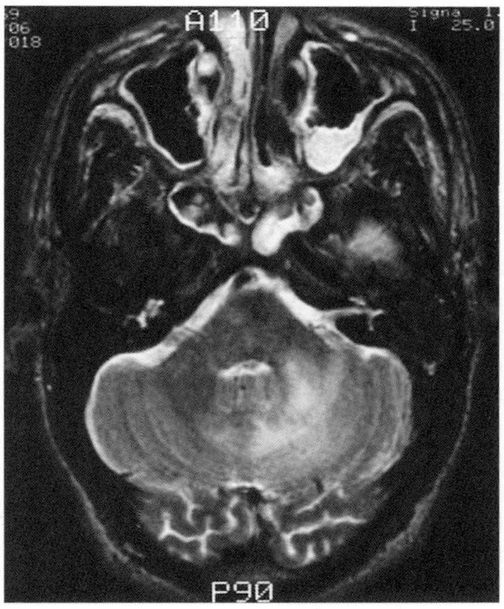

Abb. 1A.**95** **Progressive multifokale Leukenzephalie/Enzephalitis.** **a** Axiales T2W, unscharf begrenzte signalreiche Zone im linken Pedunculus cerebellaris medius („Brückenarm") und der linken Kleinhirnhemisphäre.

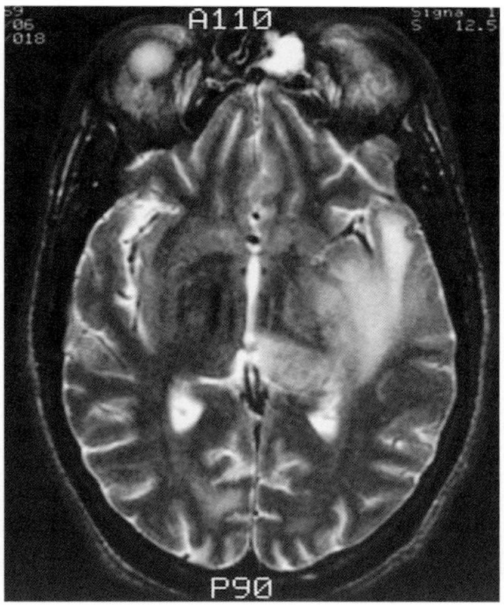

Abb. 1A.**95 b** Axiales T2W, unscharf begrenzte signalreiche Zone im subkortikalen Markraum des linken Temporallappens.

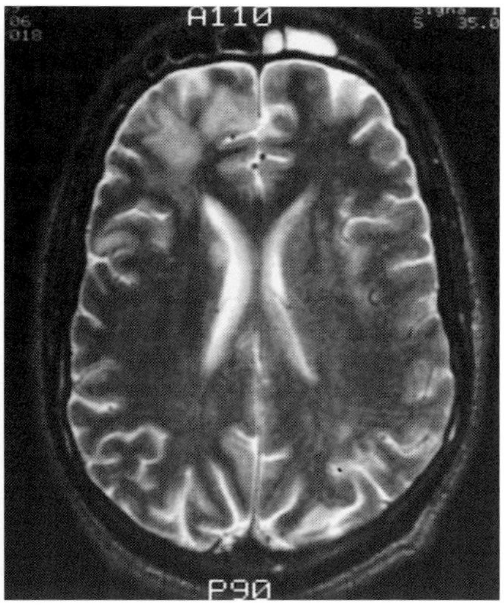

Abb. 1A.**95 c** Axiales T2W, unscharf begrenzte signalreiche Zone im subkortikalen Markraum des rechten Frontallappens.

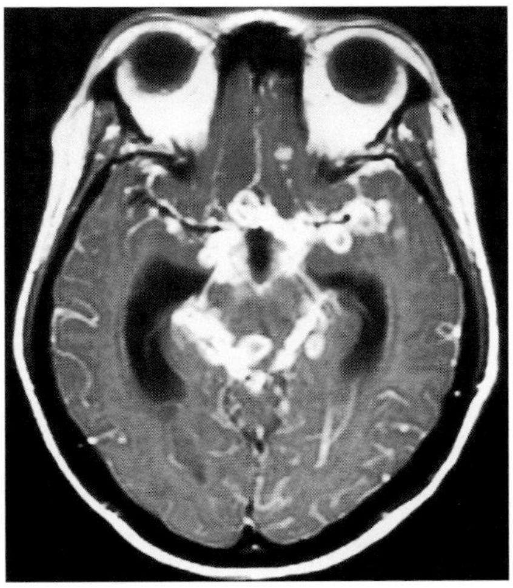

Abb. 1A.**96** **Tuberkulom.** Axiales T1W nach KM, Ring-Enhancement im Mittelhirn sowie multiple ringförmig KM-aufnehmende Zonen in den basalen Subarachnoidalräumen und der Sylvi'schen Fissur.

Tabelle 1A.**4** (Fortsetzung) Intraaxiale Läsionen der hinteren Schädelgrube (infratentoriell)

Erkrankung	MRT-Befund	Kommentar
Parasitäre Hirnerkrankungen		
Toxoplasmose (Abb. 1A.**40)**	Vereinzelte oder multiple solide und/oder zystische Läsionen im Bereich der Basalganglien und/oder der zerebralen Mark-Rinden-Grenze; geringes bis intermediäres Signal im T1W, hohes Signal im T2W. Punktförmiges oder Randenhancement nach Gd-Kontrast, mit oder ohne peripheres Ödem (hohes T2-Signal).	Häufigste opportunistische ZNS-Infektion bei HIV-Patienten, hervorgerufen durch die Aufnahme kontaminierter Nahrung (*Toxoplasma gondii).*
Zystizerkose (Abb. 1A.**41)**	Vereinzelte oder multiple zerebrale oder meningeale zystische Läsionen. *Akute/subakute Phase:* Geringes bis intermediäres Signal im T1W, hohes Signal im T2W. Randständiges oder noduläres Enhancement nach Gd-Kontrast, mit oder ohne periphere T2-Signalmehrung (Ödem). *Chronische Phase*: Verkalkte Granulome.	Infektion durch Aufnahme von Eiern (Taenia solum) in kontaminierter Nahrung (unzureichend gekochtes Schweinefleisch). Befällt in abnehmender Häufigkeit: Meningea, Hirnparenchym, Ventrikel.
Hydatide Zyste	*Echinococcus granulosus:* Vereinzelte oder selten multiple Herde, signalarm im T1W und signalreich im T2W mit einem schmalen Randsaum verminderten Signals im T2W; sofern nicht superinfiziert typischerweise kein Enhancement nach Gd-Kontrast und kein Randödem. Häufig im Versorgungsgebiet der A. cerebri media lokalisiert. *Echinococcus multilocularis:* Zystische und/oder solide Läsion (möglich auch multilokulär). Zentrale Zone geringen bis intermediären Signals im T1W oder T2W, die von einem leicht verdickten Ring geringer T2-Signalintensität umsäumt wird; Enhancement nach Gd-Kontrast. Gewöhnlich signalreiche Peripherie im T2W (Ödem) und Verkalkungen.	Durch parasitäre Infektionen: *Echinococcus granulosos* (Südafrika, Mittlerer Osten, Australien, Neuseeland) oder *Echinococcus multilocularis* (Nord-Amerika, Europa, Türkei, China). ZNS-Beteiligung in 2% der hydatiden Manifestationen.
Strahlennekrose (Abb. 1A.**97) (Abb.** 1A.**32)**	Fokale Läsion mit oder ohne raumfordernden Effekt oder unscharf begrenzte Zone geringen bis intermediären Signals im T1W und intermediären bis hohen Signals im T2W, mit oder ohne Gd-Enhancement des befallenen Gewebes (graue oder weiße Substanz) im Bestrahlungsfeld.	Erscheint gewöhnlich zwischen 4./6. Monat bis 10 Jahre nach Radiatio. Mitunter schwierig von Neoplasien abgrenzbar. Positronenemissionstomografie (PET) und MR-Spektroskopie (MRS) hilfreich in der Differentialdiagnose.
Blutungen		
Zerebelläre Blutung (Abb. 1A.**98)**	Der Signalcharakter der Blutung hängt vom Alter, der Größe, Lokalisation, dem Hämatokrit, der Hämoglobin-Oxidation, der Resorption der Blutung und dem Ausmaß des Begleitödems ab. *Hyperakute Phase (4–6 Stunden):* Hämoglobin primär in Form diamagnetischen Oxyhämoglobins (Fe +2), intermediäres Signal im T1W und schwach signalreich im T2W. *Akute Phase (12–48 Stunden):* Hämoglobin primär in Form paramagnetischen Desoxyhämoglobins (Fe +2), intermediäres Signal im T1W und signalarm im T2W; Umgebungsödem (peripher signalreich im T2W). *Subakute Phase (> 2 Tage):* Hämoglobin wird oxidiert (Fe +3) in stark paramagnetisches Methämoglobin. Bei initial intrazellulärem Methämoglobin ist das Hämatom von peripher nach zentral zunehmend signalreich im T1W und signalarm im T2W, umgeben von einer Zone hohen T2-Signals (Ödem). Sofern das Methämoglobin primär extrazellulär liegt, ist das Hämatom signalreich sowohl im T1W als auch im T2W. *Chronische Phase:* Das Hämoglobin bzw. extrazelluläre Methämoglobin wird in Hämosiderin umgewandelt. Der Signalcharakter des Hämatoms wandelt sich von zunächst signalreich im T1W und T2W mit zartem Saum geringen Signals im T2W (Hämosiderin) in signalarm im T2W mit zunehmender Hämosiderin-Konzentration.	Entstehung durch Traumen, rupturierte Aneurysmen oder Gefäßmalformationen, Koagulopathien, Hypertonus, Arzneimittelnebenwirkungen, Amyloidose, Einblutung in einen Hirninfarkt, Metastasen, Abszesse, Virusinfektionen (Herpes simplex, CMV).
Kleinhirnkontusion (Abb. 1A.**45)**	Das Erscheinungsbild gleicht einer lokalen kortikalen oder subkortikalen Blutung. Das MR-Signal hängt vom Alter der Kontusion ab, der Konzentration von Oxyhämoglobin, Desoxyhämoglobin, Methämoglobin, Hämosiderin usw. Kontusionen erscheinen manchmal in Form oberflächlicher fokaler enzephalomalazischer Zonen mit hohem T2-Signal, mit oder ohne schmalen Randsaum geringer T2-Signalintensität, abhängig vom Hämosiderin.	Kontusionen sind oberflächliche Schädigungen der Hirnrinde und der subkortikalen weißen Substanz nach Schädelfrakturen und/oder Beschleunigungs-/Schleudertraumen gegen die Tabula interna. Häufiger Befall der anterioren Frontal- und Temporallappen und der basalen Frontallappen.
Metastasen (Abb. 1A.**46)**	Das Erscheinungsbild eingebluteter Metastasen entspricht dem einer Blutung in oder in Teilen der Neoplasie. In der Regel Randödem (signalreiches T2W), häufig multipel.	Eingeblutete Metastasen, häufig auf der Basis von Bronchialkarzinomen, Renalzellkarzinomen, Melanomen, Chorionkarzinomen und Schilddrüsenkarzinomen. Manchmal schlecht von Blutungen anderer Ätiologie abzugrenzen.

Tabelle 1A.4 (Fortsetzung) Intraaxiale Läsionen der hinteren Schädelgrube (infratentoriell)

Erkrankung	MRT-Befund	Kommentar
Vasculär		
Arterielles Aneurysma (Abb. 1A.99)	*Sacculäres Aneurysma:* Fokale glatt begrenzte Zone mit Signalverlust im T1W und T2W, variabel gemischtes Signal bei Thrombosierung. *Riesenaneurysma:* Fokale scharf begrenzte Struktur mit signalarmen, intermediären und signalreichen Anteilen im T2W in Abhängigkeit von Thrombosierungen unterschiedlichen Alters, Signalauslöschungen im durchflossenen Lumen. Intermediäre bis signalreiche Anteile im T1W sowie Signalauslöschungen (Fluss). *Fusiformes Aneurysma:* Elongiertes und ektasiertes arterielles Gefäß mit unterschiedlichem MR-Signal in Abhängigkeit von turbulentem/linearen Blutfluss oder partiellen Thrombosierungen. *Dissezierendes Aneurysma:* Die betroffene Gefäßwand ist verdickt und intermediär bis signalreich im T1W und T2W. Signalauslöschung im durchflossenen Lumen.	Abnorme fusiforme oder fokale Dilatation einer Arterie auf der Basis von: Degenerationen, polyzystischen Erkrankungen, Bindegewebserkrankungen, Arteriosklerose, Verletzungen, Infektion (mykotisch), AVM, Vaskulitis und Medikamenten.

a, b

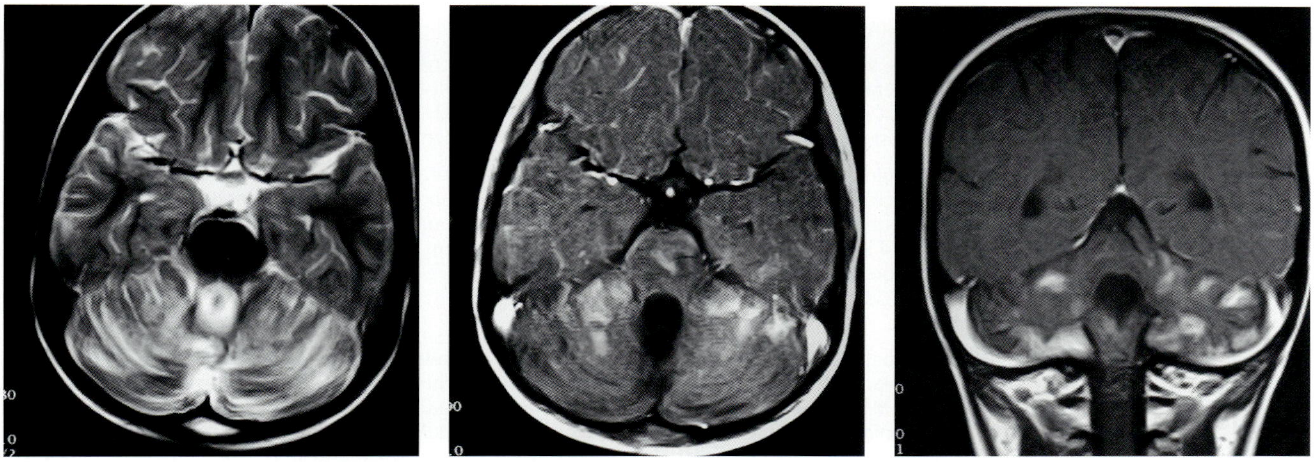

c

Abb. 1A.97 **Bestrahlungsfolge/-Nekrose.** **a** Axiales T2W, unscharf begrenzte signalreiche Zone in beiden zerebellären Hemisphären und der Pons, Enzephalomalazie im Bestrahlungsfeld. Der Patient musste sich vor 7 Monaten einer Medulloblastom-Resektion unterziehen. Das axiale T1W (**a**) und koronare T1W (**b**) nach KM zeigen multiple unscharf begrenzte Zonen fokalen KM-Enhancements im Cerebellum und der Pons. Rückbildung der KM-Aufnahme in einem später durchgeführten MRT und Zunahme der Enzephalomalazie in Übereinstimmung mit den Radionekrose-Befunden im PET.

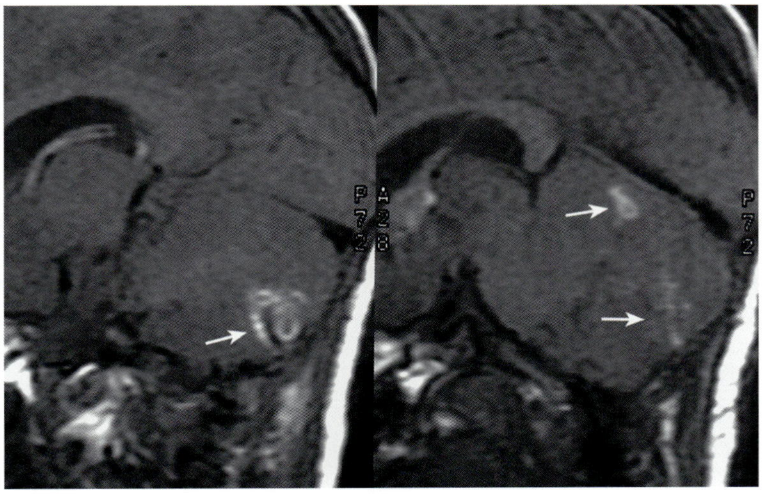

Abb. 1A.98 **Zerebelläre Blutung** Sagittales T1W, signalreiche Areale (Pfeile) zeigen das Methämoglobin einer subakuten Blutung auf der Basis einer Gefäßmalformation an.

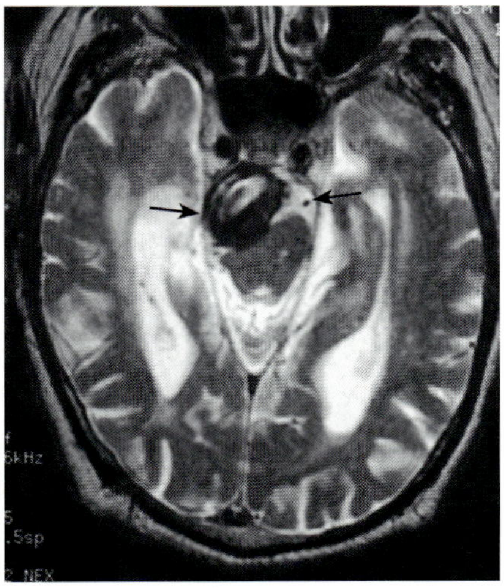

Abb. 1A.99 **Riesenaneurysma.** Axiales T2W, Riesenaneurysma (Pfeile) mit signalarmen, intermediären und signalreichen Anteilen, Kompression der vorderen Begrenzung des rechten Hirnschenkels.

Tabelle 1A.**4** (Fortsetzung) Intraaxiale Läsionen der hinteren Schädelgrube (infratentoriell)

Erkrankung	MRT-Befund	Kommentar
AVM (Abb. 1A.**47**)	Unregelmäßig begrenzte Läsionen in der Pia und/oder Dura mater des Hirnparenchyms. AVM zeigen verschiedene Flussphänomene der versorgenden arteriellen Gefäße mit hoher Strömungsgeschwindigkeit, ebenso wie variable Signale thrombosierter Gefäße, Einblutungen unterschiedlichen Alters, Verkalkungen und Gliosen. Der venöse Anteil zeigt häufig ein KM-Enhancement. Flussabhängiges Enhancement der eingeschlossenen arteriellen und venösen Gefäße im Gradientenecho (GRE). Zusätzliche Informationen über den Nidus, versorgende Arterien und drainierende Venen sowie assoziierte Aneurysmen können durch MRA-Techniken (TOF und Phasenkontrast) gewonnen werden. Gewöhnlich kein raumfordernder Effekt, außer bei Blutungen oder frischen Thrombosierungen.	Infratentorielle AVM sind wesentlich seltener als supratentorielle.
Kavernöses Hämangiom (Abb. 1A.**100**)	Einzelne oder multiple polyzyklische intra- und extraaxiale Läsionen mit randständiger unregelmäßiger Zone geringen Signals im T2W aufgrund von Hämosiderinablagerungen, zentral variables Signal (signalarm und -reich, intermediär, gemischt) in Abhängigkeit vom Alter der hämorrhagischen Anteile. GRE Sequenzen der Wahl zum Nachweis multipler Herde.	Infratentorielle kavernöse Hämangiome sind seltener als supratentorielle. Mannigfaltige Lokalisationen; > 50 % multilokulär. Assoziiert mit venösen Angiomen, Blutungsrisiko.
Venöses Angiom (Abb. 1A.**101**)	Transkortikales, viele kleine medulläre Venen drainierendes venöses Gefäß mit kräftigem Enhancement im T1W nach KM (Caput medusae). Die drainierende Vene kann im T2W als Flussauslöschung imponieren.	Venöse Anomalien sind typischerweise nicht mit Blutungen assoziiert, sie stellen in der Regel einen Zufallsbefund dar, außer in Zusammenhang mit kavernösen Hämangiomen.
Lipom (Abb. 1A.**50**)	Lipome sind isointens zum subkutanen Fettgewebe im T1W (signalreich) und T2W. Signalverlust bei fettsupprimierten Sequenzen bzw. STIR. In der Regel kein KM-Enhancement und kein Ödem. Lipome können nodulär oder bogig imponieren, mannigfaltige Lokalisationen; häufig Corpus callosum, Kleinhirnbrückenwinkel, Mittelhirndach.	Gutartige fetthaltige Geschwulst auf der Basis kongenitaler Malformationen, häufig mittellinienah. Kann Verkalkungen und/oder Gefäße umschließen.
Akute demyelinisierende Erkrankung – MS, ADEM (Abb. 1A.**53**, 1A.**54**)	Herde im zerebellären Marklager und Hirnstamm, gewöhnlich signalarm bis intermediär im T1W und signalreich im T2W. Mit oder ohne KM-Enhancement. Noduläres bis ringförmiges KM-Enhancement gewöhnlich in der akuten/früh subakuten Phase der Demyelinisierung. Selten raumfordernder Charakter wie bei Neoplasien.	Andere demyelinisierende Erkrankungen toxischer Genese (exogen durch Umweltgifte oder metabolisch, z. B. Alkohol, Lösungsmittel etc., oder endogen durch metabolische Störungen, z. B. Leukodystrophie, mitochondriale Enzephalopathie etc.), Bestrahlungsunfälle, Trauma, Gefäßerkrankungen.
Kleinhirninfarkt (Abb. 1A.**102**)	Die MR-Befunde zerebellärer Infarkte werden durch das Alter des Ereignisses relativ zum Zeitpunkt der Untersuchung bestimmt: *< 12 Stunden:* lokalisiertes Ödem, gewöhnlich isointens zum Normalparenchym im T1W und T2W. Positive Befunde mittels diffusionsgewichteter Sequenzen in Relation zu abnehmenden Diffusionskoeffizienten aufgrund des zytotoxischen Ödems. Fehlende arterielle Flussauslöschungen oder arterielles Enhancement im vaskulären Strömungsgebiet des Infarktes. *12–24 Stunden:* Intermediäres Signal im T1W und hohes Signal im T2W, regionales Ödem. Die Signalveränderungen erfassen Kortex und subkortikale Marklager und/oder die Basalganglien. *24 Stunden bis 3 Tage:* Geringes bis intermediäres Signal im T1W und hohes Signal im T2W, regionales Ödem. *4 Tage bis 2 Wochen:* Geringes bis intermediäres Signal im T1W und hohes Signal im T2W, rückläufiges Ödems/Raumforderung, mögliche Einblutung. Mit oder ohne KM-Enhancement. *2 Wochen bis 2 Monate:* Geringes bis intermediäres Signal im T1W und hohes Signal im T2W, Rückbildung des Ödems. Mögliche Einblutung, eventuell abnehmendes Enhancement. *> 2 Monate:* Signalarm im T1W und signalreich im T2W, Enzephalomalazie, mit oder ohne Verkalkungen, Hämosiderin.	Zerebelläre Infarkte entstehen auf der Basis einer arteriellen Verschlusserkrankung im Bereich der A. basilaris (A. cerebellaris ant. inf. und post. inf.). Sekundär bei Arteriosklerose, kardialer Embolie, neoplastischer Aussaat, Koagulopathien, Dissektionen oder angeborenen Fehlbildungen. Das Infarktareal richtet sich in der Regel nach dem Versorgungsgebiet der betroffenen Arterie; abweichend davon können metabolische Störungen (z. B. mitochondrale Enzephalopathien) oder intrakranielle Venenthrombosen (z. B. Thrombophlebitis, Koagulopathien, Dehydrierung) Infarktareale hervorrufen, die nicht mit der arteriellen Versorgung korrespondieren.

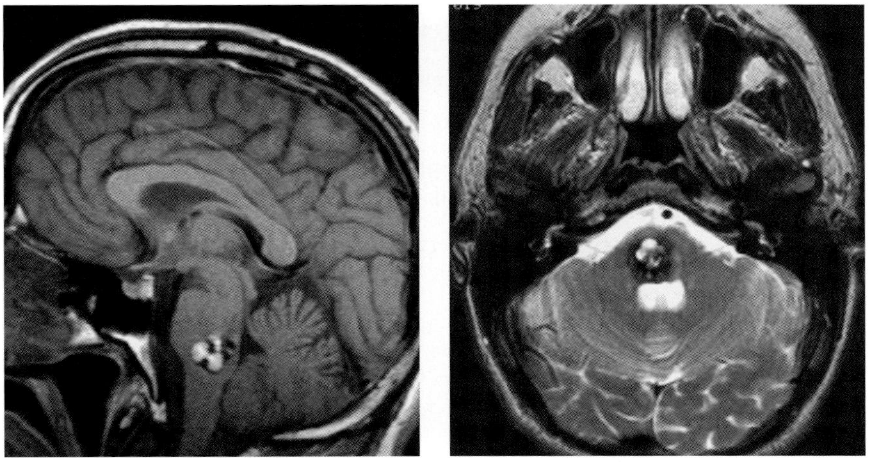

a b

Abb. 1A.**100** **Kavernöses Hämangiom.** **a** Sagittales T1W, polyzyklische gemischt signalarme und signalreiche Läsion in der Pons. **b** Axiales T2W, zentrale unregelmäßige signalreiche Zone mit peripherem signalarmem Randsaum.

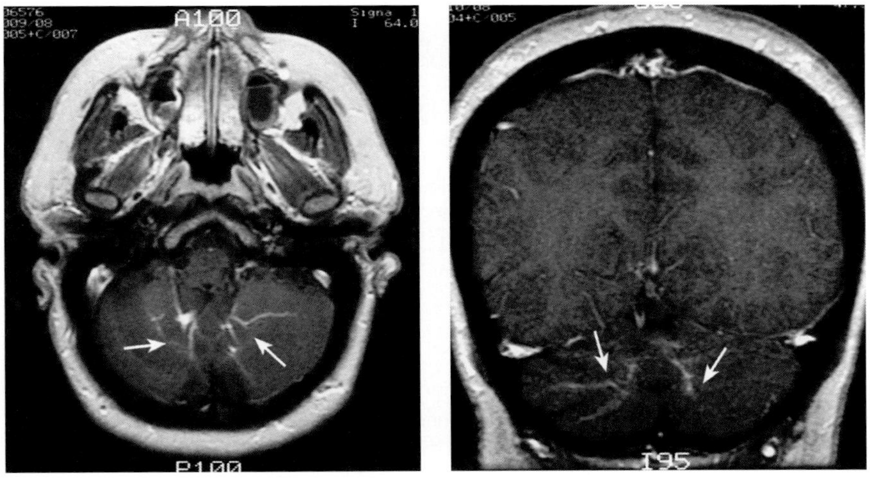

a b

Abb. 1A.**101** **Venöses Angiom.** Axiales (**a**) und koronales (**b**) T1W nach KM, venöses Angiom in den medianen Anteilen beider Kleinhirnhemisphären; kräftige zentrale Vene mit KM-Enhancement, die mehrere kleine medulläre Venen drainiert (Caput medusae) (Pfeile).

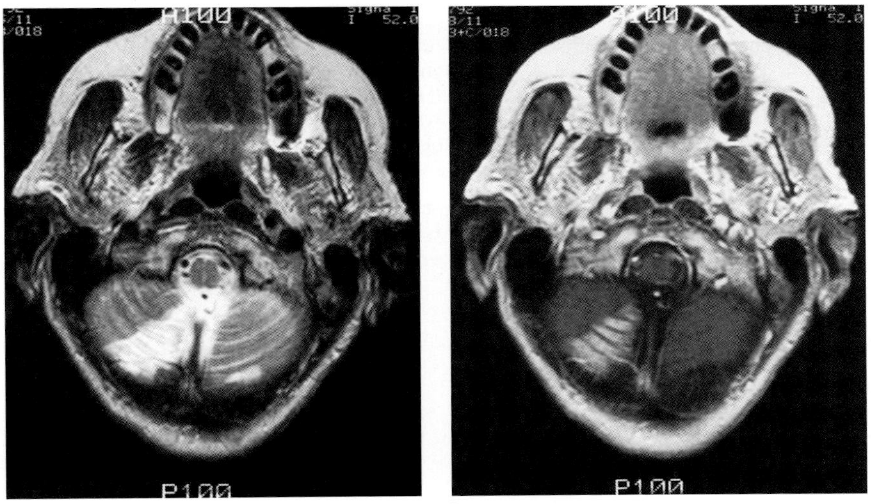

a b

Abb. 1A.**102** **Subakuter zerebellärer Infarkt mit KM-Enhancement.** **a** Axiales T2W, keilförmiges signalreiches Areal inferomedial im rechten Cerebellum.
b Axiales T1W nach KM, Infarktenhancement im Versorgungsgebiet der A. cerebellaris inferior posterior.

Tabelle 1A.**4** (Fortsetzung) Intraaxiale Läsionen der hinteren Schädelgrube (infratentoriell)

Erkrankung	MRT-Befund	Kommentar
Waller'sche Degeneration	Resultat eines Infarktes oder einer Verletzung des motorischen Kortex oder des Crus posterior der Capsula interna entlang der Projektionsfasern: signalreiche Zone im T2W entlang des ipsilateralen Tractus corticospinales im Hirnstamm (5–12 Wochen nach Verletzung hohes T2-Signal durch Ödem, danach bedingt durch sekundäre Gliosen). Kann mit Hirnstamm-Atrophie entlang der betroffenen Projektionsfaser einhergehen. Eine extensive unilaterale kortikale zerebelläre Atrophie kann zu einer Atrophie des mittleren Kleinhirnstiels und Cerebellum führen aufgrund einer Unterbrechung der kortikopontozerebellären Bahnen (die den zerebralen Kortex über die Kerne der Pons mit dem kontralateralen Pedunculus cerebellaris medius verbinden).	Zurückzuführen auf pathologische Veränderungen (Degeneration, Myelinverlust, Atrophie) des Axons nach Verletzung von neuronalen Zellen (z. B. nach Blutung, Infarkt, Kontusion, chirurgischen Eingriffen).

Tabelle 1A.**5** Extraaxiale Läsionen der hinteren Schädelgrube (infratentoriell)

Erkrankung	MRT-Befund	Kommentar
Neoplasien		
Metastase (Abb. 1A.**103, Abb.** 1A.**104**)	Einzelne oder multiple, scharf bis unscharf begrenzte Läsionen mit Ausdehnung in die Kalotte, Dura, Leptomenix und/oder Plexus chorioidei. Signalarm bis intermediär im T1W, intermediär bis signalreich im T2W, in der Regel KM-Enhancement. Mögliche Knochendestruktionen und Kompression von Hirngewebe oder Gefäßen. Leptomeningeale Tumoren häufig erst im Postkontrast-Bild erkennbar.	Verschiedenste destruierende und infiltrative Effekte uni- oder multilokulär.
Schwannome (Akustikus-, Trigeminusneurinome etc.) (Abb. 1A.**105, Abb.** 1A.**106**)	Umschriebene oder lobulierte extraaxiale Läsion, intermediär bis signalarm im T1W und signalreich im T2W; kräftiges KM-Enhancement. Das hohe T2-Signal und das KM-Enhancement können bei großen Tumoren inhomogen imponieren.	Schwannome des Nervus acusticus (vestibularis) stellen 90 % aller Schwannome und 75 % aller Tumoren der Kleinhirnbrückenwinkelzisterne dar. In der Häufigkeit rangieren Trigeminus-Neurinome an zweiter Stelle, gefolgt von Neurinomen des N. facialis. Multiples Auftreten bei Neurofibromatose Typ 2.
Meningeom (Abb. 1A.**107**)	Definierte extraaxiale duraständige Läsionen. Supratentoriell häufiger als infratentoriell. Intermediäres T1-Signal, im T2W intermediär bis gering signalreich. In der Regel kräftiges KM-Enhancement, Verkalkungen möglich.	Häufigster extraaxialer Tumor. Gewöhnlich gutartig, typischerweise bei Erwachsenen über 40 Jahren auftretend, häufiger bei Frauen. Multilokulär im Rahmen einer Neurofibromatose Typ 2. Kann zu Kompressionseffekten am benachbarten Hirnparenchym führen, an benachbarten Arterien und venösen Sinus. Seltener invasiver/maligner Typ.
Hämangioperizytom (Abb. 1A.**108**)	Extraaxiale, häufig scharf begrenzte Raumforderung mit intermediärem Signal im T1W und intermediärem bis hohem Signal im T2W; kräftiges KM-Enhancement (kann Meningeomen ähneln), ohne oder mit Knochenerosionen.	Seltene Neoplasie junger Erwachsener (Frauen häufiger), manchmal als angioplastisches Meningeom oder meningeales Hämangioperizytom bezeichnet. Entsteht aus vaskulären Zellen (Perizyten). Häufigkeit von Metastasen ist größer als bei Meningeomen.

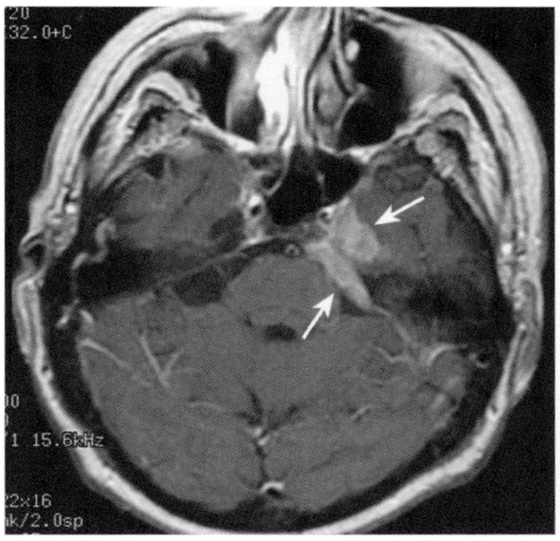

Abb. 1A.**103** **Duraständige Metastase.** Axiales T1W nach KM, pathologisches Dura-Enhancement entlang der linken Felsenbeinspitze mit Einbeziehung der linken Trigeminus-Zisterne (Pfeile). Metastase eines Mamma-Karzinoms.

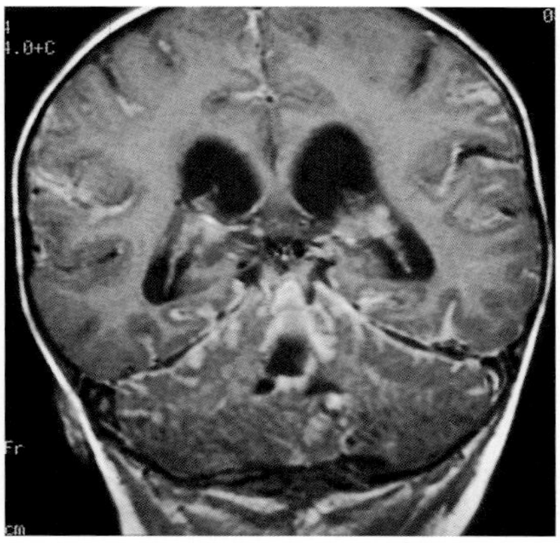

Abb. 1A.**104** **Disseminiertes Medulloblastom der Leptomenix.** Koronales T1W nach KM, abnormes Enhancement entlang der zerebellären wie auch zerebralen Sulci als Ausdruck des disseminierenden Tumors.

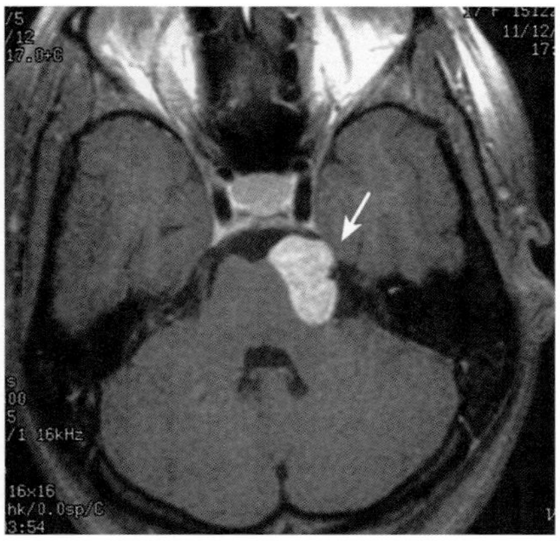

Abb. 1A.**105** **Trigeminusneurinom (Schwannom).** Axiales T1W nach KM, KM-aufnehmende Raumforderung des N. trigeminus im Bereich seines Eintrittes in die Pons (Pfeil).

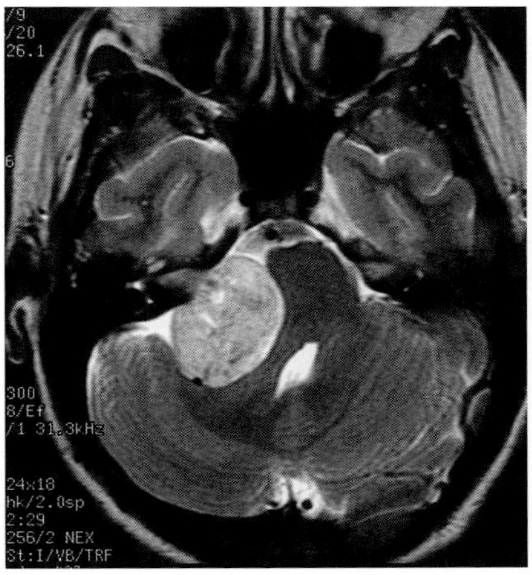

Abb. 1A.**106** **Akustikusneurinom (Schwannom).** **a** Axiales T2W, große inhomogene, leicht hyperintense Raumforderung in der rechten Kleinhirnbrückenwinkel-Zisterne mit Ausläufer in den rechten inneren Gehörgang.

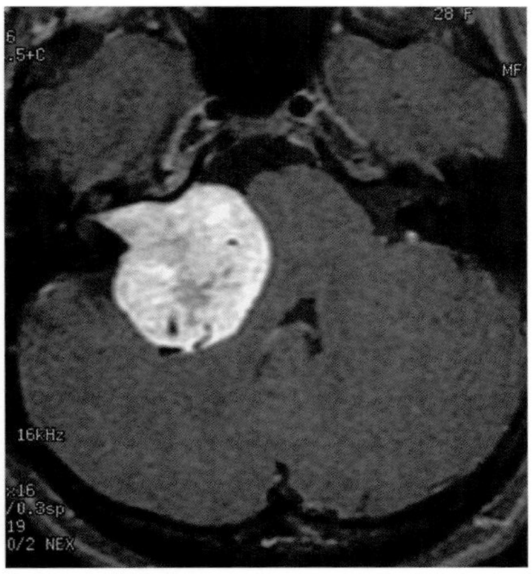

Abb. 1A.**106 b** Kräftiges Enhancement der Läsion im fettgesättigten T1W nach KM.

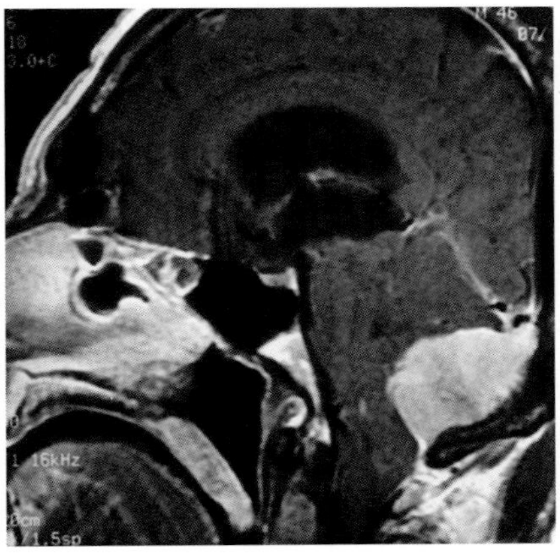

Abb. 1A.**107** **Meningeom.** **a** Axiales T1W nach KM, kräftig KM-anreichernder Tumor am hinteren unteren Rand der hinteren Schädelgrube. Die Läsion führt zu einer Verlagerung der Kleinhirntonsillen nach kaudal in das Foramen magnum sowie zu einer Kompression des 4. Ventrikels.

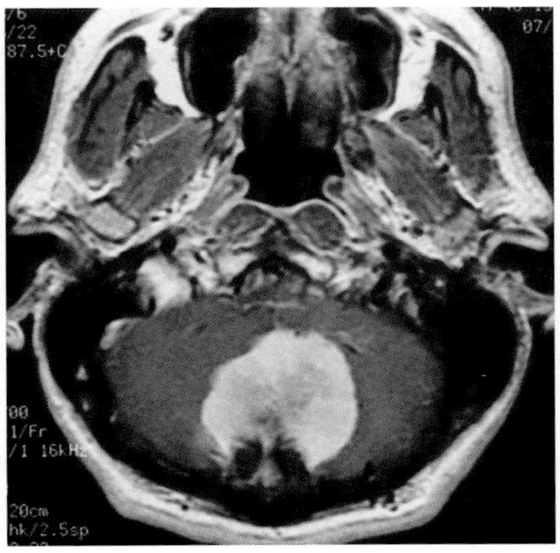

Abb. 1A.**107 b** KM-Enhancement der nahe der Mittellinie median gelegenen Läsion.

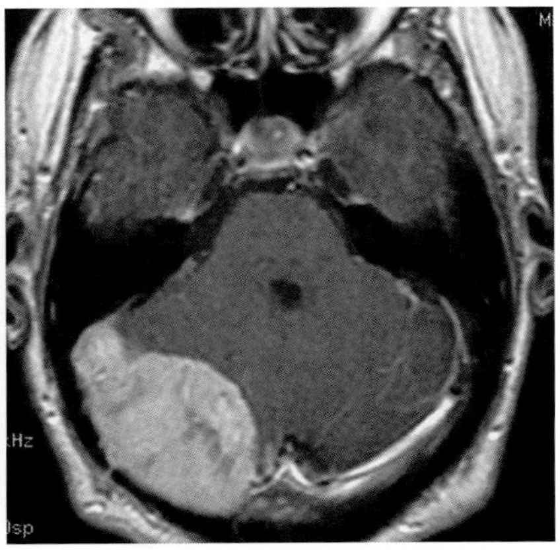

Abb. 1A.**108** **Hämangioperizytom.** Axiales T1W nach KM, kräftiges Enhancement des Tumors in der hinteren Schädelgrube rechts dorsolateral.

Tabelle 1A.**5** (Fortsetzung) Extraaxiale Läsionen der hinteren Schädelgrube (infratentoriell)

Erkrankung	MRT-Befund	Kommentar
Paragangliom – Glomus jugulare Tumor (Abb. 1A.**109**)	Extraaxiale in der Regel glatt begrenzte Läsion im Foramen V. jugulare. Intermediäres Signal im T1W, intermediär bis schwach signalreich im T2W, mitunter Flusseffekte, kräftiges KM-Enhancement. Häufig begleitende Knochenerosionen und Erweiterung des Foramen V. jugulare.	Tumoren der Paraganglien, auch Chemodektome genannt, finden sich in unterschiedlichen Regionen des Körpers und werden entsprechend ihrer Lokalisation benannt (z. B. Glomus jugulare, tympanicum, vagale).
Chorioidales Plexuspapillom oder Karzinom (Abb. 1A.**63**)	Umschriebene und/oder lobulierte Läsion im Bereich der Plexus, intermediäres Signal im T1W, gemischt intermediär bis signalreich im T2W; gewöhnlich kräftiges KM-Enhancement. Verkalkungen möglich. Lokalisation: Atrium der Seitenventrikel (Kinder) häufiger als 4. Ventrikel (Erwachsene), seltener andere Lokalisation wie z. B. 3. Ventrikel. Kann zum Okklusionshydrozephalus führen.	Seltener intrakranieller Tumor. Die MR-Charakteristiken des Plexus-Papilloms und -Karzinoms überschneiden sich. Beide Läsionen können entlang der Liquorwege disseminieren und das Hirnparenchym infiltrieren.
Lymphom (Abb. 1A.**110**)	Vereinzelte oder multiple umschriebene oder unscharf begrenzte Läsionen im Bereich der Kalotte, der Dura und/oder Leptomenix. Geringes bis intermediäres Signal im T1W, intermediär bis signalreich im T2W, in der Regel KM-Enhancement. Knochendestruktionen möglich. Leptomeningeale Tumoren häufig erst im Postkontrast-Scan erkennbar.	Extraaxiale Lymphome haben unterschiedliche destruierende und infiltrierende Erscheinungsformen, können uni- wie multilokulär auftreten.
Neurocutane Melanose	Extra- oder intraaxiale, gewöhnlich unter 3 cm große, unregelmäßig begrenzte Läsion in der Leptomenix oder im Hirnparenchym/Hirnstamm (vordere Temporallappen, Cerebellum, Thalamus, inferiorer Frontallappen), intermediär bis gering signalreich im T1W aufgrund des erhöhten Melaningehaltes. KM-Enhancement. Mögliche Kombination mit Kleinhirnwurm-Hypoplasien, Arachnoidalzysten oder Dandy-Walker-Malformation.	Neuroektodermale Dysplasie mit Proliferation von Melanozyten in der Leptomenix, häufig assoziiert mit großen und/oder multiplen kutanen Naevi. Kann zum ZNS-Melanom entarten.
Myelom/Plasmozytom (Abb. 1A.**65**) **(Abb.** 2B.**25**)	Multiple (Myelom) oder isolierte (Plasmozytom) scharf oder unscharf begrenzte Läsionen der Dura und der Schädelkalotte. Signalarm bis intermediär im T1W, intermediär bis signalreich im T2W, in der Regel KM-Enhancement und Knochendestruktionen.	Myelome haben unterschiedliche destruierende und infiltrierende Erscheinungsformen im Bereich des Achsen- und Extremitätenskeletts.
Chordom (Abb. 1A.**111**)	Scharf begrenzte lobulierte Läsion mit geringem bis intermediärem Signal im T1W und signalreich im T2W; gewöhnlich heterogenes KM-Enhancement. Lokal invasiv mit Knochenerosionen/-Destruktionen, Infiltration von Nerven und Gefäßen. Häufige Lokalisation im Bereich der Schädelbasis und des Clivus mittelliniennnah.	Seltener langsam wachsender Tumor. Eine detaillierte anatomische Darstellung des Tumors ist ausschlaggebend für die chirurgische Planung.
Chondrosarkom (Abb. 1A.**112**)	Polyzyklischer signalarmer bis intermediär intenser Tumor im T1W, signalreich im T2W, gelegentlich mit Mineralisationseffekt (T2-Signalminderung). Gewöhnlich heterogenes KM-Enhancement. Fokal invasive Komponente mit Knochenerosionen/-Destruktionen, Infiltration von Nerven und Gefäßen. Häufige Lokalisation im Bereich der Schädelbasis und petrookzipitalen Synchondrose mittelliniennah.	Seltener langsam wachsender Tumor. Eine detaillierte anatomische Darstellung des Tumors ist ausschlaggebend für die chirurgische Planung.
Osteogenes Sarkom (Abb. 2B.**29**)	Destruierender Tumor der Schädelbasis, geringes bis intermediäres Signal im T1W und gemischtes Signal im T2W. Gewöhnlich mit Mineralisationen/ Ossifikationen (signalarmes T2W), heterogenes KM-Enhancement.	Seltener Tumor der endochondralen Knochen bildenden Anteile der Schädelbasis. Häufiger als Chondrosarkom und Ewing-Sarkom. Lokal invasiv, rasch metastasierend, tritt bei Kindern als Primärtumor auf und bei Erwachsenen in Assoziation mit M. Paget, Bestrahlungen, chronischer Osteomyelitis, Osteoblastom, Riesenzelltumor, fibröser Dysplasie.
Ewing-Sarkom	Destruierender Tumor der Schädelbasis, geringes bis intermediäres Signal im T1W und gemischtes Signal im T2W. Gewöhnlich mit Mineralisationen/ Ossifikationen (signalarmes T2W), heterogenes KM-Enhancement.	Gewöhnlich zwischen 5. und 30. Lebensjahr auftretender Tumor, häufiger bei Männern. Seltener Befall der Schädelbasis, rasch metastasierend.

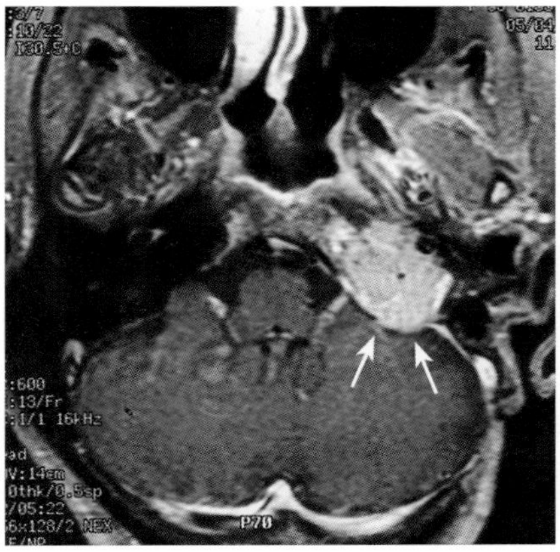

Abb. 1A.**109** **Paragangliom – Glumus jugulare Tumor.** **a** Axiales fettgesättigtes T1W nach KM, glatt begrenzter Tumor im linken Foramen jugulare mit kräftigem KM-Enhancement (Pfeile).

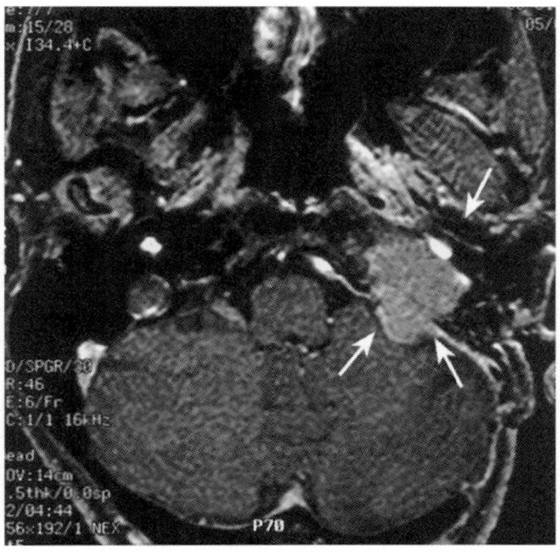

Abb. 1A.**109 b** Axiales T1W (spoiled GRE) nach KM, KM-anreichernder Tumor (gerade Pfeile) im linken Foramen jugulare dorsal der linken A. carotis interna (gekrümmter Pfeil).

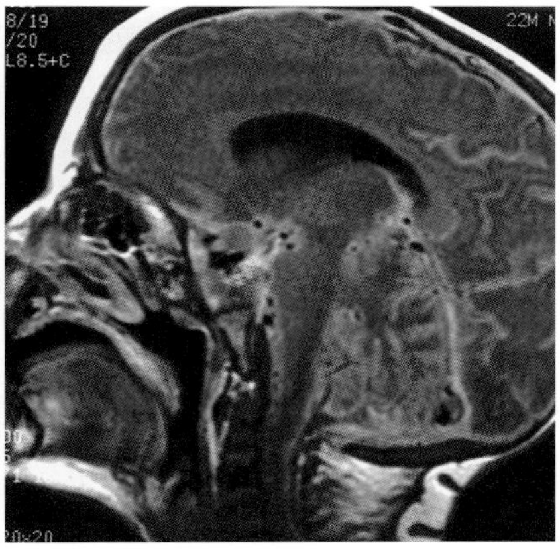

Abb. 1A.**110** **Lymphom.** Sagittales T1W nach KM, diffuses Mehrenhancement entlang der zerebellären und zerebralen Sulci (Leptomenix) sowie der Basalzisternen bei disseminierendem Lymphom.

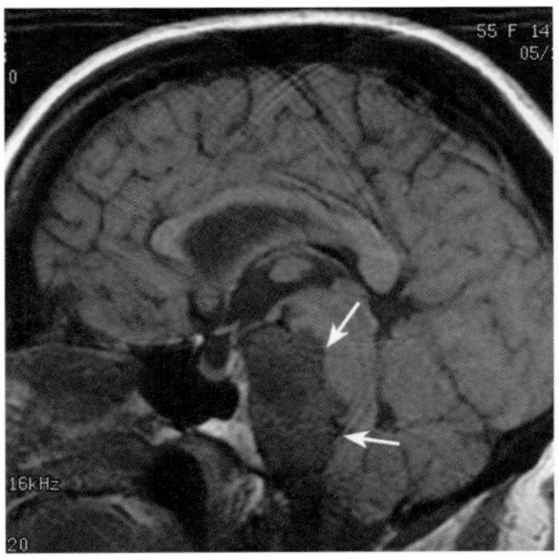

Abb. 1A.**111** **Chordom.** **a** Sagittales T1W, glatt begrenzter Herd (Pfeile) mit geringem bis intermediärem Signal entlang der intrakraniellen Begrenzung des Clivus mit Verdrängung und Deformierung des Hirnstamms.

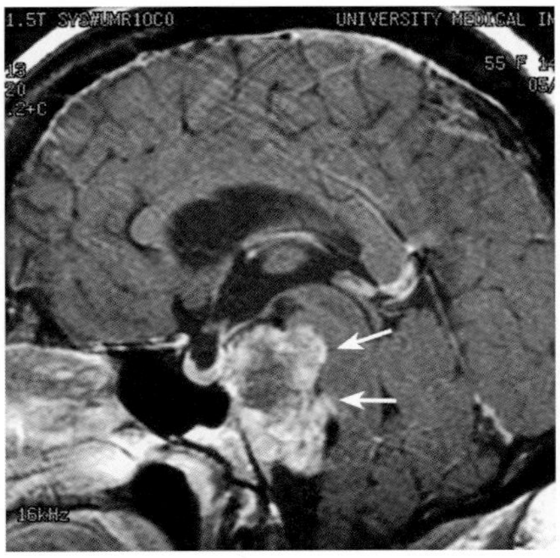

Abb. 1A.**111 b** Heterogenes KM-Enhancement der Läsion im T1W nach KM (Pfeile).

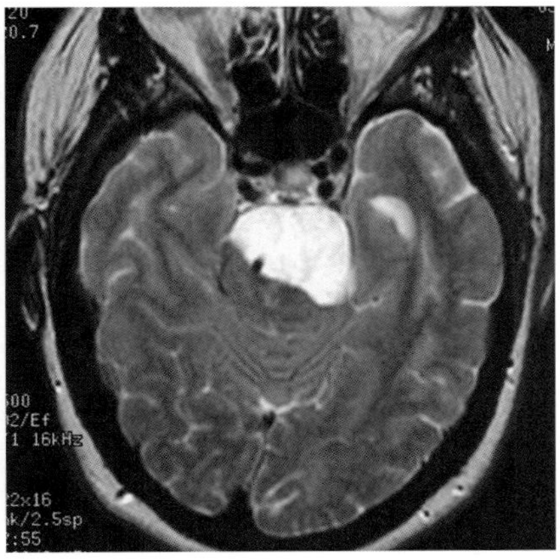

Abb. 1A.**111 c** Hohes Signal des Tumors im axialenT2W.

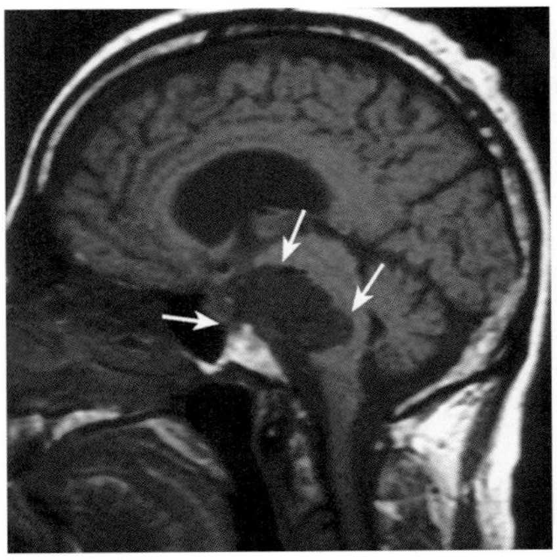

Abb. 1A.**112** **Chondrosarkom.** **a** Sagittales T1W, lobulierte glatt konturierte Läsion mit intermediärem Signal (Pfeile) an der Clivus-Oberfläche mit Verdrängung und Deformierung des Hirnstamms. Knochenerosion/-Destruktion des oberen Clivus mit Einbruch des Tumors in die Sella.

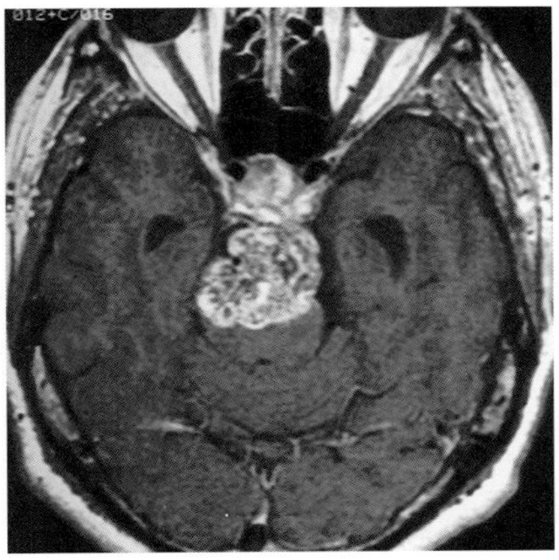

Abb. 1A.**112 b** Heterogenes KM-Enhancement der Läsion im axialen T1W nach KM.

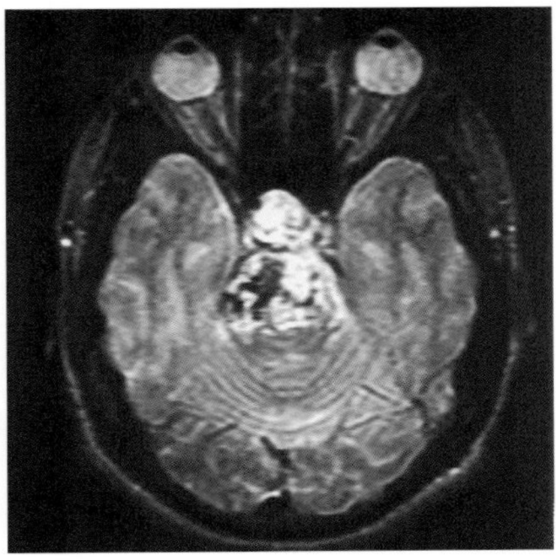

Abb. 1A.**112 c** Überwiegend signalreicher Herd im axialen T2W mit signalarmen Zonen aufgrund von Mineralisationen der Gewebsmatrix.

Tabelle 1A.**5** (Fortsetzung) Extraaxiale Läsionen der hinteren Schädelgrube (infratentoriell)

Erkrankung	MRT-Befund	Kommentar
Sinunasales Plattenepithel-Karzinom	Destruierender Tumor des Nasenraumes, der Nasennebenhöhlen und des Nasopharynx. Mögliche Ausbreitung nach intrakranial über destruierte Knochengrenzen oder die Foramina. Intermediäres Signal im T1W, intermediär bis signalreich im T2W; geringes KM-Enhancement. Große Tumoren können Nekroseareale und/oder Einblutungen enthalten.	Häufiger bei männlichen Erwachsenen über 55 Jahre, seltener bei Frauen. Häufig assoziiert mit Aufnahme von oder Kontakt mit Nickel, Chrom, Senfgas, Radium, Holzverarbeitung.
Adenoidzystisches Karzinom (**Abb.** 1A.**67**)	Destruierender Tumor im Bereich der Nasenhaupthöhle, des Nasopharynx und der Nasennebenhöhlen. Mögliche Ausbreitung in den intrazerebralen Raum durch Knochendestruktion oder entlang der Nervenbahnen. Intermediäres Signal im T1W, intermediär bis gering signalreich im T2W, unterschiedlich geringes bis kräftiges KM-Enhancement.	10 % aller sinunasaler Tumoren, variable Lokalisation im Bereich der paranasalen Sinus. Tritt gewöhnlich bei Erwachsenen nach dem 30. Lebensjahr auf.
Nicht-neoplastische Läsionen		
Arachnoidalzyste (**Abb.** 1A.**113**)	Scharf begrenzte liquorähnliche extraaxiale Läsion, signalarm im T1W und signalreich im T2W, kein KM-Enhancement. Wesentliche Lokalisationen in abnehmender Häufigkeit: Vorderwand der mittleren Schädelgrube, suprasellär/Fossa quadrigemina, frontale Konvexität, hintere Schädelgrube.	Angeborene, entwicklungsbedingte oder erworbene liquorgefüllte nicht-neoplastische Läsion mit geringem raumfordernden Effekt zum angrenzenden Hirnparenchym. Supratentorielle Lokalisation häufiger als infratentorielle, eher bei Männern als bei Frauen zu finden. Ohne oder mit assoziierten klinischen Symptomen.
Lipom (**Abb.** 1A.**178**)	Isointenses Signal des Lipoms im T1W und T2W im Vergleich zum subkutanen Fettgewebe. Signalsuppression durch frequenzselektive FS- oder STIR-Techniken. Typischerweise kein KM-Enhancement oder Umgebungsödem.	Gutartige Fettgewebsgeschwulst auf der Basis kongenitaler Malformationen; häufig mittelliniennah lokalisiert. Kann Verkalkungen und/oder Gefäße einschließen.
Epidermoid (**Abb.** 1A.**114**)	Glatt begrenzte kugelige bis polyzyklische extraaxiale ektodermale zystische Läsion; liquorähnlich signalarm bis intermediär im T1W und signalreich im T2W. Gemischt geringes, intermediäres und hohes Signal in FLAIR-Sequenzen, kein KM-Enhancement. Lokalisation gewöhnlich in Nachbarschaft der Liquorwege mit Verformung des angrenzenden Hirngewebes (Hirnstamm, Cerebrum), häufig im Bereich der hinteren Schädelgrube (Kleinhirnbrückenwinkel-Zisterne) parasellär/mittlere Schädelgrube.	Nicht-neoplastische angeborene oder erworbene Läsion mittellinienfern, enthält abgestoßene Zellen und Keratin-Abschilferungen. Geringer raumfordernder Effekt zum angrenzenden Parenchym. Infratentoriell häufiger als supratentoriell; keine geschlechtsspezifische Dominanz. Ohne oder mit assoziierten klinischen Symptomen.
Dermoid (**Abb.** 1A.**86**)	Glatt begrenzte kugelige bis polyzyklische extraaxiale Läsion, in der Regel signalreich im T1W, gemischt signalarm, intermediär und/oder signalreich im T2W. Kein KM-Enhancement. Fakultativ Flüssigkeitsspiegel oder Sedimentationen. Kann eine chemische Meningitis durch Ruptur der Dermoidzyste in den Subarachnoidalraum auslösen. Gewöhnlich im Bereich oder nahe der Mittellinie lokalisiert; supratentoriell häufiger als infratentoriell.	Nicht-neoplastische erworbene oder angeborene ektodermale zystische Läsion; enthält Fett, Cholesterol, abgestoßene Zellen und Keratin-Abschilferungen. Geringer raumfordernder Effekt zum angrenzenden Parenchym. Infratentoriell häufiger als supratentoriell; keine geschlechtsspezifische Dominanz. Ohne oder mit assoziierten klinischen Symptomen.

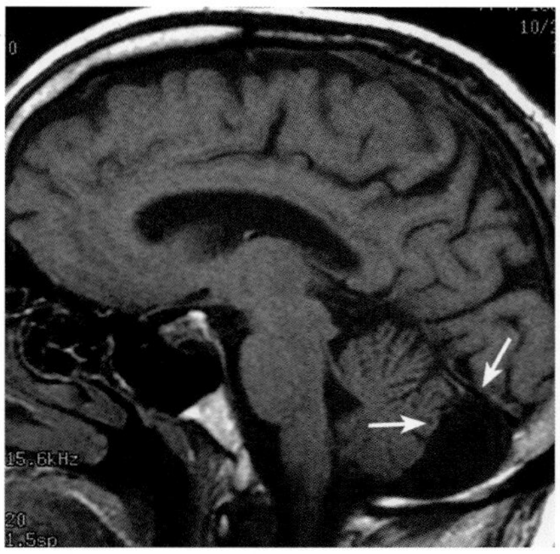

Abb. 1A.**113** **Arachnoidalzyste.** **a** Sagittales T1W, glatt abgegrenzte signalarme Struktur dorsokaudal des 4. Ventrikels (Pfeile).

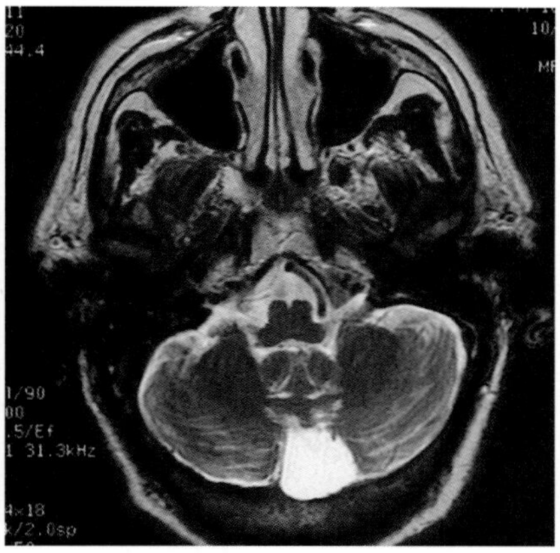

Abb. 1A.**113 b** Axiales T2W, liquorisointense signalreiche Struktur, leichte Deformierung der Vermis cerebelli und der linken Kleinhirnhemisphäre posteromedial.

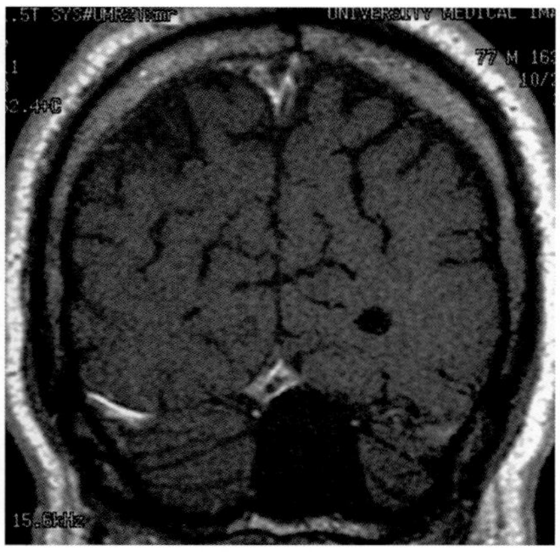

Abb. 1A.**113 c** Kein Enhancement der Zyste im T1W nach KM.

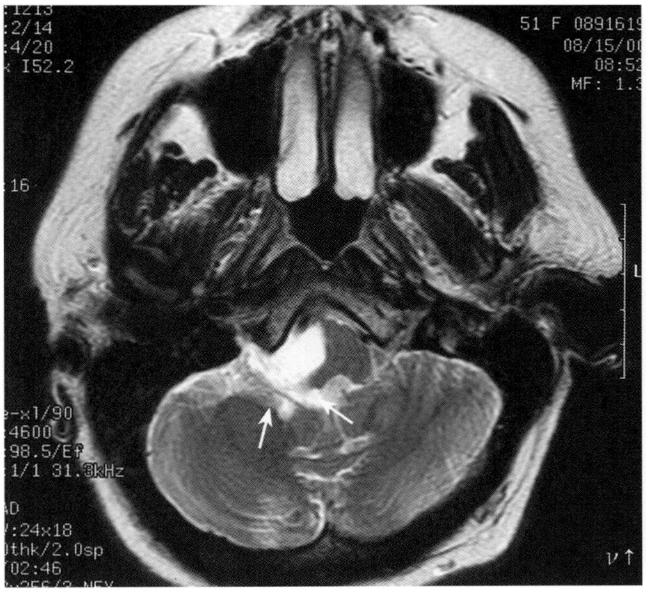

a

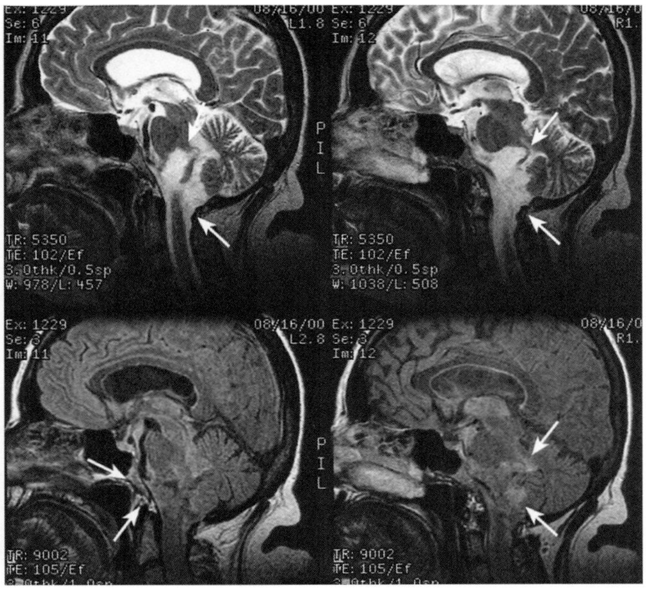

b

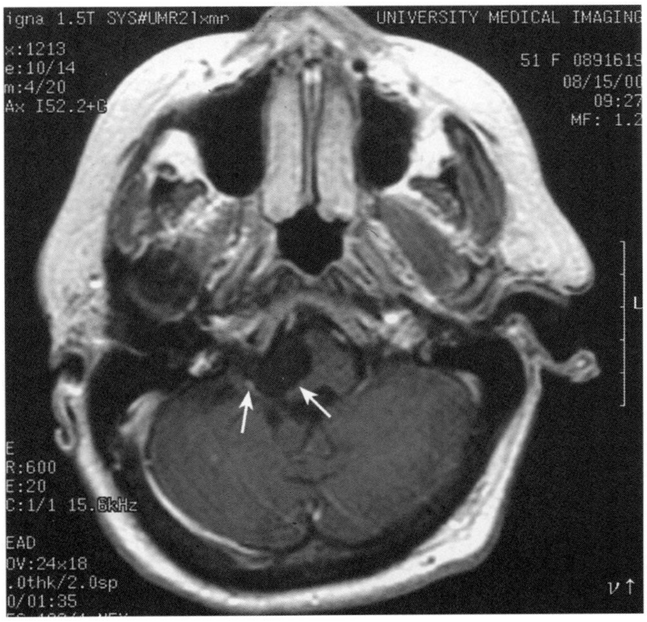

c

Abb. 1A.**114** **Epidermoid.** **a** Axiales T2W, polyzyklische extraaxiale signalreiche Läsion ventral der anteromedialen rechten Kleinhirnhemisphäre (Pfeile). **b** Sagittales T2W (oben) und Flair-Sequenz (unten), signalreicher Charakter der Läsion ohne Suppression in FLAIR-Technik, dadurch gut von Liquor abgrenzbar (Pfeile). **c** Signalarmes Epidermoid ohne Enhancement nach KM-Injektion, axiales T1W (Pfeile).

Tabelle 1A.**5** (Fortsetzung) Extraaxiale Läsionen der hinteren Schädelgrube (infratentoriell)

Erkrankung	MRT-Befund	Kommentar
Fibröse Dysplasie (Abb. 1A.**115**)	Expansiver Knochenprozess der Schädelbasis mit geringem bis intermediärem Signal im T1W und variablem gemischtem Signal im T2W (signalarm, intermediär, signalreich); heterogenes KM-Enhancement.	Gewöhnlich bei Jugendlichen und jungen Erwachsenen. Kann zur Beengung der Nervenkanäle mit Nervenkompression und Gesichtsdeformitäten führen. Monoostotische und polyostotische Formen (mögliche Kombination mit endokrinen Störungen, wie z. B. McCune-Albright-S., Pubertas praecox).
M. Paget (Abb. 1A.**116**)	Expansiver sklerosierender/lytischer Knochenprozess mit gemischt geringem bis intermediärem Signal im T1W und variablem gemischtem Signal im T2W (signalarm, intermediär, signalreich); heterogenes KM-Enhancement. Unregelmäßigkeiten/Unschärfen zwischen Markraum und Knochengrenze der Tabula interna und externa.	Gewöhnlich bei älteren Erwachsenen. Kann zur Beengung der Nervenkanäle mit Nervenkompression führen, basiläre Impression. Hirnstammkompression möglich.
Entzündlich		
Leptomeningeale Infektion/Entzündung (Abb. 1A.**117**)	Einzelne oder multiple Noduli mit KM-Enhancement und/oder fokal bis diffuses anormales subarachnoidales KM-Enhancement. Geringes bis intermediäres Signal im T1W, intermediär bis signalreich im T2W, besser zu sehen nach KM-Gabe.	Ein KM-Enhancement im Bereich des Subarachnoidalraumes (Leptomenix) ist immer richtungweisend auf signifikante Erkrankungen (Entzündungen, Infektion bzw. Neoplasien). Leptomeningeale Infektionen und/oder Entzündungen resultieren aus pyogenen, Pilz- oder parasitären Infektionen sowie Tuberkulose. Ähnliches subarachnoidales Enhancement bei Neurosarkoidose mit entsprechenden granulomatösen Veränderungen der Leptomenix.
Eosinophiles Granulom (Abb. 1A.**74**)	Einzelne oder multiple abgegrenzte Weichteilformationen im Markraum der Schädelkalotte mit Knochendestruktion/-Erosion und Ausbreitung nach intra- und/oder extrakranial. Gewöhnlich intermediäres Signal im T1W, gemischt intermediär bis schwach signalreich im T2W, KM-Enhancement, fakultativ Enhancement der beteiligten Dura.	*Einzelherd:* Mehr bei Männern als bei Frauen (unter 20 Jahren). Proliferation von Histiozyten in den Markraum mit Knochendestruktion und Ausbreitung in die angrenzenden Gewebe. *Multiple Herde:* In Verbindung mit verschiedenen Syndromen: M. Abt-Letterer-Siwe (Lymphadenopathie, Hepatosplenomegalie) bei Kindern unter 2 Jahren; M. Hand-Schüller –Christian (Lymphadenopathie, Exophthalmus, Diabetes insipidus) bei Kindern zwischen 5 und 10 Jahren.
Andere		
Vaskulär		
AVM	Unregelmäßig begrenzte Läsionen in der Pia und/oder Dura mater des Hirnparenchyms. AVM zeigen unterschiedliche tubuläre Fluss-Auslöschungen im T1W und T2W. KM-Enhancement der Regel im venösen Anteil. Mittels GRE-Sequenzen und MRA (TOF, Phasenkontrast) sind Flusssignale in den durchströmten arteriellen und venösen Anteilen der AVM nachweisbar. Gewöhnlich kein raumfordernder Effekt außer bei Blutungen oder frischen Thrombosierungen.	Supratentorielle AVM sind wesentlich häufiger als infratentorielle (80–90 % gegenüber 10–20 %); Blutungsrisiko. AVM können erworben, angeboren oder posttraumatisch auftreten.
AVM der Dura (Abb. 1A.**78**)	Durale AVM zeigen multiple tubuläre Fluss-Auslöschungen im T1W und T2W. Häufig KM-Enhancement der venösen Anteile. Ein Fluss-Signal in durchströmten Anteilen sowie Thrombosierungen oder Rekanalisationen der venösen Sinus der AVM können mittels Gradientenechosequenzen oder MRA (TOF oder Phasenkontrast-Techniken) sichtbar gemacht werden. Gewöhnlich kein raumfordernder Effekt außer bei Blutungen oder frischen Thrombosierungen.	Durale AVM sind in der Regel erworben, entstehen aus Thrombosen bzw. Verschlüssen der venösen Sinus mit nachfolgender Rekanalisation und Ausbildung von arteriovenösen Shunts. Lokalisation in abnehmender Häufigkeit: Sinus transversus, Sinus sigmoideus, Sinus cavernosus, Sinus rectus, Sinus sagittalis superior.

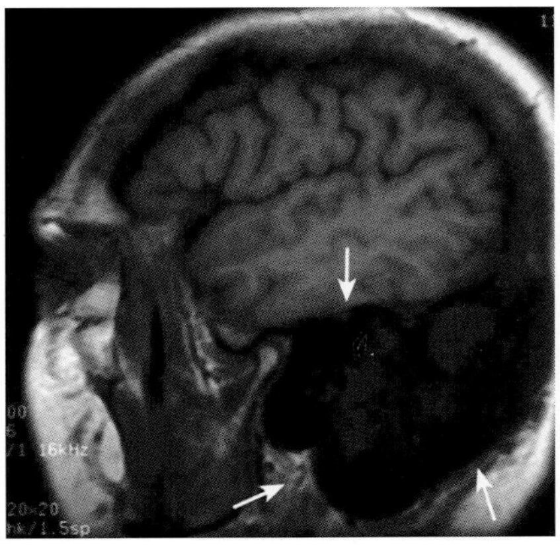

Abb. 1A.**115** **Fibröse Dysplasie.** **a** Sagittales T1W, scharf begrenzte gemischt signalarme bis intermediäre Wucherung der Schädelkalotte (Pfeile).

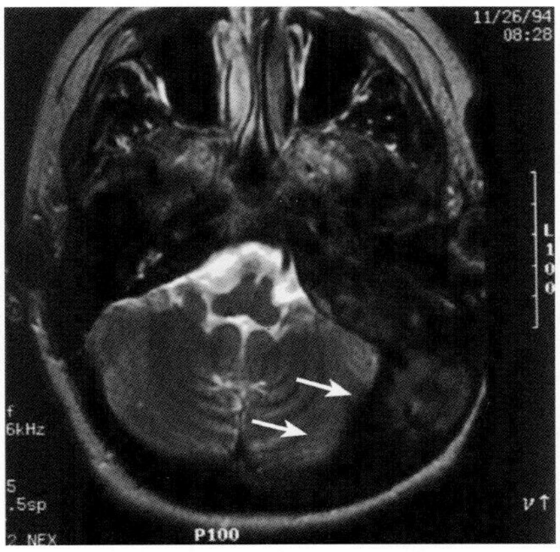

Abb. 1A.**115 b** Axiales T2W, Verbreiterung des linken Felsen- und Hinterhauptbeines mit definierten Grenzen und gemischt signalarmem bis intermediärem Charakter (Pfeile).

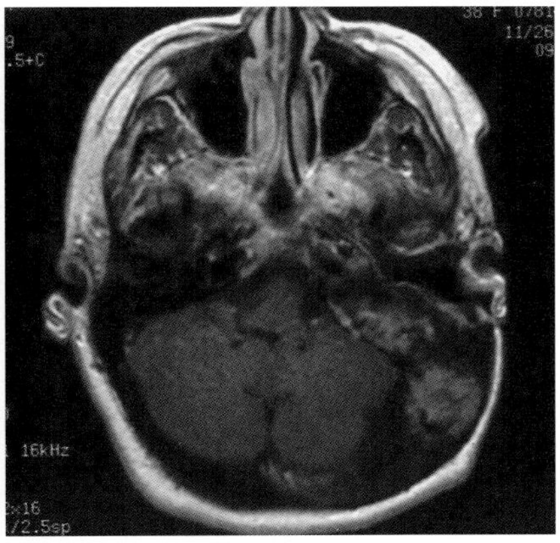

Abb. 1A.**115 c** Inhomogenes KM-Enhancement der dysplastischen Knochenanteile im axialen T1W nach KM.

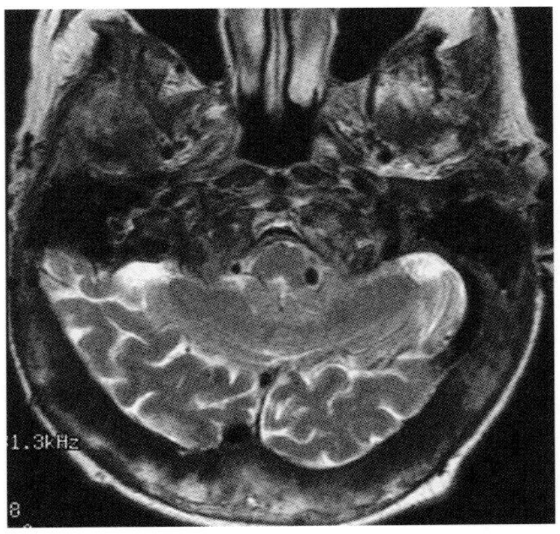

Abb. 1A.**116** **M. Paget.** Axiales T2W, expansiver sklerotisch/lytischer Knochenprozess des Os okzipitale, gemischt signalarm bis signalreich, Unregelmäßigkeiten/Unschärfen zwischen Markraum und Knochengrenze der Tabula interna und externa.

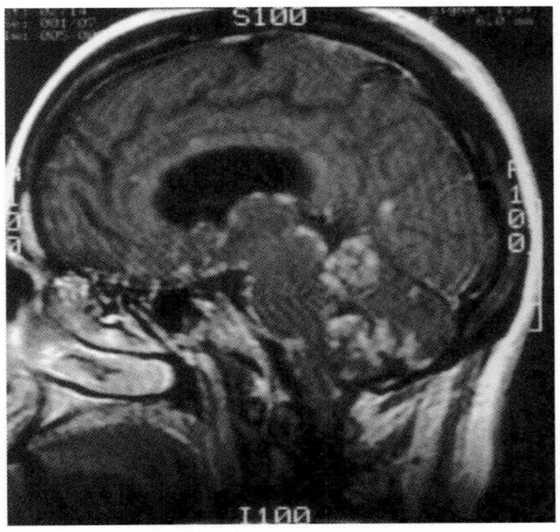

Abb. 1A.**117** **Neurosarkoidose.** **a** Sagittales T1W nach KM, multiple noduläre Läsionen der Leptomeninx mit KM-Enhancement.

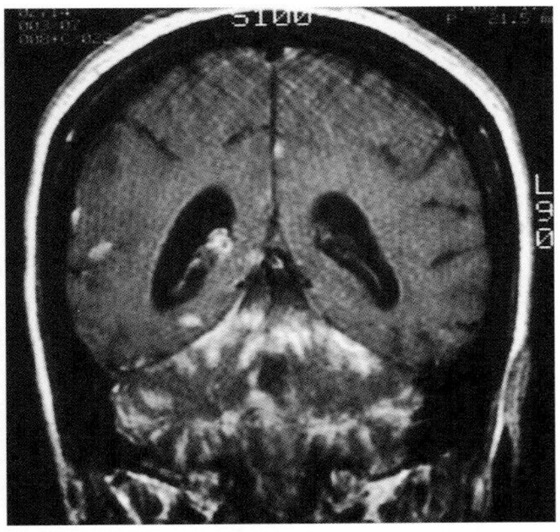

Abb. 1A.**117 b** Koronales T1W nach KM, multiple kleine noduläre Herde in der supra- und infratentoriellen Leptomenix mit KM-Enhancement.

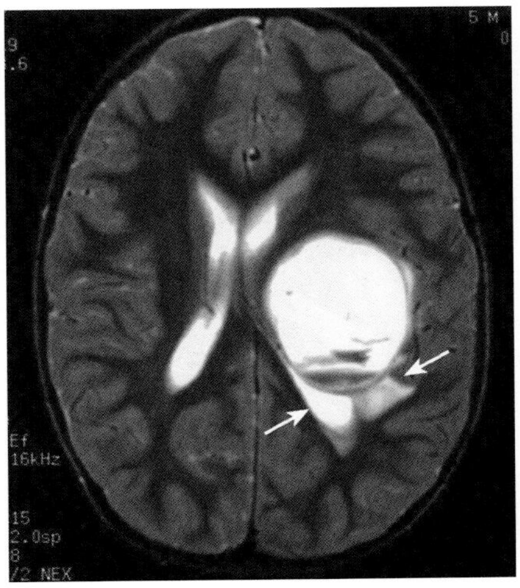

Abb. 1A.**118** **Low-grade Astrozytom.** **a** Axiales T2W, zystische überwiegend signalreiche Läsion mit Flüssigkeitsspiegel (geringes Signal) (Pfeile) links zerebral.

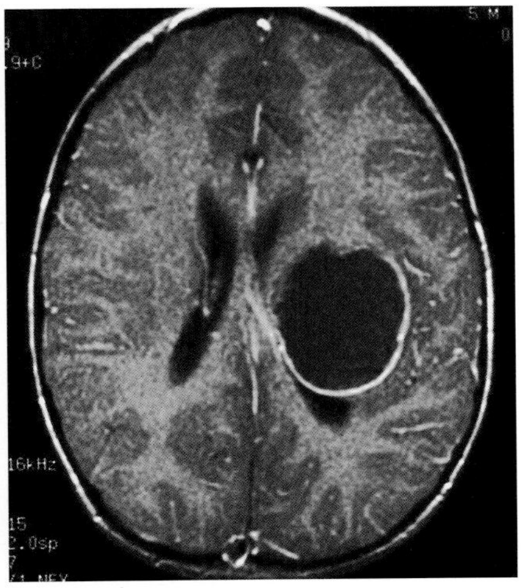

Abb. 1A.**118 b** Axiales T1W nach KM, zartes Randenhancement der zystischen Läsion.

Tabelle 1A.**5** (Fortsetzung) Extraaxiale Läsionen der hinteren Schädelgrube (infratentoriell)

Erkrankung	MRT-Befund	Kommentar
Hämorrhagisch		
Epidurales Hämatom (Abb. 1A.**68**)	Bikonvexes extraaxiales Hämatom zwischen Schädelkalotte und Dura. Signalminderung der verdrängten Dura im T2W. Signalcharakter des Hämatoms abhängig vom Alter der Blutung, ihrer Größe, dem Hämatokrit und der Sauerstoffsättigung, fakultativ lokalisiertes Ödem. Hohes T2-Signal mit Einbeziehung des angrenzenden Hirnparenchyms, mögliche Falxverlagerung. *Hyperakut:* intermediär im T1W, intermediär bis signalreich im T2W. *Akut:* signalarm bis intermediär im T1W, signalreich im T2W. *Subakut:* Signalreich im T1W und signalarm oder signalreich im T2W.	Häufige traumatische Genese oder Ruptur einer epiduralen Arterie oder eines duralen Venen-Sinus. Epidurale Hämatome überschreiten nicht die Schädelnähte, fakultativ assoziierte Schädelfrakturen.
Subdurales Hämatom (Abb. 1A.**69**–1A.**71**)	Halbmondförmiges extraaxiales Hämatom zwischen dem Innenrand der Dura und dem Außenrand der Membrana Arachnoidea. Signalcharakter des Hämatoms abhängig vom Alter der Blutung, ihrer Größe, dem Hämatokrit und der Sauerstoffsättigung, fakultativ lokalisiertes Ödem. Hohes T2-Signal des verdrängten Hirnparenchyms, mögliche Falxverlagerung. *Hyperakut:* intermediär im T1W, intermediär bis signalreich im T2W. *Akut:* signalarm bis intermediär im T1W, signalarm im T2W. *Subakut:* Signalreich im T1W und signalarm im T2W (intrazelluläres Methämoglobin) mit eventuell zunehmendem Signal im T2W (extrazelluläres Methämoglobin). *Chronisch:* Variables, häufig gering bis intermediäres Signal im T1W und signalreich im T2W, fakultativ Enhancement der Vernarbungen oder Neomembran. Gemischtes MR-Signal bei Nachblutungen und chronischen Zuständen.	Subduralhämatome entstehen posttraumatisch durch Riss oder Dehnung von kortikalen Venen im Bereich ihrer subduralen Einmündung in die großen Sinus. Subduralhämatome überschreiten die Schädelnähte, fakultativ assoziierte Schädelfrakturen.

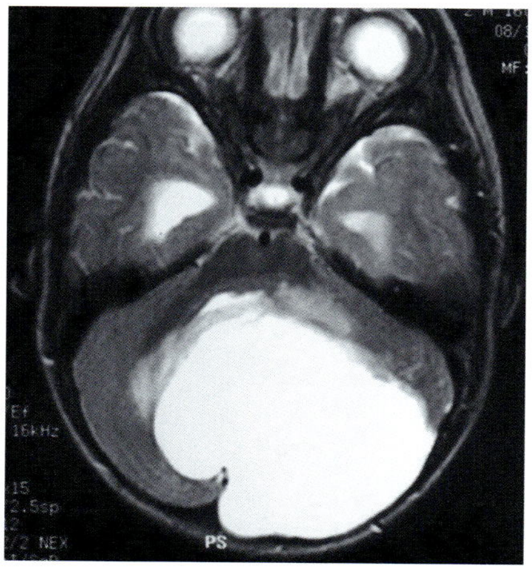

Abb. 1A.**119** **Juveniles pilocytisches Astrozytom.** **a** Axiales T2W, große signalreiche zystische Herdsetzung in der hinteren Schädelgrube mit obstruktivem Hydrozephalus.

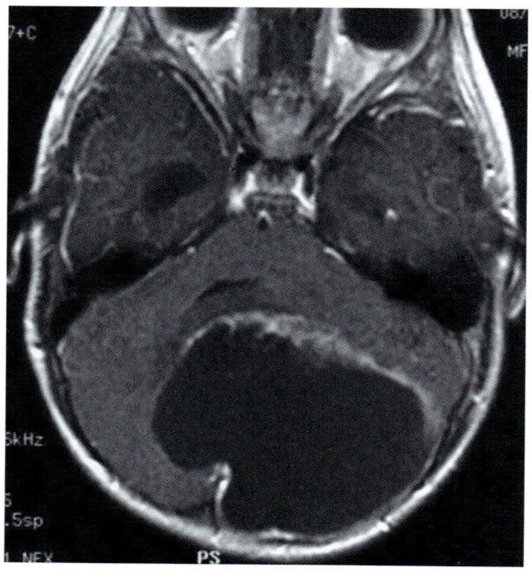

Abb. 1A.**119 b** Axiales T1W nach KM, unregelmäßiges peripheres Randenhancement der Läsion.

Tabelle 1A.**6** Zysten, zystische und Zysten enthaltende intrakranielle Läsionen

Erkrankung	MRT-Befund	Kommentar
Intraaxial		
Astrozytom (Abb. 1A.**18** bis 1A.**21**)	*Low-grade Astrozytom* (Abb. 1A.**118**): Gewöhnlich in der weißen Substanz gelegene fokale oder diffuse Raumforderung mit hypo- bis isointensem Signal im T1W und signalreich im T2W; geringes oder fehlendes Enhancement nach Gd-Kontrast. Kann Zysten enthalten. Minimaler raumfordernder Effekt. *Juveniles pilocytisches Astrozytom* (Abb. 1A.**119**): Subtyp: Solide/zystische fokale Herdsetzung mit geringem bis intermediärem Signal im T1W und hohem Signal im T2W, kräftiges KM-Enhancement. Lokalisationen: Cerebellum, Hypothalamus, in Nachbarschaft des 3. und 4. Ventrikels, Hirnstamm. *Anaplastisches Astrozytom:* Häufig unregelmäßig begrenzte Läsion in der weißen Substanz hypo- bis isointens in T1W, hyperintens im T2W, ohne und mit Enhancement nach Gd-Kontrast, mögliche zystische Anteile.	*Low-grade Astrozytom*: Häufig bei Kindern und Erwachsenen (20.-40. Lebensjahr). Der Tumor schließt hoch differenzierte Astrozyten ein. Assoziiert mit Neurofibromatose Typ1. 10 Jahre Überlebenswahrscheinlichkeit, kann maligne entarten. *Juveniles pilocytisches Astrozytom:* Subtyp: Häufiger Tumor im Kindesalter, gute Prognose nach Totalresektion. *Anaplastisches Astrozytom:* Zwischenstufe zwischen low-grade Astrozytom und Glioblastoma multiforme. Etwa 2 Jahre Überlebenswahrscheinlichkeit.
Glioblastoma multiforme (Abb. 1A.**120**)	Unregelmäßig begrenzte Raumforderung mit Nekrosen oder Zysten. Gemischtes Signal im T1W, signalreich im T2W, Einblutungen möglich. Starkes heterogenes KM-Enhancement, Umgebungsödem. Kann das Corpus callosum zur Gegenseite überschreiten.	Häufigster primärer ZNS-Tumor. Hochmaligne Neoplasie mit Nekrosen und Gefäßproliferationen, gewöhnlich bei Patienten über dem 50. Lebensjahr. Die Tumorausdehnung wird im MRT häufig unterschätzt, Überlebensrate unter 1 Jahr.
Oligodendrogliom (Abb. 1A.**121**)	Umschriebene Läsion, gemischt signalarm bis intermediär im T1W und intermediär bis signalreich im T2W; signalfreie Zonen im Bereich scholliger Kalzifikationen; heterogenes KM-Enhancement. Befällt Kortex und weiße Substanz. Kann zu chronischen Erosionen der Tabula interna der Schädelkalotte führen.	Seltenes langsam wachsendes Gliom mit gemischtem histologischen Bild (z. B. Astrozytom), gewöhnlich bei Erwachsenen über 35 Jahren, 85 % supratentoriell. Bei niedrigen Graden 75 % 5-Jahres-Überlebenswahrscheinlichkeit, höhergradige haben eine schlechte Prognose.

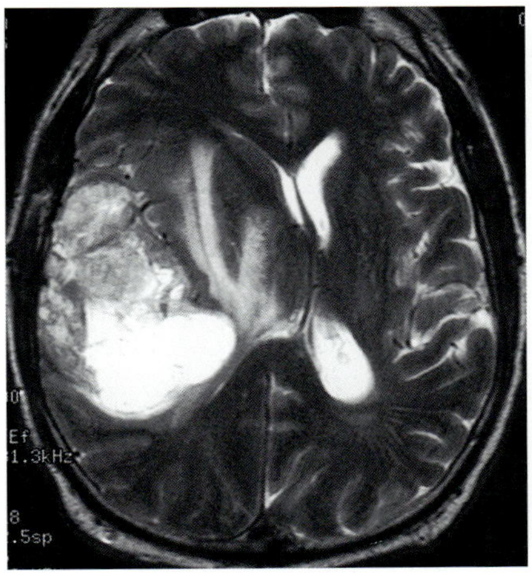

Abb. 1A.**120** **Glioblastoma multiforme.** **a** Axiales T2W, gemischt solider und zystischer (Nekrosen) heterogen signalreicher Tumor rechts zerebellär, raumfordernd mit Mittellinienverlagerung nach links.

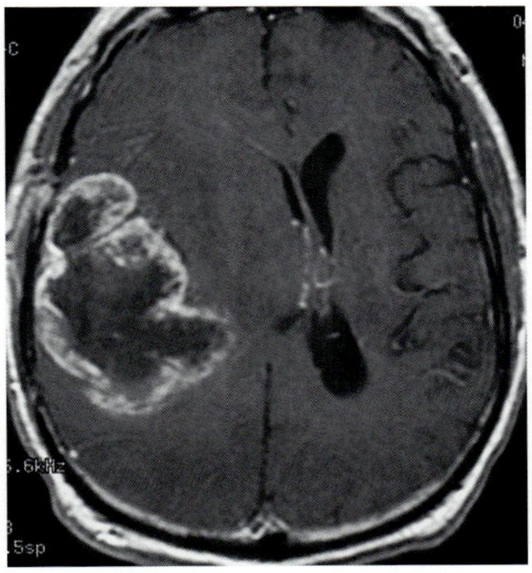

Abb. 1A.**120 b** Axiales T1W nach KM, unregelmäßiges Randenhancement der Läsion.

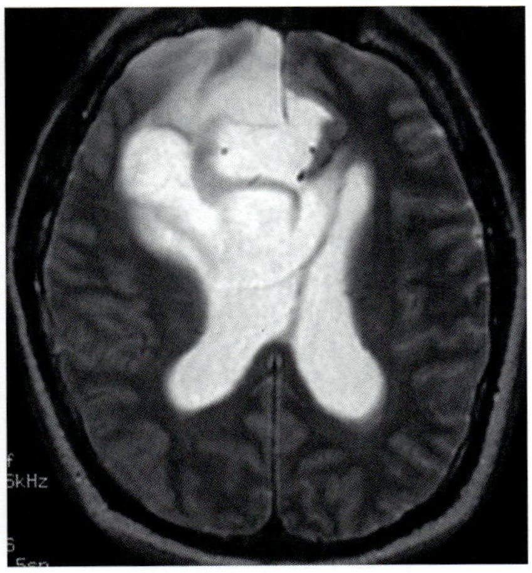

Abb. 1A.**121** **Oligodendrogliom.** Axiales T2W, gemischt solider und zystischer Tumor im rechten Frontallappen.

Tabelle 1A.**6** (Fortsetzung) Zysten, zystische und Zysten enthaltende intrakranielle Läsionen

Erkrankung	MRT-Befund	Kommentar
Zentrales Neurozytom (Abb. 1A.**122**)	Umschriebene Läsion am Rand des Seitenventrikels oder des Septum pellucidum mit Vorwölbung nach intraventrikulär. Heterogenes intermediäres Signal im T1W, intermediär bis signalreich im T2W. Verkalkungen und/oder kleine Zysten können auftreten. Heterogenes KM-Enhancement.	Seltener Tumor mit neuronaler Differenzierung. Das Schnittbild ähnelt dem intraventrikulären Oligodendrogliom. Auftreten bei jungen Erwachsenen, langsam wachsender benigner Tumor.
Gangliogliom, Ganglioneurom, Gangliozytom (Abb. 1A.**123**)	Gewöhnlich supratentorieller umschriebener Tumor im Frontal- oder Temporallappen. Signalarmer bis intermediärer Signalcharakter im T1W, intermediärer bis signalreicher Charakter im T2W, Zysten möglich, mit oder ohne KM-Enhancement.	Das Gangliogliom enthält Glia und neuronale Elemente, das Ganglioneurom nur Ganglienzellen. Seltene Tumoren bei Patienten unter 30 Jahren, langsam wachsend, Krampfanfälle. Das Gangliozytom enthält nur neuronale Elemente bzw. dysplastisches Hirngewebe. Gute Prognose nach kompletter Resektion.
Dysembryoplastischer neuroepithelialer Tumor (Abb. 1A.**124**)	Abgegrenzte Läsion mit Einbeziehung des zerebralen Kortex und der subkortikalen weißen Substanz. Signalarm im T1W, signalreich im T2W. Kleine Zysten können auftreten. Gewöhnlich kein KM-Enhancement.	Gutartiger oberflächlicher Tumor, der gewöhnlich im Temporal- oder Frontallappen liegt.
Pleomorphes Xantoastrozytom (Abb. 1A.**125**) **(Abb.** 1A.**24**)	Umschriebener supratentorieller Tumor mit Einbeziehung von Kortex und weißer Substanz. Hypo- bis isointens im T1W, intermediär bis signalreich im T2W. Zyste(n) möglich. Heterogene KM-Aufnahme mit oder ohne Enhancement der Knötchen an der Zystenwand.	Seltener Astrozytom-Typ bei jungen Erwachsenen und Kindern, Krampfanamnese.
Primitiver neuroektodermaler Tumor (Abb. 1A.**126**)	Umschriebene oder invasiv wachsende Läsion. Signalarm bis intermediär im T1W; intermediäres bis hohes T2-Signal. Unterschiedliches Enhancement nach Gd-Kontrast. Häufige Ausbreitung in die Leptomenix.	Hochmaligner Tumor des Cerebrum, des Corpus pineale und des Cerebellum, der sich häufig entlang der Liquorwege ausbreitet.

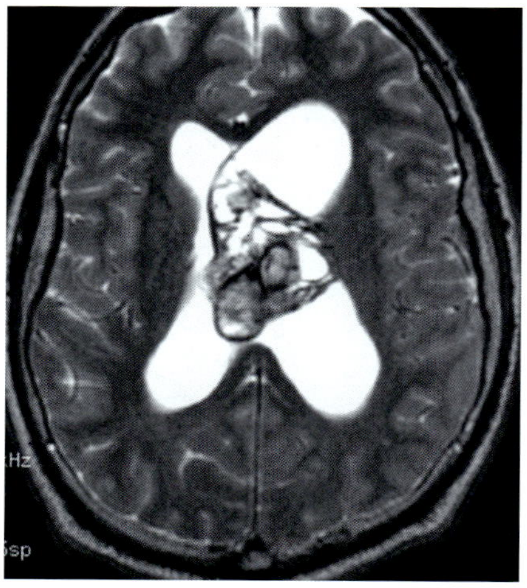

Abb. 1A.**122** **Zentrales Neurozytom** Axiales T2W, gemischt solider und zystischer Tumor im Septum pellucidum.

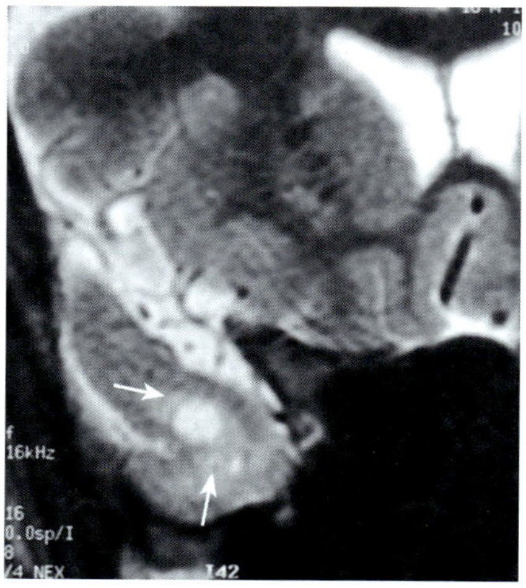

Abb. 1A.**123** **Gangliogliom.** Teils zystischer, teils solider Tumor im vorderen Temporallappen, koronales T2W (Pfeile).

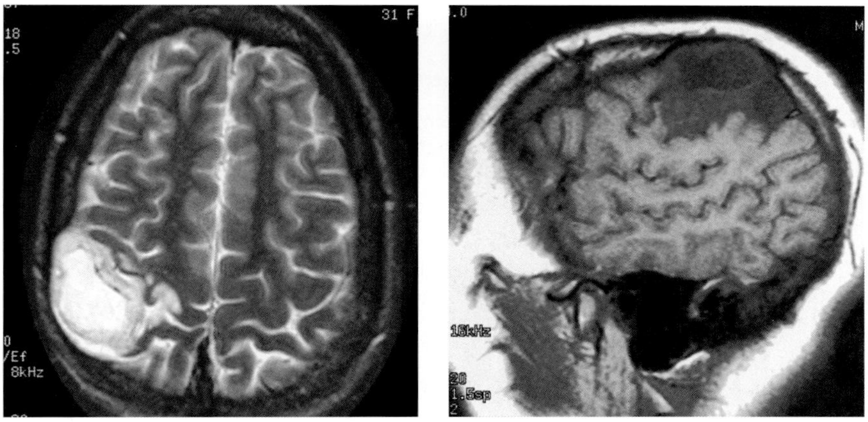

a b

Abb. 1A. **124 Dysembryoplastischer neuroepithelialer Tumor.** **a** Axiales T2W, gemischt solider und zystischer heterogen signalreicher Tumor rechts zerebral.
b Sagittales T2W, geringes und intermediäres Signal der Läsion an der kortikalen Oberfläche mit chronischen Erosionen der Tabula interna der Kalotte als Zeichen des langsamen Tumorwachstums.

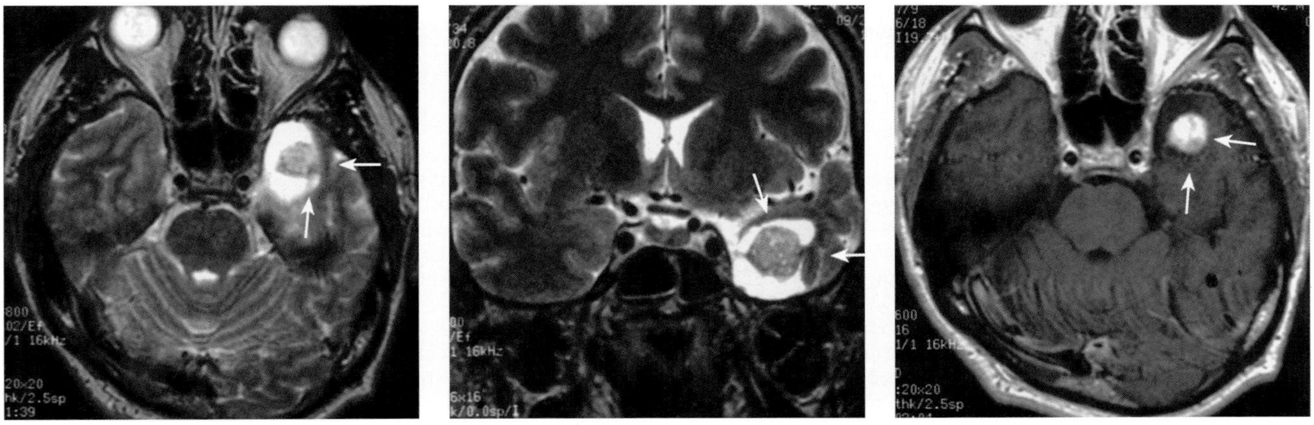

a b c

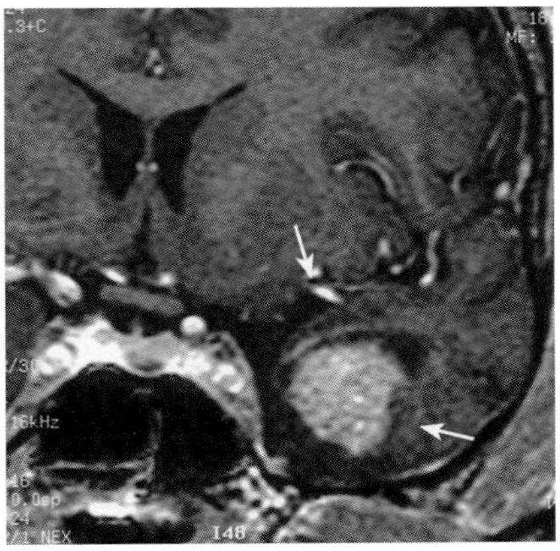

d

Abb. 1A.**125** **Pleomorphes Xantoastrozytom.** Axiales (**a**) und koronales (**b**) T2W, zystische, vorwiegend signalreiche Läsion mit zentral intermediär signalintensen Nodulus im linken Temporallappen (Pfeile). Kräftiges KM-Enhancement der nodulären Zone im axialen (**c**) und koronalen (**d**) T1W nach KM.

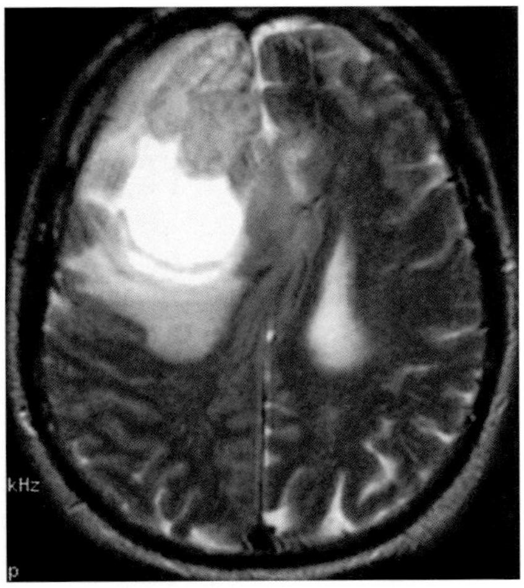

Abb. 1A.**126** **Primitiver neuroektodermaler Tumor.** Axiales T2W, Raumforderung mit gemischt soliden und zystischen Anteilen im vorderen rechten Frontallappen.

Tabelle 1A.**6** (Fortsetzung) Zysten, zystische und Zysten enthaltende intrakranielle Läsionen

Erkrankung	MRT-Befund	Kommentar
Ependymom (Abb. 1A.**127)**	Umschriebene häufig extraventrikuläre lobulierte supratentorielle Läsion. Zysten und/oder Verkalkungen können auftreten. Signalarm bis intermediär im T1W, signalreich im T2W. Unterschiedliches KM-Enhancement.	Häufiger bei Kindern als bei Erwachsenen. Ein Drittel supratentoriell, zwei Drittel infratentoriell, 45 % 5-Jahres-Überlebensrate.
Hämangioblastom (Abb. 1A.**128)**	Umschriebener Tumor in der Regel im Cerebellum und/oder Hirnstamm. Kleine KM aufnehmende Knoten mit oder ohne zystischen Anteil oder größere Läsionen mit kräftigem heterogenen KM-Enhancement, mit oder ohne Flussphänomene innerhalb oder in der Peripherie. Intermediäres Sinal im T1W; intermediär bis signalreich im T2W. Manchmal zeigen die Läsionen Zeichen frischer oder älterer Einblutungen.	Seltenes Auftreten im Cerebrum, befällt Jugendliche und jüngere Erwachsene. Multiples Auftreten typisch bei Morbus Hippel-Landau.
Metastasen (Abb. 1A.**129)**	Umschriebener Rundherd mit unterschiedlichen intraaxialen Lokalisationen, häufig an der Grenze zwischen grauer und weißer Substanz. Gewöhnlich hypo- bis isointens in T1W; iso- bis hyperintens im T2W. Blutungen, Verkalkungen und Zysten möglich. Unterschiedliches KM-Verhalten. Häufig hohes T2-Signal in der Umgebung der enhancenden Knötchen als Ausdruck des axonalen Ödems.	33 % aller Hirntumoren, gewöhnlich von extraaxialen Primärtumoren bei Erwachsenen über 40 Jahren ausgehend.
Pyogener Hirnabszess (Abb. 1A.**130)**	Umschriebene Läsion mit geringem Signal im T1W; zentral hyperintenses Areal im T2W (möglicher Flüssigkeitsspiegel) mit schmalem Rand geringer T2-Signalintensität; Umgebungsödem in Form einer unscharf begrenzten Signalanhebung im T2W. Ringförmiges KM-Enhancement.	Ein Hirnabszess entsteht etwa 2 Wochen nach einer Cerebritis mit zentraler Kolliquation und Nekrose, kapselartiger Begrenzung und peripherem Ödem. Multilokulär möglich. Komplikation der Meningitis und/oder Sinusitis, einer Septikämie, nach Traumata, chirurgischen Eingriffen und kardialem Shunt.
Zerebraler Pilzabszess (Abb. 1A.**37)**	Abhängig vom Erreger. Die Herde entstehen in den Meningen oder im Hirnparenchym; solide oder zystische Läsionen, signalarm bis intermediär im T1W und signalreich im T2W. Noduläres oder Ringenhancement. Periphere Signalanhebung zerebraler Herde im T2W (Ödem).	Tritt bei immunsupprimierten oder diabetischen Patienten auf mit Ausbildung von Granulomen in der Hirnhaut oder im Hirnparenchym. Abszedierung möglich.

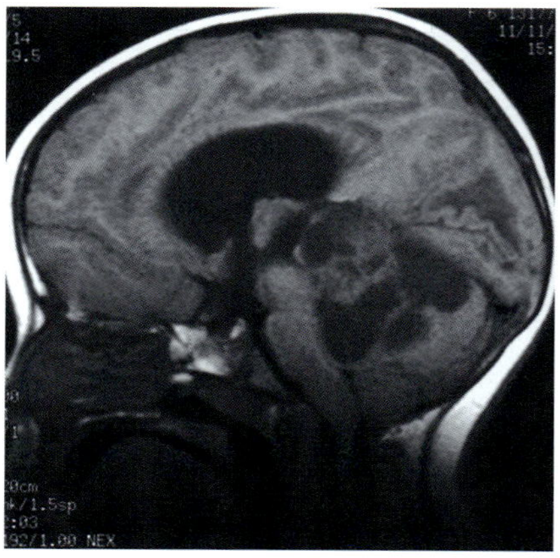

Abb. 1A.**127** **Ependymom.** **a** Sagittales T1W, teils zystische, teils solide Läsion kranial im 4. Ventrikel mit Einbeziehung der Vermis cerebelli und des Recessus pinealis.

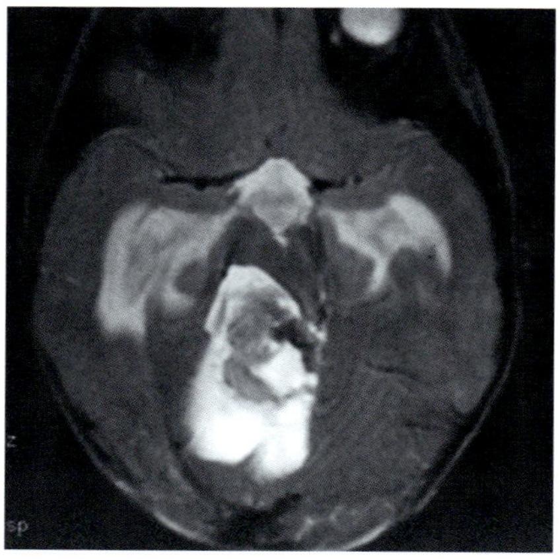

Abb. 1A.**127 b** Signalreiche zystische Komponente und intermediär bis signalarmer solider Anteil im axialen T2W.

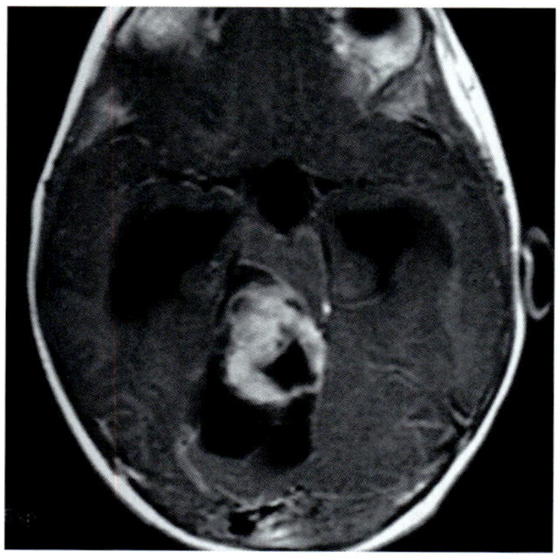

Abb. 1A.**127 c** Enhancement der soliden Tumoranteile im axialen T1W nach KM.

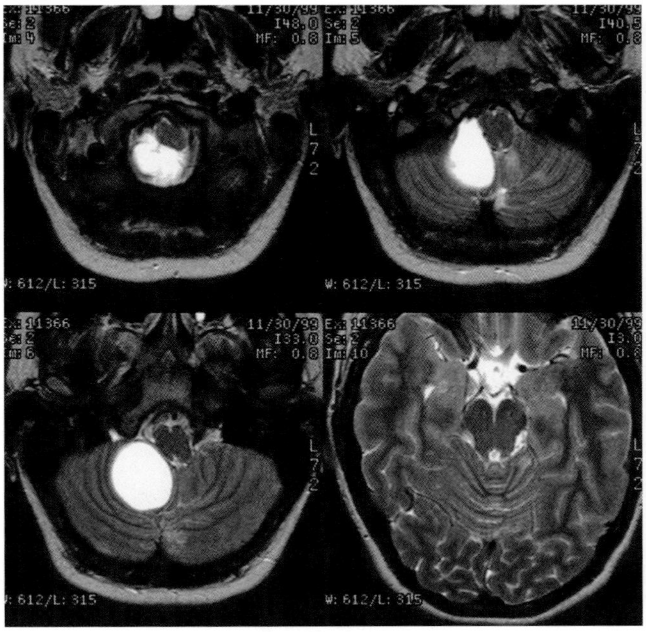

Abb. 1A.**128** **Hämangioblastom/M. von Hippel-Landau.**
a Axiales T2W, zystische Läsion kaudal in der rechten Kleinhirnhemisphäre.

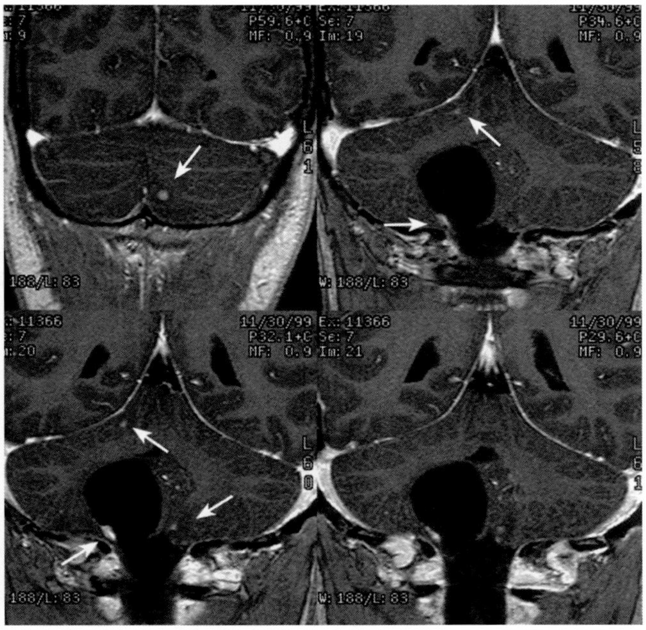

Abb. 1A.**128 b** Koronales T1W nach KM (spoiled GRE), kleiner KM-anreichernder Knoten am unteren Rand der Zyste sowie weitere zerebelläre Knötchen mit KM-Enhancement als Ausdruck multipler Hämangioblastome.

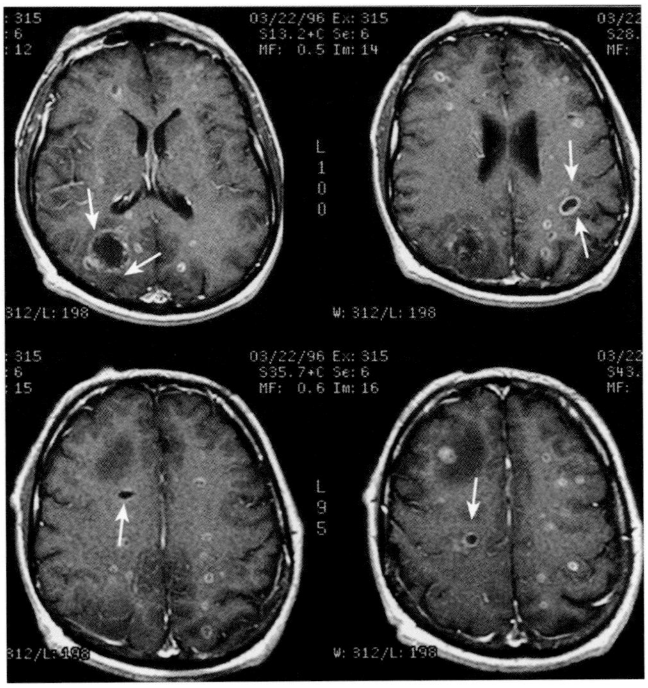

Abb. 1A.**129** **Metastasen.** Axiales T1W nach KM, multiple KM-anreichernde metastatische Herde im Cerebrum, einige zentral zystisch mit Ringenhancement (Pfeile).

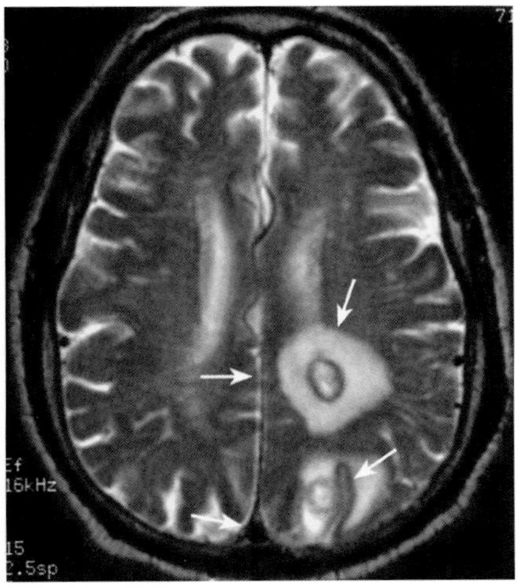

a

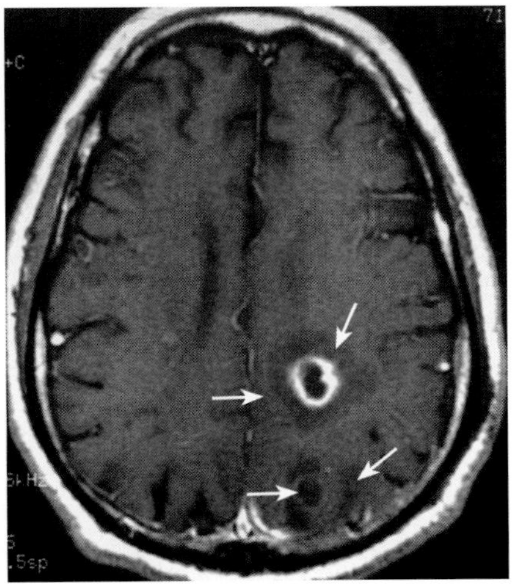

b

Abb. 1A.**130** **Pyogener Hirnabszess.** ▷
a Zwei pyogene Hirnabszesse in der linken Großhirnhemisphäre (Pfeile) mit ödematösem Umgebungssignal im axialen T2W. **b** Kräftiges Ringenhancement im axialen T1W nach KM (Pfeile).

Tabelle 1A.**6** (Fortsetzung) Zysten, zystische und Zysten enthaltende intrakranielle Läsionen

Erkrankung	MRT-Befund	Kommentar
Parasitär		
Toxoplasmose (Abb. 1A.**131**)	Vereinzelte oder multiple solide und/oder zystische Läsionen im Bereich der Basalganglien und/oder der zerebralen Mark-Rinden-Grenze; geringes bis intermediäres Signal im T1W, hohes Signal im T2W. Noduläres oder ringförmiges Enhancement nach Gd-Kontrast, mit oder ohne Umgebungsödem (hohes T2-Signal).	Häufigste opportunistische ZNS-Infektion bei HIV-Patienten, hervorgerufen durch die Aufnahme kontaminierter Nahrung (*Toxoplasma gondii).*
Zystizerkose (Abb. 1A.**132**)	Vereinzelte oder multiple zerebrale oder meningeale zystische Läsionen. *Akute/subakute Phase:* Geringes bis intermediäres Signal im T1W, hohes Signal im T2W. Randständiges oder noduläres Enhancement nach Gd-Kontrast, mit oder ohne periphere T2-Signalmehrung (Ödem). *Chronische Phase*: Verkalkte Granulome.	Infektion durch Aufnahme von Eiern (Taenia solum) in kontaminierter Nahrung (unzureichend gekochtes Schweinefleisch). Befällt in abnehmender Häufigkeit: Meningea, Hirnparenchym, Ventrikel.
Hydatide Zyste	*Echinococcus granulosus:* Vereinzelte oder selten multiple Herde, signalarm im T1W und signalreich im T2W mit einem schmalen Randsaum verminderten Signals im T2W; sofern nicht superinfiziert typischerweise kein Enhancement nach Gd-Kontrast und kein Randödem. Häufig im Versorgungsgebiet der A. cerebri media lokalisiert. *Echinococcus multilokularis:* Zystische und/oder solide Läsion (möglich auch multilokulär). Zentrale Zone geringen bis intermediären Signals im T1W oder T2W, die von einem leicht verdickten Ring geringer T2-Signalintensität umsäumt wird; Enhancement nach Gd-Kontrast. Gewöhnlich signalreiche Peripherie im T2W (Ödem) und Verkalkungen.	Durch parasitäre Infektionen: *Echinococcus granulosos* (Südafrika, Mittlerer Osten, Australien, Neuseeland) oder *Echinococcus multilokularis* (Nord-Amerika, Europa, Türkei, China). ZNS-Beteiligung in 2 % der hydatiden Manifestationen.
Demyelinisierende Erkrankungen – ADEM, MS (Abb. 1A.**133**)	Demyelinisierungen zeigen selten einen zystischen Charakter. Lokalisation im zerebellären oder zerebralen Marklager, Hirnstamm, Stammganglien. Ringförmiges KM-Enhancement gewöhnlich in der akuten/früh subakuten Phase der Demyelinisierung.	Die MS ist die häufigste demyelinisierende Erkrankung. Andere demyelinisierende Erkrankungen: ADEM – immuninduzierte Demyelinisierung nach Virusinfektionen, toxisch oder metabolisch.
Strahlennekrose	Fokale Läsion mit oder ohne raumfordernden Effekt oder unscharf begrenzte Zone geringen bis intermediären Signals im T1W und intermediären bis hohen Signals im T2W, mit oder ohne Gd-Enhancement des befallenen Gewebes (graue oder weiße Substanz) im Bestrahlungsfeld.	Erscheint gewöhnlich zwischen 4./6. Monat bis 10 Jahre nach Radiatio. Mitunter schwierig von Neoplasien abgrenzbar. Positronenemissionstomografie (PET) und MR-Spektroskopie (MRS) hilfreich in der Differentialdiagnose.
Porenzephale Zyste (Abb. 1A.**52**)	Polyzyklische relativ scharf begrenzte Läsion mit geringem Signal im T1W und hohem Signal im T2W ähnlich Liquor, unscharf begrenzte signalreiche Zone im angrenzenden Hirnparenchym. Kein KM-Enhancement, kein Ödem.	Stellt einen Restbefund nach Hirnverletzungen dar (Trauma, Infektion, Infarkt, Blutung) mit Umwandlung in ein zystisches liquorähnliches Areal. Charakteristische Gliose-Areale im angrenzenden Parenchym (hohes T2-Signal), die eine Abgrenzung zur Schizenzephalie ermöglichen.

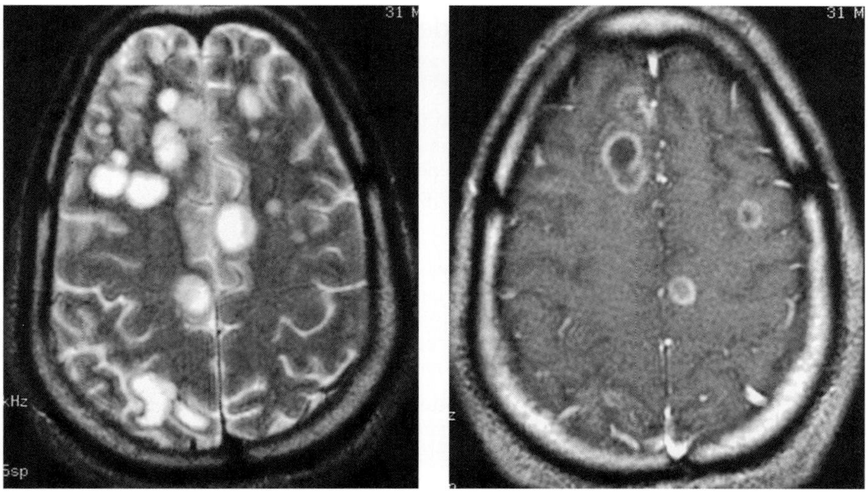

a b

Abb. 1A. **131 Toxoplasmose.** **a** Axiales T2W, zystische Herde in beiden Großhirnhemisphären nach Toxoplasmose-Infektion. **b** Schmales Randenhancement der Herde nach KM-Gabe im axialen T1W.

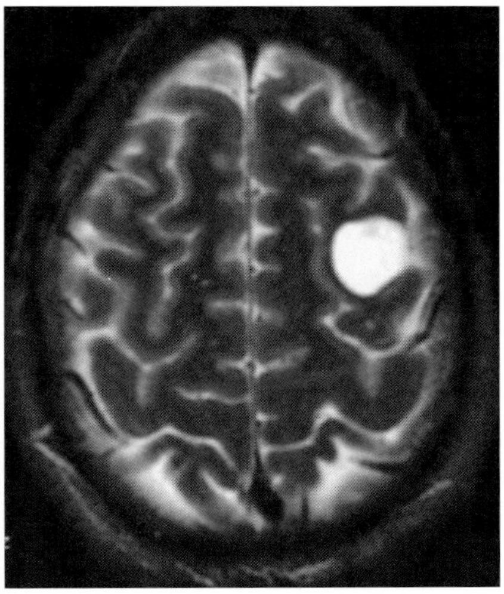

Abb. 1A.**132** **Zystizerkose.** Axiales T2W, solitäre zystische Läsion links zerebral in der akut/subakuten Phase einer Taenia-solium-Infektion.

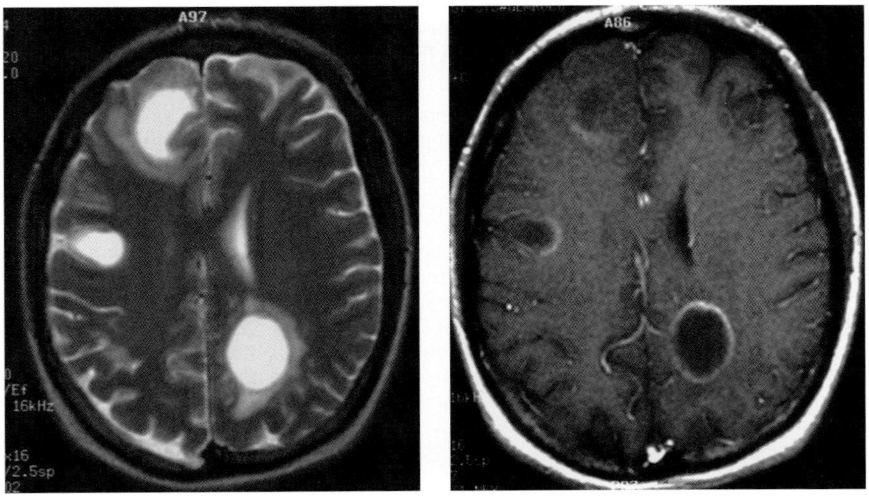

a b

Abb. 1A.**133** **Demyelinisierende Erkrankung – MS.** **a** Axiales T2W, drei zystoide Herdsetzungen in der zerebralen weißen Substanz, die das histologische Muster aktiver Demyelinisierungen zeigen.
b Zartes Randenhancement der Herde im T1W nach KM.

Tabelle 1A.**6** (Fortsetzung) Zysten, zystische und Zysten enthaltende intrakranielle Läsionen

Erkrankung	MRT-Befund	Kommentar
Neuroepitheliale Zyste (Abb. 1A.**134)**	Scharf begrenzte Zyste, signalarm im T1W und signalreich im T2W, mit dünner Kapsel, kein KM-Enhancement, kein Umgebungsödem.	Zystenwände ähneln histopathologisch Epithelien. Neuroepitheliale Zysten treten in der Plexus chorioidei, in der Fissura chorioidei, in den Ventrikeln und im Hirnparenchym auf.
Extraaxial		
Kraniopharyngeom (Abb. 1A.**135)**	Umschriebene polyzyklische Läsion. Unterschiedliches geringes, intermediäres und hohes Signal im T1W und T2W. Fakultativ mit nodulärem oder ringförmigem KM-Enhancement. Kann Zysten, Fett und Verkalkungen enthalten.	Die gewöhnlich benigne, aber lokal auch aggressive Läsion entsteht aus den squamösen Epithelresten der Rathke'schen Tasche. Auftreten bei Kindern (10 Jahre) und Erwachsenen (um das 40. Lebensjahr). Keine Geschlechtsdominanz.
Germinom (Abb. 1A.**59)**	Unilokulär oder disseminierter gut abgegrenzter Tumor im Bereich des Corpus pineale, supraselär und im Bereich des 3. Ventrikels/der Basalganglien. Geringes bis intermediäres Signal im T1W, gelegentlich signalreich im T1W, variables geringes, intermediäres oder hohes Signal im T2W. KM-Enhancement des Tumors und der Leptomenix bei disseminiertem Befall.	Häufigster Keimzelltumor; häufiger bei Männern als bei Frauen (10–30 Jahre), gewöhnlich Mittellinien-Tumor.
Teratom (Abb. 1A.**60)**	Umschriebener Tumor der Pinealisregion, supraselär und im Bereich des 3. Ventrikels. Variables geringes, intermediäres und/oder hohes Signal im T1W und T2W, mit oder ohne KM-Enhancement. Kann Verkalkungen und Fett enthalten, das bei Ruptur zu chemischen Meningitiden führen kann.	Zweithäufigster Keimzelltumor, Auftreten bei Kindern, Jungen häufiger als Mädchen. Benigne und maligne Formen, setzen sich aus Derivaten des Ektoderm, Mesoderm und/oder Endoderm zusammen.
Pinealiszyste (Abb. 1A.**83)**	Scharf begrenzte liquorähnliche extraaxiale Läsion, signalarm im T1W und signalreich im T2W, kein zentrales KM-Enhancement. Gelegentlich zartes Randenhancement. Selten atypisches Bild mit Protein-Konzentration: intermediär bis signalreich im T1W.	Häufige inzidentale Läsion des Corpus pineale.
Arachnoidalzyste (Abb. 1A.**80**, 1A.**113)**	Scharf begrenzte liquorähnliche extraaxiale Läsion, signalarm im T1W und signalreich im T2W, kein KM-Enhancement. Wesentliche Lokalisationen in abnehmender Häufigkeit: Vorderwand der mittleren Schädelgrube, suprasellär/Fossa quadrigemina, frontale Konvexität, hintere Schädelgrube.	Angeborene, entwicklungsbedingte oder erworbene liquorgefüllte nicht-neoplastische Läsion mit geringem raumforderndem Effekt zum angrenzenden Hirnparenchym. Supratentorielle Lokalisation häufiger als infratentorielle, eher bei Männern als bei Frauen zu finden. Ohne oder mit assoziierten klinischen Symptomen.
Leptomeningeale Zyste (Abb. 1A.**82)**	Scharf begrenzte liquorähnliche extraaxiale Läsion, signalarm im T1W und signalreich im T2W, kein KM-Enhancement. Erosion der angrenzenden Schädelkalotte.	Nicht-neoplastische extraaxiale Läsion, enthält Liquor; Entstehung nach Traumen mit Durariss und/oder Kalottenfraktur. Geringer raumfordernder Effekt zum angrenzenden Hirnparenchym, Erosion der Kalotte. Imponiert gelegentlich wie eine Läsion der Kopfhaut, häufiger bei Kindern als bei Erwachsenen.
Kolloidzyste (Abb. 1A.**84)**	Glatt begrenzte kugelige Läsion im anterioren Bereich des 3. Ventrikels. Variables Signalverhalten (signalarm, intermediär, signalreich) im T1W und T2W; häufig signalreich im T1W und signalarm im T2W; kein KM-Enhancement.	Oft Kopfschmerz-Anamnese und intermittierender Hydrozephalus, Heilung durch Resektion.
Epidermoid (Abb. 1A.**85)**	Glatt begrenzte kugelige bis polyzyklische extraaxiale ektodermale zystische Läsion; liquorähnlich signalarm bis intermediär im T1W und signalreich im T2W. Gemischt geringes, intermediäres und hohes Signal in FLAIR-Sequenzen, kein KM-Enhancement. Lokalisation gewöhnlich in Nachbarschaft der Liquorwege mit Verformung des angrenzenden Hirngewebes (Hirnstamm, Cerebrum), häufig im Bereich der hinteren Schädelgrube (Kleinhirnbrückenwinkel-Zisterne) parasellär/mittlere Schädelgrube.	Nicht-neoplastische angeborene oder erworbene Läsion mittellinienfern, enthält abgestoßene Zellen und Keratin-Abschilferungen. Geringer raumfordernder Effekt zum angrenzenden Parenchym. Infratentoriell häufiger als supratentoriell; keine geschlechtsspezifische Dominanz. Ohne oder mit assoziierten klinischen Symptomen.

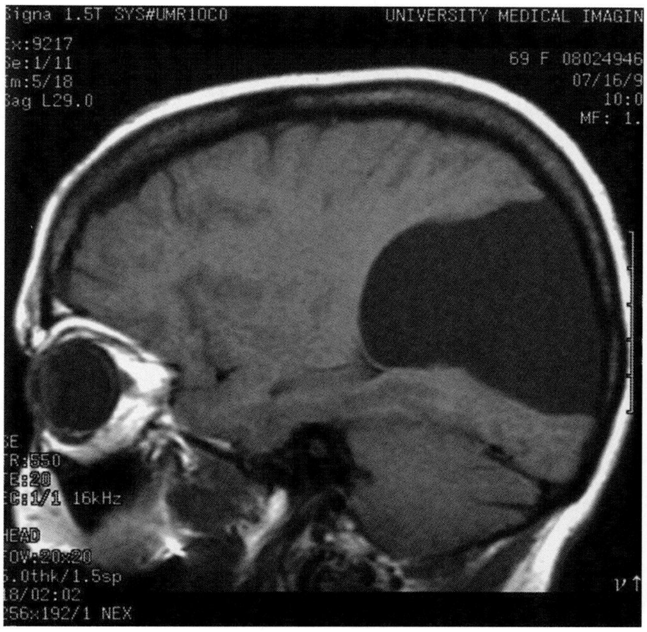

a

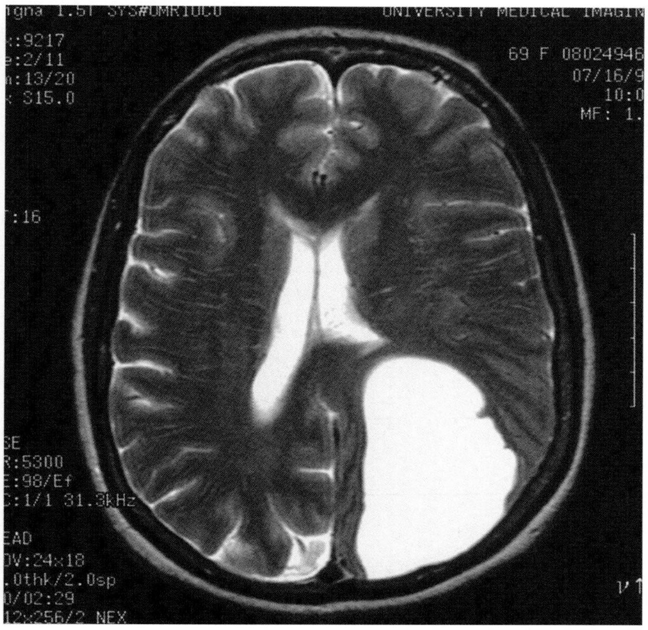

b

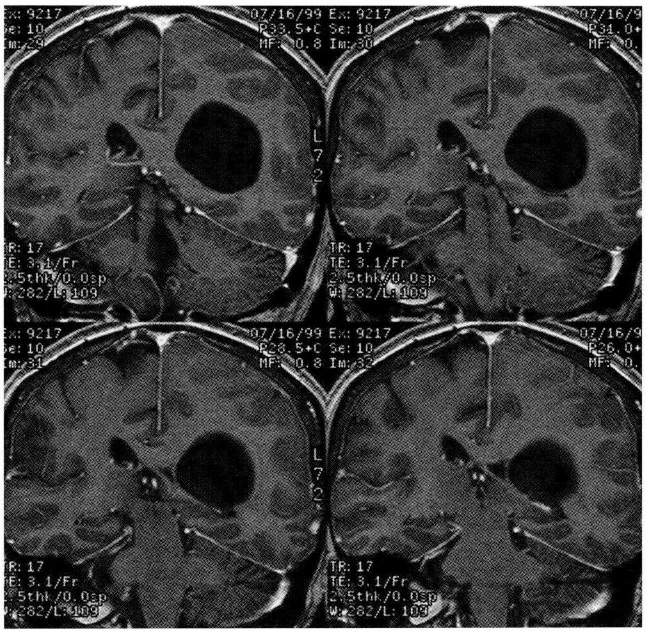

c

Abb. 1A.**134** **Neuroepitheliale Zyste.** **a** Sagittales T1W, große intraaxiale zystische Läsion in der dorsalen linken zerebralen Hemisphäre. **b** Axiales T2W, homogen signalreiche Zyste ohne Umgebungsödem. **c** T1W nach KM (spoiled GRE), kein KM-Enhancement.

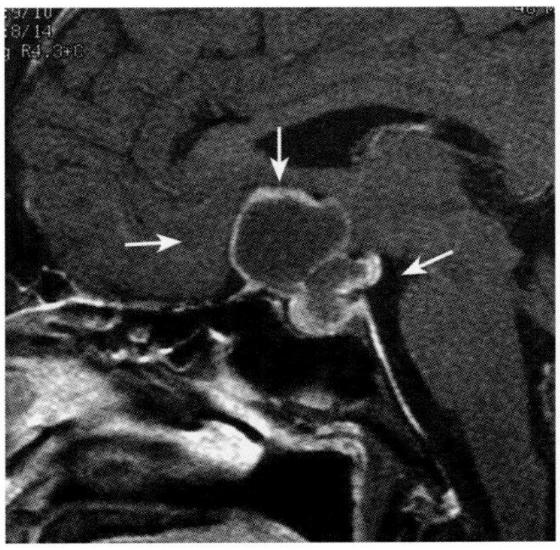

a

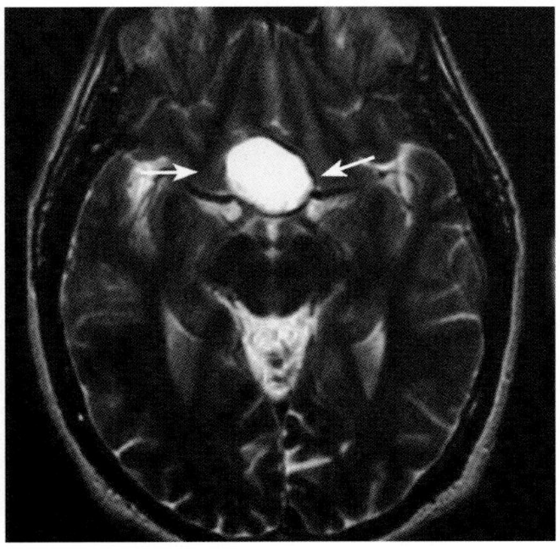

b

Abb. 1A.**135** **Kraniopharyngeom.**
a Sagittales fettsupprimiertes T1W nach KM, gemischt solide und zystische Läsion in der Sella und supraselläären Zisterne mit punkt- oder ringförmigem Randenhancement (Pfeile). **b** Signalreiche zystische Komponente der Läsion im axialen T2W (Pfeile).

Tabelle 1A.6 (Fortsetzung) Zysten, zystische und Zysten enthaltende intrakranielle Läsionen

Erkrankung	MRT-Befund	Kommentar
Dermoid (Abb. 1A.**136)**	Glatt begrenzte kugelige bis polyzyklische extraaxiale Läsion, in der Regel signalreich im T1W, gemischt signalarm, intermediär und/oder signalreich im T2W. Kein KM-Enhancement. Fakultativ Flüssigkeitsspiegel oder Sedimentationen. Kann eine chemische Meningitis durch Ruptur der Dermoidzyste in den Subarachnoidalraum auslösen. Gewöhnlich im Bereich oder nahe der Mittellinie lokalisiert; supratentoriell häufiger als infratentoriell.	Nicht-neoplastische erworbene oder angeborene ektodermale zystische Läsion; enthält Fett, Cholesterol, abgestoßene Zellen und Keratin-Abschilferungen. Geringer raumfordernder Effekt zum angrenzenden Parenchym. Infratentoriell häufiger als supratentoriell; keine geschlechtsspezifische Dominanz. Ohne oder mit assoziierten klinischen Symptomen.
Zyste der Rathke'schen Tasche (Abb. 1A.**81)**	Scharf begrenzte Läsion mit variabel signalarmem, intermediärem oder signalreichem Charakter im T1W und T2W. Im T1W sind zwei Drittel hyperintens und ein Drittel hypointens; im T2W sind 50 % hyper-, 25 % hypo- und 25 % isointens. Kein zentrales KM-Enhancement, zartes Randenhancement möglich. Lokalisation: 50 % intrasellär, 25 % suprasellär, 25 % intra- und suprasellär.	Epithelialer Rest des Ductus craniopharyngeus. Seltene selläre/juxtaselläre gutartige zystische Läsion. Enthält Flüssigkeit mit variablem Eiweiß-Mukopolysaccharid- und/oder Cholesterol-Gehalt.

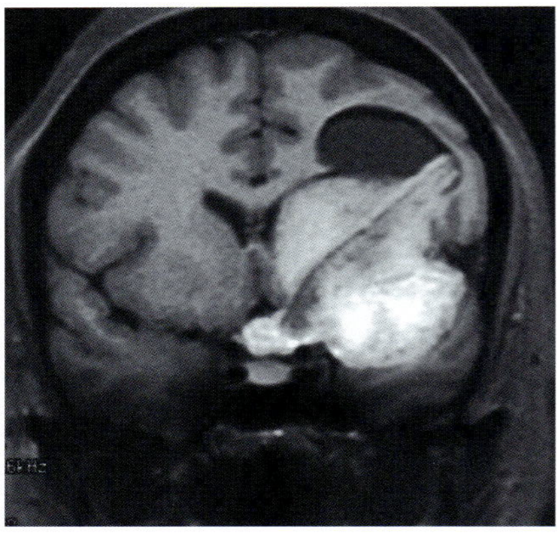

Abb. 1A.**136** **Dermoid.** Koronares T1W, komplexe teils zystische und teils solide extraaxiale Läsion links zerebral mit signalarmen und signalreichen Zonen.

Tabelle 1A.7 Läsionen der grauen Substanz/des cerebralen Kortex

Erkrankung	MRT-Befund	Kommentar
Kongenital/Entwicklungsstörungen		
Neuronale Migrationsstörungen		
Heterotopie der grauen Substanz (Abb. 1A.**5-A.7)**	*Laminare Heterotopie*: Streifen (auch Mehrzahl) isointenser grauer Substanz innerhalb der weißen Substanz (Abb. 1A.**5**). *Noduläre Heterotopie*: Knoten (auch Mehrzahl) isointenser grauer Substanz entlang der Ventrikel (Abb. 1A.**6**) oder innerhalb der weißen Substanz (Abb. 1A.**7**).	Störung der neuronalen Migration (7. bis 22. Schwangerschaftswoche), in der sich Ansammlungen bzw. Schichten von Neuronen zwischen den Ventrikeln und der Hirnrinde ausbilden. Band-, streifen- und knötchenförmige Läsionen, isointens zur grauen Substanz, sind möglich, uni- oder bilateral. Verbunden mit Krampfanfällen, Schizenzephalie.
Schizenzephalie (gespaltenes Hirn) (Abb. 1A.**8**, 1A.**9)**	Spaltbildung im Gehirn vom Ventrikel bis zur Oberfläche des Kortex, begrenzt von heterotoper grauer Substanz. Der Spalt kann schmal (geschlossene Lippen, Abb. 1A.**8**) oder weit sein (offene Lippen, Abb. 1A.**9**).	Kombiniert mit Krampfleiden, Visusverlust, Retardierung und anderen ZNS-Veränderungen (z. B. septo-optische Dysplasie). Klinische Symptome richten sich nach der Schwere der Malformation. Ischämien oder Insult von Teilen oder der Keim-Matrix vor Ausbildung der Hemisphären.
Unilaterale Hemimegenzephalie (Abb. 1A.**10)**	Noduläre oder multinoduläre Heterotopien grauer Substanz in Teilen oder der gesamten zerebralen Hemisphäre mit Vergrößerung der ipsilateralen Hemisphäre und des Ventrikels.	Störung der neuronalen Migration mit hamartomatöser Hypertrophie der befallenen Hemisphäre.

Tabelle 1A.**7** (Fortsetzung) Läsionen der grauen Substanz/des zerebralen Kortex

Erkrankung	MRT-Befund	Kommentar
Erkrankung	MRT-Befund	Kommentar
Lissenzephalie (Abb. 1A.3)	Fehlende oder inkomplette Ausbildung der Gyri und Sulci mit abgeflachter Sylvi'scher Furche und einer „8"-Figur des Gehirns im axialen Schnittbild. Anormal dicker Kortex, Heteropie der grauen Substanz mit glatten Grenzen zwischen grauer und weißer Substanz.	Schwere Störung der neuronalen Migration (7. bis 16. Schwangerschaftswoche) mit fehlender oder inkompletter Ausbildung der Gyri, Sulci und Sylvi'schen Furche. Assoziiert mit schwerer geistiger Retardierung und Krampfanfällen, früher Tod. Weitere Fehlbildungen des ZNS wie Dysgenesie des Corpus callosum, Mikroenzephalie, hypoplastischer Thalamus, Kephalozelen.
Pachygyrie (nonlisszenzephale kortikale Dysplasie) (Abb. 1A.4)	Verdickte Gyri mit flachen Sulci in Teilen oder am gesamten Gehirn. Verdickter Kortex mit relativ glatter Grenze zwischen grauer und weißer Substanz. Fakultativ Regionen mit hohem T2-Signal in der weißen Substanz (Gliose).	Schwere Störung der neuronalen Migration. Klinische Symptome hängen vom Ausmaß der Fehlbildungen ab.
Neurokutane Syndrome		
Hamartom – Tuberöse Sklerose (Abb. 1A.29)	*Kortikal:* Subkortikale Läsion mit hohem Signal im T1W und niedrigem Signal im T2W bei Neugeborenen und Kindern; Signalverhalten ändert sich bei älteren Kindern und Erwachsenen in signalarm bis intermediär im T1W und signalreich im T2W. Verkalkungen bei 50 % der älteren Kinder; KM-Enhancement ungewöhnlich.	Kortikale und subependymale Hamartome sind nichtmaligne Läsionen in Verbindung mit einer Tuberösen Sklerose.
Sturge-Weber-S. (Abb. 1A.**137**)	Kräftiges umschriebenes unilaterales leptomeningeales KM-Enhancement, gewöhnlich parietal und/oder okzipital bei Kindern. Fakultativ gyrales Enhancement. Schwach vermindertes T2-Signal der angrenzenden Gyri. Lokalisierte zerebrale Atrophien in Nachbarschaft der piaständigen Angiome. Mögliche Prominenz der medullären und/oder subependymalen Venen sowie des ipsilateralen Plexus chorioidei. Nach 2 Jahren Nachweis gyraler Verkalkungen sowie progressiver zerebraler Atrophien im Bereich der Angiome.	Auch bekannt unter der Bezeichnung enzephalotrigeminale Angiomatose; neurokutanes Syndrom mit ipsilateralen kutanen „Portwein"-Naevi und Krampfanfällen. Resultat einer Persistenz des primitiven leptomeningealen Venenabstroms (Pia-Angiome) und von Entwicklungsstörungen der normalen kortikalen Venen, führt zu chronischen venösen Stauungserscheinungen und Ischämien.
Neurokutane Melanose	Extra- oder intraaxiale Läsion mit unregelmäßigem Rand, in der Regel kleiner als 3 cm, lokalisiert in der Leptomenix oder im Hirnparenchym/Hirnstamm (vorderer Temporallappen, Zerebellum, Thalamus, unterer Frontallappen) mit intermediärem bis leicht hyperintensem Signalcharakter im T1W aufgrund des erhöhten Melanin. KM-Enhancement. Mögliche Kombination mit Hypoplasie des Kleinhirnwurmes, Arachnoidalzysten, Dandy-Walker-Malformation.	Neuroektodermale Dysplasie mit Proliferation der Melanozyten in die Leptomenix, assoziiert mit großen und/oder einer Vielzahl kutaner Naevi. Kann zum ZNS-Melanom entarten.

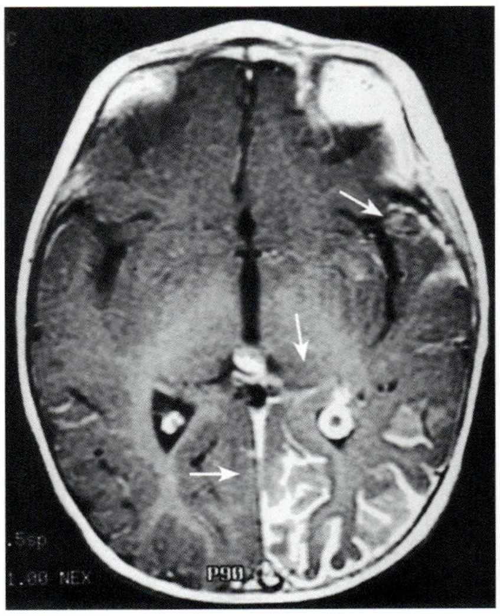

a

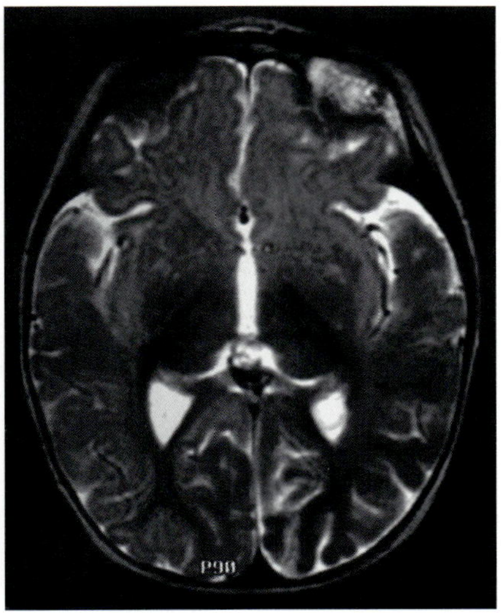

b

Abb. 1A.**137** **Sturge-Weber-S.** **a** Axiales T1W nach KM, kräftiges unilaterales leptomeningeales KM-Enhancement temporal und okzipital als Ausdruck des Pia-Angioms (Pfeile). **b** Axiales T2W, lokalisierte temporale und okzipitale Atrophien mit Signalminderung aufgrund der venösen Stauung und von Kalzium- bzw. Mineral-Ablagerungen.

Tabelle 1A.**7** (Fortsetzung) Läsionen der grauen Substanz/des zerebralen Kortex

Erkrankung	MRT-Befund	Kommentar
Neoplasien		
Astrozytom (Abb. 1A.**18** bis 1A.**21**)	*Low-grade Astrozytom:* Gewöhnlich in der weißen Substanz gelegene fokale oder diffuse Raumforderung mit hypo- bis isointensem Signal im T1W und signalreich im T2W; gelegentlich Ausbreitung in den Kortex, manchmal Zysten; geringes oder fehlendes Enhancement nach Gd-Kontrast. Lokalisationen im Zerebellum, Hypothalamus, in Nachbarschaft des dritten oder vierten Ventrikels, Hirnstamm. *Juveniles pilozytisches Astrozytom:* Subtyp: Solide/zystische Läsion, signalarm bis intermediär im T1W und signalreich im T2W; gewöhnlich kräftiges KM-Enhancement. Lokalisation im Hirnstamm, Zerebellum, Hypothalamus sowie in Nachbarschaft des 3. oder 4. Ventrikels. *Anaplastisches Astrozytom:* Häufig unregelmäßig begrenzte Läsion in der weißen Substanz, die im Spätstadium den Kortex erreicht; hypo- bis isointens in T1W, hyperintens im T2W, ohne und mit Enhancement nach Gd-Kontrast.	*Low-grade Astrozytom*: Häufig bei Kindern und Erwachsenen (20.-40. Lebensjahr). Der Tumor schließt hoch differenzierte Astrozyten ein. Assoziiert mit Neurofibromatose Typ1. 10 Jahre Überlebenswahrscheinlichkeit, kann maligne entarten. *Juveniles pilocytisches Astrozytom:* Subtyp: Häufiger Tumor im Kindesalter, gute Prognose nach Totalresektion. *Anaplastisches Astrozytom:* Zwischenstufe zwischen low-grade Astrozytom und Glioblastoma multiforme. Etwa 2 Jahre Überlebenswahrscheinlichkeit.
Glioblastoma multiforme (Abb. 1A.**22**)	Unregelmäßig begrenzte Raumforderung mit Nekrosen oder Zysten. Gemisches Signal im T1W, signalreich im T2W, Einblutungen möglich. Starkes heterogenes KM-Enhancement, Umgebungsödem. Kann das Corpus callosum zur Gegenseite überschreiten.	Häufigster primärer ZNS-Tumor. Hochmaligne Neoplasie mit Nekrosen und Gefäßproliferationen, gewöhnlich bei Patienten über dem 50. Lebensjahr. Die Tumorausdehnung wird im MRT häufig unterschätzt, Überlebensrate unter 1 Jahr.
Oligodendrogliom (Abb. 1A.**25**)	Umschriebene Läsion, gemischt signalarm bis intermediär im T1W und intermediär bis signalreich im T2W; signalfreie Zonen im Bereich scholliger Kalzifikationen; heterogenes KM-Enhancement. Befällt Kortex und weiße Substanz. Kann zu chronischen Erosionen der Tabula interna der Schädelkalotte führen.	Seltenes langsam wachsendes Gliom mit gemischtem histologischem Bild (z. B. Astrozytom), gewöhnlich bei Erwachsenen über 35 Jahren, 85% supratentoriell. Bei niedrigen Graden 75% 5-Jahres-Überlebenswahrscheinlichkeit, höhergradige haben eine schlechte Prognose.
Gangliogliom, Ganglioneurom, Gangliozytom (Abb. 1A.**27**)	Gewöhnlich supratentorieller umschriebener Tumor im Frontal- oder Temporallappen. Signalarmer bis intermediärer Signalcharakter im T1W, intermediärer bis signalreicher Charakter im T2W, Zysten möglich, mit der ohne KM-Enhancement.	Das Gangliogliom enthält Glia und neuronale Elemente, das Ganglioneurom nur Ganglienzellen. Seltene Tumoren bei Patienten unter 30 Jahren, langsam wachsend, Krampfanfälle. Das Gangliozytom enthält nur neuronale Elemente bzw. dysplastisches Hirngewebe. Gute Prognose nach kompletter Resektion.
Pleomorphes Xantoastrozytom (Abb. 1A.**24**) **(Abb.** 1A.**125**)	Umschriebener supratentorieller Tumor mit Einbeziehung von Kortex und weißer Substanz. Hypo- bis isointens im T1W, intermediär bis signalreich im T2W. Zyste(n) möglich. Heterogene KM-Aufnahme mit oder ohne Enhancement der Knötchen an der Zystenwand.	Seltener Astrozytom-Typ bei jungen Erwachsenen und Kindern, Krampfanamnese.
Dysembryoplastischer neuroepithelialer Tumor (Abb. 1A.**32**)	Abgegrenzte Läsion mit Einbeziehung des zerebralen Kortex und der subkortikalen weißen Substanz. Signalarm im T1W, signalreich im T2W. Kleine Zysten können auftreten. Gewöhnlich kein KM-Enhancement.	Gutartiger oberflächlicher Tumor, der gewöhnlich im Temporal- oder Frontallappen liegt.
Metastatischer Tumor (Abb. 1A.**34**) **(Abb.** 1A.**92**) **(Abb.** 1A.**104**)	Solitäre oder multiple glatt oder unscharf begrenzte Läsionen, die initial gewöhnlich im Bereich der Rinde-Mark-Grenze lokalisiert sind; mögliche Ausbreitung in den Kortex oder die Leptomenix mit Infiltration des benachbarten oberflächlichen Hirnparenchyms. Hypo- bis isointens in T1W; iso- bis hyperintens im T2W, KM-Enhancement. Können Knochendestruktionen verursachen, andere Gewebsanteile oder Gefäße komprimieren. Leptomeningeale Tumoren sind vorzugsweise im Postkontrast-Bild erkennbar.	Metastasen haben je nach Lokalisation und Zahl variable destruierende und infiltrative Befunde.

Tabelle 1A.**7** (Fortsetzung) Läsionen der grauen Substanz/des zerebralen Kortex

Erkrankung	MRT-Befund	Kommentar
Ischämisch		
Hirninfarkt (Abb. 1A.**55) (Abb.** 1A.**102) (Abb.** 1A.**160)**	Die MR-Befunde zerebellärer und zerebraler Infarkte werden durch das Alter des Ereignisses relativ zum Zeitpunkt der Untersuchung bestimmt: *< 12 Stunden:* lokalisiertes Ödem, gewöhnlich isointens zum Normalparenchym im T1W und T2W. Positive Befunde mittels diffusionsgewichteter Sequenzen in Relation zu abnehmenden Diffusionskoeffizienten aufgrund des zytotoxischen Ödems. Fehlende arterielle Flussauslöschungen oder arterielles Enhancement im vaskulären Strömungsgebiet des Infarktes. *12–24 Stunden:* Intermediäres Signal im T1W und hohes Signal im T2W, regionales Ödem. Die Signalveränderungen erfassen Kortex und subkortikale Marklager und/oder die Basalganglien. *24 Stunden bis 3 Tage:* Geringes bis intermediäres Signal im T1W und hohes Signal im T2W, regionales Ödem, *4 Tage bis 2 Wochen:* Geringes bis intermediäres Signal im T1W und hohes Signal im T2W, rückläufiges Ödems/Raumforderung, mögliche Einblutung. Mit oder ohne KM-Enhancement. *2 Wochen bis 2 Monate:* Geringes bis intermediäres Signal im T1W und hohes Signal im T2W, Rückbildung des Ödems. Mögliche Einblutung, eventuell abnehmendes Enhancement. *> 2 Monate:* Signalarm im T1W und signalreich im T2W, Enzephalomalazie, mit oder ohne Verkalkungen, Hämosiderin.	Hirninfarkte entstehen durch Obliteration großer, mittlerer oder kleiner arterieller Gefäße. Sekundär bei Arteriosklerose, kardialer Embolie, neoplastischer Aussaat, Koagulopathien, Dissektionen oder angeborenen Fehlbildungen. Das Infarktareal richtet sich in der Regel nach dem Versorgungsgebiet der betroffenen Arterie; abweichend davon können metabolische Störungen (z. B. mitochondrale Enzephalopathien) oder intrakranielle Venenthrombosen (z. B. Thrombophlebitis, Koagulopathien, Dehydrierung) Infarktareale hervorrufen, die nicht mit der arteriellen Versorgung korrespondieren.
Traumatisch		
Hirnkontusion (Abb. 1A.**45)**	Das Erscheinungsbild gleicht einer lokalen kortikalen oder subkortikalen Blutung. Das MR-Signal hängt vom Alter der Kontusion ab, der Konzentration von Oxyhämoglobin, Desoxyhämoglobin, Methämoglobin, Hämosiderin usw. Kontusionen erscheinen manchmal in Form oberflächlicher fokaler enzephalomalazischer Zonen mit hohem T2-Signal, mit oder ohne schmalen Randsaum geringer T2-Signalintensität abhängig vom Hämosiderin.	Kontusionen sind oberflächliche Schädigungen der Hirnrinde und der subkortikalen weißen Substanz nach Schädelfrakturen und/oder Beschleunigungs-/Schleudertraumen gegen die Tabula interna. Häufiger Befall der anterioren Frontal- und Temporallappen und der basalen Frontallappen.
Intrazerebrale Blutung (Abb. 1A.**43,** 1A.**44)**	Der Signalcharakter der Blutung hängt vom Alter, der Größe, Lokalisation, dem Hämatokrit, der Hämoglobin-Oxidation, der Resorption der Blutung und dem Ausmaß des Begleitödems ab. *Hyperakute Phase (4–6 Stunden):* Hämoglobin primär in Form diamagnetischen Oxyhämoglobins (Fe + 2), intermediäres Signal im T1W und schwach signalreich im T2W. *Akute Phase (12–48 Stunden):* Hämoglobin primär in Form paramagnetischen Desoxyhämoglobins (Fe + 2), intermediäres Signal im T1W und signalarm im T2W; Umgebungsödem (peripher signalreich im T2W). *Subakute Phase (> 2 Tage):* Hämoglobin wird oxidiert (Fe + 3) in stark paramagnetisches Methämoglobin. Bei initial intrazellulärem Methämoglobin ist das Hämatom von peripher nach zentral zunehmend signalreich im T1W und signalarm im T2W, umgeben von einer Zone hohen T2-Signals (Ödem). Sofern das Methämoglobin primär extrazellulär liegt ist das Hämatom signalreich sowohl im T1W als auch im T2W. *Chronische Phase:* Das Hämoglobin bzw. extrazelluläre Methämoglobin wird in Hämosiderin umgewandelt. Der Signalcharakter des Hämatoms wandelt sich von zunächst signalreich im T1W und T2W mit zartem Saum geringen Signals im T2W (Hämosiderin) in signalarm im T2W mit zunehmender Hämosiderin-Konzentration.	

Tabelle 1A.7 (Fortsetzung) Läsionen der grauen Substanz/des zerebralen Kortex

Erkrankung	MRT-Befund	Kommentar
Entzündlich		
Cerebritis (Abb. 1A.35)	Unscharf begrenzte Zone oder fokales Areal mit geringem bis intermediären Signalcharakter im T1W und intermediär bis signalreich im T2W; ohne oder mit minimalem KM-Enhancement. Befällt den zerebralen Kortex und die weiße Substanz nach bakteriellen oder Pilz-Infektionen.	Lokale Infektion/Entzündung des Hirngewebes auf der Basis bakterieller oder von Pilz-Infektionen, sekundär nach Sinusitis, Meningitis, chirurgischen Eingriffen, hämatogene Ursachen (kardiale oder andere vaskuläre Shunts) und/oder Immunsuppression. Mögliche Abszessbildung.
Pyogener Hirnabszess (Abb. 1A.36)	Umschriebene Läsion mit geringem Signal im T1W; zentral hyperintenses Areal im T2W (möglicher Flüssigkeitsspiegel) mit schmalem Rand geringer T2-Signalintensität; Umgebungsödem in Form einer unscharf begrenzten Signalanhebung im T2W. Ringförmiges KM-Enhancement, das manchmal lateral kräftiger ist als medial.	Ein Hirnabszess entsteht etwa 2 Wochen nach einer Cerebritis mit zentraler Kolliquation und Nekrose, kapselartiger Begrenzung und peripherem Ödem. Multilokulär möglich. Komplikation der Meningitis und/oder Sinusitis, einer Septikämie, nach Traumata, chirurgischen Eingriffen und kardialem Shunt.
Zerebraler Pilzabszess (Abb. 1A.37)	Abhängig vom Erreger. Die Herde entstehen in den Meningen oder im Hirnparenchym; solide oder zystische Läsionen, signalarm bis intermediär im T1W und signalreich im T2W. Noduläres oder Ringenhancement. Periphere Signalanhebung zerebraler Herde im T2W (Ödem).	Tritt bei immunsupprimierten oder diabetischen Patienten auf mit Ausbildung von Granulomen in der Hirnhaut oder im Hirnparenchym; Die *Kryptokokkose* befällt die basalen Meningen und breitet sich entlang der perivaskulären Räume in die Basalganglien aus. *Aspergillus* und *Mucor* breiten sich direkt über die Nasennebenhöhlen aus oder dringen hämatogen in Blutgefäße ein mit dem Resultat hämorrhagischer Läsionen und/oder zerebraler Infarkte. Die *Kokzidioidomykose* betrifft gewöhnlich die basalen Meningen.
Enzephalitis (Abb. 1A.38)	Unscharf begrenzte Zone(n), signalarm bis intermediär im T1W und intermediär bis signalreich im T2W, geringes oder kein KM-Enhancement. Befallen sind Kortex und/oder weiße Substanz, geringer lokalisierter raumfordernder Effekt. Beim Herpes simplex sind typischerweise der Temporallappen/das limbische System betroffen; Blutungen können auftreten. Cytomegalievirus-(CMV)Infektionen im der Regel periventrikulär/subependymal. HIV befällt häufig die periatriale weiße Substanz	Enzephalitis: Infektion/Entzündung des Hirngewebes durch Virusbefall, häufig bei immunsupprimierten Patienten (Herpes simplex, CMV, HIV, progressive multifokale Leukenzephalopathie) oder immunkompetent (St.-Louis-Enzephalitis, Eastern-Equine-Enzephalitis [EEE] und Western-Equine-Enzephalitis [„Pferdeenzephalitis"], Epstein-Barr-Virus).
Rasmussen's Enzephalitis (Abb. 1A.138)	Fortschreitende Atrophie einer Hirn-Hemisphere mit unscharf begrenzten signalreichen Zonen im T2W innerhalb der weißen Substanz, der Stammganglien und des Kortex. Gewöhnlich kein KM-Enhancement.	Tritt in der Regel bei Kindern unter 10 Jahren auf. Schwere und progressive Epilepsie und einseitige neurologische Defizite – Hemiplegie, psychomotorische Retardierung; stellt eine chronische „Slow-Virus"-Erkrankung dar z. B. durch Infektion mit CMV oder Epstein-Barr-Virus. Therapie: Hemisphärektomie.
Creutzfeld-Jakob-Krankheit (CJD)	Bilaterale signalreiche Zonen im Putamen oder den Nuclei caudati im T2W, mitunter signalreiche Zonen in der weißen Substanz und im Kortex. Typisches KM-Enhancement. Progressive Hirnatrophie.	Spongiforme Enzephalopathie durch „Slow-Virus"-Infektion bzw. Prionen (proteinhaltiges infektiöses Material). Tritt gewöhnlich bei Erwachsenen zwischen dem 40. bis 80. Lebensjahr auf; progessive Demenz, weniger als 10 % überleben 2 Jahre.
Tuberkulom (Abb. 1A.39)	Intraaxiale Läsion in den Hirnhemispheren oder Basalganglien (Erwachsene), Kleinhirn (Kinder). Geringes bis intermediäres Signal im T1W, zentrale signalreiche Zone im T2W mit schmalem signalarmem Saum, gelegentlich geringes Signal im T2W. Kräftiges oder Randenhancement nach Gd-Kontrast, Verkalkungen möglich. Meningeale Herde: noduläre oder zystische Zonen basilaren meningealen Enhancements.	Auftreten bei immunsupprimierten Patienten und in Entwicklungsländern. Führen zu intrakraniellen Granulomen durch hämatogene Streuung. Meningeale Herde sind häufiger als zerebrale.
Parasitär		
Toxoplasmose (Abb. 1A.40)	Vereinzelte oder multiple solide und/oder zystische Läsionen im Bereich der Basalganglien und/oder der zerebralen Mark-Rinden-Grenze; geringes bis intermediäres Signal im T1W, hohes Signal im T2W. Noduläres oder ringförmiges Enhancement nach Gd-Kontrast, mit oder ohne Umgebungsödem (hohes T2-Signal).	Häufigste opportunistische ZNS-Infektion bei HIV-Patienten, hervorgerufen durch die Aufnahme kontaminierter Nahrung (*Toxoplasma gondii).*
Zystizerkose (Abb. 1A.41)	Vereinzelte oder multiple zerebrale oder meningeale zystische Läsionen. *Akute/subakute Phase:* Geringes bis intermediäres Signal im T1W, hohes Signal im T2W. Randständiges oder noduläres Enhancement nach Gd-Kontrast, mit oder ohne periphere T2-Signalmehrung (Ödem). *Chronische Phase*: Verkalkte Granulome.	Infektion durch Aufnahme von Eiern (Taenia solum) in kontaminierter Nahrung (unzureichend gekochtes Schweinefleisch). Befällt in abnehmender Häufigkeit: Meningea, Hirnparenchym, Ventrikel.

Tabelle 1A.**7** (Fortsetzung) Läsionen der grauen Substanz/des zerebralen Kortex

Erkrankung	MRT-Befund	Kommentar
Hydatide Zyste	*Echinococcus granulosus:* Vereinzelte oder selten multiple Herde, signalarm im T1W und signalreich im T2W mit einem schmalen Randsaum verminderten Signals im T2W; sofern nicht superinfiziert typischerweise kein Enhancement nach Gd-Kontrast und kein Randödem. Häufig im Versorgungsgebiet der A. cerebri media lokalisiert. *Echinococcus multilocularis:* Zystische und/oder solide Läsion (möglich auch multilokulär). Zentrale Zone geringen bis intermediären Signals im T1W oder T2W die von einem leicht verdickten Ring geringer T2-Signalintensität umsäumt wird; Enhancement nach Gd-Kontrast. Gewöhnlich signalreiche Peripherie im T2W (Ödem) und Verkalkungen.	Durch parasitäre Infektionen: *Echinococcus granulosos* (Südafrika, Mittlerer Osten, Australien, Neuseeland) oder *Echinococcus multilocularis* (Nord-Amerika, Europa, Türkei, China). ZNS-Beteiligung in 2 % der hydatiden Manifestationen.
Strahlennekrose (Abb. 1A.**32) (Abb.** 1A.**97)**	Fokale Läsion mit oder ohne raumfordernden Effekt oder unscharf begrenzte Zone geringen bis intermediären Signals im T1W und intermediären bis hohen Signals im T2W, mit oder ohne Gd-Enhancement des befallenen Gewebes (graue oder weiße Substanz) im Bestrahlungsfeld.	Erscheint gewöhnlich zwischen 4./6. Monat bis 10 Jahre nach Radiatio. Mitunter schwierig von Neoplasien abgrenzbar. Positronenemissionstomografie (PET) und MR-Spektroskopie (MRS) hilfreich in der Differentialdiagnose.
Lysosomaler Enzymdefekt (Abb. 1A.**159)**	*Tay-Sachs:* Signalreiches T2W im Nucleus caudatus, Thalamus, Putamen, fakultativ auch in den zerebralen Marklagern. Progressive Hirnatrophie. *Neuronale Ceroid-Lipofuscinose:* Fortschreitende kortikale Atrophie des Cerebrum. Fakultativ signalreiches T2W im Bereich des Nucleus caudatus, Thalamus, Putamen sowie der zerebralen Marklager. Typischerweise kein KM-Enhancement. *Mukopolysaccharidose:* Fokale oder diffuse signalreiche Zonen in der weißen Substanz im T2W, Corpus callosum und Stammganglien können beteiligt sein. Perivaskuläre Defekte, zerebrale kortikale/subkortikale Infarkte, progressive Hirnatrophie. Mögliche Assoziation mit Makrozephalie, generalisiertem Hydrozephalus, Hirnhautverbreiterungen.	Lysosomale Störungen auf der Basis toxischer Anreicherungen von anormalen Stoffwechselprodukten in der Zelle führen zu axonalen Defekten und Demyelinisierungen. Häufig autosomal-rezessiv vererbt, wie z. B. Tay-Sachs-S. (Mangel an funktioneller Hexosaminidase und neuronaler Zeroid-Lipofuszinose mit Ablagerungen von Lipofuszin in den Zytosomen). Die Mukopolysaccharidosen stellen eine weitere Gruppe lysosomaler Störungen im Metabolismus der Mukopolysaccharide dar, können sowohl autosomal-rezessiv als auch X-chromosomal vererbt werden. Mutiple Formen (Hurler-, Hunter-, Sanfilippo-, Morquio-S.)

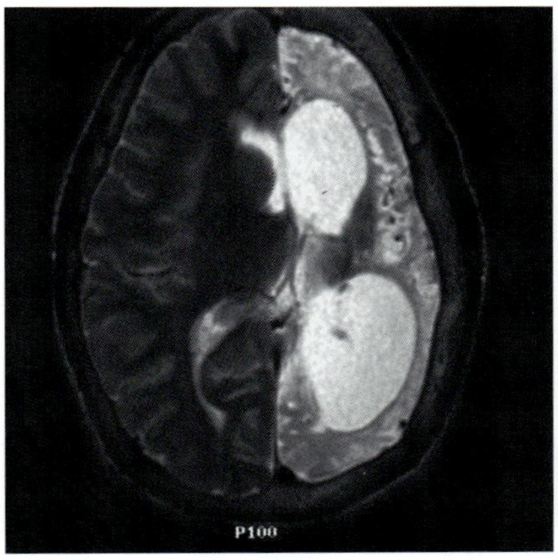

a

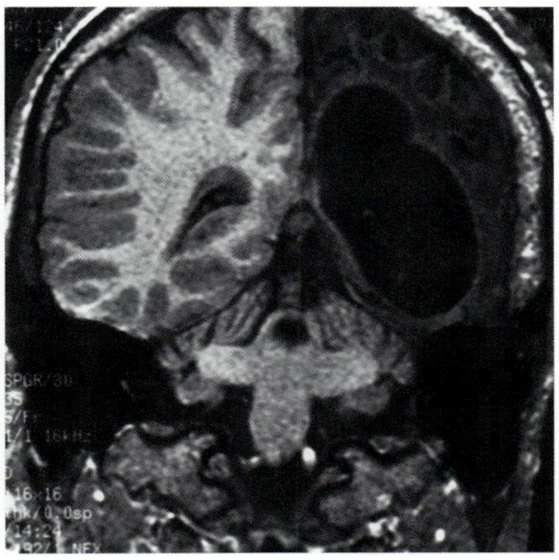

b

Abb. 1A.**138** **Rasmussen's Enzephalitis.** **a** Axiales T2W, hochgradige Atrophie der linken Großhirn-Hemisphäre mit unscharf begrenzten signalreichen Zonen in der grauen und weißen Substanz sowie in den Stammganglien. **b** Koronales T1W (spoiled GRE), Signalminderung des Hirnparenchyms mit kompensatorischer Erweiterung des Seitenventrikels.

Tabelle 1A.**7** (Fortsetzung) Läsionen der grauen Substanz/des zerebralen Kortex

Erkrankung	MRT-Befund	Kommentar
Andere		
Mesiale Temporalsklerose (Abb. 1A.**139)**	Signalveränderungen des Hippocampus (einfacher im Bereich des Korpus als am Kaput oder der Kauda erkennbar). Signalarm bis intermediär im T1W, signalreich im T2W, kein signifikantes KM-Enhancement. Lokale Atrophien sind möglich. Gewöhnlich unilateral, nur in 15 % bilateral.	Klinisch Temporallappen-Epilepsie, MRT wichtig für chirurgische Planung. Neuronale Defekte und Gliosen verursachen das hohe T2-Signal.
Status epilepticus (Abb. 1A.**140)**	Signalreiches T2W im Hippocampus, Corpus amygdaleideum und temporalen Kortex beidseits. Die Signalanhebungen können sich umkehren, gelegentlich Atrophie und/oder Sklerose des Hippocampus.	Endogene neurochemische Reaktionen der Krampfaktivität führen zu einem zytotoxischen Ödem und eventuell auch neuronalen Nekrosen, was die entsprechenden Signalveränderungen hervorruft.
M. Alzheimer	Temporal betonte Hirnatrophie. Erweiterung der Sulci und Ventrikel. Gewöhnlich kortikale Substanzminderung.	Häufigste Form der progressiven Demenz mit neurofibrillären Fehlleitungen, senilen Plaques, Neuronenverlust, Amyloid-Angiopathie und Gliose.
M. Pick (Abb. 1A.**141)**	Frontal und temporal betonte Hirnatrophie. Erweiterung der Sulci und Ventrikel. Gewöhnlich kortikale Substanzminderung.	Präsenile Demenz, wesentlich seltener als M. Alzheimer. Histopathologische Befunde in Form von Neuronenverlust und sogenannten Pick-Körpern (zytoplasmatische Veränderungen).

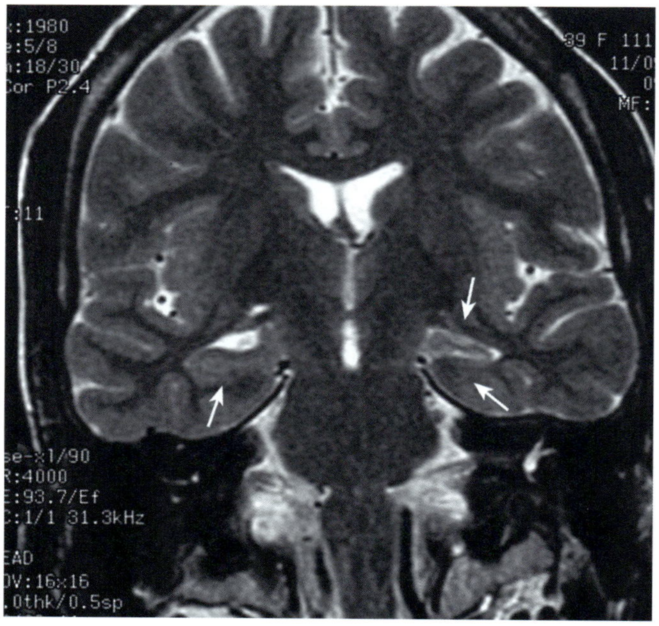

Abb. 1A.**139** **Mesiale Temporalsklerose.** **a** Koronales T2W, anormal signalreicher Hippocampus links (Pfeile), normaler rechter Hippocampus zum Vergleich (Pfeil).

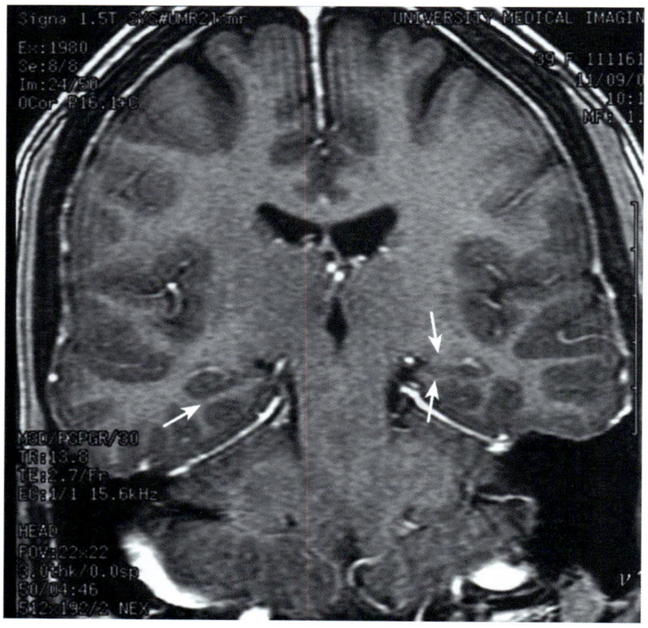

Abb. 1A.**139 b** Koronales T1W (spoiled GRE), Atrophie des linken Hippocampus (Pfeile), normale Größe des rechten Hippocampus zum Vergleich (Pfeil).

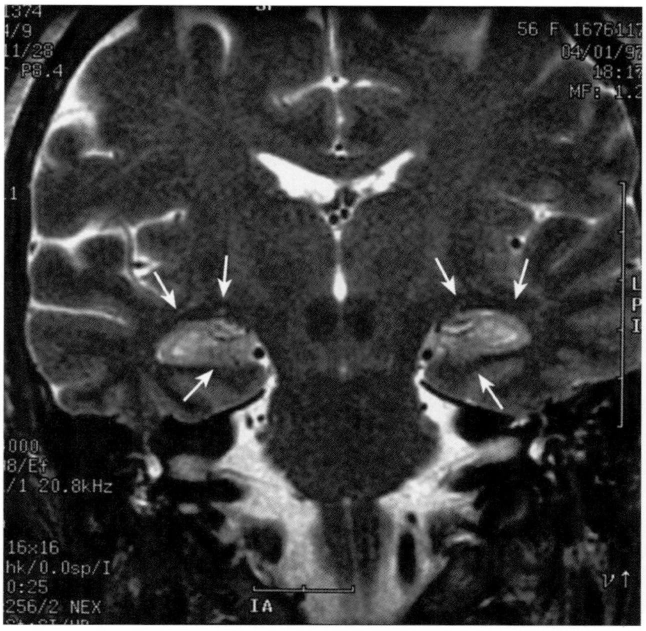

Abb. 1A.**140** **Status epilepticus.** **a** Koronales T2W, geschwollene und anormal signalreiche Hippocampi (Pfeile).

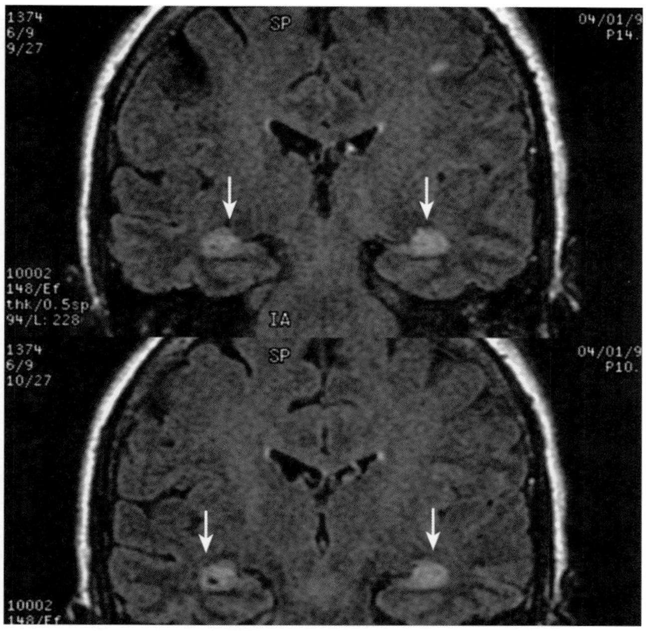

Abb. 1A.**140 b** Koronale FLAIR-Sequenz, symmetrische Signalanhebung beider Hippocampi (Pfeile).

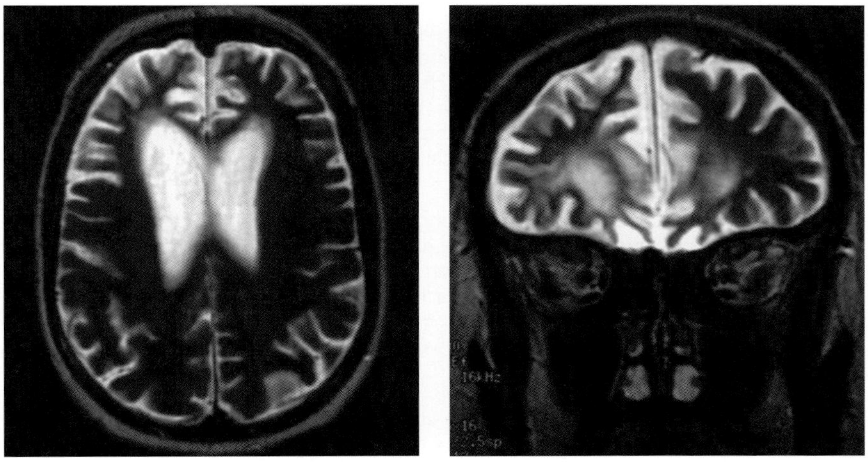

a **b**

Abb. 1A.**141** **M. Pick.** Axiales (**a**) und koronales (**b**) T2W, frontale betonte Hirnatrophie mit kortikaler Substanzminderung, Erweiterung der Sulci und Ventrikel.

Tabelle 1A.8 Stammganglien

Erkrankung	MRT-Befund	Kommentar
Neoplasien		
Astrozytom (Abb. 1A.18 bis 1A.21)	*Low-grade Astrozytom:* Gewöhnlich in der weißen Substanz gelegene fokale oder diffuse Raumforderung mit hypo- bis isointensem Signal im T1W und signalreich im T2W; geringes oder fehlendes Enhancement nach Gd-Kontrast. Lokalisationen im Cerebellum, Hypothalamus, in Nachbarschaft des 3. oder 4. Ventrikels, Hirnstamm. *Juveniles pilocytisches Astrozytom:* Subtyp: Teils zystische, teils solide Läsion, signalarm bis intermediär im T1W, signalreich im T2W, gewöhnlich kräftiges KM-Enhancement. Lokalisation im Bereich des Cerebellum, Hypothalamus, Hirnstamm, in Nachbarschaft des 3. und 4. Ventrikels. *Gliomatosis cerebri*: Infiltrative Läsion mit unscharfer Begrenzung und raumforderndem Effekt in der weißen Substanz. Hypo- bis isointens in T1W, hyperintens im T2W, gewöhnlich kein Enhancement nach Gd-Kontrast. *Anaplastisches Astrozytom:* Häufig unregelmäßig begrenzte Läsion in der weißen Substanz, hypo- bis isointens in T1W, hyperintens im T2W, ohne und mit Enhancement nach Gd-Kontrast.	*Low-grade Astrozytom*: Häufig bei Kindern und Erwachsenen (20.-40. Lebensjahr). Der Tumor schließt hoch differenzierte Astrozyten ein. Assoziiert mit Neurofibromatose Typ1. 10 Jahre Überlebenswahrscheinlichkeit, kann maligne entarten. *Juveniles pilocytisches Astrozytom:* Subtyp: Häufiger Tumor im Kindesalter, gute Prognose nach Totalresektion. *Gliomatosis cerebri:* Diffus infiltrierendes Astrozytom mit relativem Erhalt und Ausbreitung entlang der Hirnarchitektur. Die Struktur im Schnittbild kann prognostisch aussagefähiger sein als der histologische Grad. Etwa 2 Jahre Überlebenswahrscheinlichkeit. *Anaplastisches Astrozytom:* Zwischenstufe zwischen low-grade Astrozytom und Glioblastoma multiforme. Etwa 2 Jahre Überlebenswahrscheinlichkeit.
Glioblastoma multiforme (Abb. 1A.22)	Unregelmäßig begrenzte Raumforderung mit Nekrosen oder Zysten. Gemischtes Signal im T1W, signalreich im T2W, Einblutungen möglich. Starkes heterogenes KM-Enhancement, Umgebungsödem. Kann das Corpus callosum zur Gegenseite überschreiten.	Häufigster primärer ZNS-Tumor. Hochmaligne Neoplasie mit Nekrosen und Gefäßproliferationen, gewöhnlich bei Patienten über dem 50. Lebensjahr. Die Tumorausdehnung wird im MRT häufig unterschätzt, Überlebensrate unter 1 Jahr.
Riesenzellastrozytom – Tuberöse Sklerose (Abb. 1A.23)	Umschriebene Läsion in Nachbarschaft des Foramen Monroe, gemischt signalarm bis intermediär im T1W und T2W. Zysten und/oder Kalzifikationen möglich. Heterogenes oder homogenes KM-Enhancement.	Ein subependymales Hamartom in Nähe des Foramen Monroi zeigt sich bei 15 % der Patienten unter 20 Jahren mit Tuberöser Sklerose. Langsam wachsender Tumor, der den Liquorfluss durch das Foramen Monroi behindern kann. Gewöhnlich lange Überlebenszeit nach Resektion.
Pleomorphes Xantoastrozytom (Abb. 1A.24)	Umschriebener supratentorieller Tumor mit Einbeziehung von Kortex und weißer Substanz. Hypo- bis isointens im T1W, intermediär bis signalreich im T2W. Zyste(n) möglich. Heterogene KM-Aufnahme mit oder ohne Enhancement der Knötchen an der Zystenwand.	Seltener Astrozytom-Typ bei jungen Erwachsenen und Kindern, Krampfanamnese.
Oligodendrogliom (Abb. 1A.25)	Umschriebene Läsion, gemischt signalarm bis intermediär im T1W und intermediär bis signalreich im T2W; signalfreie Zonen im Bereich scholliger Kalzifikationen; heterogenes KM-Enhancement. Befällt Kortex und weiße Substanz. Kann zu chronischen Erosionen der Tabula interna der Schädelkalotte führen.	Seltenes langsam wachsendes Gliom mit gemischtem histologischem Bild (z. B. Astrozytom), gewöhnlich bei Erwachsenen über 35 Jahren, 85 % supratentoriell. Bei niedrigen Graden 75 % 5-Jahres-Überlebenswahrscheinlichkeit, höhergradige haben eine schlechte Prognose.
Gangliogliom, Ganglioneurom, Gangliozytom (Abb. 1A.27)	Gewöhnlich supratentorieller umschriebener Tumor im Frontal- oder Temporallappen. Signalarmer bis intermediärer Signalcharakter im T1W, intermediärer bis signalreicher Charakter im T2W, Zysten möglich, mit oder ohne KM-Enhancement.	Das Gangliogliom enthält Glia und neuronale Elemente, das Ganglioneurom nur Ganglienzellen. Seltene Tumoren bei Patienten unter 30 Jahren, langsam wachsend, Krampfanfälle. Das Gangliozytom enthält nur neuronale Elemente bzw. dysplastisches Hirngewebe. Gute Prognose nach kompletter Resektion.
Ependymom (Abb. 1A.28)	Umschriebene häufig extraventrikuläre lobulierte supratentorielle Läsion. Zysten und/oder Verkalkungen können auftreten. Signalarm bis intermediär im T1W, signalreich im T2W. Unterschiedliches KM-Enhancement	Häufiger bei Kindern als bei Erwachsenen. Ein Drittel supratentoriell, zwei Drittel infratentoriell, 45 % 5-Jahres-Überlebensrate.
Lymphom (Abb. 1A.33)	Primäres ZNS-Lymphom: Fokaler oder infiltrativer Tumor mit Lokalisation in den Basalganglien, periventrikulär, hintere Schädelgrube/Hirnstamm. Signal im T1W gering bis intermediär, im T2W intermediär bis leicht hyperintens. Hämorrhagien und Nekrosen können bei immunsupprimierten Patienten auftreten. In der Regel KM-Enhancement. Ein diffuses leptomeningeales Enhancement ist eine Erscheinungsform des intrakraniellen Lymphoms.	Primäre ZNS-Lymphome überwiegen sekundären, Erkrankungshäufigkeit bei Erwachsenen jenseits des 40. Lebensjahres. B-Zell Lymphom häufiger als T-Zell Lymphom. Die steigende Inzidenz hängt mit der zunehmenden Zahl immunsupprimierter Patienten zusammen. Die Erscheinungsformen primärer und sekundärer Lymphome im MRT überlappen, ein Befall der Leptomenix ist bei sekundären eher zu sehen.

Tabelle 1A.**8** (Fortsetzung) Stammganglien

Erkrankung	MRT-Befund	Kommentar
Metastasen (Abb. 1A.**34**) **(Abb.** 1A.**92**)	Umschriebener Rundherd mit unterschiedlichen intraaxialen Lokalisationen, häufig an der Grenze zwischen grauer und weißer Substanz. Gewöhnlich hypo- bis isointens in T1W; iso- bis hyperintens im T2W. Blutungen, Verkalkungen und Zysten möglich. Unterschiedliches KM-Verhalten. Häufig hohes T2-Signal in der Umgebung der enhancenden Knötchen als Ausdruck des axonalen Ödems.	33 % aller Hirntumoren, gewöhnlich von extraaxialen Primärtumoren bei Erwachsenen über 40 Jahren ausgehend. Primärtumoren in Reihenfolge ihrer Häufigkeit: Lunge, Brust, GI, GU, Melanom.
Neurofibromatose Typ 1 (Abb. 1A.**143**)	Uni- oder bilaterale rundliche signalreiche Läsionen im T2W im Bereich des Globus pallidus. Intermediär bis gering signalreich im T1W, kein KM-Enhancement. Kein Umgebungsödem oder raumfordernder Effekt.	Die Neurofibromatose Typ 1 ist das häufigste neurokutane Syndrom (Phakomatose); autosomal-dominant vererbte Störung des Chromosoms 17. Gutartige Herde treten im Globus pallidus auf, häufig als „Hamartome" bezeichnet, histologisch spongiotische und vaskuläre Veränderungen. MRT-Befund kann im Laufe der Zeit abnehmen.

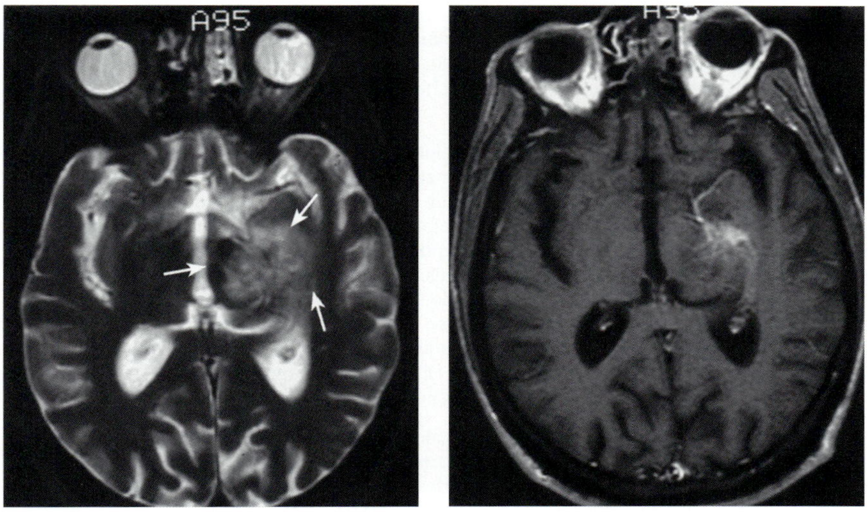

a b

Abb. 1A.**142** **Lymphom.** **a** Axiales T2W, unscharf begrenzter signalreicher Herd im Bereich der linken Basalganglien und des Thalamus (Pfeile). **b** Unregelmäßiges Enhancement der Läsion im axialen T1W nach KM.

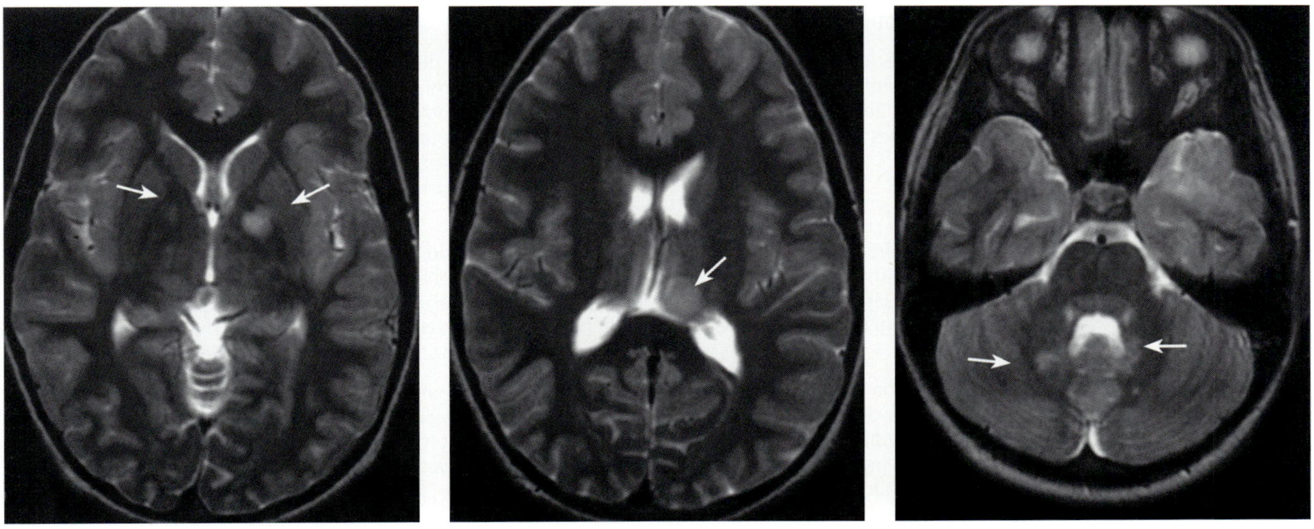

a b c

Abb. 1A.**143** **Neurofibromatose Typ 1.** **a** Axiales T2W, umschriebene signalreiche rundliche Läsionen im Globus pallidus bilateral. Ähnliche Herde (Hamartome) im axialen T2W (**b, c**) im linken Thalamus und der zerebellären weißen Substanz (Pfeile).

Tabelle 1A.**8** (Fortsetzung) Stammganglien

Erkrankung	MRT-Befund	Kommentar
Neuroepitheliale Zyste (Abb. 1A.**134**)	Glatt begrenzte Zyste, signalarm im T1W und signalreich im T2W, dünne Wand, kein KM-Enhancement, kein Umgebungsödem.	Histopathologisch gleichen die Zystenwände Epithelien. Neuroepitheliale Zysten finden sich in den Plexus chorioidei, in der Fissura choroidea, den Ventrikeln und im Hirnparenchym.
Perivaskuläre Räume (Abb. 1A.**144**)	Liquorähnlicher Herd oder Herde mit signalreichem T2W. Gewöhnlich im PDW nicht sichtbar, signalarm im T1W, kein KM-Enhancement. Finden sich in den Stammganglien und der hohen subkortikalen weißen Substanz/Zentrum semiovale.	Liquorgefüllte Räume zwischen der Gefäßwand hirnversorgender Arterien und der Membrana gliae limitans, auch Virchow-Robin'sche Räume genannt. Nehmen mit dem Alter an Größe und Zahl zu.
Entzündlich		
Cerebritis (Abb. 1A.**35**)	Unscharf begrenzte Zone oder fokales Areal mit geringem bis intermediärem Signalcharakter im T1W und intermediär bis signalreich im T2W; ohne oder mit minimalem KM-Enhancement. Befällt den zerebralen Kortex und die weiße Substanz nach bakteriellen oder Pilz-Infektionen.	Lokale Infektion/Entzündung des Hirngewebes auf der Basis bakterieller oder von Pilz-Infektionen, sekundär nach Sinusitis, Meningitis, chirurgischen Eingriffen, hämatogene Ursachen (kardiale oder andere vaskuläre Shunts) und/oder Immunsuppression. Mögliche Abszessbildung.
Pyogener Hirnabszess (Abb. 1A.**36**)	Umschriebene Läsion mit geringem Signal im T1W; zentral hyperintenses Areal im T2W (möglicher Flüssigkeitsspiegel) mit schmalem Rand geringer T2-Signalintensität; Umgebungsödem in Form einer unscharf begrenzten Signalanhebung im T2W. Ringförmiges KM-Enhancement, das manchmal lateral kräftiger ist als medial.	Ein Hirnabszess entsteht etwa 2 Wochen nach einer Cerebritis mit zentraler Kolliquation und Nekrose, kapselartiger Begrenzung und peripherem Ödem. Multilokulär möglich. Komplikation der Meningitis und/oder Sinusitis, einer Septikämie, nach Traumata, chirurgischen Eingriffen und kardialem Shunt.
Cerebraler Pilzabszess (Abb. 1A.**37**) **(Abb.** 1A.**145**)	Abhängig vom Erreger. Die Herde entstehen in den Meningen oder im Hirnparenchym; solide oder zystische Läsionen, signalarm bis intermediär im T1W und signalreich im T2W. Noduläres oder Ringenhancement. Periphere Signalanhebung zerebraler Herde im T2W (Ödem).	Tritt bei immunsupprimierten oder diabetischen Patienten auf mit Ausbildung von Granulomen in der Hirnhaut oder im Hirnparenchym; Die K*ryptokokkose* befällt die basalen Meningen und breitet sich entlang der perivaskulären Räume in die Basalganglien aus. *Aspergillus* und *Mucor* breiten sich direkt über die Nasennebenhöhlen aus oder dringen hämatogen in Blutgefäße ein mit dem Resultat hämorrhagischer Läsionen und/oder zerebraler Infarkte. Die *Kokzidioidomykose* betrifft gewöhnlich die basalen Meningen.
Enzephalitis (Abb. 1A.**38**)	Unscharf begrenzte Zone(n), signalarm bis intermediär im T1W und intermediär bis signalreich im T2W, geringes oder kein KM-Enhancement. Befallen sind Kortex und/oder weiße Substanz, geringer lokalisierter raumfordernder Effekt. Beim Herpes simplex sind typischerweise der Temporallappen/das limbische System betroffen; Blutungen können auftreten. Zytomegalievirus-(CMV) Infektionen in der Regel periventrikulär/subependymal. HIV befällt häufig die periatriale weiße Substanz.	Encephalitis: Infektion/Entzündung des Hirngewebes durch Virusbefall, häufig bei immunsupprimierten Patienten (Herpes simplex, CMV, HIV, progressive multifokale Leukenzephalopathie) oder immunkompetent (St.-Louis-Enzephalitis, Eastern-Equine-Enzephalitis [EEE] und Western-Equine-Enzephalitis [„Pferdeenzephalitis"], Epstein-Barr-Virus).
Rasmussen's Enzephalitis (Abb. 1A.**138**)	Fortschreitende Atrophie einer Hirn-Hemisphäre mit unscharf begrenzten signalreichen Zonen im T2W innerhalb der weißen Substanz, der Stammganglien und des Kortex. Gewöhnlich kein KM-Enhancement.	Tritt in der Regel bei Kindern unter 10 Jahren auf. Schwere und progressive Epilepsie und einseitige neurologische Defizite – Hemiplegie, psychomotorische Retardierung; stellt eine chronische „Slow-Virus"-Erkrankung dar z. B. durch Infektion mit CMV oder Epstein-Barr-Virus. Therapie: Hemisphärektomie.
Creutzfeld-Jakob-Krankheit (CJD)	Bilaterale signalreiche Zonen im Putamen oder den Nuclei caudati im T2W, mitunter signalreiche Zonen in der weißen Substanz und im Kortex. Typisches KM-Enhancement. Progressive Hirnatrophie.	Spongiforme Enzephalopathie durch „Slow-Virus"-Infektion bzw. Prionen (proteinhaltiges infektiöses Material). Tritt gewöhnlich bei Erwachsenen zwischen dem 40. bis 80. Lebensjahr auf; progressive Demenz, weniger als 10 % überleben 2 Jahre.
Tuberkulom (Abb. 1A.**39**)	Intraaxiale Läsion in den Hirnhemisphären oder Basalganglien (Erwachsene), Kleinhirn (Kinder). Geringes bis intermediäres Signal im T1W, zentrale signalreiche Zone im T2W mit schmalem signalarmem Saum, gelegentlich geringes Signal im T2W. Kräftiges oder Randenhancement nach Gd-Kontrast, Verkalkungen möglich. Meningeale Herde: noduläre oder zystische Zonen basilaren meningealen Enhancements.	Auftreten bei immunsupprimierten Patienten und in Entwicklungsländern. Führen zu intrakraniellen Granulomen durch hämatogene Streuung. Meningeale Herde sind häufiger als zerebrale.

Tabelle 1A.8 (Fortsetzung) Stammganglien

Erkrankung	MRT-Befund	Kommentar
Parasitär		
Toxoplasmose (Abb. 1A.40)	Vereinzelte oder multiple solide und/oder zystische Läsionen im Bereich der Basalganglien und/oder der zerebralen Mark-Rinden-Grenze; geringes bis intermediäres Signal im T1W, hohes Signal im T2W. Noduläres oder ringförmiges Enhancement nach Gd-Kontrast, mit oder ohne Umgebungsödem (hohes T2-Signal).	Häufigste opportunistische ZNS-Infektion bei HIV-Patienten, hervorgerufen durch die Aufnahme kontaminierter Nahrung (*Toxoplasma gondii*).
Zystizerkose (Abb. 1A.41)	Vereinzelte oder multiple zerebrale oder meningeale zystische Läsionen. *Akute/subakute Phase:* Geringes bis intermediäres Signal im T1W, hohes Signal im T2W. Randständiges oder noduläres Enhancement nach Gd-Kontrast, mit oder ohne periphere T2-Signalmehrung (Ödem). *Chronische Phase*: Verkalkte Granulome.	Infektion durch Aufnahme von Eiern (Taenia solum) in kontaminierter Nahrung (unzureichend gekochtes Schweinefleisch). Befällt in abnehmender Häufigkeit: Meningea, Hirnparenchym, Ventrikel.

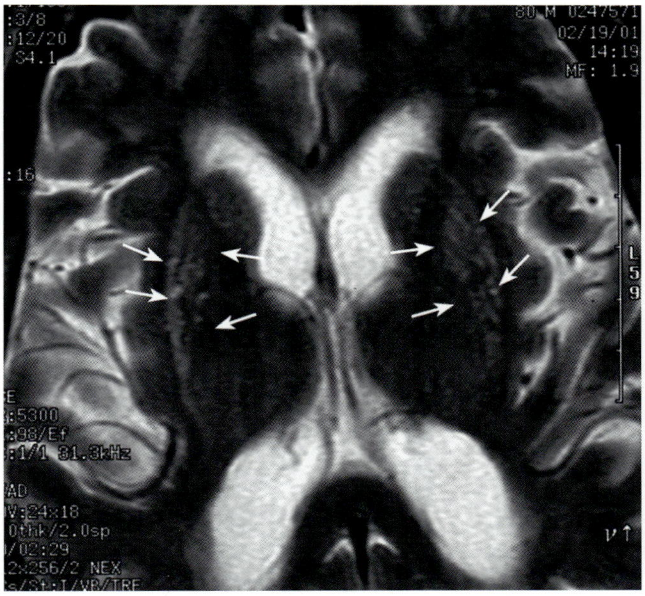

Abb. 1A.**144** **Perivaskuläre Räume.** **a** Axiales T2W, multiple schmale liquorisointense Herde im Putamen beidseits (Pfeile).

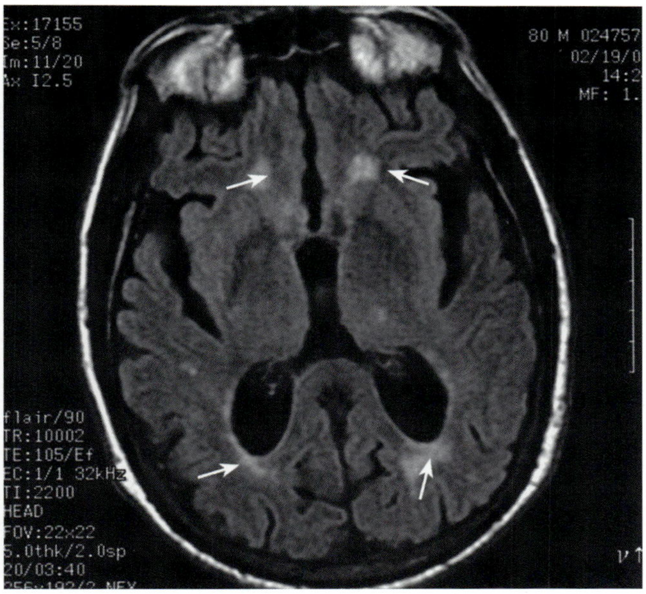

Abb. 1A.**144 b** Axiale FLAIR-Sequenz, die signalintensen Läsionen im Putamen sind nicht erkennbar. Dafür finden sich periventrikuläre signalreiche Läsionen als Ausdruck einer Mikroangiopathie (Pfeile).

a

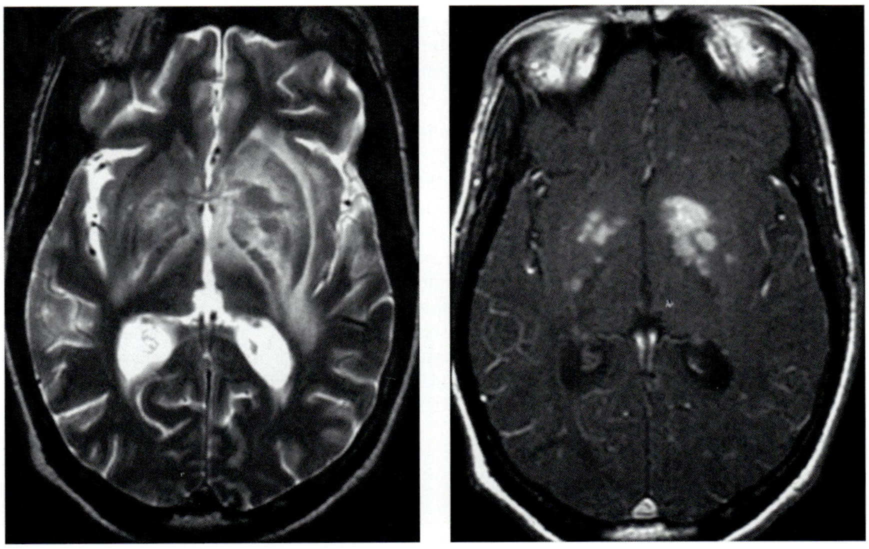

b

Abb. 1A.**145** **Kryptokokkose.** **a** Axiales T2W, unscharf begrenzte signalreiche Zonen im Bereich der Stammganglien bilateral. **b** Axiales T1W nach KM, noduläre konfluierende KM-anreichernde Herde in den Stammganglien als Zeichen einer sich entlang der perivaskulären Räume ausbreitenden Infektion.

Tabelle 1A.**8** (Fortsetzung) Stammganglien

Erkrankung	MRT-Befund	Kommentar
Hydatide Zyste	*Echinococcus granulosus:* Vereinzelte oder selten multiple Herde, signalarm im T1W und signalreich im T2W mit einem schmalen Randsaum verminderten Signals im T2W; sofern nicht superinfiziert typischerweise kein Enhancement nach Gd-Kontrast und kein Randödem. Häufig im Versorgungsgebiet der A. cerebri media lokalisiert. *Echinococcus multilocularis:* Zystische und/oder solide Läsion (möglich auch multilokulär). Zentrale Zone geringen bis intermediären Signals im T1W oder T2W, die von einem leicht verdickten Ring geringer T2-Signalintensität umsäumt wird; Enhancement nach Gd-Kontrast. Gewöhnlich signalreiche Peripherie im T2W (Ödem) und Verkalkungen.	Durch parasitäre Infektionen: *Echinococcus granulosos* (Südafrika, Mittlerer Osten, Australien, Neuseeland) oder *Echinococcus multilocularis* (Nord-Amerika, Europa, Türkei, China). ZNS-Beteiligung in 2 % der hydatiden Manifestationen.
Strahlennekrose (Abb. 1A.**42) (Abb.** 1A.**91)**	Fokale Läsion mit oder ohne raumfordernden Effekt oder unscharf begrenzte Zone geringen bis intermediären Signals im T1W und intermediären bis hohen Signals im T2W, mit oder ohne Gd-Enhancement des befallenen Gewebes (graue oder weiße Substanz) im Bestrahlungsfeld.	Erscheint gewöhnlich zwischen 4./6. Monat bis 10 Jahre nach Radiatio. Mitunter schwierig von Neoplasien abgrenzbar. Positronenemissionstomografie (PET) und MR-Spektroskopie (MRS) hilfreich in der Differentialdiagnose.
Vaskulär		
AVM (Abb. 1A.**47)**	Unregelmäßig begrenzte Läsionen in der Pia und/oder Dura mater des Hirnparenchyms. Das Signalverhalten der AVM ist sehr unterschiedlich, zum einen durch die Fluss-Auslöschungen der durchströmten Gefäße und variable Signale thrombosierter Anteile, zum anderen spielen Einblutungen unterschiedlichen Alters, Verkalkungen und Gliosen eine Rolle. Der venöse Anteil zeigt in der Regel ein KM-Enhancement. Gradientenechosequenzen (GRE) zeigen Fluss-Signale (hyperintens) in offenen Venen und Arterien. Zusätzliche Informationen über den Nidus, versorgende Arterien und drainierende Venen sowie assoziierte Aneurysmen können durch MRA-Techniken (TOF und Phasenkontrast) gewonnen werden. Gewöhnlich kein raumfordernder Effekt, außer bei Blutungen oder frischen Thrombosierungen.	Infratentorielle AVM sind wesentlich seltener als supratentorielle.
Kavernöses Hämangiom (Abb. 1A.**48)**	Einzelne oder multiple polyzyklische intra- und extraaxiale Läsionen mit randständiger unregelmäßiger Zone geringen Signals im T2W aufgrund von Hämosiderinablagerungen, zentral variables Signal (signalarm und -reich, intermediär, gemischt) in Abhängigkeit vom Alter der hämorrhagischen Anteile. GRE Sequenzen der Wahl zum Nachweis multipler Herde.	Infratentorielle kavernöse Hämangiome sind seltener als supratentorielle. Mannigfaltige Lokalisationen; > 50 % multilokulär. Assoziiert mit venösen Angiomen, Blutungsrisiko.
Venöses Angiom (Abb. 1A.**49)**	Transkortikales, viele kleine medulläre Venen drainierendes venöses Gefäß mit kräftigem Enhancement im T1W nach KM (Caput medusae). Die drainierende Vene kann im T2W als Flussauslöschung imponieren.	Venöse Anomalien sind typischerweise nicht mit Blutungen assoziiert, sie stellen in der Regel einen Zufallsbefund dar, außer in Zusammenhang mit kavernösen Hämangiomen.
Moya-Moya-Syndrom (Abb. 1A.**146)**	Dilatierte Kollateral-Arterien verursachen multiple tubuläre Fluss-Auslöschungen im T1W und T2W in der Region der Stammganglien und Thalami. Ein KM-Enhancement ist in diesen Arterien im Gegensatz zu normalen Gefäßen aufgrund einer geringeren Flussgeschwindigkeit gegeben. Häufig KM-Enhancement in der Leptomenix durch kollaterale Pia-Gefäße. Vermindertes oder fehlendes Flusssignal der supraclinoidalen Äste der A. carotis interna und der proximalen Abschnitte der A. cerebri media und anterior bds.. Stenosen und Verschlüsse der distalen Äste der A. carotis interna (lenticulostriata, thalamoperforata und leptomeningeale Äste) mit Kollateralgefäßen im MRA, vorzugsweise im KM-verstärkten Bild mit Darstellung des verlangsamten Blutstroms.	Progrediente Verschlusskrankheit der intrakraniellen Äste der A. carotis interna mit Ausbildung zahlreicher kräftiger Kollateralgefäße aus der A. lenticulostriata und thalamoperforata sowie aus anderen Parenchym-, leptomeningealen und transduralen Arterien. So genannte „Rauchwolke“ entsprechend des angiografischen Erscheinungsbildes der Kollateralgefäße (lenticulostriata, thalamoperforata). Keine spezifische Ätiologie, kann im Rahmen einer Neurofibromatose, Arteriosklerose, Sichelzellenanämie oder anderer Angiopathien auftreten. In Asien häufiger bei Kindern als bei Erwachsenen.

Tabelle 1A.**8** (Fortsetzung) Stammganglien

Erkrankung	MRT-Befund	Kommentar
Demyelinisierende Erkrankungen		
Demyelinisierende Erkrankungen – Multiple Sklerose (MS), akute disseminierte Enzephalomyelitis (ADEM) (Abb. 1A.**53,** 1A.**54**)	Herde in den zerebralen Marklagern und im Hirnstamm, signalarm bis intermediär im T1W und signalreich im T2W. Mit oder ohne KM-Enhancement. Noduläres bis ringförmiges KM-Enhancement gewöhnlich in der akuten/früh subakuten Phase der Demyelinisierung. Selten raumfordernder Charakter wie bei Neoplasien.	Die MS ist die häufigste demyelinisierende Erkrankung, bevorzugt bei Frauen (Häufigkeitsgipfel 20.–40. Lebensjahr). Andere demyelinisierende Erkrankungen: ADEM – immuninduzierte Demyelinisierung nach Virusinfektionen; toxisch (exogen durch Umweltgifte oder metabolisch, z. B. Alkohol, Lösungsmittel etc.), Bestrahlungsunfälle, Trauma, Gefäßerkrankungen.

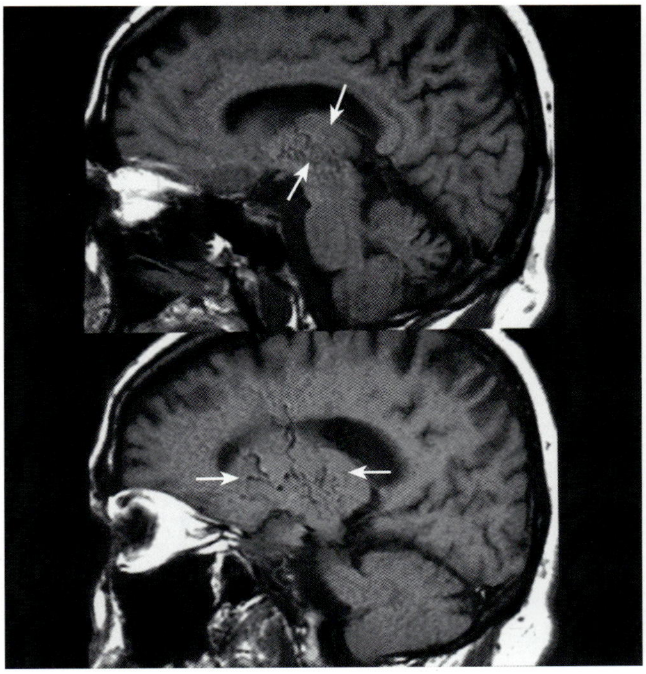

a

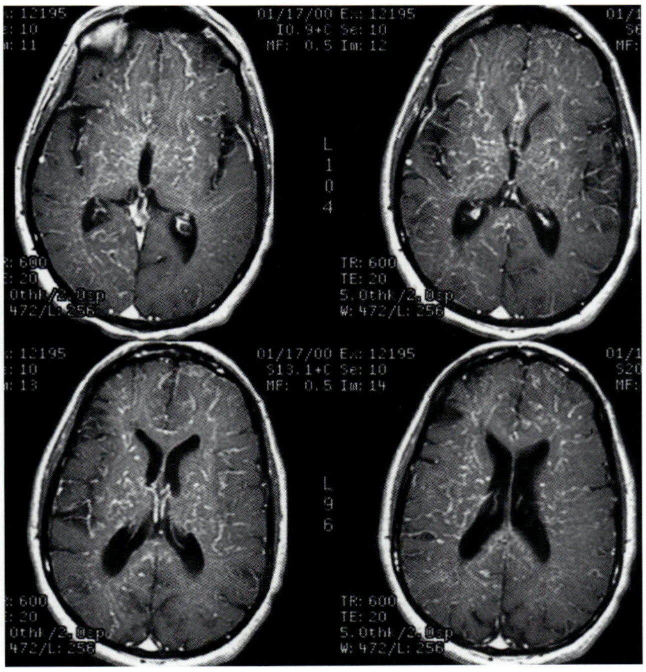

b

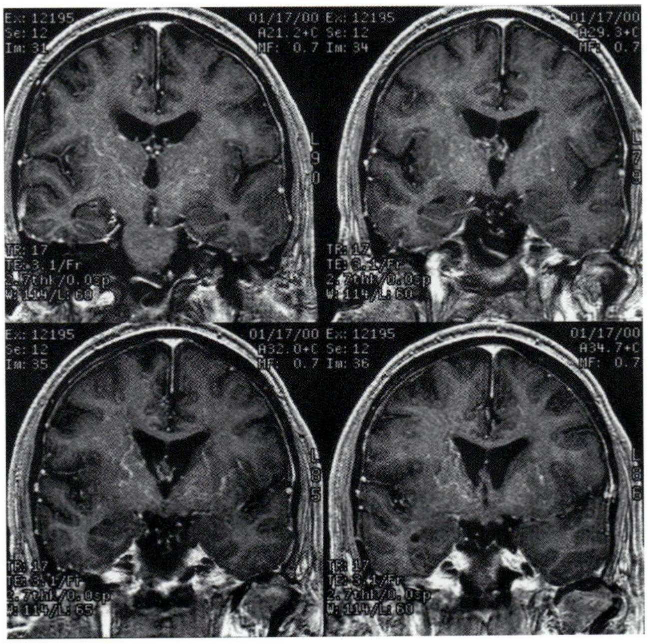

c

Abb. 1A.**146** **Moya-Moya-S.** **a** Sagittales T1W, multiple tubuläre Gefäße mit Signalauslöschung im Bereich der Stammganglien und des Thalamus (Pfeile). **b** Axiales T1W nach KM, zahlreiche kleine mit KM-Enhancement im Versorgungsgebiet der A. lenticulostriata und thalamoperforata sowie leptomeningeale Kollateralen der verschlossenen supraclinoidalen Äste der A. carotis interna. **c** Koronales T1W (spoiled GRE) nach KM, multiple kleine Gefäße mit KM-Enhancement im Bereich der Stammganglien.

Tabelle 1A.**8** (Fortsetzung) Stammganglien

Erkrankung	MRT-Befund	Kommentar
Hirninfarkt **(Abb.** 1A.**147**)		
Ischämischer anoxischer oder lacunärer Infarkt	Die MR-Befunde zerebellärer und zerebraler Infarkte werden durch das Alter des Ereignisses relativ zum Zeitpunkt der Untersuchung bestimmt: < *12 Stunden:* lokalisiertes Ödem, gewöhnlich isointens zum Normalparenchym im T1W und T2W. Positive Befunde mittels diffusionsgewichteter Sequenzen in Relation zu abnehmenden Diffusionskoeffizienten aufgrund des zytotoxischen Ödems. Fehlende arterielle Flussauslöschungen oder arterielles Enhancement im vaskulären Strömungsgebiet des Infarktes. *12–24 Stunden:* Intermediäres Signal im T1W und hohes Signal im T2W, regionales Ödem. Die Signalveränderungen erfassen Kortex und subkortikale Marklager und/oder die Basalganglien. *24 Stunden bis 3 Tage:* Geringes bis intermediäres Signal im T1W und hohes Signal im T2W, regionales Ödem. *4 Tage bis 2 Wochen:* Geringes bis intermediäres Signal im T1W und hohes Signal im T2W, rückläufiges Ödem/Raumforderung, mögliche Einblutung. Mit oder ohne KM-Enhancement. *2 Wochen bis 2 Monate:* Geringes bis intermediäres Signal im T1W und hohes Signal im T2W, Rückbildung des Ödems. Mögliche Einblutung, eventuell abnehmendes Enhancement. > *2 Monate:* Signalarm im T1W und signalreich im T2W, Enzephalomalazie, mit oder ohne Verkalkungen, Hämosiderin.	Hirninfarkte entstehen durch Obliteration großer, mittlerer oder kleiner arterieller Gefäße. Sekundär bei Arteriosklerose, kardialer Embolie, neoplastischer Aussaat, Koagulopathien, Dissektionen oder angeborenen Fehlbildungen. Das Infarktareal richtet sich in der Regel nach dem Versorgungsgebiet der betroffenen Arterie; abweichend davon können metabolische Störungen (z. B. mitochondrale Enzephalopathien) oder intrakranielle Venenthrombosen (z. B. Thrombophlebitis, Koagulopathien, Dehydrierung) Infarktareale hervorrufen, die nicht mit der arteriellen Versorgung korrespondieren.
Toxisch		
Kohlenmonoxid-Vergiftung	Bilateral signalreiches T2W im Putamen und Globus pallidus, kein KM-Enhancement.	Toxischer Effekt in Form einer bilateralen selektiven Nekrose der Stammganglien.
Methanol-Vergiftung	Bilateral signalreiches T2W im Putamen und Globus pallidus, kein KM-Enhancement.	Toxischer Effekt in Form einer bilateralen selektiven Nekrose der Stammganglien.
(metabolisch/ degenerativ)		
MELAS und MERRF-Syndrom (Abb. 1A.**148**) **(Abb.** 1A.**160**)	Gewöhnlich signalreiche symmetrische Veränderungen im T2W im Bereich der Stammganglien, der zerebellären und zerebralen subkortikalen Marklager und Rinden ohne Bezug zu Versorgungsgebieten großer Gefäße. Signalveränderungen können sich mit der Zeit auflösen und wieder auftreten.	MELAS (Mitochondriale Enzephalopathie, Laktatazidose, Stroke) ist eine mütterlicherseits vererbte Störung des RNA-Transfers in die Mitochondrien. MERRF (Myoklonische Epilepsie, Rauhe Rote Fasern) ist eine mitochondriale Enzephalopathie in Verbindung mit Muskelschwund und myoklonischer Epilepsie, Kleinwuchs, Ophthalmoplegie und Herzerkrankungen.
Leigh-Syndrom (Abb. 1A.**149**)	Symmetrisches signalreiches T1W sowohl im Bereich des Globus pallidus, Putamen und Nucleus caudatus als auch in der zerebellären und zerebralen weißen Substanz, dem zerebralen Kortex, Hirnstamm und spinalen grauen Substanz. Typischerweise ohne KM-Enhancement.	Autosomal rezessiv vererbte Störung, auch bekannt unter der Bezeichnung subakute nekrotisierende Enzephalopathie. Tritt in 3 Formen auf: infantile, juvenile und frühadulte Form. Ätiologisch handelt es sich um Störungen des Sauerstoffmetabolismus der Mitochondrien durch verschiedene Enzymdefekte mit Ausbildung einer progredienten neurodegenerativen Erkrankung. Hirnstammläsionen führen zu einem Verlust der Atem-Kontrolle.
Kearns-Sayre-Syndrom (Abb. 1A.**161**)	Symmetrisches signalreiches T1W sowohl im Bereich des Globus pallidus, Putamen und Nucleus caudatus als auch in der zerebellären und zerebralen weißen Substanz, dem zerebralen Kortex, Hirnstamm und spinalen grauen Substanz. Typischerweise ohne KM-Enhancement.	Mitochondriale Störung mit externaler Ophthalmoplegie, Retinitis pigmentosa und einer Reihe muskulärer und neurologischer klinischer Symptome bei unter 20-Jährigen.
Cockayne-Syndrom (Abb. 1A.**150**)	Signalreiche Veränderungen im T2W im Bereich der periventrikulären Marklager, Stammganglien und Nuclei dentati, progrediente zerebelläre und zerebrale Atrophie, Mikrozephalie.	Autosomal-rezessiv vererbte Störung des DNS-Reparaturmechanismus. Tritt in der ersten Lebensdekade auf mit progressiven neurologischen Dysfunktionen, Katarakt, Fotosensibilität der Haut, Optikusatrophie und Zwergwuchs.
M. Wilson (Abb. 1A.**151**)	Bilaterale signalreiche Veränderungen des Putamen im T2W wie auch der Thalami, des Nucleus dentatus, des Hirnstammes (Aquäduct-Region). Möglich auch signalarmes T2W im Bereich des Nucleus caudatus und Putamen.	Autosomal-rezessiv vererbte Erkrankung mit Verringerung des funktionellen Serum-Zäruloplasmin-Spiegels und gestörtem Kupfer-Stoffwechsel, erhöhte Kupferausscheidung über den Urin. Gewöhnlich im Kindesalter auftretend mit pathologischen Kupfer-Akkumulationen im Gewebe, Ausbildung einer Leberzirrhose und degenerativen Veränderungen in den Stammganglien und im Hirnstamm (Nucleus lentiformis).

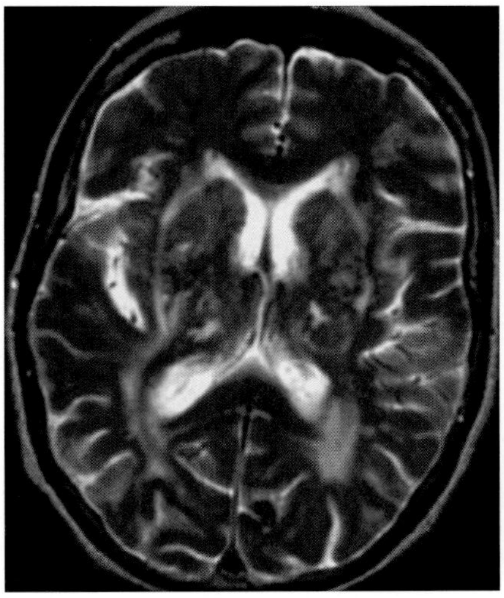

Abb. 1A.**147** **Infarkte der Stammganglien/Mikroangiopathie.** Axiales T2W, multiple signalreiche Herde bilateral in den Stammganglien wie auch in der Capsula interna und externa, im Thalamus und den periventrikulären Marklagern.

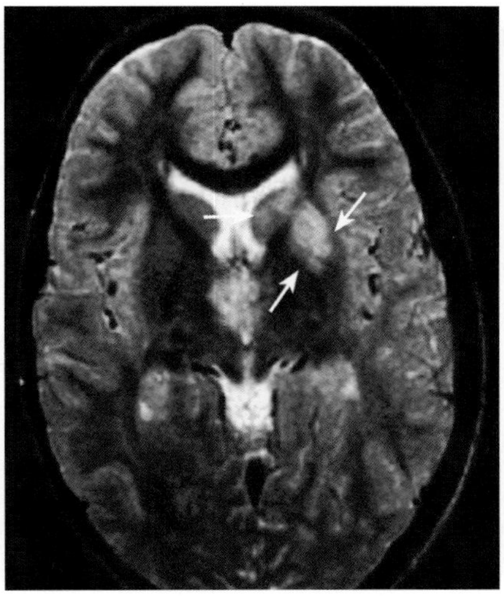

Abb. 1A.**148** **MELAS.** Axiales T2W, Signalanhebung im linken Caput nuclei caudati und linken Putamen/Striatum (Pfeile).

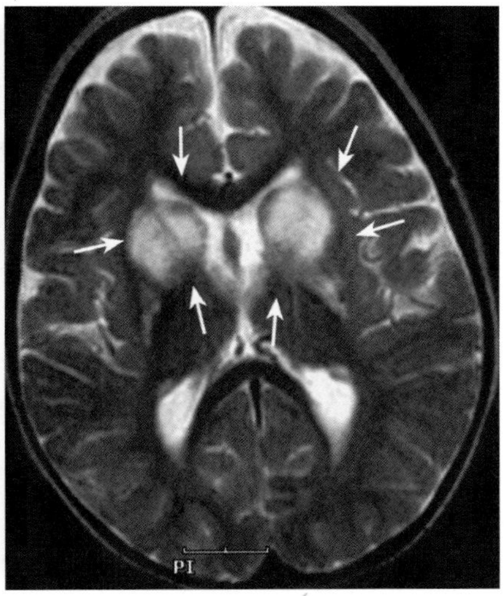

Abb. 1A.**149** **Leigh-Syndrom.** Axiales T2W, Signalanhebungen im Globus pallidus, Putamen und Nucleus caudatus bilateral, umschriebenes Ödem (Pfeile).

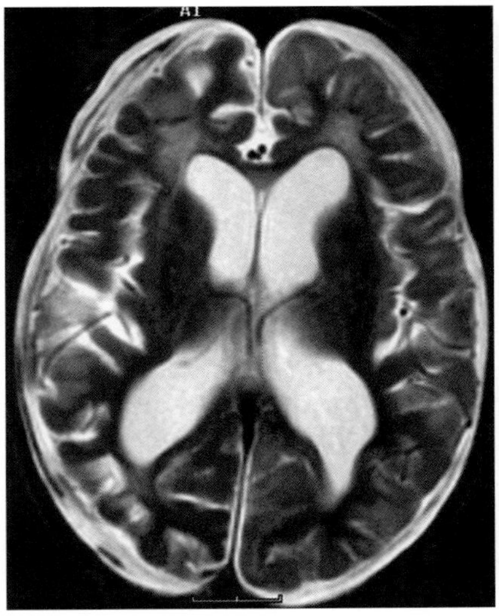

Abb. 1A.**150** **Cockayne-Syndom.**
a Axiales T2W, gemischt intermediär bis signalarme Veränderungen der Stammganglien sowie signalreiche Zonen der zerebralen Marklager. Schmale subdurale Hygrome beiderseits.

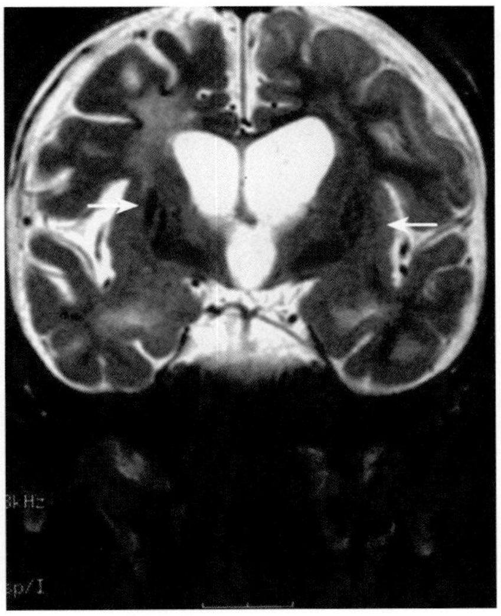

Abb. 1A.**150 b** Koronales T2W, gemischt intermediär bis signalarme Veränderungen der Stammganglien durch Verkalkungen (Pfeile).

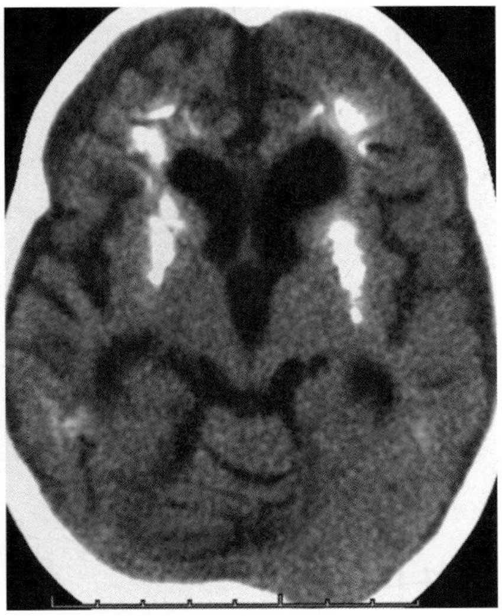

Abb. 1A.**150 c** Axiales CT-Bild, kräftige Verkalkungen der Stammganglien und zerebralen weißen Substanz, zerebrale Atrophie.

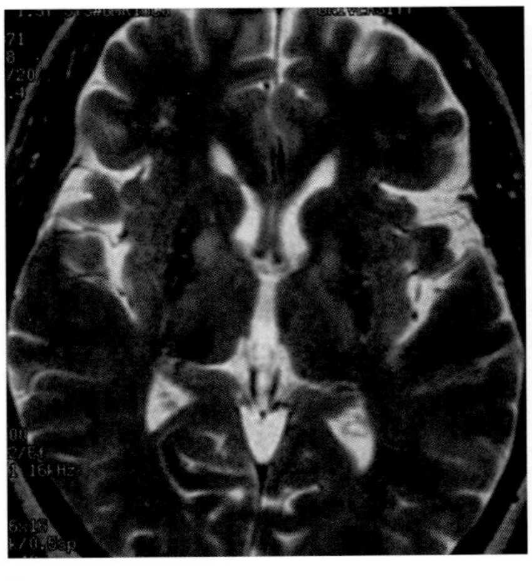

a

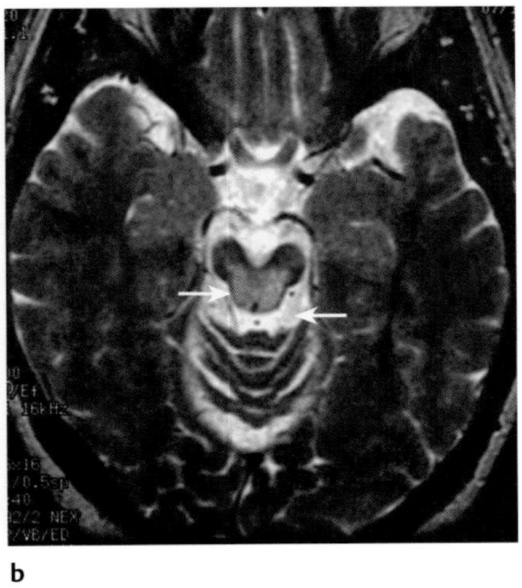

b

Abb. 1A.**151** **M. Wilson.** **a** Axiales T2W, signalreiche Herde bilateral im Globus pallidus, signalarme Zonen in den Putamina.
b Signalanhebung um den Aquädukt im Mittelhirn-Bereich (Pfeile), axiales T2W.

Tabelle 1A.**8** (Fortsetzung) Stammganglien

Erkrankung	MRT-Befund	Kommentar
Shy-Drager-Syndrom	Signalminderung des Putamen, ähnlich oder etwas ausgeprägter als im Globus pallidus im T2W.	Autonome Dysfunktion bei Erwachsenen mit orthostatischem Hypotonus, zerebellären und extrapyramidalen klinischen Symptomen.
Hallervorden-Spatz-Syndrom (Abb. 1A.**152)**	Bilaterale Signalminderungen im T2W mit signalreichen Arealen des Globus pallidus, kein KM-Enhancement.	Seltene metabolische Störung bevorzugt des Kindesalters mit Extremitätenstarre, Gangataxien, Dysarthrie und mentaler Retardierung. Eisen-Akkumulation und Destruktion des Globus pallidus und der Substantia nigra beidseits.
Pelizaeus-Merzbacher-Syndrom	Heterogene oder diffus signalreiche Veränderungen der zerebralen weißen Substanz im T2W. Kann auch Hirnstamm und Cerebellum befallen. Fakultative Signalminderung der Basalganglien und des Thalamus im T2W. Kein KM-Enhancement. Progrediente Atrophie.	X-chromosomal (Typ1) oder autosomal-rezessiv (Typ2) vererbte Leukodystrophie. 5 Subtypen. Mangel von Proteolipiden im Myelin. Tritt in der Neonatal-Periode (Typ 2) oder im Kleinkindesalter (Typ 1) auf mit unnatürlichen Augenbewegungen, Nystagmus und verzögerter psychomotorischer Entwicklung; Tod bis zum 10. Lebensjahr. Männliche Prädominanz.
Lysosomaler Enzymdefekt (Abb. 1A.**159)**	*Tay-Sachs:* Signalreiches T2W im Nucleus caudatus, Putamen und Thalamus, möglich auch in den zerebralen Marklagern. Progrediente Hirnatrophie. *Neuronale Zeroid-Lipofuszinose:* Progressive zerebelläre und zerebrale Atrophie. Signalarme oder signalreiche Veränderungen im T2W können im Nucleus caudatus, Putamen und Thalamus auftreten; fakultativ signalreiche Herde in der zerebralen weißen Substanz. Typischerweise ohne KM-Enhancement. *Mukopolysaccharidose:* Fokale oder diffuse signalreiche Zonen in der weißen Substanz im T2W, Corpus callosum und Stammganglien können beteiligt sein. Perivaskuläre Defekte, zerebrale kortikale/subkortikale Infarkte, progressive Hirnatrophie. Mögliche Assoziation mit Makrozephalie, generalisiertem Hydrozephalus, Hirnhautverbreiterungen.	Lysosomale Störungen auf der Basis toxischer Anreicherungen von anormalen Stoffwechselprodukten in der Zelle führen zu axonalen Defekten und Demyelinisierungen. Häufig autosomal-rezessiv vererbt, wie z. B. Tay-Sachs-S. (Mangel an funktioneller Hexosaminidase und neuronaler Zeroid-Lipofuszinose mit Ablagerungen von Lipofuscin in den Zytosomen). Die Mukopolysaccharidosen stellen eine weitere Gruppe lysosomaler Störungen im Metabolismus der Mukopolysaccharide dar, können sowohl autosomal-rezessiv als auch X-chromosomal vererbt werden. Multiple Formen (Hurler-, Hunter-, Sanfilippo-, Morquio-S.)
Störungen des Aminosäure-Stoffwechsels (Phenylketonurie, Propionische Azidämie, Methylmalonische Acidurie, Homocystinurie, Ornithin-Transkarboxylase-Mangel, Leukinose, Ahornsirup-Krankheit, Glutamin-Azidämie, andere)	Signalreiche Veränderungen der zerebellären und/oder zerebralen Marklager im T2W, können auch im Globus pallidus, Putamen, Nucleus caudatus, Thalamus und Hirnstamm auftreten.	Autosomal-rezessiv vererbte Störungen des Aminosäure-Stoffwechsels und der mitochondrialen Funktion durch Enzymdefekte, die signifikante Veränderungen in der Myelin-Ausbildung bewirken.
Idiopathische Verkalkungen	Geringes, intermediäres oder hohes Signal im T1W und T2W, kein KM-Enhancement.	Das Signal von Kalkablagerungen ist sehr variabel und abhängig von seiner Lokalisation und Größe. Kalzifikationen der Stammganglien können auch sekundär durch endokrine Störungen des Calcium- (Hypoparathyreoidismus) oder Eisenmetabolismus entstehen, vorrangig bei Infektionen (Toxoplasmose, Zystizerkose, Tuberkulose), Ischämien oder Intoxikationen (Blei, Kohlenmonoxid).
Hepatozelluläre Degeneration (Abb. 1A.**153)**	Signalreiche Veränderungen der Stammganglien im T1W, kein KM-Enhancement.	Die Signalveränderungen werden durch die hepatischen Dysfunktionen bestimmt, möglicherweise durch erhöhte Ammoniak- oder Mangan-Konzentrationen im Serum. Die Signalanhebung kann sich nach Lebertransplantation zurückbilden.
M. Huntington (Abb. 1A.**154)**	Disproportionale Atrophie der Stammganglien (in abnehmender Häufigkeit: Nucleus caudatus, Putamen, Cerebellum/Hirnstamm). Unterschiedliche signalarme und signalreiche T2-Veränderungen bilateral im Putamen. Gewöhnlich kein KM-Enhancement.	Autosomal-dominant vererbte neurodegenerative Erkrankung jenseits des 40. Lebensjahres mit progredienten Bewegungsstörungen, mentalen und Persönlichkeitsveränderungen.

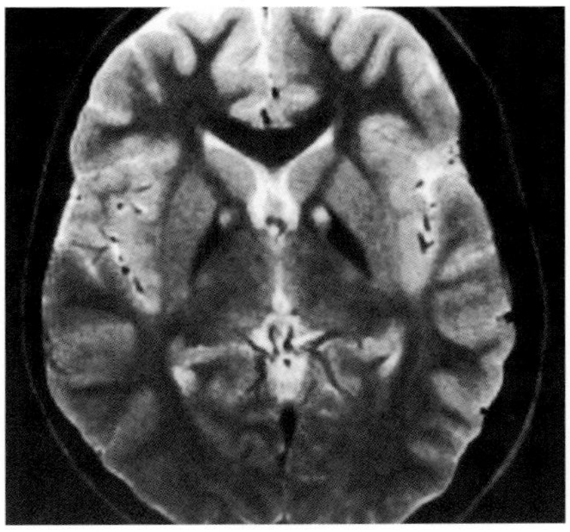

Abb. 1A.**152** **Hallervorden-Spatz-Syndrom.** Axiales T2W, signalreiche Herde im Globus pallidus bilateral mit signalarmem Saum.

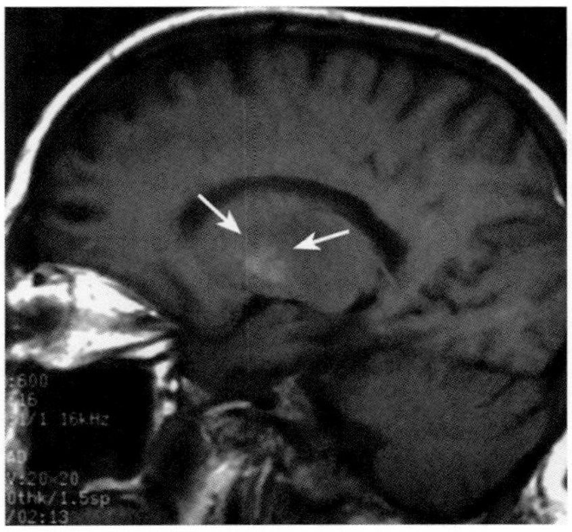

Abb. 1A.**153** **Hepatozelluläre Degeneration.** Signalreiche Herde im Bereich der Stammganglien im sagittalen T1W (**a**).

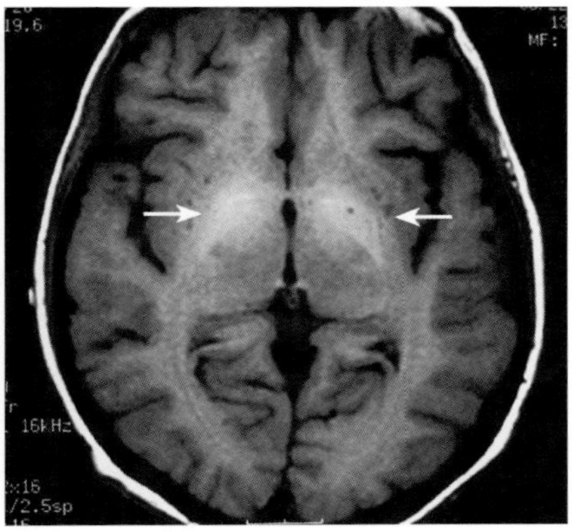

Abb. 1A.**153 b** und axialen T1W (**b**) (Pfeile).

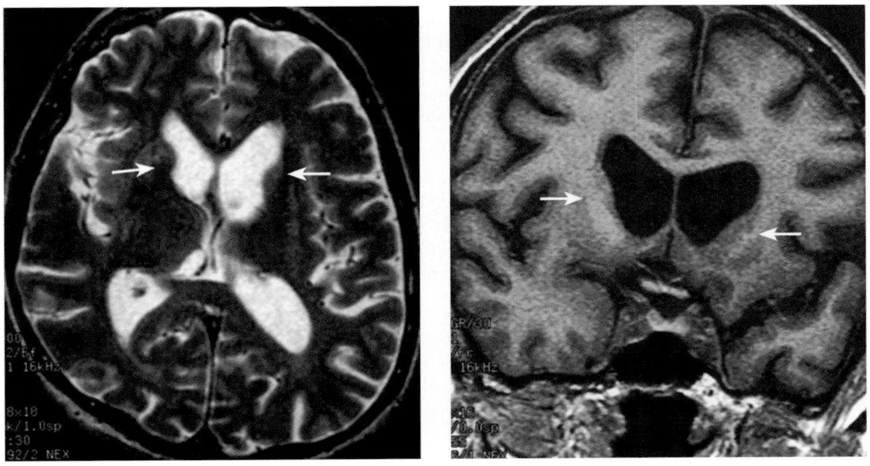

a **b**

Abb. 1A.**154** **M. Huntington.** **a** Axiales T2W, Atrophie des Nucleus caudatus (Pfeile) mit Erweiterung der Frontalhörner der Seitenventrikel. Atrophische Veränderungen auch der Nuclei lentiforme. Kleine signalreiche Zonen in den Nuclei caudati und den Putamina. **b** Koronales T1W (spoiled GRE), fortgeschrittene Atrophie der Nuclei caudati (Pfeile).

Tabelle 1A.**9** Multiple oder diffuse Veränderungen der weißen Substanz

Erkrankung	MRT-Befund	Kommentar
Kongenitale neuronale Migrationsstörungen		
Lissenzephalie (Abb. 1A.**3)**	Fehlende oder inkomplette Ausbildung der Gyri und Sulci mit abgeflachter Sylvi'scher Furche und einer „8"-Figur des Gehirns im axialen Schnittbild. Anormal dicker Kortex, Heteropie der grauen Substanz mit glatten Grenzen zwischen grauer und weißer Substanz.	Schwere Störung der neuronalen Migration (7. bis 16. Schwangerschaftswoche) mit fehlender oder inkompletter Ausbildung der Gyri, Sulci und Sylvi'schen Furche. Assoziiert mit schwerer geistiger Retardierung und Krampfanfällen, früher Tod. Weitere Fehlbildungen des ZNS wie Dysgenesie des Corpus callosum, Mikroenzephalie, hypoplastischer Thalamus, Kephalozelen.
Pachygyrie (nonlissenzephale kortikale Dysplasie) (Abb. 1A.**4)**	Verdickte Gyri mit flachen Sulci in Teilen oder am gesamten Gehirn. Verdickter Kortex mit relativ glatter Grenze zwischen grauer und weißer Substanz. Fakultativ Regionen mit hohem T2-Signal in der weißen Substanz (Gliose).	Schwere Störung der neuronalen Migration. Klinische Symptome hängen vom Ausmaß der Fehlbildungen ab.
Heterotopie der grauen Substanz (Abb. 1A.**5**–1A.**7)**	*Laminare Heterotopie*: Streifen (auch Mehrzahl) isointenser grauer Substanz innerhalb der weißen Substanz. (Abb. 1A.**5**). *Noduläre Heterotopie*: Knoten (auch Mehrzahl) isointenser grauer Substanz entlang der Ventrikel (Abb. 1A.**6**) oder innerhalb der weißen Substanz (Abb. 1A.**7**).	Störung der neuronalen Migration (7. bis 22. Schwangerschaftswoche), in der sich Ansammlungen bzw. Schichten von Neuronen zwischen den Ventrikeln und der Hirnrinde ausbilden. Band-, streifen- und knötchenformige Läsionen, isointens zur grauen Substanz, sind möglich, uni- oder bilateral. Verbunden mit Krampfanfällen, Schizenzephalie.
Schizenzephalie (gespaltenes Hirn) (Abb. 1A.**8**, 1A.**9)**	Spaltbildung im Gehirn vom Ventrikel bis zur Oberfläche des Kortex, begrenzt von heterotoper grauer Substanz. Der Spalt kann schmal (geschlossene Lippen, Abb. 1A.**8**) oder weit sein (offene Lippen, Abb. 1A.**9**).	Kombiniert mit Krampfleiden, Visusverlust, Retardierung und anderen ZNS-Veränderungen (z. B. septo-optische Dysplasie). Klinische Symptome richten sich nach der Schwere der Malformation. Ischämien oder Insult von Teilen oder der Keim-Matrix vor Ausbildung der Hemisphären.
Unilaterale Hemimegenzephalie (Abb. 1A.**10)**	Noduläre oder multinoduläre Heterotopien grauer Substanz in Teilen oder der gesamten zerebralen Hemisphäre mit Vergrößerung der ipsilateralen Hemisphäre und des Ventrikels.	Störung der neuronalen Migration mit hamartomatöser Hypertrophie der befallenen Hemisphäre.
Störungen der Histogenese		
Neurofibromatose Typ 1 (Abb. 1A.**143)**	Uni- oder bilaterale rundliche signalreiche Läsionen im T2W im Bereich des Globus pallidus. Intermediär bis gering signalreich im T1W, kein KM-Enhancement. Kein Umgebungsödem oder raumfordernder Effekt.	Die Neurofibromatose Typ 1 ist das häufigste neurokutane Syndrom (Phakomatose); autosomal-dominant vererbte Störung des Chromosoms 17. Gutartige Herde treten im Globus pallidus auf, häufig als „Hamartome" bezeichnet, histologisch spongiotische und vaskuläre Veränderungen. MRT-Befund kann im Laufe der Zeit abnehmen.
Tuberöse Sklerose (Abb. 1A.**29)**	Subkortikale fokale und/oder konfluierende Läsion mit hohem Signal im T2W. KM-Enhancement bei etwa 10 %.	Benigne Läsionen der weißen Substanz, die aus Demyelinisierungs-Arealen und/oder dysplastischer weißer Substanz entlang der radiären Gliafasern bestehen.
Kongenitale dysmyelinisierende Störungen		
M. Alexander	Hohes T2-Signal in der Peripherie der frontalen weißen Substanz mit zunehmender Ausbreitung in die zentralen und posterioren Anteile (Capsula interna und externa). Kein KM-Enhancement. Steigerung von Größe und Gewicht des Hirngewebes.	Sporadische Leukenzephalopathie, auch fibrinoide Leukenzephalopathie genannt. Tritt in den ersten 5 Lebensjahren mit Makrozephalie und progredienter psychomotorischer Retardierung auf. Tod häufig in der frühen Kindheit; juvenile und adulte Formen sind ebenfalls bekannt.
Canavan-van-Bogaert-Syndrom	Diffuses hohes T2-Signal in der Peripherie der zerebralen oder zerebellären weißen Substanz mit zunehmender Ausbreitung in die zentralen Anteile und progredienter Atrophie. Kann den Globus pallidus einbeziehen. In der Regel kein KM-Enhancement. Steigerung von Größe und Gewicht des Hirngewebes. Erhöhung des NAA-Peaks in der MR-Spektroskopie.	Autosomal-rezessive Erkrankung. Schwammige Degeneration des Hirngewebes durch Mangel an Aspartoacylase und entsprechenden Akkumulationen im Gehirn und Plasma, N-acetyl-aspartat-Azidurie. Klinisch beim Neugeborenen Makrozephalie, Hypotonie, Krampfanfälle, Spastik, Optikusatrophie. Tod häufig im 2. Lebensjahr.
Cockayne-Syndrom (Abb. 1A.**155)**	Signalreiche Veränderungen im T2W im Bereich der periventrikulären Marklager, Stammganglien und Nuclei dentati, progrediente zerebelläre und zerebrale Atrophie, Mikrozephalie.	Autosomal-rezessiv vererbte Störung des DNS-Reparaturmechanismus. Tritt in der ersten Lebensdekade auf mit progressiven neurologischen Dysfunktionen, Katarakt, Fotosensibilität der Haut, Optikusatrophie und Zwergwuchs.

Tabelle 1A.**9** (Fortsetzung) Multiple oder diffuse Veränderungen der weißen Substanz

Erkrankung	MRT-Befund	Kommentar
M. Pelizaeus-Merzbacher	Heterogene oder diffuse T2-Signalanhebungen in der zerebralen weißen Substanz.	X-chromosomal (Typ1) oder autosomal-rezessiv (Typ 2) vererbte Leukodystrophie. 5 Subtypen. Mangel von Proteolipiden im Myelin. Tritt in der Neonatal-Periode (Typ 2) oder im Kleinkindesalter (Typ 1) auf mit unnatürlichen Augenbewegungen, Nystagmus und verzögerter psychomotorischer Entwicklung; Tod bis zum 10. Lebensjahr. Männliche Prädominanz.
Metachromatische Leukodystrophie (Abb. 1A.**156)**	Symmetrische diffuse signalarme Zonen im T1W und signalreich im T2W im Bereich der inneren zerebralen/periventrikulären weißen Substanz, Zunahme der Signalveränderungen nach Peripher mit Einbeziehung der subkortikalen Marklager. Hohes T2-Signal in der zerebellären weißen Substanz; mögliche T2-Signalminderung innerhalb der Thalami; kein KM-Enhancement. Progressive Atrophie.	Autosomal-rezessiv vererbte Erkrankung mit Mangel an Arylsulfatase, führt zu toxischen Anreicherungen von Ceramid-Sulfatiden (Myelin-Abbauprodukt) in Makrophagen und Schwann'schen Zellen. 3 Subtypen in Relation zum Alter (spätinfantile Form 80 %, juvenile Form, adulte Form). Progressive neurologische Ausfallerscheinungen mit peripherer Neuropathie, Gangataxien und kognitiven Störungen, die zum Tod führen.

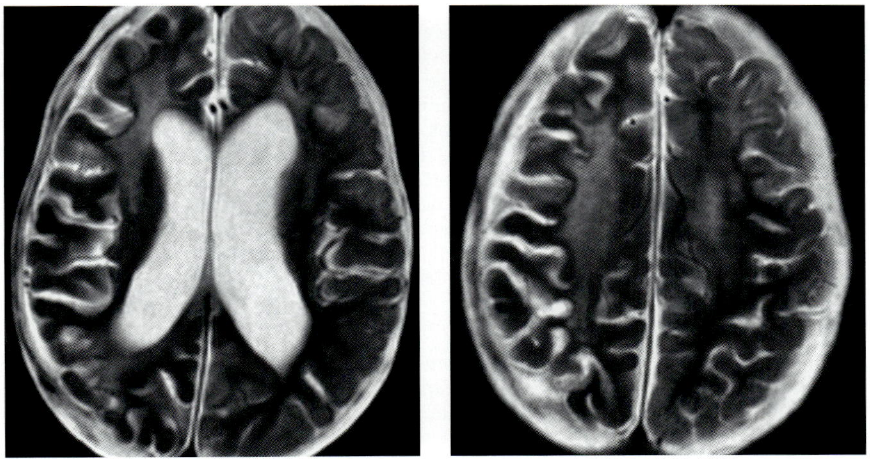

a b

Abb. 1A.**155** **Cockayne-Syndrom.**
a, b Axiale T2W, unscharf begrenzte signalreiche Zonen der periventrikulären und subkortikalen weißen Substanz mit zerebraler Atrophie.

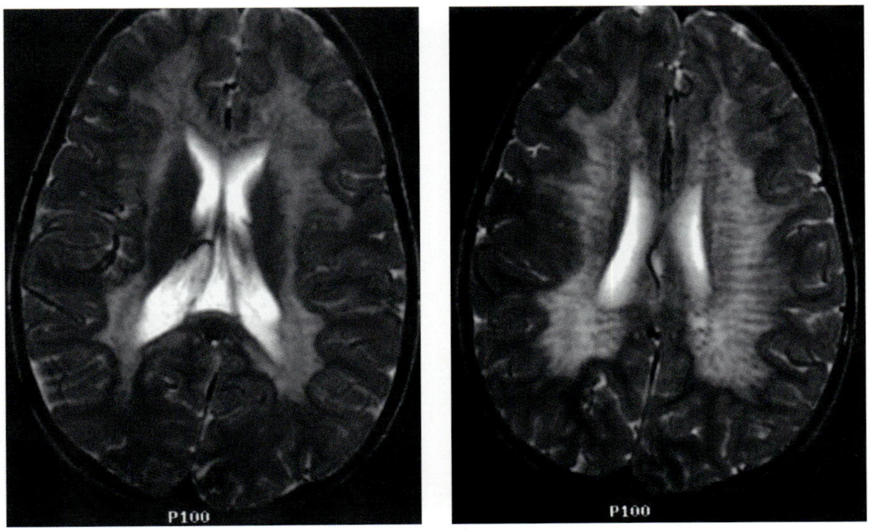

a b

Abb. 1A.**156** **Metachromatische Leukodystrophie.** **a, b** Axiale T2W, symmetrische diffus signalreiche Zonen der periventrikulären weißen Substanz mit Ausbreitung in die Peripherie bis in die subkortikalen Randzonen.

Tabelle 1A.9 (Fortsetzung) Multiple oder diffuse Veränderungen der weißen Substanz

Erkrankung	MRT-Befund	Kommentar
Adrenoleukodystrophie des Kindesalters (Abb. 1A.157)	Diffuse Signalanhebungen im T2W und korrespondierende Abschwächungen im T1W innerhalb der parietookzipitalen weißen Substanz und des Corpus callosum. Ausbreitung auch in die übrigen Marklager möglich. Fakultativ KM-Enhancement oder Zonen aktiver Demyelinisierung/Entzündung. T2-Signalanhebungen in den Corpora geniculata laterale und im Tractus corticospinalis möglich.	X-chromosomal vererbte Leukodystrophie (Männer) mit funktionellem Defizit der peroxisomalen Enzym-Acyl-CoA-Synthetase, führt zu Stoffwechsel- und Abbaustörungen der langkettigen Fettsäuren, die in verschiedenen Geweben akkumulieren. Im Hirngewebe resultieren Demyelinisierungen, Entzündungen, Gliosen und Nekrosen. Altersgipfel 3–10 Jahre mit psychomotorischer Retardierung, Krampfanfällen, Hypotonie, Gesichts-Dysmorphien, progressivem Abbau. Auch andere Subtypen: neonatale Form, adulte Form.
M. Krabbe (Abb. 1A.158)	Symmetrisch konfluierende signalreiche Zonen im T2W innerhalb der periventrikulären Marklager mit Ausdehnung bis zur subkortikalen Grenze. Zerebrale Substanz eher befallen als Cerebellum. Kein KM-Enhancement, Progrediente zerebrale Atrophie.	Auch bekannt unter Globoid-Zell-Leukodystrophie. Autosomal-rezessiv vererbte Störung des lysosomalen Enzyms Galactocerebrosid-Beta-Galactosidase, führt zur Destruktion der Oligodendrocyten und Störung der Myelin-Produktion. 3 Subtypen: infantil (häufigster), spätinfantil, adulter Typ. Krampfanfälle, psychomotorische Dysfunktionen, Optikusatrophie, progressiver neurologischer Abbau führt zum Tod.
Lysosomaler Enzymdefekt (Abb. 1A.159)	*Tay-Sachs:* Signalreiches T2W im Nucleus caudatus, Thalamus, Putamen, fakultativ auch in den zerebralen Marklagern. Progressive Hirnatrophie. *Neuronale Zeroid-Lipofuszinose:* Fortschreitende kortikale Atrophie des Cerebrum. Fakultativ signalreiches T2W im Bereich des Nucleus caudatus, Thalamus, Putamen sowie der zerebralen Marklager. Typischerweise kein KM-Enhancement. *Mukopolysaccharidose:* Fokale oder diffuse signalreiche Zonen in der weißen Substanz im T2W, Corpus callosum und Stammganglien können beteiligt sein. Perivaskuläre Defekte, zerebrale kortikale/subkortikale Infarkte, progressive Hirnatrophie. Mögliche Assoziation mit Makrozephalie, generalisiertem Hydrozephalus, Hirnhautverbreiterungen.	Lysosomale Störungen auf der Basis toxischer Anreicherungen von anormalen Stoffwechselprodukten in der Zelle führen zu axonalen Defekten und Demyelinisierungen. Häufig autosomal-rezessiv vererbt, wie z. B. Tay-Sachs-S. (Mangel an funktioneller Hexosaminidase und neuronaler Zeroid-Lipofuszinose mit Ablagerungen von Lipofuszin in den Zytosomen). Die Mukopolysaccharidosen stellen eine weitere Gruppe lysosomaler Störungen im Metabolismus der Mukopolysaccharide dar, können sowohl autosomal-rezessiv als auch X-chromosomal vererbt werden. Multiple Formen (Hurler-, Hunter-, Sanfilippo-, Morquio-S.)
Störungen des Aminosäure-Stoffwechsels (Phenylketonurie, Propionische Azidämie, Methylmalonische Azidurie, Homocystinurie, Ornithin-Transkarboxylase-Mangel, Leukinose, Ahornsirup-Krankheit, Glutamin-Azidämie, andere)	Signalreiche Veränderungen der zerebellären und/oder zerebralen Marklager im T2W, können auch im Globus pallidus, Putamen, Nucleus caudatus, Thalamus und Hirnstamm auftreten.	Autosomal-rezessiv vererbte Störungen des Aminosäure-Stoffwechsels und der mitochondrialen Funktion durch Enzymdefekte, die signifikante Veränderungen in der Myelin-Ausbildung bewirken.

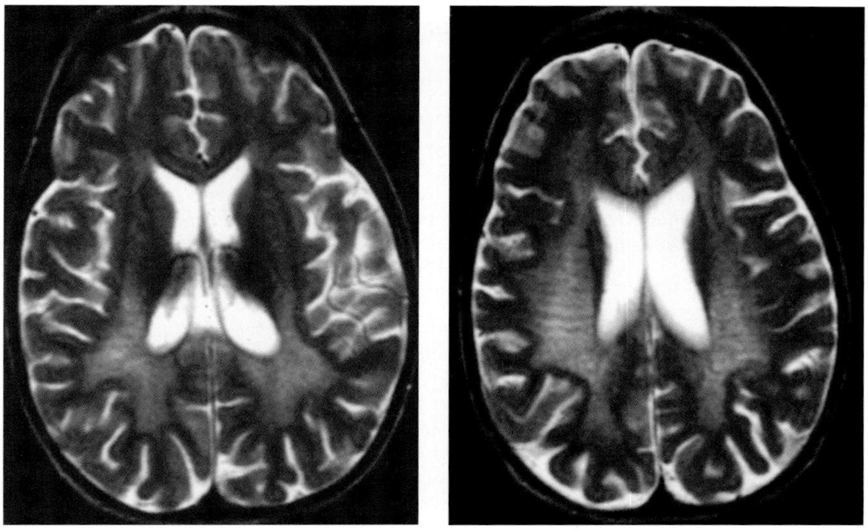

a b

Abb. 1A.**157** **Adrenoleukodystrophie des Kindesalters.** **a, b** Axiales T2W, symmetrische signalreiche Zonen in der periventrikulären parieto-okzipitalen weißen Substanz mit Ausbreitung in die Peripherie.

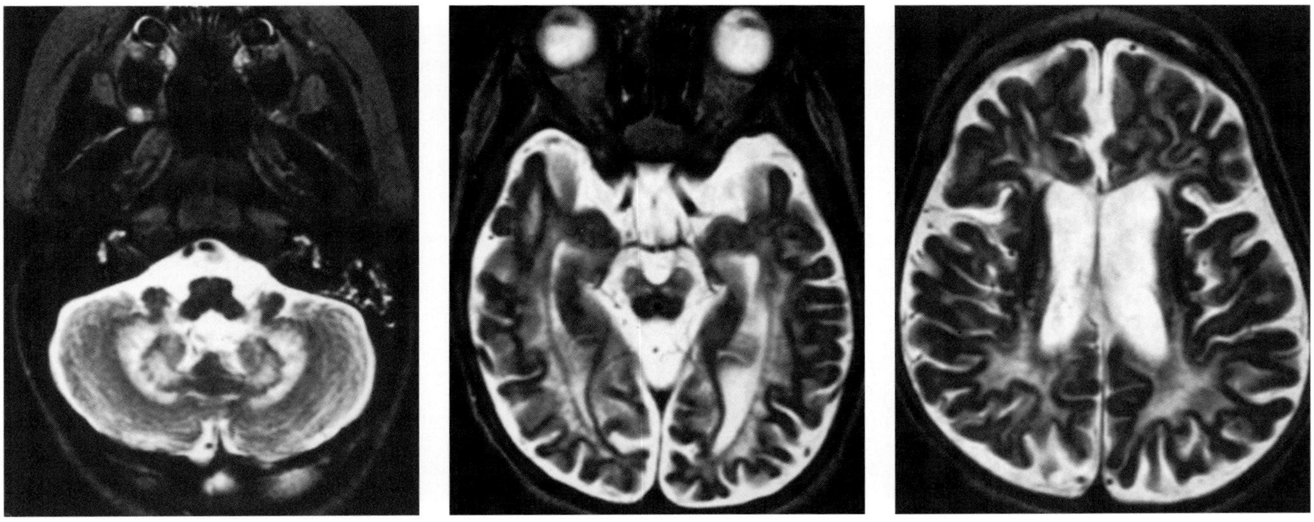

a b c

Abb. 1A.**158** **M. Krabbe.** **a, b, c** Axiale T2W, symmetrische konfluierende signalreiche Zonen in den periventrikulären Marklagern mit Ausbreitung nach subkortikal, fortgeschrittene zerebelläre und zerebrale Atrophie.

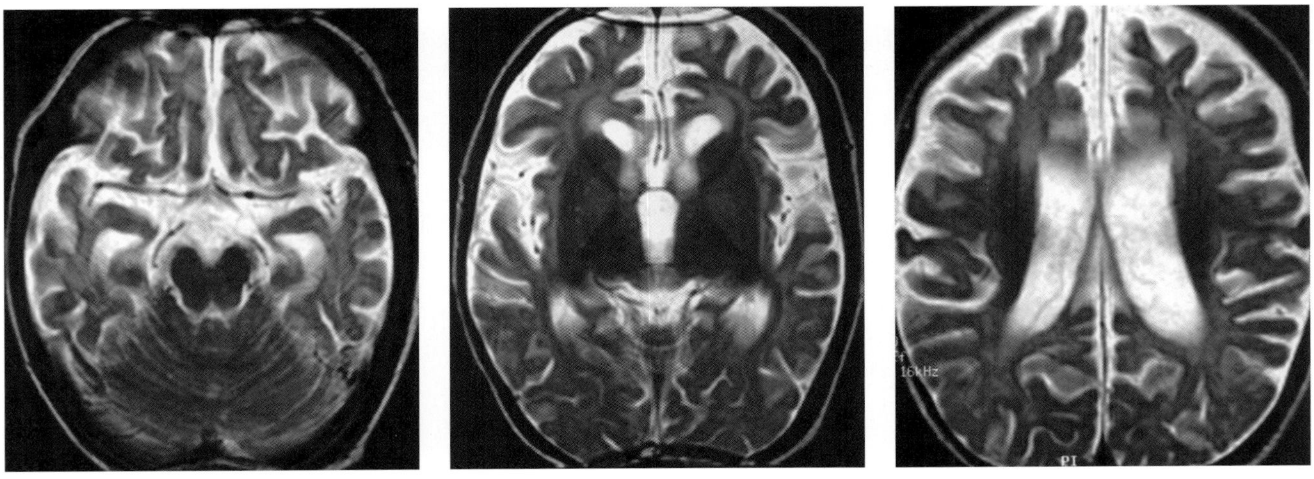

a b c

Abb. 1A.**159** **Neuronale Zeroid-Lipofuszinose.** **a, b, c** Axiale T2W, signalreiche Zonen in den periventrikulären Marklagern mit Ausbreitung nach subkortikal, deutliche zerebrale Atrophie.

Tabelle 1A.**9** (Fortsetzung) Multiple oder diffuse Veränderungen der weißen Substanz

Erkrankung	MRT-Befund	Kommentar
Mitochondriale Stoffwechselstörungen (Abb. 1A.160) MELAS und MERRF-Syndrom	Gewöhnlich signalreiche symmetrische Veränderungen im T2W im Bereich der Stammganglien, der zerebellären und zerebralen subkortikalen Marklager und Rinden ohne Bezug zu Versorgungsgebieten großer Gefäße. Signalveränderungen können sich mit der Zeit auflösen und wiederauftreten.	MELAS (Mitochondriale Enzephalopathie, Laktatazidose, Stroke) ist eine mütterlicherseits vererbte Störung des RNA-Transfers in die Mitochondrien. MERRF (Myoklonische Epilepsie, Rauhe Rote Fasern) ist eine mitochondriale Enzephalopathie in Verbindung mit Muskelschwund und myoklonischer Epilepsie, Kleinwuchs, Ophthalmoplegie und Herzerkrankungen.
Leigh-Syndrom (Abb. 1A.149)	Symmetrisches signalreiches T1W sowohl im Bereich des Globus pallidus, Putamen und Nucleus caudatus als auch in der zerebellären und zerebralen weißen Substanz, dem zerebralen Kortex, Hirnstamm und spinalen grauen Substanz. Typischerweise ohne KM-Enhancement.	Autosomal rezessive vererbte Störung, auch bekannt unter der Bezeichnung subakute nekrotisierende Enzephalopathie. Tritt in 3 Formen auf: infantile, juvenile und frühadulte Form. Ätiologisch handelt es sich um Störungen des Sauerstoffmetabolismus der Mitochondrien durch verschiedene Enzymdefekte mit Ausbildung einer progredienten neurodegenerativen Erkrankung. Hirnstammläsionen führen zu einem Verlust der Atemkontrolle.
Kearns-Sayre-Syndrom (Abb. 1A.161)	Symmetrisches signalreiches T1W sowohl im Bereich des Globus pallidus, Putamen und Nucleus caudatus als auch in der zerebellären und zerebralen weißen Substanz, dem zerebralen Kortex, Hirnstamm und spinalen grauen Substanz. Typischerweise ohne KM-Enhancement.	Mitochondriale Störung mit externaler Ophthalmoplegie, Retinitis pigmentosa und einer Reihe muskulärer und neurologischer klinischer Symptome bei unter 20-Jährigen.
Cockayne-Syndrom (Abb. 1A.150)	Signalreiche Veränderungen im T2W im Bereich der periventrikulären Marklager, Stammganglien und Nuclei dentati, progrediente zerebelläre und zerebrale Atrophie, Mikrozephalie.	Autosomal-rezessiv vererbte Störung des DNS-Reparaturmechanismus. Tritt in der ersten Lebensdekade auf mit progressiven neurologischen Dysfunktionen, Katarakt, Fotosensibilität der Haut, Optikusatrophie und Zwergwuchs.
Toxisch		
Marchiafava-Bignami-Syndrom	Unterschiedlich gemischtes Signal im T1W und T2W (signalarm, intermediär, signalreich) im Bereich des Corpus callosum, kann auch andere Regionen weißer Substanz einbeziehen. Fakultativ KM-Enhancement in Abhängigkeit vom Stadium der Demyelinisierung (akut, subakut, chronisch).	Erworbene Störung im Zusammenhang mit Alkoholismus mit Demyelinisierungen, Nekrosen und Blutungen im Corpus callosum und anderen Commissurae der weißen Substanz.
Wernicke-Enzephalopathie	Zonen hohen intraaxialen Signals im T2W in der Region des 3. Ventrikels und Aquädukts. Fakultatives KM-Enhancement im Bereich des Aquäductus cerebri, in Nachbarschaft des 3. Ventrikels oder den Corpora mamillaria.	Erworbene Enzephalopathie auf der Basis eines Thiamin-Mangels, häufig bei Alkoholikern zu finden. Klinisch Ophthalmoplegie, Verwirrung, Ataxie. MRT- und klinische Befunde reversibel mittels Vitamin-Substitution.
Zentrale pontine Myelolyse (Osmotische Myelinolyse) (Abb. 1A.162)	Unscharf begrenzter gewöhnlich großer signalreicher Herd zentral in der Pons im T2W. Signalanhebungen im T2W auch im Mittelhirn, Thalamus, Nucleus caudatus, Putamen und in der subkortikalen weißen Substanz möglich. Fakultativ gelegentliches KM-Enhancement.	Demyelinisierung durch schnellen Ausgleich einer Hyponatriämie bei chronisch Kranken oder Alkoholikern.
FK 506 (Tacrolimus) (Abb. 1A.163)	Fokale oder konfluierende signalreiche Zonen in der zerebralen weißen Substanz im T2W, kann auch die Basalganglien und Pons erfassen; fakultativ signalreicher Kortex im T1W und PDW, KM-Enhancement möglich. Die Signalveränderungen sind durch Korrektur des toxischen Medikamentenspiegels häufig reversibel.	FK 506 (Tacrolimus) ist ein immunsupprimierendes Medikament, das bei organtransplantierten Patienten eingesetzt wird. Die toxische Dosis führt zu zahlreichen neurologischen Symptomen: Verwirrung, Kopfschmerz, Krampfanfälle, Dysarthrie, Koma. Die kortikalen Veränderungen sind wahrscheinlich Resultat einer kortikalen laminaren Nekrose durch Hypoperfusions-Attacken.

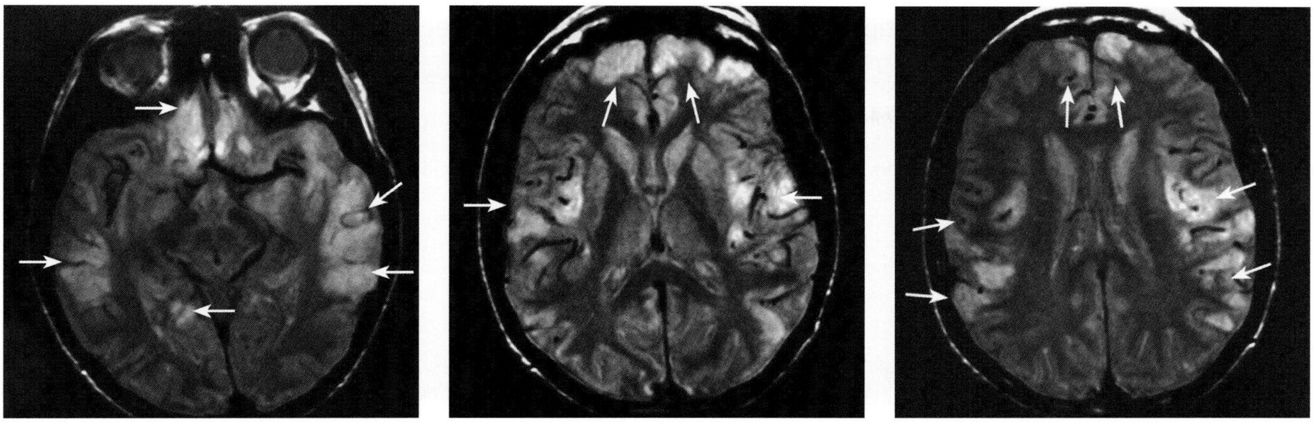

a b c

Abb. 1A.**160** **MELAS.** **a, b, c** Axiales PDW (langes TR, kurzes TE), signalreiche Zonen im zerebralen Kortex und im subkortikalen Mark ohne Zuordnung zu vaskulären Territorien.

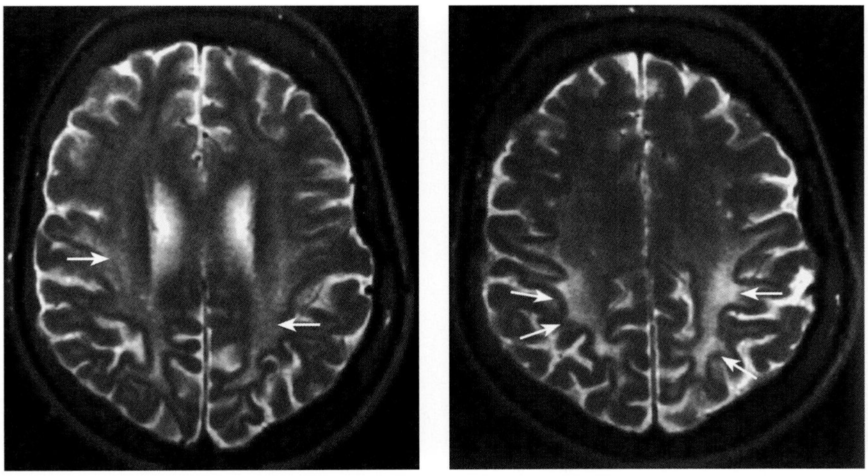

a b

Abb. 1A.**161** **Kearns-Sayre-Syndrom.** **a, b** Axiales T2W, signalreiche Zonen im periventrikulären Marklager mit Ausbreitung nach subkortikal (Pfeile).

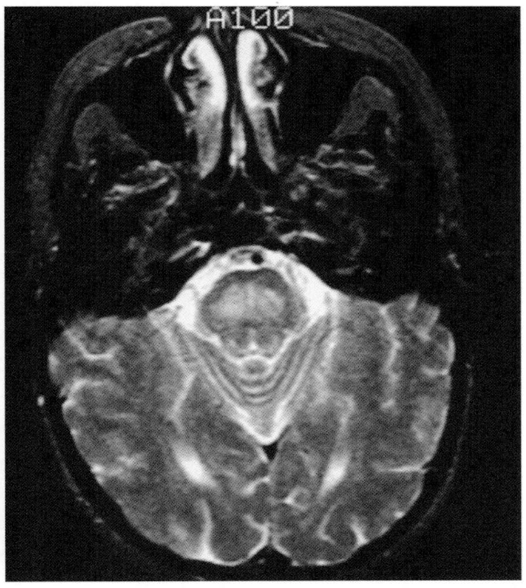

Abb. 1A.**162** **Zentrale pontine Myelolyse (Osmotische Myelinolyse).** Axiales T2W, unscharf begrenzte signalreiche Läsion der Pons.

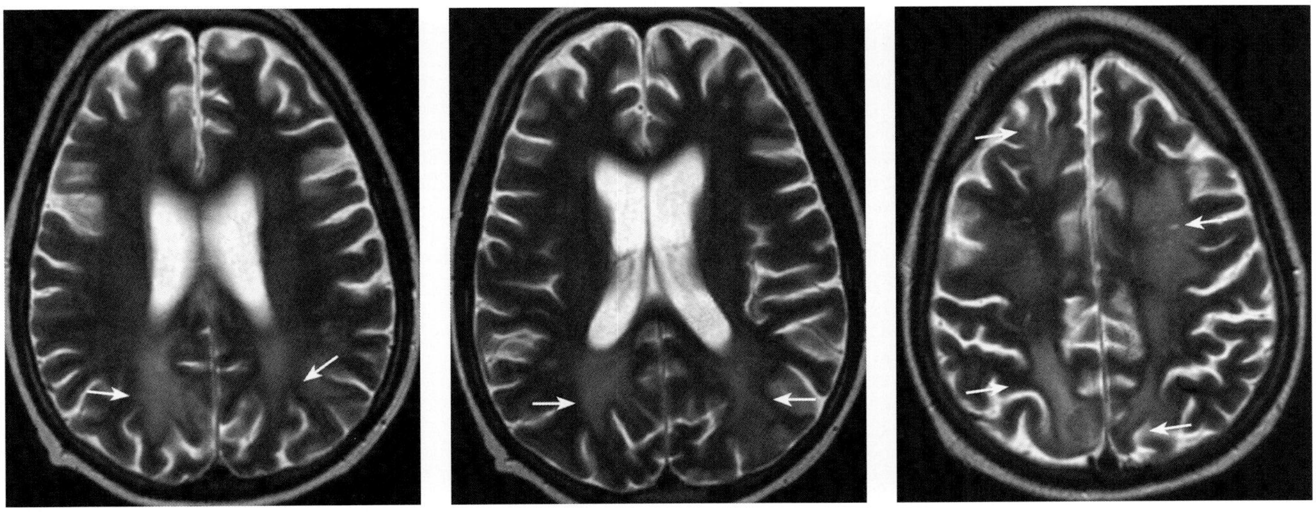

a b c

Abb. 1A.**163** **FK 506 (Tacrolimus).** **a, b, c** Axiales T2W, unscharf begrenzte Flächen hohen Signals in den periventrikulären Marklagern bilateral mit Ausbreitung nach subkortikal (Pfeile).

Tabelle 1A.**9** (Fortsetzung) Multiple oder diffuse Veränderungen der weißen Substanz

Erkrankung	MRT-Befund	Kommentar
Cyclosporin (Abb. 1A.**164)**	Fokale oder konfluierende signalreiche Zonen in der zerebralen weißen Substanz im T2W; fakultativ signalreicher Kortex im T1W und PDW, KM-Enhancement möglich. Die Signalveränderungen sind durch Korrektur des toxischen Medikamentenspiegels häufig reversibel. Die kortikalen Veränderungen sind wahrscheinlich Resultat einer kortikalen laminaren Nekrose durch Hypoperfusions-Attacken.	Cyclosporin A ist ein immunsupprimierendes Medikament, das bei organtransplantierten Patienten eingesetzt wird. Die toxische Dosis führt zu zahlreichen neurologischen Symptomen: Fieber, Krampfanfälle, mentale Veränderungen, kortikaler Visusverlust, Dysphasien und motorische Fehlfunktionen.
Hämorrhagisch		
Intrazerebrale Blutung (Abb. 1A.**43,** 1A.**44)**	Der Signalcharakter der Blutung hängt vom Alter, der Größe, Lokalisation, dem Hämatokrit, der Hämoglobin-Oxidation, der Resorption der Blutung und dem Ausmaß des Begleitödems ab. *Hyperakute Phase (4–6 Stunden):* Hämoglobin primär in Form diamagnetischen Oxyhämoglobins (Fe + 2), intermediäres Signal im T1W und schwach signalreich im T2W. *Akute Phase (12–48 Stunden):* Hämoglobin primär in Form paramagnetischen Desoxyhämoglobins (Fe + 2), intermediäres Signal im T1W und signalarm im T2W; Umgebungsödem (peripher signalreich im T2W). *Subakute Phase (> 2 Tage):* Hämoglobin wird oxidiert (Fe + 3) in stark paramagnetisches Methämoglobin. Bei initial intrazellulärem Methämoglobin ist das Hämatom von peripher nach zentral zunehmend signalreich im T1W und signalarm im T2W, umgeben von einer Zone hohen T2-Signals (Ödem). Sofern das Methämoglobin primär extrazellulär liegt, ist das Hämatom signalreich sowohl im T1W als auch im T2W. *Chronische Phase:* Das Hämoglobin bzw. extrazelluläre Methämoglobin wird in Hämosiderin umgewandelt. Der Signalcharakter des Hämatoms wandelt sich von zunächst signalreich im T1W und T2W mit zartem Saum geringen Signals im T2W (Hämosiderin) in signalarm im T2W mit zunehmender Hämosiderin-Konzentration.	Entstehung durch Traumen, rupturierte Aneurysmen oder Gefäßmalformationen, Koagulopathien, Hypertonus, Arzneimittelnebenwirkungen, Amyloidose, Einblutung in einen Hirninfarkt, Metastasen, Abszesse, Virusinfektionen (Herpes simplex, CMV).
Blutungsreste	Gliosen oder Enzephalomalazie in Form einzelner oder multipler signalreicher Zonen im T2W, lokalisiert in der zerebralen oder zerebellären weißen Substanz, den Stammganglien, Thalami sowie auch des zerebralen und zerebellären Kortex. Methämoglobin und/oder Hämosiderin-Ablagerungen können zu Signalverlust im T2W (Signalanhebung im T1W) führen. Typischerweise kein KM-Enhancement.	Regionen abgelaufener Blutungen haben ein differentes Erscheinungsbild in Abhängigkeit von der Gliose-Rate, dem Ausmaß der Enzephalomalazie und der Blutabbauprodukte (z. B. Hämosiderin, Methämoglobin).
AVM (Abb. 1A.**47)**	Unregelmäßig begrenzte Läsionen in der Pia und/oder Dura mater des Hirnparenchyms. Das Signalverhalten der AVM ist sehr unterschiedlich, zum einen durch die Fluss-Auslöschungen der durchströmten Gefäße und variable Signale thrombosierter Anteile, zum anderen spielen Einblutungen unterschiedlichen Alters, Verkalkungen und Gliosen eine Rolle. Der venöse Anteil zeigt in der Regel ein KM-Enhancement. Gradientenechosequenzen (GRE) zeigen Fluss-Signale (hyperintens) in offenen Venen und Arterien. Zusätzliche Informationen über den Nidus, versorgende Arterien und drainierende Venen sowie assoziierte Aneurysmen können durch MRA-Techniken (TOF und Phasenkontrast) gewonnen werden. Gewöhnlich kein raumfordernder Effekt, außer bei Blutungen oder frischen Thrombosierungen.	Supratentorielle AVM sind wesentlich häufiger als infratentorielle (80–90 % gegenüber 10–20 %); Blutungsrisiko. AVM können erworben, angeboren oder posttraumatisch auftreten. Multiple AVM bei bestimmten Syndromen: Rendu-Osler-Weber: zerebrale und pulmonale AVM, muköse kapilläre Teleangiektasien; Wyborn-Mason: AVM zerebral und in der Retina, kutane Naevi.
Kavernöses Hämangiom (Abb. 1A.**48)**	Einzelne oder multiple polyzyklische intra- und extraaxiale Läsionen mit randständiger unregelmäßiger Zone geringen Signals im T2W aufgrund von Hämosiderinablagerungen, zentral variables Signal (signalarm und -reich, intermediär, gemischt) in Abhängigkeit vom Alter der hämorrhagischen Anteile. GRE Sequenzen der Wahl zum Nachweis multipler Herde.	Supratentorielle kavernöse Hämangiome häufiger als infratentorielle. Mannigfaltige Lokalisationen; > 50 % multilokulär. Assoziiert mit venösen Angiomen, Blutungsrisiko.

Tabelle 1A.**9** (Fortsetzung) Multiple oder diffuse Veränderungen der weißen Substanz

Erkrankung	MRT-Befund	Kommentar
Venöses Angiom (Abb. 1A.**101**)	Transkortikales, viele kleine medulläre Venen drainierendes venöses Gefäß mit kräftigem Enhancement im T1W nach KM (Caput medusae). Die drainierende Vene kann im T2W als Flussauslöschung imponieren.	Venöse Anomalien sind typischerweise nicht mit Blutungen assoziiert, sie stellen in der Regel einen Zufallsbefund dar, außer in Zusammenhang mit kavernösen Hämangiomen.
Traumatische Scher-Verletzungen	Fokale und/oder diffuse Zonen mit hohem Signal im T2W im Bereich der zerebellären und/oder zerebralen weißen Substanz (lobär, Corpus callosum) und/oder im Hirnstamm. Gewöhnlich kein KM-Enhancement.	Beschleunigungs- oder Brems-Verletzungen bzw. Schüttel-Traumen mit Alteration der Axone. Häufig in Kombination mit anderen intrakraniellen Traumafolgen, wie Subarachnoidal- oder Parenchymblutungen, Hirnkontusionen.

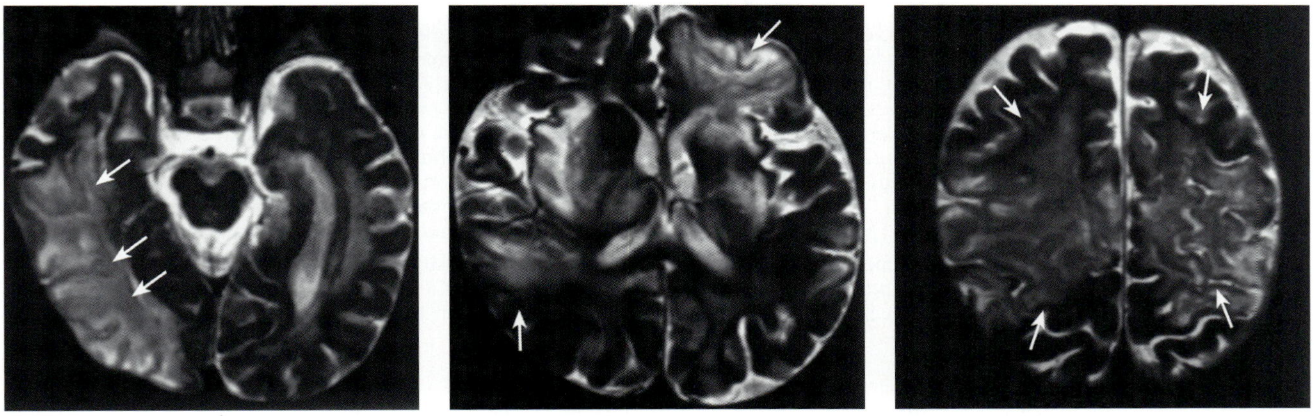

a b c

Abb. 1A.**164** **Cyclosporin.** **a, b, c** Axiales T2W, unscharf begrenzte signalreiche Zonen in den periventrikulären Marklagern bilateral mit Ausdehnung nach subkortikal bzw. bis in den zerebralen Kortex (Pfeile).

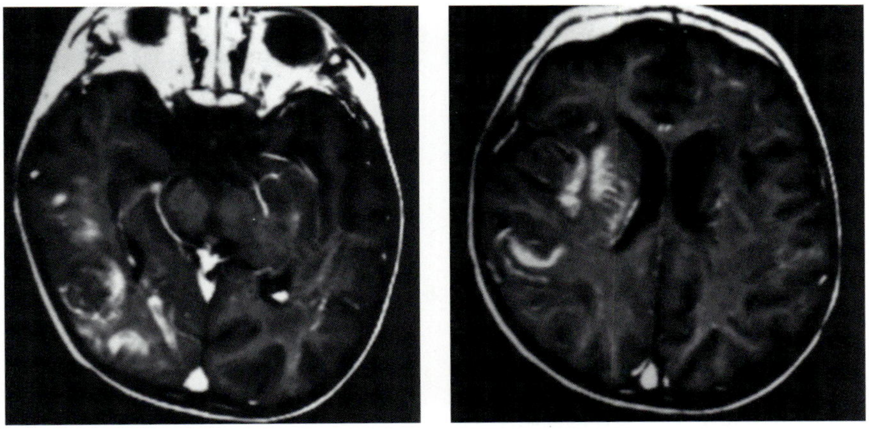

d e

Abb. 1A.**164** **d, e** Unregelmäßiges KM-Enhancement im Hirnparenchym, axiales T1W nach KM.

Tabelle 1A.9 (Fortsetzung) Multiple oder diffuse Veränderungen der weißen Substanz

Erkrankung	MRT-Befund	Kommentar
Mikroangiopathie (Abb. 1A.165)	Multiple fokale und konfluierende signalreiche Läsionen im T2W im Bereich der periventrikulären und subkortikalen Marklager, der Stammganglien und im Hirnstamm, ohne KM-Enhancement. Chronische Veränderungen können im T1W signalarm wirken.	Die Läsionen in der weißen Substanz entstehen durch eine Verschlusskrankheit der kleinen perforierenden Arterien auf der Basis einer arteriellen Hypertonie, Arteriosklerose, Vaskulitis und von Alterungen. Im Gegensatz zur MS finden sich mikroangiopathische Veränderungen gewöhnlich nicht im Corpus callosum aufgrund seiner zusätzlichen Blutversorgung über verschiedene Äste der angrenzenden pericallösen Arterien.
Periventrikuläre Leukomalazie (Abb. 1A.166)	Multiple fokale und konfluierende signalreiche Läsionen im T2W im Bereich der periventrikulären und subkortikalen Marklager, der Stammganglien und im Hirnstamm, ohne KM-Enhancement, nicht raumfordernd. Fakultativ Signalminderung im T1W, unregelmäßige Begrenzung und Erweiterung der Ventrikel durch Parenchymverlust.	Frühkindliche/fetale ischämische Hirnschädigung mit Gliosen und Enzephalomalazie (fetale vaskuläre Wasserscheide). Klinisch neurologische Defizite abhängig vom Ausmaß der Verletzungen, Paresen.
Demyelinisierende Erkrankungen – Multiple Sklerose, Akute Disseminierende Encephalomyelitis (Abb. 1A.167)	Lokalisation im zerebellären oder zerebralen Marklager, Hirnstamm, Stammganglien. Signalarm bis intermediär im T1W, signalreich im T2W, fakultatives KM-Enhancement. Ringförmiges KM-Enhancement gewöhnlich in der akuten/früh subakuten Phase der Demyelinisierung. Selten raumfordernd, ähnlich einer Neoplasie.	Die MS ist die häufigste demyelinisierende Erkrankung mit Prädominanz bei Frauen zwischen dem 20. und 40. Lebensjahr. Andere demyelinisierende Erkrankungen: ADEM – immuninduzierte Demyelinisierung nach Virusinfektionen; toxisch (exogen durch Umwelteinflüsse oder metabolisch durch Alkohol, Lösungsmittel etc.; endogene Stoffwechselstörungen wie Leukodystrophien, mitochondriale Enzephalopathien etc.), Bestrahlungsunfälle, Trauma oder Gefäßerkrankungen.
Amyotrophe Lateralsklerose (Abb. 1A.168)	Signalreiche Zonen im T2W im Bereich des Crus posterior der Capsula interna und der Hirnschenkel (25 %), ohne KM-Enhancement.	Die Erkrankung befällt Erwachsene jenseits des 55. Lebensjahres. Progredienter Muskelabbau und Schwäche führen zum Tod.

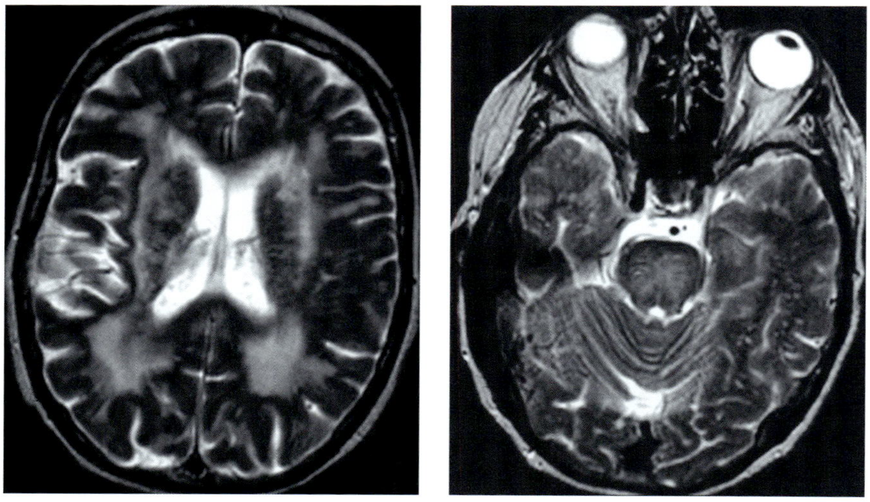
a b

Abb. 1A.**165** **Mikroangiopathie.**
a, b Axiale T2W, fokale und konfluierende signalreiche Herde bilateral in den subkortikalen und periventrikulären Marklagern sowie in der Pons.

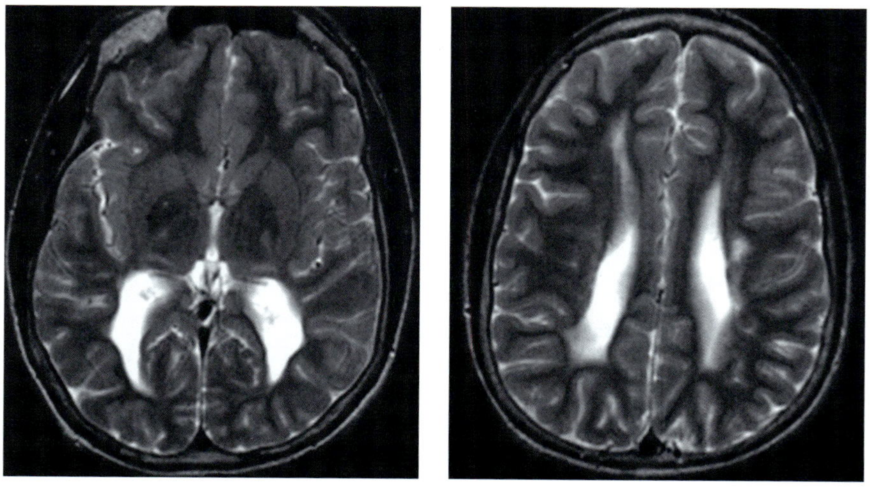
a b

Abb. 1A.**166** **Periventrikuläre Leukomalazie.** **a, b** Axiele T2W, unregelmäßige Begrenzung und Erweiterung der Ventrikel durch zerebralen Parenchymverlust, signalreiche Herde in den periventrikulären Marklagern.

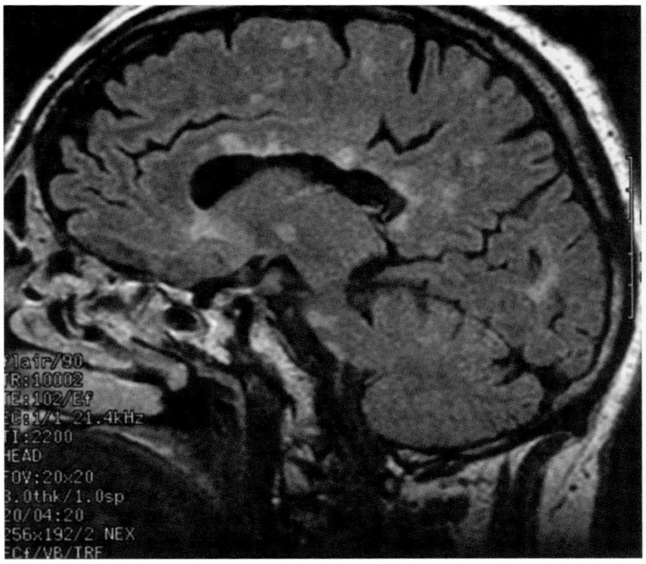
a

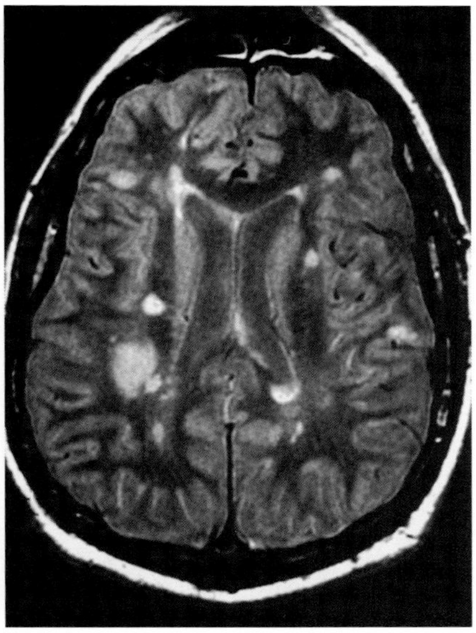
b

Abb. 1A.**160** **Multiple Sklerose.**
a Sagittale FLAIR-Sequenz, multiple signalreiche Herde in der periventrikulären und subkortikalen weißen Substanz, im Corpus callosum und den mittleren Kleinhirnstielen.
b, c Axiale PDW, multiple signalreiche Herde in der zerebralen weißen Substanz.
d Axiales T1W nach KM, KM-Anreicherung multipler Läsionen als Zeichen der Aktivität.

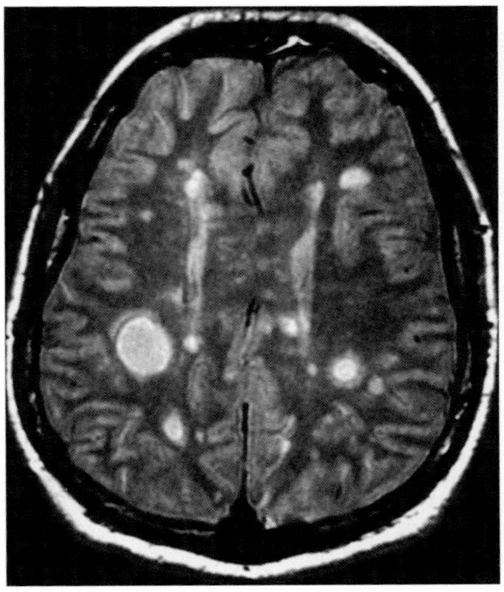
c

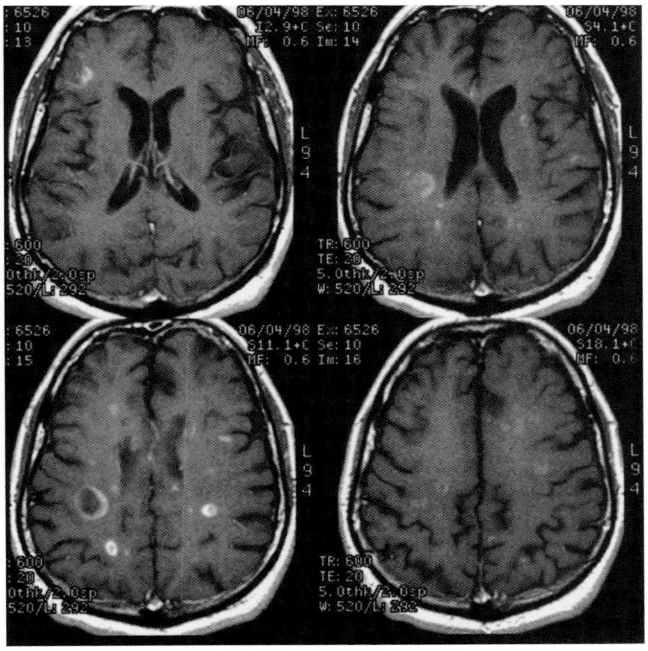
d

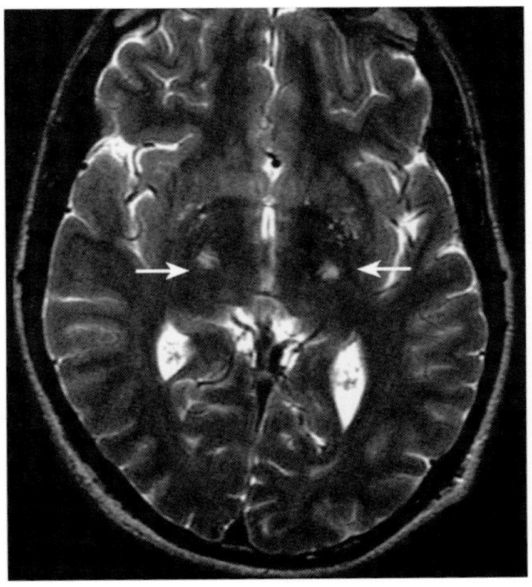
a

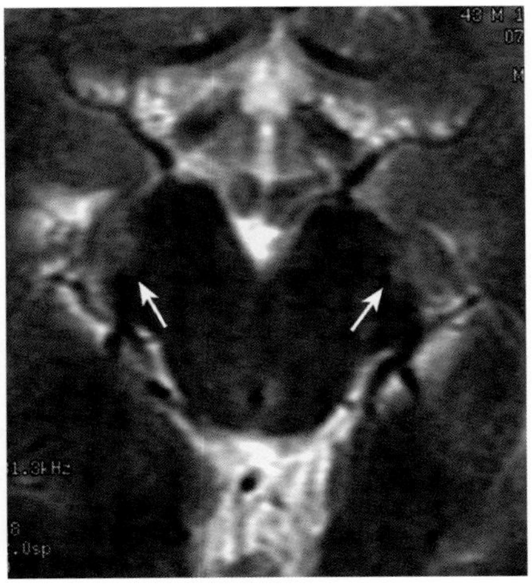
b

Abb. 1A.**168** **Amyotrophe Lateralsklerose.** **a** Axiales T2W, signalreiche Zonen beidseits im Bereich des Crus posterior der Capsula interna (Pfeile). **b** Axiales T2W, kleine signalreiche Herde im vorderen Bereich beider Hirnschenkel (Pfeile).

Tabelle 1A.**9** (Fortsetzung) Multiple oder diffuse Veränderungen der weißen Substanz

Erkrankung	MRT-Befund	Kommentar
Entzündlich		
Cerebritis (Abb. 1A.**35)**	Unscharf begrenzte Zone oder fokales Areal mit geringem bis intermediärem Signalcharakter im T1W und intermediär bis signalreich im T2W; ohne oder mit minimalem KM-Enhancement. Befällt den zerebralen Kortex und die weiße Substanz nach bakteriellen oder Pilz-Infektionen.	Lokale Infektion/Entzündung des Hirngewebes auf der Basis bakterieller oder von Pilz-Infektionen, sekundär nach Sinusitis, Meningitis, chirurgischen Eingriffen, hämatogene Ursachen (kardiale oder andere vaskuläre Shunts) und/oder Immunsuppression. Mögliche Abszessbildung.
Pyogener Hirnabszess (Abb. 1A.**36)**	Umschriebene Läsion mit geringem Signal im T1W; zentral hyperintenses Areal im T2W (möglicher Flüssigkeitsspiegel) mit schmalem Rand geringer T2-Signalintensität; Umgebungsödem in Form einer unscharf begrenzten Signalanhebung im T2W. Ringförmiges KM-Enhancement, das manchmal lateral kräftiger ist als medial.	Ein Hirnabszess entsteht etwa 2 Wochen nach einer Cerebritis mit zentraler Kolliquation und Nekrose, kapselartiger Begrenzung und peripherem Ödem. Multilokulär möglich. Komplikation der Meningitis und/oder Sinusitis, einer Septikämie, nach Traumata, chirurgischen Eingriffen und kardialem Shunt.
Zerebraler Pilzabszess (Abb. 1A.**37)**	Abhängig vom Erreger. Die Herde entstehen in den Meningen oder im Hirnparenchym; solide oder zystische Läsionen, signalarm bis intermediär im T1W und signalreich im T2W. Noduläres oder Ringenhancement. Periphere Signalanhebung zerebraler Herde im T2W (Ödem).	Tritt bei immunsupprimierten oder diabetischen Patienten auf mit Ausbildung von Granulomen in der Hirnhaut oder im Hirnparenchym. Die *Kryptokokkose* befällt die basalen Meningen und breitet sich entlang der perivaskulären Räume in die Basalganglien aus. *Aspergillus* und *Mucor* breiten sich direkt über die Nasennebenhöhlen aus oder dringen hämatogen in Blutgefäße ein mit dem Resultat hämorrhagischer Läsionen und/oder zerebraler Infarkte. Die *Kokzidioidomykose* betrifft gewöhnlich die basalen Meningen.
Enzephalitis (Abb. 1A.**38,** 1A.**170) (Abb.** 1A.**38)**	Unscharf begrenzte Zone(n), signalarm bis intermediär im T1W und intermediär bis signalreich im T2W, geringes oder kein KM-Enhancement. Befallen sind Kortex und/oder weiße Substanz, geringer lokalisierter raumfordernder Effekt. Beim Herpes simplex sind typischerweise der Temporallappen/das limbische System betroffen; Blutungen können auftreten. Zytomegalievirus-(CMV) Infektionen im der Regel periventrikulär/subependymal. HIV befällt häufig die periatriale weiße Substanz.	Enzephalitis: Infektion/Entzündung des Hirngewebes durch Virusbefall, häufig bei immunsupprimierten Patienten (Herpes simplex, CMV, HIV, progressive multifokale Leukenzephalopathie) oder immunkompetent (St.-Louis-Enzephalitis, Eastern-Equine-Enzephalitis [EEE] und Western-Equine-Enzephalitis [„Pferdeenzephalitis"], Epstein-Barr-Virus).
Rasmussen's Enzephalitis (Abb. 1A.**138)**	Fortschreitende Atrophie einer Hirn-Hemisphäre mit unscharf begrenzten signalreichen Zonen im T2W innerhalb der weißen Substanz, der Stammganglien und des Kortex. Gewöhnlich kein KM-Enhancement.	Tritt in der Regel bei Kindern unter 10 Jahren auf. Schwere und progressive Epilepsie und einseitige neurologische Defizite – Hemiplegie, psychomotorische Retardierung; stellt eine chronische „Slow-Virus"-Erkrankung dar, z. B. durch Infektion mit CMV oder Epstein-Barr-Virus. Therapie: Hemisphärektomie.
Creutzfeld-Jakob-Krankheit (CJD)	Bilaterale signalreiche Zonen im Putamen oder den Nuclei caudati im T2W, mitunter signalreiche Zonen in der weißen Substanz und im Kortex. Typisches KM-Enhancement. Progressive Hirnatrophie.	Spongiforme Enzephalopathie durch „Slow-Virus"-Infektion bzw. Prionen (proteinhaltiges infektiöses Material). Tritt gewöhnlich bei Erwachsenen zwischen dem 40. bis 80. Lebensjahr auf; progessive Demenz, weniger als 10 % überleben 2 Jahre.

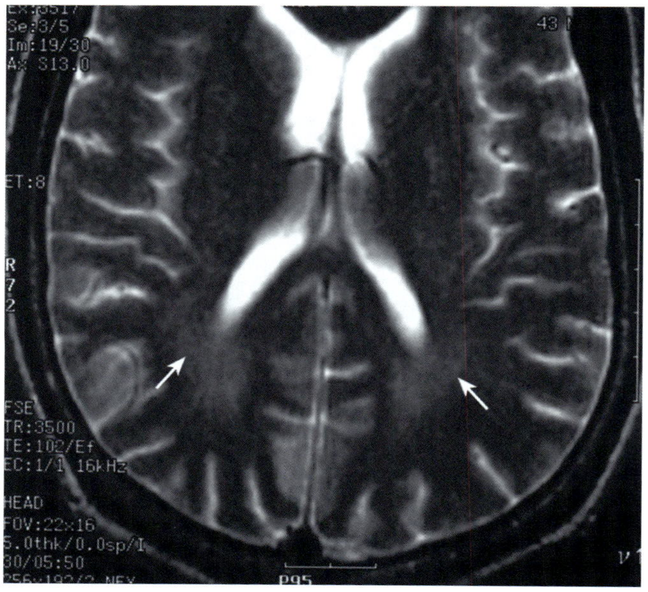

Abb. 1A.**169** **HIV-Enzephalitis.** Axiales T2W, unscharf begrenzte, gering signalreiche bis intermediäre Zonen bilateral in der periatrialen weißen Substanz (Pfeile).

Tabelle 1A.**9** (Fortsetzung) Multiple oder diffuse Veränderungen der weißen Substanz

Erkrankung	MRT-Befund	Kommentar
Reye-Syndrom	Fakultativ ödematos signalreiche Veränderungen der Stammganglien, der weißen Substanz und des Kortex bilateral im T2W.	Störung unklarer Ätiologie bei Kindern unter 16 Jahren. Klinisch Erbrechen, Lethargie, Krampfanfälle, manchmal Koma mit Todesfolge. Tritt während der Erholung nach virusähnlichen Infektionen auf, Mortalität um 25 %.
Lyme-Syndrom	Fokale oder konfluierende signalreiche Herde in der zerebellären und/oder zerebralen weißen Substanz im T2W, fakultativ KM-Enhancement.	ZNS-Infektion ähnlich einer immuninduzierten Demyelinisierung auf der Basis des Lyme-Syndroms (Spirochäteninfektion – *Borrelia burgdorferi*), Übertragung durch Zecken.
Tuberkulom (Abb. 1A.**39)**	Intraaxiale Läsion in den Hirnhemisphären oder Basalganglien (Erwachsene), Kleinhirn (Kinder). Geringes bis intermediäres Signal im T1W, zentrale signalreiche Zone im T2W mit schmalem signalarmem Saum, gelegentlich geringes Signal im T2W. Kräftiges oder Randenhancement nach Gd-Kontrast, Verkalkungen möglich. Meningeale Herde: noduläre oder zystische Zonen basilaren meningealen Enhancements.	Auftreten bei immunsupprimierten Patienten und in Entwicklungsländern. Führen zu intrakraniellen Granulomen durch hämatogene Streuung. Meningeale Herde sind häufiger als zerebrale.
Parasitär		
Toxoplasmose (Abb. 1A.**40)**	Vereinzelte oder multiple solide und/oder zystische Läsionen im Bereich der Basalganglien und/oder der zerebralen Mark-Rinden-Grenze; geringes bis intermediäres Signal im T1W, hohes Signal im T2W. Noduläres oder ringförmiges Enhancement nach Gd-Kontrast, mit oder ohne Umgebungsödem (hohes T2-Signal).	Häufigste opportunistische ZNS-Infektion bei HIV-Patienten, hervorgerufen durch die Aufnahme kontaminierter Nahrung (*Toxoplasma gondii)*.
Zystizerkose (Abb. 1A.**41)**	Vereinzelte oder multiple zerebrale oder meningeale zystische Läsionen. *Akute/subakute Phase:* Geringes bis intermediäres Signal im T1W, hohes Signal im T2W. Randständiges oder noduläres Enhancement nach Gd-Kontrast, mit oder ohne periphere T2-Signalmehrung (Ödem). *Chronische Phase*: Verkalkte Granulome.	Infektion durch Aufnahme von Eiern (Taenia solum) in kontaminierter Nahrung (unzureichend gekochtes Schweinefleisch). Befällt in abnehmender Häufigkeit: Meningea, Hirnparenchym, Ventrikel.
Hydatide Zyste	*Echinococcus granulosus:* Vereinzelte oder selten multiple Herde, signalarm im T1W und signalreich im T2W mit einem schmalen Randsaum verminderten Signals im T2W; sofern nicht superinfiziert typischerweise kein Enhancement nach Gd-Kontrast und kein Randödem. Häufig im Versorgungsgebiet der A. cerebri media lokalisiert. *Echinococcus multilocularis:* Zystische und/oder solide Läsion (möglich auch multilokulär). Zentrale Zone geringen bis intermediären Signals im T1W oder T2W die von einem leicht verdickten Ring geringer T2-Signalintensität umsäumt wird; Enhancement nach Gd-Kontrast. Gewöhnlich signalreiche Peripherie im T2W (Ödem) und Verkalkungen.	Durch parasitäre Infektionen: *Echinococcus granulosos* (Südafrika, Mittlerer Osten, Australien, Neuseeland) oder *Echinococcus multilocularis* (Nord-Amerika, Europa, Türkei, China). ZNS-Beteiligung in 2 % der hydatiden Manifestationen.

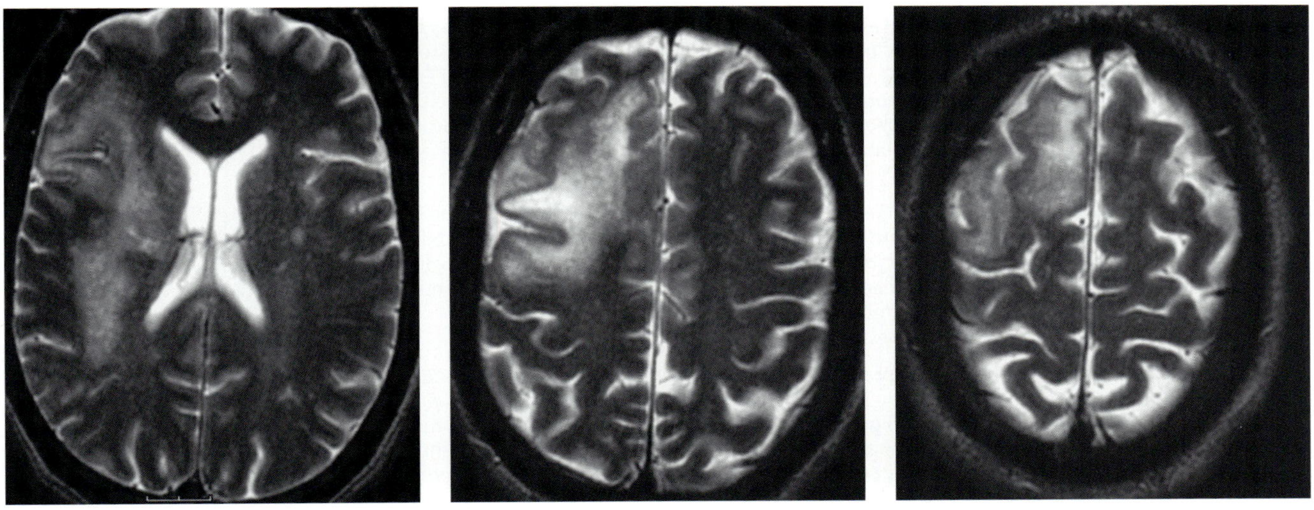

a b c

Abb. 1A.**170** **Progressive multifokale Leukenzephalopathie.** **a, b, c** Axiale T2W, unscharf begrenzte signalreiche Zone in der weißen Substanz rechts zerebral mit lokaler Raumforderung.

Tabelle 1A.9 (Fortsetzung) Multiple oder diffuse Veränderungen der weißen Substanz

Erkrankung	MRT-Befund	Kommentar
Strahlennekrose (Abb. 1A.42) (Abb. 1A.47)	Fokale Läsion mit oder ohne raumfordernden Effekt oder unscharf begrenzte Zone geringen bis intermediären Signals im T1W und intermediären bis hohen Signals im T2W, mit oder ohne Gd-Enhancement des befallenen Gewebes (graue oder weiße Substanz) im Bestrahlungsfeld.	Erscheint gewöhnlich zwischen 4./6. Monat bis 10 Jahre nach Radiatio. Mitunter schwierig von Neoplasien abgrenzbar. Positronenemissionstomografie (PET) und MR-Spektroskopie (MRS) hilfreich in der Differentialdiagnose.
Neoplastisch		
Astrozytom (Abb. 1A.18) (Abb. 1A.21)	*Low-grade Astrozytom:* Gewöhnlich in der weißen Substanz gelegene fokale oder diffuse Raumforderung mit hypo- bis isointensem Signal im T1W und signalreich im T2W; geringes oder fehlendes Enhancement nach Gd-Kontrast. *Juveniles pilocytisches Astrozytom:* Subtyp: Teils zystische, teils solide Läsion, signalarm bis intermediär im T1W, signalreich im T2W, gewöhnlich kräftiges KM-Enhancement. Lokalisation im Bereich des Cerebellum, Hypothalamus, Hirnstamm, in Nachbarschaft des 3. und 4. Ventrikels. *Gliomatosis cerebri*: Infiltrative Läsion mit unscharfer Begrenzung und raumforderndem Effekt in der weißen Substanz. Hypo- bis isointens in T1W, hyperintens im T2W, gewöhnlich kein Enhancement nach Gd-Kontrast bis in die Spätphase der Erkrankung. *Anaplastisches Astrozytom:* Häufig unregelmäßig begrenzte Läsion in der weißen Substanz hypo- bis isointens in T1W, hyperintens im T2W, ohne und mit Enhancement nach Gd-Kontrast.	*Low-grade Astrozytom*: Häufig bei Kindern und Erwachsenen (20.-40. Lebensjahr). Der Tumor schließt hoch differenzierte Astrozyten ein. Assoziiert mit Neurofibromatose Typ1. 10 Jahre Überlebenswahrscheinlichkeit, kann maligne entarten. *Juveniles pilocytisches Astrozytom:* Subtyp: Häufiger Tumor im Kindesalter, gute Prognose nach Totalresektion. *Gliomatosis cerebri:* Diffus infiltrierendes Astrozytom mit relativem Erhalt und Ausbreitung entlang der Hirnarchitektur. Die Struktur im Schnittbild kann prognostisch aussagefähiger sein als der histologische Grad. Etwa 2 Jahre Überlebenswahrscheinlichkeit. *Anaplastisches Astrozytom:* Zwischenstufe zwischen low-grade Astrozytom und Glioblastoma multiforme. Etwa 2 Jahre Überlebenswahrscheinlichkeit.
Glioblastoma multiforme (Abb. 1A.22)	Unregelmäßig begrenzte Raumforderung mit Nekrosen oder Zysten. Gemischtes Signal im T1W, signalreich im T2W, Einblutungen möglich. Starkes heterogenes KM-Enhancement, Umgebungsödem. Kann das Corpus callosum zur Gegenseite überschreiten.	Häufigster primärer ZNS-Tumor. Hochmaligne Neoplasie mit Nekrosen und Gefäßproliferationen, gewöhnlich bei Patienten über dem 50. Lebensjahr. Die Tumorausdehnung wird im MRT häufig unterschätzt, Überlebensrate unter 1 Jahr.
Riesenzellastrozytom – Tuberöse Sklerose (Abb. 1A.23)	Umschriebene Läsion in Nachbarschaft des Foramen Monroi, gemischt signalarm bis intermediär im T1W und T2W. Zysten und/oder Kalzifikationen möglich. Heterogenes oder homogenes KM-Enhancement.	Ein subependymales Hamartom in Nähe des Foramen Monroi zeigt sich bei 15 % der Patienten unter 20 Jahren mit tuberöser Sklerose. Langsam wachsender Tumor, der den Liquorfluss durch das Foramen Monroi behindern kann. Gewöhnlich lange Überlebenszeit nach Resektion.
Pleomorphes Xantoastrozytom (Abb. 1A.24)	Umschriebener supratentorieller Tumor mit Einbeziehung von Kortex und weißer Substanz. Hypo- bis isointens im T1W, intermediär bis signalreich im T2W. Zyste(n) möglich. Heterogene KM-Aufnahme mit oder ohne Enhancement der Knötchen an der Zystenwand.	Seltener Astrozytom-Typ bei jungen Erwachsenen und Kindern, Krampfanamnese.
Oligodendrogliom (Abb. 1A.25)	Umschriebene Läsion, gemischt signalarm bis intermediär im T1W und intermediär bis signalreich im T2W; signalfreie Zonen im Bereich scholliger Kalzifikationen; heterogenes KM-Enhancement. Befällt Kortex und weiße Substanz. Kann zu chronischen Erosionen der Tabula interna der Schädelkalotte führen.	Seltenes langsam wachsendes Gliom mit gemischtem histologischen Bild (z. B. Astrozytom), gewöhnlich bei Erwachsenen über 35 Jahren, 85 % supratentoriell. Bei niedrigen Graden 75 % 5-Jahres-Überlebenswahrscheinlichkeit, höhergradige haben eine schlechte Prognose.
Zentrales Neurozytom (Abb. 1A.26)	Umschriebene Läsion am Rand des Seitenventrikels oder des Septum pellucidum mit Vorwölbung nach intraventrikulär. Heterogenes intermediäres Signal im T1W, intermediär bis signalreich im T2W. Verkalkungen und/oder kleine Zysten können auftreten. Heterogenes KM-Enhancement.	Seltener Tumor mit neuronaler Differenzierung. Das Schnittbild ähnelt dem intraventrikulären Oligodendrogliom. Auftreten bei jungen Erwachsenen, langsam wachsender benigner Tumor.
Gangliogliom, Ganglioneurom, Gangliocytom (Abb. 1A.27)	Gewöhnlich supratentorieller umschriebener Tumor im Frontal- oder Temporallappen. Signalarmer bis intermediärer Signalcharakter im T1W, intermediärer bis signalreicher Charakter im T2W, Zysten möglich, mit oder ohne KM-Enhancement.	Das Gangliogliom enthält Glia und neuronale Elemente, das Ganglioneurom nur Ganglienzellen. Seltene Tumoren bei Patienten unter 30 Jahren, langsam wachsend, Krampfanfälle. Das Gangliozytom enthält nur neuronale Elemente bzw. dysplastisches Hirngewebe. Gute Prognose nach kompletter Resektion.

Tabelle 1A.**9** (Fortsetzung) Multiple oder diffuse Veränderungen der weißen Substanz

Erkrankung	MRT-Befund	Kommentar
Ependymom (Abb. 1A.**28**)	Umschriebene häufig extraventrikuläre lobulierte supratentorielle Läsion. Zysten und/oder Verkalkungen können auftreten. Signalarm bis intermediär im T1W, signalreich im T2W. Unterschiedliches KM-Enhancement.	Häufiger bei Kindern als bei Erwachsenen. Ein Drittel supratentoriell, zwei Drittel infratentoriell, 45 % 5-Jahres-Überlebensrate.
Hamartom – Tuberöse Sklerose (Abb. 1A.**29**)	*Kortikal:* Subkortikale Läsion mit hohem Signal im T1W und niedrigem Signal im T2W bei Neugeborenen und Kindern; Signalverhalten ändert sich bei älteren Kindern und Erwachsenen in signalarm bis intermediär im T1W und signalreich im T2W. Verkalkungen bei 50 % der älteren Kinder; KM-Enhancement ungewöhnlich. *Subependymale Hamartome:* Kleine Knoten entlang bzw. mit Projektion auf die Seitenventrikel. Signalverhalten identisch zu den kortikalen Läsionen. Häufig Verkalkungen und KM-Enhancement.	Kortikale und subependymale Hamartome sind nichtmaligne Läsionen in Verbindung mit einer Tuberösen Sklerose. Die Tuberöse Sklerose stellt eine autosomal dominante Störung dar mit Hamartombildungen an verschiedenen Organen.
Primitiver neuroektodermaler Tumor (Abb. 1A.**31**)	Umschriebene oder invasiv wachsende Läsion. Signalarm bis intermediär im T1W; intermediäres bis hohes T2-Signal. Unterschiedliches Enhancement nach Gd-Kontrast. Häufige Ausbreitung in die Leptomenix.	Hochmaligner Tumor des Cerebrum, des Corpus pineale und des Cerebellum, der sich häufig entlang der Liquorwege ausbreitet.
Dysembryoplastischer neuroepithelialer Tumor (Abb. 1A.**32**)	Abgegrenzte Läsion mit Einbeziehung des zerebralen Kortex und der subkortikalen weißen Substanz. Signalarm im T1W, signalreich im T2W. Kleine Zysten können auftreten. Gewöhnlich kein KM-Enhancement.	Gutartiger oberflächlicher Tumor, der gewöhnlich im Temporal- oder Frontallappen liegt.
Lymphom (Abb. 1A.**33**)	Primäres ZNS-Lymphom: Fokaler oder infiltrativer Tumor mit Lokalisation in den Basalganglien, periventrikulär, hintere Schädelgrube/Hirnstamm. Signal im T1W gering bis intermediär, im T2W intermediär bis leicht hyperintens. Hämorrhagien und Nekrosen können bei immunsupprimierten Patienten auftreten. In der Regel KM-Enhancement. Ein diffuses leptomeningeales Enhancement ist eine Erscheinungsform des intrakraniellen Lymphoms.	Primäre ZNS-Lymphome überwiegen sekundären, Erkrankungshäufigkeit bei Erwachsenen jenseits des 40. Lebensjahres. B-Zell Lymphom häufiger als T-Zell Lymphom. Die steigende Inzidenz hängt mit der zunehmenden Zahl immunsupprimierter Patienten zusammen. Die Erscheinungsformen primärer und sekundärer Lymphome im MRT überlappen, ein Befall der Leptomenix ist bei sekundären eher zu sehen.
Hämangioblastom (Abb. 1A.**94**)	Umschriebener Tumor in der Regel im Cerebellum und/oder Hirnstamm. Kleine KM aufnehmende Knoten mit oder ohne zystischen Anteil oder größere Läsionen mit kräftigem heterogenen KM-Enhancement, mit oder ohne Flussphänomene innerhalb oder in der Peripherie. Intermediäres Sinal im T1W; intermediär bis signalreich im T2W. Manchmal zeigen die Läsionen Zeichen frischer oder älterer Einblutungen.	Seltenes Auftreten im Cerebrum, befällt Jugendliche und jüngere Erwachsene. Multiples Auftreten typisch bei Morbus Hippel-Landau.
Metastasen (Abb. 1A.**34**)	Umschriebener Rundherd mit unterschiedlichen intraaxialen Lokalisationen, häufig an der Grenze zwischen grauer und weißer Substanz. Gewöhnlich hypo- bis isointens in T1W; iso- bis hyperintens im T2W. Blutungen, Verkalkungen und Zysten möglich. Unterschiedliches KM-Verhalten. Häufig hohes T2-Signal in der Umgebung der enhancenden Knötchen als Ausdruck des axonalen Ödems.	33 % aller Hirntumoren, gewöhnlich von extraaxialen Primärtumoren bei Erwachsenen über 40 Jahren ausgehend. Primärtumoren in Reihenfolge ihrer Häufigkeit: Lunge, Brust, GI, GU, Melanom.

Tabelle 1A.**10** Läsionen des Kleinhirnbrückenwinkels und/oder des inneren Gehörganges

Erkrankung	MRT-Befund	Kommentar
Schwannome (Akustikus-, Trigeminusneurinome etc.) (Abb. 1A.**171**– Abb. 1A.**175**)	Umschriebene oder lobulierte extraaxiale Läsion, intermediär bis signalarm im T1W und signalreich im T2W; kräftiges KM-Enhancement. Das hohe T2-Signal und das KM-Enhancement können bei großen Tumoren inhomogen imponieren.	Schwannome des Nervus acusticus (vestibularis) stellen 90 % aller Schwannome und 75 % aller Tumoren der Kleinhirnbrückenwinkelzisterne dar. In der Häufigkeit rangieren Trigeminus-Neurinome an zweiter Stelle, gefolgt von Neurinomen des N. facialis. Multiples Auftreten bei Neurofibromatose Typ 2.

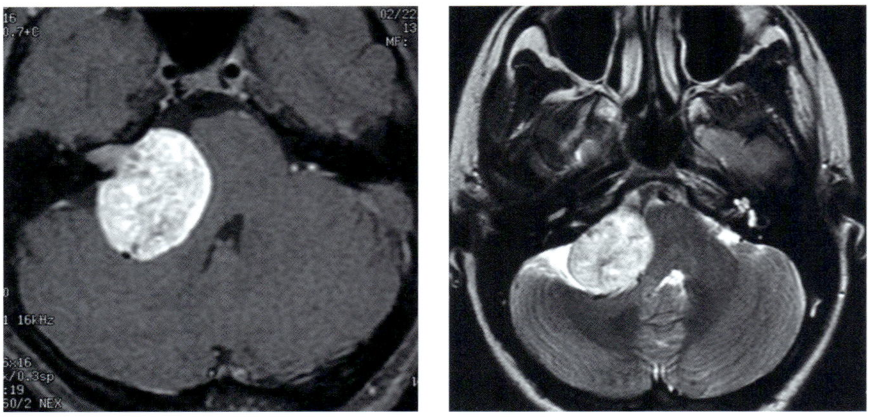

a b

Abb. 1A.**171** **Akustikusneurinom (Schwannom).** **a** Axiales fettgesättigtes T1W nach KM, glatt begrenzter kräftig KM-aufnehmender Tumor in der rechten Kleinhirnbrückenwinkelzisterne mit Ausdehnung in den inneren Gehörgang. **b** Heterogen signalreich im T2W.

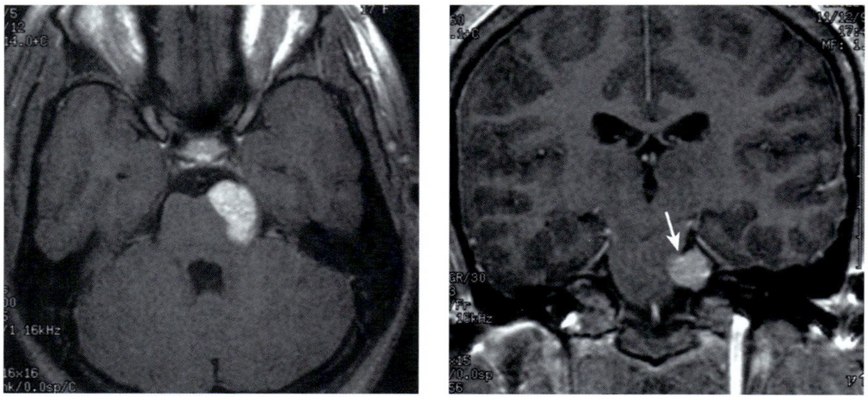

a b

Abb. 1A.**172** **Trigeminusneurinom (Schwannom).** **a** Axiales fettgesättigtes T1W nach KM, glatt begrenzter kräftig KM-aufnehmender Tumor in der rechten Kleinhirnbrückenwinkelzisterne. **b** Koronales T1W nach KM (spoiled GRE), der Tumor erreicht die linke Begrenzung der Pons (Pfeil), rechts zum Vergleich normaler Verlauf des N. trigeminus.

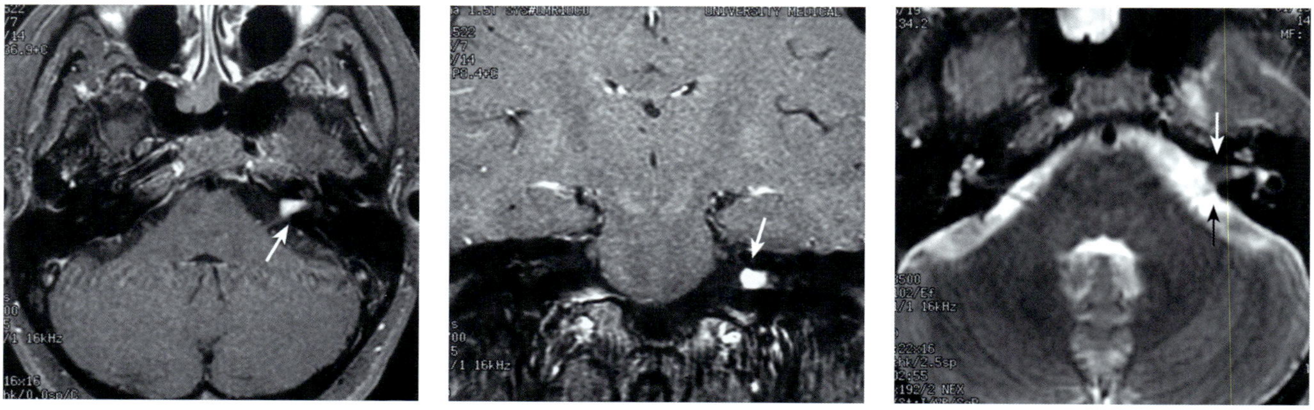

a b c

Abb. 1A.**173** **Fazialisneurinom (Schwannom).** Axiales (**a**) und koronales (**b**) fettgesättigtes T1W nach KM, umschriebene KM-aufnehmende Läsion im linken inneren Gehörgang. **c** Intermediäres Signal des Tumors (Pfeil) im axialen T2W.

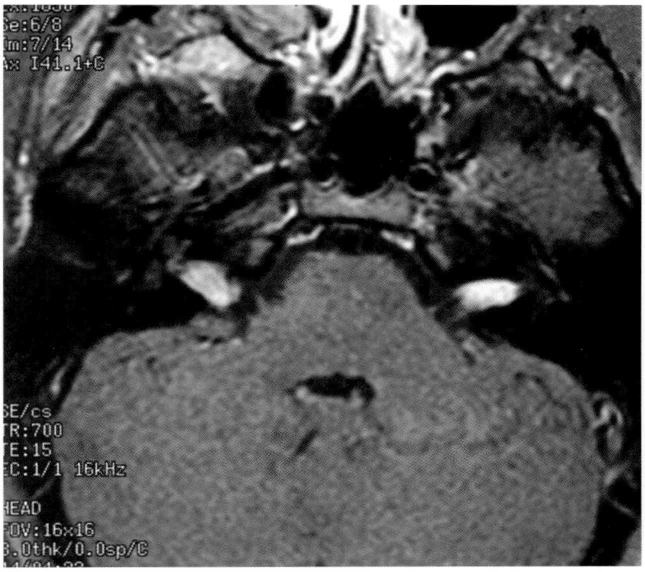

a

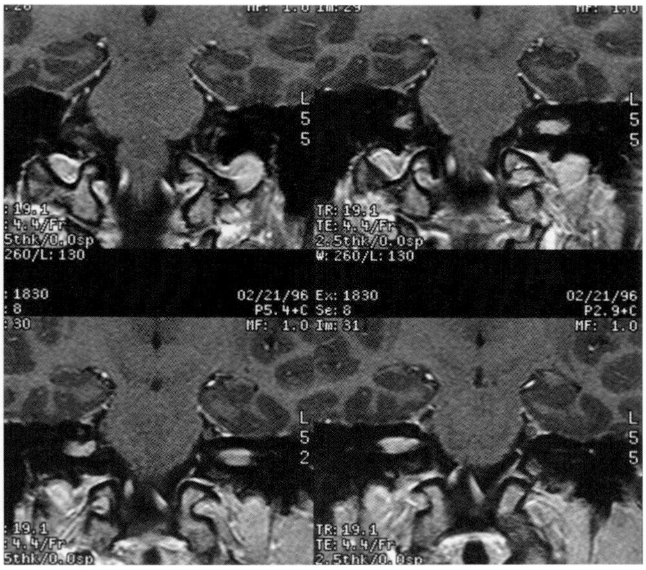

b

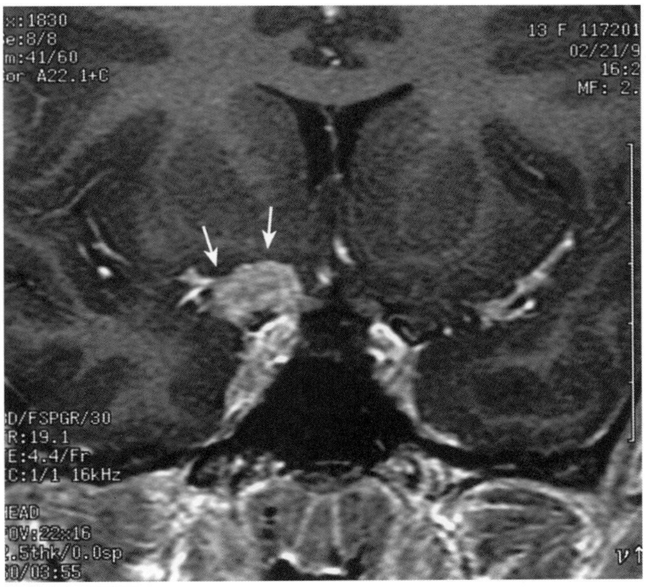

c

Abb. 1A.**174 Bilaterales Akustikusneurinom, Neurofibromatose Typ 2.** **a** Axiales fettgesättigtes T1W nach KM, glatt begrenzte kräftig KM-aufnehmende Tumoren in beiden inneren Gehörgängen. **b** Koronales T1W nach KM (spoiled GRE), KM-Enhancement der Läsionen in den inneren Gehörgängen. **c** Koronales T1W nach KM (spoiled GRE), KM-aufnehmendes Meningeom über dem rechten Processus clinoideus anterior (Pfeile).

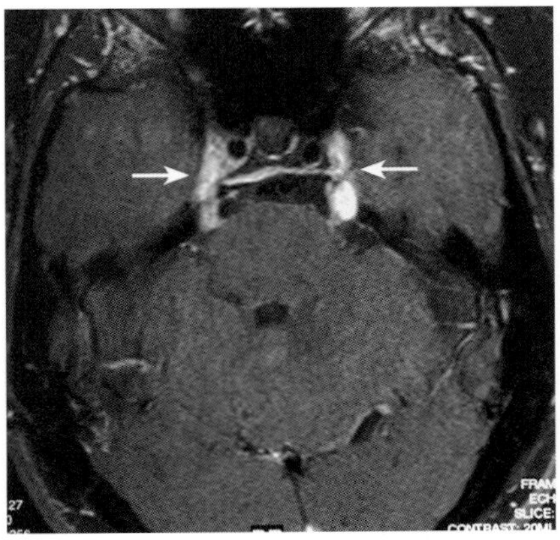

Abb. 1A.**175 Multiple Neurinome der Hirnnerven, Neurofibromatose Typ 2.** **a** Axiales FS T1W nach KM, bilaterales Trigeminusneurinom mit KM-Enhancement (Pfeile).

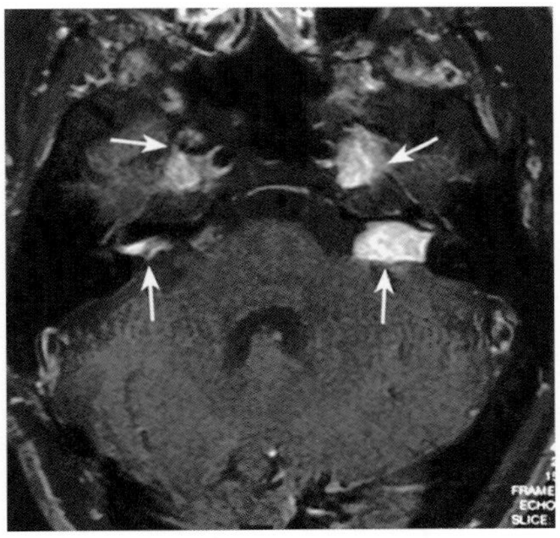

Abb. 1A.**175 b** Axiales FS T1W nach KM, KM-aufnehmende Läsionen in beiden inneren Gehörgängen (Pfeile) und beiden Trigeminus-Zisternen (Pfeile).

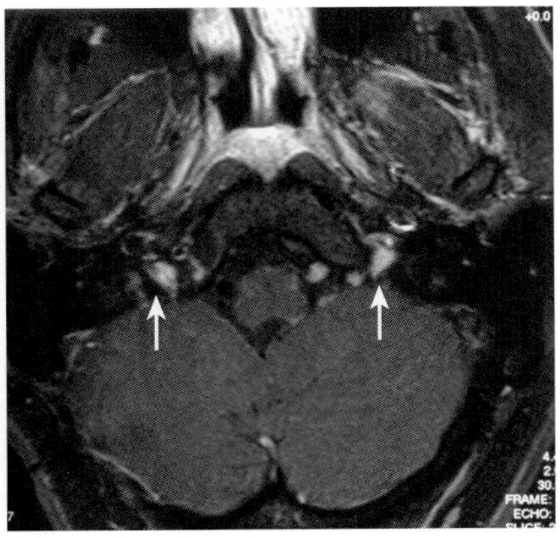

Abb. 1A.**175 c** Axiales FS T1W nach KM, KM-aufnehmende Läsionen im Canalis hypoglossus bds. (Pfeile).

Tabelle 1A.**10** (Fortsetzung) Läsionen des Kleinhirnbrückenwinkels und/oder des inneren Gehörganges

Erkrankung	MRT-Befund	Kommentar
Meningeom (Abb. 1A.**176)**	Definierte extraaxiale duraständige Läsionen. Supratentoriell häufiger als infratentoriell. Intermediäres T1-Signal, im T2W intermediär bis gering signalreich. In der Regel kräftiges KM-Enhancement, Verkalkungen möglich.	Häufigster extraaxialer Tumor. Gewöhnlich gutartig, typischerweise bei Erwachsenen über 40 Jahren auftretend, häufiger bei Frauen. Multilokulär im Rahmen einer Neurofibromatose Typ 2. Kann zu Kompressionseffekten am benachbarten Hirnparenchym an benachbarten Arterien und venösen Sinus führen. Seltener invasiver/maligner Typ.
Epidermoid (kongenitales Cholesteatom) (Abb. 1A.**177)**	Glatt begrenzte, kugelige bis polyzyklische extraaxiale ektodermale zystische Läsion; liquorähnlich signalarm bis intermediär im T1W und signalreich im T2W. Gemischt geringes, intermediäres und hohes Signal in FLAIR-Sequenzen, kein KM-Enhancement. Lokalisation gewöhnlich in Nachbarschaft der Liquorwege mit Verformung des angrenzenden Hirngewebes (Hirnstamm, Cerebrum), häufig im Bereich der hinteren Schädelgrube (Kleinhirnbrückenwinkel-Zisterne) parasellär/mittlere Schädelgrube.	Nicht-neoplastische angeborene oder erworbene Läsion mittellinienfern, enthält abgestoßene Zellen und Keratin-Abschilferungen. Geringer raumfordernder Effekt zum angrenzenden Parenchym. Infratentoriell häufiger als supratentoriell; keine geschlechtsspezifische Dominanz. Ohne oder mit assoziierten klinischen Symptomen.
Dermoid (Abb. 1A.**86)**	Glatt begrenzte, kugelige bis polyzyklische extraaxiale Läsion, in der Regel signalreich im T1W, gemischt signalarm, intermediär und/oder signalreich im T2W. Kein KM-Enhancement. Fakultativ Flüssigkeitsspiegel oder Sedimentationen. Kann eine chemische Meningitis durch Ruptur der Dermoidzyste in den Subarachnoidalraum auslösen. Gewöhnlich im Bereich oder nahe der Mittellinie lokalisiert; supratentoriell häufiger als infratentoriell.	Nicht-neoplastische erworbene oder angeborene ektodermale zystische Läsion; enthält Fett, Cholesterol,abgestoßene Zellen und Keratin-Abschilferungen. Geringer raumfordernder Effekt zum angrenzenden Parenchym. Infratentoriell häufiger als supratentoriell; keine geschlechtsspezifische Dominanz. Ohne oder mit assoziierten klinischen Symptomen.
Lipom (Abb. 1A.**178)**	Isointenses Signal des Lipoms im T1W und T2W im Vergleich zum subkutanen Fettgewebe. Signalsuppression durch frequenzselektive FS- oder STIR-Techniken. Typischerweise kein KM-Enhancement oder Umgebungsödem.	Gutartige Fettgewebsgeschwulst auf der Basis kongenitaler Malformationen; häufig mittelliniennah lokalisiert. Kann Verkalkungen und/oder Gefäße einschließen.
Arachnoidalzyste (Abb. 1A.**113)**	Scharf begrenzte liquorähnliche extraaxiale Läsion, signalarm im T1W und signalreich im T2W, kein KM-Enhancement. Wesentliche Lokalisationen in abnehmender Häufigkeit: Vorderwand der mittleren Schädelgrube, suprasellär/Fossa quadrigemina, frontale Konvexität, hintere Schädelgrube.	Angeborene, entwicklungsbedingte oder erworbene liquorgefüllte nicht-neoplastische Läsion mit geringem raumfordernden Effekt zum angrenzenden Hirnparenchym. Supratentorielle Lokalisation häufiger als infratentorielle, eher bei Männern als bei Frauen zu finden. Ohne oder mit assoziierten klinischen Symptomen.
Paragangliom – Glomus jugulare Tumor (Abb. 1A.**109)**	Extraaxiale, in der Regel glatt begrenzte Läsion im Foramen V. jugulare. Intermediäres Signal im T1W, intermediär bis schwach signalreich im T2W, mitunter Flusseffekte, kräftiges KM-Enhancement. Häufig begleitende Knochenerosionen und Erweiterung des Formane V. jugulare.	Tumoren der Paraganglien, auch Chemodektome genannt, finden sich in unterschiedlichen Regionen des Körpers und werden entsprechend ihrer Lokalisation benannt (z. B. Glomus jugulare, tympanicum, vagale).
Dolicho-Basilaris (Abb. 1A.**179)**	Elongierte und ektatische A. vertebralis und basilaris, unterschiedliches MR-Signal in Abhängigkeit vom turbulenten oder langsam laminaren Blutstrom sowie partiellen/kompletten Thrombosierungen.	Fusiforme oder fokale Erweiterung der vertebrobasilaren Arterien auf der Basis von: erworben/degenerativen Erkrankungen, polyzystischen und Bindegewebserkrankungen, Arteriosklerose, chronischer Hypertonus, Trauma, Infektion (Pilze), AVM, Vasculitis und Medikamente.

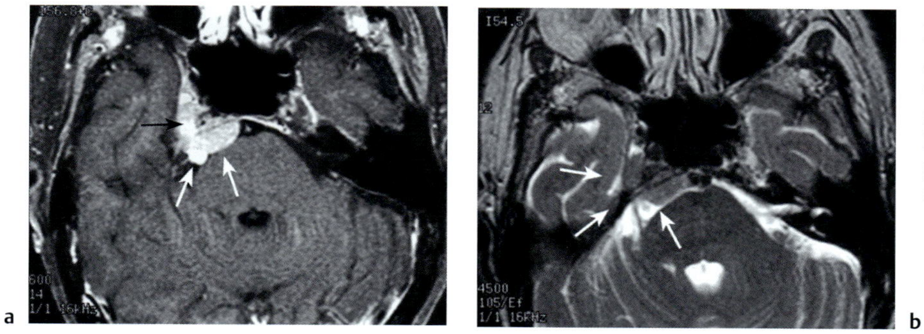

Abb. 1A.**176** **Meningeom.** **a** Axiales fettgesättigtes T1W nach KM, extraaxialer duraständiger Tumor mit Kontakt zur rechten anterolateralen Begrenzung der Pons (Pfeile) und kräftiger KM-Aufnahme. Die Läsion erreicht auch die rechte Cisterna trigemina. **b** Intermediäres Signal der Läsion im axialen T2W (Pfeile).

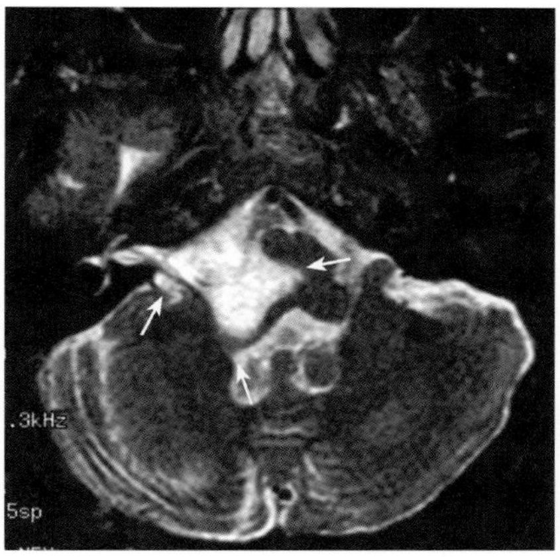

Abb. 1A.**177** **Epidermoid (kongenitales Cholesteatom).** **a** Axiales fettgesättigtes T2W, glatt begrenzte signalreiche lobulierte extraaxiale Läsion in der rechten Kleinhirnbrückenwinkelzisterne (Pfeile).

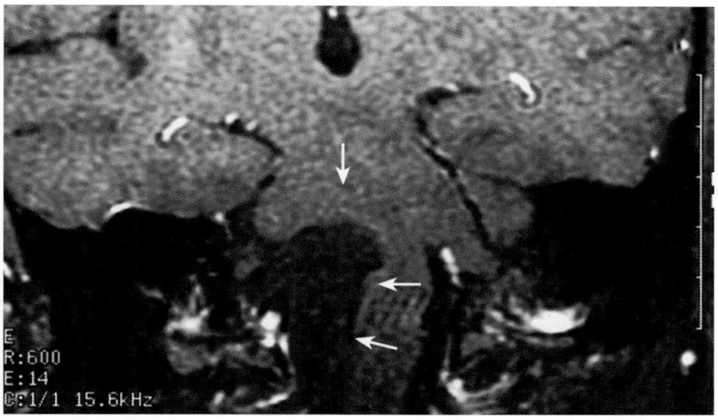

Abb. 1A.**177 b** Koronales FS T1W nach KM, kein KM-Enhancement des Tumors. Deformierung der Pons und Medulla rechtsseitig (Pfeile).

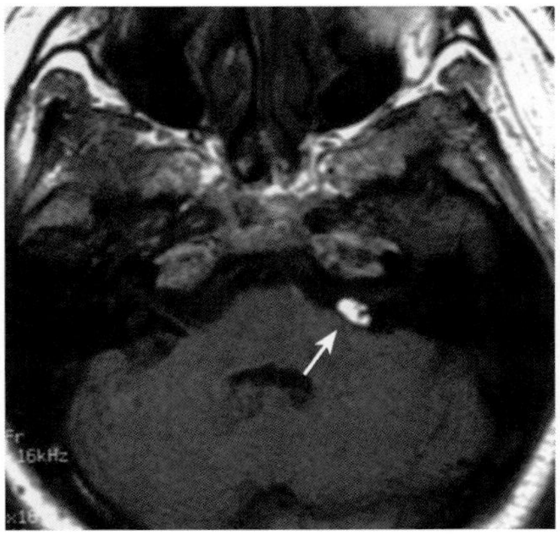

a

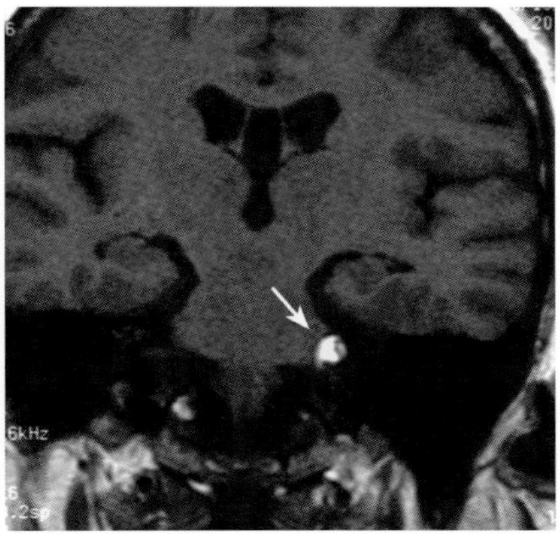

b

Abb. 1A.**178** **Lipom.** Axiales (**a**) und koronales (**b**) T1W, kleine signalreiche Struktur in der linken Kleinhirnbrückenwinkelzisterne (Pfeile).

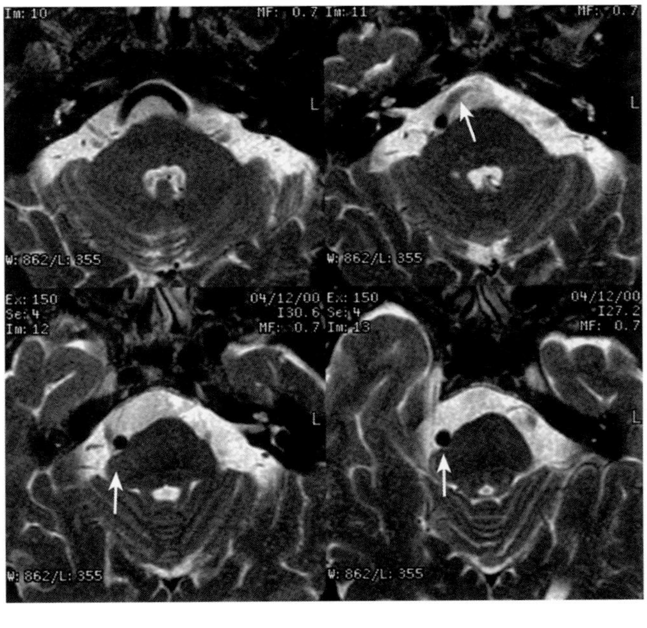

Abb. 1A.**179** **Dolichobasilaris.** Axiales T2W, bogige und leicht dilatierte A. basilaris in Form einer Fluss-Auslöschung (Pfeile), erreicht den anterolateralen Aspekt der rechten Pons nahe des Trigeminus-Austrittes.

Tabelle 1A.**10** (Fortsetzung) Läsionen des Kleinhirnbrückenwinkels und/oder des inneren Gehörganges

Erkrankung	MRT-Befund	Kommentar
Aneurysmen		
Arterielles Aneurysma – A. basilaris, Äste, A. vertebralis (Abb. 1A.**75)**	*Sacculäres Aneurysma:* Fokale glatt begrenzte Zone mit Signalverlust im T1W und T2W, variabel gemischtes Signal bei Thrombosierung. *Riesenaneurysma:* Fokale scharf begrenzte Struktur mit signalarmen, intermediären und signalreichen Anteilen im T2W in Abhängigkeit von Thrombosierungen unterschiedlichen Alters, Signalauslöschungen im durchflossenen Lumen. Intermediäre bis signalreiche Anteile im T1W sowie Signalauslöschungen (Fluss). *Fusiformes Aneurysma:* Elongiertes und ektasiertes arterielles Gefäß mit unterschiedlichem MR-Signal in Abhängigkeit von turbulentem/linearem Blutfluss oder partiellen Thrombosierungen.	Abnorme fusiforme oder fokale Dilatation einer Arterie auf der Basis von: Degenerationen, polyzystischen Erkrankungen, Bindegewebserkrankungen, Arteriosklerose, Verletzungen, Infektion (mykotisch), AVM, Vaskulitis und Medikamenten.
Gliome des Hirnstammes und Kleinhirns (Abb. 1A.**180)**	*Low-grade Astrozytom:* Gewöhnlich in der weißen Substanz oder im Hirnstamm gelegene fokale oder diffuse Raumforderung mit hypo- bis isointensem Signal im T1W und signalreich im T2W; geringes oder fehlendes Enhancement nach Gd-Kontrast. Minimal raumfordernder Effekt. *Juveniles pilocytisches Astrozytom:* Subtyp: Teils zystische, teils solide Läsion, signalarm bis intermediär im T1W, signalreich im T2W, gewöhnlich kräftiges KM-Enhancement. Lokalisation im Bereich des Cerebellum, Hirnstamm. *Gliomatosis cerebri*: Infiltrative Läsion mit unscharfer Begrenzung und raumforderndem Effekt in der weißen Substanz. Hypo- bis isointens in T1W, hyperintens im T2W, gewöhnlich kein Enhancement nach Gd-Kontrast bis in die Spätphase der Erkrankung. *Anaplastisches Astrozytom:* Häufig unregelmäßig begrenzte Läsion in der weißen Substanz, hypo- bis isointens in T1W, hyperintens im T2W, ohne und mit Enhancement nach Gd-Kontrast.	*Low-grade Astrozytom*: Häufig bei Kindern und Erwachsenen (20.-40. Lebensjahr). Der Tumor schließt hoch differenzierte Astrozyten ein. Assoziiert mit Neurofibromatose Typ1. 10 Jahre Überlebenswahrscheinlichkeit, kann maligne entarten. *Juveniles pilocytisches Astrozytom:* Subtyp: Häufiger Tumor im Kindesalter, gute Prognose nach Totalresektion. *Gliomatosis cerebri:* Diffus infiltrierendes Astrozytom mit relativem Erhalt und Ausbreitung entlang der Hirnarchitektur. Die Struktur im Schnittbild kann prognostisch aussagefähiger sein als der histologische Grad. Etwa 2 Jahre Überlebenswahrscheinlichkeit. *Anaplastisches Astrozytom:* Zwischenstufe zwischen low-grade Astrozytom und Glioblastoma multiforme. Etwa 2 Jahre Überlebenswahrscheinlichkeit.
Hämangioblastom (Abb. 1A.**94)**	Umschriebener Tumor in der Regel im Cerebellum und/oder Hirnstamm. Kleine KM aufnehmende Knoten mit oder ohne zystischen Anteil oder größere Läsionen mit kräftigem heterogenen KM-Enhancement, mit oder ohne Flussphänomene innerhalb oder in der Peripherie. Intermediäres Sinal im T1W; intermediär bis signalreich im T2W. Manchmal zeigen die Läsionen Zeichen frischer oder älterer Einblutungen.	Seltenes Auftreten im Cerebrum, befällt Jugendliche und jüngere Erwachsene. Multiples Auftreten typisch bei Morbus Hippel-Landau.
Metastatischer Tumor (Abb. 1A.**182,** 1A.**183)**	Einzelne oder multiple, scharf bis unscharf begrenzte Läsionen mit Ausdehnung in die Kalotte, Dura, Leptomenix und/oder Plexus chorioidei. Signalarm bis intermediär im T1W, intermediär bis signalreich im T2W, in der Regel KM-Enhancement. Mögliche Knochendestruktionen und Kompression von Hirngewebe oder Gefäßen. Leptomeningeale Tumoren häufig erst im Postkontrast-Bild erkennbar.	Verschiedenste destruierende und infiltrative Effekte uni- oder multilokulär.

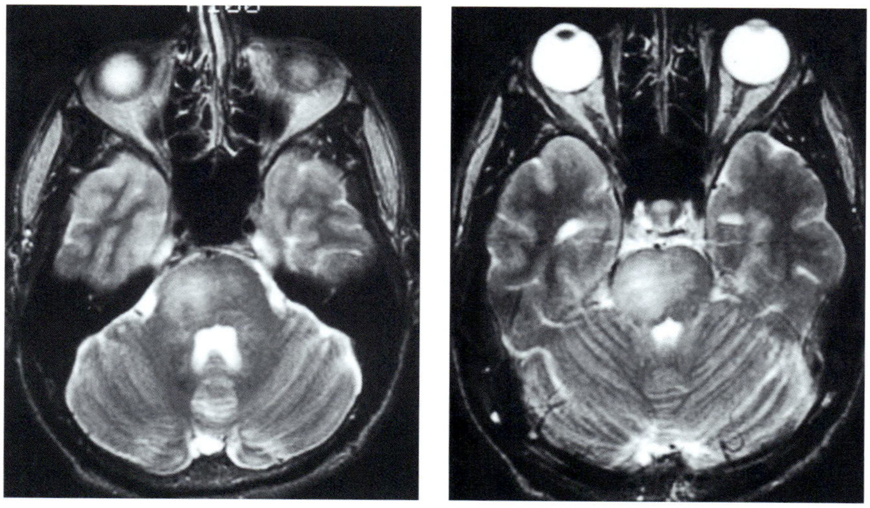

a b

Abb. 1A.**180** **Hirnstamm-Astrozytom.** Axiale T2W (**a, b**) unscharf begrenzte signalreiche Zone in der rechten Hälfte der Pons mit geringen Raumforderungszeichen.

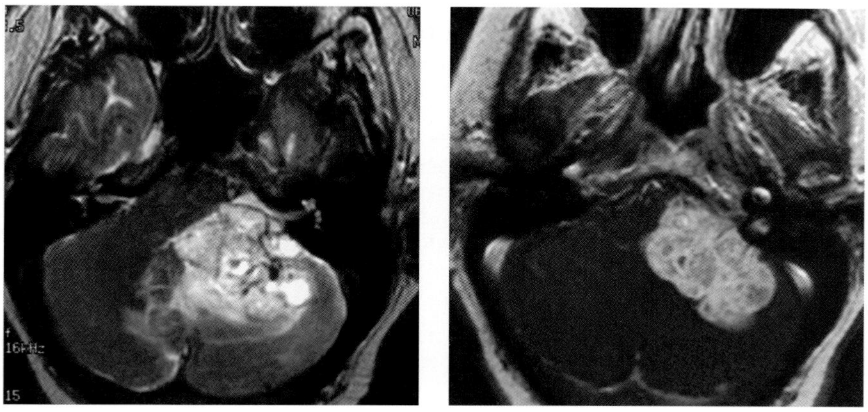

a b

Abb. 1A.**181** **Hämangioblastom.**
a Axiales T2W, große signalreiche heterogene Läsion mit zahlreichen Fluss-Auslöschungen im Bereich der Pons, des Pedunculus cerebellaris medius und der linken zerebellären Hemisphäre. **b** Kräftiges Enhancement im axialen T1W nach KM.

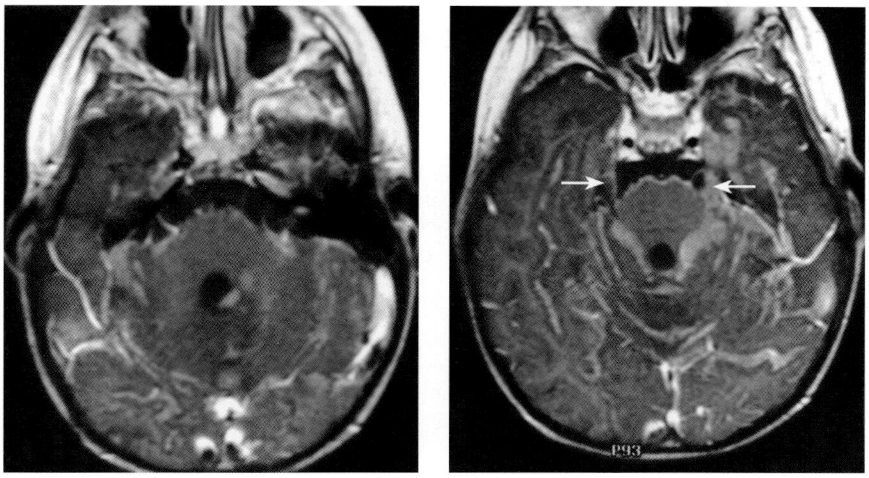

a b

Abb. 1A.**182** **Disseminiertes Medulloblastom.** **a, b** Axiales T1W nach KM, extensives subarachnoidales KM-Enhancement entlang der Sulci, des Hirnstammes und der N. trigemini (Pfeile).

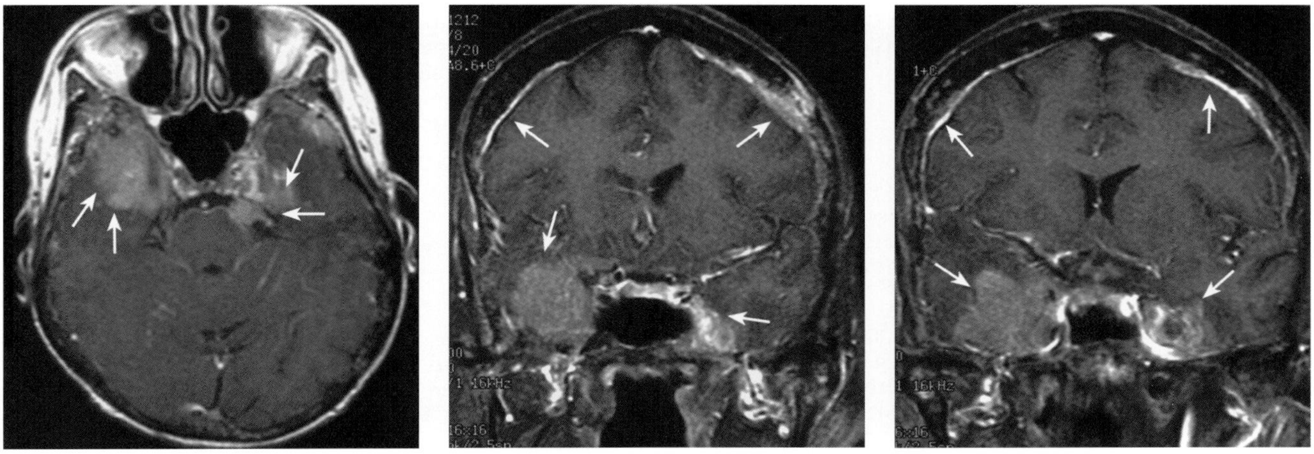

a b c

Abb. 1A.**183** **Metastasierendes Mamma-Karzinom.** Axiales (**a**) und koronales (**b**) FS T1W nach KM, abnormes subarachnoidales KM-Enhancement entlang des Hirnstammes sowie der N. Trigemini (Pfeile). Durale Karzinose mit Expansion von Kalottenmetastasen nach intrakranial in die mittlere Schädelgrube bds. (Pfeile).

Tabelle 1A.**10** (Fortsetzung) Läsionen des Kleinhirnbrückenwinkels und/oder des inneren Gehörganges

Erkrankung	MRT-Befund	Kommentar
Chorioidales Plexuspapillom oder Karzinom (Abb. 1A.**63)**	Umschriebene und/oder lobulierte Läsion im Bereich der Plexus, intermediäres Signal im T1W, gemischt intermediär bis signalreich im T2W; gewöhnlich kräftiges KM-Enhancement. Verkalkungen möglich. Lokalisation: Atrium der Seitenventrikel (Kinder) häufiger als 4. Ventrikel (Erwachsene), seltener andere Lokalisation wie z. B. 3. Ventrikel. Kann zum Okklusionshydrozephalus führen.	Seltener intrakranieller Tumor. Die MR-Charakteristiken des Plexus-Papilloms und -Karzinoms überschneiden sich. Beide Läsionen können entlang der Liquorwege disseminieren und das Hirnparenchym infiltrieren.
Myelom/Plasmozytom (Abb. 1A.**65)**	Multiple (Myelom) oder isolierte (Plasmozytom), scharf oder unscharf begrenzte Läsionen der Dura und der Schädelkalotte. Signalarm bis intermediär im T1W, intermediär bis signalreich im T2W, in der Regel KM-Enhancement und Knochendestruktionen.	Myelome haben unterschiedliche destruierende und infiltrierende Erscheinungsformen im Bereich des Achsen- und Extremitätenskeletts.
Lymphom (Abb. 1A.**64)**	Vereinzelte oder multiple, umschriebene oder unscharf begrenzte Läsionen im Bereich der Kalotte, der Dura und/oder Leptomenix. Geringes bis intermediäres Signal im T1W, intermediär bis signalreich im T2W, in der Regel KM-Enhancement. Knochendestruktionen möglich. Leptomeningeale Tumoren häufig erst im Postkontrast-Scan erkennbar.	Extraaxiale Lymphome haben unterschiedliche destruierende und infiltrierende Erscheinungsformen, können uni- wie multilokulär auftreten.
Chordom (Abb. 1A.**111)**	Scharf begrenzte lobulierte Läsion mit geringem bis intermediären Signal im T1W und signalreich im T2W; gewöhnlich heterogenes KM-Enhancement. Lokal invasiv mit Knochenerosionen/-Destruktionen, Infiltration von Nerven und Gefäßen. Häufige Lokalisation im Bereich der Schädelbasis und des Clivus mittelliniennnah.	Seltener langsam wachsender Tumor. Eine detaillierte anatomische Darstellung des Tumors ist ausschlaggebend für die chirurgische Planung.
Chondrosarkom (Abb. 1A.**112)**	Polyzyklischer signalarmer bis intermediär intenser Tumor im T1W, signalreich im T2W, gelegentlich mit Mineralisationseffekt (T2-Signalminderung). Gewöhnlich heterogenes KM-Enhancement. Fokal invasive Komponente mit Knochenerosionen/-Destruktionen, Infiltration von Nerven und Gefäßen. Häufige Lokalisation im Bereich der Schädelbasis und petrookzipitalen Synchondrose mittelliniennah.	Seltener langsam wachsender Tumor. Eine detaillierte anatomische Darstellung des Tumors ist ausschlaggebend für die chirurgische Planung.
Osteogenes Sarkom (Abb. 1A.**66)**	Destruierender Tumor der Schädelbasis, geringes bis intermediäres Signal im T1W und gemischtes Signal im T2W. Gewöhnlich mit Mineralisationen/Ossifikationen (signalarmes T2W), heterogenes KM-Enhancement.	Seltener Tumor der endochondralen Knochen bildenden Anteile der Schädelbasis. Häufiger als Chondrosarkom und Ewing-Sarkom. Lokal invasiv, rasch metastasierend. Tritt bei Kindern als Primärtumor auf und bei Erwachsenen in Assoziation mit M. Paget, Bestrahlungen, chronischer Osteomyelitis, Osteoblastom, Riesenzelltumor, fibröser Dysplasie.
Ewing-Sarkom	Destruierender Tumor der Schädelbasis, geringes bis intermediäres Signal im T1W und gemischtes Signal im T2W. Gewöhnlich mit Mineralisationen/Ossifikationen (signalarmes T2W), heterogenes KM-Enhancement.	Gewöhnlich zwischen 5. und 30. Lebensjahr auftretender Tumor, häufiger bei Männern. Seltener Befall der Schädelbasis, rasch metastasierend.
Sinunasales Plattenepithel-Karzinom	Destruierender Tumor des Nasenraumes, der Nasennebenhöhlen und des Nasopharynx. Mögliche Ausbreitung nach intrakranial über destruierte Knochengrenzen oder die Foramina. Intermediäres Signal im T1W, intermediär bis signalreich im T2W; geringes KM-Enhancement. Große Tumoren können Nekroseareale und/oder Einblutungen enthalten.	Häufiger bei männlichen Erwachsenen über 55 Jahre, seltener bei Frauen. Exogene Risikofaktoren: Aufnahme von oder Kontakt mit Nickel, Chrom, Senfgas, Radium, Holzverarbeitung.
Adenoidzystisches Karzinom (Abb. 1A.**67)**	Destruierender Tumor im Bereich der Nasenhaupthöhle, des Nasopharynx und der Nasennebenhöhlen. Mögliche Ausbreitung in den intrazerebralen Raum durch Knochendestruktion oder entlang der Nervenbahnen. Intermediäres Signal im T1W, intermediär bis gering signalreich im T2W, unterschiedlich geringes bis kräftiges KM-Enhancement.	10 % aller sinunasaler Tumoren, variable Lokalisation im Bereich der paranasalen Sinus. Tritt gewöhnlich bei Erwachsenen nach dem 30. Lebensjahr auf.

Tabelle 1A.10 (Fortsetzung) Läsionen des Kleinhirnbrückenwinkels und/oder des inneren Gehörganges

Erkrankung	MRT-Befund	Kommentar
Tumor des Saccus endolymphaticus (Abb. 1A.184)	Extraaxiale retrolabyrinthäre Läsion des Felsenbeines mit Ausdehnung in die Kleinhirnbrückenwinkelzisterne, fakultativ in das Mittelohr. Homogen signalarm bis intermediär im T1W, intermediär bis signalreich im T2W, auch heterogen gemischt signalarm, intermediär und signalreich im T1W und T2W; KM-Enhancement.	Seltener zystischer und/oder solider Tumor (papillärer adenomatöser Tumor des Ductus endolymphaticus), langsam wachsend und selten metastasierend. Lokale Knochenarrosionen. Sporadisches Auftreten oder im Zusammenhang mit Hippel-Landau-S. Keine Geschlechtsprädominanz, sowohl bei Kindern als auch Erwachsenen zu finden. Mögliche Einblutungen.
Hämangioperizytom (Abb. 1A.108)	Extraaxiale, häufig scharf begrenzte Raumforderung mit intermediärem Signal im T1W und intermediärem bis hohem Signal im T2W; kräftiges KM-Enhancement (kann Meningeomen ähneln), ohne oder mit Knochenerosionen.	Seltene Neoplasie junger Erwachsener (Frauen häufiger), manchmal als angioplastisches Meningeom oder meningeales Hämangioperizytom bezeichnet. Entsteht aus vaskulären Zellen (Perizyten). Häufigkeit von Metastasen ist größer als bei Meningeomen.
Neurokutane Melanose	Extra- oder intraaxiale gewöhnlich unter 3 cm große, unregelmäßig begrenzte Läsion in der Leptomenix oder im Hirnparenchym/Hirnstamm (vordere Temporallappen, Cerebellum, Thalamus, inferiorer Frontallappen), intermediär bis gering signalreich im T1W aufgrund des erhöhten Melaningehaltes. KM-Enhancement. Mögliche Kombination mit Kleinhirnwurm-Hypoplasien, Arachnoidalzysten oder Dandy-Walker-Malformation.	Neuroektodermale Dysplasie mit Proliferation von Melanozyten in der Leptomenix, häufig assoziiert mit großen und/oder multiplen kutanen Naevi. Kann zum ZNS-Melanom entarten.
Entzündlich		
***Infektiös (pyogen, granulomatös [Sarkoidose, Tuberkulose], parasitär) Nichtinfektiös (z. B. Sarkoidose, Langerhans-Zell-Histiozytose [LH])* (Abb. 1A.96)**		
Subduraler/epiduraler Abszess (Empyem) (Abb. 1A.72)	Sub- oder epidurale Formationen, signalarm im T1W und signalreich im T2W, schmales lineares Randenhancement nach Gd-Kontrast.	Komplikation einer Sinusitis (häufig Sinusitis frontalis), Meningitis, Otitis media, eines Ventrikelshunts oder nach Op. Mögliche Kombination mit Sinusvenenthrombosen und venösen zerebellären/zerebralen Infarkten, Enzephalitis oder Hirnabszess. Mortalität 30 %.
Leptomeningeale Infektion/Entzündung (Abb. 1A.185)	Einzelne oder multiple Noduli mit KM-Enhancement und/oder fokal bis diffuses anormales subarachnoidales KM-Enhancement. Geringes bis intermediäres Signal im T1W, intermediär bis signalreich im T2W, besser zu sehen nach KM-Gabe.	Ein KM-Enhancement im Bereich des Subarachnoidalraumes (Leptomenix) ist immer richtungweisend auf signifikante Erkrankungen (Entzündungen, Infektion bzw. Neoplasien). Leptomeningeale Infektionen und/oder Entzündungen resultieren aus pyogenen, Pilz- oder parasitären Infektionen sowie Tuberkulose. Ähnliches subarachnoidales Enhancement bei Neurosarkoidose mit entsprechenden granulomatösen Veränderungen der Leptomenix.

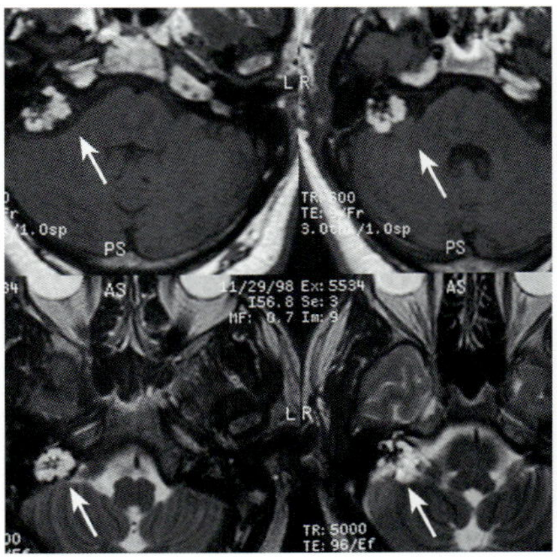

◁◁ Abb. 1A.**184** **Tumor des Saccus endolymphaticus.** Axiale T1W (oben) und axiale T2W (unten) zeigen eine polyzyklische extraaxiale signalreiche Läsion an der rechten hinteren Felsenbeinwand mit Ausdehnung in die Kleinhirnbrückenwinkelzisterne (Pfeile).

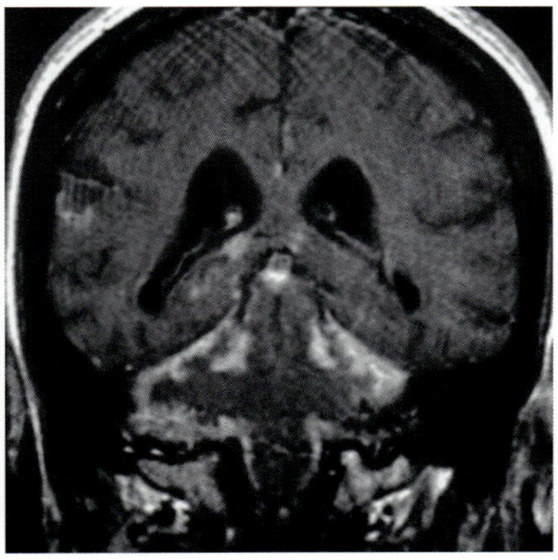

◁ Abb. 1A.**185** **Leptomeningeale Sarkoidose.** Koronales T1W nach KM, kräftiges subarachnoidales Mehrenhancement im Bereich der zerebellären Sulci und des Hirnstamms.

Tabelle 1A.**10** (Fortsetzung) Läsionen des Kleinhirnbrückenwinkels und/oder des inneren Gehörganges

Erkrankung	MRT-Befund	Kommentar
Eosinophiles Granulom (Abb. 1A.**74)**	Einzelne oder multiple abgegrenzte Weichteilformationen im Markraum der Schädelkalotte mit Knochendestruktion/-Erosion und Ausbreitung nach intra- und/oder extrakranial. Gewöhnlich intermediäres Signal im T1W, gemischt intermediär bis schwach signalreich im T2W, KM-Enhancement, fakultativ Enhancement der beteiligten Dura.	*Einzelherd:* Mehr bei Männern als bei Frauen (unter 20 Jahren). Proliferation von Histiozyten in den Markraum mit Knochendestruktion und Ausbreitung in die angrenzenden Gewebe. *Multiple Herde:* In Verbindung mit verschiedenen Syndromen: M. Abt-Letterer-Siwe (Lymphadenopathie, Hepatosplenomegalie) bei Kindern unter 2 Jahren; M. Hand-Schüller-Christian (Lymphadenopathie, Exophthalmus, Diabetes insipidus) bei Kindern zwischen 5 und 10 Jahren.
Andere:		
Vaskulär		
Arteriovenöse Malformation (AVM) (Abb. 1A.**47)**	Unregelmäßig begrenzte Läsionen in der Pia und/oder Dura mater des Hirnparenchyms. Das Signalverhalten der AVM ist sehr unterschiedlich, zum einen durch die Fluss-Auslöschungen der durchströmten Gefäße und variable Signale thrombosierter Anteile, zum anderen spielen Einblutungen unterschiedlichen Alters, Verkalkungen und Gliosen eine Rolle. Der venöse Anteil zeigt in der Regel ein KM-Enhancement. Gradientenechosequenzen (GRE) zeigen Fluss-Signale (hyperintens) in offenen Venen und Arterien. Zusätzliche Informationen über den Nidus, versorgende Arterien und drainierende Venen sowie assoziierte Aneurysmen können durch MRA-Techniken (TOF und Phasenkontrast) gewonnen werden. Gewöhnlich kein raumfordernder Effekt, außer bei Blutungen oder frischen Thrombosierungen.	Supratentorielle AVM sind wesentlich häufiger als infratentorielle. Blutungsrisiko. AVM können erworben, angeboren oder posttraumatisch auftreten.
Hämorrhagisch		
Epidurales Hämatom (Abb. 1A.**68)**	Bikonvexes extraaxiales Hämatom zwischen Schädelkalotte und Dura. Signalminderung der verdrängten Dura im T2W. Signalcharakter des Hämatoms abhängig vom Alter der Blutung, ihrer Größe, dem Hämatokrit und der Sauerstoffsättigung, fakultativ lokalisiertes Ödem. Hohes T2-Signal des verdrängten Hirnparenchyms, mögliche Falxverlagerung. *Hyperakut:* intermediär im T1W, intermediär bis signalreich im T2W. *Akut:* signalarm bis intermediär im T1W, signalreich im T2W. *Subakut:* Signalreich im T1W und signalarm oder signalreich im T2W.	Häufige traumatische Genese oder Ruptur einer epiduralen Arterie (A. meningea media) oder eines duralen Venen-Sinus. Epidurale Hämatome überschreiten nicht die Schädelnähte, fakultativ assoziierte Schädelfrakturen.
Subdurales Hämatom (Abb. 1A.**69) (Abb.** 1A.**70)**	Halbmondförmiges extraaxiales Hämatom zwischen dem Innenrand der Dura und dem Außenrand der Membrana Arachnoidea. Signalcharakter des Hämatoms abhängig vom Alter der Blutung, ihrer Größe, dem Hämatokrit und der Sauerstoffsättigung, fakultativ lokalisiertes Ödem. Hohes T2-Signal mit Einbeziehung des angrenzenden Hirnparenchyms, mögliche Falxverlagerung. *Hyperakut:* intermediär im T1W, intermediär bis signalreich im T2W. *Akut:* signalarm bis intermediär im T1W, signalarm im T2W. *Subakut:* Signalreich im T1W und signalarm im T2W (intrazelluläres Methämoglobin) mit eventuell zunehmendem Signal im T2W (extrazelluläres Methämoglobin). *Chronisch:* Variables, häufig gering bis intermediäres Signal im T1W und signalreich im T2W, fakultativ Enhancement der Vernarbungen oder Neomembran. Gemischtes MR-Signal bei Nachblutungen und chronischen Zuständen.	Subduralhämatome entstehen posttraumatisch durch Riss oder Dehnung von kortikalen Venen im Bereich ihrer subduralen Einmündung in die großen Sinus. Subduralhämatome überschreiten die Schädelnähte, fakultativ assoziierte Schädelfrakturen.
Fibröse Dysplasie (Abb. 1A.**115)**	Expansiver Knochenprozess der Schädelbasis mit geringem bis intermediärem Signal im T1W und variablem gemischtem Signal im T2W (signalarm, intermediär, signalreich); heterogenes KM-Enhancement.	Gewöhnlich bei Jugendlichen und jungen Erwachsenen. Kann zur Beengung der Nervenkanäle mit Nervenkompression und Gesichtsdeformitäten führen. Monoostotische und polyostotische Formen (mögliche Kombination mit endokrinen Störungen, wie z. B. McCune-Albright-S., Pubertas praecox).
M. Paget (Abb. 1A.**186)**	Expansiver sklerosierender/lytischer Knochenprozess mit gemischt geringem bis intermediärem Signal im T1W und variablem gemischtem Signal im T2W (signalarm, intermediär, signalreich); heterogenes KM-Enhancement. Unregelmäßigkeiten/Unschärfen zwischen Markraum und Knochengrenze der Tabula interna und externa.	Gewöhnlich bei älteren Erwachsenen. Kann zur Beengung der Nervenkanäle mit Nervenkompression führen, basiläre Impression. Hirnstammkompression möglich.

Tabelle 1A.**11** Selläre/juxtaselläre Läsionen

Erkrankung	MRT-Befund	Kommentar
Entwicklungsanomalien		
Ektoper Hypophysenhinterlappen (Abb. 1A.**187**)	Der Hypophysenhinterlappen („helles Licht") bzw. die Neurohypophyse liegt im kranialen Abschnitt des Hypophysenstiels oder an der Unterfläche des Hypothalamus anstelle des Dorsum sellae.	Kongenitale Anomalie mit aberranter Neurohypophyse (Hinterlappen), häufig im Bereich der Hypothalamus-Unterfläche. Klinisch hypothalamischer Zwergwuchs, verzögerte Skelettentwicklung. Häufiger bei männlichen Patienten als bei Frauen/Mädchen.

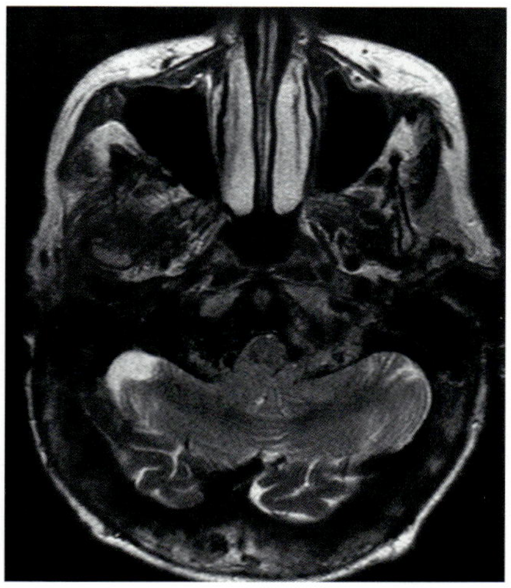

Abb. 1A.**186** **M. Paget.** Axiales T2W, expansiler Prozess der Schädelkalotte mit geringem bis intermediärem Signal. Unregelmäßige/unscharfe Grenzen zwischen Markraum und Tabula externa bzw. interna.

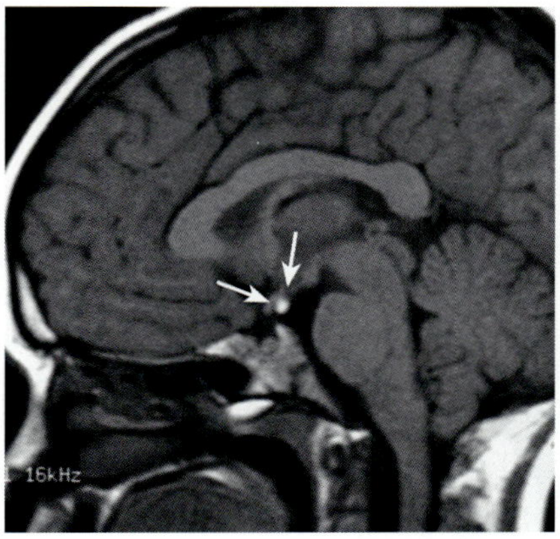

Abb. 1A.**187** **Ektoper Hypophysenhinterlappen. a** Sagittales T1W, der „helle" Hypophysenhinterlappen (Neurohypophyse) liegt an der Unterfläche des Hypothalamus anstelle des Dorsum sellae.

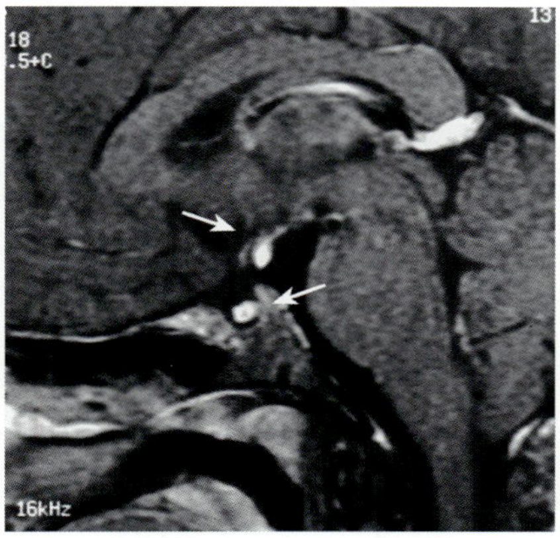

Abb. 1A.**187 b** Sagittales FS T1W nach KM, normales Enhancement des Hypophysenvorderlappens in der Sella (Pfeil), ektopes Gewebe des Hinterlappens (Pfeil).

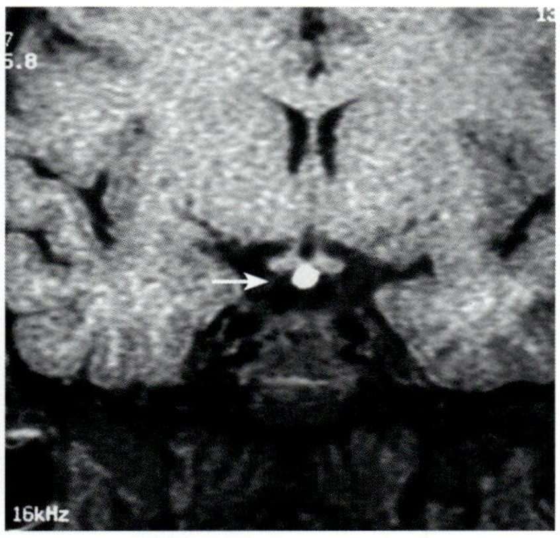

Abb. 1A.**187 c** Koronales FS T1W, der ektope signalreiche Hypophysenhinterlappen liegt unterhalb des Chiasma opticum.

Tabelle 1A.11 (Fortsetzung) Selläre/juxtaselläre Läsionen

Erkrankung	MRT-Befund	Kommentar
Hypoplasie der Hypophyse (Abb. 1A.188)	Teilweise oder komplett fehlende oder hypoplastische Hypophyse einschließlich Hypophysenstiel.	Seltene Anomalie mit Fehlen oder Hypoplasie des Hypophysenvorder- und/oder -Hinterlappens sowie des Hypophysenstiels. Klinisch variable Stadien endokriner Dysfunktion wie z. B. Panhypopituitarismus. Auch in Verbindung mit anderen Fehlbildungen.
Kephalozelen (Meningozelen oder Meningoenzephalozelen) (Abb. 1A.189)	Defekt der Schädelkalotte, durch den entweder Meningea und Liqour treten (Meningozele) oder Meningea, Liquor und Hirngewebe (Meningokephalozele)	Ektodermale Separationsstörung mit umschriebenem Defekt der Knochenentwicklung. Mögliche Lokalisationen am Os sphenoidale mit Extension in die supraselläre Zisterne.
Lipom der Sellaregion (Abb. 1A.190)	Häufiger in der suprasellären Zisterne, seltener intrasellär. Isointenses Signal im T1W und T2W im Vergleich zum subkutanen Fettgewebe. Signalsuppression durch frequenzselektive FS- oder STIR-Techniken. Typischerweise kein KM-Enhancement oder Umgebungsödem.	Gutartige Fettgewebsgeschwulst auf der Basis kongenitaler Malformationen; häufig mittelliniennah lokalisiert. Kann Verkalkungen und/oder Gefäße einschließen. Gewöhnlich asymptomatisch außer bei Verdrängungserscheinungen.
Hypertrophie der Hypophyse	Eine reine Hypertrophie der Hypophyse ist gewöhnlich nicht mit lokalen Veränderungen des MR-Signals oder pathologischen KM-Phänomenen assoziiert. Die normale Größe liegt beim Erwachsenen um 10 mm. Früh postpartal kann die Drüse als Ausdruck einer physiologischen Hypertrophie bis 12 mm groß sein. In der Spätschwangerschaft und post partum Signalanhebung im T1W.	Neben den Schwangerschaftsveränderungen kann eine Hypertrophie der Hypophyse auch bei endokrinen und Organentwicklungsstörungen auftreten sowie im Rahmen einer endokrinen Pubertas praecox.
Diabetes insipidus	Gewöhnlich „helle" signalreiche Neurohypophyse (Hypophysenhinterlappen) im T1W bei gesunden Patienten. Dieses hohe Signal fehlt in der Regel bei Patienten mit Diabetes insipidus.	Diabetes insipidus ist eine Störung des Wasserhaushaltes mit erhöhtem Harnvolumen. Der zentrale Diabetes insipidus besteht in einer inadäquaten Sekretion von antidiuretischem Hormon aus dem Hypothalamus bzw. Hypophyse infolge traumatischer oder chirurgischer Ereignisse, von Neoplasien (Germinome, Astrozytome) und Entzündungen, wie LCH, Sarkoidose etc.

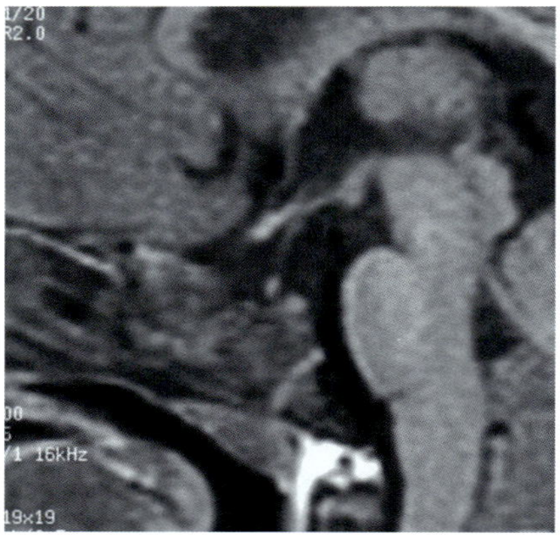

a

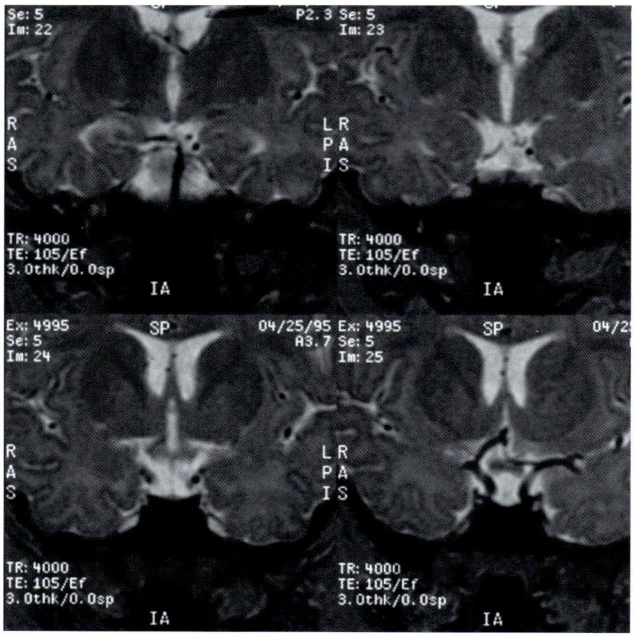

b

Abb. 1A.188 **Hypoplasie der Hypophyse.**
a Sagittales T1W, ausgeprägte Hypoplasie der Hypophyse bei einem Patienten mit angeborenem Panhypopituitarismus.
b Koronales T2W, Hypoplasie der Hypophyse, jedoch normal mittelständiger Hypophysenstiel.

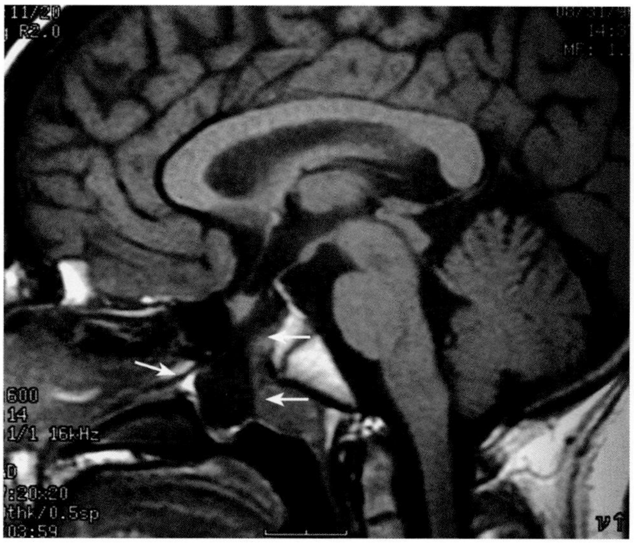

Abb. 1A.**189** **Keilbein-Meningozele.** **a** Sagittales T1W, Defekt an der Keilbeinhinterwand nahe der Hypophyse mit Herniation von Hirnhaut und Liquor.

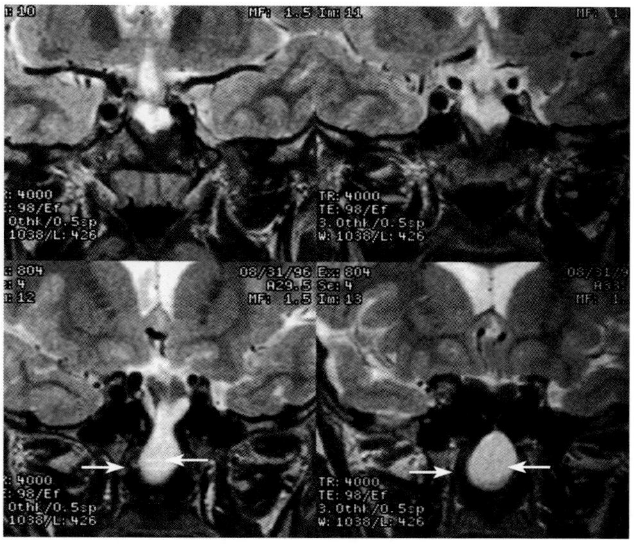

Abb. 1A.**189 b** Koronales T2W, Ausdehnung der signalreichen Meningozele in den Nasopharynx (Pfeile).

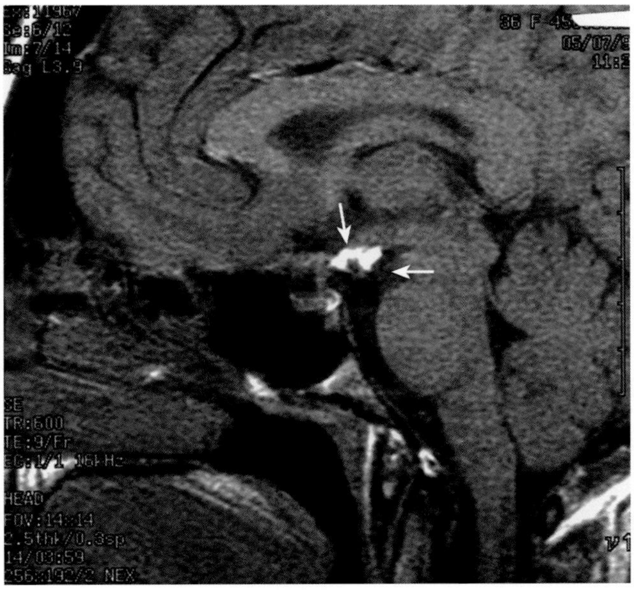

Abb. 1A.**190** **Lipom der Sellaregion.** Sagittales T1W, signalreiches Lipom an der Unterfläche des Hypothalamus dorsal des Hypophysenstiels (Pfeile).

Tabelle 1A.**11** (Fortsetzung) Selläre/juxtaselläre Läsionen

Erkrankung	MRT-Befund	Kommentar
Empty Sella (Abb. 1A.**191**)	Flache kleine Hypophyse am Boden der Sella, mittelständiger Hypophysenstiel. Die flache Hypophyse selbst zeigt die normale Signalcharakteristik.	Normvariante. Ähnliche Veränderungen nach peripartaler Nekrose oder nach Bestrahlung/chirurgischen Eingriffen. Kann im Rahmen eines Hydrozephalus und zerebralen Pseudotumors auftreten.
Hypothalamisches Hamartom (Abb. 1A.**192**)	Sessile oder gestielte Läsion am Tuber cinereum des Hypothalamus. Häufig isointens zur grauen Substanz im T1W und T2W, manchmal signalreich im T2W, kein KM-Enhancement. Selten zystische und/oder Fettanteile.	Tritt bei Kindern mit isosexueller Pubertas praecox (0 bis 8 Jahre) oder bei Krampfleiden (gelastischer oder Partialkomplex) in der zweiten Lebensdekade auf. Kongenitale oder Entwicklungsheterotopien (Nicht-neoplastische Läsionen).
Zyste der Rathke'schen Tasche (Abb. 1A.**81**)	Scharf begrenzte Läsion mit variabel signalarmem, intermediärem oder signalreichem Charakter im T1W und T2W. Im T1W sind zwei Drittel hyperintens und ein Drittel hypointens; im T2W sind 50 % hyper-, 25 % hypo- und 25 % isointens. Kein zentrales KM-Enhancement, zartes Randenhancement möglich. Lokalisation: 50 % intrasellär, 25 % suprasellär, 25 % intra- und suprasellär.	Epithelialer Rest des Ductus craniopharyngeus. Seltene selläre/juxtaselläre gutartige zystische Läsion. Enthält Flüssigkeit mit variablem Eiweiß-Mukopolysaccharid- und/oder Cholesterol-Gehalt.
Epidermoid (kongenitales Cholesteatom) (Abb. 1A.**194**)	Glatt begrenzte, kugelige bis polyzyklische extraaxiale ektodermale zystische Läsion; liquorähnlich signalarm bis intermediär im T1W und signalreich im T2W. Gemischt geringes, intermediäres und hohes Signal in FLAIR-Sequenzen, kein KM-Enhancement. Lokalisation gewöhnlich in Nachbarschaft der Liquorwege mit Verformung des angrenzenden Hirngewebes (Hirnstamm, Cerebrum), häufig im Bereich der hinteren Schädelgrube (Kleinhirnbrückenwinkel-Zisterne) parasellär/mittlere Schädelgrube.	Nicht-neoplastische angeborene oder erworbene Läsion mittellinienfern, enthält abgestoßene Zellen und Keratin-Abschilferungen. Geringer raumfordernder Effekt zum angrenzenden Parenchym. Infratentoriell häufiger als supratentoriell; keine geschlechtsspezifische Dominanz. Ohne oder mit assoziierten klinischen Symptomen.

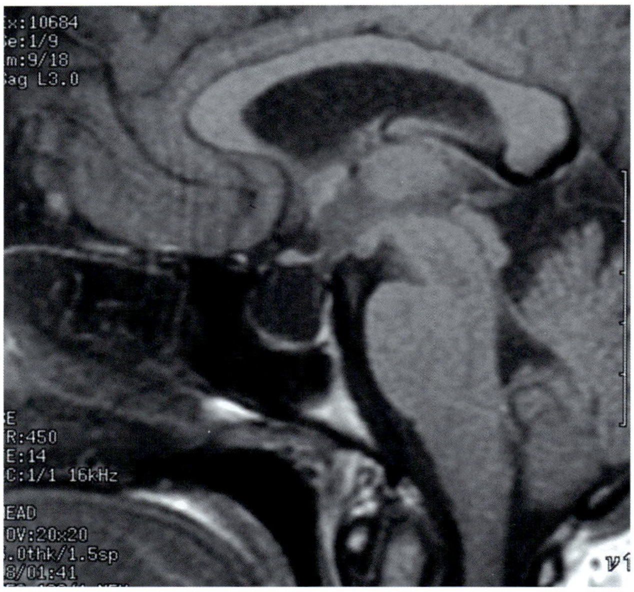

Abb. 1A.**191** **Empty Sella.** **a** Sagittales T1W, kleine und flache Hypophyse am Boden der Sella bei einem Patienten mit normaler Hypophysenfunktion.

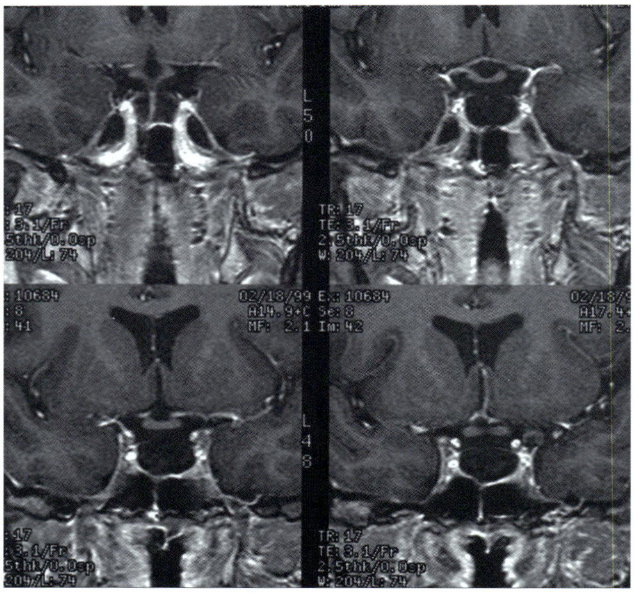

Abb. 1A.**191 b** Koronales T1W nach KM (spoiled GRE), Enhancement der abgeflachten Hypophyse am Sellaboden, mittelständiger Hypophysenstiel.

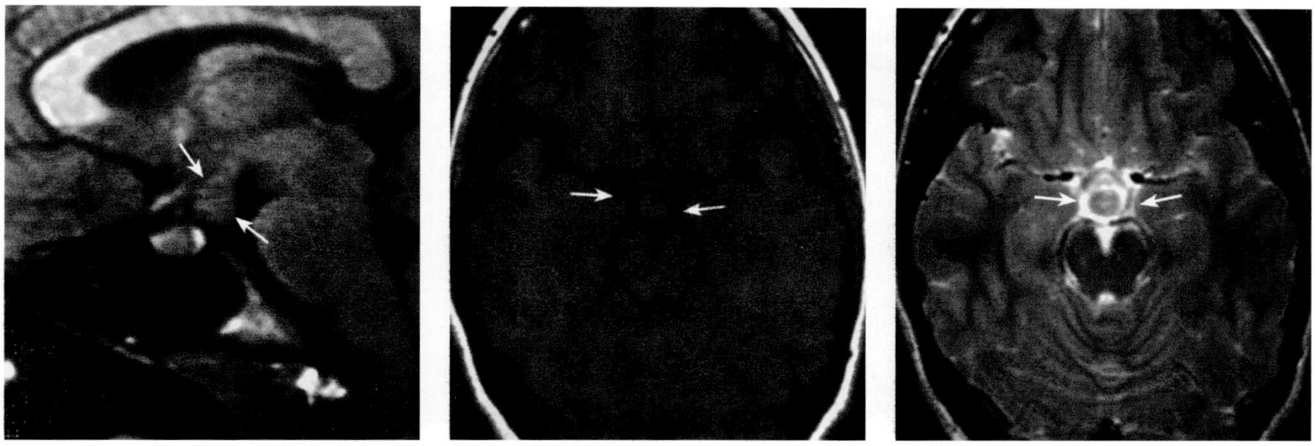

a b c

Abb. 1A.**192** **Hypothalamisches Hamartom.** Sagittales (**a**) und axiales (**b**) T1W, gestielte Läsion mit intermediärem Signal an der Unterfläche des Tuber cinereum des Hypothalamus (Pfeile). **c** Axiales T2W, intermediäres Signal der Läsion isointens zur grauen Substanz (Pfeile).

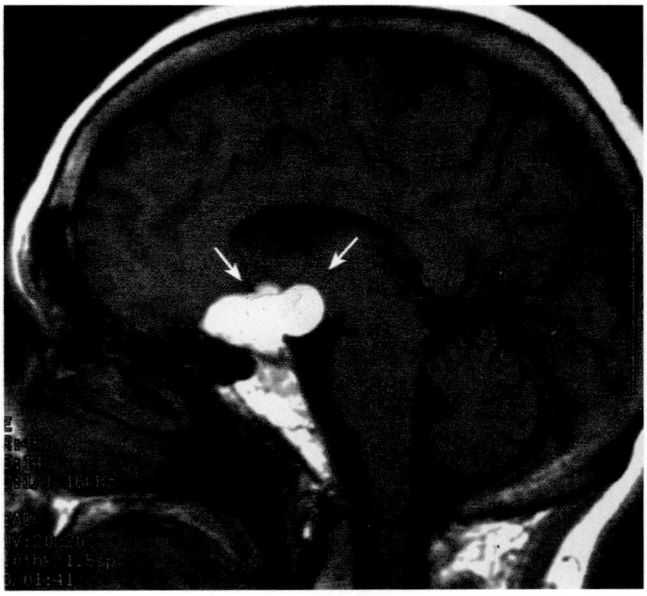

Abb. 1A.**193** **Zyste der Rathke'schen Tasche.** **a** Sagittales T1W, glatt begrenzte lobulierte signalreiche Läsion in der Sella mit Ausdehnung in die supraselläre Zisterne (Pfeile).

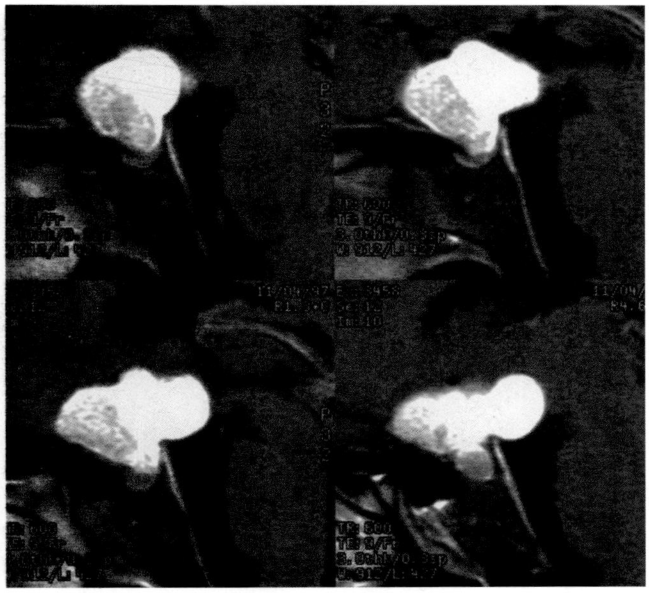

Abb. 1A.**193 b** Sagittales FS T1W nach KM, Enhancement der Hypophyse, die durch die Zyste imprimiert ist.

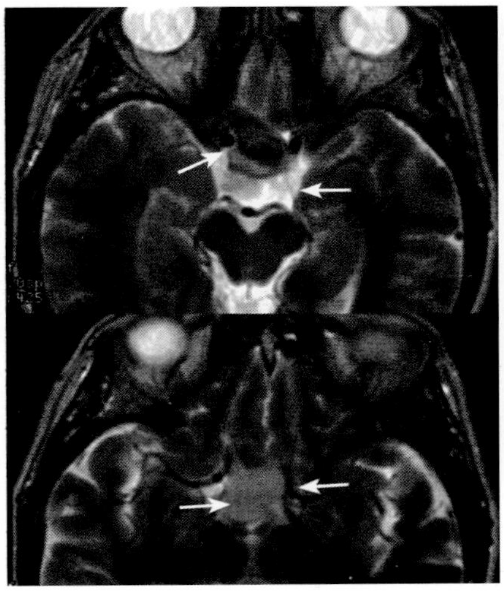

Abb. 1A.**193 c** Axiale T2W, signalarme bis schwach signalreiche Zonen der Läsion (Pfeile).

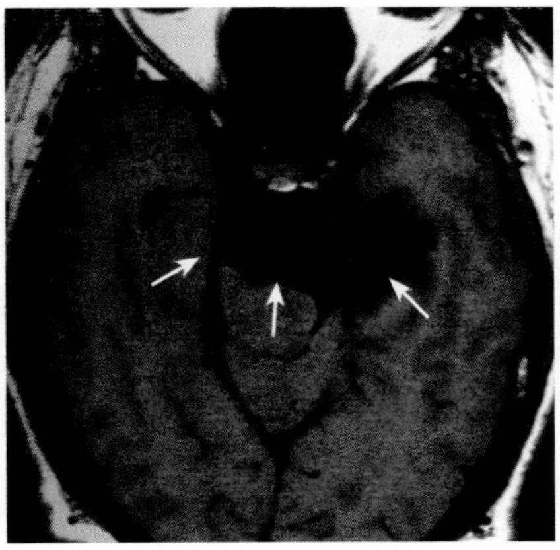

Abb. 1A.**194** **Epidermoid (kongenitales Cholesteatom).** **a** Axiales T1W, multilobuläre extraaxiale Läsion mit geringem bis intermediärem Signal dorsal der Sella (Pfeile).

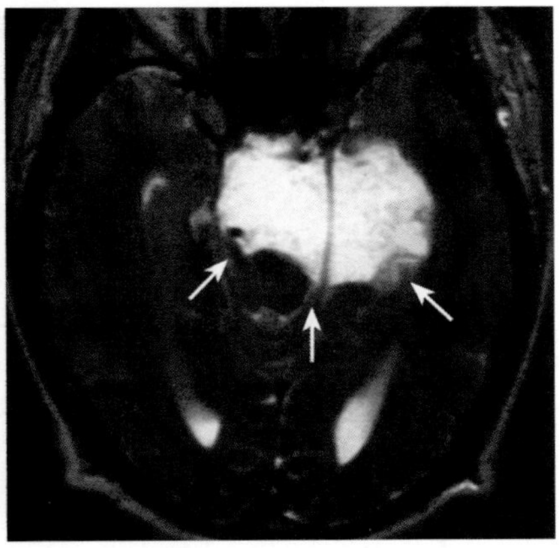

Abb. 1A.**194 b** Signalreiche Läsion im T2W, Ausdehnung in die supraselläre Zisterne (Pfeile).

Tabelle 1A.**11** (Fortsetzung) Selläre/juxtaselläre Läsionen

Erkrankung	MRT-Befund	Kommentar
Dermoid (Abb. 1A.**86**)	Glatt begrenzte, kugelige bis polyzyklische extraaxiale Läsion, in der Regel signalreich im T1W, gemischt signalarm, intermediär und/oder signalreich im T2W. Kein KM-Enhancement. Fakultativ Flüssigkeitsspiegel oder Sedimentationen. Kann eine chemische Meningitis durch Ruptur der Dermoidzyste in den Subarachnoidalraum auslösen. Gewöhnlich im Bereich oder nahe der Mittellinie lokalisiert; supratentoriell häufiger als infratentoriell.	Nicht-neoplastische erworbene oder angeborene ektodermale zystische Läsion; enthält Fett, Cholesterol,abgestoßene Zellen und Keratin-Abschilferungen. Geringer raumfordernder Effekt zum angrenzenden Parenchym. Infratentoriell häufiger als supratentoriell; keine geschlechtsspezifische Dominanz. Ohne oder mit assoziierten klinischen Symptomen.
Neoplasien		
Hypophysenadenom (Abb. 1A.**61**)	*Mikroadenom (<10 mm):* Gewöhnlich intermediäres Signal im T1W und T2W, kann Zysten, Nekrosen und Blutungen enthalten. Enhancement typischerweise geringer als das Normalgewebe der Hypophyse – häufig am besten durch dynamische Sequenzen in der frühen Perfusionsphase erkennbar. *Makroadenom (>10 mm):* Gewöhnlich intermediäres Signal im T1W und T2W isointens zur grauen Substanz, kann Zysten, Nekrosen und Blutungen enthalten. In der Regel kräftiges KM-Enhancement. Ausbreitung in die supraselläre Zisterne mit schmalem intrasellären Anteil, kann die Sinus cavernosus erfassen, gelegentlich Einbruch in die Schädelbasis.	Häufiger gutartiger langsam wachsender Tumor, repräsentiert etwa die Hälfte aller sellären/parasellären Tumoren des Erwachsenen. In der Regel hormonaktiv (Prolactin, nonsekretorischer Typ, Wachstumshormone, ACTH u. a.). Prolactinome häufiger bei Frauen, wachstumshormonproduzierende Tumoren eher bei Männern. Selten extensive Blutungen nach Hypophysen-Infarkt, Sheehan-Syndrom.
Granularzelltumor (Choristom) und Gliom der Neurohypophyse (Abb. 1A.**198**)	Fokale oder diffuse Verdickung des Hypophysenstiels, kein KM-Enhancement.	Repräsentieren die seltenen Primärtumoren der Neurohypophyse und des Hypophysenstiels.

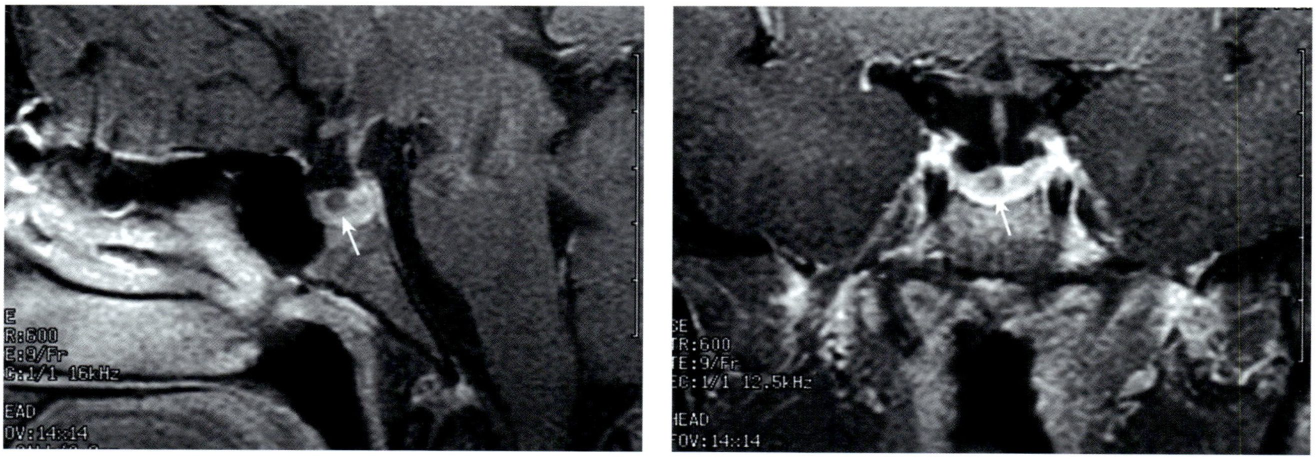

a b

Abb. 1A.**195** **Mikroadenom der Hypophyse.** Sagittales (**a**) und koronales (**b**) FS T1W nach KM, 2 mm große Läsion in der rechten Hypophyse (Pfeile) mit geringerem Enhancement im Vergleich zum umliegenden Hypophysen-Gewebe.

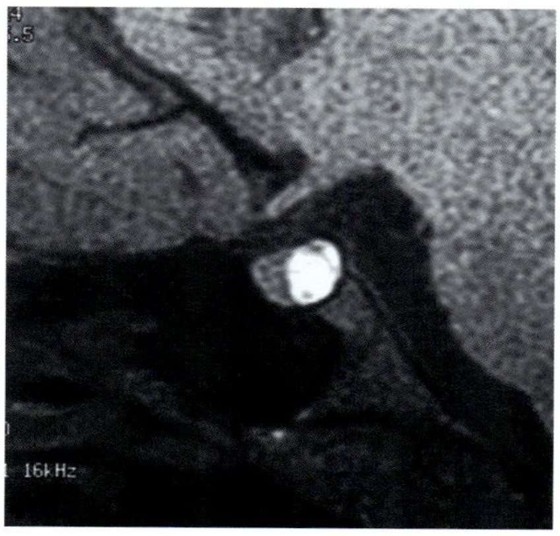

Abb. 1A.**196** **Eingeblutetes Mikroadenom der Hypophyse.** Sagittales FS T1W, 7 mm große signalreiche Zone mediodorsal in der Hypophyse.

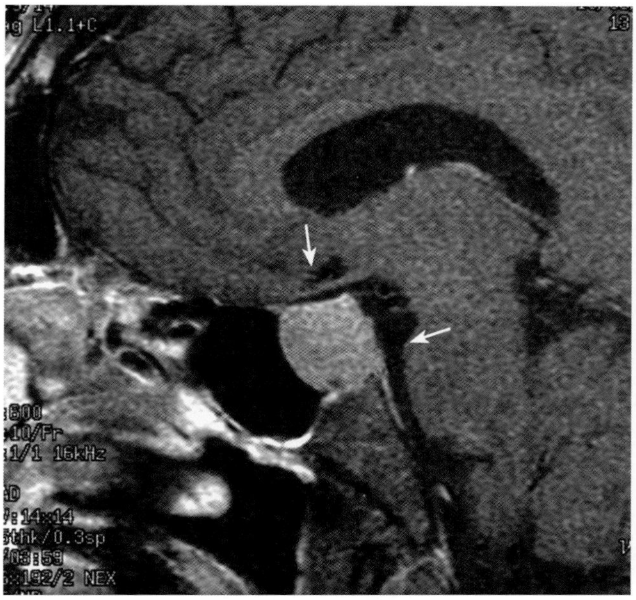

a

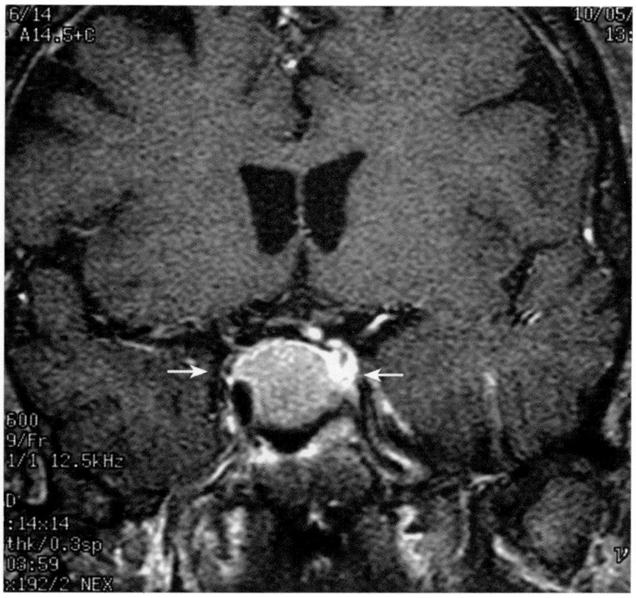

b

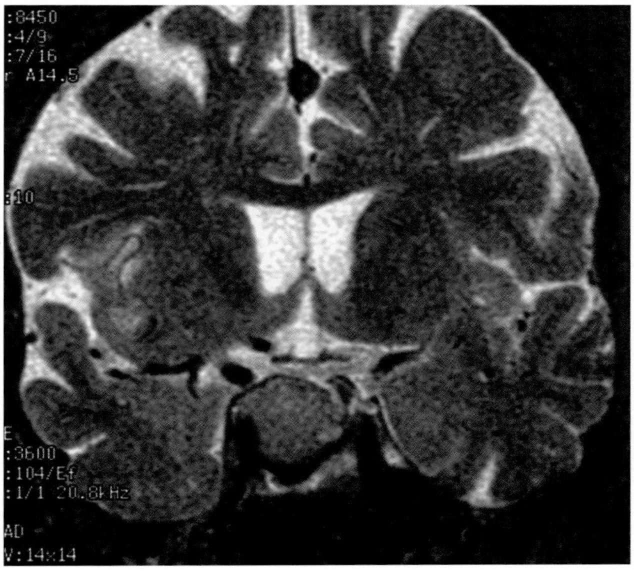

c

◁ Abb. 1A.**197** **Makroadenom der Hypophyse.** Sagittales (**a**) und koronales (**b**) FS T1W nach KM, 20 mm große Läsion der Hypophyse mit homogenem Enhancement (Pfeile). Ausdehnung in den Bereich des rechten Sinus cavernosus, Hypophysenstiel nach links verzogen. **c** Intermediäres Signal des Tumors im koronalen T2W.

Abb. 1A.**198** **Granularzelltumor (Choristom) und Gliom der Neurohypophyse.** **a** Sagittales T1W, noduläre intermediär signalintense Läsion des Hypophysenstiels (Pfeile). **b** Sagittales T1W nach KM, kräftiges KM-Enhancement des Knotens im Hypophysenstiel.
▽

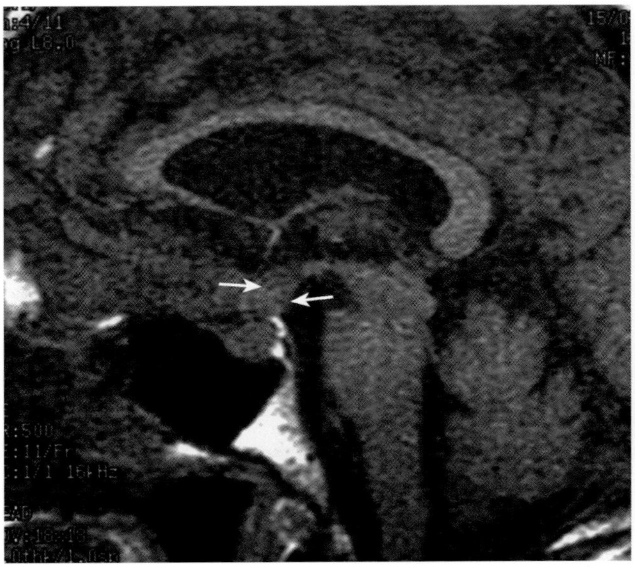

a

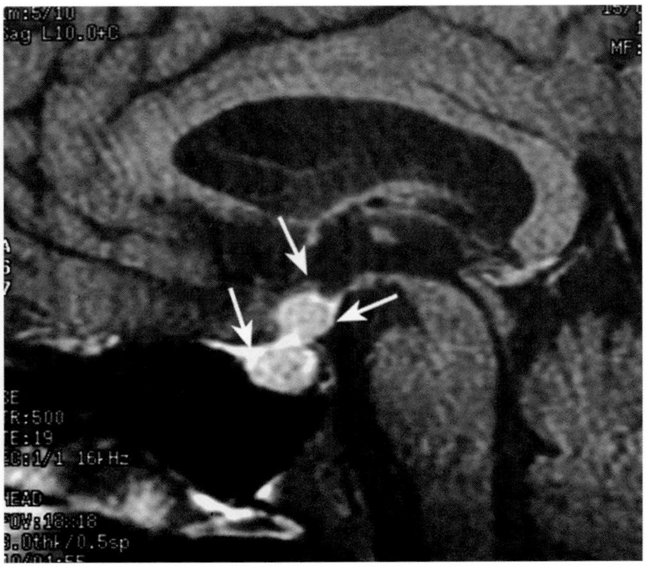

b

Tabelle 1A.11 (Fortsetzung) Selläre/juxtaselläre Läsionen

Erkrankung	MRT-Befund	Kommentar
Kraniopharyngeom (Abb. 1A.199)	Umschriebene polyzyklische Läsion sowohl supra- als auch intrasellär, isoliert supra- oder intraselläre Lokalisation seltener. Unterschiedliches geringes, intermediäres und hohes Signal im T1W und T2W. Fakultativ mit nodulärem oder ringförmigem KM-Enhancement. Kann Zysten, Fett und Verkalkungen enthalten.	Die gewöhnlich benigne, aber lokal auch aggressive Läsion entsteht aus den squamösen Epithelresten der Rathke'schen Tasche. Auftreten bei Kindern (10 Jahre) und Erwachsenen (um das 40. Lebensjahr). Keine Geschlechtsdominanz.
Gliom (Chiasma opticum, Hypothalamus) (Abb. 1A.200, 1A.201)	Fusiforme und/oder noduläre Verdickung des Chiasma opticum und/oder des N. opticus. Gewöhnlich signalarm bis intermediär im T1W, intermediär bis signalreich im T2W; unterschiedliches KM-Verhalten. Größere Läsionen können Zysten enthalten.	Bei Kindern häufig im Rahmen einer Neurofibromatose Typ 1 (10 % der Patienten mit Neurofibromatose Typ1). Langsam wachsender Tumor. Signalanhebungen im T2W können in die Radiata optica übergehen.
Meningeom (Abb. 1A.56)	Definierte extraaxiale duraständige Läsionen. Supratentoriell häufiger als infratentoriell. Intermediäres T1-Signal, im T2W intermediär bis gering signalreich. In der Regel kräftiges KM-Enhancement, Verkalkungen möglich.	Häufigster extraaxialer Tumor. Gewöhnlich gutartig, typischerweise bei Erwachsenen über 40 Jahren auftretend, häufiger bei Frauen. Multilokulär im Rahmen einer Neurofibromatose Typ 2. Kann zu Kompressionseffekten am benachbarten Hirnparenchym, an benachbarten Arterien und venösen Sinus führen. Seltener invasiver/maligner Typ.

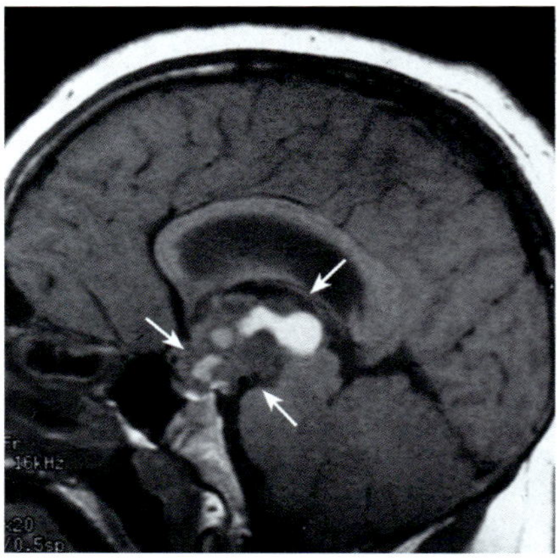

Abb. 1A.**199** **Kraniopharyngeom.**
a Sagittales T1W, lobulierte gemischt intermediär und signalreiche Läsion in der Sella und suprasellären Zisterne (Pfeile).

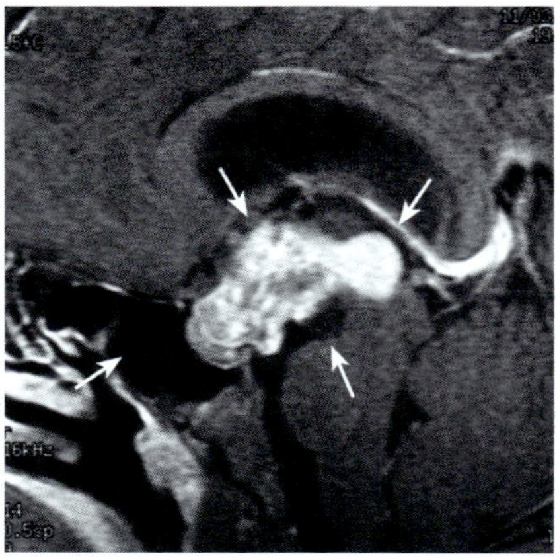

Abb. 1A.**199 b** Sagittales FS T1W nach KM, Enhancement in Teilen der Läsion (Pfeile).

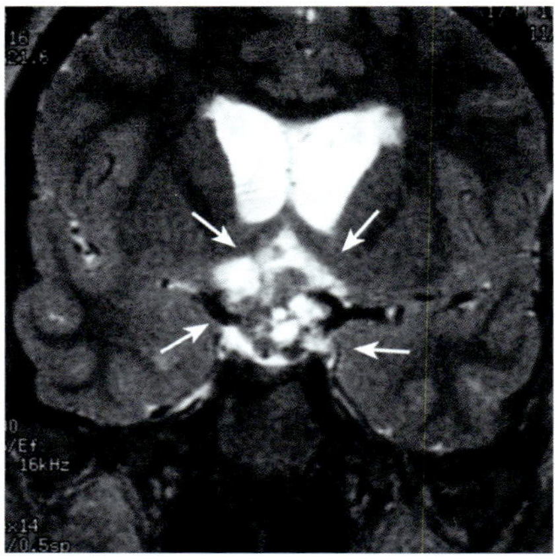

Abb. 1A.**199 c** Koronales T2W, Zonen intermediären und hohen Signals (Pfeile).

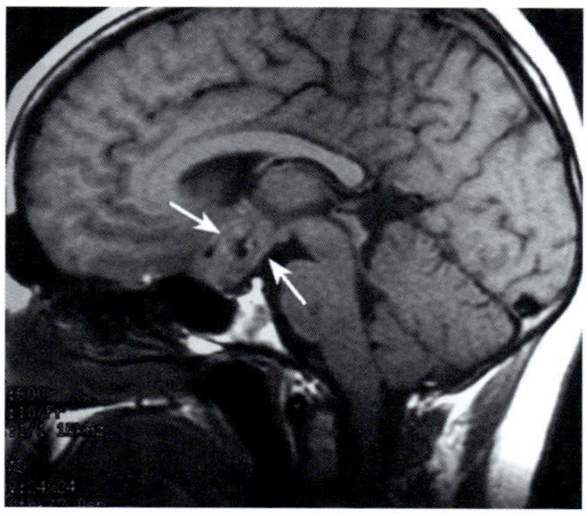

a

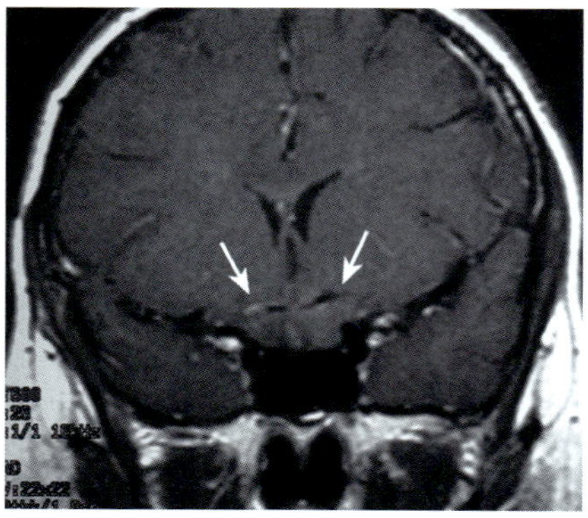

b

Abb. 1A.**200** **Gliom (Chiasma opticum).**
a Sagittales T1W, fusiforme Verdickung des Chiasma opticum und des N. opticus (Pfeile). Vorwiegend intermediäres Signal mit einigen schmalen signalarmen Regionen. **b** Koronales T1W nach KM, minimales Enhancement in Teilen der Läsion (Pfeile).

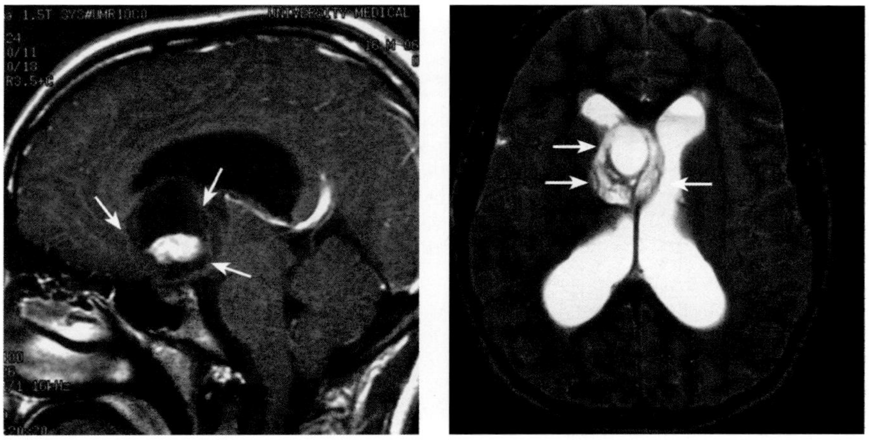

a b

Abb. 1A.**201** **Pilocytisches Astrozytom des Hypothalamus.** **a** Sagittales T1W nach KM, zystoide Läsion mit KM-aufnehmendem Knoten im Hypothalamus (Pfeile). **b** Axiales T2W, vorwiegend signalreicher Herd mit kleinen Anteilen intermediären Signals (Pfeile).

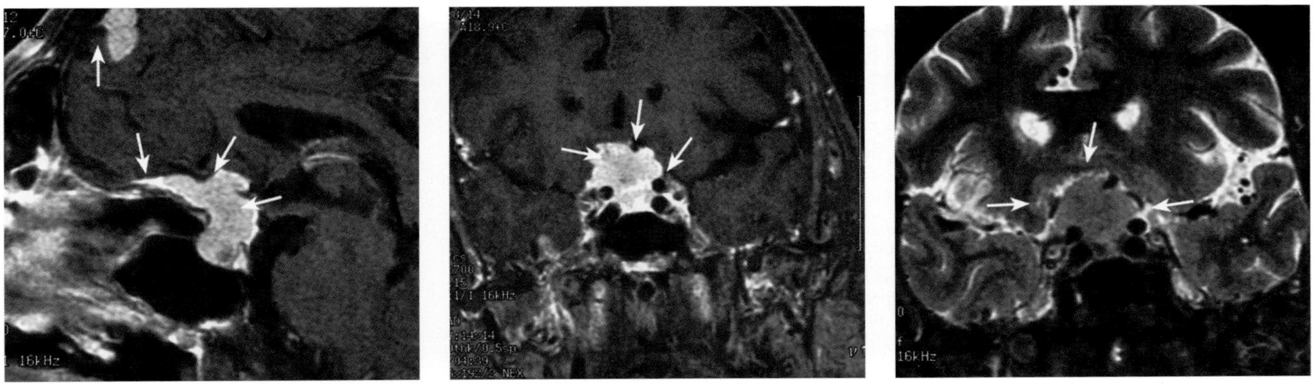

a b c

Abb. 1A.**202** **Meningeom.** Sagittales (**a**) und koronales (**b**) FS T1W nach KM, kräftig KM-aufnehmende duraständige Läsion entlang des Planum sphenoidale mit Ausdehnung in die supraselläre Cisterne (Pfeile). Ein weiteres kleines Meningeom ist an der Falx erkennbar (gekrümmter Pfeil). **c** Intermediär bis gering signalreicher Charakter der Läsion im koronalen T2W isointens zur grauen Substanz (Pfeile).

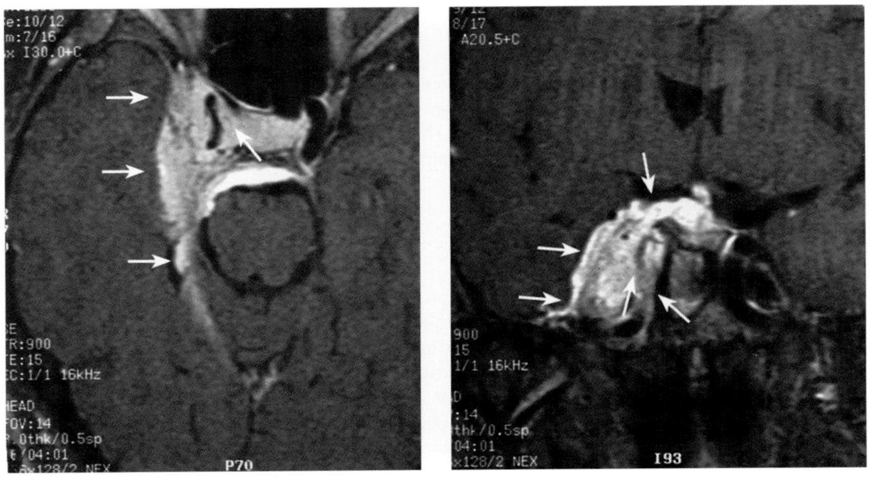

a b

Abb. 1A.**203** **Meningeom.** Axiales (**a**) und koronales (**b**) FS T1W nach KM, extraaxiale Läsion mit KM-Enhancement rechts parasellär/mittlere Schädelgrube, Ausdehnung in die rechte Sellaregion und Verlagerung der Hypophyse und des Hypophysenstiels nach links (Pfeile). Der Tumor erreicht den rechten Sinus cavernosus, umschließt die verschmälerte A. carotis interna (Pfeile). Weitere Ausdehnung nach dorsal entlang des Tentorium.

Tabelle 1A.**11** (Fortsetzung) Selläre/juxtaselläre Läsionen

Erkrankung	MRT-Befund	Kommentar
Paragangliom	Lobulierte Läsion der Hypophyse und/oder des Hypophysenstiels. Intermediäres Signal im T1W, intermediär bis schwach signalreich im T2W, mitunter Flusseffekte, kräftiges KM-Enhancement.	Paragangliome sind Neoplasien der bindegewebig umhüllten netzartigen Zellstränge der Paraganglien. Treten in der Regel im Bereich des Glomus caroticus, Foramen jugulare, Mittelohr und entlang des N. vagus auf. Seltener in der suprasellären Cisterne oder Sella sowie in der Hypophyse und Cauda equina.
Germinom (Abb. 1A.204)	Unilokulär oder disseminierter gut abgegrenzter Tumor, in abnehmender Häufigkeit im Bereich des Corpus pineale, supraselläre und im Bereich des 3. Ventrikels/der Basalganglien. Geringes bis intermediäres Signal im T1W, gelegentlich signalreich im T1W, variables geringes, intermediäres oder hohes Signal im T2W. KM-Enhancement des Tumors und der Leptomenix bei disseminiertem Befall.	Häufigster Keimzelltumor; häufiger bei Männern als bei Frauen (10–30 Jahre), gewöhnlich Mittellinien-Tumor.
Teratom (Abb. 1A.60)	Umschriebener Tumor der Pinealisregion, supraselär und im Bereich des 3. Ventrikels. Variables geringes, intermediäres und/oder hohes Signal im T1W und T2W, mit oder ohne KM-Enhancement. Kann Verkalkungen und Fett enthalten, das bei Ruptur zu chemischen Meningitiden führen kann.	Zweithäufigster Keimzelltumor, Auftreten bei Kindern, Jungen häufiger als Mädchen. Benigne und maligne Formen, setzen sich aus Derivaten des Ektoderm, Mesoderm und/oder Endoderm zusammen.
Vaskulär		
Arterielles Aneurysma (Abb. 1A.205)	*Sacculäres Aneurysma:* Fokale glatt begrenzte Zone mit Signalverlust im T1W und T2W, variabel gemischtes Signal bei Thrombosierung. *Riesenaneurysma:* Fokale scharf begrenzte Struktur mit signalarmen, intermediären und signalreichen Anteilen im T2W in Abhängigkeit von Thrombosierungen unterschiedlichen Alters, Signalauslöschungen im durchflossenen Lumen. Intermediäre bis signalreiche Anteile im T1W sowie Signalauslöschungen (Fluss). *Fusiformes Aneurysma:* Elongiertes und ektasiertes arterielles Gefäß mit unterschiedlichem MR-Signal in Abhängigkeit von turbulentem/linearen Blutfluss oder partiellen Thrombosierungen. *Dissezierendes Aneurysma:* Die betroffene Gefäßwand ist verdickt und intermediär bis signalreich im T1W und T2W. Signalauslöschung im durchflossenen Lumen.	Abnorme fusiforme oder fokale Dilatation einer Arterie auf der Basis von: Degenerationen, polyzystischen Erkrankungen, Bindegewebserkrankungen, Arteriosklerose, Verletzungen, Infektion (mykotisch), AVM, Vaskulitis und Medikamenten.
AVM (Abb. 1A.47)	Unregelmäßig begrenzte Läsionen im Hirnparenchym/Pia und/oder der Dura. AVM zeigen multiple tubuläre Fluss-Auslöschungen im T1W und T2W. Häufig KM-Enhancement der venösen Anteile. Ein Fluss-Signal in durchströmten Anteilen sowie Thrombosierungen oder Rekanalisationen der venösen Sinus der AVM können mittels Gradientenechosequenzen oder MRA (TOF oder Phasenkontrast-Techniken) sichtbar gemacht werden. Gewöhnlich kein raumfordernder Effekt, außer bei Blutungen oder frischen Thrombosierungen.	Infratentorielle AVM seltener als supratentorielle.
Kavernöses Hämangiom (Abb. 1A.206)	Einzelne oder multiple polyzyklische intra- und extraaxiale Läsionen mit randständiger unregelmäßiger Zone geringen Signals im T2W aufgrund von Hämosiderinablagerungen, zentral variables Signal (signalarm und -reich, intermediär, gemischt) in Abhängigkeit vom Alter der hämorrhagischen Anteile. GRE Sequenzen der Wahl zum Nachweis multipler Herde.	Supratentorielle kavernöse Hämangiome häufiger als infratentorielle. Mannigfaltige Lokalisationen; > 50 % multilokulär. Assoziiert mit venösen Angiomen, Blutungsrisiko.
Arachnoidalzyste – sellär, suprasellär (Abb. 1A.207)	Scharf begrenzte liquorähnliche extraaxiale Läsion, signalarm im T1W und signalreich im T2W, kein KM-Enhancement.	Angeborene, entwicklungsbedingte oder erworbene liquorgefüllte nicht-neoplastische Läsion mit geringem raumfordernden Effekt zum angrenzenden Hirnparenchym. Supratentorielle Lokalisation häufiger als infratentorielle, eher bei Männern als bei Frauen zu finden. Ohne oder mit assoziierten klinischen Symptomen.

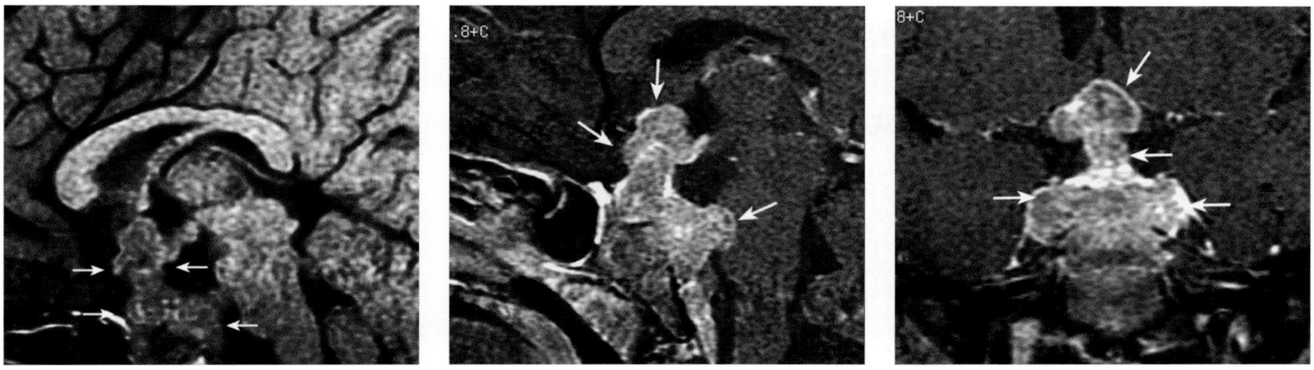

a b c

Abb. 1A.**204** **Germinom.** **a** Sagittales T1W, intermediär signalintense große polyzyklische Läsion in der suprasellären Cisterne mit Ausbreitung nach intrasellär und Impression der hinteren Pons (Pfeile). Das sagittale (**b**) und koronale (**c**) FS T1W nach KM zeigen ein kräftiges Enhancement des Tumors (Pfeile). Kompression des Chiasma opticum und Lateralisation der N. optici.

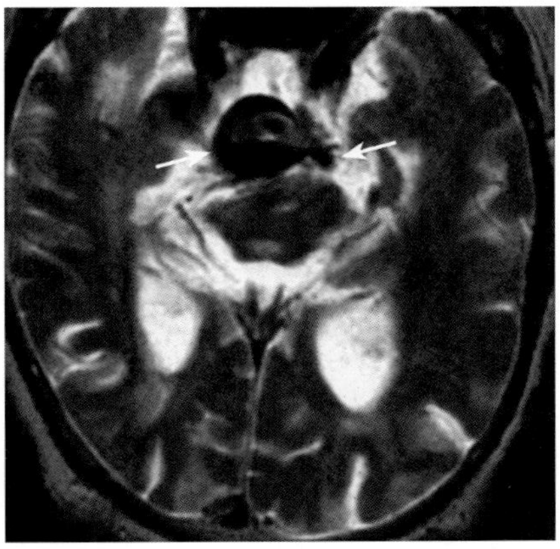

Abb. 1A.**205** **Riesenaneurysma.** Axiales T2W, fokale glatt begrenzte Struktur mit signalarmen, intermediären und signalreichen Anteilen im dorsokaudalen Bereich der suprasellären Cisterne.

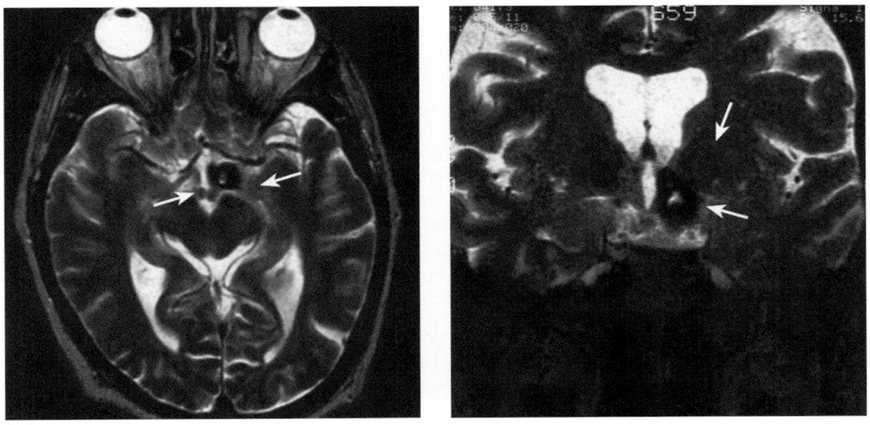

a b

Abb. 1A.**206** **Kavernöses Hämangiom.** Axiales (**a**) und koronales (**b**) T2W, vorwiegend signalarme Läsion in der linken Hypothalamus-Region mit Ausdehnung in die supraselläre Cisterne.

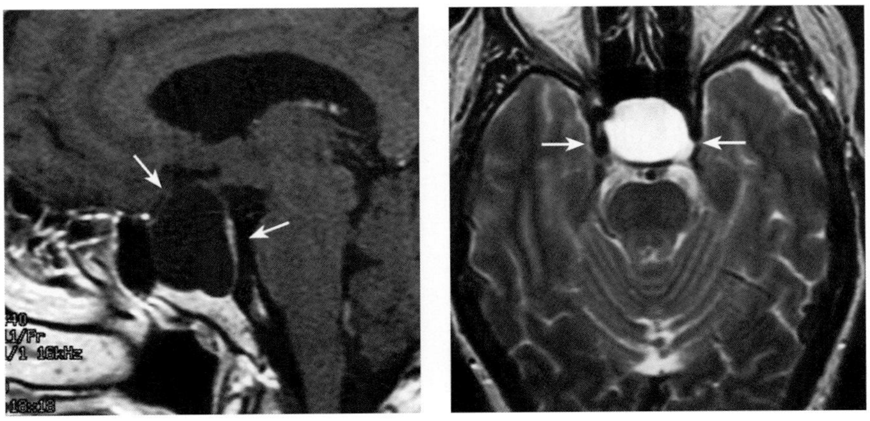

a b

Abb. 1A.**207** **Arachnoidalzyste – sellär/suprasellär.** **a** Große zystische liquorähnlich signalarme Struktur in der Sella und suprasellären Cisterne (Pfeile). Die zystische Läsion hebt das Chiasma opticuma an.
b Signalreiche Zyste im T2W (Pfeile).

Tabelle 1A.**11** (Fortsetzung) Selläre/juxtaselläre Läsionen

Erkrankung	MRT-Befund	Kommentar
Metastatischer Tumor (Abb. 1A.208, 1A.208)	Einzelne oder multiple, scharf bis unscharf begrenzte Läsionen im Bereich der Kalotte, Dura, Leptomenix Plexus chorioidei oder Hypophyse. Signalarm bis intermediär im T1W, intermediär bis signalreich im T2W; KM-Enhancement. Mögliche Knochendestruktionen und Kompression von Hirngewebe oder Gefäßen. Leptomeningeale Tumoren häufig erst im Postkontrastbild erkennbar.	Verschiedenste destruierende und infiltrative Effekte uni- oder multilokulär.
Lymphom (Abb. 1A.210)	Vereinzelte oder multiple, umschriebene oder unscharf begrenzte Läsionen im Bereich der Kalotte, der Dura und/oder Leptomenix. Geringes bis intermediäres Signal im T1W, intermediär bis signalreich im T2W, in der Regel KM-Enhancement. Knochendestruktionen möglich. Erscheinungsbild auch in Form eines diffusen leptomeningealen KM-Enhancements.	Primäre ZNS-Lymphome überwiegen sekundären, Erkrankungshäufigkeit bei Erwachsenen jenseits des 40. Lebensjahres. B-Zell Lymphom häufiger als T-Zell Lymphom. Die steigende Inzidenz hängt mit der zunehmenden Zahl immunsupprimierter Patienten zusammen. Die Erscheinungsformen primärer und sekundärer Lymphome im MRT überlappen, ein Befall der Leptomenix ist bei sekundären eher zu sehen.
Myelom/Plasmozytom (Abb. 1A.65)	Multiple (Myelom) oder isolierte (Plasmozytom), scharf oder unscharf begrenzte Läsionen der Dura und der Schädelkalotte. Signalarm bis intermediär im T1W, intermediär bis signalreich im T2W, in der Regel KM-Enhancement und Knochendestruktionen.	Myelome haben unterschiedliche destruierende und infiltrierende Erscheinungsformen im Bereich des Achsen- und Extremitätenskeletts.
Chordom (Abb. 1A.111)	Scharf begrenzte lobulierte Läsion mit geringem bis intermediärem Signal im T1W und signalreich im T2W; gewöhnlich heterogenes KM-Enhancement. Lokal invasiv mit Knochenerosionen/-Destruktionen, Infiltration von Nerven und Gefäßen. Häufige Lokalisation im Bereich der Schädelbasis und des Clivus mittelliniennah.	Seltener langsam wachsender Tumor. Eine detaillierte anatomische Darstellung des Tumors ist ausschlaggebend für die chirurgische Planung.
Chondrosarkom (Abb. 1A.211)	Polyzyklischer signalarmer bis intermediär intenser Tumor im T1W, signalreich im T2W, gelegentlich mit Mineralisationseffekt (T2-Signalminderung). Gewöhnlich heterogenes KM-Enhancement. Fokal invasive Komponente mit Knochenerosionen/-Destruktionen, Infiltration von Nerven und Gefäßen. Häufige Lokalisation im Bereich der Schädelbasis und petrookzipitalen Synchondrose mittelliniennah.	Seltener langsam wachsender Tumor. Eine detaillierte anatomische Darstellung des Tumors ist ausschlaggebend für die chirurgische Planung.
Osteogenes Sarkom (Abb. 1A.66)	Destruierender Tumor der Schädelbasis, geringes bis intermediäres Signal im T1W und gemischtes Signal im T2W. Gewöhnlich mit Mineralisationen/Ossifikationen (signalarmes T2W), heterogenes KM-Enhancement.	Seltener Tumor der endochondralen Knochen bildenden Anteile der Schädelbasis. Häufiger als Chondrosarkom und Ewing-Sarkom. Lokal invasiv, rasch metastasierend, tritt bei Kindern als Primärtumor auf und bei Erwachsenen in Assoziation mit M. Paget, Bestrahlungen, chronischer Osteomyelitis, Osteoblastom, Riesenzelltumor, fibröser Dysplasie.
Ewing Sarkom	Destruierender Tumor der Schädelbasis, geringes bis intermediäres Signal im T1W und gemischtes Signal im T2W. Gewöhnlich mit Mineralisationen/Ossifikationen (signalarmes T2W), heterogenes KM-Enhancement.	Gewöhnlich zwischen 5. und 30. Lebensjahr auftretender Tumor, häufiger bei Männern. Seltener Befall der Schädelbasis, rasch metastasierend.
Sinunasales Plattenepithel-Karzinom	Destruierender Tumor des Nasenraumes, der Nasennebenhöhlen und des Nasopharynx. Mögliche Ausbreitung nach intrakranial über destruierte Knochengrenzen oder die Foramina. Intermediäres Signal im T1W, intermediär bis signalreich im T2W; geringes KM-Enhancement. Große Tumoren können Nekroseareale und/oder Einblutungen enthalten.	Häufiger bei männlichen Erwachsenen über 55 Jahre, seltener bei Frauen. Exogene Risikofaktoren: Aufnahme von oder Kontakt mit Nickel, Chrom, Senfgas, Radium, Holzverarbeitung.

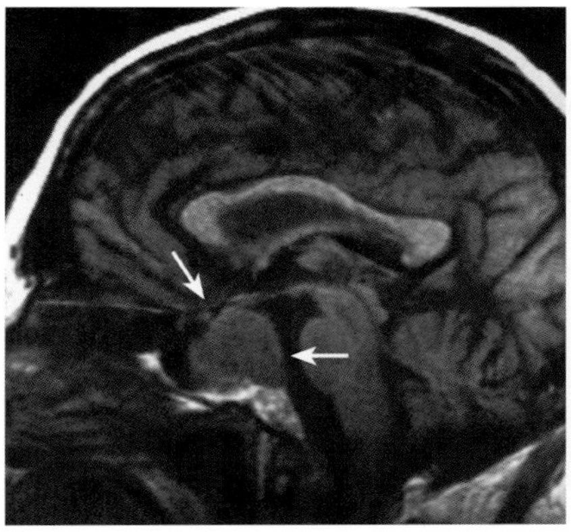

Abb. 1A.**208** **Metastasierendes Mamma-Karzinom.** **a** Sagittales T1W, destruierender intermediär signalintenser Tumor des Os spenoidale mit Ausbreitung in die Sella und supraselläre Cisterne (Pfeile).

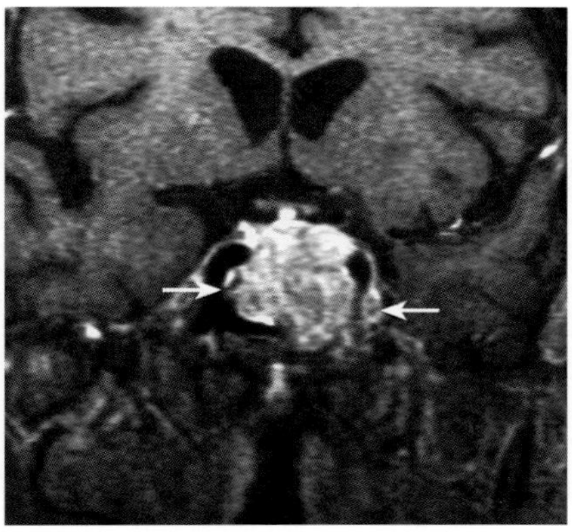

Abb. 1A.**208 b** Kräftiges KM-Enhancement der Metastase im koronalen FS T1W nach KM.

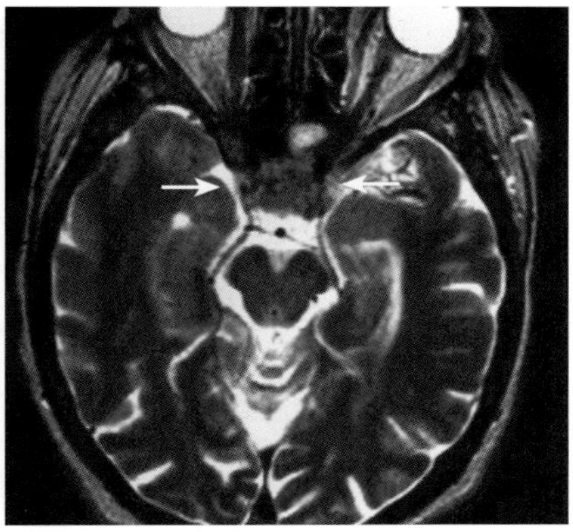

Abb. 1A.**208 c** Intermediäres Signal der Läsion im axialen T2W (Pfeile).

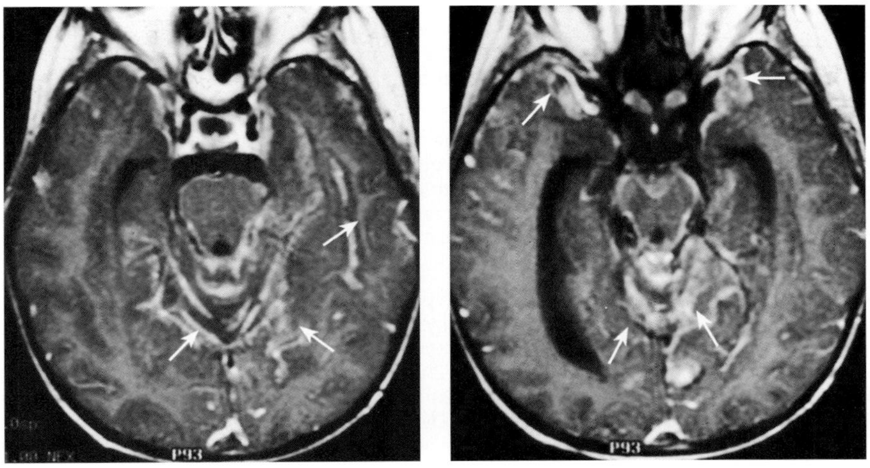

a b

Abb. 1A.**209** **Disseminierendes subarachnoidales/leptomeningeales Medulloblastom.** **a, b** Axiales T1W nach KM, abnormes Enhancement im Bereich der supra- und infratentoriellen Leptomeninx, der basalen subarachnoidalen Cisternen und der suprasellären Cisterne mit Umkleidung des Chiasma/N. opticus (Pfeile).

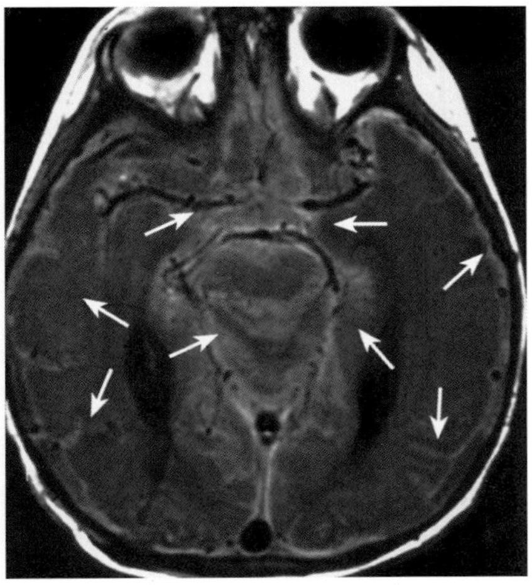

Abb. 1A.**210** **Lymphom.** Axiales T1W nach KM, abnormes Enhancement der Leptomenix und der basalen subarachnoidalen Räume um den Hirnstamm und die supraselläre Cisterne (Pfeile).

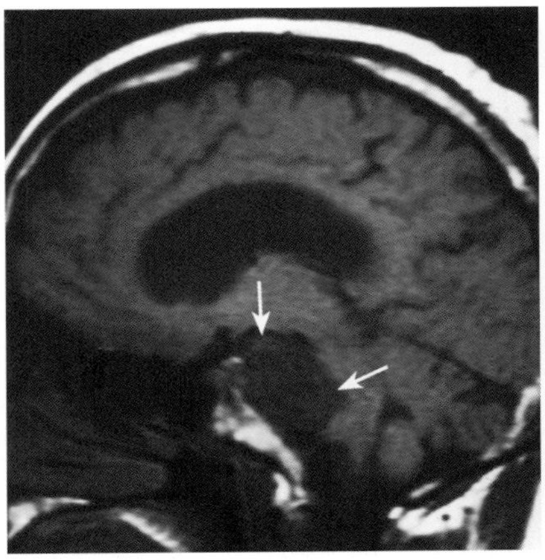

Abb. 1A.**211** **Chondrosarkom.** **a** Sagittales T1W, extraaxiale intermediär bis signalarme Läsion in und entlang der endokraniellen Oberfläche des Clivus mit Ausbreitung in die Sella. Der Tumor verdrängt und verformt dorsal den Hirnstamm.

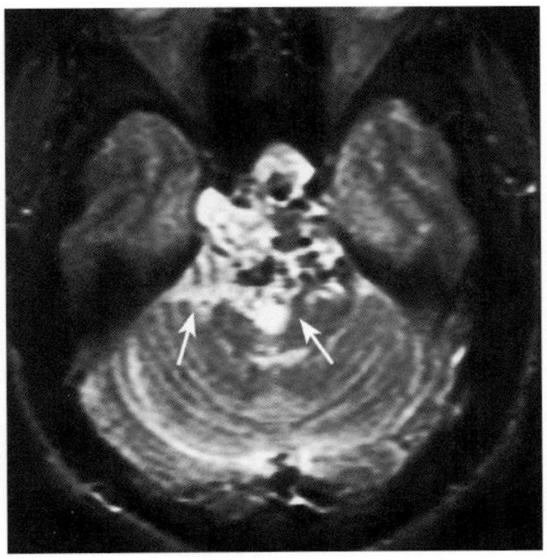

Abb. 1A.**211 b** Axiales T2W, vorwiegend signalreiche Läsion mit signalarmen Zonen (Matrix-Mineralisation) (Pfeile).

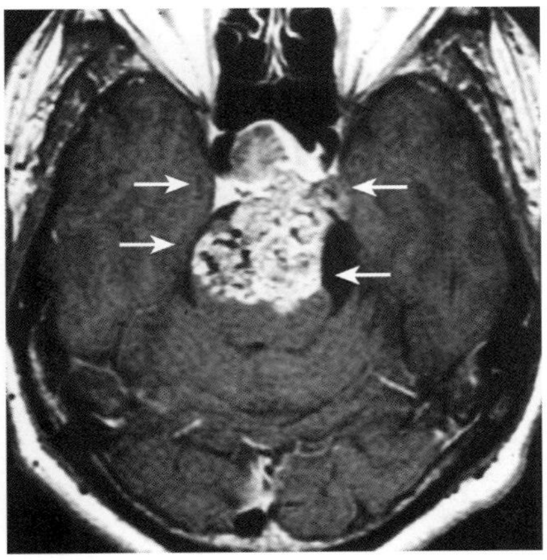

Abb. 1A.**211 c** Axiales T1W nach KM, heterogenes Enhancement der Läsion (Pfeile). Assoziierte Knochenarrosionen und -Destruktionen am Clivus und Keilbein.

Tabelle 1A.**11** (Fortsetzung) Selläre/juxtaselläre Läsionen

Erkrankung	MRT-Befund	Kommentar
Adenoidzystisches Karzinom (Abb. 1A.**212**)	Destruierender Tumor im Bereich der Nasenhaupthöhle, des Nasopharynx und der Nasennebenhöhlen. Mögliche Ausbreitung in den intrazerebralen Raum durch Knochendestruktion oder entlang der Nervenbahnen. Intermediäres Signal im T1W, intermediär bis gering signalreich im T2W, unterschiedlich geringes bis kräftiges KM-Enhancement.	10 % aller sinunasaler Tumoren, variable Lokalisation im Bereich der paranasalen Sinus. Tritt gewöhnlich bei Erwachsenen nach dem 30. Lebensjahr auf.
Esthesioneuroblastom (Abb. 2B.**31**)	Lokal destruierender Tumor mit geringem bis intermediärem Signal im T1W und intermediärem bis hohem Signal im T2W, kräftiges KM-Enhancement. Lokalisation: obere Nasenräume, Ethmoidalzellen mit gelegentlicher Ausbreitung in die übrigen NNH, Orbita, vordere Schädelgrube, Sinus cavernosus.	Häufig auch Olfaktorius-Neuroblastom genannt, entsteht aus dem Riechepithel mit Einwachsen in den oberen Nasenraum, Auftreten bei Jugendlichen und Erwachsenen, häufiger bei Männern.
Leptomeningeale Infektion/Entzündung (Abb. 1A.**214,** 1A.**215**)	Einzelne oder multiple Noduli mit KM-Enhancement und/oder fokal bis diffuses anormales aubarachnoidales KM-Enhancement. Geringes bis intermediäres Signal im T1W, intermediär bis signalreich im T2W, besser zu sehen nach KM-Gabe.	Ein KM-Enhancement im Bereich des Subarachnoidalraumes (Leptomenix) ist immer richtungweisend auf signifikante Erkrankungen (Entzündungen, Infektion bzw. Neoplasien). Leptomeningeale Infektionen und/oder Entzündungen resultieren aus pyogenen, Pilz- oder parasitären Infektionen sowie Tuberkulose. Ähnliches subarachnoidales Enhancement bei Neurosarkoidose mit entsprechenden granulomatösen Veränderungen der Leptomenix.
Langerhans-Zell-Histiozytose (Abb. 1A.**216**)	Fusiforme oder lobulierte Läsion des Hypophysenstiels mit intermediärem Signal im T1W und T2W, KM-Enhancement.	Seltene ZNS-Beteilung einer Störung des retikuloendothelialen Systems. Eosinophile Granulome können einzeln oder multipel am Schädel, insbesondere an der Schädelbasis auftreten. Intradurale Läsionen am Hypophysenstiel sind mitunter mit einem Diabetes insipidus vergesellschaftet. Seltener Befall des Hirngewebes.
Lymphozytische Adenohypophysitis (Abb. 1A.**217**)	Gering lobulierter Herd im Hypophysenvorderlappen, intermediär signalintens im T1W, heterogen signalarm, intermediär und signalreich im T2W. Abnorm kräftiges homogenes bis heterogenes KM-Enhancement der Hypophyse, häufig auch des Hypophysenstiels und der Dura.	Seltene entzündliche Autoimmunerkrankung der Hypophyse, bioptisch verifiziert durch das Bild variabler Lymphozyteninfiltrationen und fibrös veränderter Plasmazellen ohne mehrkernige Riesenzellen. Häufiger bei Frauen in Verbindung mit hormonellen Dysregulationen der Hypophyse, Ansprechen auf Steroid-Medikation.

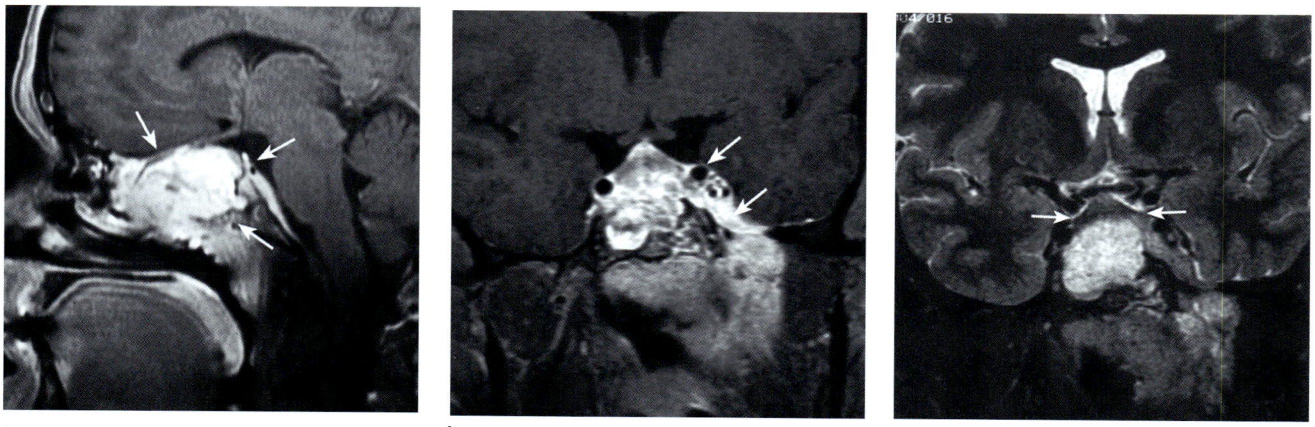

a b c

Abb. 1A.**212** **Adenoidzystisches Karzinom.** Sagittales (**a**) und koronales (**b**) FS T1W nach KM, destruierende KM-aufnehmende Läsion mit Ausbreitung über den Nasopharynx sowohl in das Keilbein und die Sella als auch durch das erweiterte linke Foramen ovale in die linke Cisterna trigemina und den Sinus cavernosus (Pfeile). **c** Signalreicher Charakter im koronalen T2W. Der Tumor kranialisiert die Hypophyse (Pfeile).

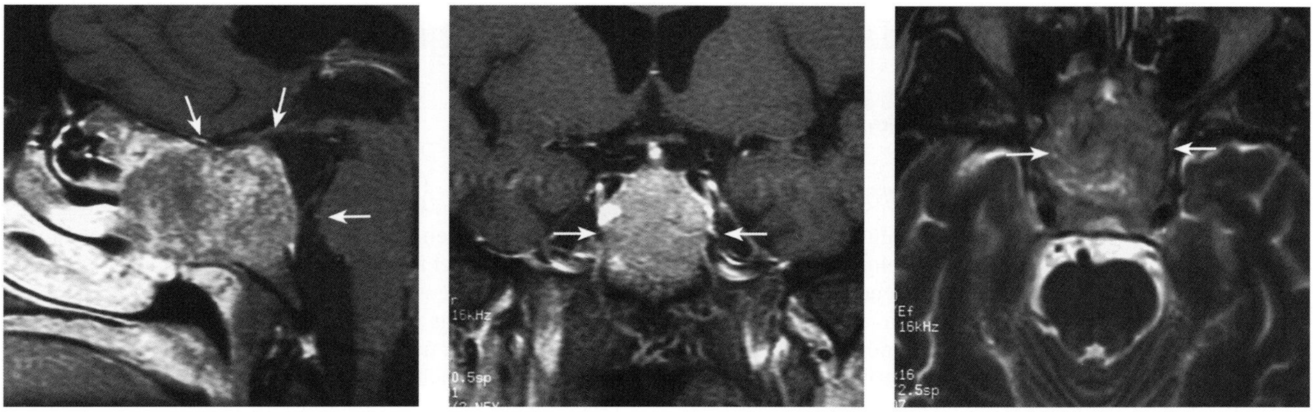

a b c

Abb. 1A.**213** **Esthesioneuroblastom.** Sagittale (**a**) und koronales (**b**) FS T1W nach KM, destruierender KM-aufnehmender Tumor des Nasopharynx, der hinteren Ethmoidalzellen, des Sinus sphenoidalis und der Sella mit Ausbreitung vom Nasopharynx in das Keilbein und die Sella (Pfeile). **c** Im axialen T2W zeigt die Läsion ein intermediäres Signal (Pfeile).

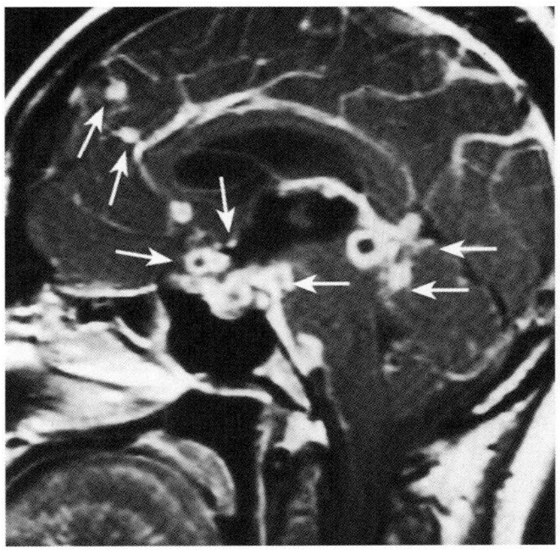

Abb. 1A.**214** **Leptomeningeale Tuberkulose-Infektion.** Sagittales T1W nach KM, multiple nodulär und ringförmig KM-aufnehmende Herde supraselIär, superior-zerebellär und in den Basalcisternen (Pfeile). Weitere Herde finden sich in den Subarachnoidalräumen des Cerebrum und Cerebellum.

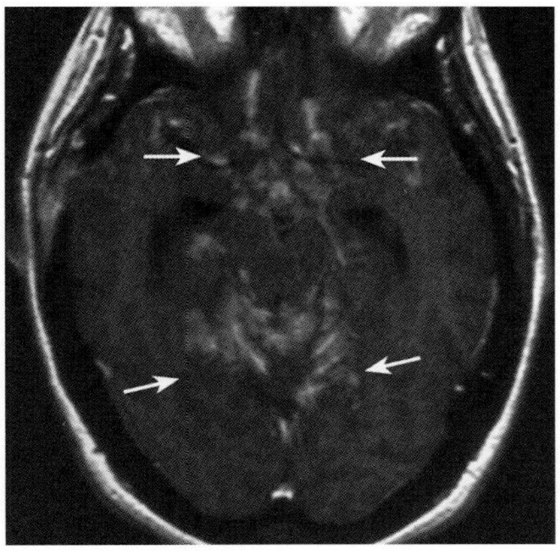

Abb. 1A.**215** **Leptomeningeale Sarkoidose.** Axiales T1W nach KM, multiple kleine Herde mit nodulärem KM-Enhancement supraselIär, superior-zerebellär und in den Basalcisternen.

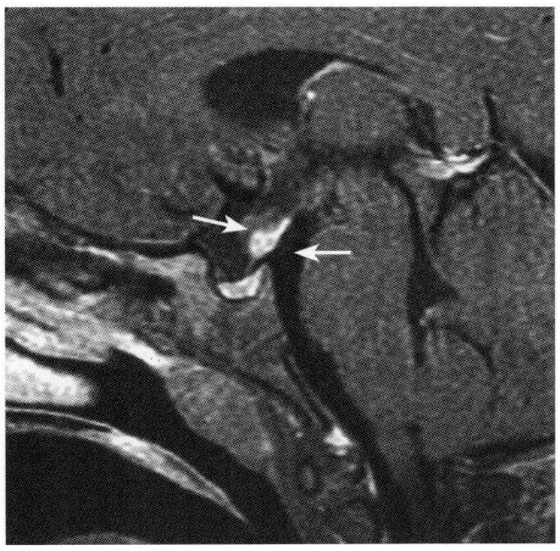

Abb. 1A.**216** **Langerhans-Zell-Histiozytose.** Sagittales FS T1W nach KM, nodulärer Herd am oberen Hypophysenstiel mit kräftigem KM-Enhancement (Pfeile).

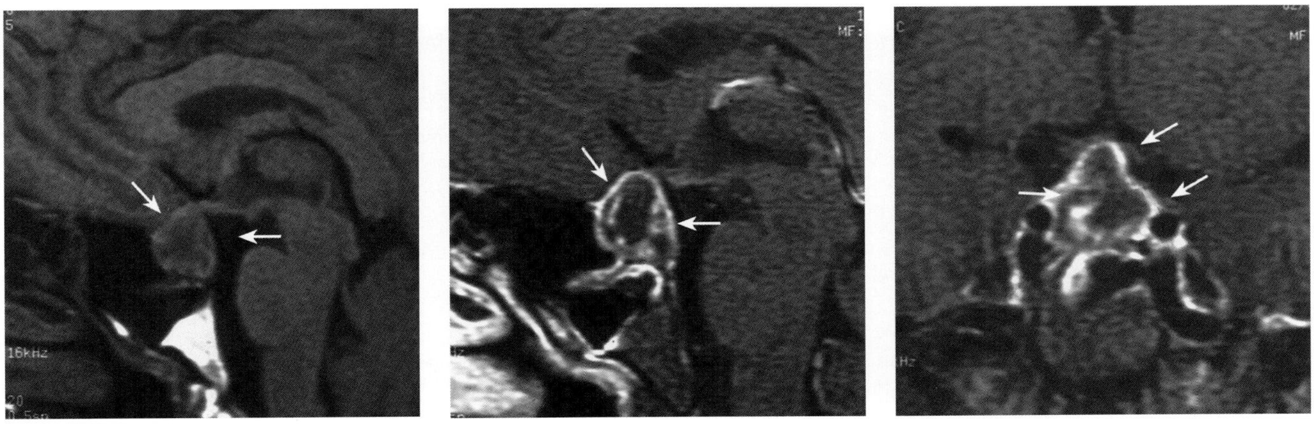

a b c

Abb. 1A.**217** **Lymphozytische Adenohypophysitis.** **a** Signalarme bis intermediär intense Läsion der Hypophyse im sagittalen T1W mit Ausdehnung in die supraselläre Cisterne und Anhebung des Chiasma opticum (Pfeile). Das sagittale (**b**) und koronale (**c**) T1W nach KM zeigen ein unregelmäßiges vorwiegend peripheres Enhancement der Läsion (Pfeile).

1B Zerebrale Gefäßdarstellung mit der Magnetresonanz-Angiografie

Die Magnetresonanz-Angiografie (MRA) ist eine leistungsfähige bildgebende Methode zur Darstellung normaler oder krankhaft veränderter Gefäße. Die Erscheinungsform der Blutgefäße im MRT-Bild hängt von verschiedenen Faktoren ab: der gewählten MRT-Sequenz, der Pulsation und Strömungsgeschwindigkeit innerhalb der interessierenden Gefäße und von Größe, Form und Verlauf des Gefäßes relativ zur Schnittebene. Wertvolle anatomische Informationen über die Blutgefäße können mittels Spin-Echo-Sequenzen (SE) gewonnen werden, die das durchströmte Gefäß als Zone mit Signalverlust („Black-Blood-Image") darstellen, oder mittels Gradienten-Recall-Echos (GRE), in denen die bewegten Wasserstoffkerne (Protonen) im Blut ein hohes Signal abgeben („Bright-Blood-Image").

Die GRE-Technik wird für die MRA genutzt. Das in GRE-Sequenzen gewonnene Signal des strömenden Blutes repräsentiert die Bewegung und Geschwindigkeit der Wasserstoffprotonen, weniger die unmittelbare Anatomie des Blutgefäßes. Die MRT-Geräte erlauben die Auswahl gefäßoptimierter Parameter zur Darstellung der verschiedenen Arterien und Venen. So gibt es zwei grundsätzliche GRE-Techniken zur Gefäßdarstellung: die eine, so genannte „Time-Off-Flight" (TOF) Methode, nutzt die Signalamplitude des Wasserstoffes, die andere basiert auf der Phasendifferenz zwischen den bewegten Protonen (Wasserstoff) im Blut und dem stationären Gewebe, wird deshalb Phasenkontrast-MRA genannt.

Die schnelle GRE-Pulssequenz der TOF MRA ist auf die Darstellung des Signal-Einstromes der Wasserstoffprotonen bzw. Kerne („Inflow-Angiografie") relativ zum signalarmen stationären Gewebe abgestimmt. Bei der Phasenkontrast-Technik wird mittels eines zusätzlichen Gradienten eine Geschwindigkeitskodierung des MRA-Bildes vorgenommen, die eine Differenzierung zwischen Flussgeschwindigkeit und stationärem Gewebe erlaubt. Bei bekannter Flussgeschwindigkeit kann so die Sequenz flusssensitiv an die interessierenden Gefäße angepasst werden. Die Phasenkontrast MRA kann auf die Darstellung von Venen mit langsamer Flussgeschwindigkeit oder höhergradige arterielle Stenosen abgestimmt werden.

Das individuelle GRE-Bild kann sowohl in einem sequenziellen Verfahren gewonnen werden, heißt dann zweidimensionale (2D) TOF oder Phasenkontrast MRA, oder als vollständiger Volumenabgriff im Sinne einer dreidimensionalen (3D) TOF oder Phasenkontrast MRA. Die gewonnenen Daten beider Methoden werden mittels Rechner in Bilder umgesetzt, die konventionellen Angiogrammen ähneln. Gewöhnlich werden zwei Rechenalgorithmen genutzt: die so genannte Maximum-Intensity-Projektion (MIP) (= selektive Projektion des maximalen Signals) und die Surface-Rendering (SR) Technik (= oberflächenoptimierte Darstellung). Erstere ist die am meisten genutzte Technik, MIP MRA-Bilder können in jeder beliebigen Ebene plan oder als Bildfolge erstellt werden. Mittels SR-Technik wird an den Gefäßen eine Perspektive und Schattierung simuliert, ansonsten ist die Darstellungsmöglichkeit die gleiche wie bei der MIP. SR-Bilder sind mitunter sinnvoll in der Darstellung der räumlichen Zuordnung überlappender oder aneinanderliegender Gefäße im planen koronalen Bild.

Die MRA hat einen hohen klinischen Stellenwert in der Diagnostik des extrakranialen Carotisverlaufs, der intrakraniellen Arterien und Venen und der duralen Venensinus. Häufige Indikationen sind: Aneurysmen, arteriovenöse Malformationen (AVM), arterielle Verschlüsse und Sinusvenen-Thrombosen.

Tabelle 1B.**1** Entwicklungsstörungen und angeborene vaskuläre Varianten

Erkrankung	MRT-Befund	Kommentar
Persistenz des fetalen Ursprunges der A. cerebri posterior (Abb. 1B.1)	Die A. cerebri posterior wird von einer großen kommunizierenden Arterie versorgt, hypoplastische oder fehlende Verbindung zwischen der A. basilaris und der ipsilateralen A. cerebri posterior.	Zeigt eine persistierende embryonale Konfiguration, häufige Gefäßvariante (etwa 20 % der Angiografien).
Hypoplasie des A1-Segmentes der A. cerebri anterior (Abb. 1B.2)	Hypoplastisches oder fehlendes A1-Segment mit Umgehungsgefäß zum ipsilateralen A2-Segment.	Anatomische Variante bei ca. 10 % der Angiografien.
Persistenz der A. trigemina (Abb. 1B.3)	Anormale Anastomose zwischen der A. carotis interna im Bereich ihres Siphons und der A. basilaris in Höhe des 5. Hirnnerven (N. trigeminus). Die A. basilaris und A. vertebralis sind unterhalb der Anastomose gewöhnlich schmal.	Häufigster Typ anormaler Carotis-Basilaris-Anastomosen (0,5 % der Angiografien), Defekt in der Rückbildung der fetalen Konfiguration. Gehäufte Inzidenz arterieller Aneurysmen und vaskulärer Malformationen. Andere Formen der anormalen Carotis-Basilaris-Anastomosen sind: Persistenz der A. hypoglossi (in Nachbarschaft des 12. Hirnnerven), persistierende A. otica und die intersegmentale proatlantische Arterie.

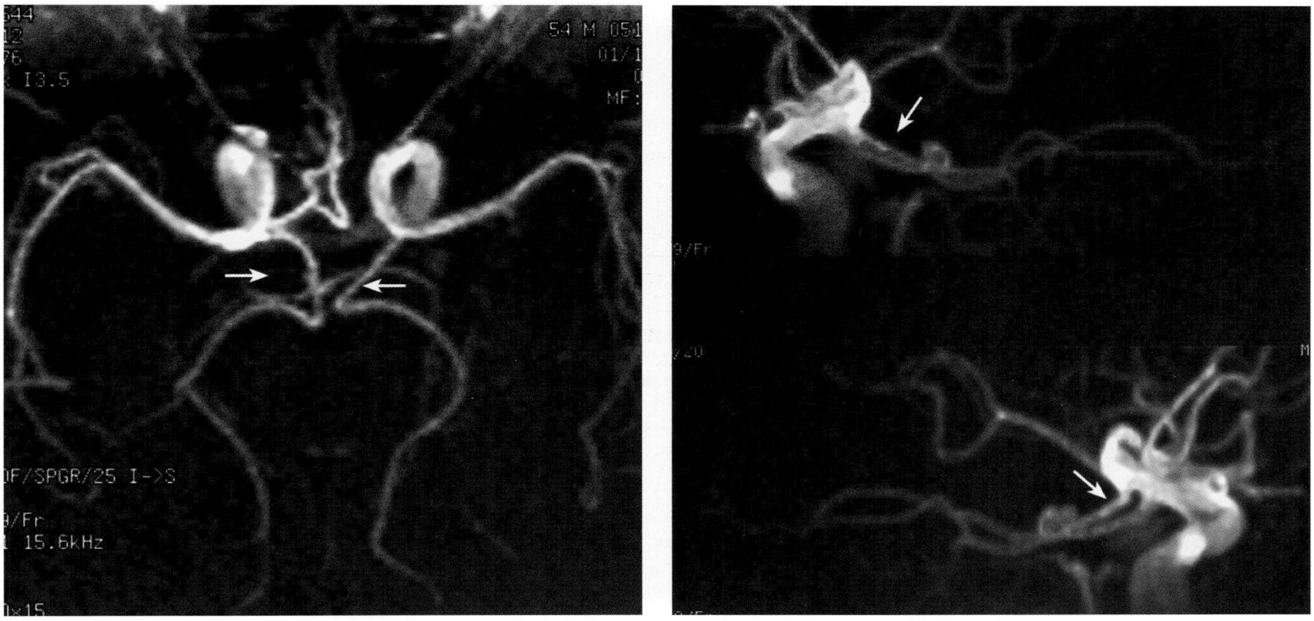

a b

Abb. 1B.**1** **Persistenz des fetalen Ursprunges der A. cerebri posterior**. Axiale (**a**) und schräg sagittale (**b**) 3D TOF MRA, bilateral posterior kommunizierende Arterien mit Versorgung der A. cerebri posterior (Pfeile) und fehlender Verbindung zwischen den A. basilaris und der Aa. cerebri posteriores. Zusätzlich ausgeprägte Hypoplasie des A1-Segmentes der linken A. cerebri anterior.

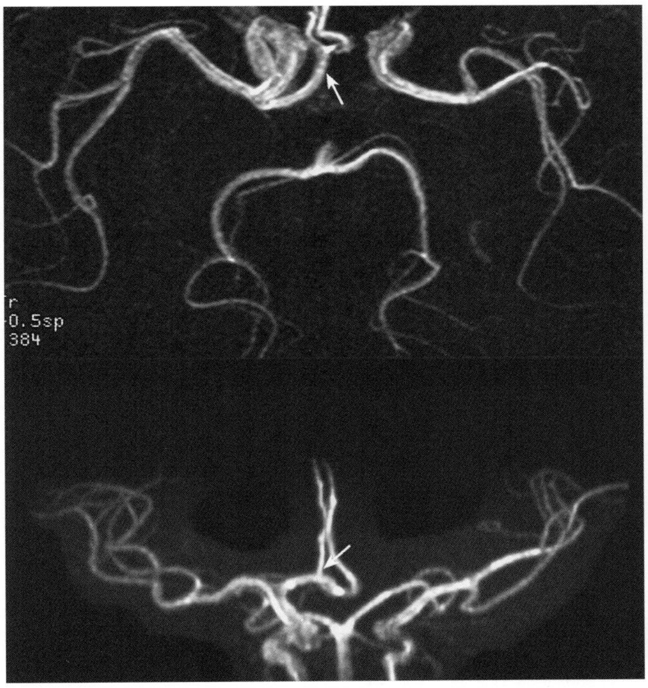

Abb. 1B.**2** **Hypoplasie des A1-Segmentes der A. cerebri anterior.** Axiale und koronale 3D TOF MRA, fehlendes A1-Segment der linken A. cerebri anterior, kräftiger Ramus communicans mit Versorgung beider A2-Segmente (Pfeile).

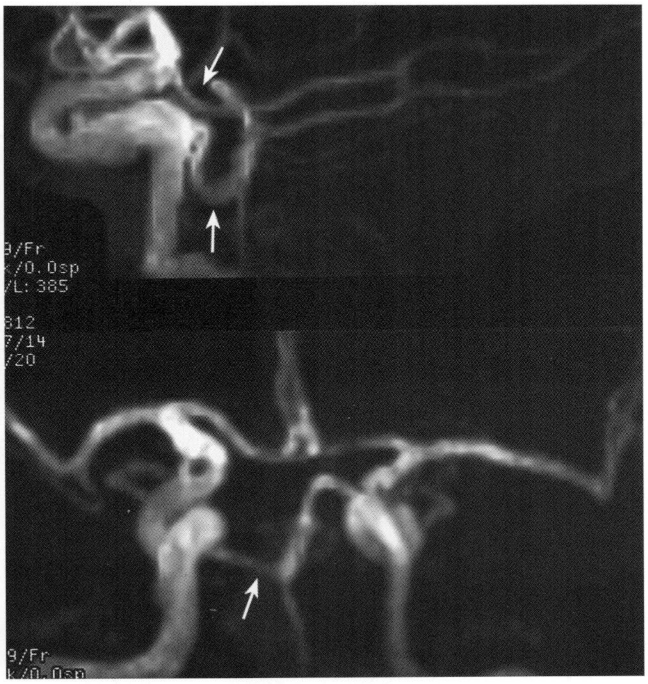

Abb. 1B.**3** **Persistierende A. trigemina.** Sagittale und koronale 3D TOF MRA, abnorme Anastomose zwischen der A. carotis interna und der A. basilaris in Höhe des 5. Hirnnerven (Trigeminus) (Pfeile). Normal konfigurierter Ramus communicans posterior (Pfeil), schmale A. basilaris unterhalb der Anastomose.

Tabelle 1B.**1** (Fortsetzung) Entwicklungsstörungen und angeborene vaskuläre Varianten

Erkrankung	MRT-Befund	Kommentar
Duplikation der A. cerebri media (Abb. 1B.**4**)	Gedoppelte A. cerebri media, kann bilateral auftreten.	Die Duplikation der A. cerebri media ist eine weniger häufige Variante im Vergleich zu anderen arteriellen Anomalien intrakranial. Andere seltene Varianten bestehen in Fenestrationen und akzessorischen Arterien.
Sturge-Weber-S. (Abb. 2B.**9**)	Kräftiges umschriebenes unilaterales leptomeningeales KM-Enhancement gewöhnlich parietal und/oder okzipital bei Kindern. Fakultativ gyrales Enhancement. Schwach vermindertes T2-Signal der angrenzenden Gyri. Lokalisierte zerebrale Atrophien in Nachbarschaft der piaständigen Angiome. Mögliche Prominenz der medullären und/oder subependymalen Venen sowie des ipsilateralen Plexus chorioidei. Nach 2 Jahren Nachweis gyraler Verkalkungen sowie progressiver zerebraler Atrophien im Bereich der Angiome.	Auch bekannt unter der Bezeichnung enzephalotrigeminale Angiomatose; neurokutanes Syndrom mit ipsilateralen kutanen „Portwein"-Naevi und Krampfanfällen. Resultat einer Persistenz des primitiven leptomeningealen Venenabstroms (Pia-Angiome) und von Entwicklungsstörungen der normalen kortikalen Venen, führt zu chronischen venösen Stauungserscheinungen und Ischämien.
Moya-Moya-Syndrom (Abb. 1B.**5**)	Dilatierte Kollateral-Arterien verursachen multiple tubuläre Fluss-Auslöschungen im T1W und T2W in der Region der Stammganglien und Thalami. Ein KM-Enhancement ist in diesen Arterien im Gegensatz zu normalen Gefäßen aufgrund einer geringeren Flussgeschwindigkeit gegeben. Häufig KM-Enhancement in der Leptomenix durch kollaterale Pia-Gefäße. Vermindertes oder fehlendes Flusssignal der supraclinoidalen Äste der A. carotis interna und der proximalen Abschnitte der A. cerebri media und anterior bds. Im MRA Stenosen und Verschlüsse der distalen Äste der A. carotis interna (lenticulostriata, thalamoperforata und leptomeningeale Äste) mit Darstellung des verlangsamten Blutstroms und Kollateralgefäßen, vorzugsweise im KM-verstärkten Bild.	Progrediente Verschlusskrankheit der intrakraniellen Äste der A. carotis interna mit Ausbildung zahlreicher kräftiger Kollateralgefäße aus der A. lenticulostriata und thalamoperforata sowie aus anderen Parenchym-, leptomeningealen und transduralen Arterien. So genannte „Rauchwolke" entsprechend des angiografischen Erscheinungsbildes der Kollateralgefäße (lenticulostriata, thalamoperforata). Keine spezifische Ätiologie, kann im Rahmen einer Neurofibromatose, Arteriosklerose, Sichelzellenanämie oder anderer Angiopathien auftreten. In Asien häufiger bei Kindern als bei Erwachsenen.

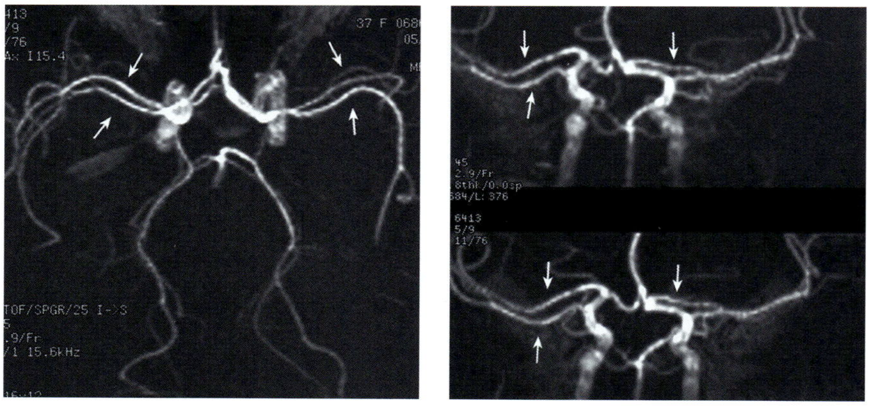

a b

Abb. 1B.**4** **Duplikation der A. cerebri media bds.** Axiale (**a**) und koronale (**b**) 3D TOF MRA, beidseits gedoppelte A. cerebri media (Pfeile).

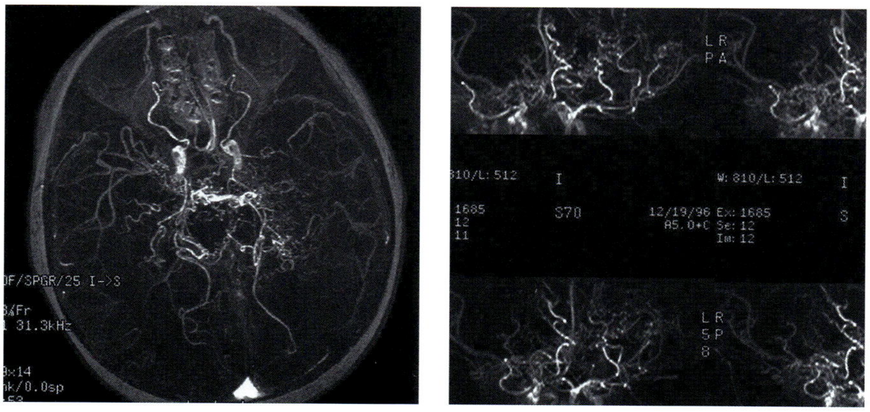

a b

Abb. 1B.**5** **Moya-Moya-Syndrom.** Kontrastverstärkte axiale (**a**) und koronale (**b**) 3D TOF MRA, distaler Verschluss der A. carotis interna mit multiplen kleinen KM-aufnehmenden Kollateralarterien (Aa. lenticulostriatae, thalamoperforatae, leptomeningeale A.), die Äste der A. cerebri media und anterior distal des Verschlusses versorgen.

Tabelle 1B.2 Erworbene Gefäßerkrankungen

Erkrankung	MRT-Befund	Kommentar
Stenosierende und arterielle Verschluss-Erkrankungen		
Arterieller Verschluss/ Stenose (Abb. 1B.6)	Lokal verschmächtigtes (Stenose) oder fehlendes (Verschluss) Fluss-Signal der Arterie im MRA, fakultativ Minderung des Flusssignals distal der Stenose. Fokaler Signalverlust bei Stenosen größer 70 % möglich. Neuere kontrastverstärkte MRA-Methoden mit Gd-Kontrast verbessern die Treffsicherheit ähnlich einer konventionellen Angiografie.	Arterielle Stenosen oder Verschlüsse resultieren aus: Arteriosklerose, Embolien, fibromuskulären Erkrankungen/Dysplasien, Kollagenerkrankungen, Koagulopathien, Tumoraussaat, chirurgischen und Bestrahlungs-Traumen.

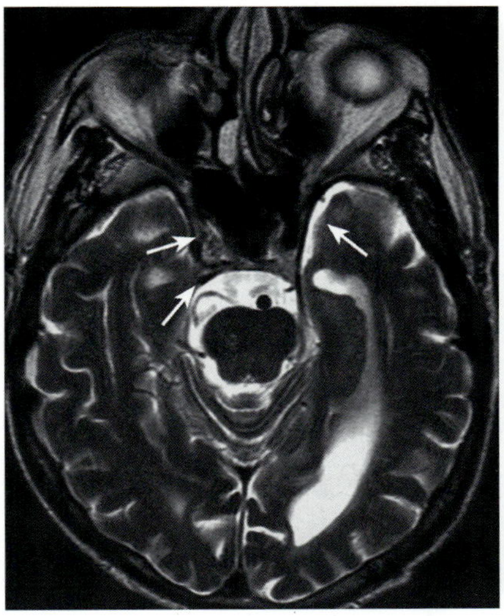

a

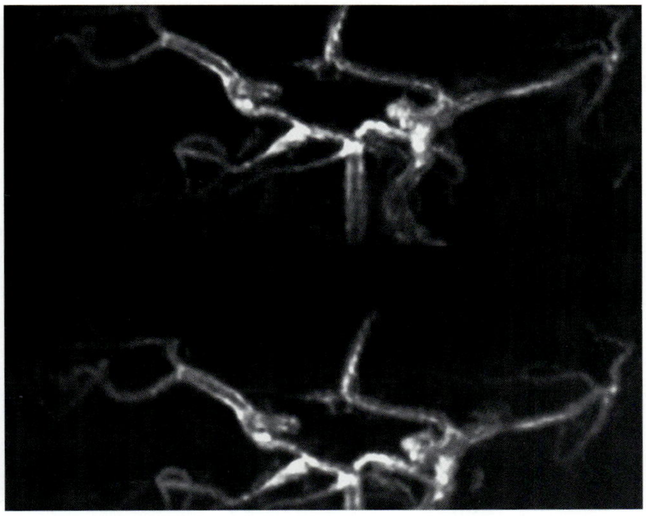

b

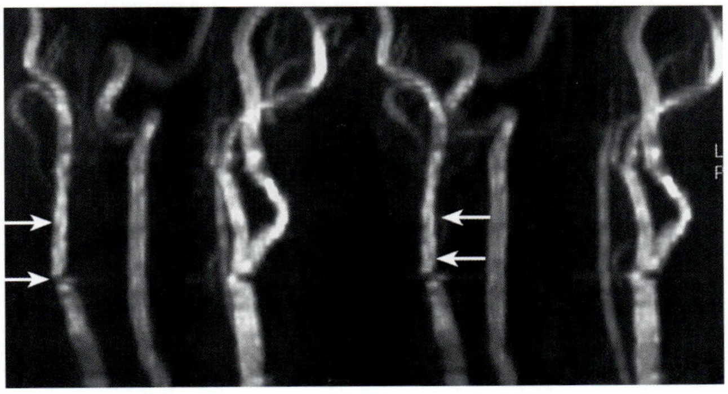

c

Abb. 1B.6 **Verschluss der rechten A. carotis interna.** **a** Axiales T2W, intermediäres bis gering erhöhtes Signal im Bereich der erwarteten Flussauslöschung im rechten Karotis-Siphon (Pfeile). Normaler Fluss links (Pfeil). **b** Koronale 3D TOF MRA, fehlendes (Verschluss) Flusssignal der rechten A. carotis interna. **c** Schräg koronale 2D TOF MRA im Halsbereich, Flusssignal in der intakten rechten A. carotis externa (Pfeile), fehlendes Signal in der proximalen rechten A. carotis interna als Zeichen des Verschlusses im Abgangsbereich.

Tabelle 1B.2 (Fortsetzung) Erworbene Gefäßerkrankungen

Erkrankung	MRT-Befund	Kommentar
Subclavian-Steal-Syndrom (Abb. 1B.**6)**	TOF MRA mit kranialer Sättigung unterdrückt das Flusssignal der A. vertebralis auf der Seite des Verschlusses oder der Stenose der proximalen A. subclavia. TOF MRA ohne Sättigung zeigt eine umgekehrte Flussrichtung in der A. vertebralis. Demgegenüber findet sich bei Anwendung der Phasenkontrast-Technik ein Signal in der betroffenen A. vertebralis unabhängig von der Flussrichtung.	Eine Stenose oder ein Verschluss der proximalen A. subclavia kann zu einer Umkehr des Blutflusses in der ipsilateralen A. vertebralis führen, mit Versorgung der A. subclavia distal des Verschlusses. Diese Strömungsumkehr verursacht verschiedene Symptome der vertebrobasilären Insuffizienz (z. B. Synkopen, Übelkeit, Ataxie, Schwindel, Diplopie, Kopfschmerz), die bei Bewegung der ipsilateralen Extremität ausgelöst oder verstärkt werden.
Vaskulitis (Abb. 1B.**8)**	Zonen arterieller Verschlüsse und/oder fokale Stenosen und poststenotische Dilatationen. Kann große, mittlere und kleine extra- wie intrakranielle Arterien betreffen, fakultativ assoziierte zerebelläre oder zerebrale Infarkte.	Verschiedene entzündliche Erkrankungen bzw. Störungen können mitunter die zerebralen Gefäßwände alterieren: nichtinfektiös (z. B. Polyarteriitis nodosa, Wegener'sche Granulomatose, Riesenzell-Arteriitis, Takayasu-Arteriitis, Sarkoidose, medikamenteninduziert) oder infektiös (Bakterien, Pilze, Viren, Tuberkulose, Syphilis).

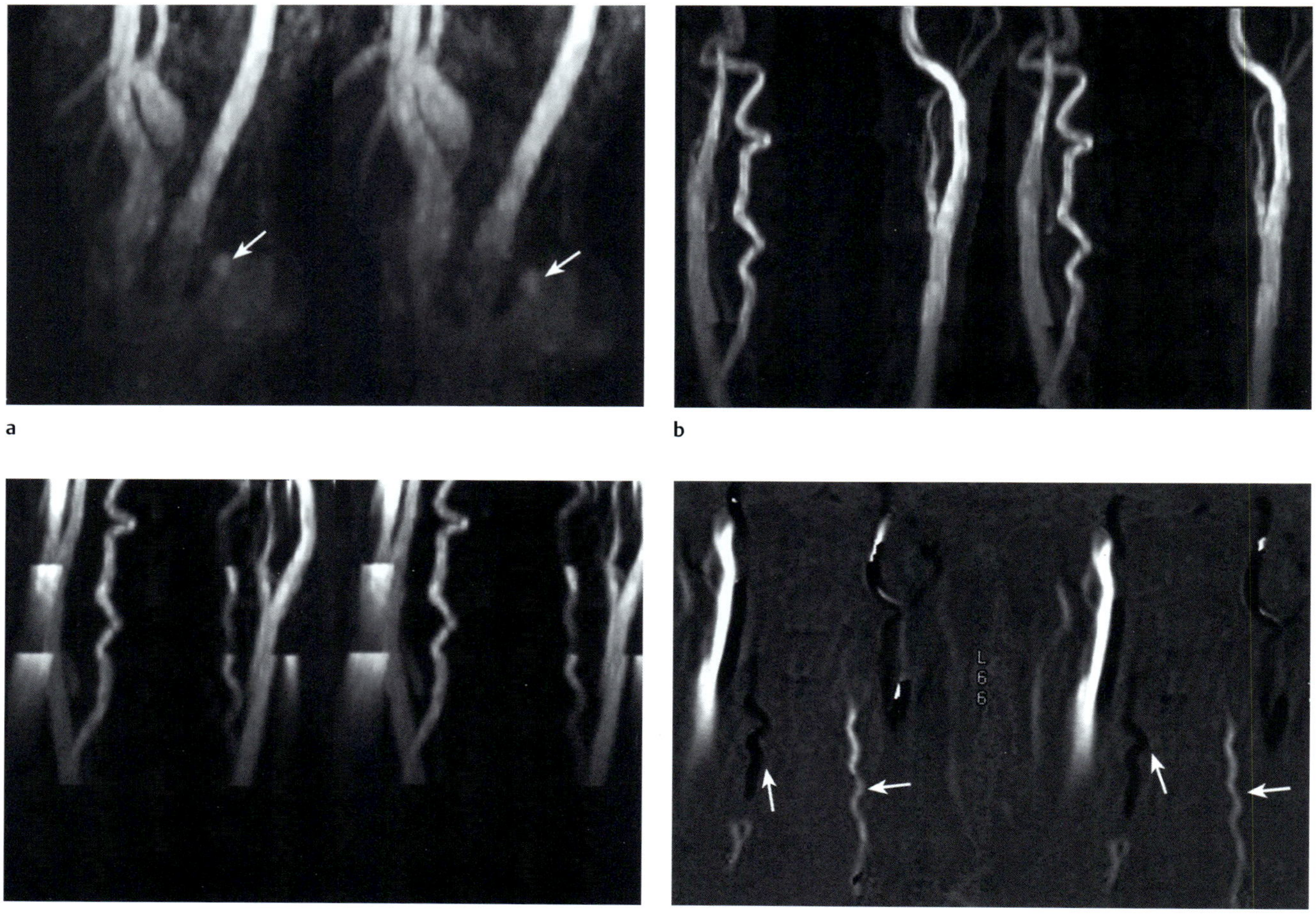

a b c d

Abb. 1B.**7** **Subclavian-Steal-Syndrom.** **a** Schräg koronale 3D TOF MRA, Verschluss der linken A. subclavia (Pfeile). **b** Koronale 3D TOF MRA (MOTSA) mit kranialem Sättigungsfenster, fehlendes Flusssignal in der linken A. vertebralis. **c** Ohne Sättigung bei gleicher Technik findet sich ein Flusssignal in der linken A. vertebralis (Pfeile) als Ausdruck der Flussumkehr (kaudale Flussrichtung anstelle nach kranial/zerebral). **d** Koronales Phasenkontrast-MRA (Cine-Modus), gegenläufige Flussrichtungen der Vertebralarterien: rechts dunkles Signal (Pfeil), links helles Signal (Pfeil).

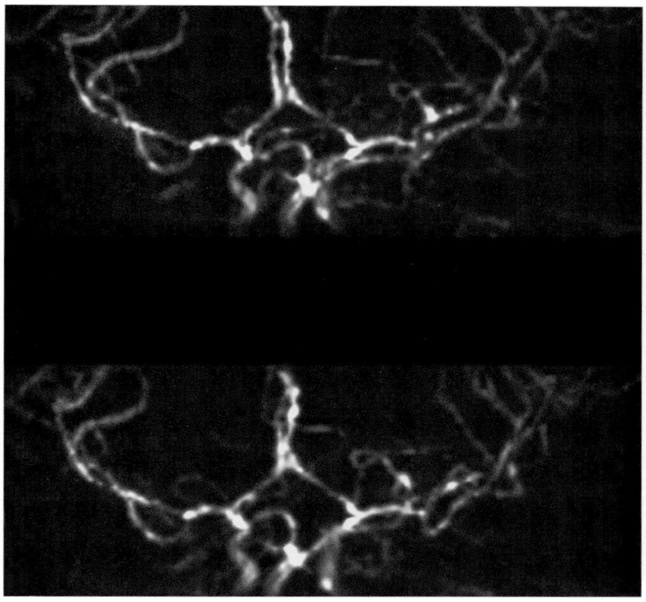

a

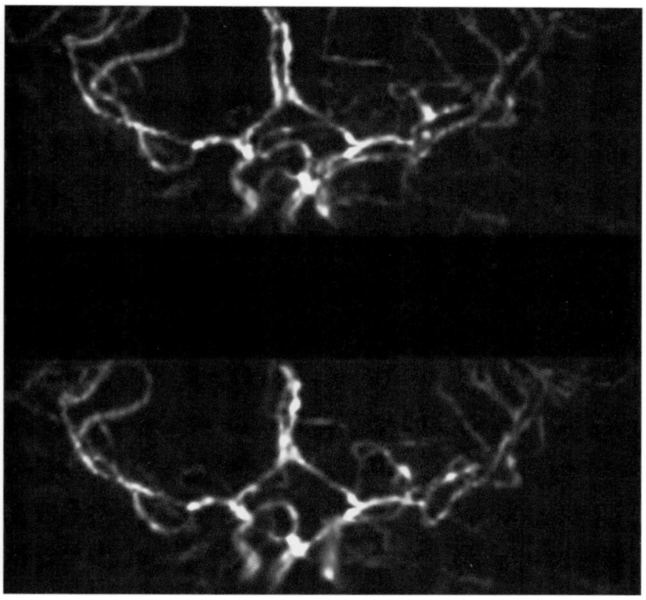

b

Abb. 1B.**8** **Vaskulitis.** Axiales (**a**), schräg koronales (**b**) und schräg sagittales (**c**) 3D TOF MRA, multiple fokale Stenosen und poststenotische Dilatationen im Bereich der Aa. cerebri anterior, media und posterior. Axiales T2W (**d**) und koronale FLAIR-Sequenz (**e**) zeigen multilokuläre zerebrale Infarzierungen im Bereich des zerebralen Kortex und der subkortikalen Marklager (Pfeile).

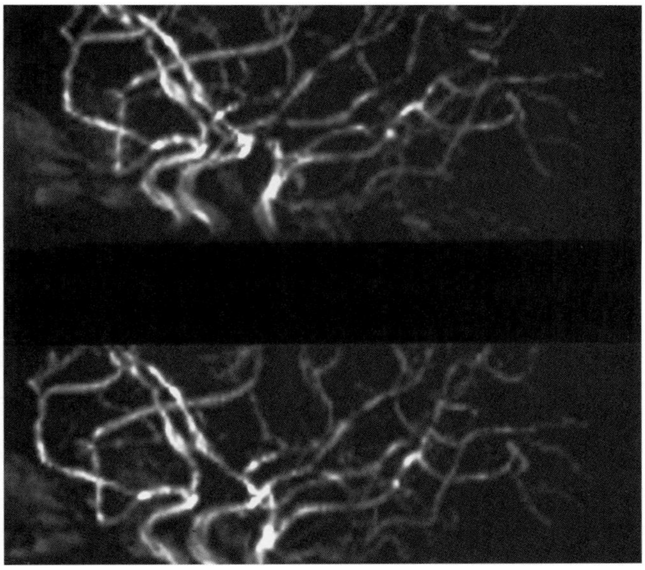

c

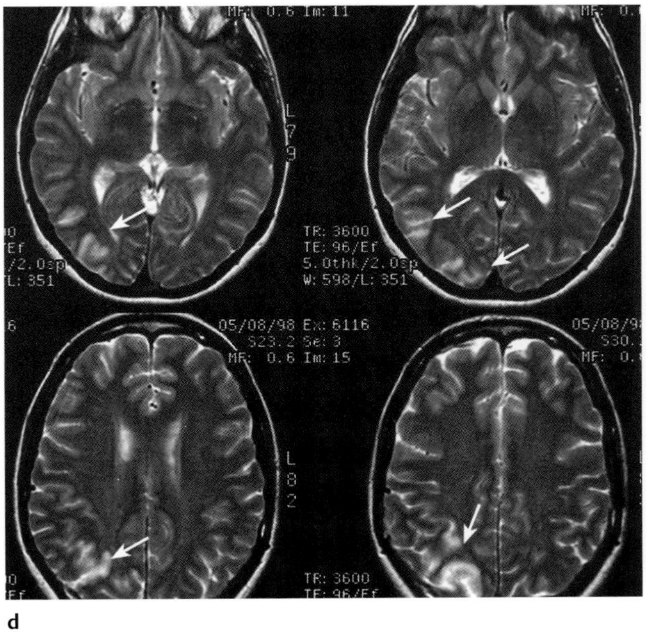

d

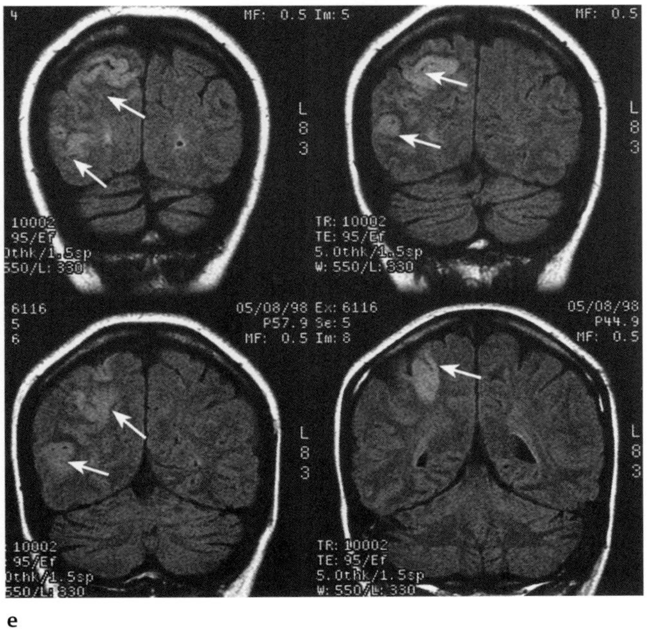

e

Tabelle 1B.2 (Fortsetzung) Erworbene Gefäßerkrankungen

Erkrankung	MRT-Befund	Kommentar
Intrakranielle Sinusvenenthrombose (Abb. 1B.**9)**	Zur Diagnostik der venösen Sinus bieten sich 2D Phasenkontrast oder 2D TOF MRA an.	Sinusvenenthrombosen entstehen auf der Basis von Koagulopathien, Streuungen oder Einbruch von Neoplasien, Wasserverlust oder angrenzender entzündlich/infektiöser Prozesse.
Arterielles Aneurysma (Abb. 1B.**10**-1B.**12)**	*Sacculäres Aneurysma:* Fokale glatt begrenzte Zone mit Signalverlust im T1W und T2W, variabel gemischtes Signal bei Thrombosierung. *Riesenaneurysma:* Fokale scharf begrenzte Struktur mit signalarmen, intermediären und signalreichen Anteilen im T2W in Abhängigkeit von Thrombosierungen unterschiedlichen Alters, Signalauslöschungen im durchflossenen Lumen. Intermediäre bis signalreiche Anteile im T1W sowie Signalauslöschungen (Fluss). *Fusiformes Aneurysma:* Elongiertes und ektasiertes arterielles Gefäß mit unterschiedlichem MR-Signal in Abhängigkeit von turbulentem/linearem Blutfluss oder partiellen Thrombosierungen. *Disseziierendes Aneurysma:* Die betroffene Gefäßwand ist verdickt und intermediär bis signalreich im T1W und T2W. Signalauslöschung im durchflossenen Lumen.	Abnorme fusiforme oder fokale Dilatation einer Arterie auf der Basis von: Degenerationen, polyzystischen Erkrankungen, Bindegewebserkrankungen, Arteriosklerose, Verletzungen, Infektion (mykotisch), AVM, Vaskulitis und Medikamenten. Fokale Aneurysmen werden auch als sacculäre Aneurysmen bezeichnet, die typischerweise im Bereich von Gefäßgabelungen und in 20 % multipel auftreten. Als Riesenaneurysmen werden sacculäre Aneurysmen größer als 2,5 cm bezeichnet. Fusiforme Aneurysmen treten gehäuft bei Arteriosklerose und Kollagenerkrankungen auf (Marfan-S., Ehlers-Danlos-S.). Disseziierendes Aneurysma: subintimale Einblutung durch Trauma bzw. Einriss.

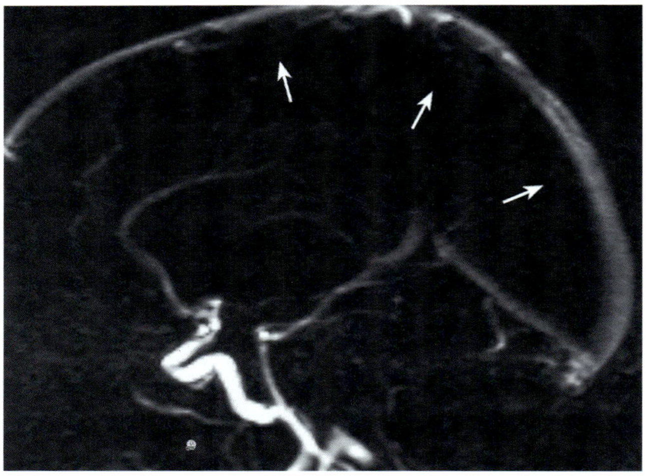

a

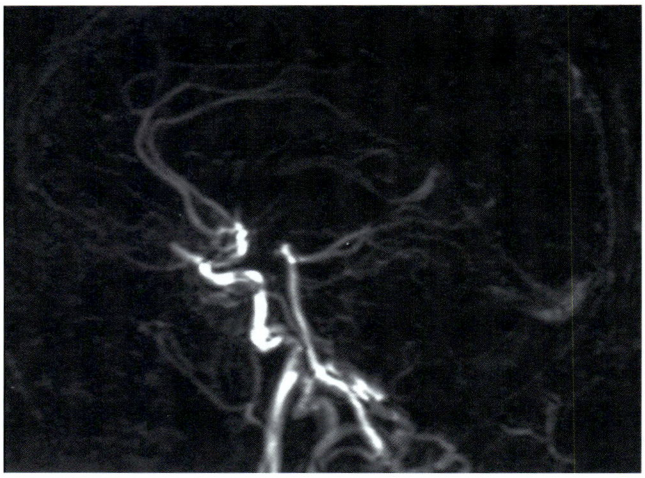

b

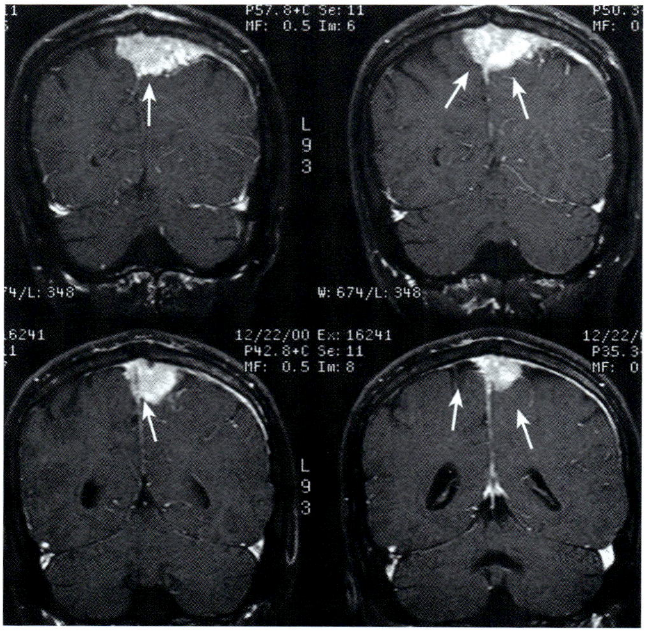

c

Abb. 1B.**9** **Intrakranielle Sinusvenenthrombose.** **a** Sagittale 2D Phasenkontrast MRA, Flusssignal im intakten Sinus sagittalis superior (Pfeile). **b** Sagittale 2D Phasenkontrast MRA eines anderen Patienten: fehlendes Flusssignal bei verschlossenem Sinus sagittalis superior. **c** Fettunterdrückte (FS) T1W nach KM des gleichen Patienten, Verschluss des Sinus sagittalis superior durch einen metastatischen Befall der Dura (Pfeile).

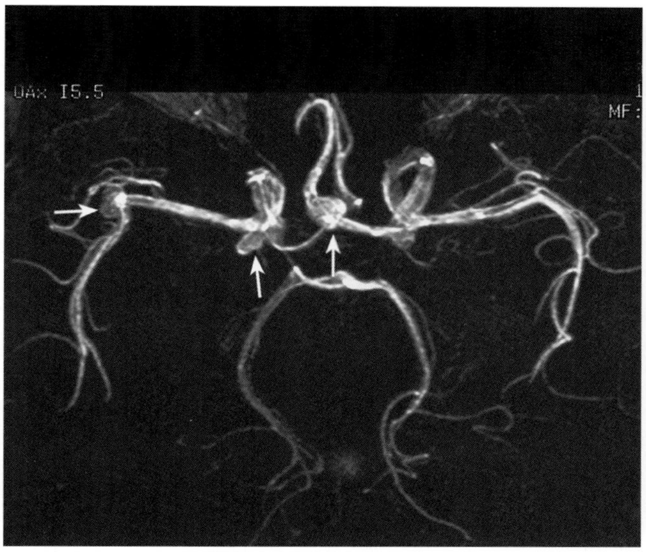

a

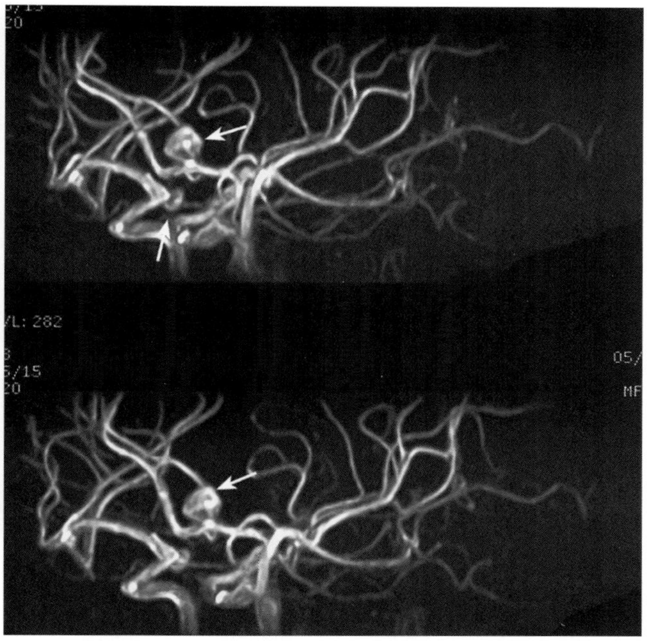

b

Abb. 1B.**10** **Sacculäres Aneurysma.** Axiale (**a**) und schräg sagittale (**b**) 3D TOF MRA, drei kleine sacculäre Aneurysmen im Bereich des Ramus communicans anterior, des rechten Ramus communicans posterior und der Trifurkation der rechten A. cerebri media (Pfeile).

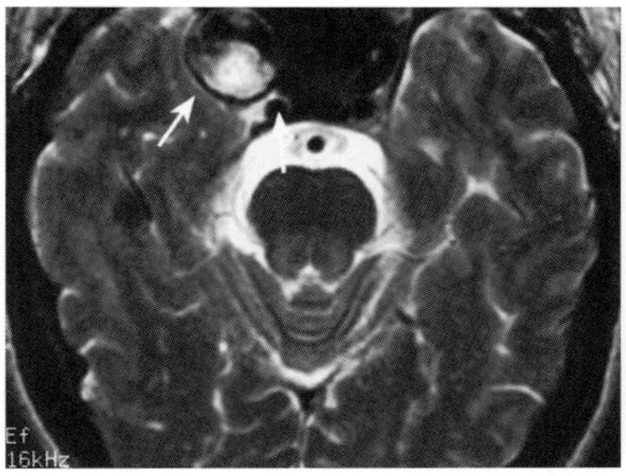

a

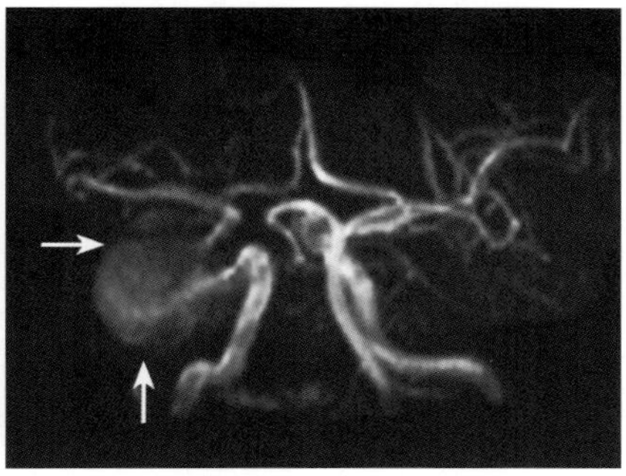

b

Abb. 1B.**11** **Riesenaneurysma.** **a** Axiales T2W, partiell thrombosiertes Aneurysma des rechten Karotis-Siphons mit signalarmen, intermediären und signalreichen Anteilen (Pfeile). **b** Koronale 3D TOF MRA, sowohl Flusssignal als auch Signalanhebung des Thrombus innerhalb des Aneurysmas (Pfeile).

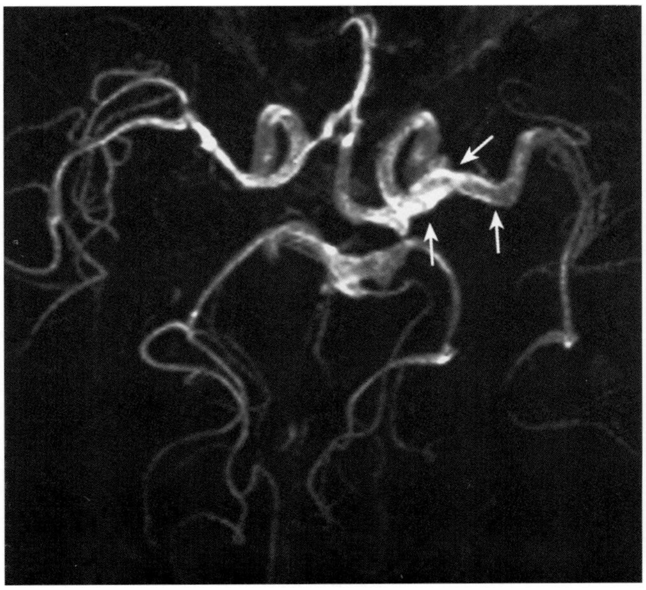

a

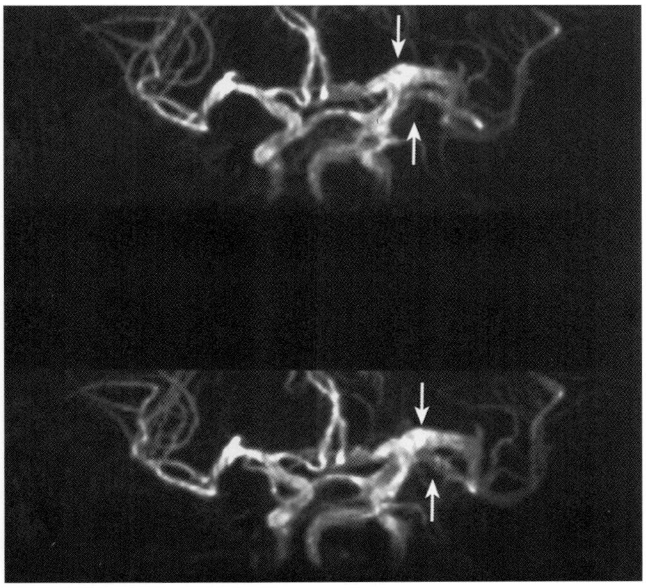

b

Abb. 1B.**12** **Fusiformes Aneurysma.** Axiale (**a**) und koronale (**b**) 3D TOF MRA, fusiformes Aneurysma der linken A. cerebri media (Pfeile).

Tabelle 1B.**2** (Fortsetzung) Erworbene Gefäßerkrankungen

Erkrankung	MRT-Befund	Kommentar
AVM **(Abb.** 1B.**13**)	Unregelmäßig begrenzte Läsionen in der Pia und/oder Dura mater des Hirnparenchyms. Das Signalverhalten der AVM ist sehr unterschiedlich, zum einen durch die Fluss-Auslöschungen der durchströmten Gefäße und variable Signale thrombosierter Anteile, zum anderen spielen Einblutungen unterschiedlichen Alters, Verkalkungen und Gliosen eine Rolle. Der venöse Anteil zeigt in der Regel ein KM-Enhancement. Gradientenechosequenzen (GRE) zeigen Fluss-Signale (hyperintens) in offenen Venen und Arterien. Zusätzliche Informationen über den Nidus, versorgende Arterien und drainierende Venen sowie assoziierte Aneurysmen können durch MRA-Techniken (TOF und Phasenkontrast) gewonnen werden. Gewöhnlich kein raumfordernder Effekt, außer bei Blutungen oder frischen Thrombosierungen.	Supratentorielle AVM sind wesentlich häufiger als infratentorielle (80–90 % gegenüber 10–20 %); Blutungsrisiko. AVM können erworben, angeboren oder posttraumatisch auftreten. Multiple AVM bei bestimmten Syndromen: Rendu-Osler-Weber: zerebrale und pulmonale AVM, muköse kapilläre Teleangiektasien; Wyborn-Mason: AVM zerebral und in der Retina, kutane Naevi.

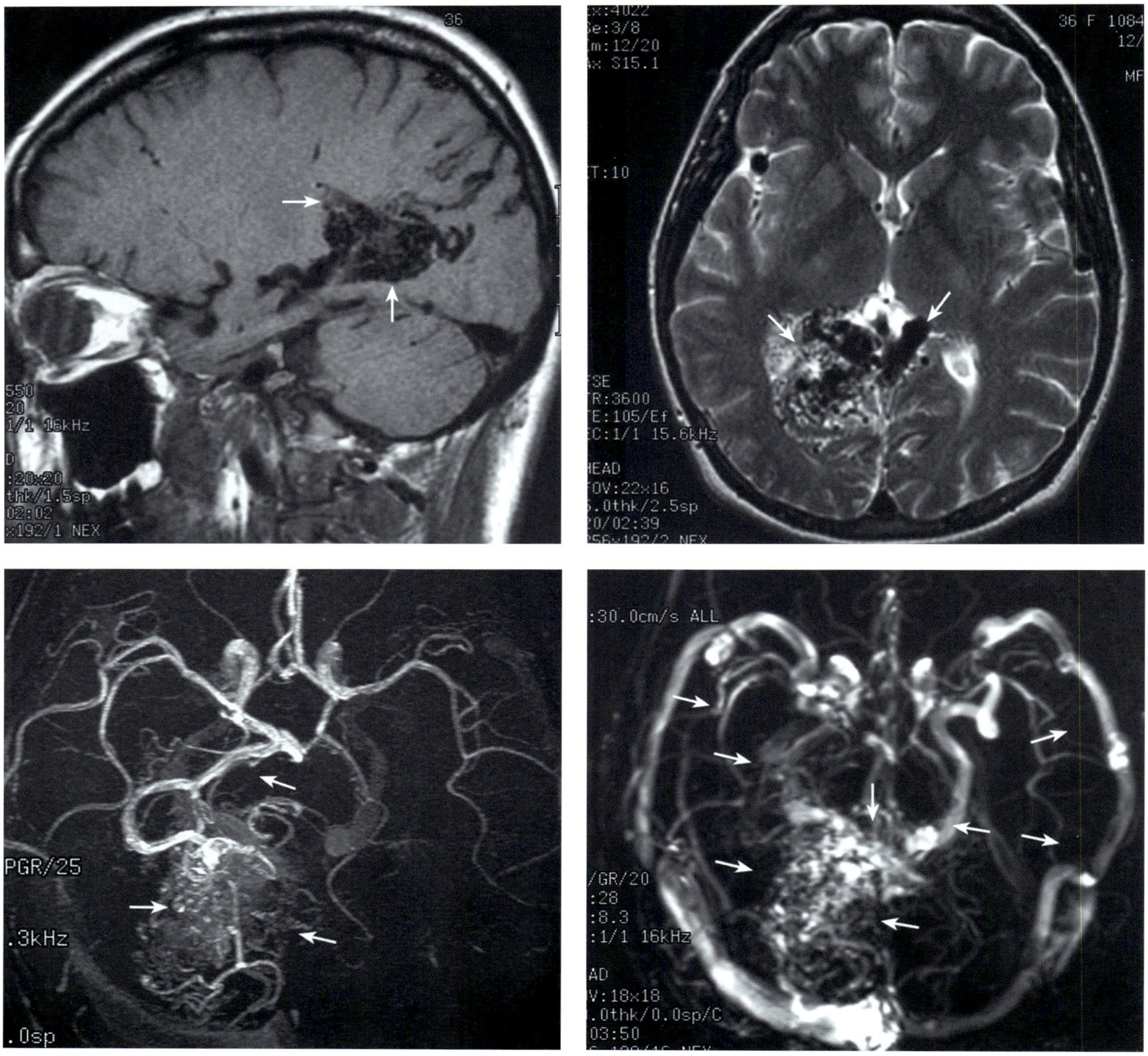

a b c d

Abb. 1B.**13** **AVM.** Sagittales T1W (**a**) und axiales T2W (**b**), Ansammlung anormaler Fluss-Auslöschungen im medialen rechten Temporallappen und in beiden Okzipitallappen (Pfeile). Axiale 3D TOF MRA (**c**) und axiale 2D Phasenkontrast MRA (**d**), Flusssignal in den intakten Arterien und Venen der AVM (Pfeile). Die zuführenden Arterien sind besser im 3D TOF-Bild, die drainierenden Venen besser im 2D Phasenkontrast-Bild erkennbar.

Tabelle 1B.2 (Fortsetzung) Erworbene Gefäßerkrankungen

Erkrankung	MRT-Befund	Kommentar
Aneurysma der Galen'schen Vene (Abb. 1B.**14,** 1A.**79)**	Multiple tubuläre Flussphänomene im T1W und T2W im Bereich der A. chorioidea und thalamostriata, der intrazerebralen Venen, der V. Galeni (aneurysmatisch verändert), der Sinus rectus und transversus sowie weiterer benachbarter Gefäße. Die venösen Anteile zeigen häufig ein KM-Enhancement. Ein Flusssignal der durchströmten Gefäße innerhalb der Malformation kann mittels GRE und MRA-Techniken sichtbar gemacht werden (TOF, Phasenkontrast).	Heterogene Gruppe vaskulärer Malformationen mit arteriovenösen Shunts und dilatierten tiefen venösen Strukturen mit Mündung in bzw. aus einer vergrößerten Vena Galeni. Mögliche Assoziation mit Hydrozephalus, Blutungen, Makrozephalie, parenchymatösen vaskulären Malformationen und Krampfleiden, kongestive Herzfehler bei Neugeborenen.
AVM der Dura (Abb. 1B.**15,** 1A.**78)**	Durale AVM zeigen multiple tubuläre Fluss-Auslöschungen im T1W und T2W. Häufig KM-Enhancement der venösen Anteile. Ein Fluss-Signal in durchströmten Anteilen sowie Thrombosierungen oder Rekanalisationen der venösen Sinus der AVM können mittels Gradientenechosequenzen oder MRA (TOF oder Phasenkontrast-Techniken) sichtbar gemacht werden. Gewöhnlich kein raumfordernder Effekt, außer bei Blutungen oder frischen Thrombosierungen.	Durale AVM sind in der Regel erworben, entstehen aus Thrombosen bzw. Verschlüssen der venösen Sinus mit nachfolgender Rekanalisation und Ausbildung von arteriovenösen Shunts. Lokalisation in abnehmender Häufigkeit: Sinus transversus, Sinus sigmoideus, Sinus cavernosus, Sinus rectus, Sinus sagittalis superior.

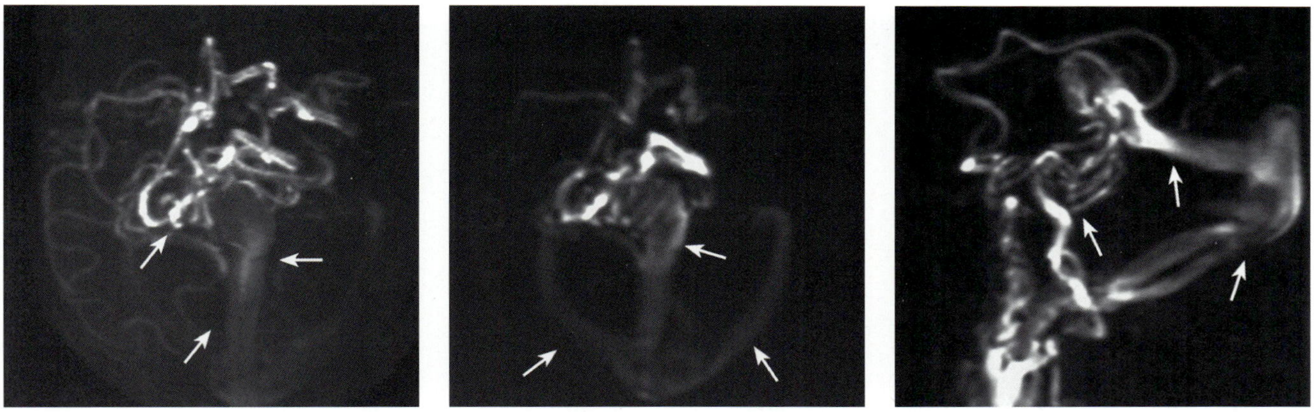

a b c

Abb. 1B.**14** **Aneurysma der Vena Galeni.** Axiale 3D TOF MRA (**a**) sowie axiale (**b**) und sagittale (**c**) 2D Phasenkontrast MRA, Flusssignal in den durchgängigen Venen und Arterien des Aneurysmas der V. Galeni (AVM, Fistel) und im erweiterten Venensinus (Pfeile).

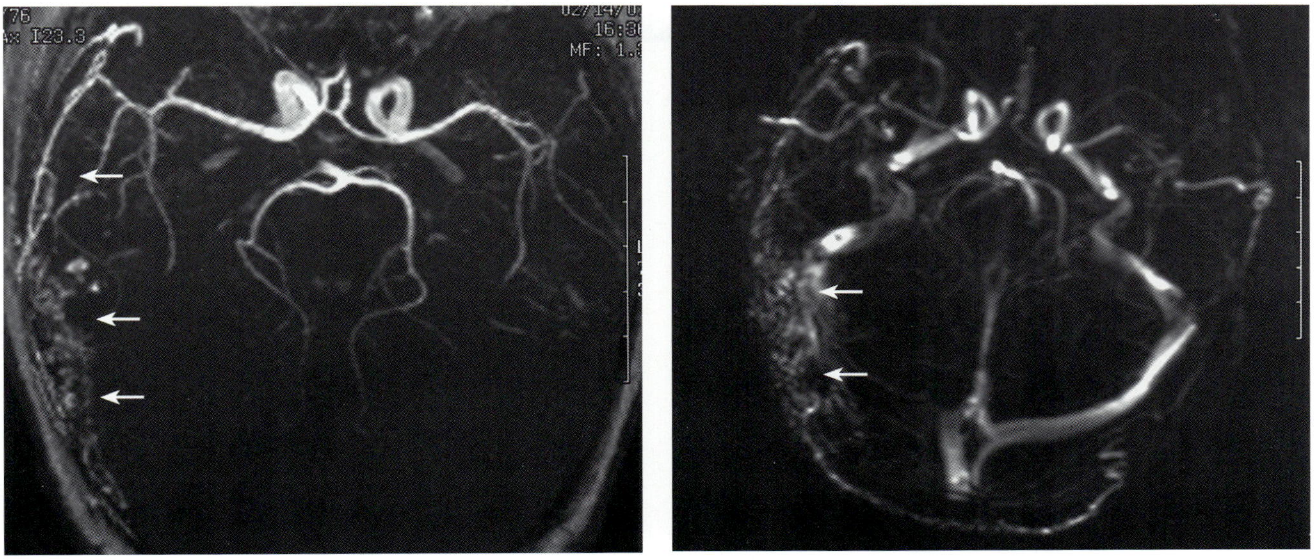

a b

Abb. 1B.**15** **AVM der Dura.** Axiale 3D TOF MRA (**a**) und axiale 2D Phasenkontrast MRA (**b**), Flusssignal in vielen kleinen Gefäßen entlang des Verschlusses des rechten Sinus transversus, Resultat der Rekanalisation mit direkter Verbindung zwischen arteriellem Stromgebiet und venösem Sinus. Daneben erweiterter Ast der rechten Arteria cerebri media.

Tabelle 1B.2 (Fortsetzung) Erworbene Gefäßerkrankungen

Erkrankung	MRT-Befund	Kommentar
Carotis-Cavernosus-Fistel (Abb. 1B.16)	Die MRA demonstriert eine deutliche Dilatation des Sinus cavernosus sowie der superioren und inferioren Vv. ophthalmicae und der fazialen Venen.	Eine Fistel zwischen Sinus cavernosus und A. carotis entsteht in der Regel nach stumpfem Trauma mit Dissektion oder Einriss des Karotis-Siphons. Klinisch pulsierender Exophthalmus möglich.
Kavernöses Hämangiom (Abb. 1A.48)	Einzelne oder multiple polyzyklische intra- und extraaxiale Läsionen mit randständiger unregelmäßiger Zone geringen Signals im T2W aufgrund von Hämosiderinablagerungen, zentral variables Signal (signalarm und -reich, intermediär, gemischt) in Abhängigkeit vom Alter der hämorrhagischen Anteile. GRE Sequenzen der Wahl zum Nachweis multipler Herde.	Supratentorielle kavernöse Hämangiome häufiger als infratentorielle. Mannigfaltige Lokalisationen; > 50 % multilokulär. Assoziiert mit venösen Angiomen, Blutungsrisiko.
Venöses Angiom (Abb. 1A.49)	Transkortikales, viele kleine medulläre Venen drainierendes venöses Gefäß mit kräftigem Enhancement im T1W nach KM (Caput medusae). Die drainierende Vene kann im T2W als Flussauslöschung imponieren.	Venöse Anomalien sind typischerweise nicht mit Blutungen assoziiert, sie stellen in der Regel einen Zufallsbefund dar, außer in Zusammenhang mit kavernösen Hämangiomen.
Kapilläre Teleangiektasie (Abb. 1B.19)	Kleine, unscharf begrenzte, intermediär bis gering signalreiche Zonen im T2W, manchmal signalarm im T1W, fakultativ KM-Enhancement. Kein signifikant raumfordernder Effekt.	Kleine venöse Malformation, die häufiger in der Pons als in anderen Teilen des Hirnstamms oder Gehirns lokalisiert ist. Typischerweise kein Wachstum.

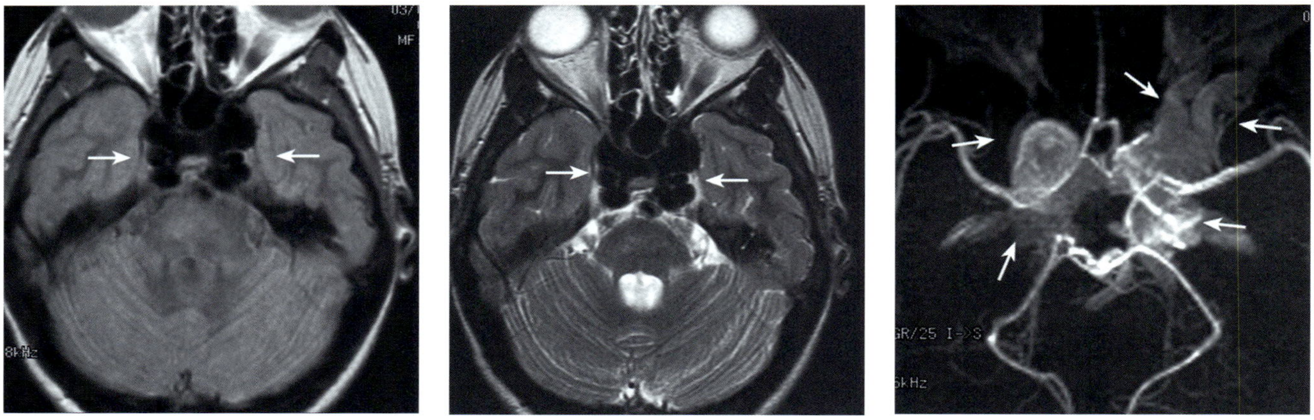

a b c

Abb. 1B.16 **Carotis-Cavernosus-Fistel.** Axiales PDW (**a**) und axiales T2W (**b**), kräftige Flussauslöschungen im Bereich des Sinus cavernosus bds. (Pfeile). **c** Axiale 3D TOF MRA, abnorm verbreitertes Flusssignal des Sinus cavernosus und der deutlich dilatierten Orbitavenen links akzentuiert (Pfeile).

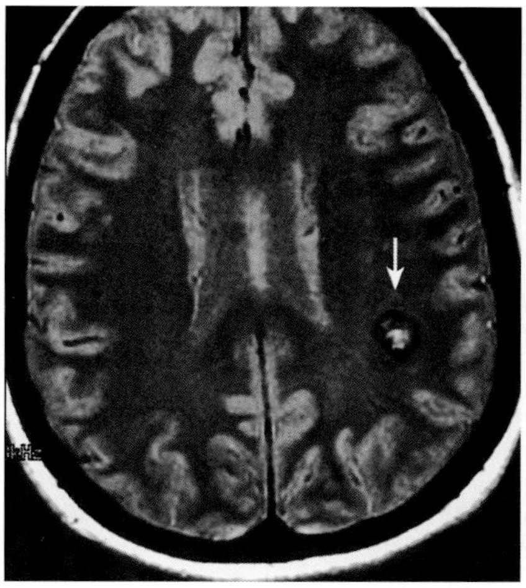

Abb. 1B.**17** **Kavernöses Hämangiom.** Axiales PDW, polyzyklische intraaxiale heterogen signalintense Läsion mit unregelmäßiger signalarmer Randzone (Pfeile).

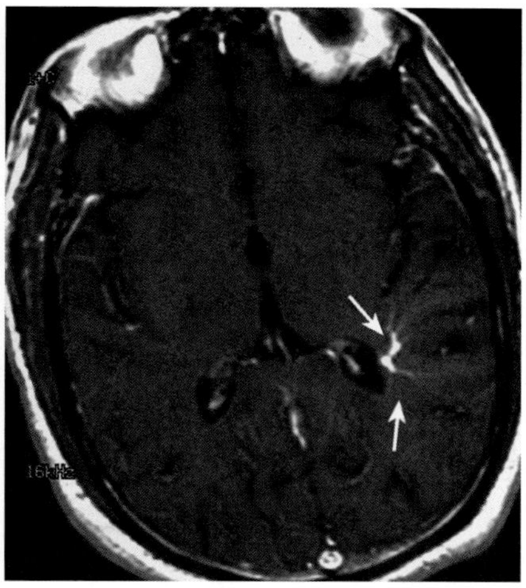

Abb. 1B.**18** **Venöses Angiom.** Axiales T1W nach KM, kräftiges Enhancement einer Vene, die eine Reihe kleiner medullärer Venen drainiert (Pfeile).

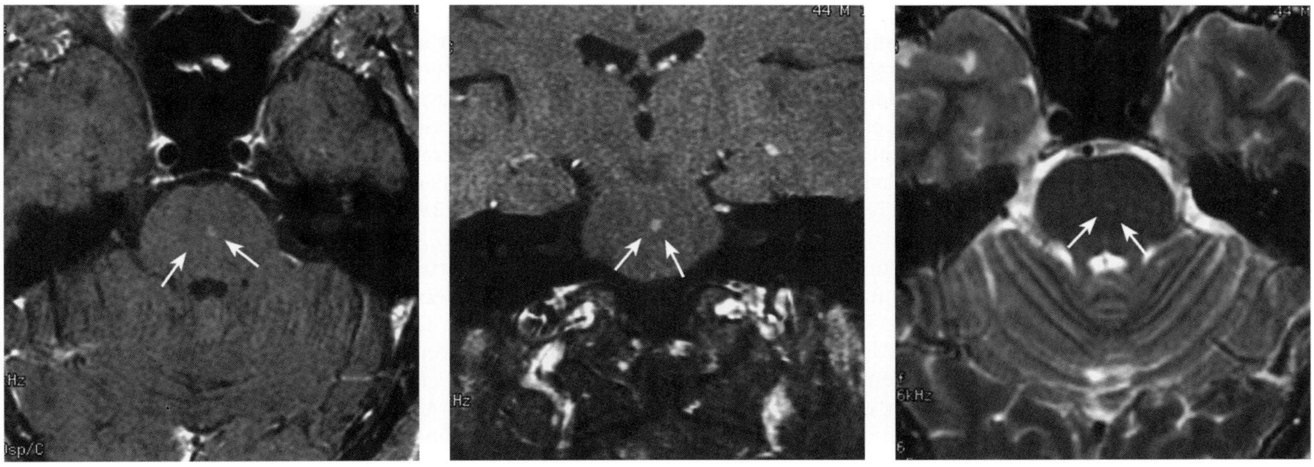

a **b** **c**

Abb. 1B.**19** **Kapilläre Teleangiektasie.** Axiales (**a**) und koronales (**b**) FS T1W nach KM, unscharf begrenzte kleine Zone mit KM-Enhancement in der Pons ohne raumfordernden Effekt (Pfeile). **c** Axiales T2W, minimale Signalalterationen in der Pons im Bereich der kapillären Teleangiektasien (Pfeile).

2A Ventrikel und Zisternen

Die embryologische Entwicklung der Ventrikel beginnt mit den 3 Wulsten (Primärvesikeln) des rostralen Neuralschlauches, die als Vorderhirn (Prosencephalon), Mittelhirn (Mesencephalon) und Rautenhirn (Rhombencephalon) bezeichnet werden. Etwa in der 7. Schwangerschaftswoche vergrößern und verformen sich die Primärvesikel allmählich und bilden die 5 Sekundärvesikel heraus. Das Vorderhirn wird zum Telencephalon (zerebrale Hemisphären und Seitenventrikel) und Diencephalon (Thalamus, Hypothalamus, 3. Ventrikel). Das Primärvesikel Mittelhirn wird zum Sekundärvesikel Mittelhirn mit Ausformung des Tectum, der Hirnstammanteile und des Aquäductes. Das Rautenhirn formt das Metencephalon (Pons, Cerebellum, oberer Teil des 4. Ventrikels) und Myelencephalon (Medulla, unterer Teil des 4. Ventrikels).

Entwicklungsstörungen der zerebralen Vesikel führen zu angeborenen Fehlbildungen, wie z. B. Holoprosenzephalie, Lissenzephalie/Pachygyrie und Dandy-Walker-Malformation. Störungen im Schluss des kaudalen Neuralschlauches mit veränderten inneren Druckeigenschaften sind als Mechanismus zur Ausbildung von Anomalien des Chiari-II-Komplexes bekannt.

Die normalen Seitenventrikel haben eine längliche C-Form, besitzen je ein Frontalhorn, eine Pars centralis, ein Atrium (Trigonum), ein Okzipital- und ein Temporalhorn. Die Seitenventrikel sind in der Regel symmetrisch, verschiedene Grade der Asymmetrie sind aber geläufig. Die vorderen Anteile der Seitenventrikel werden durch das Septum pellucidum getrennt.

Der 3. Ventrikel stellt sich in Form eines spaltförmigen liquorgefüllten Raumes zwischen den Thalami dar. Er wird kaudal vom Hypothalamus, kranial von der Tela chorioidea (Verbindung zwischen der Pia und dem Ventrikel-Ependym) und dem Plexus chorioideus begrenzt. Die Vorderwand wird von der Lamina terminalis und vorderen Kommissur, die Hinterwand vom Corpus und Recessus pinealis sowie der hinteren Kommissur gebildet. Über die Foramina Monroi besteht anterolateral eine Verbindung zwischen 3. Ventrikel und den Seitenventrikeln, nach posteroinferior über den Aquädukt eine weitere zum 4. Ventrikel.

Der 4. Ventrikel hat eine Pyramidenform im sagittalen Bild und eine umgekehrte C- oder Nierenform im transversalen Bild. Der 4. Ventrikel liegt dorsal der Pons und wird von der Vermis cerebelli bedeckt. Kranial besteht eine Verbindung zum Aquäductus cerebri, kaudal zur Cisterna magna über das Foramen Mangendii und die paarigen Foramina Luschkae.

Der Liquor innerhalb der Ventrikel wird durch die Plexus chorioidei gebildet, die sich in den Seitenventrikeln, im 3. und 4. Ventrikel wie auch in den Foramina Luschkae und Magendii befinden. Die Plexus zeigen typischerweise ein kräftiges Enhancement nach intravenöser Gadolineum-Applikation aufgrund ihrer fehlenden Blut-Hirn-Schranke. Der Liquor fließt weiter über die Foramina Luschkae und Magendii in die Subarachnoidalräume des Gehirns und Rückenmarks. Die primäre Aufgabe des Liquors besteht in einer Schutzfunktion vor Traumen und schnellen venösen Druckanstiegen, er füllt etwa 10% des intrakraniellen und intraspinalen Raumes aus, insgesamt befinden sich ca. 150 ml Liquor in den Ventrikeln und Subarachnoidalräumen. Die Plexus chorioidei produzieren täglich etwa 500 ml Liquor, sodass dieser 5mal am Tag umgewälzt wird. 90% des Liquors werden normalerweise durch die arachnoidalen Zotten und Granulationen (Zottenansammlungen) resorbiert, die die Dura penetrieren und den Liquor schließlich in die venösen Sinus ableiten. Der Rest wird von den ependymalen Auskleidungen der Ventrikel resorbiert.

Eine Stenose des Liquorflusses führt zu einer Erweiterung der Liquorräume proximal der Stenose. Diese Obstruktion kann Folge kongenitaler Malformationen (z. B. Chiari II), von Neoplasien oder anderen intrakraniellen Raumforderungen (z. B. Kolloidzysten), entzündlichen Läsionen, von Blutungen, Hirnödem (Ischämie, Trauma) u. a. sein. Zusätzlich zur Ventrikelerweiterung zeigt die MRT die transependymalen Leckagen. Ein obstruktiver bzw. nicht-generalisierter Hydrozephalus kann bei fehlender Behandlung zu einer abnormen intrakraniellen Drucksteigerung führen mit intrakraniellen Herniationen in der Folge und letalem Ausgang.

Ein generalisierter Hydrozephalus entsteht bei Überproduktion von Liquor z. B. durch Plexuspapillome oder -karzinome, unzureichende Resorption durch die Arachnoidalzotten und/oder Flusshindernisse im Bereich der Zisternen und Sulci. Bei mangelnder Resorption entsteht ein subependymales Ödem. Patienten mit generalisiertem (Normaldruck-)Hydrozephalus können klinisch in Form von Gangunsicherheiten, Inkontinenz und/oder fortschreitendem Abbau der mentalen Funktionen auffällig werden.

Ventrikelerweiterungen können auch Folge zerebraler Infarkte, von Atrophien und verschiedener neurodegenerativer Erkrankungen sein. Derartige Veränderungen imponieren im MRT häufig als Erweiterung der Sulci.

Die Sulci haben eine variable Weite, verbreitern sich gewöhnlich mit dem Alter. Eine Erweiterung der Sulci ist auch bei dehydrierten Kindern zu sehen. Kongenitale Missbildungen wie Lissenzephalie oder Pachygyrie zeigen abgeflachte oder fehlende Sulci. Assymetrische Weitstellungen treten nach abgelaufenen zerebellären oder zerebralen Infarkten auf, nach ausgeheilten Blutungen, Kontusionen, Infektionen oder nach Strahlenschädigung.

Die Basalzisternen bilden das subarachnoidale Kompartiment der kaudalen Anteile von Hirn und Hirnstamm und werden nach den benachbarten anatomischen Strukturen benannt. Die größten Zisternen sind die Cisterna magna (dorsal und kaudal der Vermis cerebelli) und die Cisterna cerebellaris superior (Oberwurmzisterne). Etwa 10% der Neoplasien des Zentralnervensystems (ZNS) sind in den Ventrikeln lokalisiert oder brechen in diese ein. Alter des Patienten und Tumorlokalisation bestimmen die Differentialdiagnose der Läsion.

Tabelle 2A.**1** Häufige Raumforderungen der Seitenventrikel

Patientenalter	Foramen Monro	Trigonum und Atrium	Pars centralis
Erwachsene	Kolloidzyste Zystizerkose	Meningeom Zyste des Plexus chorioidei Neuroepitheliale Zyste Zentrales Neurozytom Metastase Neuroepitheliale Zyste Zystizerkose	Ependymom Glioblastom Metastase Zentrales Neurozytom Zystizerkose
Kinder älter als 5 Jahre	Riesenzell-Astrozytom Pilocytisches Astrozytom Zystizerkose	Ependymom Zyste des Plexus chorioidei Plexuspapillom Plexuskarzinom Hamartom, tuberöse Sklerose Heterotopie der grauen Substanz Zystizerkose	Ependymom Pilocytisches Astrozytom Hamartom, tuberöse Sklerose Heterotopie der grauen Substanz Zystizerkose
Kinder unter 5 Jahren	Riesenzell-Astrozytom Pilocytisches Astrozytom Zystizerkose	Plexuspapillom Plexuskarzinom Zystizerkose	Plexuspapillom Plexuskarzinom Primitiver neuroektodermaler Tumor Teratom Zystizerkose

Tabelle 2A.**2** Häufige Raumforderungen des 3. Ventrikels

Patientenalter	Foramen Monro	Recessus anterior	Pars centralis	Dorsum
Erwachsene	Kolloidzyste Metastase Zystizerkose	Hypophysenadenom Meningeom Metastase Aneurysma Kraniopharyngeom Lymphom Zystizerkose	Gliom Zystizerkose	Pinealistumor Gliom Vaskuläre Malformation Zystizerkose
Kinder	Riesenzell-Astrozytom Pilocytisches Astrozytom Zystizerkose	Keimzelltumor LCH Gliom Kraniopharyngeom Zystizerkose	Plexuspapillom Gliom Zystizerkose	Pinealistumor Gliom Gefäßmalformation Zystizerkose

Tabelle 2A.3 Raumforderungen des 4. Ventrikels

Erkrankung	MRT-Befund	Kommentar
Kinder		
Astrozytom (Abb. 2A.**1,** 2A.**2)**	*Low-grade Astrozytom:* Gewöhnlich in der weißen Substanz gelegene fokale oder diffuse Raumforderung mit hypo- bis isointensem Signal im T1W und signalreich im T2W; geringes oder fehlendes Enhancement nach Gd-Kontrast. Gering raumfordernd, Ventrikelbeteiligung möglich. *Juveniles pilocytisches Astrozytom:* Subtyp: Solide/zystische Läsion, signalarm bis intermediär im T1W und signalreich im T2W; gewöhnlich kräftiges KM-Enhancement. Lokalisation im Hirnstamm, Cerebellum, Ventrikelbeteiligung möglich. *Gliomatosis cerebri*: Infiltrative Läsion mit unscharfer Begrenzung und raumforderndem Effekt in der weißen Substanz, Hypo- bis isointens in T1W, hyperintens im T2W, gewöhnlich kein Enhancement nach Gd-Kontrast. *Anaplastisches Astrozytom:* Häufig unregelmäßig begrenzte Läsion in der weißen Substanz, hypo- bis isointens in T1W, hyperintens im T2W, ohne und mit Enhancement nach Gd-Kontrast, Ventrikelbeteiligung möglich.	*Low-grade Astrozytom*: Häufig bei Kindern und Erwachsenen (20.-40. Lebensjahr). Der Tumor schließt hoch differenzierte Astrozyten ein. Assoziiert mit Neurofibromatose Typ1. 10 Jahre Überlebenswahrscheinlichkeit, kann maligne entarten. *Juveniles pilocytisches Astrozytom:* Subtyp: Häufiger Tumor im Kindesalter, gute Prognose nach Totalresektion. *Gliomatosis cerebri:* Diffus infiltrierendes Astrozytom mit relativem Erhalt und Ausbreitung entlang der Hirnarchitektur. Die Struktur im Schnittbild kann prognostisch aussagefähiger sein als der histologische Grad. Etwa 2 Jahre Überlebenswahrscheinlichkeit. *Anaplastisches Astrozytom:* Zwischenstufe zwischen low-grade Astrozytom und Glioblastoma multiforme. Etwa 2 Jahre Überlebenswahrscheinlichkeit.
Medulloblastom (primitiver neuroektodermaler Tumor des Cerebellum) (Abb. 2A.**3)**	Umschriebene oder invasive Läsion, signalarm bis intermediär im T1W und intermediär bis signalreich im T2W; variables KM-Enhancement, häufige Aussaat in die Leptomenix und/oder die Ventrikel.	Hochmaligner Tumor mit häufiger Disseminierung entlang der Liquorwege.
Ependymom (Abb. 2A.**4)**	Umschriebene häufig extraventrikuläre lobulierte supratentorielle Läsion. Zysten und/oder Verkalkungen können auftreten. Signalarm bis intermediär im T1W, signalreich im T2W. Unterschiedliches KM-Enhancement, fakultativ Ausbreitung durch die Foramina Luschkae und Magendii.	Häufiger bei Kindern als bei Erwachsenen. Ein Drittel supratentoriell, zwei Drittel infratentoriell.
Metastastatischer Tumor (Abb. 2A.**5)**	Einzelne oder multiple, scharf bis unscharf begrenzte Läsionen im Bereich der Kalotte, Dura, Leptomenix, Plexus chorioidei und Hypophyse. Signalarm bis intermediär im T1W, intermediär bis signalreich im T2W, in der Regel KM-Enhancement. Mögliche Knochendestruktionen und Kompression von Hirngewebe oder Gefäßen. Leptomeningeale Tumoren und Abtropf-Metastasen häufig erst im Postkontrast- Bild erkennbar.	Verschiedenste destruierende und infiltrative Effekte uni- oder multilokulär.

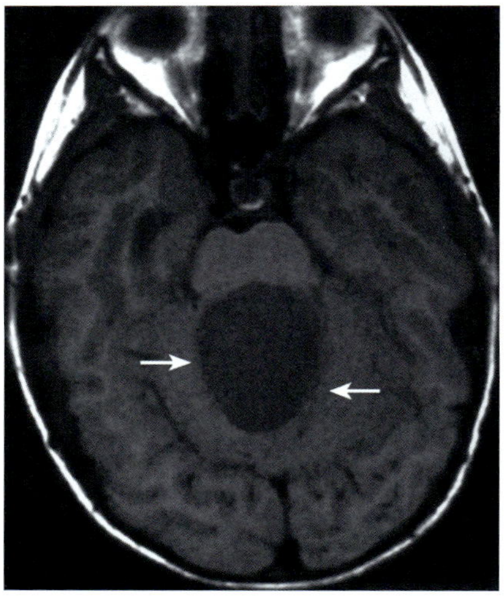

Abb. 2A.**1 Low-grade Astrozytom.**
a Axiales T1W, intermediär bis signalarmer Tumor im 4. Ventrikel (Pfeile).

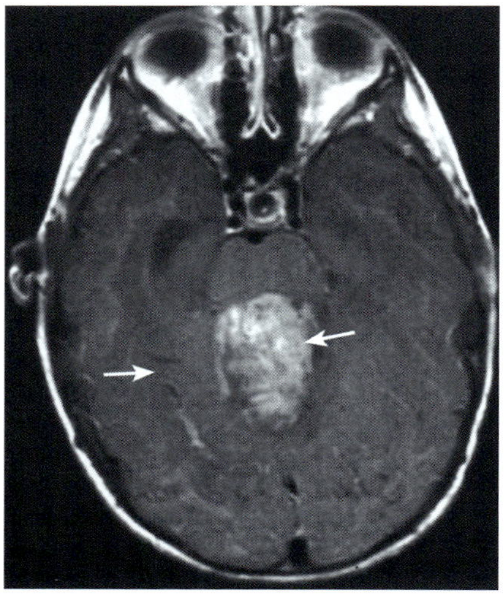

Abb. 2A.**1 b** Mäßiges heterogenes Enhancement der Läsion im axialen T1W nach KM (Pfeile).

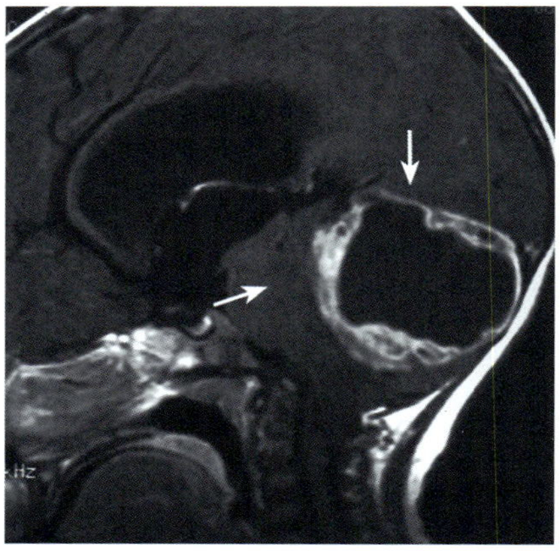

Abb. 2A.**2 Juveniles pilocytisches Astrozytom, Subtyp.** Sagittales T1W nach KM, zystische Läsion im Cerebellum mit unregelmäßigem Randenhancement. Ausdehnung in den 4. Ventrikel mit Kompression und obstruktivem Hydrozephalus.

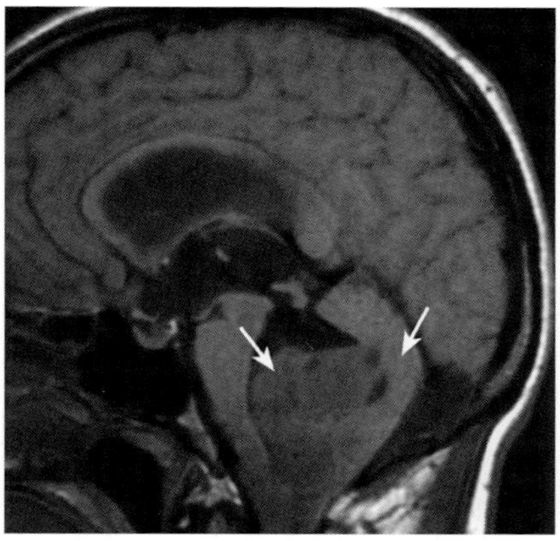

Abb. 2A.3 **Medulloblastom (primitiver neuroektodermaler Tumor des Cerebellum).** **a** Sagittales T1W, intermediär signalintenser Tumor im 4. Ventrikel, obstruktiver Hydrozephalus.

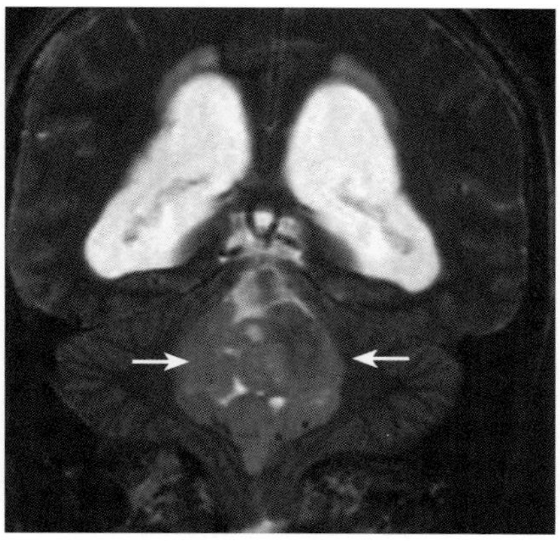

Abb. 2A.**3 b** Intermediärer bis gering signalreicher Charakter der Läsion im koronalen T2W (Pfeile).

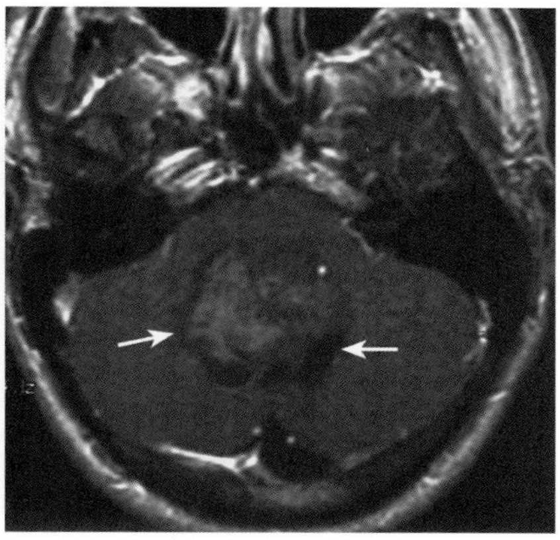

Abb. 2A.**3 c** Axiales T1W nach KM, heterogenes Enhancement des Tumor (Pfeile).

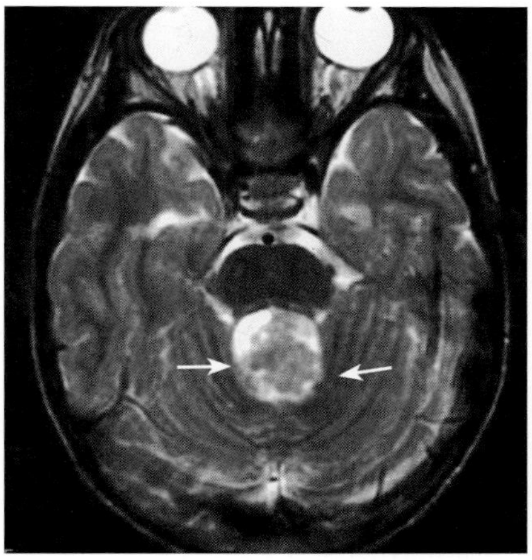

Abb. 2A.4 **Ependymom.** **a** Axiales T2W, intermediäre bis signalreiche Läsion im 4. Ventrikel (Pfeile).

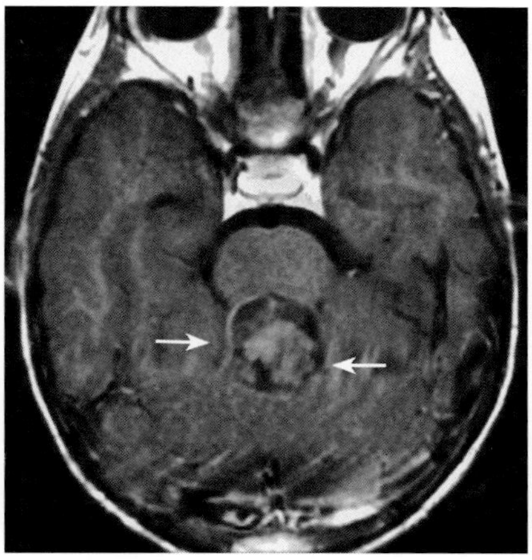

Abb. 2A.**4 b** Kaum wahrnehmbares Enhancement der Läsion im axialen T1W nach KM (Pfeile).

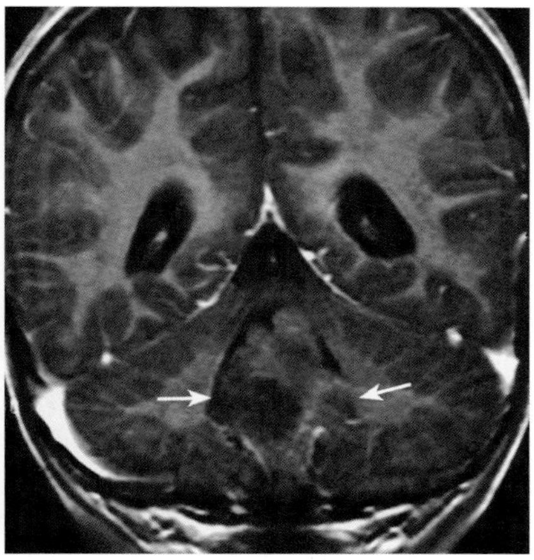

Abb. 2A.**4 c** Koronales T1W nach KM (spoiled GRE), der Tumor füllt den 4. Ventrikel aus (Pfeile).

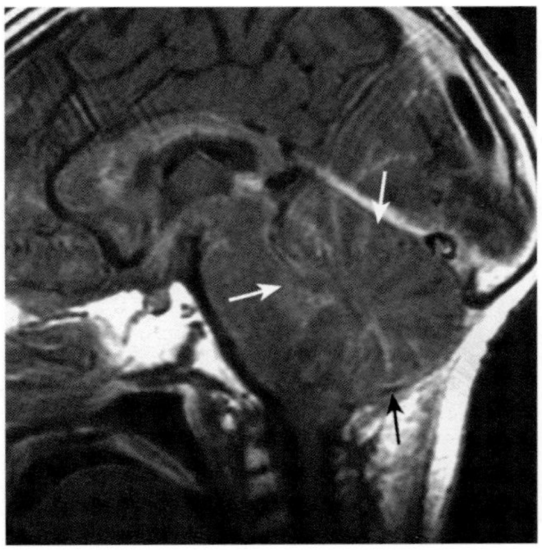

a

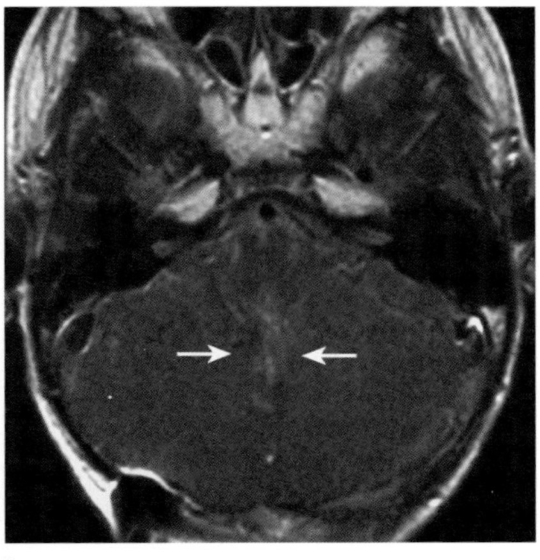

b

Abb. 2A.5 **Disseminierendes Medulloblastom.** Sagittales (**a**) und axiales (**b**) T1W nach KM, ungewöhnliches Enhancement sowohl im 4. Ventrikel als auch im Bereich der Basalzisternen und der infra- und supratentoriellen Sulci (Pfeile).

Tabelle 2A.**3** (Fortsetzung) Raumforderungen des 4. Ventrikels

Erkrankung	MRT-Befund	Kommentar
Hämangioblastom (Abb. 2A.**6**)	Umschriebener Tumor in der Regel im Cerebellum und/oder Hirnstamm. Kleine KM aufnehmende Knoten mit oder ohne zystischen Anteil oder größere Läsionen mit kräftigem heterogenen KM-Enhancement, mit oder ohne Flussphänomene innerhalb oder in der Peripherie. Intermediäres Signal im T1W; intermediär bis signalreich im T2W. Manchmal zeigen die Läsionen Zeichen frischer oder älterer Einblutungen, Ventrikelbeteiligung möglich.	Multiples Auftreten bei Jugendlichen typisch bei Morbus Hippel-Landau.
Chorioidales Plexuspapillom oder Karzinom (Abb. 1A.**63**)	Umschriebene und/oder lobulierte Läsion im Bereich der Plexus, intermediäres Signal im T1W, gemischt intermediär bis signalreich im T2W; gewöhnlich kräftiges KM-Enhancement. Verkalkungen möglich. Lokalisation: Atrium der Seitenventrikel (Kinder) häufiger als 4. Ventrikel (Erwachsene), seltener andere Lokalisation wie z. B. 3. Ventrikel. Kann zum Okklusionshydrozephalus führen.	Seltener intrakranieller Tumor. Die MR-Charakteristiken des Plexus-Papilloms und -karzinoms überschneiden sich. Beide Läsionen können entlang der Liquorwege disseminieren und das Hirnparenchym infiltrieren.
Erwachsene		
Metastatischer Tumor (Abb. 2A.**5**)	Einzelne oder multiple, scharf bis unscharf begrenzte Läsionen im Bereich der Kalotte, Dura, Leptomenix, Plexus chorioidei und Hypophyse. Signalarm bis intermediär im T1W, intermediär bis signalreich im T2W, in der Regel KM-Enhancement. Mögliche Knochendestruktionen und Kompression von Hirngewebe oder Gefäßen. Leptomeningeale Tumoren und Abtropf-Metastasen häufig erst im Postkontrast- Bild erkennbar.	Verschiedenste destruierende und infiltrative Effekte uni- oder multilokulär.
Hämangioblastom (Abb. 2A.**6**)	Umschriebener Tumor in der Regel im Cerebellum und/oder Hirnstamm. Kleine KM aufnehmende Knoten mit oder ohne zystischen Anteil oder größere Läsionen mit kräftigem heterogenen KM-Enhancement, mit oder ohne Flussphänomene innerhalb oder in der Peripherie. Intermediäres Sinal im T1W; intermediär bis signalreich im T2W. Manchmal zeigen die Läsionen Zeichen frischer oder älterer Einblutungen, Ventrikelbeteiligung möglich.	Auftreten bei Jugendlichen und jüngeren Erwachsenen, multiple Herde typisch bei Morbus Hippel-Landau.
Astrozytom (Abb. 1A.**87**)	*Low-grade Astrozytom:* Gewöhnlich in der weißen Substanz gelegene fokale oder diffuse Raumforderung mit hypo- bis isointensem Signal im T1W und signalreich im T2W; geringes oder fehlendes Enhancement nach Gd-Kontrast. Gering raumfordernd, Ventrikelbeteiligung möglich. *Anaplastisches Astrozytom:* Häufig unregelmäßig begrenzte Läsion in der weißen Substanz, hypo- bis isointens in T1W, hyperintens im T2W, ohne und mit Enhancement nach Gd-Kontrast, Ventrikelbeteiligung möglich.	*Low-grade Astrozytom*: Häufig bei Kindern und Erwachsenen (20.–40. Lebensjahr). Der Tumor schließt hoch differenzierte Astrozyten ein. Assoziiert mit Neurofibromatose Typ1. 10 Jahre Überlebenswahrscheinlichkeit, kann maligne entarten. *Anaplastisches Astrozytom:* Zwischenstufe zwischen low-grade Astrozytom und Glioblastoma multiforme. Etwa 2 Jahre Überlebenswahrscheinlichkeit.

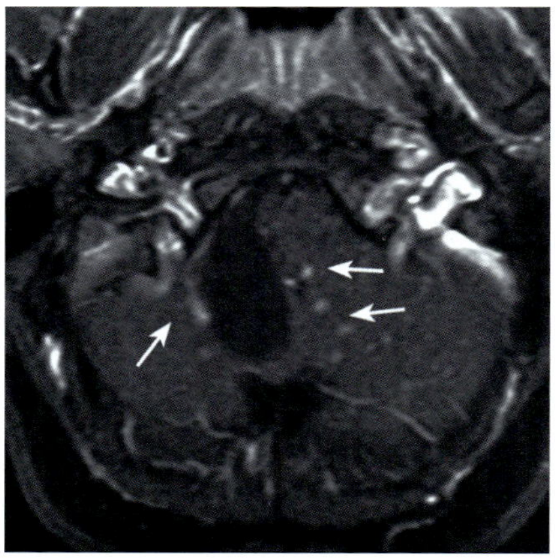

Abb. 2A.**6** **Hämangioblastom (M. von-Hippel-Landau).** Axiales T1W nach KM, multiple KM-aufnehmende Herde im Cerebellum (Pfeile). Zystische Komponente in einer Läsion, mehrere liegen in Nachbarschaft der kaudalen Hälfte des 4. Ventrikels.

Tabelle 2A.3 (Fortsetzung) Raumforderungen des 4. Ventrikels

Erkrankung	MRT-Befund	Kommentar
Ependymom (Abb. 1A.90)	Umschriebene häufig extraventrikuläre lobulierte supratentorielle Läsion. Zysten und/oder Verkalkungen können auftreten. Signalarm bis intermediär im T1W, signalreich im T2W. Unterschiedliches KM-Enhancement, fakultativ Ausbreitung durch die Foramina Luschkae und Magendii.	Häufiger bei Kindern als bei Erwachsenen. Ein Drittel supratentoriell, zwei Drittel infratentoriell.
Chorioidales Plexuspapillom oder Karzinom (Abb. 1A.63)	Umschriebene und/oder lobulierte Läsion im Bereich der Plexus, intermediäres Signal im T1W, gemischt intermediär bis signalreich im T2W; gewöhnlich kräftiges KM-Enhancement. Verkalkungen möglich. Lokalisation: Atrium der Seitenventrikel (Kinder) häufiger als 4. Ventrikel (Erwachsene), seltener andere Lokalisation wie z. B. 3. Ventrikel. Kann zum Okklusionshydrozephalus führen.	Seltener intrakranieller Tumor. Die MR-Charakteristiken des Plexus-Papilloms und -Karzinoms überschneiden sich. Beide Läsionen können entlang der Liquorwege disseminieren und das Hirnparenchym infiltrieren.
Zystizerkose (Abb. 1A.41)	Vereinzelte oder multiple zerebrale oder meningeale zystische Läsionen. *Akute/subakute Phase:* Geringes bis intermediäres Signal im T1W, hohes Signal im T2W. Randständiges oder noduläres Enhancement nach Gd-Kontrast, mit oder ohne periphere T2-Signalmehrung (Ödem). *Chronische Phase*: Verkalkte Granulome.	Infektion durch Aufnahme von Eiern (Taenia solum) in kontaminierter Nahrung (unzureichend gekochtes Schweinefleisch). Befällt in abnehmender Häufigkeit: Meningea, Hirnparenchym, Ventrikel.

Tabelle 2A.4 Schmale Ventrikel

Erkrankung	MRT-Befund	Kommentar
Normvariante	Schmale Ventrikel mit normalem Erscheinungsbild des Hirnparenchyms und der peripheren Liquorräume.	Normvariante
Ventrikeldrainage	Schmale spaltförmige Ventrikel (Ableitungssonde im Ventrikellumen).	Chronische Ventrikel-Überdrainage.
Hirndrucksteigerung	Schmale Ventrikel und Abflachung der peripheren Liquorräume, Signalanhebungen des Hirnparenchyms im T2W als Zeichen des Hirnödems möglich.	Die Ventrikelgröße korreliert gewöhnlich nicht mit dem Grad der Hirndrucksteigerung.
Zerebraler Pseudotumor (Abb. 2A.7)	Normal geformte schmale Ventrikel, manchmal Ausweitung der zerebralen Subarachnoidalräume oder Flüssigkeit im Verlauf der Optikus-Scheide.	KM-Gabe wichtig zum differentialdiagnostischen Ausschluss parenchymatöser oder leptomeningealer Tumoren.

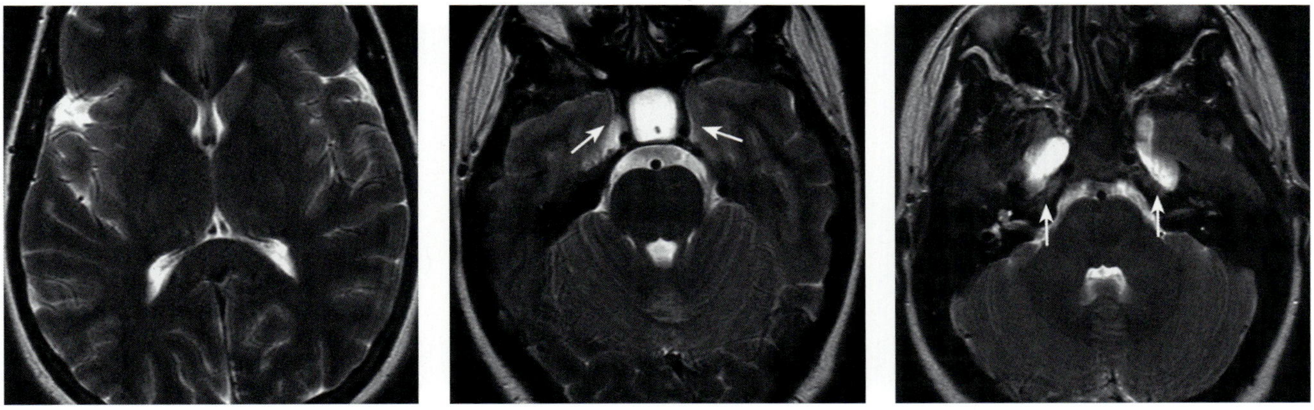

a b c

Abb. 2A.7 **Zerebraler Pseudotumor.** Axiale T2W (**a–c**), schmale, normal geformte Ventrikel, so genannte Empty sella, Aufweitung der Cisterna trigemina bds. (Pfeile).

Tabelle 2A.5 Erweiterte Ventrikel

Erkrankung	MRT-Befund	Kommentar
Normvariante	Eine leichte Ventrikelerweiterung kann in Zusammenhang mit anderen zerebellären oder zerebralen Veränderungen auftreten.	Die Ventrikelweite nimmt mit dem Alter zu, akzentuiert jenseits des 60. Lebensjahres.
Aquäduktstenose (Abb. 2A.**8)**	Dilatation der Seiten- und des 3. Ventrikels bei normaler Größe des 4. Ventrikels, fakultativ kann auch der obere Teil des Aquäduktes mit erweitert sein. Diskrete bzw. unscharf begrenzte Mittelhirnläsionen sind mitunter erkennbar.	Aquäduktstenosen werden durch kleine Läsionen oder Tumoren des Mittelhirns sowie Verklebungen bzw. Adhäsionen nach Blutungen oder Entzündungen verursacht. Mittels MRT lassen sich andere externe Ursachen ausschließen, so z. B. Läsionen des Dorsum des 3. Ventrikels oder der hinteren Schädelgrube.
Chiari-I-Fehlbildung (Abb. 1A.**11)**	Die Kleinhirntonsillen tauchen mehr als 5 mm in das Foramen magnum ab, bei Kindern unter 10 Jahren über 6 mm. Syringohydromyelie in 20 bis 40 %, Hydrozephalus 25 %, basiläre Impression in 25 %. Weniger häufige Begleitsymptome: Klippel-Feil-Syndrom, atlantookzipitale Assimilation.	Ektopie der Kleinhirntonsille. Häufigste Fehlbildung des ZNS. Keine Verbindung mit einer Myelomeningozele.
Chiari-II-Fehlbildung (Arnold-Chiari) (Abb. 2A.**9)**	Kleine hintere Schädelgrube mit klaffendem Foramen magnum, durch das die kaudalisierte Vermis cerebelli mit einer zervikomedullären Schleife tritt. Schnabelfömige Kontur des hinteren Mittelhirndaches. Myelomeningozelen bei fast allen Patienten. Häufig Hydrozephalus und Syringomyelie. Dilatierte Hinterhörner der Seitenventrikel (Kolpozephalie)	Komplexe Fehlbildung mit Beteiligung des Cerebrum, Cerebellum, des Hirnstamms, des Rückenmarks, der Ventrikel, der Schädelbasis und Dura. Fehlentwicklungen mit dysrhaphischen Störungen können verschiedene Regionen des ZNS betreffen.
Chiari-III-Malformation	Veränderungen wie bei Chiari II mit inferior-okzipitaler oder superior-zervikaler Enzephalozele.	Seltene Missbildung mit hoher Mortalität.
Dandy-Walker-Malformation (Abb. 2A.**10)**	Ausgeprägte Hypoplasie oder Aplasie des Kleinhirnwurmes, Verbindung des 4. Ventrikels mit der retrozerebellären Zisterne, vergrößerte hintere Schädelgrube, hochstehende Tentoriumsegel und Sinus transversus. Häufig Hydrozephalus. Kombiniert mit anderen Fehlbildungen, wie Dysgenesie des Corpus callosum, Heterotopie der grauen Substanz, Schizenzephalie, Holoprosenzephalie und Kephalozelen.	Unvollständige Ausbildung des 4. Ventrikeldaches mit Fehlen oder inkompletter Strukturierung der Vermis cerebelli.
Dandy-Walker-Variante (Abb. 1A.**16)**	Geringgradige Hypoplasie der Vermis cerebelli und Kommunikation des posteroinferiorem Teil des 4. Ventrikels mit der Cisterna magna. Keine Vergrößerung der hinteren Schädelgrube.	Gelegentlich in Verbindung mit Hydrozephalus, Dysgenesien des Corpus callosum, Heterotopien der grauen Substanz und anderen Veränderungen.
Kolpozephalie (Abb. 2A.**11)**	Assymmetrische Erweiterung der Okzipitalhörner der Seitenventrikel.	In Verbindung mit Chiari II Malformation und Dysgenesie des Corpus callosum.

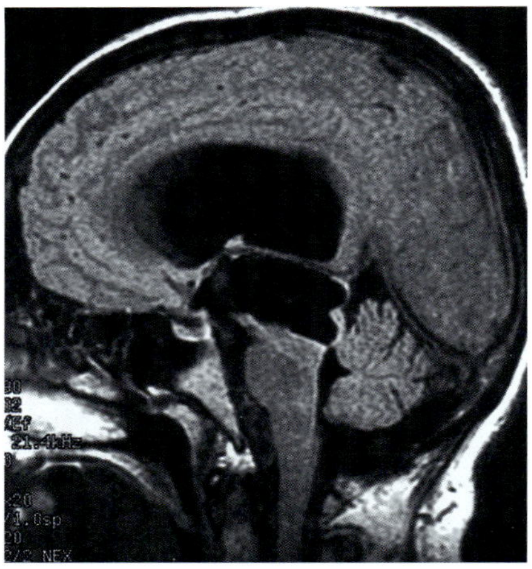

Abb. 2A.**8** **Aquäduktstenose. a** Sagittales T1W, Dilatation der Seitenventrikel, des 3. Ventrikels und der oberen Anteile des Aquäduktes. Die Obstruktion selbst ist klein und umschrieben im unteren Aquädukt, normale Weite des 4. Ventrikels.

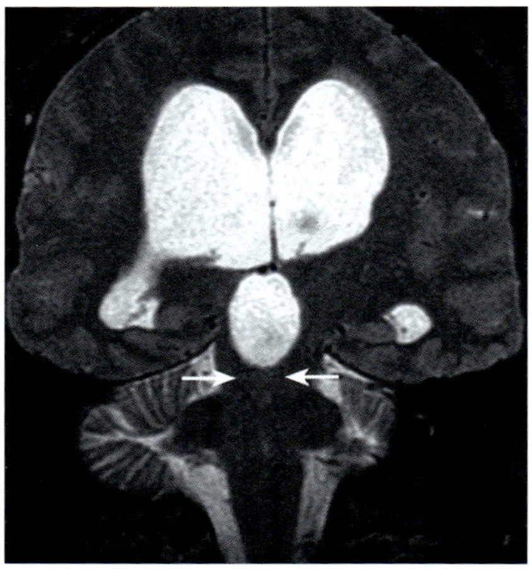

Abb. 2A.**8 b** Im koronalen T2W dargestellter Grad der Obstruktion ohne Nachweis einer Läsion im unteren Mittelhirn (Pfeile).

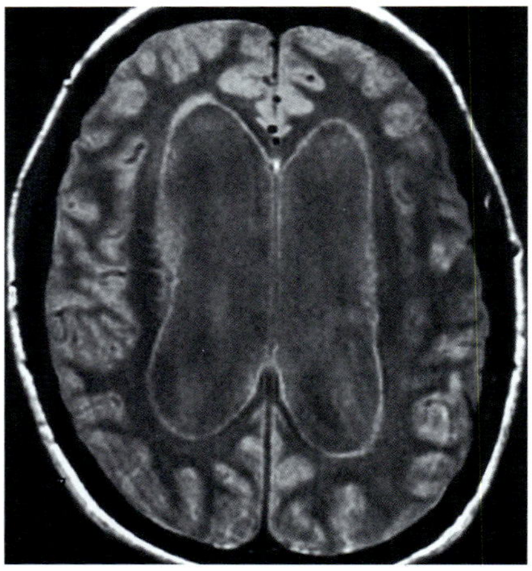

Abb. 2A.**8 c** Axiales PDW, Hydrozephalus mit Ventrikelerweiterung und subependymalem Ödem.

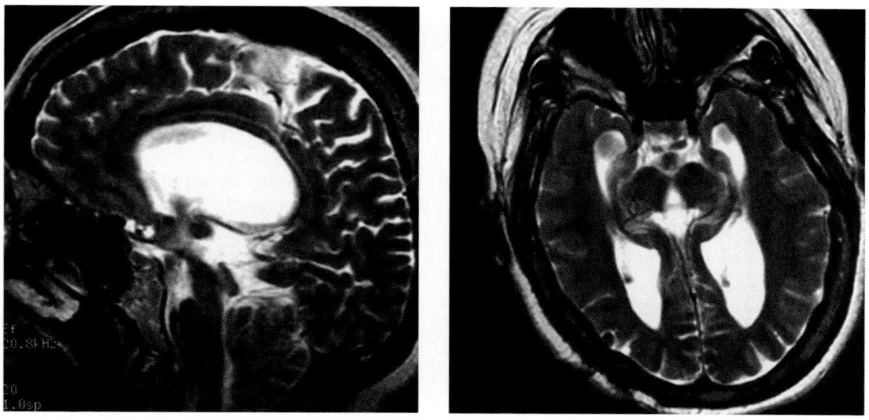

a b

Abb. 2A.**9** **Chiari-II-Malformation (Arnold-Chiari).** Sagittales (**a**) und koronales (**b**) T1W, kleine hintere Schädelgrube mit klaffendem Foramen magnum, in das die kaudalisierte Vermis cerebelli eintaucht. Schnabelförmige Begrenzung des hinteren Mittelhirndaches. Dilatation der Seitenventrikel.

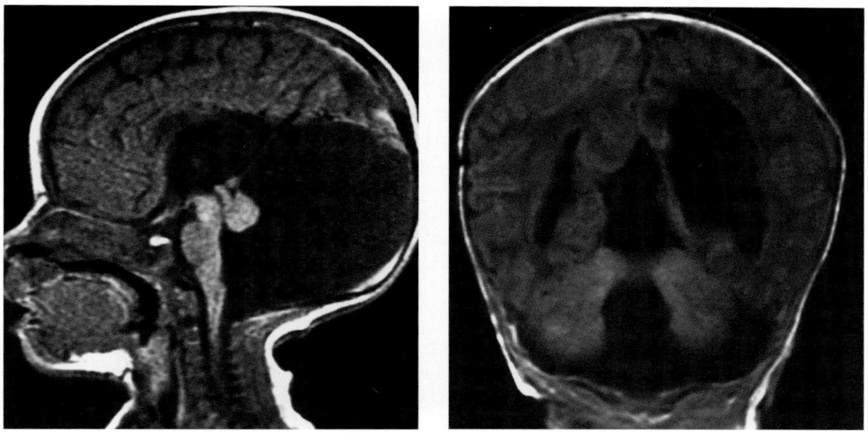

a b

Abb. 2A.**10** **Dandy-Walker-Malformation.** **a** Sagittales T1W, ausgeprägte Hypoplasie des Kleinhirnwurmes, Kommunikation des 4. Ventrikels mit der retrozerebellären Zisterne, vergrößerte hintere Schädelgrube. **b** Koronales T1W (spoiled GRE), Dilatation der Seiten- und des 3. Ventrikels. Hochstehender 3. Ventrikel aufgrund der Agenesie des Corpus callosum.

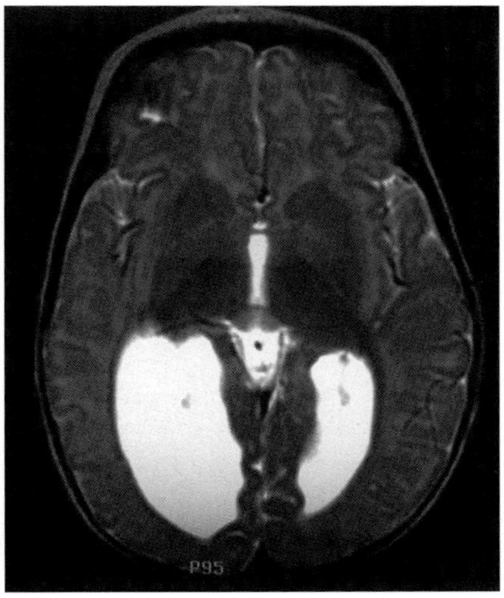

Abb. 2A.**11** **Kolpozephalie.** Asymmetrische Erweiterung der Okzipitalhörner der Seitenventrikel im axialen T2W.

Tabelle 2A.**5** (Fortsetzung) Erweiterte Ventrikel

Erkrankung	MRT-Befund	Kommentar
Neoplasien mit obstruktivem Hydrozephalus		
Metastastatischer Tumor (Abb. 2A.**5)**	Einzelne oder multiple, scharf bis unscharf begrenzte Läsionen im Bereich der Kalotte, Dura, Leptomenix, Plexus chorioidei und Hypophyse. Signalarm bis intermediär im T1W, intermediär bis signalreich im T2W, in der Regel KM-Enhancement. Mögliche Knochendestruktionen und Kompression von Hirngewebe oder Gefäßen. Leptomeningeale Tumoren häufig erst im Postkontrast- Bild erkennbar.	Verschiedenste destruierende und infiltrative Effekte uni- oder multilokulär.
Intraaxiale Primärtumoren		
Astrozytom (Abb. 2A.**12)**	*Low-grade Astrozytom:* Gewöhnlich in der weißen Substanz gelegene fokale oder diffuse Raumforderung mit hypo- bis isointensem Signal im T1W und signalreich im T2W; geringes oder fehlendes Enhancement nach Gd-Kontrast. Gering raumfordernd. *Juveniles pilocytisches Astrozytom:* Subtyp: Solide/zystische Läsion, signalarm bis intermediär im T1W und signalreich im T2W; gewöhnlich kräftiges KM-Enhancement. Lokalisation im Hirnstamm, Cerebellum. *Gliomatosis cerebri:* Infiltrative Läsion mit unscharfer Begrenzung und raumforderndem Effekt in der weißen Substanz. Hypo- bis isointens in T1W, hyperintens im T2W, gewöhnlich kein Enhancement nach Gd-Kontrast. *Anaplastisches Astrozytom:* Häufig unregelmäßig begrenzte Läsion in der weißen Substanz hypo- bis isointens in T1W, hyperintens im T2W, ohne und mit Enhancement nach Gd-Kontrast.	*Low-grade Astrozytom*: Häufig bei Kindern und Erwachsenen (20.-40. Lebensjahr). Der Tumor schließt hoch differenzierte Astrozyten ein. Assoziiert mit Neurofibromatose Typ1. 10 Jahre Überlebenswahrscheinlichkeit, kann maligne entarten. *Juveniles pilocytisches Astrozytom:* Subtyp: Häufiger Tumor im Kindesalter, gute Prognose nach Totalresektion. *Gliomatosis cerebri:* Diffus infiltrierendes Astrozytom mit relativem Erhalt und Ausbreitung entlang der Hirnarchitektur. Die Struktur im Schnittbild kann prognostisch aussagefähiger sein als der histologische Grad. Etwa 2 Jahre Überlebenswahrscheinlichkeit. *Anaplastisches Astrozytom:* Zwischenstufe zwischen low-grade Astrozytom und Glioblastoma multiforme. Etwa 2 Jahre Überlebenswahrscheinlichkeit.
Riesenzellastrozytom – Tuberöse Sklerose (Abb. 1A.**23)**	Umschriebene Läsion in Nachbarschaft des Foramen Monroi, gemischt signalarm bis intermediär im T1W und T2W. Zysten und/oder Kalzifikationen möglich. Heterogenes oder homogenes KM- Enhancement.	Langsam wachsender Tumor, der den Liquorfluss durch das Foramen Monroi behindern kann. Gewöhnlich lange Überlebenszeit nach Resektion. 15 % der Patienten unter 20 Jahren mit Tuberöser Sklerose zeigen ein subependymales Hamartom in Nähe des Foramen Monroi.
Medulloblastom (primitiver neuroektodermaler Tumor des Cerebellum) (Abb. 1A.**89)**	Umschriebene oder invasive Läsion, signalarm bis intermediär im T1W und intermediär bis signalreich im T2W; variables KM-Enhancement, häufige Aussaat in die Leptomenix und/oder die Ventrikel.	Hochmaligner Tumor mit häufiger Disseminierung entlang der Liquorwege.
Ependymom (Abb. 2A.**13)**	Umschriebene häufig extraventrikuläre lobulierte supratentorielle Läsion. Zysten und/oder Verkalkungen können auftreten. Signalarm bis intermediär im T1W, signalreich im T2W. Unterschiedliches KM-Enhancement, fakultativ Ausbreitung durch die Foramina Luschkae und Magendii.	Häufiger bei Kindern als bei Erwachsenen. Ein Drittel supratentoriell, zwei Drittel infratentoriell.
Hämangioblastom (Abb. 1A.**94)**	Umschriebener Tumor in der Regel im Cerebellum und/oder Hirnstamm. Kleine KM aufnehmende Knoten mit oder ohne zystischen Anteil oder größere Läsionen mit kräftigem heterogenen KM-Enhancement, mit oder ohne Flussphänomene innerhalb oder in der Peripherie. Intermediäres Signal im T1W; intermediär bis signalreich im T2W. Manchmal zeigen die Läsionen Zeichen frischer oder älterer Einblutungen.	Auftreten bei Jugendlichen und jüngeren Erwachsenen, multiple Herde typisch bei Morbus Hippel-Lindau.
Intraventrikuläre Tumoren		
Chorioidales Plexuspapillom oder Karzinom (Abb. 1A.**63)**	Umschriebene und/oder lobulierte Läsion im Bereich der Plexus, intermediäres Signal im T1W, gemischt intermediär bis signalreich im T2W; gewöhnlich kräftiges KM-Enhancement. Verkalkungen möglich. Lokalisation: Atrium der Seitenventrikel (Kinder) häufiger als 4. Ventrikel (Erwachsene), seltener andere Lokalisation wie z. B. 3. Ventrikel. Kann zum Okklusionshydrozephalus führen.	Seltener intrakranieller Tumor. Die MR-Charakteristiken des Plexus-Papilloms und -Karzinoms überschneiden sich. Beide Läsionen können entlang der Liquorwege disseminieren und das Hirnparenchym infiltrieren.

Tabelle 2A.5 (Fortsetzung) Erweiterte Ventrikel

Erkrankung	MRT-Befund	Kommentar
Meningeom (Abb. 2A.**30,** 2A.**31**)	Definierte intraventrikuläre Läsion mit intermediärem Signal im T1W, im T2W intermediär bis gering signalreich. In der Regel kräftiges KM-Enhancement, Verkalkungen möglich.	Gewöhnlich gutartig, typischerweise bei Erwachsenen über 40 Jahren auftretend, häufiger bei Frauen. Multilokulär im Rahmen einer Neurofibromatose Typ 2, kann zu Kompressionseffekten am benachbarten Hirnparenchym führen, an benachbarten Arterien und venösen Sinus. Seltener invasiver/maligner Typ.
Hämangioperizytom (Abb. 1A.**57**)	Extraaxiale häufig scharf begrenzte Raumforderung mit intermediärem Signal im T1W und intermediärem bis hohem Signal im T2W; kräftiges KM-Enhancement (kann Meningeomen ähneln), ohne oder mit Knochenerosionen.	Seltene Neoplasie junger Erwachsener (Frauen häufiger), manchmal als angioplastisches Meningeom oder meningeales Hämangioperizytom bezeichnet. Entsteht aus vaskulären Zellen (Perizyten). Häufigkeit von Metastasen ist größer als bei Meningeomen.
Zentrales Neurozytom (Abb. 1A.**26**)	Umschriebene Läsion am Rand des Seitenventrikels oder des Septum pellucidum mit Vorwölbung nach intraventrikulär. Heterogenes intermediäres Signal im T1W, intermediär bis signalreich im T2W. Verkalkungen und/oder kleine Zysten können auftreten. Heterogenes KM-Enhancement.	Seltener Tumor mit neuronaler Differenzierung. Das Schnittbild ähnelt dem intraventrikulären Oligodendrogliom. Auftreten bei jungen Erwachsenen, langsam wachsender benigner Tumor.
Rhabdoider Tumor (Abb. 1A.**91**)	Umschriebene Raumforderung mit intermediärem Signal im T1W, Zonen signalreichen T1W nach Einblutungen möglich; variables gemischt signalarmes, intermediäres und/oder signalreiches T2W. Gewöhnlich kräftiges inhomogenes KM-Enhancement.	Seltener ZNS-Tumor, tritt gewöhnlich im ersten Lebensjahrzehnt auf. Histologisch solider Tumor mit oder ohne Nekrosen ähnlich des rhabdoiden Nierentumors. Schlechte Prognose.

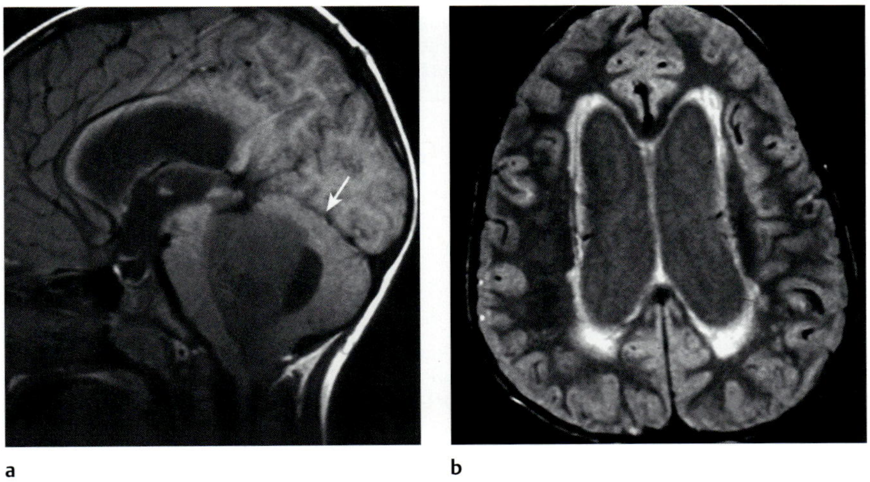

Abb. 2A.**12** **Astrozytom.** **a** Sagittales T1W, intermediär signalintense Läsion im 4. Ventrikel mit obstruktivem Hydrozephalus (Pfeile). **b** Axiales PDW, Dilatation der Seitenventrikel mit hohem subependymalem Signal als Zeichen der subependymalen Liquoransammlung.

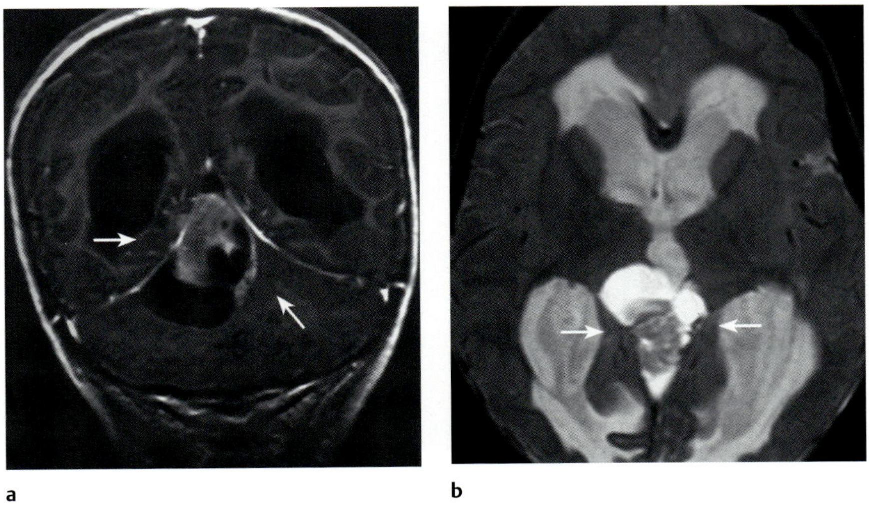

Abb. 2A.**13** **Ependymom.** **a** Koronales T1W nach KM (spoiled GRE), gemischt solide und zystische Läsion mit KM-Enhancement (Pfeile) und obstruktivem Hydrozephalus. **b** Teils zystischer, teils solider Tumor im axialen T2W mit Dilatation des 3. und der Seitenventrikel.

Tabelle 2A.**5** (Fortsetzung) Erweiterte Ventrikel

Erkrankung	MRT-Befund	Kommentar
Intraventrikuläre Läsionen		
Kolloidzyste (Abb. 2A.**14**)	Glatt begrenzte kugelige Läsion im anterioren Bereich des 3. Ventrikels. Variables Signalverhalten (signalarm, intermediär, signalreich) im T1W und T2W; häufig signalreich im T1W und signalarm im T2W; kein KM-Enhancement.	Oft Kopfschmerz-Anamnese und intermittierender Hydrozephalus, Heilung durch Resektion.
Neuroepitheliale Zyste (Abb. 1A.**51**)	Scharf begrenzt Zyste, signalarm im T1W und signalreich im T2W, mit dünner Kapsel, kein KM-Enhancement, kein Umgebungsödem.	Zystenwände ähneln histopathologisch Epithelien. Neuroepitheliale Zysten treten in der Plexus chorioidei, in der Fissura chorioidei, in den Ventrikeln und im Hirnparenchym auf.
Entzündlich/infektiös		
Ependymitis/ Ventrikulitis (Abb. 2A.**15**) **(Abb.** 1A.**96**)	Kurvilineares und/oder noduläres KM-Enhancement entlang der Ventrikel- bzw. Ependymgrenzen mit Hydrocephalus internus oder communicans.	Komplikation intrazerebraler Entzündungen: infektiös durch Bakterien, Pilze, Tuberkulose, Viren (Zytomegalie [CMV]) oder Parasiten, nichtinfektiös mit ähnlichem Erscheinungsbild z. B. bei Sarkoidose.
Zystizerkose (Abb. 1A.**41**)	Vereinzelte oder multiple zerebrale oder meningeale zystische Läsionen. *Akute/subakute Phase:* Geringes bis intermediäres Signal im T1W, hohes Signal im T2W. Randständiges oder noduläres Enhancement nach Gd-Kontrast, mit oder ohne periphere T2-Signalmehrung (Ödem). *Chronische Phase*: Verkalkte Granulome.	Infektion durch Aufnahme von Eiern (Taenia solum) in kontaminierter Nahrung (unzureichend gekochtes Schweinefleisch). Befällt in abnehmender Häufigkeit: Meningea, Hirnparenchym, Ventrikel.
Hydatide Zyste	*Echinococcus granulosus:* Vereinzelte oder selten multiple Herde, signalarm im T1W und signalreich im T2W mit einem schmalen Randsaum verminderten Signals im T2W; sofern nicht superinfiziert typischerweise kein Enhancement nach Gd-Kontrast und kein Randödem. Häufig im Versorgungsgebiet der A. cerebri media lokalisiert. *Echinococcus multilocularis:* Zystische und/oder solide Läsion (möglich auch multilokulär). Zentrale Zone geringen bis intermediären Signals im T1W oder T2W die von einem leicht verdickten Ring geringer T2-Signalintensität umsäumt wird; Enhancement nach Gd-Kontrast. Gewöhnlich signalreiche Peripherie im T2W (Ödem) und Verkalkungen.	Durch parasitäre Infektionen: *Echinococcus granulosos* (Südafrika, Mittlerer Osten, Australien, Neuseeland) oder *Echinococcus multilocularis* (Nord-Amerika, Europa, Türkei, China). ZNS-Beteiligung in 2 % der hydatiden Manifestationen.
Rasmussen's Enzephalitis (Abb. 2A.**16**)	Progressive Atrophie einer zerebralen Hemisphäre mit unscharf begrenzten signalreichen Zonen im T2W im Bereich der Marklager, des Kortex und der Stammganglien. Gewöhnlich kein KM-Enhancement. Erweiterung des ipsilateralen Seitenventrikels.	Erkrankung bei Kindern unter 10 Jahren, schwere und zunehmende Epilepsie, unilaterale neurologische Defizite, Hemiplegie, psychomotorische Retardierung. Ätiologisch slow-Virus-Infektion, wahrscheinlich durch CMV oder Epstein-Barr-Virus. Therapie: Hemisphärektomie.

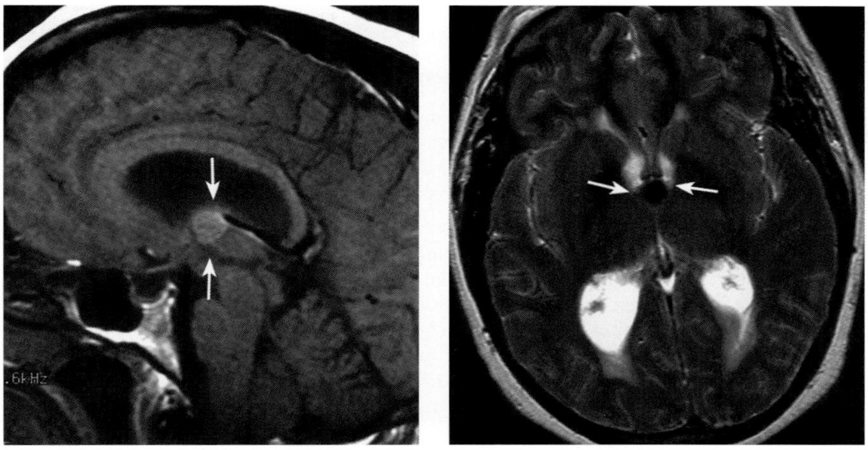

a b

Abb. 2A.**14** **Kolloidzyste.** **a** Sagittales T1W, rundliche schwach signalreiche Läsion im vorderen oberen 3. Ventrikel (Pfeile). **b** Signalarmer Charakter im axialen T2W (Pfeile), Dilatation der Seitenventrikel mit subependymalem Ödem.

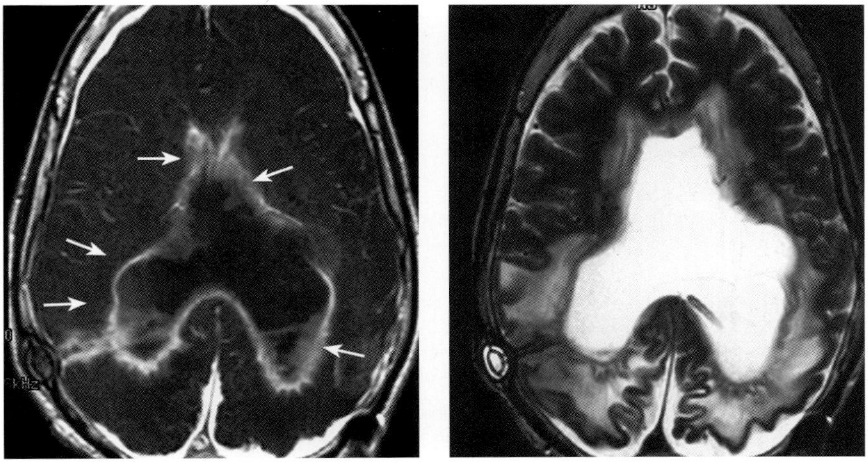

a b

Abb. 2A.**15** **Ependymitis/Ventrikulitis.** **a** Axiales T1W nach KM, abnormes unregelmäßiges KM-Enhancement entlang der erweiterten Seitenventrikel (Pfeile) und der Dura durch pyogene Infektion nach Ableitungs-Operation. **b** Axiales T2W, Ventrikelerweiterung und Signalanhebung im periventrikulären Hirnparenchym.

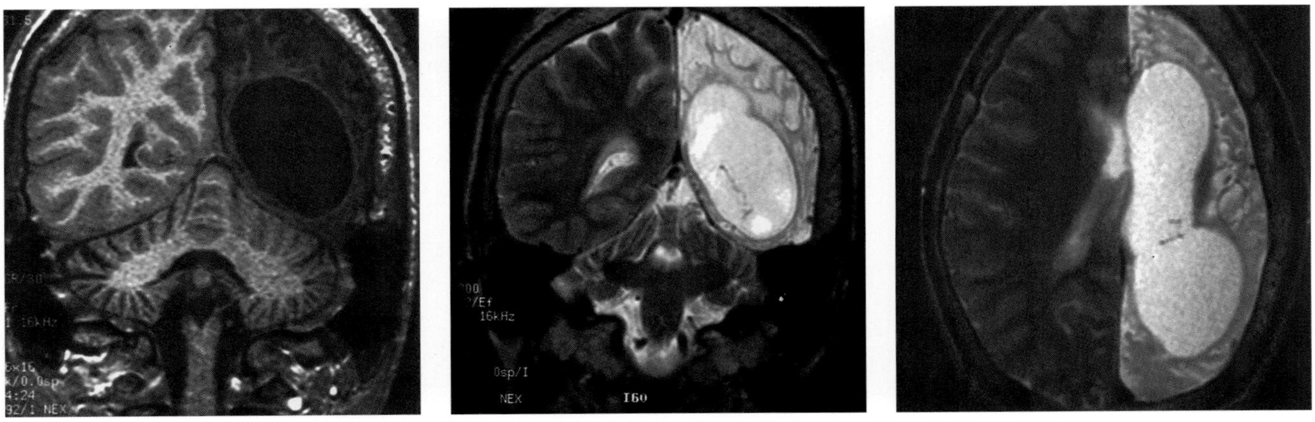

a b c

Abb. 2A.**16** **Rasmussen's Enzephalitis.** **a** Koronales T1W (spoiled GRE), ausgeprägte Atrophie der rechten zerebralen Hemisphäre mit kompensatorischer Dilatation des linken Seitenventrikels. Koronales (**b**) und axiales (**c**) T2W, unscharf begrenzte abnorm signalreiche Zonen in der weißen und grauen Substanz der linken zerebralen Hemisphäre mit fortgeschrittener Atrophie.

Tabelle 2A.5 (Fortsetzung) Erweiterte Ventrikel

Erkrankung	MRT-Befund	Kommentar
Hydranenzephalie (Abb. 2A.14)	Ersatz wesentlicher Hirnanteile durch dünnwandige liquorgefüllte Räume. Die inferomedialen Anteile der Frontal- und Temporallappen sind häufig erhalten. Gewöhnlich normale Ausbildung der Thalami und des Cerebellum.	Zerebrale Parenchymschädigung intrauterin z. B. durch vaskuläre Ereignisse oder Infektionen (CMV, Toxoplasmose). Patienten können normo-, mikro- oder makrozephal sein, verzögerte Entwicklung der Kinder.
Porenzephale Zyste (Abb. 1A.52)	Polyzyklische, relativ scharf begrenzte Läsion mit geringem Signal im T1W und hohem Signal imT2W ähnlich Liquor, unscharf begrenzte signalreiche Zone im angrenzenden Hirnparenchym. Kein KM-Enhancement, kein Ödem.	Stellt einen Restbefund nach Hirnverletzungen dar (Trauma, Infektion, Infarkt, Blutung) mit Umwandlung in ein zystisches liquorähnliches Areal. Charakteristische Gliose-Areale im angrenzenden Parenchym (hohes T2-Signal), die eine Abgrenzung zur Schizenzephalie ermöglichen.
Enzephalomalazie (Abb. 2A.18)	Unscharf begrenzte signalreiche Zonen im T2W im Hirngewebe (graue und weiße Substanz) mit lokalisierter Substanzminderung und kompensatorischer Dilatation des angrenzenden Ventrikels.	Restzustand einer Gewebsschädigung nach abgelaufenem Infarkt, Blutung, Entzündung, Infektion oder Trauma, charakterisiert durch unspezifische Astrozytenproliferationen und mit Erweiterung des ipsilateralen Ventrikels aufgrund des Substanzverlustes. Kann in der Spätschwangerschaft, postnatal oder am reifen Gehirn auftreten im Zusammenhang mit einer reaktiven Proliferation der Astrozyten.
Dyke-Davidoff-Mason-Syndrom (Abb. 2A.19)	Atrophie/Enzephalomalazie einer zerebralen Hemisphäre mit kompensatorischer Dilatation des ipsilateralen Seitenventrikels. Unilateral ipsilaterale Erweiterung der Schädelhöhle mit verdickter Calvaria, mitunter auch Hypertrophie der ipsilateralen Nasennebenhöhlen.	Seltene Störung bei Erwachsenen, verbunden mit Krampfanfällen, mentaler Retardierung und Hemiparese.
M. Alzheimer	Temporal betonte Hirnatrophie, Erweiterung der Ventrikel und Sulci. Gewöhnlich kortikale Substanzminderung.	Häufigste Form der progressiven Demenz mit neurofibrillären Geflechten, senilen Plaques, Neuronenverlust, Amyloid-Angiopathie und Gliose.
M. Pick (Abb. 1A.141)	Frontal und temporal betonte Hirnatrophie, Erweiterung der Ventrikel und Sulci. Gewöhnlich kortikale Substanzminderung.	Erworbene Demenz, weniger häufig im Vergleich zum M. Alzheimer. Histopathologisch finden sich Neuronenverlust und zytoplasmatische Einschlüsse („Pick-Körper").
M. Huntington (Abb. 1A.154)	Disproportionale Atrophie der Stammganglien (in abnehmender Häufigkeit: Nucleus caudatus, Putamen, Cerebellum/Hirnstamm). Variables geringes und hohes Signal im T2W bilateral im Putamen, kein KM-Enhancement.	Autosomal-dominat vererbte neurodegenerative Erkrankung, gewöhnlich bei Patienten über 40 Jahre mit progredienten Bewegungsstörungen, mentalen und Persönlichkeitsstörungen.
Normaldruck-Hydrozephalus (Abb. 2A.20)	Disproportional erweiterte Ventrikel im Vergleich zu den peripheren Liquorräumen, gelegentlich hyperdynamische Flussauslöschungen im 3. Ventrikel, Aquädukt und 4. Ventrikel.	Erweiterung der Ventrikel mit vermehrter transependymaler Resorption von Liquor, wahrscheinlich aufgrund einer beeinträchtigten Liquoraufnahme durch die arachnoidalen Granulationen. Klinisch progrediente Abnahme der Merkfähigkeit, Harninkontinenz, Gangstörungen.

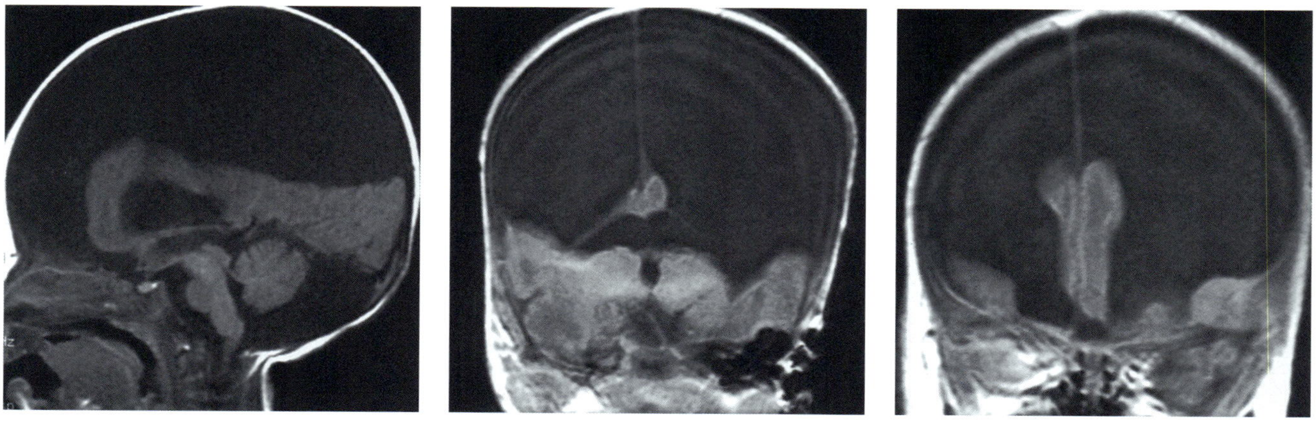

a b c

Abb. 2A.17 **Hydranenzephalie.** Sagittales (**a**) und koronales (**b, c**) T1W (spoiled GRE), Ersatz wesentlicher Hirnanteile durch dünnwandige liquorgefüllte Räume. Die inferomedialen Anteile der Frontal- und Temporallappen sind erhalten.

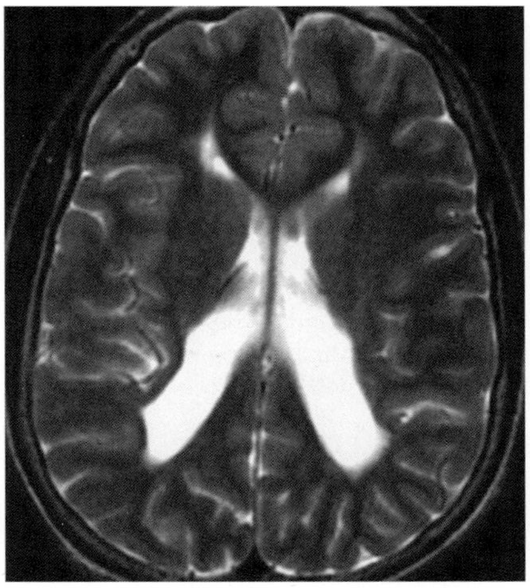

Abb. 2A.**18** **Periventrikuläre Leukomalazie.** Axiales T2W, kleine, unscharf begrenzte signalreiche Zonen in den periventrikulären Marklagern. Lokalisierte Substanzminderung und Dilatation des angrenzenden Ventrikels.

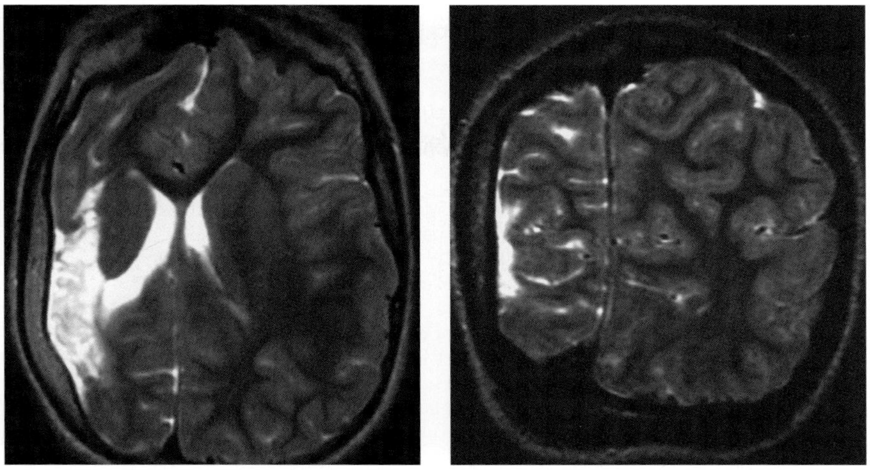

a, b

Abb. 2A.**19** **Dyke-Davidoff-Mason-Syndrom.** Axiale T2W (**a, b**), Atrophie/Enzephalomalazie der rechten zerebralen Hemisphäre mit kompensatorischer Dilatation des ipsilateralen Ventrikels. Unilateral ipsilaterale Vergrößerung der Schädelhöhle mit verdickter Calvaria.

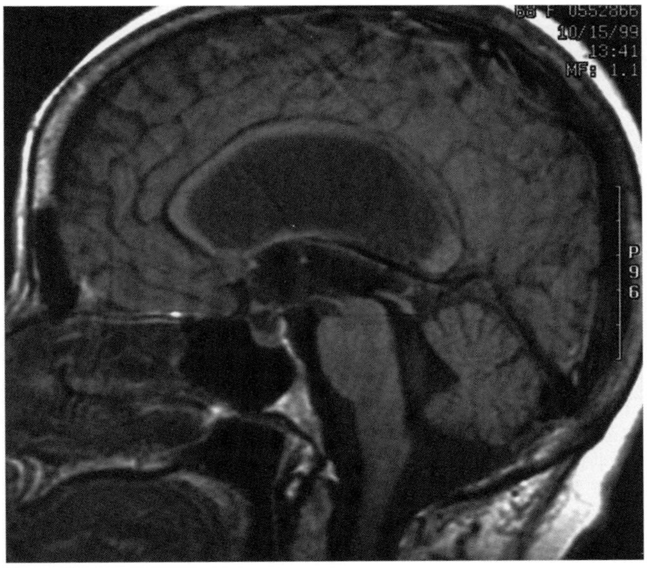

a

Abb. 2A.**20** **Normaldruckhydrozephalus. a** Sagittales T1W, Ventrikelerweiterung ohne obliterierende Raumforderung. Axiale T2W (**b, c**), disproportional weitere Ventrikel im Vergleich zu den peripheren Liquorräumen, hyperdynamische Flussauslöschungen im 3. Ventrikel, Aquäductus cerebri und im 4. Ventrikel (Pfeile).

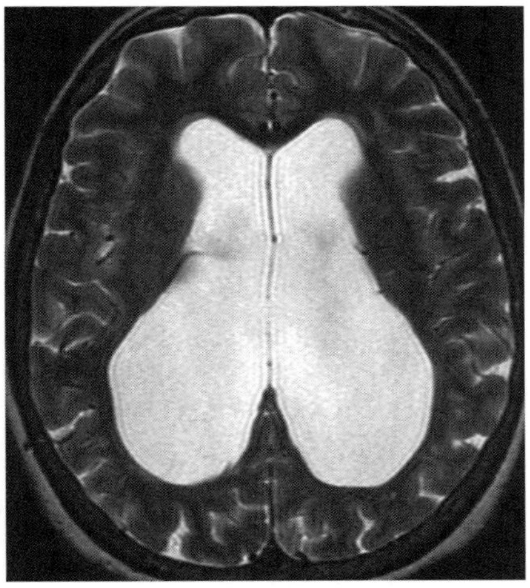

b

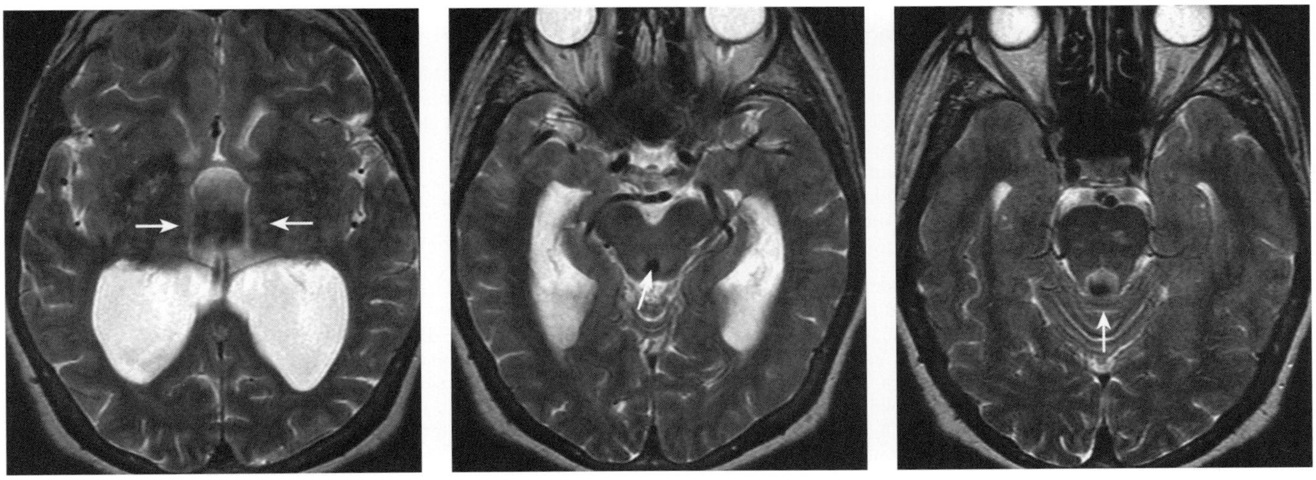

c d e

Tabelle 2A.**6** Anormale oder veränderte Konfiguration der Ventrikel

Erkrankung	MRT-Befund	Kommentar
Angeboren, entwicklungsbedingt oder erworben		
Holoprosenzephalie (Abb. 1A.**1) (Abb.** 2A.**21)**	*Alobär*: Großer Monoventrikel mit posteriorer Mittellinienzyste, mangelnde Hemisphärenabgrenzung durch Fehlen der Falx, des Corpus callosum und des Septum pellucidum. Verschmelzen der Thalami. *Semilobär*: Monoventrikel mit partieller Ausbildung der Fissura interhemispherica, des Okzipital- und Temporalhornes, partiell verschmolzenen Thalami. Fehlendes Corpus callosum und Septum pellucidum. Assoziiert mit leichten kraniofazialen Fehlbildungen. *Lobär*: Fast vollständige Ausbildung der Fissura interhemispherica und der Ventrikel. Verschmolzene Frontalhirn-Unterlappen, Dysgenesie des Corpus callosum, Fehlen des Septum pellucidum, getrennte Thalami, neuronale Migrationsstörungen. *septo-optische Dysplasie (deMorsier-Syndrom)* (Abb. 1A.**2**): Leichte Form der lobären Holoprosenzephalie. Dysgenesie oder Agenesie des Septum pellucidum, hypoplastischer Sehnerv, kantige Frontalhörner. In 50 % assoziiert mit Schizenzephalie.	*Holoprosenzephalie*: Störungen der Divertikulation (4. bis 6. Schwangerschaftswoche), die durch eine fehlende Differenzierung und Teilung des Embryonalhirnes (Prosencephalon) in Lappen und Hemisphären charakterisiert sind.
Heterotopie der grauen Substanz (Abb. 2A.**22)**	*Noduläre Heterotopie*: Knoten (auch Mehrzahl) isointenser grauer Substanz entlang der Ventrikel oder innerhalb der weißen Substanz.	Störung der neuronalen Migration (7. bis 22. Schwangerschaftswoche), in der sich Ansammlungen bzw. Schichten von Neuronen zwischen den Ventrikeln und der Hirnrinde ausbilden. Band-, streifen- und knötchenformige Läsionen, isointens zur grauen Substanz, sind möglich, uni- oder bilateral. Verbunden mit Krampfanfällen, Schizenzephalie.
Schizenzephalie (gespaltenes Hirn) (Abb. 2A.**23)**	Spaltbildung im Gehirn vom Ventrikel bis zur Oberfläche des Kortex, begrenzt von heterotoper grauer Substanz. Der Spalt kann schmal (geschlossene Lippen) oder weit sein (offene Lippen).	Kombiniert mit Krampfleiden, Visusverlust, Retardierung und anderen ZNS-Veränderungen (z. B. septo-optische Dysplasie). Klinische Symptome richten sich nach der Schwere der Malformation. Ischämien oder Insult von Teilen oder der Keim- Matrix vor Ausbildung der Hemisphären.
Unilaterale Hemimegenzephalie (Abb. 2A.**24)**	Noduläre oder multinoduläre Heterotopien grauer Substanz in Teilen oder der gesamten zerebralen Hemisphäre mit Vergrößerung der ipsilateralen Hemisphäre und des Ventrikels.	Störung der neuronalen Migration mit hamartomatöser Hypertrophie der befallenen Hemisphäre.
Chiari-II-Fehlbildung (Arnold-Chiari) (Abb. 1A.**12)**	Kleine hintere Schädelgrube mit klaffendem Foramen magnum, durch das die kaudalisierte Vermis cerebelli mit einer zervikomedullären Schleife tritt. Schnabelfömige Kontur des hinteren Mittelhirndaches. Myelomeningozelen bei fast allen Patienten. Häufig Hydrozephalus und Syringomyelie. Dilatierte Hinterhörner der Seitenventrikel (Kolpozephalie)	Komplexe Fehlbildung mit Beteiligung des Cerebrum, Cerebellum, des Hirnstamms, des Rückenmarks, der Ventrikel, der Schädelbasis und Dura. Fehlentwicklungen mit dysrhaphischen Störungen können verschiedene Regionen des ZNS betreffen.
Dandy-Walker-Malformation (Abb. 1A.**15)**	Ausgeprägte Hypoplasie oder Aplasie des Kleinhirnwurmes, Verbindung des 4. Ventrikels mit der retrozerebellären Zisterne, vergrößerte hintere Schädelgrube, hochstehende Tentoriumsegel und Sinus transversus. Häufig Hydrozephalus. Kombiniert mit anderen Fehlbildungen, wie Dysgenesie des Corpus callosum, Heterotopie der grauen Substanz, Schizenzephalie, Holoprosenzephalie und Kephalozelen.	Unvollständige Ausbildung des 4. Ventrikeldaches mit Fehlen oder inkompletter Strukturierung der Vermis cerebelli.
Dysgenesie des Corpus callosum (Abb. 1A.**14)**	Das Spektrum der Fehlbildungen reicht vom kompletten bis zum partiellen Fehlen des Corpus callosum. Lateralisierte und parallel stehende Seitenventrikel, hoher 3. Ventrikel im Verhälnis zur Fissura interhemispherica, Kolpenzephalie. Assoziiert mit interhemisphäriellen Zysten, Lipomen und Fehlbildungen wie Chiari II, Heterotopien der grauen Substanz, Dandy-Walker-Syndrom, Holoprosenzephalie, unpaare A. cerebri anterior, Kephalozele.	Defekt oder inkomplette Entwicklung des Corpus callosum (7. bis 18. Schwangerschaftswoche). Axone, die normalerweise die Hemisphären kreuzen, verlaufen parallel entlang der Medialwand der Seitenventrikel (Probst'sche Bündel).

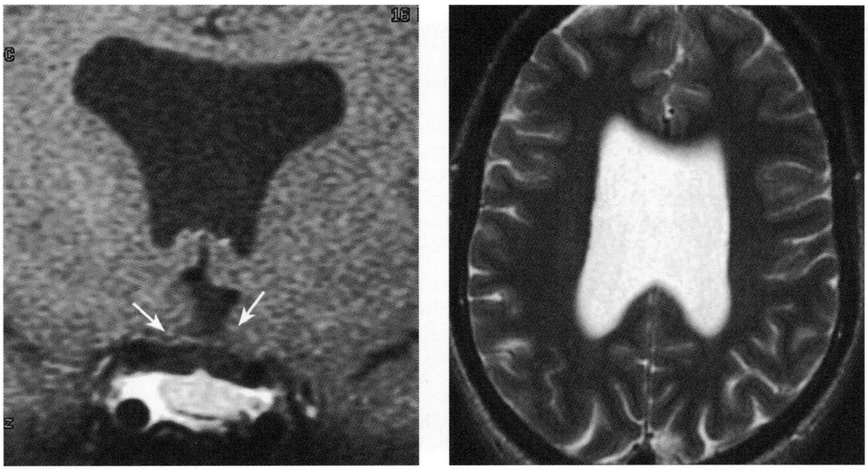

a b

Abb. 2A.**21** **Septo-optische Dysplasie (de-Morsier-Syndrom).** **a** Koronales FS T1W nach KM, Fehlen des Septum pellucidum und Hypoplasie des Chiasma opticum (Pfeile). **b** Agenesie des Septum pellucidum im axialen T2W.

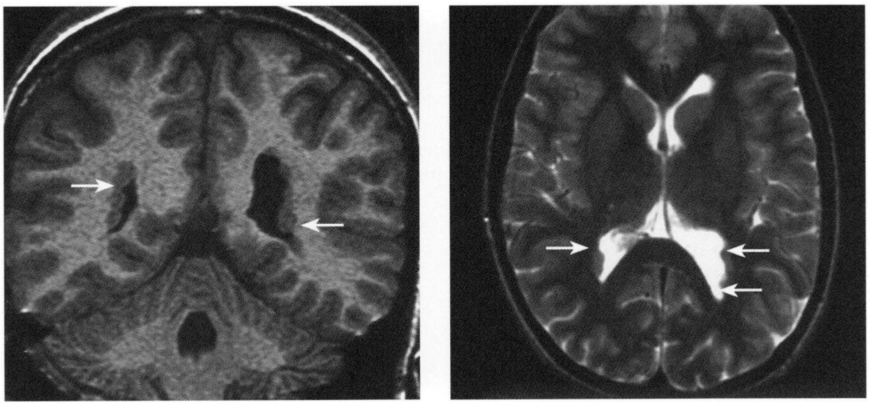

a b

Abb. 2A.**22** **Heterotopie der grauen Substanz.** Koronales (**a**) und axiales (**b**) T1W (spoiled GRE), multiple Noduli isointens zur grauen Substanz entlang der Ventrikel (Pfeile).

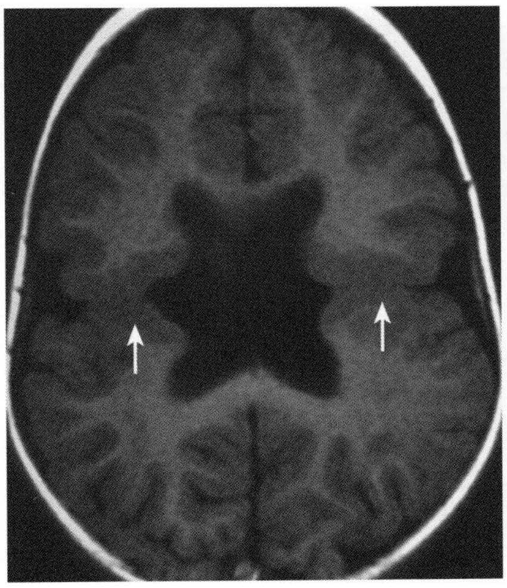

Abb. 2A.**23** **Schizenzephalie (Typ „geschlossene Lippen").** Axiales T1W, schmale Spaltbildungen am Cerebrum bds., die von den Ventrikeln bis zur Kortexgrenze reichen, angrenzend heterotope graue Substanz (Pfeile).

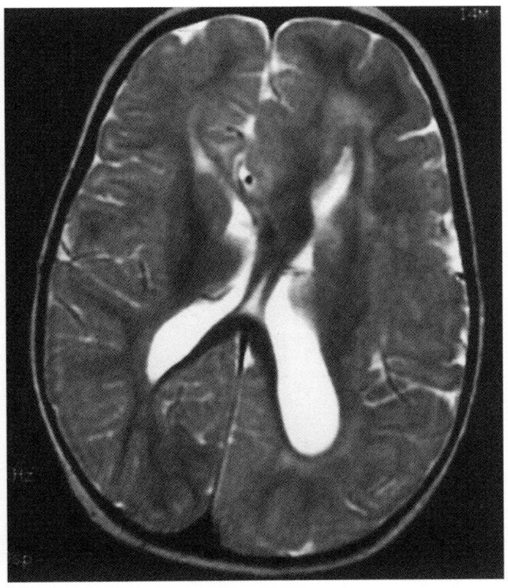

Abb. 2A.**24** **Unilaterale Hemimegalenzephalie.** Axiales T2W, Vergrößerung der linken zerebralen Hemisphäre mit Verbreiterung des ipsilateralen Seitenventrikels, Pachygyrie, Heterotopie der grauen Substanz, verzögerte Myelinisierung (Signalanhebungen in der weißen Substanz).

Tabelle 2A.**6** (Fortsetzung) Anormale oder veränderte Konfiguration der Ventrikel

Erkrankung	MRT-Befund	Kommentar
Porenzephale Zyste (Abb. 1A.**52)**	Polyzyklische, relativ scharf begrenzte Läsion mit geringem Signal im T1W und hohem Signal imT2W ähnlich Liquor, unscharf begrenzte signalreiche Zone im angrenzenden Hirnparenchym. Kein KM-Enhancement, kein Ödem.	Stellt einen Restbefund nach Hirnverletzungen dar (Trauma, Infektion, Infarkt, Blutung) mit Umwandlung in ein zystisches liquorähnliches Areal. Charakteristische Gliose-Areale im angrenzenden Parenchym (hohes T2-Signal), die eine Abgrenzung zur Schizenzephalie ermöglichen.
Neuroepitheliale Zyste (Abb. 1A.**51)**	Scharf begrenzte Zyste, signalarm im T1W und signalreich im T2W, mit dünner Kapsel, kein KM-Enhancement, kein Umgebungsödem.	Zystenwände ähneln histopathologisch Epithelien. Neuroepitheliale Zysten treten in der Plexus chorioidei, in der Fissura chorioidei, in den Ventrikeln und im Hirnparenchym auf.
Hamartom – Tuberöse Sklerose (Abb. 2A.**25)**	Subependymale Hamartome: kleine Knoten entlang bzw. mit Projektion auf die Seitenventrikel. Signalverhalten im T1W und T2W identisch zum Kortex. Häufig Verkalkungen und KM-Enhancement.	Kortikale und subependymale Hamartome sind nichtmaligne Läsionen in Verbindung mit einer Tuberösen Sklerose.
Mittellinien-verlagerung (Subfalcine Herniation)	Kompression und Verschiebung des Seiten- und des 3. Ventrikels unter der Falx cerebri zur Gegenseite, fakultativ Erweiterung des kontralateralen Ventrikels durch Obstruktion des Liquorausflusses bei verengtem Foramen Monroi. Mögliche Verlagerung auch der ipsilateralen A. cerebri anterior und der subependymalen Venen.	Häufig bei primären oder sekundären intraaxialen Tumoren, Blutungen.
Transtentoriale Herniation	*Aszendierender Typ:* Kranialisierung der Vermis cerebelli und der zerebellaren Hemisphären, Herniation durch die Incisura tentorica mit Kompression und Verlagerung des Aquäduktes und der dorsalen Anteile des 3. Ventrikels, Abflachung der Oberwurmzisterne, Kompression und Verlagerung des 4. Ventrikels nach anterior. Mitunter Obstruktiver Hydrozephalus. *Deszendierender Typ:* Medialisierung und Kaudalisierung des Uncus und des Gyrus parahippocampi unter das Tentorium. Abflachung der supraselllären Zisterne und der Basalzisternen. Kompression der ipsilateralen Mittelhirnanteile mit Verlagerung zur Gegenseite, Kernohan's Spalte. Fakultativ Einblutungen sowie Verlagerung und/oder Kompression der A. chorioidea, A. cerebri posterior sowie des Ramus communicans posterior nach kaudal sowie der angrenzenden Anteile der A. basilaris mit entsprechenden zerebellären, zerebralen oder Hirnstamm-Infarkten. Häufig tödlicher Ausgang.	Deszendierender Typ häufiger als aszendierender. Typischerweise Resultat von Raumforderungen oder Blutungen, die Hirngewebe durch das Tentorium abdrängen.
Cavum septum pellucidum/Cavum Vergae (Abb. 2A.**26,** 2A.**27)**	*Cavum septum pellucidum:* Liquorgefüllte Zone zwischen den zwei Septumblättern. *Cavum Vergae:* Ähnlich des Cavum septum pellucidum mit Ausdehnung des flüssigkeitsgefüllten Raumes nach dorsal.	Entwicklungbedingte Anomalie mit mangelnder Rückbildung des fetalen Raumes zwischen den Septumblättern. Klinisch unbedeutsam, bei 3 % der Normalbevölkerung zu finden.

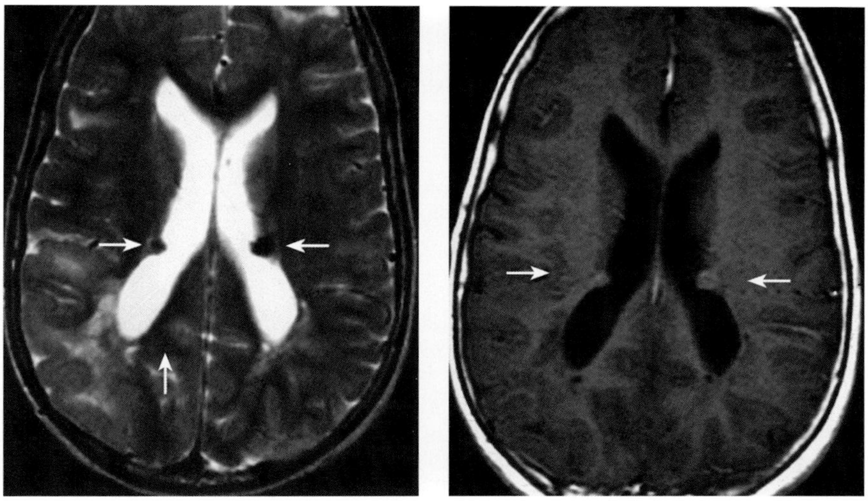

a b

Abb. 2A.**25** **Hamartom – Tuberöse Sklerose.** **a** Axiales T2W, kleine signalarme Knoten entlang und in Projektion auf die Seitenventrikel (Pfeile). Kortikales Hamartom in der hinteren zerebralen Hemisphäre rechts (gekrümmter Pfeile). **b** Minimales Enhancement der ependymalen Hamartome im axialen T1W nach KM (Pfeile).

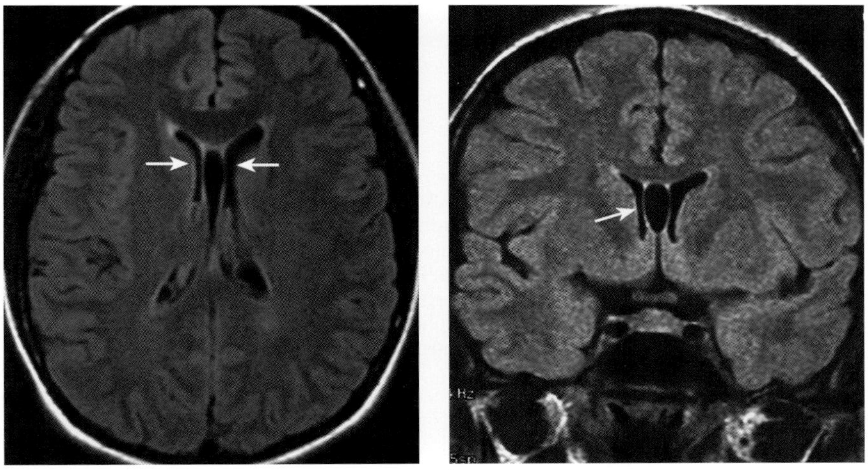

a b

Abb. 2A.**26** **Cavum septum pellucidum.** Axiales (**a**) und koronales (**b**) FLAIR-Bild, liquorgefüllte Zone zwischen den Septumblättern (Pfeile).

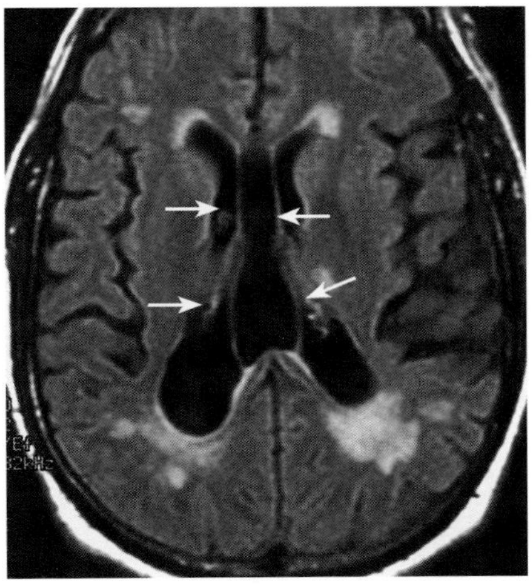

Abb. 2A.**27** **Cavum Vergae.** Axiale FLAIR-Sequenz, liquorgefüllte Zone zwischen zwei Septumblättern mit weiter nach dorsal reichender Ausdehnung im Vergleich zum Cavum septum pellucidum (Pfeile). Signalreiche Herde in den periventrikulären und subkortikalen Marklagern als Zeichen der Mikroangiopathie.

Tabelle 2A.7 Intraventrikuläre Raumforderungen

Erkrankung	MRT-Befund	Kommentar
Angeboren oder entwicklungsbedingt		
Kolloidzyste (Abb. 2A.**28**)	Glatt begrenzte kugelige Läsion im anterioren Bereich des 3. Ventrikels. Variables Signalverhalten (signalarm, intermediär, signalreich) im T1W und T2W; häufig signalreich im T1W und signalarm im T2W; kein KM-Enhancement.	Oft Kopfschmerz-Anamnese und intermittierender Hydrozephalus, Heilung durch Resektion.
Neuroepitheliale Zyste (Abb. 1A.**51**)	Scharf begrenzte Zyste, signalarm im T1W und signalreich im T2W, mit dünner Kapsel, kein KM-Enhancement, kein Umgebungsödem.	Zystenwände ähneln histopathologisch Epithelien. Neuroepitheliale Zysten treten in der Plexus chorioidei, in der Fissura chorioidei, in den Ventrikeln und im Hirnparenchym auf.
Hamartom – Tuberöse Sklerose (Abb. 2A.**25**)	Subependymale Hamartome: kleine Knoten entlang bzw. mit Projektion auf die Seitenventrikel. Signalverhalten im T1W und T2W identisch zum Kortex. Häufig Verkalkungen und KM-Enhancement.	Kortikale und subependymale Hamartome sind nichtmaligne Läsionen in Verbindung mit einer Tuberösen Sklerose.
Neoplastisch		
Metastatischer Tumor (Abb. 2A.**29**)	Einzelne oder multiple, scharf bis unscharf begrenzte Läsionen mit Ausdehnung in die Kalotte, Dura, Leptomenix und/oder Plexus chorioidei. Signalarm bis intermediär im T1W, intermediär bis signalreich im T2W, in der Regel KM-Enhancement. Mögliche Knochendestruktionen und Kompression von Hirngewebe oder Gefäßen. Leptomeningeale Tumoren häufig erst im Postkontrast-Bild erkennbar.	Verschiedenste destruierende und infiltrative Effekte uni- oder multilokulär. Disseminierte Metastasen in den Ventrikeln können aus primären ZNS-Tumoren oder extraneuralen Primärtumoren entstehen.
Meningeom (Abb. 2A.**30**, 2A.**31**)	Definierte extraaxiale duraständige Läsionen. Supratentoriell häufiger als infratentoriell. Intermediäres T1-Signal, im T2W intermediär bis gering signalreich. In der Regel kräftiges KM-Enhancement, Verkalkungen möglich.	Häufigster extraaxialer Tumor. Gewöhnlich gutartig, typischerweise bei Erwachsenen über 40 Jahren auftretend, häufiger bei Frauen. Multilokulär im Rahmen einer Neurofibromatose Typ 2, kann zu Kompressionseffekten am benachbarten Hirnparenchym führen, an benachbarten Arterien und venösen Sinus. Seltener invasiver/maligner Typ.

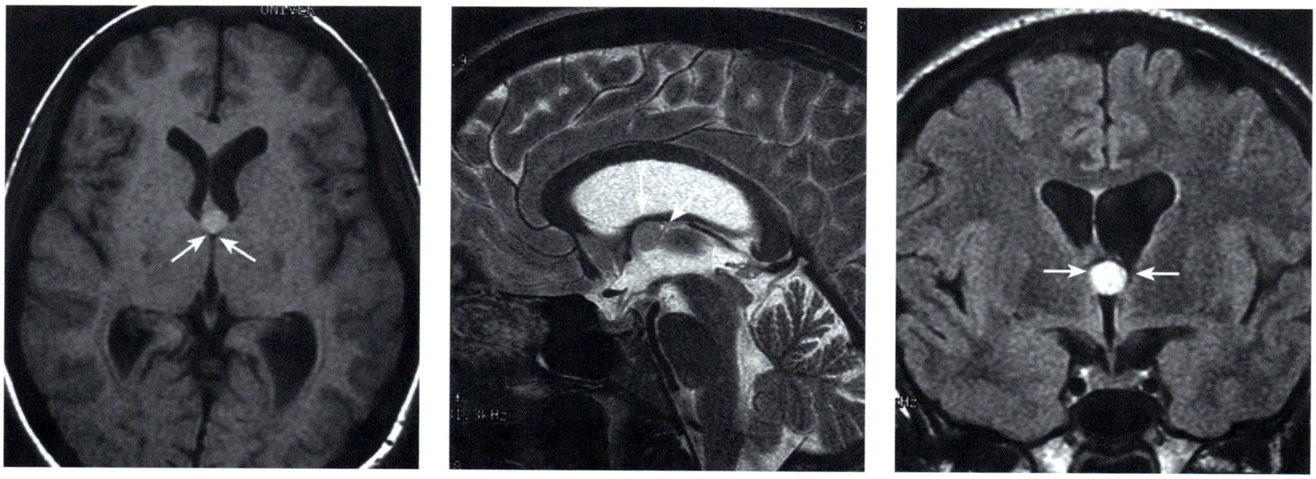

Abb. 2A.**28** **Kolloidzyste.** **a** Axiales T1W, glatt begrenzte, kugelige, gering signalintense Läsion im vorderen Abschnitt des 3. Ventrikels (Pfeile).

Abb. 2A **28 b** Intermediäres Signal der Kolloidzyste im sagittalen T2W (Pfeile).

Abb. 2A.**28 c** Signalreiche Läsion im koronalen FLAIR-Bild (Pfeile).

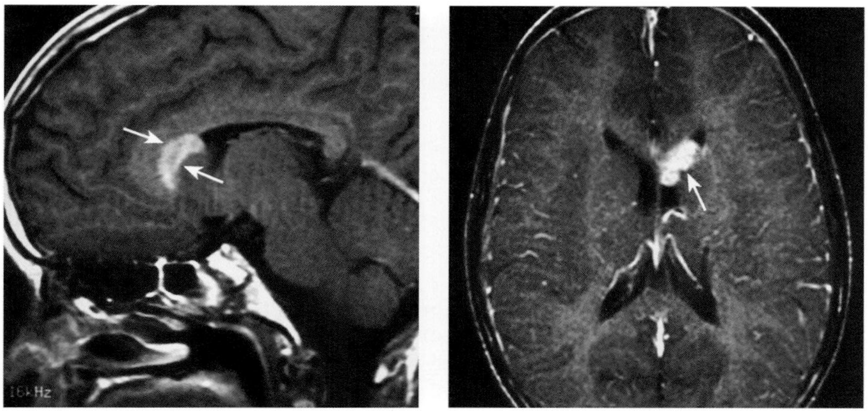

a b

Abb. 2A.**29** **Metastatisches Medulloblastom.** Sagittales (**a**) und axiales (**b**) T1W nach KM, metastatische Läsion im Vorderhorn des linken Seitenventrikels mit KM-Enhancement (Pfeile).

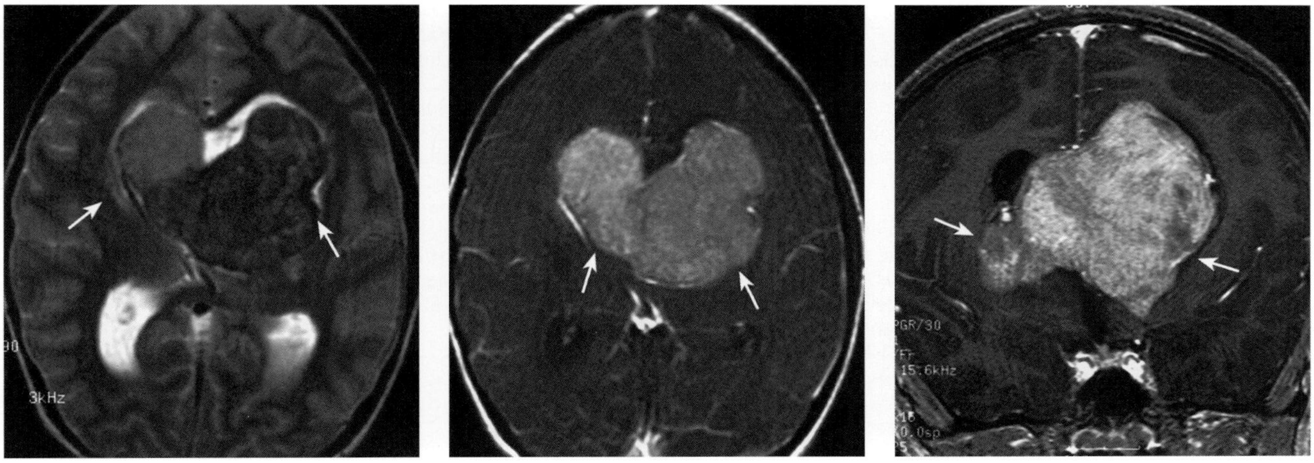

a b c

Abb. 2A.**30** **Meningeom.** **a** Axiales T2W, große heterogene, intermediär signalintense Läsion in den Frontalhörnern beider Ventrikel, den Foramina Monroi und vorderen 3. Ventrikel (Pfeile). Kräftiges Enhancement des intraventrikulären Meningeoms im axialen (**b**) und koronalen (**c**) T1W (spoiled GRE) nach KM (Pfeile).

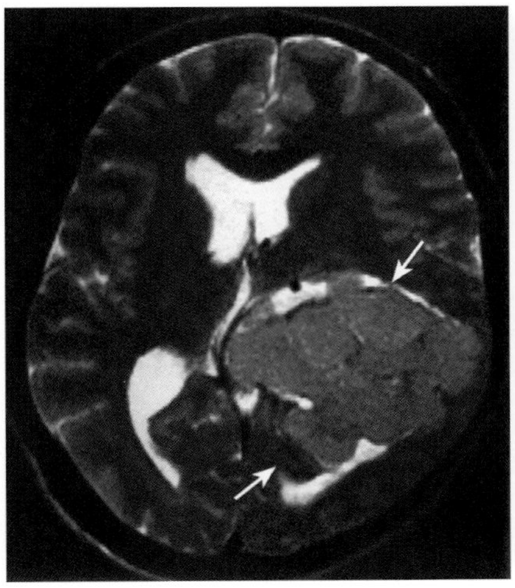

Abb. 2A.**31** **Meningeom.** **a** Axiales T2W, große heterogene, intermediär signalintense Läsion im Atrium des linken Seitenventrikels (Pfeile).

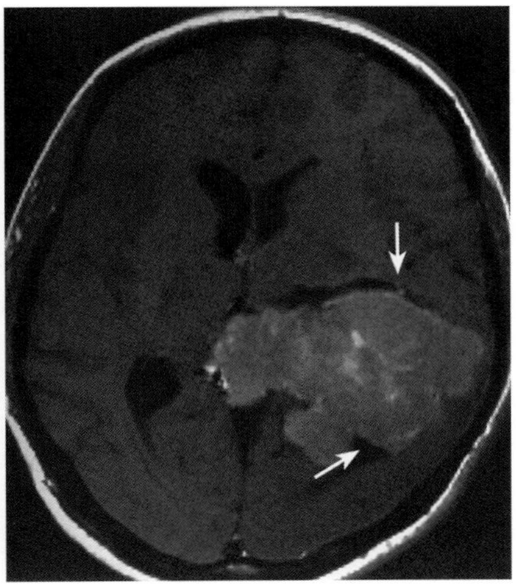

Abb. 2A.**31 b** Kräftiges Enhancement des intraventrikulären Meningeoms im axialen T1W nach KM (Pfeile).

Tabelle 2A.**7** (Fortsetzung) Intraventrikuläre Raumforderungen

Erkrankung	MRT-Befund	Kommentar
Hämangioperizytom (Abb. 2A.**32) (Abb.** 1A.**87,** 1A.**88)**	Extraaxiale häufig scharf begrenzte Raumforderung mit intermediärem Signal im T1W und intermediärem bis hohen Signal im T2W; kräftiges KM-Enhancement (kann Meningeomen ähneln), ohne oder mit Knochenerosionen.	Seltene Neoplasie junger Erwachsener (Frauen häufiger), manchmal als angioplastisches Meningeom oder meningeales Hämangioperizytom bezeichnet. Entsteht aus vaskulären Zellen (Perizyten). Häufigkeit von Metastasen ist größer als bei Meningeomen.
Zentrales Neurozytom (Abb. 2A.**33)**	Umschriebene Läsion am Rand des Seitenventrikels oder des Septum pellucidum mit Vorwölbung nach intraventrikulär. Heterogenes intermediäres Signal im T1W, intermediär bis signalreich im T2W. Verkalkungen und/oder kleine Zysten können auftreten. Heterogenes KM-Enhancement	Seltener Tumor mit neuronaler Differenzierung. Das Schnittbild ähnelt dem intraventrikulären Oligodendrogliom. Auftreten bei jungen Erwachsenen, langsam wachsender benigner Tumor.
Astrozytom (Abb. 2A.**34)**	*Low-grade Astrozytom:* Gewöhnlich in der weißen Substanz gelegene fokale oder diffuse Raumforderung mit hypo- bis isointensem Signal im T1W und signalreich im T2W; geringes oder fehlendes Enhancement nach Gd-Kontrast. Ventrikeleinbruch möglich. *Juveniles pilocytisches Astrozytom:* Subtyp: Teils zystische, teils solide Läsion, signalarm bis intermediär im T1W, signalreich im T2W, gewöhnlich kräftiges KM-Enhancement. Lokalisation im Bereich des Cerebellum, Hypothalamus, Hirnstamm, in Nachbarschaft des 3. und 4. Ventrikels. Ventrikeleinbruch möglich. *Gliomatosis cerebri*: Infiltrative Läsion mit unscharfer Begrenzung und raumforderndem Effekt in der weißen Substanz. Hypo- bis isointens in T1W, hyperintens im T2W, gewöhnlich kein Enhancement nach Gd-Kontrast. Ventrikeleinbruch möglich. *Anaplastisches Astrozytom:* Häufig unregelmäßig begrenzte Läsion in der weißen Substanz, hypo- bis isointens in T1W, hyperintens im T2W, ohne und mit Enhancement nach Gd-Kontrast. Ventrikeleinbruch möglich.	*Low-grade Astrozytom*: Häufig bei Kindern und Erwachsenen (20.-40. Lebensjahr). Der Tumor schließt hoch differenzierte Astrozyten ein. Assoziiert mit Neurofibromatose Typ1. 10 Jahre Überlebenswahrscheinlichkeit, kann maligne entarten. *Juveniles pilocytisches Astrozytom:* Subtyp: Häufiger Tumor im Kindesalter, gute Prognose nach Totalresektion. *Gliomatosis cerebri:* Diffus infiltrierendes Astrozytom mit relativem Erhalt und Ausbreitung entlang der Hirnarchitektur. Die Struktur im Schnittbild kann prognostisch aussagefähiger sein als der histologische Grad. Etwa 2 Jahre Überlebenswahrscheinlichkeit. *Anaplastisches Astrozytom:* Zwischenstufe zwischen low-grade Astrozytom und Glioblastoma multiforme. Etwa 2 Jahre Überlebenswahrscheinlichkeit.
Riesenzellastrozytom – Tuberöse Sklerose (Abb. 1A.**23)**	Umschriebene Läsion in Nachbarschaft des Foramen Monroi, gemischt signalarm bis intermediär im T1W und T2W. Zysten und/oder Kalzifikationen möglich. Heterogenes oder homogenes KM- Enhancement.	Langsam wachsender Tumor, der den Liquorfluss durch das Foramen Monroi behindern kann. Gewöhnlich lange Überlebenszeit nach Resektion. 15 % der Patienten unter 20 Jahren mit Tuberöser Sklerose zeigen ein subependymales Hamartom in Nähe des Foramen Monroi.
Medulloblastom (primitiver neuroektodermaler Tumor des Cerebellum) (Abb. 1A.**89)**	Umschriebene oder invasive Läsion, signalarm bis intermediär im T1W und intermediär bis signalreich im T2W; variables KM-Enhancement, häufige Aussaat in die Leptomenix.	Hochmaligner Tumor mit häufiger Disseminierung entlang der Liquorwege.
Ependymom (Abb. 1A.**28) (Abb.** 1A.**127)**	Umschriebene, häufig extraventrikuläre, lobulierte supratentorielle Läsion. Zysten und/oder Verkalkungen können auftreten. Signalarm bis intermediär im T1W, signalreich im T2W. Unterschiedliches KM-Enhancement.	Häufiger bei Kindern als bei Erwachsenen. Ein Drittel supratentoriell, zwei Drittel infratentoriell, 45 % 5-Jahres-Überlebensrate.
Oligodendrogliom (Abb. 1A.**25)**	Umschriebene Läsion, gemischt signalarm bis intermediär im T1W und intermediär bis signalreich im T2W; signalfreie Zonen im Bereich scholliger Kalzifikationen; heterogenes KM-Enhancement. Befällt Kortex und weiße Substanz. Kann zu chronischen Erosionen der Tabula interna der Schädelkalotte führen.	Seltenes langsam wachsendes Gliom mit gemischtem histologischem Bild (z. B. Astrozytom), gewöhnlich bei Erwachsenen über 35 Jahren, 85 % supratentoriell. Bei niedrigen Graden 75 % 5-Jahres-Überlebenswahrscheinlichkeit, höhergradige haben eine schlechte Prognose.

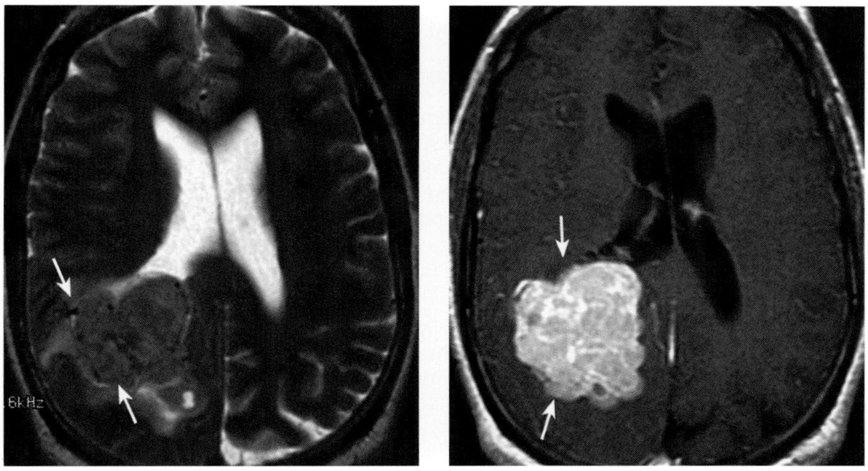

a b

Abb. 2A.**32** **Hämangioperizytom.**
a Axiales T2W, heterogene, intermediär signalintense Läsion im Bereich des Atriums des rechten Seitenventrikels (Pfeile).
b Kräftiges Tumorenhancement (Pfeile) im axialen T1W nach KM.

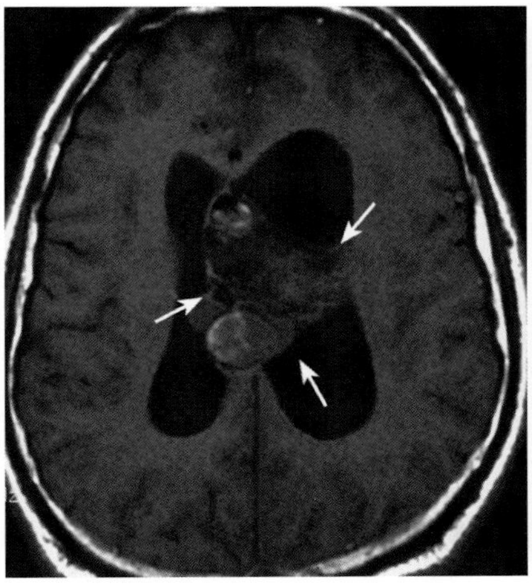

Abb. 2A.**33** **Zentrales Neurozytom.**
a Axiales T1W, gering lobulierte Läsion mit gemischt signalarmem, intermediärem und schwach signalreichem Charakter am Septum pellucidum mit Ausdehnung in die Seitenventrikel (Pfeile). Dilatation der Ventrikel.

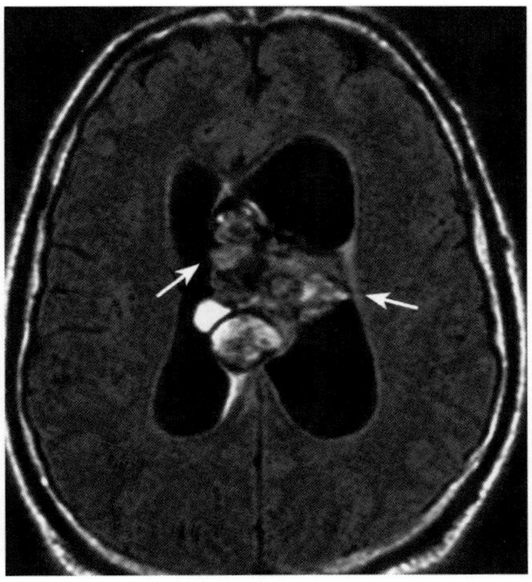

Abb. 2A.**33 b** Axiale FLAIR-Sequenz, gemischt signalarme, intermediäre und signalreiche Läsion (Pfeile).

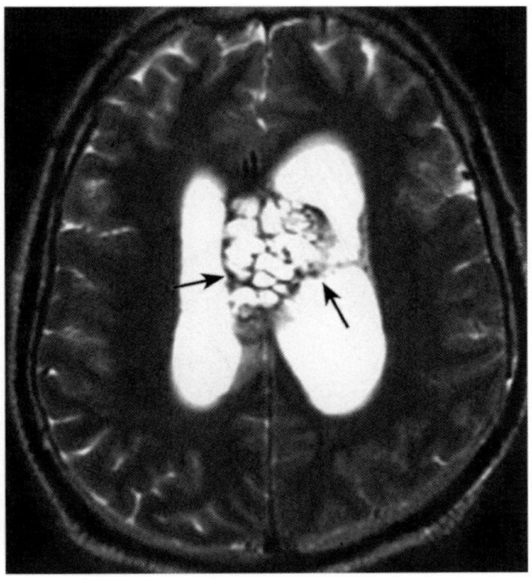

Abb. 2A.**33 c** Überwiegend signalreicher Charakter mit signalarmen Septierungen im axialen T2W.

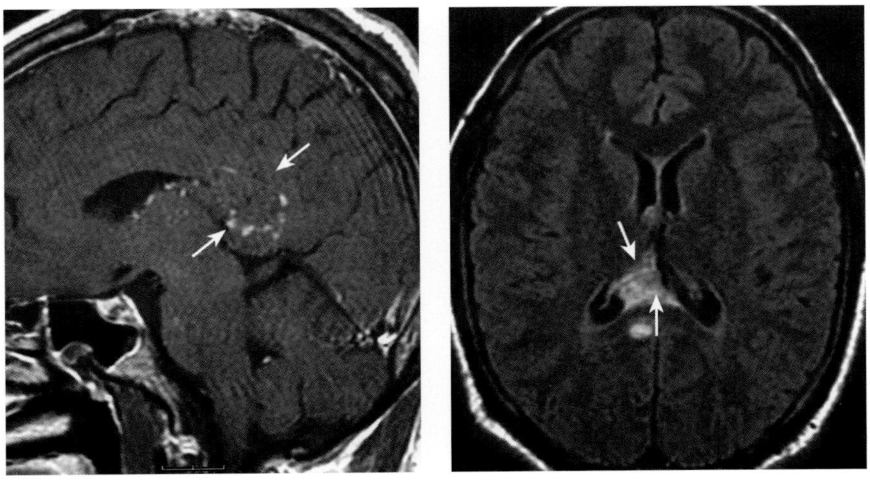

a b

Abb. 2A.**34** **Astrozytom.** **a** Sagittales T1W nach KM, Tumor mit kleinen KM-aufnehmenden Zonen im Splenium des Corpus callosum (Pfeile). **b** Signalreicher Charakter im FLAIR-Bild. Deformierung des Atrium des rechten Seitenventrikels.

Tabelle 2A.**7** (Fortsetzung) Intraventrikuläre Raumforderungen

Erkrankung	MRT-Befund	Kommentar
Chorioidales Plexuspapillom oder Karzinom (Abb. 2A.**35**, 2A.**36**)	Umschriebene und/oder lobulierte Läsion im Bereich der Plexus, intermediäres Signal im T1W, gemischt intermediär bis signalreich im T2W; gewöhnlich kräftiges KM-Enhancement. Verkalkungen möglich. Lokalisation: Atrium der Seitenventrikel (Kinder) häufiger als 4. Ventrikel (Erwachsene), seltener andere Lokalisation wie z. B. 3. Ventrikel. Kann zum Okklusionshydrozephalus führen.	Seltener intrakranieller Tumor. Die MR-Charakteristiken des Plexus-Papilloms und -Karzinoms überschneiden sich. Beide Läsionen können entlang der Liquorwege disseminieren und das Hirnparenchym infiltrieren.
Rhabdoider Tumor (Abb. 1A.**91**, 2A.**37**)	Umschriebene Raumforderung mit intermediärem Signal im T1W, Zonen signalreichen T1W nach Einblutungen möglich; variables gemischt signalarmes, intermediäres und/oder signalreiches T2W. Gewöhnlich kräftiges inhomogenes KM-Enhancement.	Seltener ZNS-Tumor, tritt gewöhnlich im ersten Lebensjahrzehnt auf. Histologisch solider Tumor mit oder ohne Nekrosen ähnlich des rhabdoiden Nierentumors. Schlechte Prognose.
Entzündlich		
Tuberkulose – Leptomenix, Zisternen, Ventrikel (Abb. 1A.**96**)	Solide Herde mit linearem und/oder Ringenhancement nach Gd-Kontrast in den Basalzisternen, Ventrikeln oder an der Leptomenix.	Auftreten bei immunsupprimierten Patienten und in Entwicklungsländern. Führen zu intrakraniellen Granulomen durch hämatogene Streuung.
Parasitäre Hirnerkrankungen		
Toxoplasmose (Abb. 1A.**131**)	Vereinzelte oder multiple solide und/oder zystische Läsionen im Bereich der Basalganglien und/oder der zerebralen Mark-Rinden-Grenze; geringes bis intermediäres Signal im T1W, hohes Signal im T2W. Noduläres oder ringförmiges Enhancement nach Gd-Kontrast, mit oder ohne Umgebungsödem (hohes T2-Signal).	Häufigste opportunistische ZNS-Infektion bei HIV-Patienten, hervorgerufen durch die Aufnahme kontaminierter Nahrung (*Toxoplasma gondii*).
Zystizerkose (Abb. 1A.**132**)	Vereinzelte oder multiple zerebrale oder meningeale zystische Läsionen. *Akute/subakute Phase:* Geringes bis intermediäres Signal im T1W, hohes Signal im T2W. Randständiges oder noduläres Enhancement nach Gd-Kontrast, mit oder ohne periphere T2-Signalmehrung (Ödem). *Chronische Phase*: Verkalkte Granulome.	Infektion durch Aufnahme von Eiern (Taenia solum) in kontaminierter Nahrung (unzureichend gekochtes Schweinefleisch). Befällt in abnehmender Häufigkeit: Meningea, Hirnparenchym, Ventrikel.
Hydatide Zyste	*Echinococcus granulosus:* Vereinzelte oder selten multiple Herde, signalarm im T1W und signalreich im T2W mit einem schmalen Randsaum verminderten Signals im T2W; sofern nicht superinfiziert typischerweise kein Enhancement nach Gd-Kontrast und kein Randödem. Häufig im Versorgungsgebiet der A. cerebri media lokalisiert. *Echinococcus multilocularis:* Zystische und/oder solide Läsion (möglich auch multilokulär). Zentrale Zone geringen bis intermediären Signals im T1W oder T2W die von einem leicht verdickten Ring geringer T2-Signalintensität umsäumt wird; Enhancement nach Gd-Kontrast. Gewöhnlich signalreiche Peripherie im T2W (Ödem) und Verkalkungen.	Durch parasitäre Infektionen: *Echinococcus granulosos* (Südafrika, Mittlerer Osten, Australien, Neuseeland) oder *Echinococcus multilocularis* (Nord-Amerika, Europa, Türkei, China). ZNS-Beteiligung in 2% der hydatiden Manifestationen.

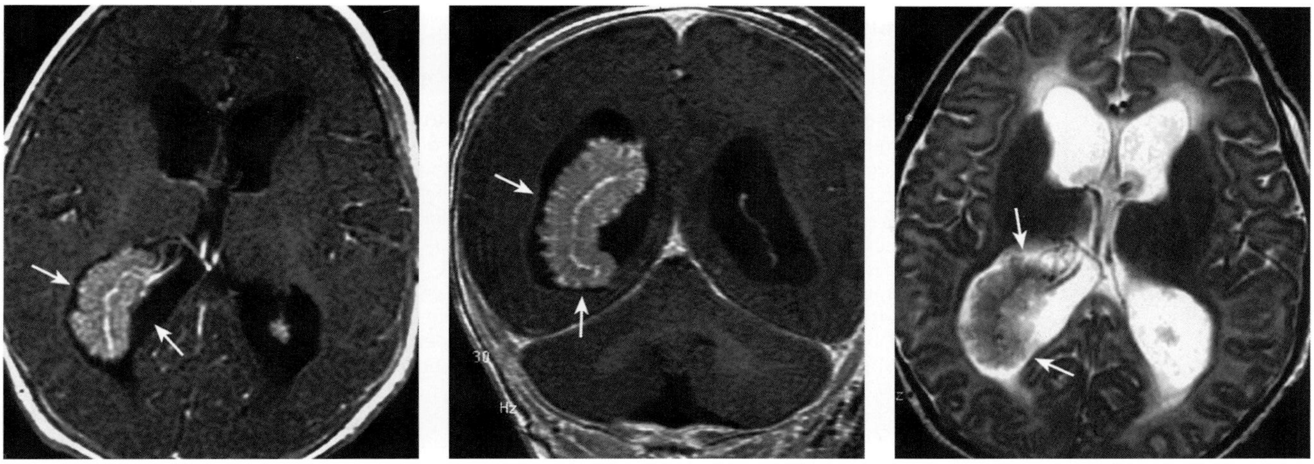

a b c

Abb. 2A.**35** **Chorioides Plexuspapillom.** Axiales (**a**) und koronales (**b**) T1W nach KM (spoiled GRE), Plexuspapillom mit kräftigem KM-Enhancement im Atrium des rechten Seitenventrikels (Pfeile). Dilatation des Seitenventrikels. **c** Heterogenes intermediäres Signal der Läsion im axialen T2W.

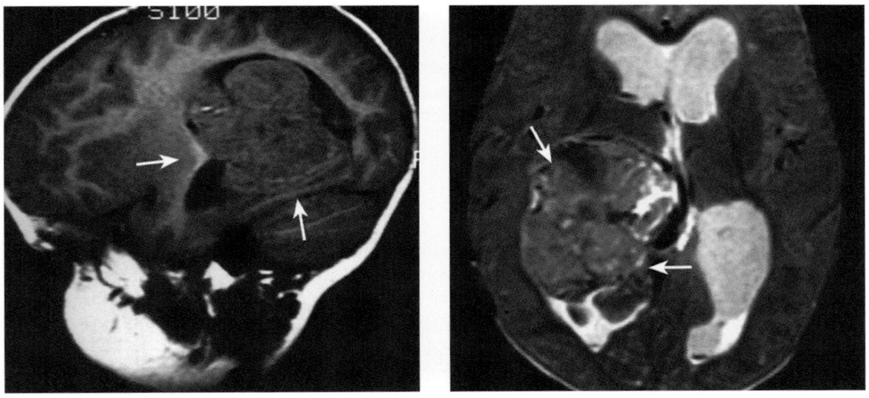

a b

Abb. 2A.**36** **Chorioidales Plexuskarzinom.** **a** Sagittales T1W, große intermediär signalintense Läsion im Atrium des linken Seitenventrikels (Pfeile).
b Axiales T2W, heterogen gemischt intermediär und signalreicher Charakter des Tumors im axialen T2W mit einigen peripheren Fluss-Auslöschungen (Pfeile). Erweiterung beider Seitenventrikel.

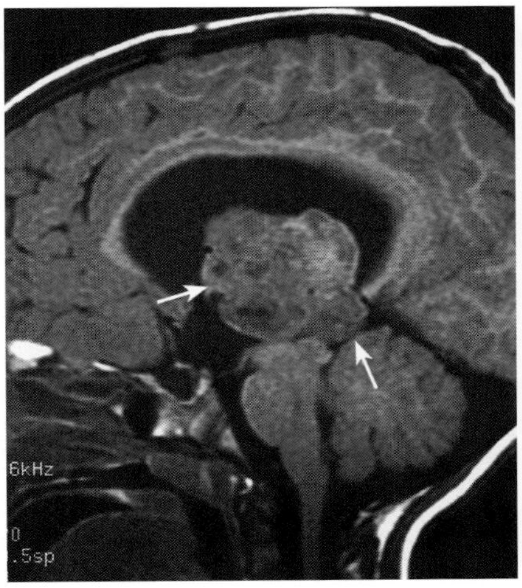

Abb. 2A.**37** **Rhabdoider Tumor.** **a** Sagittales T1W, große vorwiegend intermediär signalintense Läsion am Septum pellucidum mit obstruktivem Hydrozephalus (Pfeile).

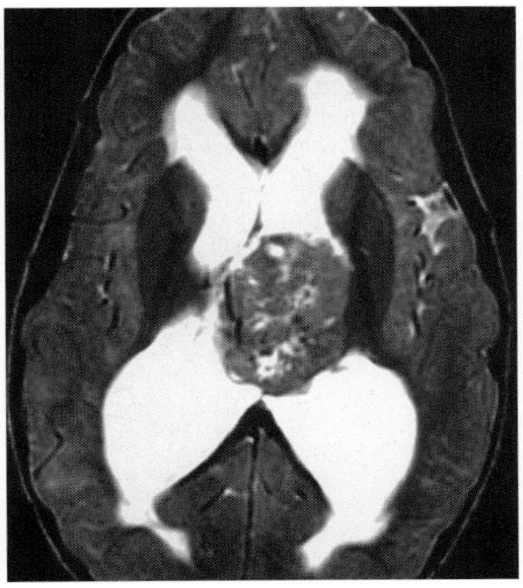

Abb. 2A.**37 b** Axiales T2W, gemischt intermediäre und signalreiche Zonen des Tumors. Ausgeprägte Dilatation der Seitenventrikel mit transependymalem Liquoraustritt (subependymale Signalanhebung).

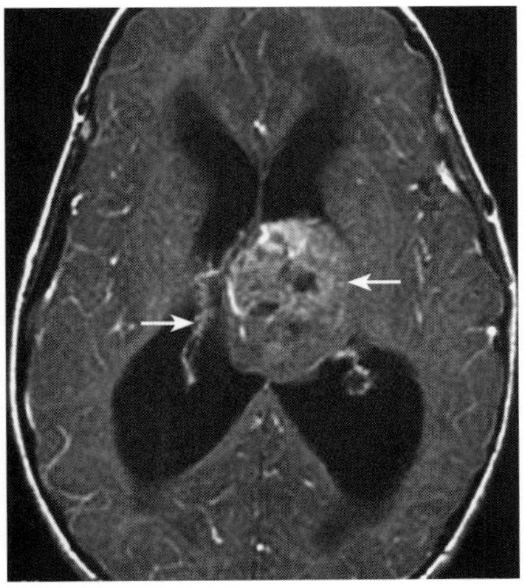

Abb. 2A.**37 c**, Heterogenes Enhancement der Läsion im axialen T1W nach KM (Pfeile).

Tabelle 2A.8 Kontrastmittel-Enhancement der Ventrikelgrenzen

Erkrankung	MRT-Befund	Kommentar
Normale Gefäßstruktur	Subependymale und ependymale Venen mit linear tubulärer Konfiguration; die Plexus chorioidei zeigen ein physiologisches Enhancement nach Gd-Kontrast.	Gefäßstrukturen mit langsamem Fluss (Venen und venöse Sinus) zeigen gewöhnlich ein KM-Enhancement aufgrund der T1-Zeit-Verkürzung des Gadolineum-haltigen KM. Bei den chorioidalen Plexus ist dies Effekt der fehlenden Blut-Hirn-Schranke.
Neoplastisch		
Metastatischer Tumor (Abb. 2A.29)	Einzelne oder multiple, scharf bis unscharf begrenzte Läsionen mit Ausdehnung in die Kalotte, Dura, Leptomenix und/oder Plexus chorioidei. Signalarm bis intermediär im T1W, intermediär bis signalreich im T2W, in der Regel KM-Enhancement. Mögliche Knochendestruktionen und Kompression von Hirngewebe oder Gefäßen. Leptomeningeale Tumoren häufig erst im Postkontrast- Bild erkennbar.	Verschiedenste destruierende und infiltrative Effekte uni- oder multilokulär. Disseminierte Metastasen in den Ventrikeln können aus primären ZNS-Tumoren oder extraneuralen Primärtumoren entstehen.
Astrozytom (Abb. 1A.87)	*Low-grade Astrozytom:* Gewöhnlich in der weißen Substanz gelegene fokale oder diffuse Raumforderung mit hypo- bis isointensem Signal im T1W und signalreich im T2W; geringes oder fehlendes Enhancement nach Gd-Kontrast. *Juveniles pilocytisches Astrozytom:* Subtyp: Teils zystische, teils solide Läsion, signalarm bis intermediär im T1W, signalreich im T2W, gewöhnlich kräftiges KM-Enhancement. Lokalisation im Bereich des Cerebellum, Hypothalamus, Hirnstamm, in Nachbarschaft des 3. und 4. Ventrikels. *Anaplastisches Astrozytom:* Häufig unregelmäßig begrenzte Läsion in der weißen Substanz hypo- bis isointens in T1W, hyperintens im T2W, ohne und mit Enhancement nach Gd-Kontrast.	*Low-grade Astrozytom*: Häufig bei Kindern und Erwachsenen (20.-40. Lebensjahr). Der Tumor schließt hoch differenzierte Astrozyten ein. Assoziiert mit Neurofibromatose Typ1. 10 Jahre Überlebenswahrscheinlichkeit, kann maligne entarten. *Juveniles pilocytisches Astrozytom:* Subtyp: Häufiger Tumor im Kindesalter, gute Prognose nach Totalresektion. *Anaplastisches Astrozytom:* Zwischenstufe zwischen low-grade Astrozytom und Glioblastoma multiforme. Etwa 2 Jahre Überlebenswahrscheinlichkeit.
Glioblastoma multiforme (Abb. 1A.22)	Unregelmäßig begrenzte Raumforderung mit Nekrosen oder Zysten. Gemischtes Signal im T1W, signalreich im T2W, Einblutungen möglich. Starkes heterogenes KM- Enhancement, Umgebungsödem. Kann das Corpus callosum zur Gegenseite überschreiten.	Häufigster primärer ZNS-Tumor. Hochmaligne Neoplasie mit Nekrosen und Gefäßproliferationen, gewöhnlich bei Patienten über dem 50. Lebensjahr. Die Tumorausdehnung wird im MRT häufig unterschätzt, Überlebensrate unter 1 Jahr.
Riesenzellastrozytom – Tuberöse Sklerose (Abb. 1A.23)	Umschriebene Läsion in Nachbarschaft des Foramen Monroi, gemischt signalarm bis intermediär im T1W und T2W. Zysten und/oder Kalzifikationen möglich. Heterogenes oder homogenes KM- Enhancement.	Langsam wachsender Tumor, der den Liquorfluss durch das Foramen Monroi behindern kann. Gewöhnlich lange Überlebenszeit nach Resektion. 15 % der Patienten unter 20 Jahren mit Tuberöser Sklerose zeigen ein subependymales Hamartom in Nähe des Foramen Monroi.
Primitiver neuroektodermaler Tumor (Abb. 1A.31)	Umschriebene oder invasive Läsion, signalarm bis intermediär im T1W und intermediär bis signalreich im T2W; variables KM-Enhancement, häufige Aussaat in die Leptomenix.	Hochmaligner Tumor mit häufiger Disseminierung entlang der Liquorwege.
Medulloblastom (primitiver neuroektodermaler Tumor des Cerebellum) (Abb. 1A.89)	Umschriebene oder invasive nicht eingekapselte Läsion, signalarm bis intermediär im T1W und intermediär bis signalreich im T2W; variables KM-Enhancement, häufige Aussaat in die Leptomenix.	Hochmaligner Tumor mit häufiger Disseminierung entlang der Liquorwege.
Pinealoblastom (primitiver neuroektodermaler Tumor der Glandula pinealis)	Umschriebene oder invasive Läsion, signalarm bis intermediär im T1W und intermediär bis signalreich im T2W; variables KM-Enhancement, häufige Aussaat in die Leptomenix.	Hochmaligner Tumor mit häufiger Disseminierung entlang der Liquorwege.
Ependymom (Abb. 1A.90)	Umschriebene, häufig extraventrikuläre lobulierte supratentorielle Läsion. Zysten und/oder Verkalkungen können auftreten. Signalarm bis intermediär im T1W, signalreich im T2W. Unterschiedliches KM-Enhancement.	Häufiger bei Kindern als bei Erwachsenen. Ein Drittel supratentoriell, zwei Drittel infratentoriell.

Tabelle 2A.8 (Fortsetzung) Kontrastmittel-Enhancement der Ventrikelgrenzen

Erkrankung	MRT-Befund	Kommentar
Oligodendrogliom (Abb. 1A.**25**)	Umschriebene Läsion, gemischt signalarm bis intermediär im T1W und intermediär bis signalreich im T2W; signalfreie Zonen im Bereich scholliger Kalzifikationen; heterogenes KM-Enhancement. Befällt Kortex und weiße Substanz. Kann zu chronischen Erosionen der Tabula interna der Schädelkalotte führen.	Seltenes langsam wachsendes Gliom mit gemischtem histologischen Bild (z. B. Astrozytom), gewöhnlich bei Erwachsenen über 35 Jahren, 85 % supratentoriell. Bei niedrigen Graden 75 % 5-Jahres-Überlebenswahrscheinlichkeit, höhergradige haben eine schlechte Prognose.
Chorioidales Plexuspapillom oder Karzinom (Abb. 2A.**35**)	Umschriebene und/oder lobulierte Läsion im Bereich der Plexus, intermediäres Signal im T1W, gemischt intermediär bis signalreich im T2W; gewöhnlich kräftiges KM-Enhancement. Verkalkungen möglich. Lokalisation: Atrium der Seitenventrikel (Kinder) häufiger als 4. Ventrikel (Erwachsene), seltener andere Lokalisation wie z. B. 3. Ventrikel. Kann zum Okklusionshydrozephalus führen.	Seltener intrakranieller Tumor. Die MR-Charakteristiken des Plexus-Papilloms und -Karzinoms überschneiden sich. Beide Läsionen können entlang der Liquorwege disseminieren und das Hirnparenchym infiltrieren.
Ependymitis/ Ventrikulitis (Abb. 2A.**38**–2A.**40**)	Kurvilineares und/oder noduläres KM-Enhancement entlang der ventrikulären/ependymalen Grenzen mit generalisiertem oder Okklusionshydrozephalus.	Komplikation intrazerebraler Entzündungen: infektiös durch Bakterien, Pilze, Tuberkulose, Viren (Zytomegalie [CMV]) oder Parasiten, nichtinfektiös mit ähnlichem Erscheinungsbild z. B. bei Sarkoidose.

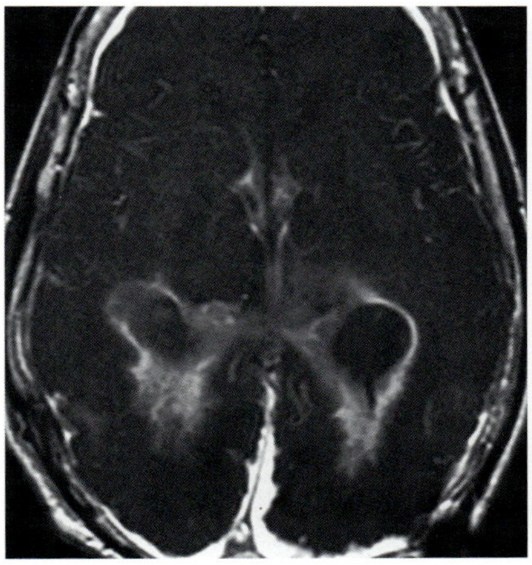

Abb. 2A.**38** **Pyogene Ependymitis/Ventrikulitis.** **a** Axiales T1W nach KM, unregelmäßiges Enhancement entlang der Ventrikelgrenzen bei pyogener Infektion nach Ableitungsoperation. Gleichzeitig durales Enhancement entlang der inneren Kalottengrenze.

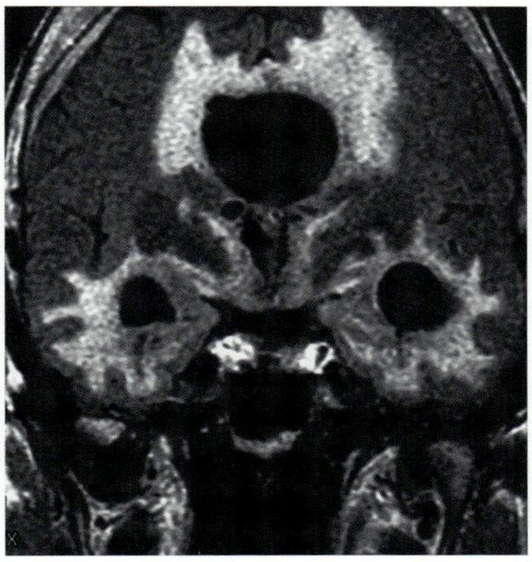

Abb. 2A.**38 b** Koronale FLAIR-Sequenz, Signalanhebung in den periventrikulären Parenchymanteilen als Ausdruck des entzündlich-infektiösen Geschehens.

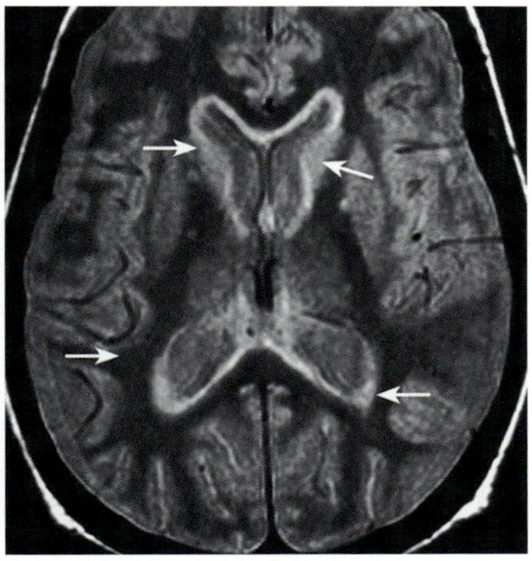

Abb. 2A.**39** **CMV.** Axiales PDW, Signalanhebung entlang der Ependymgrenzen der Seitenventrikel (Pfeile). Das T1W nach KM (nicht abgebildet) zeigte ein nur minimales Enhancement entlang der Ventrikel.

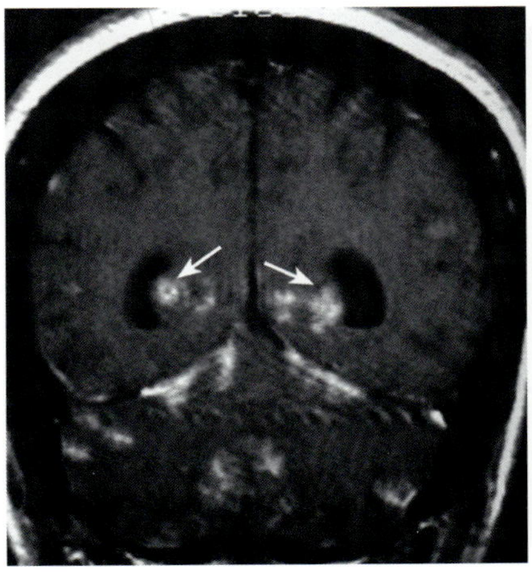

a

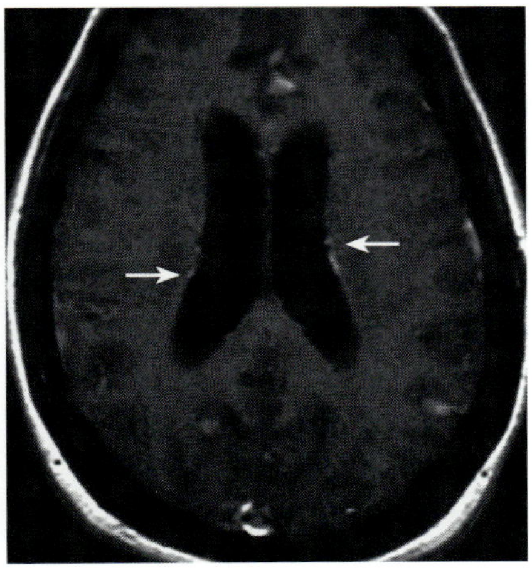

b

Abb. 2A.**40** **Ependymitis/Ventrikulitis bei Sarkoidose.** Koronales (**a**) und axiales (**b**) T1W nach KM, kleine KM-aufnehmende Knoten entlang der Seitenventrikel (Pfeile) sowie anormales Enhancement entlang der infra- und supratentoriellen Sulci (Leptomenix).

Tabelle 2A.**8** (Fortsetzung) Kontrastmittel-Enhancement der Ventrikelgrenzen

Erkrankung	MRT-Befund	Kommentar
Chemische Ventrikulitis	Kurvilineares und/oder noduläres KM-Enhancement entlang der ependymalen/ventrikulären Grenzen mit kommunikativem oder nichtkommunikativem Hydrozephalus.	Komplikation nach intrathekaler Gabe von Chemotherapeutika oder nach Ruptur eines intrakraniellen Dermoides in den Liquorraum.
Strahlennekrose (Abb. 1A.**42) (Abb.** 1A.**97)**	Fokale Läsion mit oder ohne raumfordernden Effekt oder unscharf begrenzte Zone geringen bis intermediären Signals im T1W und intermediären bis hohen Signals im T2W, mit oder ohne Gd-Enhancement des befallenen Gewebes (graue oder weiße Substanz) im Bestrahlungsfeld.	Erscheint gewöhnlich zwischen 4./6. Monat bis 10 Jahre nach Radiatio. Mitunter schwierig von Neoplasien abgrenzbar. Positronenemissionstomografie (PET) und MR-Spektroskopie (MRS) hilfreich in der Differentialdiagnose.
Ableitungsoperation	Transitorisches kurvilineares Enhancement entlang der Ependym- oder Ventrikelgrenzen.	Vorübergehendes KM-Enhancement nach Einlage einer Ableitungssonde, wahrscheinlich durch fokale Blutungen.
Operation	Transitorisches kurvilineares Enhancement entlang der Ependym- oder Ventrikelgrenzen sowie im Bereich der Kraniotomie.	Vorübergehendes KM-Enhancement nach vorausgegangener Operation, verschwindet nach 2 bis 3 Monaten.
Vaskulär		
Arteriovenöse Malformation (AVM) (Abb. 1A.**47)**	Unregelmäßig begrenzte Läsionen in der Pia und/oder Dura mater des Hirnparenchyms. Das Signalverhalten der AVM ist sehr unterschiedlich, zum einen durch die Fluss-Auslöschungen der durchströmten Gefäße und variable Signale thrombosierter Anteile, zum anderen spielen Einblutungen unterschiedlichen Alters, Verkalkungen und Gliosen eine Rolle. Der venöse Anteil zeigt in der Regel ein KM-Enhancement. Gradientenechosequenzen (GRE) zeigen Fluss-Signale (hyperintens) in offenen Venen und Arterien. Zusätzliche Informationen über den Nidus, versorgende Arterien und drainierende Venen sowie assoziierte Aneurysmen können durch MRA-Techniken (TOF und Phasenkontrast) gewonnen werden. Gewöhnlich kein raumfordernder Effekt, außer bei Blutungen oder frischen Thrombosierungen.	Supratentorielle AVM sind wesentlich häufiger als infratentorielle (80–90 % gegenüber 10–20 %); Blutungsrisiko. AVM können erworben, angeboren oder posttraumatisch auftreten. Multiple AVM bei bestimmten Syndromen: Rendu-Osler-Weber: zerebrale und pulmonale AVM, muköse kapilläre Teleangiektasien; Wyborn-Mason: AVM zerebral und in der Retina, kutane Naevi.
Venöses Angiom (Abb. 1A.**49)**	Transkortikales, viele kleine medulläre Venen drainierendes venöses Gefäß mit kräftigem Enhancement im T1W nach KM (Caput medusae). Die drainierende Vene kann im T2W als Flussauslöschung imponieren.	Venöse Anomalien sind typischerweise nicht mit Blutungen assoziiert, sie stellen in der Regel einen Zufallsbefund dar, außer in Zusammenhang mit kavernösen Hämangiomen.
Moya-Moya-Syndrom (Abb. 1A.**146)**	Dilatierte Kollateral-Arterien verursachen multiple tubuläre Fluss-Auslöschungen im T1W und T2W in der Region der Stammganglien und Thalami. Ein KM-Enhancement ist in diesen Arterien im Gegensatz zu normalen Gefäßen aufgrund einer geringeren Flussgeschwindigkeit gegeben. Häufig KM-Enhancement in der Leptomenix durch kollaterale Pia-Gefäße. Vermindertes oder fehlendes Flusssignal der supraclinoidalen Äste der A. carotis interna und der proximalen Abschnitte der A. cerebri media und anterior bds. Stenosen und Verschlüsse der distalen Äste der A. carotis interna (lenticulostriata, thalamoperforata und leptomeningeale Äste) mit Kollateralgefäßen und Darstellung des verlangsamten Blutstroms im MRA, vorzugsweise im KM-verstärkten Bild.	Progrediente Verschlusskrankheit der intrakraniellen Äste der A. carotis interna mit Ausbildung zahlreicher kräftiger Kollateralgefäße aus der A. lenticulostriata und thalamoperforata sowie aus anderen Parenchym-, leptomeningealen und transduralen Arterien. So genannte „Rauchwolke" entsprechend des angiografischen Erscheinungsbildes der Kollateralgefäße (lenticulostriata, thalamoperforata). Keine spezifische Ätiologie, kann im Rahmen einer Neurofibromatose, Arteriosklerose, Sichelzellenanämie oder anderer Angiopathien auftreten. In Asien häufiger bei Kindern als bei Erwachsenen.
Ependymales/subependymales Hamartom Tuberöse Sklerose (Abb. 2A.**25)**	Kleine Knoten entlang oder mit Projektion in die Ventrikelgrenzen, Signalverhalten im T1W und T2W äquivalent zur grauen Substanz, häufige Verkalkungen, KM-Enhancement.	Kortikale und subependymale Hamartome sind benigne Läsionen im Rahmen der Tuberösen Sklerose.

Tabelle 2A.8 (Fortsetzung) Kontrastmittel-Enhancement der Ventrikelgrenzen

Erkrankung	MRT-Befund	Kommentar
Sturge-Weber-Syndrom (Abb. 2A.**41)**	Kräftiges umschriebenes unilaterales leptomeningeales KM-Enhancement gewöhnlich parietal und/oder okzipital bei Kindern. Fakultativ gyrales Enhancement. Schwach vermindertes T2-Signal der angrenzenden Gyri. Lokalisierte zerebrale Atrophien in Nachbarschaft der piaständigen Angiome. Mögliche Prominenz der medullären und/oder subependymalen Venen sowie des ipsilateralen Plexus chorioidei. Nach 2 Jahren Nachweis gyraler Verkalkungen sowie progressiver zerebraler Atrophien im Bereich der Angiome.	Auch bekannt unter der Bezeichnung Enzephalotrigeminale Angiomatose; neurokutanes Syndrom mit ipsilateralen kutanen „Portwein"-Naevi und Krampfanfällen. Resultat einer Persistenz des primitiven leptomeningealen Venenabstroms (Pia-Angiome) und von Entwicklungsstörungen der normalen kortikalen Venen, führt zu chronischen venösen Stauungserscheinungen und Ischämien.

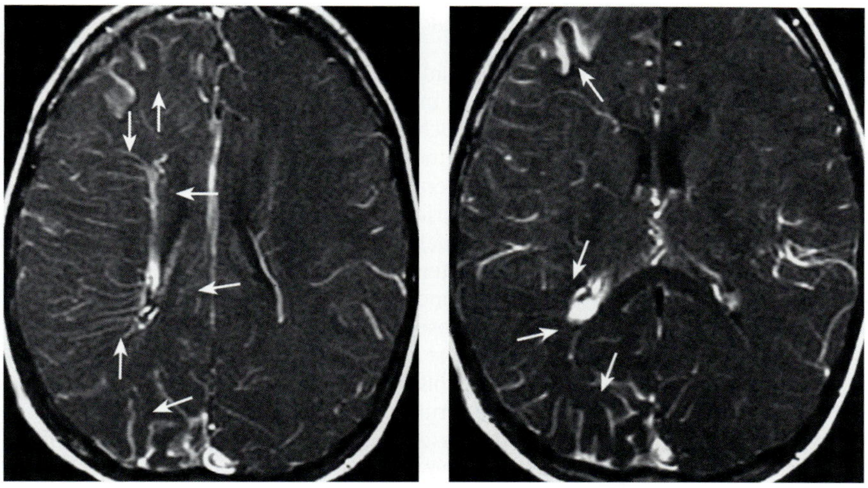

a b

Abb. 2A.**41** **Sturge-Weber-Syndrom.** Axiales (**a, b**) T1W nach KM, multiple medulläre Venen mit zentripetalem Fluss zu Venen entlang des rechten Seitenventrikels (Pfeile). Unilaterales leptomeningeales Enhancement rechts frontal und okzipital (Pfeile).

2B Läsionen der Meningen (Dura, Leptomenix) und der Schädelkalotte

Die kranialen und spinalen Hirnhäute (Meningen) setzen sicht aus 3 konzentrisch und kontinuierlich das Zentralnervensystem (ZNS) umschließenden Membranen zusammen; der Dura mater, Arachnoidea und Pia mater. Die äußere Schicht ist derb und gefäßreich, heißt deshalb Dura mater (Pachymenix). Die Oberfläche der Dura, gleichzeitig Periost der Tabula interna der Schädelkalotte, besteht aus elongierten Fibroblasten und großen Interzellulärräumen, durch die zahlreiche Arterien und Venen treten. Diese Gefäße formen Impressionen an der Tabula interna. Die Außenschicht der Dura endet im Foramen magnum. Eine innere Schicht der Dura, die eigentliche Meninx, besteht aus epithelialen Zellen und geht in die spinale Dura über. Die Schichten der kranialen Dura werden durch die großen venösen Sinus separiert, Ausläufer der Dura formen die Falx cerebri und das Tentorium cerebelli, die Groß- und Kleinhirn in ihrer Position fixieren.

Arachnoidea und Pia mater bilden die Leptomenix. Die Membrana arachnoidea verläuft normalerweise eng an der inneren Oberfläche der Dura und begrenzt einen dazwischenliegenden kapillären Spalt, den so genannten Subduralraum. Im Bereich der Konvexität ist die Arachnoidea dünner als an der Schädelbasis. Viszeral der Membrana archnoidea liegt der liquorgefüllte Subarachnoidalraum, dessen innere Grenze von der Pia mater gebildet wird. Die Pia selbst liegt als dünne Membran den Sulci an und setzt sich im Kranium aus inneren elastischen und und äußeren kollagenösen Fasern zusammen. Dünne Bindegewebsmembranen und zelluläre Septen verbinden die Arachnoidea mit der Pia, lediglich im Bereich der Schädelbasis bestehen breite Räume zwischen den Hirnhäuten und bilden dort die basalen subarachnoidalen Zisternen. Die spinale Pia mater ist dicker und fester mit dem Nervengewebe verwachsen als die kraniale Pia.

Die Meningen (Dura, Arachnoidea, Pia) bilden das extraaxiale Kompartment des ZNS. Der Epiduralraum wird bei Ablösung der Dura von der Tabula interna z. B. nach Traumen bzw. Frakturen, nach Verletzungen meningealer Arterien (epidurales Hämatom) oder auch bei Neoplasien der Schädelkalotte sichtbar. Die Ausformung des Subduralraumes stellt immer einen pathologischen Prozess dar, z. B. als subdurales Hämatom durch Frakturen und Traumen der Kalotte oder Venenverletzungen, durch Infektionen, Entzündungen oder Neoplasien. Dagegen existiert der Subarachnoidalraum physiologisch ohne assoziierte Pathologie. Blut im Subarachnoidalraum ist gewöhnlich Folge eines rupturierten Aneurysmas, einer vaskulären Malformation oder eines Traumas.

Ein Enhancement der Dura nach intravenöser Gabe Gadolineum-haltigen Kontrastmittels folgt immer der Kontur der Calvaria ohne Ausbreitung in die Sulci. Ursachen sind zum einen Neoplasien (primäre oder metastatische), Infektionen und Entzündungen, zum anderen benigne durale Fibrosen nach chirurgischen Eingriffen, transitorischer Hypotension (Lumbalpunktion) oder nach subduralem Hämatom.

Das KM-Enhancement der Leptomenix ist immer mit einer signifikanten Pathologie assoziiert (Infektionen, Entzündungen, Neoplasien). Infektiös-entzündliche Veränderungen entstehen auf der Basis pyogener, fungaler oder parasitärer Erkrankungen wie auch der Tuberkulose. Cerebritiden, Abszedierungen, Ventrikulitis, Hydrozephalus und Sinusvenenthrombosen bzw. venöse Infarkte stellen Komplikationen infektiöser Meningitiden dar. Ähnliche Erscheinungsbilder subarachnoidalen Enhancements finden sich bei granulomatösen Erkrankungen wie der Neurosarkoidose, bei disseminierenden oder metastasierenden Erkrankungen der Leptomenix (primäre ZNS-Tumoren oder anderen Neoplasien außerhalb des ZNS) sowie beim Lymphom und der Leukämie. Eine seltene Ursache sind chemische Irritationen z. B. durch subarachnoidales Blut.

Schädel

Der knöcherne Schädel wird in zwei Komponenten eingeteilt: das Neurocranium und das Viszerocranium. Das Viszerocranium bildet die knöchernen Strukturen des Gesichtes. Das Gehirn wird vom Neurocranium umschlossen, welches die Schädelbasis (Chondrocranium; endochondrale Knochenformation) und die Calvaria (membranöse Knochenformation) umfasst. Chondrocraniale Knochen der Schädelbasis sind: das Siebbein, der Großteil der Okzipitalschuppen, Felsenbein und Keilbein. Diese Knochenformationen werden durch so genannte Synchondrosen verbunden. Die Calvaria entsteht aus Kernen membranösen Knochens, ihr Wachstum ist eng verbunden mit der Größenzunahme der anliegenden Dura. Fünf chondrocraniale Strukturen der Schädelbasis bestimmen den Verlauf der Durafasern: Die Felsenbeinmassive, die Christa Galli und die kleinen Keilbeinflügel. Knochen der Calvaria sind: Os frontale, Os parietale, kleine Teile der Okzipitalschuppen und die Temporalschuppen.

Suturen bilden die membranösen Verbindungen der Calvaria. Die Sutura coronalis (Kranznaht) liegt zwischen den Frontal- und Parietalschuppen, die Sutura sagittalis (Pfeilnaht) trennt die Parietalschuppen, die Sutura Lambdoidea (Lambdanaht) liegt zwischen os occipitale und Ossa parietalia, die Sutura metopica (frontalis) trennt die Ossa frontalia. Letztere schließt sich spätestens im 7. Lebensmonat. Die Verbindungen von drei oder mehr Knochen der Calvaria bilden die Fontanellen, die Große Fontanelle (Fonticulus anterior) liegt median anterior zwischen Os frontale und Ossa parietalia. Die anderen Fontanellen sind kleiner, liegen posterior median (Fonticulus posterior), posterolateral (Mastoid) und anterolateral (Sphenoid). Die Ausdehnung der Calvaria wird vom Wachstum der intrakraniellen Strukturen (Hirn und Ventrikel) bestimmt. Mikrozephale Patienten haben kleine Hirnschalen, Patienten mit Hirnvergrößerungen (Neoplasien, M. Alexander, Canavan-Syndrom) oder Ventrikelerweiterungen große Hirnschalen. Ein vorzeitiger Schluss einer oder mehrerer Schädelnähte (Craniosynostosen) führt zu verschiedenen Deformitäten der Kalotte in Abhängigkeit vom Ort des Schlusses.

Das Wachstum der chondrocranialen Knochen hängt nicht in gleicher Weise vom Hirnwachstum ab. Störungen der Schädelbasisentwicklung sind in der Regel genetischer Natur (z. B. Chondrodysplasie). Eine abnorme Hirnentwicklung kann die Schädelbasis jedoch beeinflussen, z. B. im Rahmen der Chiari-II-Malformation oder bei Kephalozelen. Die Chiari-II-Malformation definiert eine kleine hintere Schädelgrube mit vergrößertem Foramen magnum. Kephalozelen sind kongenitale Kalottendefekte, durch die sowohl Meningen und Liquor treten können als auch Liquor/Ventrikel und Hirnparenchym. Häufigste Form in der westlichen Welt ist die okzipitale Kephalozele, frontoethmoidale Formen treten vor allem in Südostasien auf. Andere Lokalisationen sind parietal und sphenoidal. Kephalozelen können sekundär nach Traumen oder chirurgischen Eingriffen entstehen.

Pathologische Prozesse der Schädelkalotte können auf direktem Weg durch Ausbreitung von Veränderungen in Nachbarkompartimenten entstehen (z. B. Osteomyelitis bei Sinusitis, intrakranielle Neoplasien oder Entzündungen mit Einbruch in die Knochengrenze), durch hämatogene Streuung von Neoplasien oder Entzündungen in die Diploe oder auf der Basis von Systemerkrankungen (Myelom, Thalassämie, Sichelzellanämie, Hyperparathyreoidismus, renale Osteodystrophie). Primäre Erkrankungen der Kalotte sind: Craniosynostose, M. Paget, Traumen/Frakturen, Neoplasien, Infektionen/Entzündungen, Nichtmaligne Läsionen (Epidermoid, Hamartom), dermale Sinus- und Gefäß-Veränderungen (z. B. Sinus pericranii)

Tabelle 2B.1 Erkrankungen der Meningen

Erkrankung	MRT-Befund	Kommentar
Entwicklungsbedingt		
Kephalozelen (Meningozelen oder Meningokephalozelen) (Abb. 2B.1, 2B.2)	Defekt der Schädelkalotte, durch den entweder Meningen und Liqour treten (Meningozele) oder Meningen, Liquor und Hirngewebe (Meningokephalozele)	Ektodermale Separationsstörung mit umschriebenem Defekt der Knochenentwicklung. Die Lokalisation am Occiput ist in der westlichen Hemisphäre am häufigsten, frontoethmoidal in Südostasien. Andere Lokalisationen am Os parietale oder sphenoidale möglich. Kephalozelen können außerdem postraumatisch entstehen oder nach chirurgischen Eingriffen.
Neurofibromatose Typ 1 – Meningeale Dysplasie/Ektasie	Die Neurofibromatose Typ 1 erscheint in Form einer fokalen Ektasie der intrakraniellen Dura, Erweiterung des inneren Gehörganges durch Duraektasie, durale und Temporallappen-Protrusion in die Orbita durch Knochendefekte oder Hypoplasien des großen Keilbeinflügels.	Autosomal-dominant vererbte Störung (Häufigkeit 1/2500) mit Tumoren des ZNS, des peripheren Nervensystems und der Haut. Häufigstes neurokutanes Syndrom. Mitunter auch Dysplasien der Schädelkalotte und der Meningen.

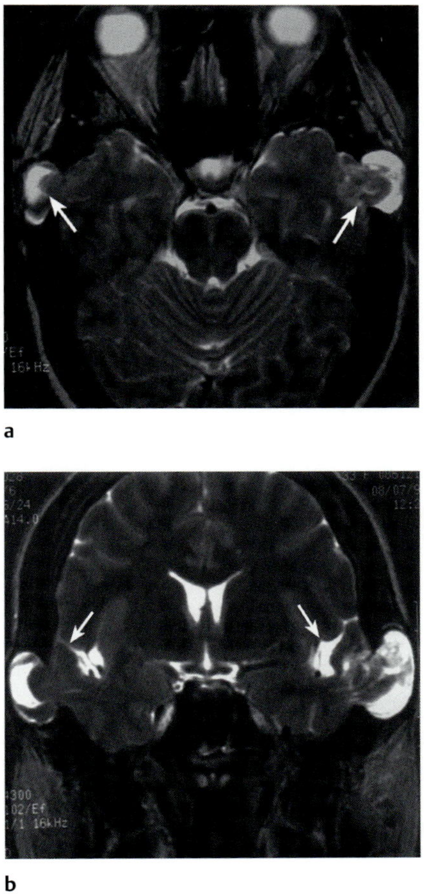

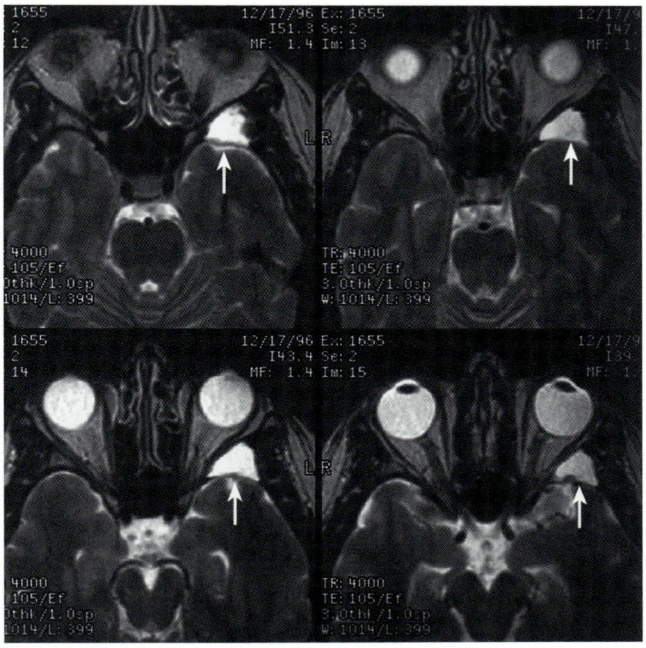

Abb. 2B.2

◁ Abb. 2B.**1** **Iatrogene bilaterale Meningoenzephalozele.** Axiales (**a**) und koronales (**b**) T2W, bilaterale Meningoenzephalozele an Bohrlöchern nach bilateraler Anlage von subduralen temporalen Elektroden zur Epilepsie-Diagnostik.

△ Abb. 2B.**2** **Meningozele.** Axiales T2W, Meningozele am Vorderrand der linken mittleren Schädelgrube (Pfeile).

Tabelle 2B.1 (Fortsetzung) Erkrankungen der Meningen

Erkrankung	MRT-Befund	Kommentar
Neoplasien		
Meningeom (Abb. 2B.**3)**	Definierte extraaxiale duraständige Läsionen. Lokalisation in abnehmender Häufigkeit: supratentoriell, infratentoriell, parasagittal, Konvexität, Keilbeindach, parasellär, hintere Schädelgrube, Sehnerv-Scheide, intraventrikulär. Intermediäres T1-Signal, im T2W intermediär bis gering signalreich. In der Regel kräftiges KM-Enhancement, Verkalkungen möglich.	Häufigster extraaxialer Tumor. Gewöhnlich gutartig, typischerweise bei Erwachsenen über 40 Jahren auftretend, häufiger bei Frauen. Multilokulär im Rahmen einer Neurofibromatose Typ 2, kann zu Kompressionseffekten am benachbarten Hirnparenchym führen, an benachbarten Arterien und venösen Sinus. Seltener invasiver/maligner Typ.
Hämangioperizytom (Abb. 2B.**4)**	Extraaxiale häufig scharf begrenzte Raumforderung mit intermediärem Signal im T1W und intermediärem bis hohen Signal im T2W; kräftiges KM-Enhancement (kann Meningeomen ähneln), ohne oder mit Knochenerosionen.	Seltene Neoplasie junger Erwachsener (Frauen häufiger), manchmal als angioplastisches Meningeom oder meningeales Hämangioperizytom bezeichnet. Entsteht aus vaskulären Zellen (Perizyten). Häufigkeit von Metastasen ist größer als bei Meningeomen.
Metastatischer Tumor (Abb. 2B.**5,** 2B.**6)**	Einzelne oder multiple, scharf bis unscharf begrenzte Läsionen im Bereich der Kalotte, Dura, Leptomenix und/oder Plexus chorioidei. Signalarm bis intermediär im T1W, intermediär bis signalreich im T2W, in der Regel KM-Enhancement. Mögliche Knochendestruktionen und Kompression von Hirngewebe oder Gefäßen. Leptomeningeale Tumoren häufig erst im Postkontrast- Bild erkennbar.	Verschiedenste destruierende und infiltrative Effekte uni- oder multilokulär, abhängig von ihrer Lokalisation. Primärtumoren außerhalb des ZNS, hämatogene oder liquorvermittelte Streuung, direkte Ausbreitung von Knochenläsionen.
Lymphom (Abb. 2B.**7,** 2B.**8)**	Einzelne oder multiple, scharf oder unscharf begrenzte Läsionen im Bereich der Kalotte, Dura oder Leptomenix. Signal im T1W gering bis intermediär, im T2W intermediär bis leicht hyperintens. In der Regel KM-Enhancement, mögliche Knochendestruktionen. Leptomeningeale Tumoren besser im kontrastverstärkten Bild erkennbar.	Verschiedenste destruierende und infiltrative Effekte uni- oder multilokulär, abhängig von ihrer Lokalisation.

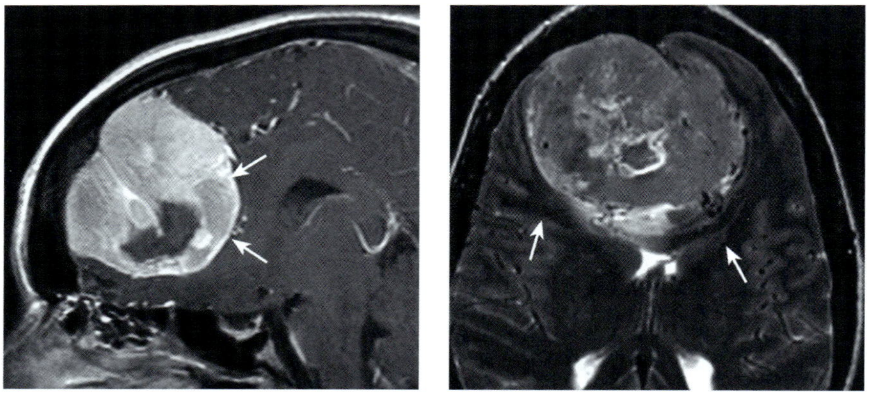

a b

Abb. 2B.**3** **Meningeom.** **a** Sagittales T1W nach KM, große extraaxiale Raumforderung mit heterogenem KM-Enhancement und Kompression des Frontallappens (Pfeile).

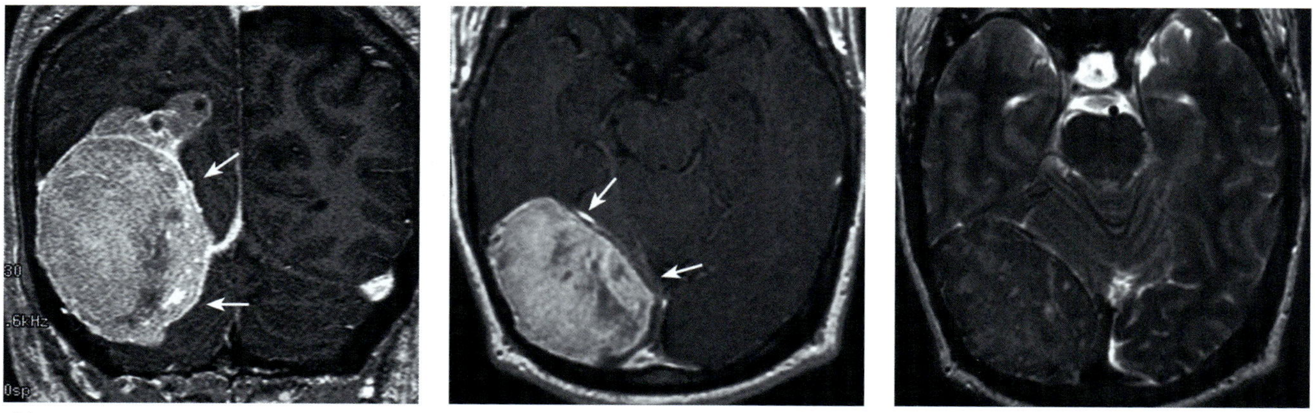

a, b c

Abb. 2B.**4** **Hämangioperizytom.** Koronales (**a**) und axiales (**b**) T1W nach KM (spoiled GRE), extraaxiale Läsion mi KM-Aufnahme im Bereich des Tentorium mit Kompression der benachbarten zerebellären und zerebralen Abschnitte (Pfeile). **c** Axiales T2W, heterogenes intermediär intenses Signal der Läsion (Pfeile).

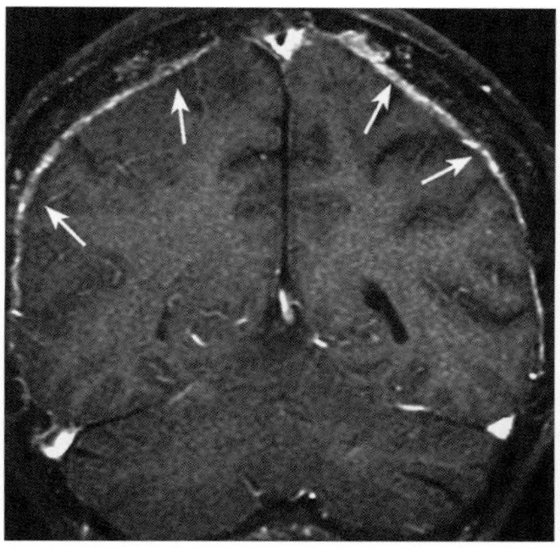

Abb. 2B.**5** **Metastasierendes Mamma-Karzinom.** FS T1W nach KM, Signalanhebungen und destruierende Knochenveränderungen der Kalotte, Enhancement der beteiligten Dura (Pfeile).

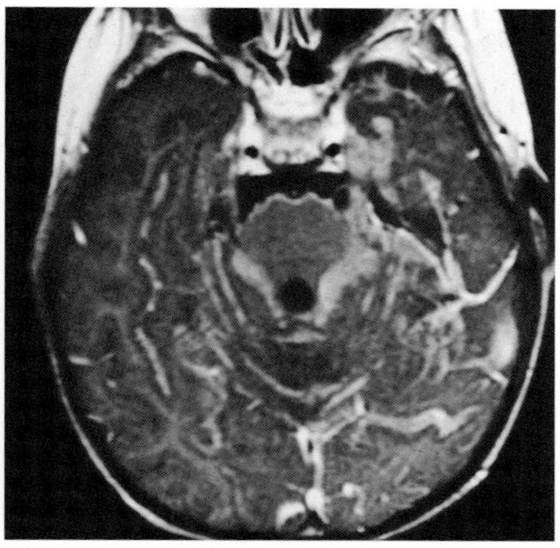

Abb. 2B.**6** **Disseminierendes Medulloblastom der Leptomenix.** Axiales T1W nach KM, abnormes Enhancement der Sulci und Zisternen als Ausdruck einer leptomeningealen Disseminierung des Medulloblastoms.

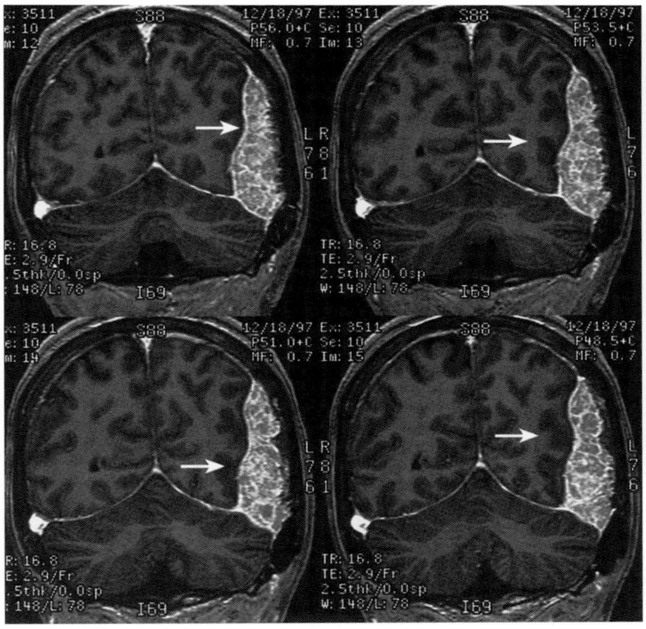

a

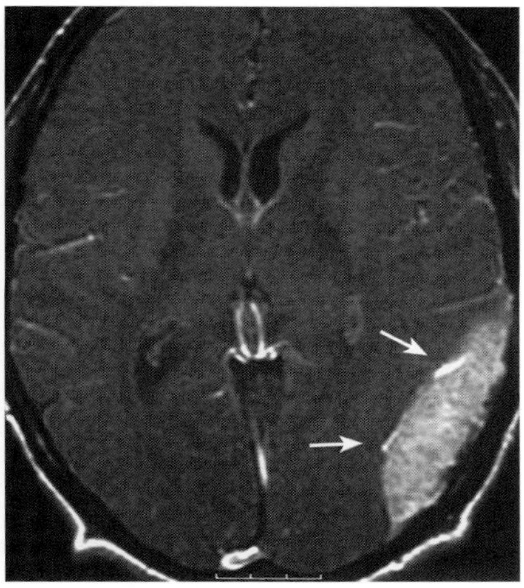

b

Abb. 2B.**7** **Lymphom.** Koronales (**a**) und axiales (**b**) T1W nach KM (spoiled GRE), großer duraständiger Tumor mit KM-Enhancement (Pfeile). **c** Heterogenes Signal der Läsion im axialen T2W (Pfeile).

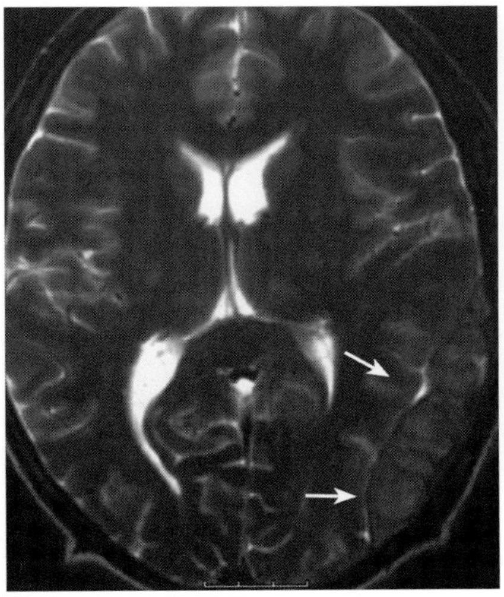

Abb. 2B.**7 c**

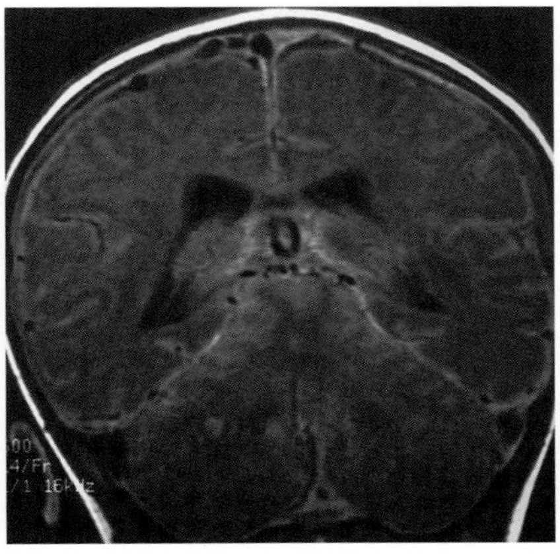

a

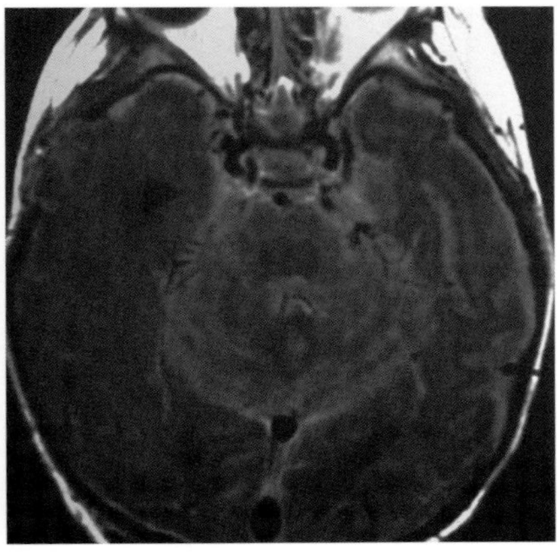

b

Abb. 2B.**8** **Lymphom.** Koronales (**a**) und axiales (**b**) T1W nach KM, diffuses Mehrenhancement der Sulci und Zisternen als Hinweis auf ein extensives leptomeningeales Lymphom.

Tabelle 2B.1 (Fortsetzung) Erkrankungen der Meningen

Erkrankung	MRT-Befund	Kommentar
Vaskulär		
Arterielles Aneurysma (Abb. 1A.75)	*Sacculäres Aneurysma:* Fokale, glatt begrenzte Zone mit Signalverlust im T1W und T2W, variabel gemischtes Signal bei Thrombosierung. *Riesenaneurysma:* Fokale, scharf begrenzte Struktur mit signalarmen, intermediären und signalreichen Anteilen im T2W in Abhängigkeit von Thrombosierungen unterschiedlichen Alters, Signalauslöschungen im durchflossenen Lumen. Intermediäre bis signalreiche Anteile im T1W sowie Signalauslöschungen (Fluss). *Fusiformes Aneurysma:* Elongiertes und ektasiertes arterielles Gefäß mit unterschiedlichem MR-Signal in Abhängigkeit von turbulentem/linearem Blutfluss oder partiellen Thrombosierungen. *Disseziierendes Aneurysma:* Die betroffene Gefäßwand ist verdickt und intermediär bis signalreich im T1W und T2W. Signalauslöschung im durchflossenen Lumen.	Abnorme fusiforme oder fokale Dilatation einer Arterie auf der Basis von: Degenerationen, polyzystischen Erkrankungen, Bindegewebserkrankungen, Arteriosklerose, Verletzungen, Infektion (mykotisch), AVM, Vaskulitis und Medikamenten. Fokale Aneurysmen werden auch als sacculäre Aneurysmen bezeichnet, die typischerweise im Bereich von Gefäßgabelungen und in 20 % multipel auftreten. Als Riesenaneurysmen werden sacculäre Aneurysmen größer als 2,5 cm bezeichnet. Fusiforme Aneurysmen treten gehäuft bei Arteriosklerose und Kollagenerkrankungen auf (Marfan-Syndrom, Ehlers-Danlos-Syndrom). Disseziierendes Aneurysma: subintimale Einblutung durch Trauma bzw. Einriss.
Arteriovenöse Malformation (AVM) (Abb. 1A.47)	Unregelmäßig begrenzte Läsionen in der Pia und/oder Dura mater des Hirnparenchyms. Das Signalverhalten der AVM ist sehr unterschiedlich, zum einen durch die Fluss-Auslöschungen der durchströmten Gefäße und variable Signale thrombosierter Anteile, zum anderen spielen Einblutungen unterschiedlichen Alters, Verkalkungen und Gliosen eine Rolle. Der venöse Anteil zeigt in der Regel ein KM-Enhancement. Gradientenechosequenzen (GRE) zeigen Fluss-Signale (hyperintens) in offenen Venen und Arterien. Zusätzliche Informationen über den Nidus, versorgende Arterien und drainierende Venen sowie assoziierte Aneurysmen können durch MRA-Techniken (TOF und Phasenkontrast) gewonnen werden. Gewöhnlich kein raumfordernder Effekt, außer bei Blutungen oder frischen Thrombosierungen.	Supratentorielle AVM sind wesentlich häufiger als infratentorielle (80–90 % gegenüber 10–20 %); Blutungsrisiko. AVM können erworben, angeboren oder posttraumatisch auftreten. Multiple AVM bei bestimmten Syndromen: Rendu-Osler-Weber: zerebrale und pulmonale AVM, muköse kapilläre Teleangiektasien; Wyborn-Maon: AVM zerebral und in der Retina, kutane Naevi.
AVM der Dura (Abb. 1A.78)	Durale AVM zeigen multiple tubuläre Fluss-Auslöschungen im T1W und T2W. Häufig KM-Enhancement der venösen Anteile. Ein Fluß-Signal in durchströmten Anteilen sowie Thrombosierungen oder Rekanalisationen der venösen Sinus der AVM können mittels Gradientenechosequenzen oder MRA (TOF oder Phasenkontrast-Techniken) sichtbar gemacht werden. Gewöhnlich kein raumfordernder Effekt, außer bei Blutungen oder frischen Thrombosierungen.	Durale AVM sind in der Regel erworben, entstehen aus Thrombosen bzw. Verschlüssen der venösen Sinus mit nachfolgender Rekanalisation und Ausbildung von arteriovenösen Shunts. Lokalisation in abnehmender Häufigkeit: Sinus transversus, Sinus sigmoideus, Sinus cavernosus, Sinus rectus, Sinus sagittalis superior.
Moya-Moya-Syndrom (Abb. 1A.146)	Dilatierte Kollateral-Arterien verursachen multiple tubuläre Fluss-Auslöschungen im T1W und T2W in der Region der Stammganglien und Thalami. Ein KM-Enhancement ist in diesen Arterien im Gegensatz zu normalen Gefäßen aufgrund einer geringeren Flussgeschwindigkeit gegeben. Häufig KM-Enhancement in der Leptomenix durch kollaterale Pia-Gefäße. Vermindertes oder fehlendes Flusssignal der supraclinoidalen Äste der A. carotis interna und der proximalen Abschnitte der A. cerebri media und anterior bds. Stenosen und Verschlüsse der distalen Äste der A. carotis interna (lenticulostriata, thalamoperforata und leptomeningeale Äste) mit Kollateralgefäßen und Darstellung des verlangsamten Blutstroms im MRA, vorzugsweise im KM-verstärkten Bild.	Progrediente Verschlusskrankheit der intrakraniellen Äste der A. carotis interna mit Ausbildung zahlreicher kräftiger Kollateralgefäße aus der A. lenticulostriata und thalamoperforata sowie aus anderen Parenchym-, leptomeningealen und transduralen Arterien. So genannte „Rauchwolke" entsprechend des angiografischen Erscheinungsbildes der Kollateralgefäße (lenticulostriata, thalamoperforata). Keine spezifische Ätiologie, kann im Rahmen einer Neurofibromatose, Arteriosklerose, Sichelzellenanämie oder anderer Angiopathien auftreten. In Asien häufiger bei Kindern als bei Erwachsenen.
Sturge-Weber-S. (Abb. 2B.9)	Kräftiges umschriebenes unilaterales leptomeningeales KM-Enhancement, gewöhnlich parietal und/oder okzipital bei Kindern. Fakultativ gyrales Enhancement. Schwach vermindertes T2-Signal der angrenzenden Gyri. Lokalisierte zerebrale Atrophien in Nachbarschaft der piaständigen Angiome. Mögliche Prominenz der medullären und/oder subependymalen Venen sowie des ipsilateralen Plexus chorioidei. Nach 2 Jahren Nachweis gyraler Verkalkungen sowie progressiver zerebraler Atrophien im Bereich der Angiome.	Auch bekannt unter der Bezeichnung Enzephalotrigeminale Angiomatose; neurokutanes Syndrom mit ipsilateralen kutanen „Portwein"-Naevi und Krampfanfällen. Resultat einer Persistenz des primitiven leptomeningealen Venenabstroms (Pia-Angiome) und von Entwicklungsstörungen der normalen kortikalen Venen, führt zu chronischen venösen Stauungserscheinungen und Ischämien.

Tabelle 2B.1 (Fortsetzung) Erkrankungen der Meningen

Erkrankung	MRT-Befund	Kommentar
Hämorrhagisch (Trauma, vaskuläre Malformationen, Aneurysmen)		
Epidurales Hämatom (Abb. 2B.10)	Bikonvexes extraaxiales Hämatom zwischen Schädelkalotte und Dura. Signalminderung der verdrängten Dura im T2W. Signalcharakter des Hämatoms abhängig vom Alter der Blutung, ihrer Größe, dem Hämatokrit und der Sauerstoffsättigung, fakultativ lokalisiertes Ödem. Hohes T2-Signal mit Einbeziehung des angrenzenden Hirnparenchyms, mögliche Falxverlagerung. *Hyperakut:* intermediär im T1W, intermediär bis signalreich im T2W. *Akut:* signalarm bis intermediär im T1W, signalreich im T2W. *Subakut:* Signalreich im T1W und signalarm oder signalreich im T2W.	Häufig traumatische Genese oder Ruptur einer epiduralen Arterie (A. meningea media) oder eines duralen Venen-Sinus. Epidurale Hämatome überschreiten nicht die Schädelnähte, fakultativ assoziierte Schädelfrakturen.
Subdurales Hämatom (Abb. 2B.11)	Halbmondförmiges extraaxiales Hämatom zwischen dem Innenrand der Dura und dem Außenrand der Membrana Arachnoidea. Signalcharakter des Hämatoms abhängig vom Alter der Blutung, ihrer Größe, dem Hämatokrit und der Sauerstoffsättigung, fakultativ lokalisiertes Ödem. Hohes T2-Signal des verdrängten Hirnparenchyms, mögliche Falxverlagerung. *Hyperakut:* intermediär im T1W, intermediär bis signalreich im T2W. *Akut:* signalarm bis intermediär im T1W, signalarm im T2W. *Subakut:* Signalreich im T1W und signalarm im T2W (intrazelluläres Methämoglobin) mit eventuell zunehmendem Signal im T2W (extrazelluläres Methämoglobin). *Chronisch:* Variables, häufig gering bis intermediäres Signal im T1W und signalreich im T2W, fakultativ Enhancement der Vernarbungen oder Neomembran. Gemischtes MR-Signal bei Nachblutungen und chronischen Zuständen.	Subduralhämatome entstehen posttraumatisch durch Riss oder Dehnung von kortikalen Venen im Bereich ihrer subduralen Einmündung in die großen Sinus. Subduralhämatome überschreiten die Schädelnähte, fakultativ assoziierte Schädelfrakturen.

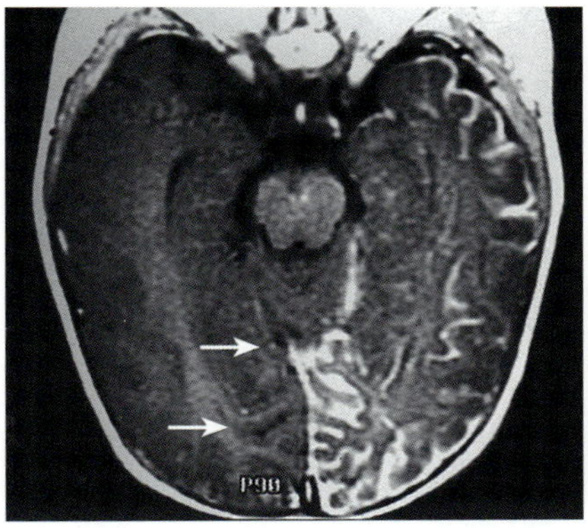

Abb. 2B.**9** **Sturge-Weber-Syndrom.** Axiales T1W nach KM, ausgeprägtes einseitiges leptomeningeales Enhancement links temporookzipital (Pfeile).

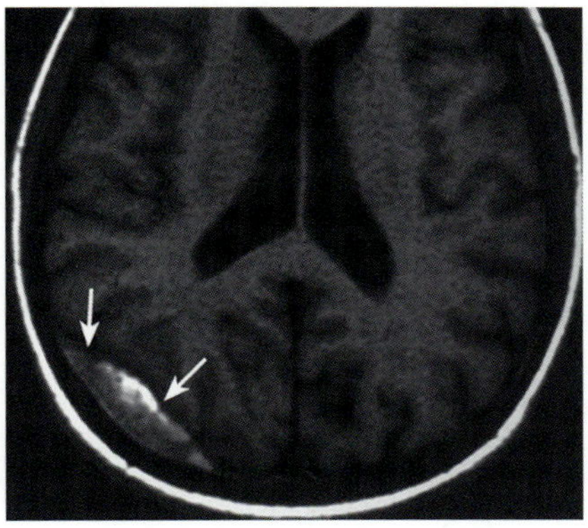

Abb. 2B.**10** **Epidurales Hämatom.** Axiales T1W, bikonvexes extraaxiales Hämatom mit gemischt intermediärem bis signalintensem Charakter zwischen Dura und Kalotte (Pfeile).

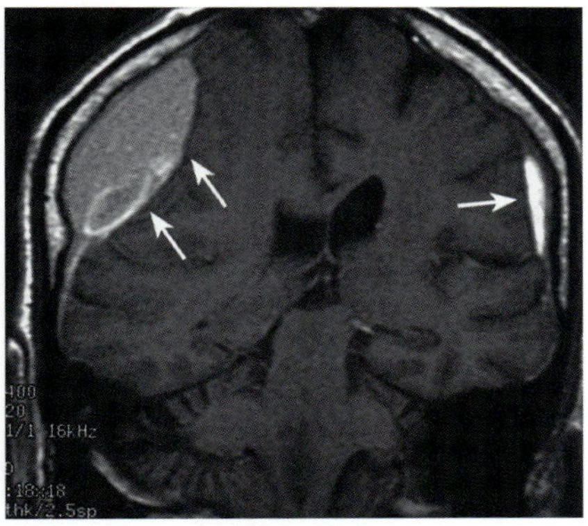

Abb. 2B.**11** **Bilaterales Subduralhämatom.** Koronales T1W, bilaterales signalreiches Subduralhämatom (Pfeile). Das rechte subdurale Hämatom verursacht eine Mittellinienverlagerung mit Verschiebung der rechten zerebralen Hemisphäre zur Gegenseite.

Tabelle 2B.**1** (Fortsetzung) Erkrankungen der Meningen

Erkrankung	MRT-Befund	Kommentar
Subarachnoidalblutung (Abb. 2B.**12,** 2B.**13**)	*Akute Subarachnoidalblutung:* Im T1W und T2W gewöhnlich nicht erkennbar, gering signalintens im PDW und in der FLAIR-Sequenz. CT zur Diagnostik einer akuten Subarachnoidalblutung sensitiver. *Alte Subarachnoidalblutung:* Schmale signalarme Streifen im T2W an der Oberfläche der Pia, die Zeichen von Hämosiderinablagerungen darstellen (oberflächliche Siderose), weisen auf eine abgelaufene Subarachnoidalblutung hin.	Da das extravasale Blut im Liquor verdünnt wird und die hohe Sauerstoffkonzentration im Liquor nur zu einer relativ geringfügigen Umwandlung von Hämoglobin in Oxyhämoglobin führt, ist die akute Subarachnoidalblutung im MRT weitgehend invisibel. Subarachnoidale Blutungen entstehen durch rupturierte Aneurysmen, Gefäßmalforationen, hypertensive Blutungen, Trauma, Infarkt, Koagulopathien u. a.
Subduraler/Epiduraler Abszess (Empyem) (Abb. 2B.**14**)	Sub- oder epidurale Formationen, signalarm im T1W und signalreich im T2W, schmales lineares Randenhancement nach Gd-Kontrast.	Komplikation einer Sinusitis (häufig Sinusitis frontalis), Meningitis, Otitis media, eines Ventrikelshunts oder nach Operation. Mögliche Kombination mit Sinusvenenthrombosen und venösen zerebellären/zerebralen Infarkten, Enzephalitis oder Hirnabszess. Mortalität 30 %.
Leptomeningeale Infektion/Entzündung (Abb. 2B.**15,** 2B.**16**)	Einzelne oder multiple Noduli mit KM-Enhancement und/oder fokal bis diffuses anormales aubarachnoidales KM-Enhancement. Geringes bis intermediäres Signal im T1W, intermediär bis signalreich im T2W, besser zu sehen nach KM-Gabe.	Ein KM-Enhancement im Bereich des Subarachnoidalraumes (Leptomenix) ist immer richtungweisend auf signifikante Erkrankungen (Entzündungen, Infektion bzw. Neoplasien). Leptomeningeale Infektionen und/oder Entzündungen resultieren aus pyogenen, Pilz- oder parasitären Infektionen sowie Tuberkulose. Ähnliches subarachnoidales Enhancement bei Neurosarkoidose mit entsprechenden granulomatösen Veränderungen der Leptomenix.
Pseudomeningozele nach chirurgischem Eingriff (Abb. 2B.**17**)	Liquorgefüllte Struktur in der Kontinuität des Subarachnoidalraumes mit Vorwölbung in einen operativ bedingten Knochendefekt.	Klinisch gewöhnlich nicht relevant, außer bei Infektion oder Vergrößerung.

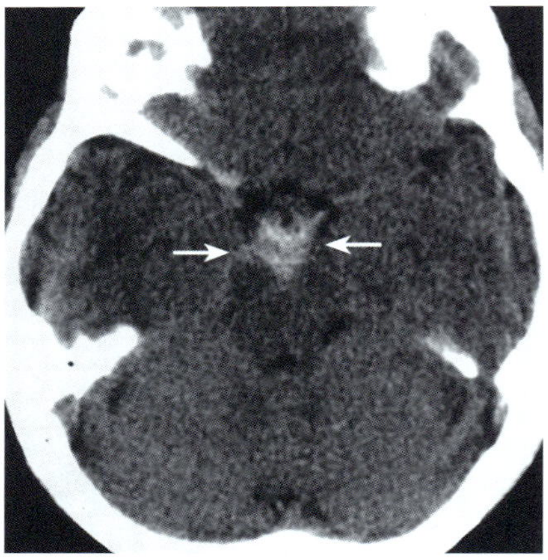

Abb. 2B.**12 a**

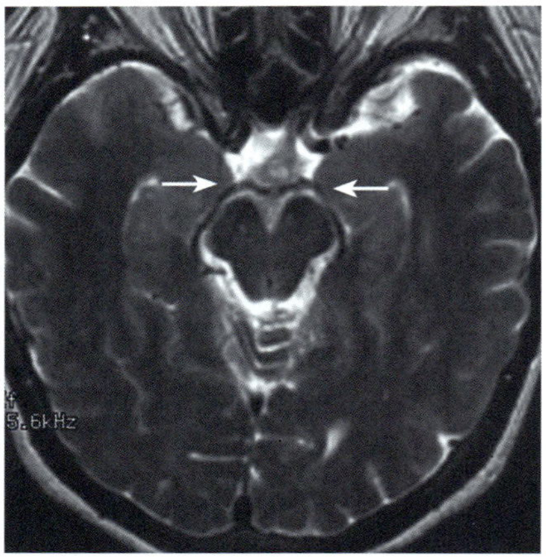

Abb. 2B.**12 b**

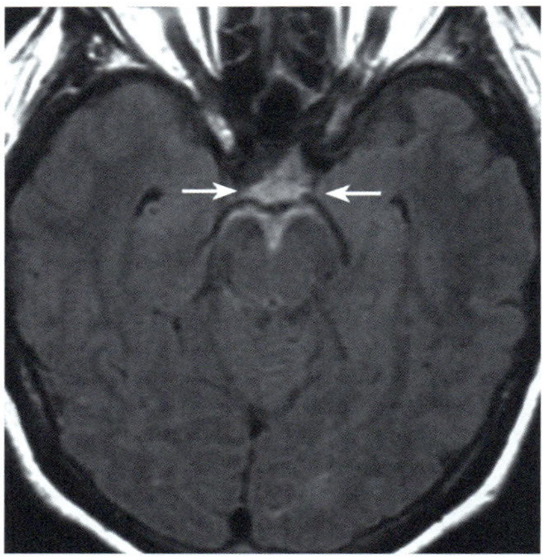

Abb. 2B.**12 c**

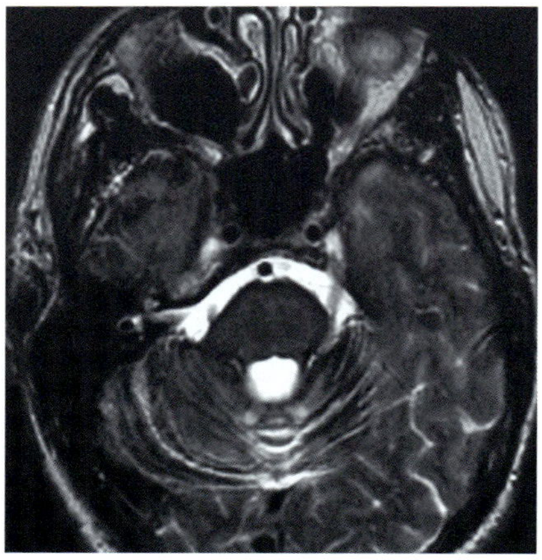

Abb. 2B.**13 a**

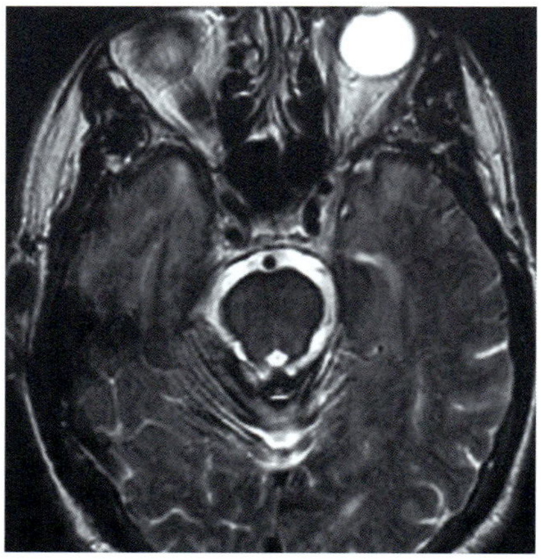

Abb. 2B.**13 b**

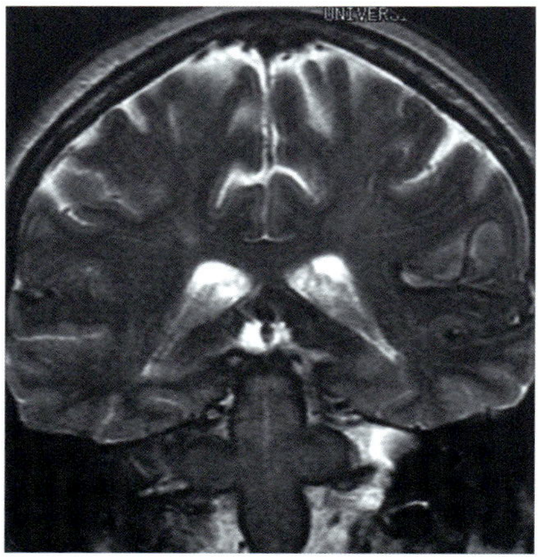

Abb. 2B.**13 c**

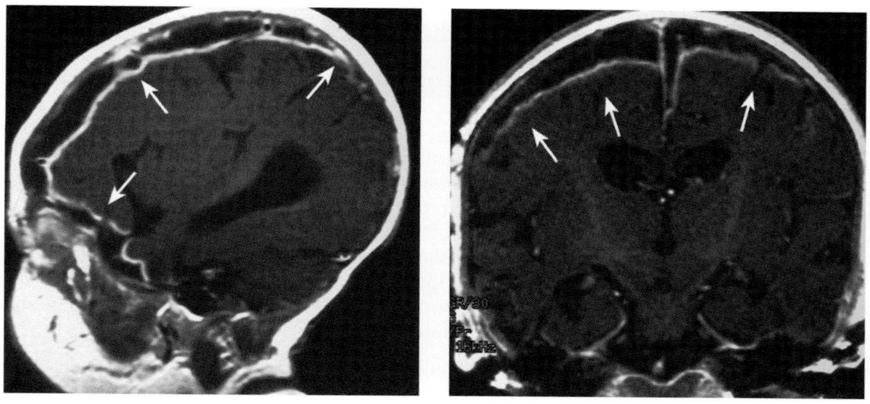

a b

Abb. 2B.**14** **Subduraler/epiduraler Abszess/Empyem.** Sagittales (**a**) und koronales (**b**) T1W nach KM, subdurale signalarme Strukturvermehrungen mit unregelmäßigem schmalem Randenhancement (Pfeile).

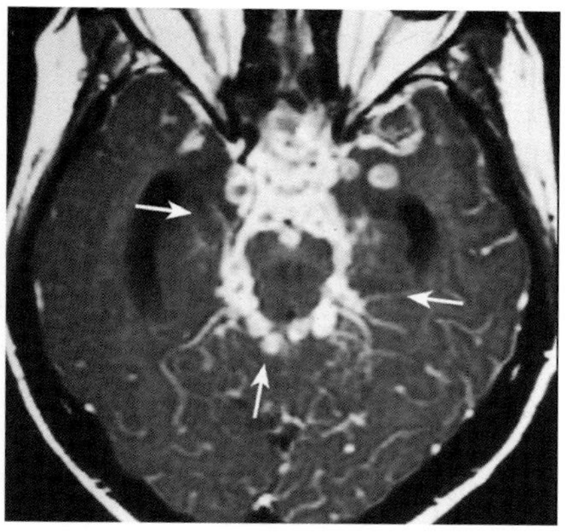

Abb. 2B.**15** **Leptomeningeale Infektion/Tuberkulose.** Axiales T1W nach KM, multiple ringförmige und unscharf begrenzte Zonen mit KM-Enhancement in den Basalzisternen (Pfeile).

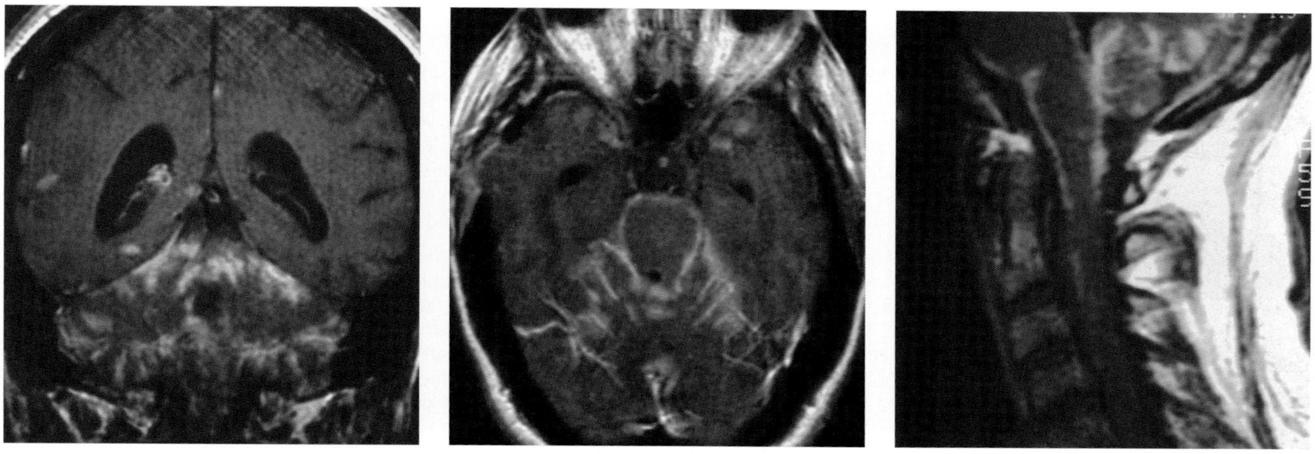

a b c

Abb. 2B.**16** **Leptomeningeale Entzündung/Sarkoidose.** Axiales (**a**) und sagittales (**b**) T1W nach KM, unscharf begrenzte Zonen entlang der Pia-Grenzen der zerebellären und zerebralen Gyri mit KM-Enhancement, auch im Bereich des Hirnstamms und des oberen Halsmarks.

◁ Abb. 2B.**12** **Subakute Subarachnoidalblutung.** **a** Axiales CT, unscharf begrenzte hyperdense Zone in der interpedunkulären und suprasellären Zisterne als Zeichen einer frischen Subarachnoidalblutung (Pfeile). **b** Axiales T2W, unscharf begrenzte intermediär signalintense Zone in der interpedunkulären und suprasellären Zisterne (Pfeile). **c** Axiale FLAIR-Sequenz, korrespondierende Signalanhebung in den Zisternen (Pfeile).

◁ Abb. 2B.**13** **Alte Subarachnoidalblutung (oberflächliche Siderose).** Axiales T2W (**a, b**), signalarmer Rand an der Pia-Oberfläche des Hirnstamms und Cerebellum. **c** Koronales T2W eines anderen Patienten, ähnliche Befunde entlang des Hirnstamms und einiger zerebraler Gyri.

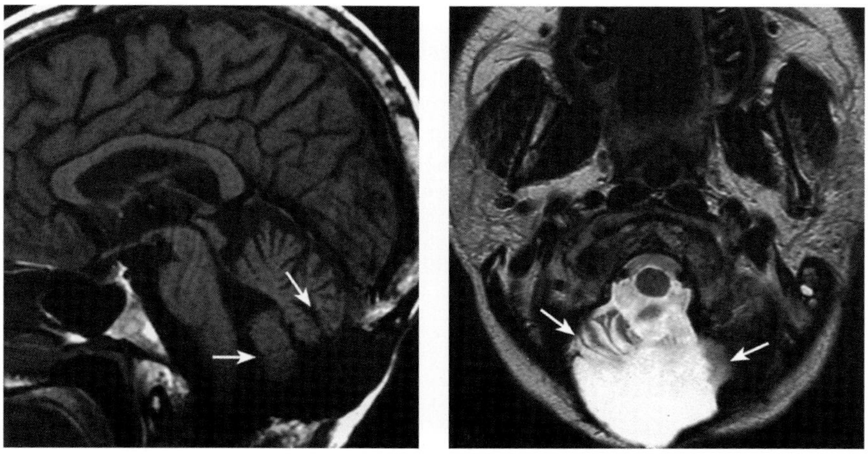

a b

Abb. 2B.**17** **Pseudomeningozele nach chirurgischem Eingriff.** Sagittales (**a**) und axiales (**b**) T2W, liquorgefüllte Struktur mit Verbindung zum Subarachnoidalraum, die sich in einen Trepanationsdefekt an der unteren Okzipitalschuppe vorwölbt (Pfeile).

Tabelle 2B.2 Veränderungen der Schädelkalotte

Erkrankung	MRT-Befund	Kommentar
Entwicklungsstörungen		
Kephalozelen (Meningozelen oder Meningokephalozelen) (Abb. 2B.**18)**	Defekt der Schädelkalotte, durch den entweder Meningea und Liqour treten (Meningozele) oder Meningea, Liquor und Hirngewebe (Meningokephalozele)	Ektodermale Separationsstörung mit umschriebenem Defekt der Knochenentwicklung. Die Lokalisation am Occiput ist in der westlichen Hemisphäre am häufigsten, frontoethmoidal in Südostasien. Andere Lokalisationen am Os parietale oder sphenoidale möglich. Kephalozelen können außerdem postraumatisch entstehen oder nach chirurgischen Eingriffen.
Achondroplasie	Kleines Foramen magnum, verkürzte Schädelbasis, Brachycephalie, großer Hirnschädel, Stirnwulst.	Autosomal-dominant vererbte Störung der endochondralen Knochenentwicklung. Mentale und motorische Funktionen sind in der Regel nicht beeinträchtigt.
Chiari-II-Fehlbildung (Arnold-Chiari) (Abb. 1A.**12)**	Kleine hintere Schädelgrube mit klaffendem Foramen magnum, durch das die kaudalisierte Vermis cerebelli mit einer zervikomedullären Schleife tritt. Schnabelfömige Kontur des hinteren Mittelhirndaches. Myelomeningozelen bei fast allen Patienten. Häufig Hydrozephalus und Syringomyelie. Dilatierte Hinterhörner der Seitenventrikel (Kolpozephalie)	Komplexe Fehlbildung mit Beteiligung des Cerebrum, Cerebellum, des Hirnstamms, des Rückenmarks, der Ventrikel, der Schädelbasis und Dura. Fehlentwicklungen mit dysrhaphischen Störungen können verschiedene Regionen des ZNS betreffen.
Neurofibromatose Typ 1 (Abb. 2B.**19)**	Fokale Ektasie der intrakranialen Dura; Aufweitung des inneren Gehörganges durch die Duraektasie; Protrusion von Dura und Temporallappen in die Orbita über Knochendefekte oder Hypoplasien der großen Keilbeinflügel; Knochenmalformationen oder -Erosionen durch plexiforme Neurofibrome.	Die Neurofibromatose Typ 1 ist das häufigste neurokutane Syndrom (Phakomatose); autosomal-dominant vererbte Störung des Chromosoms 17. Gutartige Herde treten im Globus pallidus auf, häufig als „Hamartome" bezeichnet, histologisch spongiotische und vaskuläre Veränderungen. Der MRT-Befund kann sich im Laufe der Zeit zurückbilden.
Craniosynostose	*Isolierte Synostose:* Eine Sutur betroffen, sporadisch auftretend. Veränderte Kopfform in Abhängigkeit von der Lokalisation des Schlusses. *Sutura sagittalis:* Häufigster Typ (um 50 %). Vorzeitiger Schluss führt zu Ausbildung einer länglichen Schädelform (Dolichocephalie oder Scaphocephalie). *Sutura metopica:* Vorzeitiger Schluss führt zu einer Keilform des Schädels mit anteriorer Spitze (Trigonocephalie). *Sutura coronaria oder lambdoidea:* Häufigkeit 10 %. Vorzeitiger Schluss führt zu einer vertikal elongierten Schädelform mit Asymmetrie zwischen anteriorer und posteriorer Schädelhälfte. *Sutura coronaria oder lambdoidea unilateral:* Vorzeitiger Schluss bedingt eine Schädelasymmetrie in links-rechts Richtung (Plagiocephalie).	Der vorzeitige Schluss der Schädelnähte hat seine Ursache in Entwicklungsstörungen (primäre Synostose) oder in externen Einflüssen wie postnatalen Traumen, Toxinen, Stoffwechselstörungen (z. B. Hyperparathyreoidismus, Hyperkalziämie, Hypophosphatämie, Rachitis) sowie mangelnder Hirnentwicklung/Mikrozephalie.
Syndrom der multiplen Synostosen	*Vorzeitiger Schluss* mehrerer Schädelnähte mit variablen Deformitäten des Schädels. Häufig assoziiert mit Hirnanomalien, Ventrikulomegalie.	Gewöhnlich in Zusammenhang mit genetischen Störungen wie: M. Apert, Apert-Crouzon, Crouzon.
Dyke-Davidoff-Mason-Syndrom (Abb. 2B.**20)**	Atrophie/Enzephalomalazie einer zerebralen Hemisphäre mit kompensatorischer Dilatation des ipsilateralen Seitenventrikels. Unilateral ipsilaterale Erweiterung der Schädelhöhle mit verdickter Calvaria, mitunter auch Hypertrophie der ipsilateralen Nasennebenhöhlen.	Seltene Störung bei Erwachsenen, verbunden mit Krampfanfällen, mentaler Retardierung und Hemiparese.

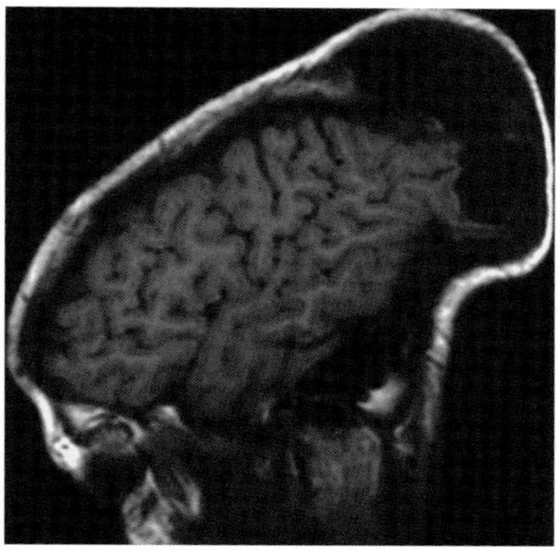

Abb. 2B.**18** **Meningoenzephalozele.** Sagittales T1W, Defekt der Schädelkalotte mit Herniation von Meningen, Liquor und Hirngewebe.

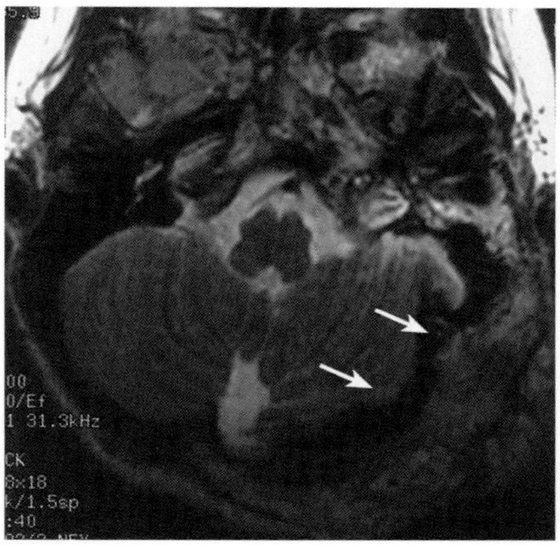

a

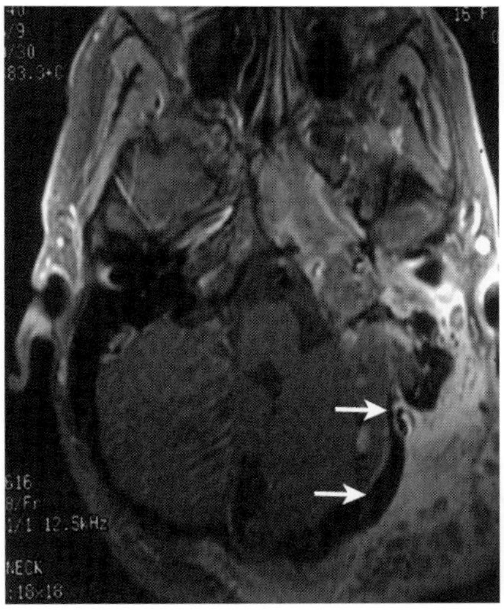

b

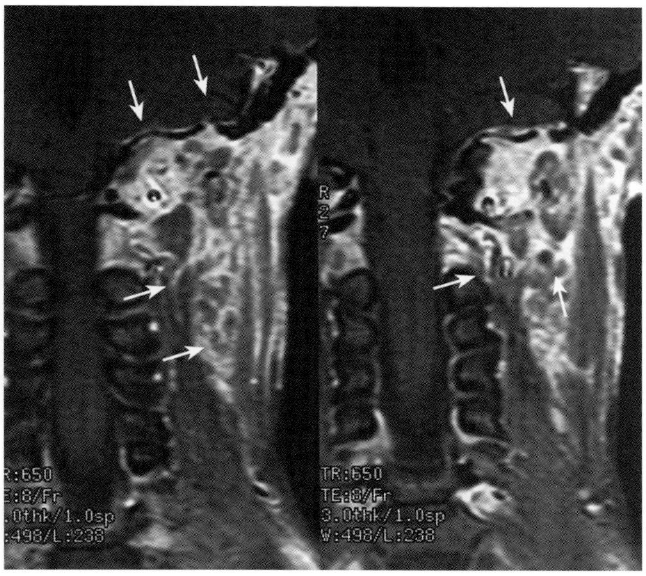

c

Abb. 2B.**19** **Plexiforme Neurofibrome/Neurofibromatose Typ 1.** **a** Axiales T1W, veränderte Konfiguration der linken Okzipitalschuppe in Zusammenhang mit einem plexiformen Neurofibrom in der angrenzenden linken posterioren Kopfhaut (Pfeile). Axiale (**b**) und koronale (**c**) FS T1W nach KM, die plexiformen Neurofibrome bilden irreguläre Zonen mit KM-Enhancement (Pfeile).

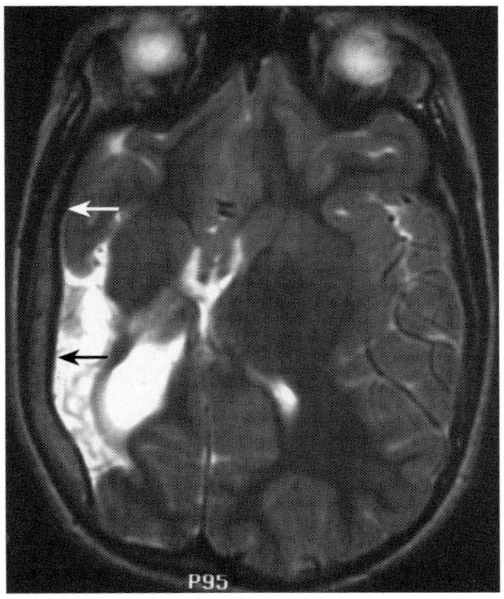

Abb. 2B.**20** **Dyke-Davidoff-Mason-Syndrom.** Axiales T2W, Enzephalomalazie der rechten zerebralen Hemisphäre mit kompensatorischer Dilatation des ipsilateralen Seitenventrikels. Gleichzeitig Erweiterung der ipsilateralen Hirnschale mit verdickter Calvaria (Pfeile).

Tabelle 2B.2 (Fortsetzung) Veränderungen der Schädelkalotte

Erkrankung	MRT-Befund	Kommentar
Erworben		
M. Paget (Abb. 2B.21)	Expansiver sklerosierender/lytischer Knochenprozess mit gemischt geringem bis intermediären Signal im T1W und variablem gemischtem Signal im T2W (signalarm, intermediär, signalreich); heterogenes KM-Enhancement. Unregelmäßigkeiten/Unschärfen zwischen Markraum und Knochengrenze der Tabula interna und externa.	Gewöhnlich bei älteren Erwachsenen. Kann zur Beengung der Nervenkanäle mit Nervenkompression führen, basiläre Impression. Hirnstammkompression möglich.
Fibröse Dysplasie (Abb. 2B.22)	Expansiver Knochenprozess der Schädelbasis mit geringem bis intermediären Signal im T1W und variablem gemischtem Signal im T2W (signalarm, intermediär, signalreich); heterogenes KM-Enhancement.	Gewöhnlich bei Jugendlichen und jungen Erwachsenen. Kann zur Beengung der Nervenkanäle mit Nervenkompression und Gesichtsdeformitäten führen. Monoostotische und polyostotische Formen (mögliche Kombination mit endokrinen Störungen, wie z. B. McCune-Albright-S., Pubertas praecox).
Hyperostosis frontalis (interna) (Abb. 2B.23)	Verdickung der Tabula interna der Ossa frontalia, klare Abgrenzung der Kortikalis von der Spongiosa bzw. Diploe. Impressionen bzw. Aussparungen in der verdickten Knochenstruktur durch durale Venen bzw. venöse Sinus.	Idiopathische Verdickung der Tabula interna frontal, weibliche Geschlechtsprädominanz.
Hämatopoetische Störungen	Vergrößerung des Diploe-Raumes mit Ausdünnung der Tabula interna und externa.	Eine Volumenzunahme der Diploe findet sich bei erythropoetischen Erkrankungen, z. B. bei Sichelzellanämie oder Thalassämia major.
Traumatisch		
Kephalhämatom	Hämatom zwischen Tabula externa und Periost, überschreitet nicht die Nahtgrenzen des Schädels. Möglich im Zusammenhang mit Schädelfrakturen und Subduralhämatom.	Geburtstrauma (Komplikation der Forceps-Entbindung), tritt bei etwa 1 % der Neugeborenen auf.
Fraktur	*Nicht dislozierte/nicht imprimierte Schädelfraktur:* Signalanhebung des Markraumes im Frakturbereich im T2W und Signalminderung im T1W. Fakultativ subgaleale, epidurale subdurale, oder subarachnoidale Blutungen. *Schädel-Impressionsfraktur:* Verformung und internale Verschiebung des frakturierten Anteiles. Signalanhebung des Markraumes im Frakturbereich im T2W und Signalminderung im T1W. Fakultativ subgaleale, epidurale, subdurale oder subarachnoidale Blutungen.	Traumatische Läsionen können die Calvaria oder die Schädelbasis erfassen. Häufige Komplikationen sind: epidurales Hämatom, subdurales Hämatom, Subarachnoidalblutung, Liquorrhö/Rhinorrhö, Otorrhö.

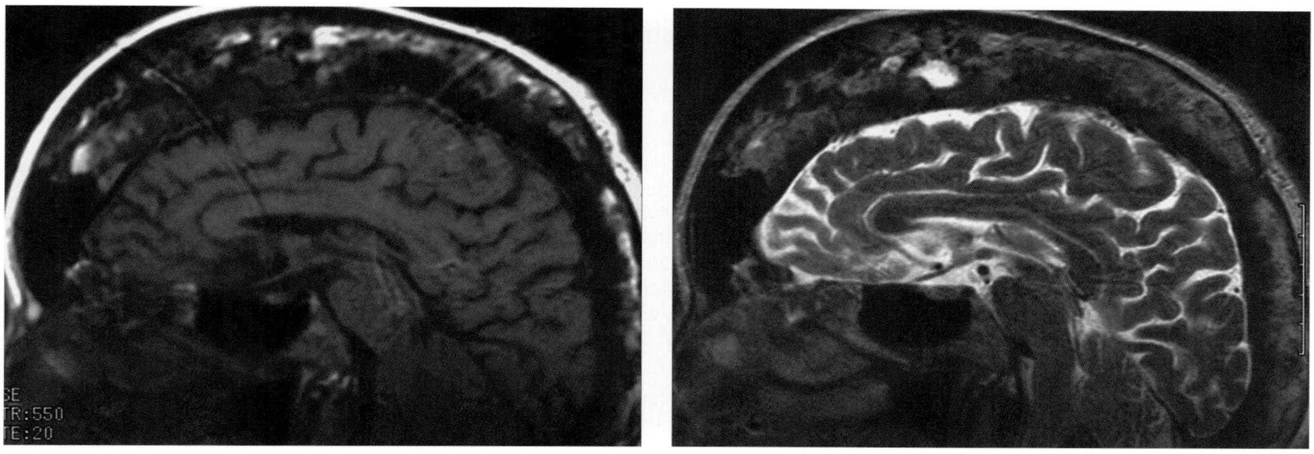

a b

Abb. 2B.**21** **M. Paget.** Sagittales T1W (**a**) und T2W (**b**), expansiler sklerosierend/osteolytischer Prozess der Schädelkalotte mit gemischt heterogenem Signal der Diploe bzw. des Markraumes. Unregelmäßige und unscharfe Grenzen zwischen Mark und innerer Begrenzung der Tabula interna und externa. Basiläre Impression.

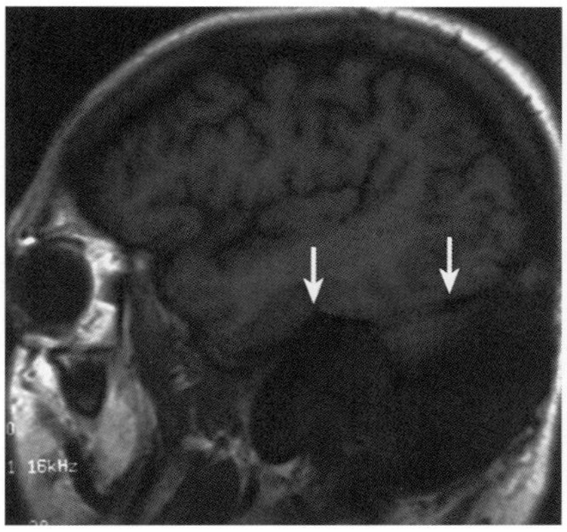

Abb. 2B.**22** **Fibröse Dysplasie.** **a** Sagittales T1W, expansiler Prozess der Schädelbasis, gemischter signalarmer bis intermediärer Charakter (Pfeile).

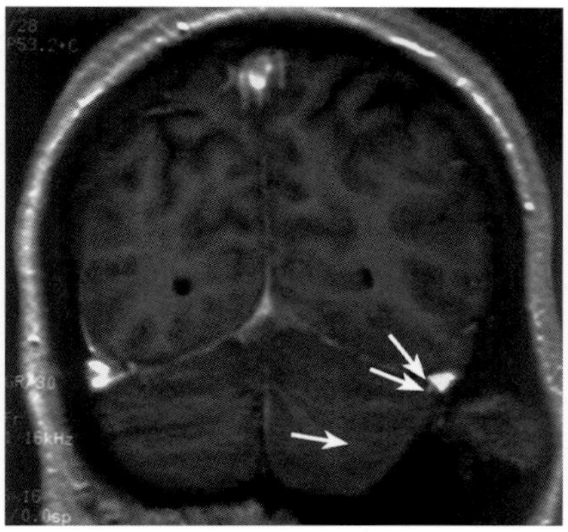

Abb. 2B.**22 b** Koronales T1W nach KM (spoiled GRE), schwaches unregelmäßiges Enhancement im Bereich der knöchernen Veränderungen (Pfeile).

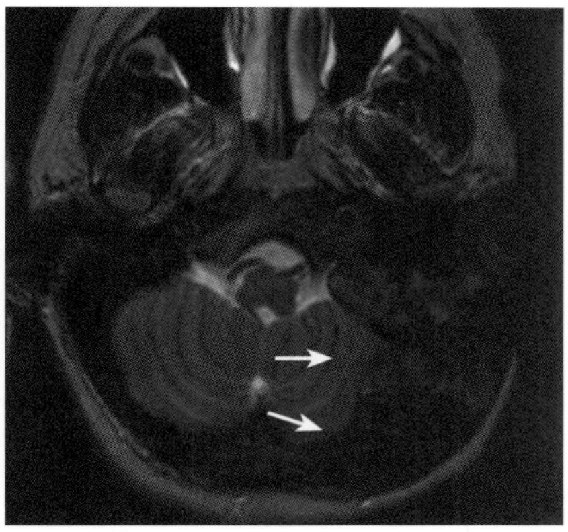

Abb. 2B.**22 c** Intermediäres bis abgeschwächtes Signal des Prozesses im axialen T2W.

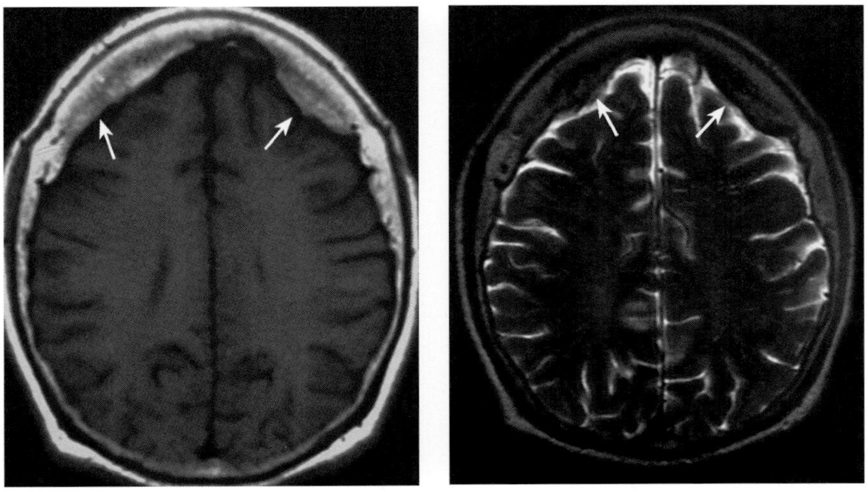

a b

Abb. 2B.**23** **Hyperostosis frontalis interna.** Axiales T1W (**a**) und T2W (**b**), Verbreiterung des frontalen Markraumes mit definierten Grenzen zwischen Diploe und Tabula interna bzw. externa (Pfeile).

Tabelle 2B.2 (Fortsetzung) Veränderungen der Schädelkalotte

Erkrankung	MRT-Befund	Kommentar
Neoplastisch		
Metastastatischer Tumor (Abb. 2B.**24**)	Einzelne oder multiple, scharf bis unscharf begrenzte Läsionen im Bereich der Kalotte, Dura, Leptomenix, Plexus chorioidei und Hypophyse. Signalarm bis intermediär im T1W, intermediär bis signalreich im T2W, in der Regel KM-Enhancement. Mögliche Knochendestruktionen und Kompression von Hirngewebe oder Gefäßen. Leptomeningeale Tumoren und Abtropf-Metastasen häufig erst im Postkontrast-Bild erkennbar.	Verschiedenste destruierende und infiltrative Effekte uni- oder multilokulär. Primärtumoren gewöhnlich außerhalb des ZNS.
Lymphom	Einzelne oder multiple, scharf bis unscharf begrenzte Läsionen im Bereich der Kalotte, Dura, Leptomenix. Signalarm bis intermediär im T1W, intermediär bis signalreich im T2W, in der Regel KM-Enhancement. Mögliche Knochendestruktionen und Kompression von Hirngewebe oder Gefäßen. Leptomeningeale Tumoren und Abtropf-Metastasen häufig erst im Postkontrast-Bild erkennbar.	Verschiedenste destruierende und infiltrative Effekte uni- oder multilokulär.
Myelom/Plasmozytom (Abb. 1B.**25,** 2B.**26**)	Multiple (Myelom) oder isolierte (Plasmozytom), scharf oder unscharf begrenzte Läsionen der Dura und der Schädelkalotte. Signalarm bis intermediär im T1W, intermediär bis signalreich im T2W, in der Regel KM-Enhancement und Knochendestruktionen.	Myelome haben unterschiedliche destruierende und infiltrierende Erscheinungsformen im Bereich des Achsen- und Extremitätenskeletts.
Chordom (Abb. 1B.**27**)	Scharf begrenzte lobulierte Läsion mit geringem bis intermediärem Signal im T1W und signalreich im T2W; gewöhnlich heterogenes KM-Enhancement. Lokal invasiv mit Knochenerosionen/-Destruktionen, Infiltration von Nerven und Gefäßen. Häufige Lokalisation im Bereich der Schädelbasis und des Clivus mittelliniennah.	Seltener langsam wachsender Tumor. Eine detaillierte anatomische Darstellung des Tumors ist ausschlaggebend für die chirurgische Planung.

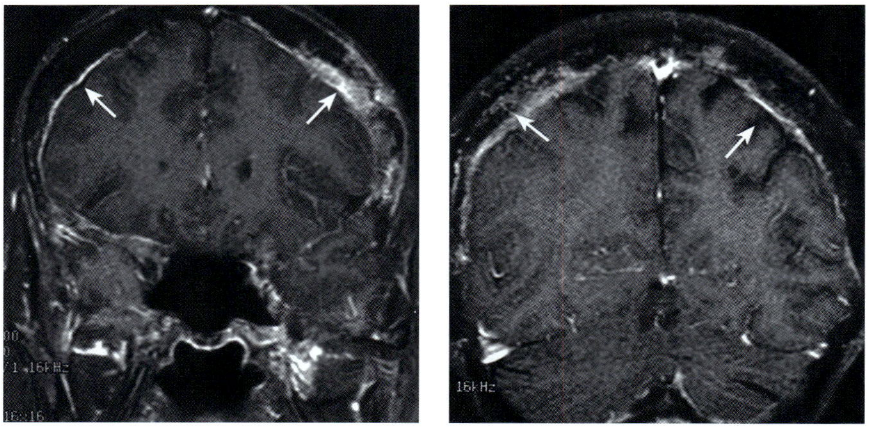

a b

Abb. 2B.**24** **Metastasierendes Mamma-Karzinom.** Koronales FS T1W nach KM (**a, b**), unregelmäßige KM-aufnehmende Zonen markieren die infiltrativ-destruierenden Veränderungen (Pfeile). Dura-Enhancement als Zeichen des metastatischen Befalls (Pfeile).

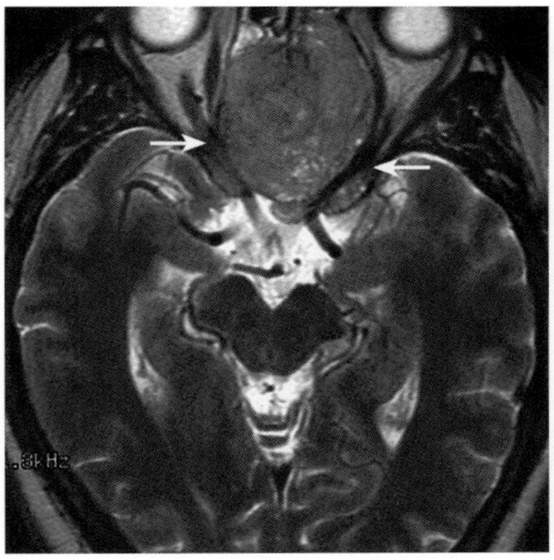

Abb. 2B.**25** **Plasmozytom.** **a** Axiales T2W, intermediär bis signalreiche Läsion im Bereich des Sinus ethmoidalis mit Ausdehnung in die Schädelbasis (Pfeile).

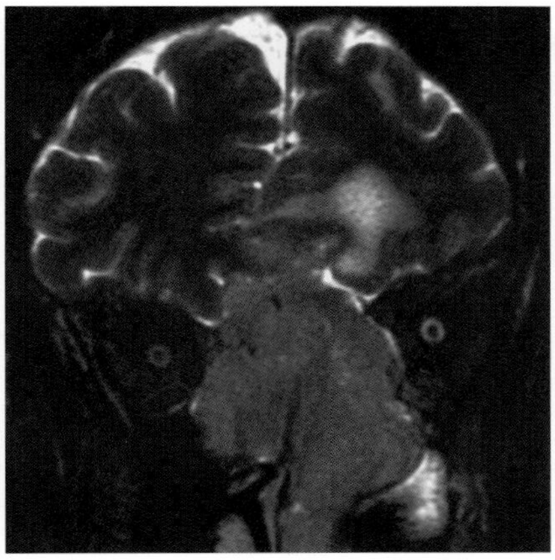

Abb. 2B.**25 b** Intermediär bis signalreicher Herd in einer koronalen Inversion-Recovery-Sequenz (IR).

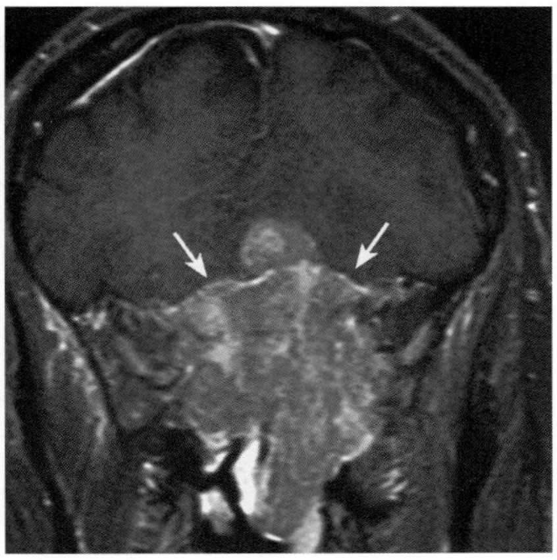

Abb. 2B.**25 c** Koronales FS T1W nach KM, moderates heterogenes Enhancement der Läsion. Kompression der kaudalen Anteile der Frontallappen (Pfeile).

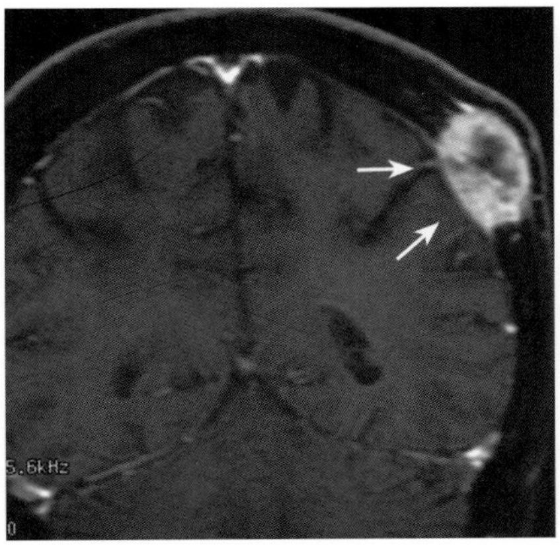

a

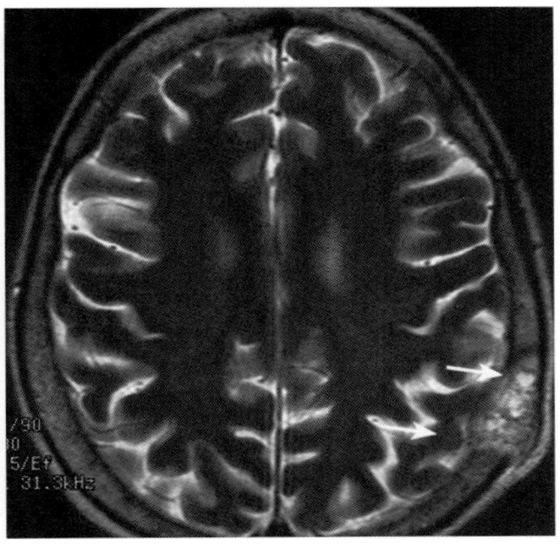

b

Abb. 2B.**26** **Myelom.** **a** Koronales FS T1W nach KM, destruierende KM-aufnehmende Läsion mit Ausbreitung durch die Schädelkalotte in die Subcutis (Pfeile). **b** Axiales T2W, heterogener intermediärer bis schwach signalreicher Herd im axialen T2W.

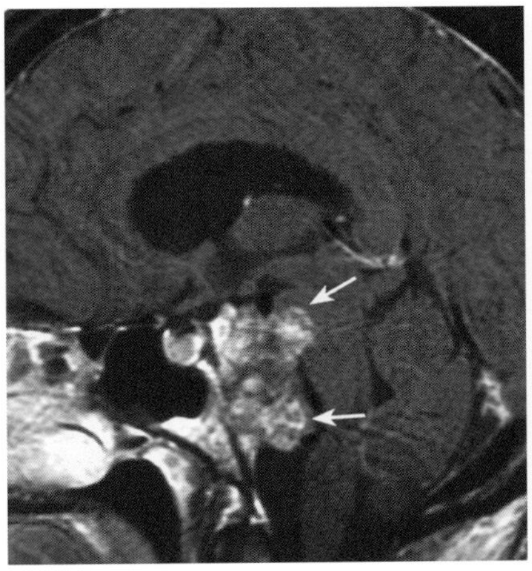

Abb. 2B.**27** **Chordom.** **a** Sagittales T1W nach KM, glatt begrenzte lobulierte Läsion mit heterogenem Enhancement entlang der intrakraniellen Oberfläche des Clivus, Kompression des Hirnstammes (Pfeile).

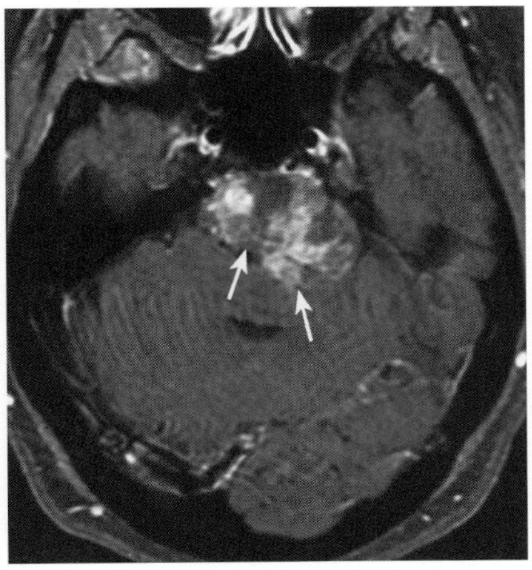

Abb. 2B.**27 b** Gering lobulierter Herd im axialen FS T1W nach KM (Pfeile).

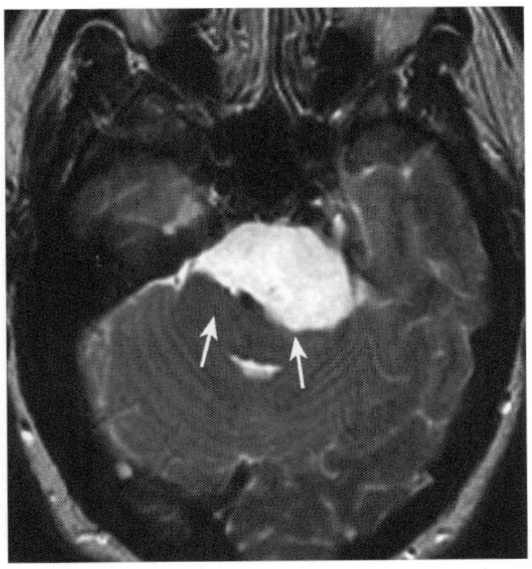

Abb. 2B.**27 b** Signalreicher Charakter im axialen T2W (Pfeile).

Tabelle 2B.2 (Fortsetzung) Veränderungen der Schädelkalotte

Erkrankung	MRT-Befund	Kommentar
Chondrosarkom (Abb. 1B.28)	Polyzyklischer signalarmer bis intermediär intenser Tumor im T1W, signalreich im T2W, gelegentlich mit Mineralisationseffekt (T2-Signalminderung). Gewöhnlich heterogenes KM-Enhancement. Fokal invasive Komponente mit Knochenerosionen/-Destruktionen, Infiltration von Nerven und Gefäßen. Häufige Lokalisation im Bereich der Schädelbasis und petrookzipitalen Synchondrose mittelliniennah.	Seltener langsam wachsender Tumor. Eine detaillierte anatomische Darstellung des Tumors ist ausschlaggebend für die chirurgische Planung.
Osteogenes Sarkom (Abb. 2B.29)	Destruierender Tumor der Schädelbasis, geringes bis intermediäres Signal im T1W und gemischtes Signal im T2W. Gewöhnlich mit Mineralisationen/ Ossifikationen (signalarmes T2W), heterogenes KM-Enhancement.	Seltener Tumor der endochondralen Knochen bildenden Anteile der Schädelbasis. Häufiger als Chondrosarkom und Ewing-Sarkom. Lokal invasiv, rasch metastasierend. Tritt bei Kindern als Primärtumor auf und bei Erwachsenen in Assoziation mit M. Paget, Bestrahlungen, chronischer Osteomyelitis, Osteoblastom, Riesenzelltumor, fibröser Dysplasie.
Ewing-Sarkom	Destruierender Tumor der Schädelbasis, geringes bis intermediäres Signal im T1W und gemischtes Signal im T2W. Gewöhnlich mit Mineralisationen/ Ossifikationen (signalarmes T2W), heterogenes KM-Enhancement.	Gewöhnlich zwischen 5. und 30. Lebensjahr auftretender Tumor, häufiger bei Männern. Seltener Befall der Schädelbasis, lokal invasiv, rasch metastasierend.
Sinunasales Plattenepithel-Karzinom	Destruierender Tumor des Nasenraumes, der Nasennebenhöhlen und des Nasopharynx. Mögliche Ausbreitung nach intrakranial über destruierte Knochengrenzen oder die Foramina. Intermediäres Signal im T1W, intermediär bis signalreich im T2W; geringes KM-Enhancement. Große Tumoren können Nekroseareale und/oder Einblutungen enthalten.	Häufiger bei männlichen Erwachsenen über 55 Jahre, seltener bei Frauen. Exogene Risikofaktoren, wie Aufnahme von oder Kontakt mit: Nickel, Chrom, Senfgas, Radium, Holzverarbeitung.
Adenoidzystisches Karzinom (Abb. 2B.30)	Destruierender Tumor im Bereich der Nasenhaupthöhle, des Nasopharynx und der Nasennebenhöhlen. Mögliche Ausbreitung in den intrazerebralen Raum durch Knochendestruktion oder entlang der Nervenbahnen. Intermediäres Signal im T1W, intermediär bis gering signalreich im T2W, unterschiedlich geringes bis kräftiges KM-Enhancement.	10 % aller sinunasaler Tumoren, variable Lokalisation im Bereich der nasalen und paranasalen Sinus. Tritt gewöhnlich bei Erwachsenen nach dem 30. Lebensjahr auf.
Esthesioneuroblastom (Abb. 2B.31)	Lokal destruierender Tumor mit geringem bis intermediärem Signal im T1W und intermediärem bis hohem Signal im T2W, kräftiges KM-Enhancement. Lokalisation: obere Nasenräume, Ethmoidalzellen mit gelegentlicher Ausbreitung in die übrigen NNH, Orbita, vordere Schädelgrube, Sinus cavernosus.	Häufig auch Olfaktorius-Neuroblastom genannt, entsteht aus dem Riechepithel mit Einwachsen in den oberen Nasenraum, Auftreten bei Jugendlichen und Erwachsenen, häufiger bei Männern.

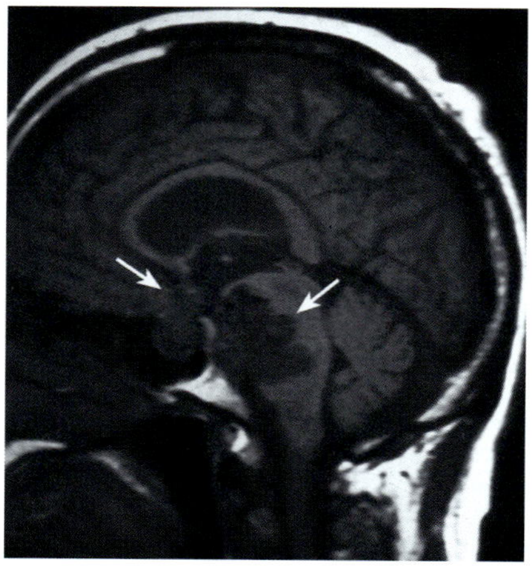
a

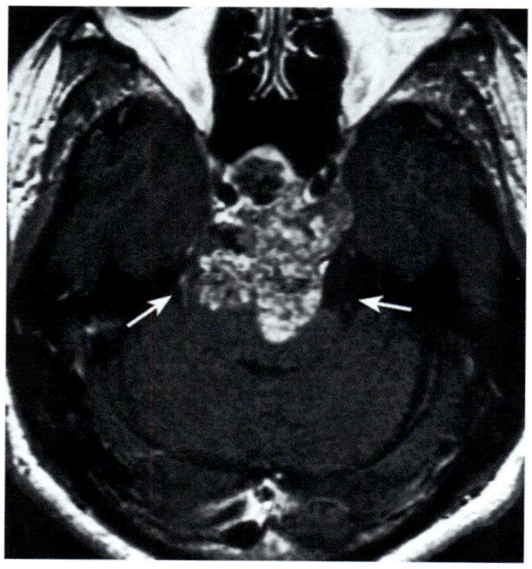
b

Abb. 2B.28 **Chondrosarkom.** **a** Im sagittalen Bild Darstellung einer intermediär bis signalarmen lobulierten Läsion im Bereich der Sella und der intrakraniellen Oberfläche des Clivus mit Kompression des Hirnstammes (Pfeile). **b** Heterogenes Enhancement des Herdes im axialen T1W nach KM (Pfeile).

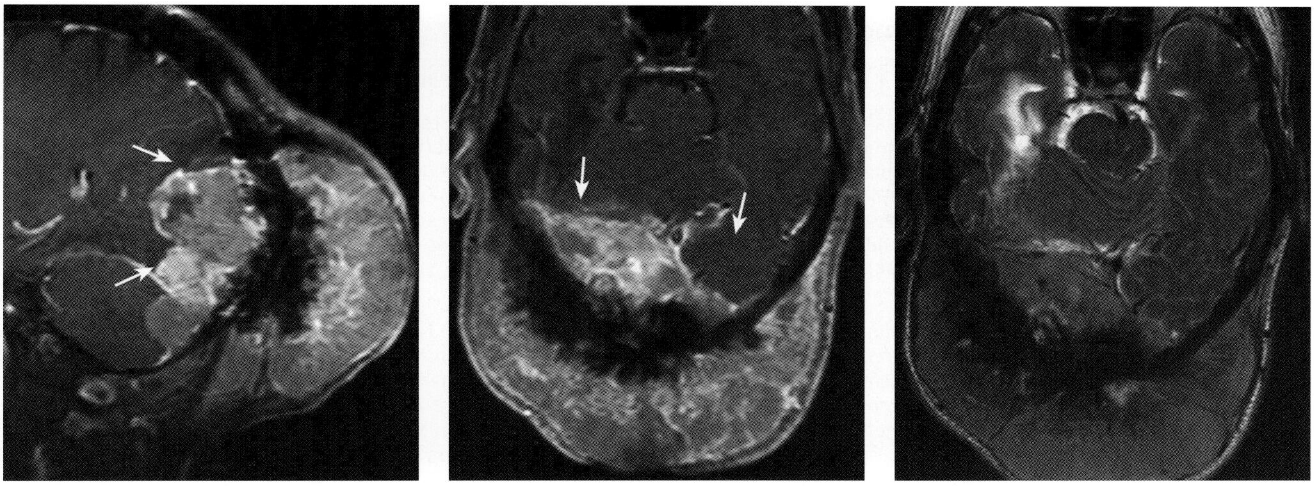

a b c

Abb. 2B.**29** **Osteogenes Sarkom.** Sagittales (**a**) und axiales (**b**) FS T1W nach KM, großer KM-aufnehmender Tumor der hinteren Schädelkalotte mit Knochendestruktion, intra- wie extrakranialer Ausbreitung und intratumoralen Ossifikationen in Form signalarmer Zonen (Pfeile). Heterogenes Enhancement entlang der intrakraniellen Oberfläche des Clivus und Hirnstammkompression (Pfeile). **c** Heterogen signalarmer bis intermediärer Charakter im axialen T2W.

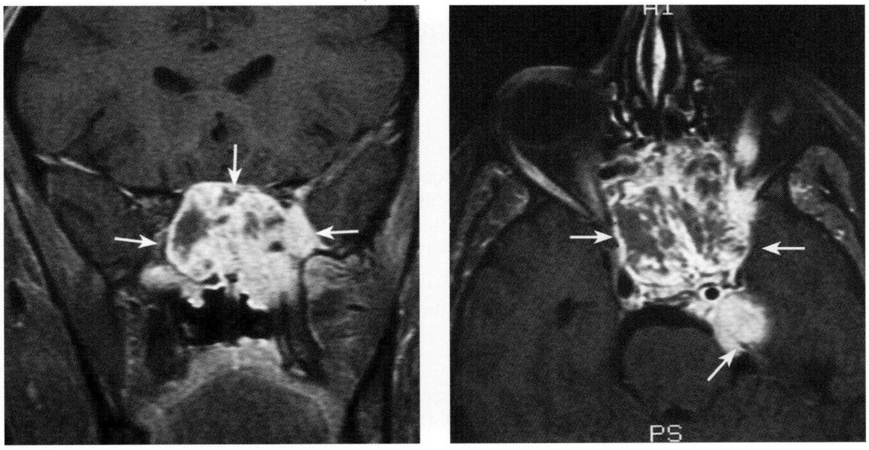

a b

Abb. 2B.**30** **Adenoidzystisches Karzinom.** Koronales (**a**) und axiales (**b**) FS T1W nach KM, große Läsion mit heterogenem KM-Enhancement im Bereich der Siebbeinzellen und der Keilbeinhöhle, intrakranielle Ausbreitung in die vordere Schädelgrube und linke mittlere Schädelgrube, Einschluss des linken Sinus cavernosus (einschließlich des linken Karotis-Siphons) und der linken Cisterna trigemina.

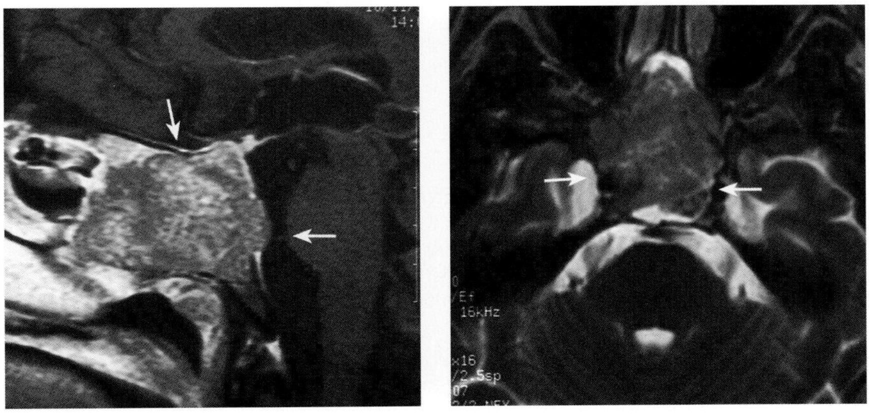

a b

Abb. 2B.**31** **Esthesioneuroblastom.** **a** Sagittales T1W nach KM, KM-aufnehmender Tumor mit Ausbreitung in den Nasopharynx, in die Siebbeinzellen und Keilbeinhöhle, die Sella und die präpontinen Zisternen (Pfeile). **b** Signalarmer bis intermediärer Charakter der Läsion im axialen T2W (Pfeile).

Tabelle 2B.2 (Fortsetzung) Veränderungen der Schädelkalotte

Erkrankung	MRT-Befund	Kommentar
Meningeom (Abb. 1A.107)	Definierte extraaxiale duraständige Läsionen. Lokalisation in abnehmender Häufigkeit: supratentoriell, infratentoriell, parasagittal, Konvexität, Keilbeinrand, parasellär, hintere Schädelgrube, Optikus-Scheide, intraventrikulär. Intermediäres T1-Signal, im T2W intermediär bis gering signalreich. In der Regel kräftiges KM-Enhancement, Verkalkungen möglich.	Häufigster extraaxialer Tumor. Gewöhnlich gutartig, typischerweise bei Erwachsenen über 40 Jahren auftretend, häufiger bei Frauen. Multilokulär im Rahmen einer Neurofibromatose Typ 2. Kann zu Kompressionseffekten am benachbarten Hirnparenchym, an benachbarten Arterien und venösen Sinus führen. Seltener invasiver/maligner Typ.
Hämangioperizytom (Abb. 1A.108)	Extraaxiale häufig scharf begrenzte Raumforderung mit intermediärem Signal im T1W und intermediärem bis hohem Signal im T2W; kräftiges KM-Enhancement (kann Meningeomen ähneln), ohne oder mit Knochenerosionen.	Seltene Neoplasie junger Erwachsener (Frauen häufiger), manchmal als angioplastisches Meningeom oder meningeales Hämangioperizytom bezeichnet. Entsteht aus vaskulären Zellen (Perizyten). Häufigkeit von Metastasen ist größer als bei Meningeomen.
Hypophysenadenom (Abb. 1A.61)	*Mikroadenom (< 10 mm):* Gewöhnlich intermediäres Signal im T1W und T2W, kann Zysten, Nekrosen und Blutungen enthalten. Enhancement typischerweise geringer als das Normalgewebe der Hypophyse – häufig am besten durch dynamische Sequenzen in der frühen Perfusionsphase erkennbar. *Makroadenom (>10 mm):* Gewöhnlich intermediäres Signal im T1W und T2W, isointens zur grauen Substanz, kann Zysten, Nekrosen und Blutungen enthalten. In der Regel kräftiges KM-Enhancement. Ausbreitung in die supraselläre Zisterne mit schmalem intrasellären Anteil, kann die Sinus cavernosus erfassen, gelegentlich Einbruch in die Schädelbasis.	Häufiger gutartiger, langsam wachsender Tumor, repräsentiert etwa die Hälfte aller sellären/parasellären Tumoren des Erwachsenen. Meist hormonaktiv (Prolactin, nonsekretorischer Typ, Wachstumshormone, ACTH u. a.). Prolactinome häufiger bei Frauen, wachstumshormonproduzierende Tumoren eher bei Männern. Selten extensive Blutungen nach Hypophysen-Infarkt, Sheehan-Syndrom.
Andere Läsionen der Schädelkalotte		
Osteom (Abb. 2B.32)	Glatt begrenzte Herde in der Schädelkalotte, intermediär bis signalarm im T1W und T2W, kein KM-Enhancement.	Gutartige Knochenproliferation in der Schädelkalotte oder im Bereich der Nasennebenhöhlen (in abnehmender Häufigkeit: frontal, ethmoidal, maxillär, sphenoidal).
Epidermoid (Abb. 1A.194)	Glatt begrenzte, kugelige bis polyzyklische extraaxiale ektodermale zystische Läsion mit Knochenerosionen; signalarm bis intermediär im T1W und signalreich im T2W, kein KM-Enhancement.	Nicht-neoplastische Läsion der Kalotte, enthält abgestoßene Zellen und Keratin-Abschilferungen.
Dermoid (Abb. 1A.86)	Glatt begrenzte, kugelige bis polyzyklische extraaxiale Läsion mit Knochenerosionen, in der Regel signalreich im T1W, gemischt signalarm, intermediär und/oder signalreich im T2W. Kein KM-Enhancement. Fakultativ Flüssigkeitsspiegel oder Sedimentationen.	Nicht-neoplastische ektodermale zystische Läsion der Kalotte; enthält Fett, Cholesterol, abgestoßene Zellen und Keratin-Abschilferungen.
Hämangiom	Umschriebene oder unscharf begrenzte Struktur (kleiner als 4 cm) in Mark und Kortikalis, häufig der Ossa frontalia. Intermediär bis signalreich im T1W (isointens zum Fettmark), signalreich im T2W und FS T2W. KM-Enhancement. Mögliche Verbreiterung der Diploe.	Gutartige Knochenläsion, tritt bei Erwachsenen jenseits des 30. Lebensjahres auf.
Entzündlich		
Pyogene Osteomyelitis (Abb. 2B.28)	Knochenmark erscheint signalarm im T1W und signalreich im T2W, KM-Enhancement, lokale Knochenerosionen. Assoziierte Komplikationen möglich, wie: subgaleales Empyem, epidurales Empyem, subdurales Empyem, Meningitis, Cerebritis, intraaxialer Abszeß, Sinusvenenthrombose.	Osteomyelitiden treten nach chirurgischen Eingriffen, im Rahmen von Traumen, bei hämatogener Streuung anderer Infektionsherde oder bei Einbruch von Entzündungen aus Nachbarkompartimenten (Nasennebenhöhlen) auf.
Eosinophiles Granulom (Abb. 1A.74)	Einzelne oder multiple abgegrenzte Weichteilformationen im Markraum der Schädelkalotte mit Knochendestruktion/-Erosion und Ausbreitung nach intra- und/oder extrakranial. Gewöhnlich intermediäres Signal im T1W, gemischt intermediär bis schwach signalreich im T2W, KM-Enhancement, fakultativ Enhancement der beteiligten Dura.	*Einzelherd:* Mehr bei Männern als bei Frauen (unter 20 Jahren). Proliferation von Histiozyten in den Markraum mit Knochendestruktion und Ausbreitung in die angrenzenden Gewebe. *Multiple Herde:* In Verbindung mit verschiedenen Syndromen: M. Abt-Letterer-Siwe (Lymphadenopathie, Hepatosplenomegalie) bei Kindern unter 2 Jahren; M. Hand-Schüller-Christian (Lymphadenopathie, Exophthalmus, Diabetes insipidus) bei Kindern zwischen 5 und 10 Jahren.

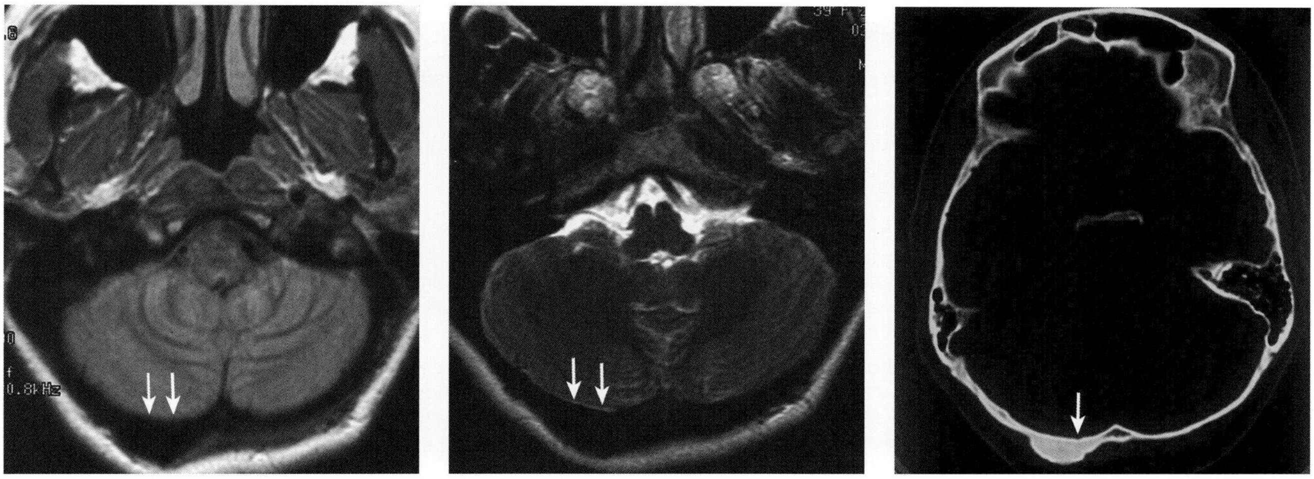

a b c

Abb. 2B.**32** **Osteom.** Axiales PDW (**a**) und axiales T2W (**b**), scharf begrenzte signalarme Läsion der Kalotte (Pfeile). **c** Glatt begrenzte Ossifikationszone an der hinteren linken Schädelkalotte im axialen CT-Bild.

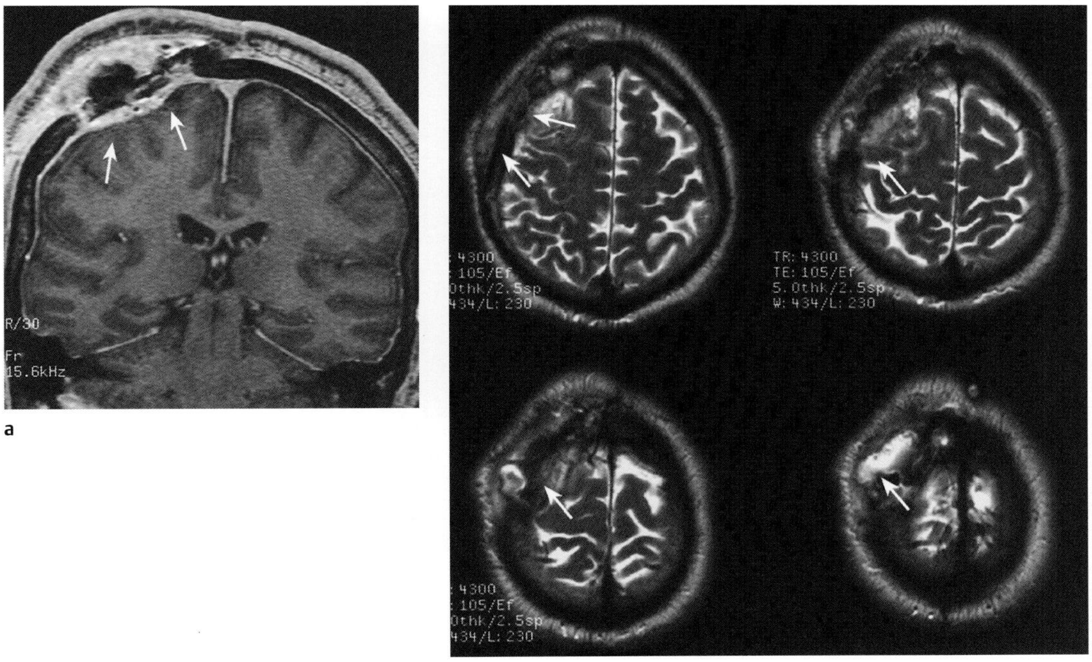

a b

Abb. 2B.**33** **Pyogene Osteomyelitis.** **a** Koronales T1W nach KM (spoiled GRE), unscharf begrenzte Zone mit KM-Enhancement im Bereich eines Kraniotomie-Defektes mit Knochenerosion. KM-Aufnahme auch intrakranial (Dura) und extrakranial (Pfeile). **b** Axiales T2W, unregelmäßige intermediär bis signalreiche Zonen im Bereich der Osteotomie (Pfeile).

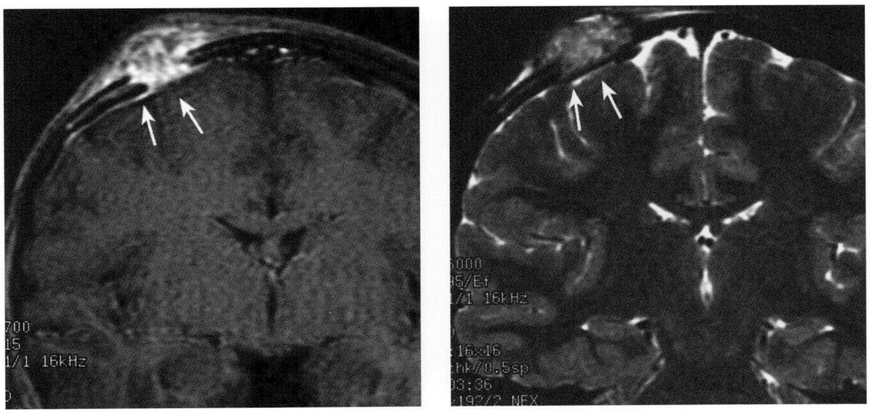

a b

Abb. 2B.**34** **Eosinophiles Granulom.** **a** Koronales FS T1W nach KM, knochendestruierender Herd mit KM-Aufnahme, extrakranialer Ausbreitung und schmalem Dura-Enhancement, Einbeziehung der Subcutis (Pfeile). **b** Intermediärer bis gering signalreicher Charakter der Läsion im koronalen FS T2W.

Tabelle 2B.2 (Fortsetzung) Veränderungen der Schädelkalotte

Erkrankung	MRT-Befund	Kommentar
Knocheninfarkt	Fokale ringförmige bis unscharf begrenzte Zone im Knochenmark, signalarm bis intermediär im T1W, zentral intermediär bis signalreich im T2W. Fakultativ KM-Enhancement.	Knocheninfarkte treten nach Strahlentherapie, Chemotherapie, chirurgischen Eingriffen oder Traumen auf.
Basiläre Impression (Abb. 2B.35)	Ungewöhnlich hohe Positionierung der Halswirbelsäule (über 5 mm) im Verhältnis zur Chamberlain-Linie (Palato-Okzipital-Linie zwischen hartem Gaumen und dorsaler Begrenzung des Foramen magnum), Entwicklungsstörung bzw. Anomalie.	Entwicklungsstörungen, die zu basilärer Impression führen: basookzipitale Hypoplasien, atlantookzipitale Assimilation und angeborene Hypoplasien der okzipitalen Kondylen.
Sekundäre basiläre Impression (Abb. 2B.36)	Ungewöhnlich hohe Positionierung der Halswirbelsäule (über 5 mm) im Verhältnis zur Chamberlain-Linie (Palato-Okzipital-Linie zwischen hartem Gaumen und dorsaler Begrenzung des Foramen magnum), Folgezustand erworbener Erkrankungen.	Erworbene Erkrankungen, die zu (sekundärer) basilärer Impression führen können: M. Paget, Hyperparathyreoidismus, Rachitis, Osteomyelitis, Osteogenesis imperfecta.

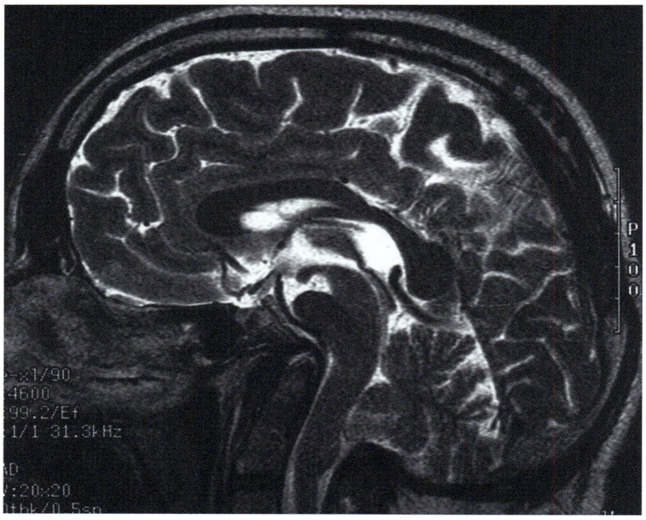

Abb. 2B.**35** **Basiläre Impression bei basiokzipitaler Hypoplasie.** Sagittales T2W, prominente Hypoplasie des Clivus mit basilärer Impression der Densspitze über 2 cm kranial der Chamberlain-Linie. Hirnstammdeformität (Pons) im Zusammenhang mit der Anomalie.

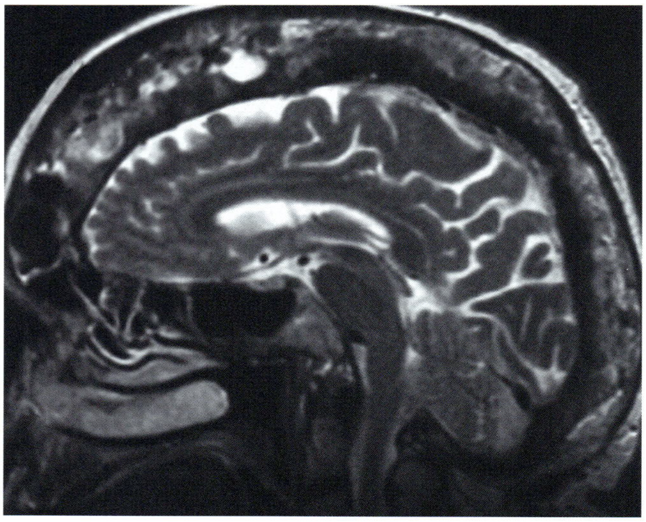

Abb. 2B.**36** **Basiläre Impression bei M. Paget.** Sagittales T2W, M. Paget der Schädelkalotte mit basilärer Impression der Densspitze über 2 cm kranial der Chamberlain-Linie. Hirnstammdeformität (Pons) im Zusammenhang mit der Erkrankung.

2. Teil: Kopf und Hals

3 Schädelbasis und Schläfenbein

Die Schädelbasis setzt sich aus fünf Knochen zusammen: dem Stirnbein, Siebbein, Keilbein Schläfenbein und Hinterhauptsbein. Man unterscheidet eine vordere, mittlere und hintere Schädelgrube. Die Ossa frontalia bilden die vordere und laterale Begrenzung der vorderen Schädelgrube, formen das Dach der Orbitae und der Siebbeinzellen. Das Siebbein bildet median den Boden der vorderen Schädelgrube, enthält die Lamina cribriformis, durch die die Nn. olfactori hindurchtreten, und die Christa galli, welche die vordere Aufhängung der Falx cerebri darstellt. Eine Grube an der vorderen Schädelbais, das Foramen Caecum, bildet mitunter den Ursprung von Kephalozelen. Die Mitte der Schädelbasis wird vom Keilbein, respektive seinem Corpus und den großen und kleinen Keilbeinflügeln gebildet, die gleichzeitig die vordere von der mittleren Schädelgrube trennen. Es enthält die Keilbeinhöhle, bildet Selaboden, Tuberculum Sellae, Dorsum Sellae und die hinteren Clinoid-Fortsätze aus und ist durch die sphenookzipitale Synchondrose beim Erwachsenen mit dem Clivus verbunden. Zahlreiche Schädellöcher durchziehen das Keilbein: Das Foramen ovale, Foramen spinosum, Foramen rotundum, Canalis opticus, Fissura orbitalis superior, Canalis caroticus und Foramen lacerum. Das Os temporale mit den Pyramiden und den Warzenfortsätzen bildet den Hauptbestandteil der Schädelbasis zwischen mittlerer und hinterer Schädelgrube. Die Felsenbeinspitze erreicht die anterolaterale Begrenzung des Clivus und die posteromediale Begrenzung der großen Keilbeinflügel entlang der basosphenoidalen Synchondrose. Wichtige Schädellöcher sind: Foramen jugulare, Canalis nervi facialis, innerer Gehörgang, Tuba Eustachii und Canalis caroticus. Das Os occipitale, bestehend aus dem Basoocciput (Clivus und Tubercula jugularia), kondylären (lateralen) und schalenförmigen (posterioren) Teilen und formt den Boden der hinteren Schädelgrube. Es enthält das Foramen magnum, den Canalis condylaris und Canalis hypoglossus. Nervenkanäle und Schädellöcher sind in den Tabellen 3.**1** und 3.**2** zusammengefasst.

Erkrankungen der Schädelbasis können in 3 Kategorien eingeteilt werden: 1) intrakranielle Läsionen mit Einbeziehung der Schädelbasis; 2) von der Schädelbasis ausgehende Läsionen, einschließlich der Frakturen (intrinsische Läsionen) und 3) extrakraniale Veränderungen mit Einbeziehung der Schädelbasis von kaudal. All diese Erkrankungen werden in anderen Kapiteln dieses Buches behandelt: die intrakraniellen im 1. Teil (Gehirn), intrinsische Knochenläsionen im 4. Teil (Bewegungsapparat) und die extrakraniellen Läsionen in Kapitel 5 (Nasenraum und Nasennebenhöhlen) sowie Kapitel 6 (Obere Halsweichteile) dieses Teils. Die wichtigsten Erkrankungen der Schädelbasis mit Hervorhebung der intrinsischen Läsionen sind in Tabelle 3.**3** zusammengefasst.

Das Os temporale besteht aus fünf Teilen: dem Mastoid, den Pars petrosa, tympanica, styloidea und squamosa. Da Kompakta und Luft kein Signal im MRT erzeugen, erscheinen das normale Mastoid, der äußere Gehörgang und das Mittelohr als strukturlose dunkle Flächen. Im Felsenbein sind der Liquor im inneren Gehörgang und die Endolymphe und Perilymphe im Labyrinth signalreich im T2W. Die Felsenbeinspitze ist bei 30% der Population pneumatisiert und signalfrei, ansonsten entspricht die Signalgebung dem Markraum der Diploe.

Das *Innenohr* enthält das membranöse Labyrinth innerhalb des knöchernen Labyrinthes (Capsula otica) in Form der Cochlea, des Vestibulum, der Bogengänge und des vestibularen und cochlearen Aquäduktes. Entlang einer zentralen Knochenachse, dem Modiolus, steigt die *Cochlea* in 2 3/4 Windungen auf, die erste Windung öffnet sich nach posterior in das Foramen rotundum (Fenestrum cochleae). Das *Vestibulum* mit Sacculus und Utriculus bildet den zentralen Teil des Labyrinthes und ist lateral vom Mittelohr durch das ovale Fenster (Fenestrum vestibuli) getrennt. Superior, posterior und lateral des Vestibulum projizieren sich die *Bogengänge*. Der obere Bogengang formt die Konvexität der Eminentia arcuata, der hintere zieht entlang der dorsalen Felsenbeinkante und der laterale (horizontale) wölbt sich in das Epitympanon des Mittelohres vor. Der *Aquäductus cochleae* enthält den perilymphatischen Gang, der sich über 8 mm zwischen der basalen Windung der Cochlea bis zur lateralen Begrenzung des foramen jugulare parallel zum inneren Gehörgang erstreckt. Der *Aquäductus vestibuli* enthält den endolymphatischen Gang zwischen Vestibulum und Saccus endolymphaticus.

Der *Meatus acusticus internus* zieht zur posteromedialen Felsenbein-Oberfläche und bildet den ähnlich einer abgeschrägten Nadelspitze (Längsachse parallel zur Pyramide) ausgeformten Porus acusticus internus. Normalerweise sind die inneren Gehörgänge symmetrisch, ihre Form zeigt jedoch interindividuelle Unterschiede. In 50% der Population ist der Kanal zylindrisch, in 25% ovalär und in den restlichen 25% nach medial oder lateral zulaufend. Sein vertikaler Durchmesser variiert zwischen 2 und 12 mm (Durchschnitt 5 mm), seine Länge zwischen 4 und 15 mm (Durchschnitt 8 mm). Bei 95% der Normalpopulation ist die Differenz der beiden inneren Gehörgänge nicht größer als 1 mm im Durchmesser und 2 mm in der Länge.

Eine Differenzierung des N. facialis anterosuperior im inneren Gehörgang, des N. cochlearis anteroinferior, des oberen vestibularen Astes des N. vestibularis posterosuperior und seines inferioren Astes posteroinferior gelingt mittels dünner Gradientenecho-Sequenzen (GRE).

Der *N. facialis* verläuft vom Porus acusticus internus in das Forman stylomastoideum. Es lassen sich 6 Abschnitte des Nerven beschreiben: 1) intrakranial (vom Hirnstamm zum Porus acusticus internus); 2) im inneren Gehörgang (anterosuperior); 3) Pars labyrinthea (bogenförmig anterior über die Spitze der Cochlea in das vordere Knie des Ganglion geniculate ziehend; 4) Pars tampanica (vom Genu anterius zum Genu posterius unterhalb des lateralen Bogenganges); 5) Pars mastoidea (vom Genu posterius zum Foramen stylomastoideum); und 6) extrakranial (zwischen oberflächlichem und tiefem Lappen der Glandula parotis).

Das *Foramen jugulare* liegt unterhalb und dorsal des inneren Gehörganges, wird anterior vom Felsenbein, posterior vom Os occipitale begrenzt. Es wird in die schmalere Pars nervosa anteromedial und die breitere Pars vascularis posterolateral eingeteilt. Die Pars nervosa enthält den N. glossopharyngeus (IX), den Jacobson'schen Nerv (inferiorer tympanischer Ast des IX. Hirnnerven) und den Sinus petrosus inferior (der den Sinus cavernosus mit der V. jugularis interna verbindet). In der Pars vascularis verlaufen der N. vagus (X), der N. accessorius (XI), der Arnold'sche Nerv (auriculärer Ast des X. Hirnnerven), der Bulbus V. jugularis interna und kleine meningeale arterielle Äste. Im Bereich der endokranialen Begrenzung des Foramen

jugulare trennt ein Dura-Septum den N. glossopharyngeus vom N. vagus und N. accessorius. Der knöcherne Karotis-Kanal mit dem vertikalen Segment der Pars petrosa der A. carotis interna liegt unmittelbar vor dem Foramen jugulare. Vertikales und horizontales Segment der A. carotis interna werden durch das so genannte Karotisknie verbunden, das in Höhe des Epitympanon liegt.

60% der *Missbildungen des Ohres* sind im Bereich des äußeren Gehörganges, im Mittelohr oder in beiden lokalisiert. Die Gruppe der Innenohrveränderungen umfasst ca. 30% der Fehlbildungen, die, bedingt durch die embryogenetische Trennung, in der Regel nicht mit Missbildungen des äußeren und Mittelohres einhergehen. Lediglich 10% der kongenitalen Anomalien umfassen alle 3 Kompartimente, sind dann Ausdruck komplexer kraniofaszialer Dysplasien bzw. Bestandteile der Trisomie 13, 18 und 21.

Innenohr-Anomalien sind Folge von Entwicklungsstörungen des membranösen Labyrinthes und führen in der Regel zur sensorineuralen Taubheit. GRE-Sequenzen erlauben eine exzellente Darstellung des häutigen Labyrinthes zur Diagnose von Labyrintherkrankungen auch ohne die Information über die knöchernen Verhältnisse.

Otosklerose (Otospongiose) ist eine primäre Erkrankung der Capsula otica beim jungen Erwachsenen mit klinisch progredientem Hörverlust. Initial ist der otoskopische Befund unauffällig, Tinnitus kann auftreten. Die Erkrankung ist in der Regel bilateral. Pathologisch-anatomisch wird enchondraler Knochen zunächst fokal von spongiösem Knochen ersetzt, der im weiteren Verlauf kalzifiziert und dichte Plaques bildet. Die Computertomografie (CT) ist daher die Methode der Wahl zur Diagnostik der verschiedenen Stadien der Otosklerose und zur Differenzierung zwischen fenestraler (89–90%) und cochlearer (retrofenestraler) Otosklerose. Lediglich in den Frühstadien der spongiösen cochleären Otosklerose können in der MRT mittels intravenöser Gd-DTPA-Applikation fokale Areale mit punktuellem Mehrenhancement sichtbar gemacht werden.

Das Os temporale ist bei einer Vielzahl von Dysplasien beteiligt, die mit Hörverlust einhergehen. Die Diagnostik erfolgt hier in der Regel klinisch, mittels konventioneller Radiografie und CT. Die Einbeziehung der Capsula otica in eine *Osteogenesis imperfecta* ist mit keiner Methode von einer (primären) Otosklerose abgrenzbar. Beim *M. Paget* kann sowohl eine Sklerose als auch Demineralisation des Innenohres auftreten, Signalveränderungen und ein signifikantes KM-Enhancement finden sich aber auch an anderen Teilen des Os temporale. Sklerose und Volumenzunahme des Schläfenbeins sind ebenso Befunde der *fibrösen Dysplasie*, die Signalintensität im T1W und T2W ist hier aber geringer, das KM-Enhancement variabel. Bilaterale diffuse Sklerosierungen des Os temporale mit entsprechendem Signalverlust und ohne KM-Enhancement finden sich bei: *Osteopetrose, progressiver diaphysealer Dysplasie (Camurati-Engelmann-Syndrom), generalisierter kortikaler Hyperostose (M. van Buchem), kraniotubulärer Dysplasie* u. a. Naturgemäß sind andere Skelettabschnitte einbezogen.

Normales Mittelohr, Mastoid und äußerer Gehörgang imponieren aufgrund ihrer Zusammensetzung aus kompaktem Knochen und Luft im MRT als strukturlose Region ohne Signal. Daher stellt die CT die Methode der Wahl zur Diagnostik knöcherner Veränderungen dar. Allerdings kann die CT in der Diagnostik der chronischen Otomastoiditis häufig nicht zwischen *entzündlich granulomatösem Gewebe, Cholesteatom und Cholesterol-Granulom* unterscheiden, was für die Therapieentscheidung von Relevanz ist. Im MRT erscheinen entzündlich-granulomatöses Gewebe und das Cholesteatom (angeboren oder erworben) hypointens im T1W und hyperintens im T2W, Entzündungen zeigen im Gegensatz zum Cholesteatom ein kräftiges KM-Enhancement. Cholesterol-Granulome lassen sich durch ihr hohes T1-Signal, resultierend aus dem hohen Cholesterin- und Methämoglobin-Gehalt, von den beiden anderen Erkrankungen unterscheiden.

Zur Interpretation der MRT-Untersuchung des Os temporale sind klinische und otoskopische Befunde hilfreich. *Pulssynchroner Tinnitus* kann durch eine aberrierende A. carotis interna, Dehiszenz oder Anhebung des Bulbus V. jugularis, arteriovenöse Malformationen (AVM), Aneurysmen, höhergradige Stenosen der A. carotis interna oder externa, Glomus-Tumoren, Hämangiome oder Meningeome der Temporalregion ausgelöst werden. Eine *vaskuläre Raumforderung hinter dem Trommelfell* (häufig auch „*vaskuläre Membrana tympanica*" genannt) tritt bei einer aberrierenden A. carotis interna, dehiszentem Bulbus V. jugularis, entzündlichen Granulationen mit Hämorrhagien, Cholesterolgranulomen, Glomus tympanicum oder jugularen Tumoren, Hämangiomen oder (angioblastischen) Meningeomen auf.

Die Differentialdiagnose der Felsenbein-Erkrankungen wird in Tabelle 3.**4**, vaskuläre Varianten und Läsionen des Foramen V. jugulare werden in Tabelle 3.**5** diskutiert.

Tabelle 3.1 Die Hirnnerven-Kanäle der Schädelbasis

Hirnnerv	Nummer	Nervenkanal
N. olfactorius	I	Lamina cribriformis
N. opticus	II	Canalis opticus
N. oculomotorius	III	Fissura orbitalis superior
N. trochlearis	IV	Fissura orbitalis inferior
N. trigeminus	V	
N. ophthalmicus	V1	Fissura orbitalis superior
N. maxillaris	V2	Foramen rotundum
N. mandibularis	V3	Foramen ovale
N. abducens	VI	Fissura orbitalis superior
N. facialis	VII	Foramen stylomastoideum
N. vestibulocochlearis	VIII	Meatus acusticus internus
N. cochlearis		Modiolus
N. vestibularis		Apertura vestibularis superior und inferior
N. glossopharyngeus	IX	Foramen jugulare Pars nervosa
N. vagus	X	Foramen jugulare Pars vascularis
N. accessorius	XI	Foramen jugulare Pars vascularis
N. hypoglossus	XII	Canalis hypoglossus

Tabelle 3.2 Die Hirnnerven-Kanäle der Schädelbasis

Apertura	Lokalisation	Inhalt
Lamina cribriformis	Medianer Boden der vorderen Schädelgrube	N. olfactorius (I) Aa. ethmoidales
Canalis opticus	Kleiner Keilbeinflügel	N. opticus (II) A. ophthalmica
Fissura orbitalis superior	Zwischen großem und kleinem Keilbeinflügel	Hirnnerven III, IV, V1, VI V. ophthalmica superior
Foramen rotundum	Boden der mittleren Schädelgrube unterhalb des Daches der Fossa pterygopalatina	N. maxillaris (V2) Vv. emissaria A. des foramen rotundum
Foramen ovale	Boden der mittleren Schädelgrube lateral der Sella	N. mandibularis (V3) Vv. emissaria vom Sinus cavernosus zum Plexus pterygoideus Akzessorischer meningealer Ast der A. maxillaris
Foramen spinosum	Posterolateral des Foramen ovale	A. meningea media Rekurrenter meningealer Ast des N. mandibularis
Foramen lacerum	Basis der medialen pterygoidalen Fläche der Felsenbeinspitze	Meningeale Äste der A. pharyngea ascendens
Canalis pterygoideus (Vidian)	Im Siebbein inferomedial des Foramen rotundum	A. vidiana N. vidianus
Canalis caroticus	Im Felsenbein	A. carotis interna Sympathischer Plexus
Foramen jugulare	Posterolateral des Canalis caroticus, zwischen Felsenbein und Os occipitale	Pars nervosa: Sinus petrosus inferior N. glossopharyngeus (IX) Jacobson'scher Nerv Pars vascularis: V. jugularis interna X. und XI. Hirnnerv Arnold's Nerv kleine Äste der Aa. pharyngea ascendens und der A. occipitalis
Foramen stylomastoideum	Dorsal des Processus styloideus	N. facialis (VII)
Canalis hypoglossus	Basis der okzipitalen Kondylen	N. hypoglossus (XII)
Foramen magnum	Boden der hinteren Schädelgrube	Medulla Spinales Segment des XI. Hirnnerven Vertebrale Arterien und Venen Anteriore und posteriore spinale Arterien.

Tabelle 3.3 Veränderungen der Schädelbasis

Erkrankung	MRT-Befund	Kommentar
Veränderungen des Os temporale	s. Tabelle 3.4	
Kephalozele	Extrakraniale Herniation von Meningen (Meningozele) oder Hirnparenchym und Meningen (Enzephalozele) durch einen Kalottendefekt. *Kongenitale Kephalozelen* treten zu 25 % in der vorderen Schädelgrube und zu 75 % okzipital auf. Mittels MRT können die Zusammensetzung der Kephalozele und der Herniationsweg visualisiert und assoziierte Fehlbildungen, wie Dysgenesien des Corpus callosum, intrakranielle Lipome oder Dermoide, diagnostiziert werden.	Kongenitale Kephalozelen der vorderen Schädelgrube können äußerlich sichtbar (sincipital) oder invisibel (basal) sein. Sincipitale Kephalozelen (15 %) bestehen aus einer externalen Raumforderung entlang der Orbita- und Nasengrenzen und nehmen ihren Weg gewöhnlich durch Knochendefekte nahe des Foramen caecum. Basale oder nasopharyngeale Kephalozelen (10 %) werden eingeteilt in transethmoidale, sphenoethmoidale, transsphenoidale und sphenomaxilläre Subtypen, sind häufig klinisch okkult. Okzipitale Kephalozelen werden in zerviko-okzipitale, tief okzipitale (mit Einbeziehung des Foramen magnum) und hoch okzipitale (über dem intakten Foramen magnum) eingeteilt. *Erworbene Kephalozelen* treten sekundär nach chirurgischen Eingriffen auf.
Dysplasien der Schädelbasis (Abb. 3.1–3.3)	Die fibröse Dysplasie ist die häufigste Ursache von Wucherungen der Schädelbasis mit variablem, gewöhnlich signalarmem Charakter im T1W und T2W und differentem KM-Enhancement. Vielfältige Einbeziehungen des Gesichtsschädels sind möglich.	Andere Skelett-Dysplasien mit Einbeziehung der Schädelbasis sind: Neurofibromatose Typ1, Achondroplasie, Osteogenesis imperfecta, kraniotubuläre Dysplasie. Diffuse Beteiligung der Schädelbasis auch bei Mukopolysaccharidosen, Histiocytosis X, M. Paget und schweren Anämien.
Esthesioneuroblastom (Olfactorius-Neuroblastom) (Abb. 3.4)	Geht vom oberen Nasenraum nahe der Lamina cribriformis aus und bricht häufig in die Siebbeinzellen, die Keilbeinhöhle, die vordere Schädelgrube oder die Orbitae ein mit entsprechender Destruktion der Knochengrenzen. Der Tumor ist signalarm im T1W, gemischt intermediär bis signalreich im T2W und zeigt ein moderates KM-Enhancement.	Langsam wachsender maligner Tumor mit Prädominanz in der 2. und 6. Lebensdekade, kann aber auch in allen Altersgruppen auftreten. Klinisch behinderte Nasenatmung, Epistaxis, Hyposmie, Kopfschmerz und/oder visuelle Störungen.

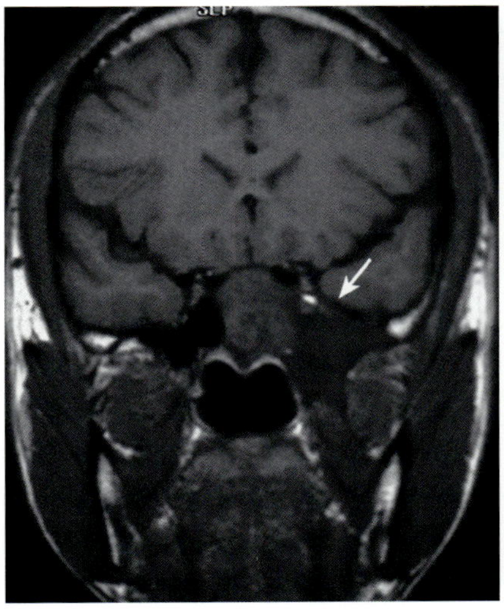
a

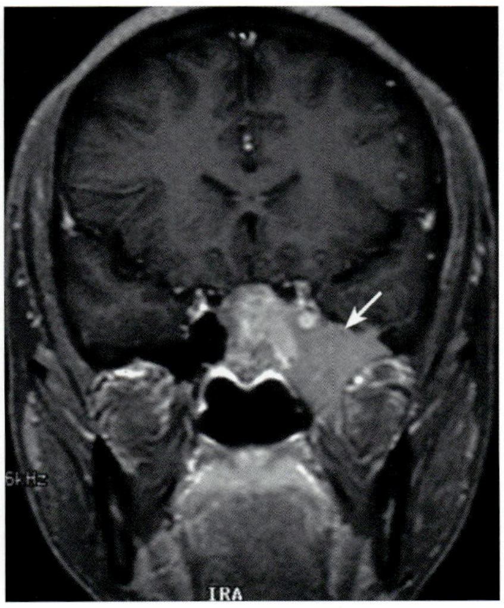
b

Abb. 3.1 **Fibröse Dysplasie. a** Koronales T1W, homogene signalarme Läsion (Pfeile). **b** Kräftiges Enhancement im koronalen FS T1W nach KM (Pfeil).

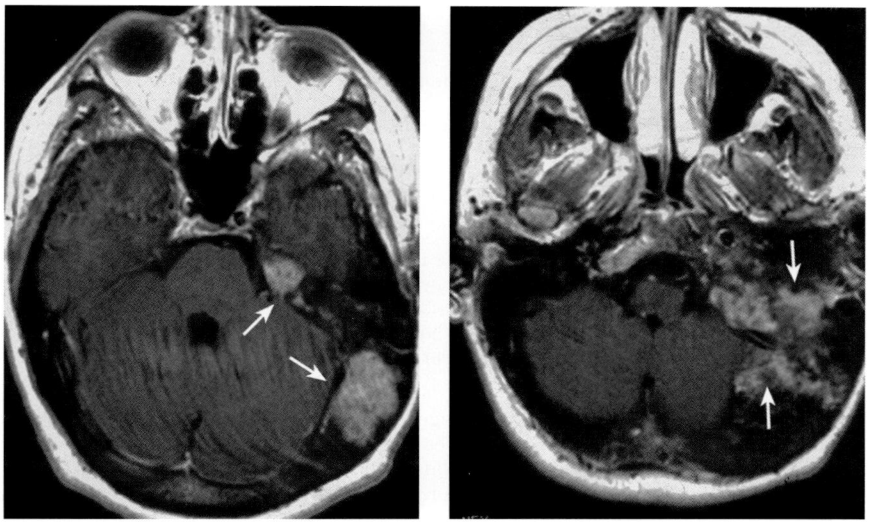

a b

Abb. 3.2 **Fibröse Dysplasie.** Bilaterale Verbreiterung des Os temporale und Os occipitale mit Betonung der linken Seite. Nach i. v. Applikation von Gd-DTPA Enhancement nur in zwei Herden (**a**) (T1W nach KM), inhomogenes landkartenähnliches Enhancement in (**b**) (T1W nach KM).

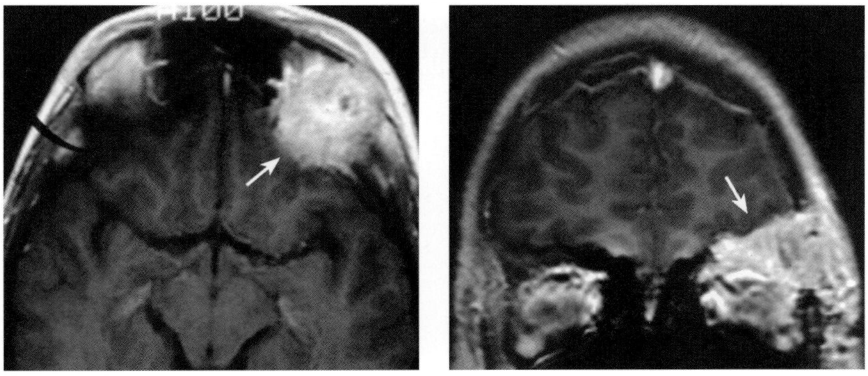

a b

Abb. 3.3 **Histiocytosis X (Langerhans-Zell-Histiocytose).** Axiales (**a**) und koronales (**b**) T1W nach KM, kräftiges, etwas inhomogenes Enhancement der Läsion (Pfeil) im linken Orbitadach.

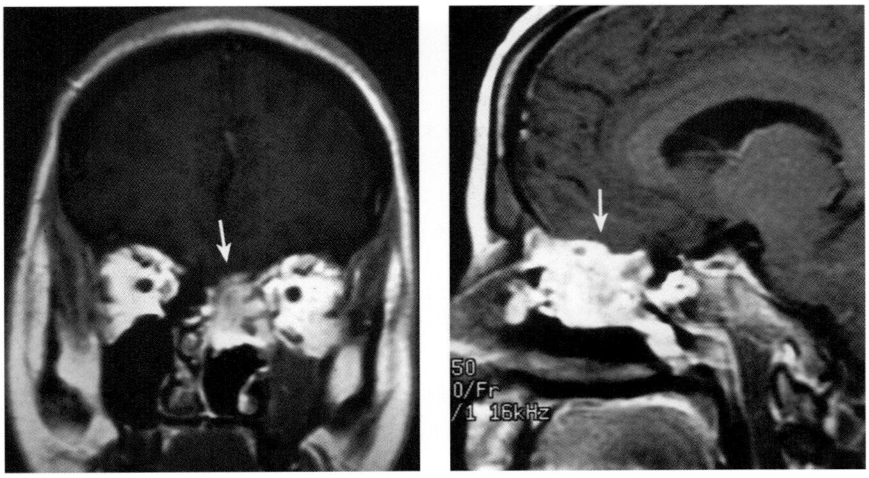

a b

Abb. 3.4 **Esthesioneuroblastom.** Koronales (**a**) und sagittales (**b**) T1W nach KM, kräftiges KM-Enhancement einer inhomogenen Läsion (Pfeil) des oberen Nasenraumes.

Tabelle 3.3 (Fortsetzung) Veränderungen der Schädelbasis

Erkrankung	MRT-Befund	Kommentar
Schwannome und Neurofibrome (Abb. 3.5, 3.6)	Fusiforme Raumforderung, signalarm im T1W und signalreich im T2W, mit kräftigem KM-Enhancement und glattwandiger Erweiterung der betroffenen Apertur in der Schädelbasis. Größere Läsionen sind im T2W zentral inhomogen.	Sämtliche Hirnnerven innerhalb der Schädelbasis oder außerhalb des Os temporale inklusive des Foramen jugulare können betroffen sein, am häufigsten der N. trigeminus.
Meningeom (Abb. 3.7)	Duraständige glatt begrenzte Raumforderung mit Verdrängung der angrenzenden Hirnabschnitte, hypointens zum Cerebrum im T1W und leicht hyperintens im T2W. Fokaler Signalverlust bei Hyperostosen oder Verkalkungen. Intensives KM-Enhancement.	Häufige Lokalisation im Bereich der Keilbeinflügel, Sinus cavernosus, Planum sphenoidale, Riechrinne. Aufgrund des langsamen Wachstums oft nur minimale Klinik, wie Kopfschmerz, Sehstörungen, Anosmie oder andere Ausfälle von Hirnnerven.
Hypophysenadenom (Abb. 3.8)	Selläre oder paraselläre Raumforderung, isointens zur grauen Substanz im T1W und gering hyperintens im T2W. Größere Läsionen degenerieren zystisch oder bluten ein. Fakultativ supraselläre Ausbreitung, Einbruch in die Sinus cavernosus, Knochenerosionen und Destruktionen des Sellabodens. KM-Enhancement bei Makroadenomen.	Gutartiger Tumor des Hypophysenvorderlappens bzw. der Adenohypophyse. Kann eine Vielzahl von Endokrinopathien und Sehstörungen auslösen. DD: blande Hypophysenzyste (Zyste der Rathke'schen Tasche).
Craniopharyngeom (Abb. 3.9)	Supraselläre Läsion mit häufiger Sella-Beteiligung und, wenn größer, Erosionen des Sellabodens. Heterogener Charakter mit zystischen Anteilen, hypo- oder hyperintens im T1W, hyperintens im T2W, KM-Enhancement in Abhängigkeit von den soliden Anteilen.	Noduläre oder kurvilineare Verkalkungen können in 75 % der Fälle bereits nativradiologisch erfasst werden. Die Mehrzahl der Fälle wird in der ersten und zweiten Lebensdekade diagnostiziert, ein zweiter Häufigkeitsgipfel liegt in der 5. Lebensdekade.

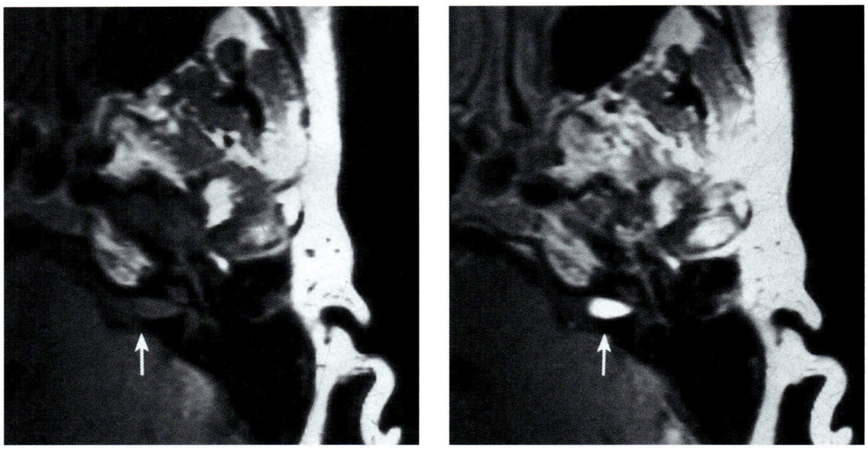

a b

Abb. 3.5 **Akustikusneurinom (Schwannom).** Signalarme Läsion im axialen T1W (**a**) und kräftiges Enhancement nach i. v.-Applikation von Gd-DTPA (**b**).

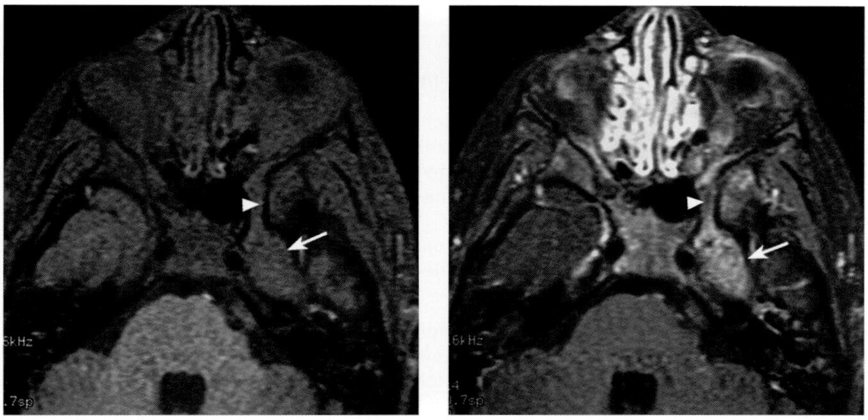

a b

Abb. 3.6 **Neurofibrom.** Ovoide Läsion (Pfeil) des Ganglion trigemini mit Ausbreitung entlang des N. maxillaris (Pfeilspitze) durch das Foramen rotundum. Der Herd ist hypointens zum Cerebellum (**a**) (GRE) und zeigt ein KM-Enhancement (**b**) (axiales FS T1W nach KM).

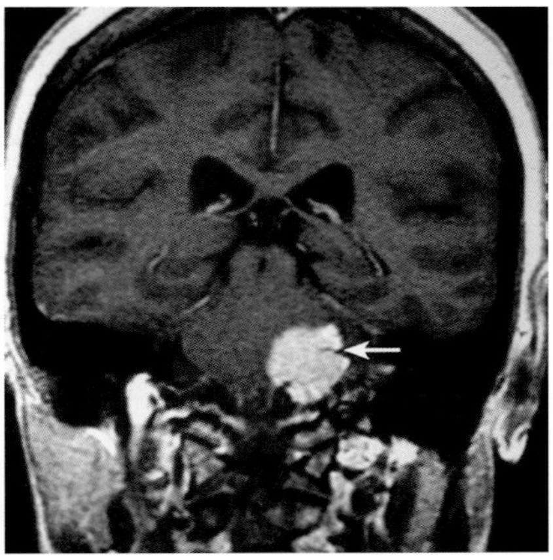

Abb. 3.7 **Meningeom.** Koronales T1W nach KM, intensiv KM-aufnehmender Tumor (Pfeil) im Kleinhirnbrückenwinkel.

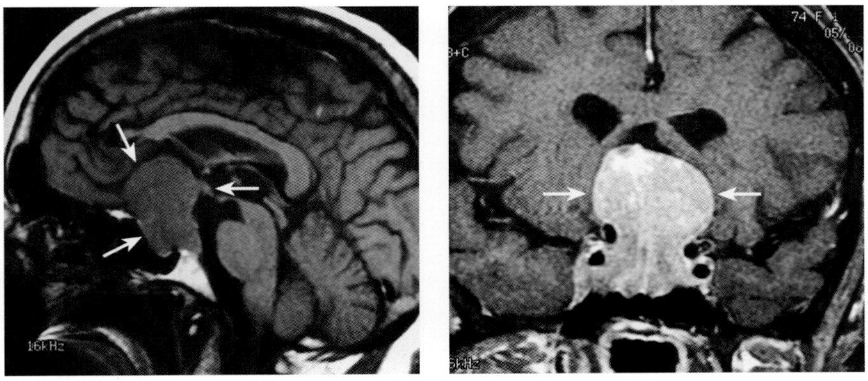

a b

Abb. 3.8 **Hypophysenadenom.** **a** Sagittales T1W, großer Sellatumor mit Ausdehnung nach supraselIär, Destruktion des Sellabodens und des angrenzenden Clivus, isointens zur grauen Substanz. **b** Koronales FS T1W nach KM, kräftiges homogenes Enhancement (Pfeile).

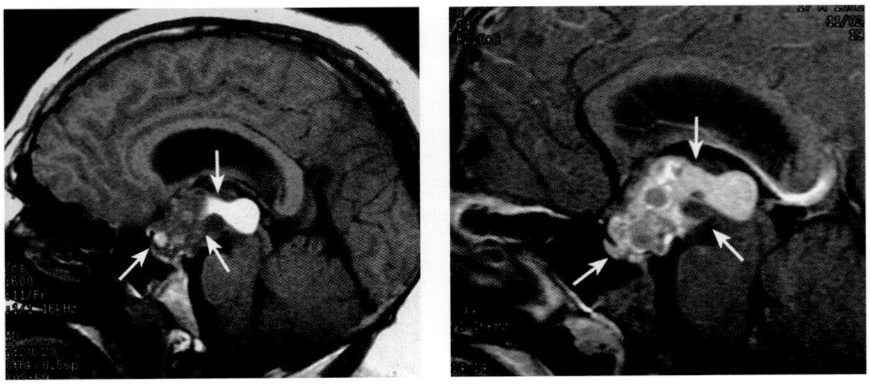

a b

Abb. 3.9 **Craniopharyngeom.** **a** Sagittales T1W, heterogene supraselläre Läsion mit Ausdehnung nach intrasellär. Die zystischen Komponenten erscheinen hypointens oder isointens mit Hämoglobinanteilen. **b** Enhancement der nicht-zystischen Anteile der Läsion im sagittalen FS T1W nach KM.

Tabelle 3.3 (Fortsetzung) Veränderungen der Schädelbasis

Erkrankung	MRT-Befund	Kommentar
Chordom (Abb. 3.10)	Heterogene Mittellinien-Läsion nahe der sphenooccipitalen Synchondrose mit variablem Signal zwischen hypo- und isointens im T1W bis hyperintens im T2W. Häufig Einblutungen und Verkalkungen mit entsprechenden Signalveränderungen. Knochendestruktionen, vor allem des Clivus und des Dorsum Sellae, in 90 %. Mäßiges heterogenes KM-Enhancement.	Nach der sakrokokzygealen ist die sphenookzipitale Lokalisation die zweithäufigste der Chordome. Tritt bei Patienten zwischen dem 20. und 40. Lebensjahr auf, klinisch frontoorbitale Kopfschmerzen, Sehstörungen, Ptosis und Abduzens-Parese. *Chondroide Chordome* enthalten kartilaginäre Anteile innerhalb der Tumormatrix.
Chondrosarkom (Abb. 3.11)	Häufigste Lokalisation im Bereich der Schädelbasis sind die petrookzipitale und die sphenoethmoidale Synchondrose. Der expansile destruierende Tumor mit Matrixverkalkungen liegt tendenziell mittellinienah und zeigt geringe bis intermediäre Signalintensität im T1W und hohes Signal im T2W. KM-Enhancement gewöhnlich inhomogen. Eine Tumorausdehnung über oder unter die Schädelbasis ist nicht ungewöhnlich.	Häufigkeitsgipfel in der 5. und 6. Lebensdekade. *Osteosarkom* (Abb 3.12), *Ewing-Sarkom* (Abb 3.13) und *gutartige Knochentumoren* wie Chondrome, Riesenzelltumoren, Osteoblastome und Hämangiome sind im Bereich der Schädelbasis selten.
Metastasen und Multiples Myelom (Abb. 3.14)	Fokaler, multifokaler oder diffuser Befall der Schädelbasis mit oder ohne extraossäre Ausbreitung. Variables Signal, gewöhnlich hypointens im T1W und hyperintens im T2W. Osteoblastische Tumoren hypointens im T2W.	Metastasen sind die häufigsten malignen Tumoren der knöchernen Schädelbasis, entstehen durch direkte Ausbreitung oder hämatogen (Karzinome der Lungen, Prostata, Mamma). Das MRT-Bild von Metastasen und multiplem Myelom ist ähnlich.

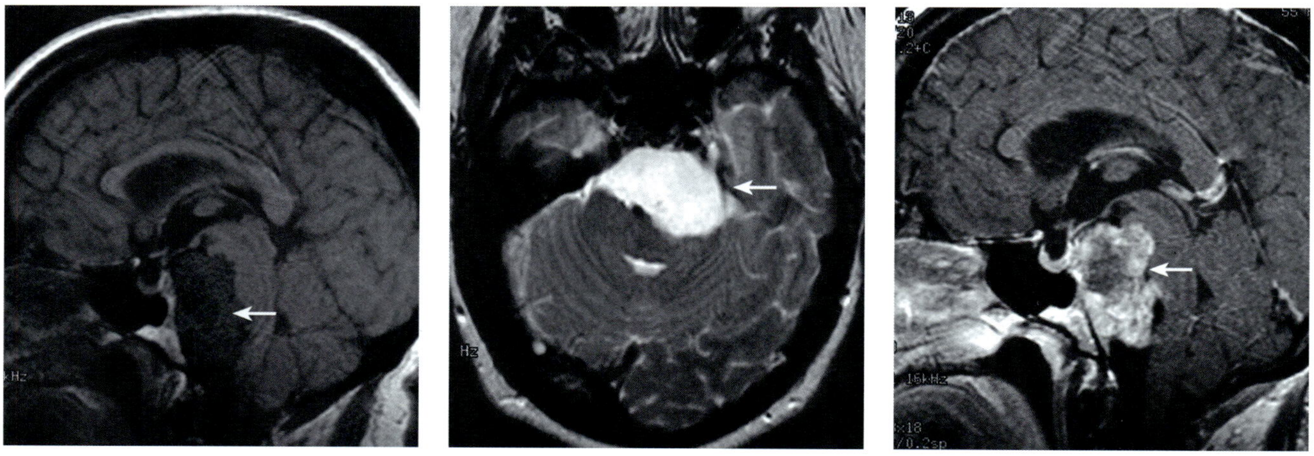

a b c

Abb. 3.10 **Chordom.** Heterogene Mittellinien-Läsion mit partieller Destruktion des Clivus und geringem Signal im sagittalen T1W (**a**), hohem Signal im axialen T2W (**b**). **c** Nach i. v. Gabe von Gd-DTPA inhomogenes KM-Enhancement (sagittales T1W nach KM).

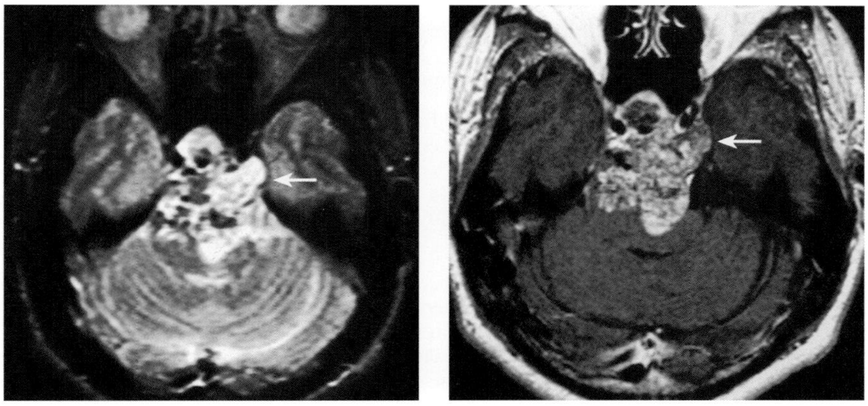

a b

Abb. 3.11 **Chondrosarkom des Clivus.** **a** Axiales T2W, heterogene signalintense Läsion. **b** Axiales T1W nach KM, inhomogenes KM-Enhancement der Läsion als Ausdruck der chondroidalen Matrixverkalkungen.

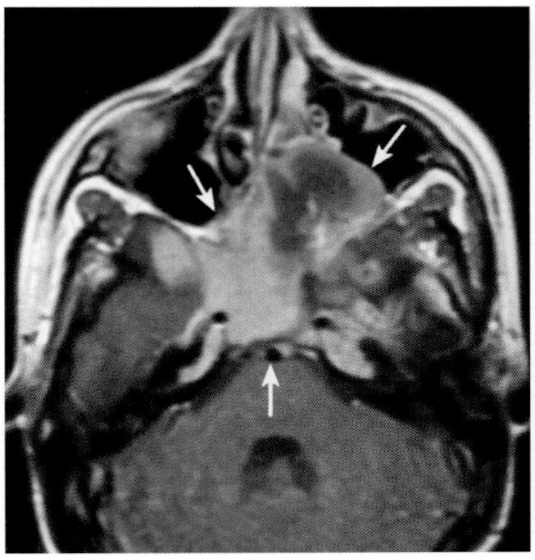

Abb. 3.12 **Osteosarkom.** Axiales T1W nach KM, extensive Schädelbasis-Läsion (Pfeile) mit variablem inhomogenen Enhancement.

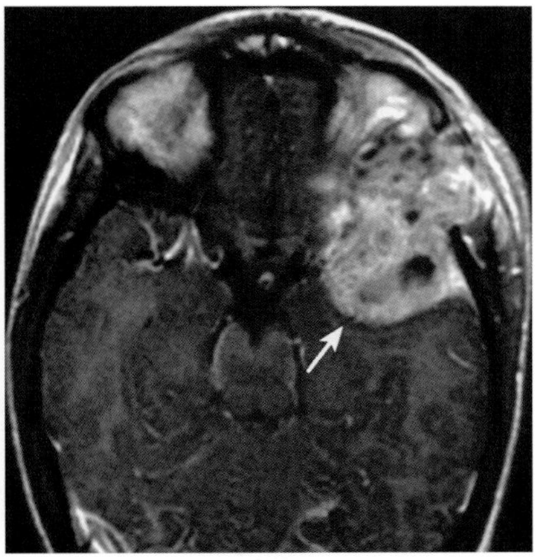

Abb. 3.13 **Ewing-Sarkom** Axiales T1W nach KM, kräftig KM-aufnehmender Tumor des linken Orbitadaches.

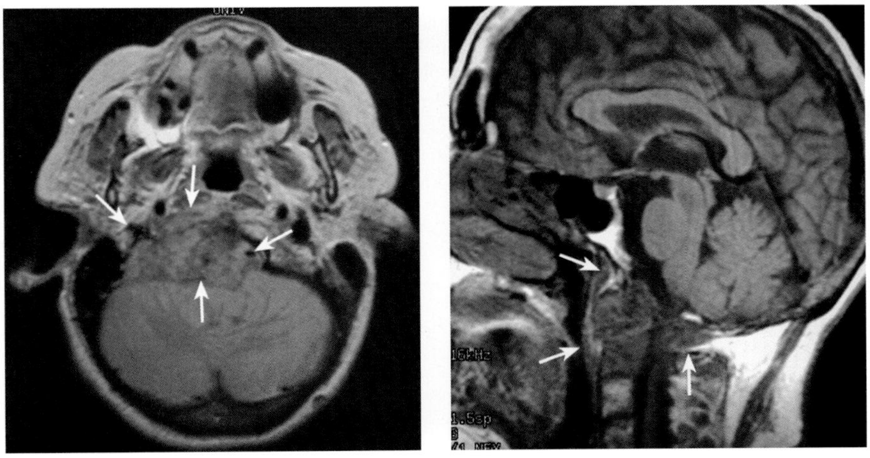

a b

Abb. 3.14 **Metastasen eines Mamma-Karzinoms.** Heterogene Raumforderung (Pfeile) mit intermediärem Signal im 1. und 2. HWK und der rechten Schädelbasis in der Nähe des Foramen magnum (**a**: axiales PDW, **b**: sagittales T1W).

Tabelle 3.**3** (Fortsetzung) Veränderungen der Schädelbasis

Erkrankung	MRT-Befund	Kommentar
Lymphom (Abb. 3.15)	Homogene unscharf begrenzte Raumforderung mit isointensem Signal im T1W und T2W im Verhältnis zur grauen Substanz. Variables uniformes KM-Enhancement von schwach bis kräftig. Eine fehlende Auslöschung der Knochengrenze, besonders wenn der Tumor auf beiden Seiten der Schädelbasis lokalisiert ist, weist auf ein Lymphom hin.	Befund bei Patienten mit Non-Hodgkin-Lymphomen und AIDS.
Nasopharyngeales und sinonasales Karzinom (Abb. 3.16)	Heterogene unscharf begrenzte Raumforderung mit unmittelbarer Ausbreitung bzw. destruierend durch die angrenzende Schädelbasis. Der Tumor kann den anatomischen Aperturen der Schädelbasis perineural folgen. Gewöhnlich hypointens im T1W und hyperintens im T2W, kräftiges Enhancement nach i. v. Gd-DTPA Applikation.	Plattenepithel-Karzinome des Nasopharynx sind die häufigsten Karzinome der Schädelbasis. Etwa ein Drittel aller sinonasaler Karzinome entstehen in Nachbarschaft der Schädelbasis mit entsprechend potenzieller Destruktion und Invasion der Knochengrenze.
Rhabdomyosarkom (Abb. 3.8)	Heterogene unscharf begrenzte Raumforderung mit geringem Signal im T1W und hoher Signalintensität im T2W, variables KM-Enhancement. Entstehen gewöhnlich im Bereich des Nasopharynx und der Orbita, auch in den Nasennebenhöhlen und im Mittelohr. Häufige Infiltration und Destruktion der angrenzenden Schädelbasis mit intrakranieller Tumorausbreitung.	Häufigstes Sarkom von Kopf und Hals, Altersgipfel bei Kindern zwischen 2 und 5 Jahren.
Juveniles nasopharyngeales Angiofibrom (Abb. 3.17)	Invasive Raumforderung, ausgehend vom Dach des hinteren Nasenraumes oder des vorderen Nasopharynx, mit Extension in die Fossa pterygopalatina, von dort in die Orbita durch die Fissura infraorbitalis und mitunter auch in die Region des Sinus cavernosus durch die Fissura supraorbitalis. Ein direkter intrakranieller Einbruch durch die Siebbeinzellen oder die Keilbeinhöhle ist ungewöhnlich. Der Tumor ist intermediär signalintens im T1W und signalreich im T2W, unterbrochen durch Fluss-Auslöschungen penetrierender großer Tumorgefäße. Intensives Enhancement nach i. v. Gd-DTPA Applikation.	Gutartiger, aber lokal aggressiver gut vaskularisierter Tumor, der beachtliche Größe erreichen kann. Er ist ausschließlich bei Jugendlichen und jungen männlichen Erwachsenen mit einem Altersgipfel bei 15 Jahren zu finden. Patienten klagen über behinderte Nasenatmung und schwere rezidivierende Epistaxis.
Mukozele	Glatt begrenzte expansile zystische Herdsetzung mit hoher Signalintensität im T1W (abhängig von der Viskosität und Proteinanteilen) und hoher Signalintensität im T2W. Mukozelen können Sekrete mit geringer bis fehlender Signalintensität im T1W und T2W enthalten. Gewöhnlich Randenhancement nach KM-Applikation.	Mukozelen entstehen durch Obstruktion eines Ostium oder eines Kompartimentes der Nasennebenhöhlen. Sie sind in der Regel Folge einer chronischen Sinusitis, können mitunter nach Traumen oder Blutungen entstehen. Lokalisation in abnehmender Häufigkeit: Sinus frontalis, Ethmoidalzellen, Sinus maxillaris, Sinus sphenoidalis.
Osteomyelitis (Abb. 3.18)	Heterogene Schädelbasis- Infiltration mit variabler Signalintensität, typischerweise signalarm im T1W und signalreich im T2W, inhomogenes KM-Enhancement. Die Signalintensität nimmt mit dem Grad der Sklerosierung ab. Eine intrakranielle Ausbreitung kann zu Sinusvenenthrombosen, Meningitiden und zerebralen Abszessen führen.	Gewöhnlich Komplikation einer Sinusitis oder Otitis, auch bei Immundefekten, wie AIDS oder Diabetes. Bakterielle, tuberkulöse und Pilzinfektionen sind möglich.

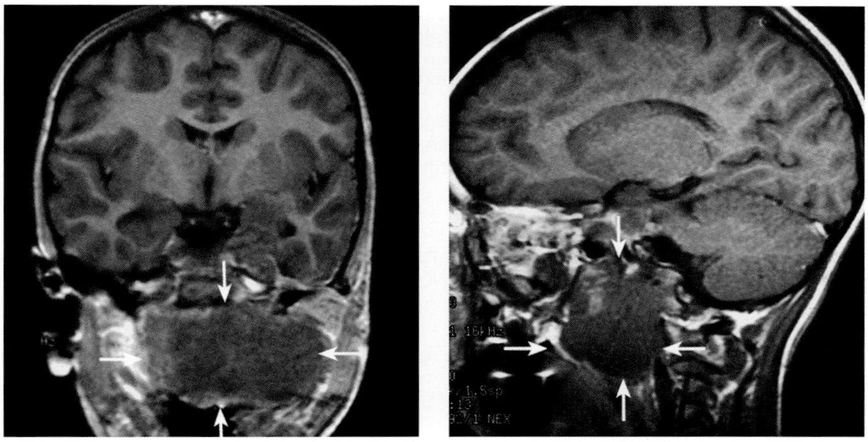

a b

Abb. 3.**15** **Lymphom.** Koronales (**a**) und sagittales (**b**) T1W nach KM, große Raumforderung im Nasopharynx mit moderatem KM-Enhancement (Pfeile).

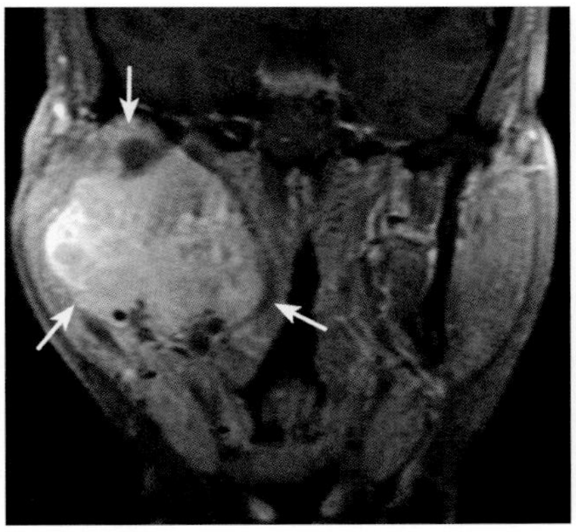

Abb. 3.**16** **Parotis-Karzinom.** Koronales FS T1W nach KM, direkte Ausbreitung einer großen, inhomogen KM-aufnehmenden Raumforderung der Parotis in die Schädelbasis (Pfeile).

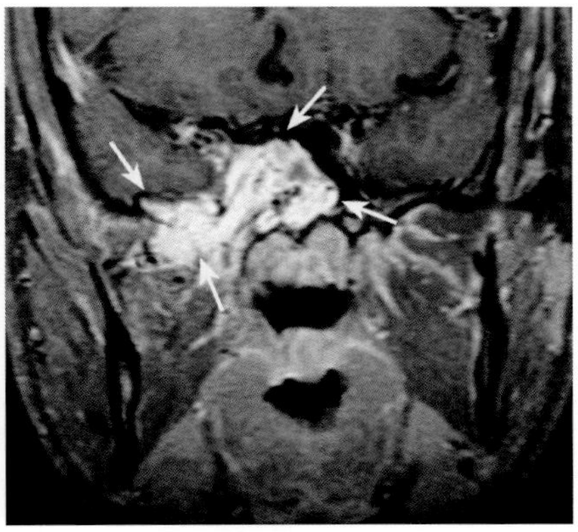

Abb. 3.**17** **Juveniles nasopharyngeales Angiofibrom.** Koronales FS T1W nach KM, inhomogene Raumforderung mit Einbruch in die mittlere Schädelgrube und intensivem KM-Enhancement.

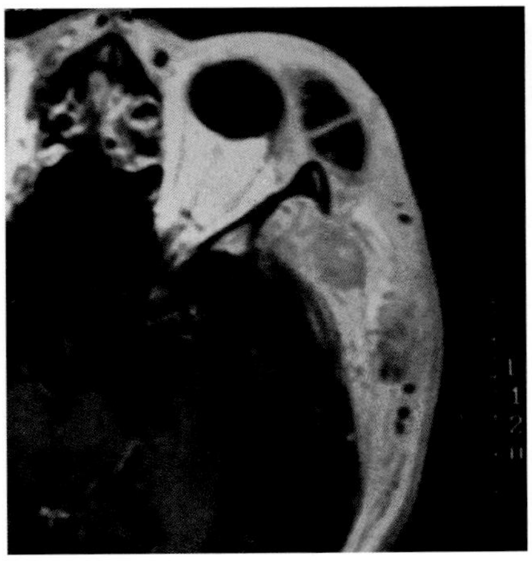

Abb. 3.**18** **Osteomyelitis nach chronischer Sinusitis frontalis.** Axiales T1W nach KM, inhomogen KM-aufnehmende Läsion im linken Os frontale mit Ausbreitung in die vordere Schädelgrube.

Tabelle 3.4 Veränderungen des Felsenbeines

Erkrankung	MRT-Befund	Kommentar
Komplette Labyrinth-Aplasie (Michel's Deformität)	Anstelle der normalen Innenohrstrukturen erscheinen entweder eine oder mehrere kleine zystische Höhlen in der hypoplastischen Pyramide.	Seltene kongenitale Störung mit komplettem sensineuralen Hörverlust, gewöhnlich bilateral und assoziiert mit Klippel-Feil-Syndrom.
Mondini-Malformation	Die Cochlea besitzt anstelle von 2 2/3 Windungen nur 1 1/2, der basale Duktus endet in einem gemeinsamen Raum, wo normalerweise der mittlere und obere getrennt liegen. Häufig kombiniert mit Dilatation und Malformation des Sacculus und Utriculus, ampullären Ostien der horizontalen und oberen Bogengänge, Verkürzung und Dilatation des Ductus perilymphaticus und endolymphaticus einschließlich des Ductus cochlearis und vestibularis.	Klinisch unilaterale oder bilaterale schwere Hörstörungen oder Hörverlust bei Kleinkindern. Das CT demonstriert die hypoplastische Cochlea mit fehlenden Knochengrenzen zwischen den Windungen als „empty Cochlea". Das Vestibulum erscheint größer und runder als normal. Mondini-Malformation ist häufig ein Oberbegriff für viele Innenohr-Dysplasien.
Anomalie des vestibulären Aquäduktes	Der Ductus endolymphaticus mit Aquädukt und Saccus endolymphaticus erscheint im MRT unter der hinteren Oberfläche des Felsenbeines. Ein normaler Ductus endolymphaticus misst zwischen 0,5 und 1,5 mm und ist in der Regel kleiner als der Durchmesser des angrenzenden Bogenganges.	Kongenitale Anomalien reichen bis zum kompletten Verschluss des Ductus und Saccus endolymphaticus, können unilateral, häufiger bilateral auftreten und führen zum Hörverlust. Ein verengter Ductus endolymphaticus wird häufig im Zusammenhang mit einem M. Ménière gesehen und als prädisponierender Faktor diskutiert.
Obliterative Labyrinthitis	Uni- oder bilaterale Obliteration des Lumens einer oder mehrerer Innenohrstrukturen durch Fibrosierung und eventuell Ossifikation.	Angeboren oder erworben (infektiös, posttraumatisch). Infektionen können tympanal, meningeal oder hämatogen auftreten (z. B. Mumps, Masern).
Stenose oder Atresie des Inneren Gehörganges	Fehlendes Liquor-Signal zwischen Kleinhirnbrückenwinkel und häutigem Labyrinth bei Atresie, verringerte Liquormenge bis hin zu schmalen Streifen bei Stenose. Eine Aplasie des N. cochlearis oder vestibularis kann gleichzeitig bestehen und diagnostiziert werden.	In Einzelfällen findet sich auch eine bilaterale Erweiterung und Verkürzung der inneren Gehörgänge z. B. bei chronischem Hydrozephalus durch die intrakranielle Drucksteigerung.
Agenesie des N. facialis	Partiell oder komplett fehlender N. facialis. Es gibt Varianten des Verlaufes, die nicht mit der Agenesie verwechselt werden sollten. Isoliert fehlender Nerv möglich, allerdings häufiger kombiniert mit einer Atresie des äußeren Gehörganges.	Eine komplette Agenesie des N. facialis imponiert klinisch in einer kompletten Faziales-Parese, Hypoplasien oder Stenosen des Canalis nervi facialis können bei intermittierenden Episoden von Fazialis-Paresen im CT erkennbar sein.
Arachnoidalzyste	Glatt begrenzte, homogene zystische Läsion, häufig an den Grenzen der Schädelgruben oder im Kleinhirnbrückenwinkel mit liquor-isointensem Signalverhalten. Kein Enhancement nach i. v. Applikation von Gd-DTPA, auch nicht im Randbereich der Zyste.	Kongenitale Arachnoidalzysten sind Liquoransammlungen zwischen den geteilten Membranen der Arachnoidea. Läsionen im Kleinhirnbrückenwinkel können zu zarten Impressionen des Felsenbeines führen. Gewöhnlich kein Hörverlust.
Cholesterolgranulom (Cholesterolzyste) (Abb. 3.19)	Häufigste primäre Läsion des Felsenbeines mit signalreichem Charakter im T1W und T2W. Ausdehnung 2 bis 4 cm, mitunter Hämosiderinanteile in Form kleiner Signalauslöschungen. Ein hypointenser Rand ist Ausdruck einer fibrinösen Kapsel ohne oder mit Hämosiderinanteilen. Kein Enhancement nach Gd-DTPA Applikation, Ausnahmen in einigen Fällen mit zartem Randenhancement.	Erworbene entzündliche Läsion mit Ursprung in der Felsenbeinspitze oder im Mittelohr; enthält Cholesterol-Kristalle und Blutabbauprodukte, vor allem Methämoglobin („Schokoladenzyste"). Cholesterolgranulome des Felsenbein-Apex stellen häufig einen inzidentalen Befund dar, können aber auch, besonders wenn größer, bei langjährigem progredienten Hörverlust, Tinnitus und/oder hemifazialen Spasmen gefunden werden, selten Symptome des V.,VI.,IX.,X.,XI. und XII. Hirnnerven. *Lipome* (Abb 3.**19***) haben gelegentlich ähnliche Lokalisationen und Erscheinungsbilder.

Tabelle 3.**4** (Fortsetzung) Veränderungen des Felsenbeines

Erkrankung	MRT-Befund	Kommentar
Epidermoid (kongenitales Cholesteatom) (Abb. 3.20)	Gering inhomogene Läsion, gewöhnlich iso- oder leicht hyperintens zum Liquor im T1W und hyperintens im T2W. In der Regel kein KM-Enhancement, selten Ringenhancement. Lokalisationen im Os temporale an der Felsenbeinspitze und im Kleinhirnbrückenwinkel. In letzterer Lokalisation haben die Läsionen eine variable Konfiguration, da sie den anatomischen Formen folgen und sich dem Hirnstamm und den Hirnfurchen anschmiegen. In Einzelfällen enthalten Epidermoide vorwiegend Cholesterol mit entsprechender Signalanhebung im T1W.	Epidermoide enthalten Keratinabschilferungen von Plattenepithelien und solidem Cholesterin. Die Anteile dieser beiden Komponenten bestimmen das Signalverhalten. Epidermoide der Felsenbeinspitze sind langsam wachsende Tumoren, die den inneren Gehörgang, den N. facialis, das Innenohr und sogar das Mittelohr erreichen können.

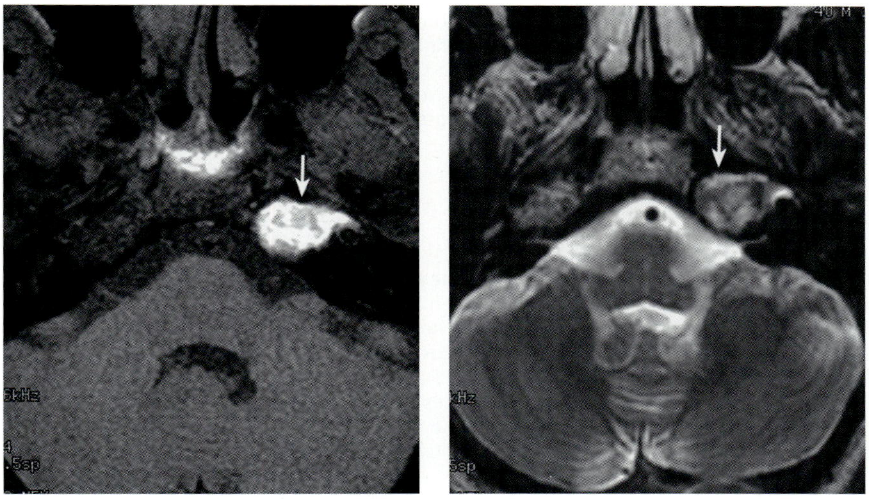

a b

Abb. 3.**19** **Cholesterolgranulom.** Inhomogene Läsion an der Felsenbeinspitze, signalreich im T1W (**a**) und intermediär signalintens im T2W (**b**).

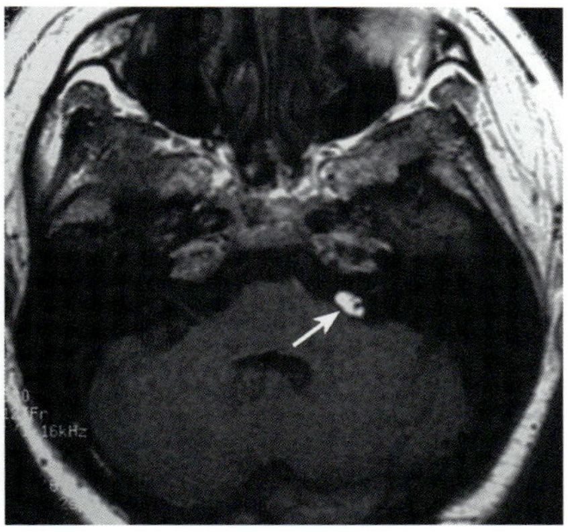

Abb. 3.**19*** **Lipom.** Kleiner hyperintenser Fokus (Pfeil) im rechten Kleinhirnbrückenwinkel (axiales T1W).

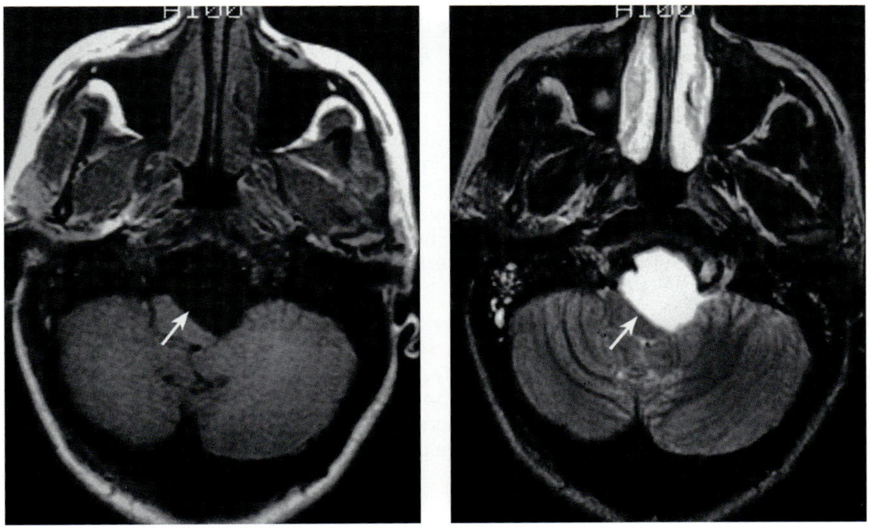

a b

Abb. 3.**20** **Epidermoid (kongenitales Cholesteatom).** Zystische Läsion (Pfeil), die sich den anatomischen Gegebenheiten anpasst, dadurch keine kreisrunde Konfiguration besitzt, (**a**) signalarm im T1W und (**b**) signalreich im T2W.

Tabelle 3.4 (Fortsetzung) Veränderungen des Felsenbeines

Erkrankung	MRT-Befund	Kommentar
Meningeom (Abb. 3.21)	Zweithäufigste Läsion des Kleinhirnbrückenwinkels mit mehr oder weniger isointensem Charakter zur grauen Substanz im T1W und T2W. Fibröse Anteile oder Verkalkungen führen zu Signalverlust im T2W. Angrenzende Verdickung der Meningen in 60% der Fälle erkennbar. Die Läsion ist typischerweise halbmondförmig, liegt exzentrisch zum inneren Gehörgang und breitet sich nicht in den inneren Gehörgang aus. Intensives KM-Enhancement in 85% der Fälle.	Klinische Symptome hängen von Lokalisation und Größe des Tumors ab. Inzidentales Auftreten oder in Verbindung mit Symptomen des VI., VII. oder VIII. Hirnnerven. Im CT kann die Läsion mit dem Felsenbein eine stumpfwinklige hyperdense Masse bilden, ähnlich einer Hyperostose. Matrixverkalkungen sind häufig.
Akustikusneurinom (Schwannom) (Abb. 3.22)	Häufigster Tumor des Kleinhirnbrückenwinkels und des inneren Gehörganges mit isointensem Signalverhalten im Vergleich zur grauen Substanz. Kleine Tumoren sind nativ und nach KM-Gabe homogen, größere zeigen hämorrhagische und nekrotische Anteile mit entsprechend inhomogenem Signal und heterogenem KM-Enhancement. Kleine Tumoren (< 2 cm) folgen der Form des inneren Gehörganges und können rein intrakanalikulär liegen. Größere Tumoren haben einen intrakanalikulären (Meatus acusticus internus) und extrakanalikulären (Kleinhirnbrückenwinkel) Anteil, der sich über die Kontur des Porus acusticus internus ausbreitet und eine „Eis-in-der-Tüte"-Form bildet. In 5% assoziierte Arachnoidalzyste.	Patienten sind gewöhnlich zwischen 40 und 70 Jahre alt und zeigen klinisch einen sensineuralen Hörverlust, Tinnitus, Schwindel, Gangstörungen und Kopfschmerzen. Bilateral bei Neurofibromatose Typ 2. Im CT erscheint eine homogen KM-aufnehmende Raumforderung im Kleinhirnbrückenwinkel mit spitzem Winkel zum Felsenbein. Eine Aufweitung des inneren Gehörganges ist in der Regel gegeben, es finden sich weder Verkalkungen noch Hyperostosen der angrenzenden Knochenformationen.
Fazialisneurinom (Schwannom) (Abb. 3.23)	Signalcharakteristik und KM-Verhalten identisch zum Akustikusneurinom. Der Tumor kann in allen Abschnitten des Fazialis-Verlaufes innerhalb des Felsenbeines auftreten, die häufigsten Lokalisationen sind im Bereich des labyrinthären Segmentes/Ganglion geniculatum und des Mastoid-Segmentes. Multifokales Auftreten ist nicht ungewöhnlich, selten auch rein intrameatale Lokalisation.	*Bell'sche Paralyse* in 80% der peripheren Fazialislähmungen. Der N. facialis zeigt ein diffuses Mehrenhancement mit variabler Schwellung vom Porus acusticus internus bis zum Foramen stylomastoideum. Das Enhancement ist teilweise auch im Bereich des Mastoidverlaufes erkennbar, was normalerweise nie auftritt. Infektiöse Prozesse zeigen ein ähnliches Bild, so z. B. das *Ramsay-Hunt-Syndrom* bei Herpes Zoster oder das *Lyme-Syndrom*. Ein noduläres KM-Enhancement des N. facialis ist immer tumorverdächtig, tritt z. B. auch bei perineuralen Metastasen auf.
Hämangiom	Unscharf begrenzte heterogene Raumforderung mit intermediärer Signalintensität im T1W und hohem Signal im T2W, intenses inhomogenes KM-Enhancement. Häufigste Lokalisation im Felsenbein ist die Fossa geniculata, kann sich von dort entlang des N. facialis (insbesondere seines Labyrinth-Segmentes) und des inneren Gehörganges ausdehnen. Zum Zeitpunkt der Erstdiagnostik ist der Tumor in der Regel kleiner als 1 cm.	Nervale Störungen treten weniger durch Kompression als durch Infiltration auf. Klinisch finden sich Fazialis-Spasmen und Paresen oder sensineurale Hörstörungen auch bei kleinen Läsionen, die der Diagnostik mitunter entgehen. Das CT zeigt eine körnige Demineralisation der Pyramide mit „Honigwaben"-ähnlichem Erscheinungsbild („Honeycombing").
Chondrosarkom	Scharf oder unscharf begrenzte Raumforderung mit geringem bis intermediärem Signal im T1W und hoher Signalintensität im T2W, typischerweise homogen im T2W. Deutliches aber inhomogenes KM-Enhancement. Der Tumor hat seinen Ursprung im Bereich der petrosphenoidalen oder petrookzipitalen Fissur, seltener an der Felsenbeinspitze.	Häufigster primärer maligner Tumor der Felsenbeinspitze. Im CT erscheinen Knochendestruktionen und Kalzifikationen. Seltene benigne kartilaginäre Neoplasien, wie *Chondrom* oder *Chondroblastom* sind nicht von einem low-grade Chondrosarkom differenzierbar.
Tumor des Saccus endolymphaticus	Heterogene Raumforderung mit Ursprung an der Hinterkante der Pyramide, der gewöhnlichen Lokalisation des Saccus endolymphaticus. Gemischtes Signalverhalten, häufig aber signalintens sowohl im T1W als auch T2W aufgrund von Methämoglobin- und Protein-Anteilen. Deutliches inhomogenes KM-Enhancement nach Gd-DTPA Applikation.	Seltener lokal invasiver papillärer zystadenomatöser Tumor, klinisch sensorineuraler Hörverlust und zeitweise Fazialisparesen. Bilaterales Auftreten bei M. von Hippel-Landau. Das CT demonstriert Erosionen des angrenzenden Os temporale sowie stippchenförmige und schollige Knochenfragmente.

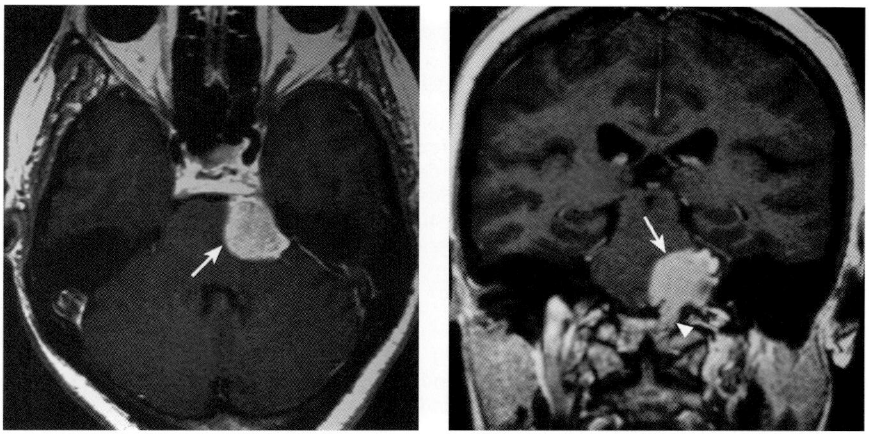

a b

Abb. 3.**21** **Meningeom.** Intensiv KM-aufnehmende halbmondförmige Läsion (Pfeil) im Kleinhirnbrückenwinkel im (**a**) axialen T1W nach KM und mit duralem Schweif (**b**) im koronalen T1W nach KM.

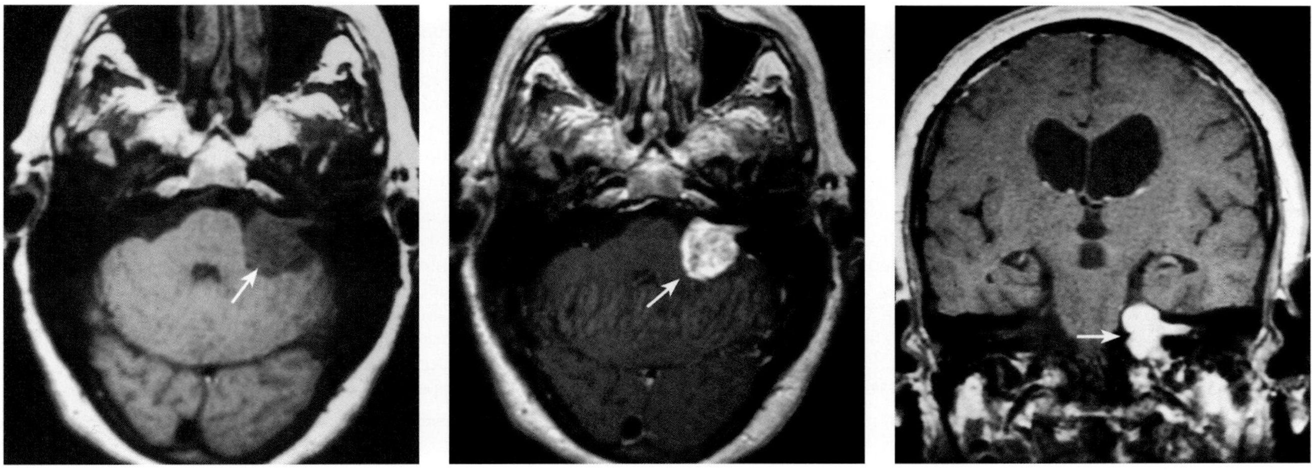

a b c

Abb. 3.**22** **Akustikusneurinom (Schwannom).** **a** Axiales T1W, gering heterogene intermediär signalintense Läsion im Kleinhirnbrückenwinkel. **b, c** Nach i. v. Gd-DTPA-Applikation kräftiges Enhancement der Läsion mit einer „Eis-in-der-Tüte"-Form (axiales und koronales T1W nach KM). Zeichen des beginnenden Hydrozephalus in **c**.

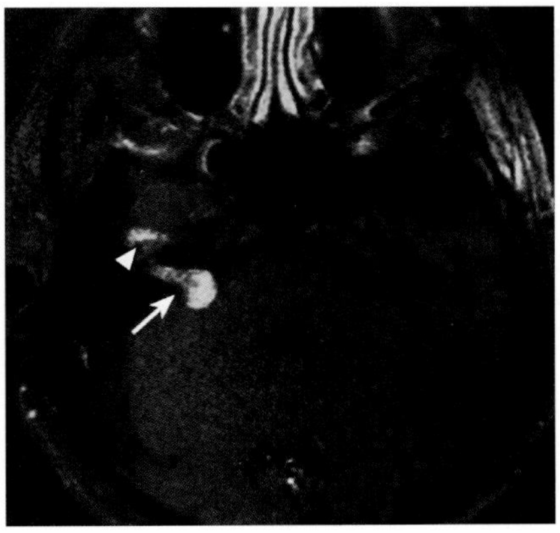

Abb. 3.**23** **Fazialisneurinom (Schwannom).** Axiales FS T1W nach KM, Felsenbeinläsion mit kräftigem KM-Enhancement (Pfeil) im Bereich des Labyrinth-Segmentes und Ganglion geniculatum (Pfeilspitze).

Tabelle 3.4 (Fortsetzung) Veränderungen des Felsenbeines

Erkrankung	MRT-Befund	Kommentar
Metastasen, multiples Myelom, Lymphom	Die Befunde sind unspezifisch und variieren je nach Tumorgröße und Histologie. Kleine osteolytische Läsionen wirken mehr homogen, hypointens im T1W und schwach hyperintens im T2W, tendenziell schwaches und uniformes KM-Enhancement.	Gewöhnlich bei Patienten mit bekanntem Primärtumor, die Signalcharakteristik und das KM-Verhalten gleicht den Absiedlungen in anderen Knochen. Bei Befall des Kleinhirnbrückenwinkels sind eine bilaterale Ausbreitung und andere intraaxiale oder leptomeningeale Absiedelungen möglich.
Histiocytosis X (Langerhans-Zell-Histiocytosis [LCH])	Einzelne oder multiple, häufig bilaterale Herde mit signalarmem Charakter im T1W, inhomogen signalreich im T2W und moderatem KM-Enhancement. Der Befall des Os temporale ist eine häufige, jedoch nicht isolierte Manifestation der Erkrankung.	Tritt gewöhnlich bei Kindern unter 10 Jahren auf mit uni- oder bilateraler schwerer Otitis media und chronischem Ohrlaufen. Die häufige uni- oder bilaterale Infiltration des Mastoids und Innenohres kann ein Cholesteatom klinisch und radiografisch vortäuschen.
Felsenbein-Apizitis	Unregelmäßig begrenzte inhomogene Läsion der Felsenbeinspitze, intermediär bis signalarm im T1W und signalreich im T2W. Inhomogenes KM-Enhancement der Läsion, Begleitentzündungen angrenzender Strukturen einschließlich der Dura. Die Felsenbein-Apizitis kann Teil einer ausgedehnten Schädelbasis-Osteomyelitis sein.	Eine Infektion des pneumatisierten Apex des Felsenbeines (30 % der Normalpopulation) ist gewöhnlich eine Komplikation einer Otitis media oder Mastoiditis, seltener einer sinonasalen Infektion oder einer *malignen Otitis externa* (Pseudomonas-Infektion bei Diabetikern oder immunsupprimierten Patienten mit Ursprung im Bereich der Knochen-Knorpel-Grenze des äußeren Gehörganges und Ausbreitung in die oberen Halsweichteile und die Schädelbasis). *Gradenigo-Syndrom*: Otomastoiditis, Parese des VI. Hirnnerven und Trigeminusneuralgie im Zusammenhang mit einer Felsenbein-Apizitis.
Vaskuläre Läsionen	Aneurysmen des horizontalen Karotis-Verlaufes im Felsenbein sind sehr selten und manifestieren sich in Form glatt begrenzter ovoider Raumforderungen mit Signalverlust im Spin-Echo, sofern nicht thrombosiert. AVM im Bereich des Kleinhirnbrückenwinkels zeigen sich in Form multipler tubulärer Signal-Auslöschungen, können mit Blutungen verschiedener Stadien assoziiert sein.	Andere vaskuläre Veränderungen im Kleinhirnbrückenwinkel sind: Aneurysmen der A. cerebellaris anterior inferior (sehr selten) und die vertebrobasiläre Dolichoektasie (ektatische und elongierte A. basilaris und/oder Aa. vertebrales) die bis in den Kleinhirnbrückenwinkel reichen kann mit entsprechender Verdrängung des N. facialis und/oder vestibulocochlearis.

Tabelle 3.5 Vaskuläre Varianten und Läsionen im Bereich des Foramen jugulare

Erkrankung	MRT-Befund	Kommentar
Aberrierende A. carotis interna	Die aberrierende Arterie erscheint in Form einer tubulären Struktur im Bereich des Mittelohres posterolateral der Cochlea, kreuzt das Mittelohr in Höhe des Promontorium cochleae und erreicht den Karotissiphon an seiner posterioren horizontalen Begrenzung. Nicht erkennbar in nativen Spin-Echo-Sequenzen, erst mittels kontrastverstärkter oder flusssensitiver GRE-Sequenzen visualisierbar. Charakteristische laterale Schleifenbildung der A. carotis interna im MRA-Bild.	In der Regel inzidentaler Befund, manchmal klinisch Tinnitus oder Hörverlust. Otoskopisch retrotympanale pulsierende Raumforderung. Im CT erscheint eine weichteildichte Raumforderung im Hypotympanon mit Ausdehnung in die Region des ovalen Fensters in Nachbarschaft des Promontoriums und mit Lateralisierung des Trommelfells. Differenzialdiagnostisch sind zwei Anomalien der A. carotis zu berücksichtigen: eine Lateralisierung der A. carotis interna in den Bereich des Mittelohres und eine aneurysmatische Verbindung zwischen dem horizontalen und vertikalen Verlauf mit Protrusion in das Mittelohr.
Hoher Bulbus V. jugularis (Megabulbus jugulare)	Der hochstehende Bulbus V. jugularis tritt über das Niveau des äußeren Gehörganges unter Erhaltung der begrenzenden Knochenplatte zwischen Bulbus und Paukenhöhle (nicht erkennbar im MRT).	Asymptomatische anatomische Variante ohne klinische Bedeutung, allerdings bei chirurgischen Eingriffen relevant. Die Größe des Bulbus V. jugularis ist variabel, auch individuell seitendifferent.
Dehiszenz des Bulbus V. jugularis	Protrusion des Bulbus in das Mittelohr durch einen Knochendefekt zwischen Bulbus und Tympanon. Die Visualisierung des Bulbus erfordert flusssensitive Sequenzen oder KM-Gabe.	Asymptomatisch oder mit pulsatilem Tinnitus und konduktivem Hörverlust. Otoskopisch erscheint eine retrotympanische blauschimmernde Raumforderung. Im Zweifelsfall CT erforderlich.
Divertikel der V. jugularis	Im Vergleich mit dem Hochstand des Bulbus V. jugularis liegt diese Vorwulstung des Bulbus mehr medial und posterior im Felsenbein und erreicht nicht das Mittelohr. Erosionen des inneren Gehörganges mit Kontakt zum Hörnerven oder eine Obliteration des Ductus endolymphaticus können auftreten.	Klinisch pulssynchroner Tinnitus, sensineuraler Hörverlust oder Ménière-ähnliche Symptome möglich. Otoskopisch negativer Befund.

Tabelle 3.5 (Fortsetzung) Vaskuläre Varianten und Läsionen im Foramen jugulare

Erkrankung	MRT-Befund	Kommentar
Glomustumor (Paragangliom) (Abb. 3.24, 3.25, 3.25*)	Unscharf begrenzte heterogene Raumforderung mit geringer bis intermediärer Signalintensität im T1W (isointens zum Cerebellum) und signalreich im T2W (hyperintens zum Cerebellum). Charakteristische gewundene Fluss-Auslöschungen großer Tumorgefäße und ein sog. „Salz-und-Pfeffer"-Bild als Zeichen der Hypervaskularisation. Intensives KM-Enhancement. Temporärer Signalabfall im Tumorzentrum zum Zeitpunkt der höchsten Gd-DTPA-Konzentration („Drop-out-Effekt"). *Glomus jugulare Tumor* im Foramen jugulare; *Glomus jugularetympanicum* Tumor breitet sich in das Tympanon entlang des Promontorium aus; *Glomus vagale Tumor* entspringt nahe des Ganglion nodosum an der Schädelbasis in Nachbarschaft des Foramen jugulare und kann sich entlang der Karotis-Gefäßscheide fortsetzen.	Die Tumoren entstehen aus nonchromaffinen Zellen des Neuroektoderm, treten in allen Altersgruppen auf, ein gewisser Häufigkeitsgipfel besteht bei Frauen mittleren Alters. Multizentrische Tumoren in 10 %, maligne Entartung mit regionalen Lymphknotenvergrößerungen und Metastasen in 4 %. Klinisch zeigen Glomus jugulare Tumoren Symptome des IX., X. und XI. Hirnnerven, Glomus jugulotympanicum und Glomus tympanicum Tumoren einen pulssynchronen Tinnitus und Hörverlust, otoskopisch vaskuläre retrotympale Raumforderung. Ein Ansprechen auf die Strahlentherapie ist im MRT in Form einer Größenreduktion, Abnahme des T2-Signals, Verminderung der Tumorgefäße und Reduktion des KM-Enhancements erkennbar.
Schwannom (Neurinom)	Glatt begrenzte fusiforme homogene Raumforderung im Foramen jugulare mit isointensem Signal zum Cerebellum (gering bis intermediär im T1W, leicht signalreich im T2W). Homogenes KM-Enhancement. Selten Ausbreitung des Tumors in das Mittelohr. Größere Schwannome mit extrakranialen Komponenten erscheinen heterogen oder zystisch.	Schwannome im Foramen jugulare entstehen an den Hirnnerven IX, X und XI, zeigen klinisch entsprechende neurologische Defizite. Im CT lässt sich das Schwannom gegen einen Glomus-Tumor durch seine symmetrische Aufweitung des Foramen jugulare im Gegensatz zu den Glomus-typischen irregulären Arrosionen und Destruktionen abgrenzen. *Schwannome des N. hypoglossus* zeigen die gleichen Signal- und KM-Charakteristiken, können intra- oder extrakranial oder in beiden Kompartimenten auftreten („dumbbell-shaped"). *Neurofibrome* präsentieren sich ähnlich.

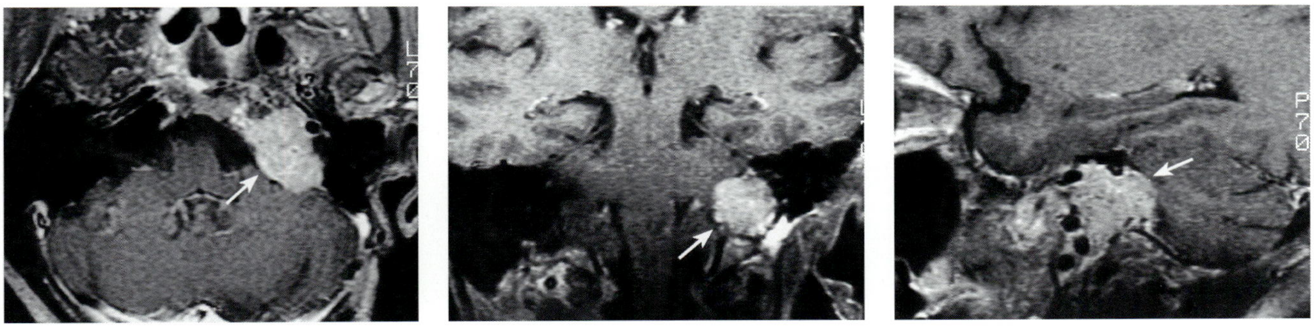

a b c

Abb. 3.**24** **Glomus jugulare Tumor.** Heterogene kräftig KM-aufnehmende Läsion nach i. v. Applikation von Gd-DTPA (Pfeil) im Foramen jugulare mit extrakranialer Ausbreitung (axiales, koronales und sagittales FS T1W nach KM).

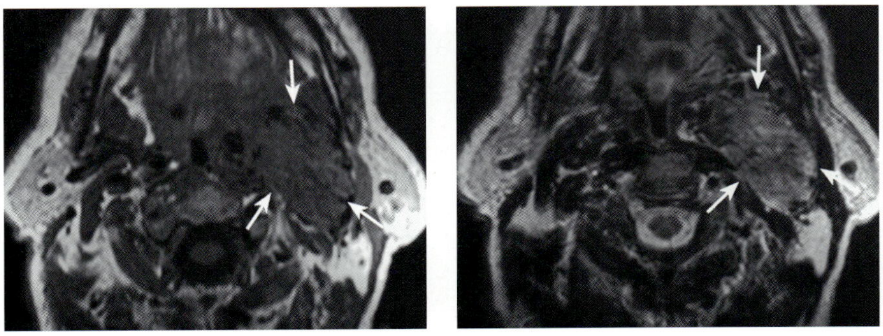

a b

Abb. 3.**25** **Glomus vagale Tumor.** Heterogene unscharf begrenzte Läsion (Pfeile), signalarm im T1W (**a**) und intermediär signalintens im T2W (**b**).

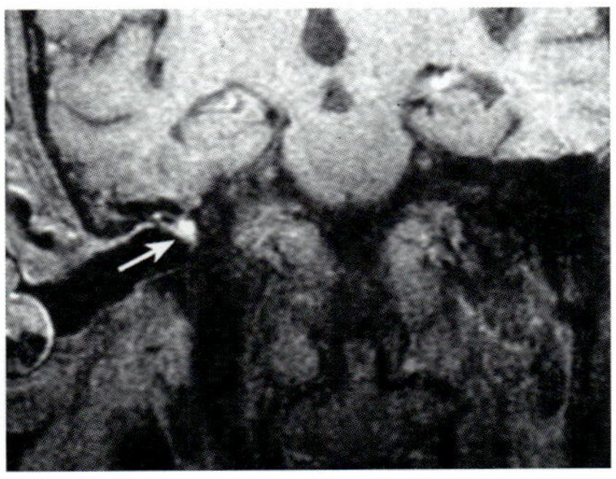

Abb. 3.**25*** **Glomus tympanicum Tumor.** Koronales FS T1W nach KM, kleiner, kräftig KM-aufnehmender Herd im Felsenbein (Pfeil).

Tabelle 3.5 (Fortsetzung) Vaskuläre Varianten und Läsionen im Foramen jugulare

Erkrankung	MRT-Befund	Kommentar
Meningeom	Relativ scharf begrenzte Raumforderung im Foramen jugulare, schwach hypointens zum Cerebellum im T1W und hyperintens im T2W. Tumorverkalkungen und reaktive Hyperostosen der angrenzenden Kalotte führen zu Signalabschwächungen. Einbruch in das Mittelohr und Ausbreitung entlang der V. jugularis sind ungewöhnlich. Kräftiges Enhancement nach Gd-DTPA Injektion.	Tritt gewöhnlich bei Patienten zwischen 35 und 70 Jahren auf, weibliche Prädominanz. Klinisch Neuropathien. Im CT sind Verkalkungen und Hyperostosen der angrenzenden Kalotte erkennbar.
Metastasen (Abb. 3.26)	Destruktion des Foramen jugulare durch eine unscharf begrenzte Raumforderung mit variabler Signalgebung. Nasopharyngeale Karzinome und Chondrosarkome entstehen im Bereich der petrookzipitalen Fissur und können den medialen Aspekt des Foramen jugulare erfassen (hyperintense heterogene Raumforderungen im T2W).	Hämatogen gestreute Metastasen, multiples Myelom und Lymphome des Foramen jugulare und der Fossa jugularis zeigen ein in der Regel homogenes Signalmuster und moderates KM-Enhancement.

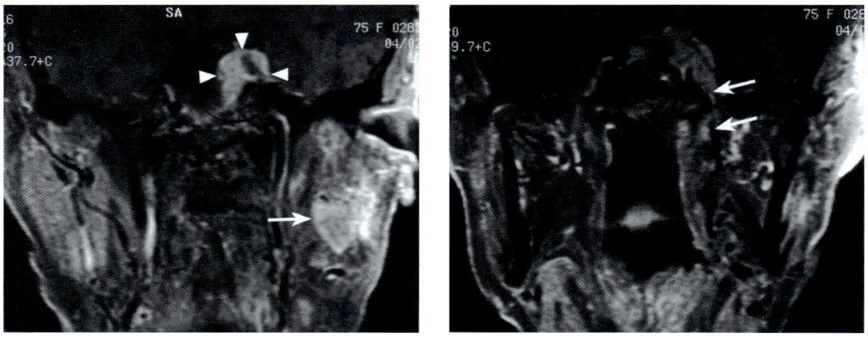

a b

Abb. 3.26 **Intrakranielle perineurale Tumorausbreitung eines Parotis-Karzinoms.** **a** Koronales FS T1W nach KM, unscharf begrenzte Raumforderung in der linken Glandula Parotis (Pfeil) mit intrakranialer Metastase (Pfeilspitze). **b** Koronales FS T1W nach KM, perineurale Tumorausbreitung entlang des N. mandibularis (Pfeile).

4 Auge und Orbita

Der Inhalt der Orbita kann in vier anatomische Kompartimente geteilt werden: 1) Bulbus, 2) N. opticus und Nervenscheide, 3) intrakonaler Raum, und 4) extrakonaler Raum (Abb. 4.**1**).

Der *N. opticus* misst ca. 4,5 cm, wird in ein orbitales, kanalikuläres und intrakranielles Segment gegliedert. Das orbitale Segment folgt einer bogigen Richtung vom Canalis opticus bis zu seiner Insertion am Hinterrand des Bulbus. Es besteht aus einem Bündel von Axonen, das von der gleichen meningealen Scheide umkleidet ist wie das Gehirn.

Der *Conus orbitae* wird durch die vier geraden Augenmuskeln und eine dazwischenliegende gefensterte Fascie geformt (Abb. 4.**2**). Der *intrakonalen Raum* wird durch den retroorbitalen Fettkörper beherrscht, neben N. opticus und Optikus-Scheide finden sich die A. ophthalmica, die V. ophthalmica superior und die Hirnnerven I, III, IV, V1 und VI. In Fett eingebettet liegen im *extrakonalen Raum* Glandula und Saccus lacrimalis sowie ein Teil der V. ophthalmica superior.

Der Augapfel besteht aus drei Schichten: 1) der *Sklera* oder Lederhaut, die sich von der *Cornea* bis zum N. opticus erstreckt und dort in dessen Duralschlauch übergeht; 2) der *Uvea* oder Tunica vasculosa mit Chorioidea, Iris und Corpus ciliare; 3) der Retina oder Netzhaut. Die *Tenon'sche Kapsel* (Vagina bulbi), eine fibroelastische Membran, umschließt die Sklera vom N. opticus bis in Höhe des Ziliarmuskels. Zwischen Retina und Chorioidea liegt die *Bruch'sche Membran*, die die *Lamina choriocapillaris*, eine kapilläre Membran, an das Pigmentepithel der Netzhaut fixiert. Die verschiedenen Schichten des Bulbus lassen sich im MRT in der Regel nicht differenzieren.

Der Raum zwischen *Linse* und *Retina* wird durch den *Glaskörper* (Corpus vitreum) ausgefüllt, der mit etwa 4 ml Zweidrittel des Gesamtvolumens des Auges bildet. Dieser besteht aus einem ultramikroskopisch feinen Fibrillennetz und dem hyaluronsäurehaltigen Humor vitreus (99 % Wasser). Jede Verletzung des Glaskörpers kann zu fibroproliferativen Reaktionen führen, mit dem Effekt einer fraktionierten Netzhautablösung.

Im T1W erscheint das Auge, mit Ausnahme der signalreichen Linsenkapsel, mehr oder weniger homogen signalarm. Im T2W ist das Auge mit Ausnahme des signalarmen Linsenkerns signalreich. Jegliche Pathologie ist somit als hyperintens im T1W und hypointens im T2W in Relation zum Glaskörper erkennbar. Eine zusätzliche i. v. Applikation von Gd-DTPA grenzt intraokuläre Läsionen noch besser ab.

Eine Ablösung der verschiedenen Schichten des Bulbus tritt in drei potenziellen Räumen auf: 1) Im posterioren hyaloiden (subhyaloide) Raum zwischen der hinteren hyaloiden Membran des Bulbus und der Retina (Ablatio hyaloidea); 2) Im subretinalen Raum zwischen den beiden Membranen der Retina – der inneren sensorischen und der äußeren pigmentierten Membran (Ablatio retinae); 3) Im suprachorioidalen Raum zwischen Chorioid und Sklera (Ablatio chorioideae).

Eine Differenzierung der verschiedenen Formen einer Ablösung ist im MRT nicht immer möglich. Die hintere chorioidale und die Netzhautablösung sind häufig mit rasch auftretenden und lageveränderlichen Flüssigkeitsansammlungen sowie Schichtungsphänomenen assoziiert. Im Glaskörper und im suprachorioidalen Raum verändern Blut oder seröse Flüssigkeiten ihre Position nur langsam, daher finden sich weder bei chorioidalen Ablösungen noch bei Glaskörperblutungen Schichtungsphänomene. Einfacher wird die Diagnostik, wenn sich die abgelösten Schichten abgrenzen lassen: bei einer chorioidalen Ablösung bilden die losgelösten Lamellen mit den dorsal noch anliegenden Wänden des Bulbus eine nach anterior offene U-Form. In fortgeschritteneren Stadien werden diese Lamellen nach median konvex und bilden das so genannte „Kissing-Chorioid"-Zeichen. Die abgelösten Lamellen der Retina laufen charakteristisch V-förmig auf die Sehnervpapille zu (Abb. 4.**3**).

Eine *hintere hyaloide Ablösung* tritt gewöhnlich erst im Alter mit Kolliquation des Glaskörpers auf, kann aber auch bei Kindern mit persistierendem hyperplastischem primären Glaskörper (PHPV) beobachtet werden. *Netzhautablösungen* sind Folge von Retraktionen bei fibroproliferativen Erkrankungen des Glaskörpers, treten nach Endophthalmitis oder Blutungen auf. *Chorioidale Ablösungen* sind Folge chirurgischer Eingriffe, von Traumen oder von entzündlichen Erkrankungen des Chorioids.

Infolge eines Retinoblastoms oder einer PHPV kann eine *Leukokorie* auftreten, ein ungewöhnlich weißer, rötlicher oder gelblicher Pupillenreflex. Andere Ursachen der Leukokorie sind bei Kindern Frühgeborenen-Retinopathien, kongenitale Katarakte, Kolobome, Coats-Retinitis oder Toxicariasis.

Die *Mikrophthalmie* ist eine angeborene Unterentwicklung oder erworbene Volumenminderung des Bulbus oculi. Bilaterale Mikrophthalmien und Katarakte treten bei kongenitaler Röteln-Infektion, PHPV, prematurer Retinopathie, Norrie- oder Warburg-Syndrom auf. Eine unilaterale Mikrophthalmie ist in der Regel mit dystrophen Verkalkungen und einer Phthisis des Bulbus assoziiert, tritt nach Trauma, Infektion, chirurgischer oder Strahlenbehandlung auf, kann auch im Zusammenhang mit einer Sehnervatrophie beobachtet werden.

Die *Makrophthalmie* (Bulbusvergrößerung) ist in den meisten Fällen Folge eines juvenilen Glaukoms oder einer Myopie. Ein frühkindliches Glaukom führt zur schwersten Form, dem Buphthalmos. Differenzialdiagnostisch ist die Makrophthalmie vom Exophthalmus zu trennen, der die Protrusion eines normal großen Bulbus beschreibt.

Intraokuläre Verkalkungen stellen ein wichtiges differenzialdiagnostisches Kriterium dar, spielen in der MRT im Vergleich zur konventionellen Radiografie und CT jedoch eine untergeordnete Rolle. Sie treten beim Katarakt, bei Drusen (senile kreisförmige Plaques der Sehnervpapille), Kolobomen, der Phthisis bulbi, nach Radiotherapie, chronischer Netzhautablösung, bei Frühgeborenen-Retinopathie, Toxoplasmose und Hyperkalziämie (korneale, konjunktivale oder sklerale Verkalkungen) eine Rolle. Tumorverkalkungen im Bulbus sind charakteristisch für ein Retinoblastom oder das seltene astrozytische Hamartom (retinales Astrozytom, bei tuberöser Sklerose oder Neurofibromatose), bei jungen Frauen auch für das chorioidale Osteom. Optikusscheiden-Meningeome mit Infiltration des hinteren Bulbus und vaskuläre Läsionen auf der Basis eines Sturge-Weber- oder Hippel-Landau-Syndroms führen häufig zu Wandverkalkungen des Bulbus.

Extrabulbäre Verkalkungen haben in der Regel vaskuläre Ursachen (Arteriosklerose, Phlebolithen, Hämangiome, AVM), treten auch bei verkalkten Hämatomen, Granulomen oder Abszessen auf. Häufigste Tumorverkalkung ist die des Optikusscheiden-Meningeoms. Kalzifizierungen finden sich des

Weiteren bei Optikus-Gliomen, Neurofibromen, Neuroblastomen, Neoplasien der Tränendrüse und Dermoiden. Läsionen der Orbitawand und Retinoblastome können gelegentlich in den extrabulbären Raum einwachsen.

Die Differentialdiagnose von okulären Läsionen wird in Tabelle 4.1, die der Optikusnervenscheide in Tabelle 4.2, und extraokuläre Veränderungen (intra- und extrakonal) in Tabelle 4.3 diskutiert.

Tabelle 4.1 Erkrankungen des Bulbus oculi

Erkrankung	MRT-Befund	Kommentar
Mikrophthalmie (Abb. 4.4)	*Kongenital:* Kleiner Bulbus mit unterentwickelter kleiner Orbita. Gewöhnlich bilateral und in Verbindung mit Katarakt. *Erworben:* Geschrumpfter kleiner Bulbus (Phthisis) in einer normal großen Orbita.	*Kongenital:* Kolobom, kongenitale Röteln-Infektion, Persistenz des hyperplastischen primären Glaskörpers (PHPV), prämature Retinopathie, Norrie- und Warburg-Syndrom. *Erworben:* Optikusatrophie, Folge von Traumen, Infektion, chirurgischer oder Radiotherapie.
Makrophthalmie (Abb. 4.5)	Vergrößerter Bulbus mit verdünnter Sklera. *Buphthalmos:* schwerste Form. *Staphylom:* Fokale Vergrößerung des Bulbus entweder seines hinteren Poles oder der Cornea (beerenartige Cornea-Protrusion). Kann auch in Form eines diffus vergrößerten Bulbus auftreten.	Myopie und juveniles Glaukom, fakultativ Sturge-Weber-Syndrom. Simulation durch intraokulären Tumor. Gelegentlich gehen Bindegewebserkrankungen (Ehlers-Danlos-S., Marfan-S., Homocystinurie) mit einer Makrophthalmie einher.
Exophthalmus (Proptosis) (Abb. 4.6)	Anteriore Protrusion eines normal großen Bulbus. Sekundär bei vielen Orbitaerkrankungen.	Tritt im Rahmen einer endokrinen Ophthalmopathie, nach Frakturen, bei Histiocytosis X, fibröser Dysplasie, Neurofibromatose und bei retroorbitalen Raumforderungen auf (Abszess, Hämatom, Pseudotumor, Mukozele, benigne oder maligne Neoplasien)
Kolobom	Charakteristische posteriore zystische, häufig trichterförmige Ausbuchtung des Glaskörpers im Bereich der Sehnervpapille. Eine retrobulbäre (kolobomatöse) Zyste und Mikrophthalmie können zusätzlich imponieren. Gelegentlich Netzhautablösung oder andere kongenitale Anomalien.	Kongenitaler (selten erworbener) Defekt des Bulbus, in der Regel im Bereich der Sehnervpapille. Der Visus schwankt zwischen normal bis kompletter Blindheit. Ophthalmoskopisch imponiert eine vergrößerte und muldenförmige Papille mit zentralem Kern weißen gliotischen Gewebes. Verkalkungen der Fovea centralis sind gelegentlich im Röntgenbild erkennbar.
Posteriore hyaloide Ablösung	Flüssigkeits- oder Blutansammlungen im retrohyaloiden Raum zwischen der Membrana hyaloidea des Glaskörpers und der Retina. Die Flüssigkeiten sind in der Regel lageveränderlich, sammeln sich in den aufliegenden Räumen und zeigen Schichtungsphänomene. Variable Signalgebung in Abhängigkeit vom Alter der Blutung.	Tritt gewöhnlich bei Patienten jenseits des 50. Lebensjahres oder bei Kindern mit PHPV auf. Ursache beim Erwachsenen ist eine Kolliquation des Glaskörpers verbunden mit einer Makula-Degeneration.
Ablatio retinae (Abb. 4.7)	Ansammlung von Flüssigkeit oder Blut im subretinalen Raum zwischen den beiden Netzhautschichten, dem inneren sensorischen und dem äußeren pigmentierten Epithel. Die subretinale Flüssigkeit imponiert in der Regel homogen und leicht hyperintens zum Glaskörper im T1W, bei älteren Blutungen hohes T1-Signal und Schichtungen. Die abgelöste Retina zeigt sich auch durch eine signifikante Kontrastdifferenz zwischen der subretinalen Flüssigkeit und dem Glaskörperraum. Die Netzhautablösung hat eine charakteristisch zulaufende oder V-Form im axialen Bild mit der Spitze des V im Bereich der Sehnervpapille und den Enden nahe der Ziliarkörper.	Netzhautablösungen resultieren bei Erwachsenen gewöhnlich aus Defekten der Retina, werden dann rhegmatogene Netzhautablösungen genannt. Nicht-rhegmatogene Netzhautablösungen finden sich sekundär nach anderen Erkrankungen, wie Tumoren der Retina oder Chorioidea, prematurer Retinopathie, diabetischer Retinopathie, Toxocariasis und beim Coats-S. Subretinale Blutungen finden sich nach Traumen, bei seniler Makula-Degeneration und PHPV.

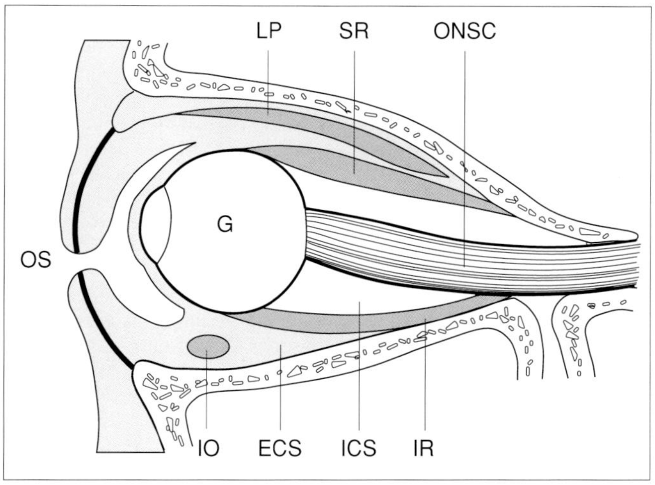

Abb. 4.1 **Anatomie der Orbita im sagittalen Schnitt.** ECS: Ectrakonaler Raum; G: Bulbus (Globe); ICS: Intrakonaler Raum; IO: M. obliquus inferior; IR: M. rectus inferior; LP: M. levator palpebrae; ONSC: Komplex von Sehnerv und Optikusscheide; OS: Septum orbitale; SR: M. rectus superior.

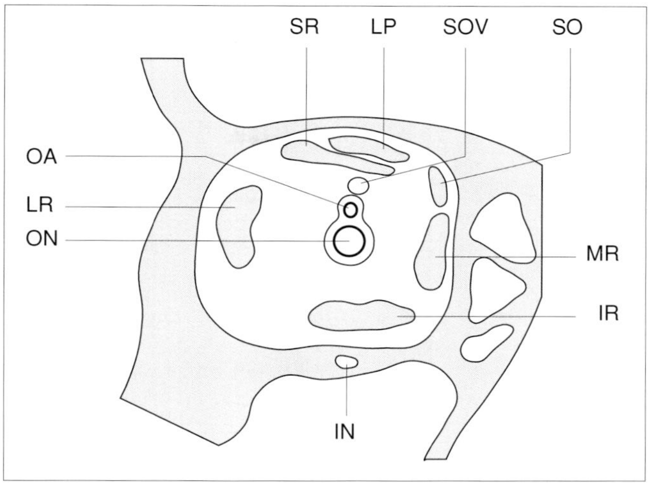

Abb. 4.2 **Anatomie der Orbita im koronalen Schnitt.** IN: N. infraorbitalis; IR: M. rectus inferior; LP M. levator palpebrae; LR: M. rectus lateralis; MR: M. rectus medialis; OA: A. ophthalmica; ON: N. opticus; SO: M. obliquus superior; SOV: V. ophthalmica superior; SR: M. rectus superior.

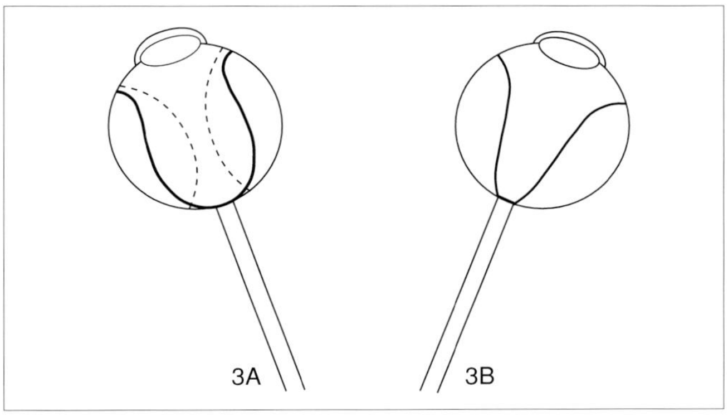

Abb. 4.3 **Vergleich zwischen chorioidaler und retinaler Ablösung.** **a** Ablatio chorioideae: die abgelösten Lamellen formen ein „U" (dicke Linien) oder, in fortgeschritteneren Stadien, ein „Kissing-Chorioid"-Zeichen (gestrichelte Linien). **b** Ablatio retinae: Die abgelösten Lamellen konvergieren in Richtung der Sehnervpapille, es entsteht die charakteristische „V"-Form.

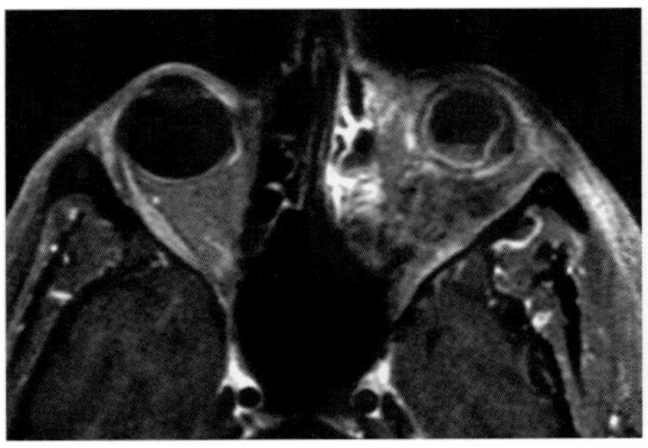

Abb. 4.4 **Mikrophthalmie.** Geschrumpfter Bulbus mit ausgeprägten posttraumatischen Veränderungen im Retroorbitalraum (T1W nach KM).

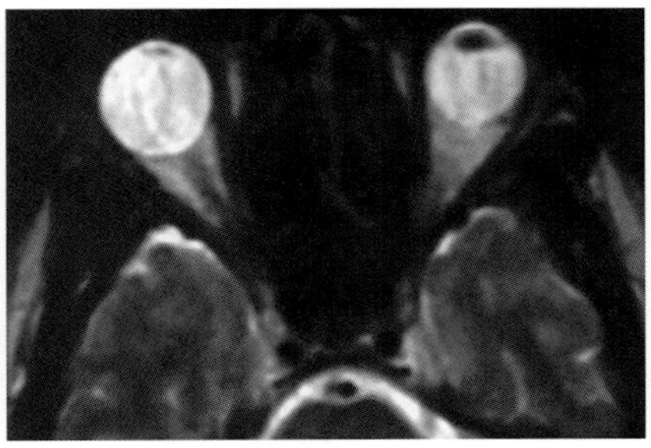

Abb. 4.5 **Makrophthalmie.** Vergrößerter rechter Bulbus im T2W.

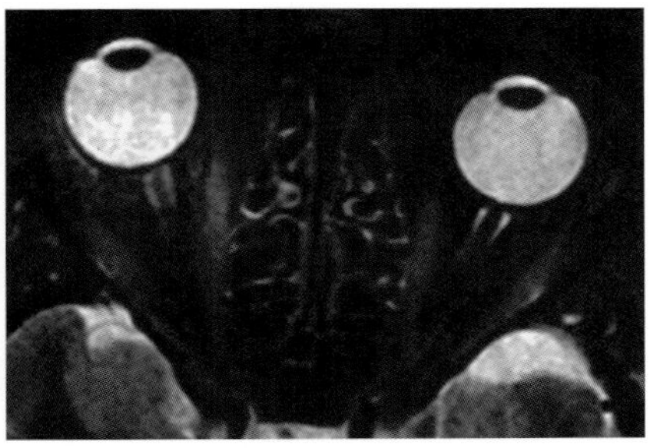

Abb. 4.6 **Exophthalmus (Proptosis).** Protrusion des rechten Bulbus nach anterior bei endokriner Ophthalmopathie (M. Basedow der Orbita) (T2W).

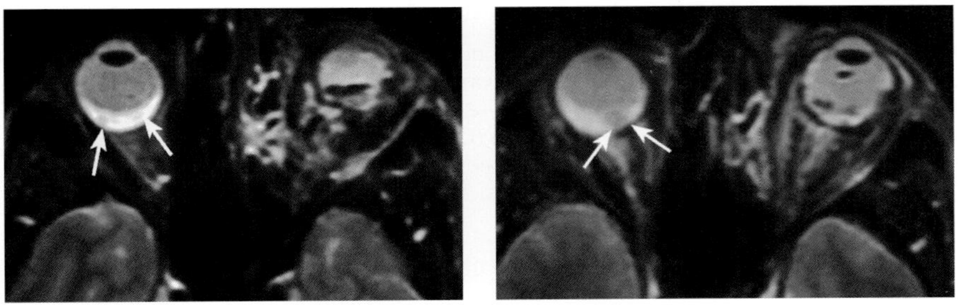

a b

Abb. 4.7 **Posttraumatische Netzhautablösung.** **a** Ablatio retinae mit subretinaler Blutung (Pfeile) im rechten Bulbus, links Folgen eines penetrierenden Traumas (T2W). **b** In Höhe der Sehnervpapille (Pfeile) sind die Lamellen der Retina nicht abgelöst (T2W).

Tabelle 4.1 (Fortsetzung) Erkrankungen des Bulbus oculi

Erkrankung	MRT-Befund	Kommentar
Ablatio chorioideae (Abb. 4.4)	Blut- oder Flüssigkeitsansammlung im suprachorioidalen Raum, intern von der Chorioidea, äußerlich von der Sklera begrenzt. Ein chorioidales Hämatom bildet eine definierte linsenförmige Raumforderung in der Wand des Bulbus. Das Signalverhalten ist abhängig vom Alter der Blutung: initial hypointens zum Glaskörper im T1W und vor allem im T2W, nach 2 Wochen deutlich hyperintens im T1W und variables Signal im T2W. Flüssigkeitsansammlungen in der gesamten Zirkumferenz des supraarachnoidalen Raumes haben eine halbmond- bis ringförmige Kontur, bei größerer Ausdehnung Vorwölbung nach zentral mit Ausbildung des sog. „Kissing-Chorioidea"-Zeichens. Posterior ist die Ablösung der Chorioidea durch die Verankerung in den kurzen hinteren ziliaren Arterien und Nerven eingeschränkt, was zur typischen „U"-Form führt (Abb. 4.3). Diese Befunde einschließlich der wenig veränderlichen Flüssigkeitsansammlungen machen die Diagnostik einer chorioidalen Ablösung gegenüber der retinalen einfacher.	Hämorrhagische chorioidale Ablösungen entstehen häufig nach Kontusionen, penetrierenden Traumen oder chirurgischen Eingriffen. Eine seröse oder exsudative Ablösung tritt bei entzündlichen Erkrankungen der Chorioidea auf oder ist Folge eines unkomplizierten chirurgischen Eingriffes oder Glaukom-Therapie. Die Ablösung kann sekundär zu Schwellungen und Ödemen führen. Ein chorioidales Ödem kann im MRT nicht von schmalen suprachorioidalen Flüssigkeitsansammlungen differenziert werden.
Coats-Retinitis	Normal großer Bulbus ohne Verkalkungen, gewöhnlich komplette Netzhautablösung mit subretinalem signalreichen Exsudat im T1W und T2W. Nach i. v. Applikation von Gd-DTPA kräftiges Enhancement der abgelösten Retina aufgrund von Teleangiektasien.	Idiopathische retinale Teleangiektasie mit sekundärer Netzhautablösung aufgrund von Lipoprotein- und hämorrhagischen Exsudationen. Häufig bei männlichen Kindern (Altersgipfel 6 bis 8 Jahre), gewöhnlich in Verbindung mit einer unilateralen Leukokorie und zentralem Visusverlust. Selten bei Erwachsenen.
Norrie-Syndrom (Retinadysplasie)	Bilaterale Mikrophthalmie mit hyperintensem (hämorrhagischem) Glaskörper, partielle oder komplette Netzhautablösung mit suretinaler Blutung, Optikus-Atrophie, kleine Linse mit retrolentaler Anschwellung (Birnenform) und flacher Vorderkammer. PHPV möglich.	Seltene X-chromosomal vererbte Erkrankung männlicher Individuen mit Retinadysplasie, sensineuraler Taubheit und mentaler Retardierung. Ophthalmologisch partielle oder komplette Netzhautablösung, vitreoretinale Blutung und Glaukom bis zur bilateralen Blindheit.
Warburg-Syndrom	Bilaterale Mikrophthalmie mit kompletter Netzhautablösung, subretinale vitreoretinale Blutung, manchmal geschichtete Blutansammlungen. PHPV möglich.	Seltenes kongenitales Syndrom mit Hydrozephalus, Agyrie und kongenitaler Retinalösung, fakultativ mit Kephalozelen. Tod gewöhnlich schon im Kindesalter.
Persistierender hyperplastischer primärer Glaskörper (PHPV)	Uni- oder bilaterale Mikrophthalmie mit erhöhter Signalintensität des Glaskörperraumes im T1W und hämorrhagischer posteriorer hyaloider Ablösung. Manchmal erscheint eine tubuläre Struktur, die von der hinteren Linsengrenze durch den Glaskörper zur hinteren inneren Oberfläche des Bulbus zieht: vermutlich handelt es sich um embryonale Gewebsreste entlang des Cloquet'schen Kanals oder um Lamellen der Retina.	Seltene Störung mit Persistenz und Hyperplasie des embryonalen hyaloiden Gefäßsystems des primären Glaskörpers (Cloque'scher Kanal). Klinisch beim Neugeborenen Leukokorie, Mikrophthalmus, Katarakt, Netzhautablösung, Glaskörperblutungen. Kann in Verbindung mit anderen Syndromen auftreten (Warburg, Norrie).
Frühgeborenen-Retinopathie (Retrolentale Fibrodysplasie)	Bilateral häufig asymmetrische Mikrophthalmie mit Signalanhebung im T1W im Bulbus aufgrund von Einblutungen. Partielle oder komplette Netzhautablösung. Fakultativ Persistenz des hyaloiden Gefäßsystems.	Charakteristische Anamnese bei Frühgeborenen mit langer Sauerstoff-Beatmung. Lentikuläre und/oder chorioidale Verkalkungen können in Spätstadien auftreten.
Skleritis	Unilaterale oder bilaterale Schwellung und Ödem der Sklera mit kräftigem Enhancement nach Gd-DTPA-Injektion.	Idiopathisch oder in Zusammenhang mit Bindegewebserkrankungen, weibliche Geschlechtsprädominanz. Eine posteriore Skleritis oder Tenon'sche Fasziitis führt zu einer semizirkulären Ausdehnung der Tenon'schen Kapsel und kann ein Melanom der Uvea vortäuschen.
Endophthalmitis (infektiös)	Unilaterale, gewöhnlich diffus ödematöse Schwellung der Uvea und Sklera, kaum von einer beginnenden Chorioidea-Ablösung zu unterscheiden. Selten Anheben der Chorioidea bei Abszedierung.	Infektionen des Augeninneren sind in der Regel Folge von Traumen oder chirurgischen Eingriffen. *Infektiöse Chorioretinitis* bei Zytomegalie-Virus-Infektion (CMV) von Immunsupprimierten oder bei AIDS, möglich auch bei kongenitaler Toxoplasmose, Syphilis, Tuberkulose oder Kryptokokkose.

Tabelle 4.1 (Fortsetzung) Erkrankungen des Bulbus oculi

Erkrankung	MRT-Befund	Kommentar
Toxocariasis (Sklerosierende Endophthalmitis)	Uni-oder bilaterale, vereinzelte oder multiple Läsionen proteinhaltigen subretinalen Exsudates als Ausdruck einer entzündlichen Reaktion auf die Larven-Infiltration. Hyperintens zum Glaskörper im T1W und isointens im T2W, scharf oder unscharf begrenzte Herde mit KM-Enhancement.	Infektion durch die Eier der Nematode Toxocara canis, tritt gewöhnlich bei Kleinkindern auf, die auf kontaminierter Erde gespielt haben. ELISA (Immunoassay für Toxocara) mit positivem Befund. MRT-Bild ähnelt einem unverkalkten Retinoblastom.
Retinoblastom	Retinoblastome haben eine relativ kurze T1- und T2-Relaxationszeit und präsentieren sich dadurch schwach hyperintens zum Glaskörper im T1W und gering bis mäßig hypointens im T2W. Tumorverkalkungen mit entsprechender Signalauslöschung sind nicht ungewöhnlich. Moderates bis kräftiges KM-Enhancement. Häufig assoziierte Netzhautablösung, die mitunter das einzige Zeichen der Erkrankung sein kann. Extraokuläre Ausdehnungen entlang des N. opticus werden in 25 % der Fälle beschrieben.	Rundliche bis lobulierte, unscharf begrenzte Raumforderung, die im CT punktuelle, schollige oder komplette Verkalkungen in 90 % der Fälle zeigt. Häufigster maligner intraokulärer Tumor bei Kindern, 30 % bilateral. 90 % Erstmanifestation bei Kindern unter 2 Jahren mit Leukokorie, Visusverlust und Schmerzen. Radiogen induzierte Sarkome (speziell Osteosarkome) entstehen nach Therapie in 20 % der Fälle. Das *Trilaterale Retinoblastom* ist eine Kombination zwischen einem beidseitigen Retinoblastom und einem Pinealoblastom.
Melanom der Uvea (Abb. 4.9)	Pathologische Verdickung der Bulbuswand oder rundliche bis halbmondförmige Strukturvermehrung mit Protrusion zum Glaskörper. Die Läsionen sind homogen und gering signalreich (hyperintens zum Glaskörper) im T1W und signalarm im T2W. Gelegentlich nekrotische Areale oder Einblutungen mit entsprechenden Inhomogenitäten. Moderates KM-Enhancement. Eine exsudative Netzhautablösung mit entsprechender Signalanhebung kann durch den Tumor ausgelöst werden. Der Tumor wächst in die Sklera, die Sehnervpapille, die Tenon'sche Kapsel oder in den Extraokularraum ein.	Häufigster intraokulärer maligner Tumor des Erwachsenen (Altersgipfel 50 bis 70 Jahre), klinisch unilaterale Augenschmerzen. Der Tumor geht zu 85 % von der Chorioidea aus, zu 9 % vom Ziliarkörper und zu 6 % von der Iris.
Metastasen des Bulbus	Häufig bilaterale und multiple Verdickungen der Bulbuswand mit ähnlichem Signalverhalten wie beim Melanom (hyperintens im T1W und hypointens im T2W). Nicht selten kommt es zu ausgedehnten metastatischen Retinaablösungen mit geflecktem Bild. Aufgrund ihres Gefäßreichtums ist die hintere temporale Region der Uvea nahe der Makula vordergründig betroffen. Variables KM-Enhancement.	Ein Primärtumor ist lediglich in 50 % der Fälle bekannt, häufigster Ausgangspunkt sind Mamma- und Bronchial-Karzinome. Bei Kindern kommmen okuläre Metastasen beim Neuroblastom, Ewing-Sarkom, Wilms-Tumor und der Leukämie vor. *Glaskörperlymphome* erscheinen in Form pathologischer Strukturvermehrungen hyperintens im T1W und hypointens im T2W.

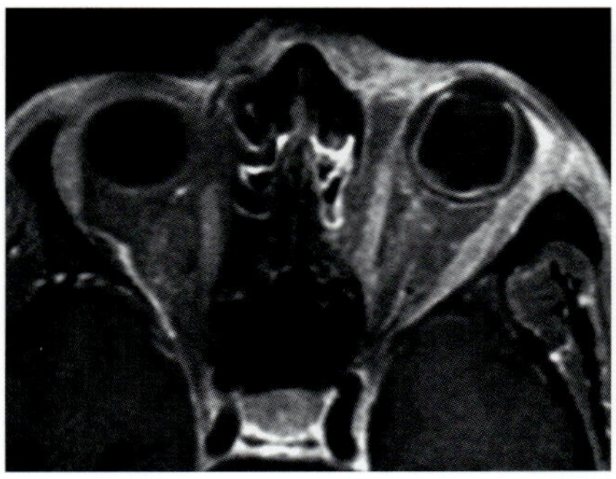

Abb. 4.8 **Ablatio chorioideae (posttraumatisch).** Die abgelösten Lamellen erscheinen als KM-aufnehmende Linien parallel der Innenwand des Bulbus mit Endung an der Linse (T1W nach KM).

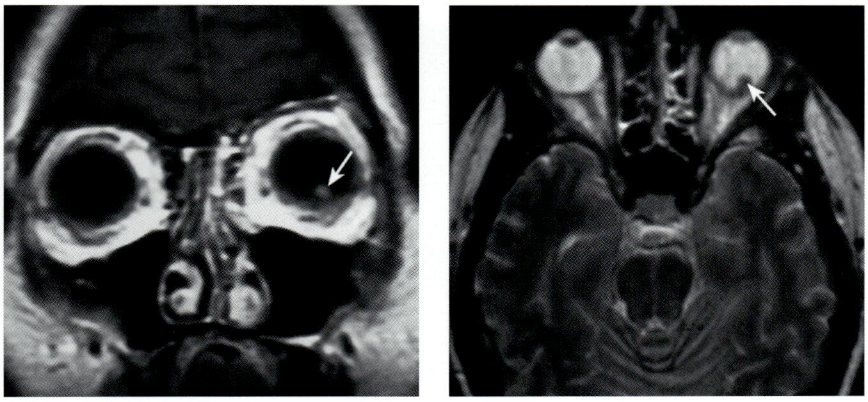

a b

Abb. 4.9 **Melanom der Uvea.** Kleiner, im Vergleich zum Glaskörper hyperintenser Knoten (Pfeil) im koronalen T1W (**a**), hypointens zum Glaskörper im T2W (**b**).

Tabelle 4.1 (Fortsetzung) Erkrankungen des Bulbus oculi

Erkrankung	MRT-Befund	Kommentar
Chorioidales Hämangiom	Gewöhnlich flache Raumforderung in der Bulbuswand mit geringer Signalintensität im T1W und hohem Signal im T2W, ohne KM-Injektion kaum diagnostizierbar. Intensives Enhancement nach Gd-DTPA-Applikation.	Isolierter Befund oder in Verbindung mit Sturge-Weber-Syndrom.
Retina-Angiom	Ähnliche Charakteristik wie beim chorioidalen Hämangiom, allerdings aufgrund seiner geringen Größe (1 bis 2 mm) häufig invisibel.	Gewöhnlich in Verbindung mit M. Hippel-Landau (bilaterales Auftreten).
Astrozytisches Hamartom (Retinales Astrozytom)	Einzelne oder multiple häufig verkalkte Knoten ähnlich eines Retinoblastoms. Außer an der Retina können sie auch am N. opticus auftreten.	Treten häufig im Zusammenhang mit einer Tuberösen Sklerose oder Neurofibromatose Typ 1 auf, können der klinischen Diagnose jedoch auch vorausgehen (ein Drittel sporadisch).
Medulloepitheliom	Tumor des Ziliarkörpers mit Ausbreitung entlang der Iris-Oberfläche oder nach dorsal entlang der Retina. Signalcharakteristik ähnlich eines Retinoblastoms.	Gewöhnlich bei Kindern, selten auch bei Erwachsenen. Das *Leiomyom* ist ein extrem seltener Tumor des Ziliarmuskels.
Chorioidales Osteom	Flache intraokuläre Läsion mit kurvilinearer Verkalkung und entsprechendem Signalverlust in allen Sequenzen.	Seltene chorioidale Läsion junger Frauen, enthält reifen Knochen.
Chorioidale Zyste	Uni- oder selten bilaterale Läsion, die eine Netzhautablösung vortäuschen kann.	Sehr seltene Läsion, die als chorioidaler Tumor fehlinterpretiert werden kann.
Chorioidaler Naevus	Kleine flache oder minimal erhabene Läsion, liegt häufig im hinteren Drittel der Chorioidea. Nicht differenzierbar von einem kleinen Melanom, in der Regel aber zu klein, um sie im MRT sichtbar zu machen.	Gutartige kongenitale Läsion, wird in der Regel in der ersten Lebensdekade diagnostiziert. Manchmal Operation unter der Fehldiagnose eines Melanoms.
Makuladegeneration	Lokalisierte Wandverdickung oder kleine Raumforderung im Bereich der Makula mit variablem Signal, manchmal ähnlich eines Uvea-Melanoms. Im Vergleich dazu ist das KM-Enhancement wesentlich deutlicher. Häufig treten Komplikationen in Form einer hämorrhagischen Netzhautablösung oder von Glaskörpertrübungen oder Kolliquationen auf mit hyaloider Ablösung.	Häufigste Ursache eines Sehverlustes im Alter. Frühen Veränderungen der Makula in Form von Hyalinisierungen und Verdickungen der Bruch'schen Membran folgen einwachsende chorioidale Neovaskularisationen.
Glaskörperblutung (Abb. 4.10, 4.11)	Glaskörperblutungen erscheinen als unscharf begrenzte Läsionen mit variablem Signalcharakter in Abhängigkeit von ihrem Alter. In der Folge können fibroproliferative Reaktionen mitunter zu traktionsbedingten Netzhautablösungen oder einer Phthisis bulbi führen.	Intraokuläre Blutungen können spontan, nach Trauma, im Zusammenhang mit Blutgerinnungsstörungen oder anderen okulären Erkrankungen auftreten.

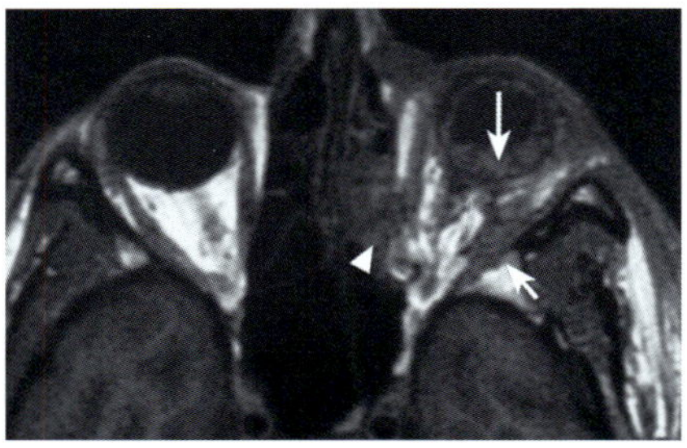

Abb. 4.**10** **Bulbäre und retrobulbäre Blutung.** Unscharf begrenzte, intermediär signalintense Blutung im hinteren Glaskörper (Pfeil), im retrobulbären Fett (kleiner Pfeil) und im Sinus ethmoidalis (Pfeilspitze) (T1W).

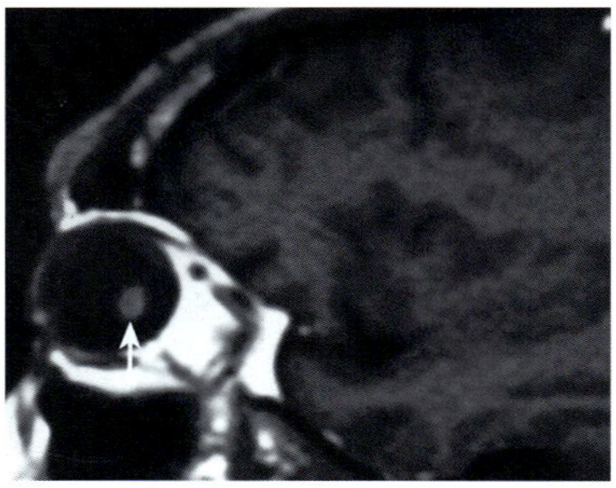

a

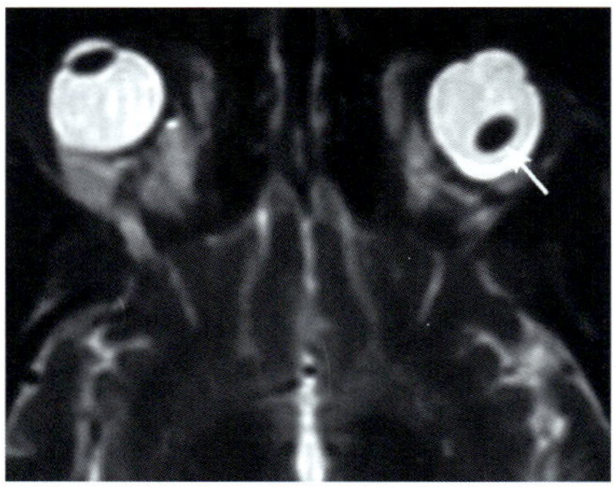

b

Abb. 4.**11** **Traumatische Dislokation der Linse.** Die Linse (Pfeil) ist in den hinteren Glaskörper disloziert, ohne dass sich abnorme Signalveränderungen darin finden. Sagittales T1W (**a**), axiales T2W (**b**).

Tabelle 4.2 Erkrankungen des Nervus opticus

Erkrankung	MRT-Befund	Kommentar
Hirndrucksteigerung	Bilateral wellig konturierter und verdickter N. opticus (und Nervenscheide). Die Schwellung des Subarachnoidalraumes um den normalen Nerven ist vorzugsweise im T2W darstellbar.	Eine Erhöhung des Liquordruckes wird in den perioptischen Subarachnoidalraum weitergeleitet, was zu einer entsprechenden Distension der Nervenscheide führt.
Neuritis Nervi optici	Fokale oder diffuse Verdickung des N. opticus mit Signalanhebung im T2W. Mittels Fettsuppression können Plaques im Rahmen der Multiplen Sklerose besser sichtbar gemacht werden, vorzugsweise nach Gd-DTPA-Injektion (lokales oder diffuses Enhancement).	Sporadisch oder Erstmanifestation einer Multiplen Sklerose (MS). Klinisch Visus- und Gesichtsfeldeinschränkungen über Stunden oder Tage. Etwa die Hälfte der Patienten mit einer Neuritis N. optici entwickelt eine MS.
Perineuritis N. optici (Abb. 4.12)	Zottige ödematöse Schwellung der Nervenscheide des N. opticus mit kräftigem perineuralen Enhancement nach KM-Gabe.	Lokalisierte Form des *orbitalen Pseudotumors*. Kann der Neuritis N. optici ähneln, klinisch im Gegensatz zur Neuritis aber Schmerzattacken und Rückverlagerung des Bulbus. Ein primärer oder sekundärer Befall der Optikus-Nervenscheide wird außerdem bei viralen, tuberkulösen und syphilitischen Infektionen beobachtet, sowie nach Radiatio und bei Sarkoidose.
Gliom des N. opticus (Abb. 4.13, 4.14)	Umschriebene fusiforme Verbreiterung des typischerweise abgewinkelten N. opticus, isointens zur weißen Substanz im T1W und hyperintens zur weißen Substanz und zum retroorbitalen Fett im T2W. Moderates oder kräftiges KM-Enhancement. Tumorinhomogenitäten durch muzinöse oder zystische Anteile. Häufig Ausbreitung nach intrakranial durch das erweiterte Foramen. Bilateral bei Neurofibromatose.	Klinisch Visusminderung und minimale axiale Proptosis. 75 % der Fälle bei Kindern unter 10 Jahren. In einem Drittel der Fälle wird eine Neurofibromatose Typ 1 diagnostiziert. 15 % der Neurofibromatose-Patienten zeigen ein Gliom des N. opticus oder des Chiasma opticum. Histologisch gleichen die Gliome des N. opticus bei Kindern den pilozytischen Astrozytomen, bei Erwachsenen dem Glioblastom, mit allerdings geringerer Aggressivität.

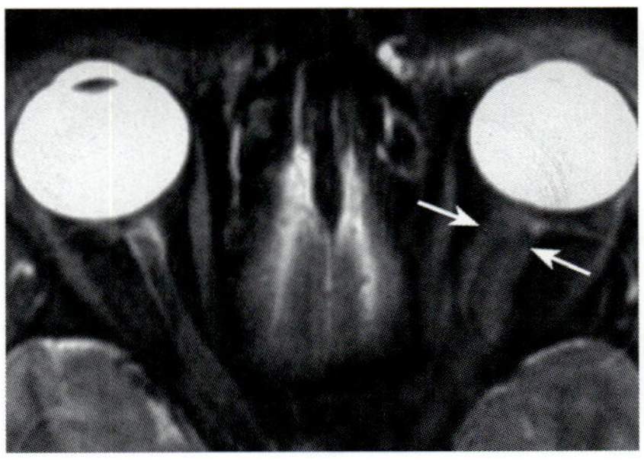

Abb. 4.**12** **Perineuritis N. optici.** Zottige ödematöse Schwellung der Nervenscheide des N. opticus (Pfeile) in der linken Orbita (T2W).

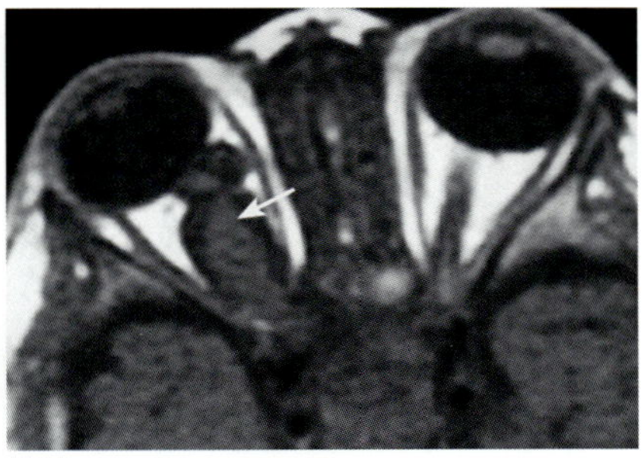

Abb. 4.**13** **Gliom des N. opticus.** Glatt begrenzte fusiforme Verbreiterung des N. opticus rechts (Pfeil) mit geringer Signalintensität im T1W.

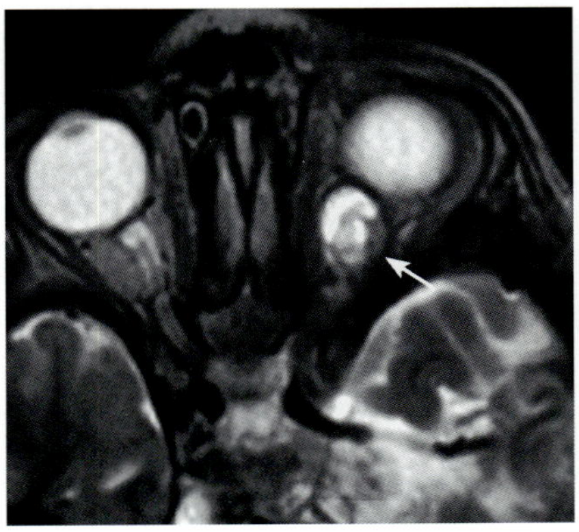

a

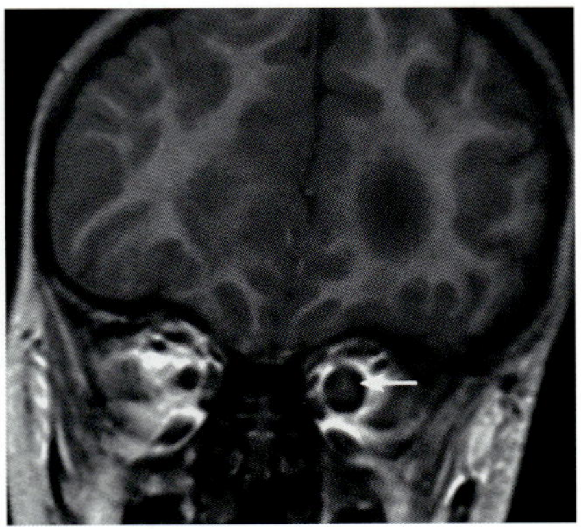

b

Abb. 4.**14** **Gliom des N. opticus.** Heterogene Verdickung des linken N. opticus im axialen T2W (**a**) und in der koronalen STIR-Sequenz (**b**).

Tabelle 4.2 (Fortsetzung) Erkrankungen des Nervus opticus

Erkrankung	MRT-Befund	Kommentar
Optikusscheiden-Meningeom (Perioptisches Meningeom) (Abb. 4.15)	Tubuläre Verdickung der Optikusnervenscheide, seltener lokalisierte exzentrische Raumforderung. Hypointens zur grauen Substanz im T1W, isointens zum retroorbitalen Fett im T2W. Intensives KM-Enhancement, vorzugsweise in fettsupprimierten Sequenzen. Das perioptische Meningeom erscheint im axialen Schnitt „schienenähnlich", im koronalen Bild ringförmig. Ausbreitung nach intrakranial möglich, dort allerdings nur kurzstreckig, da durch das Chiasma limitiert.	Charakteristische CT-Befunde in Form von Verkalkungen und Hypertostosen um den erweiterten Canalis opticus. Prädominant bei Frauen mittleren Alters, gelegentlich auch bei Kindern mit Neurofibromatose Typ2. Klinisch über Monate langsam abnehmender Visus.
Optikusscheiden-Metastasen	Lokale Ausbreitung des Retinoblastoms in 25% der Fälle, eine direkte Extension eines Uvea-Melanoms ist sehr selten. Lymphome oder leukämische Erkrankungen können die Nervenscheide des N. opticus als Teil der Systemerkrankung infiltrieren, das Erschinungsbild gleicht einem Meningeom in dieser Lokalisation. Hämatogene Metastasen sind selten.	Hämangiome und Hämangioperizytome können mitunter von der Nervenscheide des N. opticus ausgehen. Der N. opticus besitzt keine Schwann'schen Zellen, daher sind Schwannome und Neurofibrome hier nur sekundär durch Einwachsen aus Nachbarkompartimenten gegeben.

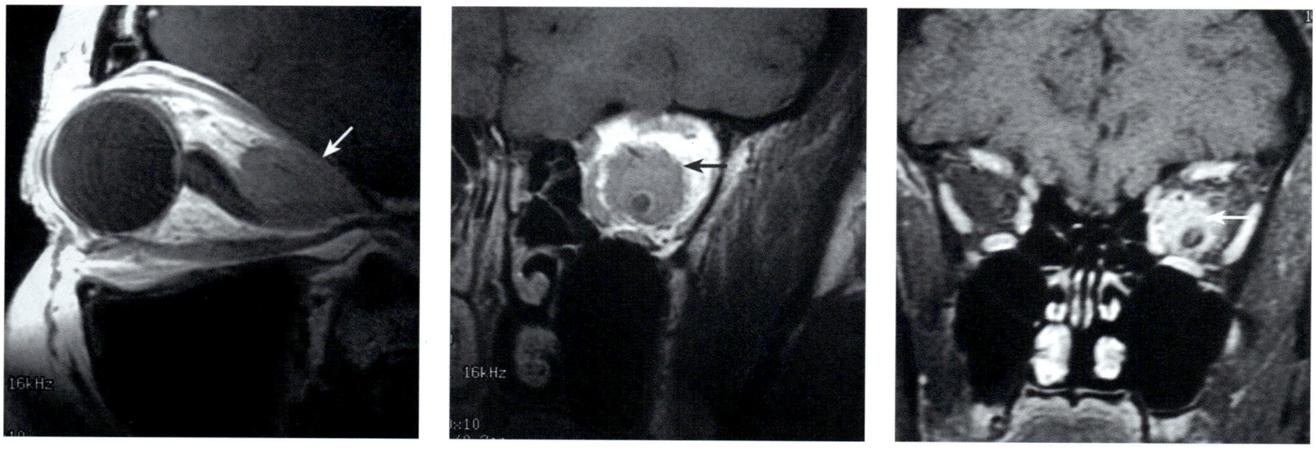

a b c

Abb. 4.15 **Optikusscheiden-Meningeom.** Exzentrische Raumforderung (Pfeil) um den hypointensen N. opticus. Der Tumor ist hypointens zum retrobulbären Fett im sagittalen T1W (**a**) und im koronalen T1W (**b**), kräftiges KM-Enhancement im koronalen FS T1W nach KM (**c**).

Tabelle 4.3 Extraokuläre (intrakonale, extrakonale) Läsionen

Erkrankung	MRT-Befund	Kommentar
Läsionen der Nervenscheide des N. opticus	s. Tabelle 4.2	
Pseudotumor der Orbita (Abb. 4.16)	Unilaterale inhomogene retrobulbäre Infiltrate oder Raumforderungen (neoplastischer Typ, häufig) oder Veränderungen an den extraokulären Muskeln einschließlich ihrer tendinösen Insertion (myositischer Typ, selten), mehr oder weniger isointens zum Hirnparenchym im T1W und T2W. Fehlende Knochenerosionen und Verdrängungserscheinungen der retroorbitalen Strukturen grenzen sie von echten Neoplasien ab. Typisches kräftiges KM-Enhancement. Assoziierte Befunde sind: Infiltration des retrobulbären Fettkörpers (76 %), Exophthalmus (71 %), extraokuläre Muskelhypertrophien (57 %), Verdickung der Nervenscheide des N. opticus (38 %), Verdickung der Sklera nahe der Tenon'schen Kapsel (33 %) und Vergrößerung der Tränendrüse (5 %).	Häufigste intraorbitale Raumforderung bei Erwachsenen durch nichtneoplastische und nichtgranulomatöse Entzündungen. Kann im Rahmen einer Wegener'schen Granulomatose, Sarkoidose, fibrosierenden Mediastinitis, retroperitonealen Fibrose, sklerosierenden Cholangitis, Vaskulitis und bei Lymphomen auftreten. Klinisch einseitige schmerzhafte Ophthalmoplegien, Exophthalmus, Chemosis. Charakteristisch gutes Ansprechen auf Chemotherapie. Pseudotumoren stellen eine akute oder subakute Entzündung der vorderen Orbita, der retrobulbären oder apicalen Orbita, der Augenmuskeln oder der Tränendrüse dar, können die Augenhöhle auch diffus infiltrieren. *Tolosa-Hunt-Syndrom:* Regionale Variante des orbitalen Pseudotumors, ausgehend von der Cavernosus-Region mit Ausbreitung in die Orbitaspitze.
Orbita-Infektionen und Abszedierungen (Abb. 4.17)	Die Orbitabeteiligung bei einer Sinusitis kann in 5 Stadien eingeteilt werden: 1) inflammatorisches Ödem, 2) subperiostale Phlegmone und beginnende subperiostale Abszess-Formation, 3) Orbita-Entzündung, 4) Orbita-Abszess, 5) Thrombose der V. ophthalmica und des Sinus cavernosus. Ödem und Entzündung stellen sich als unscharf begrenzte signalarme Zone im T1W und signalreiche Zone im T2W im praeseptalen Raum dar (vor dem Orbitaseptum) und/oder im Bereich der medialen Orbitabegrenzung im peri- und retroorbitalen Fettgewebe. Abszesse imponieren als raumfordernde Läsionen mit Flüssigkeits- und Nekroseanteilen sowie KM-aufnehmenden Rändern, manchmal Gaseinschlüsse in Form von Signalauslöschungen. Die Thrombose der V. ophthalmica lässt sich anhand einer verdickten Vene mit abnorm hohem Signal in Spin-Echo-Sequenzen nachweisen.	In der Regel Komplikation einer Sinusitis, kann aber auch bei Infektionen der Haut oder des Pharynx, sekundär nach Trauma oder Fremdkörpern oder bei Septikämie auftreten. Sowohl bakterielle, virale, parasitäre als auch Pilzinfektionen sind möglich. *Pilzinfektion:* Bei diabetischen und immunsupprimierten Patienten wesentlich aggressiverer Verlauf mit frühen Knochendestruktionen und Invasion von Arterien und Venen (z. B. Mukormykose, Aspergillose). *Mukozelen:* Ausgehend vom Sinus frontalis oder den Ethmoidalzellen können sie in die Orbita einbrechen und bilden dort eine homogene Raumforderung mit variabler Signalgebung im T1W und T2W, in Abhängigkeit von ihrer Konzentration und Viskosität, ohne KM-Enhancement.

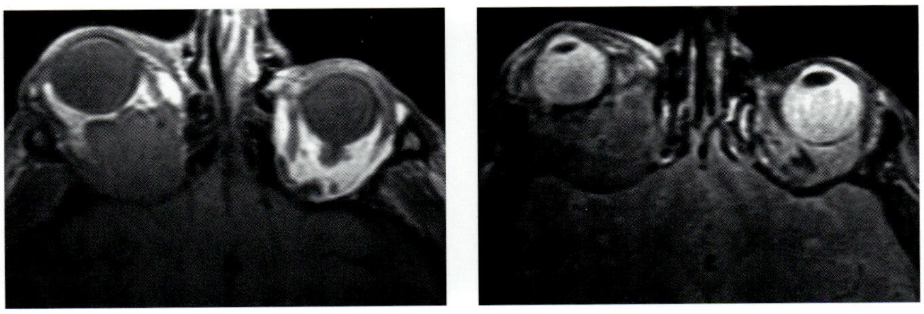

a b

Abb. 4.16 **Pseudotumor der Orbita.** Axiales PDW (**a**) und T2W (**b**), retrobulbäre isointense Läsion rechts, Exophthalmus.

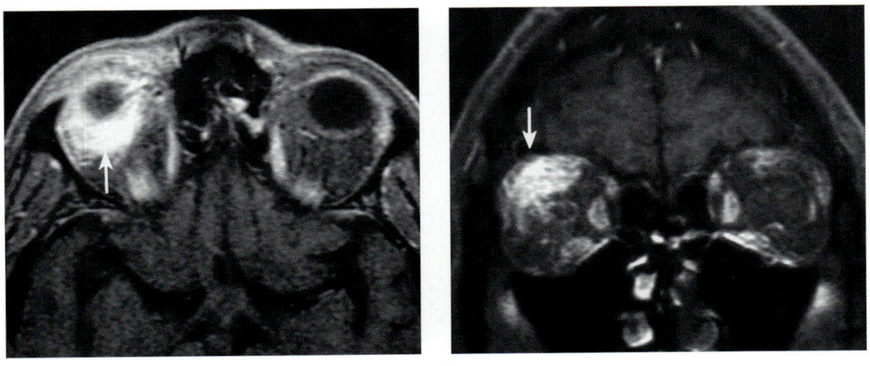

a b

Abb. 4.17 **Orbita-Infektion.** Axiales (**a**) und koronales (**b**) FS T1W nach KM, kräftiges Enhancement einer unscharf begrenzten Läsion (Pfeil).

Tabelle 4.3 (Fortsetzung) Extraokuläre (intrakonale, extrakonale) Läsionen

Erkrankung	MRT-Befund	Kommentar
Sarkoidose	Uni- oder bilaterale Verdickung der Tränendrüse oder der Optikus-Nervenscheide, die eine Neoplasie vortäuschen können.	Die okuläre Manifestation der Sarkoidose umfasst die Chorioretinitis, Keratokonjunktivitis und konjunktivale entzündliche Granulome.
Wegener'sche Granulomatose	Diffuse retrobulbäre Infiltration ähnlich eines Pseudotumors, allerdings bilateral mit Knochendestruktionen. Nasale und paranasale Manifastationen.	Orbita-Beteiligung bei ca. 20 % der Patienten, umfasst Skleritis, Episkleritis, Uveitis und retinale Vaskulitis.
Entzündungen der Tränendrüse (Dacryoadenitis/ Dacryocystitis)	Diffuse Vergrößerung der Tränendrüse, signalarm im T1W und signalreich im T2W, kräftiges KM-Enhancement. In der akuten Phase können eine Skleritis oder eine Myositis des lateralen geraden Augenmuskels auftreten.	*Akut:* Bakterielle oder virale Dacryoadenitis, gewöhnlich unilateral. *Chronisch*: Sjögren-Syndrom (lymphozytäre Infiltration der Tränendrüse und der Speicheldrüsen). Die sekundäre Form in Verbindung mit rheumatoider Arthritis ist weit häufiger, tritt aber auch im Rahmen von Bindegewebserkrankungen, Lymphomen, AIDS und Antigen-Antikörper-Reaktionen auf. *Mukulicz-Syndrom:* Unspezifische Vergrößerung der Tränen- und Speicheldrüsen, durchaus im Zusammenhang mit einer Sarkoidose, Leukämie oder einem Lymphom. *Pseudotumor:* Häufige entzündliche Ursache einer einseitigen Vergrößerung der Tränendrüse.
Endokrine Ophthalmopathie (M. Basedow)	Verdickung der extraokulären Muskulatur exklusive ihrer tendinösen Ansätze am Bulbus (DD: Pseudotumor mit Sehnenbeteiligung). Die Erkrankung kann einen Muskel (10 %) oder mehrere Muskeln bilateral (80 %) betreffen. Am häufigsten ist der M. rectus inferior betroffen, gefolgt vom M. rectus medius und superior, levator palpebrae, rectus superior und obliquus superior. Signalanhebung sind im T2W innerhalb des Muskels möglich. Häufig Exophthalmus und Vergrößerung des retrobulbären Fettkörpers. In späten Stadien Erweiterung des Apex mit Dilatation der V. ophthalmica und des perioptischen Subarachnoidalraumes, Begradigung des Sehnerverlaufes, Wucherung der Tränendrüsen, Verdickung von Uvea und Sklera und mitunter Ödem im orbitalen Fett.	Häufigste Ursache eines uni- oder bilateralen Exophthalmus beim Erwachsenen. Gewöhnlich bei Frauen (80 %) mit Zeichen der Hyperthyreose. 10 % der Patienten haben weder klinische noch laborchemische Zeichen einer Schilddrüsen-Überfunktion (Euthyreote Ophthalmopathie). Die *Akromegalie* kann ebenfalls mit einer Verdickung der Augenmuskulatur einhergehen. Eine *Myositis* und Hämatome (spontan oder posttraumatisch) sollten differenzialdiagnostisch bei Verdickung eines (selten mehrerer) Augenmuskels in Erwägung gezogen werden.

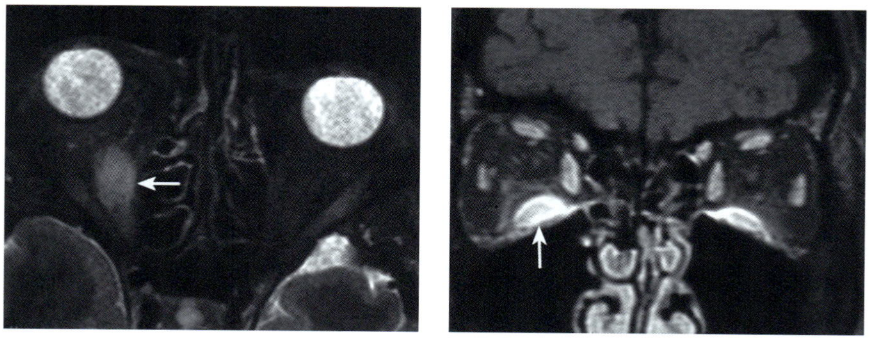

a b

Abb. 4.**18** **Endokrine Ophthalmopathie.** Axiales T2W (**a**), Verdickung des Muskelbauches des M. rectus inferior rechts ohne Einbeziehung seiner Sehne, Exophthalmus des rechten Bulbus. Kräftiges Enhancement im koronalen FS T1W nach KM (**b**).

Tabelle 4.3 (Fortsetzung) Extraokuläre (intrakonale, extrakonale) Läsionen

Erkrankung	MRT-Befund	Kommentar
Kavernöses Hämangiom (Abb. 4.19)	Runde oder ovaläre, gewöhnlich intrakonale Raumforderung, die in der Regel die Orbitaspitze ausspart. Die Läsion erscheint unscharf begrenzt und homogen hypointens im T1W, scharf begrenzt, heterogen und signalreich im T2W. Intensives homogenes oder inhomogenes (falls thrombosiert) KM-Enhancement. Intraorbitale Strukturen werden verdrängt, aber nicht infiltriert.	Häufigster Orbitatumor mit Altersgipfel bei 20 bis 40 Jahren, weibliche Pradilektion. Klinisch einseitiger Exophthalmus mit Diplopie und Visusminderung aufgrund von Kompressions-Effekten auf den N. opticus. Radiografisch gelegentlich kleine Phlebolithen. Die Orbitabegrenzung kann vorgewölbt sein, wird aber nie destruiert.
Kapilläres Hämangiom	Unscharf begrenzte heterogene Läsion mit signalarmem Charakter im T1W, signalreich im T2W und kräftigem KM-Enhancement. Die Läsion ist vorzugsweise im superomedialen Quadranten der Orbita lokalisiert und kann intra- wie extrakonale Räume umspannen.	Tritt bei Kindern auf, klinisch Exophthalmus und Lidschwellung, die beim Weinen zunimmt. Der Tumor wächst in den ersten 10 Lebensmonaten und bildet sich dann spontan zurück.
Hämangioendotheliom und Hämangioperizytom	Signalcharakteristik ähnlich des kapillären Hämangioms. Die Läsion kann das angrenzende Gewebe infiltrieren und Knochenlamellen arrodieren.	Benigne oder maligne vaskuläre Neoplasie des Erwachsenen.
Lymphangiom (Abb. 4.20)	Multilobulierte, häufig infiltrative heterogene Läsion intra- wie extrakonal mit variablem Signalcharakter von signalarm bis signalreich im T1W und stark signalreich im T2W. KM-Enhancement minimal bis stark. Einblutungen, zystische Anteile mit Ringenhancement und Flüssigkeits-Schichtungen sind nicht ungewöhnlich (zystische Lymphangiome).	Tritt bei Kindern und Jugendlichen auf, klinisch Exophthalmus und periorbitale Schwellungen. Begleitende Läsionen der Augenlider, Wange und oralen Schleimhaut möglich. Wachstumsabhängige Vergrößerungen der Tumoren führen zu Verformungen der Gesichtsknochen. Intratumorale Einblutungen können eine plötzliche Größenänderung bewirken. Keine spontane Rückbildung.

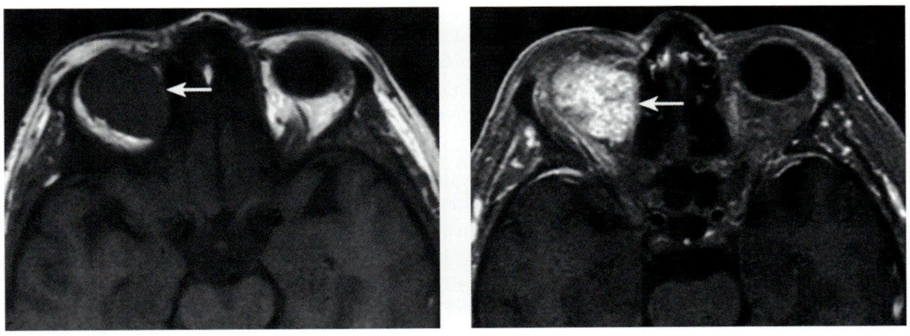

a b

Abb. 4.19 **Kavernöses Hämangiom.**
a Axiales T1W, homogene hypointense Läsion (Pfeil) in der rechten Orbita.
b Axiales FS T1W nach KM, kräftiges inhomogenes Enhancement der Läsion.

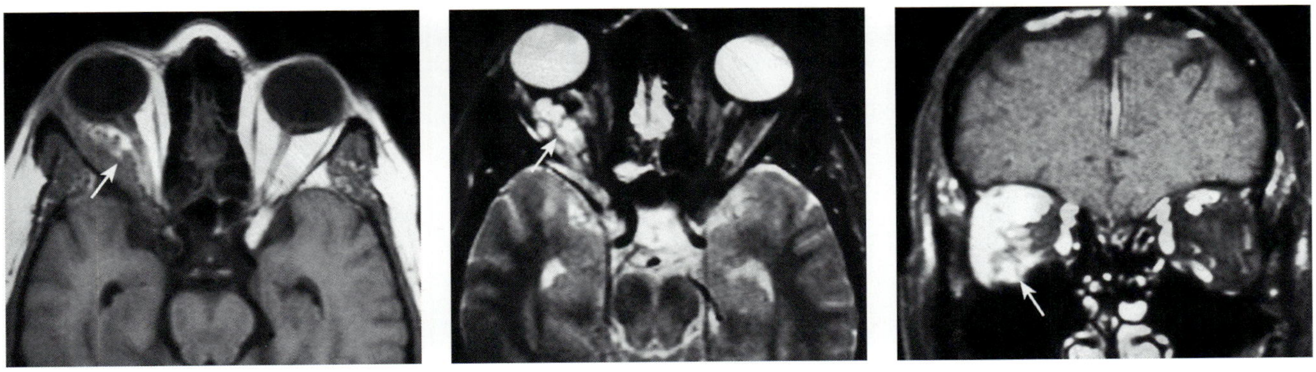

a b c

Abb. 4.20 **Lymphangiom.** Heterogene Läsion (Pfeil) hypointens im T1W (**a**) und hyperintens im T2W (**b**). Nach i. v. Applikation von Gd-DTPA kräftiges KM-Enhancement der Läsion mit Aussparung ihrer zystischen Anteile, koronale FS T1W nach KM (**c**).

Tabelle 4.**3** (Fortsetzung) Extraokuläre (intrakonale, extrakonale) Läsionen

Erkrankung	MRT-Befund	Kommentar
Dermoid	Glatt begrenzte zystoide Läsion mit dicker Kapsel und Fettanteilen, liegt sowohl superiorlateral (60 %) als auch superiormedial (25 %) zwischen Bulbus und Periost der Orbita. Signalreicher Charakter im T1W und T2W, kein KM-Enhancement. Kann Verkalkungen enthalten mit entsprechenden Signalauslöschungen. Expansion oder Erosion der angrenzenden Knochenlamellen möglich.	Häufigster gutartiger Orbitatumor im Kindesalter. *Epidermoide* sind seltener und können von den Dermoiden durch ihr geringeres Signal und das Fehlen von Verkalkungen abgegrenzt werden. *Teratome* sind bei der Geburt als große zystische Raumforderung der Orbita erkennbar.
Tränendrüsentumor (Abb. 4.**21)**	Runde oder längliche, häufig umfangreiche Raumforderung extrakonal superiorlateral in der Orbita, signalarm im T1W und signalreich im T2W und moderates KM-Enhancement. Erosionen oder Destruktion der angrenzenden Knochenlamellen möglich. Die Tumoren haben eine Tendenz des Wachstums nach dorsal. Es lassen sich benigne und maligne Varianten unterscheiden, letztere zeigen unregelmäßige Grenzen als Ausdruck ihres destruierenden Charakters.	Epitheliale Tumoren der Tränendrüse sind zum einen gutartige gemischt pleomorphe Adenome, zum anderen eine Vielzahl maligner Karzinome, von denen das adenozystische Karzinom die Mehrzahl bildet. Eine maligne Entartung der pleomorphen Adenome tritt bei einer nicht unbedeutenden Zahl nichtbehandelter oder rezidivierender Tumoren auf. Verkalkungen sind eher bei malignen Tumoren relevant.
Schwannome (Neurinome) und Neurofibrome	Scharf begrenzte ovale oder fusiforme, gewöhnlich intrakonale Läsionen mit intermediärem Signal im T1W und gering signalreichem Charakter im T2W, homogenes KM-Enhancement. Der N. opticus wird von den Tumoren verdrängt oder verformt.	Gutartiger langsam wachsender Tumor der Schwann'schen Zellen der Nervenscheiden, 5 % der intraorbitalen Tumoren. Da der Sehnerv keine Schwann'schen Zellen besitzt, liegt der Tumorursprung immer bei anderen Hirnnerven.
Meningeom	Kann den extrakonalen Raum von jeder Seite infiltrieren. Relativ zum orbitalen Fett hypointens im T1W und isointens im T2W. Kräftiges homogenes KM-Enhancement. Verkalkungen in Form von Signalauslöschungen.	Sklerosierende oder osteolytische Komponenten des Tumors werden im CT sichtbar. Das Keilbein-Meningeom ist das häufigste im extrakonalen Raum. Intrakonal sind perioptische Meningeome wesentlich häufiger (s. Tabelle 4.**2**).
Rhabdomyosarkom (Abb. 4.**23)**	Große intrakonale und/oder extrakonale Raumforderung, signalarm im T1W und signalreich im T2W, breitet sich gewöhnlich in das Augenlid, den angrenzenden Sinus und nach intrakranial aus. Häufig Knochendestruktionen. Moderates bis kräftiges KM-Enhancement.	Häufigster maligner Orbita-Tumor bei Kindern mit schnell zunehmendem einseitigem Exophthalmus, entsteht aus undifferenziertem Mesenchym des orbitalen Bindegewebes oder aus den Augenmuskeln. *Osteosarkome* und *maligne fibröse Histiozytome* treten in der Orbita nach Radiotherapie von Retinoblastomen auf.
Lymphom (Abb. 4.**23)**	Glatt begrenzte extrakonale Raumforderung, am häufigsten im Bereich der Tränendrüse, auch diffus den intrakonalen Raum infiltrierend oder gelegentlich umschrieben im Verlauf des Sehnervs. Lymphome haben ein typisches uniformes Signal, intermediär bis signalarm im T1W und intermediär bis signalreich (oft isointens zum Fett) im T2W, KM-Enhancement gering oder moderat. Uni- oder bilateral. Lymphome passen sich in der Regel den anatomischen Strukturen an ohne signifikante Knochendestruktionen, werden daher mitunter mit Pseudotumoren verwechselt.	Vordergründig Non-Hodkin-Lymphome, nicht selten ohne systemischen Befall. Klinisch schmerzlose Lidschwellung als Erstsymptom, später Exophthalmus und verminderte Beweglichkeit des Bulbus. Bei 75 % der unilokulären Fälle entwickelte sich ein systemisches Lymphom. *Leukämische Infiltrate* der Orbita sehen im MRT ähnlich aus. Im Stadium einer akuten myeloischen Leukamie können so genannte *Chlorome* entstehen.
Metastasen (Abb. 4.**24)**	Ein direktes Einwachsen von Tumoren der Nachbarkompartimente, wie Nasennebenhöhlen, Nasenraum, knöcherne Orbita und Cranium, wird beschrieben, in Abhängigkeit von der Natur und dem Ursprung der Läsion mannigfaltiges Erscheinungsbild.	Hämatogene Metastasen der extraokularen Region der Orbita sind wesentlich seltener als intraokuläre Metastasen und bilden rund 12 % aller orbitalen Metastasen.

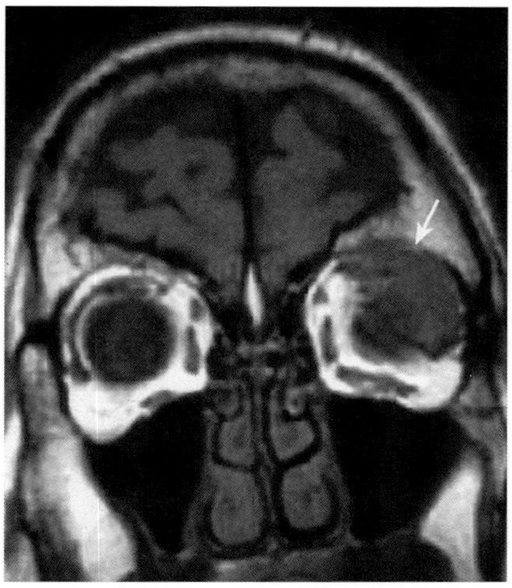

Abb. 4.**21** **Karzinom der Tränendrüse.** Unscharf begrenzte signalarme Läsion superiorlateral in der linken Orbita im koronalen T1W.

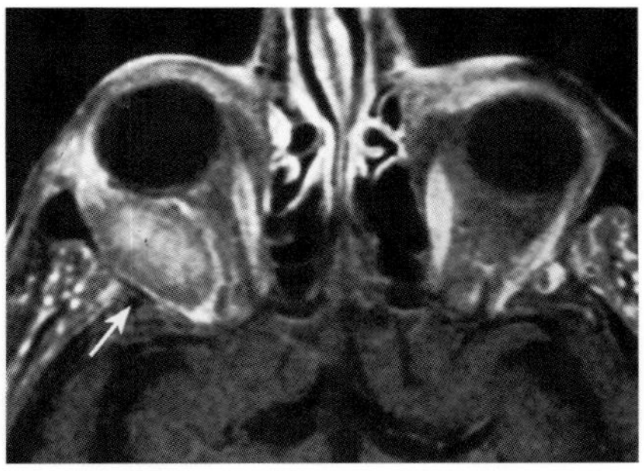

Abb. 4.**22** **Rhabdomyosarkom.** Axiales FS T1W nach KM, inhomogenes Enhancement einer großen intrakonalen Raumforderung (Pfeil) mit Destruktion der lateralen Orbitabegrenzung rechts.

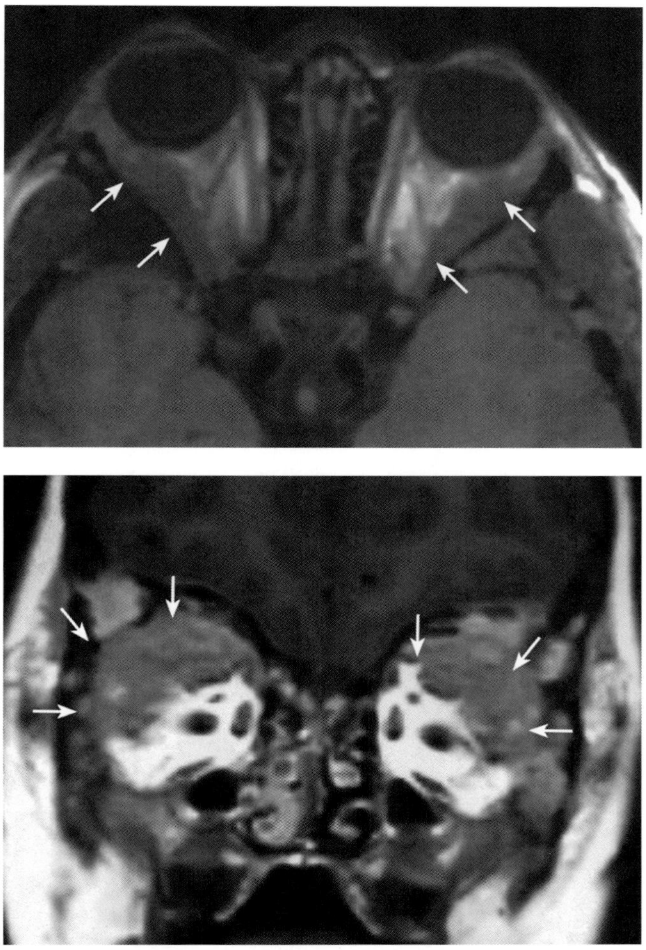

a

b

Abb. 4.**23** **Leukämische Orbita-Infiltration.** Bilaterale symmetrische Infiltrate vorwiegend superiorlateral in den Orbitae (Pfeile), mit intermediärem Signal im T1W axial (**a**) und koronal (**b**).

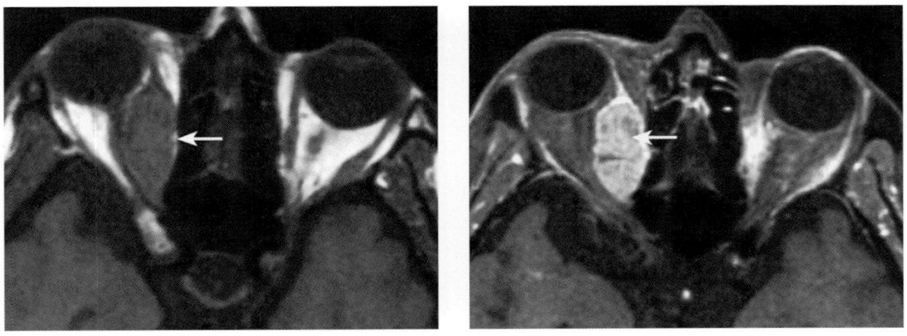

a b

Abb. 4.**24** **Metastase eines Melanoms.** **a** Längliche Läsion (Pfeile) mit intermediärem Signalcharakter im medialen extrakonalen Raum (T1W). **b** Nach i. v. Applikation von Gd-DTPA deutliches Enhancement (FS T1W nach KM).

Tabelle 4.3 (Fortsetzung) Extraokuläre (intrakonale, extrakonale) Läsionen

Erkrankung	MRT-Befund	Kommentar
Orbitale Varize	Glatt begrenzte runde, tubuläre oder lobulierte intrakonale Struktur mit variablem Signal. Fluss-Auslöschungen in SE-Sequenzen bei schnellem Fluss, bei turbulentem oder langsamen Fluss ist das Signal frequenzabhängig. Homogenes kräftiges Enhancement bei unkomplizierter Varize nach i. v. Applikation von Gd-DTPA. Die Varize vergrößert sich beim Valsalva-Pressversuch. Häufige Komplikationen sind Blutungen und Thrombosen, deren Signalcharakter hängt vom Alter des Ereignisses ab.	Kongenitale oder erworbene massive Erweiterung der V. orbitalis superior und/oder inferior. Manchmal sind Phlebolithen im Röntgenbild oder CT sichtbar. *Kongenitale Varizen* entstehen durch Wandschwäche oder venöse Malformation. *Erworbene Varizen* sind ursächlich auf eine AVM zurückzuführen.
Carotis-Cavernosus-Fistel (Abb. 4.25)	Dilatation des Sinus cavernosus, der V. ophthalmica superior, der V. facialis und der V. jugularis. Ödematöse Verdickung der Augenmuskeln mit Signalmehrung im T2W. Der reverse Fluss in der verbreiterten V. ophthalmica superior kann mittels Phasenkontrast-MRA mit direktionaler Phasenkodierung nachgewiesen werden. Nebenbefunde sind häufig partielle Thrombosen in der V. ophthalmica superior oder im Sinus cavernosus.	Spontane oder posttraumatische Verbindung zwischen dem Sinus cavernosus und dem Karotis-Siphon, klinisch Chemosis, Ödem in Orbita und Bulbus, pulsierender Exophthalmus, Auskultationsphänomene. Eine Behinderung der Augenbewegung und zunehmende Visusminderung ist abhängig vom intraokulären Druck in fortgeschritteneren Stadien. Radiografisch finden sich Sellaerosionen und eine Vergrößerung der Fissura orbitalis superior.

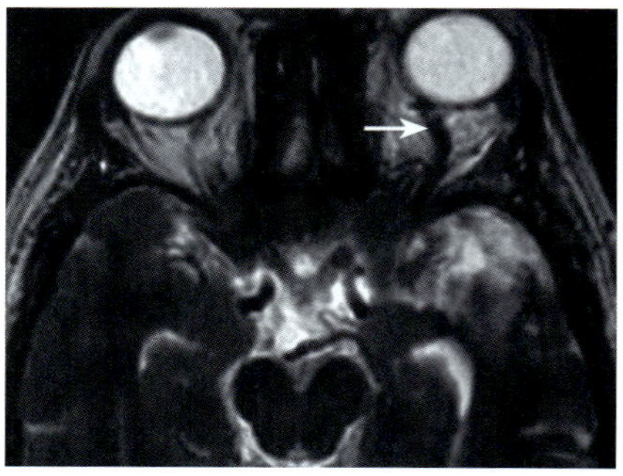
a

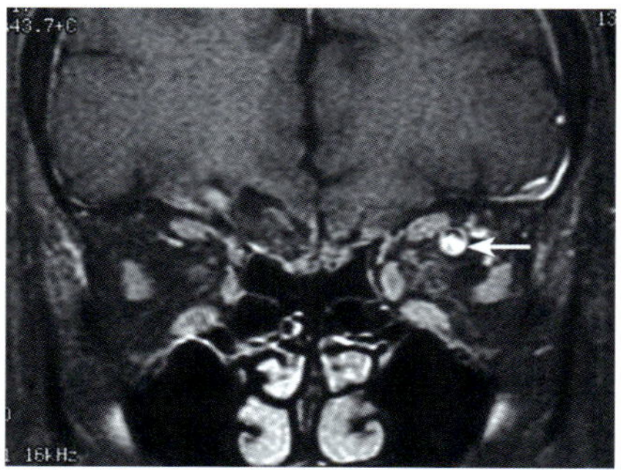
b

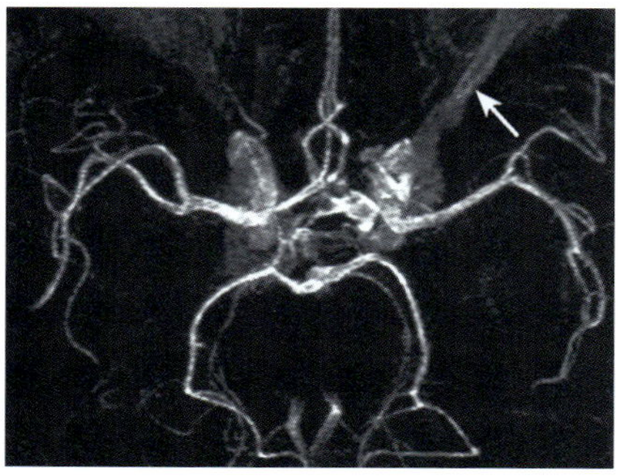
c

Abb. 4.25 **Carotis-Cavernosus-Fistel.** Vergrößerte V. orbitalis superior in Form einer Fluss-Auslöschung (Pfeil) im axialen T2W (**a**), KM-Enhancement im koronalen FS T1W nach KM (**b**), MRA (**c**).

Tabelle 4.3 (Fortsetzung) Extraokuläre (intrakonale, extrakonale) Läsionen

Erkrankung	MRT-Befund	Kommentar
Thrombose der V. ophthalmica superior	Verbreiterte V. ophthalmica superior, sofern komplett thrombosiert kein Fluss-Phänomen, kein KM-Enhancement. Zentrale Thromben erscheinen mit zartem Randenhancement nach i. v.-Applikation von Gd-DTPA. Gewöhnlich Erweiterung des ipsilateralen Sinus cavernosus.	Klinisch Ophthalmoplegie, kann in Verbindung mit Sinus-Cavernosus-Thrombosen auftreten, ist häufiger aber eine Komplikation expansiler Sinusitiden.
Subperiostales Hämatom (Abb. 4.26)	Glatt begrenzte ovaläre extrakonale Läsion, liegt der knöchernen Grenze eben an und verdrängt das periphere Fettgewebe in das Zentrum der Orbita. Methämoglobin in subakuten Hämatomen erscheint hyperintens im T1W und T2W, kein KM-Enhancement. Ein inkomplett resorbiertes Hämatom kann eine hämatogenen Zyste bilden.	Klinisch schmerzhafter einseitiger Exophthalmus, häufig nach Trauma. Spontanhämatome bei Blutern. In der Regel nur bei Kindern und Jugendlichen, da das Periost noch nicht fest mit dem Knochen verwachsen ist.

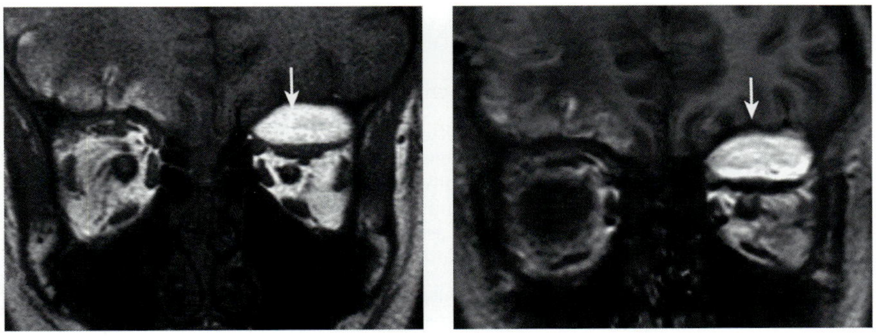

a b

Abb. 4.26 **Subperiostales Hämatom der Orbita.** Glatt begrenzte extrakonale Läsion (Pfeil) am Dach der linken Orbita mit Verdrängung des Orbitainhaltes nach kaudal. Aufgrund seines Methämoglobin-Anteiles ist das Hämatom sowohl im koronalen T1W (**a**) als auch in der koronalen STIR-Sequenz (**b**) hyperintens. Die Signalmehrung des verlagerten Orbitainhaltes ist Folge einer subakuten Einblutung.

5 Nasenraum und Nasennebenhöhlen

Die paranasalen Sinus sind bereits bei der Geburt angelegt und erreichen ihre maximale Größe mit Ende der Pubertät. Ihre Form ist sehr variabel, von Fehlen über hypoplastisch bis voluminös. Tendenziell sind sie symmetrisch angelegt, Seitendifferenzen sind jedoch nicht ungewöhnlich.

Eine Hypoplasie oder ein Fehlen einer Nasennebenhöhle ist normalerweise eine kongenitale Anomalie, kann aber auch im Rahmen einer fibrösen Dysplasie, eines M. Paget, der Thalassämie, des M. Down, des Kartagener-Syndroms und anderer Dysplasien auftreten. Eine Pneumozele ist die Vorwulstung einer Nasennebenhöhle in die Orbita.

Die Computertomografie (CT) stellt die Methode der Wahl bei der Diagnostik knöcherner Veränderungen wie Frakturen, Dysplasien, Osteomyelitis oder primärer Knochenneoplasien dar, ist somit spezifischer in der Diagnostik entzündlicher und tumoröser Erkrankungen der Nasennebenhöhlen. Die MRT bietet Vorteile bei der Differenzierung zwischen Neoplasien und Entzündungen. Die meisten Tumoren der paranasalen Sinus sind wesentlich weniger intens im Vergleich zu retiniertem Sekret mit Umgebungsentzündung. Weiterhin zeigen entzündliche Veränderungen ein typisches Ringenhancement um das Sekret nach i. v.-Applikation von Gd-DTPA, während Tumoren und tumorähnliche Veränderungen ein homogenes moderates Enhancement aufweisen.

Flüssigkeitsspiegel in den paranasalen Sinus treten in der Regel bei akuter Sinusitis oder nach Frakturen auf (Blut oder Liquor). Andere Ursachen sind Antrum-Fisteln, Folgen chirurgischer Eingriffe, Barotrauma und Spontanblutungen bei Koagulatiosstörungen oder nach Gabe von Antikoagulanzien. Eine große Retentionszyste kann einen Flüssigkeitsspiegel durch Leckage bilden, die konvexe obere und untere Begrenzung der Zyste machen sie jedoch von echten Flüssigkeitsansammlungen differenzierbar. Die Differentialdiagnose der Läsionen der Nasennebenhöhlen und des Nasenraumes werden in Tabelle 5.1 diskutiert.

Tabelle 5.1 Erkrankungen des Nasenraumes und der Nasennebenhöhlen

Erkrankung	MRT-Befund	Kommentar
Choanalatresie oder -Stenose	Unilaterale oder bilaterale, knöcherne (85 %) oder membranöse (15 %) Stenose oder Atresie des hinteren Nasenraumes. Die obliterierende Choanalmembran kann sowohl als dünner Streifen als auch als dicke Wand mit signalarmem Charakter in allen Sequenzen imponieren.	Die Hälfte stellt eine isolierte Anomalie, die andere Hälfte einen Teil von Gruppen kongenitaler Defekte dar. Ein wichtiger Bestandteil sämtlicher Knochenatresien ist die abnorme Verbreiterung des Vomer. Häufig assoziierte Hypoplasie der Nasenräume. CT ist das diagnostische Mittel der Wahl.
Kephalozele	Extrakraniale Herniation von Meningen (Meningozele) oder Hirnparenchym und Meningen (Enzephalozele) durch einen Defekt in der vorderen Schädelgrube, 25 % aller kongenitaler Kephalozelen. Die MRT visualisiert die Zusammensetzung der Kephalozele, den Herniationsweg und diagnostiziert assoziierte Hirn-Anomalien wie z. B. Dysgenesien des Corpus callosum, intrakraniale Lipome und Dermoide.	Kongenitale Kephalozelen der vorderen Schädelgrube stellen einen typischen zystischen Mittellinien-Defekt im Nasenrachenraum dar. Sie können sichtbar (sincipital) oder invisibel (basal) sein. Sincipitale Kephalozelen (15 %) sind frontoethmoidale Kephalozelen mit Ursprung im Bereich des Foramen caecum und werden in nasofrontale, nasoethmoidale und nasoorbitale Läsionen eingeteilt. Basale Kephalozelen (10 %) werden differenziert in transethmoidale, sphenoethmoidale, sphenoorbitale und sphenomaxilläre Subtypen.
Nasales Dermoid	Fusiforme fettisodense Raumforderung im Bereich des Nasenseptum, signalreich im T1W, intermediär bis signalreich im T2W, ohne KM-Enhancement.	Klinisch manchmal behaartes Grübchen oder Fistel über dem Nasensattel. Nebenbefundlich können ein verbreitertes Foramen caecum, eine zweigeteilte Christa galli und ein verbreitertes Nasenseptum auftreten, sofern ein dermaler Gang zwischen der Läsion und der vorderen Schädelgrube existiert.
Nasales Gliom (Abb 5.1)	Extranasale (60 %), intranasale (30 %) oder gemischt auftretende Läsion, iso- oder hypointens zur grauen Substanz im T1W und T2W. Fibröse Verbindungen zum Subarachnoidalraum bei 15 %, allerdings keine Liquorfistel (DD: Kephalozele)	Gutartiger extrakranialer Rest gliösen Gewebes, keine Neoplasie. Intranasale Gliome erscheinen als große polypose submuköse Läsionen, die sich nach kaudal bis zum Nasenostium ausbreiten können, die Nasenhöhle erweitern und das Septum zur Gegenseite verlagern.

Tabelle 5.1 (Fortsetzung) Erkrankungen des Nasenraumes und der Nasennebenhöhlen

Erkrankung	MRT-Befund	Kommentar
Sinusitis (Abb. 5.2, 5.3)	*Akut:* Charakteristische glatt begrenzte oder noduläre ödematöse Mukosaschwellungen mit kräftigem KM-Enhancement und Flüssigkeitsansammlungen bzw. Flüssigkeitsspiegeln. *Chronisch:* Persistierende Schleimhautschwellungen mit Schleimhautpolypen, partielle oder totale Ausfüllung des Lumens der Nasennebenhöhlen, Sekretionen mit variabler Signalcharakteristik. Mit zunehmender Proteinkonzentration und Austrocknung der sekretorischen Anteile wandelt sich das Signal im T1W von signalarm zu signalreich und wieder zurück, im T2W von signalreich zu signalarm, kompletter Signalverlust in beiden Wichtungen ist möglich. Manchmal diffuse Verdickungen und Sklerosierungen der begrenzenden Knochenlamellen, zusätzlich Zeichen der chronischen Sinusitis mit Schleimhautverdickungen, entzündlichen Polypen und Muschelhyperplasien. Sekundäre Osteomyelitis in Form destruierender Knochenveränderungen bzw. von Sklerosierungen.	Häufigste Erkrankung der Nasennebenhöhlen. Akute Sinusitiden sind in der Regel viral, können jedoch bakteriell superinfizieren, speziell durch Haemophilus und Pneumokokkus. Ein Drittel aller MRT-Untersuchungen des Kopfes zeigt Schleimhautschwellungen in den paranasalen Sinus ohne klinische Symptomatik. *Allergische Sinusitis:* 10 % der Population, bilaterale Schleimhautschwellungen, sinonasale Polypen.

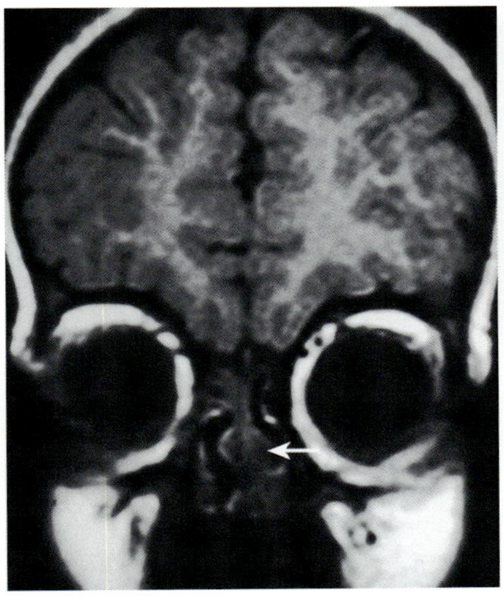

Abb. 5.1 **Gliom des Nasenraumes.** Koronale T1W, intranasale Mittellinien-Läsion (Pfeil) mit intermediärem Signal.

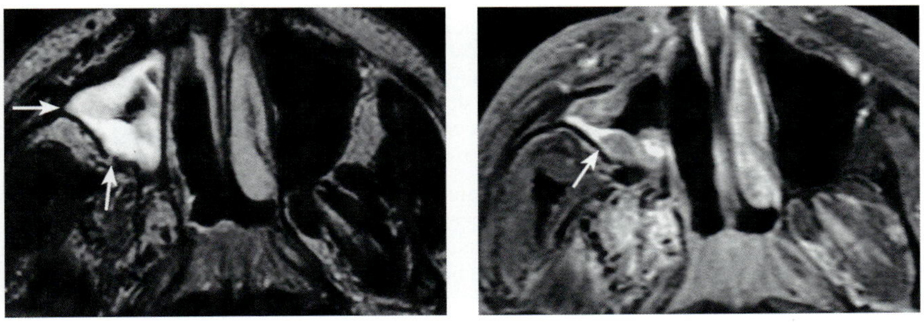

a

b

Abb. 5.2 **Akute Sinusitis.** **a** Hyperintense noduläre Schleimhautschwellungen (Pfeile) im rechten Sinus maxillaris (T2W).

b Axiales FS T1W nach KM, deutliches Enhancement der Schleimhautschwellung, ähnliche Schleimhautverbreiterungen auch in der linken Nasenhaupthöhle.

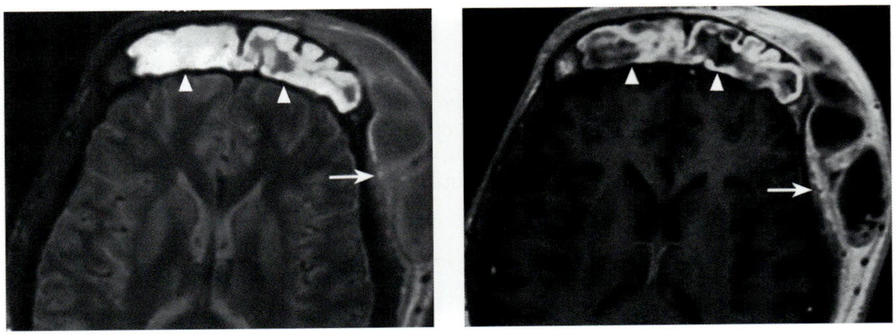

a

b

Abb. 5.3 **Chronische Sinusitis mit sekundärer Osteomyelitis.** **a** Hyperintense Schleimhautschwellungen (Pfeilspitzen) im Sinus frontalis mit Osteomyelitis (Pfeil) im linken Os frontale (T2W). **b** Nach i. v.-Applikation von Gd-DTPA Enhancement der Schleimhaut (Pfeilspitzen) und der Peripherie des osteomyelitischen Geschehens mit intrakranieller Weichteilbeteiligung (Pfeil) (FS T1W nach KM).

Tabelle 5.**1** (Fortsetzung) Erkrankungen des Nasenraumes und der Nasennebenhöhlen

Erkrankung	MRT-Befund	Kommentar
Mykotische Sinusitis (Abb. 5.4)	Noduläre Schleimhautschwellungen in zahlreichen Sinus mit signalreichem Charakter im T2W. Befunde ähnlich einer chronischen Sinusitis, allerdings mit tendenziell ausgeprägteren Knochenarrosionen und Verklumpungen (dehydrierte Sekretionen mit Mikroverkalkungen), die im T1W und T2W signalarm erscheinen.	Häufigste Erreger sind Mucor und Aspergillus, Auftreten vor allem bei diabetischen und immunsupprimierten Patienten. Bei intaktem Immunsystem imponiert die mykotische Sinusitis häufig als extramuköses Pilzkonglomerat mit signalarmem Charakter in allen Puls-Sequenzen.
Granulomatöse Sinusitiden	Noduläre oder tumorähnliche Strukturvermehrungen im nasalen und/oder paranasalen Raum, häufige Knochendestruktionen und extranasale Manifestationen.	Bakterielle Infektionen: Actinomykose, Nokardiose, Tuberkulose, Syphilis, Lepra, Rotz. Das *Rhinosklerom* ist eine tumorähnliche Läsion mit Expansion im Bereich der Nase und Oberlippe nach Infektion mit Klebsiella rhinoskleromatosis.
Kokain-Nase	Granulome des Nasenseptums, gegebenenfalls mit Erosionen. Unspezifische Schleimhautentzündungen der Nasenhaupthöhle.	Zeichen einer nekrotisierenden Vaskulitis nach dauerhaftem Kokain-Abusus.
Idiopathisches Mittellinien-Granulom	Destruierende Raumforderung des Nasenseptum mit Perforation. Im weiteren Verlauf kann die Läsion in die Nase, das Gesicht, den harten und weichen Gaumen sowie in die angrenzenden Sinus und die Orbitae einwachsen mit extensiven Knochendestruktionen.	Lymphoretikuläre Störung (auch maligne Mittellinien-Retikulose genannt), die häufig in einem Non-Hodgkin-Lymphom mündet. Die *Sarkoidose* kann ähnlich einer granulomatösen Rhino-Sinusitis verlaufen.
Wegener'sche Granulomatose	Bilaterale unregelmäßige Schleimhautschwellungen und Weichteilknötchen mit Prädilektion im Nasenraum und Sinus maxillaris. Extensive Knochendestruktionen ohne größere Weichteilproliferationen.	Nekrotisierende granulomatöse Vaskulitis, kann auch Lungen und Nieren befallen. Laborchemisch positive ANCA (antineutrophile zytoplasmatische Antikörper).
Inflammatorische sinonasale Polypose	Schleimhautschwellungen mit polypoiden Läsionen größer als 1 cm, die in die Mukosa übergehen. Auftreten auch solitärer entzündlicher Polypen, die größer werden können. Partielle oder totale Eintrübung des Lumens des Sinus durch signalarme im T1W und sehr signalintense im T2W Strukturvermehrungen. Gewöhnlich Befall des Nasenraumes und der Sinus maxillares, auch bilateral.	Häufigste Komplikation einer chronischen Sinusitis. Eine extensive bilaterale sinonasale Polypose ist bei allergischen Sinusitiden häufig und Ausdruck des erhöhten Wassergehaltes der ödematösen Mukosa. Bei Kindern entstehen Polypen auch auf der Basis einer zystischen Fibrose oder eines Kartagener-Syndroms.
Retentionszyste	Solitäre oder multiple, glatt begrenzte runde Läsionen mit geringer Signalintensität im T1W und sehr intensivem Signal im T2W. Bei größeren Zysten kann die obere Begrenzung perforieren und es entsteht ein Flüssigkeitsspiegel. Retentionszysten stellen keine Form der entzündlichen Sinusitis dar, sind von entzündlichen Polypen allerdings nicht immer differenzierbar.	Ursächlich Obstruktion einer submukösen seromukinösen Drüse. Inzidentaler Befund bei klinisch unauffälligen Patienten, bei großen Läsionen durchaus klinische Relevanz aufgrund von Atemwegsobstruktionen.
Antrochoanalpolyp	Homogene zystische Läsion mit Ursprung im Sinus maxillaris, die durch dessen Ostium in den Nasenraum oder per Choane in den Nasenrachen wächst.	Große muköse Retentionszyste, gewöhnlich bei Teenagern und jungen Erwachsenen zu finden. In der Regel unilateral, begleitende Sinusitis maxillaris bds. möglich.
Mococele (Abb. 5.6)	Expansile Raumforderung der paranasalen Sinus mit variablem Signal in Abhängigkeit von ihrer Zusammensetzung, ohne KM-Enhancement. Wasseranteile (hypointens im T1W und hyperintens im T2W) oder visköse Anteile (hyperintens im T1W und T2W), bei zunehmender Viskosität fällt zunächst das T1-, später das T2-Signal, und kann bei vollständiger Austrocknung bis zum kompletten Signalverlust abfallen. Das expandierende Wachstum führt häufig zu Erosionen der Knochengrenzen mit Einbruch in die Orbita oder Schädelbasis.	Ursächlich entzündliche (selten posttraumatische) Obstruktion des Ostium eines Sinus oder einer Zelle. 60 % frontal, 30 % ethmoidal, 10 % maxillär, sphenoidal selten. Bei chronischen Entzündungen Entwicklung einer dicken sklerotischen Knochengrenze, die auch im Röntgenbild manifest wird.
Esthesioneuroblastom (Olfactorius-Neuroblastom) (Abb. 5.6)	Geht vom oberen Nasenraum in Nähe der Lamina cribriformis aus, die häufig zerstört ist, destruiert die benachbarten Knochengrenzen und kann in den Sinus sphenoidalis, die Ethmoidalzellen, die vordere Schädelgrube und/oder die Orbita einbrechen. Signalarm im T1W, gemischt intermediär bis signalreich im T2W, moderates KM-Enhancement.	Langsam wachsender maligner Tumor mit Prädilektion in der 2. und 6. Lebensdekade. Klinisch behinderte Nasenatmung, episodische Epistaxis, Hyposmie, Kopfschmerz und/oder Sehstörungen.

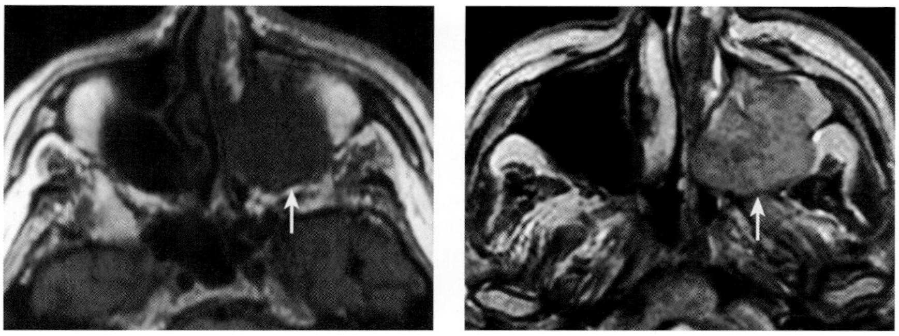

a b

Abb. 5.**4** **Mykotische Sinusitis (Aspergillus).** Weichteildichte Raumforderung mit gemischtem Signalcharakter, signalarm im T1W (**a**) und intermediär im T2W (**b**) im linken Sinus maxillaris.

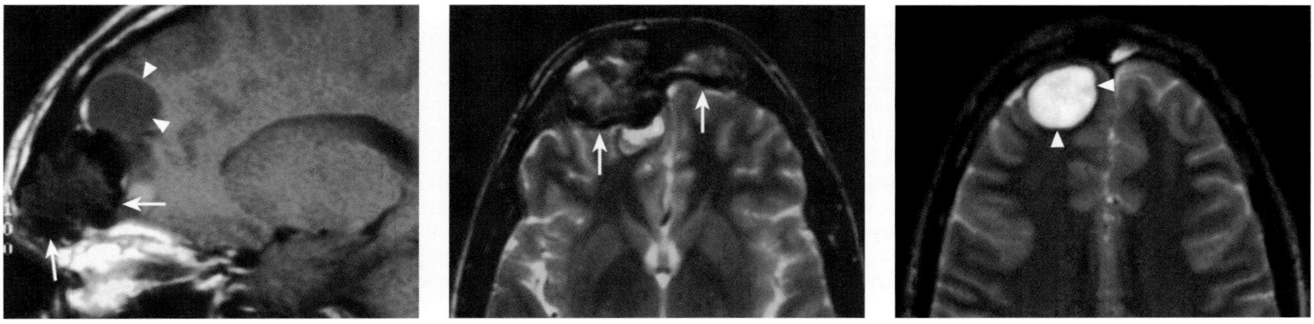

a b c

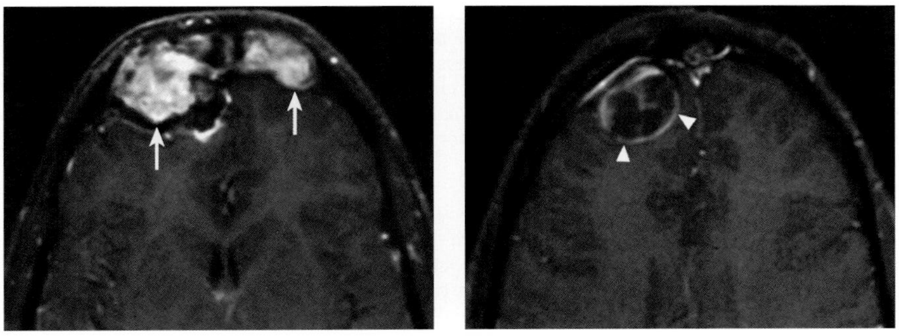

d e

Abb. 5.**5** **Chronische Sinusitis frontalis mit Mukozelenbildung.** **a** Sagittales T1W, unregelmäßige signalarme Schleimhautverbreiterung im Sinus frontalis mit homogener signalarmer runder Läsion (Pfeilspitzen). **b, c** Axiales T2W, die Schleimhautschwellungen sind hypointens und inhomogen (Pfeil), die Mukozele ist homogen hyperintens (Pfeilspitzen). **d, e** Axiale FS T1W nach KM, deutliches KM-Enhancement der verdickten Mukosa (Pfeile), die Mukozele (Pfeilspitzen) zeigt nur ein zartes marginales Randenhancement.

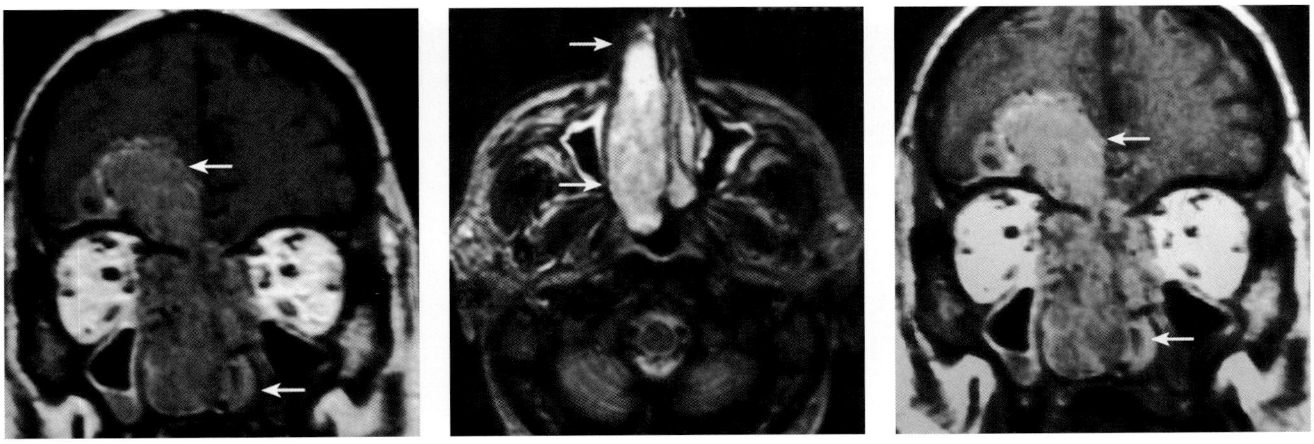

a b c

Abb. 5.**6** **Esthesioneuroblastom.** Raumforderung (Pfeil) in der vorderen Schädelgrube mit Ausbreitung durch die Lamina cribriformis in die Nasenhaupthöhle, intermediäres Signal im koronalen T1W (**a**) und signalreich im axialen T2W (**b**). Moderates KM-Enhancement (**c**) nach Gd-DTPA Applikation (Pfeile) (FS T1W koronal).

Tabelle 5.1 (Fortsetzung) Erkrankungen des Nasenraumes und der Nasennebenhöhlen

Erkrankung	MRT-Befund	Kommentar
Juveniles nasopharyngeales Angiofibrom (Abb. 5.7)	Invasive Raumforderung mit Ursprung im Bereich des Daches des hinteren Nasenraumes oder des Nasopharynx mit früher Ausbreitung durch das Foramen sphenopalatinum in die Fossa pterygopalatina (89%), die entsprechend erweitert wird. Nach anterior Verformung der hinteren Begrenzung des Sinus maxillaris. Ausdehnung in den Sinus sphenoidalis (61%), Sinus maxillaris (43%) und die Siebbeinzellen (35%). Intrakranielle Ausbreitung (10%) via Fissura infraorbitalis in die Orbita und von dort durch die Fissura supraorbitalis in die mittlere Schädelgrube. Intermediärer Signalcharakter im T1W und relativ signalreich im T2W, Fluss-Auslöschungen durch große Tumorgefäße. Intensives KM-Enhancement.	Gutartiger, lokal aggressiver, gut vaskularisierter Tumor, der beachtliche Ausmaße erreichen kann. Tritt exklusiv bei männlichen Jugendlichen und jungen Erwachsenen auf mit Altersgipfel bei 15 Jahren. Klinisch behinderte Nasenatmung und schwere rezidivierende Epistaxis.
Papillom (Abb. 5.8)	Gewöhnlich solitäre (75%) nasale Raumforderung mit relativ hohem Signal im T2W und moderatem KM-Enhancement. Kann in Form einer kleinen polypoiden oder als große raumfordernde Struktur auftreten mit Verlagerung des Nasenseptum zur Gegenseite und Verformung der Knochengrenzen ohne Destruktion. Fungiforme Papillome liegen am Nasenseptum, invertierte Papillome entstehen aus der lateralen Nasenwand und dehnen sich häufig in den ipsilateralen Sinus maxillaris oder die anliegenden Siebbeinzellen aus.	Sinonasale Papillome (Schneider) werden in fungiforme (50%), invertierte (47%) oder zylindrische (3%) Papillome klassifiziert. Sie treten vorwiegend bei männlichen Erwachsenen auf mit Behinderung der Nasenatmung, Epistaxis und Anosmie. Invertierte Papillome haben die Tendenz zu rezidivieren, in 10% finden sich nach Therapie Anteile von Karzinomen. Zylindrische Papillome und invertierte Papillome haben klinisch und im MRT identische Erscheinungsformen.
Plattenepithel-Karzinom (Abb. 5.9)	Unscharf begrenzte Raumforderung mit extensiver Destruktion der angrenzenden Knochenlamellen. Der größte Teil der Tumoren entsteht im Sinus maxillaris, gefolgt vom Nasenraum (30%) und den Ethmoidalzellen (10%), selten frontal oder sphenoidal. Der Tumor ist homogen signalarm bis intermediär im T1W und gering signalreich im T2W. Einblutungen führen zu Signalanhebungen im T1W und T2W, Nekrosen zu entsprechenden Signalabschwächungen im T1W und -Steigerungen im T2W. Minimales bis moderates KM-Enhancement, geringer als in der angrenzenden Schleimhaut. In 15% regionale Lymphknotenvergrößerungen (retropharyngeal, submandibulär und/oder jugular). Der Tumor kann sich in die Fossa pterygopalatina, die Orbita, die mittlere Schädelgrube, Zahnleiste der Maxilla, in den harten Gaumen, in den Nasen- oder Rachenraum ausdehnen.	Früher häufigster Tumor der Nase und des paranasalen Raumes (80 – 90%). Oft klinisch stumm, erste Symptome bei korrespondierender obstruktiver Sinusitis. Das *Adenokarzinom* der Holzarbeiter und Schreiner, das *adenoid-zystische Karzinom* und das *mukoepidermoide Karzinom* können mittels MRT nicht vom Plattenepithelkarzinom differenziert werden. *Stadien:* T1: Der Tumor beschränkt sich auf die Mukosa des Antrum maxillaris. T2: Knochendestruktionen mit Limitierung durch den harten Gaumen oder die laterale Nasenwand. T3: Der Tumor infiltriert die Hinterwand des Sinus maxillaris, die Orbitabegrenzung, die vorderen Siebbeinzellen oder die Haut. T4: Der Tumor infiltriert den Orbitainhalt, die Lamina cribriformis, das hintere Ethmoid, den Sinus sphenoidalis, den Nasopharynx, den weichen Gaumen, die Zahnleiste oder die Schädelbasis.
Lymphom (Abb. 5.10)	Häufig bilaterale homogene Raumforderung, intermediär bis signalarm im T1W und intermediär bis signalreich im T2W. Gewöhnlich moderates homogenes KM-Enhancement. Gelegentlich Knochenerosionen. Häufigste Lokalisation sind Fossa nasalis und Sinus maxillaris.	Sinonasale Lymphome treten unilokulär oder in Verbindung mit zervikalen oder systemischen Lymphknotenschwellungen auf, stellen gewöhnlich eine Variante des non-Hodgkin-Lymphoms dar.

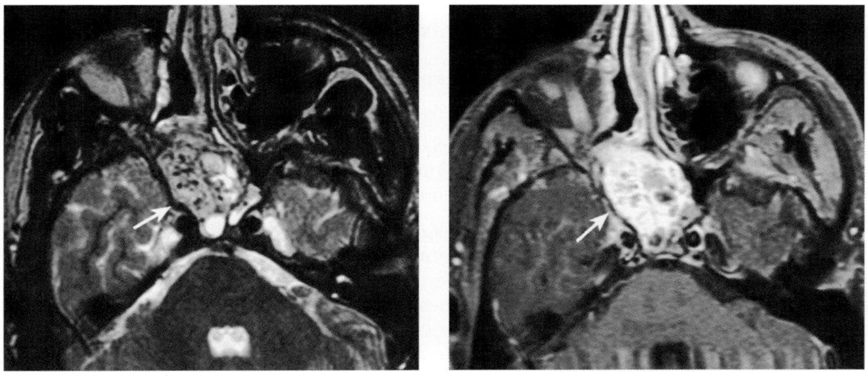

a b

Abb. 5.7 **Juveniles nasopharyngeales Angiofibrom.** **a** Axiales T1W, ausgehend vom vorderen Nasopharynx zeigt sich eine signalintense Raumforderung mit Gefäßaussparungen. **b** Axiales FS T1W nach KM, intensives inhomogenes Enhancement der Läsion.

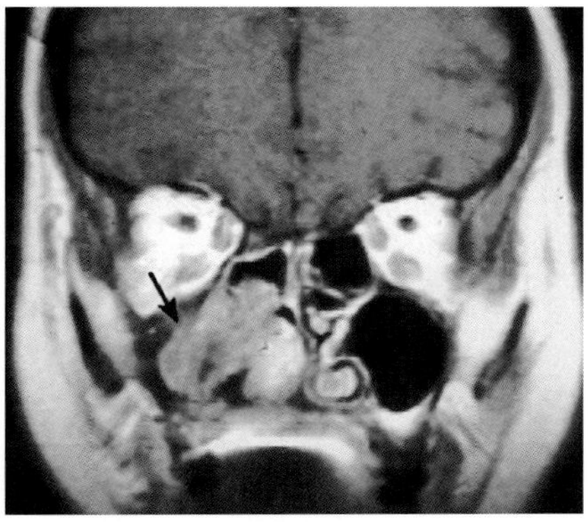

Abb. 5.8 **Rezidiv eines invertierten Papilloms.** Koronales T1W, intermediär signalintense Raumforderung im rechten Sinus maxillaris mit Ausdehnung in den rechten Nasenraum (Pfeil). In 10% der Fälle finden sich Karzinom-Anteile, die mittels MRT nicht differenziert werden können.

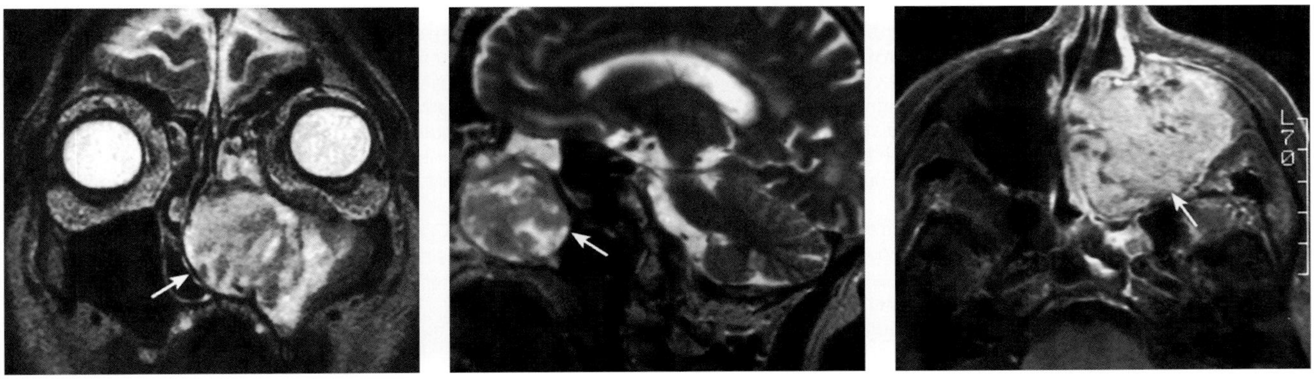

a b c

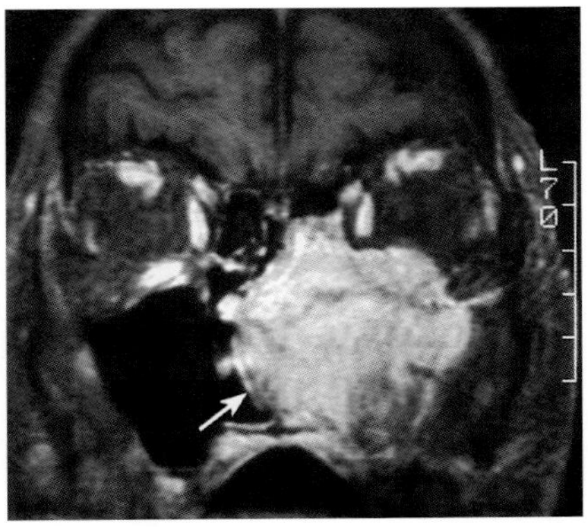

d

Abb. 5.9 **Plattenepithelkarzinom.** Inhomogene intermediär bis signalreiche Läsion im linken Sinus maxillaris, koronales T2W (**a**), und sagittales T2W (**b**). Nach i. v.-Applikation von Gd-DTPA deutliches Enhancement, FS T1W axial (**c**) und koronal (**d**).

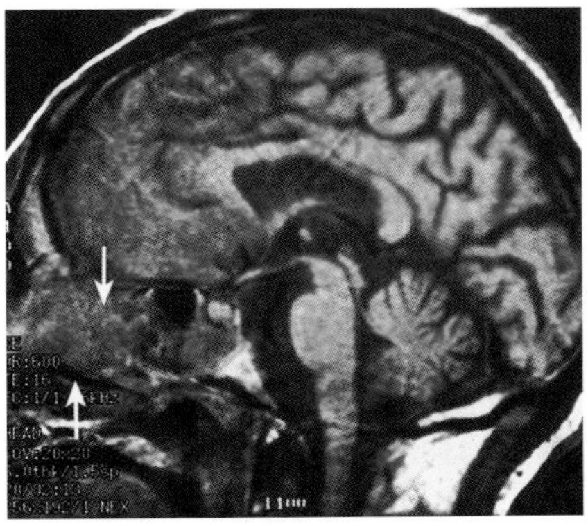

Abb. 5.10 **Lymphom.** Sagittales T1W (spoiled GRE), relativ homogener Herd (Pfeil) mit intermediärem Signal im Bereich der Ethmoidalzellen, des Sinus frontalis und der vorderen Schädelbasis.

Tabelle 5.1 (Fortsetzung) Erkrankungen des Nasenraumes und der Nasennebenhöhlen

Erkrankung	MRT-Befund	Kommentar
Metastase (Abb. 5.11)	Osteolytischer (hypointens im T1W und hyperintens im T2W) oder osteoblastischer (hyperintens im T1W und T2W) Prozess mit oder ohne angrenzende Weichteilkomponente.	Häufige Primaria sind Renalzell-, Bronchial-, Mamma- und Prostata-Karzinome. Ein *Multiples Myelom* kann von osteolytischen Metastasen nicht differenziert werden.
Fraktur (Abb. 5.12)	Neben der Visualisierung der Fraktur selbst finden sich indirekte Zeichen in Form von Flüssigkeitsspiegeln oder -Schichtungen in den Sinus, ein Pneumozephalus (intrakranielle Luftansammlungen oder Spiegel) oder ein subkutanes Emphysem. Bei einer Blow-out-Fraktur kann die Herniation des retroorbitalen Fettgewebes, des M. rectus inferior und M. obliquus inferior diagnostiziert werden.	Diagnostisches Mittel der Wahl ist CT. *Postoperative Veränderungen* können ebenfalls in Form von Knochendefekten, Flüssigkeitsspiegeln in den Sinus, Weichteilemphysem, Ödem, Hämatom und gegebenenfalls Fibrosierungen oder Narben imponieren. Eine Obliteration der Sinus kann mitunter postoperativ in Form von Implantaten bestehen.
Rhinolithen, Sinulithen	Fremdkörper im sinonasalen Raum in Form eines Nidus mit Mineraleinlagerungen, signalarm bis signalfrei in allen Pulssequenzen.	Verkalkte Strukturen im Nasenraum oder in den Nasennebenhöhlen werden schon im Röntgenbild erkennbar. Differentialdiagnostisch sollte im MRT an ein Myzetom, eingetrocknete Sekrete, dislozierte Zähne oder Zahnbestandteile und auch an Osteome gedacht werden.
Knochentumoren (Abb. 5.14–5.17)	Diffuse Knochenwucherungen mit variablem Signal und kräftigem KM-Enhancement: M. Paget, fibröse Dysplasie, Neurofibromatose. Zystische, glatt begrenzte homogene Herde, signalarm im T1W, signalreich im T2W: große Bandbreite an Differentialdiagnosen, wie simple Knochenzysten, Keratozysten, dentogene Zysten (fokale Signalauslöschungen durch Zahnimplantate), radikuläre Zysten. Kompakta-isointense Läsionen, glatt begrenzt und opaque mit Signalverlust in allen Sequenzen: Kompaktainseln, Osteom, Osteoblastom, Odontom, osteoblastische Metastasen, Formen des Osteosarkoms, sklerosierende Osteomyelitis.	Umschriebene, häufig expansile KM-aufnehmende Läsionen mit fakultativer Einbeziehung der Kortikalis: Riesenzelltumoren, Riesenzellgranulome, aneurysmatische Knochenzyste, brauner Tumor bei Hyperparathyreoidismus, eosinophiles Granulom, ossifizierendes Granulom, Ameloblastom, Pasmozytom, Brodie-Abszess. Unscharf begrenzte destruierende Knochenläsionen mit Weichteilkomponente: Osteomyelitis, eosinophiles Granulom, Ameloblastom, malignes fibröses Histiozytom, Plasmozytom, Ewing-Sarkom, Chondrosarkom, Osteosarkom.

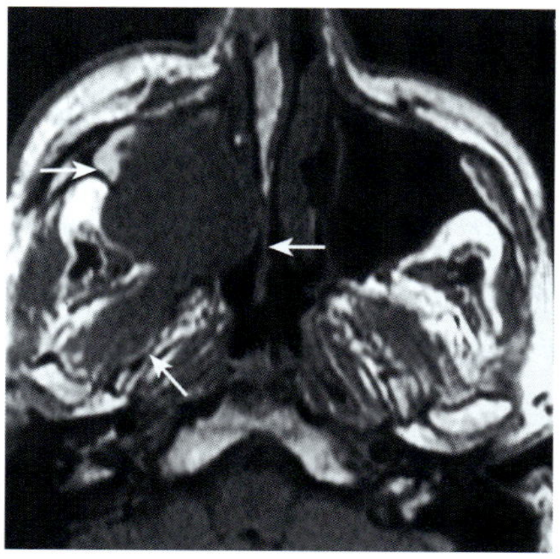

a

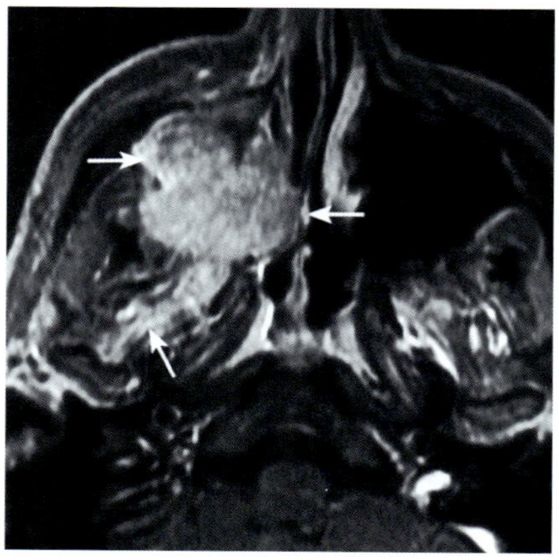

b

Abb. 5.11 **Metastase eines Sarkoms.** Großer Tumor (Pfeile) im rechten Sinus maxillaris. Homogenes intermediäres Signal im T1W (**a**) und kräftiges Enhancement nach Gd-DTPA-Applikation im FS T1W nach KM (**b**).

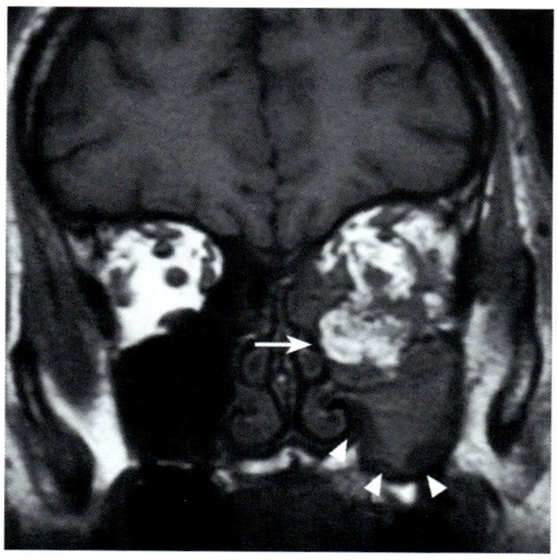

Abb. 5.12 **Blow-out-Fraktur der linken Orbita.** Koronales T1W, Herniation (Pfeil) des retroorbitalen Fettgewebes und des M. rectus inferior in den Sinus maxillaris links. Blut im Lumen des Sinus und subperiostales Hämatom (Pfeilspitze).

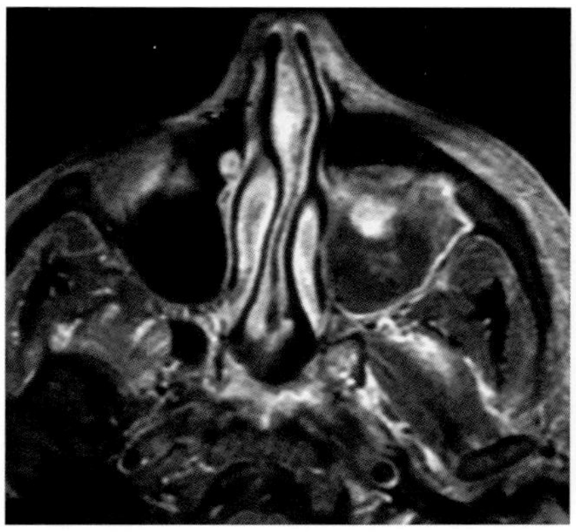

Abb. 5.**13** **Subakute Blutung im Sinus maxillaris.** Axiales T1W, Blut im linken Sinus maxillaris mit heterogenem Signal aufgrund von Koageln und Methämoglobin-Einlagerungen.

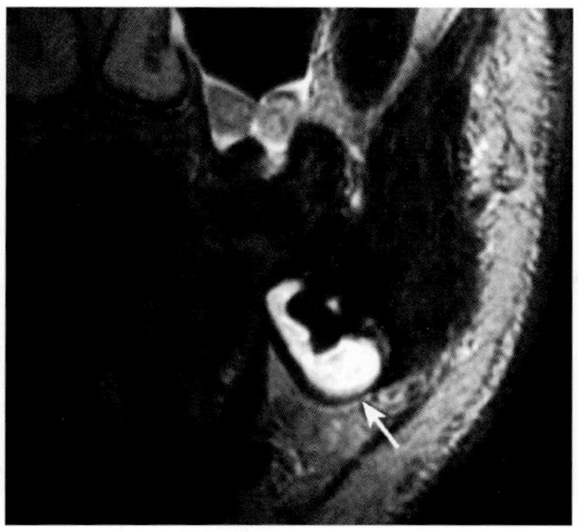

Abb. 5.**14** **Odontogene Zyste.** Koronales T2W, hyperintense zystische Läsion (Pfeil) mit Einschluss einer Zahnkrone (Signalauslöschung) in der linken Mandibel.

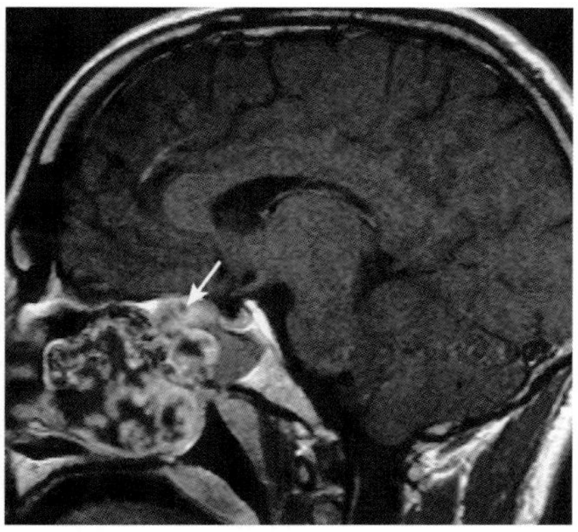

Abb. 5.**15** **Chondrosarkom des Nasenseptum.** Sagittales T1W, heterogene Läsion (Pfeil) mit variablem Signalcharakter.

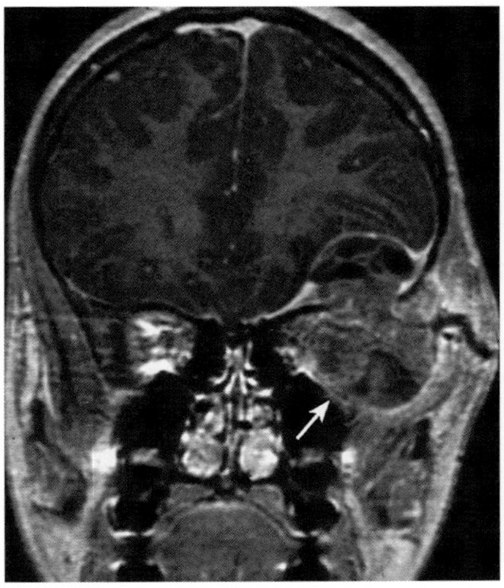

a

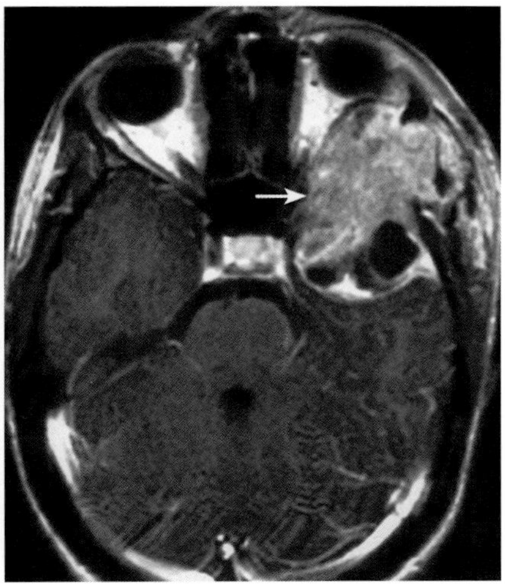

b

Abb. 5.**16** **Ewing-Sarkom.** **a** Koronales T1W (GRE), heterogene Läsion (Pfeil) mit intermediärem Signal im Bereich der Schädelbasis. **b** Axiales T1W nach KM, deutliches KM-Enhancement nach i. v.-Applikation von Gd-DTPA.

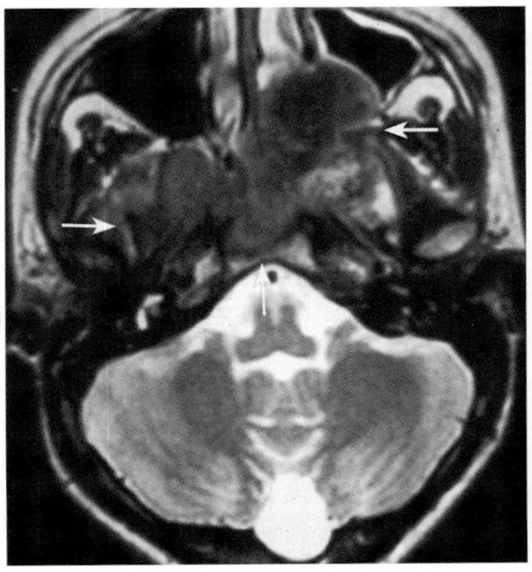

a

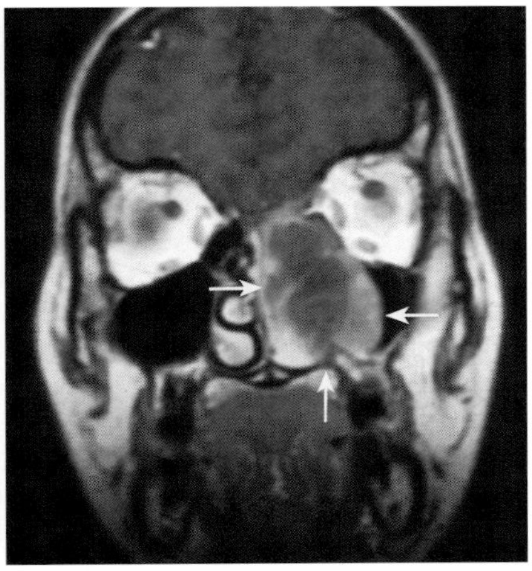

b

Abb. 5.**17** **Osteosarkom.** **a** Axiales T2W, unscharf begrenzte heterogene Läsion (Pfeile) mit variablem intermediärem Signal. **b** Koronales T1W nach KM, vorwiegend peripheres Enhancement der Läsion nach i. v.-Applikation von Gd-DTPA.

6 Oberer Hals

Der obere Halsbereich bezeichnet hier die Regionen des Nasopharynx, Oropharynx, der Mundhöhle und die begrenzenden knöchernen und Weichteilstrukturen. Die verschiedenen Kompartimente werden durch die drei Blätter der tiefen zervikalen Faszie geteilt.

Der *Pharyngealraum* (Mukosaraum) besteht aus Naso- und Oropharynx. Pharyngeale Schleimhaut, Speicheldrüsen, Tonsillen und Adenoide sind pathologisch-anatomisch relevante Strukturen. Das Signal der Mucosa ist in der Regel iso- bis leicht hyperintens zur Muskulatur im T1W und hyperintens im T2W. Ein KM-Enhancement ist im Bereich der Schleimhaut physiologisch und häufig intensiv. Plattenepithelkarzinome sind in der Regel Neubildungen der pharyngealen Mucosa, andere benigne und maligne Neoplasien findet man in den Speicheldrüsen. Im Bereich der Tonsillen und Adenoide sind entzündliche Abszesse und Lymphome von Bedeutung. Die Thornwald'sche Zyste findet sich median an der Hinterwand des oberen Nasopharynx.

Der *Retropharyngealraum* liegt dorsal des Pharynx und beinhaltet die fettig eingebetteten retropharyngealen Lymphknoten. Häufige Läsionen sind hier Lymphome und Lymphknoten-Metastasen. Primäre Tumoren und Abszesse sind im Retropharyngealraum selten, finden sich eher nach Einbruch aus den Nachbarkompartimenten.

Der *prävertebrale Raum* wird vom retropharyngealen Raum durch das tiefe (prävertebrale) Blatt der tiefen zervikalen Faszie abgegrenzt. Er setzt sich lateroposterior in den paraspinalen Raum fort und enthält den Plexus brachialis, den N. phrenicus und die vertebralen Arterien und Venen. Häufige Läsionen im prävertebralen Raum sind Erkrankungen der Halswirbelsäule, wie Osteophyten, Osteomyelitis, Chordome oder Metastasen. Schwannome und Neurinome können vom Plexus brachialis ausgehen.

Der *Parapharyngealraum* beinhaltet weder Mucosa noch Knochen, Muskeln, Lymphknoten oder seröse Drüsen. Es handelt sich um den halbmondförmigen fettgefüllten Raum zwischen der Schädelbasis und dem oberen Höcker (Cornu majus) des Zungenbeins. Folgerichtig finden sich hier keine primäre Erkrankungen, durch den präformierten Raum können sich jedoch tumoröse oder entzündliche Erkrankungen aus oder in Nachbarkompartimente ausbreiten.

Der *Mastikatorraum* wird von den vier Kaumuskeln gebildet: M. temporalis, M. masseter, M. pterygoideus medialis und lateralis, beinhaltet neben den Kaumuskeln und ihren Nerven Teile beider Mandibeln und den Ductus paroticus (Stensen'scher Gang). Der kraniale Ausläufer in die Area temporalis mit dem Ursprung des M. temporalis wird auch suprazygomatischer Mastikatorraum genannt. Der nasopharyngeale Teil des Mastikatorraumes, medial von der Fossa pterygopalatina, lateral vom Arcus zygomaticus begrenzt, entspricht der Fossa temporalis (auch nasopharyngealer Mastikatorraum genannt). Nach anterior wird das Spatium buccale erreicht, posteromedial grenzt sich das Spatium parapharyngeum, unmittelbar posterior das Spatium paroticum ab. Häufige Läsionen im Mastikatorraum sind odontogene Abszesse, Knochen- und Weichteilsarkome und Lymphome. Akzessorische Anteile der Glandula parotis und Masseterhypertrophien können Raumforderungen vortäuschen.

Das *Spatium paroticum* ist der am meisten lateral gelegene Raum der oberen Halsweichteile und erstreckt sich vom äußeren Gehörgang bis zum Kieferwinkel. Anterior wird der Parotis-Raum vom Mastikatorraum, medial vom parapharyngealen Raum begrenzt und posteromedial durch Muskel und Faszie des Venter posterior des M. digastricus vom Spatium caroticum getrennt. Die Glandula parotis stellt sich aufgrund ihres hohen Fettanteiles intermediär bis signalreich im T1W und intermediär bis signalarm im T2W dar. In schnellen T2-gewichteten Sequenzen (GRE) erscheint die Drüse signalreich. Neben der Speicheldrüse liegen im Spatium paroticum die paraparotischen Lymphknoten, N. facialis und die A. carotis externa. Häufigste Erkrankungen in diesem Bereich sind entzündliche oder tumoröse Prozesse der Glandula parotis oder ihrer 20 bis 30 begleitenden Lymphknoten.

Das *Spatium caroticum* erstreckt sich von der Schädelbasis bis zum Arcus aortae, wird lateral vom Spatium paroticum, anterior vom Spatium parapharyngicum und medial vom Spatium retropharyngicum begrenzt. Der Raum wird von der Karotis-Scheide ausgekleidet, die durch die 3 aneinanderliegenden Blätter der tiefen Halsfaszie gebildet wird und eine Trennwand für pathologische Prozesse darstellt. Im Spatium caroticum liegen neben der A. carotis interna die V. jugularis, der IX., X., XI. und XII. Hirnnerv, der Plexus sympathicus und Lymphknoten. Häufige pathologische Prozesse sind Paragangliome (Glomus-Tumor), Schwannome, Lymphknoten-Metastasen und Gefäßerkrankungen.

Das *Sublingualraum* liegt superomedial des M. mylohyoides, der den Mundboden bildet. Er beinhaltet die Glandula sublingualis mit ihrem Duktus, die tiefen Anteile der Glandula submandibularis und ihren Duktus (Wharton'scher Gang). Entzündliche und tumoröse Veränderungen gehen in der Regel von der Speicheldrüse oder ihrem Gang aus. Plattenepithelkarzinome der Zunge können sich in den Sublingualraum ausbreiten. Die Luwig'sche Angina bezeichnte eine Abszess-Formation im Sublingual- und Submandibularraum nach odontogenem Abszess oder Zahnextraktion aus der mandibulären Zahnleiste.

Der *Submandibularraum* liegt inferolateral des M. mylohyoideus und oberhalb des Zungenbeines. Er ist dorsal mit dem Sublingual- und unteren Parapharyngealraum verbunden. Im Submandibularraum liegen die oberflächlichen Anteile der Glandula submandibularis und die submandibulären/submentalen Lymphknoten. Inflammatorische oder neoplastische Erkrankungen dieser Region nehmen in der Regel ihren Ausgang von der Speicheldrüse oder den Lymphknoten. Kongenitale Zysten (suprahyoidale Ductus-thyreoglossus-Zyste in der Mittellinie und branchiogene Zyste im Kieferwinkel) finden sich in charakteristischer Lokalisation.

Die Differentialdiagnose pharyngealer Läsionen wird in Tabelle 6.**1**, die des Spatium caroticum und des Mastikatorraumes in Tabelle 6.**2**, Parotiserkrankungen in Tabelle 6.**3** und von Läsionen der Mundhöhle einschließlich des sublingualen und submandibularen Raumes in Tabelle 6.**4** diskutiert.

Tabelle 6.1 Pharyngeale und parapharyngeale Erkrankungen

Erkrankung	MRT-Befund	Kommentar
Asymmetrie des lateralen pharyngealen Recessus (Rosenmüller'sche Fossa)	Ein unilateral kollabierter Recessus und unilateral hypertrophierte Adenoide (isointens zur Muskulatur im T1W und hyperintens im T2W) können eine Raumforderung vortäuschen. Die erhaltene normale Weichteilstruktur des angrenzenden para- und retropharyngealen Raumes ist streng gegen eine echte Raumforderung abzugrenzen.	Der pharyngeale Recessus liegt hinter der Öffnung der Tuba Eustachii. Ein kollabierter Recessus kann häufig durch ein modifiziertes Valsalva-Manöver geöffnet werden.
Asymmetrische pterygoide Venenplexus	Intensiv KM-aufnehmende Region entlang der medialen Begrenzung des M. pterygoideus lateralis mit Strömungsphänomenen, vorzugsweise mittels FS T1W diagnostizierbar.	Normvariante, die nicht mit einem vaskulären Tumor verwechselt werden sollte.
Thornwaldt'sche Zyste	Zystische Läsion in der Mittellinie des hinteren Nasopharynx-Daches mit Durchmesser bis 3 cm, keine Knochenerosion.	Asymptomatischer Zufalls-Befund bei Kopfuntersuchungen, symptomatisch bei sekundärer Infektion. DD: Rathke'sche Tasche, kleine epitheliale Zyste im Sphenoid anterior der Thornwaldt'schen Zyste.
Atypische (parapharyngeale) branchiogene Zyste	Zystoide Struktur mit gewöhnlich hoher Signalintensität (Proteinkonzentration) im T1W und hohem Signal im T2W. Projiziert sich in die Lateralwand des Pharynx vom Gaumen zur Schädelbasis.	Tritt bei Kindern und jungen Erwachsenen nach Infektion der oberen Luftwege auf, verlagert die Glandula parotis und führt zu einer Schwellung der posterolateralen Pharynxwand.
Muköse Retentionszyste (postinfektiös)	Glatt begrenzte 1–2 cm große zystische Läsion in der pharyngealen Mucosa, kann sich in den lateralen parapharyngealen Recessus ausbreiten mit Obliteration des Ostiums der Tuba Eustachii und Paukenerguss.	Gewöhnlich inzidentaler Befund.
Pleomorphes Adenom	Runde bis ovale glatt begrenzte Raumforderung, die in das Lumen des Naso- oder Oropharynx ragt, oder im parapharyngealen Raum zentral in Fett eingebettet ist. Homogener Signalcharakter, isointens zur Muskulatur im T1W und hyperintens im T2W, moderates homogenes KM-Enhancement.	Gutartiger Mischtumor, der im parapharyngealen Raum entweder in den Speicheldrüsen oder in ektopem Drüsengewebe entsteht.
Lipom	Umschriebene fettäquivalente Läsion im para- oder retropharyngealen Raum, signalreich im T1W und intermediär signalintens im T2W.	Selten, ist vom Dermoid zu differenzieren (kapselartig begrenzte fettäquivalente Läsion in der Mittellinie).

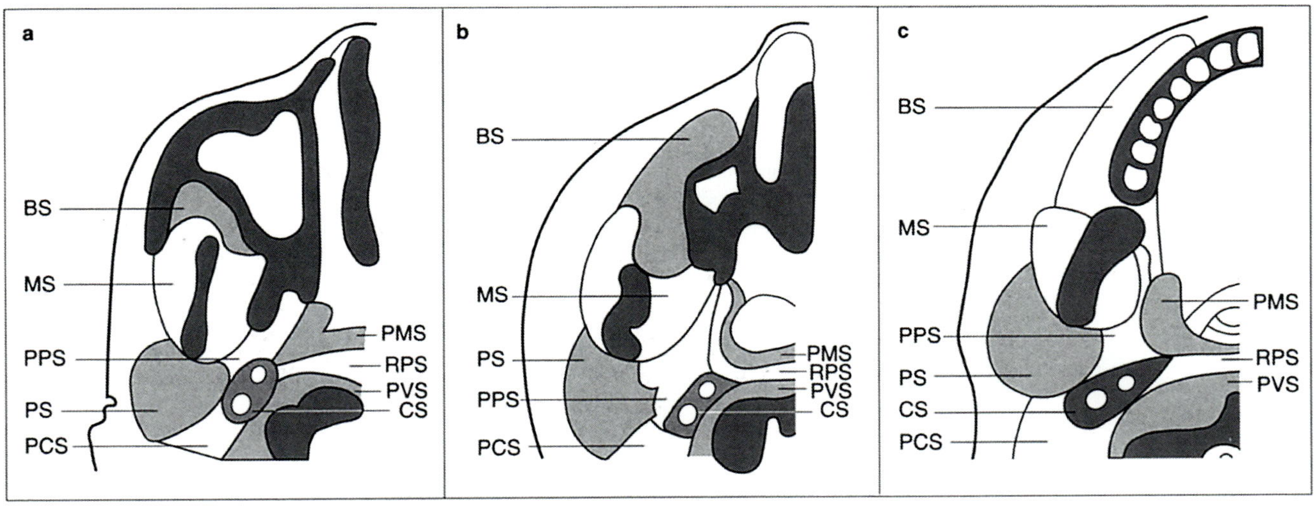

a b c

Abb. 6.1 **Anatomie der oberen Halsweichteile axial.** **a** Mittlerer Nasopharynx. **b** Unterer Nasopharynx (Höhe weicher Gaumen). **c** Mittlerer Oropharynx.
BS: Spatium buccale; CS: Spatium caroticum; MS: Masticatorraum; PCS: Spatium cervicale posterius; PMS: Mundhöhle (Mucosaraum); PPS: Parapharyngealer Raum; PS: Spatium paroticum; PVS: Prävertebraler Raum; RPS: Retropharyngealer Raum.

Tabelle 6.1 (Fortsetzung) Pharyngeale und parapharyngeale Erkrankungen

Erkrankung	MRT-Befund	Kommentar
Hämangiom (**Abb.** 6.**2**)	Unscharf begrenzte (T1W) oder abgegrenzte (T2W) Läsion, isointens zur Muskulatur im T1W und hyperintens mit inhomogenen Arealen im T2W. Phlebolithen können Signalauslöschungen verursachen, Thromben Signalanhebungen im T1W durch Methämoglobinanteile und Fettinduration. Gewöhnlich intensives KM-Enhancement.	Variable Lokalisationen im Oro- und Nasopharynx, selten multizentrisch. Tritt in der Regel bei Kindern und jungen Erwachsenen auf mit weiblicher Prädominanz.
Juveniles nasopharyngeales Angiofibrom (**Abb.** 6.**3**)	Große aggressiv wachsende Raumforderung, intermediäres Signal im T1W, relativ signalreich im T2W, Flusseffekte durch große Tumorgefäße, kräftiges KM-Enhancement. Breitet sich in Nachbarkompartimente durch die bestehenden Foramina oder Knochenerosionen aus (Nasenraum, Nasennebenhöhlen und mittlere Schädelgrube).	Gutartiger, aber lokal aggressiver gefäßreicher Tumor exklusiv bei männlichen Jugendlichen und jungen Erwachsenen mit Beengung des Nasenraumes und schwerer rezidivierender Epistaxis.
Plattenepithel-Karzinom (**Abb.** 6.**4** und 6.**5**)	Polypoide oder infiltrierend wachsende Raumforderung in der Mucosa des Naso- oder Oropharynx mit früher Infiltration des angrenzenden para- und retropharyngealen Raumes. Homogenes mucosaäquivalentes Signal, isointens zum Muskel im T1W und hyperintens zum Muskel im T2W. Moderates homogenes KM-Enhancement ähnlich der Schleimhaut, aber signifikant vermehrt im Vergleich zur Muskulatur. Nekrosen in größeren Tumoren mit entsprechender Signalanhebung im T2W und fehlendem KM-Enhancement. Lymphknotenmetastasen, nicht selten mit zentralen Nekrosen, im retropharyngealen Raum (retropharyngeale und obere tiefe zervikale Lymphknoten). Mit einer Ausbreitung nach kranial auch mögliche Destruktion und Invasion der Schädelbasis.	Früher häufigster maligner Tumor, in der Mehrzahl nichtverhornender epitheloider Typ, auch bekannt als „Lymphoepitheliom". Die meisten Patienten stellen sich mit bereits bekanntem Tumor zur MRT-Diagnostik vor, gelegentlich stehen eine Lymphadenopathie oder ein okkulter Primärtumor zur Diskussion. TNM-Klassifizierung: *Nasopharynx* T1 Der Tumor ist auf ein Unterkompartiment* beschränkt; T2 Der Tumor infiltriert mehrere Unterkompartimente; T3 Der Tumor infiltriert Nasenraum oder Oropharynx; T4 Infiltration der Schädelbasis oder von Hirnnerven. *Oropharynx* T1 Tumor < 2 cm; T2 Tumor 2–4 cm; T3 Tumor > 4 cm; T4 Der Tumor infiltriert die Wirbelsäule, Nacken, tiefe Muskulatur oder Zunge. *Lymphknoten* N1 Einzelner ipsilateraler Lymphknoten < 3 cm; N2 Einzelner ipsilateraler Lymphknoten 3–6 cm oder multiple < 3 cm; N3 Lymphknoten (auch Mehrzahl) > 6 cm. * Nasopharyngeale Unterkompartimente sind die posterosuperiore Wand, die laterale Wand (Rosenmüller'sche Furche) und die anteroinferiore Wand.
Malignome der Speicheldrüsen	Sofern sie von der pharyngealen Muskulatur ausgehen, ist eine Differenzierung zum Plattenepithel-Karzinom nicht möglich. Tumoren außerhalb des Mukosaraumes können auch aus ektopem Drüsengewebe entstehen.	Histologisch werden Adenokarzinome, mukoepidermoide Karzinome, adenoidzystische Karzinome und pleomorphe Adenokarzinome unterschieden.

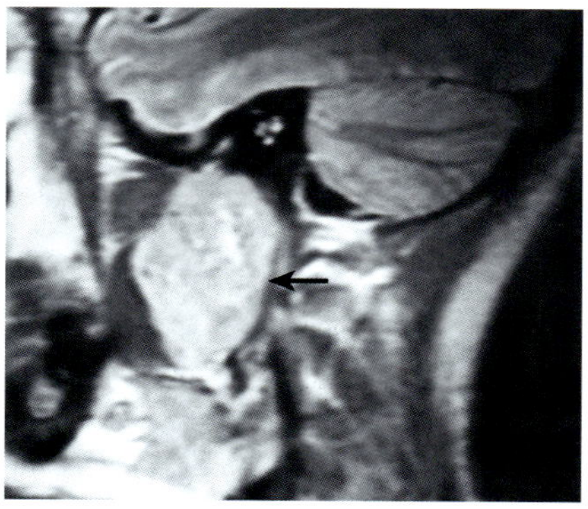

Abb. 6.**2** **Hämangiom.** Glatt begrenzte, leicht heterogene signalreiche Läsion (Pfeil) mit Ausdehnung in den parapharyngealen Raum (T2W sagittal).

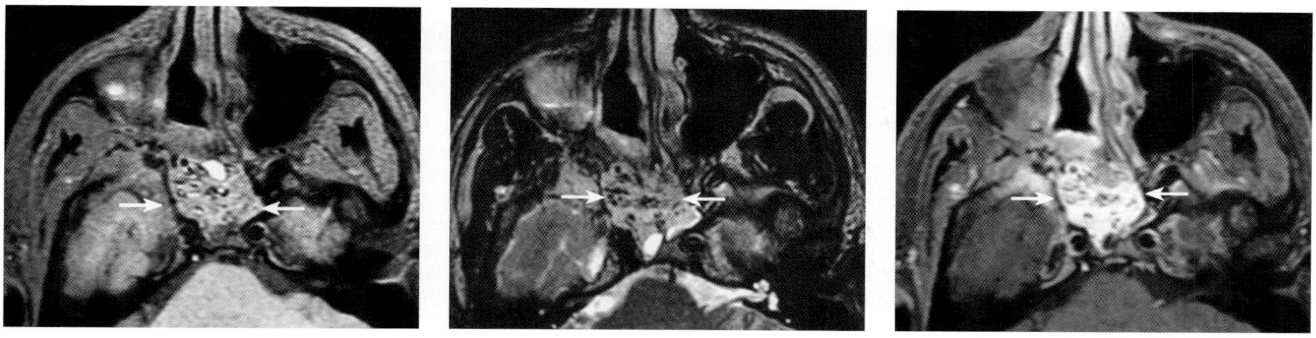

a b c

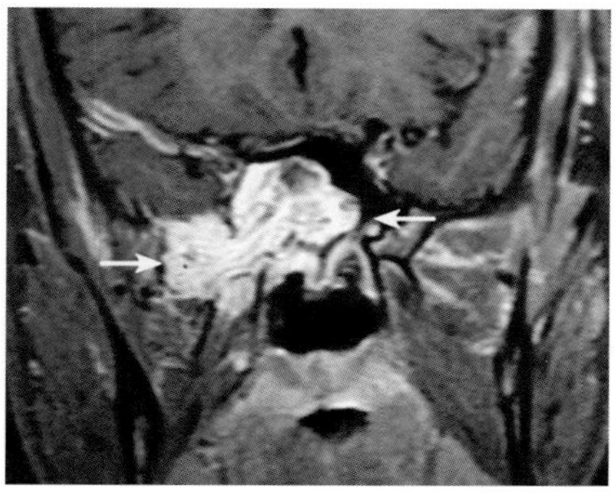

d

Abb. 6.3 **Juveniles nasopharyngeales Angiofibrom.** Unregelmäßig begrenzter Tumor (Pfeil) mit zahlreichen Signalauslöschungen durch große Gefäße im Nasopharynx, intermediäre Signalintensität im axialen T1W (**a**) und gering signalreich im T2W (**b**). Nach i. v.-Applikation von Gd-DTPA kräftiges Enhancement (Pfeile) der Läsion. (FS T1W nach KM **c**: axial und **d**: koronal).

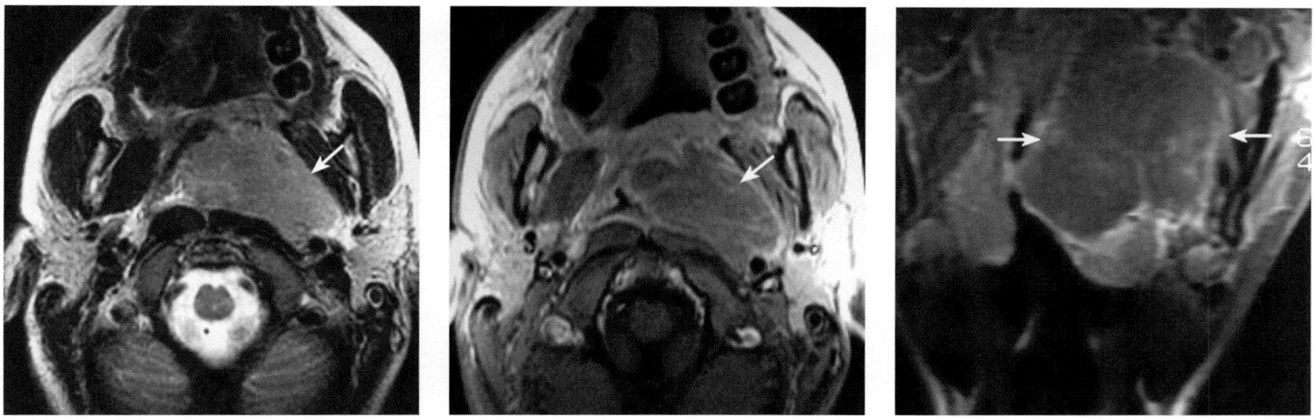

a b c

Abb. 6.4 **Plattenepithelkarzinom** Nasopharynx in die Nachbarräume. **a** Axiales T2W, große homogene Raumforderung mit intermediärem Signal und Ausdehnung vom **b, c** Nach i. v.-Applikation von Gd-DTPA nur minimales Enhancement der Läsion selbst (Pfeile) (axiales und koronales T1W nach KM).

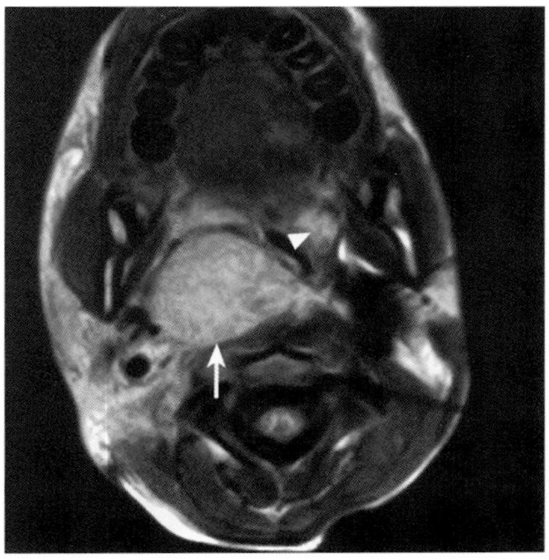

Abb. 6.5 **Plattenepithelkarzinom.** Axiales PDW, große relativ homogene Läsion (Pfeil) mit intermediärer Signalintensität im rechten para- und retropharyngealen Raum. Ödematöse Veränderungen bis in die Subcutis, einzelne Lymphknotenmetastase (Pfeilspitze).

Tabelle 6.1 (Fortsetzung) Pharyngeale und parapharyngeale Erkrankungen

Erkrankung	MRT-Befund	Kommentar
Lymphom (Abb. 6.6)	In der Mundhöhle finden sich Lymphome im Bereich des lymphatischen Rachenringes (Waldeyer) in Form vergrößerter Tonsillen oder Adenoide. Noduläre Lymphome findet man im retropharyngealen, nicht im parapharyngealen Raum, da letzterer kein lymphatisches Gewebe enthält. Lymphome haben eine typische Signalcharakteristik (hypointens im T1W und hyperintens im T2W) mit homogenem moderaten KM-Enhancement. Lymphome des Naso- und Oropharynx erscheinen in der Regel glatt begrenzt, tendieren im Gegensatz zu den Plattenepithelkarzinomen trotz beachtlicher Ausmaße nicht zur Infiltration tieferer Schichten. Das Auftreten vieler nichtnekrotischer Lymphknoten in nicht-kommunikativen Abflussbahnen kann ein frühes Zeichen eines malignen Lymphoms sein.	Klinisch lassen sich die häufigeren Non-Hodgkin-Lymphome durch das Krankheitsgefühl, Fieber, die disseminierte Lymphadenopathie und Hepatosplenomegalie von den Plattenepithelkarzinomen differenzieren. Letztlich lassen isoliert auftretende pharyngeale und zervikale Lymphknoten keine Differenzierung zwischen malignem Lymphom oder Metastasierung eines Plattenepithelkarzinoms zu, außer eventuell durch die Zuordnung ihrer anatomischen Lokalisation zu einer lymphatischen Abflussbahn.
Lymphknoten-Metastasen (s. Abb. 6.5)	Gewöhnlich multiple Lymphknoten > 1 cm im retropharyngealen Raum, manchmal mit zentralen Nekrosen und Ringenhancement. Neben dem Plattenepithelkarzinom als häufigstem Primärtumor sind auch Melanome und Schilddrüsenkarzinome von Bedeutung.	Die *reaktive Lymphknotenschwellung* ist eine gutartige Vergrößerung der retropharyngealen Lymphknoten auf der Basis einer Tonsillitis, Pharyngitis oder einer anderen Infektion der oberen Luftwege. Man findet sie gewöhnlich bei Kindern und Jugendlichen, die Lymphknoten werden selten größer als 1 cm.
Parapharyngealer und retropharyngealer Abszess (Abb. 6.7)	Abszedierung in den para- oder retropharyngealen Raum, ausgehend von verschiedenen entzündlichen Lokalisationen (Pharyngitis, Tonsillitis, Spondylitis). Charakteristische unscharf begrenzte Raumforderung mit zentraler Einschmelzung und kräftigem Randenhancement.	Klinisch ausgeprägtes Krankheitsgefühl, Fieber, Leukozytose. Primäre Entzündung des para- oder retropharyngealen Raumes nach Stichverletzungen. Ein infiziertes Hämatom lässt sich vom Abszess häufig nicht differenzieren.
Tonsillitis und Tonsillarabszess	Vergrößerung der Tonsille mit Signalanhebung im T2W durch das entzündliche Ödem. Die Entzündung kann auf den weichen Gaumen, den parapharyngealen Raum und den M. pterygoideus medius übergreifen. Ein Tonsillarabszess (Zentrale Einschmelzung mit KM-aufnehmender Wand, manchmal Gaseinschlüsse) kann sich in den parapharyngealen oder submandibulären Raum ausbreiten.	Tritt gewöhnlich bei jüngeren Patienten mit Angina und Fieber auf, später schmerzhafte pharyngeale Schwellungen. Eine Entzündung und Abszedierung der Adenoide ist selten, Erscheinungsbild im MRT ähnlich einer Tonsillitis.

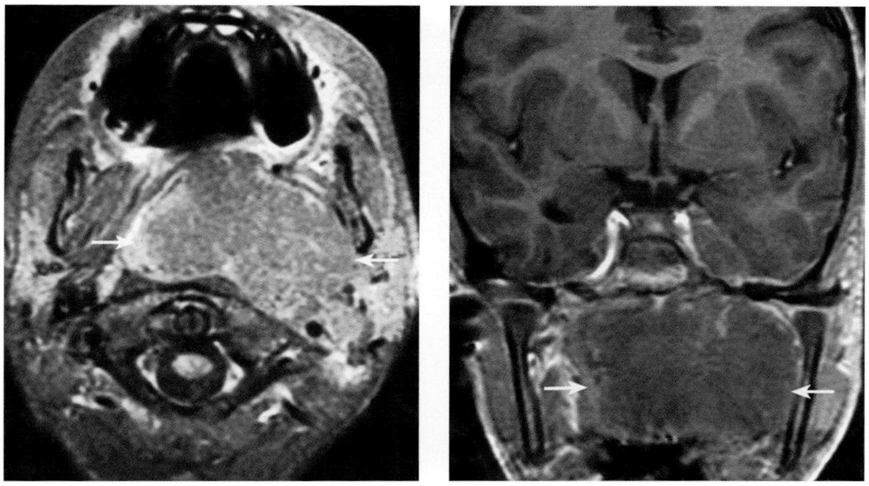

a b

Abb. 6.**6** **Non-Hodgkin-Lymphom.** Große homogene Raumforderung mit nur minimalem KM-Enhancement, FS T1W nach KM axial (**a**) und koronal (**b**).

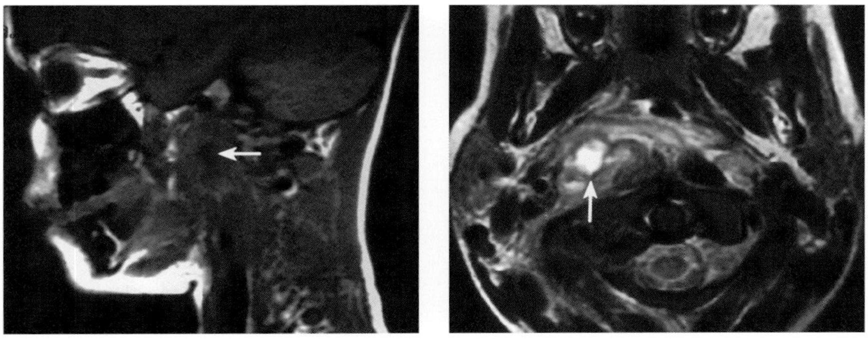

a b

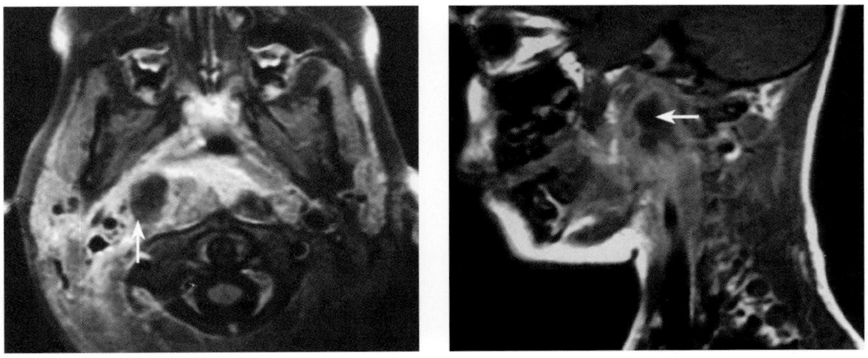

c d

Abb. 6.**7** **Retropharyngealer Abszess.** Unscharf begrenzter retropharyngealer Abszess mit Ausbreitung in die Nachbarräume. Die zentrale Einschmelzung enthält Pus (Pfeil), der im sagittalen T1W (**a**) hypointens, im axialen T2W (**b**) hyperintens imponiert. Axiales (**c**) und sagittales (**d**) FS T1W nach KM, kein Enhancement der Einschmelzung, allerdings deutliche Signalmehrung der Abszesswand und der angrenzenden entzündlichen Reaktionen.

Tabelle 6.2 Erkrankungen des Mastikatorraumes und des Spatium caroticum

Erkrankung	MRT-Befund	Kommentar
Masseterhypertrophie	Uni- oder bilaterale homogene Vergrößerung des M. masseter.	Häufig bei nächtlichem Zähneknirschen.
Akzessorische Glandula parotis	Weichteilvermehrung mit identischem Signalcharakter im Vergleich zur Glandula parotis im Bereich der lateralen Oberfläche des M. masseter.	Befund von 21 % der Normalpopulation, kann bei asymmetrischem oder unilateralen Vorkommen eine Raumforderung vortäuschen.
Hämangiom (Abb. 6.8)	Unscharf begrenzte (T1W) oder abgegrenzte (T2W) Läsion, isointens zu Muskulatur im T1W und hyperintens mit inhomogenen Arealen im T2W. Phlebolithen können Signalauslöschungen verursachen, Thromben Signalanhebungen im T1W durch Methämoglobinanteile und Fettinduration. Gewöhnlich intensives KM-Enhancement.	Bei Kindern und Jugendlichen, weibliche Prädilektion, progredientes Wachstum möglich.
Schwannom (Neurinom) (Abb. 6.9 und 6.9*)	Glatt begrenzte fusiforme Läsion mit homogenem signalarmem Charakter im T1W und hoher Signalintensität im T2W. Moderates homogenes KM-Enhancement. Größere Tumoren weden inhomogen durch zentrale zystisch-nekrotische Anteile. Häufige Lokalisationen: Spatium caroticum (IX. und XII. Hirnnerv), Prävertebralraum (Plexus brachiales und zervikale Nervenwurzeln), weniger im Mastikatorraum (Äste des N. trigeminus) und im Spatium paroticum (N. facialis). Irritation und Verlagerung angrenzender anatomischer Strukturen (z. B. A. carotis), Verformung der knöchernen Grenzen (z. B. Foramen jugulare).	Langsam wachsender Tumor, kann Schmerzen und Neuropathien hervorrufen, insbesondere wenn das Foramen jugulare einbezogen ist. Multiples Auftreten bei Patienten mit Neurofibromatose Typ 2. *Meningeome* können vom Foramen jugulare in das Spatium caroticum absteigen. Duraler „Schweif" gelegentlich im MRT erkennbar, KM-Enhancement intensiver im Vergleich zu Schwannomen. Verkalkungen und Hyperostosen der benachbarten Knochenanteile im CT erkennbar.
Neurofibrom (Abb. 6.10)	Gewöhnlich nicht von Schwannomen differenzierbar, außer bei fettiger Degeneration mit entsprechenden Signalanhebungen im T1W und Signalverlust im T2W, manchmal auch Fibrosierungen mit Signalabschwächung in allen Sequenzen.	Solitäres Auftreten bei jungen Erwachsenen, multiple in Assoziation mit einer Neurofibromatose Typ 1.

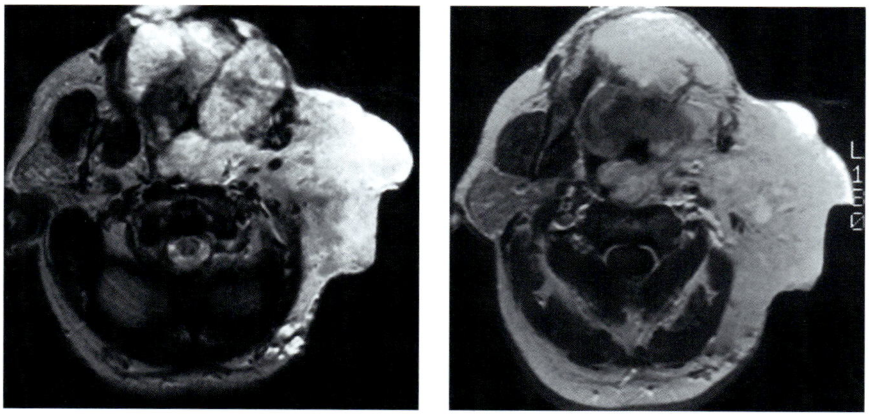

a b

Abb. 6.8 **Hämangiom.** **a** Großes links faziales Hämangiom in Form einer glatt begrenzten, etwas heterogenen, hyperintensen Läsion im PDW mit einigen locker verbundenen Anteilen, die sich in die Mundhöhle erstrecken. **b** Kräftiges Enhancement nach i. v.-Applikation von Gd-DTPA (axiales T1W nach KM).

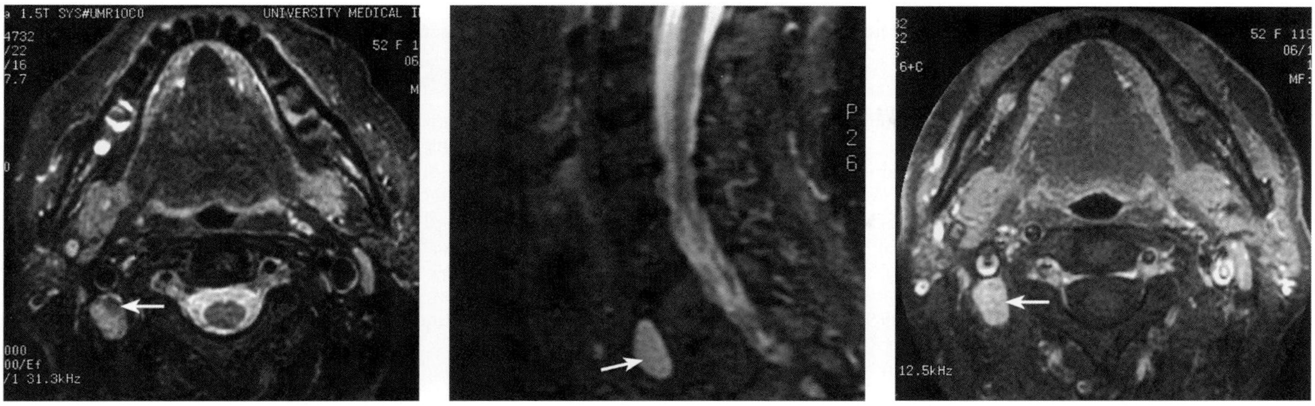

a b c

Abb. 6.**9** **Schwannom.** Hyperintense Läsion (Pfeil) des N. vagus im axialen T2W (**a**) und sagittalen T2W (**b**). Nach i. v.-Applikation von Gd-DTPA deutliches Enhancement des Tumors (**c**) (FS T1W nach KM axial).

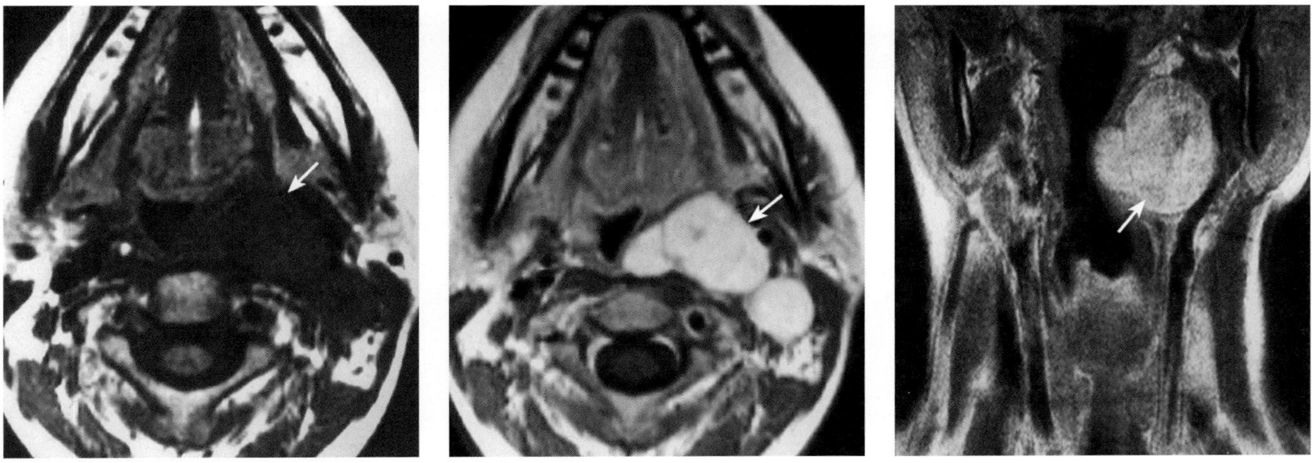

a b c

Abb. 6.**9*** **Schwannom.** Glatt begrenzte Raumforderung (Pfeil), signalarm im T1W (**a**), kräftiges KM-Enhancement im axialen (**b**) und koronalen (**c**) T1W nach KM.

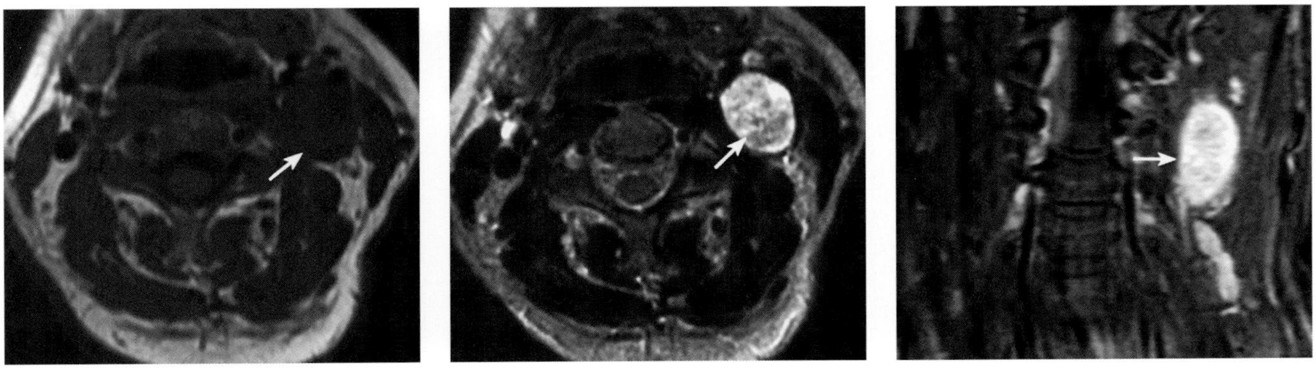

a b c

Abb. 6.**10** **Neurofibrom** Ovale Läsion (Pfeil) im linken Spatium caroticum, signalarm im T1W (**a**), signalreich im T2W (**b**) und deutliches KM-Enhancement im FS T1W nach KM (**c**).

Tabelle 6.2 (Fortsetzung) Erkrankungen des Mastikatorraumes und des Spatium caroticum

Erkrankung	MRT-Befund	Kommentar
Glomustumor (Paragangliom) (Abb. 6.11–6.13)	Ovoide bis tubuläre heterogene Raumforderung mit geringer bis intermediärer Signalintensität im T1W und signalreich im T2W. Charakteristische gewundene Fluss-Auslöschungen großer Tumorgefäße und ein sog. „Salz-und-Pfeffer"-Bild als Zeichen der Hypervaskularisation. Intensives KM-Enhancement. Unregelmäßige Erosionen der Schädelbasis (z. B. Foramen jugulare). Glomustumoren finden sich auch überall im Spatium caroticum von der Schädelbasis bis zur Karotisbifurkation, entstehen am Glomus jugulare (Schädelbasis oder Foramen jugulare), Glomus vagale (nahe des Foramen jugulare mit Tendenz des Wachstums nach kaudal) oder am Glomus caroticum (in der Karotisbifurkation).	Langsam wachsende Tumoren aus nonchromaffinen Zellen des Neuroektoderm, treten in allen Altersgruppen auf, ein gewisser Häufigkeitsgipfel besteht bei Frauen mittleren Alters. Multizentrische Tumoren in 3–5 %, 20–30 % der Patienten haben eine positive Familienanamnese. Tritt überall im paraganglischen Gewebe zwischen Glomus jugulotympanicum und dem Harnblasenboden auf. Maligne Entartung in 4 % der Fälle.
Lymphom	Einzelne oder häufiger multiple vergrößerte Lymphknoten im Spatium caroticum mit typisch homogen signalarmem Charakter im T1W (identisch zur Muskulatur) und intermediär bis moderat signalreich im T2W (identisch zu Fett). Kann sich extrakapsulär ausbreiten und ist dann kaum noch von einem andersgearteten Tumor zu unterscheiden.	Der *Nodulus jugulodigastricus* ist der größte tief zervikale (intern jugulare) Lymphknoten mit einer Ausdehnung im Längsschnitt von bis zu 1,2 cm, liegt zwischen hinterem Bauch des M. digastricus und der V. jugularis interna.Die anderen zervikalen Lymphknoten werden gewöhnlich nicht größer als 1 cm. Eine benigne reaktive Hypertrophie der Lymphknoten erreicht kaum Größen über 1,5 cm. Non-Hodgkin- und Hodgkin-Lymphome manifestieren sich häufig initial im Bereich der zervikalen Lymphknoten.
Metastasen (Abb. 6.14 und 6.15)	Lymphknotenmetastasen im Spatium caroticum zeigen sich in Form einzelner oder multipler Noduli mit Durchmessern $>$ 1,5 cm. Eine zentrale Signalalteration mit Abschwächen im T1W und Steigerung im T2W ist in Abhängigkeit von der Große des Lymphknotens immer suspekt. Eine metastatische Infiltration des Mastikatorraumes entsteht in der Regel durch Einwachsen eines Malignoms aus der Mundhöhle oder dem Oropharynx. Häufig Destruktionen der Mandibula.	In den meisten Fällen bekannter Primärtumor im oberen Respirationstrakt, gewöhnlich Plattenepithelkarzinome. Vereinzelt finden sich metastasenverdächtige Lymphknoten im Spatium caroticum auch bei klinisch und radiologisch unbekanntem Primärtumor.

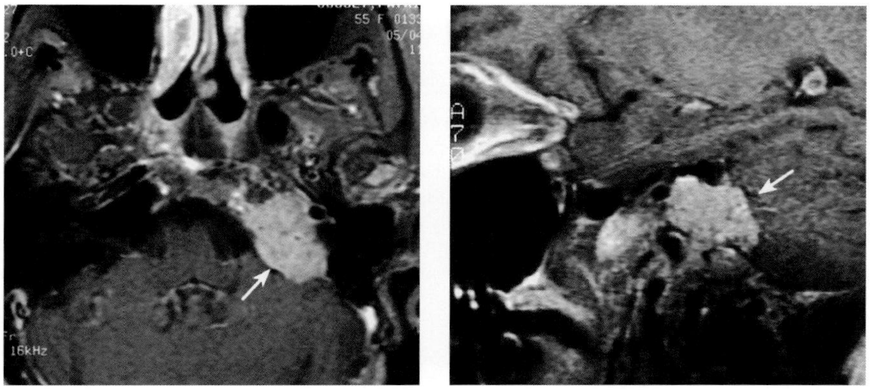

a b

Abb. 6.**11** **Glomus jugulare Tumor.** Nach i. v.-Applikation von Gd-DTPA deutliches Enhancement einer Läsion im Foramen jugulare mit intrakranialer Extension, sog. „Salz-und-Pfeffer"-Bild. (**a**: axiales FS T1W nach KM; **b**: sagittales FS T1W nach KM).

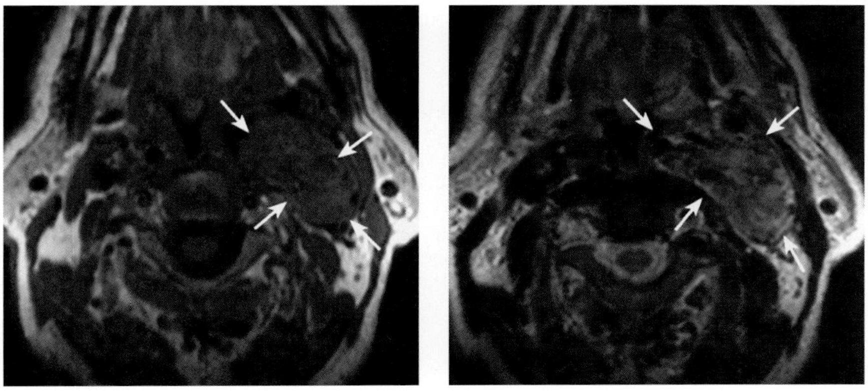

a b

Abb. 6.**12** **Glomus vagale Tumor.** Großer Tumor (Pfeil) mit kleinen Zonen von Signalauslöschungen durch Tumorgefäße, signalarm im T1W (**a**) und intermediär signalintens im T2W (b).

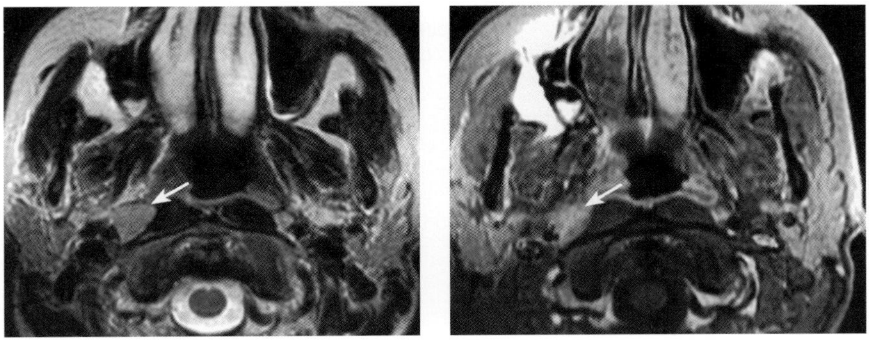

a b

Abb. 6.**13** **Glomus caroticum Tumor.** Kleine geschossförmige Läsion (Pfeil) im Bereich der Karotisbifurkation mit relativ hoher Signalintensität im T2W (**a**) und deutlichem KM-Enhancement im T1W nach KM (**b**).

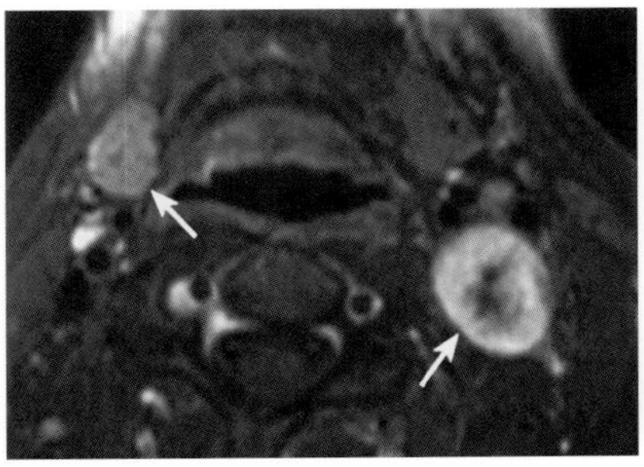

Abb. 6.**14** **Metastase eines Plattenepithelkarzinoms bei unbekanntem Primärtumor.** Axiales FS T1W nach KM, zwei vergrößerte Lymphknoten (Pfeile), der größere rechts zeigt eine zentrale Nekrose.

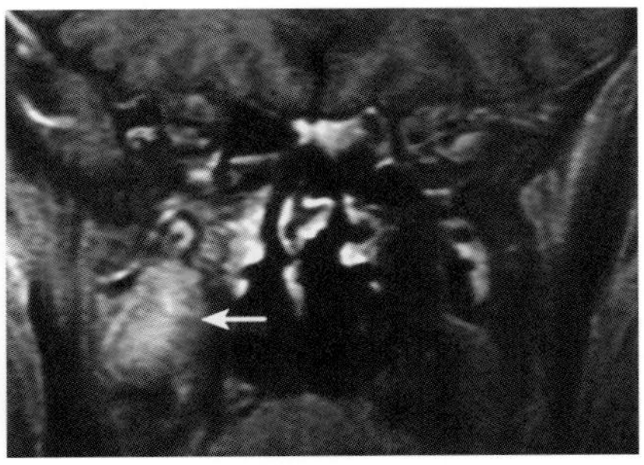

Abb. 6.**15** **Metastase eines Weichteilsarkoms.** Koronales FS T1W nach KM, Läsion im Mastikatorraum (Pfeil) mit KM-Enhancement.

Tabelle 6.2 (Fortsetzung) Erkrankungen des Mastikatorraumes und des Spatium caroticum

Erkrankung	MRT-Befund	Kommentar
Knochen- und Weichteilsarkome (Abb. 6.16)	Unscharf begrenzte Raumforderung, signalarm im T1W und heterogen signalreich im T2W, inhomogenes KM-Enhancement. Infiltrationen oder offene Destruktionen der Mandibula sind nicht selten. *Chondrosarkome* liegen im Bereich des Kiefergelenkes, *Osteosarkome* und *Ewing-Sarkome* an beliebigen Stellen der Mandibula. *Rhabdomyosarkome* entstehen im Bereich der Kaumuskulatur und sind die häufigsten Weichteilsarkome der Region.	Im CT zeigen Chondrosarkome schollige Verkalkungen, Osteosarkome sind dagegen typische knöcherne Neubildungen. *Maligne Schwannome* entstehen im Bereich des mandibulären Astes des N. trigeminus und erscheinen als tubuläre Raumforderung im Foramen bzw. Canalis mandibulae.
Odontogene Zellulitis und Abszess	Ödematös entzündlich geschwollener Mastikatorraum mit Signalmehrung im T2W oder Abszessformation mit zentraler Einschmelzung und peripherem Enhancement. Entsteht gewöhnlich aus einem parodontalen oder periapikalen Abszess in der Mandibula und ähnelt einer Osteomyelitis. Die Infektion kann sich nach kranial entlang des Mastikatorraumes ausbreiten und die Schädelbasis erfassen.	Tritt gewöhnlich bei maladem Zahnstatus oder nach Zahnbehandlung auf, klinisch Trismus. Zellulitis und Abszessformationen stellen eine nicht seltene Komplikation von Zygomaticus-Frakturen dar, insbesondere nach externer Fixation.
Thrombophlebitis und Thrombose der V. jugularis	Typisches Zeichen einer Thrombophlebitis ist die Darstellung des durch seinen Methämoglobingehalt in allen Sequenzen signalreichen Thrombus in der erweiterten Vene. Die angrenzenden Weichteile sind entzündlich ödematös verändert. Nach KM-Injektion Enhancement der Vasa vasorum und der Venenwand. Bei chronischen Thrombophlebitiden nimmt das Signal des Thrombus aufgrund von Fibrosen und Hämosiderineinlagerungen ab. Der Befund sollte nicht mit der Fluß-Auslöschung einer normal durchströmten Vene verwechselt werden (kein Enhancement des thrombosierten Venenlumens).	Klinisch bei akuter Thrombophlebitis weiche Rötung und Schwellung des Nackens, die mit Chronifizierung verhärtet. Häufig Folge einer zentralen Venenkatheter-Anlage, von Drogen-Injektionen oder Malignomen. Normale Varianten der V. jugularis, die von einer einseitigen Aplasie bis Hyperplasie reichen, sind von pathologischen Prozessen abzugrenzen.
Läsionen der A. carotis (Abb. 6.16*)	Partielles bis totales Fehlen der typischen arteriellen Fluß-Auslöschung repräsentieren das Vorliegen eines wandständigen Thrombus oder kompletten Verschlusses. Der Thrombus zeigt in der Regel ein sehr gemischtes Signal, vor allem im T1W, in Abhängigkeit von seinem Alter. Häufig begleitet von fusiformen oder exzentrischen Aneurysmen oder Pseudoaneurysmen ohne oder mit wandständigen Thromben. Der Nachweis einer Dissektion erfordert eine i. v. Kontrastmittelapplikation oder GRE-Sequenzen. Mittels MRA höhere Detailgenauigkeit der Gefäßveränderungen.	Dissektionen und Pseudoaneurysmen sind häufig Folge von penetrierenden oder Schleudertraumen. Eine *Ektasie der A. carotis communis oder interna* präsentiert sich klinisch als pulsierender Tumor, im MRT als dilatierte gekrümmte tubuläre Struktur oder Schleifenbildung mit typischen Flußphänomenen, die nicht mit einem Aneurysma oder avaskulären Tumor zu verwechseln ist.

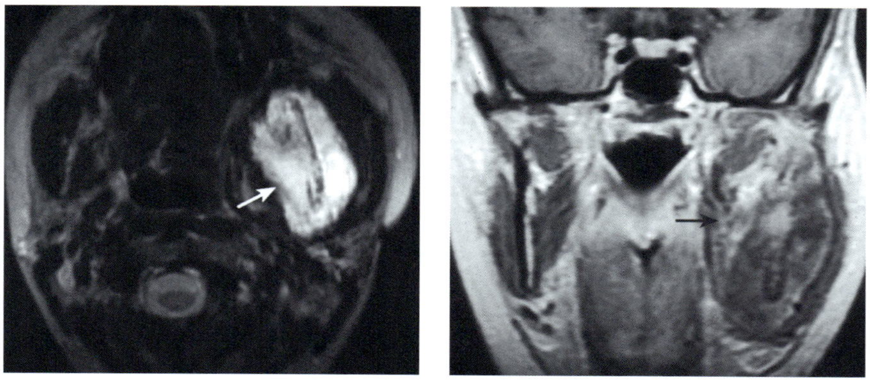

a b

Abb. 6.**16** **Ewing-Sarkom der Mandibula.** **a** Heterogene expansile Läsion (Pfeil) am linken Ramus mandibulae mit großer Weichteilkomponente und erhöhter Signalintensität im T2W.

b FS T1W nach KM, inhomogenes Enhancement der Läsion (Pfeil).

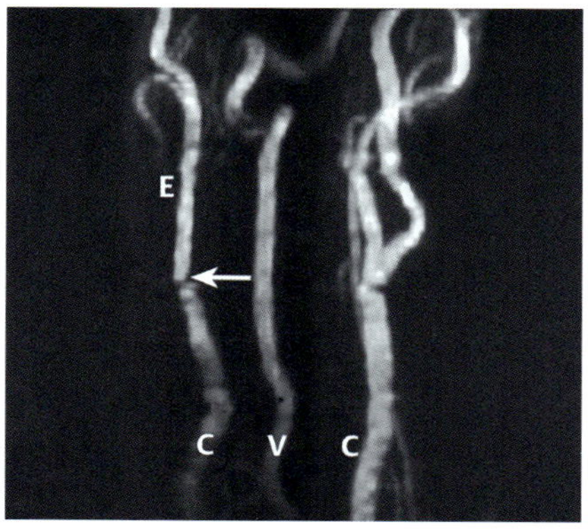

Abb. 6.**16*** **Verschluss der A. carotis interna.** MRA: Kompletter Verschluss der rechten A. carotis interna im Bereich ihres Abganges (Pfeil). C: A. carotis communis; V: A. vertebralis.

Tabelle 6.3 Erkrankungen der Glandula parotis

Erkrankung	MRT-Befund	Kommentar
Branchiogene Zyste des 1. Kiemenganges (Abb. 6.17 und 6.17*)	Zystische Raumforderung mit variabler Begrenzung in Abhängigkeit von ihrem entzündlichen Charakter in oder im Bereich der Glandula parotis. Der Zysteninhalt ist gewöhnlich hypointens im T1W und hyperintens im T2W. Proteinhaltige Zysten erscheinen signalreich im T1W. Enhancement der Zystenwand nach i. v.-Applikation von Gd-DTPA.	Tritt häufig bei Frauen mittleren Alters unter der Diagnose „multipler therapieresistenter Parotisabszesse" auf. Otorrhö bei Verbindung der Zyste zum äußeren Gehörgang. Das externe Ostium kann manchmal im Kieferwinkel sichtbar sein.
Kapilläres Hämangiom	Unscharf begrenzte lobulierte Raumforderung mit heterogenem Signal (signalarm im T1W und signalreich im T2W). Signalanhebung im T1W nach Einblutung, deutliches KM-Enhancement.	Die Diagnose wird oft kurz nach der Geburt gestellt. Klinisch weicher komprimierbarer Tumor im Bereich der Glandula parotis mit bläulich-livider Verfärbung der bedeckenden Haut. Kann in den ersten Lebensjahren deutlich wachsen, nimmt dann spontan an Größe ab.
Zystisches Lymphangiom (Hygrom) (Abb. 6.18)	Polyzyklische, dünnwandige, zystische Läsion im Bereich der Glandula parotis mit signalarmem Charakter im T1W und signalreichem im T2W. Flüssigkeitsschichtungen imponieren im T2W, Einblutungen und Entzündungen können die Zyste komplizieren und zu entsprechenden Signalveränderungen führen. Das KM-Enhancement der Zystenwand ist minimal außer bei sekundärer Entzündung.	Lymphangiome werden in einfache (kapilläre), kavernöse und zystische Untergruppen eingeteilt. Die zystischen Lymphangiome sind bei weitem am häufigsten, 90 % werden vor dem 3. Lebensjahr diagnostiziert. Keine spontane Rückbildung, plötzliche Vergrößerungen resultieren aus Einblutungen oder Infektionen. Seltene Erkrankung älterer Menschen, dann in der Regel posttraumatisch.

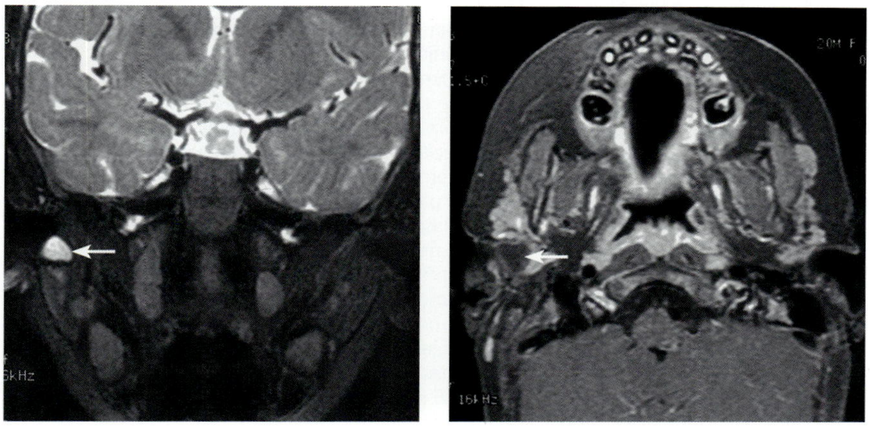

a b

Abb. 6.**17** **Branchiogene Zyste.** **a** Coronales T2W, hyperintense zystische Läsion (Pfeil) zwischen äußerem Gehörgang und Glandula parotis. **b** Axiales FS T1W nach KM, Enhancement nur im Bereich der Zystenwand (Pfeil).

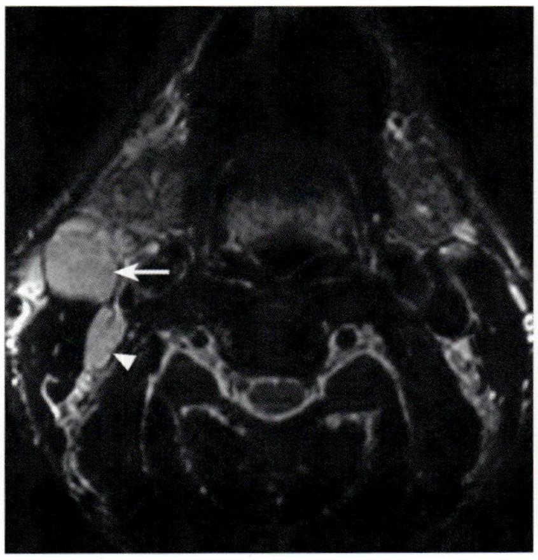

Abb. 6.**17*** **Infizierte branchiogene Zyste.** Infizierte Zyste (Pfeil) mit Fistelgang (Pfeilspitze) im hinteren Abschnitt der Glandula parotis (T2W).

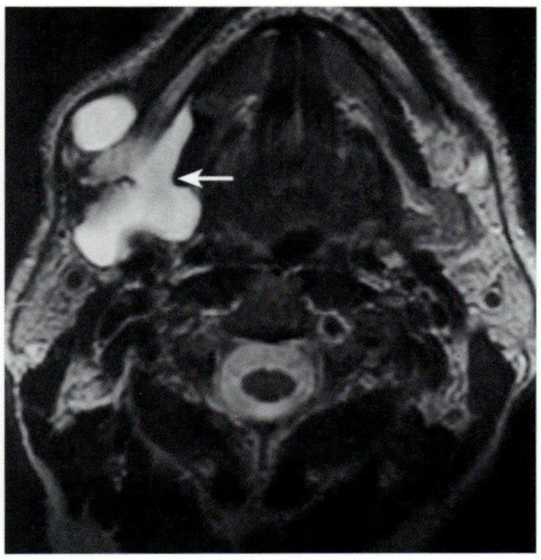

Abb. 6.**18** **Zystisches Lymphangiom.** Polylobulierte signalreiche Zyste (Pfeil) in der rechten Glandula parotis.

Tabelle 6.3 (Fortsetzung) Erkrankungen der Glandula parotis

Erkrankung	MRT-Befund	Kommentar
Pleomorphes Adenom (Abb. 6.19)	Runde bis ovale, glatt begrenzte Raumforderung, signalarm im T1W und signalreich im T2W, manchmal signalarme „Kapsel" im T2W. Größere Tumoren erscheinen inhomogen mit Einblutungen (Hyperintensität im T1W und T2W), zystischen Degenerationen und Nekrosen (hypointens im T1W und hyperintens im T2W). Variables bis moderates KM-Enhancement.	Häufigster gutartiger Tumor der Glandula parotis (80 %), besteht aus einem Gemisch epithelialer und myoepithelialer Zellen, tritt gewöhnlich bei Patienten über 50 Lebensjahren in Form einer geschwollenen Wange auf. Dystrophe Verkalkungen können gelegentlich radiografisch beobachtet werden, maligne Entartung in 25 % bei ausbleibender Behandlung.
Warthin'scher Tumor (papilläres Zystadenoma lymphomatosum) (Abb. 6.20)	Kleine (< 4 cm) ovoider, scharf begrenzte, solide und/oder zystische Läsion, die häufig im Bereich der Parotis-Cauda lokalisiert ist. Solide Tumoren ähneln in der Signalcharakteristik pleomorphen Adenomen, sind eventuell etwas inhomogener. Im Gegensatz zu ihren soliden Anteilen haben zystische Läsionen eine abnehmende Signalintensität im T1W und ein vermehrtes Signal im T2W. Das KM-Enhancement ist minimal bis moderat und variiert mit der Größe der zystischen Anteile. Große Läsionen projizieren sich extern der Parotis-Grenzen, in 30 % multifokaler Befall einer Drüse, in 10 % bilaterale Erscheinung.	Zweithäufigster Parotistumor (10 %). Entsteht aus heterotopem Drüsengewebe innerhalb der Parotis-Lymphknoten, wächst langsam am Unterrand der Parotis. Prädominanz bei Männern über 40 Lebensjahren. Andere gutartige Parotistumoren: *Onkozytom, Basalzelladenome und sebacöse Lymphadenome.*
Parotis-Karzinom (Abb. 6.22–6.24)	Befunde hängen vom Grad der Malignität ab: *Low-grade Karzinome* ähneln pleomorphen Adenomen mit definierten scharfen Grenzen, signalarm im T1W und signalreich im T2W. Blutungen, zystische oder nekrotische Areale alterieren die Signalcharakteristik. *High-grade Karzinome* haben unscharfe infiltrative Grenzen und zeigen eine solide bis intermediäre Signalcharakteristik im T1W und T2W. Metastasen finden sich in der Subkutis, in Lymphknoten, Knochen, in der Lunge und perineural entlang des N. facialis.	Tritt in allen Altersgruppen inklusive bei Kindern auf, Altersgipfel 20 bis 50 Jahre. Klinisch harte Parotis-Schwellung und Schmerzen ähnlich einer Fazialis-Neuralgie. Fazialislähmungen können pathognomonisch sein. Das *mukoepidermoide Karzinom* ist die häufigste maligne Läsion der Parotis. Das *Adenoidzystische Karzinom* hat die größte Affinität zum N. facialis. *Azinuszell-Karzinome* können einzeln oder multipel auftreten. *Maligne Mischtumoren*entstehen aus benignen pleomorphen Adenomen. TNM-Klassifikation: T1: Tumor < 2 cm; T2: Tumor 2–4 cm; T3: Tumor 4–6 cm; T4: Tumor > 6 cm; N1: Einzelner ipsilateraler Lymphknoten < 3 cm N2: Einzelner ipsilateraler Lymphknoten zwischen 3–6 cm oder mehrere < 6 cm; N3: Lymphknoten > 6 cm.

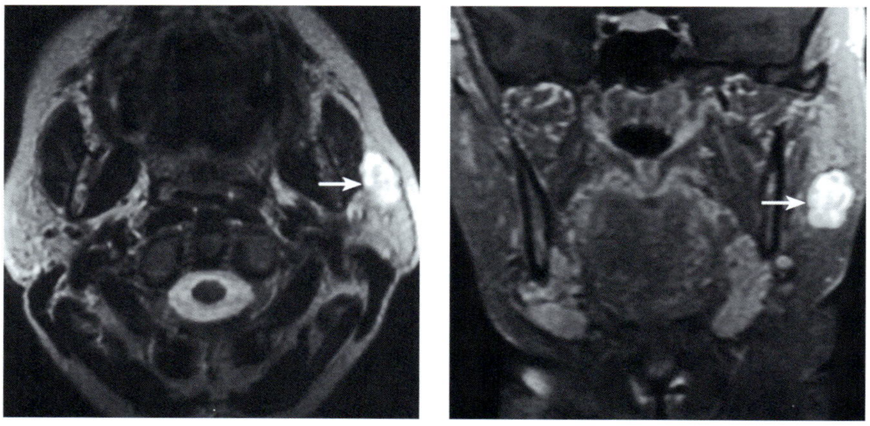

a b

Abb. 6.19 **Pleomorphes Adenom.** Heterogene hyperintense Läsion (Pfeil) in der linken Glandula parotis im T2W (**a**). Nach i. v.-Applikation von Gd-DTPA inhomogenes Enhancement (**b**) (coronales FS T1W nach KM).

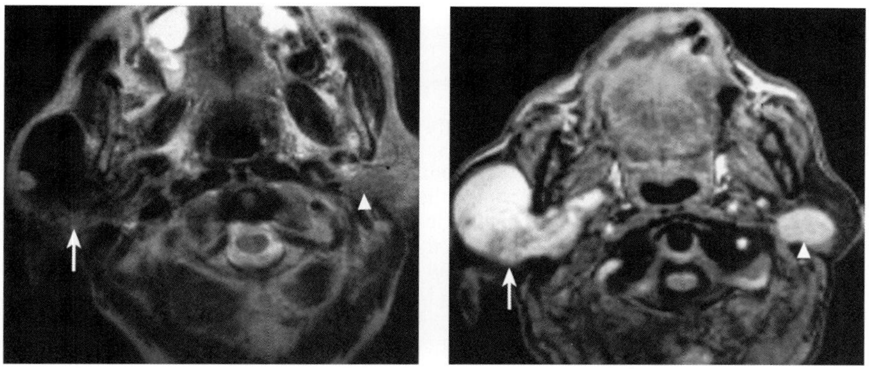

a b

Abb. 6.**20** **Warthin'scher Tumor.** Vorwiegend zystischer Tumor (Pfeil) in der Kauda der Glandula parotis, hypointens im T1W (**a**) und hyperintens im T2W (**b**). Eine kleine Läsion (Pfeilspitze) auch in der linken Glandula parotis.

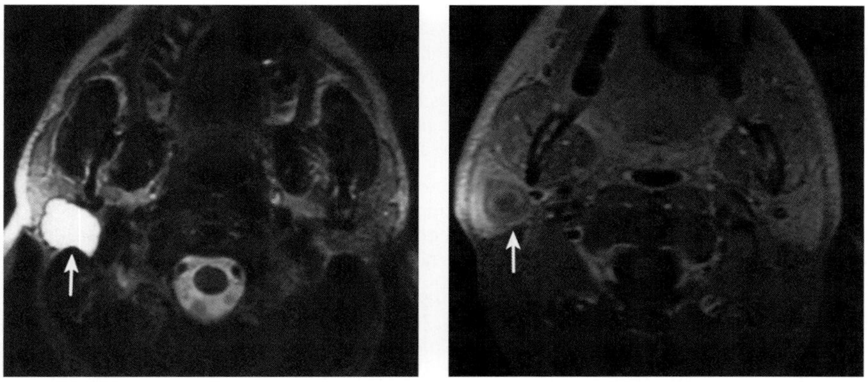

a b

Abb. 6.**21** **Schwannom des N. facialis.** Tumor (Pfeil) in der rechten Glandula parotis mit homogenem signalarmem Charakter im T1W (nicht abgebildet), hyperintens im T2W (**a**) und Ringenhancement nach i. v.-Applikation von Gd-DTPA (**b**) (FS T1W nach KM).

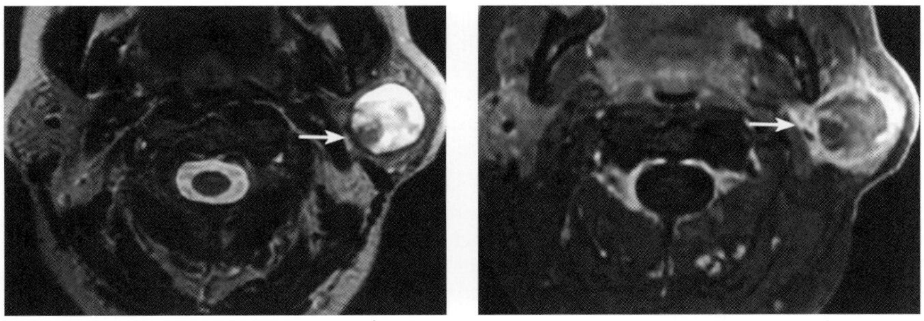

a b

Abb. 6.**22** **Mukoepidermoides Parotiskarzinom.** **a** T2W, große Läsion der linken Parotis mit nekrotischem hyperintensem Zentrum. **b** FS T1W nach KM, Enhancement in der Peripherie der Nekrose.

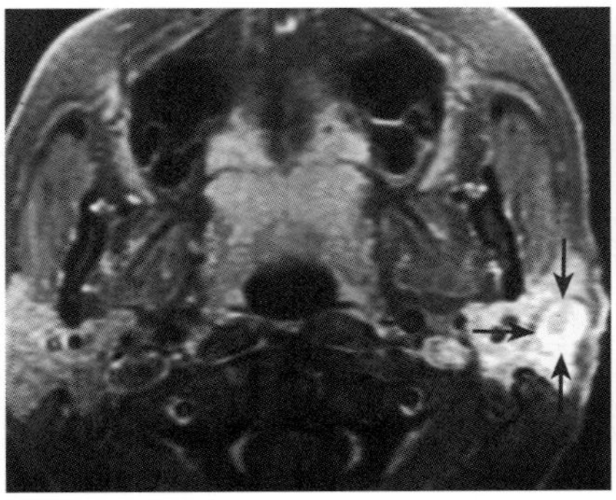

Abb. 6.**23** **Parotiskarzinom.** FS T1W nach KM, kleiner Nodulus mit hypointensem Zentrum nach i. v.-Applikation von Gd-DTPA (Pfeil). Der Tumor ist von einem pleomorphen Adenom nicht differenzierbar.

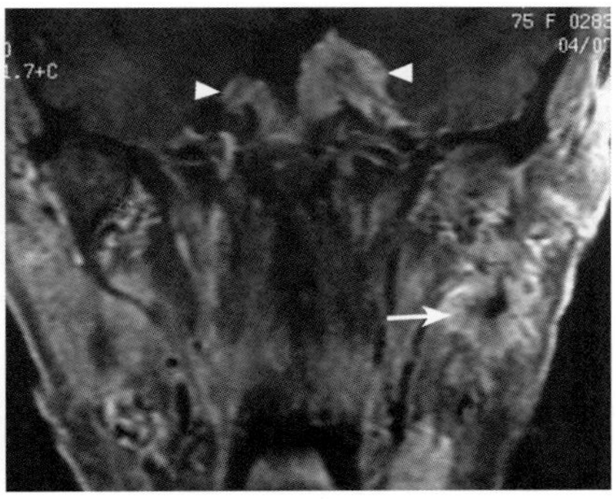

Abb. 6.**24** **Parotiskarzinom mit perineuraler intrakranialer Metastase.** Koronales FS T1W nach KM, Läsion in der linken Glandula parotis mit peripherem Enhancement und zentraler Nekrose. Perineurale Tumorausbreitung und intrakraniale Metastase (Pfeilspitzen) mit ähnlicher Signalcharakteristik wie die Primärläsion.

Tabelle 6.3 (Fortsetzung) Erkrankungen der Glandula parotis

Erkrankung	MRT-Befund	Kommentar
Parotis-Metastasen und Lymphome (Abb. 6.19)	Einzelne oder multiple fokale oder diffuse Vergrößerungen oder Infiltrationen der betroffenen Drüse mit homogenem intermediärem Signal im T1W und T2W. Inhomogenitäten sind auf zentrale Nekrosen zurückzuführen, die sich häufig bei Plattenepithelkarzinom-Metastasen finden. Die intraglanduläre Lymphadenopathie ist Folge infektiöser oder entzündlicher Erkrankungen mit tendenziell höherem T2-Signal als eine neoplastische Adenopathie.	Die Lymphknoten in und um die Glandula parotis drainieren das äußere Ohr, Teile der ipsilateralen Kopfhaut und des Gesichtes. Melanome und Plattenepithelkarzinome dieser Regionen metastasieren häufig in die Parotis. Karzinome der Mundhöhle, des Pharynx und der Nasennebenhöhlen metastasieren in die inferioren Parotis-Lymphknoten, hämatogene Metastasen von Renalzell-, Bronchial- und Mamma-Karzinomen sind seltener.
Akute suppurative Parotitis und Abszedierung (Abb. 6.25)	Unilaterale Vergrößerung der Glandula parotis mit Signalanhebung im T2W, verwaschener Binnenstruktur. und unscharfer Begrenzung durch Umgebungsinfiltrationen. Kräftiges KM-Enhancement. Ein intraglandulärer Abszeß erscheint in Form einer zentralen Einschmelzung und peripher KM-aufnehmenden Wand.	Klinisch akute unilaterale schmerzhafte Schwellung der Glandula parotis. Purulente Exsudate können am buccalen Ostium des Stensen'schen Ganges beobachtet werden. Häufigste Erreger sind Staphylokokken, Streptokokken, Pneumokokken, Hämophilus und Escherichia coli. Die bakterielle Parotitis ist von der endemischen Parotitis bzw. Mumps zu differenzieren, die bilateral auftritt und durch RNA-Viren der Paramyxoviren-Gruppe ausgelöst wird.
Chronisch rezidivierende Parotitis	Unilateral vergrößerte Glandula parotis mit heterogenem Signal, gering im T1W und intermediär bis hoch im T2W. Moderates inhomogenes KM-Enhancement.	Klinisch rezidivierende schmerzhafte Schwellung der Glandula parotis. Fokale Striktur des Stensen'schen Ganges mit oder ohne Konkrement und poststenotische Sialektasie im Sialogramm.
Granulomatöse Parotitis	Multiple kleine Knoten in der Drüse verteilt oder einzelner großer Knoten mit diffus vergrößerter Drüse. Im Vergleich mit dem normalen Drüsengewebe sind die Knoten hypointens im T1W und hyperintens im T2W. Befall gewöhnlich unilateral, selten bilateral.	Klinisch progressive schmerzlose Schwellung der Parotis. Assoziiert mit *Syphilis, Tuberkulose, Katzenkratz-Krankheit* und *Aktinomykose*. Bei der *Sarkoidose* zusätzlich Uveitis und Fazialislähmung (*Heerfordt-Syndrom).*
Sialose und Sialadenose	Bilaterale geringe Vergrößerung der Glandula parotis durch fettige Degeneration oder fibröse Umwandlung der interlobulären Septen. Abhängig von der Ätiologie steigt die Signalintensität im T1 mit der Fettinduration oder sinkt im T1W und T2W mit dem Grad der Fibrose.	Nicht-neoplastische und nicht-entzündliche rezidivierende Vergrößerung der Glandula parotis. Ursachlich werden Leberzirrhose, Alkoholismus, Diabetes, Fehlernährung, hormonelle Dysbalancen und verschiedene Medikamente diskutiert. Eine *postradiogene Sialadenitis* äußert sich in einer Schrumpfung der Drüse mit Fibrosen.
Sjögren-Syndrom (Abb. 6.26)	Unilaterale oder häufiger bilaterale Vergrößerung der Glandula parotis. Uniforme Dilatation der meisten peripheren intraglandulären Gänge und Acini auf 1 bis mehrere Millimeter Dicke, darin kleine Ansammlungen geringer Signalintensität im T1W und hoher Signalintensität im T2W. Das Sialogramm demonstriert ein normales zentrales Gangsystem mit zahlreichen punktuellen Kontrastmittelansammlungen.	*Primär:* Sicca-Syndrom (Mikulicz-Syndrom), klinisch Xerostomie, Xerorhinie und Keratokonjunctivitis sicca bei Frauen mittleren Alters oder in Form einer rezidivierenden Parotitis bei Kindern. *Sekundär:* In Verbindung mit einer rheumatoiden Arthritis oder anderer Bindegewebserkrankungen, AIDS, Antigen-Antikörper-Reaktionen. Erhöhtes Risiko der Entwicklung von Lymphomen in oder außerhalb der Parotis.
Lymphoepitheliale Zyste bei AIDS (Abb. 6.27)	Gewöhnlich bilaterale Vergrößerung der Glandula parotis mit intraglandulären Zysten, hypointens im T1W und hyperintens im T2W, variable Größen zwischen einigen wenigen Millimetern bis mehreren Zentimetern. Vergrößerung der intraparotiden Lymphknoten. Reaktive Hyperplasie der zervikalen Lymphknoten.	Lymphoepitheliale Zysten der Glandula parotis können sekundär nach Gangverschlüssen infolge einer periduktalen lymphozytischen Infiltration auftreten oder entstehen innerhalb der intraparotiden Lymphknoten. Auftreten bei HIV-infizierten Patienten und mitunter erstes Symptom der Erkrankung.

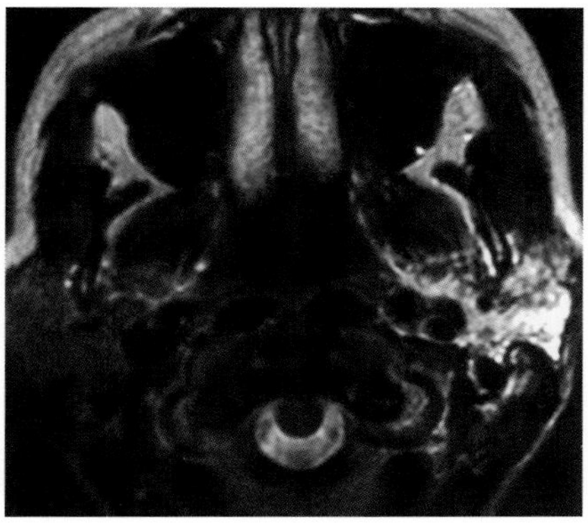

Abb. 6.**25** **Akute suppurative Parotitis.** Ödematös entzündliche Veränderungen in der linken Glandula parotis mit Signalmehrung im T2W und verwaschener Binnenstruktur.

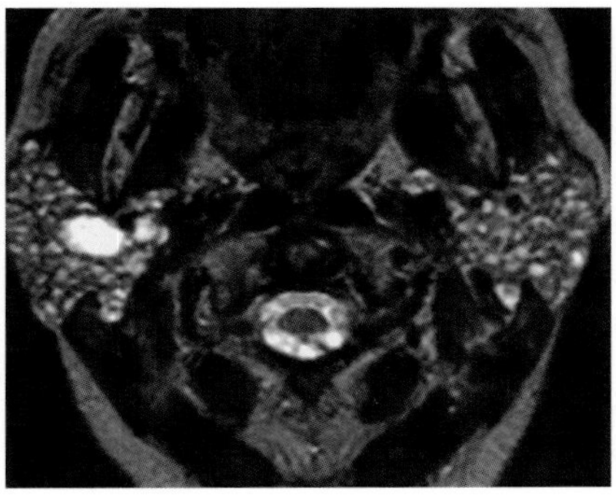

Abb. 6.**26** **Sjögren-Syndrom.** Bilaterale Schwellung der Glandula parotis mit gleichmäßig verteilten kleinen hyperintensen Zysten im T2W. Die größere Zyste in der rechten Parotis ist untypisch für das Sjögren-Syndrom und wahrscheinlich unbedeutend.

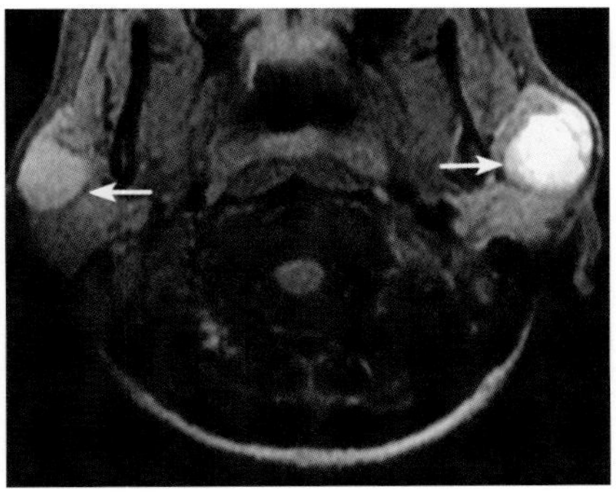

Abb. 6.**27** **Lymphoepitheliale Zyste bei AIDS.** Bilaterale hyperintense Läsionen im FS PDW, gering vergrößerte Parotiden.

Tabelle 6.4 Erkrankungen der Mundhöhle, des Sublingual- und des Submandibularraumes

Erkrankung	MRT-Befund	Kommentar
Gestielte Parotis-Läsion	Gestieltes Parotis-Gewebe oder zystische Raumforderung im Bereich des Kieferwinkels, die einen Tumor des Submandibularraumes vortäuscht.	Häufige gestielte Parotis-Läsionen sind der Warthin'sche Tumor (manchmal zystisch), das pleomorphe Adenom und die branchiogene Zyste (Ostium des Ausführungsganges manchmal an der Hautgrenze).
Branchiogene Zyste des 2. Kiemenganges (Abb. 6.28)	Unilokuläre zystische Raumforderung mit dünner Kapsel, signalarm im T1W, signalreich im T2W. Nach Infektionen Verdickung der Zystenwand und häufig unregelmäßiges Signal mit Anhebung im T1W. KM-Enhancement nur im Bereich der Zystenwand. Häufigstes Vorkommen im Bereich des Kieferwinkels mit Verdrängung der Glandula submandibularis nach anteromedial, des M. sternocleidomastoideus nach posterolateral und der A. carotis und V. jugularis nach posteromedial. Eine nach medial reichende Tülle auf der Zyste zwischen A. carotis interna und externa ist pathognomonisch.	Anomalien des 2. Kiemenganges stellen 95 % aller branchiogenen Störungen dar. Zysten sind wesentlich häufiger als Fisteln und Sinus. 20 % werden bei Kindern und Neugeborenen diagnostiziert, 75 % bei Patienten zwischen dem 20. und 40. Lebensjahr, gewöhnlich im Rahmen von Infekten der oberen Luftwege mit Zeichen einer jugulodigastrischen Lymphadenitis. Die branchiogene Zyste des 2. Kiemenganges kann mit einer Fistel verbunden sein, die sich in die Fossa tonsillaris öffnet. Die Fistel steigt entlang des Vorderrandes des M. sternocleidomastoideus ab und öffnet sich in variabler Höhe auf der Haut, bevorzugt oberhalb der Klavikula.
Ductus-thyreoglossus-Zyste (suprahyoidale Zyste) (Abb. 6.29)	Zystische Struktur in der Mittellinie oder paramedian zwischen Zungenbein und Submandibularraum.	Mittellinien-Raumforderung der suprahyoidalen Region mit Ausfüllung des Mundbodens. Nur 20 % der Ductus-thyreoglossus-Zysten sind suprahyoidal, der Rest ist hyoidal (15 %) oder infrahyoidal (65 %).
Zungenstruma	Lobulärer Mittellinientumor von der Zungenbasis (Foramen caecum) bis zum Sublingualraum. Die Signalintensität des Schilddrüsengewebes ist intermediär im T1W und T2W und identisch der Zunge. Die Zungenstruma ist aufgrund ihres kräftigen Enhancement nach i. v.-Applikation von Gd-DTPA besser abzugrenzen.	Normales dystopes Schilddrüsengewebe findet sich häufiger bei Frauen und wird während der Adoleszenz in 80 % symptomatisch. Außer am Zungengrund kann dystopes Schilddrüsengewebe überall entlang des Ductus thyreoglossus bestehen.
Zystisches Lymphangiom (Hygrom) (Abb. 6.30)	Polyzyklische zystische Läsion, häufiger im Submandibular- als im Sublingual mit Flüssigkeitsschichtungen. Kann posterior vom Submandibular- in den Sublingualraum oder anterior in den kontralateralen Submandibularraum reichen. Die Läsion imponiert hypointens im T1W und hyperintens im T2W mit fokalen Inhomogenitäten auf der Basis von Fibrosierungen.	Lymphangiome liegen beim Erwachsenen relativ häufig submandibulär und sublingual. Etwa 90 % aller Lymphangiome werden klinisch vor dem 3. Lebensjahr entdeckt mit Prädilektion im Bereich des linken hinteren Halsdreieckes, begrenzt durch M. sternocleidomastoideus, Trapezius und Klavikula. Simple (kapilläre) und kavernöse Lymphangiome sind selten in dieser Lokalisation.
Kapilläres Hämangiom	Unscharf begrenzte heterogene Läsion im Submandibular- oder Sublingualraum, signalarm im T1W und signalreich im T2W, kräftiges KM-Enhancement.	Befund bei Neugeborenen, vergrößert sich in den ersten 10 Lebensmonaten und bildet sich dann spontan zurück.
Kavernöses Hämangiom (Abb. 6.31)	Runde oder lobulierte Raumforderung, unscharf begrenzt und hypointens im T1W sowie scharf begrenzt, heterogen und hyperintens im T2W. Intensives homogenes oder heterogenes (falls thrombosiert) KM-Enhancement.	Gewöhnlich in der 2. bis 4. Lebensdekade diagnostiziert mit weiblicher Prädilektion. Radiographisch können kleine Phlebolithen imponieren.
Lipom	Homogene fettäquivalente Läsion, signalreich im T1W, intermediäres Signal im T2W, kein KM-Enhancement. Lokalisation in der Zunge (gewöhnlich oraler Teil), Submandibular- und Sublingualraum.	Häufig inzidentaler Befund. Im Submandibularraum klinisch manchmal als Lymphknoten fehlgedeutet (z. B. beim Tumorstaging).

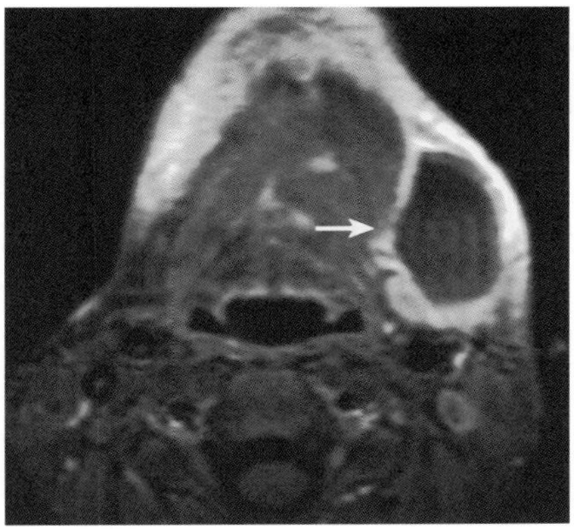

Abb. 6.**28** **Branchiogene Zyste der 2. Kiementasche.** Axiales FS T1W nach KM, hypointense unilokuläre zystische Läsion (Pfeil) mit Enhancement der Zystenwand in Nähe des Kieferwinkels.

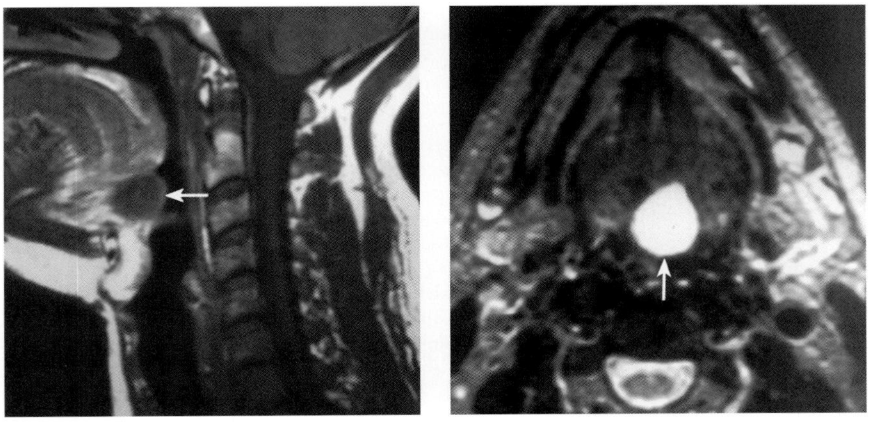

a b

Abb. 6.**29** **Ductus thyreoglossus Zyste.** Zystische Läsion (Pfeile) im Foramen caecum der Zunge mit homogenem signalarmem Charakter im T1W (**a**) und hohem Signal im T2W (**b**).

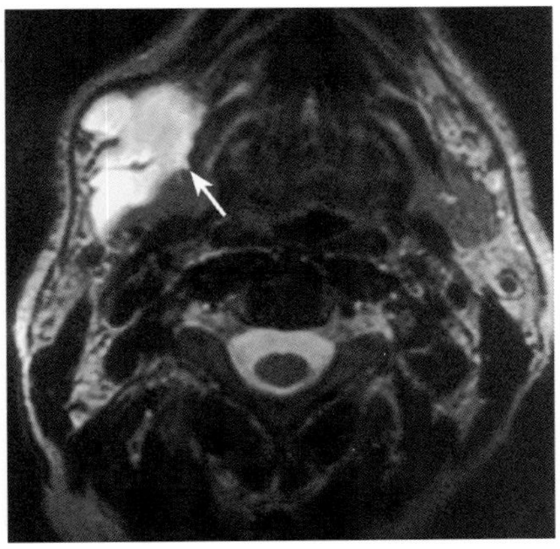

Abb. 6.**30** **Zystisches Lymphangiom.** Axiales T2W, multilobulare zystische Läsion (Pfeil).

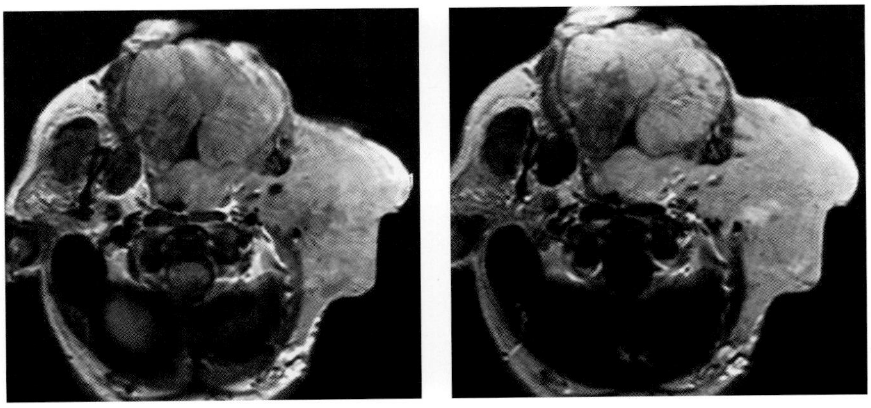

a b

Abb. 6.**31** **Kavernöses Hämangiom.**
a Axiales PDW, extensive glatt begrenzte und leicht inhomogene Läsion in der Mundhöhle und der linken Gesichtshälfte.
b Axiales T1W nach KM, deutliches Enhancement der Läsion.

Tabelle 6.4 (Fortsetzung) Erkrankungen der Mundhöhle, des Sublingual- und des Submandibularraumes

Erkrankung	MRT-Befund	Kommentar
Epidermoid und Dermoid (Abb. 6.32, 6.33)	Häufige Lokalisationen sind Mundboden (sublingual oder submandibularer Raum), gelegentlich Lippen, Zunge und Wangenschleimhaut. Epidermoide sind zystoide Läsionen mit geringer Signalintensität im T1W und hoher im T2W. Dermoide sind aufgrund von Fett- und Methämoglobineinlagerungen partiell hyperintens im T1W. KM- Enhancement im Bereich der Zystenwand beider Läsionen.	Langsam wachsender Tumor vorzugsweise des vorderen Aspektes des Mundbodens. Tritt gehäuft in der 2. und 3. Lebensdekade auf. Epidermoide sind Zysten mit einer fibrösen Wand aus einfachem Plattenepithel. Dermoide beinhalten zusätzlich Hautanhangsgebilde, wie Haarfollikel und Talgdrüsen.
Pleomorphes Adenom	Glatt begrenzter Tumor der Glandula submandibularis, weniger der Glandula sublingualis. Homogen signalarmer Charakter im T1W und signalreich im T2W. Einblutungen und Nekrosen können größere Läsionen komplizieren.	Langsam wachsender Tumor im Submandibular- und Sublingualraum.
Karzinome der Glandula submandibularis und sublingualis (Abb. 6.34)	Low-grade Karzinome können von pleomorphen Adenomen nicht differenziert werden. High-grade Karzinome zeigen unscharfe infiltrative Grenzen und wirken eher solide mit intermediärem Signal im T1W und T2W.	Das adenoidzystische Karzinom ist das häufigste Malignom dieser Region, gefolgt vom mukoepidermoiden Karzinom. Sublinguale Tumoren sind zu 70 % primär maligne, submandibuläre zu 60 %, bei den Parotistumoren sind es nur 20 %.
Karzinom der Mundhöhle (Abb. 6.35)	Unscharf begrenzte Raumforderung mit Verdrängung anliegender anatomischer Strukturen und Fettmantel. Der Tumor ist in der Regel isointens zur Muskulatur im T1W und hyperintens im T2W. Variables KM-Enhancement, in jedem Fall höher als im angrenzenden Muskel. Häufige Infiltration der Mandibula mit Zerstörung der Kortikalis und Verdrängung des Markraumes. Zungenkarzinome breiten sich entlang der intrinsischen Muskulatur zum Mundboden aus, Mundbodenkarzinome streuen dagegen in alle Richtungen. Regionale Lymphknotenvergrößerungen submental, submandibulär und internal jugulär.	Plattenepithelkarzinome stellen über 90 % aller Malignome der Mundhöhle dar. Prädisposition bei Männern mittleren Alters mit langer Raucheranamnese oder bei Alkoholabusus. Regionale Lymphknotenmetastasen sind bereits bei 50 % der Erstdiagnose gegeben. Lokalisation in abnehmender Häufigkeit: Unterlippe 38 %, Zunge 22 %, Mundboden 17 %, Gingiva 6 %, Gaumen 5 %, Oberlippe 4 %, Wangenschleimhaut 2 %, andere Regionen 6 %.

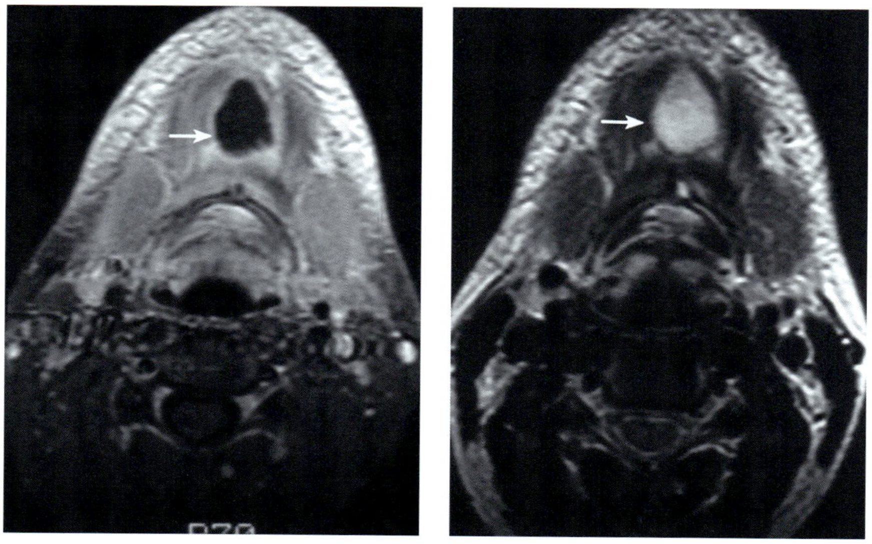

a b

Abb. 6.32 **Epidermoid.** Kleine zystische Mittellinienläsion (Pfeil) in der Zunge, signalarm und ohne KM-Enhancement im FS T1W nach KM (**a**), signalreich im T2W (**b**).

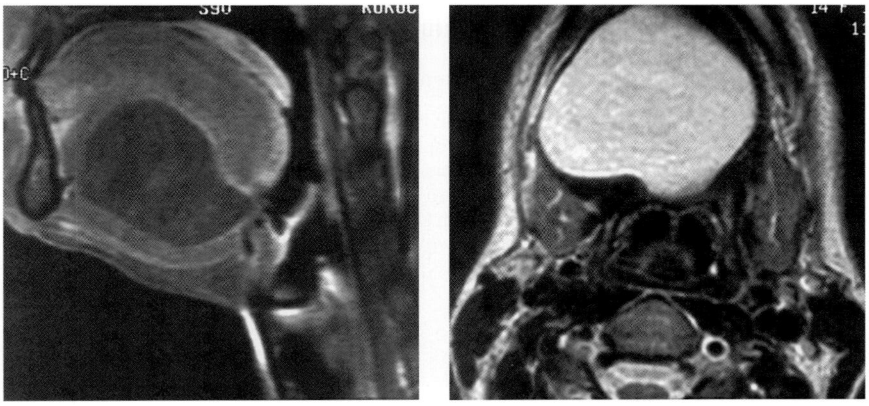

a b

Abb. 6.**33** **Dermoid.** Großer zystischer Tumor des Mundbodens mit wolkiger Binnenstruktur, hypointens im sagittalen FS T1W nach KM (**a**) und isointens zum subkutanen Fettgewebe im T2W (**b**).

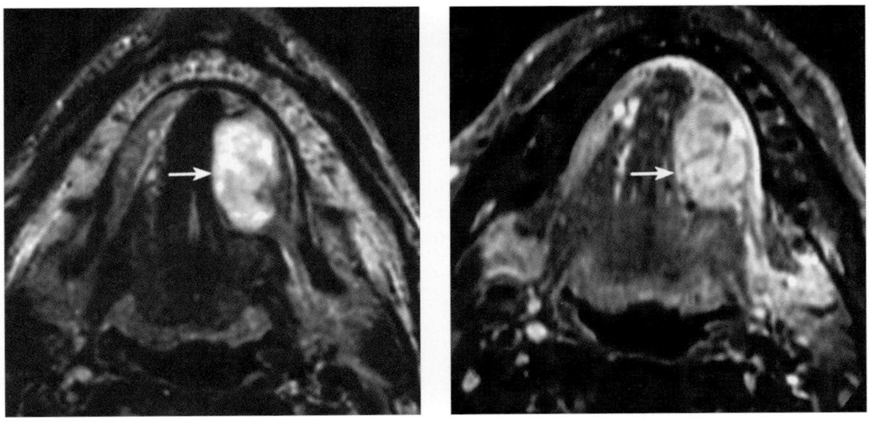

a b

Abb. 6.**34** **Sublinguales Karzinom.**
a Axiales T2W, inhomogener hyperintenser Tumor im Bereich der linken Glandula sublingualis. **b** FS T1W nach KM, deutliches Enhancement des Tumors.

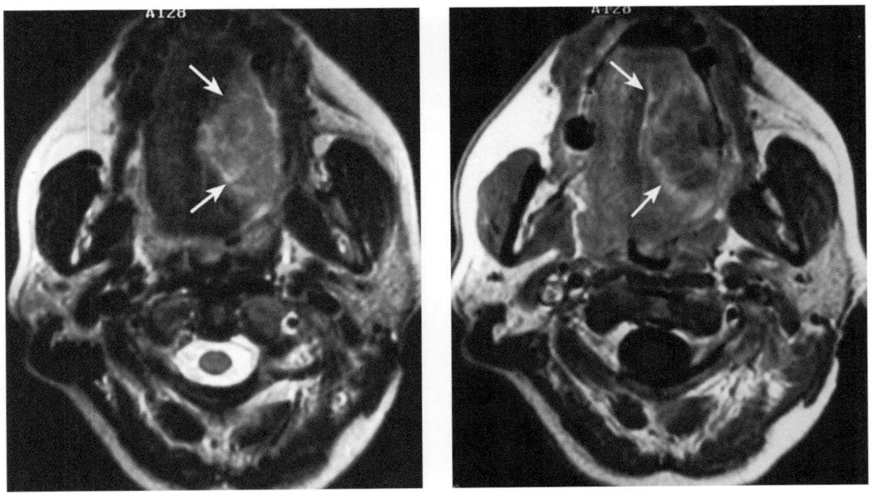

a b

Abb. 6.**35** **Zungenkarzinom.** **a** Axiales T2W, unscharf begrenzte heterogen signalintense Läsion an der linken Zungenoberfläche. **b** T1W nach KM, moderates KM-Enhancement des Tumors.

Tabelle 6.4 (Fortsetzung) Erkrankungen der Mundhöhle, des Sublingual- und des Submandibularraumes

Erkrankung	MRT-Befund	Kommentar
Tonsillenkarzinom (Abb. 6.36)	Unscharf begrenzte infiltrierende Raumforderung, die vom vorderen Tonsillenpfeiler oder der Tonsille selbst ausgeht. Umgebungsinfiltration nach caudal zum Zungengrund und Mundboden, posterolateral in den Parapharyngealraum, lateral in die Mm. pterygoidei und cranial in den Nasopharynx. Der Tumor ist signalarm im T1W und signalreich im T2W und zeigt ein moderates KM-Enhancement. Lymphatische Aussaat in die submandibulären, tiefen jugularen und retropharyngealen Lymphknoten.	Das Tonsillenkarzinom ist das häufigste Malignom des Oropharynx. Es handelt sich gewöhnlich um ein Plattenepithelkarzinom mit Prädilektion bei älteren Männern nach langjährigem Nikotin- und Alkoholabusus. Klinisch Angina, bei 75% der Erstdiagnosen bereits regionale Lymphknotenmetastasen.
Lymphknoten-metastasen und Lymphome (Abb. 6.37, 6.38)	Submentale und submandibuläre Lymphknoten > 1,5 cm sind potenziell maligne. Metastasen von Plattenepithelkarzinomen der Mundhöhle, der vorderen Sinus, des Gesichtes und der Nase haben häufig zentrale Nekrosen mit Signalverlust im T1W und Signalanhebung im T2W. Lymphknoten eines malignen Lymphoms sind in der Regel größer und homogen und finden sich mehr verteilt im Sinne einer cervikalen Lymphadenopathie.	Zentrale Nekrosen und zystische Veränderungen der Lymphknoten finden sich neben Metastasen eine Plattenepithelkarzinoms auch bei undifferenzierten Lymphomen im Rahmen einer HIV-Infektion, beim Burkitt-Lymphom oder nach Chemo- und Radiotherapie. Intranodale Granulome verursachen ein mehr heterogenes Bild beim M. Hodgkin, eine suppurative Adenitis kann gleichfalls zentrale Nekrosen in Lymphknoten hervorrufen.
Ludwig'sche Angina (Zellulitis und Abszedierung) (Abb. 6.39)	Zellulitis des Submandibular- und Sublingualraumes mit Verdickung der Hautgrenze und entzündlich-ödematösen Veränderungen in der Subkutis, der angrenzenden Muskulatur und Faszien. Das entzündliche Gewebe zeigt eine Signalanhebung im T2W, Signalabschwächung im T1W und ein deutliches KM-Enhancement. Abszesse zeigen eine typische zentrale Einschmelzung mit KM-aufnehmender solider Randzone, können multilokulär auftreten und sich im Submandibular- und Sublingualraum ausbreiten. Häufig findet sich eine Osteomyelitis der Mandibula. Reaktive submandibuläre und/oder submentale Lymphknotenschwellungen, selten >1,5 cm, mit zentralen Nekrosen auf der Basis der suppurativen Infektion.	Extensive Infektion des Mundbodens nach Zahnmanipulationen oder -Extraktionen. Eine Zellulitis und Abszedierung kann auch nach einer suppurativen sublingualen oder submandibulären Sialadenitis im Rahmen einer Stenose des Ausführungsganges oder einer Sialithiasis auftreten. CT ist der MRT in der Diagnostik von verkalkten Konkrementen im Bereich des Wharton'schen Ganges und von Osteomyelitiden im Molaren-Bereich überlegen.
Submandibuläre und sublinguale Sialadenitis (Abb. 6.40)	Vergrößerte Drüse mit akuten entzündlich-ödematösen Veränderungen und gegebenenfalls auch Abszessen. Chronisch rezidivierende und granulomatöse Sialadenitiden verursachen ein fleckiges Muster im MRT-Bild.	Klinisch schmerzhafte Schwellung im Bereich der betroffenen Drüse. Chronisch rezidivierende Entzündungen finden sich in der Regel bei Konkrementen oder Gangstenosen, granulomatöse Sialadenitiden bei Tuberkulose, Katzenkratz-Krankheit, Aktinomykose oder Sarkoidose.
Ranula (einfache oder abgetauchte) (Abb. 6.41, 6.42)	Eine einfache Ranula ist eine dünnwandige, glatt begrenzte zystische Struktur im Sublingualraum (DD: Zystisches Lymphangiom). Der Zysteninhalt ist homogen signalarm im T1W und signalreich im T2W. Eine abgetauchte Ranula (Zwerchsackranula) zieht vom hinteren Sublingualraum mit ihrer größten Ausdehnung in den Submandibularraum, typisches „Taillen"-Zeichen im Bereich ihres Durchtrittes.	Die einfache Ranula ist eine postentzündliche speichelgefüllte Retentionszyste der Unterzungendrüse mit epithelialer Auskleidung. Die abgetauchte Ranula entsteht durch Ruptur der Zyste in den Submandibularraum und bildet dort eine Pseudozyste ohne Epithel. Eine Retentionszyste der Glandula submandibularis liegt innerhalb des Drüsenparenchyms und ist von einer abgetauchten Ranula zu differenzieren.

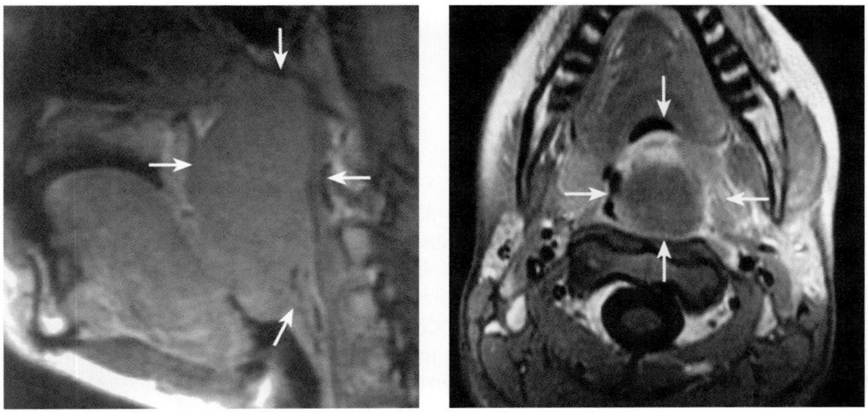

a b

Abb. 6.**36** **Tonsillenkarzinom.** **a** Sagittales T1W, große homogene Raumforderung, isointens zur Zunge, mit Ursprung in der Fossa tonsillaris und Ausbreitung nach posterior, superior und inferior. **b** Axiales T1W nach KM, signifikantes KM-Enhancement nur in der Tumorperipherie, zentral allenfalls angedeutet.

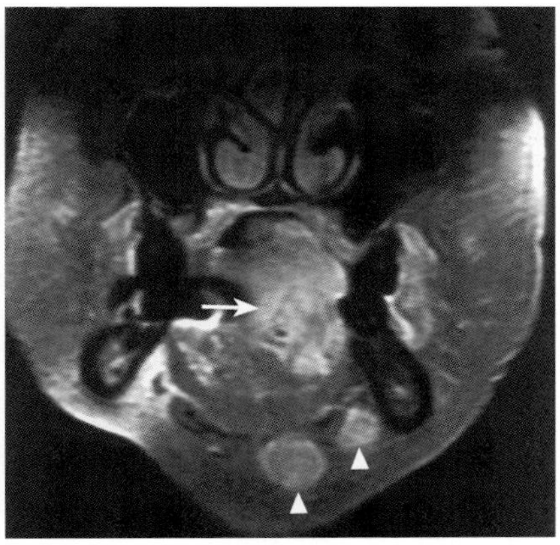

Abb. 6.**37** **Submandibuläre Lymphknotenmetastasen eines Zungenkarzinoms.** Coronales FS T1W nach KM, zwei vergrößerte Lymphknoten (Pfeilspitzen).

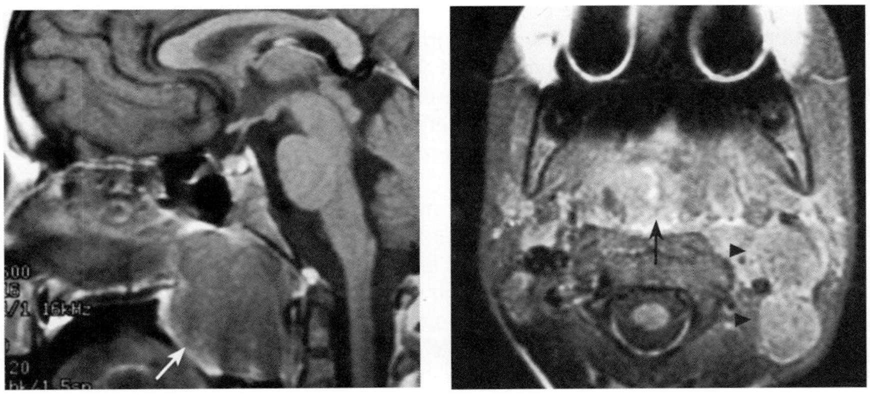

a b

Abb. 6.**38** **Lymphom.** Große raumfordernde Struktur (Pfeil) mit minimalem KM-Enhancement und zwei deutlich vergrößerten Lymphknoten (Pfeilspitzen), sagittales T1W nach KM (**a**), axiales FS T1W nach KM (**b**).

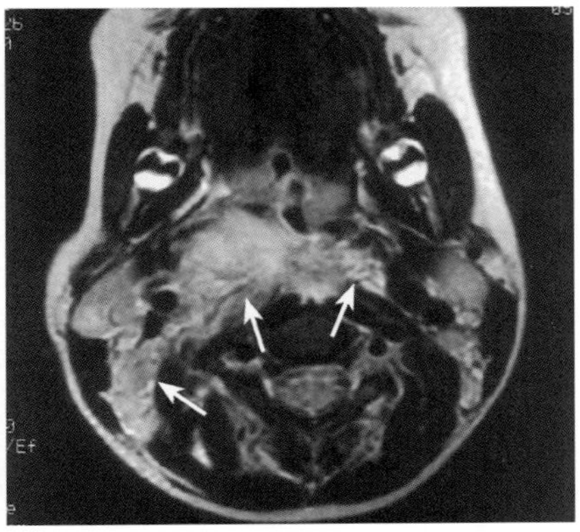

Abb. 6.**39** **Zellulitis und Abszedierung.** Entzündlich ödematöse Veränderungen (Pfeile) in Form unscharf begrenzter inhomogener Hyperintensitäten in verschiedenen cervikalen Kompartimenten (T2W).

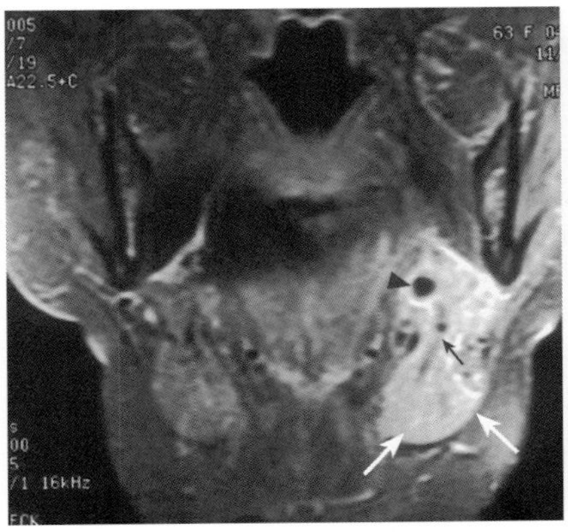

Abb. 6.**40** **Submandibuläre Sialadenitis nach Konkrement im Wharton'schen Gang.** Coronale FS T1W nach KM, vergrößerte linke Glandula submandibularis mit deutlichem KM-Enhancement (lange Pfeile), Obstruktion des Wharton'schen Ganges (kurzer Pfeil) durch ein signalfreies Konkrement (Pfeilspitze).

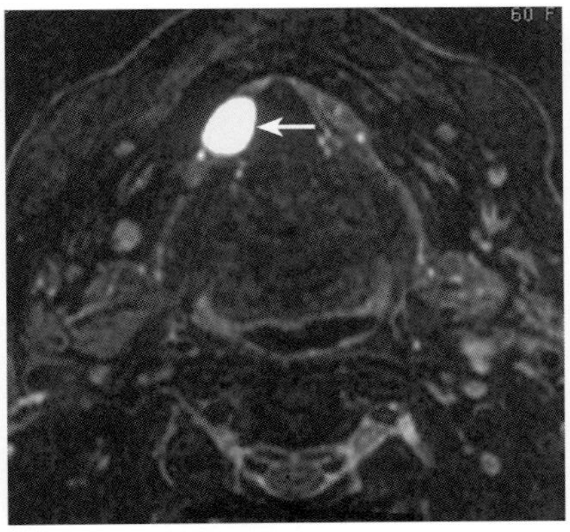

Abb. 6.**41** **Einfache Ranula.** Axiales FS T2W, scharf begrenzte unseptierte zystische Läsion im Sublingualraum (Pfeil).

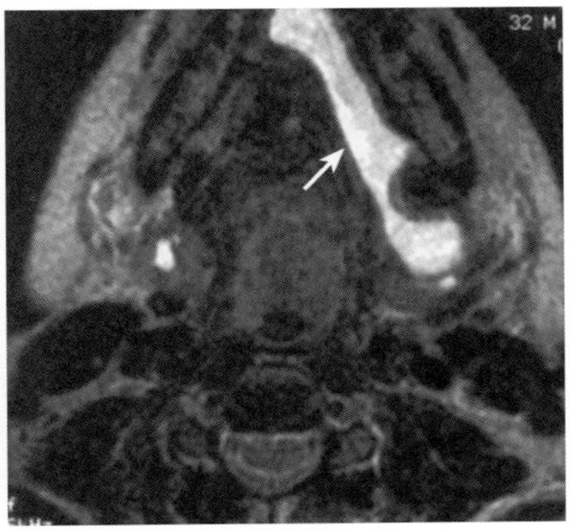

Abb. 6.**42** **Abtauchende Ranula.** Axiales T2W, homogene zystische Läsion (Pfeil) mit Ausdehnung vom Sublingualraum in den Submandibularraum.

7 Unterer Hals, Larynx und Hypopharynx

Die Halsweichteile werden zwischen Mandibula und Klavikula durch den M. sternocleidomastoideus in zwei Kompartimente geteilt: das *vordere* und das *hintere Halsdreieck*. Das vordere Dreieck enthält den *Submandibularraum*, den (anterioren) *Viszeralraum*, das (laterale) *Spatium caroticum* und das (dorsale) *Spatium cervicale* (Abb. 7.1). Ähnlich wie im oberen Halsbereich sind diese Kompartimente durch die drei Blätter der tiefen Halsfaszie abgetrennt.

Das mittlere Blatt der tiefen Halsfaszie umkleidet den *Viszeralraum* zwischen Zungenbein und Mediastinum mit Larynx und Trachea, Hypopharynx und Ösophagus, Schilddrüse und Nebenschilddrüse, dem N. recurrens und den juxtaviszeralen Lymphknoten. Das *Spatium caroticum* ist komplett durch die Karotisscheide umhüllt, die aus allen drei Blättern der tiefen Halsfaszie besteht. Es erstreckt sich von der Schädelbasis (Foramen jugulare) bis zum Arcus aortae und enthält im unteren Halsbereich die A. carotis communis, die V. jugularis interna, den N. vagus, den Plexus sympathicus und die tiefen cervikalen Lymphknoten.

Der *hintere Zervikalraum* repräsentiert das lateroposteriore Kompartment der Halsweichteile, das anterior durch das Spatium caroticum, medial durch das tiefe Blatt der tiefen Halsfaszie, die den perivertebralen Raum umhüllt, und lateral vom oberflächlichen Blatt der tiefen Halsfaszie begrenzt wird. Das Spatium cervicale erstreckt sich von einer kleinen Spitze an der Schädelbasis bis zur Klavikula. Im seitlichen Bild hat es die Form eines nach dorsal geneigten Dreieckes. Es enthält den N. accessorius, die spinalen akzessorischen Lymphknoten und den präaxillären Plexus brachialis.

Der *prävertebrale Raum* bezeichnet nicht nur den vorderen perivertebralen Raum, sondern auch die lateralen und posterioren paravertebralen Kompartimente. Er wird komplett durch das tiefe Blatt der tiefen Halsfaszie eingehüllt, enthält die Halswirbelsäule, die Aa. und Vv. vertebrales, die Spinalnerven (einschließlich des N. phrenicus) und den proximalen Plexus brachialis, jedoch keine Lymphknoten.

Der *Retropharyngealraum* wird anterior durch den Viszeralraum, posterior vom prävertebralen Raum begrenzt und erstreckt sich von der Schädelbasis bis zum dritten Thorakalwirbel. Retropharyngeale Lymphknoten finden sich lediglich im suprahyoidalen Abschnitt, infrahyoidal enthält der Retropharyngealraum nur Fett.

Die *tiefen cervikalen (intern jugulare) Lymphknoten* sind die wichtigste Lymphknotengruppe der unteren Halsweichteile. Sie werden durch das Spatium caroticum abgegrenzt und in obere, mittlere und untere Gruppen eingeteilt. Zwischen hinterem Bauch des M. digastricus und der V. jugularis interna liegt ein großer Lymphknoten, der *jugulodigastrische* Lymphknoten. Dieser Bereich ist auch die Grenze zwischen oberen und mittleren tiefen Halslymphknoten. Die Kreuzung zwischen der V. jugularis und dem M. omohyoideus teilt die mittleren von den unteren tiefen Halslymphknoten, hier liegt der *juguloomohyoidale Lymphknoten*. Das oberflächliche Lymphsystem erstreckt sich entlang der V. jugularis externa an der Oberfläche des M. sternocleidomastoideus. Die *spinale akzessorische (hintere zervikale) Lymphknotenkette* verläuft entlang des spinalen N. accessorius und liegt im hinteren Zervikalraum unmittelbar hinter dem Spatium caroticum. *Prälaryngeale, prätracheale* und *präösophageale Lymphknoten* liegen sämtlich im Viszeralraum, *submentale und submandibuläre Lymphknoten* im Submandibularraum. Erstere liegen zwischen den vorderen Muskelbäuchen der Mm. digastrici, letztere umkleiden die Glandulae submandibulares und ziehen von der Mittellinie entlang der Unterkieferäste zu den Kieferwinkeln.

Im Verlauf der V. jugularis und der A. carotis lassen sich die tiefen cervikalen Lymphknoten durch ihr homogenes intermediäres Signal und nur moderates KM-Enhancement gegen die Flusseffekte in den durchströmten Gefäßen abgrenzen. Die Größe der Lymphknoten liegt im Durchmesser unter 1 cm, außer beim jugulodigastrischen, der einen Normaldurchmesser von ca. 1,2 cm erreicht. Entzündlich reaktive Lymphknotenvergrößerungen finden sich häufig bei Pharyngitis und Tonsillitis, dabei werden Durchmesser von bis zu 1,5 cm erreicht, selten größer. Auch behalten die Lymphknoten ihre ovale Form und homogene Binnenstruktur. Bei Durchmessern über 1,5 cm ist das Vorliegen von Metastasen oder eines Lymphoms zu diskutieren. Zentrale Nekrosen in Form von T1-Signalabschwächungen und Signalanhebungen im T2W sind generell suspekt. Im Halsbereich sind die häufigsten Ursachen zentraler Nekrosen zum einen Metastasen von Plattenepithelkarzinomen, zum anderen aggressive Infektionen (suppurative Adenopathie).

Der *Larynx* wird in drei Kompartimente geteilt: die *Supraglottis* reicht von der Spitze der Epiglottis bis zu den laryngealen Ventrikeln und enthält Epiglottis, die Plica aryepiglottica, den Aryknorpel und die falschen Stimmbänder (Ligamentum vestibulare). Die *Glottis* besteht aus den echten Stimmbändern (Ligamentum vocale) einschließlich der vorderen und hinteren Kommissur. Die *Subglottis* erstreckt sich von der Unterfläche der Stimmbänder bis zur unteren Oberfläche der Ringknorpel. Die Cartilagines thyreoidea, cricoidea und arytenoidea bestehen aus hyalinem Knorpel mit zunächst hoher Signalintensität im T2W, die mit zunehmender Ossifikation im Alter sinkt. Die Epiglottis, die Spitzen der Aryknorpel, die Cartilagines cuneiformia und cuneiculata enthalten fibroelastischen Knorpel und neigen weniger zur Verknöcherung.

98 % der Larynxtumoren sind Plattenepithelkarzinome, etwa ein Drittel liegen supraglottisch, zwei Drittel glottisch und maximal 5 % subglottisch.

Supraglottische Karzinome haben bereits zum Zeitpunkt ihrer Manifestation in über 50 % der Fälle metastatische Absiedelungen in den tiefen cervikalen Lymphknoten. Epiglottische Karzinome wachsen ringförmig und breiten sich initial in die präepiglottische Spalte und weiter in den Zungengrund aus bzw. auch in den periglottischen Raum caudal. Karzinome der aryepiglottischen Falte (marginale supraglottische Karzinome) wachsen exophytisch, infiltrieren die Epiglottis medial und den periglottischen Raum caudal. Tumoren der Ligamenta vestibularia und der laryngealen Ventrikel breiten sich initial submukös in den periglottischen Raum aus mit fortschreitender Destruktion der Schildknorpel, Infiltration der Ligamenta vocalia und der Subglottis.

Glottische (Stimmband-) Karzinome wachsen anterior in die vordere Kommissur, posterior in die hintere Kommissur, den Aryknorpel und das krikoarytenoide Gelenk, inferior in die Subglottis und superior in den periglottischen Raum ein. Die vordere Kommissur entspricht der Insertion der Ligamenta vocalia in der Mittellinie. Mittels MRT sind Läsionen kleiner als

1 mm nur mit Zurückhaltung interpretierbar, eine Weichteilformation von mehr als 1 mm an der vorderen Kommissur ist immer suspekt auf ein Malignom. Die hintere Kommissur entspricht der vorderen Schleimhautoberfläche der Ringknorpel zwischen den Aryknorpel, diese sollte nicht dicker als 1 mm sein.

Da sich zwischen Ringknorpel und den Stimmbändern normalerweise keine Weichteilstrukturen befinden, ist das seltene *subglottische Karzinom* mittels MRT durch dort auftretende abnorme Weichteilformationen sicher diagnostizierbar. Subglottische Tumoren erreichen häufig den Hypopharynx, die Trachea und die Schilddrüse. Die subglottische Ausbreitung eines glottischen oder supraglottischen Tumors ist jedoch wesentlich wahrscheinlicher als das Vorliegen einer primär subglottischen Läsion.

Larynxverletzungen entstehen durch stumpfe oder spitze Traumen oder iatrogen. Die diagnostische Methode der Wahl ist die CT, trotz der besseren Weichteildifferenzierung im MRT. Das Erscheinungsbild der Kehlkopfknorpel ist in Abhängigkeit von seiner Verknöcherung und des Fettmarks innerhalb der Ossifikationen sehr variabel. Ein subkutanes Emphysem ist stets Indikator eines Mukosadefektes. Weichteil-Hämatome und Obstruktionen der Luftwege können gleichwertig mittels MRT diagnostiziert werden.

Supraglottische Verletzungen betreffen das Zungenbein, die Epiglottis, den Schildknorpel und die aryepiglottischen Falten. Frakturen des hyoiden Knochens sind im CT besser diagnostizierbar. Eine Ruptur oder ein Ausriss der Epiglottis ist immer kombiniert mit einer Ruptur des Ligamentum thyreoepiglotticum, kann z. B. bei einer Fraktur des Schildknorpels auftreten. Die Frakturlinien des Schildknorpels sind variabel, Längsfrakturen sind allerdings am häufigsten. Ein Überlappen der separierten Flügel über die Längsfraktur mit Verlagerung des Kehlkopfes kann Spätfolge einer Thyreoid-Fraktur sein. Hämatome in der aryepiglottischen Falte deuten auf eine Traumatisierung des krikoarytenoiden Gelenkes.

Glottisverletzungen finden sich in Form von Ab- oder tiefen Einrissen der Stimmbänder. Eine Fixation der Aryknorpel im Hämatom oder eine Dislokation nach anterior oder anterosuperior kann mittels MRT diagnostiziert werden, wobei die anteriore Dislokation durchaus eine Stimmbandlähmung sowohl klinisch als auch radiographisch vortäuschen kann.

Die häufigste *subglottische Verletzung* stellt die Fraktur des Ringknorpels dar, die in der Regel immer mit einer schweren Atemobstruktion einhergeht. Sofern der Ringknorpel der einzige knorpelige Ring der Trachea ist, finden sich zwei Frakturlinien. Dislokationen des krikothyreoidalen Gelenkes gehen mit einer Verletzung des N. recurrens einher, im MRT findet sich eine Weitung des krikothyreoidalen Gelenkraumes.

Der *Hypopharynx* enthält drei Hauptkomponenten: die *Sinus piriformes*, der sich ähnlich zweier Stalaktiten darstellen, die vom Hypopharynx hinter den Larynx herabhängen; den *postkrikoiden Hypopharynx* (pharyngoösophageale Verbindung), der vom Niveau der Aryknorpel bis zum Unterrand des Ringknorpels reicht; und die *hintere Pharynxwand*, die sich von den Valleculae bis zum Niveau des krikoarytenoiden Gelenkes erstreckt.

Karzinome des Hypopharynx sind häufig im Sinus piriformes lokalisiert (60 %), gefolgt von der postkrikoiden Region (25 %) und der hinteren Pharynxwand (15 %). Histologisch dominiert das Plattenepithelkarzinom. Prädisponierend sind Alkohol- und Tabakabusus bei Männern. Selten stellen Hypopharynxkarzinome eine Komplikation des *Plummer-Vinson-Syndromes* dar, welches in der Regel bei Frauen auftritt und durch eine Schleimhautatrophie in Verbindung mit einer Achlorhydrie und sideropenischen Anämie charakterisiert ist.

Das *Karzinom des Sinus piriformis* breitet sich tendenziell nach posterolateral in die Halsweichteile aus und destruiert die ipsilaterale Ala des Schildknorpels. Bei Erstdiagnose haben 50 % der Patienten bereits Lymphknotenmetastasen. Sofern eine maligne cervikale Lymphadenopathie bekannt ist, stellt der Sinus piriformis neben Nasopharynx und lymphatischem Rachenring die häufigste Lokalisation des Primärtumors dar.

Das *postkrikoide Karzinom* hat die schlechteste Prognose aller Hypopharynxkarzinome. Die minimale Signaldifferenz zwischen dem Tumor und der angrenzenden prävertebralen und unteren Schlundmuskulatur, welche sehr variable Dicken aufweist, erfordert eine KM-Applikation und fettgesättigte Sequenzen.

Karzinome der Pharynx-Hinterwand infiltrieren den retropharyngealen Raum frühzeitig und breiten sich nach cranial und caudal aus. Die retropharyngealen Lymphknoten, die sich nur oberhalb des Zungenbeines finden, sind häufig die einzigen befallenen cervikalen Lymphknoten.

Schilddrüsenerkrankungen werden vorzugsweise mittels Ultraschall und Szintigraphie diagnostiziert. Im MRT hat das normale Schilddrüsenparenchym ein intermediäres Signal im T1W und T2W. Areale mit hohem T1-Signal zeigen in der Regel kolloidale oder hämorrhagische Zysten an. Eine diffuse Signalanreicherung im T1W und T2W findet sich gelegentlich bei der Hyperthyreose und bei der Thyreoiditis DeQuervain. Fokale oder diffuse Signalanhebungen nur im T2W finden sich bei fast allen Erkrankungen der Schilddrüse einschließlich benigner Adenome und Karzinome. Zystische Läsionen finden sich sowohl mit nichtkolloidalem als auch kolloidalem Inhalt (Struma), bei Hämorrhagien, neoplastischen Kolliquationsnekrosen und Abszessen. Eine noduläre, zystische oder diffuse Vergrößerung findet sich bei der (Knoten-) Struma. Verkalkungen können in Form von Signalauslöschungen erkennbar sein, sind jedoch besser mittels CT diagnostizierbar. Dystrophe Verkalkungen bilden sowohl gutartige (11 %) als auch maligne (17 %) Läsionen. Psammomkörper (periphere punktuelle oder lineare Mikroverkalkungen) sind ein häufiger Indikator von papillären Karzinomen.

Die Differentialdiagnose der Läsionen des Viszeralraumes wird in Tabelle 7.**1**, die des Larynx in Tabelle 7.**2**, die der Schilddrüse in Tabelle 7.**3** und die des unteren Spatium caroticum und des hinteren Zervikalraumes in Tabelle 7.**4** diskutiert.

Tabelle 7.1 Erkrankungen des Viszeralraumes

Erkrankung	MRT-Befund	Kommentar
Larynx-Erkrankungen	s. Tabelle 7.**2**	s. Tabelle 7.**2**
Erkrankungen der Schilddrüse	s. Tabelle 7.**3**	s. Tabelle 7.**3**
Ductus-thyreoglossus-Zyste (Abb. 7.2)	Median oder paramedian anterior gelegene zystische Läsion zwischen 2–4 cm ober- (20 %) oder unterhalb (65 %) des Zungenbeines. Letztere nistet sich in den M. infrahyoideus ein, ähnlich einer „Tülle" über dem Zystenrand. Kann sich in die Prä-Epiglottis vorwölben und die Epiglottis nach dorsal verlagern.	Entwickelt sich überall im Verlauf des Ductus thyreoglossus, der den Deszensus des Schilddrüsenparenchyms vom Foramen caecum im Zungengrund bis zur endgültigen Lokalisation im unteren Halsbereich markiert.
Nebenschilddrüsenzyste	Dünnwandige 1–10 cm große Zyste, typischerweise dorsal der Schilddrüse mit Kompression und Verlagerung des ipsilateralen Schilddrüsenlappens.	Wird gewöhnlich in der 4. oder 5. Lebensdekade diagnostiziert. Große Zysten können die angrenzende Trachea und den Ösophagus komprimieren sowie den N. recurrens alterieren mit entsprechender Heiserkeit. Selten funktionelles Parenchym mit Hyperparathyreoidismus.
Nebenschilddrüsenadenom (Abb. 7.3, 7.4)	Glatt begrenzte Struktur größer als 5 mm. Liegt typischerweise vor dem M. longis colli hinter der Schilddrüse, kann auch ektop lokalisiert sein. Homogenes intermediäres Signal (isointens zum Muskel) im T1W und signalreich im T2W (iso- oder hyperintens zum Fett). Hyperintensitäten im T1W nach Einblutungen. Nebenschilddrüsenkarzinome können nicht von Adenomen differenziert werden. Ektope Nebenschilddrüsenadenome ähneln Lymphknoten in Signalcharakteristik und KM-Verhalten.	Die normale Nebenschilddrüse ist im MRT häufig invisibel (5 x 3 x 1 mm). Gewöhnlich bestehen vier Nebenschilddrüsen (Epithelkörperchen) hinter den oberen und unteren Polen der Schilddrüse. Ektope Nebenschilddrüsen können in der Schilddrüse oder auch außerhalb zervikothorakal oder im oberen Mediastinum liegen. Ein primärer Hyperparathyreoidismus wird zu 85 % durch solitäre Adenome, zu 4 % durch multiple Adenome, eine diffuse Hyperplasie in 10 % und zu 1 % durch Nebenschilddrüsenkarzinome ausgelöst.
Hypopharynxkarzinom (Abb. 7.5)	Infiltrative Raumforderung mit mukosaähnlicher Signalintensität, isointens zum Muskel im T1W und hyperintens im T2W. Moderates KM-Enhancement (ähnlich der Mucosa, aber deutlich stärker als die Muskulatur). Größere Tumoren nekrotisieren zentral mit entsprechender Signalmehrung im T2W und fehlendem zentralen KM-Enhancement. Karzinome des Sinus piriformis (60 %) infiltrieren häufig den hinteren Aspekt des Schildknorpels, den krikothyreoidalen Raum und die Halsweichteile. Postkrikoide Karzinome (25 %) infiltrieren frühzeitig den Larynx. Karzinome der Rachenhinterwand (15 %) breiten sich in den Retropharyngealraum und cranial in den Oropharynx aus, häufig sind die retropharyngealen Lymphknoten beteiligt.	90 % sind Plattenepithelkarzinome, treten gewöhnlich bei Männern mit langer Raucheranamnese und nach langjährigem Alkoholabusus auf. Bei Frauen im Zusammenhang mit dem *Plummer-Vinson-Syndrom* (Schleimhautatrophie, Achlorhydrie, sideropenische Anämie). Klinisch unsichere Frühsymptome wie Angina und Unverträglichkeit heißer und kalter Flüssigkeiten. Fortgeschrittenere Stadien verursachen Dysphagien und zeigen eine zervikale Lymphadenopathie (50 % Inzidenz zum Diagnosezeitpunkt). TNM-Klassifikation: T1: Der Tumor beschränkt sich auf ein Subareal*; T2: Der Tumor breitet sich in mehrere Subareale* aus oder in ein angrenzendes Kompartiment ohne Fixation des Hemilarynx; T3: Wie T2, mit Fixation des Hemilarynx; T4: Der Tumor infiltriert Schild- oder Ringknorpel und die Halsweichteile; N1: Einzelner ipsilateraler Lymphknoten < 3 cm; N2: Einzelner ipsilateraler Lymphknoten 3–6 cm oder multiple < 6 cm; N3: Lymphknoten > 6 cm. * Hypopharyngeale Unterareale sind: Sinus piriformis, Area postcricoidea und hintere Pharynxwand.
Ösophaguskarzinom	Unscharf begrenzte infiltrierende Raumforderung in der Ösophaguswand mit fakultativ intraluminaler Komponente. Die Tumorausdehnung innerhalb der infiltrierten Strukturen ist am besten mittels fettgesättigter Sequenzen und KM-Gabe diagnostizierbar.	Diagnose gewöhnlich durch Breischluck, Endoskopie und Biopsie. MRI kann beim Staging hilfreich sein (Tumorausdehnung, Lymphknoten).

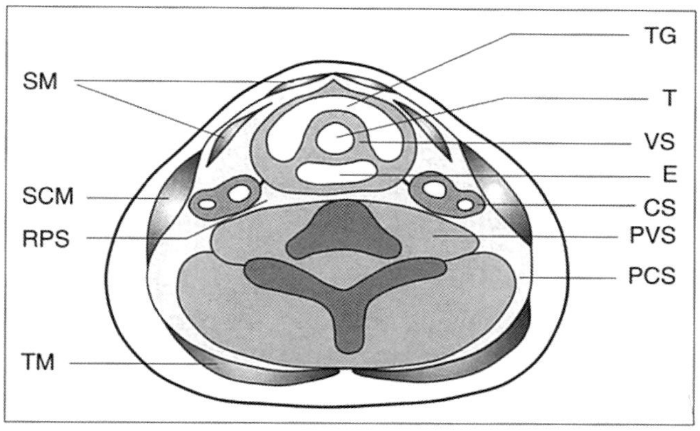

Abb. 7.1 **Anatomie der unteren Halsweichteile, axial** in Höhe des ersten Trachealringes. CS: Spatium caroticum; E: Ösophagus; PCS: hinterer Zervikalraum; PVS: Prävertebralraum; RPS: Retropharyngealreum; SCM: M. Sternocleidomastoideus; SM: Straffende Muskeln (M. sternohyoideus und sternothyreoideus); T:Trachea; TG: Glandula thyreoidea; TM: M. trapezius; VS: Viszeralraum.

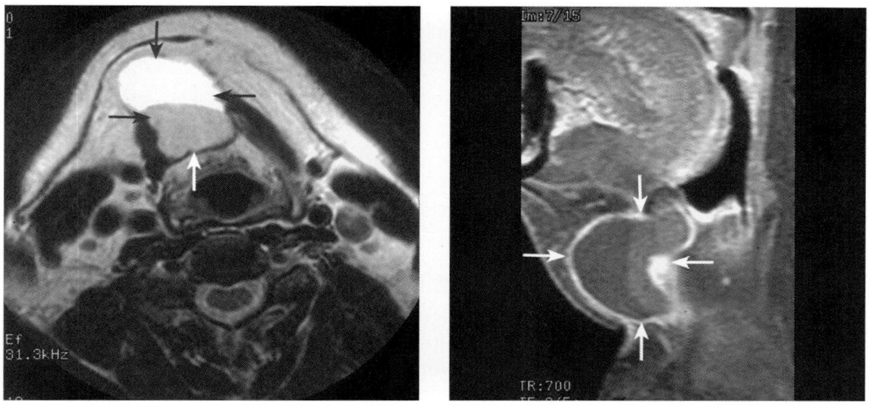

a b

Abb. 7.2 **Infizierte Ductus-thyreoglossus-Zyste.** **a** Axiales T2W, zystische Läsion (Pfeile) mit hyperintenser oberflächlicher Flüssigkeit und Teilen intermediären Signals im Grund der Zyste. **b** Sagittales FS T1W nach KM, KM-Enhancement nur in der Zystenwand.

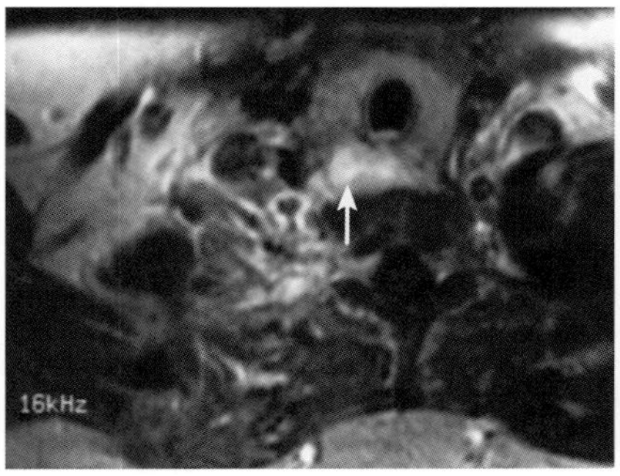

Abb. 7.3 **Nebenschilddrüsenadenom.** FS T1W nach KM, deutlich KM-aufnehmendes Adenom (Pfeil).

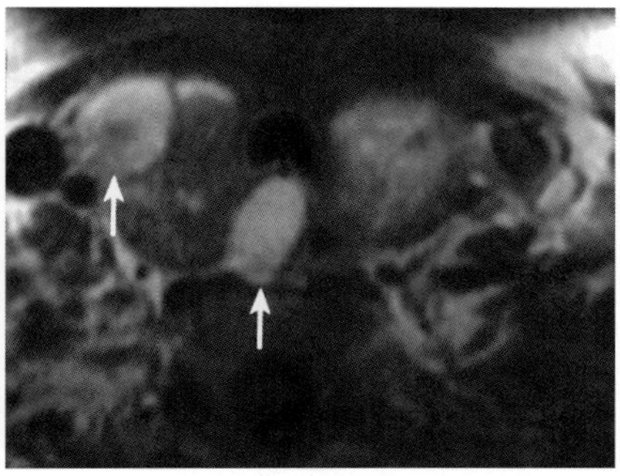

Abb. 7.4 **Multiple Nebenschilddrüsenadenome.** FS T1W nach KM, zwei Adenome (Pfeile) markieren sich nach i. v.-Applikation von Gd-DTPA.

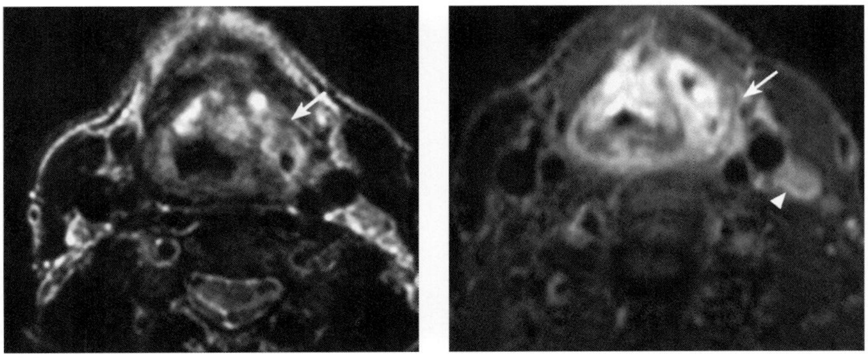

a b

Abb. 7.5 **Karzinom des Sinus piriformis.** **a** T2W, unscharf begrenzte heterogene Läsion (Pfeil) mit Signalmehrung, ausgehend vom linken Sinus piriformis mit Infiltration des Larynx. **b** FS T1W nach KM, inhomogenes Enhancement des Tumors inklusive eines tiefen zervikalen Lymphknoten (Pfeilspitze).

Tabelle 7.1 (Fortsetzung) Erkrankungen des Viszeralraumes

Erkrankung	MRT-Befund	Kommentar
Lymphknotenmetastasen und Lymphome	Gewöhnlich multiple noduläre Läsionen größer 1,5 cm mit geringem bis intermediärem Signal im T1W und intermediärem bis hohem Signal im T2W entlang der Trachea und des Ösophagus. Zentrale Nekrosen häufig bei Plattenepithelkarzinomen des Larynx, Hypopharynx oder des zervikalen Ösophagus, auch bei Schilddrüsenkarzinomen („zystische Metastasen").	Ein exklusiver Befall der juxtaviszeralen Lymphknoten (prälaryngeal, paraösophageal und paratracheal) tritt häufig bei Frühstadien des Schilddrüsenkarzinoms auf. Maligne Lymphome sind stets auch mit Lymphknotenschwellungen in anderen Kompartimenten assoziiert.
Abszess	Unscharf begrenzte Raumforderung mit fehlendem KM-Enhancement im Zentrum und kräftigem Randenhancement. Zentrale Einschmelzungen erscheinen hypointens im T1W und hyperintens im T2W.	Selten, im Viszeralraum eher sekundär nach spitzem Trauma. Ein *Hämatom* zeigt ein variables Signalmuster, in subakuten Stadien signalreich im T1W aufgrund von Methämoglobineinlagerungen.
Zenker'sches Divertikel	Zystische Läsion mit Flüssigkeitsspiegel im hinteren Viszeralraum unterhalb der pharyngoösophagealen Verbindung, an der es entsteht.	Aussackung der Hinterwand des oberen Ösophagus, klinisch manchmal Dysphagie und chronische Aspiration.

Tabelle 7.2 Erkrankungen des Larynx

Erkrankung	MRT-Befund	Kommentar
Schleimhautzyste	Dünnwandige zystische Läsion mit Größe bis zu einigen Zentimetern mit geringer Signalintensität im T1W und hoher Intensität im T2W. Kann an allen submuköse Drüsen enthaltenden Regionen des Larynx entstehen mit Protrusion in die Luftwege. Eine vallekuläre Zyste wölbt sich zwischen Zungengrund und dem freien Vorderrand der Epiglottis.	Muköse (Schleim retinierende) Zysten kommen in allen Altersgruppen vor und liegen bevorzugt im supraglottischen Raum. *Kongenitale Larynxzysten* entstehen aus der aryepiglottischen Falte und wölben sich in das Vestibulum laryngis, den präepiglottischen Raum oder die lateralen Halsweichteile vor.
Laryngozele (Abb. 7.6)	Zystische Raumforderung sekundär nach Obstruktion und Vergrößerung des Ventriculus laryngis; 5–15 mm langer Blindsack, der vom vorderen Teil des Ventrikels bilateral zwischen Epiglottis und Schildknorpel aszendiert. Drei Untertypen werden differenziert: *Interne* Laryngozele: wird vom Weichteilgewebe des Larynx begrenzt, kann einerseits anterosuperior in den präepiglottischen Raum oder andererseits posterosuperior in die aryepiglottische Tasche verlaufen. *Externe* Laryngozele: verläuft lateral durch die Membrana thyreohyoidea und bildet eine anterolaterale Halszyste unter dem Kieferwinkel. *Gemischte* Laryngozele: zystische Komponenten medial und lateral der Membrana thyreohyoidea. Laryngozelen sind in 20 % bilateral.	Der normale Ventriculus laryngis ist im MRT gewöhnlich invisibel. Ein erweiterter Ventrikel kann luftgefüllt (laryngeale Aerozele), flüssigkeitsgefüllt (Laryngozele) oder mit Pus gefüllt (Pyolaryngozele) sein. Laryngozelen entstehen nach funktioneller oder (seltener) mechanischer Obstruktion des Ventrikulus laryngis. Chronische intraglottische Druckerhöhungen (chronischer Husten, Trompetenspieler, Glasbläser), Granulome oder Neoplasien können die Entstehung begünstigen. Über 90 % der Laryngozelen finden sich beim Erwachsenen entweder mit Heiserkeit und Stridor (interne Laryngozele) oder in Form einer Schwellung der vorderen Halsregion, die unter Valsalva-Manöver expandiert. Ein dilatierter Ventrikel (z. B. bei ipsilateraler Stimmbandparalyse) sollte nicht mit einer Laryngozele verwechselt werden.

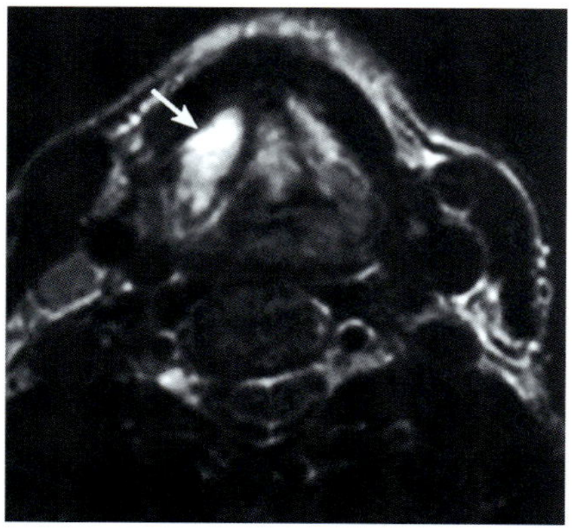

Abb. 7.6 **Laryngozele.** Zystische Läsion (Pfeil) im Larynx, typisch für eine interne Laryngozele (T2W).

Tabelle 7.2 (Fortsetzung) Erkrankungen des Larynx

Erkrankung	MRT-Befund	Kommentar
Subglottische Stenose	Exzentrische oder zirkuläre Einengung der Subglottis.	Kongenital oder erworben (z. B. prolongierte Intubation, Spätfolge einer Ringknorpelfraktur).
Krupp	Ödematöse Schwellung beider Stimmbänder und der subglottischen Mucosa.	Parainfluenza oder Respiratory-Syncytial-Virus-Infektionen bei Kleinkindern, selten beim Erwachsenen.
Epiglottitis	Symmetrische ödematöse Schwellung der Epiglottis und der aryepiglottischen Falten.	Nach Hämophilus-Streptokokkus- oder Pneumokokkus-Infektion. *Angioneurotisches Ödem* identisch im MRT-Bild.
Rheumatoide Erkrankung	Krikoarytenoide Subluxation, Verdickung der Stimmbänder, manchmal polypoide rheumatische Knötchen.	Larynx-Veränderungen finden sich bei bis zu 50 % der Patienten mit fortgeschrittener rheumatoider Arthritis.
Amyloidose	Submuköse Verdickungen oder mehr oder weniger zur Muskulatur isointense Knötchen in allen Sequenzen im Bereich der Epiglottis und der Stimmbänder.	Lokalisierte Form der Amyloidose, welche neben dem Larynx auch Trachea und Bronchialsystem erfassen kann. Weniger häufig ist die laryngeale Amyloidose Teil einer Systemerkrankung.
Granulomatöse Erkrankung	Diffuse oder, weniger häufig, fokale Verdickung der Epiglottis, der aryepiglottischen Falten und der Glottis mit einer den Plattenepithelkarzinomen ähnlichen Signalcharakteristik und KM-Verhalten.	Bei Sarkoidose, Tuberkulose, Pilzinfektionen und Wegener'scher Granulomatose ist die Larynx-Affektion Teil einer multilokulären Erkrankung.
Hämatom	Variable Signalcharakteristik mit fakultativer Raumforderung im prä-epiglottischen Raum, in den aryepiglottischen Taschen, den Stimmbändern und um den Ringknorpel.	Laryngeale Hämatome sind in der Regel Traumafolge, mit oder ohne Knorpelfrakturen. Spontane Hämatome entstehen bei Blutern oder unter Antikoagulantien.
Fibröser oder fibroangiomatöser Polyp	Noduläre Läsion am freien Rand der Stimmbänder, gewöhnlich an deren anteriorer Insertion oder im mittleren Drittel. Häufig bilateral und multipel.	Nicht-neoplastische Stroma-Reaktion bei Patienten mit Stimmbelastung (Sänger, professionelle Redner).
Papillom oder Papillomatose	Solitäre oder multiple kleine Knoten mit Prädominanz im vorderen Larynxdrittel und im Niveau der Stimmbänder. Subglottische Extensionen und Ausbreitung in die Trachea und Bronchien werden beschrieben.	Plattenepithelpapillome nach Papova-Virus-Infektion sind die häufigsten gutartigen Larynxtumoren. In der Regel multipel bei Kindern unter 10 Jahren und solitär beim Erwachsenen.
Chondrome und Low-grade Chondrosarkome	Hyperintense Raumforderung im T2W mit verstreuten punktuellen Signalauslöschungen der intratumoralen Verkalkungen. Die Läsion entsteht im laryngealen Knorpel, meistens von der inneren Oberfläche des posterolateralen Drittels der Ringknorpel. Die betroffenen Knorpelanteile können expandieren.	Chondrome sind häufiger als Chondrosarkome, letztere sind wenig aggressive maligne Tumoren. Im MRT nicht voneinander differenzierbar. *High-grade Chondrosarkome* zerstören den Larynxknorpel ähnlich der Plattenepithelkarzinome.
Hämangiom	Hypointense Läsion im T1W mit signalreichem Charakter im T2W und kräftigem KM-Enhancement. *Kavernöse Hämangiome* treten beim Erwachsenen auf und liegen bevorzugt glottisch (speziell im Bereich der Stimmbänder) und supraglottisch. *Kapilläre Hämangiome* finden sich bei Kindern mit Prädilektion im subglottischen Raum.	Kapilläre Hämangiome können in den ersten Lebensjahren zu Obstruktionen der Atemwege führen, bevor sie sich spontan zurückbilden. Radiographisch sind mitunter kleine Verkalkungen in den kavernösen Hämangiomen erkennbar. *Paragangliome* (sehr selten) können ein Hämangiom der Supraglottis vortäuschen.
Schwannome und Neurofibrome	Einzelne oder multiple (Neurofibromatose) submuköse Tumoren mit homogenem signalarmem Charakter im T1W und hoher Signalintensität im T2W, nicht selten durch Blutungen oder Nekrosen kompliziert.	Andere seltene mesenchymale Tumoren: Lipome (hyperintens im T1W), Leiomyome und Granularzelltumoren (können ein Plattenepithelkarzinom des Stimmbandes vortäuschen).

Tabelle 7.2 (Fortsetzung) Erkrankungen des Larynx

Erkrankung	MRT-Befund	Kommentar
Plattenepithelkarzinom (Abb. 7.7–7.9)	Unscharf begrenzte Raumforderung mit mukosaähnlicher Signalintensität, isointens zum Muskel im T1W und hyperintens im T2W. Moderates KM-Enhancement (ähnlich der Mukosa, aber deutlich stärker als die Muskulatur). Im Vergleich zum Fett und Fettmark in den ossifizierten Larynxknorpeln ist der Tumor hypointens im T1W und isointens im T2W und nach KM-Applikation im T1W, außer bei Nutzung fettsupprimierter Sequenzen. Im Vergleich zum nichtossifizierten Knorpel ist der Tumor isointens im T1W und leicht hyperintens im T2W und im T1W nach KM. *Supraglottische Karzinome* (30 %) entstehen aus der Epiglottis (zirkuläres Wachstum mit früher Aussaat in den prä-epiglottischen Raum), der aryepiglottischen Falte (exophytisches Wachstum mit Ausläufern in die Epiglottis und den paraglottischen Raum) oder aus den Ligamenta vestibularia und dem Ventriculus laryngicus (mit Ausbreitung in den periglottischen Raum oder nach inferior in die Glottis und Subglottis). Frühes Auftreten von Lymphknotenmetastasen tief cervikal. *Glottiskarzinome* (60 %) entstehen an den Stimmbändern und breiten sich nach anterior in die vordere Kommissur aus, die normalerweise nicht dicker als 1 mm ist, nach caudal in die Subglottis und nach cranial in den periglottischen Raum. Lymphknotenmetastasen erscheinen spät. *Subglottische Karzinome* (5 %) werden durch das Auftreten von Weichteilgewebe innerhalb des Ringknorpels diagnostiziert, da normalerweise kein Gewebe zwischen Knorpel und Mucosa vorhanden ist.	98 % der malignen Larynxtumoren sind Plattenepithelkarzinome, gefolgt von Chondrosarkomen (2 %). Eine lange Raucheranamnese ist nicht ungewöhnlich. Sowohl supraglottische als auch subglottische Karzinome zeigen spät klinische Symptome und werden daher häufig erst in fortgeschrittenen Stadien diagnostiziert. Glottiskarzinome werden früh durch Heiserkeit klinisch manifest. TNM-Klassifikation: *Supraglottis* T1: Der Tumor beschränkt sich auf ein Subareal*; T2: Der Tumor breitet sich in mehrere Subareale* aus oder in ein angrenzendes Kompartiment mit normaler Stimmbandmobilität; T3: Der Tumor ist auf den Larynx limitiert mit Fixation der Stimmbänder und/oder Extension in den postkrikoidalen Raum, die mediale Wand des Sinus piriformis oder den prä-epiglottischen Raum; T4: Der Tumor überschreitet den Larynx und expandiert in den Oropharynx oder destruiert den Schildknorpel. * Unterareale sind: Epiglottis, aryepiglottische Falte, Ligamenta vestibularia einschließlich der laryngealen Ventrikel. *Glottis* T1: Der Tumor ist auf ein oder beide Stimmbänder limitiert, einschließlich der anterioren und posterioren Kommissur mit normaler Mobilität; T2: Der Tumor breitet sich in die Supraglottis und/oder Subglottis aus, mit Einschränkung der Stimmbandmotilität; T3: Der Tumor ist auf den Larynx beschränkt, mit Fixation der Stimmbänder; T4: Der Tumor infiltriert Schild- und Ringknorpel und /oder die Halsweichteile. *Lymphknoten* N1: Einzelner ipsilateraler Lymphknoten < 3 cm; N2: Einzelner ipsilateraler Lymphknoten 3–6 cm oder multiple < 6 cm; N3: Lymphknoten > 6 cm.
Metastasen und Lymphome	Metastatische und lymphomatöse Erkrankungen des Larynx entstehen durch direkte Extension aus der Nachbarschaft. Primäre maligne Lymphome und hämatogene Metastasen sind extrem selten.	Hämatogene Metastasen können von Melanomen, Renalzellkarzinomen, Mamma- und Bronchialkarzinomen stammen. Leukämische Infiltrationen sind ebenfalls selten.

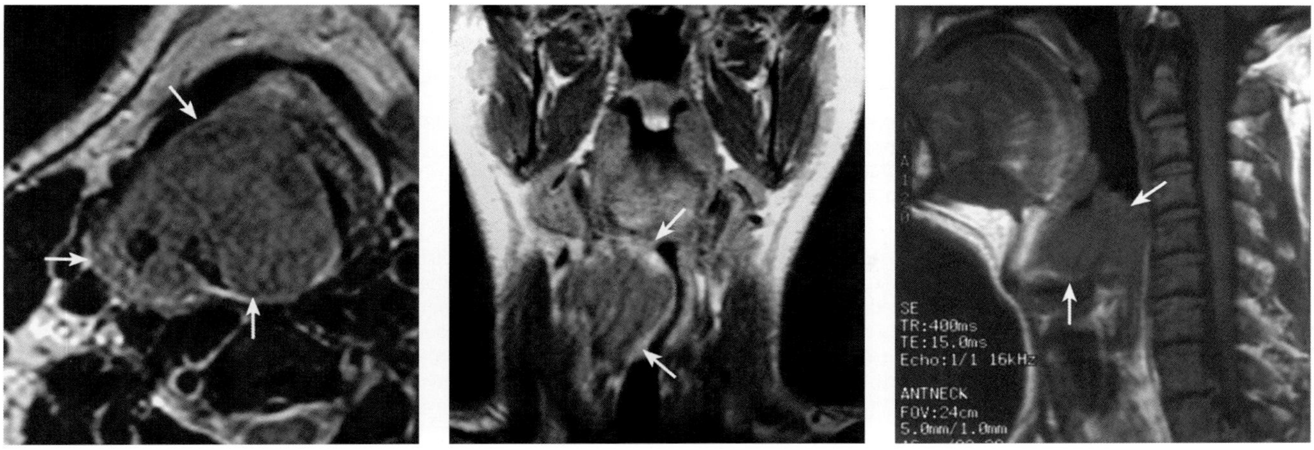

a b c

Abb. 7.7 **Supraglottisches Karzinom.** Große Raumforderung (Pfeil) vom supraglottischen Raum bis zum rechten Oropharynx (T1W axial, coronal, sagittal).

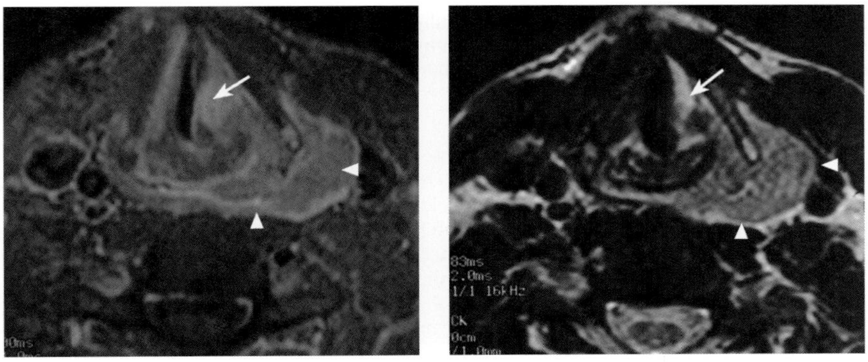

a b

Abb. 7.8 **Glottiskarzinom.** Hyperintense Läsion (Pfeil) des Stimmbandes mit Ausdehnung in den linken Sinus piriformis (Pfeilspitzen), FS T1W nach KM (**a**), T2W (**b**).

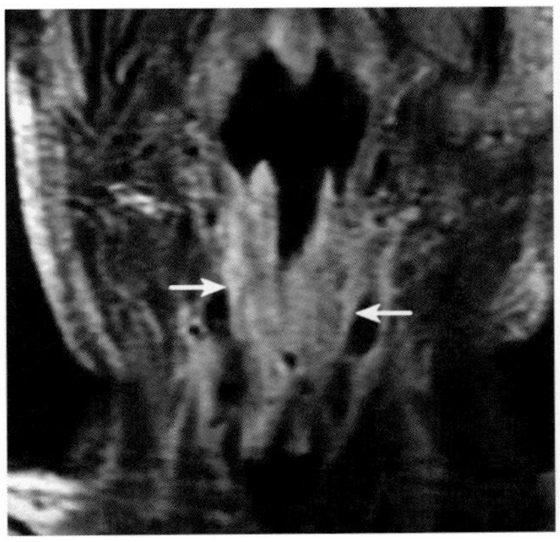

Abb. 7.9 **Larynxkarzinom.** FS T1W nach KM coronal, KM-aufnehmender Tumor mit Ausdehnung vom supraglottischen bis zum subglottischen Raum (Pfeile).

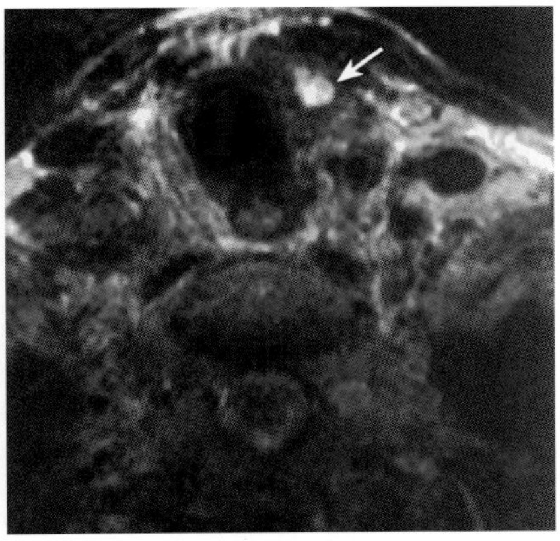

Abb. 7.10 **Schilddrüsenzyste.** Axiales T2W, hyperintenser Fokus (Pfeil) im vergrößerten linken Schilddrüsenlappen.

Tabelle 7.3 Erkrankungen der Schilddrüse

Erkrankung	MRT-Befund	Kommentar
Pyramidenlappen	Mediane oder selten paramediane anterosuperiore Extension von normalem Schilddrüsengewebe mit intermediärer Signalintensität im T1W und T2W, entlang der distalen Reste des Ductus thyreoglossus.	Normvariante bei 40–60 % der Bevölkerung.
Schilddrüsenzyste (Abb. 7.10)	*Nichtkolloide Zysten* sind hypointens im T1W und hyperintens im T2W. *Kolloidzysten* sind homogen hyperintens sowohl im T1W als auch T2W. *Hämorrhagische Zysten* sind relativ hyperintens sowohl im T1W als auch T2W, manchmal hypointenser Rand im T2W (hämosiderinbeladene Makrophagen). *Zystisch degenerierte Adenome oder Karzinome* können sowohl hyper- als auch hypointens (hyaline Degeneration) im T2W erscheinen.	Die meisten Schilddrüsenzysten sind degenerierte Adenome. Proteinreiche Kolloid-Akkumulationen entstehen in einem Makrofollikel (primäre Kolloidzyste) oder durch kolloidzystische Degeneration einer soliden Läsion. Eine *zervikale Thymuszyste* in der Kontinuität des unteren Schilddrüsenpols kann eine Schilddrüsenzyste vortäuschen.
Schilddrüsengranulome	Einzelne oder multiple, glatt begrenzte Knötchen, signalarm im T1W und signalreich im T2W, können verkalken.	Selten.
Suppurative Thyreoiditis	Fokale oder diffuse Schwellung der entzündeten Schilddrüse mit vermindertem Signal im T1W und Signalanhebung im T2W, Abszedierungen sind häufig, gelegentlich mit Kapselruptur und Einschmelzung des Nachbargewebes.	Am häufigsten sind Streptokokken- und Pneumokokken-Infektionen, klinisch akuter Schmerz und Schwellung der Schilddrüsenregion, Fieber und Dysphagie.
Thyreoiditis DeQuervain	Diffuse heterogene Vergrößerung der Schilddrüse mit Signalminderung im T1W und T2W.	Subakute, wahrscheinlich virale Thyreoiditis, klinisch Schmerzen, Fieber und Erschöpfung nach einer Infektion der oberen Luftwege. Initial in 50 % toxische Hyperthyreose, gefolgt von einer Euthyreose nach 1–2 Monaten, 4–6 Monate später Hypothyreose und Rückkehr zur Euthyreose nach 6 Monaten. Prädilektion bei Frauen mittleren Alters.
Riedel'sche Thyreoiditis	Uni- oder bilaterale, häufig asymmetrische und unregelmäßige Vergrößerung der Schilddrüse mit Obliteration der angrenzenden Weichteile ähnlich einer Raumforderung. Charakteristisch ist eine abnehmende Signalintensität im T1W und T2W aufgrund einer extensiven Fibrose.	Patienten zeigen eine kropfähnliche Masse mit Kompression der Trachea, Heiserkeit und Schluckstörungen. Prädilektion bei Frauen. Assoziierte Hypothyreose, retroperitoneale oder mediastinale Fibrosen, sklerosierende Cholangitiden und ein orbitaler Pseudotumor.
Hashimoto-Thyreoiditis (Abb. 7.11)	Symmetrisch und diffus vergrößerte Schilddrüse mit heterogener, manchmal nodulär wirkender Signalminderung im T2W und signalarmen fibrösen Bändern. Selten kann die Signalintensität im T2W auch angehoben sein.	Häufigste chronische Thyreoiditis, Autoimmunerkrankung mit Auftreten in jedem Alter, Altersgipfel bei 40 bis 60 Lebensjahren, weibliche Prädilektion. In 50 % Entwicklung einer Hyperthyreose, prädisponierend für ein Non-Hodgkin-Lymphom.
Grave's Syndrom (M. Basedow)	Diffus vergrößerte Schilddrüse mit heterogen erhöhtem Signal im T1W und T2W, gewöhnlich keine fokale Läsion (diffuse toxische Struma).	Häufigste Ursache der Hyperthyreose, befällt Frauen 10mal häufiger als Männer. Autoimmunerkrankung mit Thyreoidea-stimulierenden Antikörpern (TAK, TRAK), die eine Hyperplasie der Drüse bewirken.
Knotenstruma	Noduläre Vergrößerung der Schilddrüse mit sehr inhomogenem Signal, hauptsächlich signalarm im T1W und signalreich im T2W. Blande Zysten erscheinen hypointens im T1W und hyperintens im T2W, hämorrhagische Adenome, hämorrhagische und Kolloidzysten hyperintens im T1W, fokale Verkalkungen und Fibrosen verursachen Signalminderungen im T2W. Die Wucherung kann sich in das obere Mediastinum anterior ausbreiten, liegt dann gewöhnlich vor den großen Gefäßen. Die retrosternale Strume ist in der Regel mit der zervikalen verbunden, kann in Einzelfällen auch isoliert aus ektopem Schilddrüsengewebe entstehen.	Multinoduläre (adenomatöse) Strumen können fakultativ funktionelle Bedeutung haben. Jodmangelstrumen entstehen in Endemie-Gebieten. Bei der *toxischen Knotenstruma (Plummer-S.)* wird die Hyperthyreose durch autonome Adenome ausgelöst. Die Erkrankung ist bei Frauen 3mal häufiger als bei Männern und tritt gewöhnlich in der 4. und 5. Lebensdekade auf.

Tabelle 7.3 (Fortsetzung) Erkrankungen der Schilddrüse

Erkrankung	MRT-Befund	Kommentar
Schilddrüsenadenom	Glatt begrenzte, homogene oder inhomogene 1–4 cm große Läsion, gewöhnlich hypo- bis isointens zum normalen Schilddrüsengewebe im T1W und hyperintens im T2W, Kolliquationen der Läsion können das T1-Signal abschwächen und das T2-Signal verstärken. Einblutungen und kolloide Degenerationen führen zu einer Signalanhebung im T1W, Verkalkungen und Fibrosierungen zu einer Signalabschwächung im T2W. Adenome können nicht sicher von Karzinomen differenziert werden. Multiple Adenome führen zu einer asymmetrischen Vergrößerung der Drüse und werden auch als adenomatöse Hyperplasie bezeichnet.	Funktionslose Schilddrüsenadenome stellen die Mehrzahl der „kalten Knoten" in der Szintigraphie dar. Die meisten „kalten Knoten" bezeichnen degenerierte Adenome, noduläre Einblutungen, Zysten, entzündliche Veränderungen oder Amyloidablagerungen. Funktionelle Adenome sind szintigraphisch so genannte „heiße Knoten" und zu 90 % gutartig. Als toxische Adenome werden autonom funktionierende Adenome bezeichnet, die gewöhnlich größer als 3 cm sind und klinisch eine Hyperthyreose produzieren.
Schilddrüsenkarzinom (Abb. 7.13)	Unilaterale thyreoidale Raumforderung mit infiltrierenden unscharfen Grenzen, kann die angrenzenden Weichteile einbeziehen oder auch isoliert im Schilddrüsenparenchym liegen und so eine benigne Läsion vortäuschen. Im T1W intermediäres Signal identisch zum übrigen Parenchym, im T2W erscheint der Tumor heterogen und hyperintens. Zystische Komponenten finden sich in 38 % der Tumoren, Verkalkungen inklusive Psammomkörper (punktuell oder linear in der Tumorperipherie) finden sich bei einem Drittel der Fälle, sind allerdings als Signalauslöschungen schwer zu differenzieren. Frühe lymphatische Streuung in die prätrachealen Lymphknoten, die häufig zystisch degenerieren. Hämatogene Streuung in die Lungen und Knochen.	Tritt gewöhnlich in der 5. bis 7. Lebensdekade auf mit weiblicher Prädilektion. Fünf Typen: Papilläre (60 %), follikuläre (25 %), anaplastische (10 %), medulläre (4 %) und Hürtle-Zell-Karzinome (1 %). Das medulläre Karzinom tritt in der Adoleszenz in Assoziation mit multiplen endokrinen Neoplasien auf (MEN-Syndrom). MEN 1: Hypophysen und Nebenschilddrüsenadenom, Inselzelltumor des Pankreas. MEN 2: Nebenschilddrüsenadenom, medulläres Schilddrüsenkarzinom, Phäochromozytom. MEN 3: Medulläres Schilddrüsenkarzinom, Phäochromozytom, Ganglioneuromatose.
Schilddrüsenlymphom	Solitäre (80 %) oder multiple (20 %) Knötchen, homogen signalarm bis intermediär im T1W und signalreich im T2W.	Non-Hodgkin-Lymphome auf der Basis einer Hashimoto-Thyreoiditis stellen die wichtigste Gruppe der Schilddrüsenlymphome dar. Beide Erkrankungen sind aufgrund ihrer ähnlichen Signalcharakteristik allein im MRT-Bild schwer zu unterscheiden.
Schilddrüsen-metastasen	Gewöhnlich multiple noduläre Läsionen mit signalarmem Charakter im T1W und signalreich im T2W. Häufigste Primärtumoren liegen in der Lunge und den Nieren.	Schilddrüsenmetastasen sind in der Regel klinisch okkult. Im Autopsiegut haben 2–4 % der Krebspatienten Schilddrüsenmetastasen.

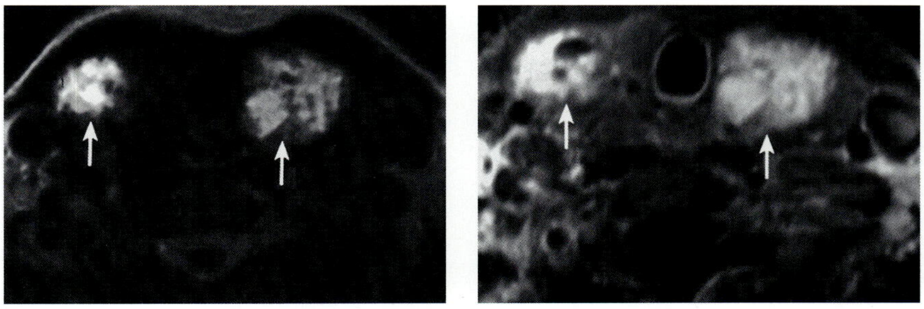

a b

Abb. 7.**11** **Hashimoto-Thyreoiditis.**
a T2W, diffuse Vergrößerung der Schilddrüse mit bilateralen Arealen einer inhomogen erhöhten Signalintensität (Pfeile).
b FS T1W nach KM, deutliches Enhancement (Pfeile) der im nativen T2W signalintensen Schilddrüsenanteile.

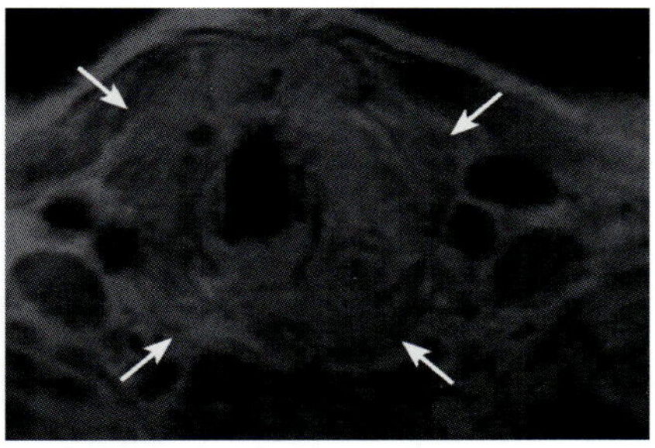

Abb. 7.**12** **Grave's Syndrom (M. Basedow).** Diffus vergrößerte Schilddrüse (Pfeile) mit heterogenem, gering vermehrtem Signal im PDW.

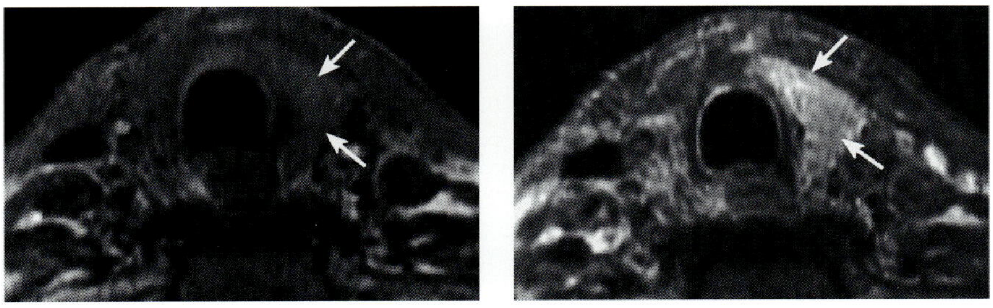

a b

Abb. 7.**13** **Medulläres Schilddrüsenkarzinom.** Der linke Schilddrüsenlappen zeigt eine isointense Läsion zum normalen Schilddrüsengewebe im T1W (**a**) und hyperintens im T2W (**b**).

Tabelle 7.4 Erkrankungen des unteren Spatium caroticum und des posterioren Zervikalraumes

Erkrankung	MRT-Befund	Kommentar
Atypische branchiogene Zyste der 2. Kiemenganges	Unilokuläre Zyste, die sich von ihrer normalen Lokalisation im Kieferwinkel entlang der Vorderwand der A. carotis communis ausbreitet oder nach dorsal in den posterioren Zervikalraum protrahiert.	Branchiogene Zysten der 2. Kiemenfurche stellen 95 % aller branchiogenen Anomalien dar. Sie werden in der frühen Kindheit diagnostiziert und sind klinisch bei Jugendlichen durch aufsteigende Infektionen oder Traumen relevant.
Branchiogene Zyste des 3. Kiemenganges	Unilokuläre Zyste im Zentrum des posterioren Zervikalraumes.	Klinisch schmerzlose verschiebliche Masse im hinteren Halsdreieck.
Zystisches Lymphangiom (Hygrom) (Abb. 7.14)	Polyzyklische Zyste im posterioren Zervikalraum.	Der hintere Zervikalraum und das Mediastinum stellen die primären Lokalisationen bei Neugeborenen dar.
Kapilläres Hämangiom	Unscharf begrenzte heterogene Läsion im Submandibular- oder Sublingualraum, signalarm im T1W und signalreich im T2W, kräftiges KM-Enhancement.	Befund bei Neugeborenen, vergrößert sich in den ersten 10 Lebensmonaten und bildet sich dann spontan zurück. *Kavernöse Hämangiome* (Abb 7.**15**) treten in dieser Lokalisation bei Adoleszenten und Erwachsenen auf.
Ganglion- (Glomus) caroticum-Tumor (Paragangliom) (Abb. 7.16, 7.17)	Heterogene ovoide Raumforderung in der Karotisbifurkation mit Aufspreizen der A. carotis interna und externa. Signalarm bis intermediär im T1W und relativ signalreich im T2W. Charakteristische gewundene Fluß-Auslöschungen und ein „Salz-und-Pfeffer"-Bild repräsentieren die Hypervaskularisation. Intensives KM-Enhancement.	Klinisch langsam wachsende schmerzlose Halsschwellung unter dem Kieferwinkel. Die Läsion pulsiert, ist nach lateral verschieblich und vertikal fixiert. Bilateral in 5 %, maligne Entartung in 6 % der Fälle.
Schwannom (Neurinom) (Abb. 7.18)	Glatt begrenzte, manchmal exzentrische Raumforderung, ausgehend vom Truncus eines Nerven mit homogen signalarmem Charakter im T1W und signalreich im T2W. Moderates homogenes KM-Enhancement. Größere Läsionen werden durch zystische Degenerationen heterogen.	Tritt sowohl im Spatium caroticum als auch im posterioren Zervikalraum in Form einer langsam wachsenden Raumforderung auf. Fakultativ Symptome des involvierten Nerven. Multipel bei Neurofibromatose.

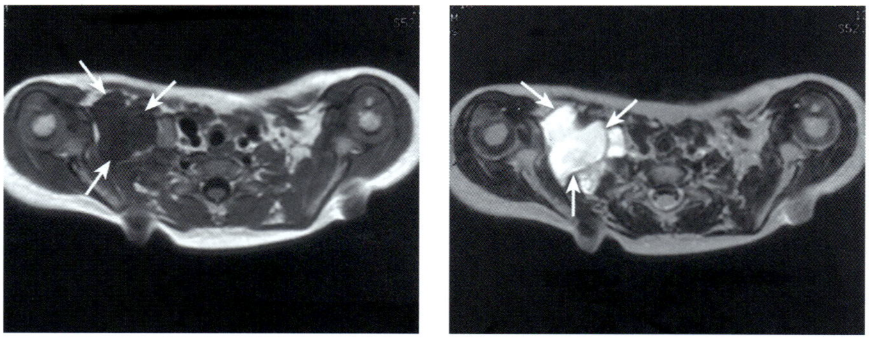

a b

Abb. 7.**14** **Zystisches Lymphangiom (Hygrom).** **a** Polyzyklische zystische Läsion mit signalarmem Charakter im T1W (**a**) und signalreichem im T2W (**b**) (Pfeile).

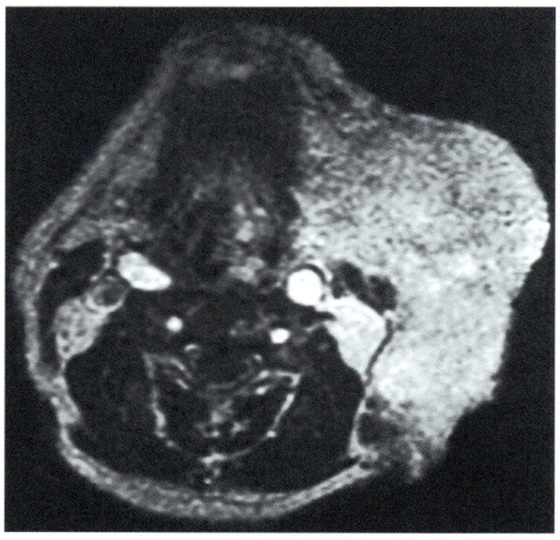

Abb. 7.**15** **Kavernöses Hämangiom.** Axiales FS T1W nach KM, deutliches Enhancement einer ausgedehnten Tumormasse vom Gesicht bis in den Halsbereich.

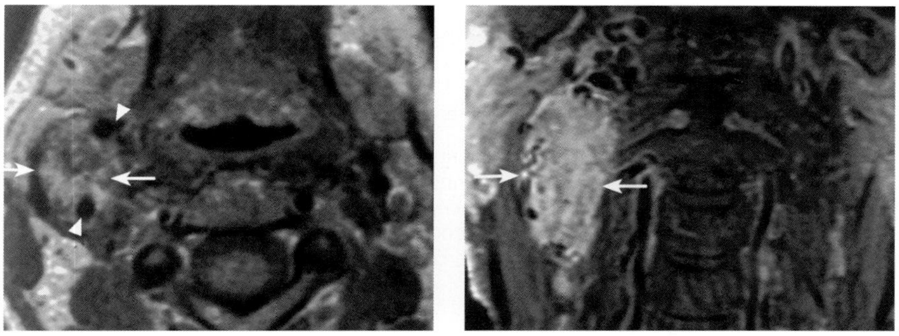

a b

Abb. 7.**16** **Glomus-caroticum-Tumor.** Axiales T1W, heterogene ovoide signalarme Raumforderung (Pfeile) in der Karotisbifurkation mit Aufspreizung der A. carotis interna und externa.

b FS T1W nach KM coronal, nach i. v.-Applikation von Gd-DTPA intensives Enhancement der Läsion.

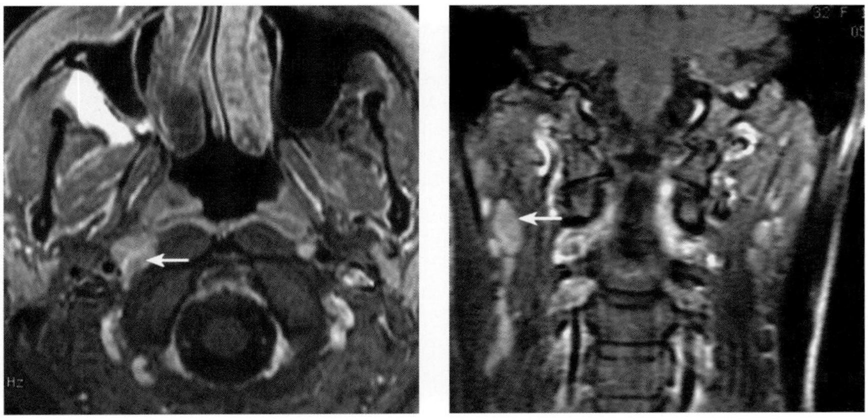

a b

Abb. 7.**17** **Glomus-caroticum-Tumor.** Axiales und coronales FS T1W nach KM, kleine Läsion mit intensivem KM-Enhancement (Pfeil).

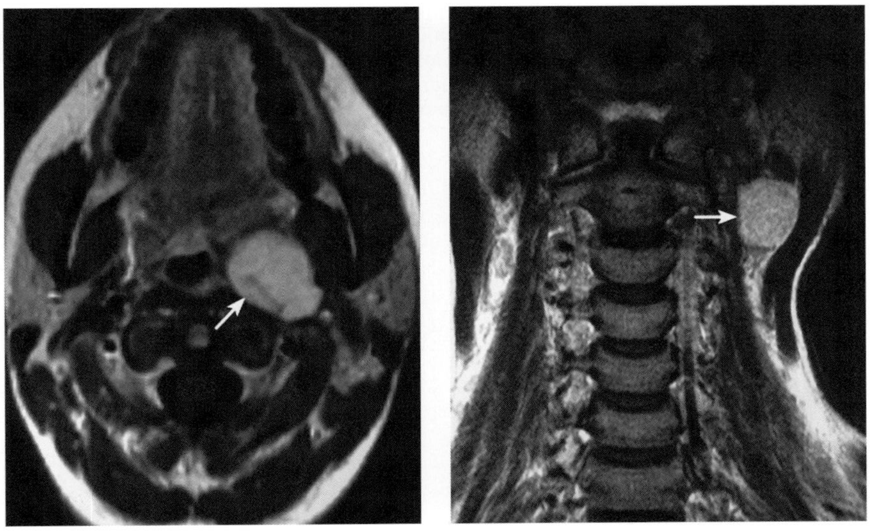

a b

Abb. 7.**18** **Schwannom.** Axiales und coronales T1W nach KM, deutliches Enhancement eines Tumors nach i. v.-Applikation von Gd-DTPA.

Tabelle 7.4 (Fortsetzung) Erkrankungen des unteren Spatium caroticum und des posterioren Zervikalraumes

Erkrankung	MRT-Befund	Kommentar
Neurofibrom (Abb. 7.19, 7.20)	Glatt begrenzte fusiforme Raumforderung, deren Signalcharakteristik und Signalverhalten dem der Schwannome ähnelt. Signalanhebungen im T1W und -Abschwächungen im T2W bei fettiger Degeneration, zentrale Fibrosen produzieren ein sog. „Target-Phänomen" mit zentral hypointensem Fokus im T2W.	Erscheinungsbild und Symptomatik gleicht den Schwannomen. Nur 10 % der Patienten mit Neurofibromen leiden unter einer Neurofibromatose. Solitäre Neurofibrome entstehen vorzugsweise in der 3. Lebensdekade.
Lipom	Die häufigste Lokalisation von Lipomen an Kopf und Hals ist der hintere Zervikalraum. Signalcharakteristik identisch zum subkutanen Fettgewebe in allen Sequenzen, kein signifikantes KM-Enhancement.	*Liposarkome* zeigen Inhomogenitäten und strähnige Zeichnungen der Fetteinschlüsse, manchmal auch ein leichtes KM-Enhancement, sind in dieser Lokalisation jedoch selten.
Lymphom (Abb. 7.21)	Eine uni- oder bilaterale Vergrößerung der mittleren oder unteren tiefen zervikalen Lymphknoten ist die häufigste Manifestation maligner Lymphome. Die obere Gruppe cranial des jugulodigastrischen Knotens kann isoliert, häufiger aber kombiniert involviert sein. Eine Vergrößerung der oberen tiefen und/oder oberflächlichen cervikalen Lymphknoten ist eher ein Hinweis auf das Vorliegen eines Lymphoms als von Lymphknotenmetastasen. Beim *Non-Hodgkin-Lymphom* haben die Lymphknoten ein relativ homogenes intermediäres Signal im T1W, ähnlich der Muskulatur, und sind homogen signalreich, ähnlich Fettgewebe im T2W. Im *Hodgkin-Lymphom* ist die intermediäre Signalintensität im T1W häufig kombiniert mit einem gemischten signalarmen bis signalreichen Bild im T2W. *Positive Therapieeffekte* äußern sich in einer Volumenabnahme der Lymphknoten sowie einem heterogenen Signalabfall im T1W und Signalanstieg im T2W aufgrund von Entzündungen und Nekrosen. Nach erfolgreicher Behandlung erkennt man mitunter *Lymphknotenfibrosen* mit entsprechend geringem Signal im T1W und T2W.	Sowohl Hodgkin- (25 %) als auch Non-Hodgkin-Lymphome können im Kopf-Hals-Bereich manifest werden. Klinisch zeigen die Patienten schmerzlose noduläre Schwellungen am Hals. Eine Umgebungsinfiltration ist ungewöhnlich und allenfalls bei Hodgkin-Lymphomen gegeben. Neben den tiefen Lymphknotengruppen im Spatium caroticum sind auch andere oberflächliche und tiefe Gruppen von Lymphknoten beteiligt einschließlich der spinalen akzessorischen Kette im hinteren Zervikalraum. Zu den Non-Hodgkin-Lymphomen, die vor Therapie zentrale Nekrosen zeigen können, werden auch die undifferenzierten Lymphknoten im Rahmen einer HIV-Infektion und das Burkitt-Lymphom gezählt.
Metastasen (Abb. 7.22)	Vergrößerungen der tiefen cervikalen Lymphknoten über 1 cm, abgesehen vom bis zu 1,2 mm messenden jugulodigastrischen Knoten, sind verdächtig auf eine entzündliche oder metastatische Beteiligung. Generell sind Lymphknoten über 1,5 cm primär als maligne anzusehen, ebenso sind zentrale Nekrosen oder zystische Areale in der Regel immer suspekt, z. B. auf Metastasen eines Plattenepithelkarzinoms. Metastasen können die Lymphknotengrenzen überschreiten und zeigen dann eine unscharfe Begrenzung. Im Gegensatz dazu ist eine fettige Degeneration, die in der Regel im Hilus des Lymphknotens beginnt, Zeichen einer Fibrolipomatose, die nach chronischen Entzündungen oder Bestrahlung eintritt oder als Altersinvolution interpretiert wird.	Metastasen eines Plattenepithelkarzinoms in den mittleren und unteren tiefen Halslymphknoten sind stets suspekt auf einen Primärtumor im Nasopharynx, der Tonsilla palatina, im Zungengrund oder Sinus piriformis. Bei alleinigem Befall der tiefen Gruppe ist der Primärtumor eher in der Schilddrüse, im Thorax oder Abdomen zu suchen. Metastasen in den spinalen akzessorischen Lymphknoten (posterior cervikal) im hinteren Zervikalraum dorsal der tiefen Halslymphknoten des Spatium caroticum stammen häufig von nasopharyngealen Malignomen.

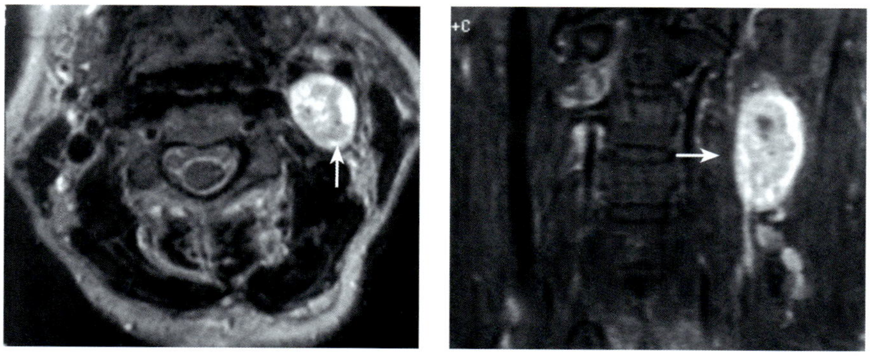

a b

Abb. 7.19 **Neurofibrom.** Axiale und coronale FS T1W nach KM, Nach i. v.-Applikation von Gd-DTPA zeigt sich ein inhomogen KM-aufnehmender Tumor (Pfeil).

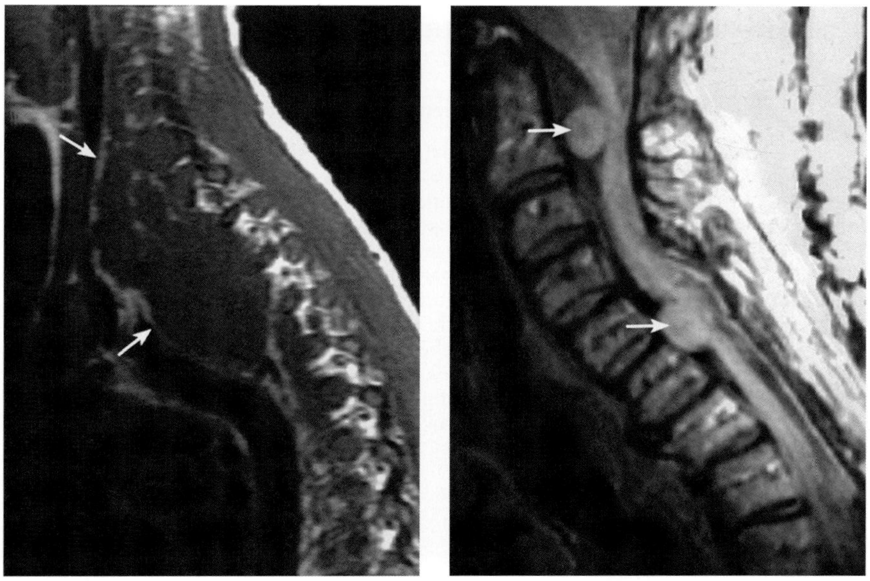

a b

Abb. 7.20 **Neurofibromatose.** **a** Sagittales T1W, große paravertebrale signalarme Raumforderung (Pfeil). **b** Sagittales T2W, zwei Neurofibrome (Pfeile) im Spinalkanal.

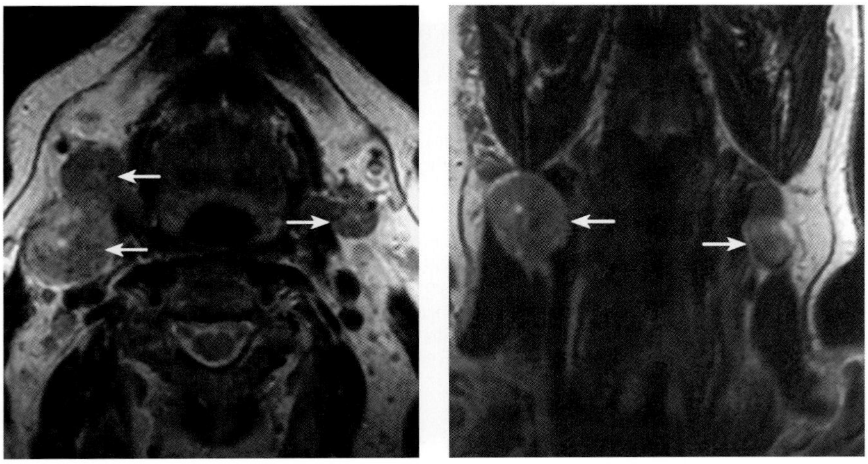

a b

Abb. 7.21 **Non-Hodgkin-Lymphom.** Deutlich vergrößerter glatt begrenzter homogener Lymphknoten (Pfeil) mit intermediärem Signal im axialen T1W (**a**) und ohne signifikantes KM-Enhancement im FS T1W nach KM (**b**).

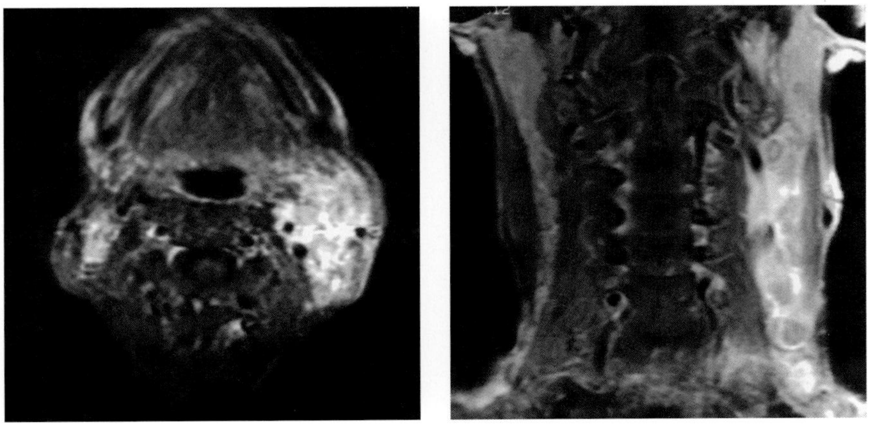

a b

Abb. 7.22 **Metastase eines Plattenepithelkarzinoms.** Nach i. v. Injektion von Gd-DTPA zeigen sich bilaterale große konfluierende Lymphknoten-Metastasen tief zervikal mit Akzentuierung der linken Seite (axiales und koronales FS T1W nach KM).

Tabelle 7.4 (Fortsetzung) Erkrankungen des unteren Spatium caroticum und des posterioren Zervikalraumes

Erkrankung	MRT-Befund	Kommentar
Entzündliche oder infektiöse Lymphadenopathie (Abb. 7.23)	Eine *reaktive Hyperplasie* der cervikalen Lymphknoten ist definitionsgemäß eine Vergrößerung auf max. 1,5 cm im Durchmesser unter Erhalt des ovalären Charakters und der intermediären Signalintensität. Bei einer *suppurativen Lymphadenopathie* kommt es zu einem Signalabfall im T1W und Signalanstieg im T2W im Vergleich zum normalen Signalverhalten der Lymphknoten. Intranodale Abszesse imponieren als zystische Läsionen im Zentrum mit entsprechender Hyperintensität im T2W. Bei einer *tuberkulösen Lymphadenopathie* zeigt sich ein inhomogenes Muster mit Signalminderung im T1W und T2W, im Falle einer Abszedierung entsprechendes Flüssigkeitssignal zentral, signalarm im T1W und signlareich im T2W und mit KM-aufnehmender Randzone. Mehrere Lymphknoten können zu einer einzigen nekrotischen Masse verschmelzen (sog. „kalter Abszeß"). Verkalkte Lymphknoten sind in allen Sequenzen signalarm.	Die reaktive Hyperplasie ist eine unspezifische Reaktion von Lymphknoten auf Entzündungen oder Infektionen in ihrem Einstromgebiet. Da Lymphknoten sowohl bei einer suppurativen Lymphadenopathie als auch bei metastastischem Befall vergrößert und zentral nekrotisch sind, ist die Differenzierung ohne das klinische Bild nicht immer möglich. Atypische mykobakterielle Infektionen (z. B. AIDS) und eine Reihe granulomatöser Infektionen verursachen ähnliche Lymphknotenveränderungen wie die Tuberkulose.
Abszess (Abb. 7.24)	Abszesse des Spatium caroticum sind aufgrund der festen Ummantelung durch die Karotisscheide relativ klein. Es findet sich der typische zentrale Pus mit peripherem Randenhancement.	Abszesse des Spatium caroticum stellen einen chirurgischen Notfall dar. Sie entstehen durch die extrakapsuläre Ausbreitung einer suppurativen Lymphadenitis, nach spitzem Trauma, gefäßchirurgischen Eingiffen oder intravenöser Drogen-Injektion.
Trauma (Abb. 7.25)	Frisches Blut hat die Signalcharakteristik seröser Flüssigkeit. Durch die progressive Desoxyhämoglobinkonzentration kommt es zu einem langsamen Signalabfall im T2W. Mit Beginn von intrazellulären Methämoglobineinlagerungen steigt das T1-Signal sukzessive von der Peripherie zum Zentrum an. Extrazelluläres Methämoglobin nach Erythrozytolyse ist durch einen Signalabfall partiell im T1W, vor allem jedoch im T2W charakterisiert. Eine stumpfe *Verletzung der A. carotis* resultiert in einem subintimalen Hämatom. Es findet sich ein partieller Wandeinriss mit Dissektion, im weiteren Verlauf bilden sich Aneurysmen und Thrombosen bis hin zum kompletten Gefäßverschluss. Eine *traumatische Schädigung des Plexus brachialis* kann im Zusammenhang mit einer Halswirbelfraktur auftreten. Häufig ist als einziges morphologisches Korrelat nur ein Hämatom erkennbar. Beim akuten Ausriss einer Nervenwurzel finden sich Flüssigkeitsareale im angrenzenden Bindegewebe.	Differentialdiagnostisch sind arteriosklerotische Veränderungen der A. carotis von traumatischen Läsionen abzugrenzen, wie z. B. thrombotische Plaques, lokale Stenosen oder Ektasien oder ein asymmetrisch erweiterter Bulbus caroticus. Der Plexus brachialis stellt ein Nervengeflecht der Spinalwurzeln dar (C5 – Th1-Wurzeln), das den perivertebralen und hinteren Zervikalraum zur Spitze der Axilla durchzieht. Veränderungen des Plexus werden im Kapitel 13 diskutiert.
Jugularvenenthrombose (Abb. 7.26, 7.27)	Erweiterung der V. jugularis mit zentralem Thrombus, der aufgrund seiner Methämoglobin-Konzentration signalreich im T1W und T2W erscheint. Ödematös-entzündliche Veränderungen im angrenzenden Bindegewebe. Nach i. v.-Applikation von Gd-DTPA können die Vasa vasorum ein intensives Enhancement zeigen.	Klinisch weiche Halsschwellung ähnlich eines Abszesses. Anamnestisch häufig Zustand nach Katheterisierung oder intravenöser Drogen-Injektion.

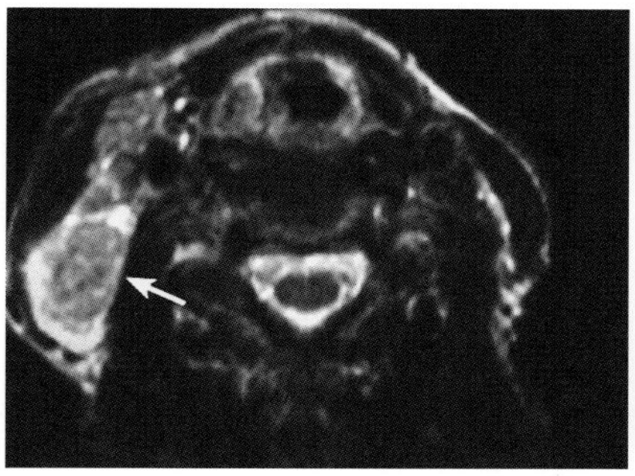

Abb. 7.**23** **Tuberkulöse Adenopathie.** Vergrößerter tief cervikaler Lymphknoten (Pfeil) mit zentraler Nekrose, axiales FS T1W nach KM.

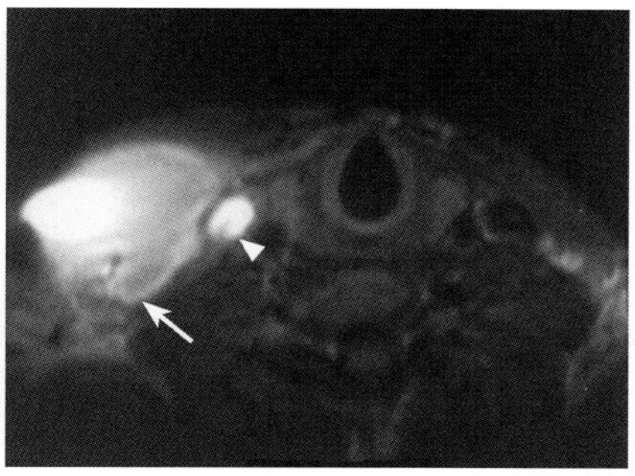

Abb. 7.**24** **Tuberkulöser Abszess.** FS T2W axial, der Abszess erscheint in Form eines signalreichen Areals (Pfeil) in Nachbarschaft der thrombosierten V. jugularis, die sich als runder hyperintenser Fokus abzeichnet.

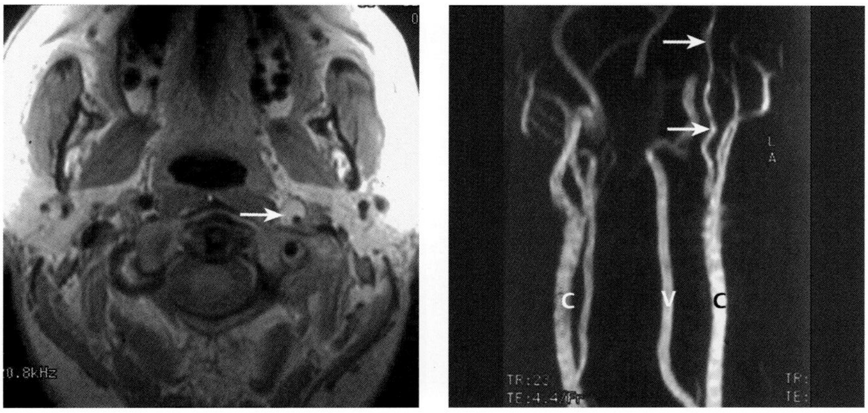

a **b**

Abb. 7.**25** **Subintimales Hämatom der A. carotis interna.** **a** Axiales PDW, hyperintenses halbmondförmiges Hämatom (Pfeil) um das deutlich verengte und exzentrische Lumen der linken A. carotis interna (dunkle Fluß-Auslöschung). **b** Mittels MRA eindrucksvolle Demonstration der Lumeneinengung (C: A. carotis communis, V: A. vertebralis).

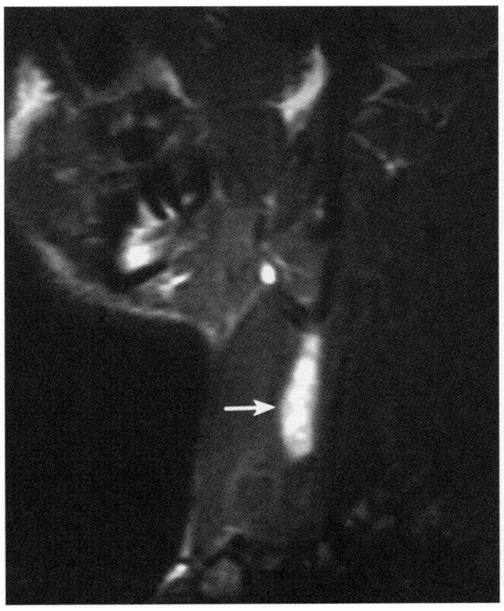

Abb. 7.**26** **Thrombose der V. jugularis.** Sagittales FS T1W, frischer signalintenser Thrombus in der rechten V. jugularis interna (Pfeil).

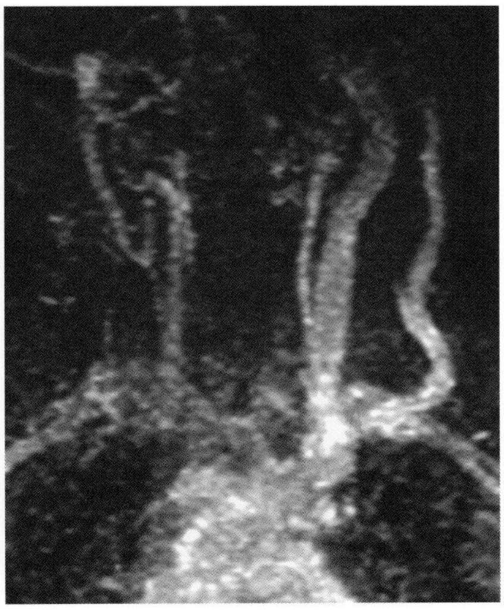

Abb. 7.**27** **Verschluss der V. jugularis.** MRA, chronische Thrombose mit komplettem Verschluss der rechten V. jugularis interna und Kollateralgefäßen.

3. Teil: Wirbelsäule

8 Wirbelsäule und Rückenmark

Anatomie und Pathologie der Wirbelsäule einschließlich des Os sacrum sind mittel MRT hervorragend bildlich darstellbar. Aufgrund des höheren Weichteilkontrastes und der multiplanaren Schichtführung ist die Methode der CT bei der Darstellung von Knochenmarksveränderungen (z. B. Neoplasien, Entzündungen), der epiduralen Weichteile, der Bandscheiben, des Duralschlauchs, des Rückenmarkes, der Zwischenwirbelgelenke und der paravertebralen Strukturen überlegen.

Die normale Wirbelsäule besteht aus 7 Hals-, 12 Brust- und 5 Lendenwirbeln. Die obersten zwei Halswirbel haben eine besondere Konfiguration: der Atlas (HWK 1) hat eine horizontale Ringstruktur mit lateralen Massae, die kranial mit dem Occiput, caudal mit den oberen Gelenkfortsätzen des 2. HWK artikulieren. Der Hinterrand der Densspitze des 2. HWK wird durch das Ligamentum transversum atlantis in seiner Position am vorderen Atlasbogen fixiert. Im Bereich der Kopfgelenke finden sich eine Vielzahl von Anomalien, wie z. B. die atlanto-okzipitale Assimilation, Segmentationsstörungen (Blockwirbel), basiokzipitale Hypoplasien, Konylus tertius und das Os odontoideum. Die unteren 5 Halswirbel haben eine mehr kastenförmige Struktur mit Größenzunahme nach caudal. In der Aufsicht auf die Halswirbel finden sich lateral die Unkovertebralgelenke. Der Processus transversus liegt ventral der Gelenkfortsätze und enthält das Foramen transversum, durch das die A. vertebralis zieht. Dorsal finden sich die paarigen Pedikel, die Gelenkfortsätze, Wirbelbögen und der Dornfortsatz. Die Halswirbelsäule bildet eine physiologische Lordose.

Die 12 Brustwirbel und 5 Lendenwirbel nehmen nach caudal an Größe zu. Die hinteren Knochenelemente setzen sich aus den Pedikeln, den Querfortsätzen, Wirbelbögen und Dornfortsätzen zusammen. Die Querfortsätze der Thorakalwirbel haben zusätzlich Artikulationsflächen für die angrenzenden Rippen. Die Brustwirbelsäule bildet eine physiologische Kyphose, die Lendenwirbelsäule eine Lordose. Die Wirbelkörper werden durch die vorderen und hinteren Längsbänder verbunden, Ligamenta interspinosa und Ligamenta flava fixieren die hinteren Knochenelemente.

Die normale Kortikalisgrenze der Wirbelkörper hat eine dichte Knochenstruktur mit geringer Signalintensität im T1W und T2W (Abb. 8.**1**). Der Markraum der Wirbel besteht aus Knochenmark und Trabekeln (Abb 8.**2**), die Signalintensität ist dabei abhängig von der Relation zwischen gelbem und rotem Knochenmark. Das Verhältnis nimmt im Alter zugunsten des Fettmarkes zu, sodass eine entsprechende Signalanhebung im T1W resultiert. Ähnliche Veränderungen treten nach Radiatio auf. Pathologische Prozesse wie Tumoren, Entzündungen und Infektionen verlängern die T1- und T2- Relaxationszeit mit entsprechendem Signalverlust im T1W und Signalanhebung im T2W. Fettsupprimierte Sequenzen (STIR-Techniken und fettunterdrückte T1- und T2-Sequenzen) verbessern den Kontrast zwischen normalen und pathologischen Veränderungen des Markraumes. Krankhafte Läsionen zeigen häufig ein Enhancement nach i. v.-Applikation von Gd-DTPA, was sich am deutlichsten in fettgesättigten T1-Sequenzen repräsentiert. Aufgrund dieser direkten Visualisierung können pathologische Prozesse mittels MRT in der Regel früher erfasst werden als im CT, da die Computertomographie erst die späteren trabekulären Umbauvorgänge erfassen kann.

Die intervertebralen Bandscheiben (Disci) ermöglichen die Bewegung der Wirbelsäule. Die normalen anatomischen Strukturen des Diskus (Nucleus pulposus und Anulus fibrosus) sind im MRT problemlos zu erfassen. Der äußere Faserring besteht aus dichten fibrokartilaginären Bündeln und hat daher ein geringes Signal im T1W und T2W (Abb. 8.**2**). Der gelatinöse Nucleus pulposus im Zentrum zeigt in der Regel eine hohe Signalintensität im T2W (Abb. 8.**2**). Kombinationen verschiedener Faktoren wie abnehmender Turgor des Nucleus pulposus und Elastizitätsverlust des Anulus fibrosus mit Einrissen führen zu degenerativen Diskusveränderungen. Im MRT äußert sich dies in Form einer abnehmenden Höhe der Bandscheibenräume, Signalverlust des Nucleus pulposus im T2W, Bulging Disc und in assoziierten zirkumferenziellen spondylotischen Abstützreaktionen. Risse das Anulus fibrosus zeigen häufig ein intenses Signal im T2W im Bereich der Verletzung. Anuläre Risse können transversal parallel zum äußeren Faserring (anuläre Fissur) oder auch radiär zentrifugal imponieren. Radiäre Risse sind von klinischer Bedeutung und häufig mit Bandscheibenvorfällen assoziiert. Der Terminus „Bandscheibenvorfall" bezeichnet die Extension des Nucleus pulposus durch einen Defekt am äußeren Faserring über die Kontur der benachbarten Wirbelkörper hinaus. Diskus-Herniationen können darüber hinaus eingeteilt werden in: Protrusionen (Vorwölbung der noch intakten Bandscheibe aus ihrem Bett in den äußeren Faserring), Extrusionen (Vorwölbung durch den zerstörten Faserring einschließlich des [degenerierten] Nucleus pulposus) und in sequestrierte Bandscheibenvorfälle (bei Separation des herniierten Bandscheibenanteils vom Diskus selbst). Bandscheibenvorfälle können an allen Grenzen der Wirbelkörper imponieren: dorsomediale, (dorsal) mediolaterale und laterale können den Duralschlauch und seine Komponenten einschließlich der austretenden Nervenwurzeln in ihrem Verlauf bis zum Neuroforamen alterieren. Anterolaterale und anteriore Vorfälle sind weniger häufig und bedingen zuweilen Hämatome im angrenzenden Gewebe. Diskushernien können durch fokale Depressionen der Endplatten der Wirbelkörper nach cranial und caudal ausladen, man spricht von sog. „Schmorl'schen" Knoten. Rezidive von Bandscheibenvorfällen sind von Narben und Granulationsgewebe nach i. v.-Applikation von Gd-DTPA differenzierbar, da Diskushernien im Gegensatz zu Narbengewebe kein KM-Enhancement aufweisen.

Der Duralschlauch bezeichnet ein meningeal umhülltes liquorgefülltes Kompartiment, das mit den subarachnoidalen Cisternen in Verbindung steht und sich vom Niveau der obersten Halswirbelsäule bis zum Sakrum erstreckt. Er enthält das Rückenmark und die austretenden Nervenwurzeln (Abb. 8.**1**, 8.**2**). Das distale Ende des Conus medullaris liegt normalerweise in Höhe des 12. BWK. Erkrankungen werden in intradural, intramedullär und extramedullär kategorisiert. Intramedulläre Läsionen liegen im Rückenmark selbst, während extramedulläre Veränderungen des Rückenmark nicht primär involvieren. Extradurale oder epidurale Läsionen bezeichnen spinale Veränderungen außerhalb des Duralschlauches.

Der hohe Weichteilkontrast der MRT ermöglicht die Differenzierung des normalen Rückenmarkes von verschiedenen intramedullären Veränderungen, wie: kongenitale Malformationen, Neoplasien, benigne Raumforderungen (Dermoide, Arachnoidalzysten), infektiöse/entzündliche Prozesse, Trauma

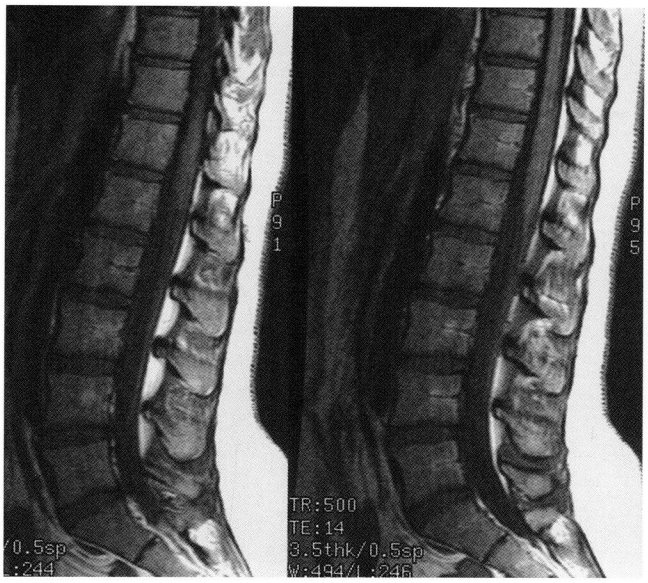

a

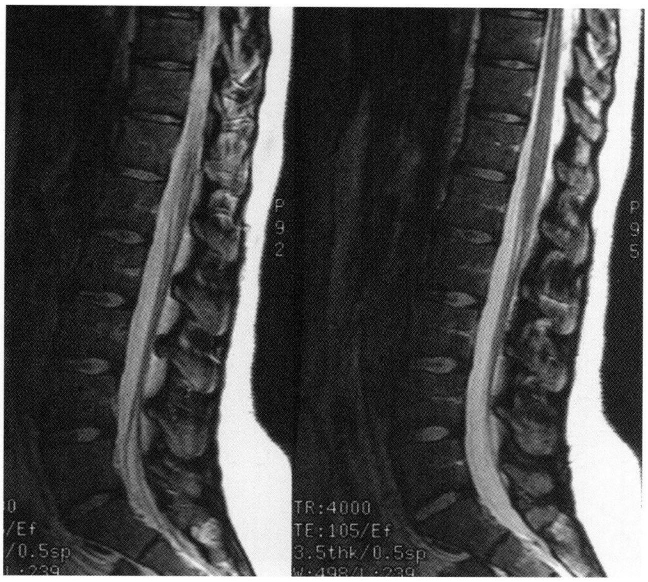

b

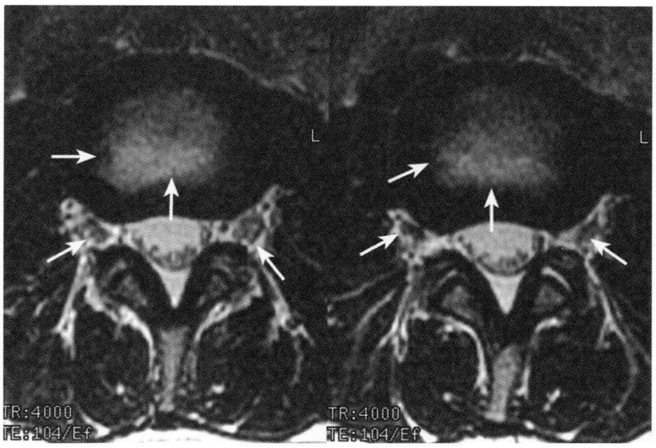

c

Abb. 8.**1** Sagittales T1W (**a**) und T2W (**b**) der Lendenwirbelsäule mit normaler Konfiguration der Wirbelkörper und Bandscheiben. **c** Das axiale T2W demonstriert die normale Erscheinungsform des Diskus mit hohem Signal des Nucleus pulposus zentral (Pfeile), der vom signalarmen Anulus fibrosus umkleidet wird. Die subarachnoidale Flüssigkeit hat einen signalreichen Charakter und enthält zahlreiche Wurzelfäden. Nervenwurzeln liegen auch in den Neuroforamina.

(Kontusion, Hämatom) und Ischämie/Infarkt; natürlich auch des Liquors und der Spinalwurzeln. Intravenöse Applikationen von Gd-DTPA verbessern die Diagnostik intrathekaler und intraduraler Läsionen.

Die normale Blutversorgung des Rückenmarks wird durch 7 bis 8 Spinalarterien gewährleistet, die den Spinalkanal durch die Foramina intervertebralia erreichen und die drei wichtigsten vaskulären Territorien versorgen: zervikothorakal, zervikal und die oberen drei thorakalen Ebenen; midthorakal: Th3 bis Th7; thorakolumbal: Th8 bis Plexus lumbosacralis. Die zervikothorakale vaskuläre Versorgung geschieht durch Äste der A. vertebralis und des Truncus costocervikalis. Die midthorakale Ebene wird von radikulären Ästen der 3., 4. oder 5. Interkostalarterie versorgt. Das thorakolumbale Territorium erhält Blut durch eine einzelne Arterie, die sich aus der 10., 11. und 12. Interkostalarterie bildet (75 %), aus der 5., 6., 7. oder 8. Interkostalarterie (15 %) oder aus der 1. oder 2. Lumbalarterie (10 %). Die radikulären Arterien inserieren in die längsgerichtete vordere Spinalarterie, die in der Mittellinie vor dem Rückenmark liegt und die graue sowie zentrale weiße Substanz des Rückenmarks versorgt. Die radikulären Arterien erreichen außerdem die beiden längsgerichteten hinteren Spinalarterien, die entlang der Sulci des Rückenmarkes verlaufen und ein Drittel bis eine Hälfte des äußeren Randes des Rückenmarkes via der peripheren anastomosierenden Plexus versorgen. Ischämien oder Infarkte des Rückenmarkes stellen seltene Erkrankungen auf der Basis der Arteriosklerose, von Diabetes, Hypertonie, abdominellen Aortenaneurysmen und nach abdominellen Operationen dar. Vaskuläre Malformationen können im Duralschlauch auftreten und fakultativ das Rückenmark involvieren.

Epidurale Strukturen von klinischer Bedeutung sind: 1) der Recessus lateralis (anterolateraler Abschnitt des Spinalkanals zwischen Duralschlauch und den Pedikeln, der die Nervenwurzeln, Gefäße und Fett enthält); 2) der dorsale epidurale Fettkörper; 3) die hinteren Knochenelemente und Facettengelenke; 4) das hintere Längsband und die Ligamenta flava. Die Foramina intervertebralia repräsentieren die Knochenkanäle zwischen den Pedikeln für den Durchtritt der Nervenwurzeln.

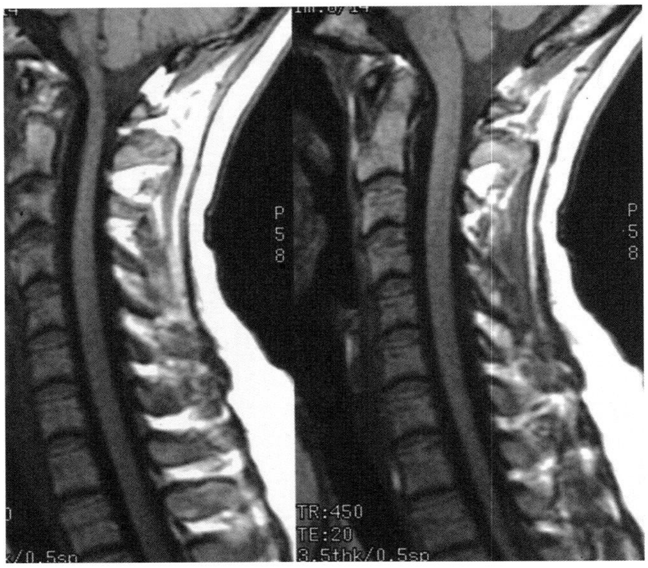

a

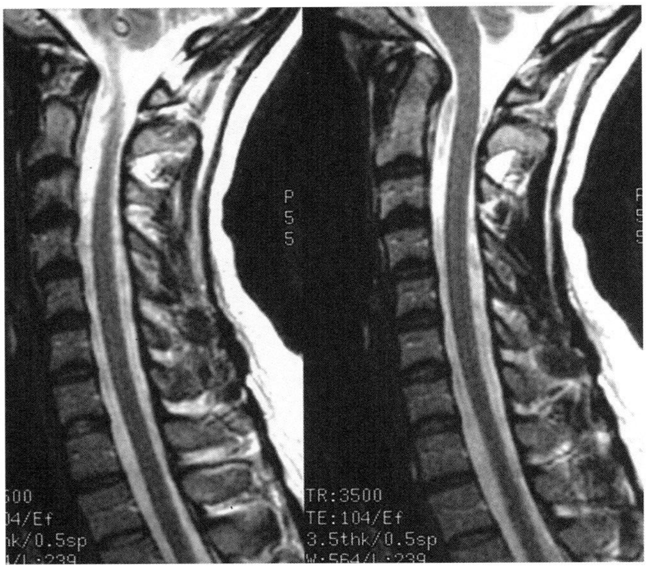

b

Abb. 8.2 Sagittales T1W (**a**) und T2W (**b**) der Halswirbelsäule: normale Konfiguration mit typischem MR-Signal des Knochenmarkes, der Bandscheiben, des Subarachnoidalraumes und des Myelons.

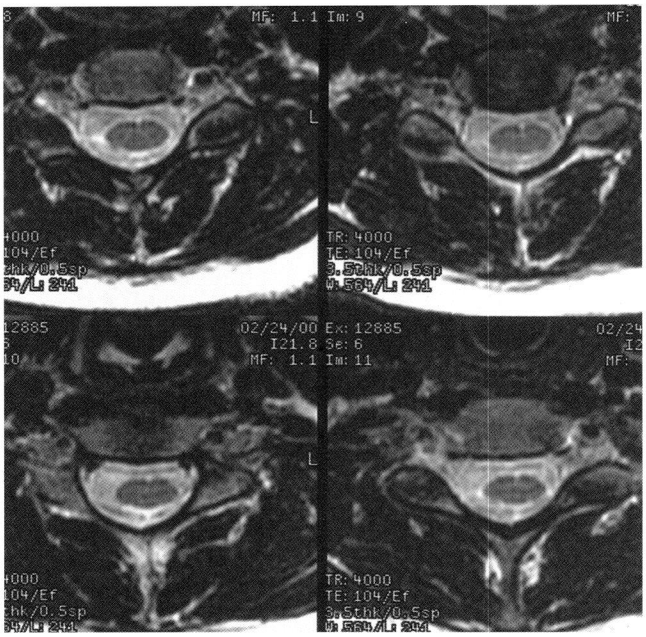

c

Klinische Zeichen bzw. Symptome finden sich bei Verengungen des Duralschlauches, der Recessus laterales und der Foramina intervertebralia z. B. nach Bandscheibenvorfällen, bei dorsalen Osteophyten, Hypertrophien der Facettengelenke oder der Ligamenta flava, Synovialiszysten, Hypertrophien des epiduralen Fettgewebes, Abszessen, Hämatomen, spinalen Frakturen, bei Spondylolisthesis oder Spondylolysis. Mittels MRT sind Ausmaß und Konfiguration dieser Veränderungen ebenso wie die Kompression der angrenzenden nervalen Strukturen problemlos darstellbar.

Tabelle 8.1 Intramedulläre Erkrankungen

Erkrankung	MRT-Befund	Kommentar
Chiari-I-Fehlbildung (Abb. 8.3)	Die Kleinhirntonsillen tauchen mehr als 5 mm in das Foramen magnum ab, bei Kindern unter 10 Jahren über 6 mm. Syringohydromyelie in 20 bis 40 %, Hydrozephalus 25 %, basiläre Impression in 25 %. Weniger häufige Begleitsymptome: Klippel-Feil-Syndrom, atlantookzipitale Assimilation.	Ektopie der Kleinhirntonsille. Häufigste Fehlbildung des ZNS. Keine Verbindung mit einer Myelomeningozele.
Chiari-II-Fehlbildung (Arnold-Chiari) (Abb. 1A.**12**)	Kleine hintere Schädelgrube mit klaffendem Foramen magnum, durch das die kaudalisierte Vermis cerebelli mit einer zervikomedullären Schleife tritt. Schnabelfömige Kontur des hinteren Mittelhirndaches. Myelomeningozelen bei fast allen Patienten. Häufig Hydrozephalus und Syringomyelie. Dilatierte Hinterhörner der Seitenventrikel (Kolpozephalie)	Komplexe Fehlbildung mit Beteiligung des Cerebrum, Cerebellum, des Hirnstamms, des Rückenmarks, der Ventrikel, der Schädelbasis und Dura. Fehlentwicklungen mit dysrhaphischen Störungen können verschiedene Regionen des ZNS betreffen.

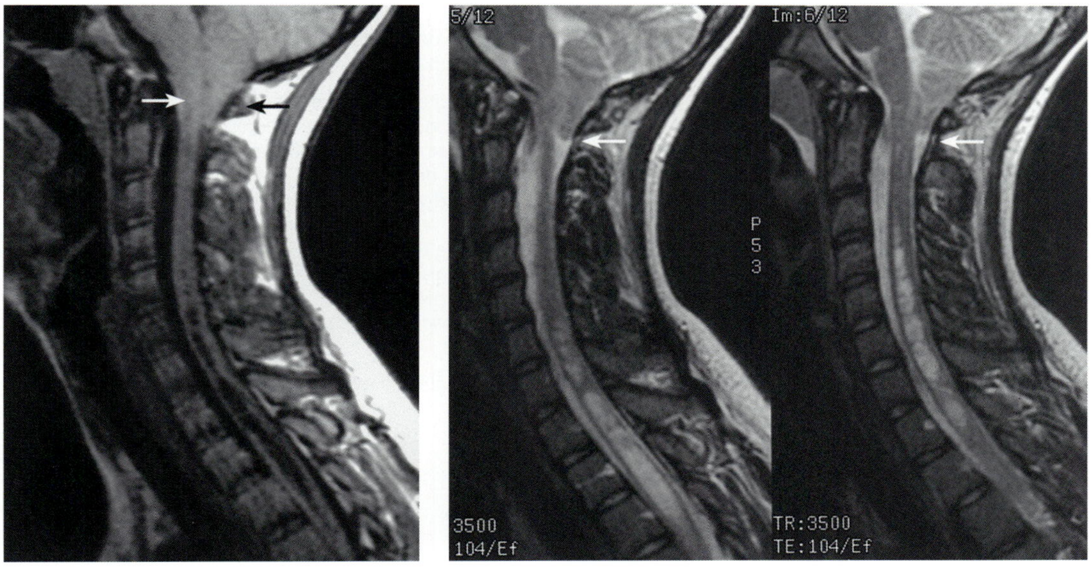

a b

Abb. 8.**3** **Chiari-I-Malformation.** Sagittales T1W (**a**) und T2W (**b**), die Kleinhirntonsillen tauchen in das Foramen magnum bis in Höhe des dorsalen Wirbelbogens von HWK 1 ein (Pfeile). Syrinx im Myelon als Begleitsymptom der Chiari-I-Malformation.

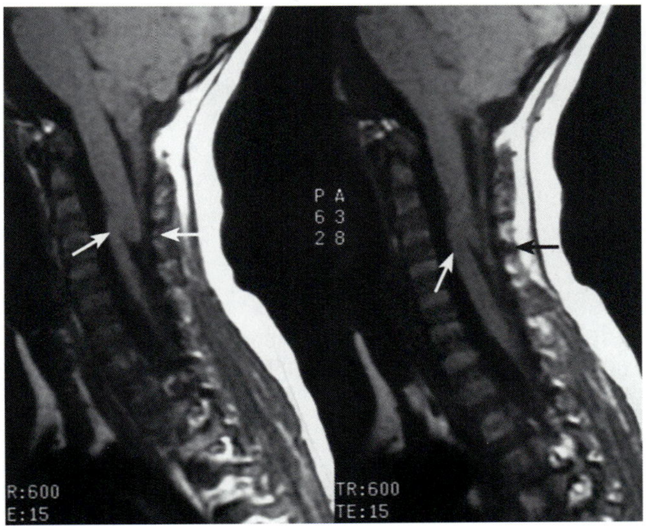

Abb. 8.**4** **Chiari-II-Fehlbildung (Arnold-Chiari).** Sagittales T1W, kleine hintere Schädelgrube mit klaffendem Foramen magnum, kaudalisierte Vermis cerebelli in Verbindung mit einer zervikomedullären Schleifenbildung (Pfeile).

Tabelle 8.1 Intramedulläre Erkrankungen

Erkrankung	MRT-Befund	Kommentar
Chiari-III-Malformation	Veränderungen wie bei Chiari II mit inferior-okzipitaler oder superior-cervikaler Enzephalozele.	Seltene Missbildung mit hoher Mortalität.
Meningomyelozele/ Myelozele (Abb. 8.5)	MRT Diagnostik meist erst nach chirurgischer Versorgung der Myelozelen oder Myelomeningozelen. Neuralrohrdefekt mit dorsaler Vorwölbung von Komponenten des Spinalkanals (spinaler Zystensack) durch einen Defekt der dorsalen Knochenelement einzelner oder mehrerer Wirbel oder von Teilen des Sakrum. Häufigste Lokalisation von Neuralrohrdefekten ist die untere lumbosakrale Region. Sofern das Hautniveau durch den Zystensack nicht überschritten wird, spricht man von einer Myelozele, bei Überschreiten der Hautgrenze einschließlich der den Bruchsack bildenden Meningen von einer Meningomyelozele. Häufig assoziierte Syringohydromyelie.	Störung des caudalen Neuralrohrschlusses in der Embryogenese mit resultierendem Neuralrohrdefekt, der in Form eines spinalen Zystensackes die Hautgrenze überschreitet. Chirurgische Therapie in der Regel unmittelbar nach der Geburt. Weitere Befunde sind: Knöcherne dysraphische Störungen, mangelnde Duraausbildung und Chiari-II-Malformationen. Die häufigste Fehlbildung ist das Tethered-cord-Syndrom. Bei dieser Fehlbildung liegt eine abnorme Fixation des Rückenmarks mit einer kurzen Cauda equina vor sowie ein tiefer Conus medullaris, der durch ein verdicktes Filum terminale oder Lipom mit dem Sakrum verwachsen ist.
Terminale Myelozystozele (Abb. 8.6)	Untere Spina bifida, durch die sich die distalen Anteile des Neuralrohres in Form einer lokalisierten Zyste mit Liquor und Meningen dorsal in das Niveau des subkutanen Fettgewebes vorwölben.	1 – 5 % der subkutanen Raumforderungen dorsal lumbosakral. Störung in der Entwicklung des unteren Spinalkanals, der Wirbelbögen, des Sakrum und der Meningen. Häufig begleitende Missbildungen im Bereich des Urogenitaltraktes (Epispadie, Syndrome der caudalen Regresssion, Anomalien des Urogenitalsystems).
Lipomyelozele/Lipomeningomyelozele (Abb. 8.7)	Kaudaler Neuralrohrdefekt, der durch ein Lipom gedeckt ist, das sich in das angrenzende subkutane Fettgewebe durch einen Wirbelbogendefekt (Spina bifida) fortsetzt. Lumbosakrale Lokalisation mit assoziiertem „Tethered cord", fakultativ Syringohydromyelie. Bei der Lipomeningomyelozele liegt das Lipom im Spinalkanal asymmetrisch mit entsprechender Rotation des Neuralrohrdefektes und der Meningozele.	Störung des caudalen Neuralrohrschlusses in der Embryogenese mit resultierendem Neuralrohrdefekt, der durch ein Lipom gedeckt ist. Letzteres liegt in der Kontinuität des subkutanen Fettgewebes und wölbt die intakte Hautgrenze in der Regel vor. Weitere Befunde sind: Tethered cord, knöcherne dysraphische Störungen, dorsale Duradefekte. Kein Zusammenhang mit einer Chiari-II-Malformation. Diagnosestellung bei Kindern, selten beim Erwachsenen.
Intradurales Lipom (Abb. 8.8)	Fokale Dysraphie des Spinalkanals in Begleitung eines Lipomes mit signalreichem T1W. Die Lipome erstrecken sich häufig vom Zentralkanal bis zur Oberfläche der Pia. Intakte dorsale Duragrenzen und knöcherne Strukturen.	Lokalisation gewöhnlich cervikal oder thorakal.

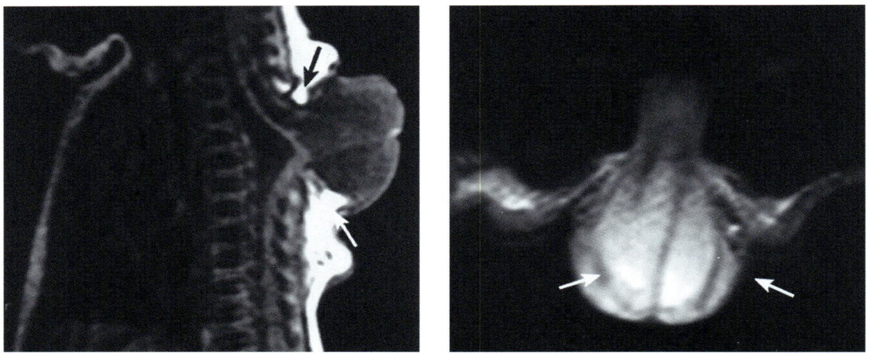

a b

Abb. 8.5 **Thorakale Meningomyelozele.** Sagittales T1W (**a**) und T2W (**b**), thorakale Meningomyelozele mit Protrusion spinaler Strukturen innerhalb eines spinalen Zystensackes nach dorsal durch Defekte der hinteren Knochenelemente.

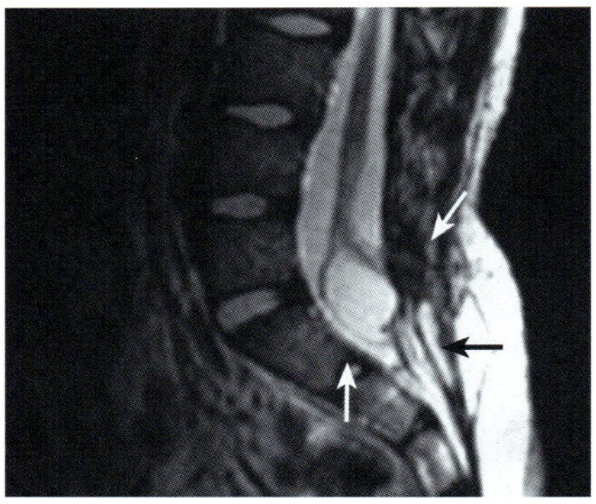

Abb. 8.6 **Terminale Myelozystozele nach Therapie.** Sagittales T2W, sog. „tethered cord" mit lokaler zystischer Dilatation.

a

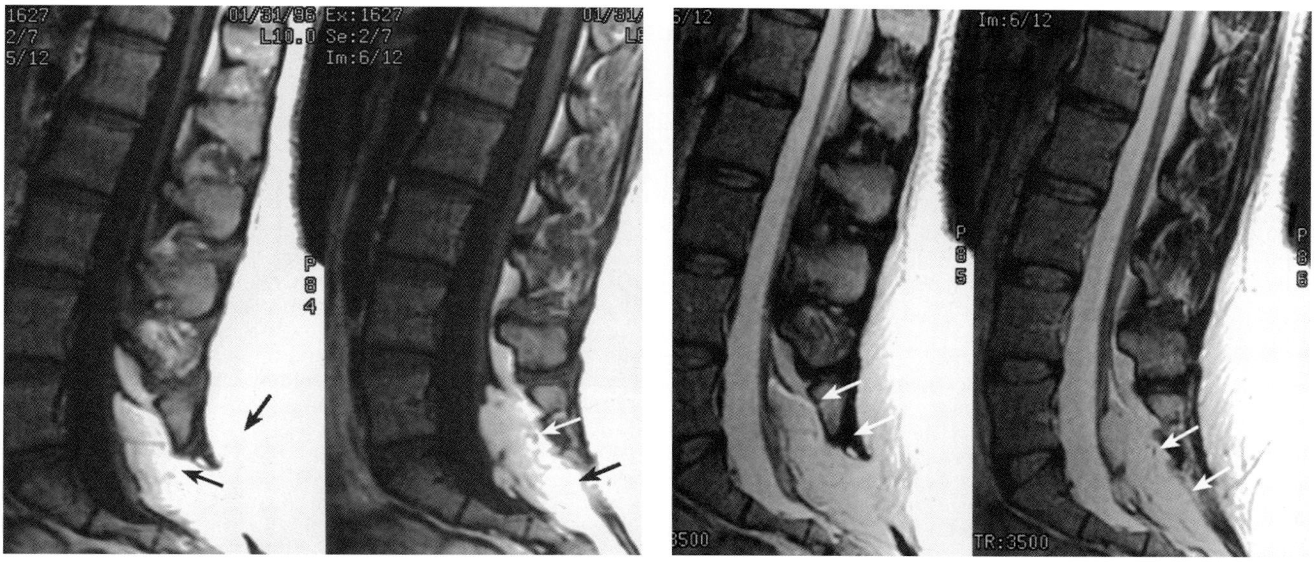

b

Abb. 8.7 **Lipomyelozele, Lipomeningomyelozele.** Sagittales T1W (**a**) und T2W (**b**), Neuralrohrdefekt mit lipomatöser Begrenzung. Das Lipom läuft durch einen Bogendefekt der angrenzenden Wirbelkörper (Spina bifida) in das subkutane Fettgewebe aus (Pfeile). Der Neuralrohrdefekt liegt in Höhe des 5. LWK und des Os sacrum, „Tethered Cord“.

a

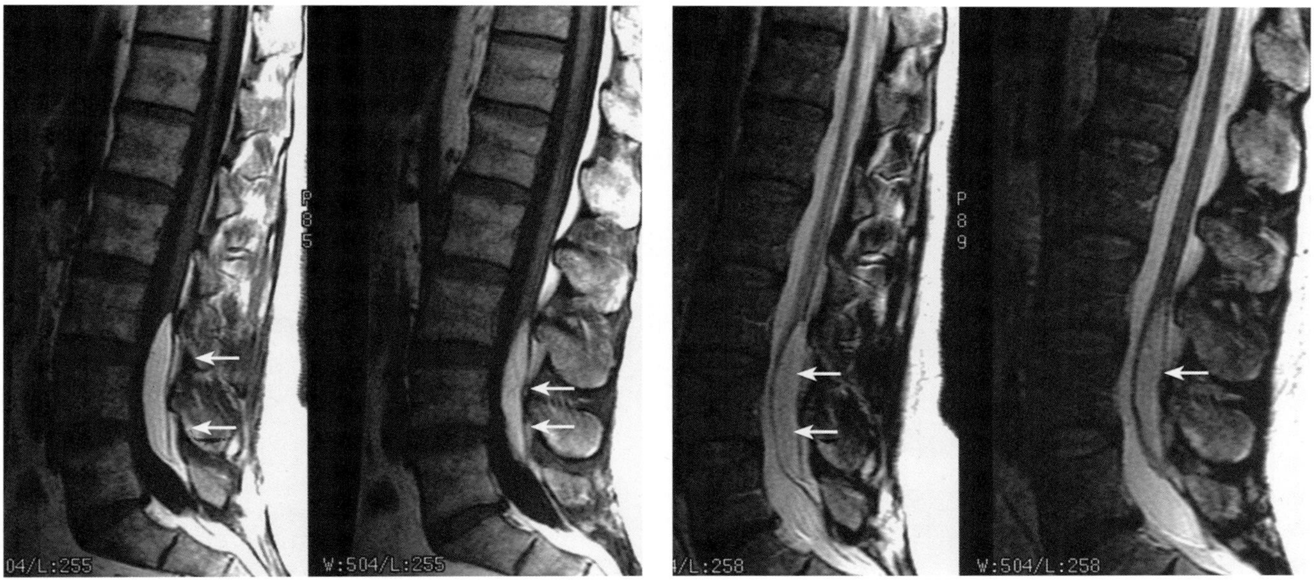

b

c

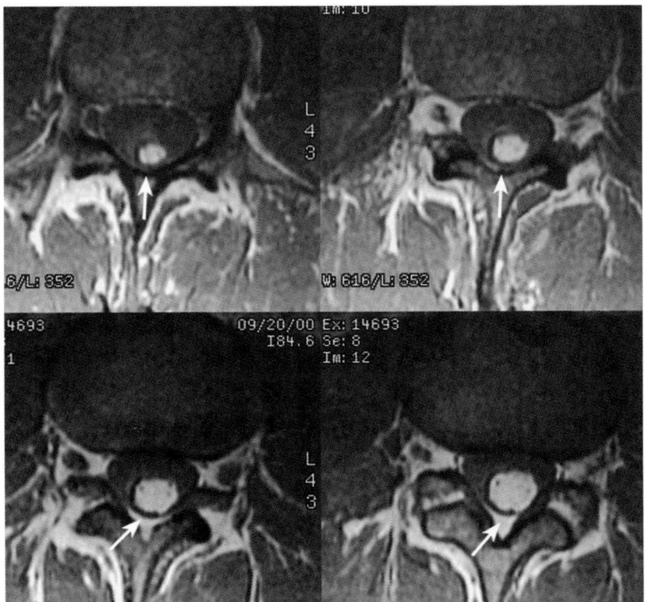

Abb. 8.8 **Intradurales Lipom.** Sagittales T1W (**a**) und T2W (**b**), fokale dysraphische Störung des Spinalkanals mit begleitendem signalreichem Lipom. **c** Axiales PDW, signalreiches Lipom, das sich vom Zentralkanal bis zur Pia erstreckt. Intakte Grenzen der Dura und der knöchernen Elemente.

Tabelle 8.1 (Fortsetzung) Intramedulläre Erkrankungen

Erkrankung	MRT-Befund	Kommentar
Fibrolipom des Filum terminale (Abb. 8.9)	Schmale lineare, signalreiche Zone im T1W entlang des Filum terminale, gewöhnlich nicht dicker als 3 mm. Normale Positionierung des Conus medullaris (typischerweise kein „Tethered Cord").	Asymptomatischer inzidentaler Befund bei ca. 5 % der Untersuchungen.
Diastematomyelie (Abb. 8.10)	Spaltbildung des Rückenmarkes in zwei ungleichwertige, sich über ein oder mehrere Segmente (gewöhnlich BWK 9 bis SWK 1) erstreckende Hälften mit fibrösen oder knöchernen Septen. Die Rückenmarkshälften besitzen entweder eine gemeinsame Duraumscheidung (50 %, Typ 1) oder eine getrennte Durahülle (50 %, Typ 2). Fakultativ Syringohydromyelie ober- oder unterhalb der Diastematomyelie. Häufig assoziiertes „Tethered Cord" des Conus medullaris, knöcherne Fehlbildungen (Spina bifida mit Bogendefekten, Schmetterlingswirbel, Halb- und Blockwirbel). Befund bei 15 % der Patienten mit Chiari-II-Malformation.	Entwicklungsstörung auf der Basis einer anormalen Teilung der embryonalen Notochorda mit adhäsiven Veränderungen zwischen Ektoderm und Endoderm. Kann bei Kindern in Verbindung mit Klumpfuß, bei Erwachsenen und Kindern mit neurogenen Blasenstörungen, Gangstörungen und chronischen Schmerzzuständen auftreten, mitunter auch assoziierte Naevi und Lipome.
Ventriculus terminalis des Conus medullaris (Abb. 8.11)	Spindelförmige intramedulläre Zone im Conus medullaris mit geringer Signalintensität im T2W und hohem Signal im T2W (äquivalent zu Liquor). Längsausdehnung kraniokaudal 25–40 mm, Querdurchmesser 17–25 mm, umkleidet von einem bis zu 2 mm dicken Ring normalen Rückenmarks. Kein KM-Enhancement, keine Syrinx ober oder unterhalb der intramedullären zystischen Zone im Rückenmark.	Kongenitale Anomalie in Form eines persistierenden ependymumkleideten Lumens im Conus medullaris mit Liquoreinschluss. Diese Lumina formen sich in der embryonalen Entwicklung des Rückenmarks im Stadium der sekundären Neurulation (etwa 5. Schwangerschaftswoche).

a
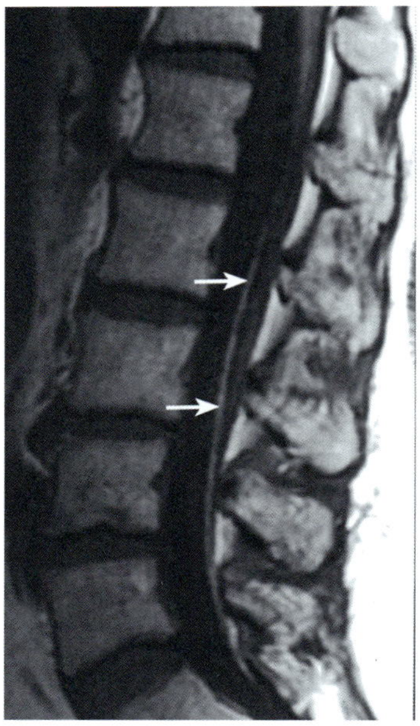

Abb. 8.9 **Fibrolipom des Filum terminale.** Sagittales T1W (**a**) und axiales PDW (**b**), dünne lineare signalreiche Zone entlang des Filum terminale, kleiner 3 mm im Durchmesser (Pfeile). Normale Lage des Conus medullaris.

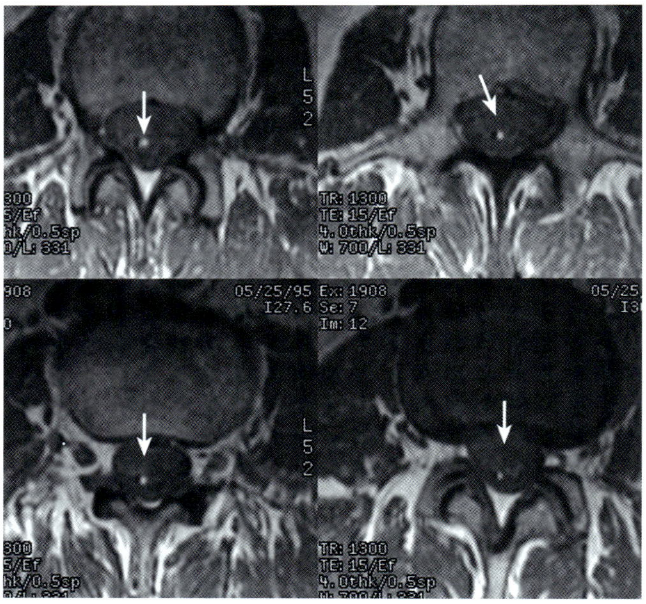

b

a 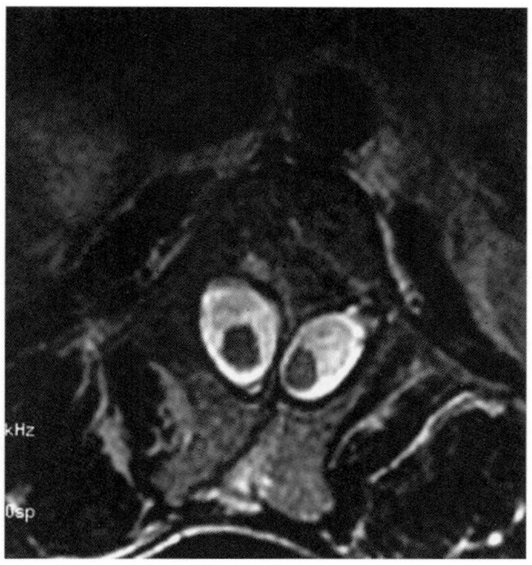

Abb. 8.**10** **Diastematomyelie.**
a Axiales T2W, Teilung des Spinalkanals durch ein knöchernes Septum in zwei Hälften mit Ausbildung von zwei Rückenmarkshälften (Typ 1).
b Axiale T2W eines anderen Patienten: Rückenmarkshälften innerhalb eines gemeinsamen Duralschlauches (Typ 2). Sagittales (**c**) und coronales (**d**) T2W des selben Patienten, „Tethered cord" des Conus medullaris.

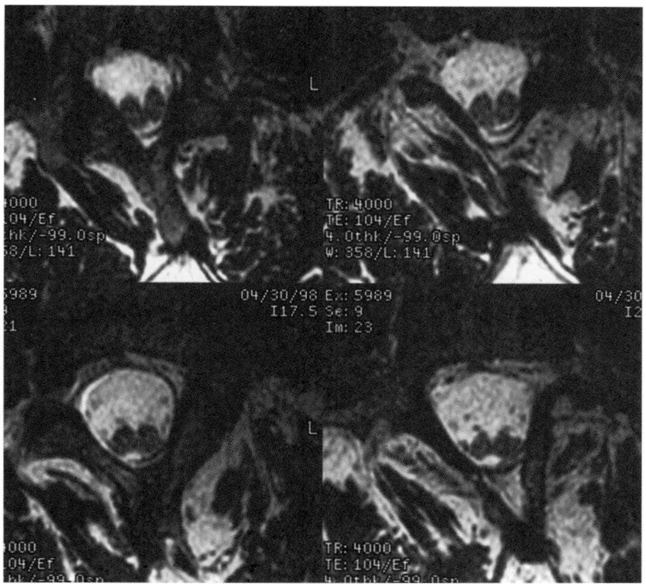

b

c 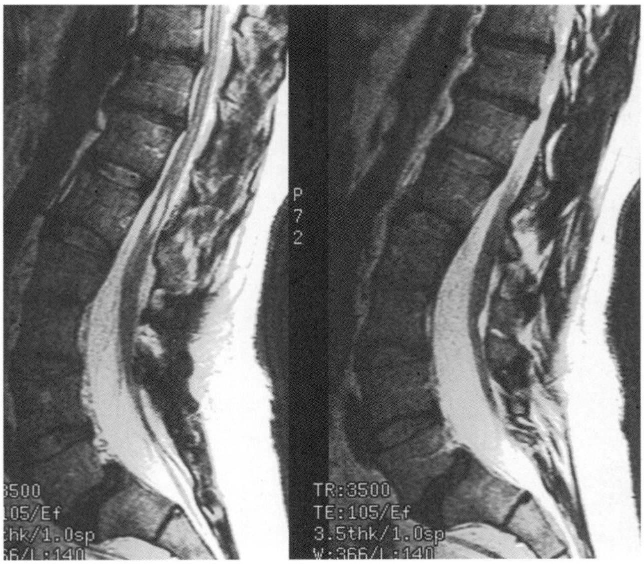

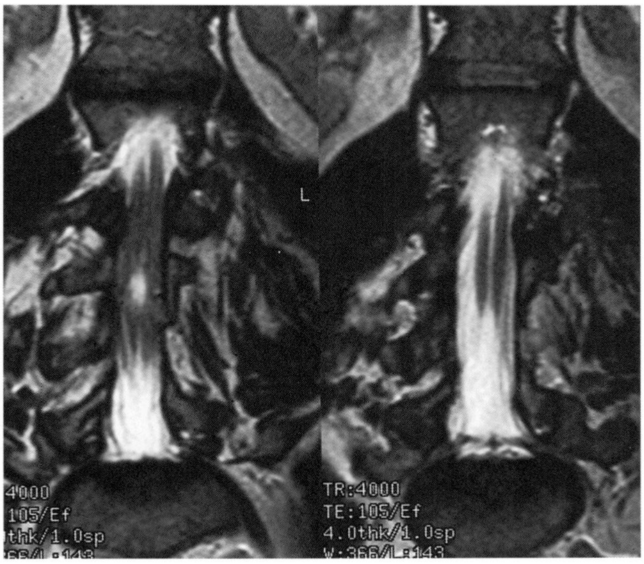

d

a 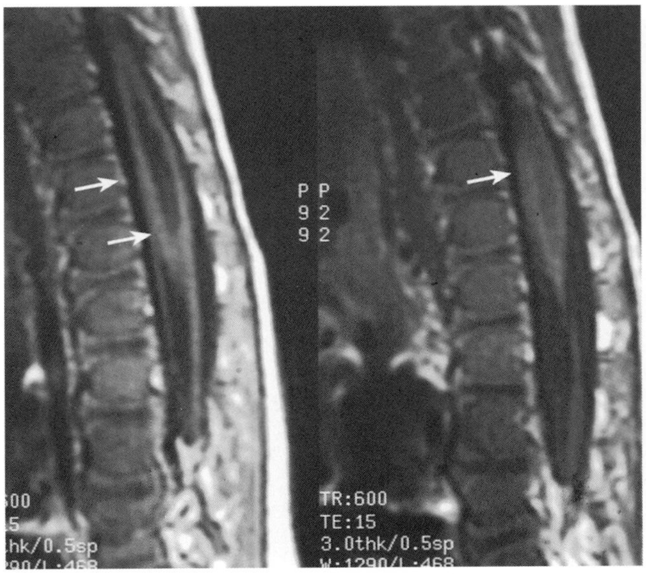

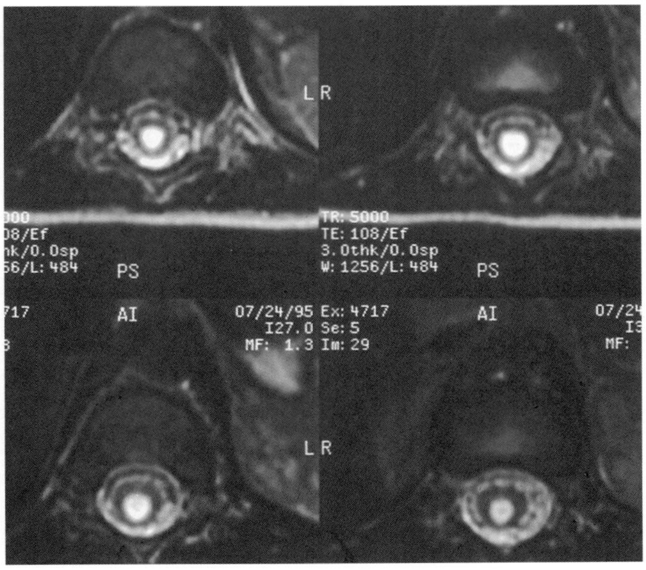

b

Abb. 8.**11** **Ventriculus terminalis des Conus medullaris.** **a** Sagittales T1W, spindelförmige intramedulläre, zystische, signalarme Zone mit leichter Verdickung des Konus (Pfeile). **b** Axiales T2W, glatt begrenzte, signalreiche Zone im Zentrum des Konus.

Tabelle 8.**1** (Fortsetzung) Intramedulläre Erkrankungen

Erkrankung	MRT-Befund	Kommentar
Entzündlich: **Demyelinisierende Erkrankungen**		
Multiple Sklerose (MS) (Abb. 8.**12**)	Einzelne oder multiple intramedulläre Läsionen, signalarm bis intermediär im T1W und signalreich im T2W. Fakultativ (ringförmiges) KM-Enhancement. Lokalisation in der Regel in der Peripherie des Rückenmarks, wobei maximal 50 % des Rückenmarksquerschnittes involviert sind, typischerweise in Höhe von 2 oder weniger Wirbelsegmenten. KM-Enhancement in der frühen oder aktiven Phase der Demyelinisierung, dann eventuell auch leichte Verbreiterung des Myelon.	Die MS ist die häufigste demyelinisierende Erkrankung mit Prädominanz bei Frauen zwischen dem 20. und 40. Lebensjahr. Beim intermittierenden/schubweisen Verlauf der Erkrankung sind die Plaques im Myelon mit atrophischen Veränderungen kombiniert. Das Devic-Syndrom ist eine Variante der MS mit einer Neuritis N. optici und einer progressiven Demyelinisierung des Myelon ohne entsprechende Veränderungen im Gehirn. Andere demyelinisierende Erkrankungen: ADEM – immuninduzierte Demyelinisierung nach Virusinfektionen; toxisch (exogen durch Umwelteinflüsse oder metabolisch durch Alkohol, Lösungsmittel etc.; endogene Stoffwechselstörungen wie Leukodystrophien, mitochondriale Enzephalopathien etc.), Bestrahlungsunfälle, Trauma oder Gefäßerkrankungen.
ADEM (Abb. 8.**13**)	Einzelne oder multiple intramedulläre Läsionen, signalarm bis intermediär im T1W und signalreich im T2W. Lokalisation in der Peripherie der weißen Substanz im Myelon, fakultativ Einbeziehung der zentralen Anteile (graue Substanz). Mitunter geringe Verdickung des Myelon, KM-Enhancement in der frühen/aktiven Phase der Erkrankung.	ADEM ist eine nicht-infektiöse monophasische Entzündung bzw. Demyelinisierung des Myelon und/oder des Gehirns, zeitlich einige Wochen nach Virusinfektion oder Vakzination. Häufiger bei Kindern als beim Erwachsenen. Klinisch vielfältige bilaterale motorische und sensible Defizite.

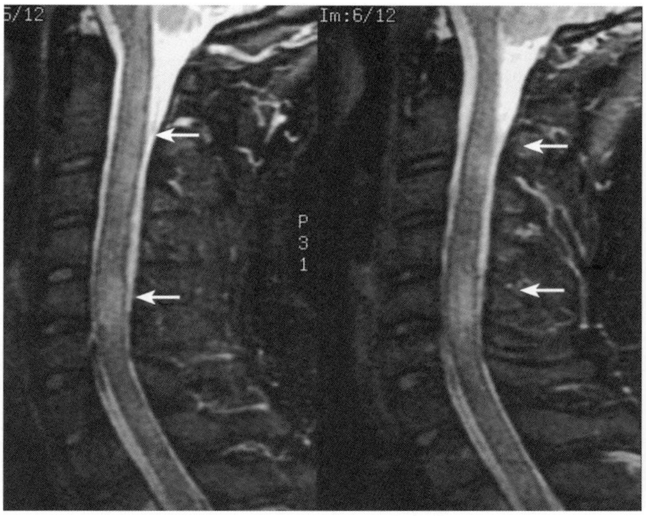

a

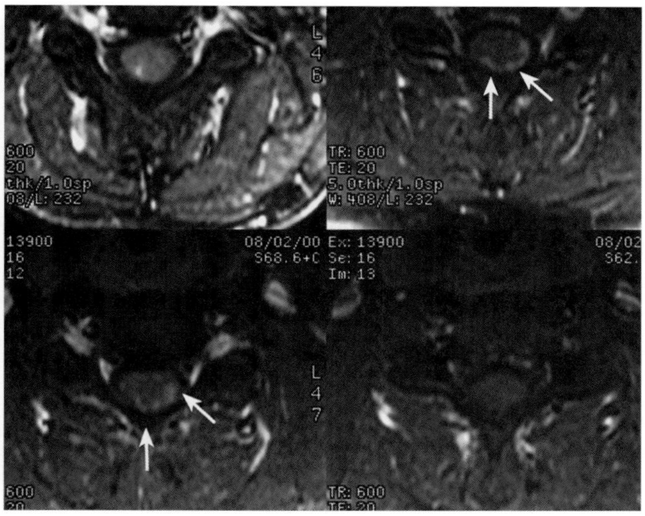

b

Abb. 8.**12** **MS.** **a** Sagittales Inversion-Recovery-Bild (STIR), zwei intramedulläre signalreiche Läsionen im Halsmark (Pfeile). Minimale Verdickung des Myelon im Bereich der Herde. **b** Axiales FS T1W nach KM, Enhancement in der Peripherie der Herde als Ausdruck der aktiven Demyelinisierung (Pfeile). **c** Sagittales T2W, zwei signalreiche Herde im unteren Thorakalmark (Pfeile).

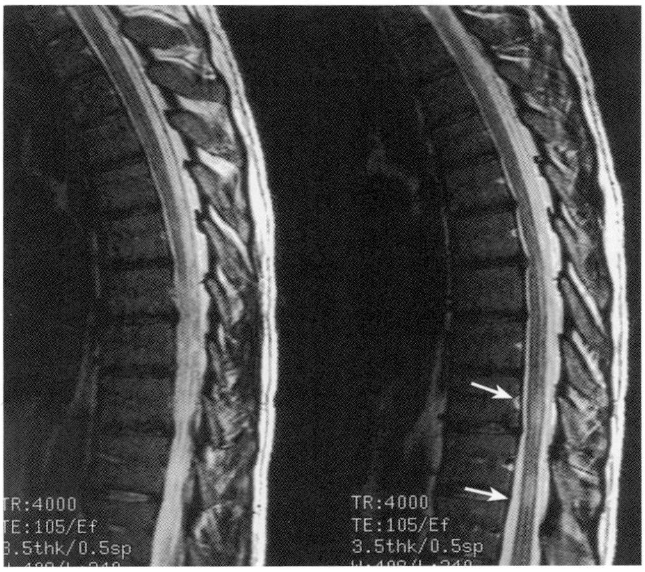

c

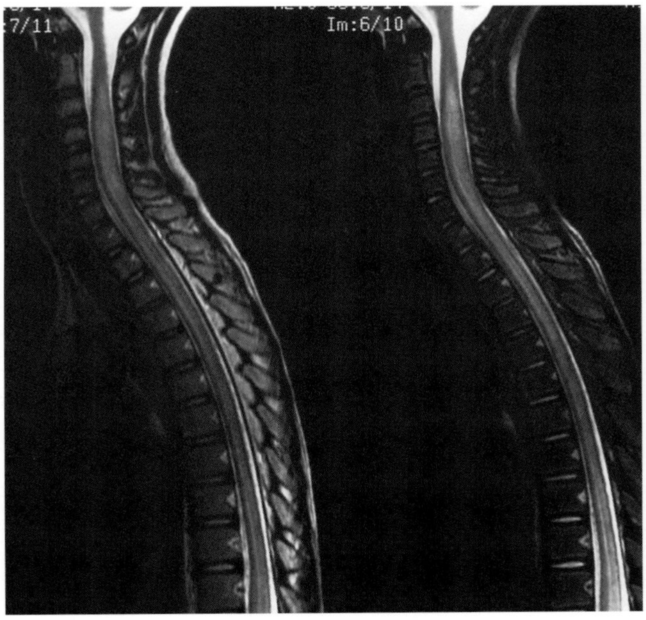

a

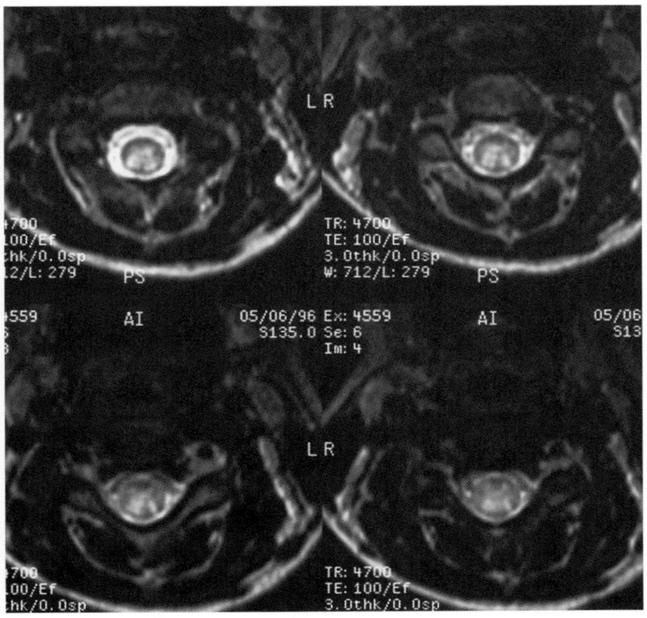

b

Abb. 8.**13** **ADEM.** **a** Sagittales T2W, extensive signalreiche intramedulläre Zone in fast gesamter Länge des Myelon und geringer Volumenzunahme. **b** Axiales T2W, Signalanhebung sowohl der weißen als auch der grauen Substanz des Rückenmarks.

Tabelle 8.1 (Fortsetzung) Intramedulläre Erkrankungen

Erkrankung	MRT-Befund	Kommentar
Myelitis transversa (Abb. 8.14)	Einzelne oder multiple intramedulläre Läsionen, signalarm bis intermediär im T1W und signalreich im T2W. Häufiger im Thorakal- als im Halsmark zu finden, gewöhnlich zentral im Myelon mit Einnahme von bis zu zwei Dritteln des Rückenmarksquerschnittes (83 %) im T2W. Längsausdehnung über 3 bis 4 Wirbelsegmente (53 %) mit gelegentlich leichter Myelonverdickung (47 %). Fokales oder peripheres KM-Enhancement (53 %) in der frühen bzw. akuten Phase der Demyelinisierung.	Die Myelitis transversa ist eine nichtinfektiöse Entzündung des Rückenmarks, die beide Hälften des Myelon sowohl im Bereich der grauen als auch der weißen Substanz betrifft. Ursächlich werden diskutiert: Demyelinisierung nach Virusinfekt oder Vakzination (mögliche Variante der ADEM), Autoimmun-/Kollagenerkrankungen, vaskuläre Erkrankungen (SLE), paraneoplastisches Syndrom, atypische MS, idiopathisch. Klinisch vielfältige bilaterale motorischer und sensible Defizite. Die pathologischen Veränderungen werden als Ausdruck einer Kombination zwischen Demyelinisierung und arteriovenösen Ischämien angesehen.
Andere nichtinfektiöse entzündliche Erkrankungen des Rückenmarks		
Sarkoidose (Abb. 8.15)	Unscharf begrenzte intramedulläre Zone, signalreich im T2W und intermediär bis signalarm im T1W, gewöhnlich (punktuelles, multifokales, mehr peripheres als zentrales) KM-Enhancement. Fakultativ leichte Verdickung des Myelon und leptomeningeales Enhancement entlang der Pia-Grenze. Cervikales und oberes thorakales Mark sind mehr involviert als unteres Thorakalmark und Konus.	Die Sarkoidose ist eine systemische nichtverkäsende granulomatöse Erkrankung unbekannter Ätiologie, die das ZNS in 5–15 % der Fälle involviert. Ein Befall des Rückenmarks ist selten, bei fehlender Therapie Herausbildung vielfältiger neurologischer Defizite. Leicht mit intramedullären Neoplasien verwechselbar.
Infektiöse Erkrankungen des Rückenmarks		
Virusinfektion	Einzelne oder multiple intramedulläre Läsionen, signalarm bis intermediär im T1W und signalreich im T2W. Fakultativ Verdickung des Myelon, fokales oder leptomeningeales Enhancement (Zytomegalievirus [CMV], Herpes).	Unmittelbare Virusinfektionen des Rückenmarks durch: Polio, Coxsackie, Herpes zoster, CMV, HIV, JC-Virus.
Abszess/nichtvirale infektiöse Myelitis	Frühe Zeichen der Myelitis und des intramedullären Abszesses sind: intramedulläre Läsionen mit Signalanhebung im T2W und unscharf begrenzten Zonen mit KM-Enhancement im T1W. Im weiteren Verlauf schärfer definiertes Randenhancement. Die Signalalterationen bilden sich unter antibiotischer Therapie zurück, fakultativ leptomeningeales Enhancement (*Tuberkulose, Syphilis*).	Infektionsweg hämatogen oder durch Liquortransport. Als Erreger werden beschrieben: Streptococcus milleria, Streptococcus pyogenes, Mycobacterium tuberculosis, atypische Mykobakterien, Syphilis, Schistosoma mansoni und Pilze (Cryptococcus, Candida, Aspergillus). Prädilektion bei immunsupprimierten Patienten.

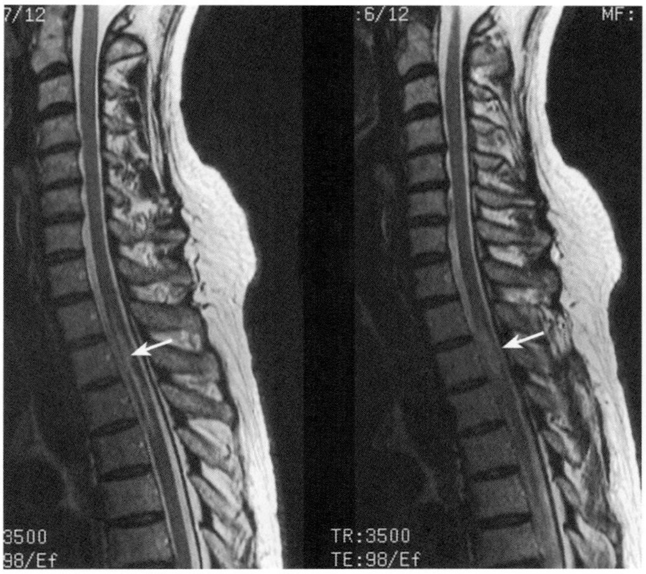

a

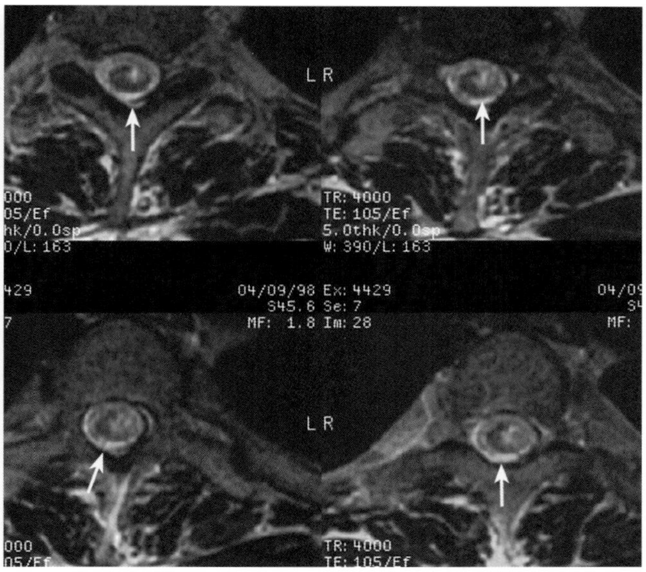

b

Abb. 8.**14** **Myelitis transversa.** Sagittales (**a**) und axiales (**b**) T2W, intramedulläre signalreiche Zone im Thorakalmark. Die Signalveränderungen nehmen bis zu zwei Dritteln des Querschnittes ein. **c** Axiales FS T1W nach KM, geringes Randenhancement der Veränderung.

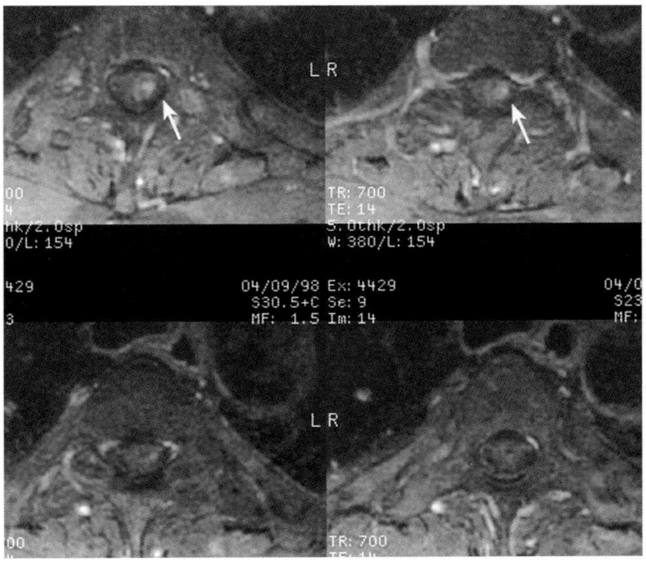

c

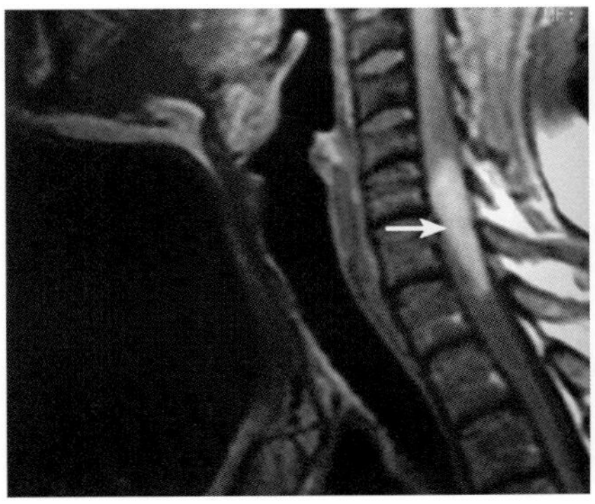

a

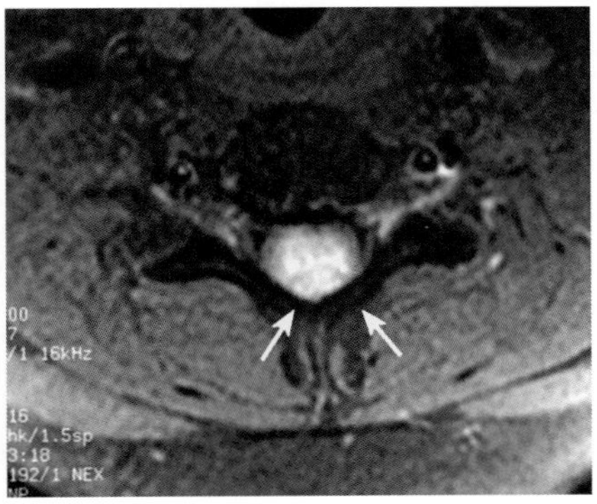

b

Abb. 8.**15** **Sarkoidose.** FS T1W nach KM sagittal (**a**) und axial (**b**), unregelmäßig begrenzte und KM-aufnehmende Läsion intramedullär im Halsmark (Pfeile). Deutliche Verdickung des Myelon im Bereich der Veränderung.

Tabelle 8.1 (Fortsetzung) Intramedulläre Erkrankungen

Erkrankung	MRT-Befund	Kommentar
Parasitäre Infektion (Abb. 8.16)	Unscharf begrenzte intramedulläre Zonen, signalreich im T2W und intermediär bis signalarm im T1W, KM-Enhancement. Lokalisation häufig im Thorakalmark, fakultativ leptomeningeales Enhancement. Gewöhnlich finden sich konkurrente Herde im Cerebrum.	Parasitäre Infektionen des Myelon sind selten. Häufigster Erreger ist *Toxoplasma gondii* bei immunsupprimierten Patienten. Die Toxoplasmose tritt im Myelon im Vergleich zum Cerebrum deutlich weniger auf. *Schistosoma mansoni*kann das Rückenmark bei immun-gesunden Patienten in entsprechenden asiatischen und afrikanischen Endemiegebieten befallen. Klinisch rasch fortschreitende neurologische Defizite im Projektionsgebiet der neuralen Läsion.
Bestrahlungsfolgen	Unscharf begrenzter intramedulläre Fokus, signalreich im T2W und intermediär bis signalarm im T1W, fakultativ fokales oder leptomeningeales KM-Enhancement. Mitunter Verdickung des Myelon, Gliose und Atrophie in der Spätphase.	In der Regel 3 Monate bis 10 Jahre nach Radiotherapie, kann eine Neoplasie vortäuschen. Typische T1-Signalanhebung des Knochenmarks im Bestrahlungsfeld, da sich die Relation von rotem zu gelbem Knochenmark zugunsten des Fettmarks verschoben hat.
Vaskulär:		
Intramedulläre Blutung (Abb. 8.17)	Der Signalcharakter der Blutung hängt vom Alter, der Größe, Lokalisation, dem Hämatokrit, der Hämoglobin- Oxidation, der Resorption der Blutung und dem Ausmaß des Begleitödems ab. *Hyperakute Phase (4–6 Stunden):* Hämoglobin primär in Form diamagnetischen Oxyhämoglobins (Fe +2), intermediäres Signal im T1W und schwach signalreich im T2W. *Akute Phase (12–48 Stunden):* Hämoglobin primär in Form paramagnetischen Desoxyhämoglobins (Fe +2), intermediäres Signal im T1W und signalarm im T2W; Umgebungsödem (peripher signalreich im T2W). *Subakute Phase (> 2 Tage):* Hämoglobin wird oxidiert (Fe +3) in stark paramagnetisches Methämoglobin. Bei initial intrazellulärem Methämoglobin ist das Hämatom von peripher nach zentral zunehmend signalreich im T1W und signalarm im T2W, umgeben von einer Zone hohen T2-Signals (Ödem). Sofern das Methämoglobin primär extrazellulär liegt, ist das Hämatom signalreich sowohl im T1W als auch im T2W. *Chronische Phase:* Das Hämoglobin bzw. extrazelluläre Methämoglobin wird in Hämosiderin umgewandelt. Der Signalcharakter des Hämatoms wandelt sich von zunächst signalreich im T1W und T2W mit zartem Saum geringen Signals im T2W (Hämosiderin) in signalarm im T2W mit zunehmender Hämosiderin-Konzentration.	Entstehung durch Traumen, rupturierte Aneurysmen oder Gefäßmalformationen, Koagulopathien, Hypertonus, Arzneimittelnebenwirkungen, Amyloidose, Einblutung in einen Hirninfarkt, Metastasen, Abszesse, Virusinfektionen (Herpes simplex, CMV).
Posthämorrhagische Veränderungen	Intramedulläre signalreiche Zonen im T2W aufgrund von Gliosen und einer Myelomalazie. Fakultativ lokalisierte Ausdünnung des Myelon und Signalabschwächungen im T2W durch Methämoglobinablagerungen (signalreich im T1W) oder Hämosiderindepots. Kein Enhancement.	Regionen abgelaufener Blutungen können ein variables Erscheinungsbild in Abhängigkeit von der Glioserate, der Enzephalomalazie und der Konzentration der Blutabbauprodukte (Methämoglobin, Hämosiderin) haben.
Arteriovenöse Malformation (AVM) (Abb. 8.18)	Unregelmäßig begrenzte Läsionen im Rückenmark (graue oder weiße Substanz), der Dura oder in beiden Lokalisationen. Das Signalverhalten der AVM ist sehr unterschiedlich, zum einen durch die Fluss-Auslöschungen der durchströmten Gefäße und variable Signale thrombosierter Anteile, zum anderen spielen Einblutungen unterschiedlichen Alters, Verkalkungen und Gliosen eine Rolle. Der venöse Anteil zeigt in der Regel ein KM-Enhancement. Fakultativ assoziierte Ischämien (T2-Signalanhebung im Myelon) in Abhängigkeit vom venösen Rückstau. Gelegentlich Verdickung des Rückenmarksquerschnittes, kein raumfordernder Effekt, außer bei frischen Einblutungen.	Intrakranielle AVM sind wesentlich häufiger als spinale. Blutungsrisiko. AVM können erworben, angeboren oder posttraumatisch auftreten. Multiple AVM bei bestimmten Syndromen: Rendu-Osler-Weber: zerebrale und pulmonale AVM, muköse kapilläre Teleangiektasien; Wyborn-Mason: AVM cerebral und in der Retina, kutane Naevi.

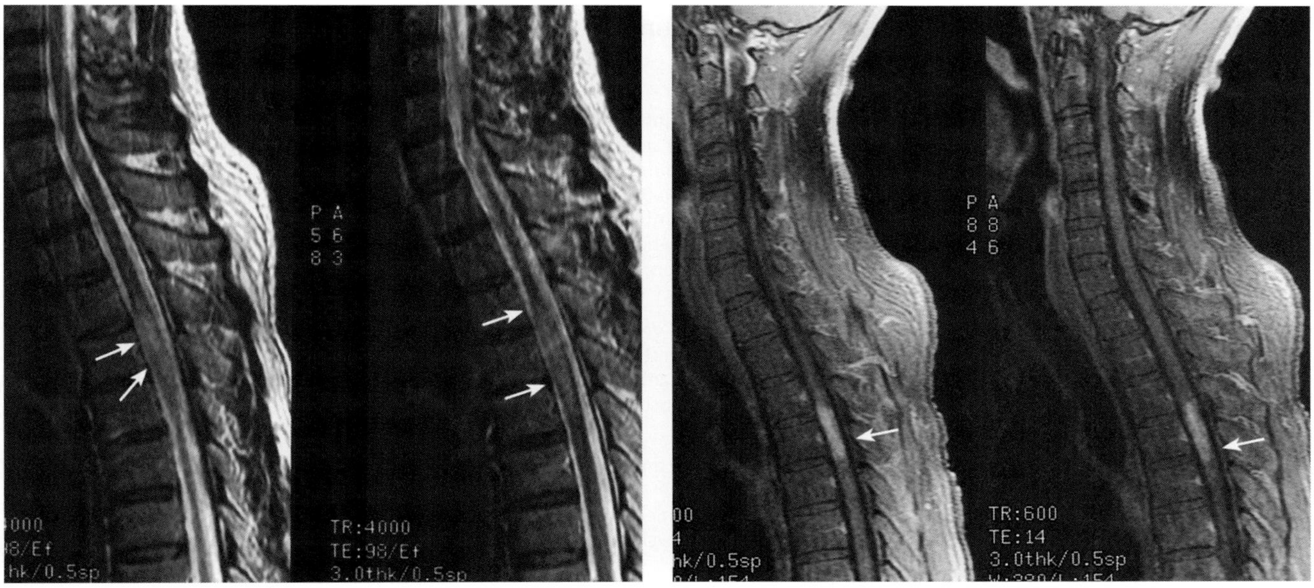

a b

Abb. 8.**16** **Intramedulläre Toxoplasmose-Infektion bei einem immunsupprimierten Patienten. a** Sagittales T2W, intramedulläre signalreiche Läsion im Thorakalmark mit geringer Myelon-Verdickung (Pfeile). **b** Sagittales FS T1W nach KM, kräftiges KM-Enhancement der Läsion (Pfeile).

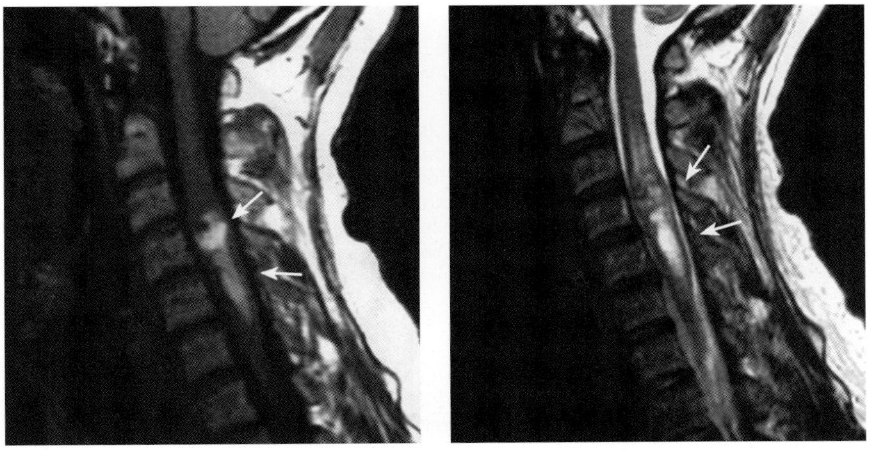

a b

Abb. 8.**17** **Subakute intramedulläre Blutung.** Sagittales T1W (**a**) und T2W (**b**), subakutes intramedulläres Hämatom mit Signalanhebung und Myelon-Verbreiterung (Pfeile) auf der Basis einer vaskulären Malformation (später chirurgisch bestätigt).

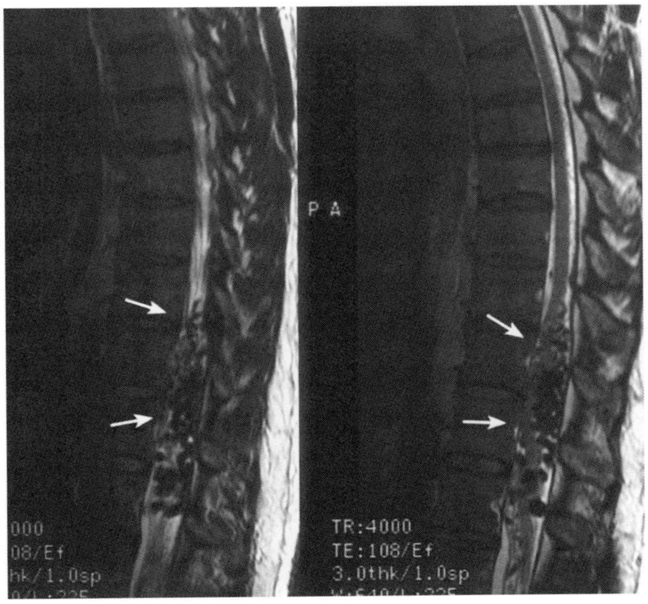

Abb. 8.**18** **AVM.** Sagittale T2W, große AVM des Rückenmarks und der Dura mit multiplen großen tubulären Fluß-Auslöschungen (Pfeile).

Tabelle 8.1 (Fortsetzung) Intramedulläre Erkrankungen

Erkrankung	MRT-Befund	Kommentar
Kavernöses Hämangiom (Abb. 8.19)	Einzelne oder multiple, polyzyklische, intra- und extraaxiale Läsionen mit randständiger unregelmäßiger Zone geringen Signals im T2W aufgrund von Hämosiderinablagerungen, zentral variables Signal (signalarm und -reich, intermediär, gemischt) in Abhängigkeit vom Alter der hämorrhagischen Anteile. GRE Sequenzen der Wahl zum Nachweis multipler Herde.	Kann multilokulär im Cerebrum, Hirnstamm und/oder Rückenmark auftreten. Blutungsrisiko.
Venöses Angiom	Transkortikales, viele kleine medulläre Venen drainierendes venöses Gefäß mit kräftigem Enhancement im T1W nach KM (Caput medusae). Die drainierende Vene kann im T2W als Flußauslöschung imponieren.	Venöse Anomalien sind typischerweise nicht mit Blutungen assoziiert, sie stellen in der Regel einen Zufallsbefund dar, außer in Zusammenhang mit kavernösen Hämangiomen.
Infarkt/Ischämie des Rückenmarks – arterielle Ätiologie (Abb. 8.20)	In Rahmen des vaskulären Versorgungsgebietes der anterioren Spinalarterie (Adamkiewicz) werden im MRT vier Erscheinungsformen unterschieden: 1. Signalreiche Herde im T2W im Bereich der Vorderhörner der grauen Substanz; 2. Signalreiche Herde im T2W im Bereich der Vorder- und Hinterhörner der grauen Substanz; 3. Diffuse Signalanhebung im T2W im Bereich der gesamten grauen und von Teilen der angrenzenden weißen Substanz. 4. Diffuse Signalanhebung im T2W des gesamten Myelon-Querschnittes. Fakultatives KM-Enhancement, möglich auch Verbreiterung des Myelons. Lokalisationen: unteres Thorakalmark und Konus. Manchmal finden sich auch Knocheninfarkte der angrenzenden Wirbel.	Arterielle Infarkte des Rückenmarkes involvieren die graue und weiße Substanz und treten im Versorgungsgebiet der anterioren Spinalarterie auf, die die vorderen zwei Drittel des Myelon versorgt. Arterielle Ischämien oder Infarkte stellen ein seltenes Ereignis dar, das im Zusammenhang mit Arteriosklerose, Diabetes, Hypertonus, mit Bauchaortenaneurysmen und nach Chirurgie der Bauchaorta auftritt. Klinisch plötzliche Funktionsstörungen von Harnblase und Darm. Prädominanz im Bereich der thorakolumbalen Gefäßversorgung (A. Adamkiewicz).
Infarkt/Ischämie des Rückenmarks – venöse Ätiologie (Abb. 8.21)	Unscharf begrenzte intramedulläre Zone mit geringem bis intermediärem Signal im T1W und Signalanhebung im T2W, sowohl graue als auch weiße Substanz sind beeinträchtigt, fakultativ Verdickung des Myelon und KM-Enhancement. Dilatierte Venen oberhalb der Pia- Begrenzung des Rückenmarks.	Venöse Infarkte des Rückenmarks entstehen auf der Basis von duralen arteriovenösen Fisteln und Malformationen oder einer Thrombophlebitis. Es resultieren Koagulationsnekrosen der grauen und weißen Substanz (subakute nekrotisierende Myelopathie). Die Erscheinungsformen arterieller und venöser spinaler Ischämien überlappen.

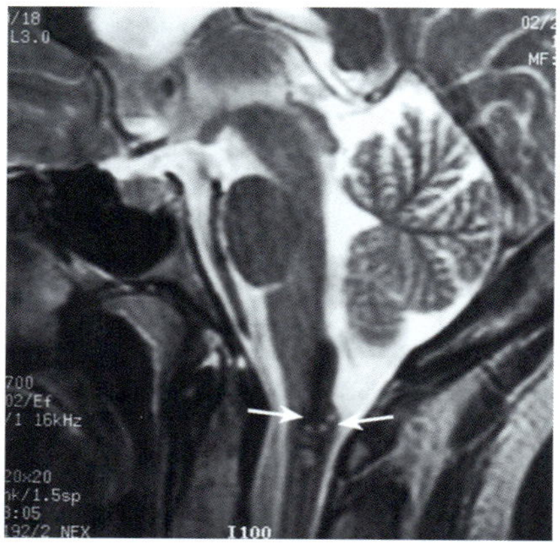

Abb. 8.19 **Kavernöses Hämangiom.**
a Sagittales T1W, multilobulierte intramedulläre Läsion mit peripher unregelmäßigen signalarmen Zonen (Hämosiderin) und zentral gemischt geringer und hoher Signalintensität (Pfeile) im Bereich des zervikomedullären Übergangs.

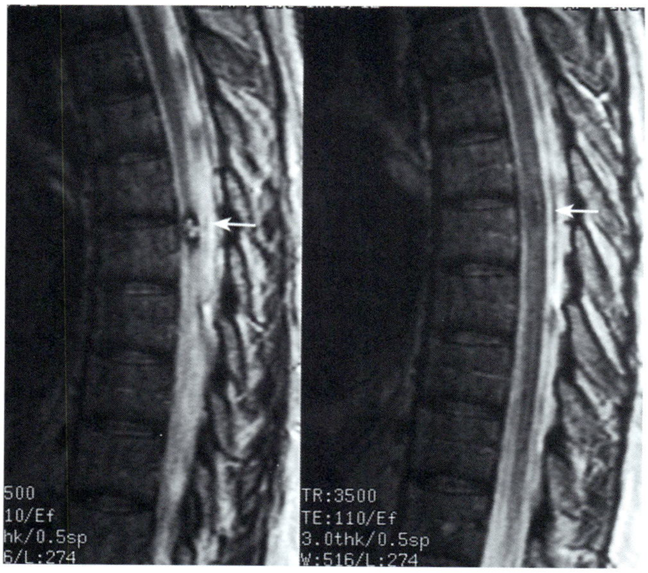

Abb. 8.**19 b** Sagittales T2W eines anderen Patienten, intramedulläre Läsion thorakal mit Signalcharakteristiken identisch zu (**a**) (Pfeile).

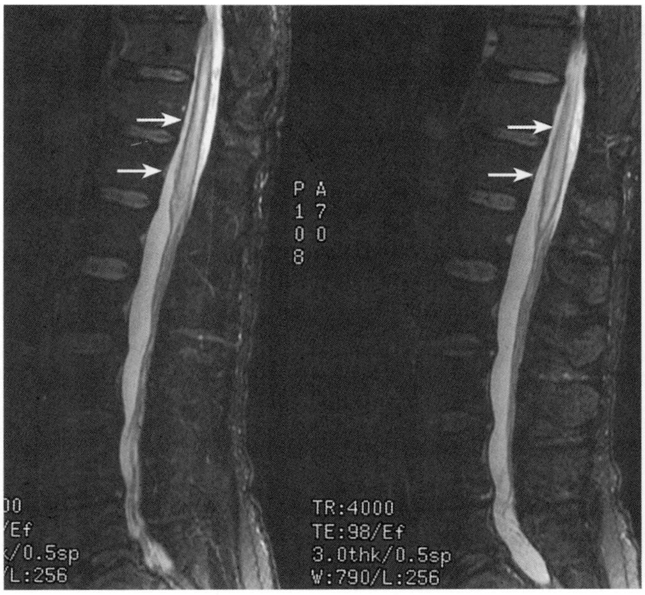

Abb. 8.**20** **Infarkt/Ischämie des Myelon – arterielle Ätiologie.** **a** Sagittales FS T1W, Signalanhebung im Zentrum des unteren Rückenmarks (Pfeile).

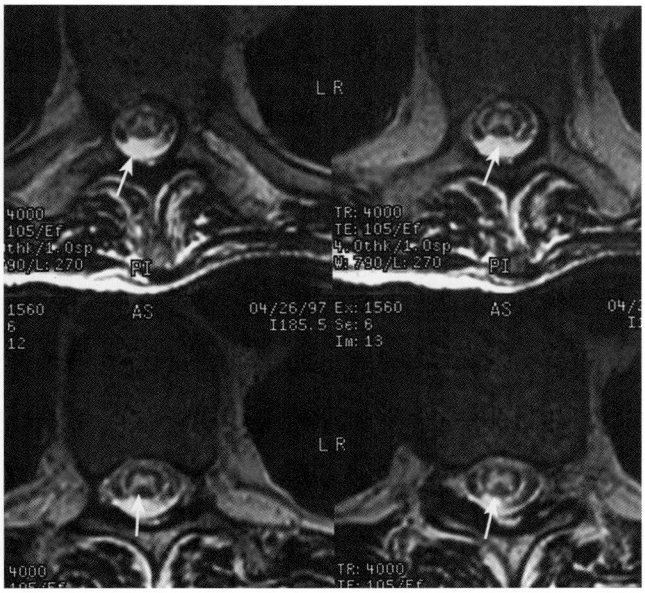

Abb. 8.**20 b** Axiale T2W, Signalanhebung im Bereich der Vorder- und Hinterhörner der grauen Substanz (Pfeile).

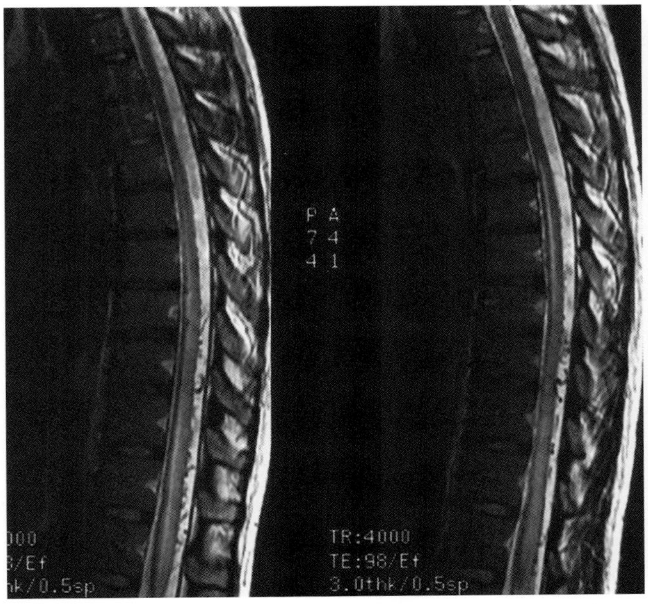

Abb. 8.**21** **Ischämie – venöser Infarkt/Stauung.** **a** Sagittales T2W, unscharf begrenzte intramedulläre Signalanhebung im unteren Thorakalmark nach venöser Stauung durch eine AVM. Ferner multiple kleine Gefäße entlang der Hinterkante des Myelon als Ausdruck dilatierter hyalinisierter Venen der AVM.

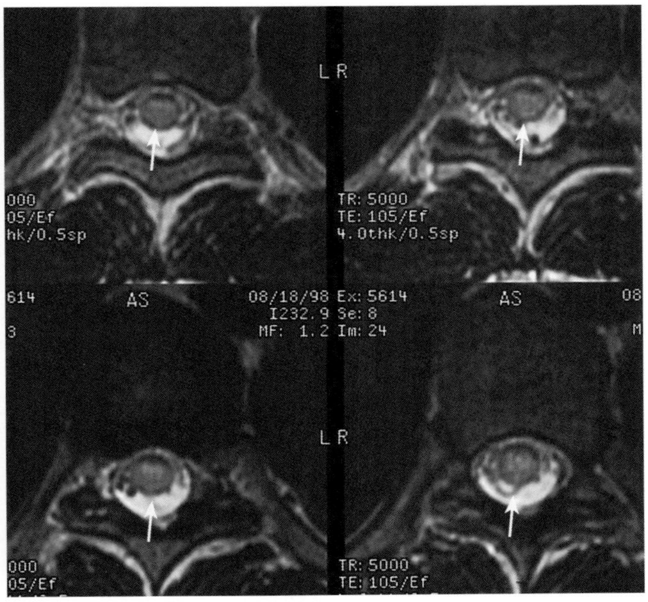

Abb. 8.**21 b** Axiale T2W, Signalanhebung der grauen und weißen Substanz des Myelon (Pfeile).

Tabelle 8.1 (Fortsetzung) Intramedulläre Erkrankungen

Erkrankung	MRT-Befund	Kommentar
Traumatisch:		
Rückenmarkskontusion (Abb. 8.22)	Unscharf begrenzte medulläre Zone, signalarm bis intermediär im T1W und signalreich im T2W, sowohl in der grauen als auch weißen Substanz. Fakultativ Myelon-Verdickung und Signalanhebung im T1W (Methämoglobin) bzw. Signalabfall im T2W (intrazelluläres Methämoglobin). Gewöhnlich kein KM-Enhancement. Ausrisse von Nervenwurzeln (Erb'sche Lähmung), Wirbelfrakturen und Rupturen des vorderen und hinteren Längsbandes können begleitend auftreten.	Traumatische Schäden des Rückenmarks treten häufig im Zusammenhang mit Bandscheibenvorfällen, Wirbelfrakturen, Wirbelluxationen und Dislokationen, bei Hyperflexions- oder Hyperextensionstraumen, Fremdkörpereinwirkungen oder im Rahmen eines Geburtstraumas auf.
Schertraumen	Fokale und/oder diffuse Signalanhebungen im T2W innerhalb der grauen und/oder weißen Substanz, kein Enhancement.	Akzelerations- oder Dezelerationstraumen führen zu einer Zerrung der Axone. Häufig Begleitverletzungen in Form von Wirbelfrakturen, traumatischen subarachnoidalen oder intramedullären Blutungen.
Posttraumatische Zustände (Abb. 8.20)	Unscharf begrenzte intramedulläre Zonen mit intermediärem bis signalarmem Charakter im T1W und Signalanhebung im T2W, graue und weiße Substanz sind betroffen. Fakultativ Myelon-Atrophie, Kavitationen (spindelförmige Zonen mit T1-Signalminderung und T2-Anhebung), Makrozystische Veränderungen. Kein KM-Enhancement. Manchmal Syringohydromyelie.	Myelomalazische Schäden treten nach früheren Traumen, nach schweren Spinalkanalstenosen, bei schwerer Kyphose, im Rahmen einer Spondylolisthese oder nach Radiatio auf.
Syringohydromyelie (Abb. 8.24)	Verdicktes Rückenmark mit intramedullärer zentraler bis leicht exzentrischer flüssigkeitsgefüllter Zone. Gewöhnlich scharfe Trennung zwischen Syrinx und Myelongewebe. Manchmal ödematös/gliomatöses Begleitsignal in der grauen Substanz. Bei benigner Syringomyelie kein, bei paraneoplastischer fakultatives KM-Enhancement.	Die Hydromyelie ist eine Erweiterung des ependymal ausgekleideten Zentralkanals des Rückenmarks. Die Syringomyelie stellt eine nicht ependymal umkleidete Dissektion von Liquor im Rückenmark dar. Eine Syringohydromyelie ist eine Kombination beider Veränderungen. Kongenital oder als Entwicklungsstörung bei Chiari I und Chiari II, basilären Invaginationen), sekundär bei Neoplasien des Rückenmarks (Astrozytom, Ependymom, Hämangioblastom).

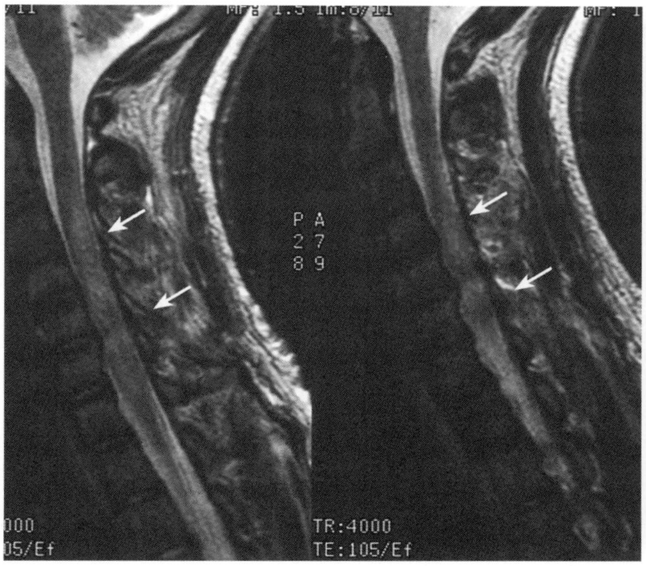

Abb. 8.**22** **Rückenmarkskontusion.** Sagittales T2W, unscharf begrenzte Signalanhebung im geschwollenen Halsmark nach traumatischer Kontusion (Pfeile).

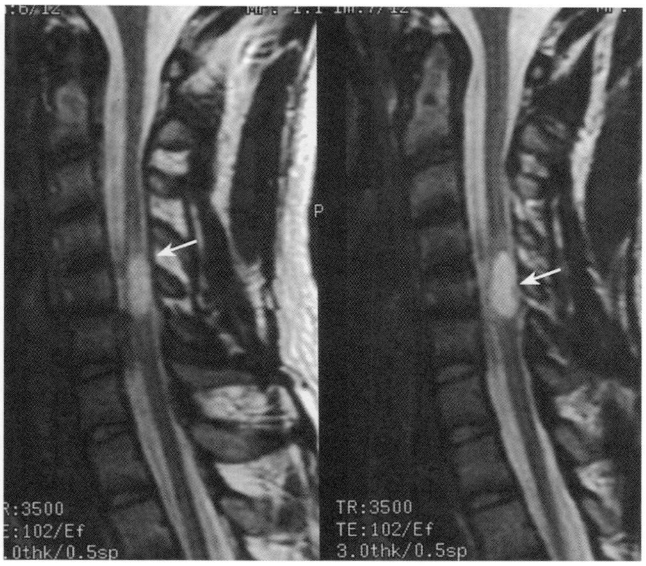

Abb. 8.**23** **Traumafolgen.** Sagittales T2W, posttraumatische Syrinx im Halsmark (Pfeile).

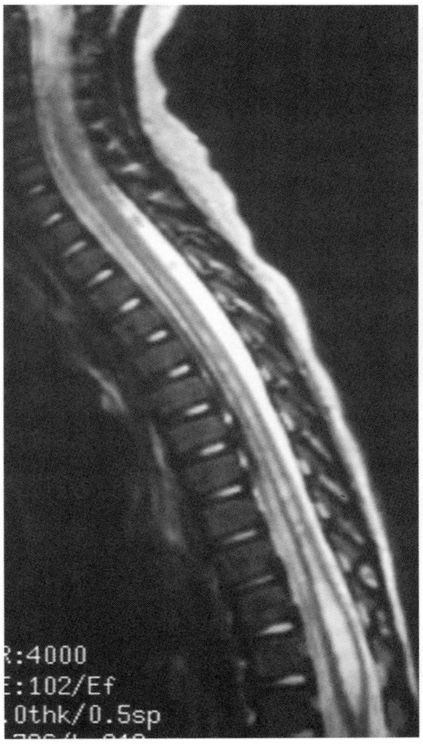

a

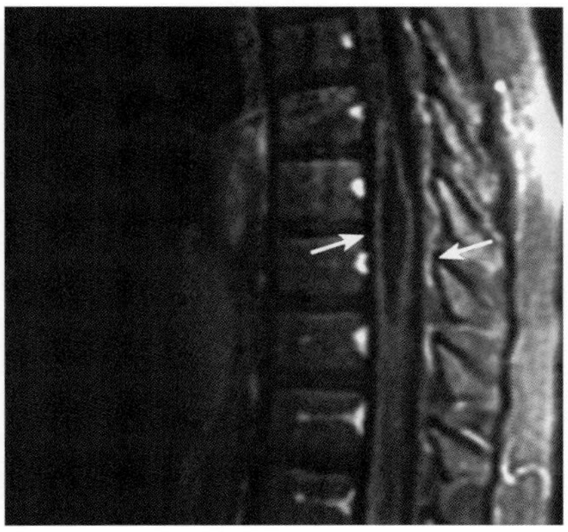

b

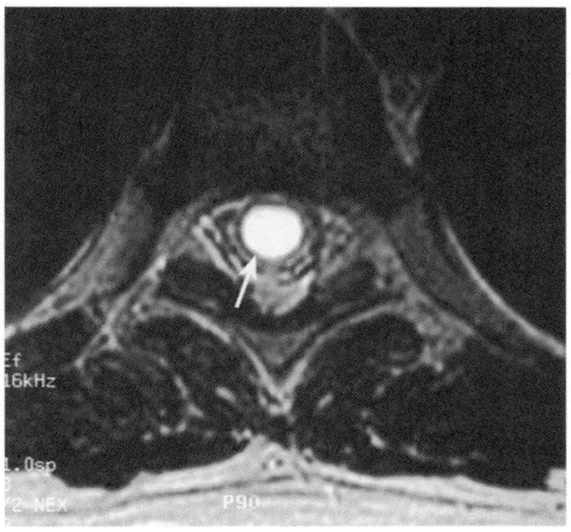

c

Abb. 8.**24** **Syringohydromyelie.** **a** Sagittales T2W, langstreckige signalreiche Syrinx im mittleren und unteren Thorakalmark. **b** Sagittales FS T1W nach KM eines anderen Patienten, lokalisierte Syrinx mit Myelon-Verdickung (Pfeile), kein Enhancement der Syrinx. **c** Axiales T2W, uniform signalreicher Charakter der Syrinx (Pfeil).

Tabelle 8.**1** (Fortsetzung) Intramedulläre Erkrankungen

Erkrankung	MRT-Befund	Kommentar
Neoplastisch:		
Astrozytom (Abb. 8.**25**)	Intramedulläre expansile, definiert abgrenzbare exzentrische Läsion mit hypo- bis isointensem Signal im T1W und signalreich im T2W; Tumorzysten (signalreiches T2W) nicht selten, ebenso Syringohydromyelie mit irregulärem Randenhancement. Fakultatives Umgebungsödem (T2-Signalanhebung). Der Tumor erstreckt sich manchmal bis über 7 Wirbelsegmente. Lokalisation in abnehmender Häufigkeit: Halsmark, oberes Thorakalmark, unteres Thorakalmark, Conus medullaris.	Häufigster intramedullärer Tumor bei Kindern, zweithäufigster beim Erwachsenen. Astrozytome des Rückenmarkes sind gewöhnlich low-grade Tumoren (90 % bei Kindern, 75 % bei Erwachsenen) mit langsamem Wachstum. Die anaplastische Form ist die zweithäufigste, Glioblastoma multiforme findet sich nur in etwa 1 % aller Fälle. Bei Männern häufiger als bei Frauen. Klinisch Schmerz, motorische Dysfunktionen und sensible Defizite.
Ependymom (Abb 8.**26**)	Intramedulläre umschriebene und expansile Läsion mit intermediärem bis signalarmem Charakter im T1W sowie intermediär bis signalreichem im T2W. Manchmal schmaler Hämosiderinring (T2-Signalminderung) und Zysten (signalreiches T2W), auch Syringohydromyelie. 84 % der Tumoren zeigen ein KM-Enhancement, fakultativ Umgebungsödem mit T2-Signalanhebung. Häufig zentral bzw. in der Mittellinie des Rückenmarks gelegen. Lokalisation in abnehmender Häufigkeit: Halsmark 44 %, Thorakalmark 26 %, sowohl Hals- als auch oberes Thorakalmark 23 %. Die Läsionen erstrecken sich häufig über 3 bis 6 Wirbelsegmente. Skoliosen und chronische Knochenarrosionen können begleitend auftreten.	Häufigster intramedullärer Tumor des Erwachsenen (60 % der glialen Tumoren), entsprechend weniger häufig bei Kindern. Die Ependymome des oberen Halsmarks haben oft zelluläre oder gemischte histologische Formen, während die Ependymome des unteren Thorakalmarks und der Cauda equina in der Regel myxopapillär sind. Leichte männliche Geschlechtsprädominanz. Es handelt sich gewöhnlich um einen langsam wachsenden Tumor mit Langzeitanamnesen von Kopf- und Nackenschmerzen, sensiblen Defiziten, motorischen Störungen und Dysfunktionen der Harnblase und des Darms.
Gangliogliom (Abb. 8.**27**)	Umschriebener intramedullärer Tumor, variabel gemischt signalarm bis intermediär im T1W und intermediär bis signalreich im T2W, manchmal zystische Anteile. Das KM-Enhancement (85 %) ist gewöhnlich minimal, mitunter Umgebungsödem (signalreiches T2W), begleitende Skoliose (44 %) und Knochenerosionen (93 %).	Seltener Tumor des Rückenmarks (1 % aller spinaler Tumoren). Kann sich aus einer cerebellären Läsion nach caudal ausbreiten. Gangliogliome enthalten Glia und neuronale Elemente, Ganglioneurome nur Ganglionzellen, Gangliozytome nur neuronale Elemente. Langsam wachsender Tumor, ungewöhnlich bei Patienten unter 30 Jahren.

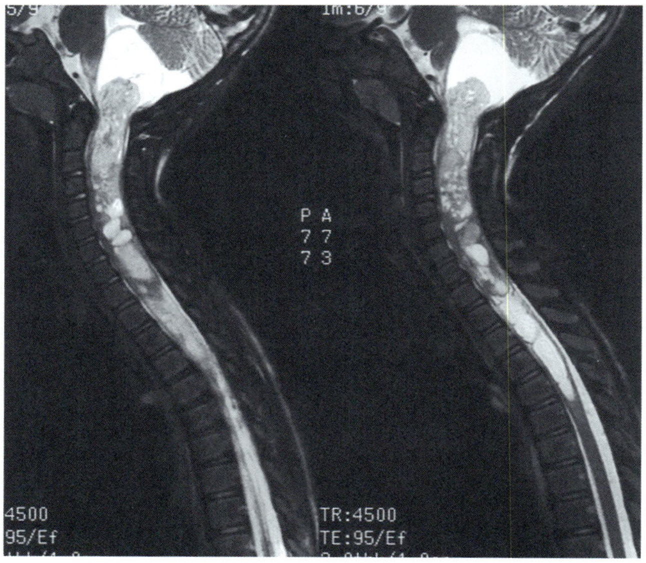

Abb. 8.**25** **Astrozytom.** **a** Sagittale T2W, große expansile, heterogen intermediär bis signalreiche Läsion zervikothorakal.

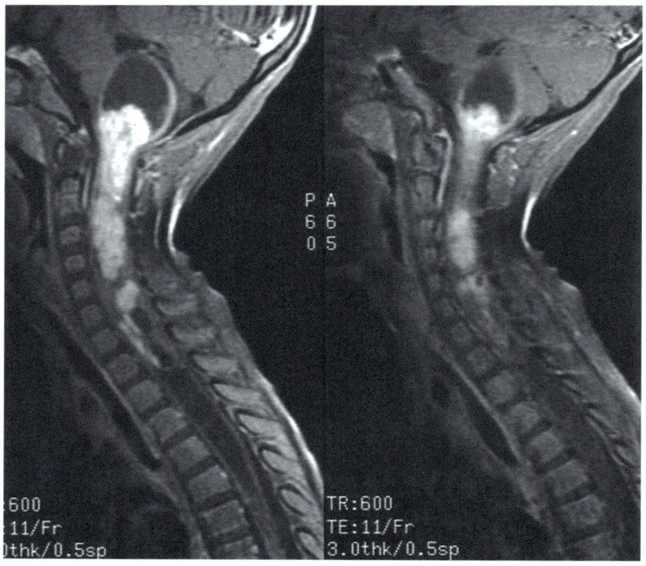

Abb. 8.**25 b** Sagittale FS T1W nach KM, heterogenes kräftiges KM-Enhancement. Tumorzysten in den cranialen Abschnitten (mit Randenhancement) sowie eine Syrinx caudal des Tumors.

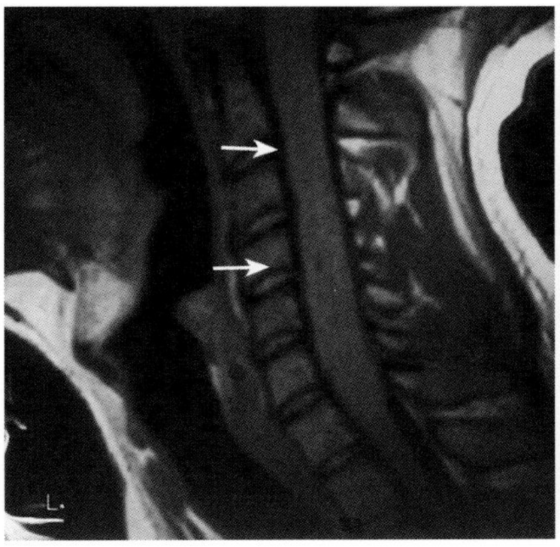
a

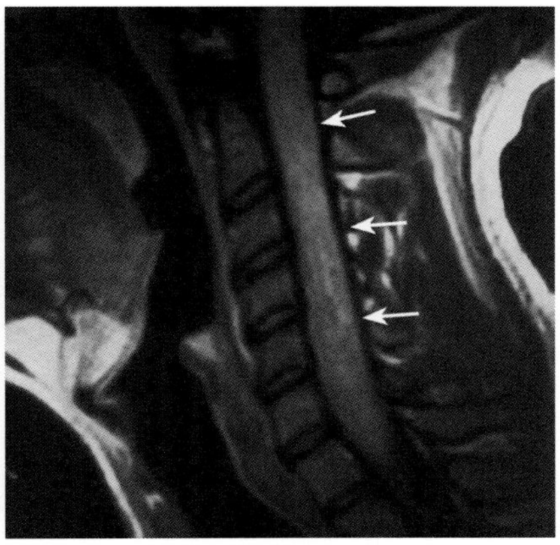
b

Abb. 8.**26** **Ependymom.** **a** Sagittales T1W, intramedulläre, umschriebene, expansile Läsion im Rückenmark mit intermediärem Signal (Pfeile). **b** T1W nach KM, deutliches Enhancement der Läsion (Pfeile).

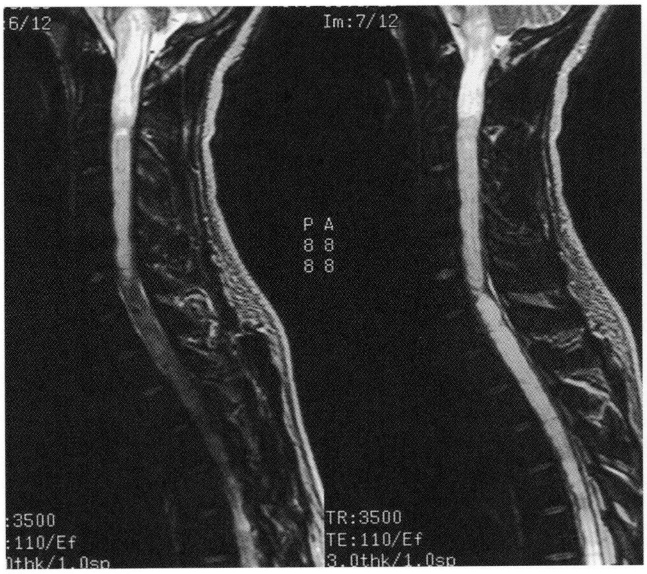

a

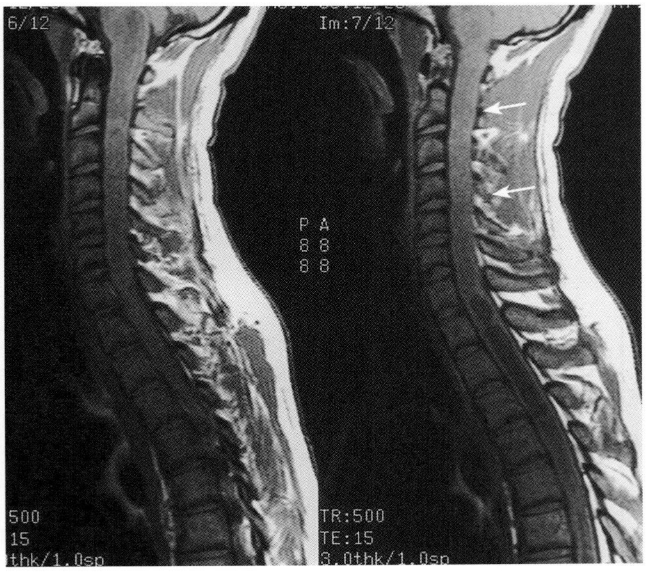

b

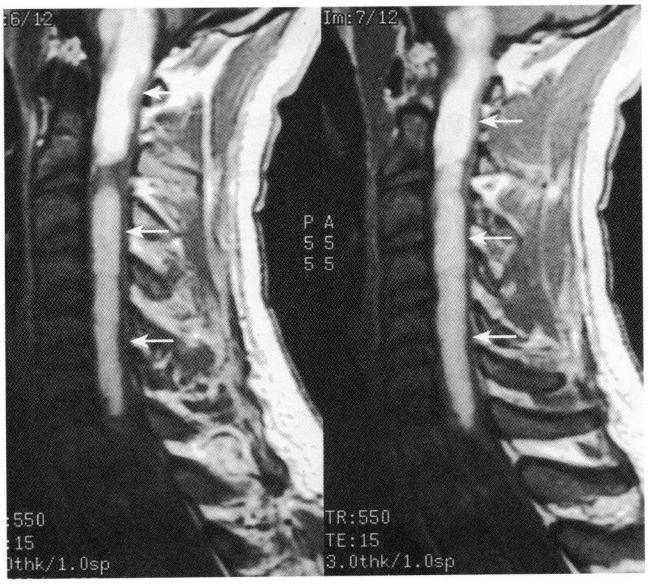

c

Abb. 8.**27** **Gangliogliom.** **a** Sagittales T2W, große expansile, signalreiche intramedulläres, Läsion. **b** Sagittales T1W, intramedulläre, expansile, umschriebene Läsion im Halsmark mit intermediärem Signal (Pfeil). **c** T1W nach KM, heterogenes kräftiges Enhancement des Tumors (Pfeile). Syrinx caudal des KM-aufnehmenden Tumors.

Tabelle 8.1 (Fortsetzung) Intramedulläre Erkrankungen

Erkrankung	MRT-Befund	Kommentar
Hämangioblastom (Abb. 8.28)	Umschriebener Tumor gewöhnlich in den oberflächlichen Abschnitten des Rückenmarks. Kleine KM-aufnehmende Knoten, teilweise zystisch, oder größere Läsionen mit kräftigem heterogenen Enhancement. Fluß-Auslöschungen großer Tumorgefäße innerhalb des Tumors oder in der Peripherie. Intermediäres Signal imT1W, intermediär bis signalreich im T2W. Mitunter finden sich Blutungsreste, häufig begleitende Syrinx. Lokalisationen: Thorakalmark (50–60 %), Halsmark (40–50 %).	Stellt etwa 5 % aller Rückenmarkstumoren dar. Gewöhnlich intramedulläre Lage, gelegentlich jedoch auch Ausbreitung in den Intra- oder Extraduralraum. Solitäre Tumoren bei Erwachsenen unter 40 Lebensjahren, multipel beim M. Hippel-Landau.
Metastasen (Abb. 8.29)	Intramedulläre oder oberflächliche Läsionen, signalarm bis intermediär im T1W, intermediär bis signalreich im T2W, KM-Enhancement und Umgebungsödem (signalreich im T2W) im Rückenmark oder entlang der Pia. Selten zystische Anteile. Nehmen häufig bis zu 3 Wirbelsegmente ein.	Seltene intramedulläre Läsion. Klinisch Schmerz, Parästhesien und Darm- oder Blasendysfunktionen. Lokalisation: Halsmark 45 %, Thorakalmark 35 %, lumbal (Filum terminale) 8 %. In der Regel solitär, selten multipel. Befall hämatogen oder durch direkten Einbruch in die Leptomenix bis zum Zentralkanal. Primäre ZNS-Tumoren: primäre neuroektodermale Tumoren/Medulloblastome, Glioblastom. Primärtumoren außerhalb des ZNS: Bronchialkarzinom (70 %), Mammakarzinom (11 %), Melanom (5 %), Renalzellkarzinom (4 %), kolorektale Karzinome (3 %), Lymphome (3 %), andere (4 %).
Andere		
Vitamin B12 Mangel (Abb. 8.30)	Symmetrische, längs orientierte signalreiche Zonen im T2W im Bereich der dorsalen Kolumne des Rückenmarks und fakultativer Volumenmehrung des Myelon. Kein KM-Enhancement. Die Signalalterationen bilden sich nach Substitution von Vitamin B12 zurück.	Die Veränderungen des Rückenmarks mit Rahmen eines Vitamin B12 Mangels bestehen in subakuten kombinierten Degenerationen. Histopathologisch finden sich Läsionen in den dorsalen und lateralen Kolumnen sowie auch im Tractus cerebrospinalis und corticospinalis.
Amyotrophe Lateralsklerose	Bilaterale symmetrische Zonen mit abnorm hohem Signal im T2W im Verlauf des kraniospinalen motorischen Traktus (vordere und laterale Pyramidenbahn) mit Ausgang von der Capsula interna und den Pedunculi cerebri. Typischerweise kein KM-Enhancement. Mitunter Atrophie des Rückenmarks.	Störung bei Erwachsenen vor dem 55. Lebensjahr mit progredienter Muskelschwäche und Atrophie.

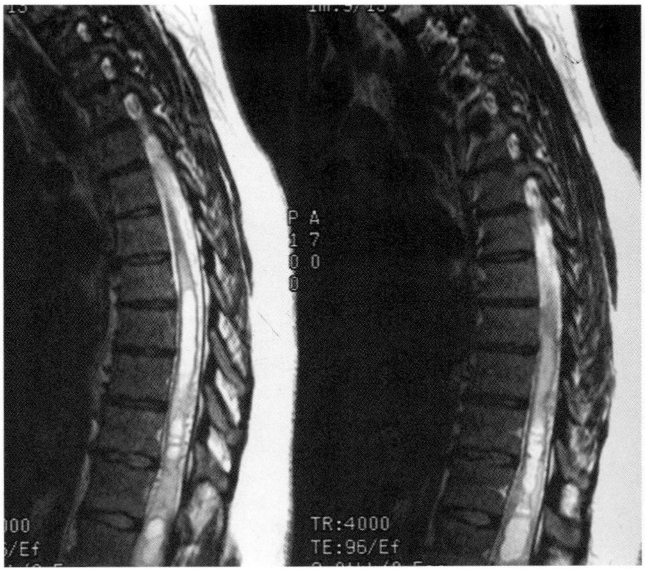

a

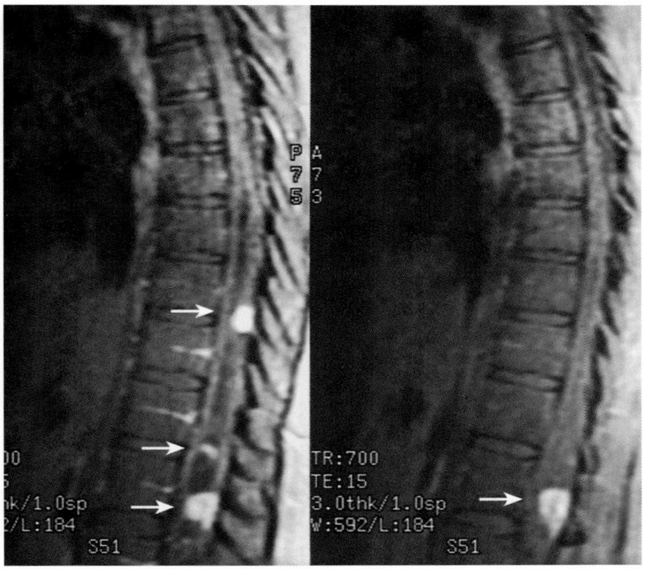

b

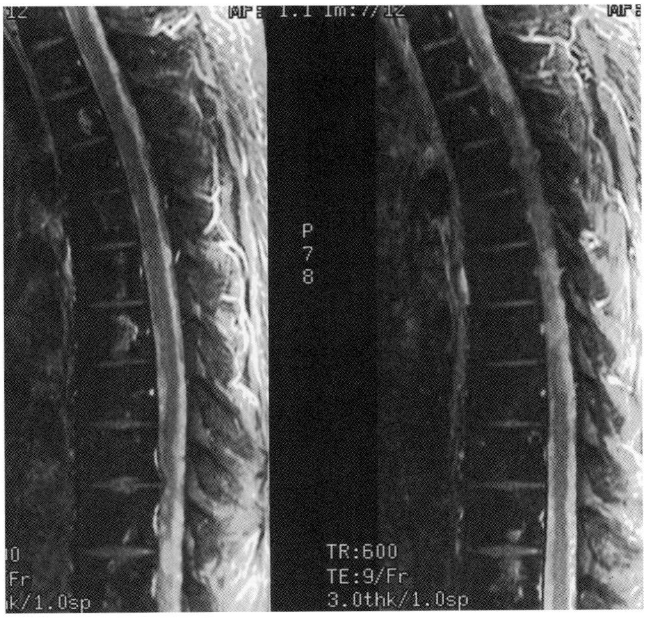

△
Abb. 8.**28** **Hämangioblastom/von Hippel-Landau-S.** **a** Sagittales T2W, heterogene Signalanhebungen im verbreiterten Rückenmark. **b** FS T1W nach KM, Hämangioblastom in Form von 3 noduläre intramedullären Zonen mit KM-Enhancement (Pfeile).

◁ Abb. 8.**29** **Metastase eines disseminierenden Medulloblastoms.** Sagittale FS T1W nach KM, kräftiges abnormes Enhancement im spinalen Subarachnoidalraum mit nodulären Läsionen entlang der Pia. Multiple metastatische Läsionen im Markraum der Wirbelkörper, die aufgrund der extensiven Sklerosierung andererseits vorwiegend signalarmen Charakter zeigen.

Abb. 8.**30** **Vitamin B 12 Mangel.** Sagittales (**a**) und axiales (**b**) T2W, symmetrische längsgerichtete signalreiche Zonen entlang der dorsalen Kolumnen des Rückenmarks (Pfeile).
▽

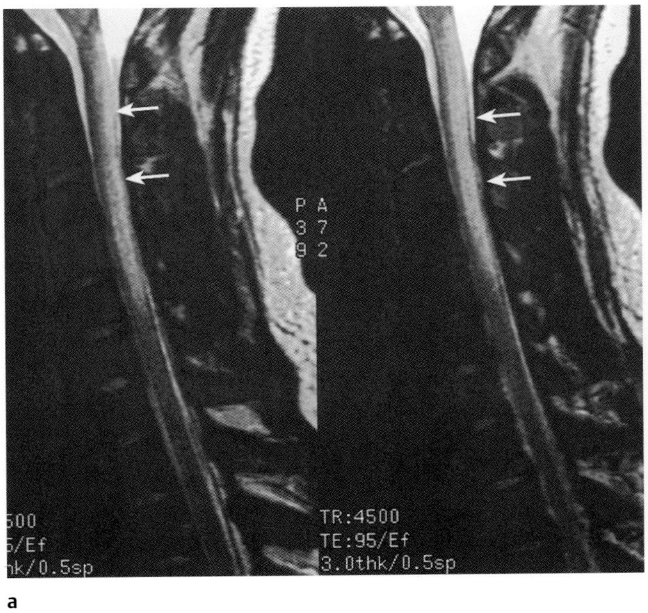

a

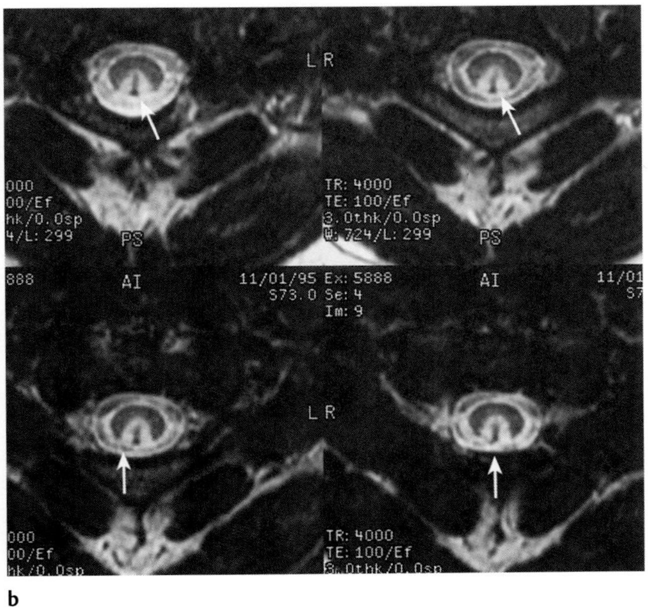

b

Tabelle 8.1 (Fortsetzung) Intramedulläre Erkrankungen

Erkrankung	MRT-Befund	Kommentar
Waller'sche Degeneration	Bilaterale Zonen hohen T2-Signals im Bereich der lateralen Pyramidenbahn distal einer Rückenmarksverletzung, in der dorsalen Kolumne oberhalb der Verletzung, gewöhnlich 7 Wochen nach Verletzung. Kein KM-Enhancement.	Die Waller'sche Degeneration stellt eine antegrade Degeneration des Achsenzylinders und seiner Myelinscheide nach Verletzung des Zellkerns im proximalen Anteil des Axons dar. Nach einer Rückenmarksverletzung finden sich Veränderungen in der dorsalen Kolumne oberhalb und in der lateralen Pyramidenbahn distal der traumatischen Läsion. Die Größe dieser Veränderungen hängt von der Zahl der verletzten Neuronen ab. Einseitige neurodegenerative Veränderungen im Hirnstamm und Rückenmark sind Folge eines cerebralen Neuronen-/Axonenverlustes nach Infarkt oder intracerebraler Blutung.
Poliomyelitis (Abb. 8.31)	Die akute Infektion zeigt sich in Form einer lokalen Verdickung und Signalzunahme im T2W im Bereich eines Vorderhorns der grauen Substanz. Signalanhebungen in beiden Vorderhörnern zeigen chronische Infektionen an.	Die Poliomyelitis-Viren befallen das Vorderhorn der spinalen grauen Substanz, klinisch schlaffe Paralysen. Der Virus ist in der westlichen Welt ausgerottet, selten finden sich polio-ähnliche Erkrankungen nach Impfung.
Oberflächliche Siderose (Abb. 8.32)	Schmale signalarme Ränder entlang der Pia-Oberfläche des Rückenmarks und/oder des Gehirns im T2W und GRE-Sequenzen.	Der Signalverlust im GRE-Bild und T2W resultiert aus Hämosiderin-Depots früherer subarachnoidaler Blutungen (Aneurysmaruptur, Trauma, Koagulopathie, AVM etc.).

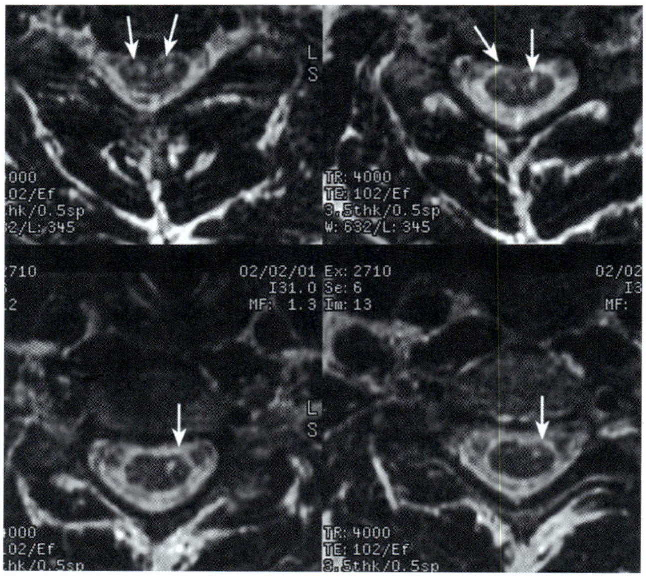

Abb. 8.**31** **Chronische Poliomyelitis.** Axiale T2W, kleine fokale Signalanhebungen in den Vorderhörnern der grauen Substanz (Pfeile).

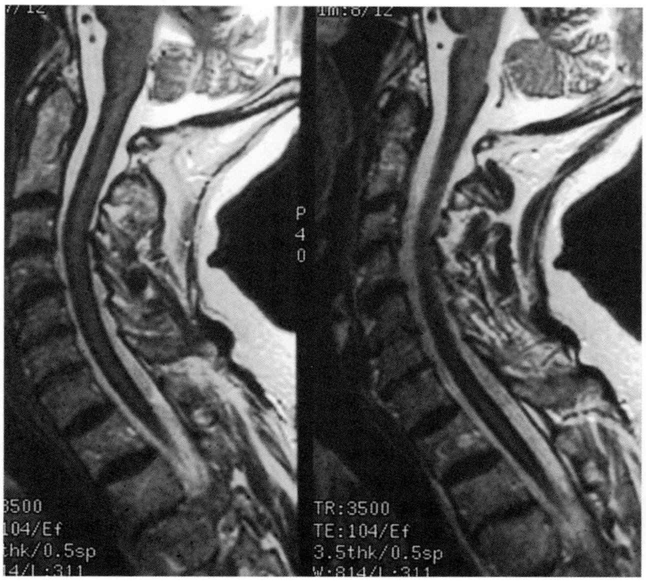

a

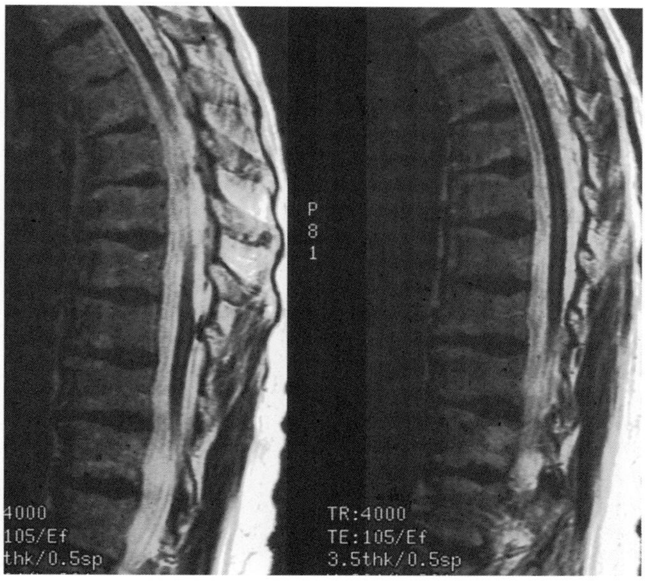

b

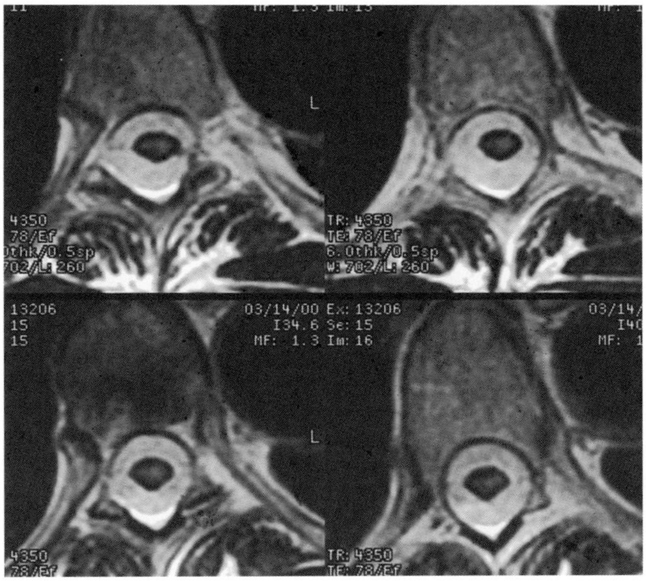

c

Abb. 8.**32** **Oberflächliche Siderose.** Sagittales (**a, b**) und axiales (**c**) T2W, schmaler signalarmer Rand an der Pia-Oberfläche des Rückenmarks.

Tabelle 8.2 Intradurale extramedulläre Erkrankungen

Erkrankung	MRT-Befund	Kommentar
Meningozele (Abb. 8.33)	Protrusion von Meningen und Liquor durch einen dorsalen Wirbeldefekt, entweder nach chirurgischer Laminektomie oder im Sinne einer kongenitalen Anomalie. Sakrale Meningozelen können gelegentlich auch nach anterior durch einen Defekt protrahieren.	Erworbene Meningozelen sind häufiger als die kongenitalen dorsalen dysraphischen Störungen. Eine anteriore sakrale Meningozele kann nach Trauma oder im Rahmen einer mesenchymalen Dysplasie (Neurofibromatose Typ 1, Marfan-S., caudale Regression) auftreten.
Lipomeningomyelozele (Abb. 8.7)	Caudaler Neuralrohrdefekt, der durch ein Lipom gedeckt ist, das sich in das angrenzende subkutane Fettgewebe durch einen Wirbelbogendefekt (Spina bifida) fortsetzt. Lumbosakrale Lokalisation mit assoziiertem „Tethered cord", fakultativ Syringohydromyelie.	Störung des caudalen Neuralrohrschlusses in der Embryogenese mit resultierendem Neuralrohrdefekt, der durch ein Lipom gedeckt ist. Letzteres liegt in der Kontinuität des subkutanen Fettgewebes und wölbt die intakte Hautgrenze in der Regel vor. Weitere Befunde sind: Tethered cord, knöcherne dysraphische Störungen, dorsale Duradefekte. Kein Zusammenhang mit einer Chiari-II-Malformation. Diagnosestellung bei Kindern, selten beim Erwachsenen.
Duraektasie	Eindellung der dorsalen Wirbelkörperflächen, Dilatation der Nervenscheide des N. opticus, Erweiterung der intervertebralen und sakralen spinalen Wurzeltaschen, laterale Meningozelen.	Duradysplasien treten im Zusammenhang mit einer Neurofibromatose Typ 1 auf.
Tarlov'sche Zyste (perineurale Zyste) (Abb. 8.34)	Glatt begrenzte zystische Struktur mit einer liquoräquivalenter Signalcharakteristik im Bereich der spinalen Wurzeltasche mit Erosion der angrenzenden knöchernen Strukturen. Sakral (fakultativ mit Erweiterung der Foramina) häufiger als lumbal. Größe zwischen 15 und 20 mm, kann auch größer werden.	Inzidentale anatomische Variante.
Dorsaler dermaler Sinus (Abb. 8.35)	Epithelial ausgekleideter Gang, signalarm im T1W, der sich von der Hautgrenze des unteren Dorsum mit eventuell leichter Erweiterung bis zum Spinalkanal durch eine dorsale Raphe oder eine Spina bifida fortsetzt. Fakultativ begleitendes spinales Dermoid oder Epidermoid (bei ca. 50 % der Fälle).	Fehlbildung, die aus einer gestörten Separation des Oberflächen- und des Neuroektoderm resultiert. Lumbal häufiger als okzipital. Potenzieller Eintrittsweg für spinale Infektionen.

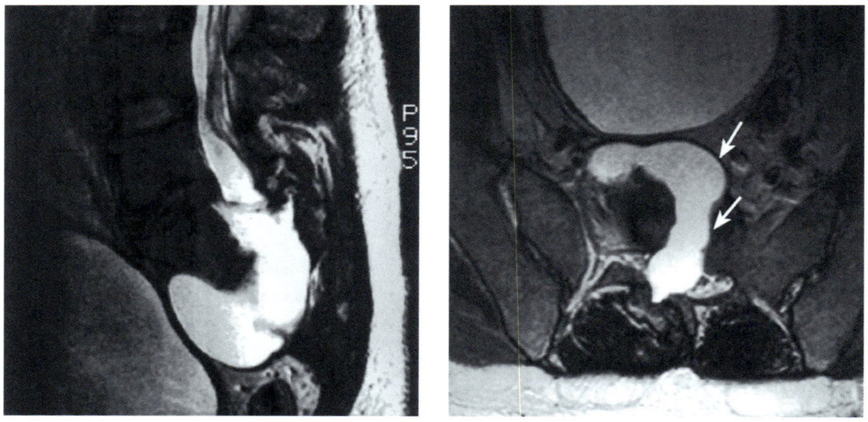

a b

Abb. 8.33 **Anteriore sakrale Meningozele, posttraumatisch.** Sagittales (**a**) und coronales (**b**) T2W, glatt begrenzte signalreiche Formation (Liquor und Meningen), die sich durch einen anterioren Defekt des Sakrum in den Beckenraum vorwölbt.

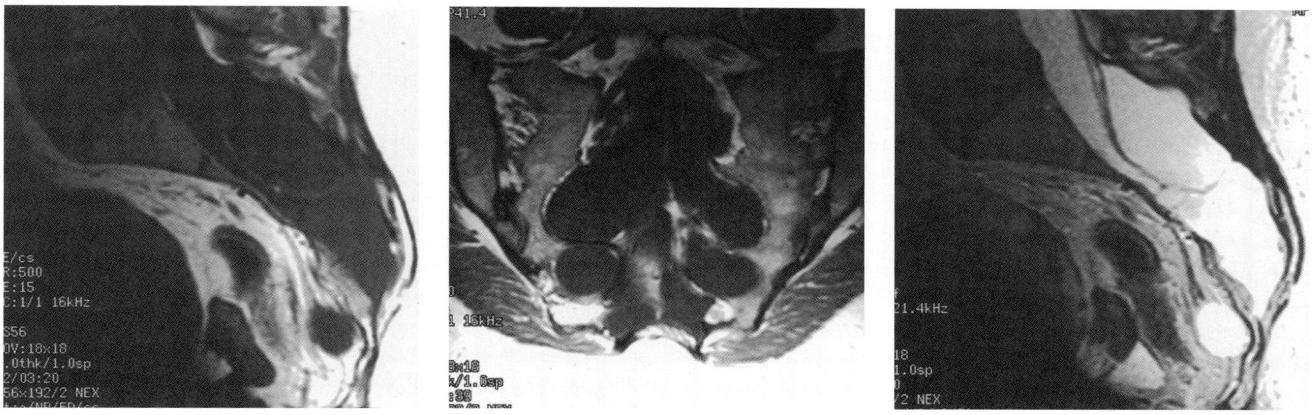

a b c

Abb. 8.**34** **Tarlov'sche Zyste (perineurale Zyste).** Sagittales (**a**) und koronales (**b**) T1W, große glatt begrenzte signalarme Zyste. Chronisch erosive Veränderungen bzw. Erweiterung der knöchernen Foramina des Sakrum im Bereich der involvierten Wurzeltasche. **c** Signalreicher Charakter der Zyste identisch zum Liquor, demonstriert im sagittalen T2W.

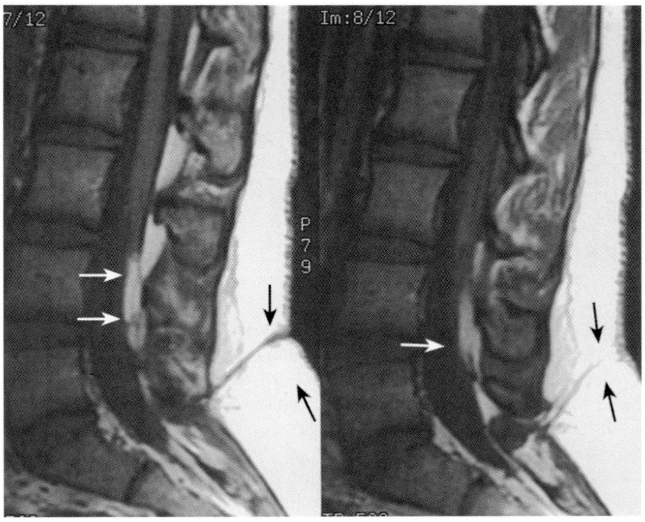

a

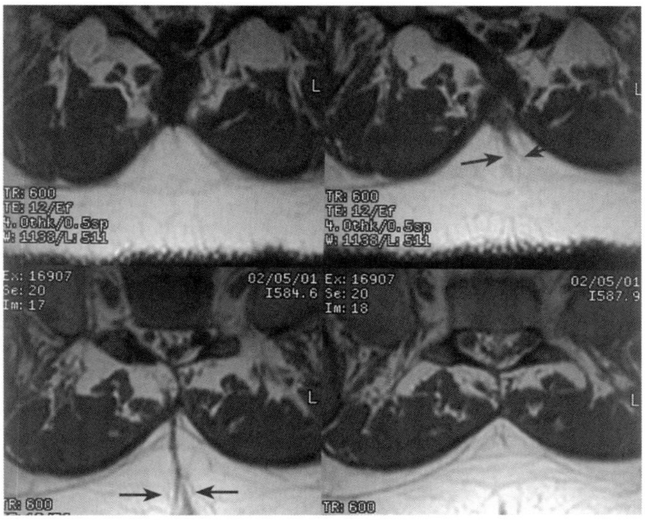

b

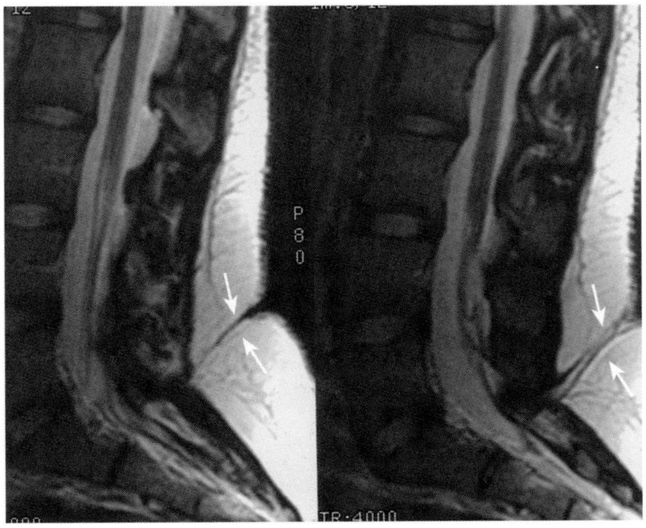

c

Abb. 8.**35** **Dorsaler dermaler Sinus.** Sagittales (**a**) und axiales (**b**) T1W, epithelialer signalarmer Gang zwischen Spinalkanal und dorsaler Hautgrenze am unteren Dorsum (Pfeile). Fokale Dilatation des Ganges in Nähe des Spinalkanals. Tief stehender Conus medullaris und Lipom im Filum terminale (gekrümmte Pfeile). **c** Sagittales T2W, signalarmer Charakter des dorsalen Sinus (Pfeile).

Tabelle 8.2 (Fortsetzung) Intradurale extramedulläre Erkrankungen

Erkrankung	MRT-Befund	Kommentar
Dermoid (Abb. 8.36)	Glatt begrenzte, kugelige bis polyzyklische, intradurale extramedulläre oder intramedulläre Läsion, in der Regel signalreich im T1W, gemischt signalarm, intermediär und/oder signalreich im T2W. Kein KM-Enhancement. Häufigste spinale Lokalisation lumbal. Kann eine chemische Meningitis durch Ruptur der Dermoidzyste in den Subarachnoidalraum auslösen. Gewöhnlich im Bereich oder nahe der Mittellinie lokalisiert.	Nicht-neoplastische, erworbene oder angeborene ektodermale zystische Läsion; enthält Fett, Cholesterol, abgestoßene Zellen und Keratin-Abschilferungen. Geringer raumfordernder Effekt zum angrenzenden Parenchym. Infratentoriell häufiger als supratentoriell; keine geschlechtsspezifische Dominanz. Fakultativ klinische Symptome.
Epidermoid	Glatt begrenzte, kugelige bis polyzyklische, intradurale extramedulläre Läsion, signalarm bis intermediär im T1W und signalreich im T2W. Gemischt geringes, intermediäres und hohes Signal in FLAIR-Sequenzen, kein KM-Enhancement.	Nicht-neoplastischer, extramedullärer epithelreicher Tumor, enthält abgestoßene Zellen und Keratin-Abschilferungen. Geringer raumfordernder Effekt zum angrenzenden Rückenmark oder den Nervenwurzeln. Kann kongenital (im Zusammenhang mit einem dorsalen dermalen Sinus, einer Spina bifida, Halbwirbeln) oder erworben (Spätkomplikation einer Lumbalpunktion) auftreten.
Fibrolipom des Filum terminale (Abb. 8.9)	Schmale lineare, signalreiche Zone im T1W entlang des Filum terminale, gewöhnlich nicht dicker als 3 mm. Normale Positionierung des Conus medullaris (typischerweise kein „Tethered Cord“).	Asymptomatischer inzidentaler Befund bei ca. 5 % der Untersuchungen.
Neuroenterische Zyste	Umschriebene intradurale extramedulläre Strukturen, gering bis intermediär signalintens im T1W, signalreich im T2W, kein KM-Enhancement. Lokalisation in abnehmender Häufigkeit: thorakal, cervikal, hintere Schädelgrube, kraniovertebral, lumbal; gewöhnlich mittelliniennah und häufig ventral des Rückenmarks.	Resultat einer Separationsstörung der Notochorda und des oberen Gastrointestinaltraktes, seltener Befund bei Patienten unter 40 Lebensjahren.
Neoplasien und andere Raumforderungen		
Ependymom (Abb. 8.37)	Intradurale umschriebene lobulierte Läsion im Bereich des Conus medullaris und/oder der Cauda equina/Filum terminale. Signalarm bis intermediär im T1W, intermediär bis signalreich im T2W. Fakultativ Signalanhebungen im T1W durch muzinösen oder hämorrhagischen Inhalt oder Hämosiderinring (signalarm im T2W). Mitunter zystische Anteile (signalreiches T2W).	Ependymome des Conus medullaris und der Cauda equina/des Filum terminale sind in der Regel myxopapillär, wahrscheinlich ausgehend vom Ependym des Filum terminale. Leichte Prädominanz bei Männern. Langsam wachsender Tumor mit langer Rückenschmerzanamnese, sensiblen Defiziten und motorischen Störungen. Mitunter findet man Knochenerosionen, Eindellungen der Wirbelkörper und eine Erweiterung der Foramina intervertebralia.
Schwannom (Neurinom) Abb. 8.38)	Umschriebene bis lobulierte extramedulläre Läsion, signalarm bis intermediär intens im T1W, signalreich im T2W, kräftiges KM-Enhancement. Heterogenes Enhancement bei größeren Läsionen durch zentrale zystische Degenerationen und/oder Einblutungen.	Abgekapselter Tumor mit asymmetrischem Wachstum an der Nervenscheide. Häufigste intradurale extramedulläre Neoplasie, klinisch Schmerz und Radikulopathie, Parästhesien und Gangstörungen. Multiples Auftreten bei Neurofibromatose Typ 2.

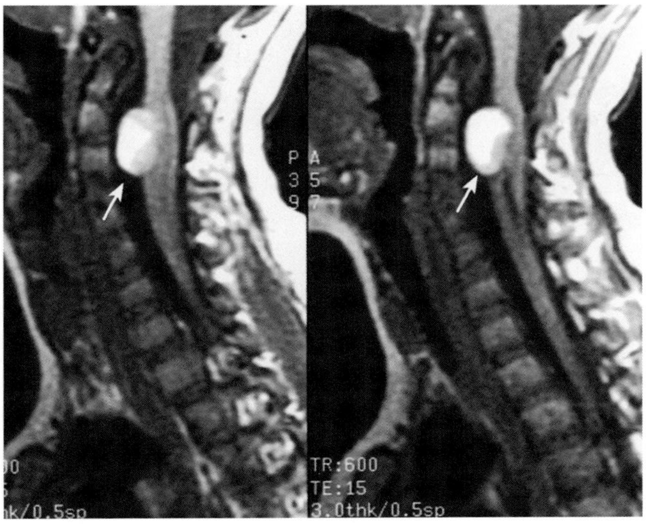

Abb. 8.**36** **Dermoid.** Sagittales T1W, abgegrenzte runde, intradurale extramedulläre signalreiche Läsion ventral im Spinalkanal (Pfeil).

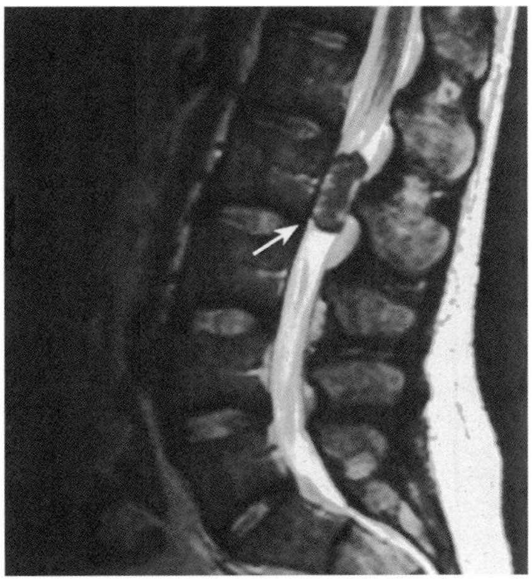

Abb. 8.**37** **Ependymon.** **a** Sagittales T2W, intradurale umschriebene, signalarme bis intermediär signalintense Läsion in der Cauda equina (Pfeil).

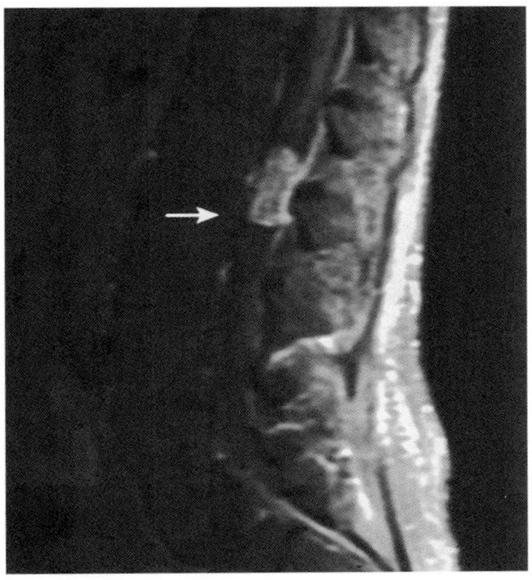

Abb. 8.**37b** Sagittales FS T1W nach KM, kräftiges Enhancement der Läsion.

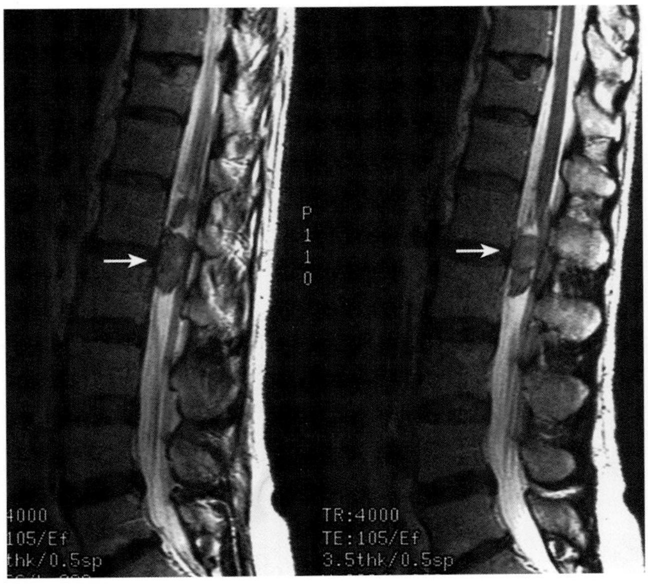

Abb. 8.**38** **Schwannom (Neurinom).** **a** Sagittale T2W, intradurale lobulierte Läsion mit intermediärem Signal in der Cauda equina (Pfeile).

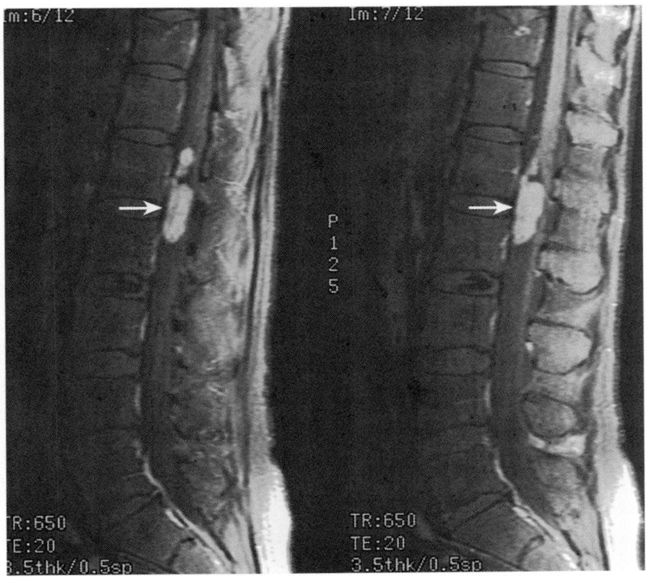

Abb. 8.**38 b** Sagittales FS T1W nach KM, kräftiges Enhancement des Tumors (Pfeile).

Tabelle 8.**2** (Fortsetzung) Intradurale extramedulläre Erkrankungen

Erkrankung	MRT-Befund	Kommentar
Meningeom (Abb. 8.**39)**	Extra- oder intradurale extramedulläre Läsion mit intermediärem Signal im T1W und intermediär bis signalreichem Charakter im T2W. Kräftiges KM-Enhancement, mitunter Verkalkungen.	Gewöhnlich gutartiger Tumor, tritt typischerweise bei Erwachsenen unter 40 Jahren auf, weibliche Prädominanz. Multiple Meningeome im Rahmen der Neurofibromatose Typ 2, Kompression des angrenzenden Rückenmarks und der spinalen Wurzeln klinisch relevant, selten invasiver/maligner Typ.
Neurofibrom (Abb. 8.**40)**	Lobulierte extramedulläre Läsion mit teilweise unregelmäßigen Begrenzungen, manchmal extradurale Ausbreitung. Intermediär bis signalarm im T1W, signalreich im T2W, kräftiges KM-Enhancement, heterogen bei größeren Läsionen. Fakultativ Erosionen der angrenzenden Knochen, Wirbelverformungen, Erweiterung der Neuroforamina (chronische Erosion oder Duraektasie = Neurofibromatose Typ 1).	Neoplasie des Nervs und der Nervenscheide ohne Kapsel. Häufige intradurale extramedulläre Neoplasie mit auch extraduraler Expansion. Klinisch Schmerz und Radikulopathie, Parästhesien und Gangstörungen. Multiples Auftreten bei Neurofibromatose Typ 1.
Paragangliom (Abb. 8.**41)**	Runde oder lobulierte Läsion intradural, extramedullär mit intermediärem Signal im T1W und intermediärem bis hohem Signal im T2W. Mitunter tubuläre Gefäßeinschlüsse. Kräftiges KM-Enhancement. Signalanhebungen im T1W durch muzinösen oder hämorrhagischen Inhalt oder Hämosiderinring (signalarm im T2W). In der Regel in der Cauda equina und am Filum terminale lokalisiert.	Asymptomatischer inzidentaler Befund bei ca. 5 % der Untersuchungen.

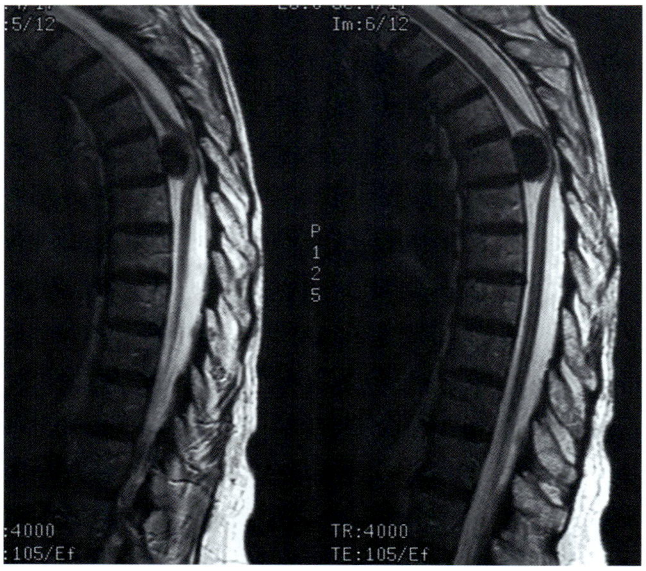

Abb. 8.**39** **Meningeom.** **a** Sagittales T1W, intradurale umschriebene signalarme Läsion (aufgrund von Verkalkungen) mit Kompression der Vorderwand des Thorakalmarks (Pfeile).

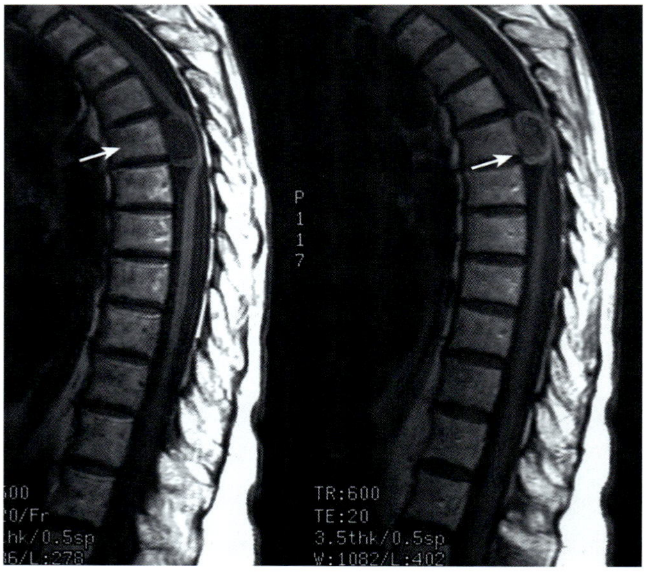

Abb. 8.**39 b** Sagittales T1W vor und nach KM, heterogenes Enhancement des Tumors.

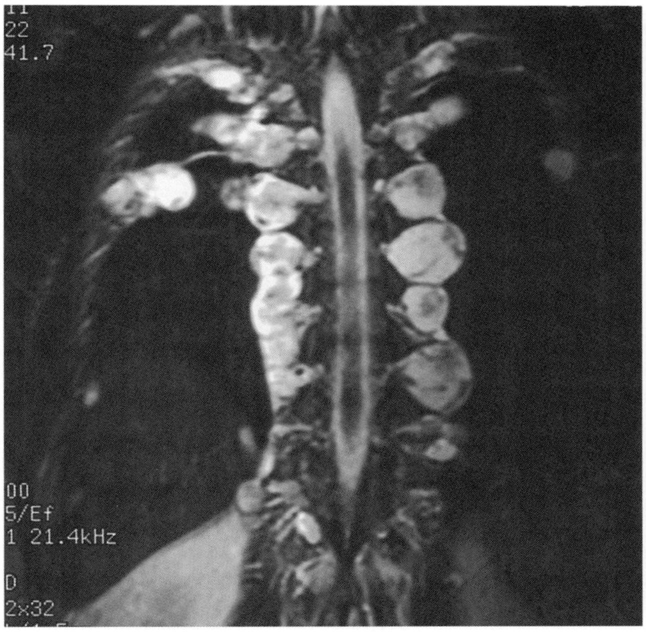

Abb. 8.**40** **Neurofibrome/Neurofibromatose Typ 1.** **a** Coronales FS T2W, multiple spinale/paraspinale und interkostale Neurofibrome, heterogen signalreich.

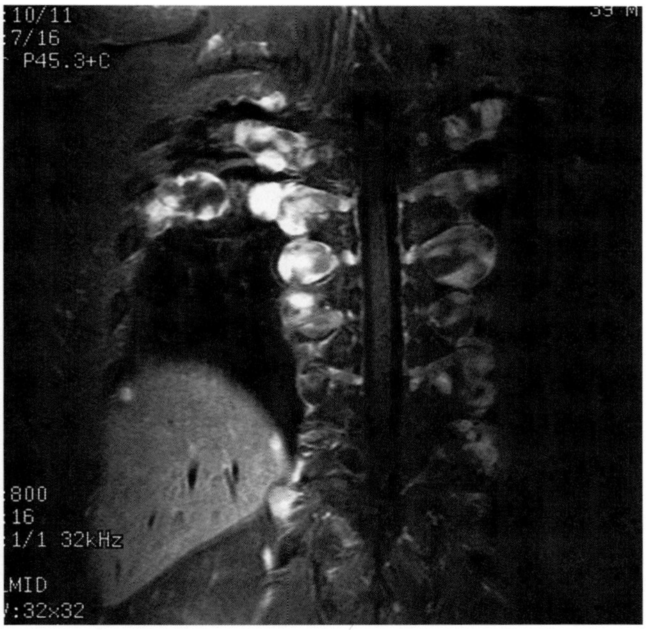

Abb. 8.**40 b** FS T1W nach KM coronal, heterogenes Enhancement der Läsionen.

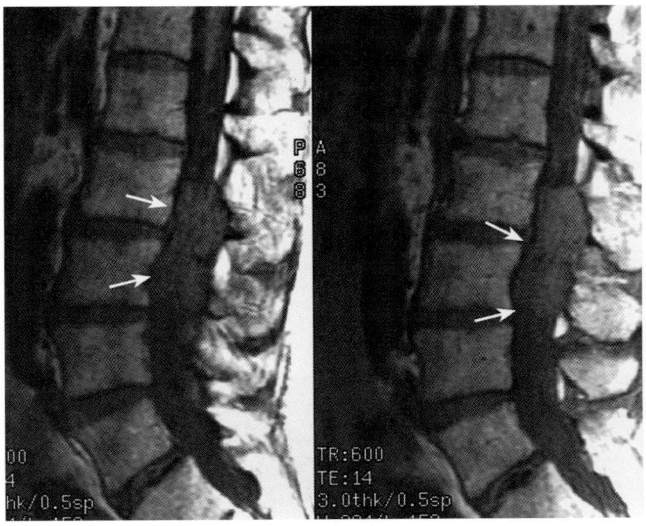

a

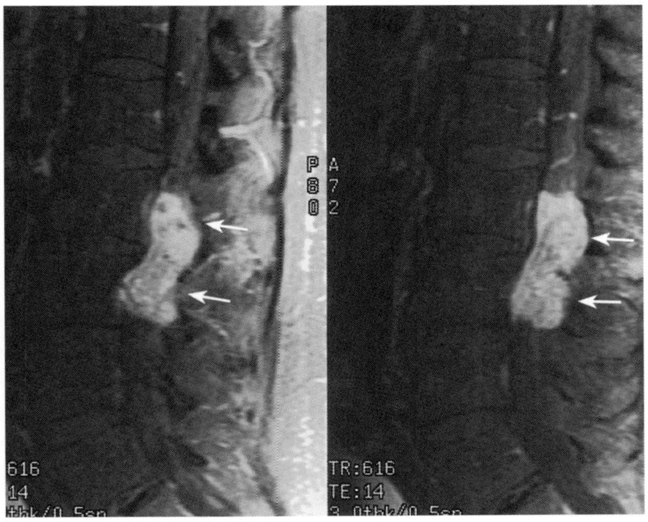

b

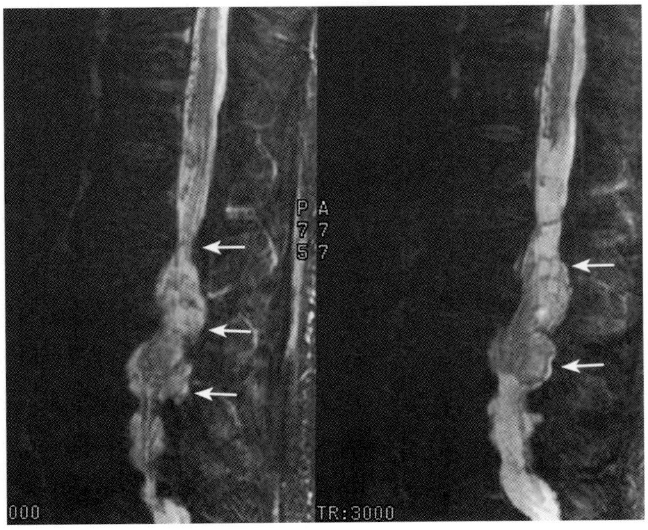

c

Abb. 8.**41** **Paragangliom.** **a** Sagittales T1W, intradurale intermediär signalintense Läsion im Bereich der Cauda equina (Pfeile). **b** Sagittales FS T1W nach KM, kräftiges Enhancement des Tumors (Pfeile). **c** Sagittales T2W, heterogen intermediärer bis signalreicher Charakter des Tumors (Pfeile).

Tabelle 8.2 (Fortsetzung) Intradurale extramedulläre Erkrankungen

Erkrankung	MRT-Befund	Kommentar
Leptomeningeale Metastasen (Abb. 8.42, 8.43)	Einzelne oder multiple noduläre KM-aufnehmende Läsionen und/oder fokales bis diffuses subarachnoidales KM-Enhancement entlang der Pia des Rückenmarks. Signalarm bis intermediär im T1W, intermediär bis signalreich im T2W. Leptomeningeale Tumoren sind vorzugsweise nach KM-Applikation identifizierbar.	Ein KM-Enhancement des Subarachnoidalraumes (Leptomenix) zeigt immer eine signifikante Pathologie an (Neoplasien, Infektionen, Entzündungen). Eine disseminierte subarachnoidale Aussaat findet sich bei primitiven neuroektodermalen Tumoren (z. B. Medulloblastom), dem Glioblastom, Ependymom, Plexuspapillomen und -Karzinomen. Metastasen im Liquorraum sind entweder Resultat eines direkten Einwachsens, einer hämatogenen Streuung oder einer Streuung via der Plexus chorioidei. Häufigste Primärtumoren außerhalb des ZNS: Bronchialkarzinom, Mammakarzinom, Melanom, Lymphom und Leukämie.
Hämangioperizytom	Extra- oder intradurale extramedulläre Läsion, kann den Markraum der Wirbel involvieren, häufig gut abgegrenzt. Intermediäres Signal im T1W, intermediär bis signalreich im T2W, kräftiges KM-Enhancement (ähnlich eines Meningeoms). Fakultativ erosive Knochenveränderungen.	Seltenes Neoplasma des jungen Erwachsenen (männliche Geschlechtsprädominanz), wird mitunter auch als angioblastisches Meningeom oder meningeales Hämangioperizytom bezeichnet. Entsteht aus vaskulären Zellen und Perizyten. Frequenz der Metastasen > als bei Meningeomen.
Arachnoidalzyste (Abb. 8.44)	Glatt begrenzte intradurale extramedulläre Läsion, signalarm im T1W und signalreich imT2W, kein KM-Enhancement.	Nicht-neoplastische, entwicklungsbedingte oder erworbene extraaxiale liquorgefüllte Läsion. Gewöhnlich gering raumfordernd mit Kontakt zum Myelon und den Spinalwurzeln.

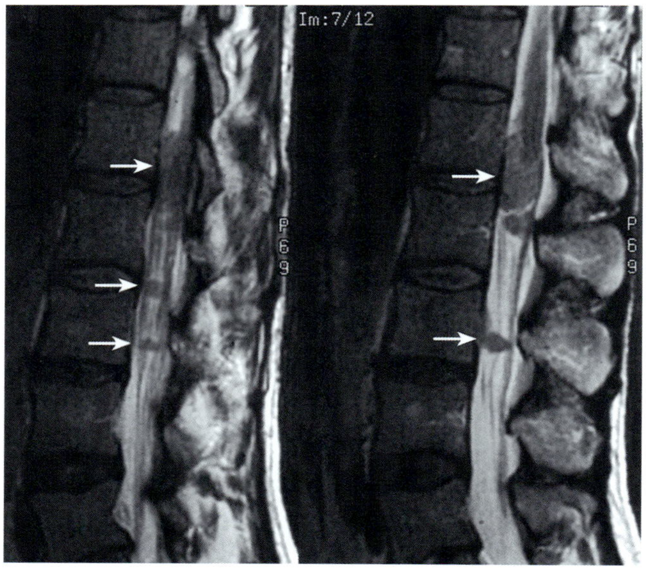

Abb. 8.**42** **Leptomeningeale Metastasen eines Melanoms.**
a Sagittales T2W, intradurale Tumoren mit intermediärem Signal im unteren Duralschlauch (Pfeile).

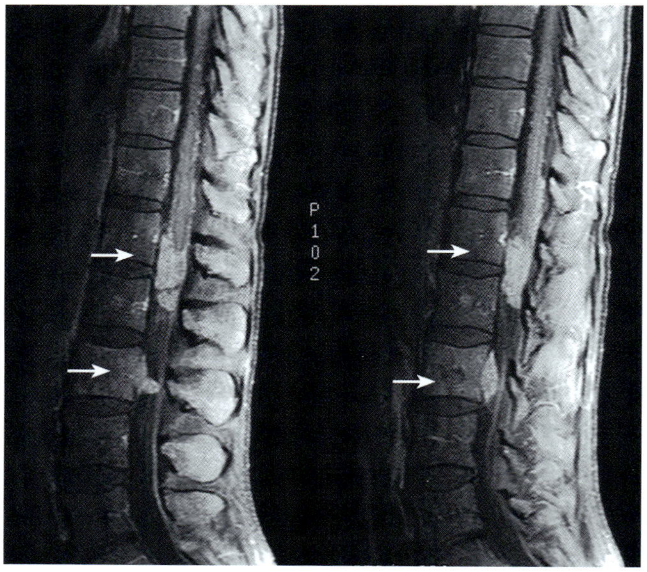

Abb. 8.**42 b** Sagittales FS T1W nach KM, kräftiges Enhancement der intraduralen Läsionen (Pfeile). Abnormes Enhancement im Markraum des 3. LWK mit Ausbreitung in den angrenzenden Epiduralraum als Zeichen einer metastatischen Knochenläsion.

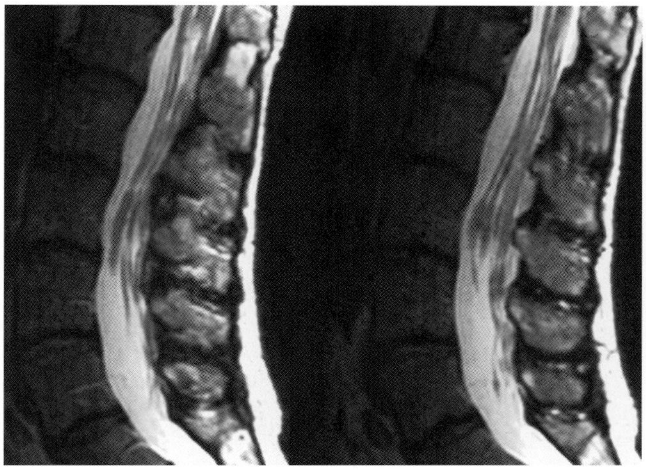

a

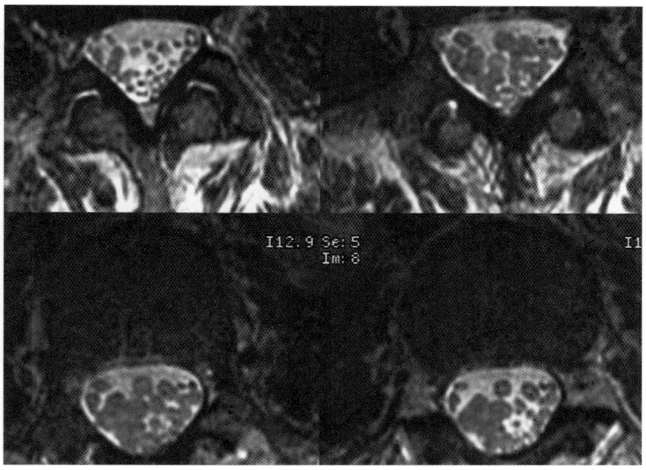

b

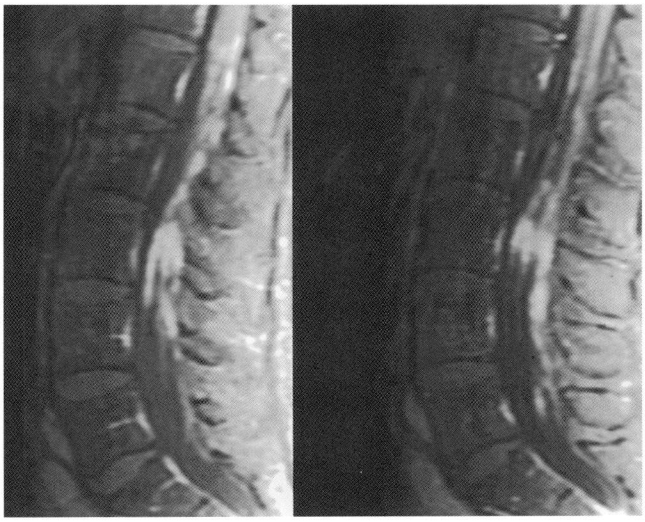

c

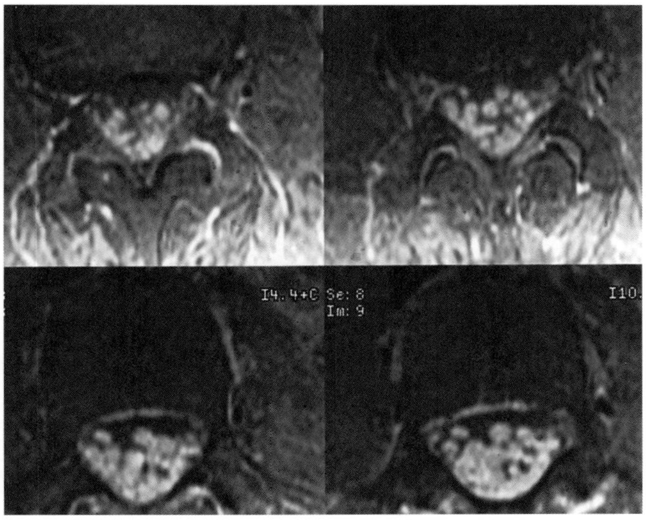

d

Abb. 8.**43** **Leptomeningeales Lymphom.** Sagittales (**a**) und axiales (**b**) T2W, Verdickung zahlreicher spinaler Nervenwurzeln innerhalb des Duralschlauches. FS T1W nach KM sagittal (**c**) und axial (**d**), kräftiges Enhancement der verdickten lymphomatösen lumbalen Nervenwurzeln.

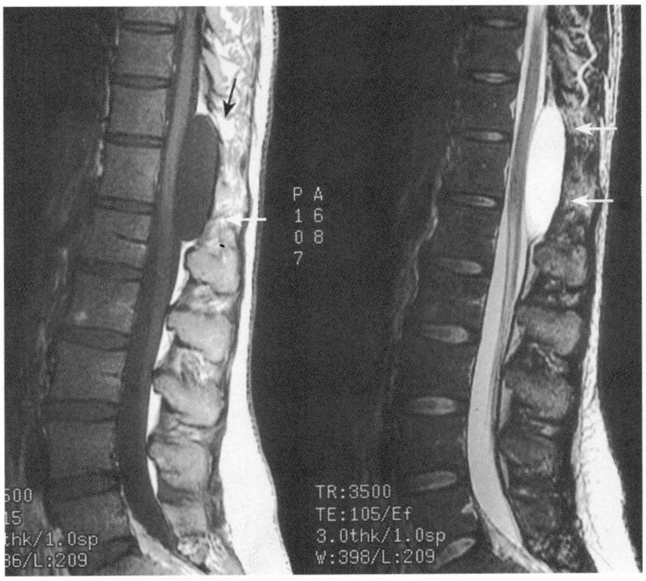

Abb. 8.**44** **Arachnoidalzyste.** **a** Sagittales T1W und T2W, glatt begrenzte extramedulläre Läsion mit liquorähnlichem Signalcharakter (signalarm im T1W, signalreich im T2W) (Pfeile).

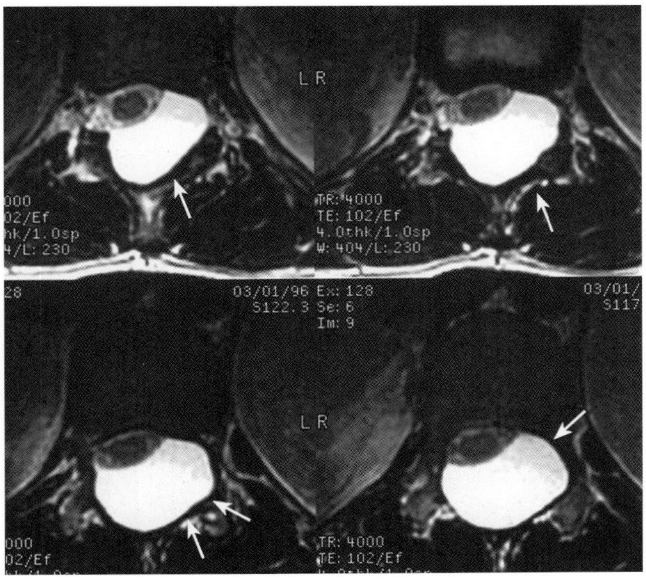

Abb. 8.**44 b** Axiales T2W, die Arachnoidalzyste verschiebt den Duralschlauch nach rechts anterolateral (Pfeile).

Tabelle 8.2 (Fortsetzung) Intradurale extramedulläre Erkrankungen

Erkrankung	MRT-Befund	Kommentar
Teratom (Abb. 8.45)	Umschriebene Läsion mit variablem signalarmem, intermediärem und signalreichem Charakter im T1W und T2W, fakultativ KM-Enhancement. Kann Verkalkungen, Fett oder Zysten enthalten, chemische Meningitis nach Ruptur.	Zweithäufigster Keimzelltumor, tritt bei Kinder, häufiger bei Jungen auf. Gutartige und maligne Formen, setzt sich aus Derivaten des Ektoderm, Mesoderm und/oder Endoderm zusammen.
Leptomeningeale Infektion/Entzündung (Abb. 8.46)	Einzelne oder multiple nodulär KM-aufnehmende Läsionen entlang der Pia-Grenze des Rückenmarks. Geringer bis intermediärer Signalcharakter im T1W, intermediär bis intens im T2W. Leptomeningeale Infektionen sind am besten im KM-verstärkten Bild erkennbar.	Ein KM-Enhancement im Subarachnoidalraum (Leptomenix) ist immer Ausdruck einer signifikanten Pathologie (Neoplasie, Entzündung, Infektion). Entzündungen oder Infektionen der Leptomenix sind pyogener, mykotischer oder parasitärer Natur, können auch Ausdruck einer Tuberkulose sein. Die Neurosarkoidose ist eine granulomatöse Erkrankung mit ähnlichem Erscheinungsbild im MRT.
Adhäsive Arachnoiditis (Abb. 8.47)	Verklumpen der Spinalnerven im Duralschlauch oder Auseinanderdrängen in die Peripherie („empty-sac"-Zeichen), kein KM-Enhancement.	Die adhäsive Arachnoiditis ist eine chronische Störung nach chirurgischen Eingriffen, Blutungen, Radiatio, Meningitis oder Myelographie (Panthopaque). Es kommt zu einer zentralen Aggregation der Nervenwurzeln im Duralschlauch oder zu einer Verklebung in der Peripherie an den Innenwänden des Duralsackes.
Pyogene Arachnoiditis	KM-Enhancement einer oder mehrerer Nervenwurzeln innerhalb des Duralschlauches, mitunter auch Verdickung der Wurzel. Manchmal findet man zentrale oder periphere Verklebungen der Wurzelfäden ähnlich einer adhäsiven Arachnoiditis.	Die pyogene Arachnoiditis kann Folge chirurgischer Komplikationen, einer Extension intrakranieller Meningitiden, eines Epiduralabszesses, einer vertebralen Osteomyelitis oder einer Immunsuppression sein.

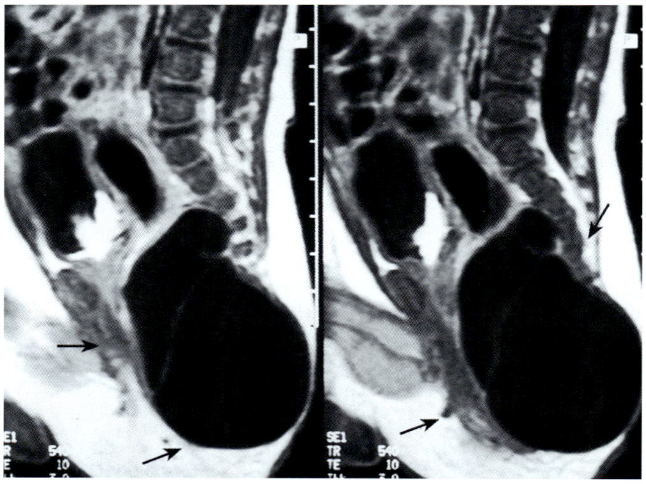

Abb. 8.**45** **Sakrokokzygeales Teratom.** **a** Sagittales T1W, große, glatt begrenzte, signalarme septierte Läsion (Pfeile).

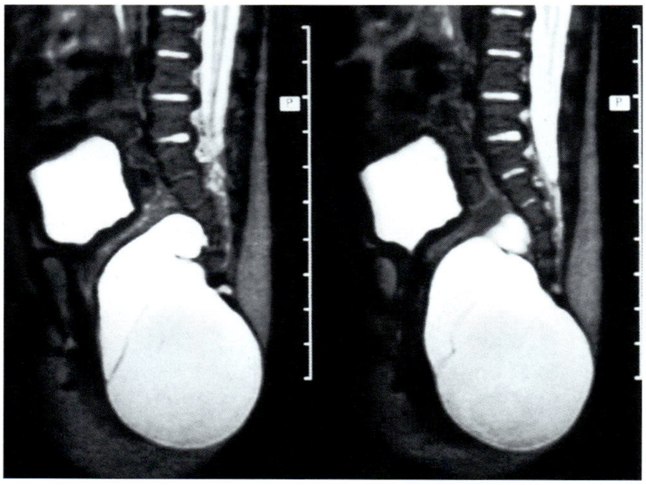

Abb. 8.**45 b** Signalreicher Charakter im sagittalen T2W.

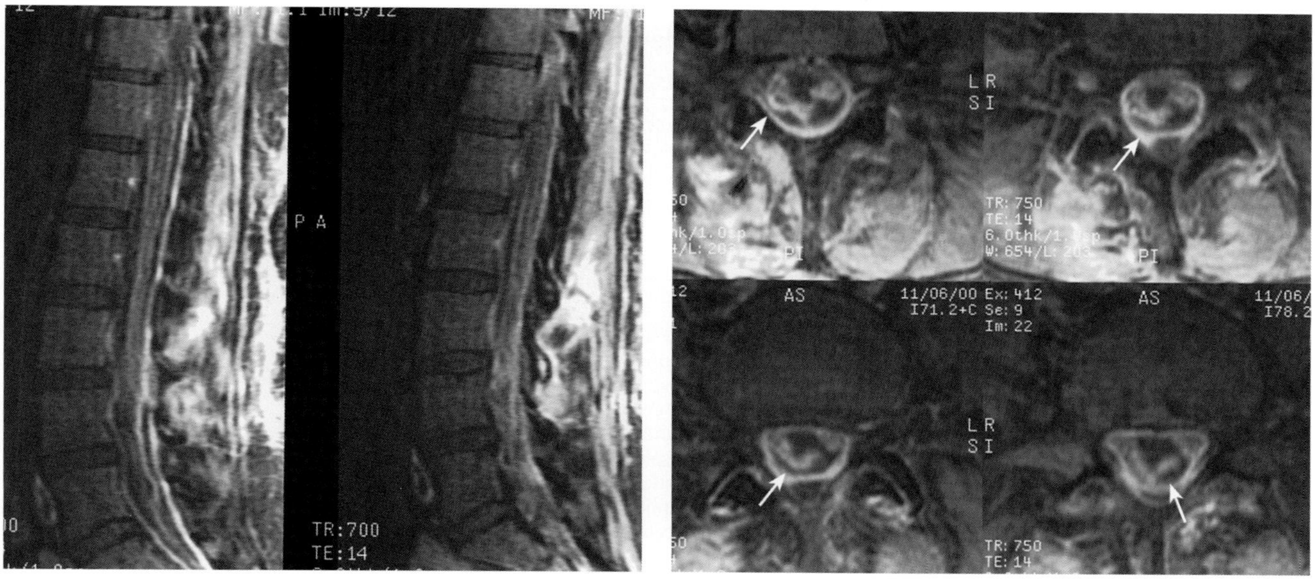

a b

Abb. 8.**46** **Leptomeningeale Streptokokken-Infektion.** FS T1W nach KM sagittale (**a**) und axial (**b**), deutliches KM-Enhancement der verdickten lumbalen Nervenwurzeln nach Streptokokken-Meningitis (Pfeile).

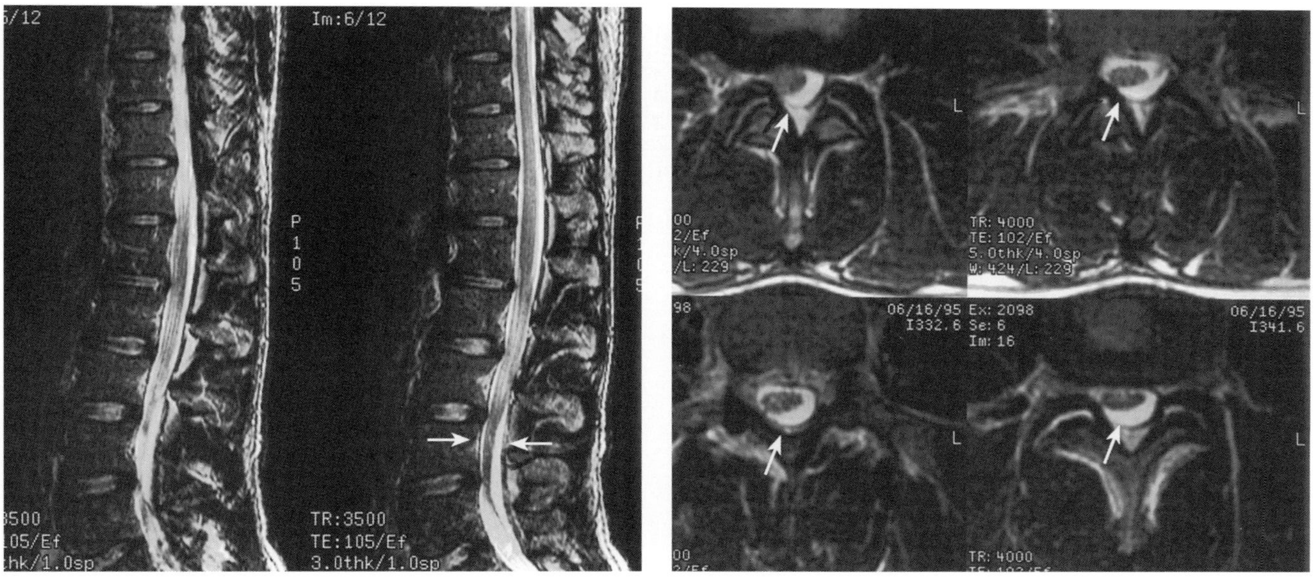

a b

Abb. 8.**47** **Adhäsive Arachnoiditis.** Sagittales (**a**) und axiales (**b**) T2W, Aggregation der lumbalen Nervenwurzeln innerhalb des Duralschlauches (Pfeile).

Tabelle 8.**2** (Fortsetzung) Intradurale extramedulläre Erkrankungen

Erkrankung	MRT-Befund	Kommentar
Radikulitis	KM-Enhancement einer oder mehrerer Nervenwurzeln intradural. Fakultativ Verdickung der Wurzelfäden oder Aggregation.	Ein KM-Enhancement der Spinalwurzeln ist bei zwei Dritteln der MRT-Untersuchungen ohne klinische Symptome erkennbar und ist wahrscheinlich auf das Enhancement der angrenzenden Gefäße zurückzuführen. Pathologisches Enhancement z. B. im Rahmen eines Bandscheibenvorfalls oder bei infektiös/entzündlicher Prozessen (z. B. CMV, AIDS, Guillain-Barré-S, Sarkoidose)
Arteriovenöse Malformation (AVM) (Abb. 8.**18**, 8.**21**)	Unregelmäßig begrenzte Läsionen im Rückenmark (graue oder weiße Substanz), in der Dura oder in beiden. Das Signalverhalten der AVM ist sehr unterschiedlich, zum einen durch die Fluss-Auslöschungen der durchströmten Gefäße und variable Signale thrombosierter Anteile, zum anderen spielen Einblutungen unterschiedlichen Alters, Verkalkungen und Gliosen eine Rolle. Der venöse Anteil zeigt in der Regel ein KM-Enhancement. Fakultativ assoziierte Ischämien (T2-Signalanhebung im Myelon) in Abhängigkeit vom venösen Rückstau. Gelegentlich Verdickung des Rückenmarksquerschnittes, kein raumfordernder Effekt, außer bei frischen Einblutungen.	Intrakranielle AVM sind wesentlich häufiger als spinale. Blutungsrisiko. AVM können erworben, angeboren oder posttraumatisch auftreten.
Einblutung in den Liquorraum (Abb. 8.**48**)	Eine Einblutung in den Liquorraum führt zu einem kräftigen vorübergehenden amorphen KM-Enhancement im Bereich der spinalen Meningen und des Subarachnoidalraumes. Intermediär bis signalarm im T1W, signalreich im T2W, identisch zum Liquor. Mitunter okkult im T1W und T2W.	Einblutungen in der Liquorraum treten nach cerebralen oder spinalen chirurgischen Eingriffen, nach Traumen, im Rahmen vaskulärer Malformationen oder von Neoplasien auf, mit kräftigem leptomeningealem KM-Enhancement durch eine chemische Irritation. Sichtbar etwa bis 2 Wochen nach dem akuten Ereignis, danach Rückbildung der Symptome.
Andere:		
Intradural prolabierter Diskus	Amorphe Struktur mit intermediärem Signal im T1W, variablem oder gemischtem Signal (intermediär bis signalreich) im T2W. Gelegentlich KM-Enhancement nach Vaskularisierung des Prozesses (Einwachsen fibrovaskulärer Strukturen).	Ein Bandscheibenvorfall überschreitet selten die Duragrenze.

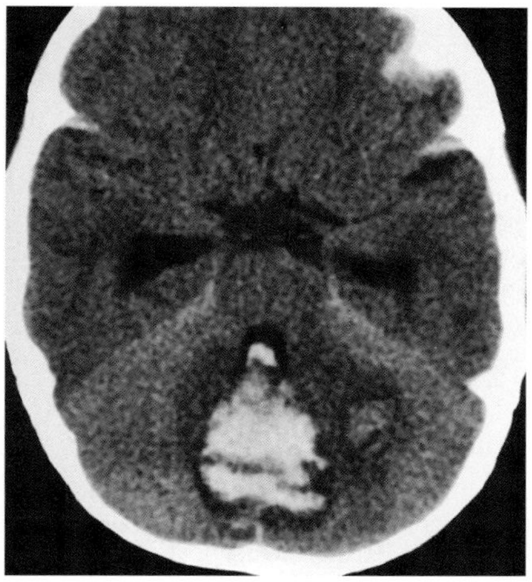

a

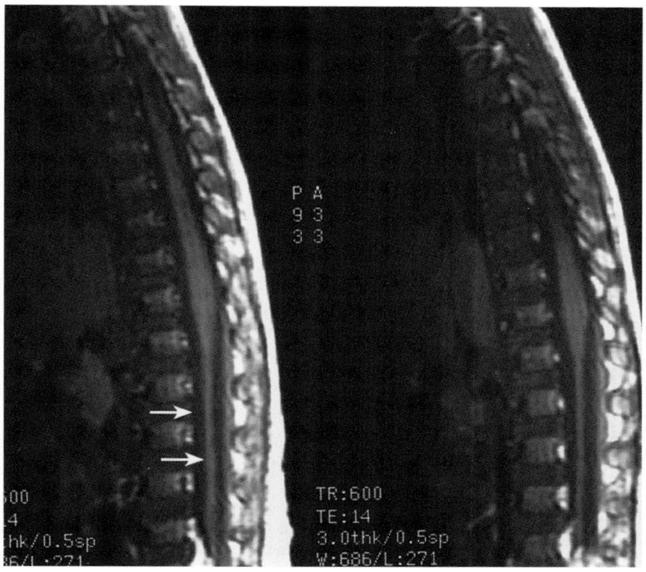

b

Abb. 8.**48** **Leptomeningeales Enhancement bei okkulter subarachnoidaler Blutung.** **a** Axiales CT, Blutung im Bereich der Vermis cerebeli mit Übergreifen auf den 4. Ventrikel nach Komplikation eines cerebralen AVM.
b Sagittales T1W, Aggregation der lumbalen Nervenwurzeln zentral (Pfeile). FS T1W nach KM sagittal (**c**) und axial (**d**) zeigen ein diffuses kräftiges leptomeningeales Enhancement (Pfeile) aufgrund einer meningitischen Reizung durch das subarachnoidale Blut. Das KM-Enhancement bildet sich nach 2 Wochen zurück.

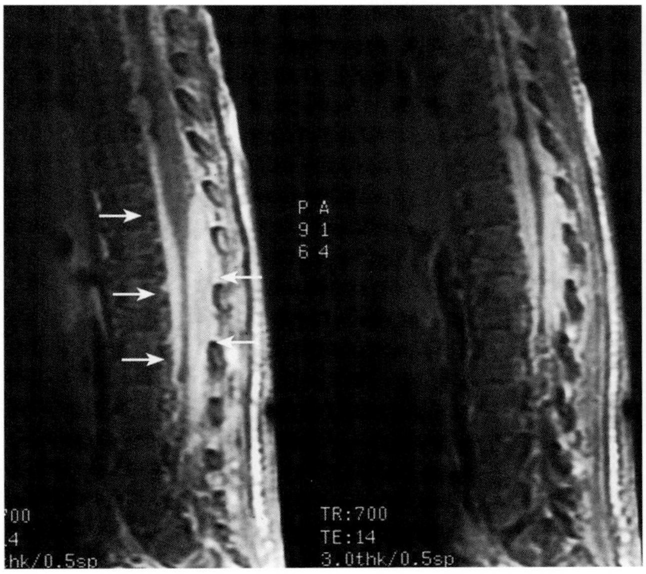

c

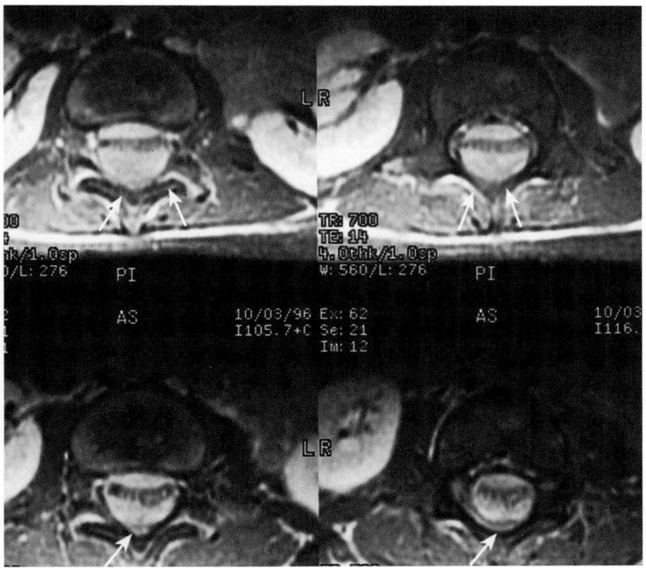

d

Tabelle 8.3 Extradurale Erkrankungen

Erkrankung	MRT-Befund	Kommentar
Kongenital		
Os odontoideum	Separierte kortikale Knochenstruktur oberhalb des 2. HWK im Bereich der erwarteten Densspitze, häufig in Kombination mit einer Verbreiterung des vorderen Atlasbogens (manchmal größer als das Os odontoideum).	Normvariante, stellt eine unabhängige Knochenstruktur oberhalb des Axis im Bereich der dort normalerweise liegenden Densspitze dar, häufig assoziiert mit einer Hypertrophie des vorderen Atlasbogens. Mitunter findet sich eine Insuffizienz bzw. Instabilität der Ligamenta cruciata (signalreiche Zonen im Rückenmark, T2W). Tritt im Rahmen des Klippel-Feil-S., der spondyloepiphysealen Dysplasie, dem Down- und Morquio-S. auf.
Kurze Pedikel – Kongenitale/entwicklungsbedingte spinale Stenose (Abb. 8.49)	Verkürzung der anteroposterioren Ausdehnung des Duralschlauches unter 10 mm, vorwiegend auf der Basis verkürzter Pedikel. Kann eine oder mehrere Wirbelsegmente betreffen.	Entwicklungsvariante mit Prädisposition für Rückenmarksverletzungen nach Bandscheibenvorfällen oder Traumen, frühe Spinalkanalstenose bei degenerativen Veränderungen.
Achondroplasie	*Anomalie der Wirbelkörper*: Verkürzung und Abflachung der Wirbelkörper, manchmal Keilform der Vorderkante eines oder mehrerer Wirbel, verkürzte Pedikel mit spinaler Enge. *Anomalie der Kopfgelenke:* kleines Foramen magnum, basiokzipitale Hypoplasie, basiläre Impression, odontoide Hypoplasie, Hypertrophie des hinteren Atlasbogens, Platybasie, atlantookzipitale Dislokation.	Die Achondroplasie stellt eine kongenitale Form der Osteochondrodysplasie dar, mit dysproportionalem Zwergwuchs bei verkürzten Extremitäten (verringertes endochondrales Knochenwachstum). Gewöhnlich autosomal-dominant vererbt, selten sporadisch.
Klippel-Feil-S. (Abb. 8.50)	Wirbelkörperfusionen mit entweder schmaler oder stark abgeflachter Konfiguration, fehlende oder hypoplastische Disci, mitunter auch Fusion der Zwischenwirbelgelenke und Fortsätze. Okzipitalisation des Atlas, kongenitale Skoliose, Kyphose.	Kongenitale Blockwirbel zwischen zwei oder mehreren Wirbelkörpern auf der Basis von Segmentationsstörungen (3. bis 8. Schwangerschaftswoche). Begleitsymptome: Chiari-I-Malformation, Syringohydromyelie, Diastematomyelie, anteriore Meningozele, neuroenterische Zyste.
Halbwirbel (Hemivertebra) (Abb. 8.51)	Keilförmiger Wirbelkörper mit fakultativer kompensatorischer Hypertrophie der angrenzenden Wirbel im Bereich der Veränderung.	Störung der Embryogenese mit fehlender Verschmelzung der paramedianen Chondrifikationszentren, entsprechend fehlerhaft auf einer Wirbelkörperhälfte angelegtes Ossifikationszentrum. Skoliose.
Schmetterlingswirbel (Abb. 8.51)	Paariger Halbwirbel mit Höhenminderung im midsagittalen Drittel des Wirbelkörpers. Fakultative kompensatorische Hypertrophie der Nachbarwirbel im Bereich der Veränderung.	Gestörte Embryogenese mit persistierenden separaten Ossifikationszentren auf beiden Wirbelkörperhälften (Fusionsstörung).
Vertebra tripediculata	Keilförmiger Wirbelkörper mit zwei Pedikeln auf der verdickten Hälfte und einem Pedikel auf der schmaleren. Mitunter in mehreren Segmenten erkennbar. Fakultative kompensatorische Hypertrophie der Nachbarwirbel.	Gestörte Embryogenese in mehr als einem Segment mit asymmetrischer Malsegmentation. Skoliose.
Spina bifida occulta.	Kleiner Mittelliniendefekt mit mangelnder Wirbelbogenverschmelzung. Keine Herniation von spinalen Strukturen durch den Defekt. Am häufigsten im Bereich des 1. Sakralwirbels, auch bei HWK 1, 7, BWK 1 und LWK 5.	Unbedeutende Anomalie mit mangelnder Fusion der hinteren Wirbelbögen in der Mittellinie, benigne Normvariante.

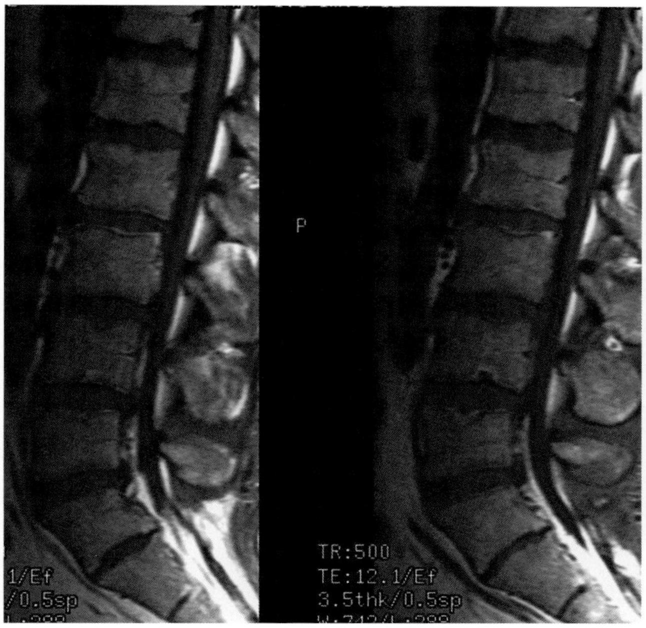

a

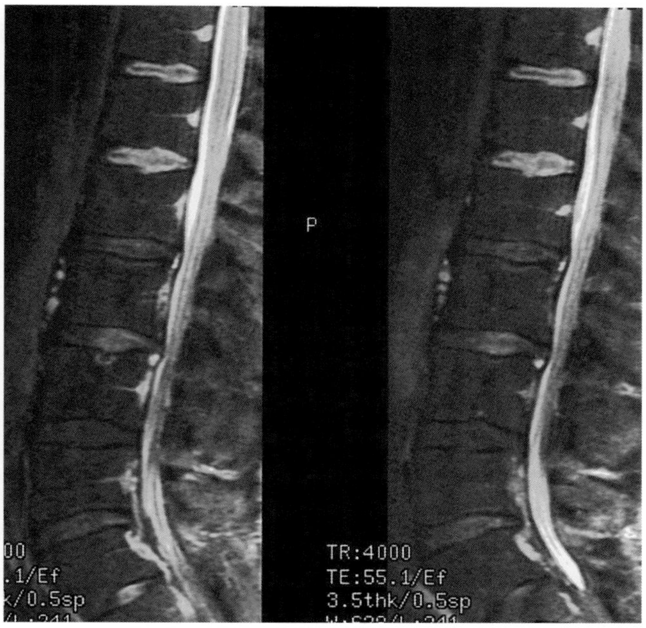

b

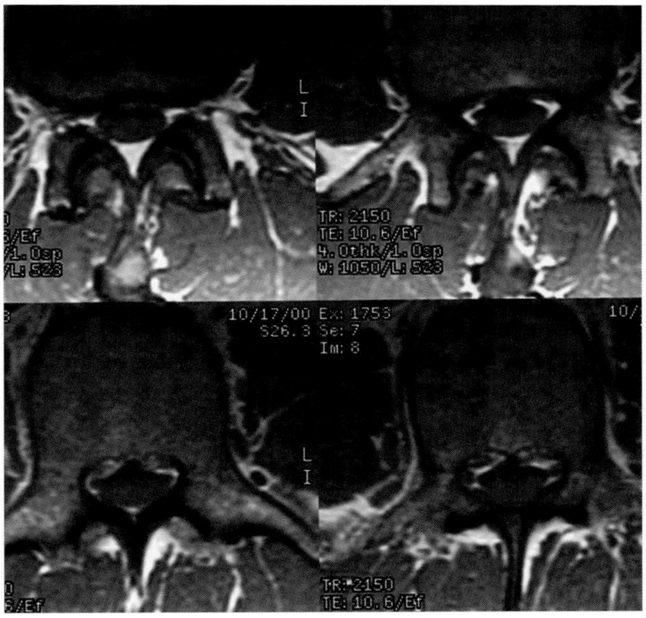

c

◁ Abb. 8.**49** **Kurze Pedikel – kongenitale Spinalkanalstenose.** Sagittales T1W (**a**) und FS T2W (**b**) sowie axiales PDW (**c**), Verkürzung des anteroposterioren Durchmessers des Spinalkanals unter 10 mm im Bereich von 4 lumbalen Wirbelsegmenten aufgrund eines konstitutionell kurzen Pedikelabstandes. Flache dorsale Vorwölbungen im Bereich der unteren vier Bandscheibensegmente.

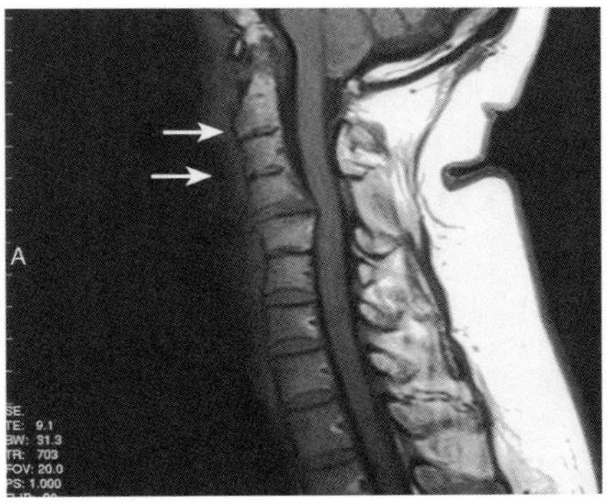

Abb. 8.**50** **Klippel-Feil-Syndrom.** Sagittales T1W, partielle Fusion des 2., 3. und 4. HWK mit anteroposteriorer Verkürzung (Pfeile). Schmaler Diskusrest. Degenerative Bandscheibenveränderungen im Segment HWK 4/5 unterhalb der Anomalie.

Abb. 8.**51** **Skoliose bei multiplen Halb- und Schmetterlingswirbeln.** Coronales T2W, 2 Schmetterlingswirbel (paarige Halbwirbel) mit Höhenminderung des Wirbelkörperzentrums (Pfeile), kompensatorische Hypertrophie der zentralen Anteile der benachbarten Wirbelkörper, zusätzlich ein keilförmig konfigurierter Halbwirbel (Pfeil). Darüber weitere Segmentationsstörungen.
▽

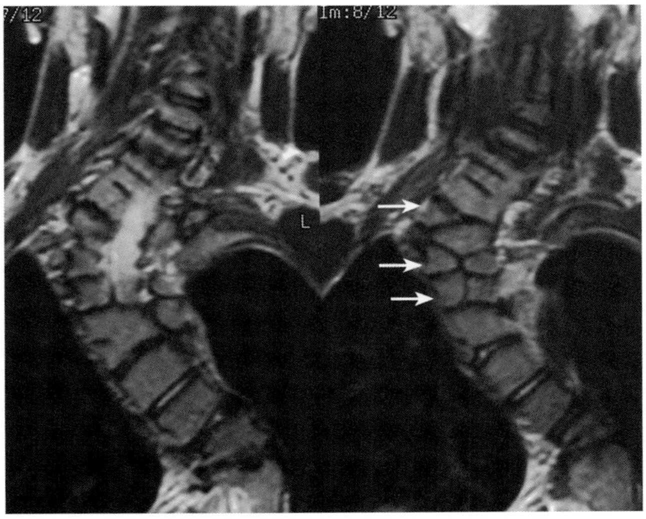

Tabelle 8.3 (Fortsetzung) Extradurale Erkrankungen

Erkrankung	MRT-Befund	Kommentar
Spina bifida aperta (Spina bifida cystica) (Abb. 8.52)	Breiter Bogendefekt durch den Inhalt des Spinalkanals nach dorsal austritt (Myelozele, Meningomyelozele, Meningozele, Lipomyelozele, Lipomeningomyelozele, Myelocystozele).	Gewöhnlich mit assoziierten klinischen Befunden in Abhängigkeit vom Schweregrad des Neuralrohrdefektes.
Meningomyelozele/ Myelozele (Abb. 8.5)	MRT Diagnostik meist erst nach chirurgischer Versorgung der Myelozelen oder Myelomeningozelen. Neuralrohrdefekt mit dorsaler Vorwölbung von Komponenten des Spinalkanals (spinaler Zystensack) durch einen Defekt der dorsalen Knochenelemente einzelner oder mehrerer Wirbel oder von Teilen des Sakrum. Häufigste Lokalisation von Neuralrohrdefekten ist die untere lumbosakrale Region. Sofern das Hautniveau durch den Zystensack nicht überschritten wird, spricht man von einer Myelozele, bei Überschreiten der Hautgrenze einschließlich der den Bruchsack bildenden Meningen von einer Meningomyelozele. Häufig assoziierte Syringohydromyelie.	Störung des caudalen Neuralrohrschlusses in der Embryogenese mit resultierendem Neuralrohrdefekt, der in Form eines spinalen Zystensackes die Hautgrenze überschreitet. Chirurgische Therapie in der Regel unmittelbar nach der Geburt. Weitere Befunde sind: Knöcherne dysraphische Störungen, mangelnde Duraausbildung und Chiari-II-Malformationen. Die häufigste Fehlbildung ist das Tethered-cord-Syndrom. Bei dieser Fehlbildung liegt eine abnorme Fixation des Rückenmarks mit einer kurzen Cauda equina vor sowie ein tiefer Conus medullaris, der durch ein verdicktes Filum terminale oder Lipom mit dem Sakrum verwachsen ist.
Meningozele (Abb. 8.33)	Protrusion von Meningen und Liquor durch einen dorsalen Wirbelbogendefekt, entweder nach chirurgischer Laminektomie oder bei kongenitalem Defekt. Sakrale Meningozelen können auch durch einen vorderen Defekt des Os sacrum protrahieren.	Erworbene Meningozelen sind häufiger als angeborene dysraphische Anomalien. Die vordere sakrale Meningozele kann posttraumatisch oder im Rahmen einer mesenchymalen Dysplasie auftreten (Neurofibromatose Typ 1, Marfan-S., Syndrom der caudalen Regression).
Lipomeningomyelozele (Abb. 8.7)	Caudaler Neuralrohrdefekt, der durch ein Lipom gedeckt ist, das sich durch einen Wirbelbogendefekt in das angrenzende subkutane Fettgewebe fortsetzt. Lumbosakrale Lokalisation mit assoziiertem „Tethered cord", fakultativ Syringohydromyelie.	Störung des caudalen Neuralrohrschlusses in der Embryogenese mit resultierendem Neuralrohrdefekt, der durch ein Lipom gedeckt ist. Letzteres liegt in der Kontinuität des subkutanen Fettgewebes und wölbt die intakte Hautgrenze in der Regel vor. Weitere Befunde sind: Tethered cord, knöcherne dysraphische Störungen, dorsale Duradefekte. Kein Zusammenhang mit einer Chiari-II-Malformation. Diagnosestellung bei Kindern, selten beim Erwachsenen.
Diastematomyelie (Abb. 8.10)	Spaltbildung des Rückenmarkes in zwei ungleichwertige, sich über ein oder mehrere Segmente (gewöhnlich BWK 9 bis SWK 1) erstreckende Hälften mit fibrösen oder knöchernen Septen. Die Rückenmarkshälften besitzen entweder eine gemeinsame Duraumscheidung (50 %, Typ 1) oder eine getrennte Durahülle (50 %, Typ 2). Fakultativ Syringohydromyelie ober- oder unterhalb der Diastematomyelie. Häufig assoziiertes „Tethered Cord" des Conus medullaris, knöcherne Fehlbildungen (Spina bifida mit Bogendefekten, Schmetterlingswirbel, Halb- und Blockwirbel). Befund bei 15 % der Patienten mit Chiari-II-Malformation.	Entwicklungsstörung auf der Basis einer anormalen Teilung der embryonalen Notochorda mit adhäsiven Veränderungen zwischen Ektoderm und Endoderm. Kann bei Kindern in Verbindung mit Klumpfuß, bei Erwachsenen und Kindern mit neurogenen Blasenstörungen, Gangstörungen und chronischen Schmerzzuständen auftreten, mitunter auch assoziierte Naevi und Lipome.
Syndrom der caudalen Regression (Abb. 8.53)	Partielle oder totale Agenesie des Os sacrum/coccygeum, manchmal auch mit Beteiligung der unteren Lendenwirbelsäule. Formen in abnehmender Häufigkeit: symmetrische sakrale Agenesie, lumbale Agenesie, lumbale Agenesie mit verschmolzenen Ossa iliaca, unilaterale sakrale Agenesie. Deutliche Einengung des Duralschlauches und des Spinalkanals unterhalb des normal ausgebildeten Wirbelsegmentes. Begleitend können eine Meningomyelozele, Diastamatomyelie, ein Tethered cord, ein verdicktes Filum terminale oder ein Lipom auftreten.	Kongenitale Anomalie mit partieller sakraler Agenesie und/oder distaler thorakolumbaler Agenesie nach Störung der Kanalisation und retrogressiven Differenzierung. Auftreten weiterer assoziierter Fehlbildungen, wie imporferierter Anus, anorektale Atresien/Stenosen, Malformation der Genitale, renale Dysplasien. Bei gering ausgeprägter Anomalie mitunter keine klinischen Symptome, ansonsten finden sich Muskelschwächen, Paralysen und Hypoplasien der unteren Extremitäten, sensible Defizite, Schließmuskel- und neurogene Blasenstörungen.

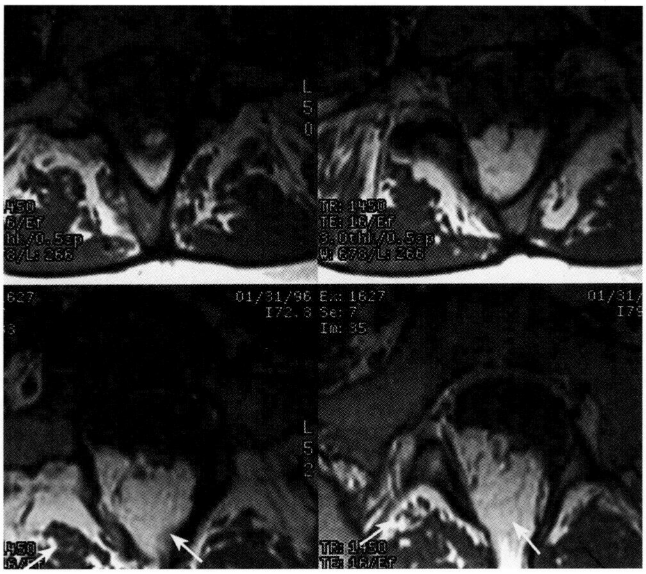

Abb. 8.52 **Spina bifida aperta (Spina bifida cystica)/Lipomyelozele.** Axiales PDW, breiter dorsaler Defekt bei inkomplettem Bogenschluss, durch den eine Lipomeningomyelozele nach dorsal in das subkutane Fettgewebe protrahiert (Pfeile).

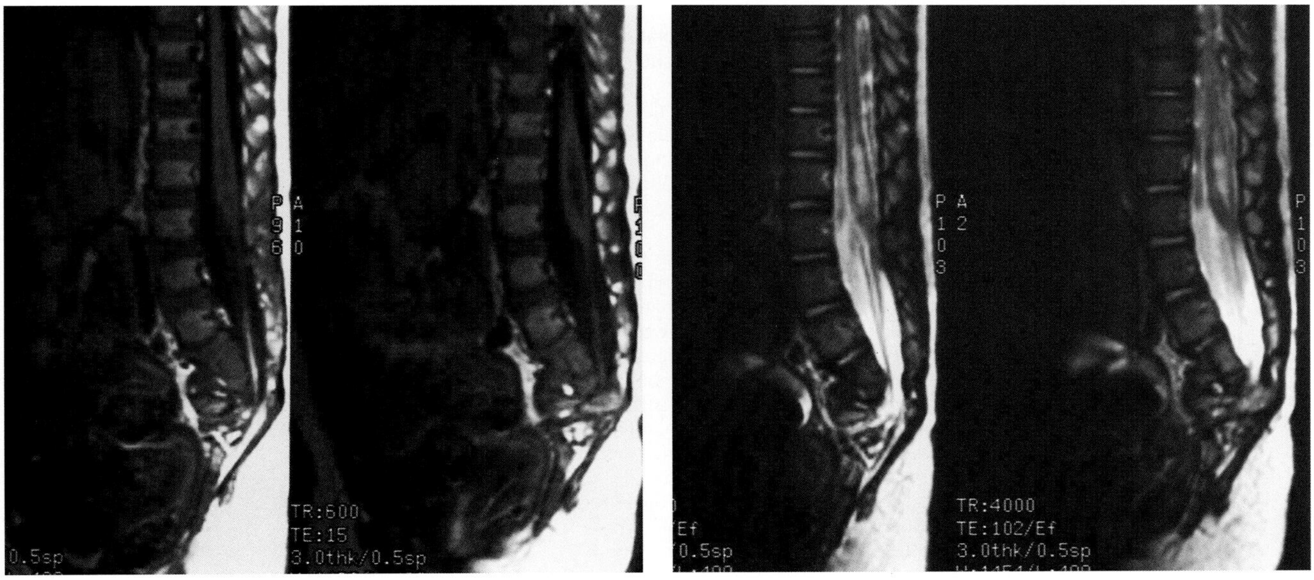

a **b**

Abb. 8.53 **Syndrom der caudalen Regression.** Sagittales T1W (**a**) und T2W (**b**), partielle Agenesie des Sakrum mit Tethered-cord-Syndrom und verdicktem Filum terminale. Syrinx im Conus medullaris.

Tabelle 8.3 (Fortsetzung) Extradurale Erkrankungen

Erkrankung	MRT-Befund	Kommentar
Bandscheibenvorfall		
Diskusprolaps präoperativ (Abb. 8.54)	*Diskushernie/Protrusion:* Bandscheibenvorwulstung in der Ebene des betroffenen Diskus, sagittale Ausdehnung nicht größer als der Zwischenwirbelabstand. Fakultativ T2-Signalanhebung im Bereich des anulären/radiären Faserrisses. Das Signal der Diskushernie entspricht dem angrenzenden Bandscheibengewebe, in Ausnahmefällen leichte Signalanhebung im T2W. Kann median, paramedian zur Wurzeltasche, mediolateral mit Kontakt zum Neuroforamen, lateral oder anterior ausgerichtet sein. Je nach Morphologie Kompression oder Verlagerung des angrenzenden Duralschlauches und /oder der Spinalwurzel in ihrer Wurzeltasche oder im Neuroforamen. *Diskushernie/Extrusion:* Bandscheibenvorwölbung, deren sagittaler Durchmesser den des Zwischenwirbelraumes übersteigt, manchmal T2-Signalanhebung im Bereich des anulären/radiären Faserrisses. Das Signal der Diskushernie entspricht dem angrenzenden Bandscheibengewebe, in Ausnahmefällen leichte Signalanhebung im T2W. Kann median, paramedian zur Wurzeltasche, mediolateral mit Kontakt zum Neuroforamen, lateral oder anterior ausgerichtet sein. Kann sich nach cranial, caudal oder in beide Richtungen ausdehnen, manchmal epidurale Hämatome. Je nach Morphologie Kompression oder Verlagerung des angrenzenden Duralschlauches und/ oder der Spinalwurzel in ihrer Wurzeltasche oder im Neuroforamen. *Diskushernie/Bandscheibensequester:* Der prolabierte Bandscheibenanteil zeigt keine Kontinuität mit dem entsprechenden Intervertebralraum, manchmal T2-Signalanhebung im Bereich des anulären/radiären Faserrisses. Das Signal der Diskushernie entspricht dem angrenzenden Bandscheibengewebe, in Ausnahmefällen leichte Signalanhebung im T2W. Kann median, paramedian zur Wurzeltasche, mediolateral mit Kontakt zum Neuroforamen, lateral oder anterior ausgerichtet sein. Kann sich nach cranial, caudal oder in beide Richtungen ausdehnen, selten in die dorsalen Abschnitte des Duralschlauches. Mitunter epidurales Hämatom. Je nach Morphologie Kompression oder Verlagerung des angrenzenden Duralschlauches und/oder der Spinalwurzel in ihrer Wurzeltasche oder im Neuroforamen.	*Diskushernie/Protrusion:* Diskushernie auf der Basis einer inneren oder subtotalen Ruptur des Anulus fibrosus mit Verlagerung des Nucleus pulposus in den Bereich des Defektes und expansiver Diskusverformung. *Diskushernie/Extrusion:* Diskushernie mit Verlagerung des Nucleus pulposus durch einen kompletten Defekt des Faserringes mit expansiver Diskusverformung. *Diskushernie/Bandscheibensequester*: Fragmentierung des prolabierten Nucleus pulposus ohne Kontakt zum betroffenen Bandscheibengewebe.
Diskusprolaps postoperativ/Ödem, Narbe, Granulationsgewebe versus rezidivierender Prolaps (Abb. 8.55)	*Frühe Veränderungen nach Nukleotomie (weniger als 8 Wochen nach Eingriff):* Weichteilmehrungen anterior epidural mit intermediärem Signal im T1W und intermediärem bis signalreichem Charakter im T2W, mitunter Verdrängung des Duralschlauches durch postoperatives Ödem oder Gewebsverletzungen, KM-Enhancement. Die Veränderungen bilden sich nach 2 Monaten langsam zurück. *Narbe (peridurale Fibrose/Granulationsgewebe mahr als 8 Wochen nach Nukleotomie):* Häufig höheres T2-Signal im Vergleich zum Anulus fibrosus oder zur degenerierten Bandscheibe. Deutliches KM-Enhancement im Bereich des chirurgischen Eingriffes. *Rezidivierender Bandscheibenvorfall:* Signalintensität der Bandscheibenhernie ist identisch zum betroffenen Intervertebralraum. Typischerweise kein zentrales Enhancement der Hernie nach i. v.-Applikation von Gd-DTPA, eher peripheres bzw. Randenhancement. Selten KM-Aufnahme der zentralen Anteile.	Die initialen postoperativen Veränderungen nach Nukleotomie bestehen in einem lokalisierten Ödem mit manchmal leichter Verdrängung des angrenzenden Duralschlauches. Danach zunehmende Bildung von Granulationsgewebe und Narben (peridurale Fibrose) im Bereich des chirurgischen Eingriffes mit KM-Enhancement ohne raumfordernden Effekt und eventueller Retraktion der angrenzenden nervalen Strukturen. Das Rezidiv eines Bandscheibenvorfalls zeigt typischerweise kein zentrales KM-Enhancement, außer im Bereich von mitunter einwachsenden fibrovaskulären Strukturen.

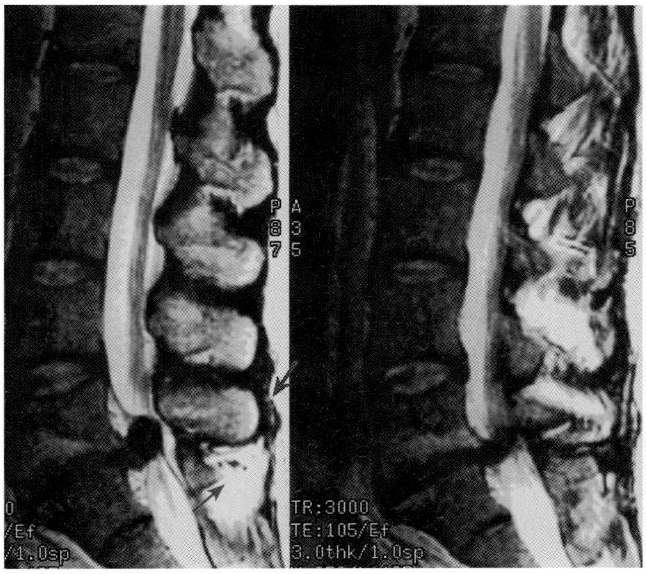

a

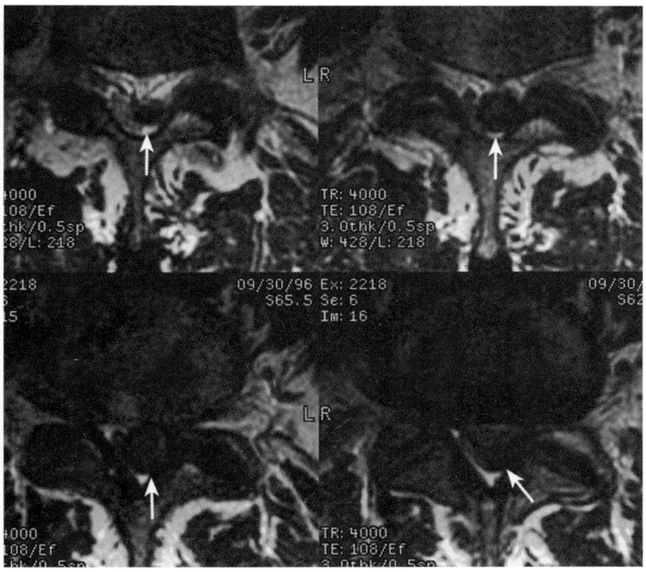

b

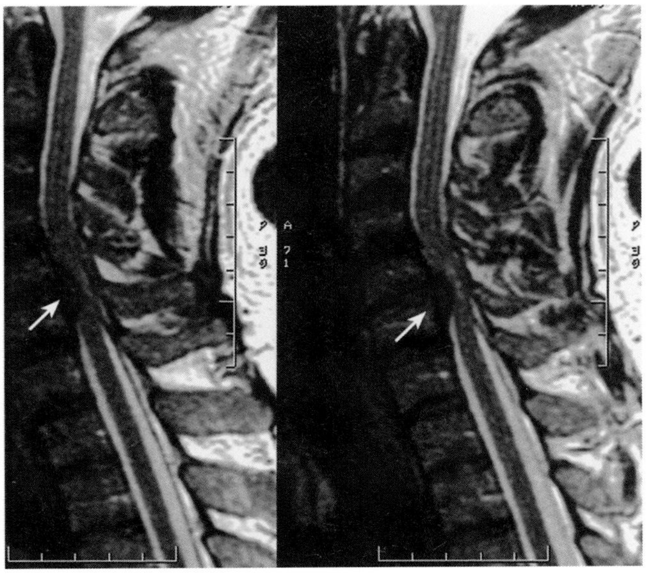

c

◁ Abb. 8.**54** **Diskushernie/Extrusion.** Sagittales (**a**) und axiales (**b**) T2W, ausgedehnter dorsaler Bandscheibenvorfall/Extrusion mit schwerer Kompression des Duralschlauches (Pfeile). **c** Sagittales T2W eines anderen Patienten, ausgedehnte dorsomediale zervikale Diskushernie/Extrusion mit Kompression des Halsmarks (Pfeile).

Abb. 8.**55** **Rezidiv eines Bandscheibenvorfalls/Extrusion.** **a** Sagittales T2W, ausgedehntes Rezidiv eines Bandscheibenvorfalls im Segment LWK 3/4 (Pfeile). Das Signal der Hernie entspricht dem angrenzenden Diskus. **b** FS T1W nach KM, kein zentrales Enhancement der Diskushernie, zartes Randenhancement in der Peripherie (Pfeile).
▽

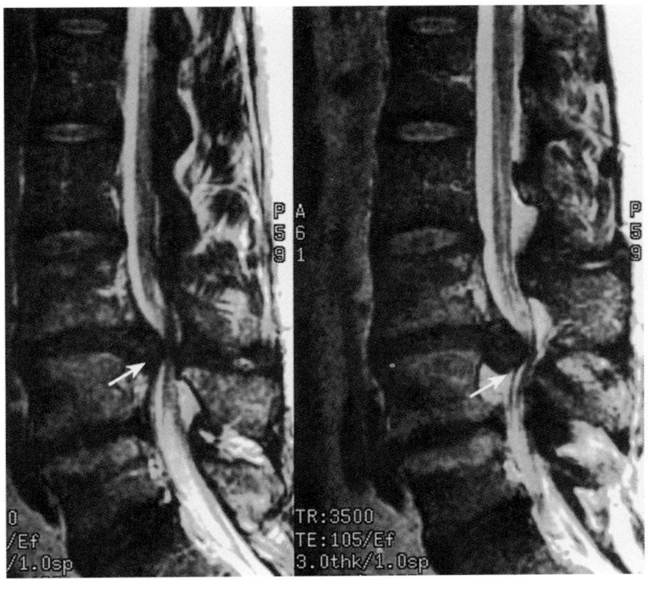

a

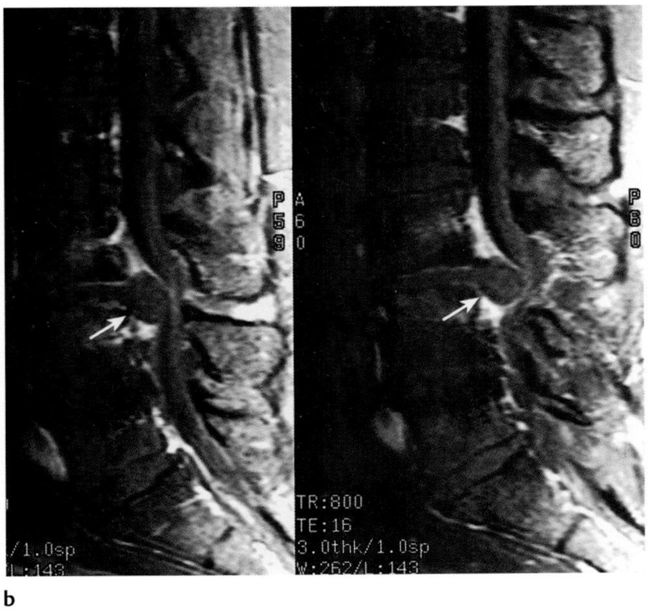

b

Tabelle 8.3 (Fortsetzung) Extradurale Erkrankungen

Erkrankung	MRT-Befund	Kommentar
Degenerative Veränderungen		
Bulging Disc (Abb. 8.49)	Diffuse zirkuläre Diskusvorwölbung, gewöhnlich mit angrenzenden osteophytären Überbauungen. Der Intervertebralraum ist höhengemindert, Signalintensität im T1W intermediär, im T2W gering erniedrigt aufgrund degenerativer Banscheibenveränderungen mit Austrocknung des Nucleus pulposus. Mitunter Vakuumphänomen (Signalauslöschung im T2W) und lineare signalreiche Zonen im T2W als Zeichen von Rissen im Faserring.	Mit zunehmendem Alter, bei veränderten Stoffwechselbedingungen, nach Trauma oder biomechanischer Überlastung sinkt der Proteoglycan-Gehalt der Bandscheibe mit Austrocknung und geringerem Turgor im Nucleus pulposus, Minderung der Bandscheibenhöhe und Vorwulstung des Anulus fibrosus. Kann zu einer Spinalkanalstenose, Beengung der Neuroforamina und Verdickung der spinalen Bänder führen.
Markraumveränderungen der Wirbel bei degenerativen Diskuserkrankungen (Abb. 8.56)	*Typ 1:* Unscharf begrenzte Zonen mit Signalabnahme im T1W (im Vergleich zum angrenzenden Knochenmark) und geringem Signalgewinn im T2W (relativ zum normalen Mark) im Markraum des Wirbelkörpers in Nachbarschaft der intakten Grenzflächen, mitunter KM-Enhancement. Degenerative Veränderungen des dazwischenliegenden Diskus. *Typ 2:* Unscharf begrenzte Zonen mit im Vergleich zum normalen Mark isointensem bis hyperintensem Signal im T1W und iso- bis leicht hyperintensem T2-Signal im subkortikalen Markraum. Manchmal KM-Enhancement, degenerative Veränderungen des dazwischenliegenden Bandscheibengewebes, Schmorl'sche Knoten.	Reaktive Markraumveränderungen bei Bandscheibendegenerationen resultieren nach Fissuren der Grenzflächen mit ödematösen Einlagerungen und/oder Einwachsen fibrovaskulären Gewebes. Die Wirbelkörpergrenzflächen erscheinen im MRT als intakte schmale Linien mit typisch signalarmem Charakter im T1W und T2W. Dadurch lassen sich die Degenerationen von einer Spondylodiscitis differenzieren, welche in der Regel Destruktionen der Grenzflächen und des Anulus fibrosus und T2-Signalanhebungen des Bandscheibengewebes zeigt.
Erworbene Spinalkanalstenose (Abb. 8.57)	Einengung des Spinalkanals oder der lateralen Recessus durch eine oder mehrere der folgend aufgeführten degenerativen Veränderungen: dorsale Osteophyten/Spondylophyten, dorsales Bulging disc (Signalminderung im T2W und Höhenminderung), Hypertrophie der degenerierten Facettengelenke und/oder der angrenzenden Ligamenta flava, Synovialiszysten, Spondylolisthesis, epidurale Lipomatose.	Resultat degenerativer Bandscheibenveränderungen und einer Spondylarthrose, gelegentlich bei M. Paget, Verknöcherungen des hinteren Längsbandes und bei Synovialiszysten. Tritt gewöhnlich bei älteren und alten Patienten auf, cervikal und lumbal eher signifikant als die thorakalen Segment.

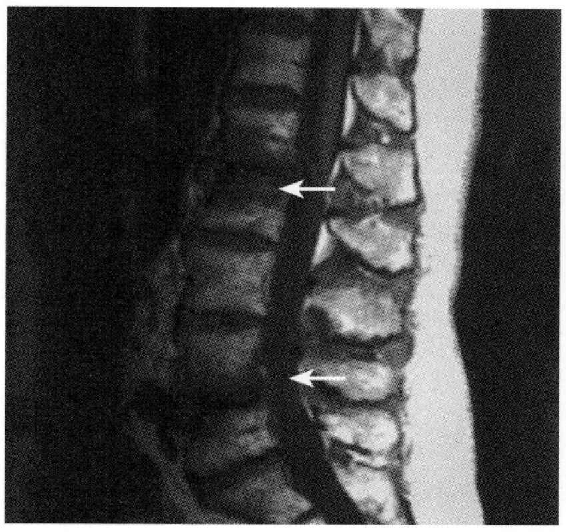

a

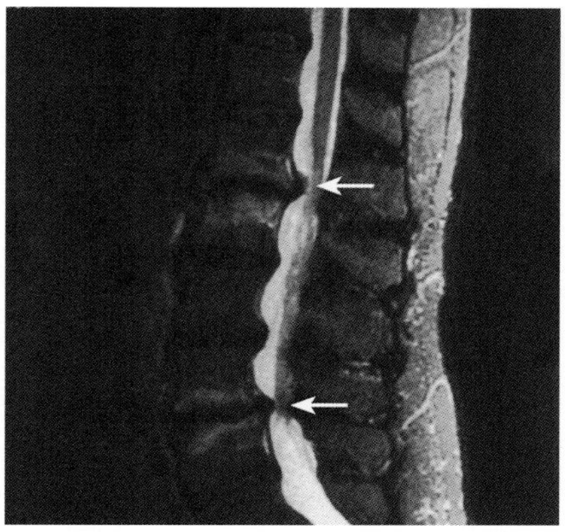

b

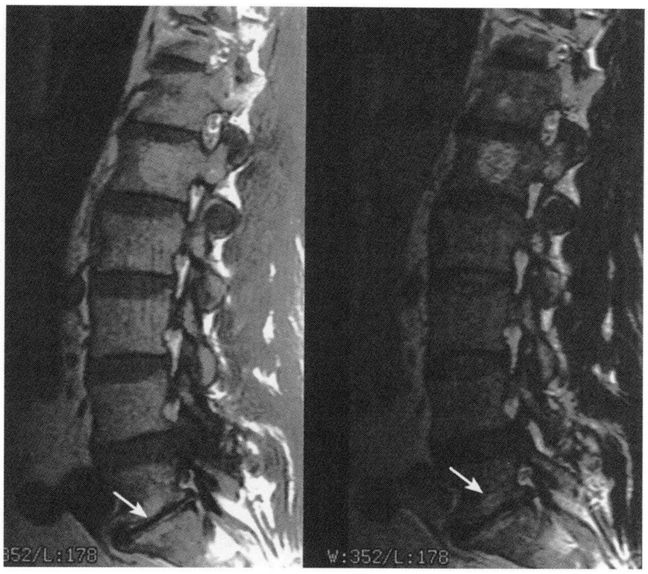

c

Abb. 8.**56** **Markraumveränderungen bei degenerativen Diskusveränderungen.** Sagittales T1W (**a**) und T2W (**b**), unscharf begrenzte Zonen mit Signalabnahme im T1W (im Vergleich zum angrenzenden Knochenmark) und geringem Signalgewinn im T2W (relativ zum normalen Mark) im Markraum des Wirbelkörpers in Nachbarschaft der intakten Grenzflächen im Niveau LWK 1/2 und LWK 4/5 (Pfeile): Typ 1 – Veränderungen. **c** Sagittale T1W und T2W, schmale unscharf begrenzte Zonen mit isointensem bis hyperintensem Signal im T1W und iso- bis leicht hyperintensem T2-Signal im subkortikalen Markraum (verglichen mit dem angrenzenden normalen Mark) in Nachbarschaft der intakten Grenzflächen, Niveau LWK 4/5 (Pfeile): Typ 2 – Veränderungen.

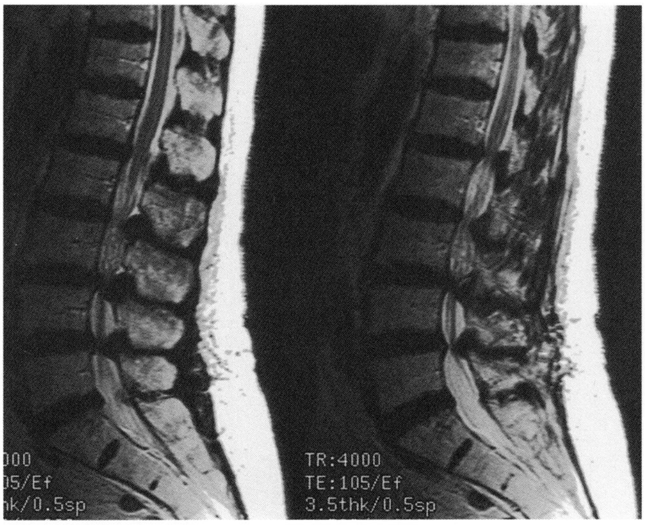

a

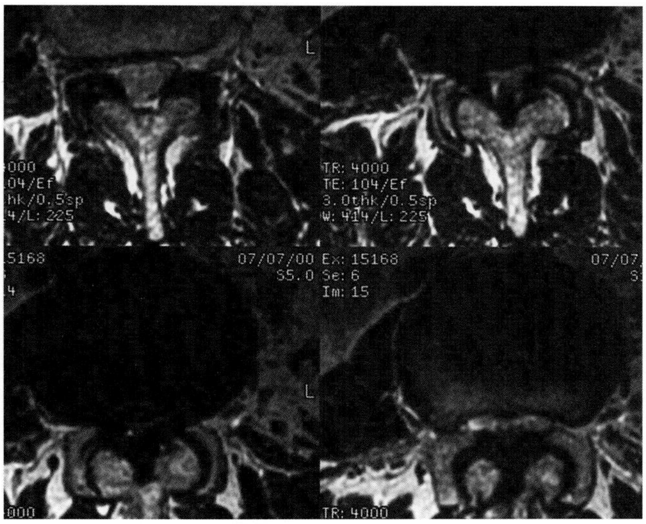

b

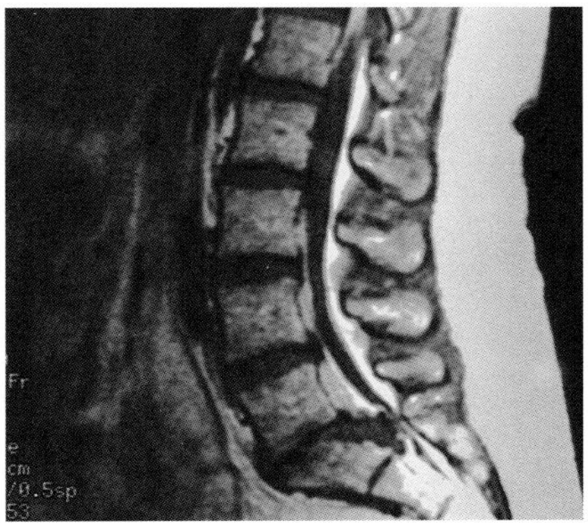

c

Abb. 8.**57** **Erworbene Spinalkanalstenose.** Sagittales (**a**) und axiales (**b**) T2W, deutliche Einengung des Spinalkanals im Niveau mehrerer Bandscheibensegmente auf der Basis dorsaler Osteophyten und einer dorsomedialen Diskusvorwölbung (Signalabfall im T2W und verminderte Höhe des Intervertebralraums), Hypertrophie der degenerierten Facettengelenke und des angrenzenden Ligamentum flavum. **c** Sagittales T1W eines anderen Patienten, Einengung des Duralschlauches durch prominentes epidurales Fettgewebe (epidurale Lipomatose). Dorsomedialer Diskusprolaps/Extrusion im Niveau LWK 5/SWK 1.

Tabelle 8.3 (Fortsetzung) Extradurale Erkrankungen

Erkrankung	MRT-Befund	Kommentar
Synovialiszyste (Abb. 8.58)	Umschriebene Struktur medial des angrenzenden degenerierten Zwischenwirbelgelenkes. Schmaler signalarmer Saum im T2W um eine zentrale Zone mit intermediärem Signal im T2W und wechselnd signalarmem, intermediärem bis signalreichem Charakter im T2W, kein KM-Enhancement.	Protrusion von Synovia und Gelenkflüssigkeit (Ganglion) aus dem degenerativ veränderten Facettengelenk in den Spinalkanal. Das variable MR-Signal resultiert aus der differenten Zusammensetzung der Zyste mit Blut, muzinösen Bestandteilen, serösen Komponenten, Hämosiderin und Gas.
Spondylolisthesis/Lysis (Abb. 8.59)	Subluxation eines Wirbelkörpers über dem nächsten Segment nach anterior oder posterior, gewöhnlich in Assoziation mit degenerativen Diskusveränderungen und Spondylarthropathie. Tritt auch bei Lysen in der Pars interarticularis (Spondylolyse) auf. Fakultativ Ödem im angrenzenden Wirbelkörper-Markraum oder im Bereich der Interartikularportion (Signalanhebung im T2W, KM-Enhancement).	Kann zu einer Spinalkanalstenose oder Beengung der Neuroforamina führen.

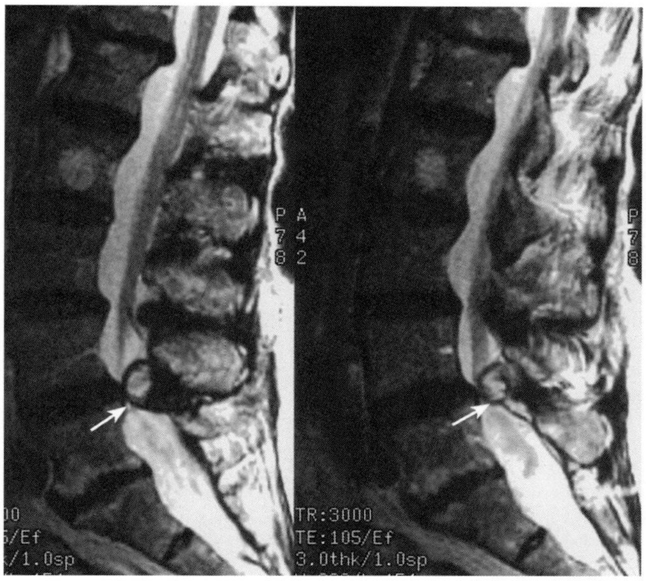

a

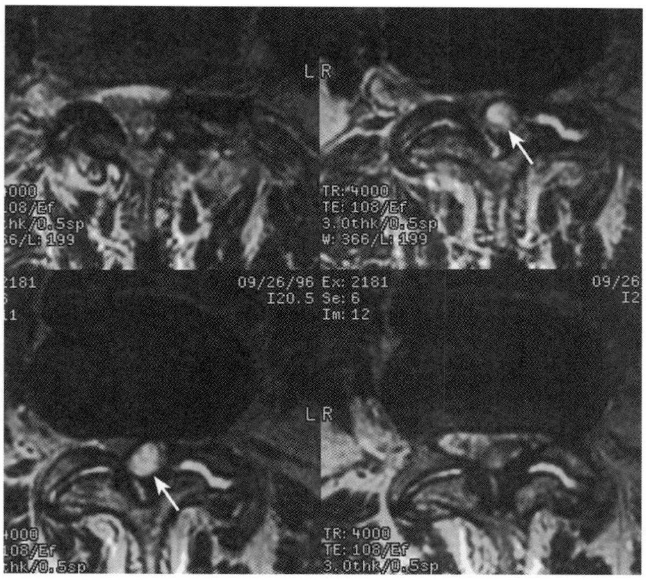

b

◁ Abb. 8.**58** **Synovialiszyste.** Sagittales (**a**) und axiales (**b**) T2W, umschriebene Struktur im Bereich des degenerierten linken Intervertebralgelenkes zwischen LWK 4 und 5 mit zentral signalreicher Zone und peripher signalarmem Randsaum (Pfeile). **c** FS T1W nach KM, schmales peripheres Randenhancement der Läsion, jedoch keine zentrale KM-Aufnahme (Pfeile).

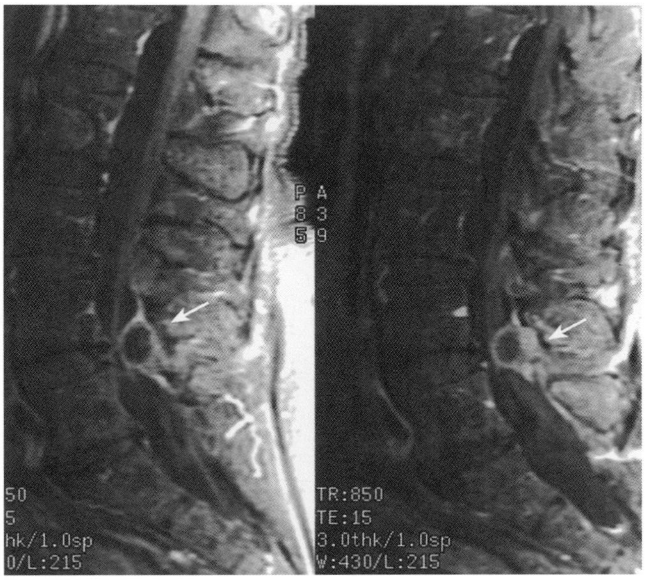

c

Abb. 8.**59** **Spondylolisthesis/Lysis.** Sagittales T2W (**a, b**), deutliche Subluxation des 5. LWK über dem Kreuzbein nach anterior, degenerative Diskusveränderungen, bilaterale Spondylolyse in der Interartikularportion von LWK 5.
▽

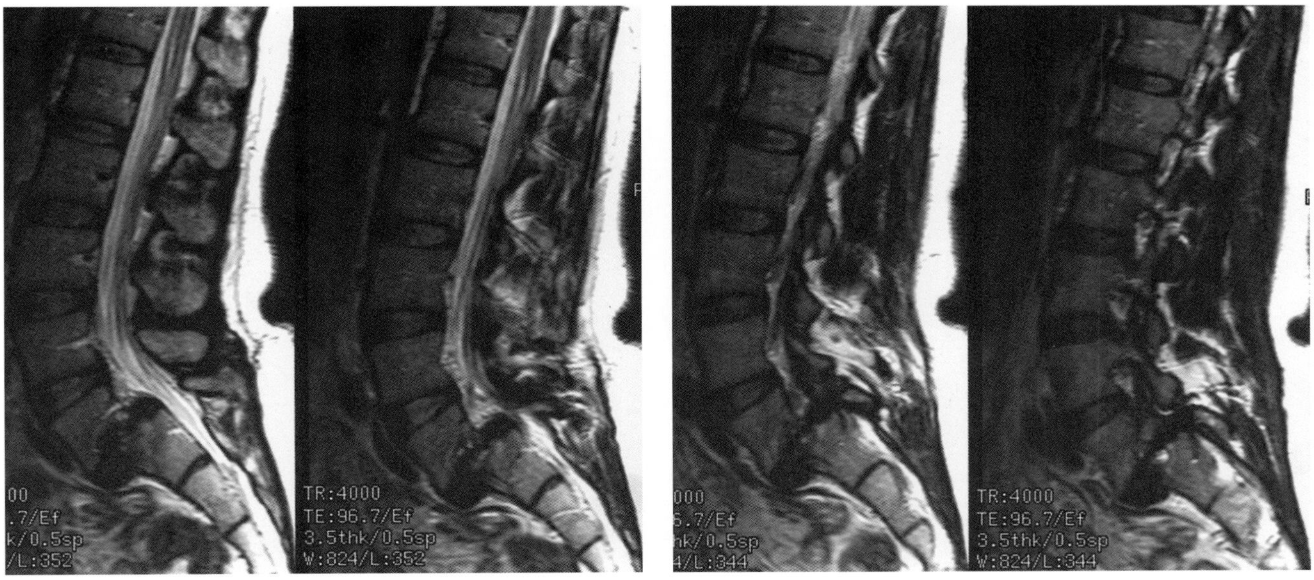

a b

Tabelle 8.3 (Fortsetzung) Extradurale Erkrankungen

Erkrankung	MRT-Befund	Kommentar
Fraktur	*Traumatische Wirbelfraktur* (Abb. 8.**60**): Akute und subakute Frakturen haben scharf begrenzte Frakturränder, der Markraum zeigt einen Signalverlust im T1W und Signalanhebungen im T2W, die inkomplett bis komplett den gesamten Wirbelkörper erfasst (optimierte Darstellung mittels fettgesättigter Sequenzen). In der Frühphase deutliches KM-Enhancement. Keine Osteolysen der Grund- und Deckplatten. Erscheinungsformen und Begleitbefunde: konvexe Vorwulstung der komprimierten Wirbelkörper, Kompression des Spinalkanals oder des Myelon, nach dorsal in den Spinalkanal verlagerte Knochenfragmente, Subluxation der Wirbelkörper, Kyphose, epidurales Hämatom. Fakultativ Signalanhebungen im T2W im Bereich der hinteren Wirbelelemente oder im interspinalen Bandapparat. Nach Ausheilung findet sich ein nahezu normales Spongiosasignal des höhengeminderten Wirbelkörpers, manchmal persistieren die Signalveränderungen aufgrund von Instabilitäten oder abnormer axialer Belastung. *Osteoporotische Wirbelfraktur* (Abb. 8.**61**): Akute und subakute Frakturen haben scharf begrenzte Frakturränder, der Markraum zeigt einen Signalverlust im T1W und Signalanhebungen im T2W, die inkomplett bis komplett den gesamten Wirbelkörper erfasst (optimierte Darstellung mittels fettgesättigter Sequenzen). In der Frühphase deutliches KM-Enhancement. Keine Osteolysen der Grund- und Deckplatten. Begleiterscheinungen: Kompressionseffekte oder Deformitäten an Nachbarwirbeln mir normalem Spongiosasignal, konvexe Vorwulstung des frakturierten Wirbels, Kompression des Spinalkanals oder des Myelon, nach dorsal in den Spinalkanal verlagerte Knochenfragmente, Subluxation der Wirbelkörper, Kyphose, epidurales Hämatom. Nach Ausheilung findet sich ein nahezu normales Spongiosasignal des höhengeminderten Wirbelkörpers, manchmal persistieren die Signalveränderungen aufgrund von Instabilitäten oder abnormer axialer Belastung.	Wirbelfrakturen treten nach Trauma, bei primären Knochentumoren/Läsionen, Metastasen, Knocheninfarkten (Steroidmedikation, Radiatio), Osteoporose, Osteomalazie, bei Stoffwechselerkrankungen (Calcium, Phosphat), Vitaminmangelzuständen, beim M. Paget und bei genetischen Störungen auf (z. B. Osteogenesis imperfecta).

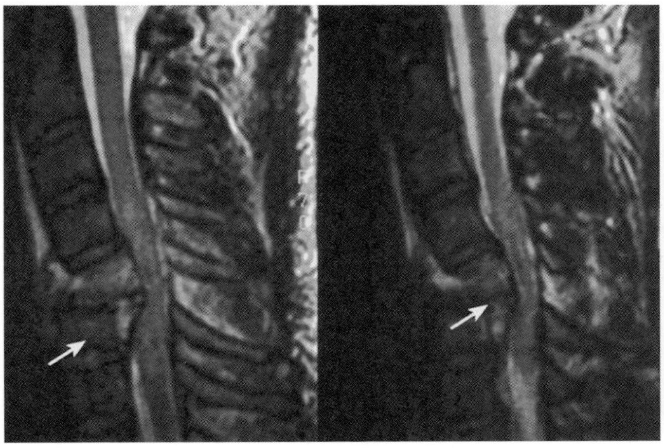

Abb. 8.**60** **Traumatische Wirbelfrakturen.** **a** Sagittales T2W, frische Fraktur des 5. und 6. HWK mit scharfen Frakturgrenzen, Signalanhebung im Markraum und Kompression des Spinalkanals (Pfeile). Signalanhebung auch im Halsmark als Zeichen des Ödems bzw. der Kontusion.

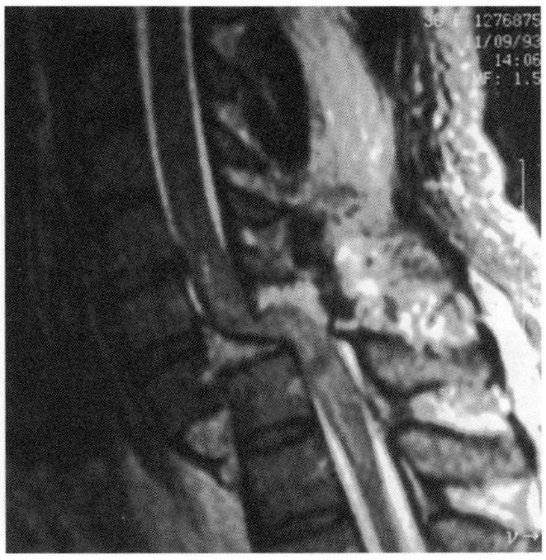

Abb. 8.**60** **b** Sagittales T2W eines anderen Patienten, Fraktur und Dislokation zwischen HWK 7 und BWK 1, schwere Kontusion des Rückenmarks.

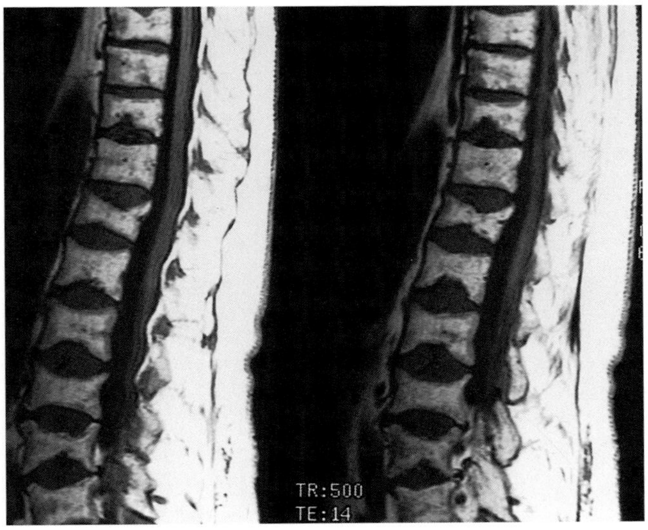

Abb. 8.**61** **Osteoporotische Wirbelfraktur.** Sagittale T1W, multiple abgeheilte Wirbelfrakturen mit abgewinkelten bzw. eingebrochenen Grund- und Deckplatten, normales Signal des Markraums.

Tabelle 8.3 (Fortsetzung) Extradurale Erkrankungen

Erkrankung	MRT-Befund	Kommentar
Fraktur	*Pathologische Wirbelfraktur bei Malignom* (Abb. 8.**62**): Signalverlust im T1W und Signalanhebungen im T2W, die inkomplett bis komplett den gesamten Markraum des Wirbelkörper erfasst (optimierte Darstellung mittels fettgesättigter Sequenzen). Mitunter Signalminderung im T2W bei osteoblastischen bzw. sklerosierenden Metastasen. Deutliches KM-Enhancement. Erscheinungsformen und Begleitbefunde: Osteolysen der Grund- und Deckplatten, konvexe Vorwulstung der komprimierten Wirbelkörper, paravertebrale Weichteilmehrung, rundliche oder diffuse Signalveränderungen der benachbarten Wirbelkörper.	
Epidurales Hämatom (Abb. 8.**63**)	*Akutes Hämatom (jünger als 48 Stunden):* Epidurale Strukturvermehrung mit geringem bis intermediärem Signal im T1W und heterogenem Signal im T2W. Mitunter Kompression des Spinalkanals und minimales zentrales KM-Enhancement. *Subakutes Hämatom (älter als 48 Stunden):* Epidurale Strukturvermehrung mit intermediär bis gering erhöhtem Signal im T1W, heterogenem Signal im T2W. Mitunter Kompression des Spinalkanals und gemischt zentrale und/oder periphere Zonen einer KM-Aufnahme im Hämatom und der angrenzenden Dura. *Alte Hämatome:* Epidurale Strukturvermehrung mit variablem/heterogenem Signal im T1W und T2W, manchmal Kompression des Spinalkanals.	Die Signalcharakteristik des akuten Hämatoms wird durch das Desoxyhämoglobin, die des subakuten Hämatoms durch das Methämoglobin bestimmt. Ältere epidurale Hämatome haben einen gemischten Signalcharkter in Abhängigkeit von der Konzentration der Blutabbauprodukte. Epidurale Hämatome können spontan oder im Rahmen eines Traumas, als Komplikation einer Koagulopathie, einer Lumbalpunktion, Myelographie oder eines chirurgischen Eingriffes entstehen.

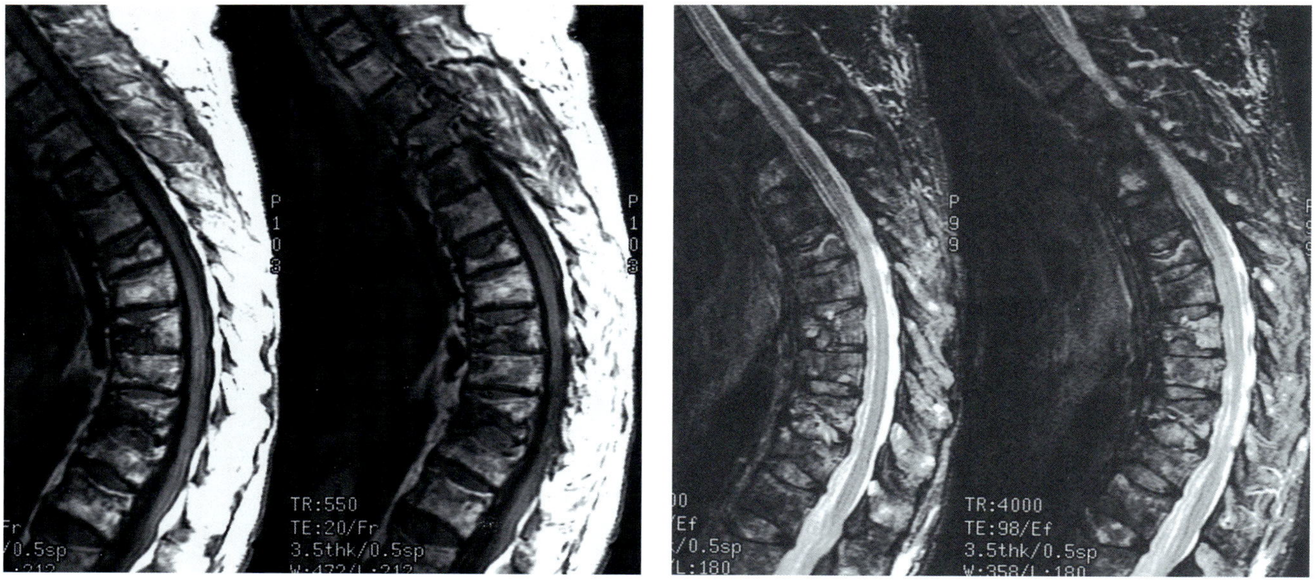

a b

Abb. 8.**62** **Pathologische Wirbelfraktur bei Malignom.** Sagittales T1W (**a**), FS T2W (**b**) und FS T1W nach KM (**c**), multiple Zonen mit unregelmäßigen Signalalterationen und KM-Enhancement in zahlreichen Wirbelkörpern. Wirbeleinbrüche mit Verformung der Grund- und Deckplatten bei einem Patienten mit metastasierendem Mammakarzinom. **d** Sagittales FS T2W, pathologische Fraktur eines BWK mit Kompression des Rückenmarks (Pfeile). Signalalterationen auch in anderen Wirbeln bei einem Patienten mit multiplem Myelom.

Abb. 8.**62 c, d** ▷

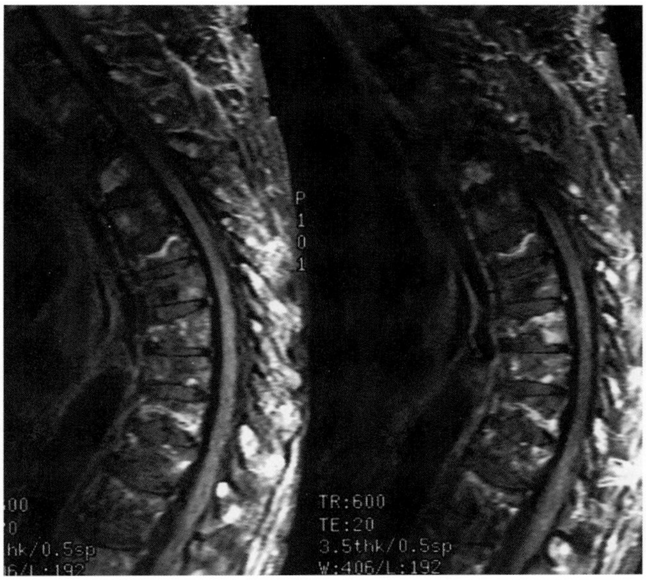

Abb. 8.**62 c**

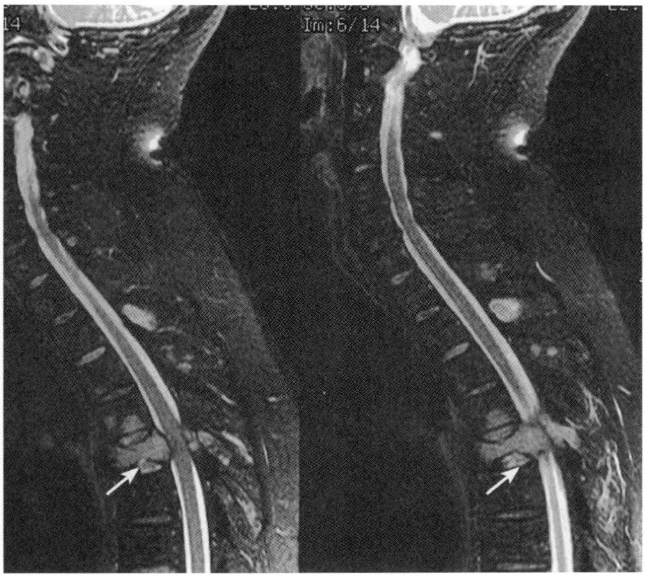

Abb. 8.**62 d**

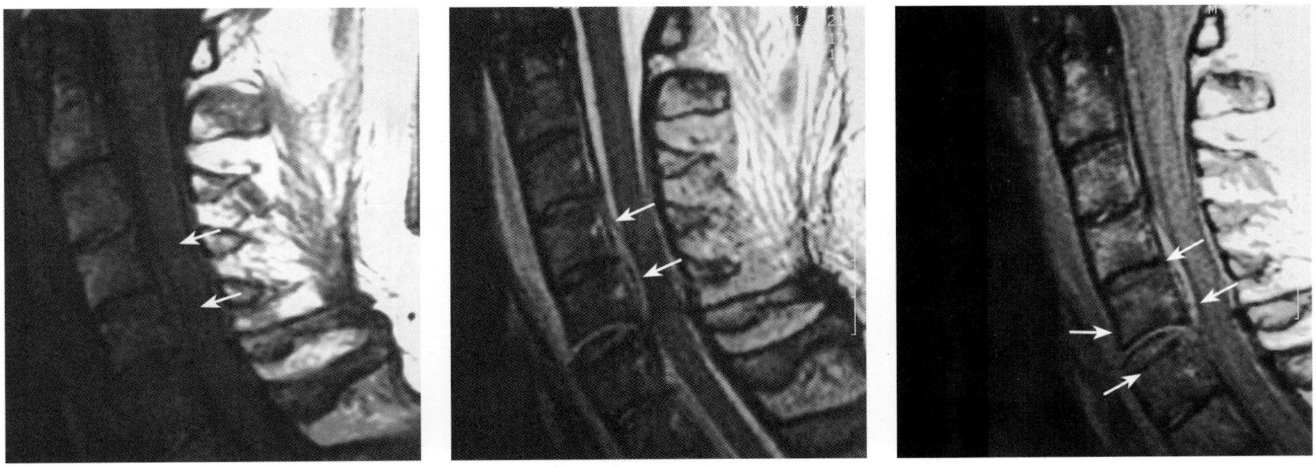

a **b** **c**

Abb. 8.**63** **Posttraumatisches akutes Epiduralhämatom (jünger als 48 Stunden).** Sagittales T1W (**a**), epidurales Hämatom mit intermediärem Signal (Pfeile) und heterogenem hohem Signal im T2W (**b**) bei einem Patienten mit ankylosierender Spondylitis. **c** Signalreiches Hämatom im sagittalen PDW (Pfeile). Ablösung des verdickten vorderen Längsbandes (gekrümmte Pfeile).

Tabelle 8.3 (Fortsetzung) Extradurale Erkrankungen

Erkrankung	MRT-Befund	Kommentar
Entzündliche/infektiös:		
Pyogene Osteomyelitis/Spondylodiscitis (Abb. 8.64)	Unscharf begrenzte Zonen geringen bis intermediären Signals im T1W und hohen Signals im T2W und FS T2W innerhalb des Markraumes von zwei oder mehreren Wirbelkörpern einschließlich des begrenzten Diskus. Kann auf die paravertebralen Weichteile übergreifen. Unregelmäßige Konturverluste der Grund- und Deckplatten (Verlust der linearen signalarmen Struktur im T1W und T2W). Kräftiges KM-Enhancement im Markraum und angrenzenden Bindegewebe, unterschiedliches Enhancement im Bereich des Diskus (fleckförmig und/oder schmales oder breites peripheres Enhancement). Ein epiduraler/paravertebraler Abszeß kann in Form zentral signalreicher Strukturvermehrungen im T2W mit peripherem KM-aufnehmendem Saum im T1W auftreten. Begleitend Wirbelkörperkompressionen und -Deformitäten, Einengung des Spinalkanals.	Die Osteomyelitis der Wirbelkörper bzw. Spondylodiscitis bildet etwa 3 % der entzündlichen Knochenveränderungen. Am häufigsten sind hämatogene Absiedelungen infektiöser Herde, desweiteren spielen intravenöse Drogeninjektionen, chirurgische Komplikationen, Traumata, Diabetes und die Ausbreitung entzündlicher Prozesse aus Nachbarkompartimenten eine Rolle. Initial sind die endständigen subkortikalen Arteriolen des Markraums betroffen, mit nachfolgender Destruktion der Endplatte und Ausbreitung zum Nachbarwirbel über den Diskus. Häufigkeitsgipfel bei Kindern und bei Erwachsenen über 50 Jahre. Erreger: Gram-positive (Staphylococcus aureus, Staphylococcus epidermidis, Streptococcen) bei über 70 % der Infektionen, Gram-negative (Pseudomonas aeruginosa, Escherichia coli, Proteus) bei ca. 30 %. Pilzinfektionen zeigen ein ähnliches Bild.
Tuberkulöse Spondylodiscitis (Abb. 8.65)	Unscharf begrenzte Zonen geringen bis intermediären Signals im T1W und hohen Signals im T2W und FS T2W innerhalb des Markraumes von zwei oder mehreren Wirbelkörpern. Eine auf den Diskus beschränkte Entzündung in der Frühphase der Erkrankung tendiert später dazu, den Diskus auszusparen. Fakultativ Beteiligung der paravertebralen Strukturen ebenso wie unregelmäßige Konturverluste der Grund- und Deckplatten (Verlust der linearen signalarmen Struktur im T1W und T2W). Kräftiges KM-Enhancement im Markraum und angrenzenden paravertebralen Gewebe. Epidurale Abszesse treten auf, häufiger auch paravertebrale (signalreiche Strukturvermehrungen im T2W mit peripherem KM-aufnehmendem Saum im T1W). Begleitend Wirbelkörperkompressionen und -Deformitäten, Einengung des Spinalkanals.	Die tuberkulöse Osteomyelitis befällt initial das vordere Drittel der vertebralen Spongiosa mit Übergreifen auf die Nachbarwirbel über das vordere Längsband, die Disci werden im späteren Krankheitsverlauf häufig ausgespart. Paravertebrale Abszesse sind mitunter morphologisch auffälliger als die Wirbelbeteiligung selbst.

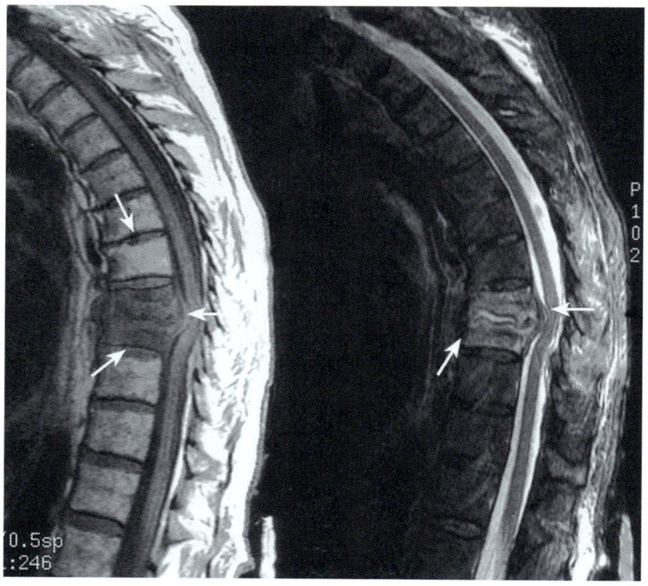

a

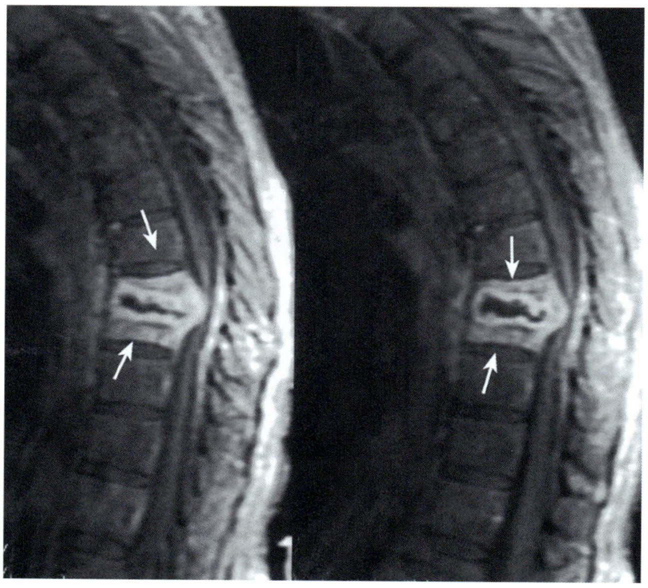

b

Abb. 8.64 **Pyogene Spondylodiszitis.** **a** Sagittales T1W und FS T2W, unscharf begrenzte Zonen geringen bis intermediären Signals im T1W und hohen Signals im FS T2W innerhalb des Markraumes zweier benachbarter Thorakalwirbel und des eingeschlossenen Diskus, unregelmäßige Defekte der Grenzflächen. **b** FS T1W nach KM, kräftiges KM-Enhancement der Spongiosa mit unregelmäßigem peripheren Enhancement des beteiligten Diskus (Pfeile). Dorsal kleiner Epiduralabszess. Im sagittalen T1W (**c**) und T2W (**d**), sowie im FS T1W nach KM (**e**) zeigen sich identische Befunde der pyogenen Spondylodiszitis (Pfeile).

Abb. 8.64 c–e ▷

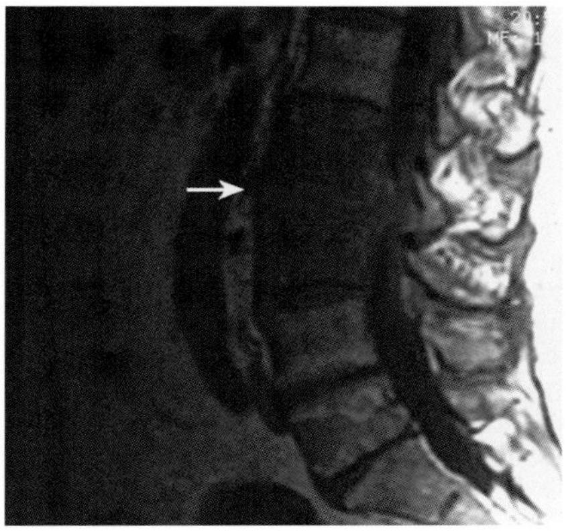

Abb. 8.**64 c**

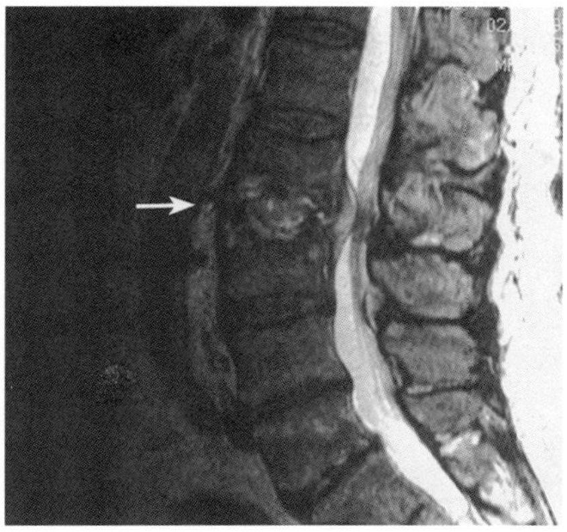

Abb. 8.**64 d**

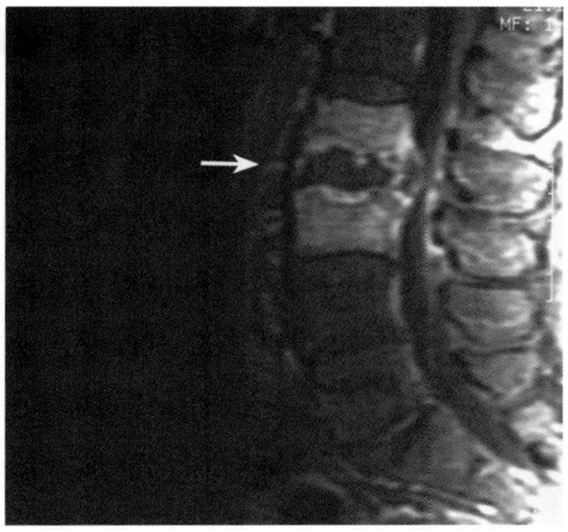

Abb. 8.**64 e**

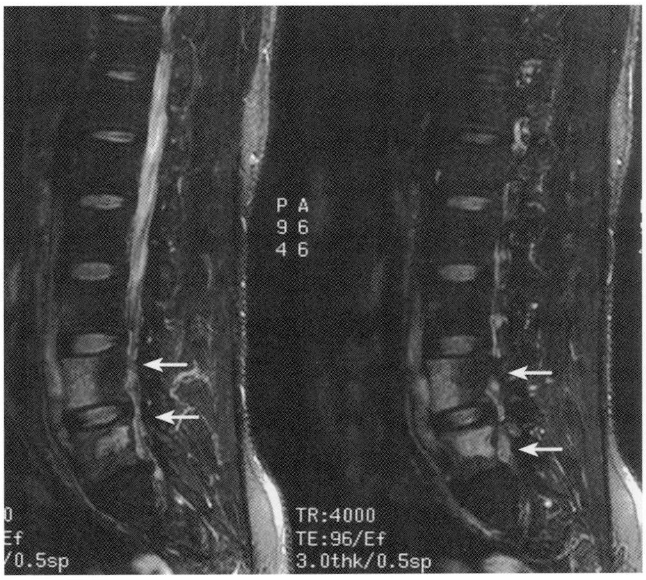

a

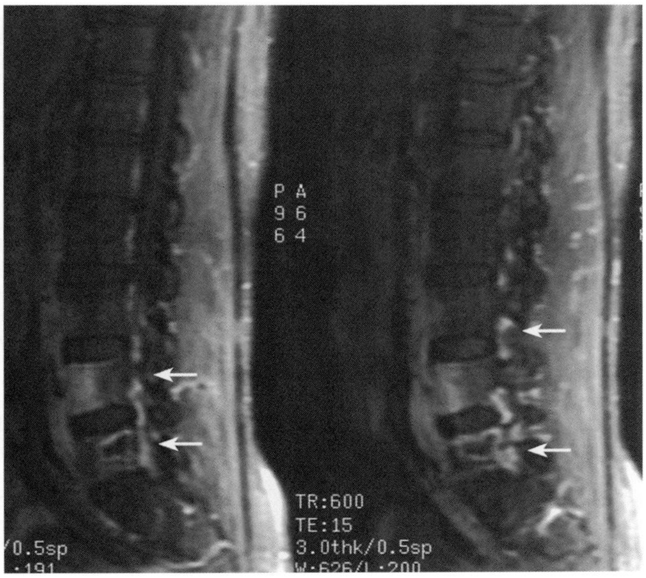

b

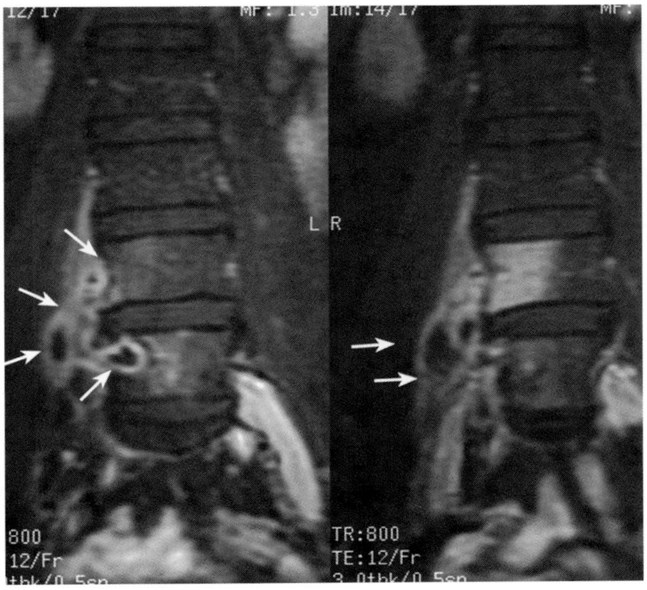

c

Abb. 8.**65** **Tuberkulöse Spondylitis.** **a** FS T2W, unscharf begrenzte signalreiche Zonen in zwei benachbarten Wirbeln (LWK 4 und 5), keine Signalveränderungen im dazwischenliegenden Diskus (Pfeile). Sagittales FS T1W nach KM (**b**) und coronales T1W (**c**), Mehrenhancement im 4. und 5. LWK sowie im rechts paravertebralen Bindegewebe mit Abszedierung in Form kleiner Flüssigkeitseinschlüsse (Pfeile).

Tabelle 8.3 (Fortsetzung) Extradurale Erkrankungen

Erkrankung	MRT-Befund	Kommentar
Epiduraler Abszess (Abb. 8.66)	Epidurale Strukturvermehrungen mit geringem Signal im T1W und hohem Signal im T2W, peripheres KM-Enhancement (schmal oder breit). Mitunter assoziierte Spondylitis oder Spondylodiscitis und Gaseinschlüsse (Signalauslöschungen im T1W und T2W). Erstreckt sich häufig über 2 bis 4 Wirbelsegmente mit Kompression des Duralschlauches bzw. der spinalen Strukturen.	Entsteht z. B. aus einer entzündlich phlegmonösen epiduralen Raumforderung, durch Ausbreitung eines paravertebralen entzündlichen Prozesses oder nach Spondylitis/Spondylodiscitis. Tritt auch als Komplikation eines chirurgischen Eingriffes auf, nach epiduraler Anästhesie, bei Diabetes, durch Streuung wirbelsäulenferner Entzündungen und bei immunsupprimierten Patienten. Relevante Keime sind: Staphylococcus aureus, Gram-negative Bakterien, Tuberkulose, Kokzidioidomykose, Candidiasis, Aspergillose, Blastomykose. Klinisch Lumbago und Radikulopathien, manchmal auch Parästhesien und Paralysen der unteren Extremitäten.
Rheumatoide Arthritis (Abb. 8.67)	Erosionen der Wirbelkörper-Endplatten, der Dornfortsätze und der unkovertebralen und apophysealen Gelenke. Unregelmäßig KM-aufnehmende Synovia (Pannus: signalarm bis intermediär im T1W und intermediär bis signalreich im T2W) des Atlantoaxialgelenkes mit Erosion des Dens axis und des Ligamentum transversum atlantis. In der Spätphase Subluxation von HWK 1 über HWK 2 mit Alteration der angrenzenden nervalen Strukturen, basiläre Impression.	Häufigste Form der entzündlichen Arthropathie mit erosiver/destruierender Synovitis, die Knorpel, Knochen und Bänder involviert. HWS-Beteiligung bei einem Drittel der Patienten, juvenile und adulte Formen.
Ankylosierende Sponylitis (Abb. 8.63)	Kastenwirbel und Verdickung des vorderen Längsbandes, in frühen Phasen der Erkrankung kleine Zonen mit Signalverlust im T1W und Signalanhebung im T2W an den anterosuperioren und anteroinferioren Wirbelkörperkanten. Knöcherne Fusionen der Facettengelenke. Manchmal Frakturen der Wirbel, destruierende Veränderungen der Disci und der Wirbelkörpergrenzflächen (Pseudarthrose), die eine Spondylodiscitis vortäuschen.	Seronegative Spondylarthropathie mit typischem Anstieg des histokompatiblen Antigens HLA-B 27. Männer häufiger betroffen als Frauen (1 : 10). Die spinalen Veränderungen setzen sich beginnend lumbosakral oder thorakolumbal gewöhnlich nach cranial fort. Die entzündlichen Veränderungen betreffen initial die Insertion der äußeren Fasern des Anulus fibrosus (Enthesis) und setzen sich in Form progredienter Erosionen entlang der Wirbelkörper-Vorderkanten mit reaktiven Sklerosen fort. Fibrosen und Ossifikationen finden sich im Verlauf des vorderen Längsbandes und der anulären Fasern, was zu einer zunehmenden Ankylose und Bewegungsbeeinträchtigung der Wirbelsäule führt. Vermehrtes Auftreten von Frakturen, Pseudarthrosen und subaxialen Subluxationen, Kyphose.
Eosinophiles Granulom (Abb. 8.68)	Einzelne oder multiple umschriebene Strukturvermehrungen in der Wirbelkörperspongiosa mit fokalen Knochenerosionen und -Destruktionen und Ausbreitung in die angrenzenden Weichteile. Gewöhnlich keine Herde in den hinteren Wirbelelementen. Signalcharakter signalarm bis intermediär im T1W und gemischt intermediär bis leicht signalreich im T2W, KM-Enhancement mit Beteiligung der angrenzenden Dura. Progrediente Veränderungen führen zu sog. Vertebra plana (kollabierte höhengeminderte Wirbelkörper) mit minimaler Kyphose und relativ normal strukturierten Bandscheiben.	*Solitäre Läsion:* Gewöhnlich bei Männern unter 20 Jahren, weniger bei Frauen. Proliferation der Histiozyten im Spongiosaraum mit lokalisierten Knochendestruktionen und Expansion in die angrenzenden Weichteile. *Multiple Läsionen:* Im Rahmen bestimmter Syndrome, wie: Abt-Letterer-Siwe (Lymphadenopathie, Hepatosplenomegalie) bei Kindern unter 2 Jahren; Hand-Schüller-Christian (Lymphadenopathie, Exophthalmus, Diabetes insipidus) bei Kindern zwischen 5 und 10 Jahren.

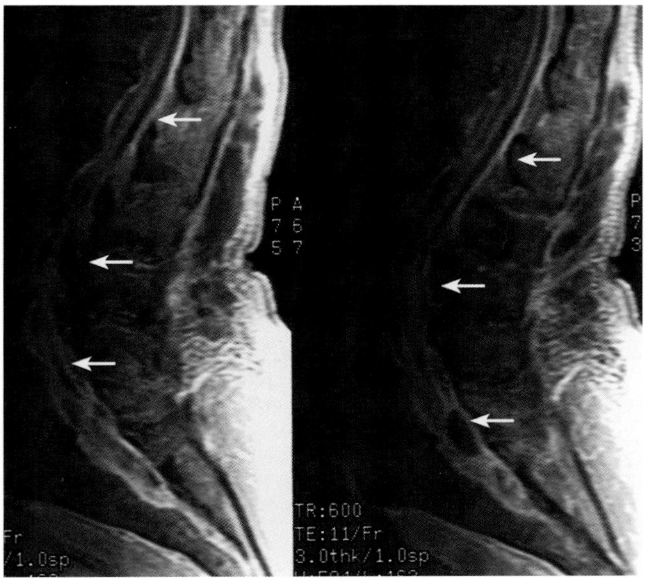

Abb. 8.**66** **Epiduraler Abszess.** Sagittales FS T1W, abnorme epidurale Flüssigkeitsansammlung mit breitem unregelmäßigem Rand deutlichen Mehrenhancements nach i. v.-Applikation von Gd-DTPA im Bereich des unteren thorakalen und lumbalen Spinalkanals (Pfeile). Beengung des Duralschlauches.

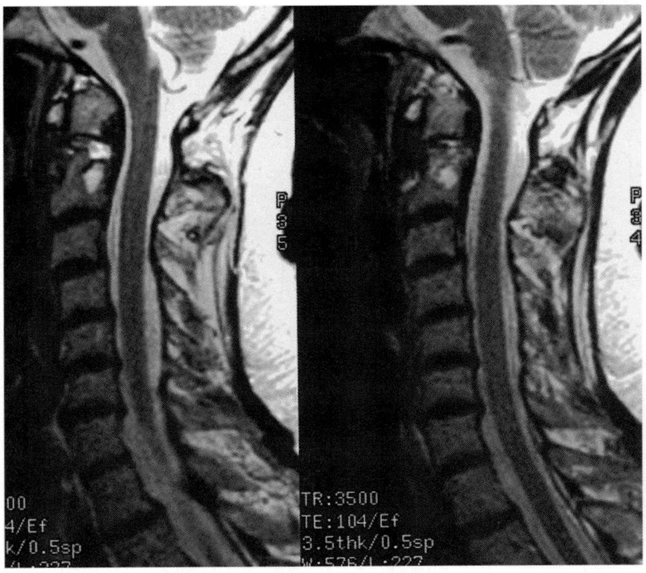

Abb. 8.**67** **Rheumatoide Arthritis.** **a** Sagittales T2W, Erosionen des Dens axis.

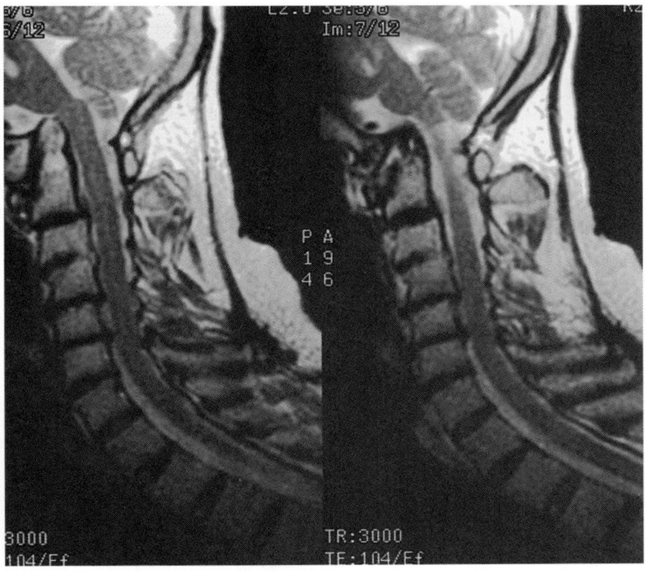

Abb. 8.**67 b** Sagittales T2W eines anderen Patienten, basiläre Impression (sekundäre basiläre Invagination) durch Destruktion des Ligamentum transversum.

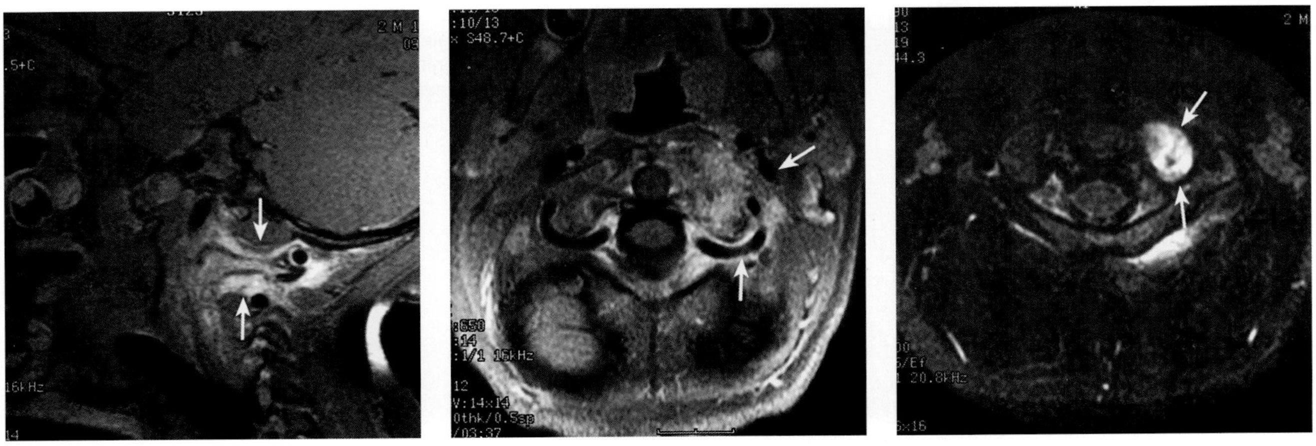

a **b** **c**

Abb. 8.**68** **Eosinophiles Granulom.** Sagittales FS T1W nach KM (**a**) und axial (**b**), deutliches Enhancement im Markraum der Massa lateralis des Atlas links mit Knochenerosion und Enhancement im angrenzenden Bindegewebe (Pfeile). **c** Axiales FS T2W, ungewöhnlich hohe Signalintensität der linken Massa lateralis (Pfeile).

Tabelle 8.3 (Fortsetzung) Extradurale Erkrankungen

Erkrankung	MRT-Befund	Kommentar
Metastatischer Tumor (Abb. 8.69)	Solitäre oder multiple, glatt oder unscharf begrenzte Läsionen, die infiltrativ Wirbel, Dura und/oder die Leptomenix betreffen. Hypo- bis isointens in T1W; iso- bis hyperintens im T2W, KM-Enhancement. Assoziierte Knochendestruktionen, pathologische Wirbelfrakturen und Kompression des angrenzenden Nervengewebes und von Gefäßen. Leptomeningeale Tumoren vorzugsweise im KM-verstärkten Bild diagnostizierbar.	Metastasen haben je nach Lokalisation und Zahl variable destruierende und infiltrative Befunde.
Lymphom (Abb. 8.70)	Solitäre oder multiple, glatt oder unscharf begrenzte Läsionen, die infiltrativ Wirbel, Dura und/oder die Leptomenix betreffen. Hypo- bis isointens in T1W; iso- bis hyperintens im T2W, KM-Enhancement. Assoziierte Knochendestruktionen. Sog. „Elfenbeinwirbel" bei diffuser Wirbelalteration im Rahmen eines Hodgkin-Lymphoms (signalarm im T1W und T2W). Leptomeningeale Tumoren vorzugsweise im KM-verstärkten Bild diagnostizierbar.	Lymphome haben je nach Lokalisation und Zahl variable destruierende und infiltrative Befunde an den Wirbelkörpern. Sie können sich vom Knochen in die angrenzenden Weichteile innerhalb oder außerhalb des Spinalkanals ausbreiten, können initial auch die epiduralen Strukturen oder die Arachnoidea involvieren. Altersgipfel zwischen dem 30. und 50. Lebensjahr.

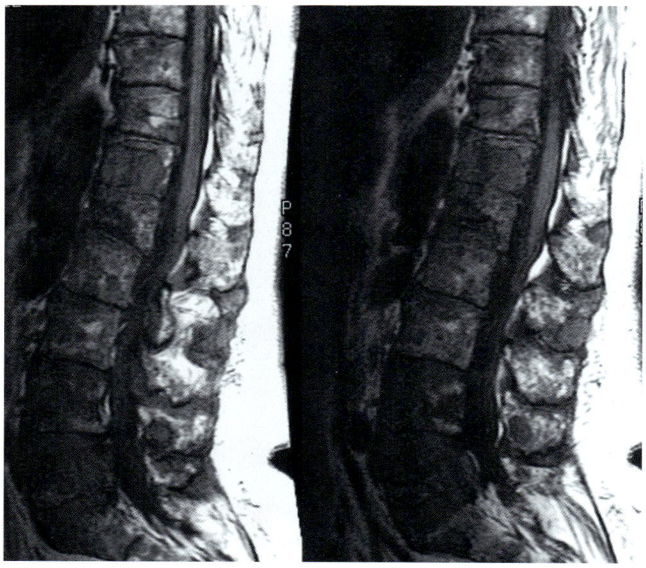

a

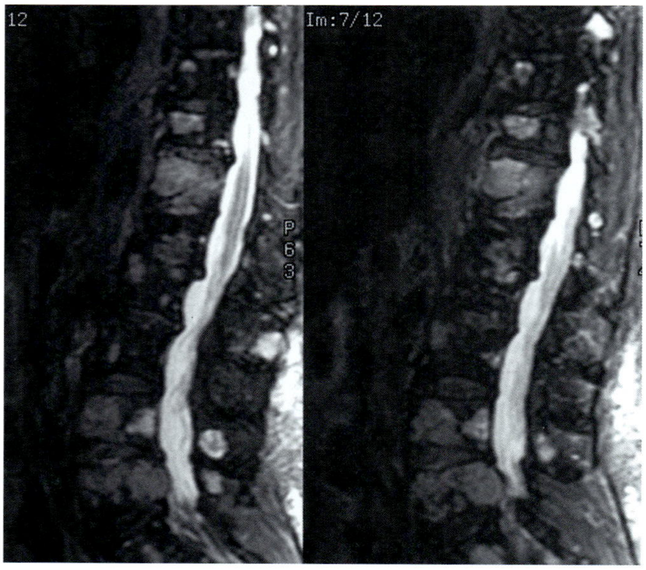

b

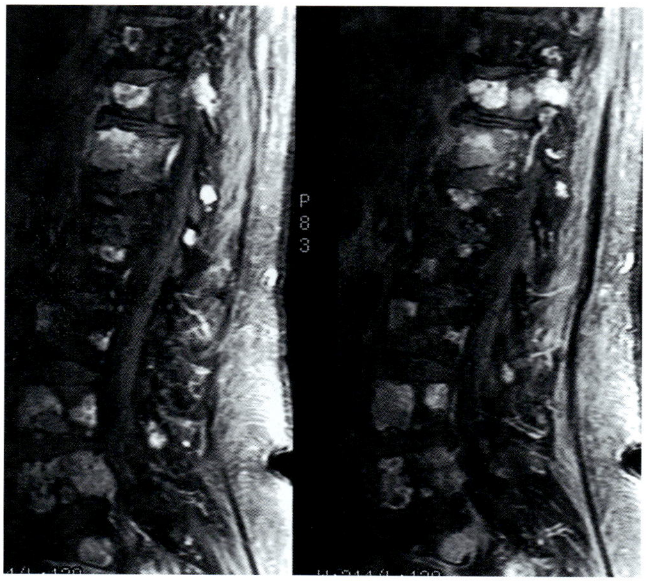

c

Abb. 8.69 **Metastasen eines Mamma-Karzinoms.** **a** Sagittales T1W, multiple Signalalterationen im Bereich der dargestellten Wirbelkörper. **b** Sagittales FS T2W, heterogen signalreicher Charakter der Herde. **c** Sagittales FS T1W nach KM, kräftiges KM-Enhancement der Läsionen.

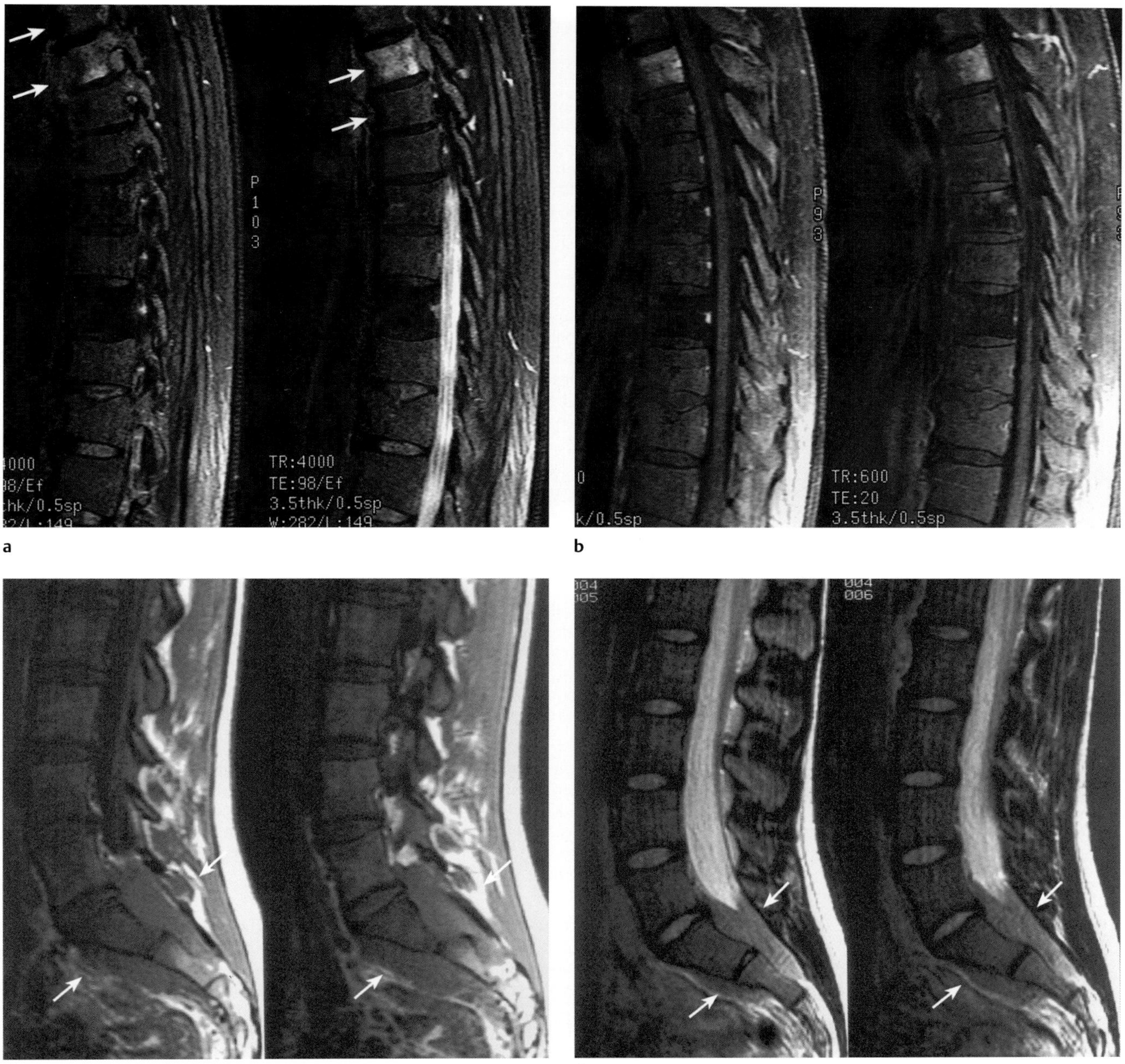

a b c d

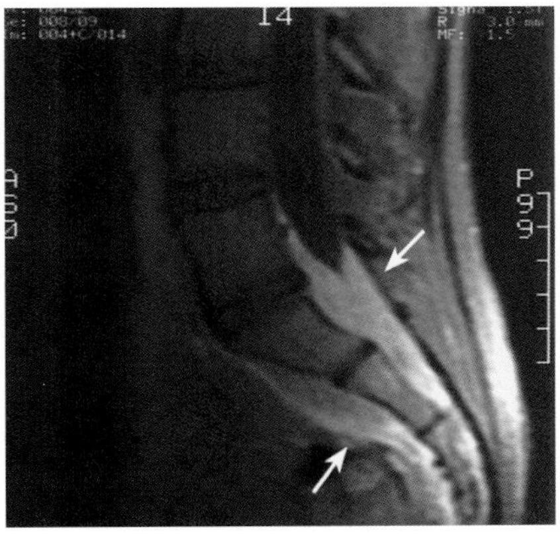

e

Abb. 8.**70** **Lymphom.** **a** Sagittales FS T1W, unscharf begrenzte, abnorm signalreiche Zone im Bereich der oberen BWK. **b** Sagittales FS T1W nach KM, kräftiges KM-Enhancement der Veränderungen. Sagittales T1W (**c**), T2W (**d**) und FS T1W nach KM (**e**) eines anderen Patienten, epidurales Lymphom mit intermediärem Signal im T1W und T2W, deutliches KM-Enhancement (Pfeile). Das epidurale Lymphom erstreckt sich durch ein erweitertes Neuroforamen in die präsakralen Weichteile.

Tabelle 8.3 (Fortsetzung) Extradurale Erkrankungen

Erkrankung	MRT-Befund	Kommentar
Myelom/Plasmozytom (Abb. 8.62d)	Multiple (Myelom) oder solitäre (Plasmozytom), glatt oder unscharf begrenzte diffus infiltrierende Herde im Bereich der Wirbelkörper und der Dura. Die dorsalen Wirbelelemente sind selten oder erst spät betroffen. Signalarm bis intermediär im T1W und intermediär bis signalreich im T2W, KM-Enhancement, Knochendestruktionen.	Myelome haben variable destruierende und infiltrative Befunde am Achsen- oder Extremitätenskelett.
Primäre Knochentumoren		
Chordom (Abb. 8.71)	Scharf begrenzte lobulierte Läsion mit geringem bis intermediärem Signal im T1W und signalreich im T2W; gewöhnlich heterogenes KM- Enhancement. Lokal invasiv mit Knochenerosionen/-Destruktionen. Häufige Lokalisation im dorsalen Drittel der Wirbelkörper mit Ausbreitung in den Spinalkanal, können auch am Sakrum auftreten.	Seltener, langsam wachsender Tumor (ewa 3 % aller Knochentumoren). Tritt bei Erwachsenen zwischen dem 30. und 70. Lebensjahr auf, häufiger bei Männern als bei Frauen (2 : 1). 50 % am Os sacrum, 35 % an der Schädelbasis, 15 % im Bereich der Wirbelkörper.
Enchondrom	Lobulierte Läsion mit geringem bis intermediärem Signal im T1W und hohem Signal im T2W, fakultativ Matrix-Mineralisation (T2-Signalminderung). Heterogenes KM-Enhancement. Lokal invasiv mit Knochenarrosionen/-Destruktionen, in der Regel im Bereich der hinteren Wirbelelemente.	Seltener, langsam wachsender Tumor (etwa 12 % aller Knochentumoren), tritt gehäuft bei Kindern und jungen Erwachsenen auf (10–30 Jahre), keine Geschlechtsprädominanz.
Chondrosarkom (Abb. 8.72)	Polyzyklischer, signalarmer bis intermediär intenser Tumor im T1W, signalreich im T2W, gelegentlich mit Mineralisationseffekt (T2-Signalminderung). Gewöhnlich heterogenes KM-Enhancement. Fokal invasive Komponente mit Knochenerosionen/-Destruktionen, Infiltration von Nerven und Gefäßen. Kann alle Wirbelabschnitte befallen.	Seltener, langsam wachsender Tumor (etwa 16 % aller Knochentumoren), tritt beim Erwachsenen mit Häufung in der 5. Lebensdekade auf, männliche Geschlechtsprädominanz. Stellt die maligne Degeneration/Transformation anderer Knorpel bildender Tumoren dar, z. B. Enchondrom, Osteochondrom.
Osteochondrom	Umschriebene sessile Läsion mit typischer Lokalisation in den posterioren Wirbelelementen. Zentrale Zone mit spongiosaähnlichem intermediären Signal im T1W und T2W, peripher signalarmes T1W und T2W mit knorpeliger Haube. Vermehrte maligne Entartung bei einer Dicke der Knorpelkappe von über 2 cm.	Gutartiger Knorpel bildender Tumor, der aus einem Defekt an der Peripherie der Wachstumszone während der Knochenreife entsteht. Osteophytärer Knochenanbau mit Knorpelkappe, gewöhnlich gutartig, mitunter schmerzhaft bei Größenzunahme der Knorpelkappe.
Osteogenes Sarkom	Destruierender Tumor der Schädelbasis, geringes bis intermediäres Signal im T1W und gemischtes Signal im T2W. Gewöhnlich mit Mineralisationen/Ossifikationen (signalarmes T2W), heterogenes KM-Enhancement.	Maligne Knochenläsion, die selten als Primärtumor in der Wirbelsäule zu finden ist; lokal invasiv, rasche Metastasierung.Tritt bei Kindern als Primärtumor auf und bei Erwachsenen in Assoziation mit M. Paget, Bestrahlungen, chronischer Osteomyelitis, Osteoblastom, Riesenzelltumor, fibröser Dysplasie.
Ewing-Sarkom	Destruierender Tumor der Wirbelsäule, geringes bis intermediäres Signal im T1W und gemischtes Signal im T2W. Gewöhnlich mit Mineralisationen/Ossifikationen (signalarmes T2W), heterogenes KM-Enhancement.	Gewöhnlich zwischen 5. und 30. Lebensjahr auftretender Tumor, häufiger bei Männern. Seltener Befall der Schädelbasis, rasch metastasierend.
Osteoidosteom	Intraossäre umschriebene Wirbelläsion, häufig unter 1,5 cm groß, bevorzugt im Bereich der hinteren Knochenelemente. Zentrale Zone mit intermediärem bis signalarmem Charakter im T1W und signalreichem im T2W, prominentes KM-Enhancement. Peripher signalarmer Rand im T1W und T2W (Sklerose), fakultativ marginales Ödem um die Sklerosezone (T2-Signalanhebung) und im angrenzenden Bindegewebe.	Gutartige Knochenläsion mit zentralem Nidus, der vaskularisierte osteoide Trabekel enthält, und peripherer osteoblastischer Sklerose. 14 % der Osteoidosteome liegen im Bereich der Wirbelsäule, treten im Alter zwischen 5 und 25 Jahren, gehäuft bei Männern, auf. Klinisch lokale Schmerzen und Druckempfindlichkeit, vor allem nachts, typisches schnelles Ansprechen auf Aspirin-Medikation.
Osteoblastom	Expansiler Wirbeltumor mit Größen häufig über 1,5 cm in den posterioren Wirbelelementen (90 %) oder mit Ausdehnung in den Wirbelkörper (30 %), epidurale Ausdehnung bei 40 %. Gering bis intermediäres Signal im T1W und intermediär bis signalreich im T2W, mitunter Beengung des Spinalkanals.	Seltene gutartige Neoplasie (2 % der Knochentumoren), die gewöhnlich zwischen dem 6. bis 30. Lebensjahr auftritt. Ein Drittel der Osteoblastome liegen im Bereich der Wirbelsäule.

Tabelle 8.3 (Fortsetzung) Extradurale Erkrankungen

Erkrankung	MRT-Befund	Kommentar
Riesenzelltumor (Abb. 8.73)	Umschriebener extraduraler Wirbeltumor mit geringem bis intermediärem Signal im T1W und hohem Signal im T2W, mitunter zarter signalarmer Rand im T2W, KM-Enhancement. Lokalisation in abnehmender Häufigkeit: Wirbelkörper, Wirbelkörper und -bogen, Wirbelbogen allein. Verursacht zuweilen eine Kompression des Spinalkanals.	Riesenzelltumoren stellen 5 % aller Knochentumoren dar. Lokal aggressiver, selten metastasierender Tumor. Lokalisation in der Regel an den Röhrenknochen, weniger am Wirbel (4 %). Altersgipfel bei Erwachsenen zwischen dem 20. bis 40. Lebensjahr.

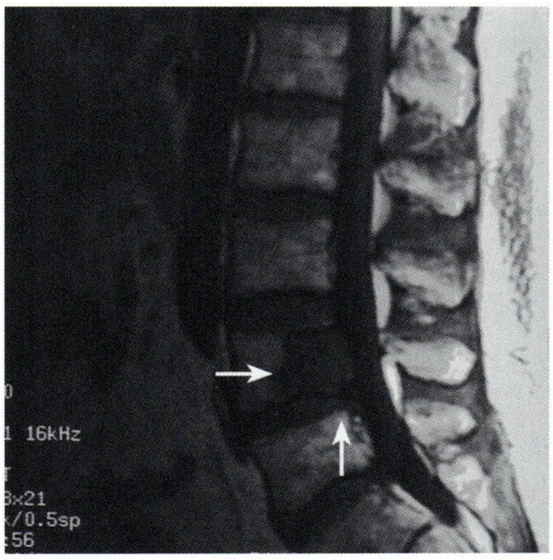

Abb. 8.**71** **Chordom.** **a** Sagittales T1W, umschriebene signalarme bis intermediäre Läsion im 4. LWK dorsal mit Extension in den Spinalkanal (Pfeile).

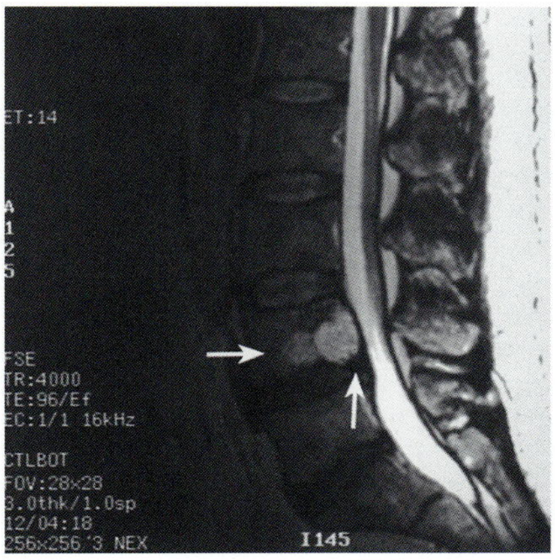

Abb. 8.**71** **b** Signalreicher Charakter der Läsion im sagittalen T2W (Pfeile).

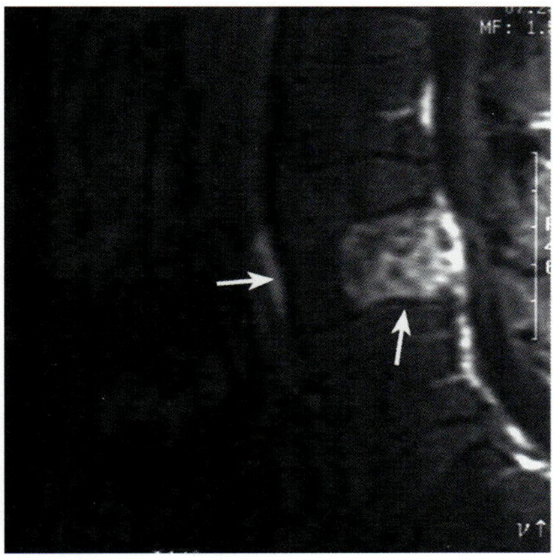

Abb. 8.**71** **c** Heterogenes deutliches KM-Enhancement im sagittalen FS T1W nach KM.

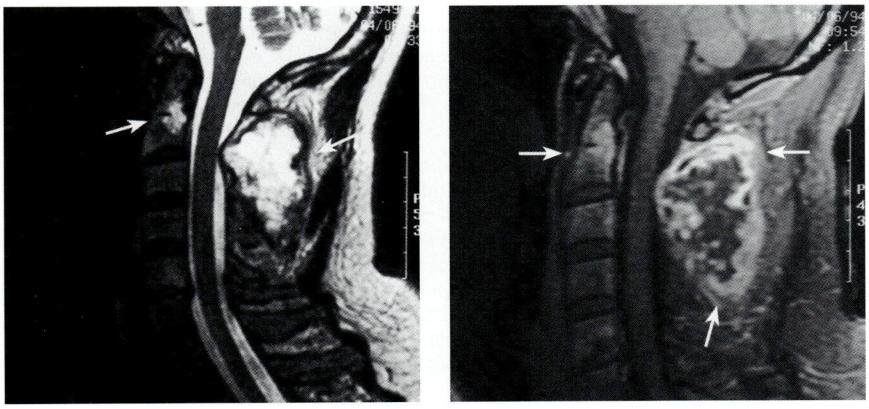

a **b**

Abb. 8.**72** **Chondrosarkom.** **a** Sagittales T2W, umschriebene lobulierte signalreiche Läsion mit Ausbreitung in die posterioren Anteilen des 2. HWK und den Dens (Pfeile). **b** Heterogenes, vorwiegend peripheres Enhancement der Läsion im FS T1W nach KM.

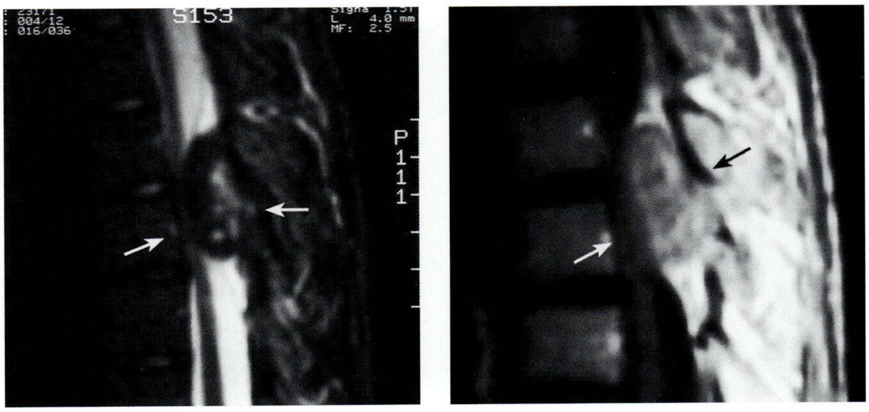

a **b**

Abb. 8.**73** **Riesenzelltumor.** **a** Sagittales T2W, umschriebene extradurale signalreiche Läsion mit signalarmer Randzone (Pfeile). **b** Heterogenes, vorwiegend peripheres Enhancement der Läsion im T1W nach KM.

Tabelle 8.3 (Fortsetzung) Extradurale Erkrankungen

Erkrankung	MRT-Befund	Kommentar
Aneurysmatische Knochenzyste	Umschriebene extradurale Wirbelläsion im Bereich der hinteren Knochenelemente, fakultativ auch mit Einbeziehung des Wirbelkörpers. Variabel signalarm, gemischt intermediär bis signalreich im T1W und T2W, mitunter schmaler signalarmer Saum im T2W. Manchmal Lobulierung und Flüssigkeitsschichtungen.	Expansile Läsion aus Blut und Blutabbauprodukten, die häufig im Zusammenhang mit anderen Knochenläsionen auftritt, wie Riesenzelltumoren, bei fibröser Dysplasie, dem Chondroblastom und anderen. Gehäuft bei Patienten unter 30 Jahren. Lokalisation in abnehmender Häufigkeit: lumbal, cervikal, thorakal. Klinisch neurologische Defizite und Schmerz.
Vaskulär:		
Hämangiom (Abb. 8.74)	Umschriebene oder diffuse Wirbelläsion im Wirbelkörper mit Einbeziehung der Pedikel, manchmal auch nur isoliert in einem Pedikel. Typisches intermediäres bis hohes Signal im T1W und hohes Signal im T2W und FS T2W. Verdickte Trabekel der Wirbelkörperspongiosa, KM-Enhancement. Multipel (30 %), thorakal (60 %), lumbal (30 %), cervikal (10 %).	Häufigste gutartige Knochenläsion der Wirbelsäule, weibliche Prädisposition. Setzt sich aus endothelbegrenzten Kapillaren und kavernösen Räumen in der Spongiosa zusammen, assoziiert mit verdickten vertikalen Trabekeln und verkleinerten sekundären Trabekeln. Wird bei 11 % der Autopsien diagnostiziert, in der Regel asymptomatisch. Selten Knochenexpansion und epidurale Ausbreitung mit Nervenkompression (thorakal). Erhöhtes Potenzial für Fraktur und epidurales Hämatom.
Knocheninfarkt (Abb. 8.75)	Fokale ringförmige oder unscharf begrenzte Zone mit geringem bis intermediärem Signal im T1W und intermediärem bis hohem Signal im T2W zentral. Manchmal KM-Enhancement der involvierten Spongiosa in Abhängigkeit vom Alter/Stadium des Infarktes. Kann zu Frakturen führen.	Knocheninfarkte treten nach Radiatio, chirurgischen Eingriffen, nach Trauma oder Chemotherapie auf.
Andere:		
M. Paget (Abb. 8.76)	Expansiler sklerotisch/lytischer Prozess der Wirbelkörper mit gemischt signalarmem, intermediärem oder signalreichem Charakter im T1W und T2W; variables inhomogenes KM-Enhancement. Unregelmäßige und unscharfe Grenzen zwischen Spongiosa und Kortikalis.	Gewöhnlich bei älteren Erwachsenen (Osteitis deformans), Resultat einer gestörten osteoklastischen und osteoblastischen Aktivität. Kann zu Einengungen der Neuroforamina oder des Spinalkanals sowie basilärer Impression bei Einbeziehung der Schädelbasis führen.
Fibröse Dysplasie	Zone heterogener signalarmer bis intermediärer Veränderungen im T1W und heterogener gemischt signalarmer, intermediärer und signalreicher Alterationen im T2W, inhomogenes KM-Enhancement der Spongiosa, kann auch die Kortikalis einbeziehen.	Gutartige Störung mit Ersatz des normalen Knochens durch fibröses Gewebe mit malformierter Trabekelarchitektur. Monoostotische und polyostotische Formen. Lokalisationen in abnehmender Häufigkeit: Röhrenknochen, Rippen, Gesichtsschädel, Os temporale, Wirbelsäule.
Morquio-Syndrom (Abb. 8.77)	Abflachung und Elongation der Wirbelkörper mit gelegentlichen Wirbelfrakturen bzw. entsprechenden Deformitäten, Kyphose, sekundärer Expansion der Bandscheiben, Dysplasie des Dens axis mit eventuell atlantoaxialer Subluxation, Duraverdickung durch Depots abnormer metabolischer Abbauprodukte, Spinalkanalstenose.	Das Morquio-Syndrom ist eine der 13 Mukopolysaccharidosen. Es handelt sich um eine autosomal-rezessiv vererbte lysosomale Speicherkrankheit auf der Basis eines Enzymdefektes mit Störungen im Metabolismus und Abbau des Glycoaminoglycans (Mukopolysaccharid). Dies führt zu einer Einlagerung abnormer Stoffwechselprodukte (z. B. Dermatansulfat, Heparansulfat, Keratansulfat) im Gewebe mit toxischen Effekten. Die Form der Mukopolysaccharidose hängt vom entsprechenden Enzymdefekt ab. Kraniozervikale und vertebrale Fehlbildungen werden auch beim M. Hurler und dem Maroteaux-Lamy-Syndrom gesehen.

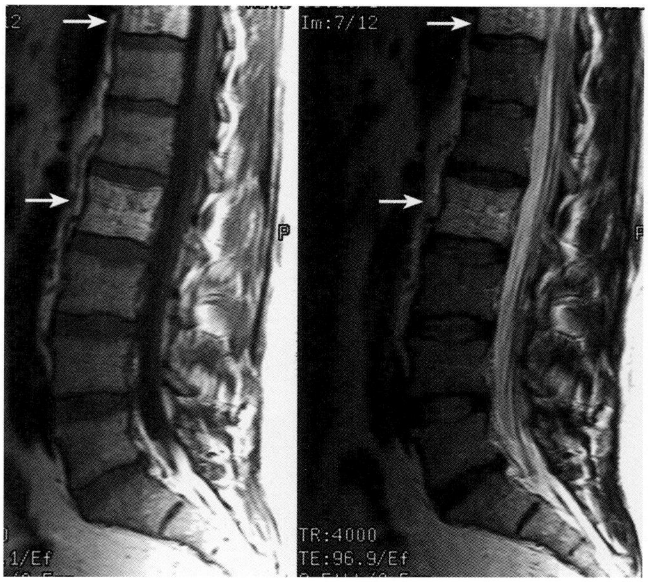

Abb. 8.**74** **Hämangiom.** **a** Sagittales T1W und T2W, diffuse Signalanhebung im 1. und 2. LWK (Pfeile).

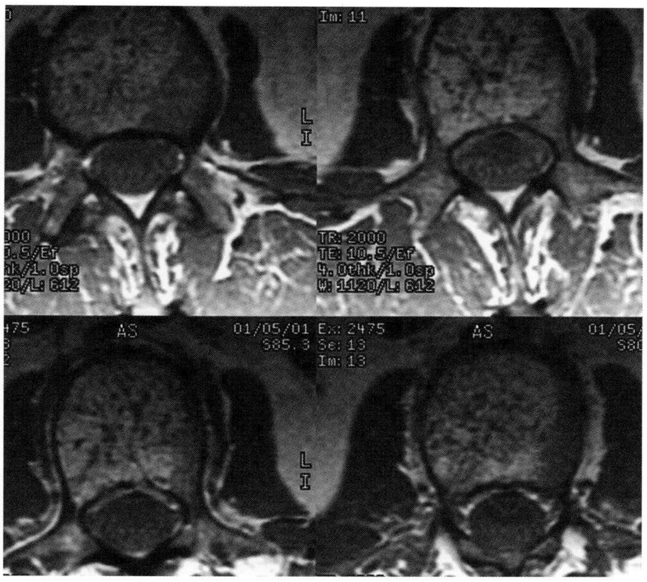

Abb. 8.**74 b** Verdickte Trabekel der Wirbelkörperspongiosa im axialen PDW.

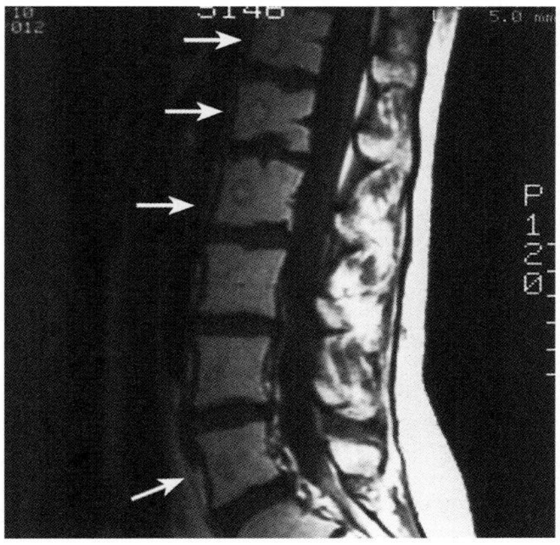

Abb. 8.**75** **Knocheninfarkte.** Sagittales T1W, fokale ringförmige Läsionen im 12. BWK, 1., 2. und 5. LWK (Pfeile) als Ausdruck von Knocheninfarkten nach Radiotherapie.

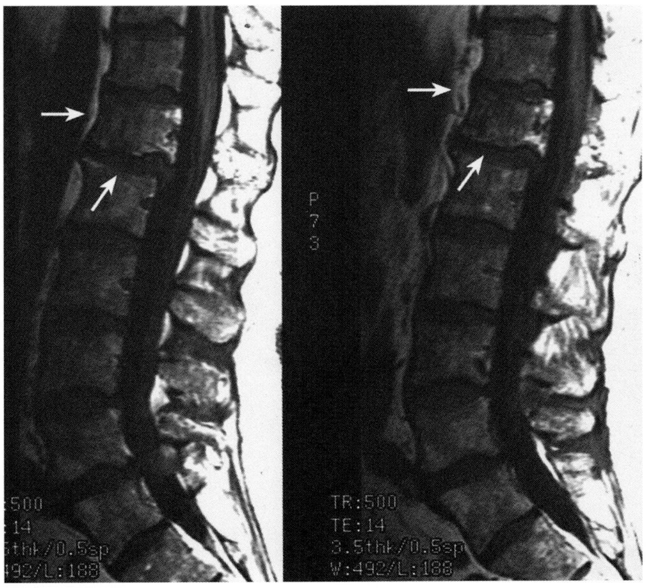

Abb. 8.**76** **M. Paget.** Sagittales T1W, Expansion des 12. BWK (Pfeile) mit gemischt signalarmem bis intermediärem Spongiosasignal.

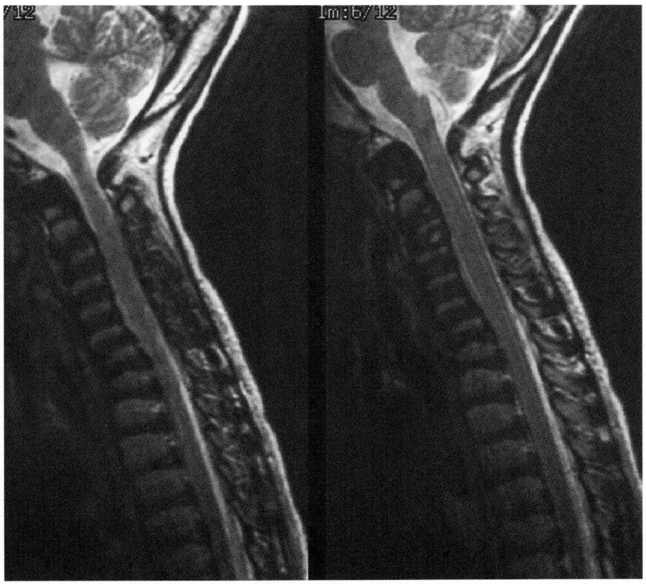

Abb. 8.**77** **Morquio-Syndrom.** Sagittale T2W, Abflachung und Elongation zahlreicher Wirbelkörper mit vorderen Deformitäten nach Fraktur. Dysplasie des Dens axis.

4. Teil: Bewegungsapparat

9 Muskel- und Bindegewebserkrankungen

Die MRT ist der CT in der Diagnostik von Weichteilprozessen deutlich überlegen, da sie einen wesentlich besserern Weichteilkontrast mit gleichzeitiger multiplanarer Darstellung ermöglicht und die verschiedenen Gewebe eine in der Regel deutlich bessere und reproduzierbare Signalcharakteristik in den verschiedenen Pulssequenzen aufweisen. Die Skelettmuskulatur stellt sich normalerweise signalarm bis intermediär signalintens im konventionellen Spinecho- (SE) und Inversion-Recovery- (IR) Sequenzen dar. Fett ist signalreich im T1W und intermediär bis relativ signalreich im T2W. Die Signalcharakteristika verschiedener Gewebe, von Blut und Ödem sind in Tabelle 9.1 aufgelistet.

Physiologische (z. B. Trainingszustand, Immobilisation) und pathologische (z. B. neuromuskuläre) funktionell-reflektorische Veränderungen der Muskulatur sind unspezifisch und auf Änderungen in Größe bzw. Dicke (Hypertrophie oder Atrophie) und in der Gewebszusammensetzungen (z. B. Ödem, fettige Degeneration, Fibrose) beschränkt.

Das *Muskelödem* verlängert die T1- und T2-Relaxationszeit und stellt sich entsprechend signalarm im T1- und signalreich im T2-gewichteten Bild dar. Geringe ödematöse Veränderungen sind manchmal nicht von einer fettigen Degeneration zu unterscheiden. Daher sind fettunterdrückte Sequenzen (STIR, chemical-shift Methoden) für eine korrekte Diagnose in der Regel unentbehrlich. Ein Muskelödem kann in keiner Sequenz von einer frischen Blutung differenziert werden.

Ödematöse Veränderungen des Muskulatur mit Signalanhebung im T2W und in STIR-Sequenzen finden sich bei einer Vielzahl von neuromuskulären Störungen, wie Denervationen (akute Phase) und neuromuskulären Erkrankungen (Frühstadien), bei Myonekrosen nach Trauma, bei idiopathischen oder infektiösen Myositiden und im akuten Stadium der Dermatomyositis. Muskelzerrungen, -Rupturen und Überbeanspruchungen können gleichfalls mit einem Ödem oder Hämatom einhergehen, führen bei Volumenzunahme und intakten Faszien zu so genannten Kompartment-Syndromen. Ein intermittierendes physiologisch vermehrtes Flüssigkeitssignal findet sich nach gezieltem Muskeltraining. Dieser physiologische Signalanstieg im T2W kann bei bestimmten Glykogenspeicherkrankheiten (z. B. M. Pompe) fehlen und reflektiert die gestörte Glycogenolyse in der Muskulatur.

In späteren Stadien muskulärer Erkrankungen werden die beeinträchtigten oder degenerierten Muskelfasern häufig durch Fibrosen und Fett ersetzt. Diese fettige Degeneration kann von Methämoglobin-haltigen subakuten Blutungen mittels fettgesättigter Sequenzen differenziert werden. Die Fettansammlungen können diffus und homogen oder inkomplett und lokalisiert erscheinen, was für spezielle Erkrankungen jedoch nicht pathognomonisch ist. Dieser Prozess tritt sowohl idiopathisch als auch im Rahmen muskulärer Dystrophien, Neuropathien, Ischämien und bei metabolischen oder systemischen Neuropathien auf. Eine fettige Degeneration nach Trauma ist ungewöhnlich, hier spielen eher Fibrosen und Ossifikationen (traumatische Myositis ossificans) eine Rolle.

Ödematöse und entzündlich-leukozytärer Veränderungen finden sich in einer Vielzahl von Entzündungen und Infektionen. Die *pyogene bakterielle Myositis (Pyomyoysitis)* stellt eine lokalisierte Muskelphlegmone dar, die in einem Abszess münden kann. Häufigster Erreger ist Staphylococcus aureus, weniger häufig Streptokokken und andere Spezies. Betroffen sind in erster Linie die Gesäß-, Oberschenkel- und Unterschenkelmuskulatur. Bilaterale symmetrische Muskelveränderungen sind eher Ausdruck einer *Polymyositis* oder *Dermatomyositis* bei Beteiligung der Hautgrenzen. Bei einer *Thrombophlebitis* finden sich ödematöse Veränderungen vorwiegend in den intermuskulären Faszienräumen unter Aussparung der Muskulatur selbst. Die Feststellung einer tiefen Thrombose erhärtet in solchen Fällen die Diagnose. Die *nekrotisierende Fasciitis* ist eine seltene, jedoch rasch fortschreitende Infektion mit Verdickung und ödematösen Veränderungen der tiefen Faszienblätter und schwerer systemischer Toxikämie. Weiterhin finden sich ödematöse Veränderungen in der Muskulatur und angrenzenden Subkutis. Bei einer *Zellulitis* sind in erster Linie Haut und Unterhaut betroffen, die entsprechende entzündliche Verdickungen zeigen. Eine fortgeschrittene Zellulitis kann im MRT nicht von einer Pyomyositis differenziert werden, da der disproportionale Befall von Kutis und Subkutis gegenüber der Muskulatur aufgehoben ist. *Gefäß-* und *Lymphödeme* repräsentieren sich in einer diffusen Schwellung der Haut, des subkutanen Fettgewebes und der intermuskulären Faszien der betroffenen Extremität mit relativ normaler Muskeldarstellung. Bei *Kompartmentsyndromen* sind die ödematösen und hämorrhagischen Veränderungen auf die subfaszialen Räume beschränkt.

Normale Sehnen stellen sich als uniform signalarme Strukturen mit scharfer Kontur und gleichmäßiger Dicke dar. Klinisch findet sich bei einer Tendinitis (Tendinopathie) ein lokaler Schmerz nach Überlastung, Trauma, bei Degeneration oder Ischämie. Eine erhöhtes T1-Signal innerhalb der Sehne zeigt immer eine subakute Blutung oder myxoide Generation an. Eine Ausnahme bildet das Phänomen des „Magischen Winkels": das intratendinöse Signal steigt bei kurzer Echozeit (TE) an, wenn die Sehne in einem Winkel von ca. 55 zum statischen Magnetfeld liegt, die Signalveränderungen nehmen charakteristischerweise mit weiterer Verkürzung der Echozeit zu. Ein erhöhtes T2-Signal in der Sehne stellt immer eine Pathologie dar und verweist auf entzündliche oder traumatische Schäden. Fokale oder diffuse Verdickungen der Sehnen finden sich im Rahmen von entzündlichen oder hämorrhagischen Ödemen bei Tendinitis oder partieller Ruptur, können andererseits auch Hinweise auf Fibrosen oder chronische Tendinitiden sein. Eine Ausdünnung der Sehne wird bei partiellen Rupturen und Degenerationen gesehen.

Die Differenzierung zwischen akuter oder chronischer Entzündung, Degeneration oder partieller Ruptur ist nicht immer einfach. Sowohl eine Partialruptur als auch eine Tendinitis zeigen eine Signalanhebung vor allem im T2W, weniger im T1W, in einer normal breiten oder leicht verdickten Sehne. Konturunregelmäßigkeiten finden sich eher bei partiellen Rissen als bei akuten Entzündungen. In späteren Stadien sind partiell rupturierte Sehnen elongiert und fokal ausgedünnt. Bei chronischen Tendinitiden und Degenerationen ist eine Signalanhebung eher im T2W relevant, ein Befund, der sich im übrigen auch beim so genannten „Magischen Winkel" wie oben beschrieben zeigt.

Sehnenscheiden finden sich in Sehnenfächern unter Ligamenten oder Retinakula, in Faszienschlingen und osteofibrösen Tunneln. Sie bestehen aus zwei konzentrischen Schichten,

Tabelle 9.1 Signalintensität normalen und pathologischen Gewebes

Gewebe	SE T1-gewichtet	SE T2-gewichtet	GRE T2*-gewichtet	STIR
Muskel	signalarm	signalarm bis intermediär	intermediär	signalarm bis intermediär
Bänder und Sehnen	signalarm	signalarm	signalarm	signalarm
Fett	signalreich	intermediär bis signalreich	intermediär	signalarm
Gefäße	signalarm	signalarm	intermediär bis signalreich	signalarm
Nerven	signalarm	signalarm bis intermediär	intermediär	signalarm
Knochenmark	signalreich	intermediär bis signalreich	signalarm bis intermediär	signalarm
Kompakter Knochen	signalarm	signalarm	signalarm	signalarm
Gelenkknorpel	gering bis intermediär	intermediär bis signalreich	signalreich	signalarm bis intermediär
fibröser Knorpel	signalarm	signalarm	signalarm	signalarm
Ödem und Flüssigkeit	signalarm	signalreich	signalreich	signalreich
[1]Hämatom mit Oxyhämoglobin	signalarm	signalreich	signalreich	signalreich
[2]Hämatom mit Desoxyhämoglobin	signalarm	signalarm bis intermediär	signalarm bis intermediär	signalarm bis intermediär
[3]Hämatom mit intrazellulärem Methämoglobin	signalreich	intermediär	intermediär	signalreich
[4]Hämatom mit extrazellulärem Methämoglobin	signalreich	signalreich	signalreich	signalreich
Hämatom mit Hämosiderin	signalarm	signalarm	signalarm	signalarm
Fibrose/Narbe	signalarm	signalarm	signalarm	signalarm

1 Die intrazelluläre Bildung von Desoxyhämoglobin beginnt 1 Stunde nach dem akuten Ereignis und vermindert progredient die Signalintensität im T2W
2 Die intrazelluläre Methämoglobinbildung beginnt 1 Tag nach dem akuten Ereignis und erhöht progredient die Signalintensität im T1W
3 Die extrazelluläre Akkumulation von Methämoglobin als Folge der Erythrozytolyse beginnt 1 Woche nach dem akuten Ereignis, manchmal auch früher, und erhöht progredient die T1- und T2-Signalintensität
4 Hämosiderinbeladene Makrophagen akkumulieren in der Peripherie des Hämatoms nach 1 Monat

zwischen denen sich ein kapillärer Raum mit synovialer Flüssigkeit befindet, sind an den Enden verschlossen und ähneln so geschlossenen doppelwandigen Zylindern. Eine Tendosynovitis kann mittels MRT leicht anhand der Flüssigkeitsmehrung zwischen den Blättern der Sehnenscheiden diagnostiziert werden. Entzündliche Veränderungen von Sehnen ohne Sehnenscheiden, wie z. B. bei der Achillessehne, zeigen ödematöse Veränderungen im sehnennahen Bindegewebe, dem so genannten Paratendon.

Ähnlich der Tendinitis ist eine chronische Überlastung die häufigste Ursache einer Tendosynovitis. Beide Veränderungen treten simultan auf. Eine Tendosynovitis ist aufgrund ihrer synovialen Charakteristik ein häufiger Befund der rheumatoiden Arthritidis oder bei seronegativen Spondylarthropathien, weniger häufig aber durchaus relevant sind septische und tuberkulöse Manifestationen. Ein Riesenzelltumor der Sehnenscheide betrifft in der Regel die Finger und ist aufgrund seines dichten azellulären fibrösen Stromas und von Hämosiderin-Depots signalarm im T1W und T2W.

Tendinöse und peritendinöse Verkalkungen finden sich bei der Tendinopathia calcarea, häufiges Symptom einer Calciumhydroxylapatit-Speicherkrankheit (HADD). Verkalkungen sind im MRT signalfrei, könne in SE-Sequenzen dem Nachweis entgehen und werden daher aufgrund ihrer Suszeptibilitätsartefakte besser mittels Gradientenecho-Sequenzen (GRE) erfasst („aufblühende“ Signalverluste).

Die Mehrzahl der Bursen liegt im Bereich der Gelenke und Sehnen. Die Erkrankungsformen ähneln denen der Sehnenscheiden, da auch die Bursen Synovia enthalten. Klinische Zeichen einer Bursitis und Tendinopathie sind ähnlich. Entzündliche und flüssigkeitsgefüllte Bursen repräsentieren sich im MRT als fokale signalreiche Zonen im T2W und signalarm im T1W, die Abgrenzung zur Tendinopathie ist durch ihre anatomische Lage möglich.

Die MRT ist die diagnostische Methode der Wahl bei Muskel- und Bindegewebserkrankungen, da jedoch Verkalkungen im MRT häufig nicht dargestellt werden ist es unumgänglich, das MRT-Bild zusammen mit dem konventionellen Röntgenbild zu interpretieren.

Benigne und maligne Weichteiltumoren sind mitunter schlecht voneinander differenzierbar. Ein schnell wachsender Tumor sollte immer unabhängig von seinem Erscheinungsbild im MRT als maligne eingestuft werden. Gutartige Tumoren sind in der Regel scharf von ihrer Umgebung abgegrenzt, maligne Läsionen wirken dagegen unschärfer und infiltrieren oder verdrängen angrenzende Strukturen. Die unscharfe Begrenzung maligner Tumoren ist eher im T2W relevant als im T1W. Dagegen zeigen entzündliche Prozesse eher eine schnelle Infiltration der angrenzenden Faszien ohne wesentlich raumfordernden Effekt. Eine scharfe, glatte und definierte signalarme Abgrenzung einer Läsion gegen das Nachbargewebe ist vordergründig ein Zeichen gutartiger Veränderungen. Benigne und maligne Tumoren haben gewöhnlich einen uniformen Signalcharakter im T1W, differieren eher in den T2W, wo maligne Tumoren Inhomogenitäten, benigne ein homogenes Signal zeigen. Ausnahmen dieser Regel bilden gutartige große Tumoren der Nervenscheiden (Schwannome und Neurofibrome), die sich ebenfalls inhomogen im T2W repräsentieren. Somit ist ein homogenes T2-Signal ein Indikator für Gutartigkeit. Malignome sind in der Regel größer und wachsen aus ihrer Gefäßversorgung heraus mit entsprechenden Nekrosen und Infarkten.

Die i. v.-Applikation von Gd-DTPA ist ein weiteres Hilfsmittel in der Differenzierung von Weichteilläsionen. Gd-DTPA führt zu einer T1-Signalanhebung zahlreicher Tumoren, die sich eindrucksvoller in fettgesättigten Sequenzen markiert. Im Vergleich mit benignen Läsionen zeigen die malignen Tumoren manchmal ein stärkeres Enhancement, wobei dieses Kriterium keineswegs als sicherer Indikator zu verwenden ist. Auch die Differenzierung zwischen Tumor und Umgebungsödem ist mitunter schwierig, da beide Veränderungen eine T2-Signalanhebung und ein KM-Enhancement zeigen. Tendenziell ist der Kontrastanstieg bei dynamischen Bolus-Injektionen im Tumorgewebe schneller als im Ödem. Sichere Differenzierungen gelingen zwischen zystischen und soliden Tumoren, die sich beide signalreich im T2W repräsentieren, durch das fehlende Enhancement des Zysteninhaltes nach KM-Applikation, in gleicher Weise können so zystische Tumordegenerationen und Nekrosen vom vitalen Tumorgewebe abgegrenzt werden.

Da die meisten Tumoren eine Verlängerung der T1- und der T2-Relaxationszeit bewirken, ist eine Gewebscharakterisierung im MRT nur eingeschränkt möglich. Dies gelingt in Einzelfällen: Fetthaltige Tumoren sind signalreich im T1W und intermediär bis signalreich im T2W; ein subakutes Hämatom erscheint in SE-Sequenzen ähnlich, kann in fettgesättigten Sequenzen jedoch vom Fett differenziert werden; Anteile fibrösen Gewebes, Verkalkungen, Sklerosen oder Hämosiderin sind in allen Sequenzen signalarm; vaskuläre Läsionen zeigen tubuläre Flussphänomene. Die Differentialdiagnostik von Weichteiltumoren wird in Tabelle 9.**2** diskutiert.

Mittels MRT ist die Verlaufsbeurteilung der Tumorregression unter Radio- und Chemotherapie möglich. Ein therapiesensibler Tumor zeigt Nekrosen, Granulationsgewebe und eventuell Fibrosierungen. Gleichermaßen finden sich postoperativ Hämatome, Granulationen und Fibrosen. Unglücklicherweise haben die meisten Tumoren ein ähnliches Erscheinungsbild im MRT wie das Granulationsgewebe mit signalarmem Charakter im T1W und signalreichem im T2W sowie KM-Enhancement. Damit ist ein Tumorrezidiv vom Granulationsgewebe nicht allein durch das Erscheinungsbild im MRT differenzierbar. Andererseits sind Tumornekrosen (zystische Veränderungen ohne KM-Enhancement) und Fibrosen (Signalverlust in allen Sequenzen mit allenfalls minimalem Enhancement) sicher im MRT diagnostizierbar. Morphologische Zeichen eines guten Ansprechens auf die Chemotherapie sind Größenreduktion, schärfere Abgrenzung des Tumors gegen das Nachbargewebe (Pseudokapsel), zystische Veränderungen (Tumornekrosen) und Fibrosen (Narben). Ein Tumorrezidiv wird dann vermutet, wenn das Granulationsgewebe an Umfang zunimmt, sich ein langsam wachsendes Areal mit signalarmem T1W und signalreichem T2W zeigt oder das umliegende Gewebe mehr und mehr infiltriert wird, mit entsprechender Ausdehnung der Signalalterationen im T2W und des KM-aufnehmenden Gewebes. Die Schnittbildanatomie der oberen Extremität, des Beckens und der unteren Extremität werden in den Abbildungen 9.**1** bis 9.**3** beschrieben.

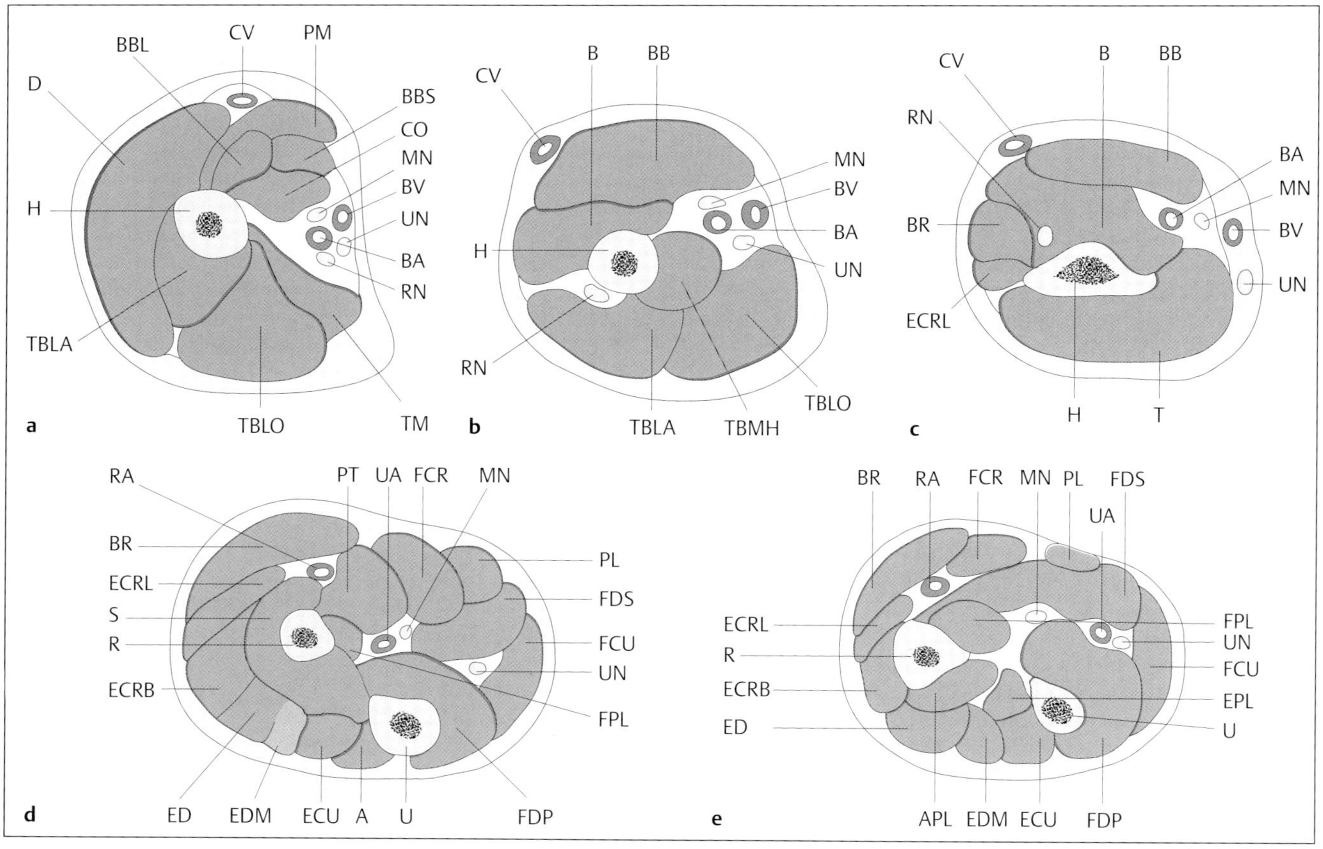

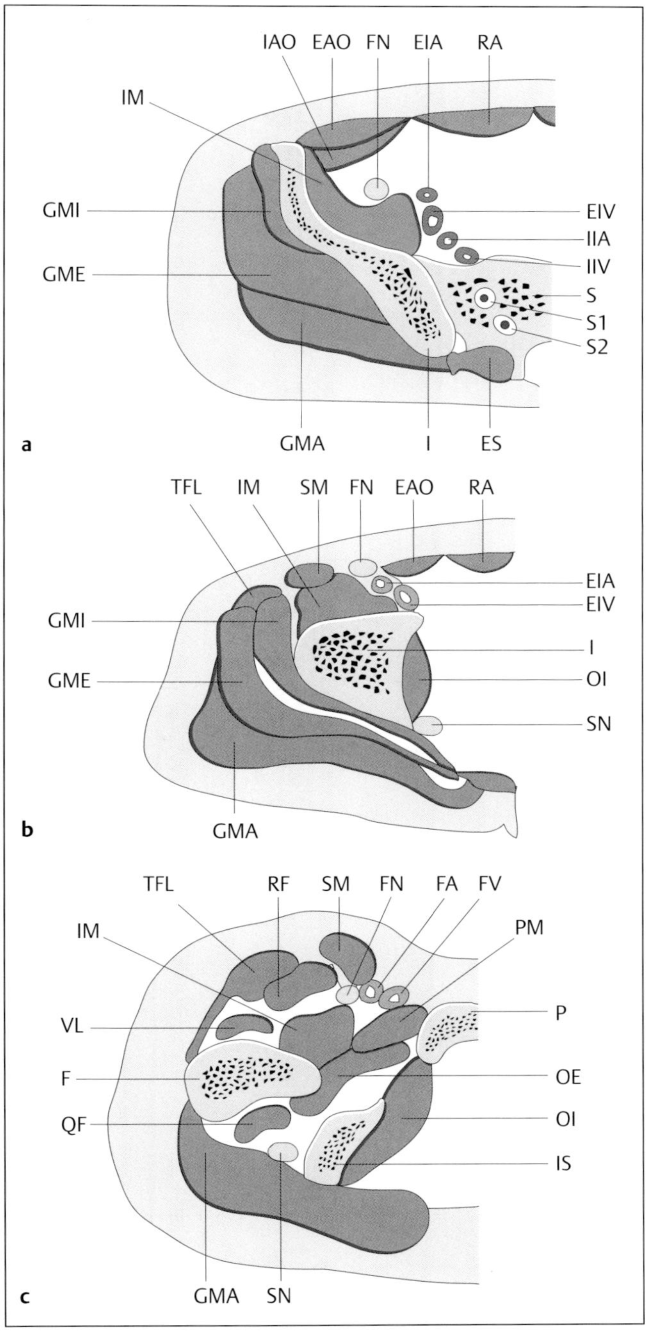

Abb. 9.2 **Schnittbildanatomie der Beckenmuskulatur.** **a** In Höhe SWK 1 – SWK 2. **b** In Höhe des Azetabulumdaches. **c** In Höhe des Foramen obturatorium.
EAO: M. obliquus abdominis externus; EIA: A. iliaca externa; EIV: V. iliaca externa; ES: M. erector spinae; F: Femur; FA: A. femoralis; FN: N. femoralis; FV: V. femoralis; GMA: M. glutaeus maximus; GME: M. glutaeus medius; GMI: M. glutaeus minimus; I: Os ilium; IAO: M. obliquus abdominis internus; IIA: A. iliaca interna: IIV: V. iliaca interna; IM: M. iliopsoas; IS: Os ischium; OE: M. obturatorius externus; OI: M. obturatorius internus; P: Os pubis; PM: M. pectineus; QF: M. quadratus femoris; RA: M. rectus abdominis; RF: M. rectus femoris; S1: Spinalwurzel S1; S2: Spinalwurzel S2, S. Os sacrum; SM: M. sartorius; SN: N. ischiadicus; TFL: M. tensor fasciae latae; VL: Vastus lateralis.

◁ Abb. 9.1 **Schnittbildanatomie der oberen Extremität.** **a** Zwischen erstem und zweitem Drittel des Humerus. **b** In der Mitte des Humerus. **c** Zwischen drittem und viertem Viertel des Humerus. **d** Zwischen erstem und zweitem Viertel der Ulna. **e** In der Mitte der Ulna.
A: M. anconaeus; APL: M. abductor pollicis longus; B: M. brachialis; BA: A. brachialis; BB: M. biceps brachii; BBL: M. biceps brachii, caput longus; BBS: M. biceps brachii, caput brevis; BR: M. brachioradialis; BV: V. basilaris; CO: M. coracobrachialis; CV: V. cephalica; D: M. deltoideus; ECRB: M. extensor carpi radialis brevis; ECRL: M. extensor carpi radialis longus; ECU: M. extensor carpi ulnaris; ED: M. extensor digitorum; EDM: M extensor digiti minimi; EPL: M. extensor pollicis longus; FCU: M. flexor carpi ulnaris; FCL: M. flexor carpi radialis; FDP: M. flexor digitorum profundus; FDS: M. flexor digitorum superficialis; FPL: M. flexor pollicis longus; H: Humerus; MN: N. medianus; PL: M. palmaris longus; PM: M. pectoralis major; PT: M. pronator teres; R: Radius; RA: A. radialis; RN: N. radialis; S: M. supinator; T: M. triceps brachii; TBLA: M. triceps brachii, caput laterale; TBLO: M. triceps brachii, caput longus; TBHM: M. triceps brachii, caput mediale; TM: M. teres major; U: Ulna; UA: A. ulnaris; UN: N. ulnaris.

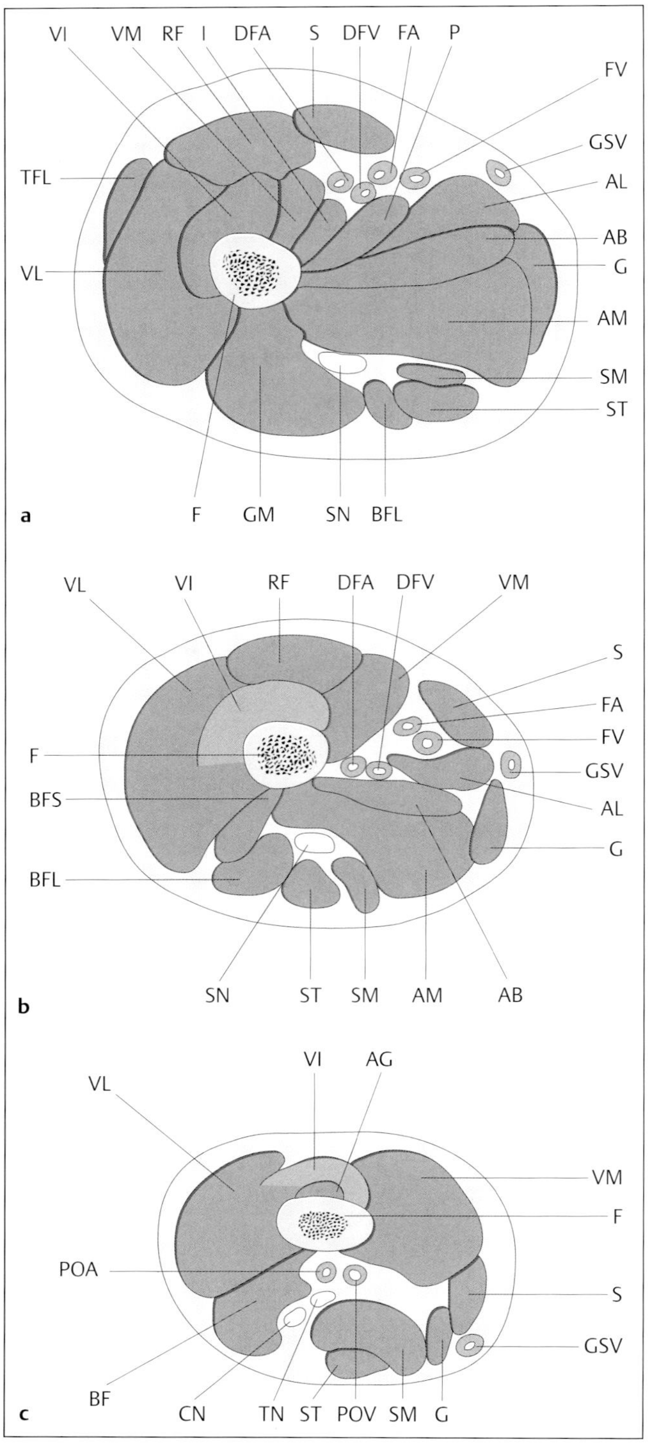

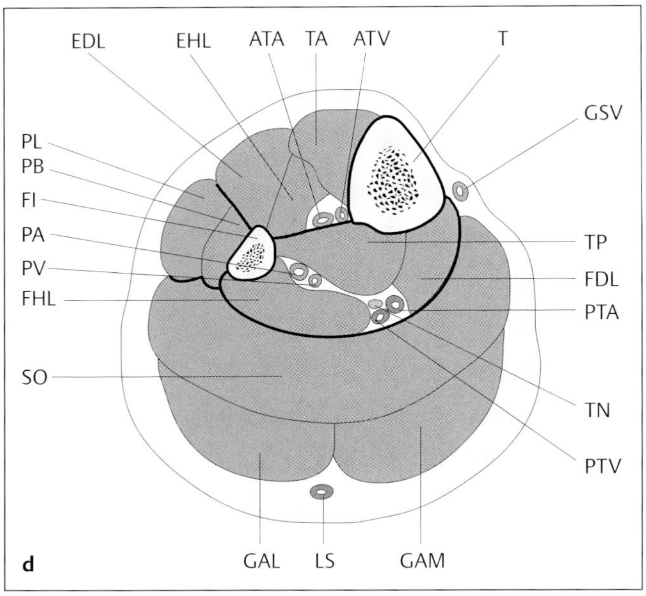

Abb. 9.3 **Schnittbildanatomie der unteren Extremität.** **a** Zwischen erstem und zweitem Viertel des Femur. **b** In der Mitte des Femur. **c** Zwischen drittem und viertem Viertel des Femur. **d** In der Mitte der Tibia.
AB: M. adductor brevis; AG: Articulatio genu; AL: M. adductor longus; AM: M. adductor magnus; ATA A. tibialis anterior; ATV: V. tibialis anterior; BF: M. biceps femoris; BFL: M. biceps femoris, caput longus; BFS: M. biceps femoris, caput brevis; CN: N. peroneus communis; DFA: A. femoralis profunda; DFV: V. femoralis profunda; EDL: M. extensor digitorum longus; EHL: M. hallucis longus; F: Femur; FA: A. femoralis; FDL: M. flexor digitorum longus; FHL: M. flexor hallucis longus; FI: Fibula; FV: V. femoralis; G: M. gracilis; GAL: M. gastrocnemius, caput laterale; GAM: M. gastrocnemius, caput mediale; GM: M. glutaeus maximus; GSV: V. saphena magna; I: M. iliopsoas; LS: V. saphena parva; P: M. pectineus; PA: A. peronea; PB: M. peroneus brevis; PL: M. peroneus longus: POA: A. poplitea; POV: V. poplitea; PTA: A. tibialis posterior; PTV: V. tibialis posterior; PV: V. peronea; RF: M. rectus femoris; S: M. Sartorius; SM: M. semimembranosus; SN: N. ischiadicus; SO: M. soleus; ST: M. semimembranosus; T: Tibia; TA: M. tibialis anterior; TFL: M. tensor fasciae latae; TN: N. tibialis; TP: M. tibialis posterior; VI: Vastus intermedius; VL: Vastus laterale; VM: Vastus mediale.
Vier Faszienkompartimente sind in **d** markiert: anteriores Kompartiment mit EDL, EHL, TA, ATA, ATV; laterales Kompartiment mit PL und PB; das oberflächliche posteriore Kompartiment mit SO, GAL, GAM, und das tiefe posteriore Kompartiment mit TP, FDL, FHL, PA, PV, PTA, PTV, TN.

Tabelle 9.2 Muskel- und Bindegewebserkrankungen

Erkrankung	MRT-Befund	Kommentar
Zyste (Abb. 9.4, 9.5)	Scharf begrenzte homogene Läsion mit geringem Signal im T1W und signalreich im T2W. Signalanhebung im T1W bei hohen Proteinkonzentrationen des Zysteninhaltes oder nach Einblutung. Kein KM-Enhancement innerhalb der Zyste. Entzündete oder infizierte Zysten mit Randenhancement können einen Abszeß vortäuschen. Eine popliteale (Baker-)Zyste ist eine erweiterte Bursa gastrocnemiosemimembranosa mit Kommunikation zum Kniegelenkbinnenraum. Sie kann sich nach caudal in den Unterschenkel ausdehnen, nach Ruptur Dissektion der Flüssigkeit in die Unterschenkelmuskulatur.	Zysten in Nähe von Gelenken sind in der Regel *Synovialiszysten* (Herniation einer synovialen Membran durch die Gelenkkapsel) oder *erweiterte Bursen* (fakultativ mit Verbindung zum Gelenkraum). Sie entstehen bei chronischen Überlastungsschäden oder nach Traumen, können degenerative oder entzündliche Ursachen haben. Häufigste Ursache großer Synovialiszysten ist die rheumatoide Arthritis. *Meniskuszysten(-Ganglien)* (Abb. 9.6) sind kleine zystische Läsionen häufig in Verbindung mit einer Meniskusruptur, geläufige Lokalisation in Nachbarschaft des Außenmeniskus im paraartikulären Bindegewebe.

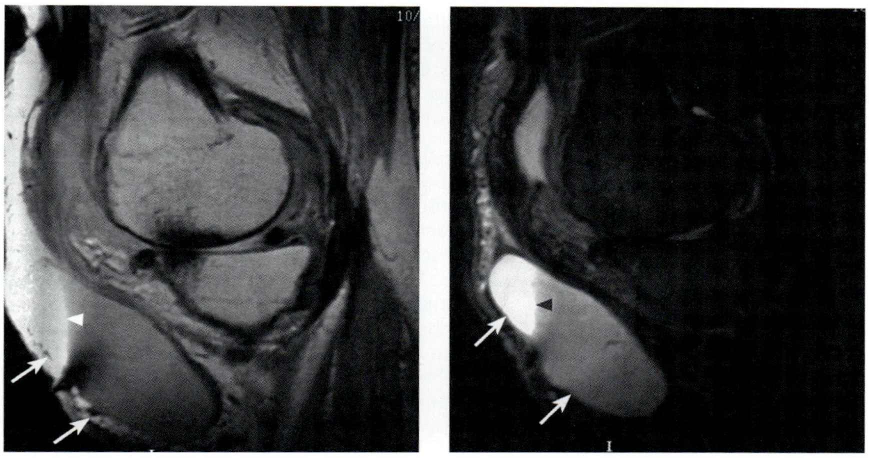

a b

Abb. 9.4 **Erweiterte Bursa infrapatellaris subcutanea.** Große längliche Zyste (Pfeile) mit Flüssigkeitsschichtung (Pfeilspitze) (**a**: PDW, **b**: FS T2W). Arthritische Veränderungen bei CPPD (Pseudogicht) und Reste einer Patellektomie.

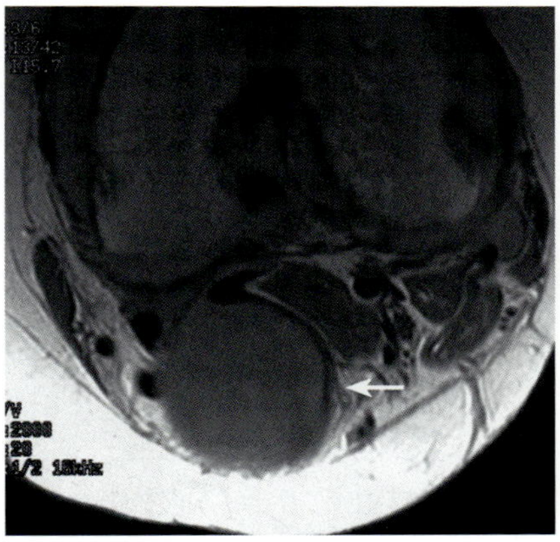

Abb. 9.5 **Popliteale (Baker-)Zyste:**
a Axiales PDW, runde homogene zystische Läsion (Pfeil) mit intermediärem Signal.

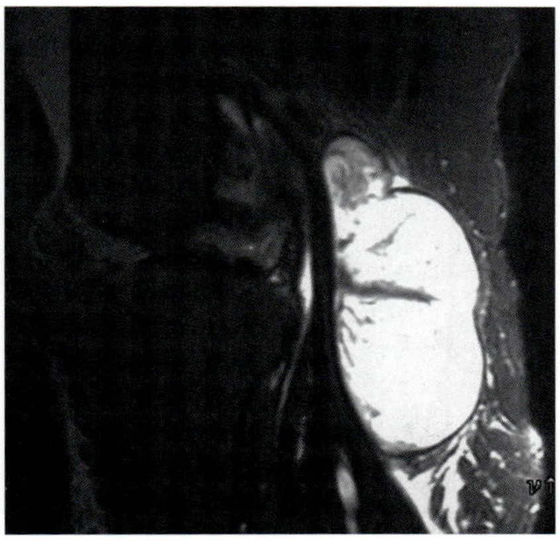

Abb. 9.5 **b** Sagittales T2W, hyperintense Läsion mit inkompletter Septierung dorsal des Kniegelenkes.

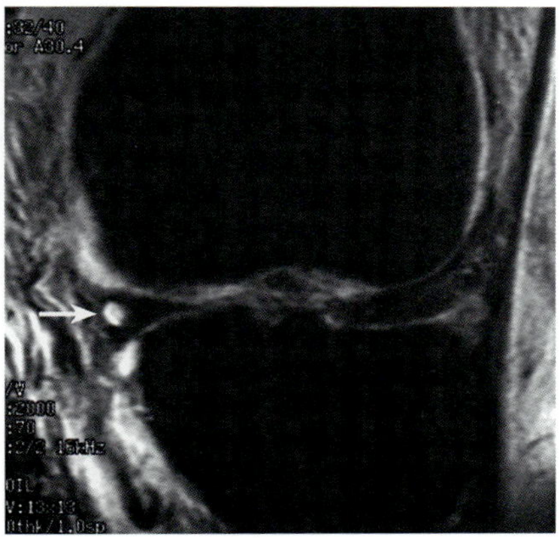

Abb. 9.6 **Meniskusganglion.** Coronales T2W, kleine hyperintense zystische Läsion (Pfeil) im kapsulären Ansatz des medialen Meniskus. Der Patient hat außerdem einen Korbhenkelriss des lateralen Meniskus.

Tabelle 9.2 (Fortsetzung) Muskel- und Bindegewebserkrankungen

Erkrankung	MRT-Befund	Kommentar
Ganglion (Abb. 9.7)	Kleine runde oder polylobulierte Zyste, kleiner 3 cm, mit runder oder lobulierter Kontur. Liegt in Nachbarschaft von Sehnenscheiden oder an der Gelenkkapsel, signalarm bis intermediär intens im T1W und signalreich im T2W. Scharf begrenzt, zarte Septierungen und kleine Ausstülpungen (Pseudopoden) können auftreten. Gewöhnlich ohne KM-Enhancement, nur gelegentlich zartes Randenhancement.	Asymptomatische oder druckempfindliche zystische Läsion mit viskösem (myxomatösem) Inhalt. Häufigste Lokalisationen sind der Handrücken und die kleinen Finger- und Zehengelenke. Die Läsion kann sich spontan zurückbilden. Ein Ganglion in Nachbarschaft der Incisura scapulae führt häufig zu einer Irritation des N. suprascapularis. *Parossale Ganglien* verursachen eine bogige Verformung der angrenzenden Knochenelemente durch chronische Druckerosion. Die Mehrzahl dieser Ganglien findet sich im Bereich des Pes anserinus.
Abszess (Abb. 9.8)	Unscharf begrenzte Raumforderung, signalarm im T1W und signalreich imT2W (Frühstadium), oder häufiger abgegrenzte zystoide Läsion mit dicker Wand, gelegentlich Septierungen und Nekroseareale. Die Abszesswand ist signalarm im T1W und intermediär bis signalreich im T2W, charakterisches kräftiges Enhancement nach i. v.-Applikation von Gd-DTPA. Das nekrotische Zentrum zeigt keine KM-Aufnahme, ist in Abhängigkeit von seinem Inhalt (Pus oder nekrotische Abschilferungen) homogen bis inhomogen mit hoher bis intermediärer Signalintensität im T2W. Im T1W sind Abszesse in der Regel leicht hypointens zur Muskulatur.	Häufige Ursachen von Weichteilabszessen sind spitze Traumen, iatrogene Interventionen, Ausbreitung anderer infektiöser Herde und eine septische Embolie. Verkalkungen und Gaseinschlüsse sind im MRT schwer zu erkennen, außer bei Spiegelbildungen mit Flüssigkeit. Gaseinschlüsse ohne spitzes Trauma oder vorausgegangene chirurgische Intervention sind selten, theoretisch jedoch möglich. Nichttuberkulöse Abszesse verkalken mitunter. Eine lokalisierte tief sitzende Zellulitis oder Phlegmone ist im MRT nicht von einem beginnenden Abszess mit Kolliquationsnekrose zu differenzieren.
Hämatom (Abb. 9.8–9.11)	Im akuten Stadium findet sich eine homogene Volumenzunahme der betroffenen Muskulatur, signalarm im T1W und signalreich im T2W. Mit zunehmendem Alter der Blutung Signalabfall im T2W während der ersten Tage aufgrund von intrazellulären Desoxyhämoglobin-Formationen. Desoxyhämoglobin wird in den Erythrozyten zu Methämoglobin metabolisiert, das zu einem Signalanstieg im T1W führt. Nach einer Woche wird das Hämatom inhomogen und hyperintens im T1W und T2W aufgrund von extrazellulären Methämoglobin-Akkumulationen nach Erythrozytolyse. Im späteren Stadium findet sich ein signalarmer Randsaum von hämosiderinbeladenen Makrophagen, Fibrosen und/oder Verkalkungen. Zu diesem Zeitpunkt kann das Hämatom durch die Suszeptibilitätsartefakte in GRE-Sequenzen blumenkohlartig ausgefranst wirken. Alte Hämatome sind im T1W und T2W signalarm, eine Kolliquation der Hämatome kommt gelegentlich vor, sodass pseudokapsulär abgegrenzte zystische Läsionen imponieren. Ein subakut kolliquativ verändertes Hämatom zeigt Flüssigkeitsschichtungen (Hämatokrit-Effekt) durch die Sedimentation von zellulären Elementen. Ein Randenhancement nach KM-Gabe kann einen Abszess vortäuschen.	Weichteilhämatome entstehen spontan, nach Trauma oder chirurgischen Eingriffen, bei zahlreichen Störungen der Blutgerinnung und unter Antikoagulantientherapie. Einblutungen in einen Tumor oder einen Abszess stellen eine häufige Komplikation dar. Daher sind derartige Veränderungen manchmal schwer von einfachen Hämatomen zu unterscheiden. Bei hämorrhagischen Tumoren findet man gelegentlich einen Tumornidus oder einen unregelmäßigen Ring von Tumorgewebe. *Infizierte Hämatome* sind aufgrund ihres identischen Signal- und KM-Verhaltens nicht von Abszessen zu unterscheiden.

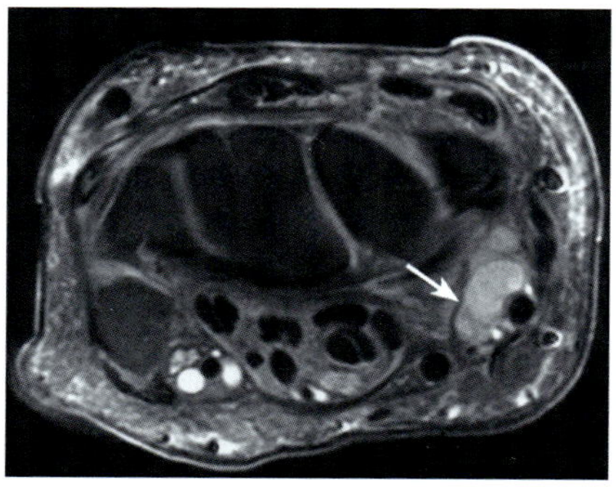

a

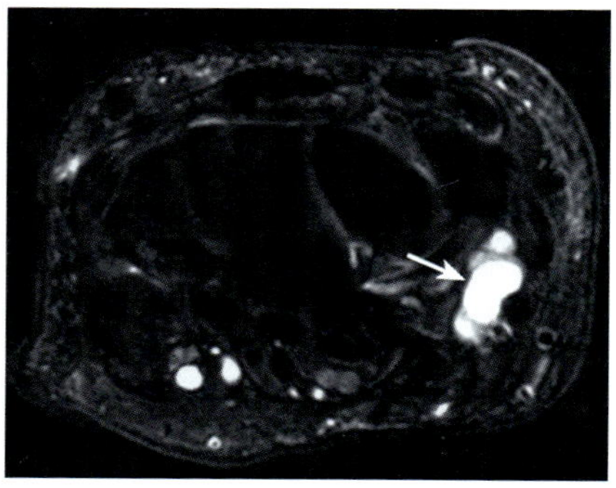

b

Abb. 9.7 **Ganglion.** **a** Kleine polyzyklische Zyste (Pfeil) mit intermediärem Signal im PDW (**a**) und signalreichem Charakter im FS T2W (**b**).

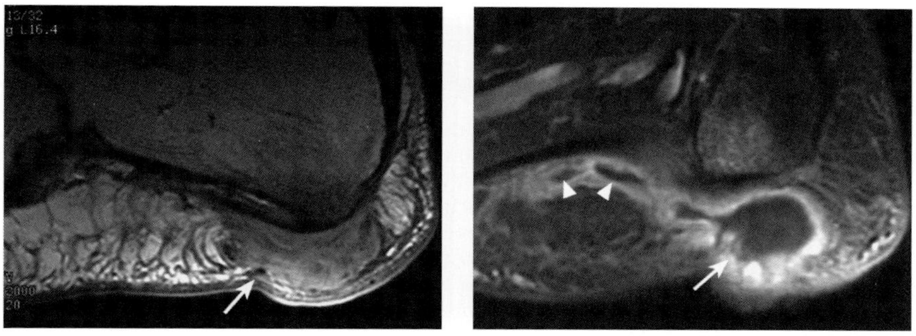

a b

Abb. 9.**8** **Abszess.** **a** Sagittales PDW, inhomogene Region (Pfeil) im Bereich der Ferse, hypointens zum angrenzenden Fettgewebe. **b** Nach i. v.-Applikation von Gd-DTPA deutliches Randenhancement (Pfeil). Zwei kleinere Kavitäten (Pfeilspitzen) sind weiter distal erkennbar.

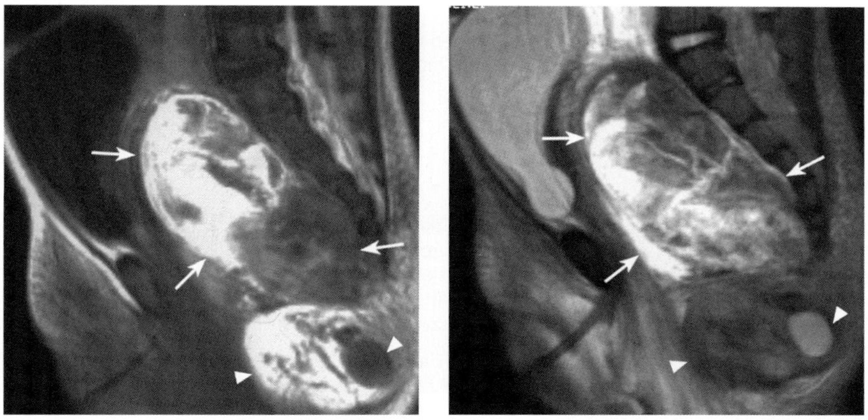

a b

Abb. 9.**9** **Hämatom** Spontanruptur eines kokzygealen Teratoms (Pfeilspitzen) mit großem subkutanen Hämatom (Pfeile) oberhalb des Tumors, gemischt signalarm bis signalreich (**a**: sagittales T1W, **b**: sagittales T2W).

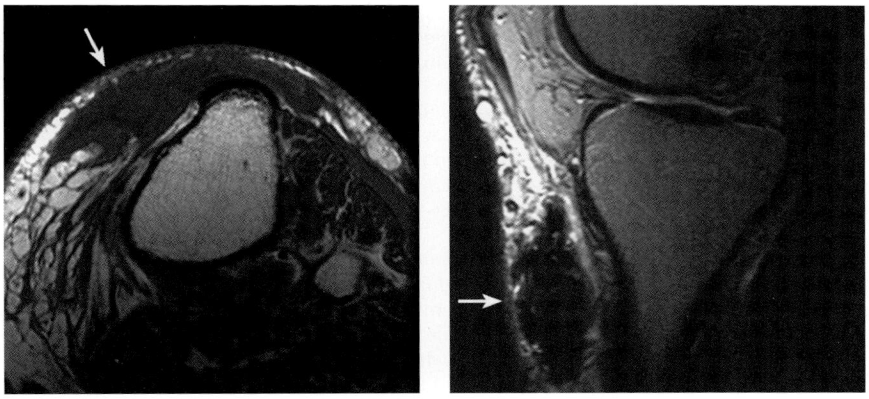

a b

Abb. 9.**10** **Hämatom.** Unscharf begrenzte Läsion mit intermediärem Signal in der Subkutis anteromedial der proximalen Tibia (**a**: axiales T1W, **b**: sagittales T2W).

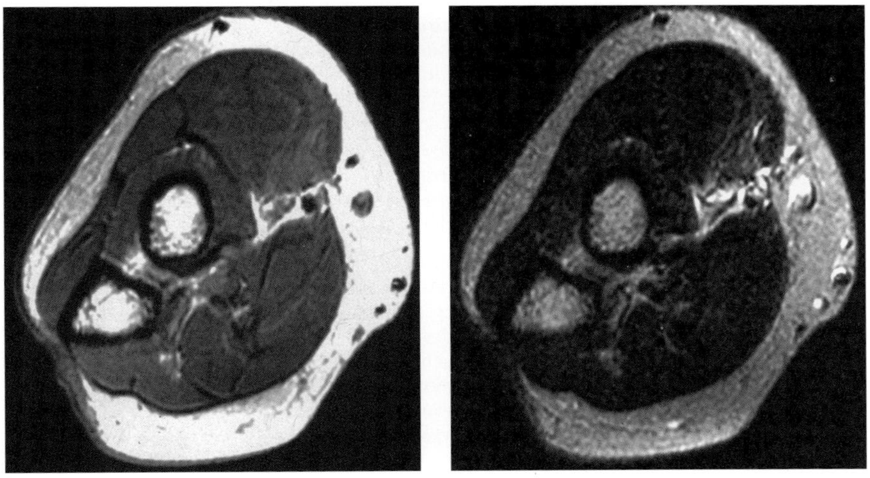

a b

Abb. 9.**11** **Subakuter Muskelriss.** Inhomogene Signalanhebung isointens zum Fettgewebe in mehreren Muskeln des Unterarmes als Zeichen von Methämoglobinansammlungen (**a**: T1W, **b**: T2W).

Tabelle 9.2 (Fortsetzung) Muskel- und Bindegewebserkrankungen

Erkrankung	MRT-Befund	Kommentar
Myositis ossifikans (pseudomaligner ossärer Weichteiltumor, heterotope Ossifikation)	Erscheinungsbild im MRT abhängig vom Stadium der Erkrankung. Frühformen sind *vor Sichtbarwerden der Verkalkungen im Röntgenbild* in Form intermediärer bis signalintenser Läsionen im T2W erkennbar, isointens zur Muskulatur im T1W. Signalminderungen im T2W finden sich in der Peripherie in Form kurvilinearer Areale (Verkalkungen und beginnende Ossifikationen) sowie zentral (Trabekulationen). Die benachbarten knöchernen Strukturen sind nicht involviert, insofern lässt sich eine Myositis ossifikans gut von einem parossalen Sarkom angrenzen, in seltenen Fällen findet sich allerdings ein zartes Markraumödem. Ausgeprägte Formen haben die Signalcharakteristik von kompaktem und spongiösem Knochen. Die im Röntgenbild sichtbaren Sklerosierungszonen erscheinen im MRT signalarm bis signalfrei in allen SE-Sequenzen, häufiger zeigen sich fettähnliche Signalalterationen mit signalarmer Peripherie und manchmal auch signalarmen Zonen im Zentrum (Ossifikationen, Fibrosen, Hämosiderindepots).	In den meisten Fällen posttraumatische Genese, die übrigen sind im Rahmen systemischer Erkrankungen mit Weichteilverkalkungen zu sehen, wie neurologische Störungen, Verbrennungen und Tetanus, spontanes Auftreten wird ebenfalls beschrieben. Eine posttraumatische Myositis entsteht in abnehmender Häufigkeit in der Glutealregion, am Ober- und Unterschenkel oder um Schulter und Ellenbogen. Erste Verkalkungen sind im konventionellen Röntgenbild 1 Woche, schollige Verdichtungen 2 Wochen nach Trauma erkennbar. Ein Progress der peripheren und zentralen Verkalkungen mit Umwandlung in knöcherne Strukturen vollzieht sich im Rahmen der Ausreifung des Prozesses bis 6 Monate nach Trauma bei zunehmender Schrumpfung der Läsion.
Amyloidose (Abb. 9.12)	Weichteilinfiltration und noduläre Läsionen mit Signalintensität zwischen Muskel und fibrösem Gewebe in allen Sequenzen. Häufig im Bereich der Schulter und des Olecranon, an Hand und Handgelenk lokalisiert.	Amyloidablagerungen im Karpaltunnel bedingen ein so genanntes Karpaltunnel-Syndrom. Extensive Infiltrationen um die Schulter, die mitunter große harte Areale ähnlich Schulterpolstern bilden, führen zu entsprechenden Bewegungseinschränkungen.
Gichttophus	Parartikulärer Weichteilknoten mit geringer Signalintensität im T1W und gemischt signalarm bis relativ signalreich und inhomogen im T2W.	Besteht aus einem multizentrischen Depot von Uratkristallen, interkristalliner Matrix und entzündlicher Fremdkörperreaktion. Gelegentlich Verkalkung, findet sich an Hand, Fuß, Sprunggelenk, Ellenbogen (über dem Olecranon) und am Knie.
Lipom (Abb. 9.13)	Umschriebene, gewöhnlich homogene Raumforderung mit typischem fettäquivalentem Signalverhalten in allen Sequenzen (signalreich im T1W, intermediär bis signalreich im T2W), kein KM-Enhancement. Fibröse Septen können zarte signalarme Linien bilden, ähnliche Signalminderungen in allen Sequenzen auch bei Verkalkung oder Ossifikation der Läsion. Parossale Lipome verursachen häufig eine reaktive Hyperostose des angrenzenden Knochens. Lipome finden sich außerhalb des Fettgewebes intra- oder intermuskulär in der Skelettmuskulatur, als synoviale Lipome der Sehnenscheiden an Hand und Handgelenk (seltener auch Sprunggelenk und Fuß), an Gelenken (*Lipoma arborescens* am Kniegelenk) sowie in Form von neuralen Fibrolipomen an Hand, Handgelenk und Unterarm, seltener an der unteren Extremität. Eine Infiltration von Nachbargewebe oder fettarme Gewebsanteile in der Läsion können auf ein Liposarkom hinweisen, kann aber auch eine Variante des Lipoms darstellen oder Ausdruck von Nekrosen oder Einblutungen sein.	Häufigster gutartiger Weichteiltumor, Prädilektion des subkutanen Fettgewebes bei Patienten zwischen dem 30. und 50. Lebensjahr, weibliche Prädominanz. Multiples Auftreten bei 5 % der Patienten. *Fibrolipom*: Lipom mit signifikanten fibrösen Anteilen, findet sich als langsam wachsende Raumforderung an Hand, Handgelenk und Unterarm. *Mesenchymom*: Lipom mit fibrösen, vaskulären, Knorpel- und Knochenanteilen sowie glatter Muskulatur. *Angiolipom*: Infiltrative oder umschriebene Raumforderung bei jungen Erwachsenen mit angiomatösen Elementen und entsprechend heterogener Erscheinungsform im T1W und T2W. *Hibernom*: Seltener Tumor des braunen Fettgewebes im Bereich der Schulter, des Thorax oder Oberschenkels. *Lipoblastom (Lipoblastomatosis)*: Oberflächlich infiltrierende lipomatöse Läsion der Extremitäten bei Neugeborenen und Kleinkindern. *Symmetrische Lipomatose*: Diffuse symmetrische Anordnung von Lipomen, gewöhnlich vom Nacken über den Rücken oder in die Axillen ausbreitend, häufig im Zusamenhang mit Alkoholismus oder Lebererkrankungen. *Macrodystrophia lipomatosa*: Diffuse infiltrative Lipomatose der Extremitäten mit grotesker Größenzunahme einer oder mehrerer Phalangen oder seltener der ganzen Extremität.
Myxom (Abb. 9.14)	Scharf begrenzte intramuskuläre Läsion, hypointens zur Muskulatur im T1W und stark hyperintens im T2W ähnlich einer Zyste. Durch ein inhomogenes Enhancement nach i. v.-Applikation von Gd-DTPA allerdings von einer Zyste differenzierbar, gelegentlich zystische Komponenten und Verkalkungen innerhalb des Tumors.	Intramuskuläre Myxome treten gehäuft in der Oberschenkelmuskulatur älterer Patienten auf, finden sich jedoch auch am Gesäß, an Schulter, Oberarm oder anderen Körperteilen. Histologisch invasives Wachstum mit hoher Rezidivrate nach Exstirpation. Myxome kommen in Begleitung einer fibrösen Dysplasie des benachbarten Knochens vor. Das *Myxosarkom* ist die seltene maligne Form des Myxoms.

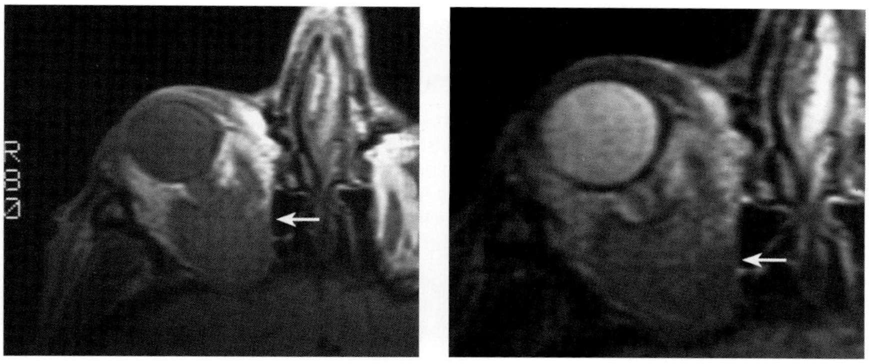

a b

Abb. 9.**12** **Amyloidose.** Homogene signalarme Läsion (Pfeil) retrobulbär in der Orbita (**a**: T1W, **b**: T2W).

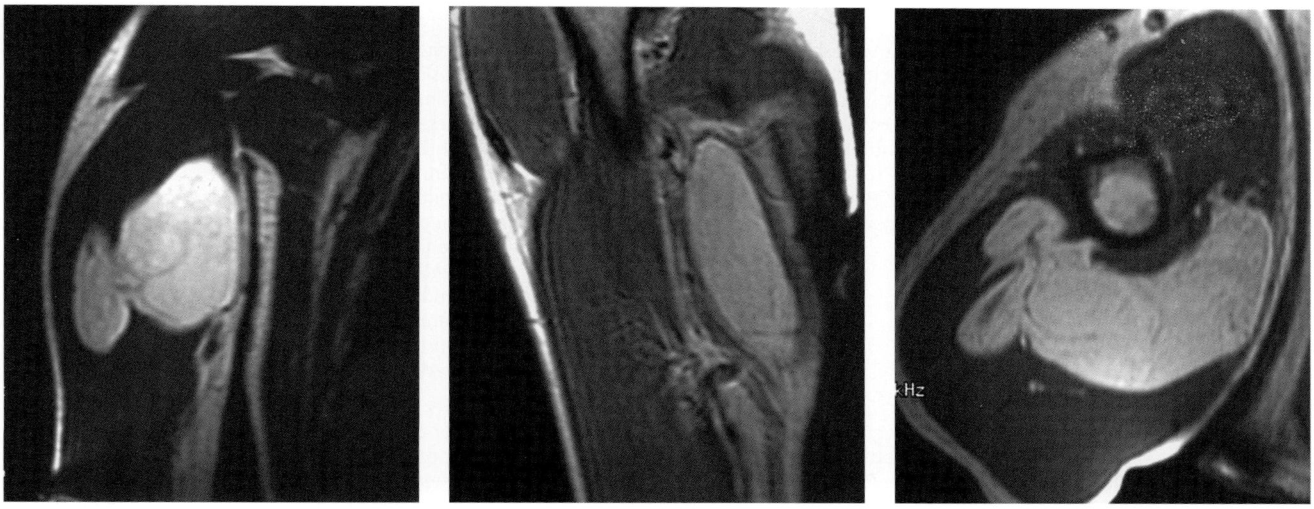

a b c

Abb. 9.**13** **Lipom.** Glatt begrenzte, homogene, fettäquivalente Läsion mit zarten Septen im Oberarm (**a**: coronales T1W, **b**: sagittales PDW). **c** Nach i. v.-Applikation von Gd-DTPA kein KM-Enhancement (axiales T1W nach KM).

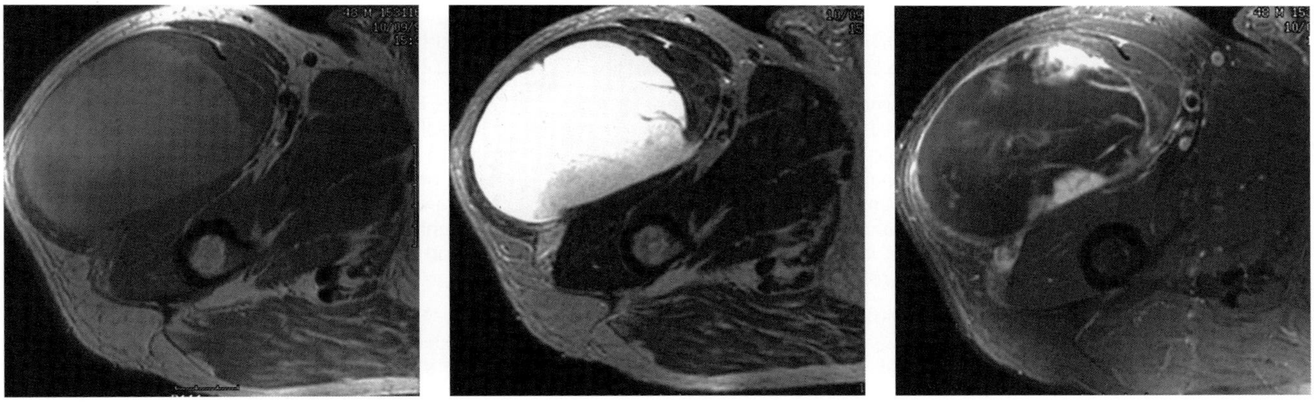

a b c

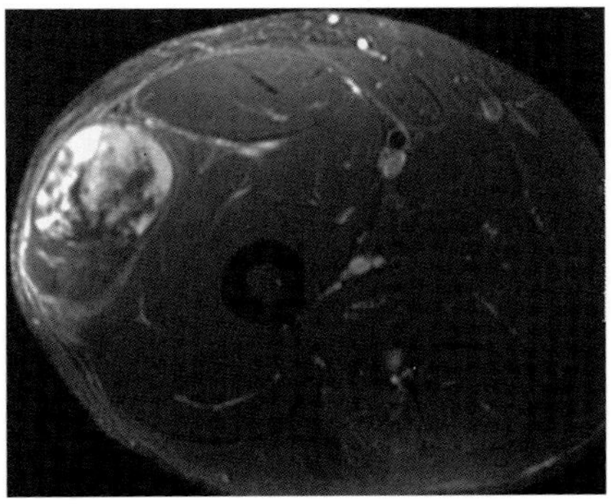

d

Abb. 9.**14** **Myxom.** Scharf begrenzter, weitgehend homogener ovoider Tumor im Oberschenkel, isointens zum Muskel (nicht abgebildet) im T1W, leicht hyperintens im PDW (**a**), stark hyperintens im T2W (**b**). Nach i. v.-Applikation von Gd-DTPA hauptsächlich peripheres Enhancement (**c**: FS T1W nach KM), wobei der obere Pol des Tumors deutlich mehr KM aufnimmt (**d**: FS T1W nach KM).

Tabelle 9.**2** (Fortsetzung) Muskel- und Bindegewebserkrankungen

Erkrankung	MRT-Befund	Kommentar
Benignes fibröses Histiozytom (Fibroxanthom)	Definierter homogener Weichteiltumor, hypointens im T1W und hyperintens im T2W mit KM-Enhancement.	Klinisch schmerzhafte Weichteilschwellung bei Kindern und Erwachsenen. *Xanthomatose*: Multiple Xanthome in den Weichteilen und Sehnen der Finger, am Ellenbogen, Knie und Nacken, häufig in Verbindung mit einer Hypercholesterolämie und Diabetes mellitus.
Desmoid-Tumor (lokalisierte Fibromatose) (Abb. 9.**15**)	Homogene bis inhomogene, scharf oder unscharf begrenzte Läsion mit gewöhnlich geringer Signalintensität im T1W und T2W. Hyperzelluläre Tumoren können zu einer Signalanhebung im T2W führen mit signalarmen Banden oder Herden kollagenöser Septen.	Bei jungen Erwachsenen häufig in der Bauchhaut zu finden (nach Schwangerschaft), im Gesäßbereich, Oberschenkel und manchmal auch den Schultern. Lokalisierte oberflächliche Fibromatosen finden sich auch bei: *palmarer Fibromatose (Dupuytren), plantarer Fibromatose, peniler Fibromatose (Peyronie)* und *Knöchelpolstern.*
Fibromatose	Beschreibt eine Vielzahl gutartiger fibröser Proliferationen, die sich als definierte inhomogene Weichteilläsionen mit muskelähnlicher Signalintensität im T1W und fettähnlichem Signal im T2W repräsentieren. Häufig sichtbare Signalinhomogenitäten sind abhängig von Proportion und Verteilung der Spindelzellen, des Kollagens und von Mukopolysacchariden im Tumorgewebe. Moderates bis kräftiges KM-Enhancement.	*Aggressive Fibromatose*: Tritt beim Erwachsenen in der Muskulatur auf und wird in extraabdominale, abdominale und intraabdominale Formen gegliedert. Letztere betrifft auch das Mesenterium und wird im Zusammenhang mit dem Gardner-Syndrom gesehen. *Kongenitale generalisierte Fibrose* (Abb 9.**16**): Tritt bei Kindern mit Veränderungen in den Weichteilen, Knochen und Eingeweiden auf. Die *rezidivierende digitale Fibrose* findet sich an Fingern und Zehen von Kindern. *Juvenile aponeurotische Fibromatose:* Entsteht in den Aponeurosen der Hand und des Fußes bei Kindern, kann verkalken.
Elastofibrom	Linsenförmiger, glatt begrenzter, subskapulärer Tumor mit heterogenem Signal im T1W und T2W ähnlich eines fettigen Knotens in einer vorwiegend fibrösen Masse. Partielles Enhancement nach i. v.-Applikation von Gd-DTPA.	Uni-oder bilaterale reaktive Tumoren (Pseudotumoren) bei Erwachsenen mittleren oder höheren Alters, speziell bei körperlich schwer arbeitenden Menschen und Gewichthebern. Typisch zwischen unterer Skapula und Thoraxwand gelegen, entstehen die Läsionen durch ständige Reibung der unteren Skapulaspitze.
Morton-Neurom	Spindelförmige Raumforderung zwischen den Köpfchen der Metatarsalia mit signalarmem Charakter im T1W, dadurch gut vom Fettgewebe abgrenzbar. Iso- oder leicht hypointens zum Fett im T2W, moderates KM-Enhancement. In zwei Dritteln der Fälle findet sich eine assoziierte intertarsale Bursitis.	Tritt in der Regel bei Frauen auf mit Schmerzen zwischen dem 4. und 5., seltener zwischen dem 2. und 3. Metatarsalköpfchen. Pseudotumor mit perineuraler Fibrose der plantaren interdigitalen Nerven. Echte plantare Neurome lassen sich durch ihr hohes T2-Signal differenzieren.
Schwannom (Neurilennom) (Abb. 9.**17**)	Häufig homogener Tumor mit geringem bis intermediärem Signal im T1W und intermediärem bis hohem Signal im T2W, mitunter fibröse Kapsel in Form eines signalarmen Randes. (DD: Neurofibrome haben keine Kapsel). Unregelmäßiges KM-Enhancement in Abhängigkeit von hämorrhagischen, nekrotischen oder zystischen Anteilen vor allem größerer Läsionen.	Tritt bei Erwachsenen zwischen dem 20. und 50. Lebensjahr an den Spinalnerven bzw. Nervenwurzeln, am sympathischen Grenzstrang, N. vagus, N. ulnaris oder N. peroneus auf. Im Gegensatz zu den intrakraniellen Schwannomen, die zu 5–20 % in Zusammenhang mit einer Neurofibromatose auftreten, sind extrakranielle Schwannome gewöhnlich solitär.
Neurofibrom	Isointens zur Muskulatur im T1W und hyperintens im T2W. Targetform im T2W (nicht charakteristisch, aber häufig) mit zentraler signalarmer Zone und peripherem signalreichem Randsaum. Moderates KM-Enhancement, manchmal sehr intens im Zentrum. Eine Targetform findet sich manchmal auch beim Schwannom, nicht aber bei den malignen Formen (Neurofibrosarkom, malignes Schwannom).	Solitäre Neurofibrome treten bei Patienten zwischen dem 20. und 40. Lebensjahr in der Regel an den peripheren (kutanen) Nerven auf. Maligne Formen sind sehr selten, außer bei einer Neurofibromatose. 10 % der Patienten mit Neurofibromen leiden unter einer Neurofibromatose Typ 1. *Plexiforme Neurofibrome* sind im T2W und T1W heterogen signalintens und treten immer mit einer Neurofibromatose auf.
Riesenzelltumor der Sehnenscheide (Abb. 9.**18**)	Glatt begrenzte Raumforderung an einer Sehne, isointens zum Muskel im T1W, inhomogen hyperintens zum Muskel im T2W, allerdings hypointens zum Fett im T2W. Signalalterationen durch Fibrosen und Hämosiderindepots, Areale höheren T2-Signals zeigen entzündliche Veränderungen an.	Zweithäufigste Raumforderung an der Hand nach Ganglien. Tritt bei jungen Erwachsenen in der Regel volar am 1. bis 3. Finger der Hand oder an den ersten zwei Zehen auf. Die *pigmentierte villonoduläre Synovitis* ist das histologische Pendant großer Gelenke.

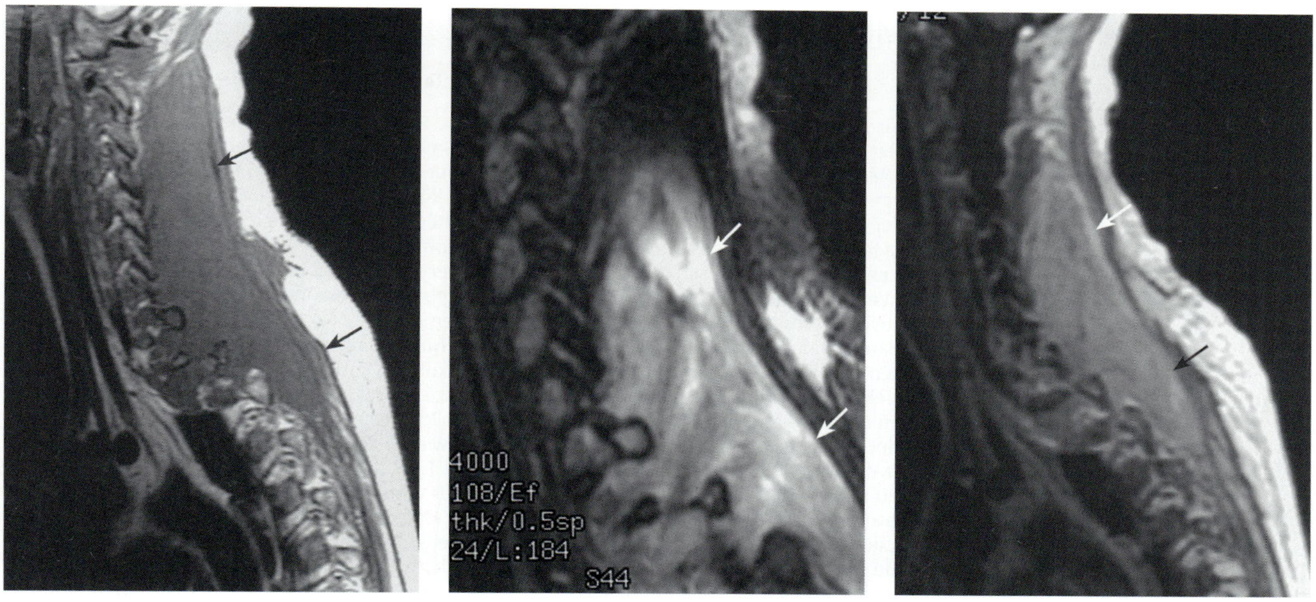

a b c

Abb. 9.**15** **Desmoid-Tumor.** Relativ unscharf begrenzter Tumor im Nacken (Pfeile). Die Läsion erscheint weitgehend homogen und signalarm im sagittalen T1W (**a**) und inhomogen signalreich im sagittalen T2W (**b**). Nach i. v.-Applikation von Gd-DTPA moderates und uneinheitliches Enhancement (**c**: sagittales FS T1W nach KM).

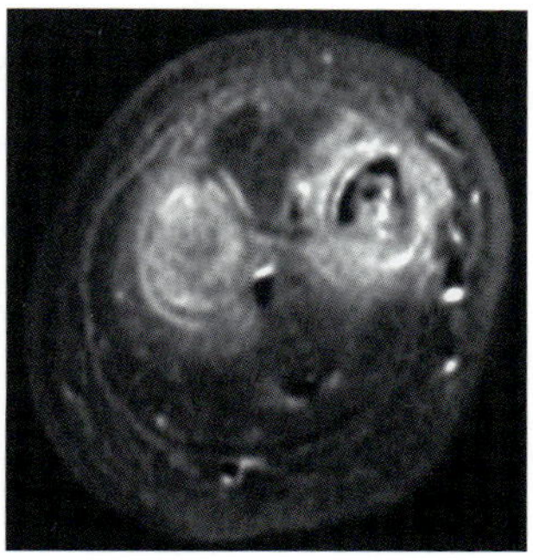

Abb. 9.**16** **Kongenitale generalisierte Fibrose.** Unscharf begrenzte inhomogene signalreiche Weichteilinfiltration um Tibia und Fibula (T2W).

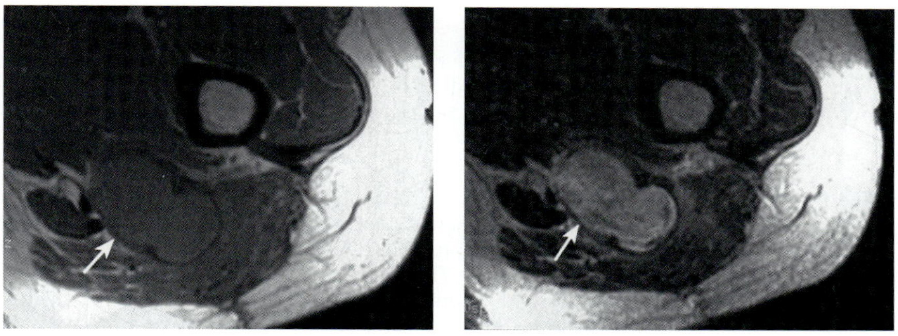

a b

Abb. 9.**17** **Schwannom.** Glatt begrenzte, etwas inhomogene Läsion in Form einer „8" (Pfeil) im dorsalen Oberschenkel. Der Tumor ist gering hyperintens zum Muskel im PDW (**a**) und isointens zum Fett im T2W (**b**).

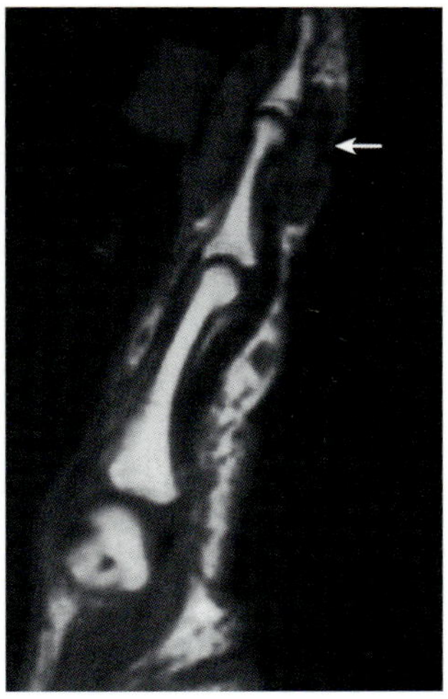

◁ Abb. 9.**18** **Riesenzelltumor der Sehnenscheide.** Inhomogene Raumforderung (Pfeil), isointens zur Muskulatur mit Druckerosionen am volaren Aspekt der Mittel- und Endphalanx des Zeigefingers (T1W).

Tabelle 9.2 (Fortsetzung) Muskel- und Bindegewebserkrankungen

Erkrankung	MRT-Befund	Kommentar
Hämangiom (kavernös) (Abb. 9.19)	Heterogene, unscharf begrenzte Läsion im T1W mit linearen, kettenförmigen oder grobscholligen signalintensen Bändern von Fetteinlagerungen und signalarmen Zonen vaskulärer Elemente mit langsamem oder aufgehobenem Blutfluss sowie dazwischengelagerten Bindegewebsanteilen. Im T2W ist die Läsion typischerweise scharf begrenzt und im Vergleich zum subkutanen Fettgewebe deutlich hyperintens aufgrund des fehlenden oder sehr langsamen Blutflusses in den fibrös ummantelten Gefäßen. Ein Flüssigkeitsspiegel (Hämatokrit-Effekt) kann in größeren vaskulären Räumen auftreten, Phlebolithen erscheinen in Form punktueller Signalauslöschungen. Kräftiges KM-Enhancement. Hämangiome haben einen allenfalls geringen raumfordernden Effekt, die befallene Muskulatur wird eher ersetzt als verdrängt, sodass sich entsprechende Atrophien finden. Zuführende und drainierende Gefäße mit schnellem Fluß (dunkel in SE-Sequenzen, hell in GRE-Sequenzen) sind eher rar.	Kavernöse Hämangiome bestehen aus großen vaskulären Räumen. Sie enthalten daneben Fett, glatte Muskulatur, fibröses Gewebe und gelegentlich Knochen. Im Röntgenbild sind die Verkalkungen und Phlebolithen erkennbar. Oberflächliche (subkutane) Hämangiome werden gewöhnlich in der Kindheit diagnostiziert, während tiefe (intramuskuläre) erst um das 30. Lebensjahr manifest werden, mit Prävalenz in den Extremitäten. *Kapilläre Hämangiome* (Abb. 9.**20**) bestehen aus kapillären vaskulären Räumen. Sie werden bei der Geburt diagnostiziert und wachsen in den ersten Monaten schnell, bilden sich mit dem Ende des 1. Lebensjahres spontan wieder zurück. Sie sind unscharf begrenzt im T1W und T2W und können einen malignen vaskulären Tumor vortäuschen. *Synoviale Hämangiome* treten vordergründig im Kniegelenk bei jugendlichen Mädchen und jungen Frauen auf, werden manchmal mit einer Hämophilie verwechselt, sind im Gegensatz dazu jedoch in der Regel monoartikulär.
Hämangioperizytom	Scharf oder unscharf begrenzte, relativ homogene Raumforderung mit geringer Signalintensität im T1W und hohem Signal im T2W, kräftiges KM-Enhancement.	Langsam wachsender Tumor in der Tiefe der Muskulatur der unteren Extremität, des Beckens oder Retroperitoneums beim Erwachsenen. Die Mehrzahl ist benigne. *Glomustumoren* (Paragangliome) sind inhomogene ovaläre Raumforderungen, signalarm im T1W und signalreich im T2W, mit intensivem KM-Enhancement.
Arteriovenöse Malformation (AVM)	Gewundene oder tangentiale tubuläre Strukturen mit flussabhängiger Signalauslöschung in allen SE-Sequenzen, signalreich in GRE-Sequenzen in Abhängigkeit von der Flussgeschwindigkeit.	Kongenitale AVM sind aus großen elongierten arteriellen und venösen Gefäßen und dicken Kapillaren zusammengesetzt. Erworbene AVM sind in der Regel postraumatischer Natur, iatrogen oder selten im Rahmen einer Mykose oder Neoplasie.
Aneurysmen und Pseudoaneurysmen (Abb. 9.21)	Fusiforme oder sacculäre Raumforderung mit Signalauslöschungen im Bereich fließenden Blutes, häufig durch Thrombosen oder Blutungen kompliziert. Dunkle Thromben im T1W und T2W sind bereits gut organisiert und enthalten Hämosiderin, helle Thromben sind noch unorganisiert und enthalten Methämoglobin, inhomogene Läsionen sind partiell organisiert.	Das Aneurysma der A. poplitea ist das häufigste Aneurysma der Extremitäten. Die Läsion ist gewöhnlich palpabel und wird klinisch diagnostiziert. Radiographisch können kurvilineare Wandverkalkungen imponieren.
Lymphangiom (Abb. 9.22)	Heterogene Raumforderung isointens zum Muskel im T1W und hyperintens im T2W. Hyperintense Anteile im T1W repräsentieren Fett oder Methämoglobin. In größeren zystischen Läsionen finden sich Flüssigkeitsschichtungen. KM-Enhancement im Bereich der soliden Anteile, der Zystenwand und Septen.	In Abhängigkeit von der Größe der Lymphgefäße werden die Läsionen in kapilläre Lymphangiome, kavernöse Lymphangiome und zystische Lymphangiome eingeteilt. Letztere finden sich in Form uni- oder multilokulärer zystoider Räume mit Größen über mehrere Zentimeter. Ein *zystisches Lymphangiom (Hygrom)* ist der häufigste Typ bei Kindern und findet sich im Nacken, gelegentlich im Zusammenhang mit einem Turner-Syndrom.

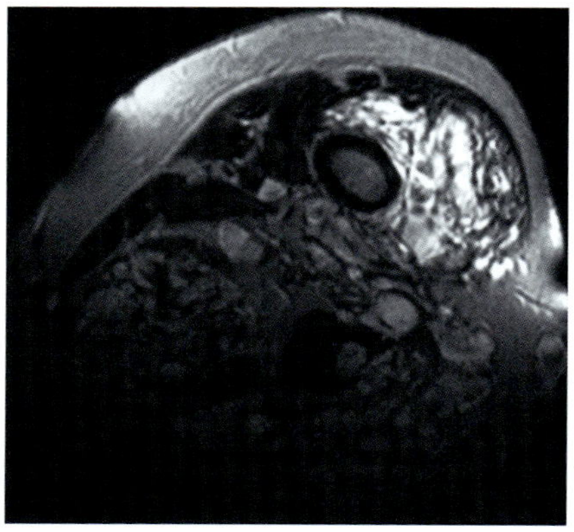
a

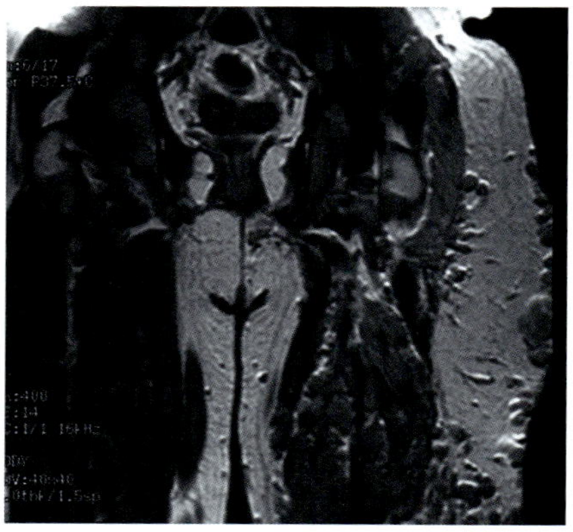
b

Abb. 9.**19** **Kavernöses Hämangiom (Kasabach-Merritt-Syndrom).** Heterogene unscharf begrenzte Raumforderung mit variablem Signal im subkutanen Fettgewebe und der Muskulatur des linken Oberschenkels (**a**: axiales T1W, **b**: coronales T2W).

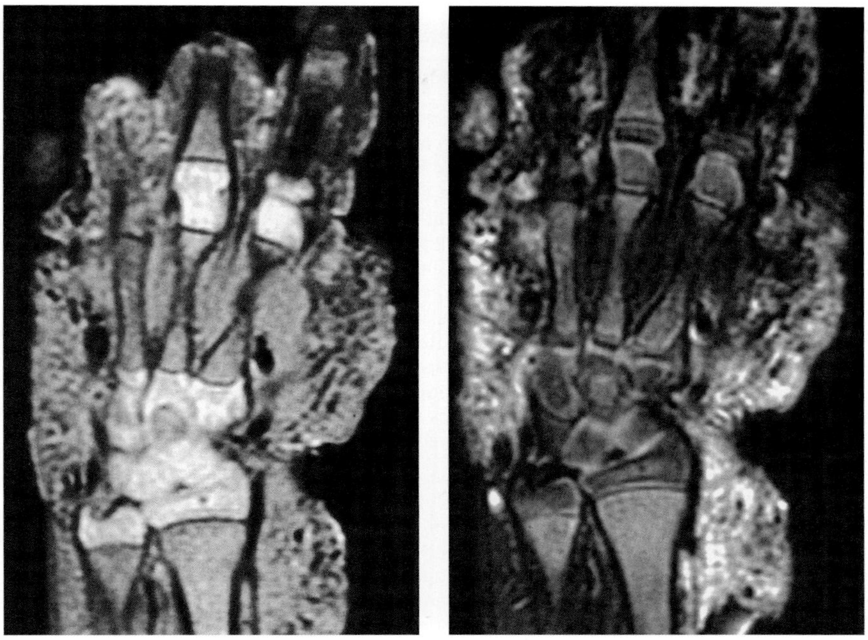

a b

Abb. 9.**20** **Kapilläres Hämangiom.** Extensive, heterogene, unscharf begrenzte Strukturvermehrung in der Subkutis der Hand mit intermediärer Signalintensität im coronalen T1W (**a**) und signalreich im coronalen T2W (**b**).

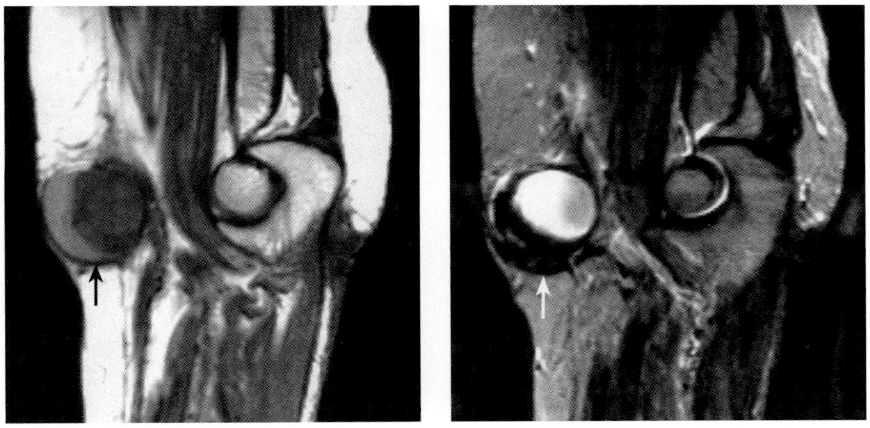

a b

Abb. 9.**21** Pseudoaneurysma (nach Anlage einer arteriovenösen Fistel zur Dialyse). Partiell thrombosiertes kubitales Pseudoaneurysma (Pfeil) mit heterogenem Signal (**a**: T1W; **b**: T2W).

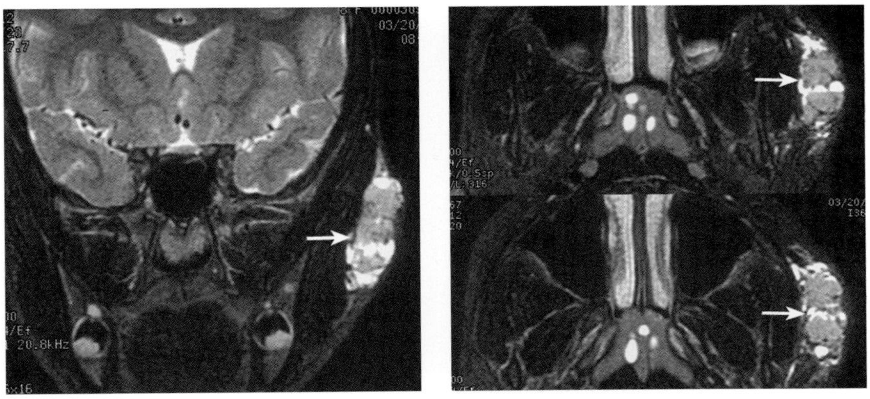

a b

Abb. 9.**22** **Zystisches Lymphangiom (Hygrom).** Heterogene Läsion in der Wange (Pfeile) mit zystischen (signalreich) und soliden (intermediäres Signal) Komponenten (FS T2W, **a**: coronal, **b**: axial).

Tabelle 9.2 (Fortsetzung) Muskel- und Bindegewebserkrankungen

Erkrankung	MRT-Befund	Kommentar
Liposarkom (Abb. 9.23, 9.24)	*Hochdifferenzierte Liposarkome* sind fetthaltige Raumforderungen mit hoher Signalintensität im T1W und intermediärem Signal im T2W. Eingelagerte, unregelmäßig verdickte, lineare oder noduläre Septen, hypointens im T1W und gelegentlich hyperintens im T2W. *Myxoide, pleomorphe und Lipomyosarkome* enthalten nur in der Hälfte der Fälle Fettgewebe. Myxoide Liposarkome erscheinen homogen und glatt begrenzt hypointens im T1W und hyperintens im T2W. Pleomorphe und Lipomyosarkome sind heterogen und unscharf begrenzt, hypointens im T1W und hyperintens im T2W, zeigen ein deutliches KM-Enhancement.	Das Liposarkom stellt das zweithäufigste Weichteilsarkom nach dem malignen fibrösen Histiozytom dar und findet sich im Retroperitoneum, gluteal sowie am Ober- und Unterschenkel mittelalter und älterer Patienten. Es werden vier Subtypen von low-grade bis high-grade klassifiziert: 1) hochdifferenziert, 2) myxoid, 3) Rundzell-, 4) pleomorphe Tumoren. Der myxoide Typ ist mit etwa 50 % am häufigsten. Verkalkungen finden sich gelegentlich in hochdifferenzierten Liposarkomen. *Dedifferenzierte Liposarkome* (Abb. 9.**25**) sind bimorphe Neoplasmen mit Anteilen eine low-grade Liposarkoms und eines histologisch differenzierten high-grade Tumors.
Malignes fibröses Histiozytom (Abb. 9.26)	Unscharf bis relativ scharf begrenzter inhomogener Tumor mit intermediärem Signal im T1W (iso- bis hypointens zur Muskulatur) und hoher Signalintensität im T2W, häufig finden sich Einblutungen und Nekrosen. Mäßiges KM-Enhancement unter Aussparung der Nekrosen. Erosionen und Infiltrationen der angrenzenden Knochen sind fast immer gegeben, selten dominiert fibröses Gewebe mit entsprechender Signalminderung im T2W.	Häufigster Weichteiltumor des Erwachsenen (Altersgipfel 50 Jahre). Klinisch große schmerzlose Raumforderung an der unteren Extremität (50 %), der oberen Extremität (25 %), im Retroperitoneum (15 %) und an Kopf und Hals (5 %), männliche Prädominanz. Histologisch werden folgende Subtypen differenziert: pleomorph-storiform (50 %), myxoid (25 %), Riesenzell- (10 %), entzündlich (10 %) und angiomatös (5 %). Fibrosarkome zeigen ähnliche histologische und MRT-Befunde, haben aber einen geringeren Malignitätsgrad.

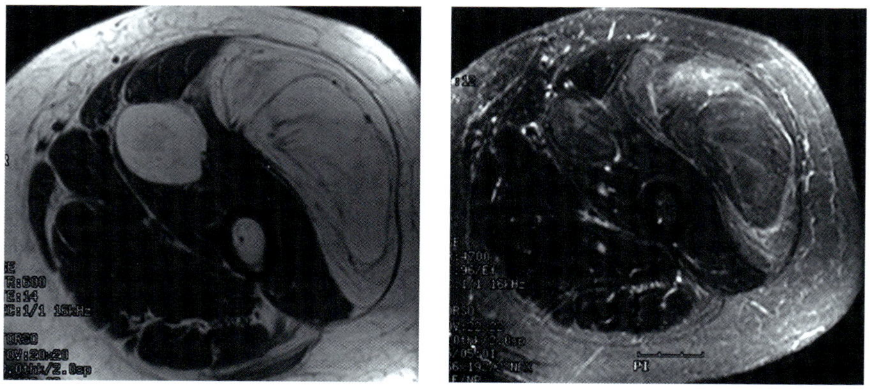

a b

Abb. 9.**23** **Hochdifferenziertes Liposarkom.** **a** Axiales T1W, abgegrenzter fettäquivalenter Tumor mit kleinen nodulären und größeren ovalären Komponenten und unregelmäßiger Septierung im Oberschenkel. **b** FS T1W nach KM, inhomogenes KM-Enhancement der Läsion.

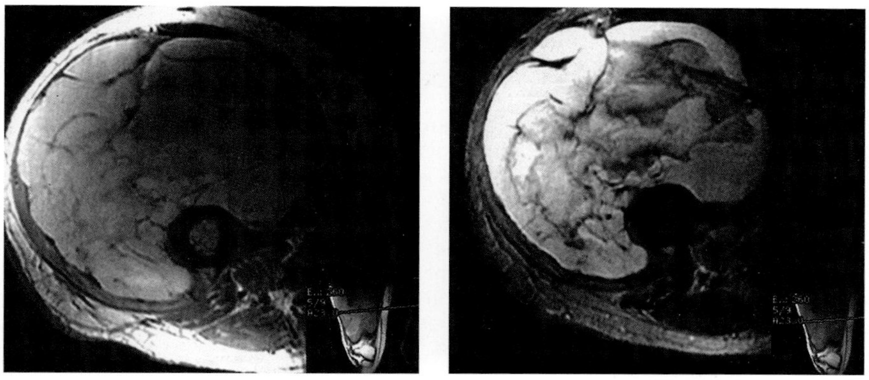

a b

Abb. 9.**24** **Pleomorphes Liposarkom.** Heterogene Raumforderung mit intermediärem bis signalreichem Charakter im Oberschenkel (**a**: PDW, **b**: T2W).

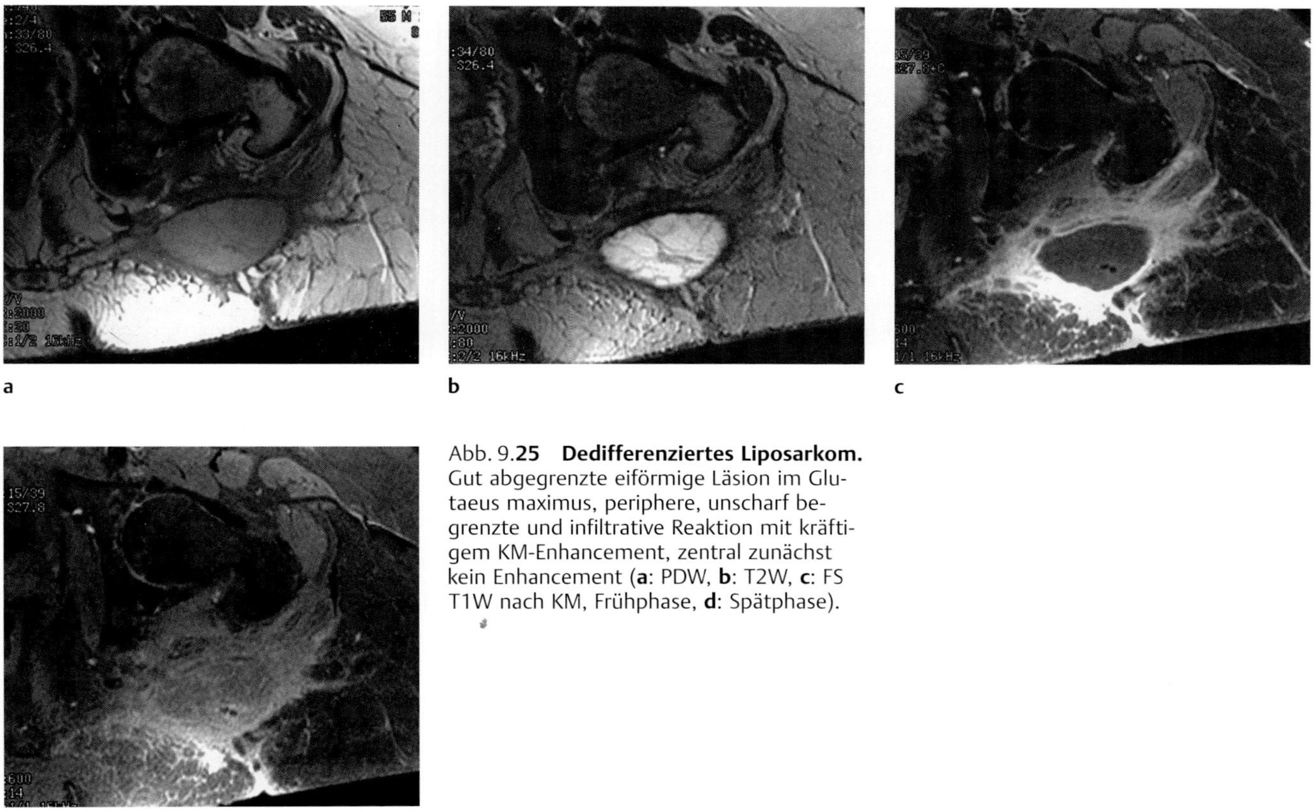

a b c d

Abb. 9.**25** **Dedifferenziertes Liposarkom.** Gut abgegrenzte eiförmige Läsion im Glutaeus maximus, periphere, unscharf begrenzte und infiltrative Reaktion mit kräftigem KM-Enhancement, zentral zunächst kein Enhancement (**a**: PDW, **b**: T2W, **c**: FS T1W nach KM, Frühphase, **d**: Spätphase).

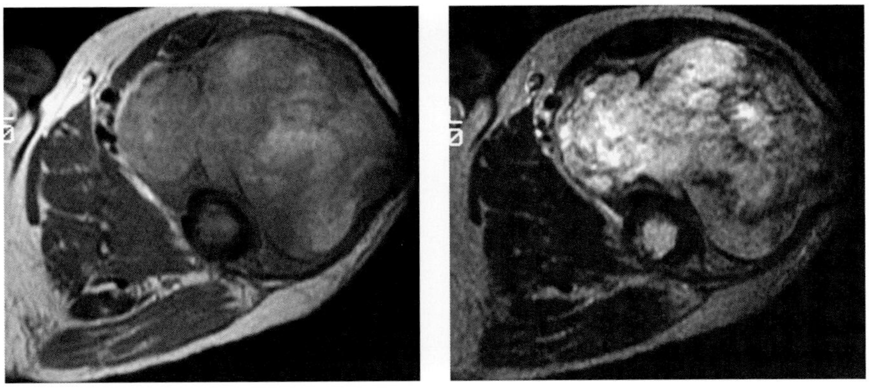

a b

Abb. 9.**26** **Malignes Histiozytom.** Unscharf begrenzte, heterogene Raumforderung des Oberschenkels, gering hyperintens zur Muskulatur im PDW (**a**) und hyperintens im T2W (**b**).

Tabelle 9.2 (Fortsetzung) Muskel- und Bindegewebserkrankungen

Erkrankung	MRT-Befund	Kommentar
Synoviales Karzinom (Synovialom) (Abb. 9.27)	Scharf bis unscharf begrenzte, gewöhnlich inhomogene Raumforderung isointens zur Muskulatur im T1W und hyperintens zum subkutanen Fett im T2W. Gelegentlich lobulierte Kontur mit Septierungen, des Weiteren auch Verkalkungen in Form von Signalauslöschungen in allen Sequenzen. Mitunter Erosion der benachbarten Skelettanteile und Flüssigkeitsschichtungen nach Einblutung.	Langsam wachsender Tumor der Extremitäten (zwei Drittel an der unteren Extremität) junger Erwachsener mit weiblicher Prädominanz. Extraartikuläres Wachstum an Bursen und Sehnenscheiden ist häufiger (95 %) als ein intraartikuläres (5 %). Tumorverkalkungen in einem Drittel der Fälle, häufig in der Tumorperipherie. Lokale Rezidive und Metastasen treten in 80 % der Fälle relativ spät (einige Jahre nach Erstdiagnose) auf, mit gelegentlichen Verkalkungen.
Leiomyosarkom Rhabdomyosarkom (Abb. 9.28)	Scharf bis unscharf begrenzte, inhomogene Raumforderung isointens zur Muskulatur im T1W und hyperintens zum subkutanen Fett im T2W. Zentrale Nekrosen, hypointens im T1W und hyperintens im T2W, und Einblutungen finden sich relativ häufig, Erosionen und Infiltrationen der angrenzenden Knochen sind eher rar.	Leiomyosarkome entstehen im Retroperitoneum, an den großen Blutgefäßen und in den peripheren Weichteilen. Strenge Prädominanz bei Frauen mittleren Alters. Rhabdomyosarkome treten bei Erwachsenen unter 50 Jahren auf und finden sich in der Tiefe der Extremitäten und des Torsos. Bei Kindern vor allem am Kopf, Hals und Urogenitaltrakt.
Malignes Schwannom und Neurofibro-Sarkom (Abb. 9.29, 9.30)	Unscharf begrenzte, inhomogene Raumforderung mit geringer Signalintensität im T1W und hohem Signal im T2W. Maligne und benigne Tumoren der Nervenscheide können nicht sicher voneinander differenziert werden, suspekt erscheinen Läsionen über 5 cm, bei Größenwachstum, deutlicher Inhomogenität, infiltrativen Grenzen oder unregelmäßigen Knochendestruktionen.	Malignes Pendant der gutartigen Schwannome oder Neurofibrome. Etwa die Hälfte der Tumoren entsteht bei Neurofibromatose-Patienten, die andere Hälfte tritt als isoliertes Phänomen am Körperstamm oder den proximalen Extremitäten im Bereich des N. ischiadicus und der Plexus brachialis und sacralis auf.
Angiosarkom (malignes Hämangio-endotheliom)	Unscharf begrenzte, inhomogene Raumforderung, isointens zum Muskel im T1W und hyperintens im T2W mit deutlichem KM-Enhancement.	*Kaposi-Sarkom:* Tumor ähnlich eines Angiofibrosarkoms, häufig mit Einblutungen und Hämosiderindepots, exklusiver Befund bei homosexuellen und AIDS-Patienten, häufig mit richtungweisenden Haut- oder Schleimhautbefunden.

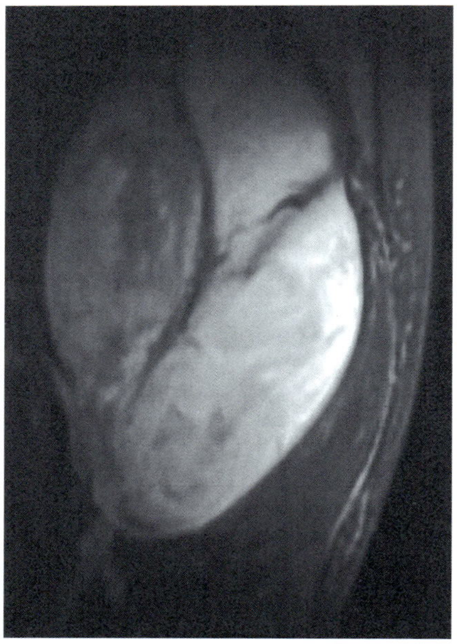

Abb. 9.27 **Synovialom.** Ovoide polyzyklische Raumforderung des Unterarmes mit dicken Septen in hoher Signalintensität im FS T2W.

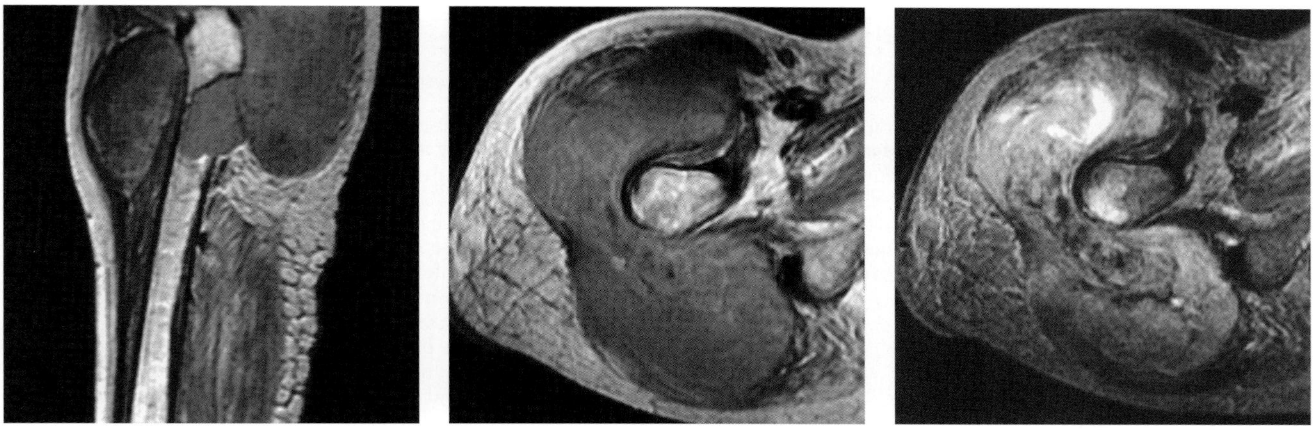

a b c

Abb. 9.**28** **Leiomyosarkom.** **a** Sagittales PDW, große, scharf begrenzte Raumforderung um den proximalen Femur mit Knocheninvasion und geringer Signalintensität. Im axialen PDW (**b**) relativ homogene Struktur, im axialen T2W (**c**) hyperintens und inhomogen.

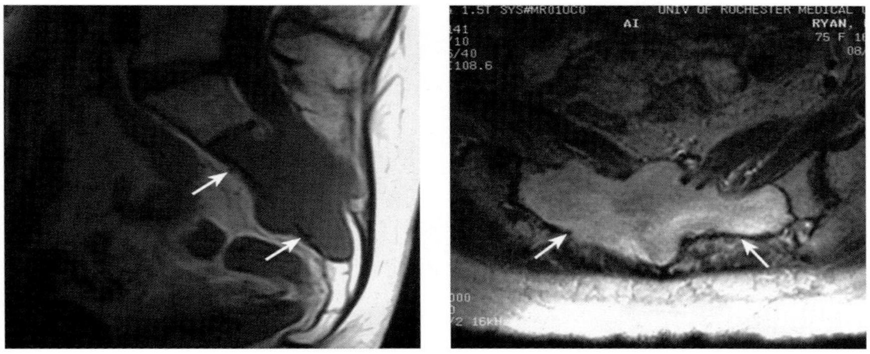

a b

Abb. 9.**29** **Malignes Schwannom.** Große, relativ homogene, destruierende Läsion des Sakrum, hypointens im sagittalen T1W (**a**) und hyperintens im axialen T2W (**b**).

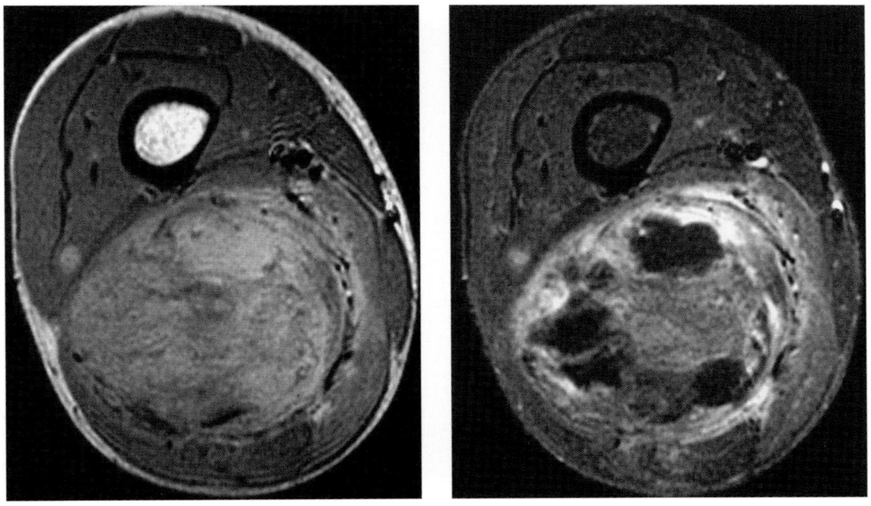

a b

Abb. 9.**30** **Neurofibrosarkom.** **a** Axiales PDW, unscharf begrenzte, heterogene Läsion mit intermediärem Signal. **b** Nach i. v.-Applikation von Gd-DTPA inhomogenes und bevorzugt peripheres Enhancement, dazwischen hypointense Areale als Ausdruck von Zysten bzw. Nekrosen.

Tabelle 9.**2** (Fortsetzung) Muskel- und Bindegewebserkrankungen

Erkrankung	MRT-Befund	Kommentar
Andere Weichteil-Malignome (Abb. 9.**31**–9.**35**)	Scharf bis unscharf begrenzte, inhomogene Läsionen mit Signalminderung im T1W, Signalanhebung im T2W und deutlichem KM-Enhancement. Signalverlust im T2W durch Fibrosen, Verkalkungen, Ossifikationen oder Hämosiderin-Depots. Melanome können im T1W höhere Signalintensitäten durch den paramagnetischen Effekt des Melanin zeigen.	*Metastasen, Melanome, Lymphome, extraossäre Plasmozytome, Clear-Cell-Sarkome* (entstehen in Nachbarschaft von Sehnen und Aponeurosen, gewöhnlich am Sprunggelenk und Fuß), *alveoläre Weichteil-Sarkome (malignes Granularzell-Myoblastom), epitheloides Sarkom* (entsteht primär an Fingern, Hand und Unterarm junger Erwachsener) *primitiver neuroektodermaler Tumor, primäre Weichteil-Osteosarkome, Ewing-Sarkom* und *Chondrosarkom.* *Primäre benigne und maligne Knochentumoren*, die in die umliegenden Weichteile infiltrativ einwachsen, sind differentialdiagnostisch abzugrenzen.

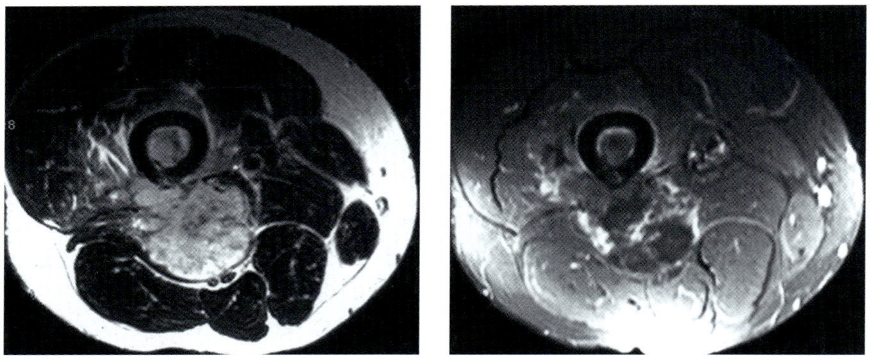

a b

Abb. 9.**31** **Clear-Cell-Sarkom.** **a** Axiales T2W, unscharf begrenzte, heterogene, signalreiche Läsion mit Extension in den Markraum des angrenzenden Femur.
b Axiales FS T1W nach KM, heterogenes Enhancement des Tumors.

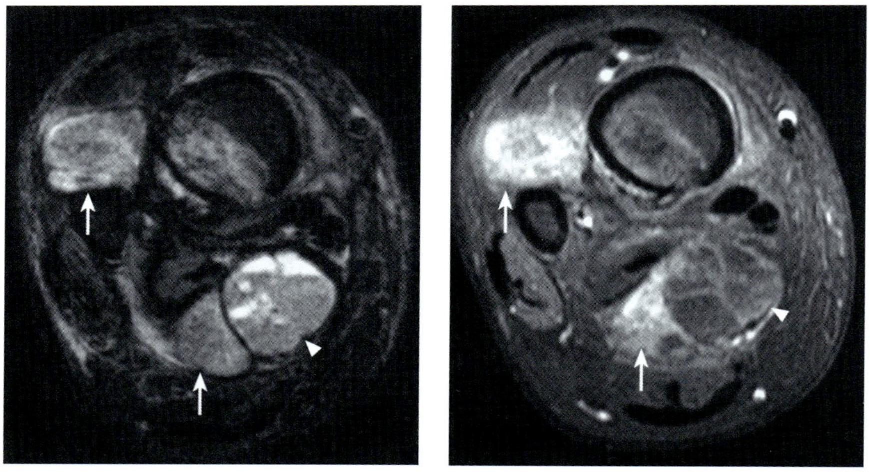

a b

Abb. 9.**32** **Primitiver neuroektodermaler Tumor, kompliziert durch eine aneurysmatische Knochenzyste.** **a** Die neuroektodermalen Tumoren erscheinen in Form von zwei (Pfeile) unscharf begrenzten inhomogenen hyperintensen Arealen. Die dritte, glatt begrenzte Läsion (Pfeilspitze) mit kleinen Flüssigkeitsschichtungen entspricht der aneurysmatischen Knochenzyste. Die Signalanhebung im Markraum der Tibia ist Folge der Infiltration durch den neuroektodermalen Tumor (FS T2W).
b Nach i. v.-Applikation von Gd-DTPA deutliches Enhancement der zwei primitiven neuroektodermalen Tumoren (Pfeile), während die aneurysmatische Knochenzyste nur ein zartes Randenhancement zeigt (Pfeilspitze) (T1W nach KM).

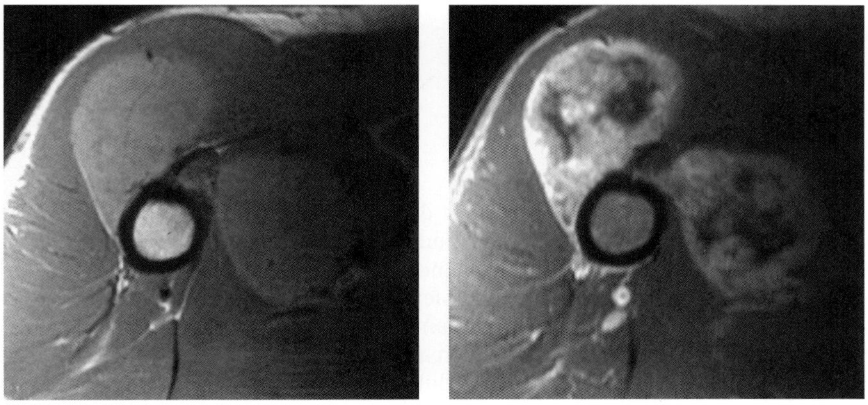

a b

Abb. 9.**33** **Ewing-Sarkom.** **a** Zwei relativ scharf begrenzte, intermediär signalintense, homogene Raumforderungen in den Weichteilen des Oberarms (PDW).
b Nach i. v.-Applikation von Gd-DTPA inhomogenes KM-Enhancement (FS T1W nach KM).

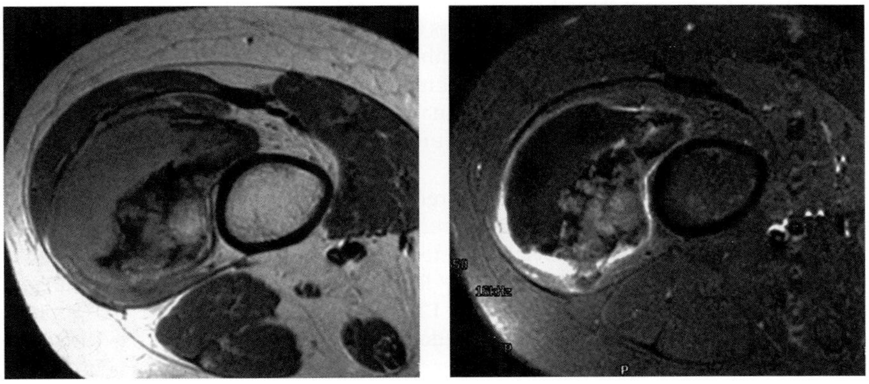

a b

Abb. 9.**34** **Chondrosarkom.** **a** Axiales PDW, gut abgegrenzte Läsion in Nachbarschaft des Femur lateral mit inhomogenem medialem und einem homogenen lateralen Anteil. **b** FS T1W nach KM, KM-Enhancement in den inhomogenen medialen Tumoranteilen und in der Tumorperipherie.

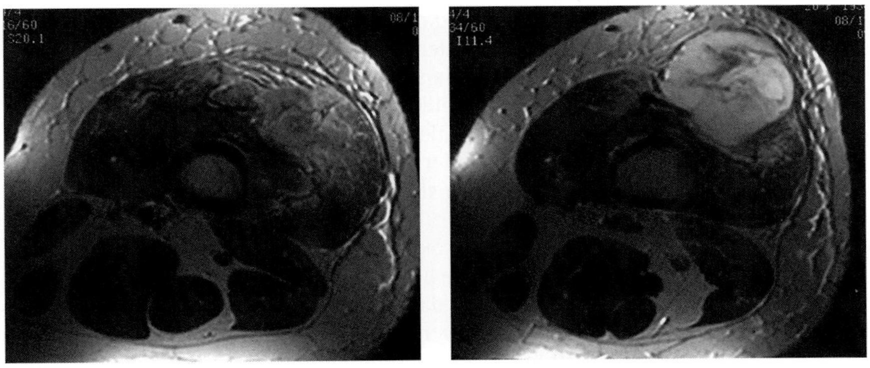

a b

Abb. 9.**35** **Non-Hodgkin-Lymphom (Metastasen).** Heterogene unscharf (9.**35 a**) und scharf (9.**35 b**) begrenzte Läsionen im M. quadriceps (T2W).

10 Gelenkerkrankungen

Die knöchernen Veränderungen bei Gelenkerkrankungen können sowohl im konventionellen Röntgenbild als auch im CT ausreichend dargestellt werden. Darüberhinaus ist die MRT aufgrund ihres exzellenten Weichteilkontrastes jedoch in der Lage, intra- und paraartikuläre Strukturen wie Gelenkknorpel, Sehen, Bänder, Muskeln und Knochenmark in unvergleichlicher Weise darzustellen. In gleicher Weise können pathologische Veränderungen wie Ödem, Blutungen und Entzündungen sichtbar gemacht werden. Ein weiterer Vorteil der MRT besteht in der multiplanaren Bildgebung, die es ermöglicht, ein Gelenk in jeder beliebigen Schnittebene zu untersuchen. Letztlich sollten MRT- Bilder jedoch nicht ohne ein entsprechendes Röntgenbild beurteilt werden, da pathologische Verkalkungen, freie Gelenkkörper, Knochenanbauten und Frakturen durchaus zu Fehldeutungen oder Missinterpretationen führen können.

Der normale *(hyaline) Gelenkknorpel* stellt sich im MRT als lineare intermediäre Signalintensität parallel zur signalarm erscheinenden subchondralen Gelenkkortikalis in Spin-Echo (SE) Sequenzen dar. Im Gradientenecho (GRE) wirkt der Gelenkknorpel signalreich und ist insofern kontrastreicher vom Knochen abzugrenzen. Der Meniskus-Knorpel hat in allen Sequenzen eine geringere Signalintensität im Vergleich zum Gelenkknorpel. Knorpelveränderungen sind im MRT als fokale Läsionen, Unregelmäßigkeiten und Ausdünnungen erkennbar. Ein erhöhtes und unregelmäßiges Knorpelsignal im T1W und speziell in GRE-Sequenzen ist stets ein Zeichen für Degenerationen.

Normale *Bänder* erscheinen als homogene Signalauslöschungen in allen MR-Sequenzen. Die Diskontinuität eines Ligamentes ist gleichzusetzen mit einem kompletten Riss. Eine Signalerhöhung innerhalb der intakten Kontinuität zeigt eine Teilruptur an. Ein begleitender Gelenkerguss, ödematöse Reaktionen im benachbarten Gewebe und Blut im Bereich der Bandruptur sind im T2W sicher nachweisbar. Chronisch überlastete Bänder erscheinen verdickt und elongiert.

Normale *Sehnen* sind signalfrei in allen Sequenzen. Ein erhöhtes Signal innerhalb der Sehne ist entweder Ausdruck einer myxoiden Degeneration oder einer Blutung, manchmal aber auch normal (s. das Phänomen des „magischer Winkels“ in Kapitel 9, Seite 334). Eine Signalanhebung im T2W ist immer pathologisch und Ausdruck einer traumatischen oder entzündlichen Schädigung. Normalerweise sind Sehnen scharf begrenzt und gleichmäßig breit. Eine Verdickung der Sehne kann sowohl Folge einer fibrösen narbigen Tendinitis als auch Resultat entzündlicher Ödeme oder traumatischer Hämorrhagien sein. Eine fokale Ausdünnung deutet in der Regel auf eine partielle Ruptur. Eine komplette Diskontinuität stellt eine komplette Ruptur mit Retraktion der Sehnenteile dar, wobei die Lücke durch Ödem oder hämorrhagische Strukturvermehrungen ausgefüllt ist.

Ein *Gelenkerguss* ist signalarm im T1W und signalreich im T2W. Frische Blutungen in das Gelenk können mittels MRT nicht von einem normalen Gelenkerguss differenziert werden, es sei denn, es tritt ein so genannter „Hämatokrit“-Effekt ein, mit Sedimentation der korpuskulären Blutbestandteile und entsprechendem Schichtungsphänomen im Schnittbild. Ähnliche Phänomene sind auch bei intraartikulären Frakturen in Form einer Fett-Blut-Schichtung erkennbar, wobei hier das leichtere Fett über dem signalreichen Blut schwimmt. Subakute Blutungen sind durch die Ansammlung extrazellulären Methämoglobins und einer entsprechenden Signalanhebung im T1W und T2W leichter zu erkennen. Ähnlich wirken Gelenkergüsse mit hohem Proteinanteil. Hämosiderin ist wiederum signalarm in allen Sequenzen, Hämosiderindepots finden sich z. B. bei Blutern, bei rheumatoider Arthritis, bei der pigmentierten villonodulären Synovialitis und bei synovialen Hämagiomen.

Das Erscheinungsbild *freier Gelenkkörper* ist sehr variabel und hängt mit deren Gewebskomposition ab. Unverkalkte Gelenkkörper sind intermediär signalintens in allen Sequenzen, verkalkte eher signalarm bis signalfrei. Meniskusfragmente zeigen ein ähnliches Signalverhalten, sind im Röntgenbild jedoch nicht erkennbar. Osteochondromatöse Gelenkkörper wirken aufgrund ihres Fettgehaltes signalreich im T1W und intermediär bis signalreich im T2W. Die Diagnostik freier Gelenkkörper wird durch den sie umspülenden Gelenkerguss häufig erleichtert.

Intraartikuläre freie Gelenkkörper entstehen nach transchondralen Frakturen, Desintegration der Knorpeloberfläche und synovialen Metaplasien. Die Fragmentation der Gelenkoberfläche ist eine Begleiterscheinung vieler Erkrankungen, wie traumatischer Läsionen, avaskulärer Nekrosen, Osteoarthritiden, der Pseudogicht (Calcium-Pyrophosphat-Dihydrat-Kristall-Depots oder CPPD-Arthropathie) und bei neuropathischen und infektiösen Arthropathien. Bei diesen genannten Erkrankungen können auch eine Vielzahl freier Körper auftreten. Die transchondrale Fraktur und die Osteochondrosis dissecans zeigen gleichzeitig einen Defekt in der Gelenkfläche im Niveau des losgelösten Knorpelfragmentes. Synoviale Metaplasien treten als idiopathische Form auf oder sind sekundär nach einer synovialen Osteochondromatose. Bei der vorzugsweise Jungen befallenden idiopathischen Form findet sich eine Vielzahl freier Gelenkkörper identischer Größe in einem vergleichsweise normalen Gelenk vor Ausbildung sekundärer degenerativer Veränderungen. Sekundäre synoviale Osteochondromatosen finden sich bei arthritisch veränderten Gelenken und bilden weniger (< 10) freie Gelenkkörper variabler Form und Größe. Chondrokalzinosen und Vakuumphänomene stellen sich als schmale lineare oder rundliche signalfreie Strukturen im Gelenkspalt dar und sollten nicht mit freien Gelenkkörpern verwechselt werden. Darüberhinaus findet sich ein Vakuumphänomen nur bei einem ergussfreien Gelenk.

Intraartikuläre Hämosiderindepots sind im T1W, im T2-gewichteten SE-Bild und vor allem in GRE-Sequenzen signalreich. Hämosiderindepots treten im Zusammenhang mit einem chronischen Hämarthros nach intraartikulären Verletzungen, bei neuropathischer Arthropathie, bei Hämophilie, der pigmentierten villonodulären Synovialitis und bei synovialen Hämangiomen auf. Desweiteren können derartige Veränderungen bei der rheumatoiden Arthritis und der Hämochromatose, weniger bei degenerativen Gelenkerkrankungen diagnostiziert werden.

Eine *subchondrale Läsion* mit Signalanhebung im T2W und Signalabfall im T1W kann zystisch oder solide sein. Subchondrale Zysten finden sich bei der Arthrose, der Pseudogicht (CPPD-Arthropathie) und der rheumatoiden Arthritis, sind bei diesen Erkrankungen häufig multipel und haben, außer bei der rheumatoiden Arthritis, einen signalarmen sklerotischen Rand. Singuläre Zysten an einem sonst normalen Gelenk repräsentieren in der Regel *intraossäre Ganglien*. Zystische subchondrale Läsionen sind des Weiteren ein häufiger Befund bei aseptischen Nekrosen mit begleitender Knochensklerose, Kortikaliseinbrüchen und Fragmentation. Gichttophi erscheinen signalarm im T1W und gemischt signalarm bis relativ signalreich und inhomogen im T2W. Amyloidablagerungen zeigen die typische intermediäre Signalintensität in allen Sequenzen. Eine juxtaartikuläre zystische Osteomyelitis ist häufig tuberkulös oder mykotisch. Bei der pigmentierten villonodulären Synovialitis produzieren die Hämosiderin-beladenen Makrophagen innerhalb der intraartikulären Gewebsvermehrungen einen Signalabfall in allen Sequenzen, gleichzeitig finden sich Druckerosionen oder subchondrale Zysten. Primäre Neoplasien des subchondralen epiphysären Knochens sind sehr selten, beschrieben werden Chondrosarkome bei Patienten unter 30 Jahren und Clear-Cell-Karzinome bei Patienten über 30. Metaphysäre Tumoren mit Ausbreitung in den subchondralen Knochen sind dagegen häufiger, so z. B. Riesenzelltumoren. Bei älteren Patienten spielen hier auch Metastasen und das multiple Myelom eine Rolle.

Tabelle 10.1 Arthritis und ähnliche Erkrankungen

Erkrankung	MRT-Befund	Kommentar
Osteoarthritis/Arthrose (Abb. 10.1)	Inhomogene Signalerhöhung des Knorpels im T2W und GRE-Sequenzen. Verschmächtigter Knorpel findet sich vorwiegend in den Druckaufnahmezonen (z. B. superolateraler Aspekt des Hüftgelenks, mediales Kompartiment des Kniegelenks). Subchondrale Sklerosierungen (Signalabfall in allen Sequenzen) sind ein Frühzeichen degenerativer Veränderungen. Subchondrale Zysten mit sklerotischem Rand entwickeln sich im Bereich von Knorpeldegenerationen oder -Defekten. Diese Zysten sind multipel, variabel in ihrer Größe und häufig birnenförmig. Des Weiteren finden sich Osteophyten, Abflachungen und Deformitäten der Gelenkfläche in der Spätphase. Geringer Gelenkerguss.	Eine primäre Arthrose betrifft die kleinen Fingergelenke (speziell distale Interphalangealgelenke), das mediale Karpometakarpalgelenk, Hüft- und Kniegelenk, das erste Metatarsophalangealgelenk und die Wirbelsäule. Sekundäre Arthrosen treten an allen Gelenken in Abhängigkeit von der Primärerkrankung auf. Synoviaveränderungen und ein Gelenkerguss sind bei der Arthrose in der Regel nicht relevant, außer bei der *erosiven Osteoarthritis/Arthrose* der Interphalangealgelenke. Synovitische Veränderungen und ein Gelenkerguss weisen auf einen entzündlichen Prozess (z. B. Pseudogicht) oder eine Superinfektion hin.

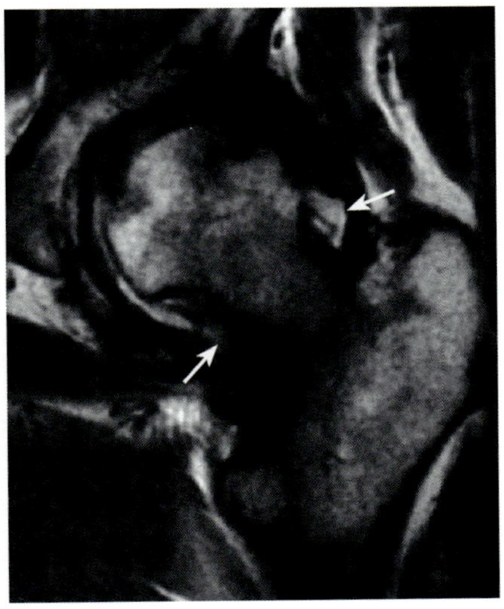

Abb. 10.1 **Arthrose.** Inhomogene Signalgebung des Femurkopfes und des Azetabulum mit korrespondierender Sklerose und Fettmark-haltigen Osteophyten (Pfeile) (coronales T1W).

Tabelle 10.**1** (Fortsetzung) Arthritis und ähnliche Erkrankungen

Erkrankung	MRT-Befund	Kommentar
Rheumatoide Arthritis (Abb. 10.**2**, 10.**2***)	Die Entzündung und Proliferation synovialen Gewebes (Pannus) mit Gelenkerguss, Randerosionen, Knorpeldestruktionen und später auch Knochenerosionen, subchondralen Zysten und Knochendeformitäten sind im MRT exzellent darstellbar. Akuter entzündlicher Pannus wirkt im Vergleich zum Gelenkerguss leicht hypointens im T2W und hyperintens im T1W mit deutlichem und kräftigem KM-Enhancement. Die Gelenkflüssigkeit nimmt später (30 Minuten und mehr) Kontrastmittel auf und kann dadurch vom Pannus abgegrenzt werden. Nichtinfektiöser Pannus hat eine geringe Signalintensität in allen Sequenzen und ein nur geringfügiges Enhancement. Hämosiderin-Depots wirken gleichermaßen hypointens. Weitere Komplikationen der Arthritis wie eine Bursitis, Synovialiszysten, eine Tendosynovitis oder Bandläsionen sind im MRT ebenfalls zweifelsfrei darstellbar.	Häufigste Lokalisation der rheumatoiden Arthritis sind die proximalen Interphalangealgelenke und die Metakarpophalangealgelenke der Hand, der Ellenbogen, die Schultern, das Knie und die HWS. Charakteristisch ist eine polyartikuläre symmetrische Verteilung. Die *juvenile rheumatoide Arthritis* unterscheidet sich von der adulten Form durch die assoziierten Wachstumsstörungen. Gelenkspaltverschmälerungen und ossäre Erosionen sind eher selten oder treten erst spät auf, eine Periostitis, intraartikuläre Ankylosen, epiphysäre Frakturen und Dislokationen sind dagegen typische Begleitsymptome. Die Synovitis der *seronegativen Spondyloarthropathien (ankylosierende Spondylitis, enteropathische Arthropathie, Arthritis psoriatica, Reiter-Syndrom)* gleicht der rheumatoiden Arthritis, wobei hier häufiger bzw. früher die Sakroiliakalgelenke und die Wirbelsäule befallen sind, die peripheren Gelenke im Gegensatz zur rheumatoiden Arthritis asymmetrisch involviert sind und Knochenneubildungen bzw. Ankylosen häufiger auftreten.
Arhritis urica/Gicht (Abb. 10.**3**)	Die Gichttophi bilden sich als Weichteilgewebe mit signalarmem Charakter im T1W und gemischt signalarmer bis signalreicher Intensität im T2W ab. Gelegentlich zeigen sich sehr signalarme Läsionen in allen Sequenzen, die Hämosiderin-Depots nach einem rezidivierenden Hämarthros anzeigen.	Die MRT ist hilfreich bei der Bestimmung des Ausmaßes synovialer, knorpeliger, knöcherner und von Weichteilveränderungen.
Calcium-Pyrophosphat-Dihydrat-Kristall-Speicherkrankheit (CPPD, Pseudogicht) Calciumhydroxyapatit-Speicherkrankheit (HADD) (Abb. 10.**4**)	Leitsymptome sind Chondrokalzinosen, synoviale, ligamentäre, kapsuläre, tendinöse und Bursaverkalkungen, die in der Regel kein MRT erfordern. GRE-Sequenzen können diese Veränderungen in Form von unregelmäßigen Signalauslöschungen und Suszeptibilitätsartefakten am besten auflösen. Osteochondrale Veränderungen sind der Arthrose ähnlich, häufiger finden sich synoviale Reizungen und ein Erguss.	CPPD ist primär eine Erkrankung der Gelenke, während die Prädilektion der HADD das paraartikuläre Weichteilgewebe ist. Eine Kombination beider Erkrankungen ist ungewöhnlich. Die Schulter ist die häufigste Lokalisation der HADD, es bilden sich Kristalldepots in den periartikulären Sehnen und Bursen. Die Erkrankung kann zu schweren arthritischen Veränderungen des Glenohumeralgelenkes und Rotatorenmanschettenläsionen mit Subluxation des Humeruskopfes führen (Milwaukee-Schulter-Syndrom).

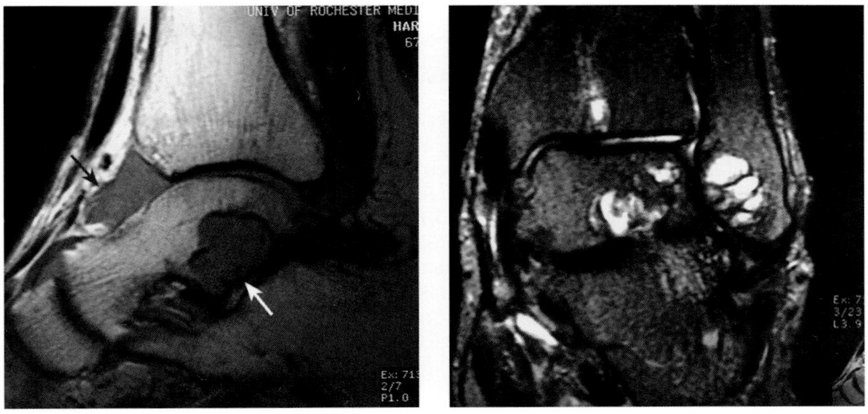

a b

Abb. 10.2 **Rheumatoide Arthritis.**
a Sagittales PDW, intermediär signalintensives Pannusgewebe (Pfeile), Gelenkerguss und Erosionen des Talus und des vorderen Malleolus tibialis.
b Coronales T2W, der Pannus und die Gelenkflüssigkeit erscheinen signalreich, wiederum zahlreiche Erosionen des Knochens.

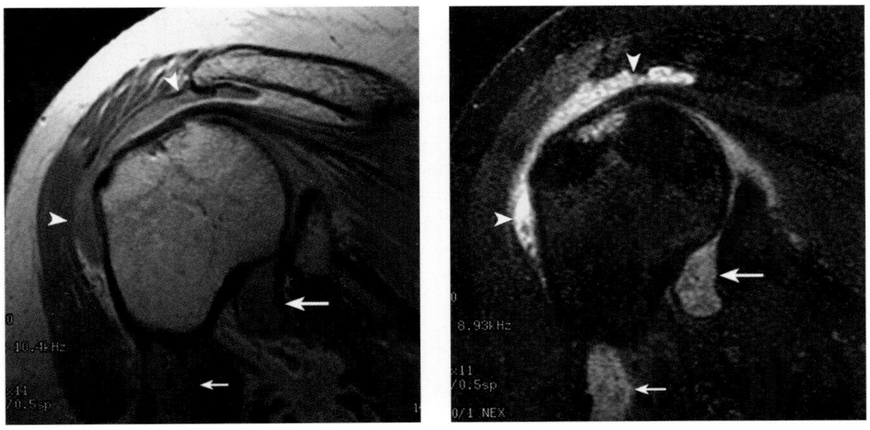

Abb. 10.2* **a** Abb. 10.2* **b**

Abb. 10.2* **Rheumatoide Arthritis.** Synoviale Flüssigkeitsansammlungen und Pannus im Recessus axillaris der Schulter (langer Pfeil), in der Vagina mucosa intertubercularis (kurzer Pfeil) und in der Bursa subacromiales (Pfeilspitzen) (**a**: coronales PDW, **b**: coronales FS T2W).

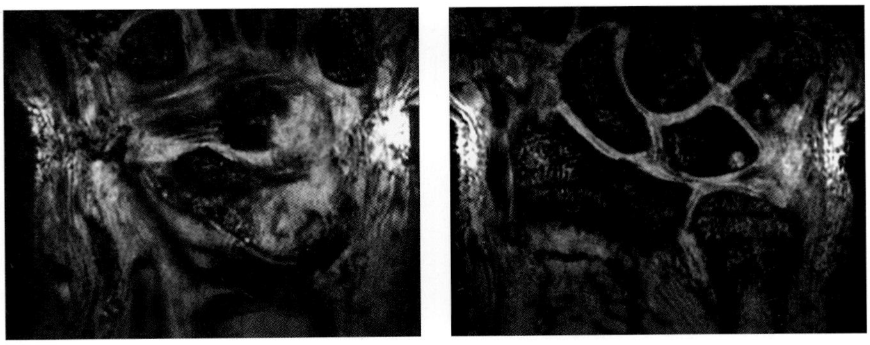

a b

Abb. 10.3 **Arthritis urica.** Synovialproliferationen mit heterogen signalreichem Charakter und Gichttophus in der palmaren Handgelenkskapsel (**a**: GRE [T2W], coronal) und im triangulären fibrokartilaginären Komplex (**b**: GRE [T2W], coronal). Arrosion des Ligamentum scapholunatum und lunotriquetrum, kleine Zysten an einigen Handwurzelknochen.

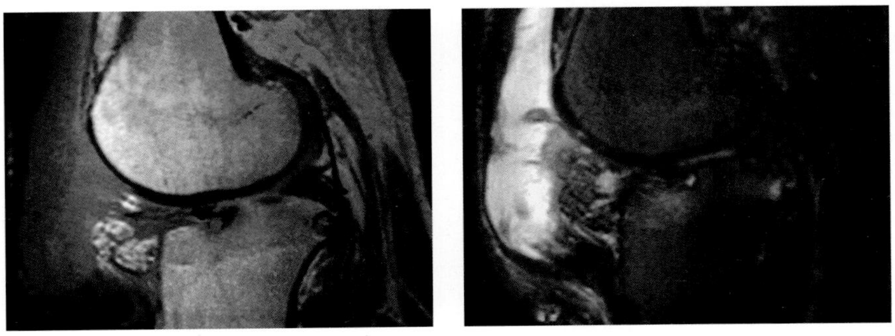

a b

Abb. 10.4 **CPPD (Pseudogicht).** Entzündliche Raumforderung im infrapatellaren Fettkörper mit weiträumiger flüssigkeitsgefüllter Bursa suprapatellaris. Kleine subchondrale Zyste im anterioren Tibiaplateau (**a**: sagittales PDW, **b**: sagittales T2W). Eine Chondrokalzinose ist nicht sichtbar, war aber im Röntgenbild relevant.

Tabelle 10.1 (Fortsetzung) Arthritis und ähnliche Erkrankungen

Erkrankung	MRT-Befund	Kommentar
Septische Arthritis (Abb. 10.5)	Monoartikuläre Erkrankung mit erheblichem Gelenkerguss und entzündlich proliferierter Synovia, die ein kräftiges Enhancement nach i. v.-Applikation von Gd-DTPA zeigt. Rasche Destruktion des Gelenkknorpels mit Verschmälerung des Gelenkspaltes, im späteren Krankheitsverlauf Arrosion und Destruktion des subchondralen Knochens. In Frühstadien kann die Differenzierung zwischen sekundärer Osteomyelitis und reaktivem Spongiosaödem schwierig sein, da beide Veränderungen sich hypointens im T1W und hyperintens im T2W repräsentieren. Periartikuläre Infiltration und Abszessformationen in den paraartikulären Weichteilen.	Bei einer akuten Monarthritis ist die Gelenkpunktion zur Diagnostik oder zum Ausschluss einer infektiösen Gelenkerkrankung unumgänglich. Bei der *Tuberkulose* (Abb 10.**6**) und der *Pilzarthritis* (Abb 10.**7**) ist der Krankheitsbeginn mehr schleichend und es dauert im Gegensatz zu pyogenen Infektionen nicht selten Monate bis zur Erstbehandlung. Tuberkulöse und mykotische Infektionen führen erst recht spät zu einer Knorpelaffektion, sodass der Gelenkspalt sich nur langsam verschmälert.
Pigmentierte villonoduläre Synovialitis (Abb. 10.8, 10.8*)	Lobulierte hypervaskularisierte intraartikuläre Raumforderung mit Hämarthros und Druckerosionen in mehr als der Hälfte der Fälle. Heterogen signalarme Struktur im T1W, im T2W vorwiegend signalreiche Läsion mit signalarmen Regionen, die auf Hämosiderin-Depots oder Fibrosen zurückzuführen sind und von Fall zu Fall sehr variabel auftreten.	Monoartikuläre Erkrankung typischerweise der großen Gelenke (Knie, Hüfte, Ellenbogen, Schulter, Sprunggelenk, selten tarsal und karpal) bei jungen Erwachsenen zwischen 20 und 50 Jahren. Weichteilverkalkungen finden sich in der Regel nicht und sind, wenn radiographisch erkennbar, eher ein Zeichen einer anderen Erkrankung, wie z. B. der synovialen *Osteochondromatose* oder des *Synovialoms*. Eine villonoduläre Synovialitis ohne Pigment-/Hämosiderindepots wird auch *lokalisierte villonoduläre Synovitis* genannt.

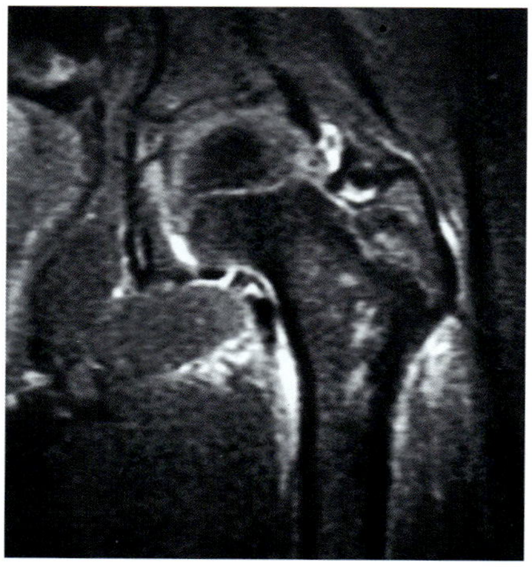

Abb. 10.**5** **Septische Arthritis.** Coronale FS T1W nach KM, Erguss im linken Hüftgelenk und hyperintense entzündliche Synoviaveränderungen mit Einbeziehung des Femur und des angrenzenden Gewebes nach KM-Enhancement.

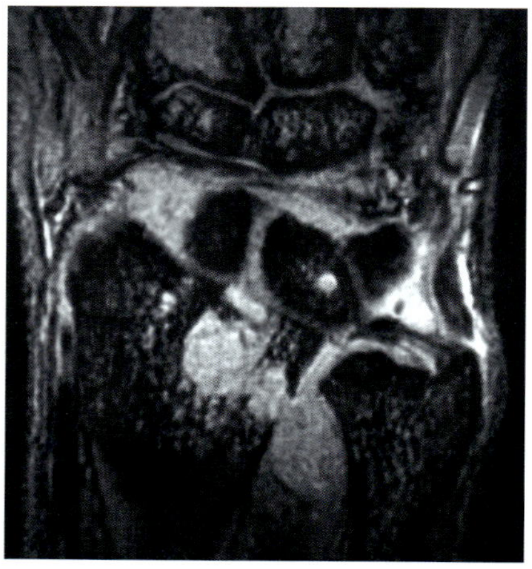

Abb. 10.**6** **Tuberkulöse Arthritis.** Coronales T2W (GRE), schwere synoviale Entzündung des distalen Radioulnargelenkes und der Interkarpalgelenke mit Erosion des triangulären fibrokartilaginären Komplexes und der Ligamenta scapholunatum und lunotriquetrum (nicht abgebildet), Gelenkerguss.

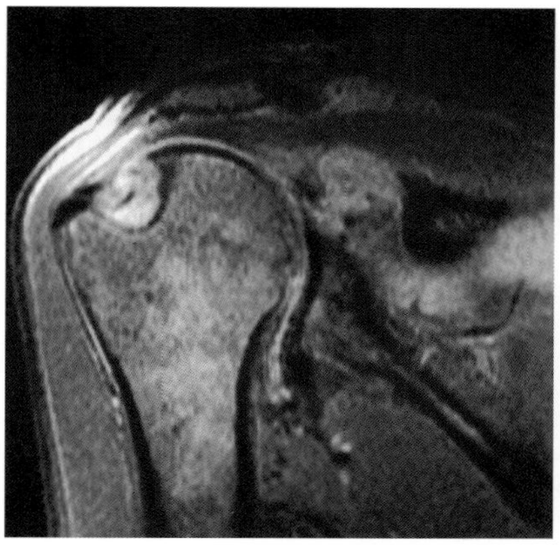

Abb. 10.7 **Pilzarthritis (Fusarium solani bei AIDS).** **a** Coronales FS T2W, hyperintense arrodierende Raumforderung superolateral des Humeruskopfes mit entzündlichen Veränderungen in der angrenzenden Supraspinatussehne, im Bindegewebe und im Humerus.

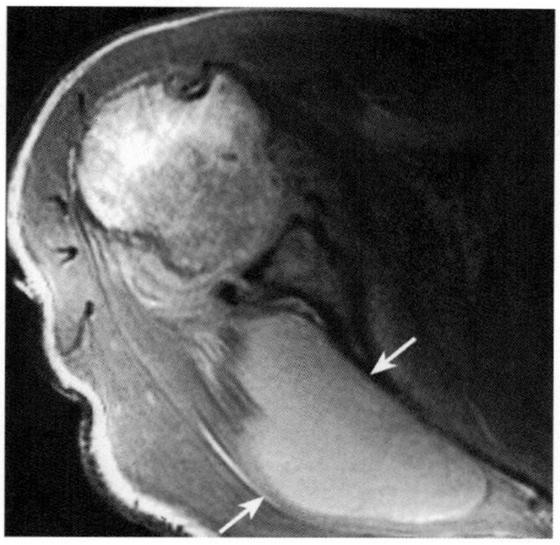

Abb. 10.7 **b** Axiales T2W, hyperintense entzündliche Veränderungen im Humeruskopf, große längliche Weichteilzyste (Pfeile).

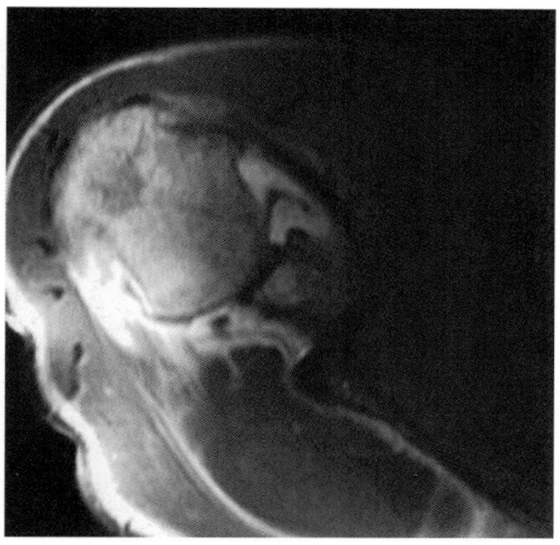

Abb. 10.7 **c** Axiales FS T1W nach KM, KM-Enhancement im Bereich des Humeruskopfes, im angrenzenden Gewebe und in der Zystenwand.

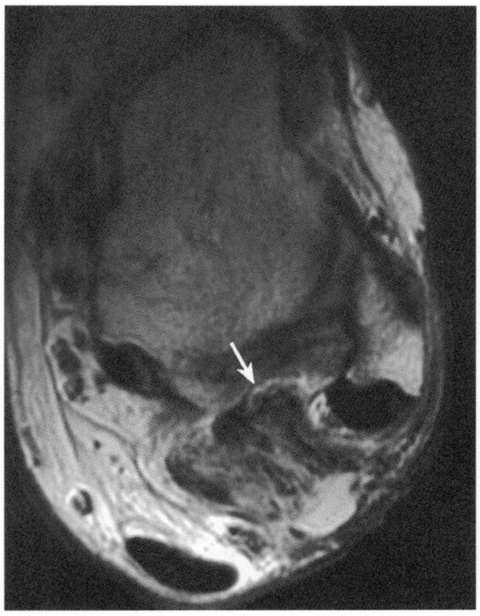

Abb. 10.**8*** **a**

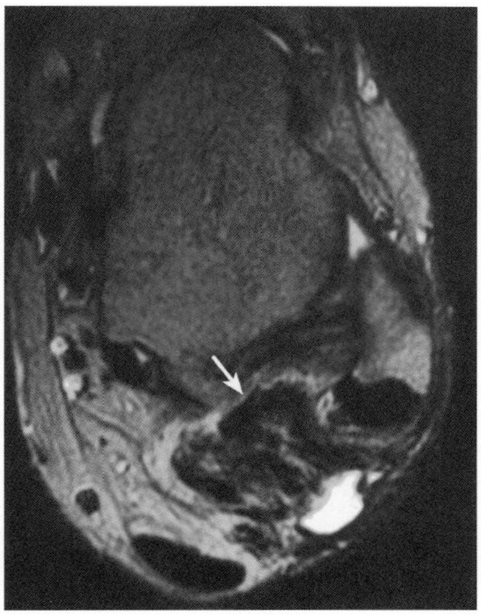

Abb. 10.**8*** **b**

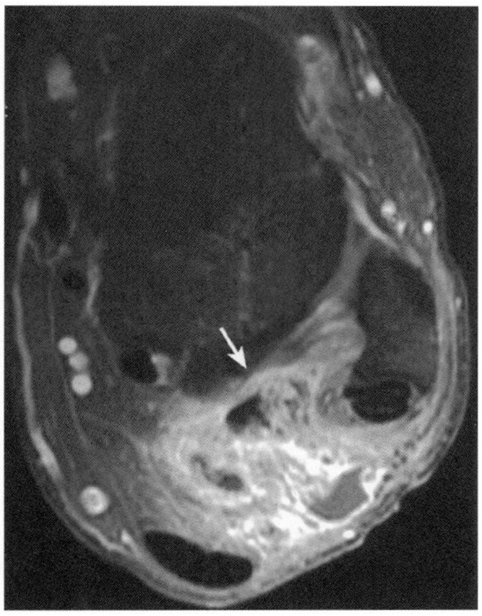

Abb. 10.**8*** **c**

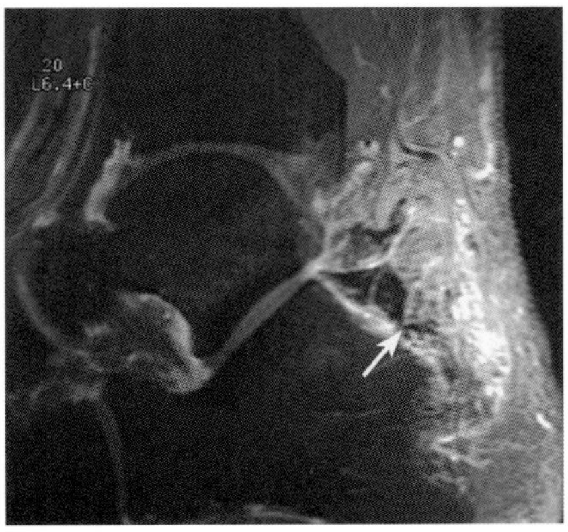

Abb. 10.**8*** **d**

Abb. 10.**8*** **Pigmentierte villonoduläre Synovialitis.** Heterogene Läsion (Pfeil) mit variabler Signalcharakteristik (**a**: axiales PDW, **b**: axiales T2W). Nach i. v.-Applikation von Gd-DTPA deutliches inhomogenes Enhancement der Läsion (Pfeil) (**c**: axiales und **d**: sagittales FS T1W nach KM).

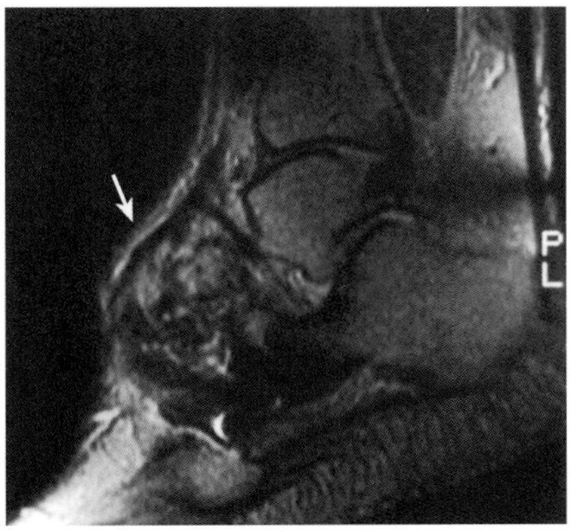

Abb. 10.**8** **Pigmentierte villonoduläre Synovialitis.** Heterogener Weichteiltumor (Pfeil) am Dorsum der Fußwurzel mit Erosion der angrenzenden tarsalen Knochen. Die hypointensen Areale innerhalb der Raumforderung entsprechen Hämosiderindepots und Fibrosen (FS T2W, sagittal).

Tabelle 10.**1** (Fortsetzung) Arthritis und ähnliche Erkrankungen

Erkrankung	MRT-Befund	Kommentar
(Synoviale) Osteochondromatose (Abb. 10.**9)**	Hyperplastische Synovia und Knorpelmetaplasien bilden zahlreiche intraartikuläre freie Körper mit relativ uniformer Größe bis 3 cm und variablen Graden der Ossifikation und Verkalkung. Nicht verkalkte freie Gelenkkörper sind intermediär bis signalreich im T1W und T2W, kalzifizierte und ossifizierte zeigen sich signalarm in allen Sequenzen. Sie lassen sich besser im T2W durch den umspülenden Gelenkerguss abgrenzen. Osteochondrale Gelenkkörper mit Spongiosa sind signalreich im T1W und intermediär bis signalreich im T2W.	Die idiopathische Form junger Erwachsener ist gewöhnlich monoartikulär mit männlicher Prädominanz (2 : 1, 20.–50. Lebensjahr). Das Knie ist die häufigste Lokalisation, gefolgt von Ellenbogen, Hüfte, Schulter, Sprunggelenk und Handgelenk. Druckerosionen finden sich eher an der unteren Extremität (Hüftgelenk), sekundäre Arthrose in Spätstadien. Die sekundäre synoviale Osteochondromatose (Chondrometaplasie) kann in jedem Gelenk mit chronischer Synovitis auftreten (z. B. primäre Osteoarthritis). Freie Gelenkkörper finden sich gleichfalls im Zusammenhang mit Traumatisierung bzw. Desintegration des Gelenkknorpels, z. B. bei transchondralen Frakturen.
Osteochondrosis dissecans und osteochondrale Fraktur (Abb. 10.**10)**	Es handelt sich um reine Knorpelfrakturen oder osteochondrale Frakturen mit Beteiligung der knöchernen Gelenkfläche. Die Fragmente haben signalarmen bis intermediären Signalcharakter im T1W, sind etwas heller im T2W, häufig inhomogen durch hämorrhagische und ischämische Veränderungen. Knochenödem und Einblutung im angrenzenden Skelett. Das Fragment wird in der Regel durch eine T2-signalintense Linie vom übrigen Knochen getrennt, freie Gelenkkörper sind komplett im Erguss eingebettet. Zystische Veränderungen des darunterliegenden Knochens zeigen ebenfalls instabile Fragmente an. Partiell oder komplett dislozierte Fragmente sind einfach abgrenzbar.	Tritt bei Jugendlichen mit männlicher Prädominanz (3 : 1) zu 50 % nach Trauma oder in allen Altersgruppen posttraumatisch oder -ischämisch auf. Häufige Lokalisationen sind: Knie (interkondylärer Aspekt der medialen Femurkondyle außerhalb der Druckaufnahmezone, laterale Femurkondyle, untere mediale Facette der Patella), Talus (laterale oder mediale Talusgelenkfläche), Ellenbogen (Kondylus) und Humeruskopf. Die Behandlung richtet sich nach dem Stadium: eine stabile Osteochondrosis dissecans mit intaktem Knorpel wird konservativ behandelt. Ein freier Gelenkkörper in situ wird refixiert, losgelöste Körper (Gelenkmaus) reseziert.
Aseptische Knochennekrose, avaskuläre Nekrose (AVN), Osteonekrose des subartikulären Knochens (Abb. 10.**11)**	Im Frühstadium demarkiert sich eine segmentale halbmondförmige oder ellipsoide signalintense Struktur (gelbes Knochenmark) durch ein Band oder einen Ring geringer Signalintensität im T1W und hoher Signalintensität im T2W. Die Demarkationszone in der Peripherie des Infarktes ist zunächst hyperämisch und ödematös mit Granulationsgewebe. Nachfolgend wird eine Doppellinie im T2W relevant, die von einem inneren Band granulomatösen Gewebes und einem äußeren hypointensen Band von Fibrose und Sklerose gebildet wird. Das äußere Band kann auch teilweise einen chemical-shift-Artefakt zeigen. Mit der Nekrose wird der Prozess hypointens im T1W und inhomogen im T2W. Ein KM-Enhancement ist zunächst in der Peripherie des Infarktes erkennbar, findet sich mit zunehmendem Alter des Prozesses aber auch zentral durch das einsprießende Granulationsgewebe. Nekrosen zeigen kein Enhancement. Ein ausgeheilter Infarkt ist in allen Sequenzen hypointens aufgrund von Sklerosen und Fibrosen (Trabekelverdickungen). Subchondrale Frakturen der Gelenkfläche bei sonst intaktem Knochen finden sich mitunter als halbmondförmige hypointense Zonen in allen Sequenzen. Flüssigkeit, Einblutung und Granulationsgewebe um die Fraktur zeigen sich in Form von signalarmen Spalten im T1W und T2W oder signalreichen Linien im T2W. Lokale Einbrüche der Gelenkflächen oder Deformitäten sind in späten Stadien von Relevanz, Gelenkerguss findet sich in allen Stadien.	Die Epiphyse besteht vorwiegend aus Fettmark, das gegen Ischämien bis zu 5 Tage resistent ist. Im Gegensatz dazu sterben die hämatopoetischen Zellen schon nach 12 Stunden und die Osteozyten nach 12–48 Stunden. Die aseptische Knochennekrose vollzieht sich zunächst in Form einer gestörten Blutversorgung mit Zellnekrosen, was dann zu einer reaktiven Granulation von der Peripherie her mit Einwachsen von mesenchymalen Zellen, Fibrosen und Knochenneubildung führt. Die ersten Veränderungen dieser Art finden sich in der Infarktperipherie, was die Signalcharakteristik im MRT erklärt, wobei überlappende Stadien des Infarktes in Betracht gezogen werden müssen. Die aseptische Knochennekrose tritt nach (Mikro-) Traumen, bei der Sichelzellanämie, bei Vaskulitiden (z. B. Lupus erythematodes, rheumatoide Arthritis), Hyperkortisolismus (exogen oder endogen), nach Nierentransplantation, Bestrahlung, beim M. Gaucher, der Caisson-Krankheit, bei Pankreatitis und Alkoholismus auf.

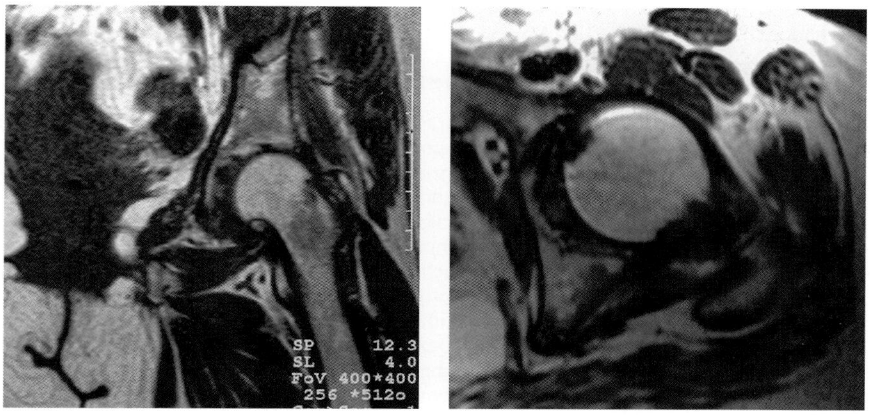

a b

Abb. 10.9 **Synoviale Osteochondromatose.** Zahlreiche kleine freie intraartikuläre Gelenkkörper mit variablem Signal in Projektion auf den Gelenkraum zwischen Femurkopf und Azetabulum (**a**: coronales und **b**: axiales T1W).

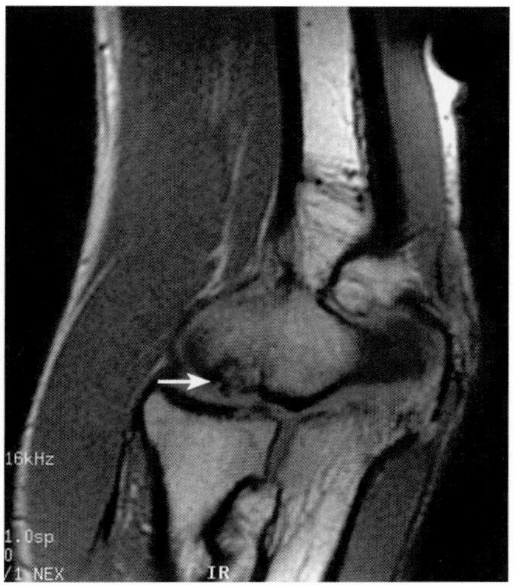

Abb. 10.10 **Osteochondritis.** Kleines irreguläres subchondrales Frakturfragment am Condylus radialis (coronales PDW).

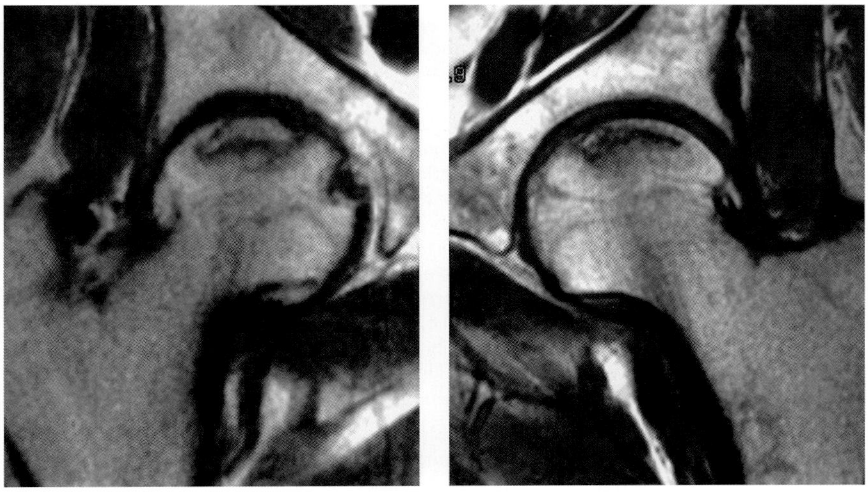

a b

Abb. 10.11 **Bilaterale aseptische Femurkopfnekrose.** Demarkation des hyperintensen Fettmark-haltigen Knochenfragmentes bilateral durch ein dunkles Band von Fibrosen und Granulationsgewebe (**a** und **b**: T1W coronal).

Tabelle 10.1 (Fortsetzung) Arthritis und ähnliche Erkrankungen

Erkrankung	MRT-Befund	Kommentar
Aseptische Knochennekrosen, avaskuläre Nekrosen (Fortsetzung)	Eine aseptische Nekrose des Os lunatum (*M. Kienböck*) tritt typischerweise zwischen dem 20. und 40. Lebensjahr auf, findet sich im Zusammenhang mit einer Minusvariante der Ulna. Aseptische Knochennekrosen des Kniegelenkes sind in der Regel im Bereich der medialen Druckaufnahmezone lokalisiert und finden sich bei älteren Frauen.	Radiographische Stadieneinteilung der aseptischen Hüftkopfnekrose: 1) Normalbefund bis leichte fleckförmige Trabekelzeichnung, pathologischer MRT-Befund; 2) Fokale Osteopenie, Sklerosierung und zystische Komponente; 3) Subchondrale Aufhellung („Halbmond"); 4) Einbruch der Kortikalis; 5) Sekundäre degenerative Veränderungen unter Einbeziehung des Azetabulum. Idiopathische oder posttraumatische aseptische Knochennekrosen sind in der Regel in Syndromen zusammengefasst: Femurkopf (Legg-Calvé-Perthes), unterer Patellapol (Sinding-Larsen-Johannsen), Tuberositas tibiae (Osgood-Schlatter), mediale Tibiaepiphyse (Blount), Os naviculare pedis (Köhler), Metatarsalköpfchen (Freiberg), Capitulum humeri (Panner), Os scaphoideum (Preiser oder Köhler-Mouchet), Phalangen (Thiemann), Wirbelapophysen (Scheuermann).
Transitorische regionale Osteoporose (transitorisches Spongiosaödem, transitorische Osteoporose des Hüftgelenkes)	Spongiosaödem des Femurkopfes, Schenkelhalses und gelegentlich auch des Trochantermassivs mit uniform hypointensem Signal im T2W und hyperintensem Signal im T2W. Manchmal finden sich ödematöse Veränderungen auch im Azetabulum. Geringer Gelenkerguss. Die Gleichmäßigkeit und der mehr diffuse Charakter der Signalalterationen gestatten eine Abgrenzung zur aseptischen Femurkopfnekrose, andererseits kann sich auf der Basis einer transitorischen Osteoporose durchaus eine aseptische Knochennekrose entwickeln.	Eigenständiger Krankheitsverlauf mit Spontanremission nach 2 bis 6 Monaten, tritt gehäuft bei jungen Erwachsenen auf, beginnt bei Frauen nicht selten im dritten Trimester einer Schwangerschaft mit Bevorzugung der linken Seite. Gelegentlich bilaterale Manifestation oder Einbeziehung anderer Gelenke. Radiographisch findet sich eine schnell fortschreitende gelenknahe Osteoporose einige Wochen nach Beginn der ersten Symptome (DD: aseptische Knochennekrose). Szintigraphisch vermehrtes Uptake des befallenen Knochens. Die *regionale wandernde Osteopenie* und die *Reflexdystrophie* treten ebenfalls in Form gelenknaher Mineralsalzminderungen mit Ödem auf und sind in die Gruppe der transitorischen Osteoporosen mit einzuordnen.
Arthropathie bei Hämophilie	Synoviale Fibrosen und Hämosiderin-Depots in Form hypointenser Areale mit dazwischengelagerten signalreichen Anteilen im T2W infolge synovialer Entzündungen und Blutungen. Methämoglobin-Ablagerungen erscheinen im T1W und T2W signalreich. Variables Erscheinungsbild des Gelenkergusses in Abhängigkeit von der Konzentration der Blutabbauprodukte. Fokaler oder diffuser Knorpelschaden, subchondrale zystische Läsionen mit seröser Flüssigkeit, Blut, Methämoglobin, Hämosiderin und fibrösem Material in allen Kombinationen.	X-chromosomale Störung beim männlichen Geschlecht mit Faktor-VIII-Mangel (Hämophilie A) oder Faktor-IX-Mangel (Hämophilie B, Christmas-Krankheit). Rezidivierende intraartikuläre und intraossäre Blutungen während der Skelettentwicklung führen zu Gelenkveränderungen in Form einer Arthropathie und Wachstumsstörungen (z. B. kondyläre Hypertrophie). Bilaterales Auftreten ist häufig, aber nicht pathognomonisch, Prädilektion am Knie, Sprunggelenk und Ellenbogen. Ein *chronischer Hämarthros* mit Synovitis und Hämosiderin-Depots findet sich auch bei anderen Koagulopathien, nach Antikoagulantien-Therapie, rezidivierenden Traumen, bei Neuropathien, der pigmentierten villonodulären Synovialitis und beim synovialen Hämangiom. Die Gelenkveränderungen der *juvenilen rheumatoiden Arthritis* ähneln der Hämophilie, letztlich können die Erkrankungen jedoch durch ihr Verteilungsmuster differenziert werden (Befall kleiner Gelenke und der Wirbelsäule bei der juvenilen Arthritis).
Neuropathische Arthropathie (Charcot-Gelenk) (Abb. 10.13)	Persistierende hämorrhagische Gelenkergüsse, ausgeheilte Frakturen mit Kortikalisverdickung und Sklerose, Subluxationen und Knochenresorptionen führen zu typischen Signalminderungen in der subkortikalen Spongiosa im T1W und T2W. Bei einer diabetischen Arthropathie zeigen Signalminderungen im T1W und -Anhebungen im T2W assoziierte Osteomyelitiden an, ähnliche Erscheinungen finden sich bei neuropathischen Frakturen.	Die Veränderungen entstehen nach rezidivierenden unbehandelten Frakturen und Dislokationen bei herabgesetzter Schmerzempfindlichkeit und durch sympathische Dysfunktionen mit Knochenresorption und lokaler Hyperämie. Der *diabetische Fuß* ist eine Kombination aus Neuropathie, Infektion und Vaskulitis primär im Bereich der Metatarsophalangeal-, Tarsometatarsal- und Intertarsalgelenke.

Tabelle 10.**1** (Fortsetzung) Arthritis und ähnliche Erkrankungen

Erkrankung	MRT-Befund	Kommentar
Intraartikuläre Weichteiltumoren (Abb. 10.14)	*Lipoma aborescens*: Unregelmäßige fettäquivalente Strukturvermehrung in Nachbarschaft geschwollener Synoviagrenzen mit Gelenkerguss vorzugsweise im Knie. *Synoviales Lipom*: Kleine intraartikuläre Fettansammlung. *Synoviales Hämangiom*: Inhomogene hypervaskularisierte Raumforderung, hypointens im T1W und hyperintens im T2W, typischerweise im Knie. Zeichen eines chronischenHämarthros. *Intrakapsuläres und kapsuläres Chondrom*: Partiell verkalkte, häufig infrapatellare Raumforderung mit inhomogenem und variablem Signal.	*Pigmentierte villonoduläre Synovialitis*: s. oben. *Synoviale Osteochondromatosis*: s. oben. *Synoviales Chondrosarkom*: Extrem seltener Tumor im Kniebereich mit bizarren Verkalkungen und inhomogenem Signalverhalten. Kann sekundär bei einer Osteochondromatose auftreten. *Synoviales Sarkom*: Intraartikuläre seltene Läsion (< 10 %). Punktförmige Verkalkungen in einem Drittel der Fälle, inhomogene Struktur, hypointens im T1W und hyperintens im T2W.

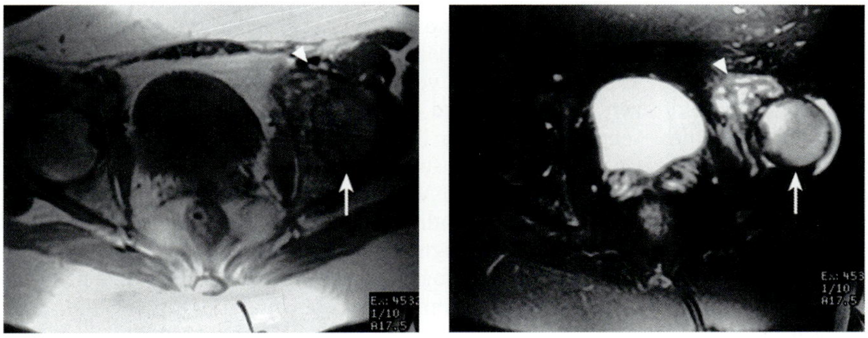
a b

Abb. 10.**12** **Transitorisches Synoviaödem.** Im Vergleich mit dem normalen rechten Femurkopf zeigt sich eine deutliche Signalminderung im linken Femurkopf (Pfeil) im PDW (**a**) und Signalanhebung im FS T2W (**b**). Gelenkerguss links, Ewing-Sarkom (Pfeilsptze) am linken Os pubis mit heterogenem Signal.

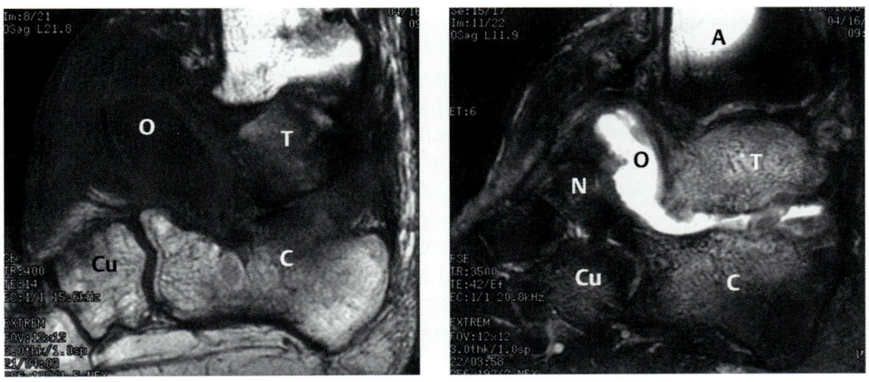

a b

Abb. 10.**13** **Neuropathische Arthropathie bei Syringomyelie.** Schwere Zerstörung des Talokalkanear- und Talonavikulargelenkes mit deutlichem Gelenkerguss, Absplitterungen und Fragmenten. Der Gelenkerguss bildet eine große exophytische Zyste anterior des Talonavikulargelenkes mit Weichteilschwellung. (**a**: sagittales T1W, **b**: sagittales T2W). A : Coil-Artefakt in der distalen Tibia, C: Calcaneus, Cu: Os cuboideum, N: Os naviculare, T: Talus.

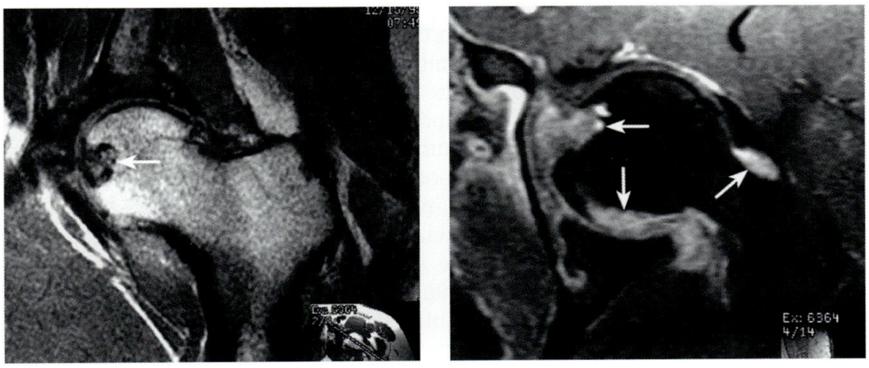
a b

Abb. 10.**14** **Infiltratives synoviales Neurofibrom.** **a** Coronales PDW, unscharf begrenzte intermediär signalintense Synovialproliferation mit Arrosion des Femurkopfes und des Azetabulum (Pfeil). **b** Coronales FS T1W nach KM, deutliches Enhancement in gesamter Ausdehnung der synovialen Raumforderung (Pfeil) nach i. v.-Applikation von Gd-DTPA.

10A Schulter

Anatomie

Die gelenkbildenden Flächen des Glenohumeralgelenkes sind mit hyalinem Knorpel bedeckt. Zur Stabilitätssicherung findet sich am Rand des Glenoids eine zusätzliche fibrokartilaginäre Struktur, das Labrum glenoidale. Zusammen mit der Gelenkkapsel bilden die inserierenden Sehnen des M. supraspinatus, infraspinatus, teres minor und subscapularis die Rotatorenmanschette.

Um die Schulter finden sich zahlreiche *Bursen*: die wichtigste ist die Bursa subacromialis/subdeltoidea, die M. deltoideus, Acromion und Lig. coracoacromiale von der Rotatorenmanschette trennt. Die Bursa hat keine Verbindung zum Gelenkraum, außer bei Rupturen der Rotatorenmanschette.

Die *glenohumeralen Ligamente* bilden Verdickungen bzw. Verstärkungen der vorderen Gelenkkapsel. Man unterteilt ein superiores, mittleres und inferiores Ligament, wobei sich alle drei zwischen dem Vorderrand des Glenoids bis zum Collum anatomicum des Humerus erstrecken. Die Bursa (Recessus) subscapularis liegt zwischen der Subskapularis-Sehne und dem Lig. glenohumerale medius und kommuniziert mit dem Gelenkraum durch zwei Ostien zwischen den drei Ligamenta glenohumeralia. Der *korakoakromiale Bogen (Schulterdach)* besteht von anterior nach posterior aus dem Processus coracoideus, dem Lig. coracoacromiale und dem Akromion. Zwischen diesem Bogen und dem Humeruskopf verlaufen die Rotatorenmanschette, die lange Bizepssehne, die Bursa subacromialis/subdeltoidea und das Lig. coracohumerale. Kongenitale und erworbene Knochen- oder Weichteilveränderungen können diesen Zwischenraum verschmälern, was klinisch als so genanntes Impingement der Rotatorenmanschette imponiert.

Rotatorenmanschettenläsion

Die Rotatorenmanschette stabilisiert das Glenohumeralgelenk. M. supraspinatus, infraspinatus und Teres major ermöglichen etwa ein Drittel bis eine Hälfte der Abduktion und 80% der Außenrotation des Schultergelenkes. Der M. subscapularis rotiert den Arm nach innen. Funktionseinschränkungen und Schulterschmerzen sind typische klinische Zeichen einer Entzündung, Degeneration und partiellen oder kompletten Ruptur der Rotatorenmanschette.

Das *Impingement-Syndrom* beschreibt einen verschmälerten Raum zwischen dem korakoakromialen Bogen kranial und dem Humeruskopf kaudal, in dem die Rotatorenmanschette komprimiert wird. Ursachen sind zum einen kongenitale, zum anderen posttraumatische Veränderungen des Processus coracoideus, Verdickungen und Spornbildungen im Lig. coracoacromiale und speziell Anomalien des Acromion. Knochenanbauten können nach kaudal von der Unterfläche des vorderen Akromion oder von Degenerationen des Akromioklavikulargelenkes ausladen. Kongenitale Anomalien sind: ein Os acromiale (persistierende Apophyse des vorderen Akromion), verkürzter Akromionwinkel (Winkel zwischen der Unterfläche des Acromion und der Horizontalen), ein gekrümmtes (Typ 2) oder hakenförmiges (Typ 3) Akromion im Gegensatz zu einer normalen geraden Unterfläche (Typ 1) (Abb. 10A.**2**). In diesen Fällen wird die Rotatorenmanschette durch das Schulterdach deutlich beengt, was klinisch zu bewegungsabhängigen chronischen Irritationen in Form von Entzündungen der Bursa subacromialis und der Sehnen, mitunter auch zur Ruptur der Rotatorenmanschette führt.

Eine *Tendinitis der Rotatorenmanschette (Supraspinatussehne)* wird auch als Tendinopathie oder Tendinose bezeichnet, findet sich in der Regel auf der Basis von Degenerationen, rezidivierenden Mikrotraumen, Ischämien oder seltener auch Entzündungen (Abb 10A. **3**). Im MRT stellt sich die Rotatorenmanschette signalarm und homogen in allen Sequenzen dar. Eine umschriebene Signalanhebung der Supraspinatussehne nahe ihrer Insertion wird mitunter im kurzen Echo beobachtet (z. B. T1W, PDW) und ist bei Erwachsenen symptomlos. Dieses intermediäre Signal über eine Strecke von etwa 1 cm nahe des Tuberculum majus verschwindet mit Verlängerung der Echozeit (T2W) und wird zum einen artefiziell erklärt (sog. „magischer Winkel" oder Partialvolumeneffekte), zum anderen als Normvariante oder subklinische Degeneration. Ähnliche, allerdings ausgeprägtere Veränderungen finden sich im MRT bei einer Tendinitis (Tendinose) der Supraspinatussehne. Im Vordergrund stehen Signalanhebungen im T1W und PDW, weniger im T2W. Histologisch korrespondieren diese Signalveränderungen mit einer mukoiden Degeneration und leichten Entzündung. Bei einer akuten Tendinitis ist eine zarte lineare Signalmehrung im T2W im Vergleich zum T1W und PDW gegeben, wobei sich die entzündlichen Veränderungen auch in das periartikuläre/subdeltoidale Fettgewebe fortsetzen können. Eine fokale flüssigkeitsähnliche Signalanhebung in der Sehnenkontinuität im T2W ist weniger vereinbar mit einer Tendinose als mit einer partiellen oder kompletten Ruptur.

Eine *Tendinitis calcarea* kann in jedem Abschnitt der Sehnen auftreten, findet sich bevorzugt in der Supraspinatussehne. Die Diagnose wird in erster Linie radiographisch gestellt. Verkalkungen sind im MRT signalfrei, können innerhalb der signalarmen Sehne in Spin-Echo- (SE) Sequenzen dem Nachweis durchaus entgehen und sind deshalb eher durch die sensibleren GRE-Sequenzen zu erfassen (Suszeptibilitäts-Artefakte).

Rotatorenmanschettenrupturen werden in partiell und komplett eingeteilt. Komplette Rupturen erstrecken sich von der gelenknahen bis zur bursanahen Begrenzung der Sehne, inkomplette Rupturen finden sich entweder in der bursanahen oder der gelenknahen Fläche oder liegen intratendinös. Rotatorenmanschettenrupturen betreffen in erster Linie die Supraspinatussehne, können sich von dort in andere Sehen ausbreiten, aber auch isoliert in anderen Komponenten der Rotatorenmanschette vorkommen.

Rotatorenmanschettenläsionen werden durch Trauma, Überlastung, Entzündung, Ischämie oder Impingement ausgelöst. Eine akute traumatische Rotatorenmanschettenruptur ist eher selten und findet sich bei jungen Erwachsenen als isolierte Läsion oder im Zusammenhang mit anderen Schulterverletzungen, wie einer anterioren Luxation mit Ruptur der Subskapularissehne. Die meisten Rotatorenmanschettenläsionen entstehen spontan bei Patienten über 40 Jahren mit Prädilektion am dominanten Arm. In diesen Fällen wird die Läsion durch ein Impingement, rezidivierende Überlastungen, Degeneration oder eine Entzündung ausgelöst, wie z. B. auf der Basis einer rheumatoiden Arthritis oder einer Speichererkrankung (HADD, auch *Milwaukee-Shoulder-Syndrom* genannt).

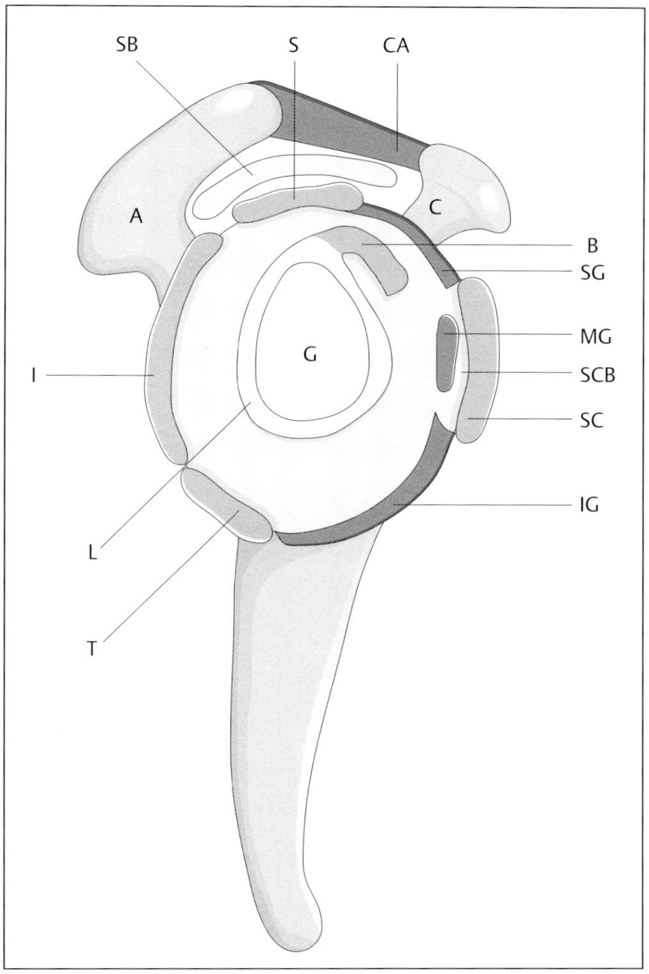

Abb. 10A.**1** **Glenohumeralgelenk und Schulterhöhe.** A: Akromion; B: Sehne des langen Bizepskopfes; C: Processus coracoideus; CA: Ligamentum coracoacromiale; G: Fossa glenoidea (knorpelig); I: Infraspinatussehne; IG: Lig. glenohumerale inferior; L: Labrum glenoidale; MG: Lig. glenohumerale medius; S: Supraspinatussehne; SB: Bursa subacromialis/subdeltoidea; SC: Subskapularissehne; SCB: Bursa subscapularis; SG: Lig. glenohumerale superius; T: Sehne des M. teres minor.

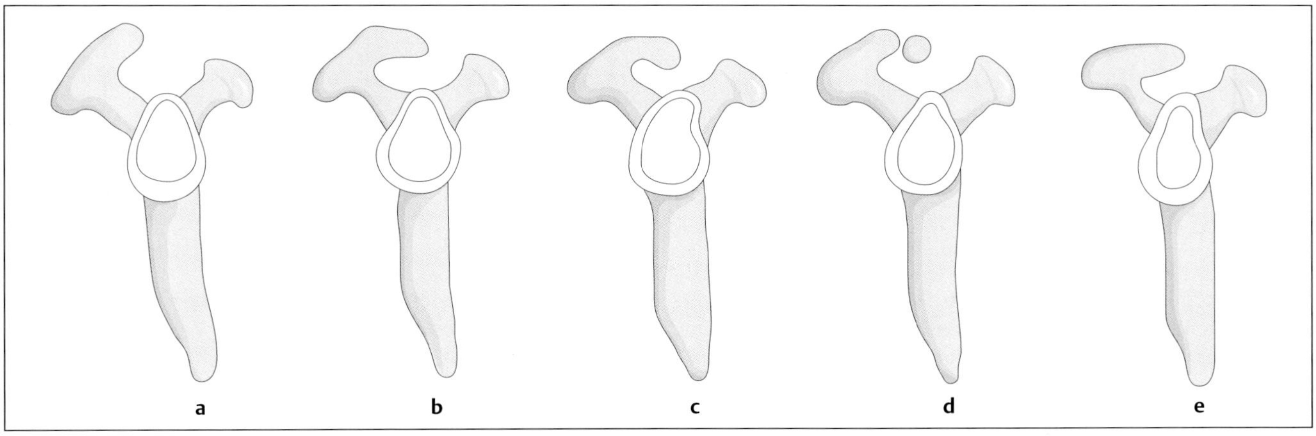

Abb. 10A.**2** **Kongenitale Anomalien des Akromion im Zusammenhang mit einem Impingement-Syndrom.** **a** Normales Akromion mit gerader Unterfläche (Typ 1). **b** Gekrümmtes Akromion (Typ 2). **c** Hakenförmiges Akromion (Typ 3). **d** Os akromiale. **e** Verkleinerter akromialer Winkel (Winkel zwischen der kaudalen Oberfläche des Akromion und der Horizontalen).

Das Erscheinungsbild einer *partiellen Rotatorenmanschettenläsion* im MRT hängt vom Stadium und der Lokalisation der Läsion ab (Abb. 10A.**4**). Eine intratendinöse Ruptur findet sich in Form einer parallel zu den Sehenfasern angeordneten intermediären Signalanhebung im T1W und PDW mit signalreichem T2W als Zeichen des intratendinösen Ödems und von Einblutungen. Letzlich ist der Befund mitunter schwierig von einer Tendinitis abzugrenzen, die im MRT ähnlich imponiert. Eine partielle Ruptur der Oberfläche ist einfacher durch exzentrische fokale Läsionen intermediären Signals im T1W und hoher Signalintensität im T2W diagnostizierbar. Darüberhinaus liegen die oberflächlichen partiellen Einrisse charakteristisch senkrecht zur Faserkontinuität. Eine fokale Ausdünnung der Sehne mit Zeichen einer chronischen Tendinitis (intermedi-

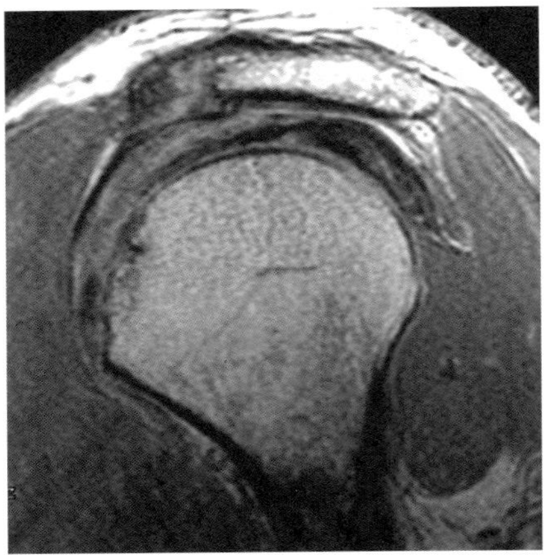

Abb. 10A.**3** **Tendinitis der Rotatorenmanschette.** Heterogene, leicht vermehrte Signalintensität der Rotatorenmanschette über dem Humeruskopf (sagittales PDW), Reste einer Akromioplastie sind ebenfalls erkennbar.

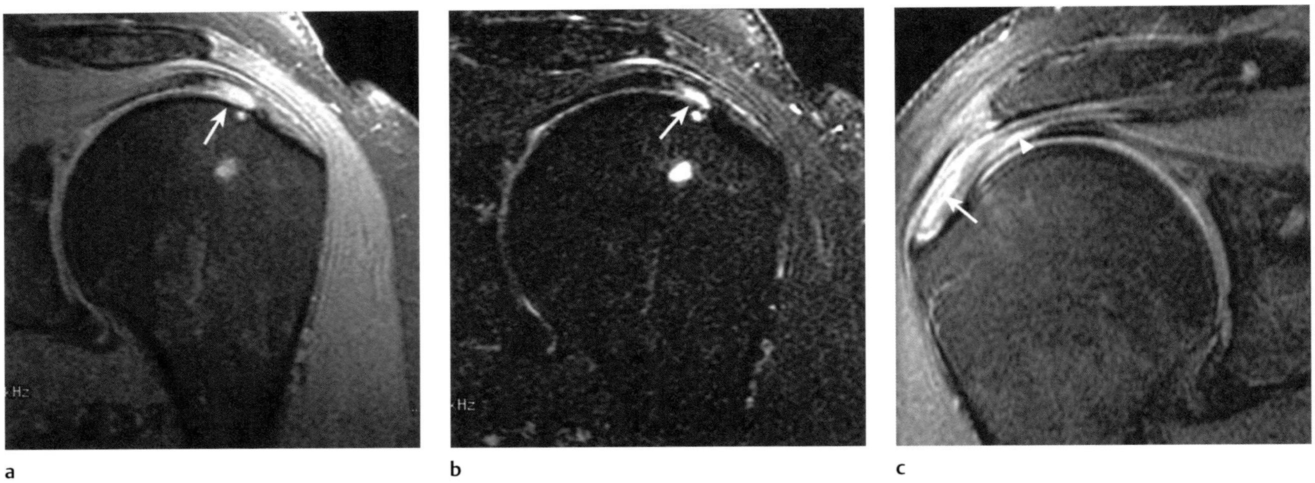

Abb. 10A.**4** **Inkompletter Riss der Rotatorenmanschette.** Fokale Signalanhebung in der Supraspinatussehne (Pfeil), die nicht deren akromiale Oberfläche erreicht (**a**: coronales PDW, **b**: coronales T2W). **c** Longitudinaler intratendinöser Riss der Supraspinatussehne (Pfeilspitzen) und Infraspinatussehne (Pfeil) bei einem zweiten Patienten (coronales PDW).

äres intratendinöses Signal in allen Sequenzen) ist eine weitere Erscheinungsform der partiellen Ruptur. Begleitend finden sich eine Obliteration des peritendinösen Fettpolsters und ein geringer Gelenkerguss.

Komplette Rotatorenmanschettenläsionen sind als komplette Kontinuitätstrennung der Sehne im MRT darstellbar, wobei der Defekt durch signalreiche Flüssigkeit oder Granulationsgewebe ausgefüllt ist (Abb. 10A.**5** und 10A.**6**). Mit zunehmender Fibrose und Narbenbildung finden sich unregelmäßige und inhomogene signalarme bis intermediäre Strukturvermehrungen im Bereich des Defektes in allen SE-Sequenzen. Nach kompletter narbiger Umwandlung erscheint die Sehne signalarm und ausgedünnt in allen Sequenzen.

Die Retraktion von Sehne und Muskel ist ein weiteres Zeichen einer kompletten Rotatorenmanschettenruptur. Der retrahierte Muskel nimmt häufig eine rundliche Form an, derartige Befunde finden sich allerdings nur bei recht ausgedehnten Rissen und können bei Persistenz zu einer Muskelatrophie führen. Weitere sekundäre Zeichen der Rotatorenmanschettenruptur sind: Gelenkerguss, Flüssigkeit in der Bursa subacromialis bzw. subdeltoidea und ein fehlender subdeltoidaler und peribursaler Fettstreifen. Jedes dieser Zeichen für sich ist noch kein Indikator einer kompletten Ruptur. Im Röntgenbild findet sich ein relativer Schulterkopfhochstand mit Verschmälerung der subakromialen Distanz unter 7 mm bei normaler Ausformung des Akromion. Zystische Veränderungen an der Unterfläche des Akromion und am Tuberculum majus humeri sind sowohl radiographisch als auch im MRT evident.

Läsionen der langen Bizepssehne

Die Sehne des langen Bizepskopfes inseriert am Oberrand des Labrum glenoidale und Tuberculum glenoidale und zieht schräg entlang der cranialen Begrenzung des Humeruskopfes in die Fossa intertubercularis. Die Sehne wird durch die so genannte Vagina mucosa, einem tubulären Fortsatz der glenohumeralen Gelenkkapsel, umscheidet und verlässt den Gelenkraum am Unterrand der Fossa intertubercularis. Bizepssehnenverletzungen treten gewöhnlich zusammen mit einem Im-

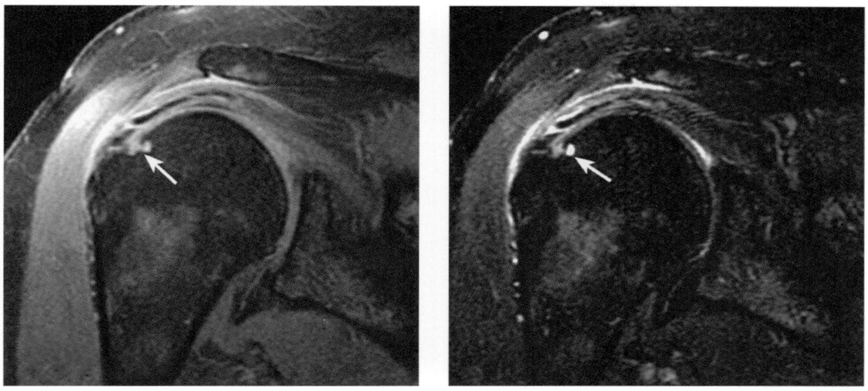

a b

Abb. 10A.**5** **Kompletter Rotatorenmanschettenriss ohne Retraktion.** Irreguläre Signalanhebung (Pfeil) im gesamten Durchmesser der Infraspinatussehne (**a**: coronales PDW, **b**: coronales T2W).

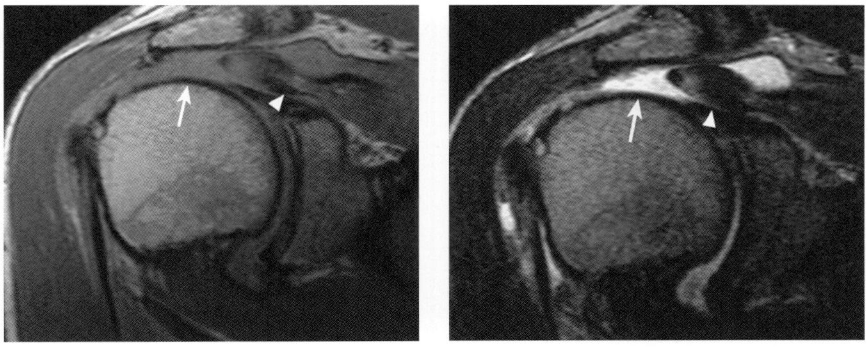

a b

Abb. 10A.**6** **Kompletter Rotatorenmanschettenriss mit Retraktion.** Großer flüssigkeitsgefüllter Defekt in der Supraspinatussehne (Pfeil). Der retrahierte M. supraspinatus (Pfeilspitze) zeigt eine eiförmige Kontur (**a**: coronales PDW, **b**: coronales T2W).

pingement-Syndrom oder größeren Rotatorenmanschettendefekten auf.

Die *Tendinitis* und *Peritendinitis der Bizepssehne* hat nur uncharakteristische MRT-Befunde. Diskrete Signalanhebungen im T1W und PDW sind bei einer chronischen Tendinitis erkennbar, können jedoch auch bei völlig asymptomatischen Patienten beobachtet werden. Ein umschriebene Flüssigkeitsansammlung in der Vagina mucosa ist bei gesunden Patienten normal, im Falle einer Tendosynovitis wird die Sehne innerhalb ihres Sehnenfaches komplett von Flüssigkeit umscheidet, ohne dass sich ein messbarer Gelenkerguss findet.

Eine *Luxation der Bizepssehne* (Abb 10A.**7**) kann isoliert oder im Zusammenhang mit einer Rotatorenmanschettenruptur auftreten. Im MRT imponierte die signalarme Sehne medial ihres anatomischen Sehnenfaches, was sich am eindrucksvollsten im axialen Schnittbild nachweisen läßt.

Bizepssehnenrupturen (Abb. 10A.**8**) treten bei älteren Patienten auch ohne adäquates Trauma auf. Bevorzugte Lokalisation ist die Region unmittelbar distal ihres Austrittes aus dem Glenohumeralgelenk. In solchen Fällen liegt das proximale Fragment frei im Gelenkraum, während der extraartikuläre Anteil nach distal retrahiert ist. Die Fossa intertubercularis ist „leer" und nur mit Flüssigkeit und gelegentlich auch Narbengewebe gefüllt.

Die *adhäsive Kapsulitis des Glenohumeralgelenkes (frozen shoulder)* tritt bei älteren Patienten einmal als primäre Erkrankung, häufiger jedoch posttraumatisch oder nach Immobilisation auf. Charakteristisch ist eine kleine verdickte Kapsel mit kleinen oder fehlenden Bursa subscapularis und Recessus axillaris sowie multiplen intraartikulären Adhäsionen, die auch Bizepssehne und -Sehnenscheide einbeziehen. Die Diagnosestellung ist mittels MRT schwierig.

Schulterinstabilität

Eine Schulterinstabilität besteht dann, wenn der Humeruskopf bei normaler Bewegung aus seiner Pfanne herausrutscht. Es kann sich um Folgen eines Traumas mit Luxation handeln oder nach chronischen Überlastungen und rezidivierenden Mikrotraumen auftreten, wie z. B. bei Schwimmern oder Wer-

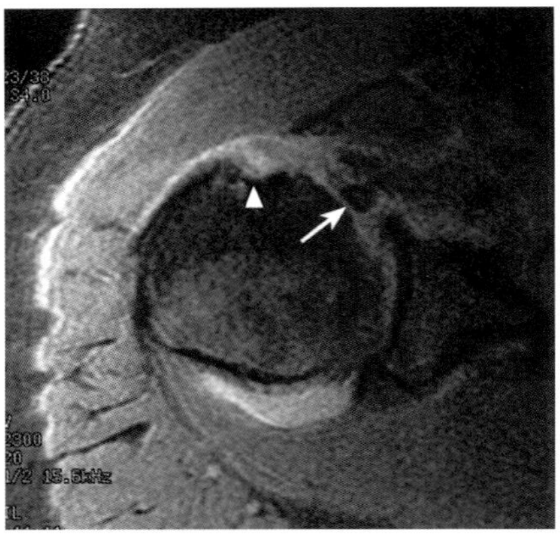

Abb. 10A.**7** **Luxation der Bizepssehne.** Dislokation der signalarmen Bizepssehne (Pfeil) nach medial. Die Bizepsrinne (Pfeilspitze) wird durch Flüssigkeit des Gelenkergusses ausgefüllt (PDW).

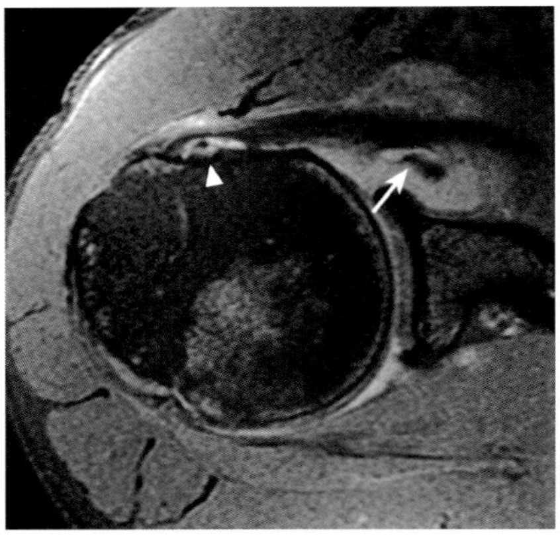

Abb. 10A.**8** **Bizepssehnenruptur.** Fehlende Darstellung der Bizepssehne in ihrer normalen anatomischen Lokalisation (Pfeilspitze). Die retrahierten proximalen Reste (Pfeil) finden sich im vorderen glenohumeralen Gelenkraum und sind von hyperintensem Gelenkerguss umgeben (PDW).

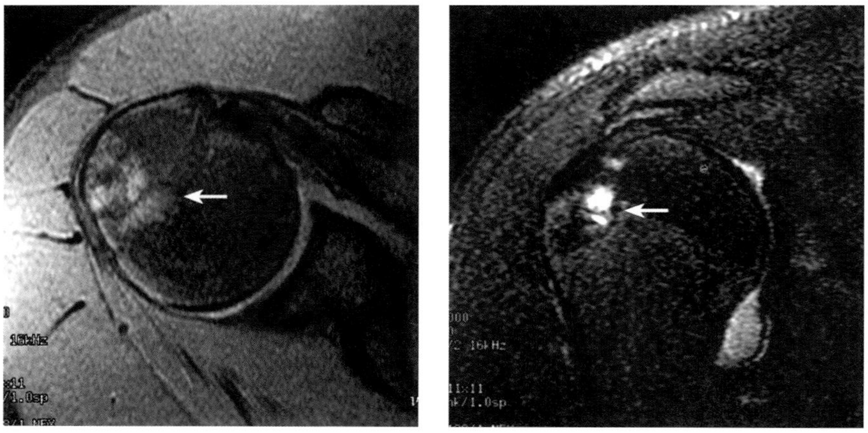

a **b**

Abb. 10A.**9** **Hill-Sachs-Läsion.** Knochenkontusion (Pfeil) am posterolateralen Aspekt des Humerus mit Signalanhebung (**a**: axiales PDW, **b**: coronales FS T2W).

fern. Eine atraumatische Genese ohne akutes oder chronisches Ereignis in der Anamnese ist selten. Die Schulterinstabilität kann anterior (mehr als 90%) oder posterior (5%) bestehen, manchmal auch bidirektional. Eine spezielle Form der inferioren Subluxation der Humeruskopfes stellt die sogenannte „Drooping shoulder" dar, die sich bei einem ausgeprägten posttraumatischen Hämarthros oder im Rahmen einer neuromuskulären Paralyse der Schulterregion darstellt.

Die Schulterstabilität wird durch intakte glenohumerale Knochenstrukturen, das Labrum glenoidale, die Kapsel und die periartikulären Weichteile gewährleistet. Bei einer *anterioren Instabilität* finden sich knöcherne Defekte in Form einer Hill-Sachs- oder Bankart-Läsion. Die *Hill-Sachs-Läsion* stellt eine posterolaterale Fraktur des Humeruskopfes dar, hervorgerufen durch ein Impingement am vorderen unteren Rand der Fossa glenoidalis bei der Luxation. Die Läsion imponiert im MRT als halbmondförmiger Knochendefekt am posterolateralen Aspekt des Humeruskopfes, findet sich im axialen Schnittbild im Niveau des Processus coracoideus und sollte nicht mit der normalen posterolateralen Abflachung des Humeruskopfes verwechselt werden, die weiter distal liegt. Eine ossäre *Bankart-Läsion* ist ein Defekt am anteroinferioren Rand des Glenoids nach Kompression durch den luxierten Humeruskopf.

Das *Labrum glenoidale* stellt eine fibrokartilaginäre Verbreiterung der knöchernen Pfanne dar mit signalarmem Charakter im MRT. Es ist typisch dreieckförmig mit scharfem oder leicht ausgerundetem freien Rand. Seltene anatomische Varianten sind mitunter schwer von einer Pathologie zu trennen, wie gespaltene, gekerbte, abgeflachte oder völlig fehlende Formen. In der klinischen Praxis ist ein fehlendes Labrum primär zunächst als pathologisch einzustufen. Eine zarte Spalte zwischen Labrum und Gelenkknorpel, die nicht die gesamte Länge des Labrums erfasst, ist normal und nicht mit einem Riss zu verwechseln. Die Insertion des oberen und mittleren glenohumeralen Bandes kann ebenfalls eine Rissbildung vortäuschen.

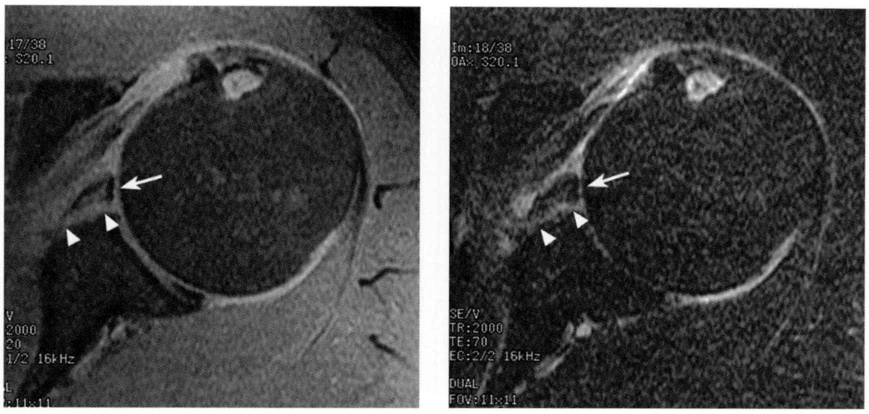

a b

Abb. 10A.**10** **Fraktur des anteroinferioren Labrum.** Riss (Pfeilspitze) im anteroinferioren Labrum (Pfeil) in Form einer linearen Signalanhebung (**a**: PDW, **b**: FS T2W).

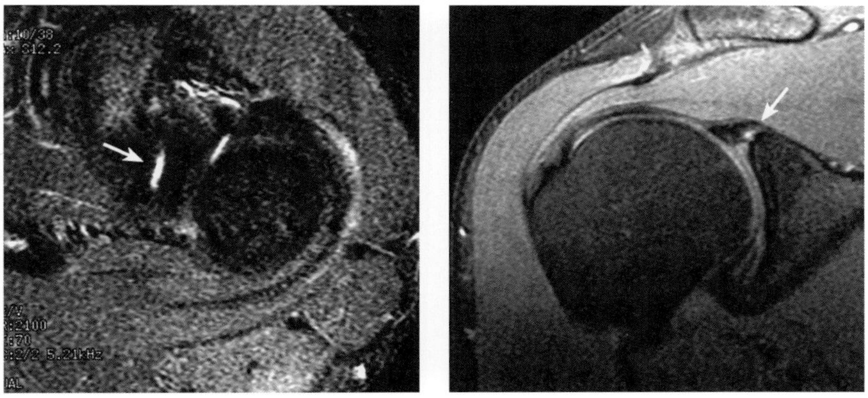

a b

Abb. 10A.**11** **SLAP-Läsion (superiorer Labrumriss).** Oberer Labrumriss in Form einer hyperintensen Linie (Pfeil) im axialen FS T2W (**a**) und als hyperintenser Fokus (Pfeil) im coronalen PDW (**b**).

Das Labrum glenoidale wird in 6 Quadranten eingeteilt: I, superior; II, anterosuperior; III, anteroinferior; IV, inferior; V, posteroinferior; und VI, posterosuperior. Labrumrisse erscheinen am häufigsten in den Quadranten I bis III. Signalanhebungen innerhalb des Labrum ohne Kontakt zur Oberfläche repräsentieren degenerative Veränderungen, Labrumzysten entstehen degenerativ oder posttraumatisch und finden sich mehr im posterioren Quadranten. Sie erscheinen typisch hypointens im T1W und hyperintens im T2W, breiten sich nicht selten in die paraartikulären Weichteile aus. Ein Labrumriss ist durch eine lineare Signalanhebung im T1W und PDW erkennbar, nicht immer finden sich T2-signalintense Flüssigkeitsanteile. Ausrundung, Fragmentation, Luxation oder ein völliges Fehlen des Labrum sind Zeichen seiner Verletzung. Das abgerissene Fragment ist als vergrößerte signalarme ovoide bis runde Struktur erkennbar. Frakturen des anteroinferioren Labrum sind in der Regel mit einer anterioren Dislokation gekoppelt und werden als *echte Bankart-Läsionen* bezeichnet (Abb. 10A.**10**).

Ein **s**uperiorer **L**abrumriss mit Extension nach **a**nterior und **p**osterior wird SLAP-Läsion genannt (Abb. 10A.**11**). Die Bizepssehne ist in die Läsion mit einbezogen, häufig finden sich auch Rotatorenmanschettendefekte und eine anteriore Instabilität. Es werden 4 Formen der SLAP-Läsion unterteilt: Typ1 bezeichnet die superiore Labrumdegeneration; Typ 2 ist ein Riss des superioren Labrum; Typ 3 stellt einen Korbhenkelriss des oberen Labrum dar; und Typ 4 einen Korbhenkelriss mit Ausdehnung in die proximale Bizepssehne in Form einer umschriebenen Längsspaltung. Diese Klassifizierung ist mittels MRT häufig nicht möglich. Grundsätzlich zeigen intermediäre Signalveränderungen im oberen Labrum Degenerationen an, ein signalreiches T2W einen Riss.

Die fibröse *glenohumerale Gelenkkapsel* wird durch die Rotatorenmanschette und die Ligamenta glenohumeralia verstärkt. Sowohl die Sehnen der Rotatorenmanschette als auch die glenohumeralen Bänder sind im MRT nicht von der Kapsel zu trennen und erscheinen gleichmäßig signalarm in allen Sequenzen.

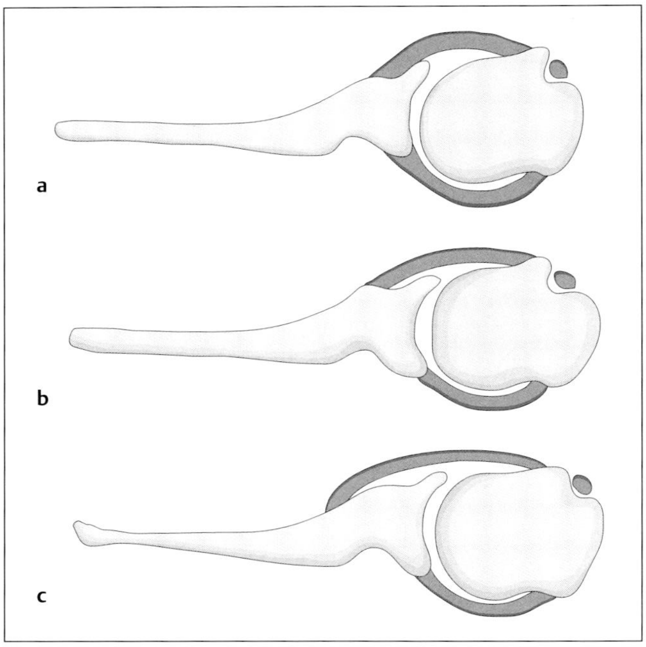

Abb. 10A.**12** **Anteriore Kapselinsertion am Glenoid.**
a Typ 1: Kapselinsertion nahe des Labrum;
b Typ 2: Kapselinsertion weniger als 1 cm medial des Labrum;
c Typ 3: Kapselinsertion mehr als 1 cm medial des Labrum.

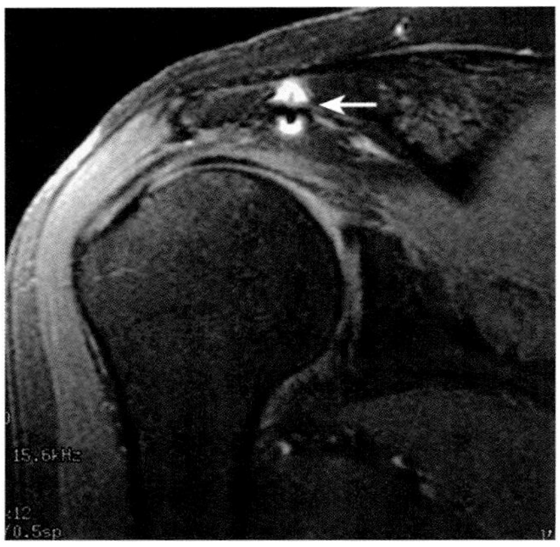

Abb. 10A.**13** **Zustand nach Akromioplastik und Rotatorenmanschettennaht.** Reste einer Akromioplastik mit Metallartefakten (Pfeil) in Form eines zentralen Signalverlustes mit peripherer Signalanhebung. Die Signalmehrung in der reparierten Supraspinatussehne ist postoperativ normal und kann unter diesen Umständen nicht von einer inkompletten Ruptur differenziert werden (coronales PDW).

Drei Formen der vorderen Kaspelinsertion am Glenoid werden differenziert (Abb 10A.**12**): Typ 1 inseriert am oder in Nähe des Labrum; Typ 2 weniger als 2 cm medial des Labrum; und Typ 3 mehr als 2 cm medial des Labrum. Typ 2 und 3 stellen zum einen Normvarianten dar, können aber auch posttraumatisch nach Distorsion der Kapsel bei anteriorer Luxation entstehen, insofern definieren diese Formen eine gewisse Prädisposition für eine anteriore Instabilität und habituelle Luxation. Des Weiteren ist in diesen Fällen die Subskapularissehne am Vorderrand der Rotatorenmanschette ausgedünnt, elongiert oder sogar gerissen mit entsprechender Atrophie des Muskels selbst.

Eine isolierte *posteriore Instabilität* ist ungewöhnlich und nur bei 5 % der Instabilitäten gegeben. Die MRT-Befunde sind denen der anterioren Instabilität ähnlich und zeigen posteriore Labrum- und Kapseldefekte sowie eine Aufweitung des hinteren Kapselraumes. Bei einer posterioren Luxation entsteht eine Kompressionsfraktur am anteromedialen Aspekt des Humeruskopfes die synonym *umgekehrte Hill-Sachs-Läsion* genannt wird. Bei multidirektionalen Instabilitäten finden sich anteriore, posteriore und inferiore Labrumveränderungen und eine elongierte Kapsel.

Postoperative Schulter

Die Interpretation der MRT-Befunde nach Schulteroperationen stellt eine gewisse diagnostische Herausforderung dar, da es häufig schwierig ist, normale postoperative Veränderungen von pathologischen zu trennen. Gröbere Komplikationen wie große Hämatome, Weichteilinfektionen und Osteomyelitis sind zumindest problemlos darstellbar.

Die *Akromioplastik* wird zur Behandlung eines Impingements durchgeführt und beschreibt die Resektion der akromialen Unterfläche. Dieser Eingriff kann auch mit einer partiellen oder kompletten Resektion des Lig. coracoacromiale sowie Eingriffen am Akromioklavikulargelenk und der distalen Klavikel verbunden sein. Die Signalintensität in den verbliebenen Skelettanteilen ist nach Ausheilung im T1W und T2W vermindert. Signalarme und signalreiche Artefakte entstehen durch kleine Metallfragmente der chirurgischen Instrumentarien (Bohrabrieb) und finden sich nach Operationen häufig (Abb. 10A.**13**). Diese mikroskopisch kleinen Metallteilchen sind weder im Röntgenbild noch im CT erkennbar, werden im MRT vor allem in GRE-Sequenzen hervorgehoben. Die Untersuchung der Rotatorenmanschette ist in solchen Fällen durch die Verzerrung des angrenzenden Gewebes besonders erschwert.

Die *chirurgische Naht der Rotatorenmanschettenruptur* wird in der Regel mit der Akromioplastik kombiniert. Häufig verbleibt eine Kommunikation zwischen dem glenohumeralen Gelenkraum und der Bursa subacromialis nach adäquater Therapie. Darüber hinaus lässt sich eine partielle Ruptur nicht von einer ausreichend genähten Rotatorenmanschette differenzieren, da sich ähnliche Signalanhebungen in allen Sequenzen finden. Eine komplette Reruptur ist nur dann sicher diagnostizierbar, wenn sich eine typische Diskontinuität der Sehne mit Flüssigkeit oder Granulation im Defekt findet.

Die Therapie der *anterioren Instabilität* und der *habituellen Schulterluxation* ist mannigfaltig: Reinsertion der Labrum- und Kapselläsionen (Bankart), Kürzung der anterioren Kapsel und des M. subscapularis (Putti-Platt), Transfer der Subskapularissehne vom Tuberculum minus zum Tuberculum majus (Magnuson-Stack), Knochenimplantate in das anteriore Glenoid und in den Processus coracoideus, Transfer des Processus coracoideus zum Skapulahals (Bristow-Helfet). Die Abgrenzung von Rezidiveinrissen und chirurgischer Komplikationen gegen postoperative Narben und residuale Defekte ist schwer bis unmöglich.

Nervale Kompressionssyndrome

Eine Irritation des N. suprascapularis (*Supraskapularis-Syndrom)* besteht gewöhnlich im Bereich der Incisura scapulae. Klinisch finden sich Schmerzen, Schwäche und Atrophie des M. supraspinatus und infraspinatus. Das Kompressionssyndrom kann durch Skapula- und Humerusfrakturen, anteriore Luxation, Anomalien und Kerben der transversalen Skapulabänder, Tumoren oder Ganglien ausgelöst werden. Letztere können im Zusammenhang mit einem Riss im Labrum glenoidale stehen, häufig im posterosuperioren Quadranten. Derartige Ganglien werden auch Labrumzysten genannt. Ein mehr distales Kompressionssyndrom des N. suprascapularis führt zu einer isolierten Innervationsstörung des M. infraspinatus und stellt einen chronischen Überlastungsschaden z. B. bei Werfern und Gewichthebern dar.

Das *Quadrilaterale Kompartmentsyndrom* bezeichnet eine Kompression des N. axillaris im Verlauf eines Kompartimentes, das cranial vom M. teres minor, medial durch den langen Kopf des Trizeps, caudal durch den M. teres major und lateral durch das Collum chirurgicum des Humerus gebildet wird. Klinisch finden sich Hautparästhesien im Einzugsgebiet des N. axillaris und eine Schwäche des M. teres minor und /oder deltoideus. Im MRT können die fettige Atrophie beider Muskeln dargestellt werden.

10B Ellenbogen

Anatomie

Der Ellenbogen besteht aus drei Gelenken in einer gemeinsamen Gelenkkapsel: 1) dem Humeroulnargelenk zwischen der Trochlea des Humerus und der Incisura trochlearis der Ulna; 2) dem Humeroradialgelenk zwischen dem Capitulum humeri und dem Radiusköpfchen; und 3) dem proximalen Radioulnargelenk zwischen der Circumferentia articularis des Radius, der Incisura radialis der Ulna und dem Ligamentum anulare. Letzteres ist ein breites fibröses Band, das an der anterioren und posterioren Begrenzung der Fossa radialis der Ulna inseriert.

Das Ellenbogengelenk wird von einer fibrösen Kapsel komplett umschlossen. Die anterioren und posterioren Kapselanteile sind relativ dünn, während die lateralen und medialen durch Kollateralbänder verstärkt werden (Abb. 10B.**1** und 10.B.**2**). Das *mediale (ulnare) Kollateralband* hat eine Dreieckform und besteht aus einem anterioren, posterioren und einem schrägen (transversalen) Teil. Das anteriore Bündel ist die funktionell bedeutsamste Struktur und verläuft vom medialen Epikondylus zum medialen Aspekt des Processus coronoideus. Das posteriore Bündel hat eine fächerförmige Struktur und liegt zwischen medialem Epikondylus und dem medialen Rand des Olekranon. Das schräge (transversale) Bündel des medialen Kollateralbandes ist häufig nur schwach ausgebildet und verläuft zwischen Olekranon und Processus coronoideus. Sowohl das posteriore als auch das transversale Bündel sind im MRT schwer abgrenzbar. Das *laterale (radiale) Kollateralband* verläuft zwischen Epicondylus lateralis und Ligamentum anulare. Die am weitesten posterior gelegenen Fasern des lateralen Kollateralbandes, häufig auch als *laterales ulnares Kollateralband* bezeichnet, ziehen über das Ligamentum anulare hinweg und inserieren an der ulnaren Tuberositas des Supinator distal und posterior des Ligamentum anulare.

Die *Muskeln des Ellenbogens* werden in anteriore, posteriore, mediale und laterale Kompartimente eingeteilt. Anterior liegen M. brachialis und biceps, der M. brachialis liegt vor dem Ellenbogengelenk und inseriert an der Tuberositas ulnae. Der M. biceps brachii liegt oberflächlich des brachialis und inseriert in der Tuberositas radii. Posterior finden sich M. triceps und anconaeus. Der Trizeps inseriert im proximalen Olekranon, während der M. anconaeus an der Hinterfläche des Epicondylus lateralis entspringt und weiter distal im Olekranon inseriert. Medial liegen M. pronator teres, palmaris longus und die Flexoren des Handgelenkes und der Hand, die am medialen Epikondylus aus einer gemeinsamen Sehne entspringen. Das laterale Kompartment enthält den M. supinator, den brachioradialis und die Extensoren des Handgelenkes und der Hand, die vom Epicondylus lateralis aus einer gemeinsamen Extensorensehne entspringen.

Oberflächliche *Bursen* des Ellenbogengelenkes sind die Bursa olecranii und die medialen und lateralen epikondylären Bursen. Neben der subkutanen Bursa olecranii finden sich gelegentlich zwei weitere Schleimbeutel der Olekranonregion: die Bursa olecranii intratendinosa im Verlauf der Trizepssehne und die Bursa olecranii subtendinosa neben dieser Sehne und unmittelbar über der Spitze des Olekranon. Eine entzündete subtendinöse Bursa kann von einem Gelenkerguss durch fehlende Flüssigkeitssignale im anterioren Gelenkkompartiment differenziert werden. Entzündliche Veränderungen der medialen und lateralen epikondylären Bursa dürfen nicht mit Rissen in den Kollateralbändern verwechselt werden. Weiterhin gibt es eine Vielzahl tiefer Bursen im Ellenbogengelenk, die jedoch selten entzündlich reagieren.

Kollateralbandläsionen

Die Kollateralbänder sind Verstärkungen der medialen und lateralen Gelenkkapsel des Ellenbogens. Ligamentäre Verletzungen und Degenerationen gehen fakultativ mit Schäden an den anliegenden Flexorensehnen medial und Extensorensehnen lateral einher. Partielle oder totale Risse sind Folge von akuten Traumen oder einer chronischen Überlastung mit kapsulären Mikrorissen, Einblutungen und Ödemen. Verletzungen des medialen Kollateralbandes sind häufiger und resultieren aus einem Valgusstress bei flexiertem Gelenk. Derartige Läsionen finden sich bei Werfern und können zusammen mit Verletzungen des Ligamentum anulare und der Trizepssehne auftreten. Die meisten Risse liegen im anterioren Bündel des medialen Kollateralbandes. MRT-Befunde akut oder chronisch verletzter Kollateralbänder sind: Elongation, unregelmäßiger Verlauf, unscharfe Begrenzung und erhöhte Signalintensität im oder um das Ligament (Abb. 10B.**3** und 10B.**4**). Areale hoher Signalintensität im T2W reflektieren Blutungen und Ödem. Akute Risse der medialen Kollateralbänder bei Valgusstress können in Begleitung von lateralen Kompressionen auftreten, wie Kontusionen („Bone-bruise") des Kapitulum und des Radiusköpfchens. Bei chronischen Schäden verschwindet die ulnare Traktion und es bilden sich Verkalkungen und heterotope Verknöcherungen ähnlich des Stieda-Pellegrini-Phänomens am Kniegelenk.

Laterale (radiale) Epikondylitis

Die laterale Epikondylitis wird durch Entzündungen, Degenerationen oder Risse der gemeinsamen Extensorensehne hervorgerufen. Der Befund ist auch unter dem Begriff „Tennisarm" bekannt, da er sich sekundär nach rezidivierenden Mikrotraumen und chronischer Überbelastung im Rahmen der sportlicher Betätigung findet. Die Epicondylitis radialis findet sich dessenungeachtet häufiger bei sportlich inaktiven Patienten und ist geläufiger als die mediale Epikondylitis. Die pathologisch-anatomischen Veränderungen der lateralen Epikondylitis sind variabel, partielle Faserausrisse der Extensorensehne (speziell des Extensor carpi radialis brevis) am epikondylären Ursprung sind typisch. Eine Signalerhöhung im T1W ohne T2-Signalanreicherung zeigt Degenerationen (chronische Tendinitis oder Tendinose) an. Höhere Signalintensitäten im T2W sind Zeichen einer partiellen Ruptur oder einer mehr akuten Tendinitis. In diesen Fällen kann die Signalanhebung im T2W auch auf das benachbarte Gewebe übergreifen einschließlich des M. anconaeus und des lateralen Epikondylus. Volumenzunahmen der Sehnen sind eher Zeichen einer Tendinitis, Ausdünnungen finden sich mehr bei chronischen oder partiellen Rissen. Ein kompletter Riss besteht dann, wenn eine flüssigkeitsgefüllte Lücke zwischen der Sehne und ihrer knöchernen

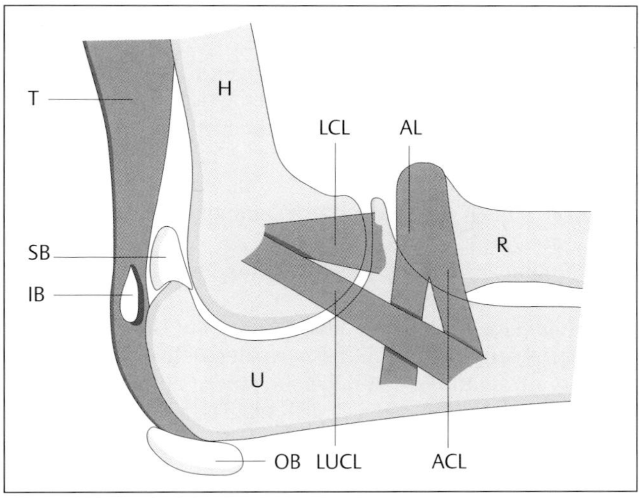

Abb. 10B.1 **Laterale Ansicht**

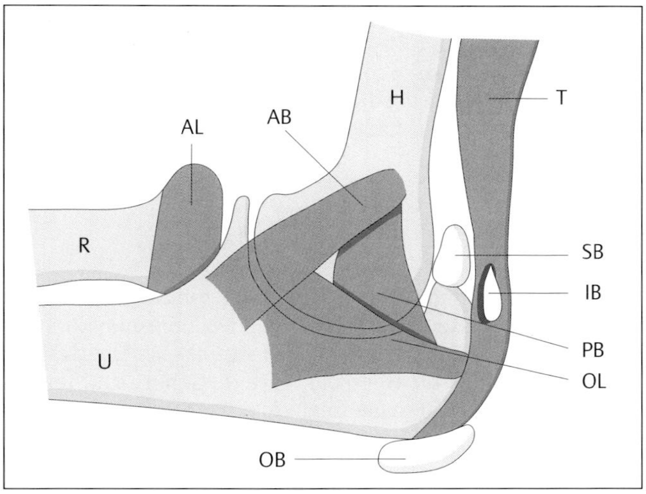

Abb. 10B.2 **Mediale Ansicht**

Abb. 10B.1 und 10B.2 **Bänder und Bursen des Ellenbogens.** AB: anteriores Bündel des medialen Kollateralbandes; AL: Ligamentum anulare; ACL: akzessorisches Kollateralband; H: Humerus; IB: intratendinöse Bursa; LCL: laterales Kollateralband; LUCL: laterales ulnares Kollateralband; OB: Bursa olecranii; OL: schräges (transversales) Bündel des medialen Kollateralbandes; PB: posteriores Bündel des medialen Kollateralbandes; R: Radius; SB: Bursa subtendinea; T: Trizepssehne; U: Ulna.

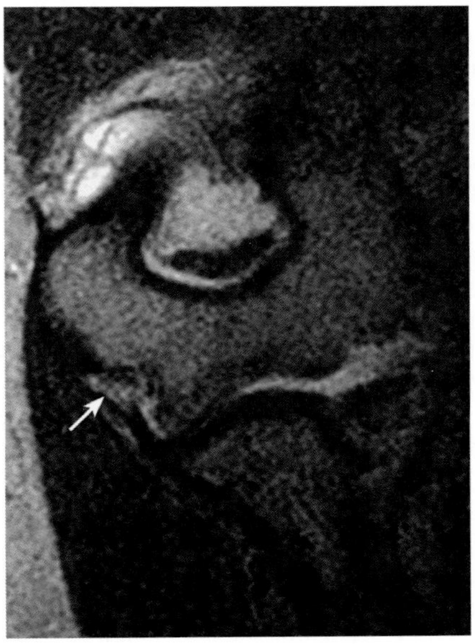

Abb. 10B.3 **Partieller Riss des medialen Kollateralbandes.** Fokale Signalanhebung im Bereich des medialen Kollateralbandes (Pfeil) mit Erguss im Ellenbogengelenk (coronales T2W).

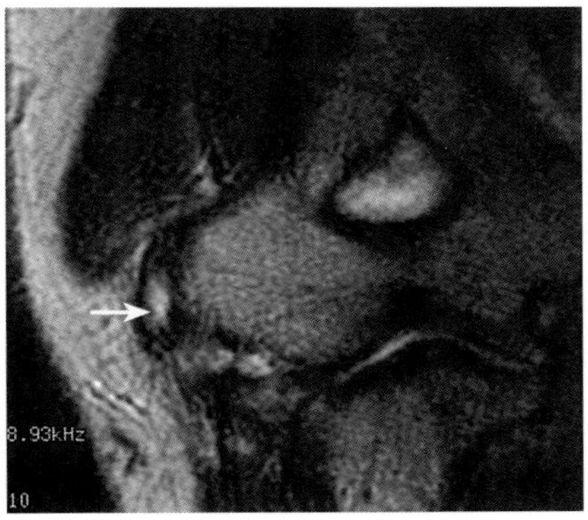

Abb. 10B.4 **Partieller Riss des lateralen Kollateralbandes.** Fokale Signalanhebung im Bereich des lateralen Kollateralbandes (Pfeil) (Coronales T2W).

Insertion nachweisbar ist. Umgebungsödem und Entzündungen sind regelmäßige Begleitbefunde. Ähnliche Veränderungen können auch durch lokale Injektionen von Kortikosteroiden erzeugt werden, die dann länger als 1 Monat persistieren. Diese sollten nicht mit der Primärerkrankung verwechselt werden.

Mediale (ulnare) Epikondylitis

Die mediale Epikondylitis wird durch Entzündungen, Degenerationen oder Risse der gemeinsamen Flexorensehne hervorgerufen. Der Befund findet sich nach chronischer Überlastung der Flexoren und Pronatoren bei Werfern, Golfern und Tennisspielern, die für die Beschleunigung des Sportgerätes eine exzessive Pronationsbewegung ausführen. Die tendinösen Veränderungen und das MRT-Bild gleichen den oben beschriebenen bei der häufigeren lateralen Epikondylitis.

Beim unreifen Skelett kann sich die noch freie Epiphyse des medialen Epikondylus eher bei entsprechenden Überbeanspruchungen der Flexoren und Pronatoren lösen als die Sehne selbst. Klinisch findet sich ein „Little-Leaguer's Elbow" mit Schmerz entlang des medialen Ellenbogengelenkes nach Stressfraktur oder Ablösung der medialen epikondylären Epiphyse. Die MRT deckt diese Verletzung in Form entsprechend ödematöser Veränderungen in der Spongiosa und in den Weichteilen um den medialen Epikondylus vor der kompletten Epiphyseolyse auf. Begleitend kann eine aseptische Knochennekrose des Kapitulum (M. Panner) bei 5- bis 10-jährigen Jungen auftreten oder eine Osteochondrosis dissecans (Osteochondrale Fraktur) des Kapitulum bei älteren Kindern.

Bizepssehnenverletzungen

Eine *Ruptur der distalen Bizepssehne* bildet nur etwa 5 % aller Bizepssehnenverletzungen (Abb. 10B.**5**). Derartige Risse treten bei Männern über 40 Jahren nach forcierter Flexion des Ellenbogens gegen einen Widerstand auf und liegen gewöhnlich nahe der Insertion an der Tuberositas radii. Eine proximale Retraktion ist minimal, solange die Aponeurose intakt bleibt. Ähnlich anderer Sehnenverletzungen findet sich im MRT eine signalreich ausgefüllte Lücke in der signalarmen Sehne mit eventueller Retraktion. Bei partiellen Rupturen bleiben Faseranteile erhalten. Die Signalalterationen sind abhängig vom Alter des Traumas, T2-Signalanhebungen in der betroffenen Sehne, im angrenzenden Knochen und Weichteilmantel, sind dabei stets Indikator von Ödem, Hämorrhagie und Entzündung.

Eine chronische Tendinitis (Tendinose) findet sich an der distalen Bizepssehne häufig und kann Auslöser einer Spontanruptur sein. Chronisch entzündliche und degenerative Veränderungen bilden sich intermediär signalintens in allen Sequenzen ab und können in Verbindung mit Knochenproliferationen an der radialen Tuberositas und Entzündungen der Bursa zwischen Bizepssehne und Tuberositas radii auftreten. Bei Signalanhebungen in der Sehnenkontinuität, die sich nur im kurzen Echo zeigen, im T2W jedoch fehlen, muss an das „Magic-angle"-Phänomen gedacht werden.

Trizepssehnenverletzungen

Eine Ruptur der Trizepssehne ist selten (Abb 10B.**6**). Der Kontinuitätsverlust liegt in der Regel im Bereich des tendinösen Ansatzes am Olekranon, bei der Mehrzahl der Patienten ist ein knöcherner Ausriss gegeben. Der komplette Riss zeigt sich in Form eines signalreichen Areals, das die signalarmen Sehnenfragmente separiert. Wird der Ellenbogen in Streckung untersucht, so kann eine intakte Sehne elongiert und schlaff erscheinen. Diese Veränderungen sollten nicht mit einer Ruptur und Retraktion verwechselt werden. Eine Bursitis olecranii kann gelegentlich eine partielle Trizepssehnenruptur vortäuschen, die jedoch noch wesentlich seltener als eine komplette Ruptur auftritt.

Entzündliche und degenerative Veränderungen sind in der Trizepssehne dagegen häufiger, finden sich in Form intermediärer Signalalterationen in allen Sequenzen. Ähnliche Signalveränderungen finden sich bei normalen Sehnen als Hinweis auf eine intratendinöse Bursa, oder, sofern auf des T1W und PDW beschränkt, als Ausdruck des „Magic-angle"-Phänomens.

Nervenkompressionssyndrome

Ein alterierter oder komprimierter Nerv zeigt sich im MRT signalreich im T2W und ist fokal verdickt. Raumforderungen mit Verdrängung des Nerven und Subluxationen können ebenfalls zu Nervenalterationen führen, sind andererseits aber auch nicht selten symptomlos.

Von den drei Nerven, die em Ellenbogen entlangziehen, ist der *N. ulnaris* der am meisten betroffene. Der Nerv verläuft in einem vorgeformten fibroossären Tunnel dorsal des Epicondylus medialis humeri, dessen Boden durch die Gelenkkapsel und die posterioren und transversalen Bündel des medialen Kollateralbandes gebildet wird. Das Dach besteht proximal aus dem kubitalen Retinakulum und distal aus der Aponeurose des M. flexor carpi ulnaris. Das Retinakulum kann in 10 % der Fälle fehlen, sodass der Nerv nach anterior über die mediale Epikondyle bei Armflexion disloziert, was eine funktionelle Neuritis bedingt. In weiteren 10 % ist das Retinakulum durch den M. anconaeus epitrochlearis ersetzt, was zu einer chronischen Kompression führt. Weitere Ursachen für eine Ulnarisirritation sind eine Verdickung des Retinakulum oder des medialen Kollateralbandes, Frakturen und Osteophyten des medialen Epikondylus, Weichteiltumoren (Abb. 10B.**7**) und Adhäsionen.

Kompressionen des *N. radialis* sind dann relevant, wenn ein frakturierter distaler Humerusschaft den Nerven in seinem Durchtritt durch die Ansätze des medialen und lateralen Trizepskopfes alteriert. Eine Kompression des N. interosseus posterior, einem rein motorischen Ast des N. radialis, findet sich unmittelbar distal des Ellenbogens im Bereich der Nervenpassage durch den M. supinator. Auch hier spielen wieder Frakturen und Luxationen der angrenzenden Skelettanteile eine Rolle, daneben sind die rheumatoide Arthritis, Weichteiltumoren und posttraumatische Fibrosen Auslöser einer Neuropathie.

Eine Kompression des N. medianus findet sich in der Regel im Handgelenk bzw. Karpaltunnel. Er kann mitunter durch einen suprakondylären Prozess, der von der anteromedialen Oberfläche des distalen Humerus ausgeht, oder von einem Struther'schen Band, das sich zwischen dem Processus supracondylaris und dem medialen Epikondylus spannt, alteriert werden. Eine Kompression des N. medianus bzw. seines größten Astes, des N. interosseus anterior, wird kubital häufig nach Frakturen oder bei kongenitalen Anomalien ausgelöst.

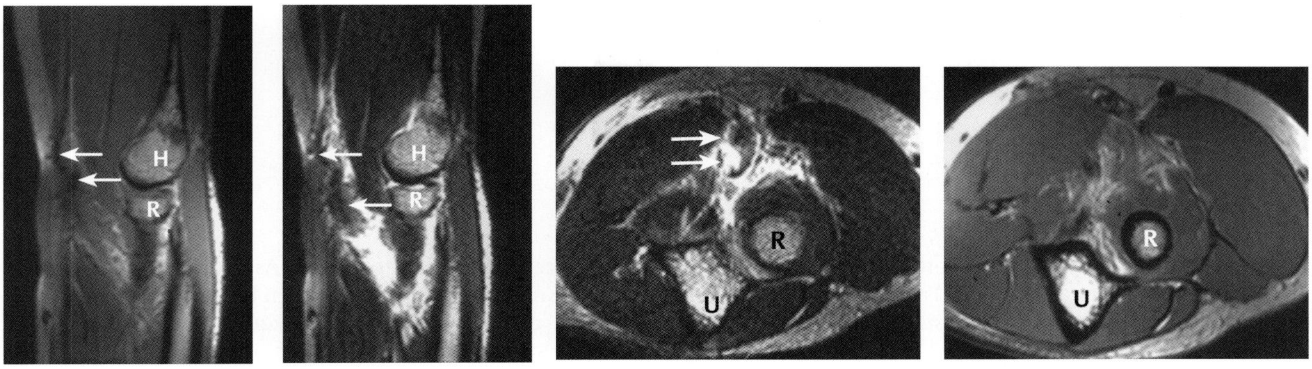

a b c d

Abb. 10B.**5** **Akuter Riss der distalen Bizepssehne.** Komplette Ruptur der distalen Bizepssehne nahe ihrer Insertion an der Tuberositas radii mit assoziierter Blutung. Die distale Bizepssehne (Pfeile) erscheint durch die Retraktion wellig, zeigt eine unregelmäßige Kontur mit Verdickung ihres distalen Endes in **a** (sagittales PDW) und **b** (sagittales T2W). Blutung zwischen distaler Bizepssehne und Radius in **b** in Form einer irregulären hyperintensen Zone. Die distale Bizepssehne (Pfeile) erscheint ebenfalls verdickt und signalreich in **c** (axiales T2W), dem am weitesten distalen Schnitt durch die Sehne. Wiederum signalintense Blutung zwischen Sehne und Radius. In einem noch weiter distalen Schnitt in **d** (axiales PDW) ist die Sehne nicht mehr dargestellt (H: Humerus, R: Radius, U: Ulna).

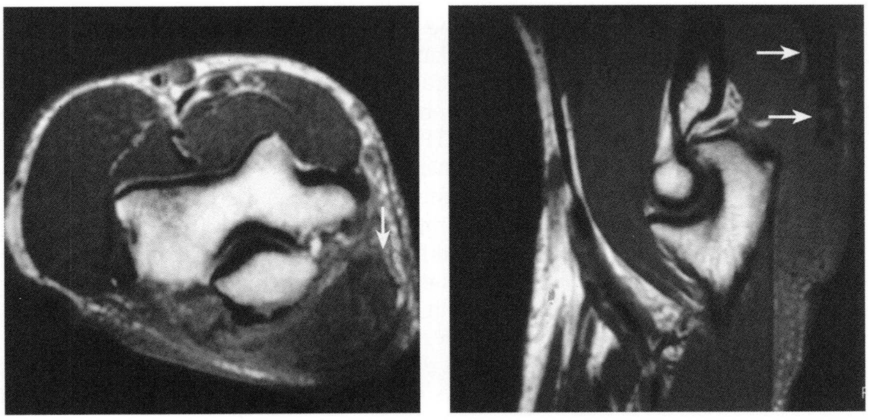

a b

Abb. 10B.**6** **Tricepssehnenriß (alt).** **a** Axiales T1W, altes Hämatom (Pfeile) in Form einer signalarmen Raumforderung über dem Olekranon. **b** Sagittales T1W, die rupturierte Trizepssehne ist vom Olekranon durch das Hämatom separiert.

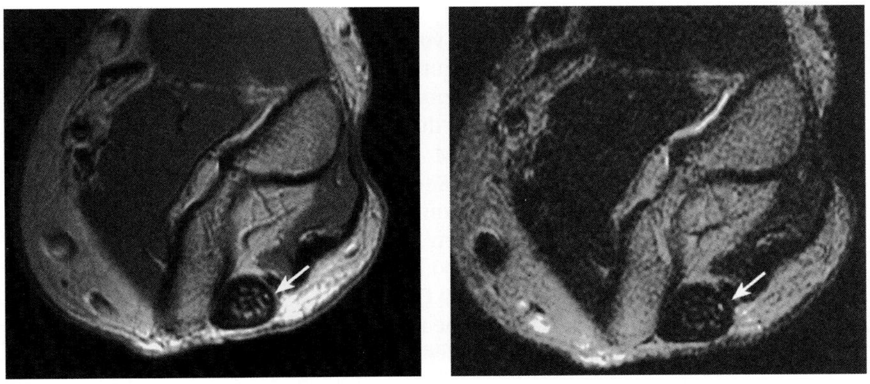

a b

Abb. 10B.**7** **Fibrolipohamartom des N. ulnaris.** Kompression des N. ulnaris durch einen primären Tumor (Pfeil), der eine deutliche zirkuläre Verdickung des Nerven bewirkt (**a**: PDW, **b**: T2W).

10C Handgelenk und Hand

Anatomie

Distale Radius und Ulna artikulieren mit der proximalen Handwurzelreihe, bestehend aus Os scaphoideum, Os lunatum, Os triquetrum und dem Os pisiforme, das innerhalb der Sehne des M. flexor carpi ulnaris liegt. Die distale Handwurzelreihe besteht aus Os trapezium, Os trapezoideum, Os hamatum und Os capitatum und artikuliert mit den Metakarpalia. Das distale Radioulnargelenk ist ein L-förmiger Gelenkkomplex zwischen der Incisura sigmoidea (ulnaris) des distalen Radius, der Circumferentia articularis der Ulna und dem triangulären fibrokartilaginären Komplex.

Die karpalen Bänder werden in extrinsische und intrinsische eingeteilt. Extrinische Bänder verbinden die Karpalia mit Radius und Ulna, intrinsische (interossäre und interkarpale) Bänder die einzelnen Handwurzelknochen (Abb. 10C.**1**–**3**).

Das *palmare (volare) radiokarpale Ligament* ist ein breites fibröses Band mit Ursprung an der anterioren inferioren Zirkumferenz des distalen Radius unter Einbeziehung des Processus styloideus radii. Die Fasern verlaufen nach medial und distal und inserieren an der anterioren Oberfläche des Os scaphoideum, lunatum, triquetrum und capitatum. Das palmare Radiokarpalband kann in 3 Komponenten unterteilt werden: das Lig. radioscaphocapitatum, radiolunotriquetrum und radioscapholunatum.

Das *palmare ulnokarpale Ligament* ist ein dicker Strang, der vom Processus styloideus ulnae und dem triangulären fibrokartilaginären Komplex nach lateral und distal verläuft, mit Insertion am Triquetrum (Lig. ulnotriquetrum) und Lunatum (Lig. ulnolunatum). Das *Deltaband* (Lig. arcuate) ist ein volares interkarpales (intrinsisches) Band mit Ursprung an der palmaren Oberfläche des Os capitatum. Es hat eine V-Form mit einem ulnaren Arm zum Triquetrum und einem radialen Arm zum Navikulare. Wenn sich zusätzliche Faszikel zu den anderen Handwurzelknochen finden, wird das Ligament auch radiales Karpalband genannt.

Das *dorsale radiokarpale Ligament* ist dünner und funktionell weniger bedeutsam als das palmare Radiokarpalband. Es besteht in einer Verdickung der dorsalen Gelenkkapsel und erstreckt sich vom distalen Radius und Processus styloideus radii zum Navikulare, Lunatum und Triquetrum. Die Komponente zwischen Radius und Os triquetrum ist dabei die kräftigste Struktur. Das *dorsale ulnokarpale Ligament* verstärkt die Gelenkkapsel zwischen Ulna und Triquetrum. Neben zahlreichen intrinsischen dorsalen Karpalbändern sind das Lig. triquetronaviculare und der Triquetrotrapezium-Faszikel am meisten prominent.

Die *Kollateralbänder* des Handgelenkes sind Verdickungen der fibrösen Gelenkkapsel und funktionell weniger bedeutsam als die Kollateralbänder anderer Gelenke, wie z. B. des Kniegelenks. Das *ulnare Kollateralband* der Handwurzel entspringt am Processus styloideus ulnae und teilt sich in zwei Faszikel, von denen der eine am Triquetrum mit Fasern bis zum Hamatum und der Basis des 5. Metakarpale inseriert und der andere am Os pisiforme. Das *radiale Kollateralband* des Handgelenkes zieht von der Spitze des Processus styloideus radii zum Navikulare und Trapezium.

Die beiden wichtigsten intrinsischen (interossären) Bänder sind das *Lig. scapholunatum* und das *Lig. lunotriquetrum*. Diese Bänder verbinden die proximalen Aspekte der korrespondierenden Knochen von ihrer palmaren bis zur dorsalen Oberfläche und unterteilen so das radiokarpale vom interkarpalen Kompartiment. Drei weitere interossäre Ligamente finden sich in der distalen Handwurzelreihe und verbinden Trapezium, Trapezoideum, Kapitatum und Hamatum. Diese Bänder ziehen nicht von der volaren zur dorsalen Fläche der Handgelenkskapsel, was die normale Kommunikation zwischen dem Interkarpal- und dem gemeinsamen Karpometakarpalraum des Handgelenkes erklärt.

Der *trianguläre fibrokartilaginäre Komplex* (TFCC) wird durch den Discus artikularis (triangularis), das Meniskusäquivalent, das ulnare Kollateralband, das dorsale und palmare radioulnare Ligament und die Sehnenscheide des M. extensor carpi ulnaris gebildet. Der Discus artikularis trennt das radiokarpale Kompartiment vom distalen Radioulnargelenk, ist peripher dicker und kann zentral gefenstert sein. Die „normale Diskusfensterung" findet sich lediglich bei älteren Menschen und repräsentiert eher eine Diskusdegeneration ohne klinische Relevanz. Der TFCC zieht vom ulnaren Aspekt des distalen Radius zum Köpfchen und Styloidfortsatz der Ulna. In seiner peripheren Ausdehnung wird er von Fasern des ulnaren Kollateralbandes verstärkt, verbreitert sich zum Meniskusäquivalent und inseriert distal am Os triquetrum, hamatum und an der Basis des 5. Metakarpale. In seinem volaren Aspekt verbindet sich der TFCC mit dem Os triquetrum und dem Lig. lunotriquetrum, weniger fest mit dem Os lunatum und dem Lig. ulnolunatum. Dorsal ist der TFCC in die Sehnenscheide des M. extensor carpi ulnaris eingegliedert. Der Recessus prästyloides ist eine Ausstülpung der radiokarpalen Gelenkkapsel zwischen Discus artikularis und dem Meniskusäquivalent.

Der *Karpaltunnel* (Abb. 10C.**4**) ist ein ovalärer Raum, der dorsal, medial und lateral von den Karpalia, volar durch das *Retinakulum der Flexoren* begrenzt wird, einem kräftigen breiten Ligament, das sich vom Os pisiforme und Hamulus medial bis zum Os scaphoideum und Trapezium lateral erstreckt. Innerhalb des Karpaltunnels verlaufen der N. medianus und die Sehnen des Flexor digitorum superficialis (4) und profundus (4) sowie die des M. flexor pollicis longus.

Der *Guyon'sche Kanal* (ulnarer Tunnel) ist ein fibroossärer dreieckförmiger Tunnel im anteromedialen Aspekt des Handgelenkes, durch den A. und N. ulnaris verlaufen (Abb. 10C.**5**). Der Tunnel erstreckt sich in einer Längsausdehnung von 4 cm von der proximalen Fläche des Os pisiforme bis zum Hamulus ossis hamati, die die mediale bzw. laterale Begrenzung bilden. Das Retinakulum der Flexoren und der Ursprung der hypothenaren Muskeln bildet den Boden, das Lig. pisohamatum, das volare Karpalband und der M. palmaris brevis das Dach des Kanals.

Die *langen Flexorensehnen* der Finger und des Daumens sind im Karpaltunnel in Sehnenscheiden eingeschlossen. Die vier Sehnen des Flexor digitorum superficialis bilden zwei Sehnenscheidenfächer proximal des Karpaltunnels, in denen die Sehnen von Mittel- und Ringfinger oberhalb der Sehnen des Zeigefingers und kleinen Fingers liegen. Im Karpaltunnel sind die 4 Sehnen sowohl des M. flexor digitorum superficialis als auch profundus nebeneinander abgegrenzt. Nach Austritt aus dem

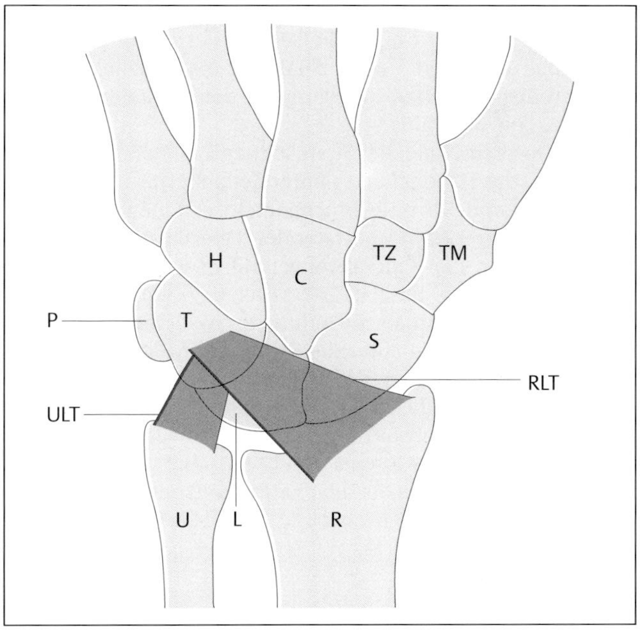

Abb. 10C.1

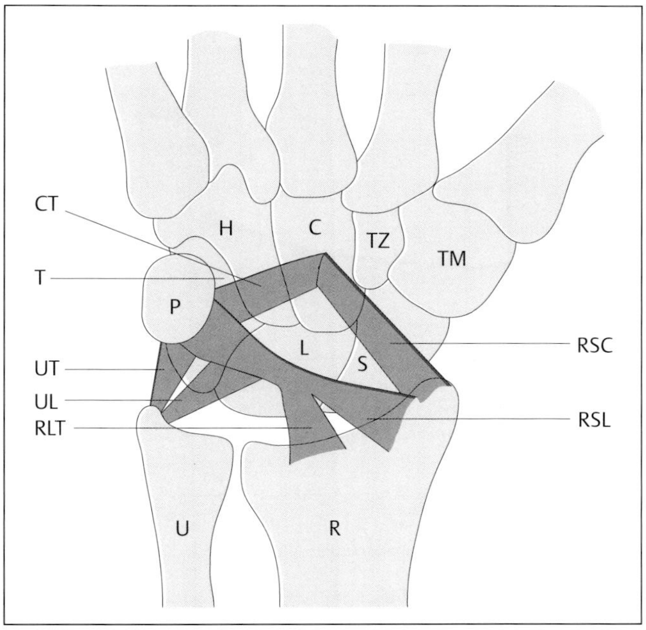

Abb. 10C.2

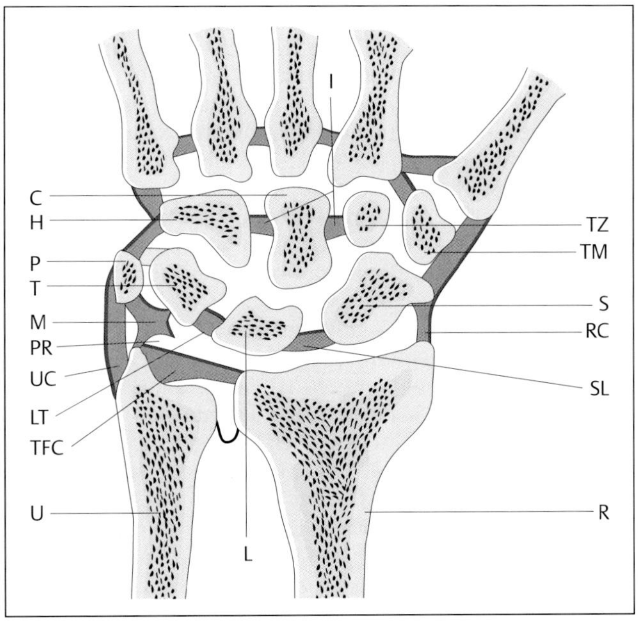

Abb. 10C.3

Abb. 10C.**1–3** **Bänder der Hand.** Dorsale Ansicht (Abb 10C.**1**), palmare Ansicht (Abb. 10C. **2**), coronaler Schnitt (Abb 10.**3**).
C: Os capitatum; CT: Lig. capitotriquetrum; H: Os hamatum; I: Lig. interosseum; L: Os lunatum; LT: Lig. lunotriquetrum; M: Meniskusäquivalent; P: Os pisiforme; PR: Recessus prästyloides; R: Radius; RC: radiales Kollateralband; RLT: Lig. radiolunotriquetrum; RSC: Lig. radioscaphocapitatum; RSL: Lig. radioscapholunatum; S: Os naviculare (Scaphoid); SL: Lig. scapholunatum; T: Os triquetrum; TFC: Triangulärer fibrokartilaginärer Komplex; TM: Os trapezium; TZ: Os trapezoideum; U: Ulna; ULC: ulnares Kollateralband; UL: Lig. ulnoluatum; ULT: Lig. ulnolunotriquetrum.

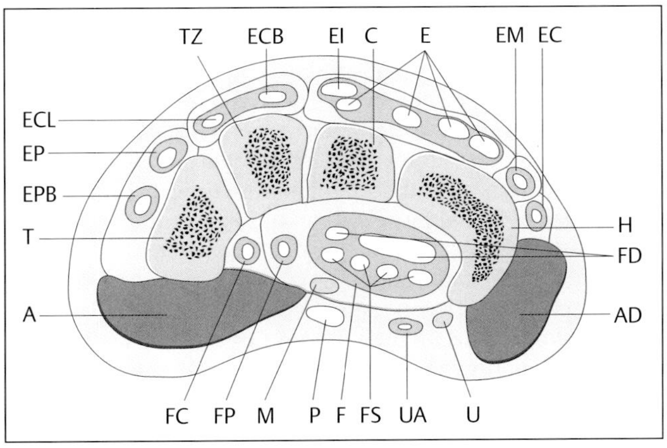

Abb. 10C.**4** **Karpaltunnel.**
A: M. abductor pollicis brevis; AD: M. abductor digiti minimi; C: Os capitatum; E: Sehne des M. extensor digitorum communis; EC: Sehne des M. extensor carpi ulnaris; ECB: Sehne des M. extensor carpi radialis brevis; ECL: Sehne des M. extensor carpi radialis longus; EI: Sehne des M. extensor indicis; EM: Sehne des M. extensor digiti minimi; EP: Sehne des M. extensor pollicis longus; EPB: Sehne des M. extensor pollicis brevis; F: Retinakulum der Flexoren; FC: Sehne des M. flexor carpi radialis; FD: Sehne des M. flexor digitorum profundus; FP: Sehne des M. flexor pollici longus; FS: Sehne des M. flexor digitorum superficialis; H: Os hamatum; M: N. medianus; P: Sehne des M. palmaris longus; T: Os trapezium; TZ: Os trapezoideum; U: N. ulnaris; UA: A. ulnaris.

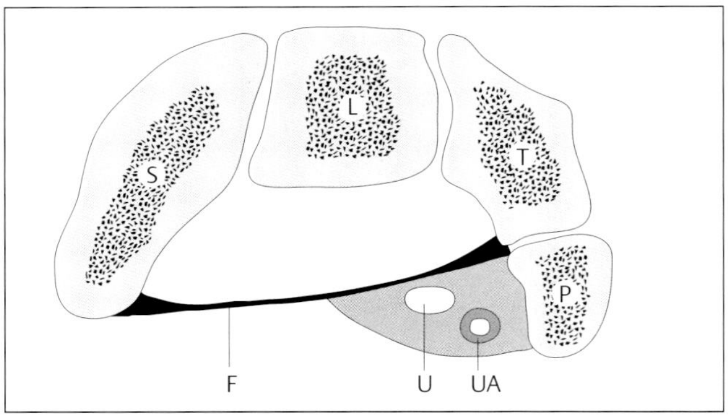

Abb. 10C.**5** **Guyon'scher Kanal (Ulnaristunnel).**
F: Flexor retinaculum; L: Os lunatum; P: Os pisiforme; S: Os scaphoideum; T: Os triquetrum; U: N. ulnaris; UA: A. ulnaris.

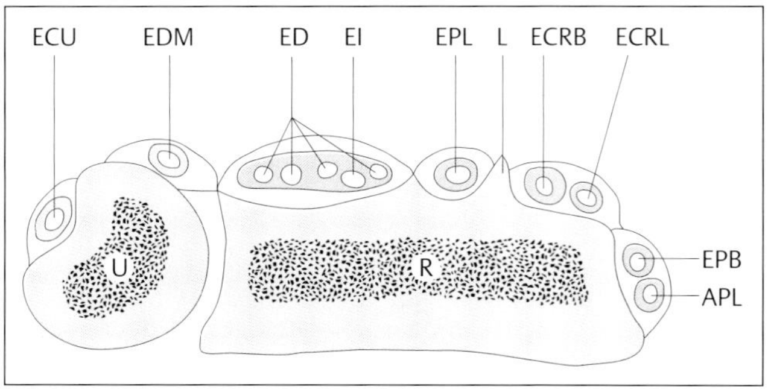

Abb. 10C.**6** **Extensorenfächer des Handgelenkes.**
1. Fach: Abductor pollicis longus (APL) und Extensor pollicis brevis (EPB); 2. Fach: Extensor carpi radialis longus (ECRL) und Extensor carpi radialis brevis (ECRB); 3. Fach: Extensor pollicis longus (EPL); 4. Fach: Extensor digitorum (ED) und Extensor indicis (EI); 5. Fach: Extensor digiti minimi (EDM); 6. Fach: Extensor carpi ulnaris (ECU). L: Tuberculum Lister. R: Radius. U: Ulna.

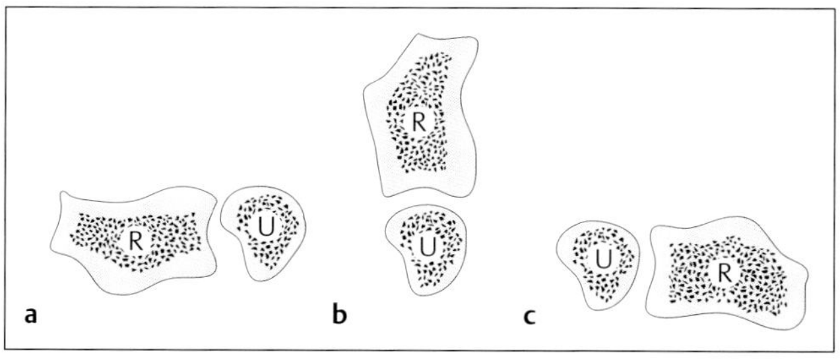

Abb. 10C.**7** **Normales Alignment des linken distalen Radioulnargelenkes.** **a** Supination: Das Gelenk ist nicht kongruent, die Ulna liegt aber im Zentrum der Incisura sigmoidea. **b** Neutralposition, und **c** Pronation: In diesen Positionen sind die Gelenkflächen kongruent. R: Radius; U: Ulna.

Karpaltunnel legen sich die Sehnen der Bursa ulnaris an und fächern sich schließlich paarweise zu ihren Phalangen auf. Im Bereich der Finger sind die oberflächlichen und tiefen Flexorensehnen durch eine gemeinsame Sehnenscheide ummantelt, die über dem Metakarpale-Köpfchen endet, außer beim Daumen und Kleinfinger, wo die Sehnenscheide in die radiale bzw. ulnare Bursa übergeht. Diese zwei Bursen können mit anderen über intermediäre Bursen kommunizieren. Die Sehnen des Flexor digitorum superficialis inserieren an den Schäften der Mittelphalangen 2 bis 5, die Sehnen des Flexor digitorum profundus treten durch einen Spalt der oberflächlichen Sehnen nach distal aus und inserieren an der Basis der Endphalanx des 2. bis 5. Strahls.

Die *Extensorensehnen* liegen in Sehnenscheiden eingebettet am Dorsum des Handgelenkes unter dem oberflächlichen dorsalen Karpalband. Die unterbrochenen Insertionen dieses Bandes an der posterioren und lateralen Oberfläche von Radius und Ulna teilen den Extensorenverlauf in 6 Kompartimente ein (Abb. 10C.**6**): Das medialste (6.) Fach liegt dorsomedial der distalen Ulna und enthält die Sehne des M. extensor carpi ulnaris. Das 5. Fach beinhaltet die Sehne des M. extensor digiti minimi, das 4. die Sehnen des M. extensor digitorum communis und extensor indicis. Das Tuberculum Lister teilt das 3. Fach mit dem M. extensor pollicis longus vom 2. Fach mit dem Extensor carpi radialis longus und brevis ab. Das 1. Fach liegt am lateralen Aspekt des distalen Radius und enthält die Sehne des M. extensor pollicis brevis und des abductor pollicis longus.

Instabilität des distalen Radioulnargelenkes

Das distale Radioulnargelenk wird hauptsächlich durch den TFCC stabilisiert. Subluxationen und Luxationen dieses Gelenkes sind daher stets mit einer Alteration des TFCC assoziiert, die traumatisch, entzündlich oder degenerativ imponieren kann. Eine radioulnare Luxation tritt selten mit einer isolierten Läsion des TFCC oder des Processus styloideus ulnae auf, findet sich dagegen häufiger in Kombination mit Radiusfrakturen z. B. des Radiusschaftes (Galeazzi-Fraktur) oder des Radiusköpfchens (Essex-Lopresti-Fraktur).

Zur Diagnose der radioulnaren Instabilität muss das Handgelenk in Pronation, Neutralstellung und Supination des Unterarmes untersucht werden. Bei einem normalen Handgelenk sind die Gelenkflächen des distalen Radius und der Ulna kongruent in Pronation und Neutralstellung, nicht aber in Supination aufgrund der anatomischen Konfiguration der distalen Ulna (Abb. 10C.**7**). Des Weiteren tritt eine minimale dorsale Subluxation der Ulna in Pronation und minimale volare Subluxation in Supination beim normalen Handgelenk auf. Die vergleichende Darstellung der Gegenseite ist immer hilfreich in der Diagnostik der Instabilität. Der Vorzug der MRT gegenüber der CT liegt in der gleichzeitigen Darstellung von Veränderungen des TFCC.

TFCC Läsionen

Der Discus triangularis erscheint in der MRT als signalarme dreieckförmige Struktur mit der Spitze zum Gelenkknorpel des Radius und der Basis zum Processus styloideus ulnae bzw. einer Fovea seines radialen Aspektes. Die ulnare Aufhängung kann zweigeteilt erscheinen in Form von zwei signalarmen Bändern, die von einem signalreicheren Zwischenraum separiert werden, der mitunter auch intermediär intens durch angrenzende vaskuläre und fibrolipomatöse Gewebsvermehrungen erscheint. Signalreiche Gelenkflüssigkeit findet sich im benachbarten Recessus prästyloides zwischen dem Diskus und dem Meniskusäquivalent.

Fortgeschrittene Degenerationen des Discus articularis finden sich symptomlos im Alter. Im MRT erscheinen die degenerativen Veränderungen als Zonen intermediären Signals ohne Signalzunahme im T2W oder Gradientenecho-Sequenzen (GRE). Degenerative Veränderungen des Diskus sind wesent-

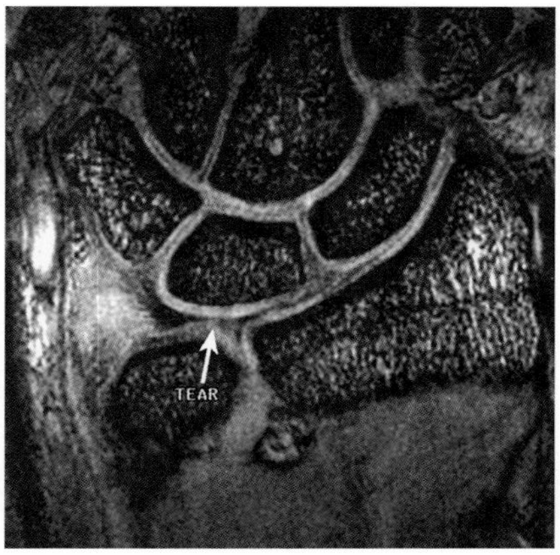

Abb. 10C.**8** **Ruptur des Discus triangularis.** Fokale Signalanhebung (Pfeil) zentral im Diskus. Signalmehrung auch am ulnaren Ansatz des Diskus als Zeichen entzündlich-ödematöser Reaktionen (GRE [T2W] coronal).

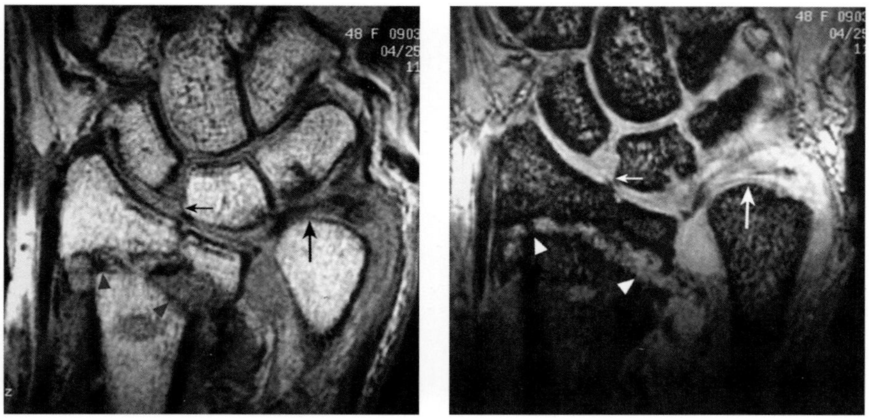

a b

Abb. 10C.**9** **Ruptur des Discus triangularis.** Deutlich vermehrte Signalintensität (langer Pfeil) im TFCC als Ausdruck einer komplexen Schädigung. Skapholunäre Dissoziation durch Riss des Lig. scapholunare (kurzer Pfeil). Flüssigkeitssignal in der distalen Radiusfraktur (Pfeilspitzen), Plusvariante der Ulna (**a**: coronales PDW, **b**: coronales T2W GRE).

lich häufiger als traumatische Rupturen. Eine degenerative Perforation tritt in der Regel im Zentrum des Diskus auf, wo er am dünnsten ist (Abb. 10C. **8**), traumatische Läsionen finden sich eher an der radialen Aufhängung (Abb 10C.**9**). Risse erscheinen im T1W und PDW intermediär signalintens und sind signalreich im T2W und in GRE-Sequenzen. Bei kompletten Rissen reichen die Signalveränderungen von der proximalen bis zur distalen Gelenkfäche, bei partiellen ist entsprechend nur eine Oberfläche betroffen, gewöhnlich die proximale, manchmal auch im Zusammenhang mit einer Plus-Variante der Ulna. Begleitbefunde bei Diskusrupturen sind Flüssigkeitsansammlungen in den benachbarten Gelenkräumen, häufig auch Risse des Lig. lunotriquetrum aufgrund der volaren Verbindung beider Strukturen.

Ulnavarianten

Normalerweise zeigen Ulna und Radius eine gleiche Länge (neutrale Ulnavariante). Bei einer Minus-Variante ist die Ulna relativ kurz im Vergleich zum Radius, was zu einer höheren Kraftaufnahme der radialen Handgelenksanteile führt und somit zu einer höheren Inzidenz von aseptischen Nekrosen des Os lunatum (M. Kienböck). In solchen Fällen ist der Discus articularis dicker als normal und reisst seltener. Bei der Plus-Variante ist die Ulna relativ lang zum Radius und kann an das Os lunatum und triquetrum angrenzen (Abb. 10C.**10**). Der Diskus ist entsprechend dünner und anfälliger gegen Degenerationen und Rupturen. Ein Riss im Lig. lunotriquetrum und degenerative Veränderungen der Gelenkflächen der distalen Ulna und des Os lunatum sind häufige Begleitbefunde. Sklerosen und Zysten finden sich im proximalen Aspekt von Os lunatum und triquetrum nahe des Ulnaköpfchens. Minus- und Plusvariante der Ulna sind nicht zu verwechseln mit dem *ulnaren Impingement-Syndrom*, das eine schmerzhafte Pseudarthrose zwischen Radius und einer verkürzten Ulna darstellt.

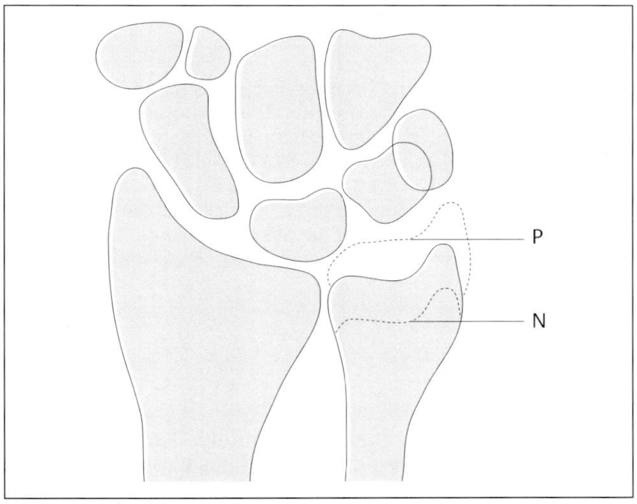

Abb. 10C.**10** **Ulnavarianten.** Eine Neutralvariante besteht bei gleicher Höhe der radialen und ulnaren karpalen Gelenkfläche. Bei der Plusvariante (P) ist die Ulna länger als der Radius, was eine Prädisposition für Risse und Degenerationen des TFCC darstellt. Eine Minusvariante (N) beschreibt eine kürzere Ulna und ist prädisponierend für eine aseptische Nekrose des Os lunatum (M. Kienböck).

Karpale Instabilität und Bandverletzungen

Sowohl extrinsische als auch intrinsische Bänder des Handgelenkes sind für die Stabilität verantwortlich, die Rolle der Kollateralbänder ist dagegen weniger bedeutsam. Die volaren radiokarpalen und interkarpalen Bänder sind die wichtigsten für die Stabilisierung der Handwurzel.

Karpale Instabilitäten können in statische oder dissoziierte und dynamische oder nichtdissoziierte Formen unterteilt werden. Die bildliche Darstellung letzterer ist limitiert und erfordert funktionelle Studien wie Fluoroskopie oder Cine-MRT. Die *Triquetro-Hamatum-Instabilität* zeigt sich klinisch als schmerzhaftes Knacken durch eine abnorme Beweglichkeit zwischen Os triquetrum und hamatum. Zeichen einer Instabi-

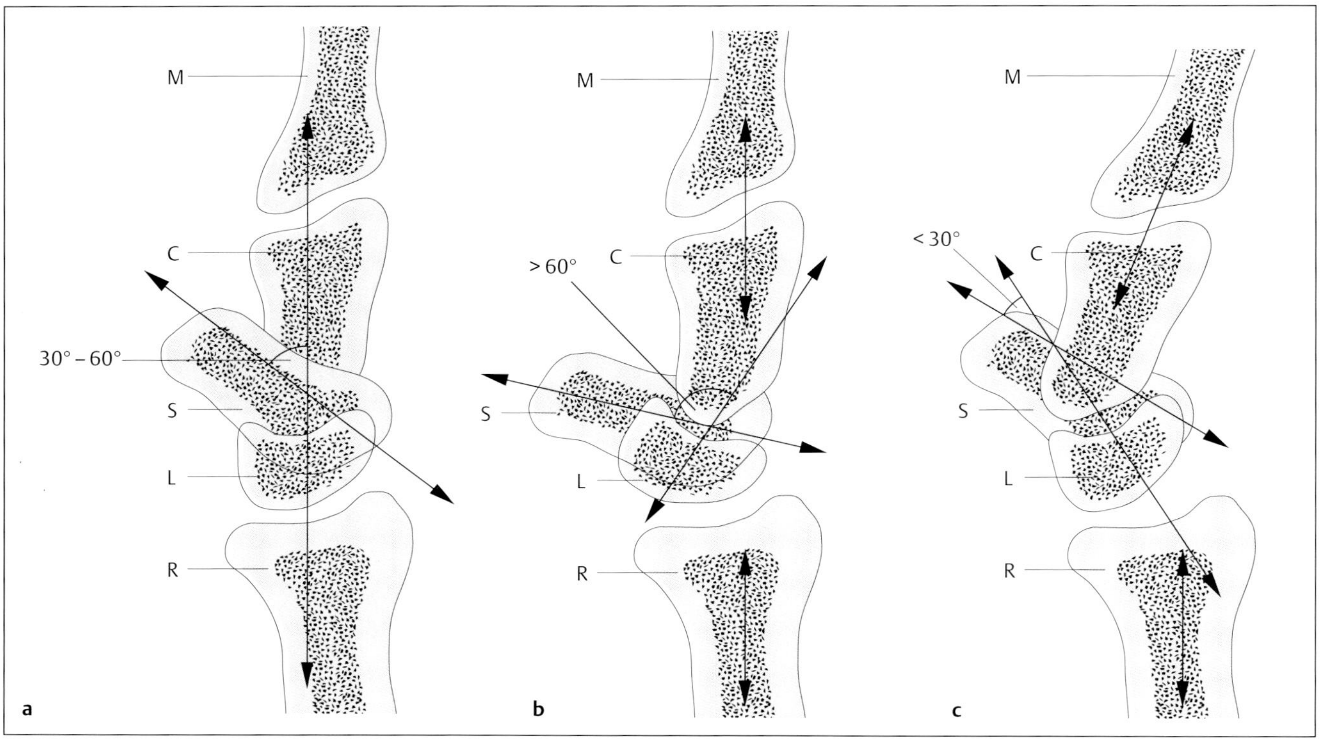

Abb. 10C.**11** **DISI und VISI (laterale Projektion).** **a** Normal: Es lässt sich eine kontinuierliche Linie durch die Längsachse des Kapitatum, Lunatum und den Radius ziehen, eine zweite Linie durch die Längsachse des Skaphoids bildet einen Winkel zwischen 30 und 60. **b** DISI: Das Lunatum ist dorsalflexiert und das Skaphoid nach volar gedreht. Die Längsachse zwischen Kapitatum, Lunatum und Radius ist unterbrochen und der Winkel zwischen der Lunatum- und Skaphoid-Achse ist größer als 60. **c** VISI: Das Lunatum ist zur Palmarfläche gedreht, der Winkel zwischen Lunatum und Scaphoid ist kleiner als 30. Die Längsachse zwischen Kapitatum, Lunatum und Radius ist wiederum unterbrochen mit Dorsalrotation des Kapitatum.
C: Os capitatum; L: Os lunatum; M: 3. Metakarpale; R: Radius, S: Skaphoid.

lität finden sich im statischen Röntgenbild in Form einer volaren, dorsalen oder ulnaren Subluxation des Karpus gegen den distalen Radius. Instabilitäten der proximalen Handwurzelreihe sind auch die skapholunäre und die triquetrolunäre Dissoziation sowie der SLAC (scapholunate advanced collapse). Zwei weitere wichtige Instabilitätssyndrome finden sich in der dorsalen (DISI) und volaren (VISI) interkalaten Instabilität (Abb 10C.**11**). In der seitlichen (sagittalen) Projektion liegt der Winkel zwischen der Achse des Os lunatum und der des Os naviculare zwischen 30 und 60°. Bei der DISI ist das Lunatum zum Skaphoid nach dorsal gedreht und der Winkel ist größer als 60°. Bei der VISI besteht eine Volarrotation mit einem Winkel unter 30. Die DISI ist häufig mit einer Rotations-Subluxation des Os naviculare (der distale Pol des Skaphoids ist nach palmar gedreht) und einer skapholunären Dissoziation (die Distanz zwischen Skaphoid und Lunatum in Höhe der Bandinsertion beträgt mehr als 4 mm in der frontalen Projektion) assoziiert. Bei der VISI ist das Os capitatum dorsalrotiert, was zu einem Winkel von über 30° zwischen Kapitatum und Lunatum führt (normal 0–30°), des Weiteren findet sich eine triquetrolunare Dissoziation. Die skapholunäre Dissoziation und Rotationssubluxation des Os scaphoideum stellen das 1. Stadium komplexer Luxationen um das Os lunatum dar. Stadium 2 (perilunäre Luxation) ist eine dorsale Dislokation des Os capitatum. Stadium 3 (zentrale Luxation) ist eine Subluxation des Os lunatum mit einer Dislokation des Os capitatum nach dorsal. Stadium 4 (Lunatumluxation) bezeichnet eine komplette Luxation des Lunatum mit einer Dislokation des Kapitatum nach dorsal. Ausmaß und Schweregrad der assoziierten Bandläsionen korrelieren mit den Stadien 1 bis 4.

Im MRT stellen sich die Bänder in allen Sequenzen signalarm dar. Altersabhängige Degenerationen führen zu einer leichten Signalanhebung im T1W ohne signifikante Veränderungen des T2W. Das Phänomen des „magischen Winkels" muss entsprechend differenziert werden. Ligamentäre Läsionen sind traumatischer, entzündlicher oder degenerativer Natur. Komplette Rupturen zeigen sich in Form definierter Diskontinuitäten mit Signalanhebung innerhalb des Defektes im T2W und speziell in GRE-Sequenzen. Schwere Distorsionen mit Ausfransen und Ausdünnen der Bänder sind sekundäre Hinweise auf eine Ruptur. Teilrupturen lassen sich anhand von fokalen Verschmächtigungen, Unregelmäßigkeiten oder Flüssigkeitseinschlüssen diagnostizieren.

Im MRT ist das Lig. scapholunare gut abgrenzbar und stellt sich als dünne lineare oder dreieckförmige (deltaförmig) Struktur zwischen proximalem Skaphoid und Lunatum dar. Ein Riss des Lig. scapholunatum (Abb. 10C.**12**) kann direkt nachgewiesen werden oder ist aus einer Elongation, inkompletten oder völlig fehlenden Darstellung des Bandes zu schließen. Eine Verbreiterung des Abstandes zwischen Skaphoid und Lunatum ist Indiz einer fortgeschritteneren Schädigung. Das normale Lig. triquetrolunare stellt sich im MRT ähnlich dar, kann im MRT jedoch nur mit entsprechenden 3D-Sequenzen konstant nachgewiesen werden. In Abhängigkeit von der gewähl-

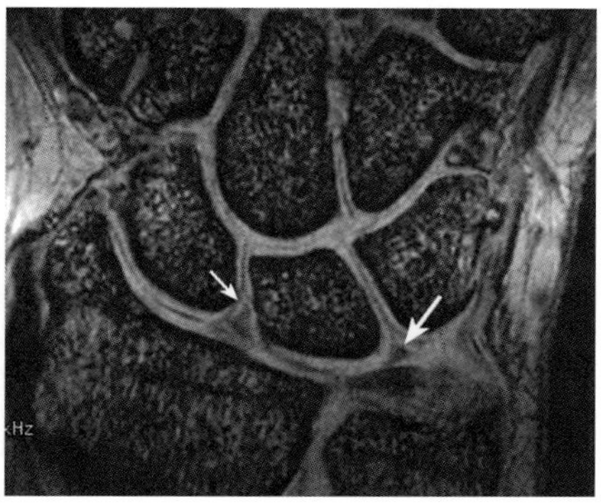

◁ Abb. 10C.**12** **Partialriss des Lig. scapholunatum.** Inkomplette hyperintense Linie (kleiner Pfeil) im Lig. scapholunatum. Ein kompletter Riss (großer Pfeil) im Ansatz des Lig. triquetrolunatum ist ebenfalls erkennbar (coronales GRE [T2W]).

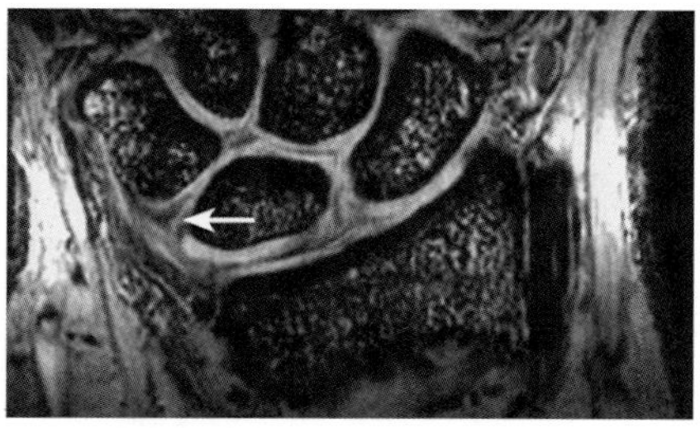

Abb. 10C.**13** **Riss des Lig. triquetrolunatum.** Hyperintense Linie (Pfeil) im Lig. triquetrolunatum (coronales GRE [T2W]).

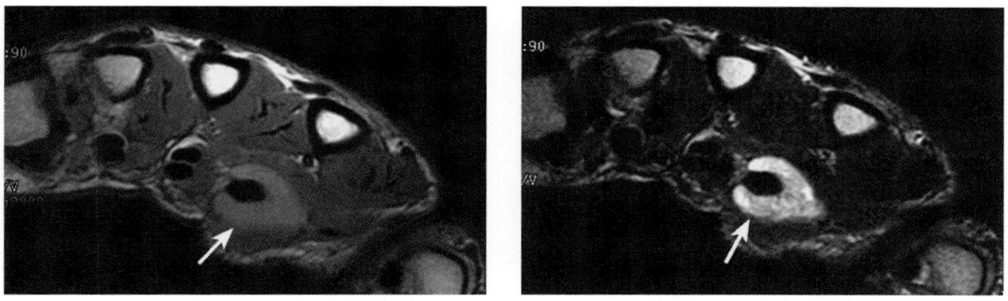

a **b**

Abb. 10C.**14** **Tendosynovitis.** Flüssigkeitsansammlung (Pfeil) um die gepaarte Sehne des Zeigefingers (**a**: PDW, **b**: T2W).

ten Sequenz ist daher die fehlende Darstellung des Bandes nicht immer ein Zeichen seiner Schädigung. Andererseits sind die MRT-Befunde von Rupturen des Lig. triquetrolunatum denen von Läsionen des Lig. scapholunatum identisch (Abb. 10C.**13**). Bei Rupturen beider Bänder findet sich häufig ein Erguss im Metakarpalgelenk.

Die Darstellung des palmaren radiokarpalen und ulnokarpalen Bandes ist bei der konventionellen Schichtführung im MRT aufgrund ihres schrägen Verlaufes eingeschränkt. Falls sie sich in ihrer anatomischen Lage nicht abbilden lassen, so kann eine Ruptur nur dann sicher diagnostiziert werden, wenn eine Diskontinuität mit intensem Flüssigkeitssignal im T2W erkennbar ist. Das funktionell bedeutsamste palmare radiokarpale Band reisst in der Regel an seinem radialen Ursprung. 3D-Sequenzen mit schrägen Rekonstruktionen sind für eine sichere Diagnosestellung unumgänglich.

Der *Torwartdaumen* ist eine Verletzung des ulnaren Kollateralbandes des ersten Karpometakarpalgelenkes mit fakultativ knöcherner Aussprengung nach übermäßiger Abduktion des Daumens, am häufigsten im Rahmen von Skiunfällen. Im coronalen MRT-Bild ist das Band als signalarme Struktur regelmäßig abzugrenzen. Seine distale Hälfte wird durch die Aponeurose des Adductor pollicis überdeckt, die oft als papierdünnes signalarmes Band erkennbar ist. Eine nichtdislozierte Ruptur des ulnaren Kollateralbandes zeigt sich in Form einer Diskontinuität ohne Retraktion des Ligaments. Eine Verschiebung des ulnaren Kollateralbandes, auch bekannt als Stener'sche Läsion, entsteht durch proximale Retraktion oder Faltung des Bandes. Der proximale Rand der Abduktor-Aponeurose bildet mit dem retrahierten Band eine rundliche signalarme Strukturvermehrung ähnlich eines „Jo-Jo-an-der-Schnur".

Sehnen- und Sehnenscheidenerkrankungen

Die *Tendinitis* (Entzündung oder Degeneration der Sehne) und die *Tendosynovitis* (Entzündung der Sehnenscheide) treten häufig simultan auf und können sowohl die Flexoren als auch Extensoren betreffen. Das deQuervain-Syndrom führt zu einer Tendosynovitis des Abductor pollicis longus und Extensor pollicis brevis über dem Processus styloideus radii. Die Entzündung der Extensor-carpi-radialis-Sehne und ihrer Sehnenscheide in Höhe des distalen Ulna und des Styloidfortsatzes ist eine weitere häufige Lokalisation. Tendinitiden und Tendosynovitiden der Flexoren entstehen gewöhnlich im Rahmen eines Karpaltunnel-Syndroms.

Tendinitis und Tendinose zeigen im MRT eine Signalanhebung im T1W und T2W und fokale Verdickungen. Intratendinöse Rupturen können nicht von einer Tendinitis differenziert werden. Bei schräg durch die Bildachse verlaufenden Sehnen muss auch immer an das „Magic-angle"-Phänomen gedacht werden, das in Form einer leichten Signalanhebung der Sehnenstruktur im T1W und PDW, nicht aber im T2W imponiert. Eine Tendosynovitis wird durch Flüssigkeitsansammlungen in

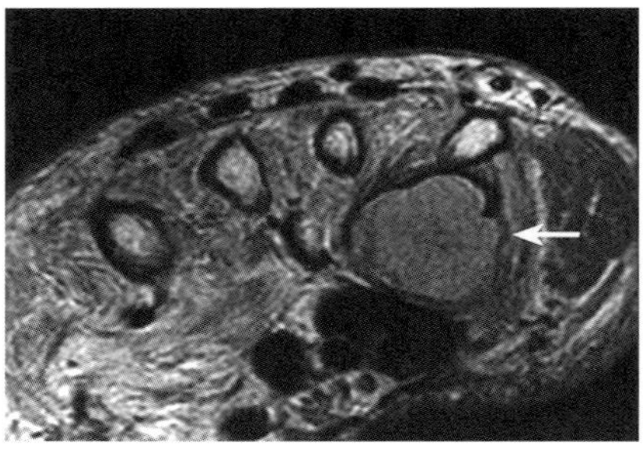

a

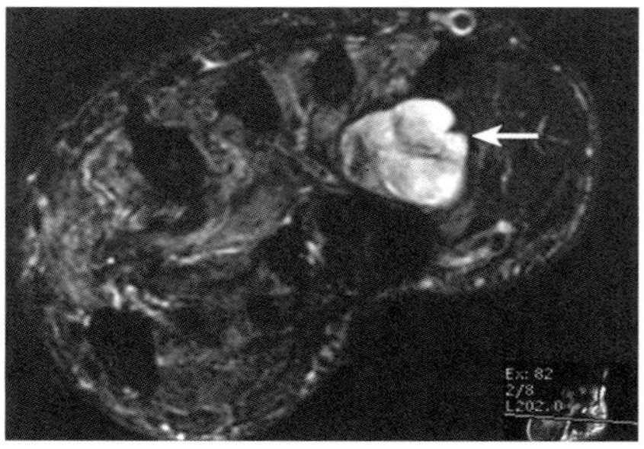

b

Abb. 10C.**15** **Ganglion.** Große zystische Läsion (Pfeil) zwischen dem 5. Metakarpale und der tiefen Flexorensehne (**a**: spoiled GRE, **b**: FS T2W).

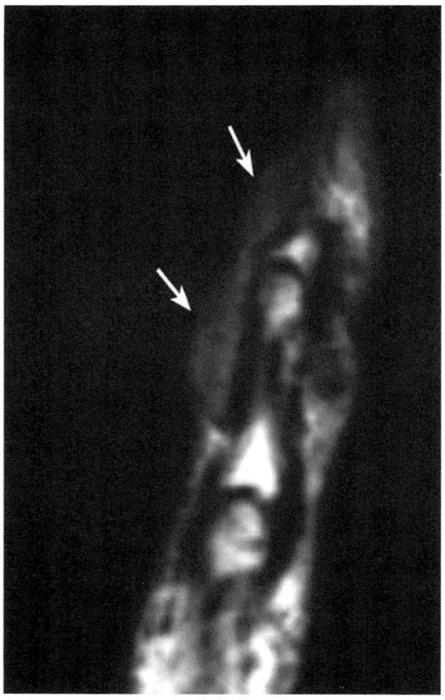

Abb. 10C.**16** **Riesenzelltumor der Sehnenscheide.** Inhomogene Raumforderung (Pfeile) am Zeigefinger mit isointensem Signal zum Muskel (sagittales T1W).

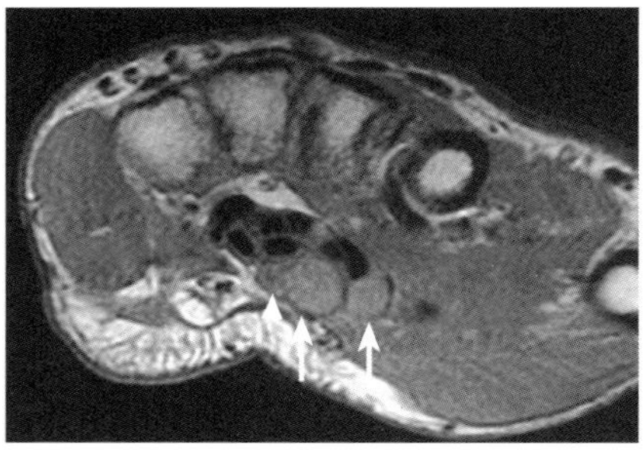

a

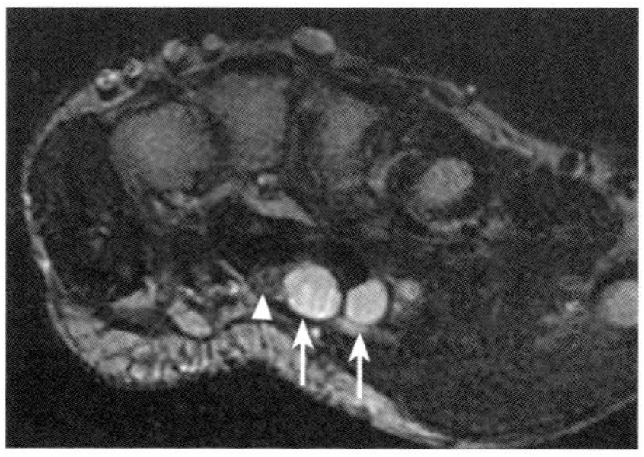

b

Abb. 10C.**17** **Karpaltunnelsyndrom.** Ein polyzyklisches Ganglion (Pfeile) alteriert den N. medianus (Pfeilspitze) (**a**: PDW, **b**: T2W).

der verdickten Sehnenschiede diagnostiziert (Abb. 10C.**14**). Suppurative und nichtinfektiöse Tendinitiden sind im MRT nicht zu unterscheiden, das MRT ist jedoch hilfreich bei der Abschätzung von Ausdehnung und Schwere der Veränderungen.

Sehnenrupturen treten sekundär nach Traumen, Degenerationen, chronischen Entzündungen (z. B. rheumatoide Arthritis) und Infektionen auf. Eine komplette Ruptur stellt sich in Form einer Sehnendiskontinuität mit Flüssigkeitssignal im und um die entstandene Lücke dar. Inkomplette Rupturen erscheinen als fokale Verdickungen oder Ausdünnungen mit Signalanhebung im T2W.

Das *Ganglion (Ganglionzyste)* ist die häufigste Weichteilläsion der Handwurzel und der Hand mit Prävalenz am Handrücken und enger Beziehung zum Gelenk, zu Sehnen und Sehnenscheiden. Im MRT erscheinen die Ganglien isointens oder leicht hyperintens zur Muskulatur im T1W und PDW und hyperintens im T2W. Sie sind glatt begrenzt, häufig lobuliert und können kleine Septen enthalten (Abb 10C.**15**). Die dünne Wand zeigt gelegentlich ein KM-Enhancement.

Riesenzelltumoren der Sehnenscheiden (Abb 10C.**16**) finden sich gewöhnlich an den Fingern, manchmal auch am Handgelenk. Im MRT ist die Läsion signalarm im T1W und, je nach Gehalt an Hämosiderin und/oder azellulärem fibrösen Material, signalarm bis signalreich im T2W. Narbengewebe um die Läsionen kann als signalarmer Randsaum imponieren.

Karpaltunnelsyndrom

Das häufigste Nervenkompressionssyndrom des N. medianus ist das Karpaltunnelsyndrom. Es tritt in der Regel an der dominanten Hand – mehr bei Männern als Frauen im Alter zwischen 35 und 65 – auf, ist in 50 % der Fälle bilateral und findet sich bei Patienten mit starker repetitiver Belastung der Hände (z. B. Sekretärinnen, Stenotypisten, Bäcker). Andere Ursachen sind : Rheumatoide Arthritis oder andere Arthritiden oder Synoviaprozesse, Blutungen, benigne Tumoren (z. B. Ganglion [Abb. 10C.**17**], Lipom, Hämangiom oder Neurinom), Amyloidose, Gicht, Diabetes, Myxödem, Hyperparathyreoidismus, Akromegalie, Schwangerschaft und kongenitale Anomalien (kleiner Karpaltunnel und Muskelveränderungen).

Der wichtigste Befund im MRT ist die Veränderung des N. medianus. Im Niveau des Os pisiforme ist der Nerv auf eine zwei- bis dreifache Größe im Vergleich zum Niveau am distalen Radius verdickt. Die Schwellung kann segmental oder diffus auftreten und ist gewöhnlich mit einer ödematosen Signalanhebung im T2W assoziiert.

Bei chronischen Karpaltunnelsyndromen ist die Signalintensität des N. medianus durch fibröse Veränderungen herabgesetzt, der Nerv wirkt insbesondere im Niveau des Os pisiforme abgeflacht. Dies sollte nicht mit der normalen Konturänderung des Nerven verwechselt werden, der sich in Höhe des distalen Radius rund oder oval darstellt und zum Hamatum hin immer mehr elliptisch erscheint. Ein KM-Enhancement ist bei ödematösen Veränderungen im Nerven gegeben, fehlt bei Ischämien.

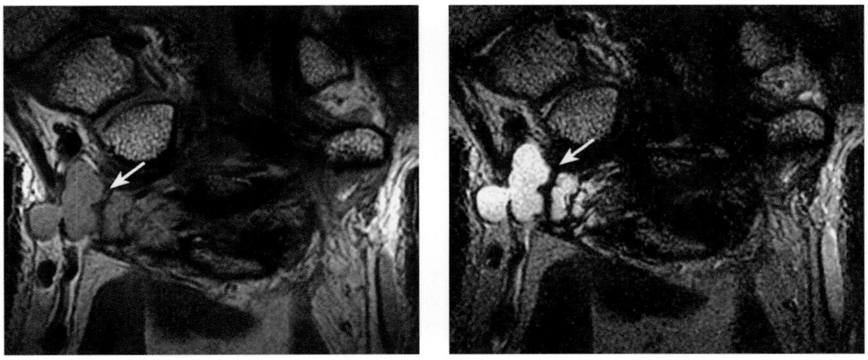

a b

Abb. 10C.**18** **Ulnartunnelsyndrom (Guyon'scher Kanal).** Kompression des N. ulnaris durch ein polyzyklisches Ganglion (Pfeil), intermediär signalintens im coronalen PDW (**a**) und signalreich im coronalen T2W (**b**).

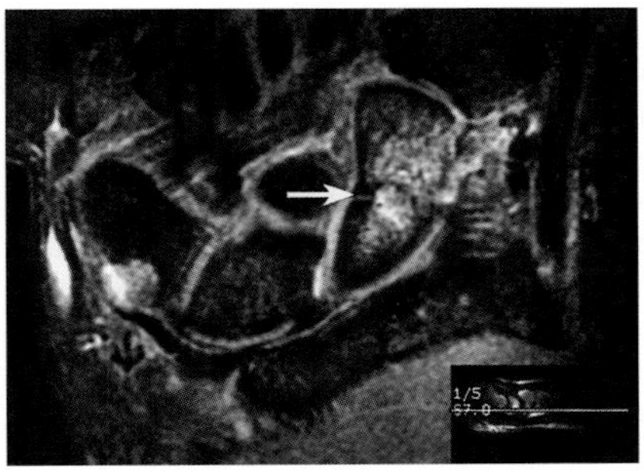

Abb. 10C.**19** **Fibröse Pseudarthrose nach Skaphoidfraktur mit aseptischer Nekrose des proximalen Fragmentes.** Neun Monate nach Trauma ist die Fraktur immer noch als hypointense Linie erkennbar (Pfeil). Das proximale Frakturfragment ist geschrumpft und zeigt ein heterogenes Signal (T2W, coronal).

Eine palmare Auslenkung des Flexor retinaculum und Zeichen einer Tendosynovitis oder Tendinitis, meist nach repetetiver Flexion der Hand, sind weitere Zeichen des Karpaltunnelsyndroms im MRT. Eine Verbreiterung der einzelnen Sehnenscheiden führt auch zu einer deutlicheren Separation der Sehnen mit flüssigkeitsäquivalenten Signalanhebungen im T2W innerhalb der Sehnenscheiden. Areale geringer T2-Signalintensität sind Zeichen einer Gicht, Amyloidose, Fibrose oder von Narben.

Postoperativ sind der Flexor retinaculum und der Inhalt des Karpaltunnels nach volar verschoben. In Fällen rezidivierender oder persistierender Karpaltunnelsyndrome finden sich im MRT inkomplette Defekte des Retinakulum, Narben im Bereich der operativen Eingriffe, eine Neuritis des N. medianus oder Neurinome, die nach versehentlicher Verletzung des Nerven entstehen.

Ulnartunnelsyndrom (Guyon'scher Kanal)

Der N. ulnaris kann in seinem Verlauf durch den Guyon'schen Kanal durch Ganglien (Abb. 10C.**18**) oder andere Weichteilvermehrungen, vaskuläre Veränderungen (Pseudoaneurysmen oder Thrombosen der A. ulnaris), Frakturen des Hamulus oder des Pisiforme, Muskelhypertrophien (z. B. M. palmaris brevis), anatomische Varianten (z. B. Persistenz des M. abductor digiti minimi innerhalb des Kanals) und eine Hypertrophie des (palmaren) karpalen Ligamentes alteriert sein. Im MRT-Bild zeigt sich der Nerv verdickt und ödematös.

Aseptische Knochennekrosen und Frakturen der Karpalia

*Skaphoidfraktur*en finden sich im Bereich der Tuberositas, der Taille, am proximalen oder distalen Pol des Os scaphoideum. Mitunter sind derartige Frakturen im Röntgenbild invisibel, können jedoch im MRT durch die signalarme Frakturlinie und das signalreiche Umgebungsödem sichtbar gemacht werden. Nicht zu verwechseln ist diese Situation mit einem Naviculare partitum, bei dem sich zwei selbstständige Skaphoid-Partikel mit normalem Spongiosasignal und abgerundeten Konturen zeigen, die durch ein dünnes signalarmes fibröses Band miteinander verbunden sind.

Komplikationen einer Skaphoidfraktur sind Pseudarthrosen und aseptische Nekrosen (Abb. 10C.**19**). Eine ausgeheilte Skaphoidfraktur ist durch eine Knochenmarkskontinuität zwischen den Fragmenten gut erkennbar. Eine Pseudarthrose zeigt dagegen signalreiche Flüssigkeitsareale im T2W zwischen den Fragmenten, signalarme Zonen im T1W und T2W zeigen den chronisch fibrösen Umbau an. Mitunter ist die fibröse Pseudarthrose nicht von einer verzögerten Frakturheilung zu unterscheiden, sofern sich keine Vergleichsaufnahmen finden, die einen Heilungsprozess verifizieren.

Eine *posttraumatische aseptische Knochennekrose* des *proximalen Skaphoidfragmentes* ist eine häufige Komplikation nach Verletzung größerer arterieller Gefäße des distalen Knochens. Im MRT finden sich uniforme Signalminderungen im T1W und T2W mit häufig auch geschrumpftem Fragment durch Fibrose

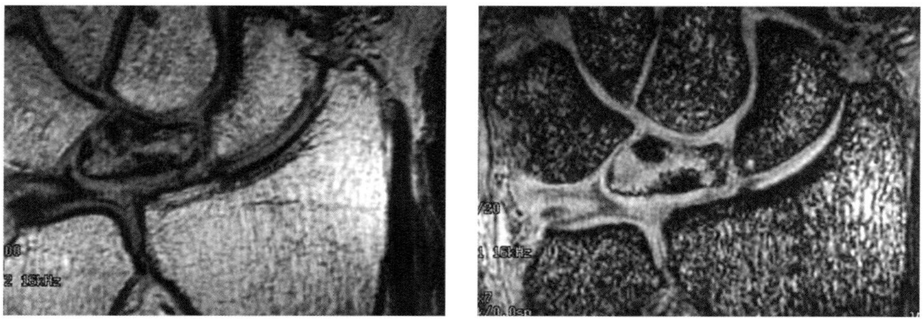

a b

Abb. 10C.**20** **M. Kienböck.** **a** Coronales PDW, generalisierte inhomogene Signalanhebung im Os lunatum. **b** Coronales GRE (T2W), irreguläres intenses Signal des Lunatum.

und Sklerose. Ödematöse Signalanhebungen zeigen sich in Frühstadien der Veränderungen. Der Morbus Preiser beschreibt eine spontane aseptische Nekrose des Os scaphoideum.

Aseptische Knochennekrosen des Os lunatum, bekannt unter dem Begriff M. Kienböck, betreffen vorzugsweise Männer zwischen 20 und 40 Jahren. Die Erkrankung betrifft in erster Linie die dominante Hand nach körperlich schwerer Arbeit oder nach Trauma. In der Mehrzahl der Fälle findet sich eine Minusvariante der Ulna.

Die radiographischen Symptome sind vielfältig: initial kann das Os lunatum eine völlig normale Architektur und Dichte aufweisen, mit eventuell winzigen linearen oder Kompressionsfrakturen (Stadium 1). In der Folge erhöht sich die Dichte des Lunatum relativ zu den anderen Karpalia (Stadium 2). Im Stadium 3 kommt es zur Schrumpfung und Fragmentation bis hin zu skapholunären Dissoziationen und sekundären Gelenkveränderungen (Stadium 4). Das Bild im Stadium 4 gleicht dem oben erwähnten SLAC nach Trauma mit Ruptur des Lig. scapholunatum.

In der MRT lassen sich alle Stadien der Kienböck'schen Erkrankung erfassen (Abb. 10C.**20**), der große Vorteil besteht in der Aufdeckung von Veränderungen im Stadium 1, die sich radiographisch häufig invisibel sind, sodass eine adäquate Therapie frühzeitig eingeleitet werden kann. Ein uniformer Signalverlust des Knochens im T2W ist das Initialsymptom im MRT. Gelegentlich findet sich diese Veränderung nur lokalisiert und radial im Lunatum, in solchen Fällen ist die Abgrenzung gegen Zysten, intraossäre Ganglien oder osteochondrale Frakturen mitunter schwierig. Die T2-Signalveränderungen der Kienböck'schen Erkrankung variieren je nach Ausprägung des Ödems, von Fibrosen oder Sklerosen.

Aseptische Knochennekrosen finden sich gelegentlich auch im *Os capitatum*. Nach Frakturen ist das proximale Kapitatum-Fragment anfällig gegen aseptische Nekrosen, da die Blutversorgung, ähnlich wie beim Os scaphoideum, hauptsächlich über die distale Hälfte des Knochens erfolgt.

10D Hüftgelenk

Anatomie

Das Hüftgelenk ist ein Kugelgelenk. Die runde Kavität des *Azetabulum* liegt lateral im Os ilium und ist in der Horizontalebene nach lateral und caudal, in der Sagittalebene nach vorn geneigt. Die knorpelige Gelenkfläche zeigt die Form eines umgekehrten „U" (Abb 10D.**1**), dessen Zentrum, die Fossa acetabuli, mit Fett und dem Ligamentum captis femoris (teres) ausgefüllt ist, welches zur Fovea zentralis des Femurkopfes zieht. Ein fibrokartilaginäres Labrum verstärkt die Azetabulum-Gelenkfläche am Rand. Inferior ist das Labrum inkomplett und wird durch das Ligamentum transversum überbrückt. Dieses Band hat eine elliptische Form und sollte nicht mit einem Riss des azetabulären Labrum verwechselt werden. Der runde *Femurkopf* ist bis auf die Fovea zentralis knorpelbedeckt, die etwas caudal und dorsal des Zentrums liegt. Der Rest der Epiphysenfuge zwischen Epiphyse und Metaphyse kann im MRT als zarte signalarme Linie erhalten sein, die nach Länge und Struktur sehr variiert und nicht mit einer inkompletten oder ausheilenden Fraktur verwechselt werden sollte.

Von zahlreichen Bursen in der Hüftregion sind die Bursa iliopsoas und die Bursa trochanterica klinisch am bedeutsamsten. Die *Bursa iliopsoas* liegt zwischen dem M. iliopsoas und der anteromedialen Oberfläche des Hüftgelenkes, misst 3–7 cm in der Länge und 2–4 cm in der Breite und kommuniziert mit dem Hüftgelenk bei über 15 % der Patienten. Klinisch kann eine Bursitis eine arthritische Hüftgelenkserkrankung simulieren. Eine weit ausladende Bursa iliopsoas kann eine Raumforderung in der Ilioinguinalregion ähnlich einer Hernie, Lymphozele, eines Abszesses oder Hämatoms vortäuschen. Die *Bursa trochanterica* besteht aus bis zu 3 Einzelbursen, die den M. glutaeus bzw. seine Sehne vom Trochanter major trennen. Die Bursitis trochanterica ist eine der häufigsten Bursa-Entzündungen.

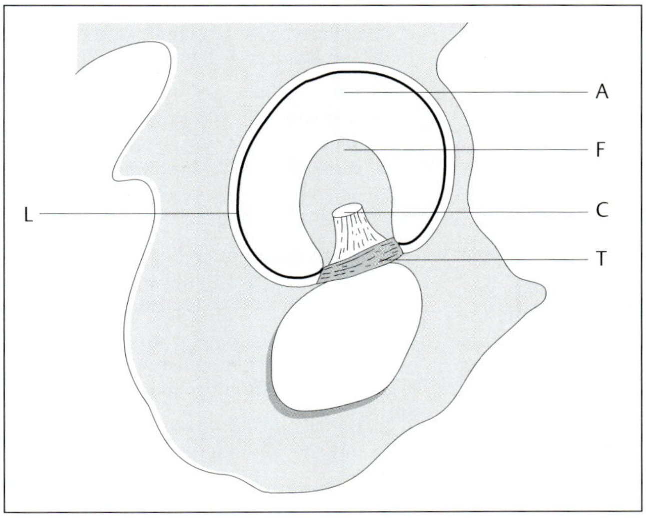

Abb. 10D.**1** **Azetabulum.** A: Gelenkknorpel; C: Ligamentum capitis femoris; F: Fettkörper in der Fossa acetabuli; L: Labrum acetabulare; T: Lig. transversum.

Veränderungen des Labrum acetabulare

Fehlbildungen des Labrum acetabulare findet man in jedem Alter. Bei der *angeborenen Hüftdysplasie* ist das normalerweise dreieckförmige signalarme fibrokartilaginäre Labrum leicht angehoben (Typ 1: positionsabhängig instabile Hüfte), angehoben und hypertrophiert (Typ 2: partiell luxierte Hüfte) oder invertiert und hypertrophiert (Typ 3: komplett luxierte Hüfte). Bestimmte Veränderungen können die Dislokation der Hüfte bei der kongenitalen Hüftdysplasie einschränken, dazu gehören: Einfaltungen der Gelenkkapsel, Invagination der Psoassehne in das Gelenk, Vergrößerung des azetabulären (pulvinaren) Fettkörpers, Verdickung des Ligamentum capitis femoris und Einfaltung des Lig. transversum. Die genaue Lokalisation des dislozierten intermediär signalintensen knorpeligen Femurkopfes ist mittels MRT problemlos zu erfassen (gewöhnlich superoposterior des dysplastischen Azetabulum) (Abb. 10D.**2**).

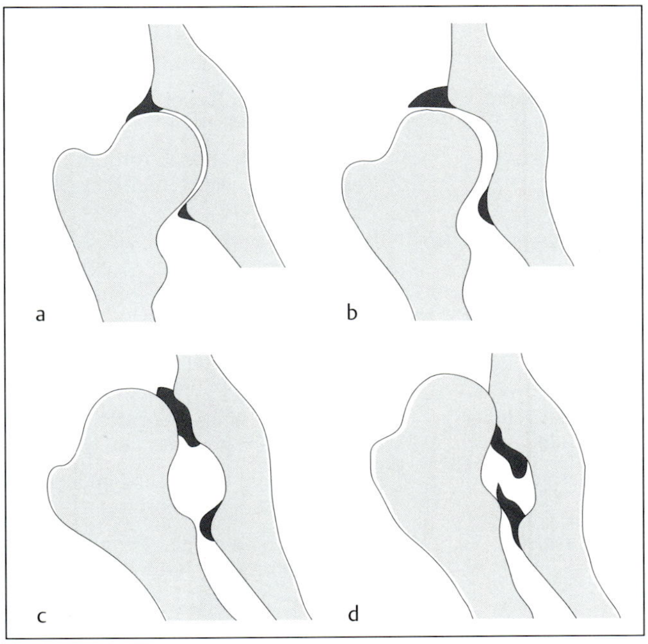

Abb. 10D.**2** **Formen der kongenitalen Hüftdysplasie.** **a** Normal. **b** Typ 1, positionsabhängig instabile Hüfte mit angehobenem Labrum. **c** Typ 2: subluxierte Hüfte mit angehobenem und hypertrophiertem Labrum. Die Subluxation wird leicht durch eine Flexion reduziert. **d** Typ 3: luxierte Hüfte mit invertiertem und hypertrophiertem Labrum, das die Luxation behindert.

Risse des Labrum acetabulare finden sich nicht nur bei Kindern, sondern auch bei jüngeren Erwachsenen und – weniger häufig – bei älteren Patienten. Fakultativ liegen diesen dysplastische Veränderungen des Labrum zugrunde. Assoziierte zystische Degenerationen oder Ganglien im Azetabulum oder in den anliegenden Weichteilen sind im MRT problemlos darstellbar. Gelegentlich findet sich innerhalb der intra- oder paraossären Ganglien ein Vakuumphänomen. Labrumveränderungen führen häufig zu einer rasch fortschreitenden Koxarthrose und werden als *Azetabulum-Rand-Syndrome* klassifiziert.

Tabelle 10D.1 Ätiologie der aseptischen Hüftkopfnekrose

Erkrankung	Kommentar
Luxation des Femurkopfes	Posteriore Luxationen sind entweder immer mit einer Ruptur des Lig. capitis femoris verbunden oder mit einer Ausrissfraktur am Femurkopf. In einem späteren Stadium können Fragmente des Femurkopfes eine aseptische Nekrose vortäuschen. Die Ausbildung einer aseptischen Nekrose nach Femurkopfluxation ist eher auf eine Einschränkung der Blutversorgung über die A. circumflexa femoris zurückzuführen als auf einen Riss der A. fovea im Lig. capitis femoris.
Schenkelhalsfraktur	Intrakapsuläre Schenkelhalsfrakturen führen zu einer exzessiven Unterbrechung der Blutversorgung des Femurkopfes. Die einzig verbleibende Versorgung erfolgt über das Ligamentum capitis femoris, sofern diese vor der Fraktur funktionstüchtig war. Die Ausbildung einer aseptischen Nekrose hängt von den noch verbliebenen Gefäßen und dem Ausmaß der granulomatösen Einsprossung neuer Gefäße ab. Infarkte finden sich typischerweise in der anterolateralen Druckaufnahmezone, sind häufig extensiv und können den gesamten Femurkopf erfassen.
Sichelzellanämie	Eine Verklumpung der sichelförmigen Erythrozyten in den vaskulären Sinus führt zu einer funktionellen Okklusion. Bei stärkerer Ausprägung resultieren Infarkte. Häufig bilateraler Befall und Kombination mit metaphysärer Osteonekrose (Knocheninfarkt).
Corticoidtherapie und M. Cushing	Mechanismen der steroid-induzierten aseptischen Nekrose sind: mikroskopische Fettembolien, Osteoporose mit begleitenden Mikrofrakturen, Behinderung des sinusoidalen Bluflusses durch wuchernde Fettzellen, Anhebung des intraossären Spongiosadrucks im Femurkopf.
Alkoholismus	Die alkoholinduzierte Fettleber kann zu chronischen Fettembolien führen, die auch den Knochen betreffen. Die Veränderungen sind ähnlich des Hypercortisonismus, metaphysäre Infarkte sind selten.
Pankreatitis	Fettnekrosen im Knochen aufgrund zirkulierender Lipasen. Metaphysäre Infarkte sind häufiger als Femurkopfnekrosen, mitunter begleitender Alkoholismus.
M. Gaucher	Obstruktion des sinusiodalen Blutflusses durch lipidbeladene Histiozyten (Glucocerebroside). Häufig metadiaphysäre Infarkte.
Caisson-Krankheit	Dysbarische aseptische Nekrose durch Gas- (Stickstoff) Embolien nach zu schneller Dekompression. Häufig metaphysäre Infarkte.
Schwangerschaft	Ätiologisch wohl Venostase mit erhöhtem intramedullärem Druck aufgrund einer behinderten venösen Drainage durch den vergrößerten Uterus. Eine transitorische Osteoporose der Hüftgelenke, die gewöhnlich im 3. Trimester auftritt und bevorzugt die linke Hüfte befällt, ist von der Femorkopfnekrose abzugrenzen.
Radiotherapie	Der Effekt der Radiotherapie ist dosisabhängig und bedingt durch die Zerstörung der vaskulären Strukturen im Femurkopf.
Kollagenosen	Bei der rheumatoiden Arthritis und speziell beim Lupus erythematodes werden die Femurkopfnekrosen einmal durch die Steroid-Therapie, zum anderen durch eine Vaskulitis verursacht, die den arteriellen Blutfluss behindert.
Nierentransplantation	Hauptsächliche ätiologische Faktoren sind die immunsuppressive Therapie und Steroid-Medikation zur Prophylaxe der Abstoßungsreaktionen. Begleitende metabolische Knochenveränderungen einer renalen Osteodystrophie dürften ebenfalls eine Rolle spielen.
Chemotherapie	Patienten mit lymphoretikulären Störungen zeigen teilweise eine Affinität zu avaskulären Knochennekrosen. Der knochenmark-verdichtende Effekt dieser Störungen im Zusammenspiel mit Tumornekrosen wird bei fehlender Steroidmedikation als auslösender Faktor angesehen.
Gicht und Hyperurikämie	Der Mechansimus, der bei einer Gicht zu einer Femurkopfnekrose führt, ist nicht bekannt. Sekundäre Gicht bei Alkoholismus und lymphoproliferative Erkrankungen könnten eine Rolle spielen.
Coxarthritis	Synovitis und Gelenkentzündung führen zu einem erhöhten intraartikulären Druck mit erhöhtem intraossären Druck und Venostase.
Idiopathisch	Risikofaktoren für eine Femurkopfnekrose sind außerdem: eine frühe Umwandlung des hämatopoetischen Knochenmarks in Fettmark und eine prominente Epiphysenfuge zwischen Epi- und Metaphyse.

Aseptische Femurkopfnekrose

Die aseptische Nekrose des Femurkopfes wird durch eine Alteration der Blutversorgung des Hüftkopfes verursacht. Sie ist häufig assoziiert mit Osteonekrosen (Knocheninfarkten) in anderen Skelettanteilen. Eine Reihe von Störungen werden mit einer höheren Inzidenz für eine Femurkopfnekrose in Zusammenhang gebracht und sind in Tabelle 10D.1 zusammengefasst.

Die MRT ist eine sensitive Methode zur Früherkennung einer Hüftkopfnekrose (Abb. 10D.3–5). Die Frühzeichen im MRT hängen von den Veränderungen des Knochenmarks (Fettzellen sterben ca. 2–5 Tage nach der akuten Ischämie) und der reaktiven Hyperämie im vitalen und angrenzenden Gewebe ab. Die erhöhte Vaskularisierung an der Grenze zwischen vitalem und nekrotischem Gewebe führt im weiteren Verlauf zu Entzündungen, der Ausbildung von Granulationsgewebe, Fibrosen und eventuell Knochenneubildung. Die verschiedenen Erscheinungsformen im MRT sind richtungweisend für die individuelle Ausdehnung der aseptischen Nekrose, das Verteilungsmuster, das Alter des Infarktes und die Reaktion des Organismus. Innerhalb der verschiedenen homogenen und inhomogenen Signalalterationen dominiert zunächst der T1-Signalabfall. Veränderungen des Femurkopfes im T1W finden sich in Form von: 1) glatt begrenzten homogenen signalarmen Arealen im Bereich der Gelenkfläche; 2) signalarmen Banden, die den Femurkopf durchkreuzen; 3) heterogenem Signalverlust des Femurkopfes mit fokalen Arealen normalen Signals; 4) signalarmen Ringen um ein normal signalintenses Zentrum.

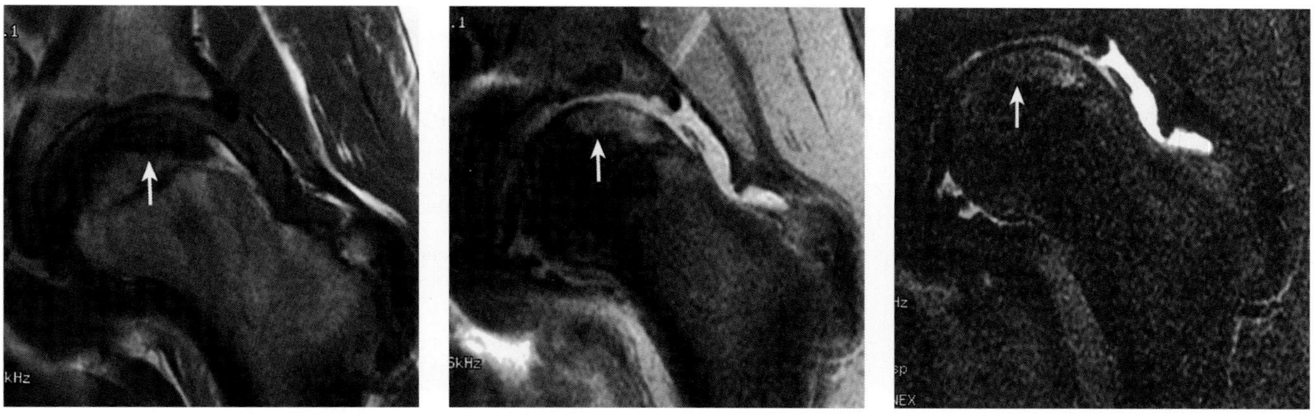

a b c

Abb. 10D.**3** **Aseptische Femurkopfnekrose.** Glatt begrenzte signalarme Zone im T1W (**a**), intermediär signalintens im PDW (**b**) und relativ hyperintens im FS T2W (**c**) (Pfeil) im Bereich der Druckaufnahmezone des Femurkopfes (coronales Bild).

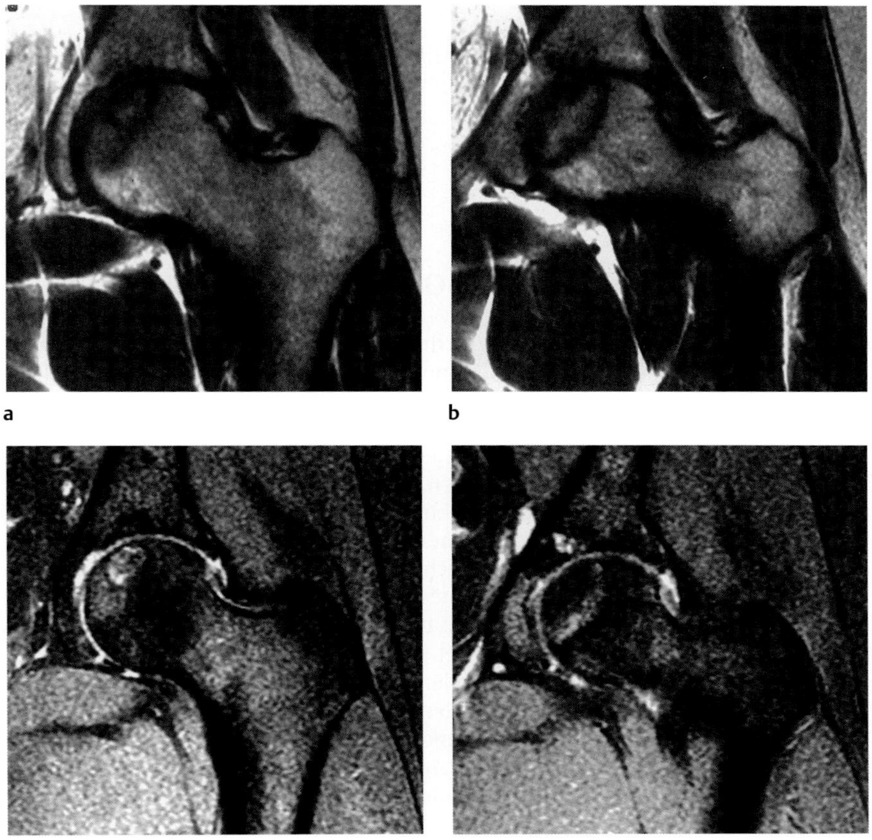

a b c d

Abb. 10D.**4** **Aseptische Femurkopfnekrose.** Ein Ring (**a**) oder Band (**b**) geringer Signalintensität separiert eine subkortikale Region relativ normaler Signalintensität vom übrigen Markraum des Femurkopfes (T1W coronal). **c, d** Eine Doppellinie findet sich zwischen ischämischer und nichtischämischer Zone mit peripher geringem und zentral hohem Signal (T2W, coronal).

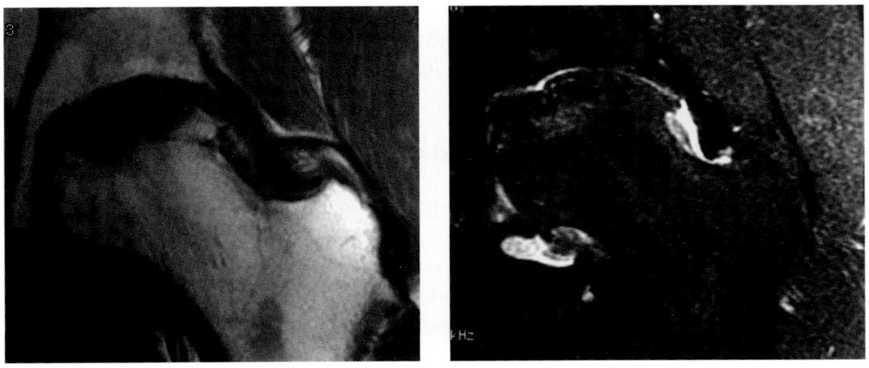

a b

Abb. 10D.**5** **Aseptische Femurkopfnekrose.** Eingesunkene Gelenkfläche mit Fragmentation (**a**: coronales T1W, **b**: coronales FS T2W).

Tabelle 10D.2 Stadien der aseptischen Hüftkopfnekrose

Stadium	Klinische Symptome	Radiographische Befunde	MRT Befunde	Szintigraphische Befunde
0	Negativ (Risikofaktoren)	Negativ	Negativ oder Spongiosaödem	Negativ
1	Schmerz	Negativ (gelegentlich leichte fleckförmige Strukturierung)	T1W: fokale homogene oder heterogene Signalanhebung T2W: Signalanhebung an der Grenze des Knocheninfarktes	Erhöhter Uptake vor allem in der Frühphase
2	Schmerz	Fokale Osteopenie, Sklerose und zystische Formationen	Ähnlich Stadium 1, Doppellinie im Bereich der Infarkt-Demarkation	Erhöhter Uptake
3	Schmerz	Subchondrale Aufhellung (Halbmond)	Subchondrale halbmondförmige signalarme Zone im T1W und T2W	Erhöhter Uptake
4	Schmerz und Instabilität	Eingesunkener oder deformierter Femurkopf	Eingesunkene Gelenkfläche oder Fragmentation des Femurkopfes	Erhöhter Uptake
5	Schmerz und Instabilität	Sekundäre Arthrose mit Einbeziehung des Azetabulum	Sekundäre Arthrose mit Einbeziehung des Azetabulum	Erhöhter Uptake

Eine halbmondförmige hypointense Linie im subchondralen Knochen findet sich sowohl im T1W als auch T2W und korrespondiert mit dem radiographisch erkennbaren subchondralen Halbmond (Aufhellung der Knochenstruktur). Charakteristisch ist eine Doppellinie an der Demarkation der Nekrose zwischen ischämischer und intakter Spongiosa im T2W: der äußere schmale signalarme Ring ist Ausdruck der Fibrose und Sklerose, der etwas breitere signalreiche innere Ring repräsentiert die sekundären Granulationen. Ein chemical-shift-Artefakt verstärkt dieses Doppellinien-Zeichen. Im T1W erscheint diese Doppellinie als signalarmer Saum, ein Fehlen der genannten Veränderungen schließt jedoch eine aseptische Nekrose nicht sicher aus. Begleitend findet sich immer ein deutlicher Gelenkerguss. Diffus verteilte Signalveränderungen im Femurkopf und Schenkelhals sind weniger spezifisch und mitunter schwierig gegen eine transitorische Osteoporose oder gelegentliche entzündliche oder tumoröse Veränderungen abgrenzbar. Mittels i. v.-Applikation von Gd-DTPA lassen sich vitale und nekrotische Areale voneinander besser differenzieren. Während sich bei der transitorischen Osteoporose ein Spongiosaödem mit diffusem Enhancement findet, verbleiben bei der aseptischen Nekrose die avitalen Gewebsanteile signalarm im T1W. Die Stadieneinteilung der Femurkopfnekrose ist in Tabelle 10D.2 zusammengefasst.

Der *M. Legg-Calvé-Perthes* ist die idiopathische Form der aseptischen Femurkopfnekrose und betrifft bevorzugt Jungen zwischen dem 4. und 8. Lebensjahr. Bilaterale Erkrankungen finden sich in 10% der Fälle. Frühzeichen in der MRT sind Spongiosaödem, Verdickungen der Knorpelbeläge am Azetabulum und Femurkopf sowie ein Containment-Verlust zwischen Femurkopf und Pfanne. Komplikationen, wie eine (hypertrophe) Synovitis, Gelenkerguss, Zerstörung der Wachstumszone und Deformationen des Femurkopfes, sind in der MRT sicher beurteilbar. Die knöchernen Veränderungen des M. Perthes sind ähnlich der adulten erworbenen Form der Femurkopfnekrose, wie oben beschrieben.

Transitorische Osteoporose des Hüftgelenkes

Diese Erkrankung tritt typischerweise bei jüngeren Erwachsenen, vor allem Männern, auf. Bei männlichen Patienten können beide Hüften betroffen sein, während sich bei Frauen eine Prädilektion an der linken Hüfte im 3. Trimenon der Schwangerschaft findet. Gelegentlich ist ein Befall beider Hüften gleichzeitig gegeben. Klinisch äußern die Patienten über einige Wochen zunehmende Schmerzen mit nachfolgend spontaner Regression über 2 bis 6 Monate ohne bleibende Schäden.

Im MRT findet sich im Femurkopf oder Schenkelhals ein relativ homogenes Areal mit vermindertem Signal im T1W und vermehrtem Signal im T2W und Gelenkerguss (Abb 10D.16). Gelegentlich breitet sich das Spongiosaödem in die Fossa intertrochanterica oder das Azetabulum aus. Radiographisch ist in den meisten Fällen eine lokalisierte Mineralsalzminderung des Hüftgelenkes erkennbar. Um sowohl die osteoporotischen als auch nicht-osteoporotischen Formen zu klassifizieren, wird die Erkrankung häufig auch *transitorisches Spongiosaödem* genannt. Das mehr diffuse, extensive und relativ homogene Ödem grenzt diese Erkrankung gegen die aseptische Femurkopfnekrose ab, welche eine mehr definierte und inhomogene Läsion des Femurkopfes beschreibt. Gewisse Überschneidungen finden sich im ersten Auftreten des Spongiosaödems, das wie gesagt auch eine Frühphase der aseptischen Nekrose darstellen kann.

Schenkelhalsfraktur

Eine akute nichtdislozierte Schenkelhalsfraktur oder chronische Ermüdungsbrüche bzw. die „schleichende“ Schenkelhalsfraktur sind mitunter radiographisch unbefriedigend darstellbar. In der MRT findet sich eine charakteristische signalarme Zone im Bereich der Fraktur, die von einem Ödem oder einer Einblutung in der angrenzenden Spongiosa begleitet wird (signalarm im T1W und signalreich im T2W) (Abb. 10D.7).

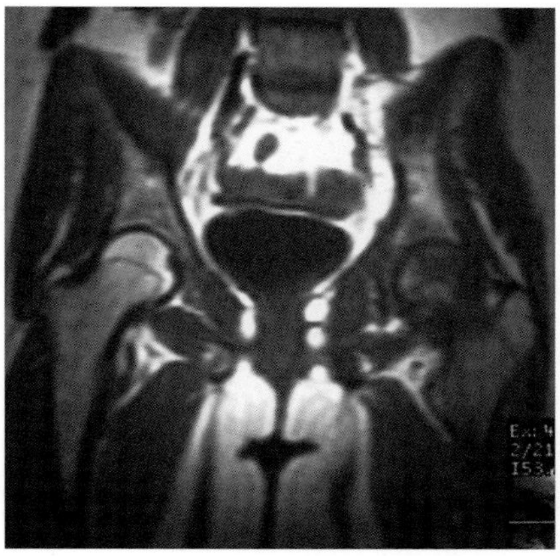

Abb. 10D.**6** **Transitorische Osteoporose des Hüftgelenkes.** Im Vergleich zur normalen rechten Seite findet sich eine deutliche Signalminderung im linken Femurkopf und Schenkelhals im coronalen T1W.

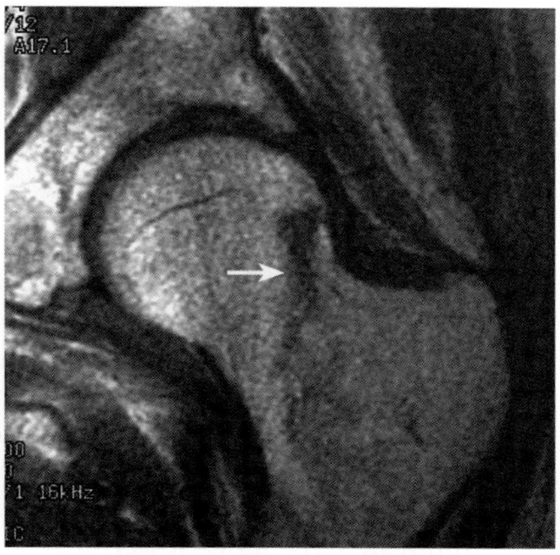

Abb. 10D.**7** **Nichtdislozierte subkapitale Femurkopffraktur.** Signalarme Zone (Pfeil) im coronalen T1W. Die Fraktur war im konventionellen Röntgenbild invisibel.

10E Kniegelenk

Anatomie

Das Kniegelenk, die größte Gelenkformation des Menschen, unterteilt sich in drei funktionelle Kompartimente: das Femoropatellargelenk und die mediale und laterale femorotibiale Artikulation. Die Gelenkflächen des Femur, der Tibia und der Patella sind nicht kongruent. Diese Inkongruenz wird an den femorotibialen Gelenkflächen durch die halbmondförmigen fibrokartilaginären Menisci ausgeglichen. Kräftige Ausläufer der Sehnen angrenzender Muskeln verstärken die fibröse Gelenkkapsel, außer in den vorderen Abschnitten, wo die fibröse Kapsel laterokaudal der Patella fehlt (Abb. 10E.**1**, **2**).

Die Membrana synovialis des Kniegelenkes bildet die Gelenkkapsel, den suprapatellaren Recessus (Bursa), den posterioren femoralen Recessus und den subpoplitealen Recessus. Letzterer kommuniziert bei 10% der Erwachsenen mit dem proximalen Tibiofibulargelenk, das im Gegensatz zu dem fibrösen distalen Tibiofibulargelenk eine synoviale Artikulation darstellt. Der mediale bzw. laterale posteriore femorale Recessus liegt hinter der dorsalen Fläche der korrespondierenden Femurkondyle und in der Tiefe der angrenzenden Gastrocnemiusköpfe. Die Recessus werden durch ein breites synoviales Band separiert, das die Kreuzbänder ventral und seitlich, jedoch nicht dorsal umkleidet. Um das Kniegelenk finden sich zahlreiche Bursen: anterior die Bursa präpatellaris (subcutanea) zwischen Patellaoberfläche und Haut (sog. „Hausmädchenknie“ bei Entzündung), die Bursa infrapatellaris subcutanea zwischen dem Lig. patellae und der Hautgrenze, die Bursa infrapatellaris profunda zwischen dem Tibiakopf und der Patellarsehne und die Bursa prätibialis zwischen der Tuberositas tibiae und der Haut. Weitere 4 Bursen finden sich lateral: die laterale Bursa gastrocnemica (die mitunter mit dem Kniegelenk kommuniziert) zwischen dem lateralen Kopf des M. gastrocnemius und der Gelenkkapsel, die Bursa fibularis zwischen dem lateralen (fibularen) Kollateralband und der Bizepssehne, die Bursa fibulopoplitea zwischen dem lateralen Kollateralband und der Popliteus-Sehne und der oben erwähnte subpopliteale Recessus, der mit der fibulopoplitealen Bursa verbunden sein kann. Mediale Bursen sind: die mediale Bursa gastrocnemica, die häufig mit der Kniegelenkkapsel kommuniziert, zwischen dem medialen Gastrocnemiuskopf und der Gelenkkapsel, die Bursa anserina zwischen dem medialen Kollateralband und der Sehne des M. gracilis, sartorius und semitendinosus, und die Bursa semimembranosa zwischen dem medialen Kollateralband und der Semimembranosussehne.

Die *Plicae synoviales* sind Reste der embryonalen Septierung des Kniegelenkes in 3 Kompartimente (Abb. 10E.**3**). Die Plica suprapatellaris septiert den suprapatellaren Recessus, die Plica infrapatellaris erstreckt sich von der Fossa intercondylaris zum infrapatellaren Fettkörpers (Hoffa) vor dem vorderen Kreuzband, die mediale parapatellare Plica verläuft vertikal entlang der medialen Gelenkkapsel in Nachbarschaft der medialen Patellafacette. Im MRT erscheinen die normalen Plicae als zarte signalarme Linien und sind nur bei bestehendem Gelenkerguss erkennbar. Klinische Symptome finden sich nur bei einer Verdickung der mediopatellaren Plica, was die Funktion des Femoropatellargelenkes einschränken kann.

Meniskusläsionen

Die normalen Menisken sind C-förmige fibrokartilaginäre Strukturen mit signalarmer Intensität in allen Sequenzen. Sie werden willkürlich in ein Vorderhorn, eine Pars intermedia und in ein Hinterhorn aufgeteilt. Peripher sind sie mit der Kapsel und der Tibia durch das Koronarband verbunden. Vorder- und Hinterhorn sind locker in der Eminentia intercondylaris der Tibia verankert. Außer der peripheren 10% bis 30% der Meniskusperipherie, die durch die perimeniskealen kapillären Plexus versorgt werden, sind die Menisken relativ avaskulär. Die durchschnittliche Länge des Meniskus von seiner Kapselinsertion bis zur freien intraartikulären Spitze beträgt bis zu 12 mm, eine band- oder scheibenförmige Konfiguration des Meniskus im sagittalen Schnittbild ist auf die peripheren zwei 5 mm dicken Schichten limitiert. Im Schnittbild erscheint der Meniskus ansonsten dreieckförmig mit scharfer intraartikulärer Spitze. Die Meniskuskontinuität kann in eine Zirkumferenz (äußeres Drittel) und eine transversale Zone (innere zwei Drittel) untergliedert werden. Letztere ist durch das mittlere Kollagenbündel (im MRT normalerweise nicht vom angrenzenden Meniskus abgrenzbar) in eine Ober- und Unterfläche geteilt, demarkiert die Scherflächen des Meniskus und ist daher die häufigste Lokalisation von degenerativen Rissen oder Degenerationen.

Der laterale Meniskus hat eine engere C-Form als der mediale und bedeckt eine größere Fläche der Tibia. Seine Breite ist im gesamten Verlauf relativ konstant. Der laterale Meniskus ist peripher locker befestigt und zeigt posterolateral eine Lücke für den Durchtritt der Sehne und der Sehnenscheide des M. popliteus. Der mediale Meniskus hat eine halbkreisförmige Konfiguration und ist posterior breiter als anterior. Peripher ist der mediale Meniskus fest mit der Gelenkkapsel verbunden, insbesondere in seiner Pars intermedia am medialen Kollateralband.

Meniskusrisse sind medial häufiger als am mobileren lateralen Meniskus. Medial ist vordergründig das Hinterhorn, zuletzt das Vorderhorn betroffen. Lateral liegen die Meniskusrisse bevorzugt im Bereich des Vorderhorns. Traumatische und degenerative Risse lassen sich gut differenzieren: Traumatische Risse finden sich bevorzugt bei jüngeren Patienten nach einem adäquaten Trauma und sind charakteristischerweise vertikal ausgerichtet. Degenerative Risse finden sich mehr bei älteren Patienten in Verbindung mit arthrotischen Strukturalterationen des Kniegelenkes und sind aufgrund der erhöhten Vulnerabilität des degenerierten Meniskusgewebes eher horizontal ausgerichtet.

Meniskusrisse werden durch ihren Verlauf in horizontale, vertikale und radiäre Risse klassifiziert. *Horizontalrisse* teilen den Meniskus in ein oberes und unteres Segment und können in Begleitung von Meniskusganglien auftreten. *Vertikalrisse* teilen den Meniskus in ein äußeres und ein inneres Segment oder lösen den Meniskus von seiner Kapselgrenze. *Radiäre (transversale) Risse* sind spezielle Formen der vertikalen Rissbildung mit Einbeziehung des freien inneren Randes senkrecht dazu. Sofern die Rissfigur innerhalb des Meniskus nach anterior oder posterior auslenkt, spricht man von einem schnabelförmigen oder Lappenriss. Radiäre Risse finden sich häufig am lateralen Meniskus. Ein *Korbhenkelriss* ist ein longi-

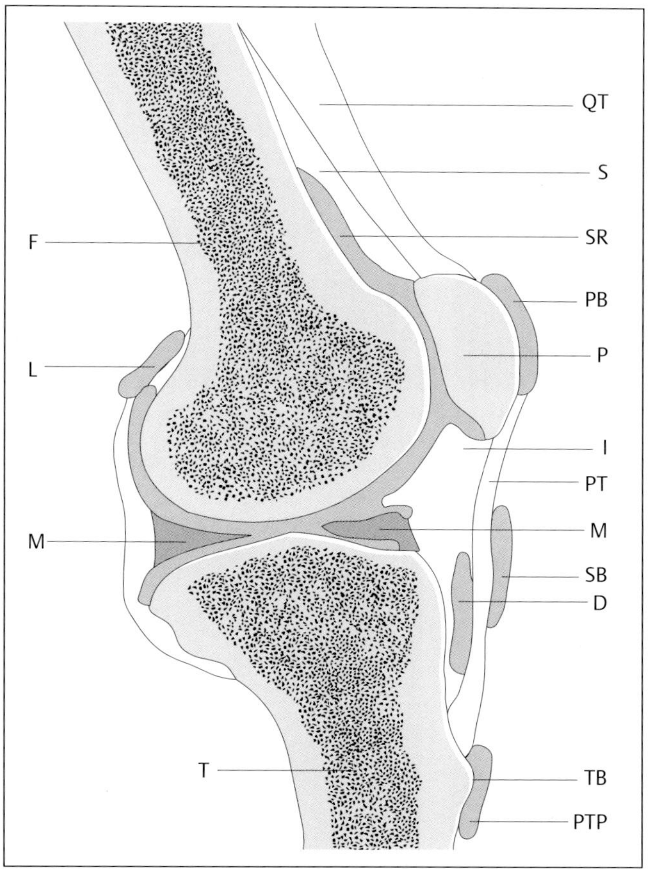

Abb. 10E.**1** **Sagittaler Schnitt durch das Kniegelenk** (lateral der Mittellinie). D: Bursa infrapatellaris profunda; F: Femur; L: Bursa gastrocnemica laterale; I: Infrapatellarer Fettkörper (Hoffa); M: lateraler Meniskus; P: Patella; PB: Bursa präpatellaris; PT: Ligamentum patellae; PTP: Bursa prätibialis; QT: Quadrizepssehne; S: suprapatellarer Fettkörper; SB: Bursa infrapatellaris subcutanea; SR: suprapatellarer Recessus; T: Tibia; TB: Tuberositas tibiae.

tudinaler Vertikalriss mit Dislokation des inneren Fragmentes bis zur Eminentia intercondylaris und findet sich normalerweise am medialen Meniskus. *Schrägrisse* besitzen Charakteristika von vertikalen und horizontalen Rissen, *komplexe Risse* sind eine Kombination verschiedener Rissformen.

Die MRT-Diagnostik der Meniskusrisse basiert auf der Änderung der intrameniskealen Signalcharakteristik und seiner Morphologie. Beim Erwachsenen repräsentieren Signalanhebungen innerhalb des Meniskus Degenerationen oder intrameniskeale Risse, die häufig symptomlos sind. Mittels MRT lassen sich die intrameniskealen Signalanhebungen in Bezug auf ihre Konfiguration und Beziehung zur Meniskusoberfläche in 3 Stadien einteilen (Abb. 10E.**4**). Grad 1 beschreibt eine oder mehrere punktuelle Signalanhebungen im Meniskusinneren ohne Kontakt zur Oberfläche. Grad 2 besteht in linearen, gewöhnlich horizontalen intramenisceалеn Signalanhebungen, die häufig von der Kapselgrenze ausgehen, die Meniskusoberfläche jedoch nicht erfassen. Grad 3 beschreibt Signalanhe-

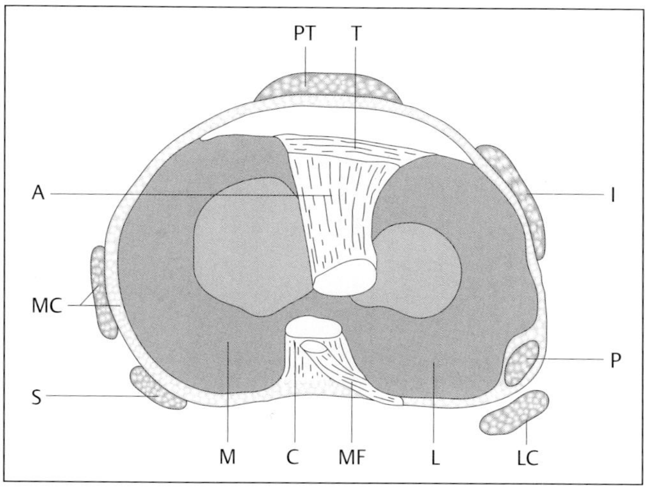

Abb. 10E.**2** **Aufsicht auf die Tibia.** A: Vorderes Kreuzband; C: hinteres Kreuzband; I: Tractus iliotibialis; L: lateraler Meniskus; LC: laterales Kollateralband; M: medialer Meniskus; MC: mediales Kollateralband (oberflächliche und profunde Fasern); MF: Lig. meniscofemorale posterius (Wrisbergsches Band); PT: Lig. patellae; S: Semimenmbranosussehne; T: Lig. transversum.

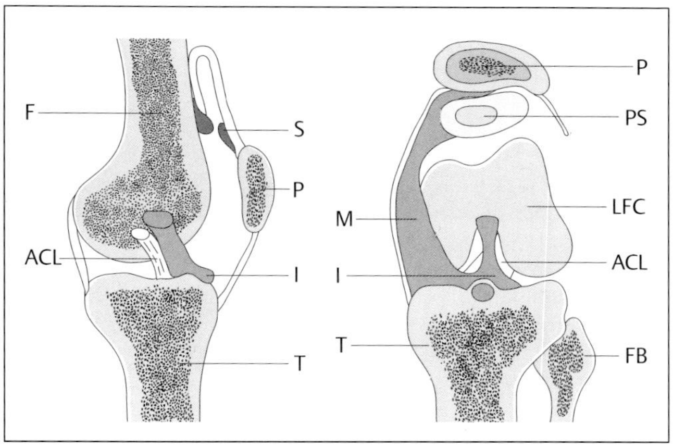

Abb. 10E.**3** **Plicae synoviales des Kniegelenkes.** **a** laterale Ansicht. **b** frontale Ansicht.
ACL: vorderes Kreuzband; F: Femur; FB: Fibula; I: Plica infrapatellaris; LFC: lateraler Femurkondylus; M: mediopatellare Plica; P: Patella; PS: Eingang zum suprapatellaren Recessus; T: Tibia.

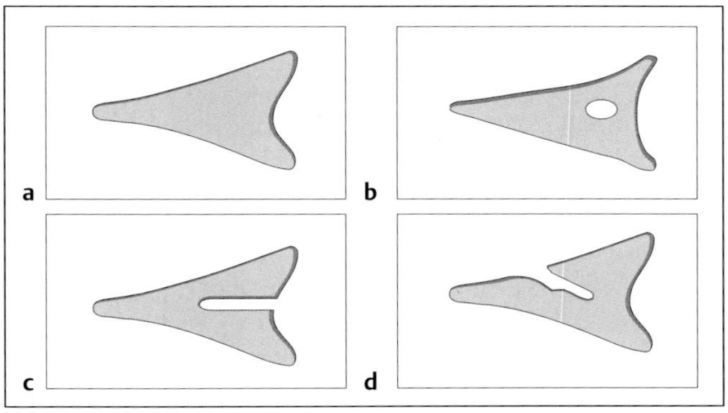

Abb. 10E.**4** **Stadieneinteilung des intrameniskealen Signals im MRT.** **a** Grad 0, normaler uniform signalarmer Meniskus. **b** Grad 1, eine oder mehrere punktförmige Signalanhebungen im Meniskus. **c** Grad 2, lineare Signalanhebung ohne Kontakt zur Meniskusoberfläche. **d** Grad 3, lineare Signalanhebung mit Kontakt zur Oberfläche als Ausdruck eines Meniskusrisses.

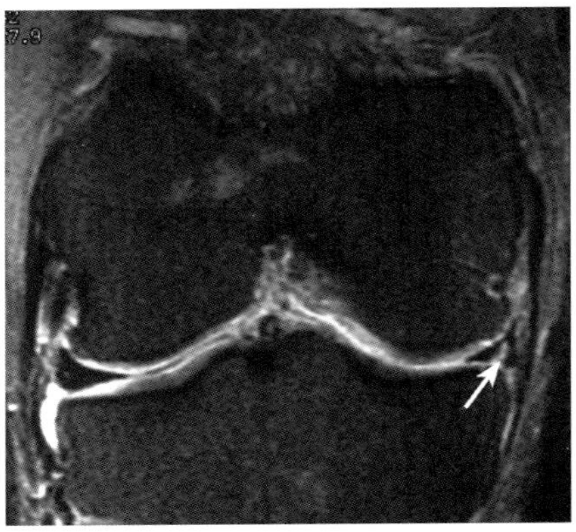

Abb. 10E.**5** **Vertikaler Meniskusriss.** Coronales FS PDW, vertikaler Riss (Pfeil) im medialen Meniskus.

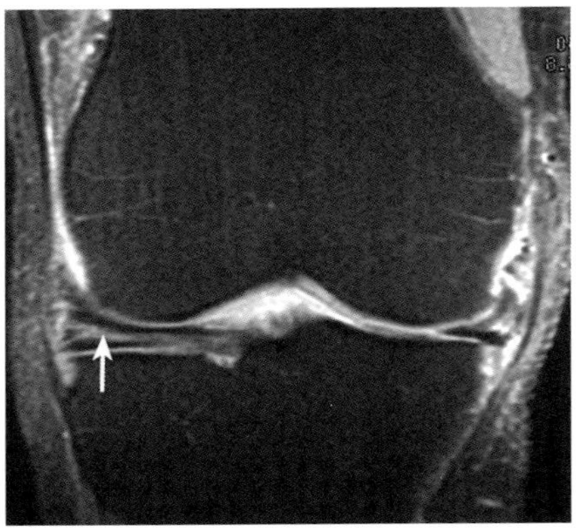

Abb. 10E.**6** **Horizontaler Meniskusriss.** Coronales FS PDW, horizontaler Riss (Pfeil) im Innenmeniskus.

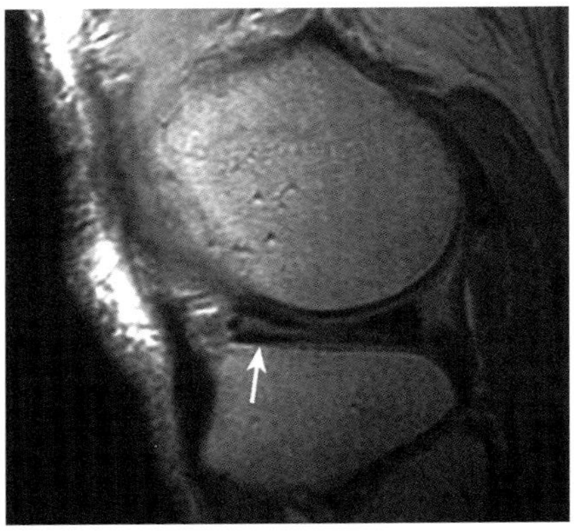

Abb. 10E.**7** **Schrägriss des Meniskus.** Sagittales PDW, schräg anterior im lateralen Meniskus liegender Riss (Pfeil).

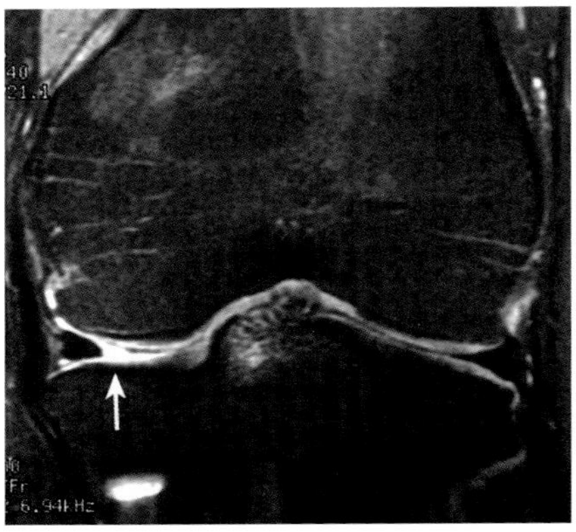

Abb. 10E.**8** **Komplexer Meniskusriss.** Coronales FS PDW, komplexer Riss (Pfeil) im medialen Meniskus.

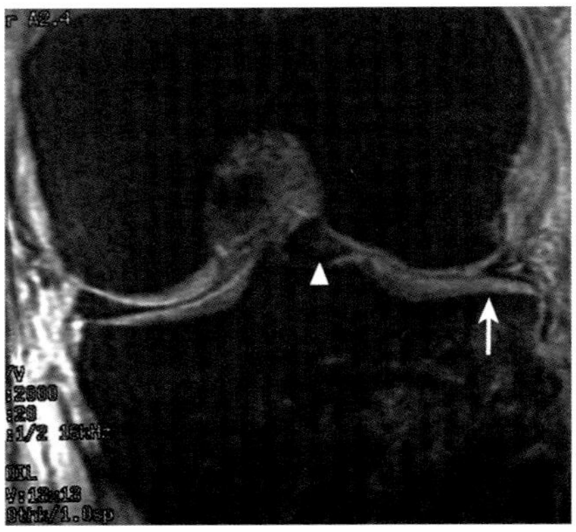

Abb. 10E.**9** **Korbhenkelriss.** Coronales FS PDW, Riss des lateralen Meniskus (Pfeil), der sehr klein erscheint, Meniskusfragment (Pfeilspitze) in Höhe der Fossa intercondylaris.

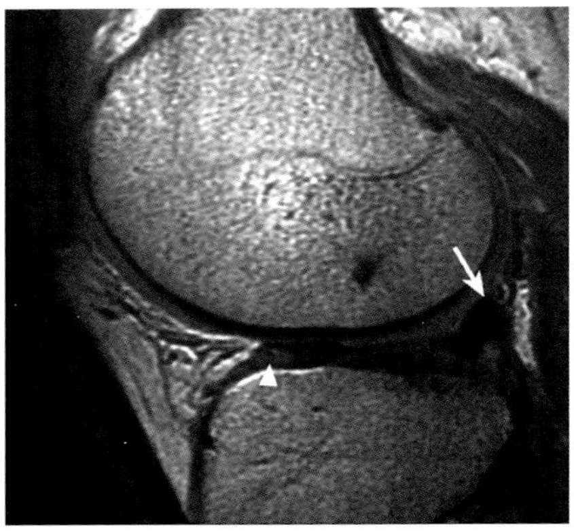

Abb. 10E.**10** **Dislozierter Meniskusriss.** Sagittales PDW, Riss des lateralen Vorderhorns (Pfeilspitze). Das Meniskusfragment ist nach posterior disloziert und über das Hinterhorn geschlagen (Pfeil), welches dadurch deutlich verdickt und verplumpt wirkt.

bungen mit Kontakt zur gelenknahen Oberfläche. Beim Erwachsenen sind Grad 1 und 2 als unterschiedliche Grade der Meniskusdegeneration ohne definitiven Riss einzuordnen. Bei Kindern und Jugendlichen kann der gesamte Meniskus reich vaskularisiert sein, sodass die Erscheinungsformen Grad 1 und 2 einen Normalbefund darstellen. Grad 3 zeigt eine Meniskusruptur an, die makroskopisch die gelenknahe Oberfläche erreicht. In 5 % der Fälle wird die Gelenkkontur jedoch nicht unterbrochen, sodass man von einem intrameniskealen Riss spricht. Weitere morphologische Zeichen einer Meniskusruptur sind (Abb 10E.**5–10**): partielles oder komplettes Fehlen des Meniskus, Dislokation von Fragmenten, Abstumpfung der inneren Begrenzung, plötzliche Konturveränderungen oder fokale Deformitäten des Meniskus, anormal kleine Menisken, auch wenn die dreieckige Form erhalten ist. MRT-Zeichen einer Korbhenkelruptur sind: verkürzter und verplumpter oder anormal kleiner Meniskus, fehlende Darstellung der Pars intermedia (Fehlen der Scheibenform in den peripheren sagittalen Bildern), Darstellung des dislozierten Fragmentes im Bereich der Fossa intercondylaris anterior, inferior oder parallel des hinteren Kreuzbandes. Bei einem komplexen Riss des Außenmeniskus kann das abgerissenen Hinterhorn nach vorn in den Bereich des Vorderhorns luxiert sein, was im Schnittbild den Eindruck einer Pseudohypertrophie des Vorderhorns bei fehlender Darstellung des Hinterhorns hervorruft. Meniskusrisse sollten im coronalen und sagittalen Schnittbild dargestellt werden. Nichtdislozierte Vertikalrisse und radiäre Risse sind in Schnittbildern senkrecht zur Ausrichtung der Ruptur optimal erkennbar. Horizontalrisse der Pars intermedia stellen sich im coronalen Schnitt, Horizontalrisse des Vorder- und Hinterhornes am besten im sagittalen Schnittbild dar.

Basisabrisse oder *Dissektionen des Meniskus* (Abb 10E.**11**) betreffen in erster Linie den weniger mobilen medialen Meniskus. Normalerweise findet sich zwischen medialem Meniskus und Gelenkkapsel keine Flüssigkeit. Flüssigkeitsareale in gesamter Zirkumferenz der Meniskusbasis zeigen eine komplette meniskokapsuläre Separation an. Mitunter findet sich Flüssigkeit im oberen und unteren Kapselrecessus und sollte nicht mit einem partiellen Basisabriss verwechselt werden. Ein signalarmes Band zwischen den beiden Recessus sind Zeichen einer normalen Anheftung der Meniskusbasis. Das gelegentliche Auftreten von Flüssigkeit in der Bursa zwischen Kapsel und medialem Kollateralband kann ebenfalls eine Basisdissektion vortäuschen. Bei fehlendem Gelenkerguss ist eine Dis-

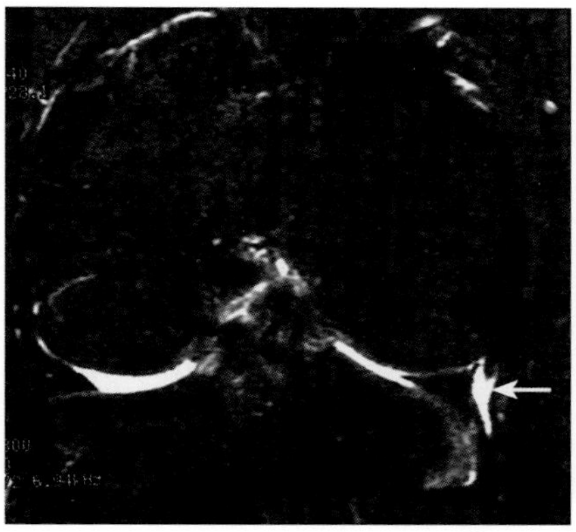

Abb. 10E.**11** **Basisdissektion des Meniskus.** Coronales FS T2W, Ablsöung des medialen Meniskus von der Kapsel mit flüssigkeitsgefüllter Lücke (Pfeil).

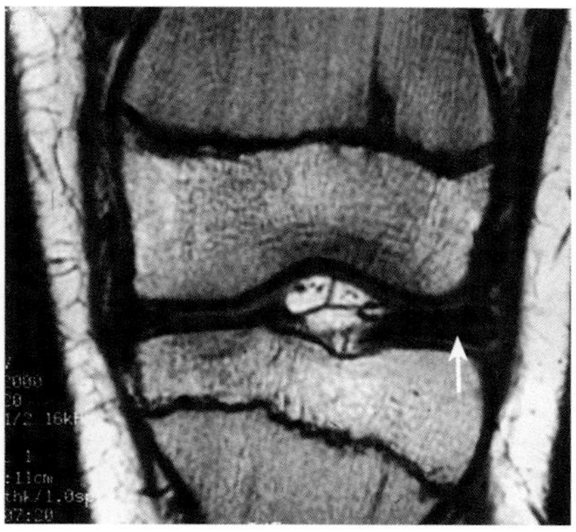

Abb. 10E.**12** **Scheibenmeniskus.** Coronales PDW, vergrößerter Außenmeniskus mit diskoider Konfiguration (Pfeil).

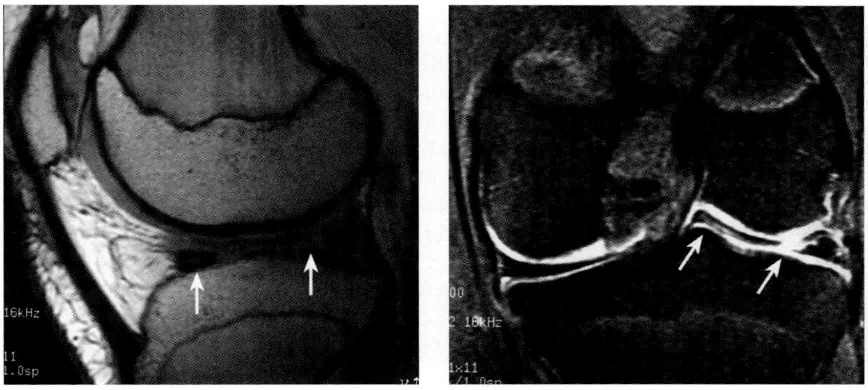

a **b**

Abb. 10E.**13** **Scheibenmeniskus mit mehreren Rissen.** Vergrößerter Außenmeniskus (Pfeile) mit mehreren intrameniskealen Signalanhebungen (**a**: sagittales PDW, **b**: coronales FS PDW).

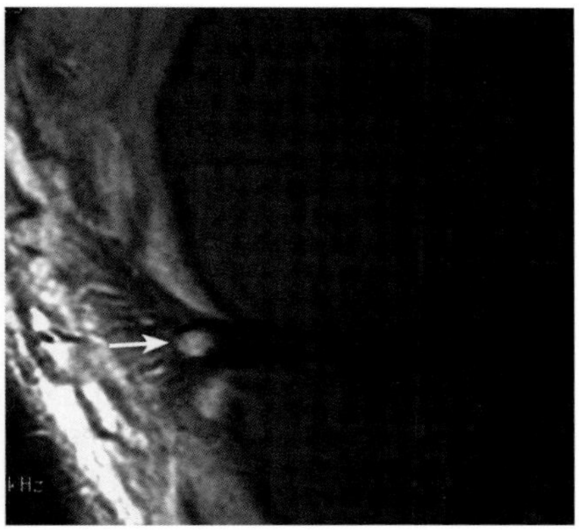

Abb. 10E.**14** **Meniskusganglion.** Sagittales T2W, kleine zystische Läsion (Pfeil) in der vorderen Kapselanheftung des medialen Meniskus.

lokation des Meniskus von über 5 mm zur Kapselgrenze mit fehlender Bedeckung des tibialen Gelenkknorpels suspekt auf eine Basisdissektion, dies kann im MRT mitunter diagnostische Schwierigkeiten bereiten.

Zahlreiche Fallen, die als Meniskusrisse fehlinterpretiert werden können, müssen bei der Bildinterpretation berücksichtigt werden. Das *Ligamentum transversum* überschneidet das Vorderhorn beider Menisken vor seiner Fusion mit dem Meniskusgewebe und kann als Schrägriss fehlgedeutet werden. Das Lig. meniscofemorale zieht vom Hinterhorn des Außenmeniskus zur medialen Femurkondyle. Es besteht aus dem *Humphry'schen und Wrisberg'schen Band*, die anterior bzw. posterior des hinteren Kreuzbandes verlaufen. Die relativ hohe Signalintensität des Bindegewebes zwischen diesen Bändern einerseits und dem medialen Rand des lateralen Hinterhorns andererseits kann eine Mensikusruptur vortäuschen. Die *Popliteussehne* und ihre Sehnenscheide können ein Band variabler Dicke mit intermediärem Signal bilden und ziehen durch eine Lücke zwischen lateraler Hinterhornbasis und Gelenkkapsel. Ausfaserungen oder Fibrillisationen des freien inneren Meniskusrandes zeigen eine höhere Signalintensität, die allerdings keinen Meniskusriss darstellen. Weiterhin können Partialvolumeneffekte oder Artefakte eines Vakuumphänomens Meniskuseinrisse vortäuschen.

Ein *Scheibenmeniskus* (Abb. 10E.**12** und 10E.**13**) ist ein vergrößerter diskoider Meniskus, tritt lateral zehnmal häufiger auf als medial und findet sich bei ca. 3% der Normalpopulation. Die meisten Scheibenmenisken sind zunächst asymptomatisch, haben jedoch eine Prävalenz zu Rissen, Degenerationen oder Ganglien. Im MRT ist ein Scheibenmeniskus suspekt, wenn die bandförmige Struktur im sagittalen Schnittbild über mehr als drei 5 mm dicke Schichten erscheint. Weiterhin ist ein Scheibenmeniskus anzunehmen, wenn sich Vorder- und Hinterhorn nur auf ein bis zwei sagittalen Schichten nahe der Fossa intercondylica darstellen. Die nach zentral spitz zulaufende Konfiguration fehlt beim Scheibenmeniskus, seine Höhe liegt häufig ein bis 2 Millimeter über dem kontralateralen normalen Meniskus.

Meniskusganglien (Abb 10E.**14**) sind Ansammlungen muzinöser oder synovialer Flüssigkeit in der Meniskusperipherie, die eine fokale Raumforderung oder Schwellung am Kniegelenk hervorrufen. Sie sind der bis siebenmal häufiger lateral zu finden und in der Regel mit einer myxoiden Degeneration oder einem Horizontalriss des Meniskus assoziiert. Im MRT ist die

Struktur signalarm im T1W und signalreich im T2W und in GRE-Sequenzen.

Meniskusossikel sind Zonen isolierter Ossifikationen im Meniskusgewebe und sollten von Meniskusverkalkungen (*Chondrokalzinose*) abgegrenzt werden, die wesentlich häufiger sind. Ossikel treten nach Meniskusrissen auf, ihre Ätiologie ist jedoch weitgehend unklar. Sie liegen gewöhnlich im Bereich des Hinterhorns des Innenmeniskus und enthalten Fett mit entsprechend signalreichem Charakter im T1W.

Die Untersuchung des *postoperativen Meniskus* ist im MRT schwierig, da ein asymptomatischer chirurgisch therapierter Meniskus ähnliche Signalalterationen aufweisen kann, wie ein Meniskusriss. Mittels MRT kann bis 6 Monate nach Operation nicht zwischen einer Reruptur und einer normalen Nahtheilung differenziert werden. Postoperative Meniskusfragmente können im Bereich der Meniskektomie auftreten, allerdings ist die Relevanz dieser Befunde nicht eindeutig, insbesondere bei fehlendem klinischem Korrelat. Nach einer Meniskektomie dauert die fibröse Regeneration des Meniskus zwischen 3 und 6 Monaten. Das Meniskusregenerat ist dünner und kürzer als ein normaler Meniskus und wirkt im T1W, T2W und in GRE-Sequenzen intermediär signalintens.

Ruptur des vorderen Kreuzbandes

Das vordere Kreuzband verläuft vom posteromedialen Aspekt des lateralen Femurkondylus zur anterioren interkondylären Region, wo es direkt posteromedial des Vorderhorns des Innenmeniskus inseriert. Das Band hat eine durchschnittliche Länge von 4 cm und eine durchschnittliche Dicke von 11 mm, ist am tibialen Ansatz breiter. Es besteht aus einem anteromedialen und einem posterolateralen Faserbündel, die im Routine-MRT nicht zu unterscheiden sind. Die Hauptfunktion des vorderen Kreuzbandes ist die Behinderung der anterioren Translation der Tibia, bedingt daneben auch eine Einschränkung der Innenrotation und limitiert geringfügig die Varus-Valgus-Angulation der Tibia bei gestrecktem Kniegelenk.

Risse des vorderen Kreuzbandes sind gewöhnlich im mittleren Bandabschnitt lokalisiert, seltener nahe des femoralen Ansatzes und nur in Einzelfällen nahe der tibialen Insertion. Der Verletzungsmechanismus besteht in einer Vorwärtsbewegung der Tibia mit Innen- oder Außenrotation der Tibia und Varus- oder Valgusstress. Eine forcierte Valgusbewegung bei der Außenrotation ist die häufigste Ursache der vorderen Kreuzbandruptur und ist in der Regel mit einer Ruptur des Innenbandes und des Innemeniskus (*O'Donoghue Trias, unhappy triad*) assoziiert. Nach einer vorderen Kreuzbandruptur durch Varusstress und Außenrotation findet man häufig eine Impressionsfraktur des lateralen Tibiaplateaus im Bereich der Kapselinsertion (*Segond'sche Fraktur*) und Risse im Innen- und Außenmeniskus. Eine Impressionsfraktur des anterolateralen Aspektes der proximalen Tibia (*Fraktur des Gerdy'schen Tuberkels*) entspricht der Insertion des Tractus iliotibialis.

Die vordere Kreuzbandläsion ist im MRT am besten erkennbar, wenn die Bandkontinuität komplett in einer Schicht abgebildet ist. Dies erfordert eine Schichtführung mit etwa 15 Grad Innenrotation zur Längsachse des Kniegelenkes. Das normale vordere Kreuzband erscheint in Form einer homogenen signalarmen Struktur oder mehrerer signalarmer Fasern. Einzelne Fasern lassen sich in der Regel am tibialen Ansatz abgrenzen. Manchmal findet sich eine inhomogene Signalanhebung innerhalb des Kreuzbandes nahe seines tibialen Ansatzes durch die Interposition von Fettgewebe.

Die proximale Insertion des vorderen Kreuzbandes erscheint mitunter durch die Partialvolumeneffekte des lateralen Femurkondylus etwas bullös. Generell ist die Signalintensität des vorderen Kreuzbandes etwas höher als die des hinteren Kreuzbandes.

Im MRT wird die vordere Kreuzbandläsion durch Veränderungen in der Signalgebung, der Morphologie und des Verlaufes visualisiert (Abb. 10E.15). Eine Signalanhebung im T1W und PDW weist auf eine akute oder aubakute Blutung im Ligament hin. Wolkige amorphe Strukturvermehrungen repräsentieren Ödem und Hämatom. Ein Fehlen dieser Zeichen schließt eine Verletzung nicht unbedingt aus: ein Riss des vorderen Kreuzbandes besteht auch dann, wenn das Ligament völlig fehlt oder diskontinuierlich erscheint. Ein Kontinuitätsverlust sämtlicher Fasern mit welliger Kontur zeigt gleichfalls eine Ruptur an. Im sagittalen Bild erscheint das komplett gerissene vordere Kreuzband mitunter abgesenkt, mit einer Ausrichtung des distalen Fragmentes oder einzelner Fasern parallel zur Tibiaoberfläche. Bei partiellen Rissen ist der normale Bandverlauf erhalten oder leicht nach posterior verzogen, es finden sich intakte und gerissene Fasern innerhalb einer ödematös hämorhagischen Umscheidung. Chronische Rupturen des vorderen Kreuzbandes können ebenfalls mit einer dorsalen Schleifenbildung einhergehen und repräsentieren die Elongation und Ausdünnung des Bandes. Narbige Veränderungen führen zu einer fokalen Angulation des komplett gerissenen vorderen Kreuzbandes. Areale myxoider Degeneration, Partialvolumeneffekte mit der lateralen Femurkondyle und peri- bzw. intraligamentäre Fettansammlungen können zu Missinterpretationen führen und sollten gegen eine echte Ruptur abgegrenzt werden.

Sekundäre Zeichen einer vorderen Kreuzbandruptur sind: Vorschub der Tibia, Buckelung (anormal großer Bogen) des hinteren Kreuzbandes ähnlich eines Fragezeichens, Undulation oder Elongation der Patellarsehne und das Zeichen des „unbedeckten lateralen Meniskus". Letzteres Zeichen ist positiv, wenn eine vertikale Linie tangential zum Hinterrand des lateralen Tibiaplateaus gelegt das Hinterhorn des Außenmeniskus trifft. Sekundäre Knochenveränderungen finden sich in Form von: Knochenkontusionen (bone bruises) in der Mitte des lateralen Femurkondylus und am Hinterrand des lateralen Tibiaplateaus, Impressionsfrakturen des lateralen Tibiarandes (Segond'sche Fraktur) und des Hinterrandes des lateralen Tibiaplateaus als Zeichen einer Kapselruptur. Vordere Kreuzbandrupturen können gelegentlich als Ausrisse ihrer knöchernen Insertion imponieren. Ein Gelenkerguss (Hämarthros) ist bei einer Kreuzbandläsion fast immer nachweisbar.

Die Diagnostik der *chirurgischen Rekonstruktion einer vorderen Kreuzbandruptur* ist in der Regel durch Metallartefakte erschwert. Unter den vielen Rekonstruktionsmethoden hat sich die intraartikuläre Kreuzbandplastik mit autologen Patellarsehnenfasern am weitesten durchgesetzt. Ein postoperatives Impingement der Kreuzbandplastik innerhalb der Fossa interkondylaris äußert sich in Knochenerosionen und einer eventuellen Reruptur, die sich in Form von Flüssigkeitsarealen um das Implantat im MRT nachweisen lässt. Andererseits finden sich signalreichere Areale auch durch Revaskularisationen und zelluläre Einsprossungen in der frühen postoperativen Phase. Die Insuffizienz einer Kreuzbandplastik lässt sich z. B. durch eine anteriore Subluxation der Tibia und eine Buckelung des hinteren Kreuzbandes demonstrieren, gleichzeitig lässt sich im MRT der intraossäre postoperative Tunnel präzise analysieren.

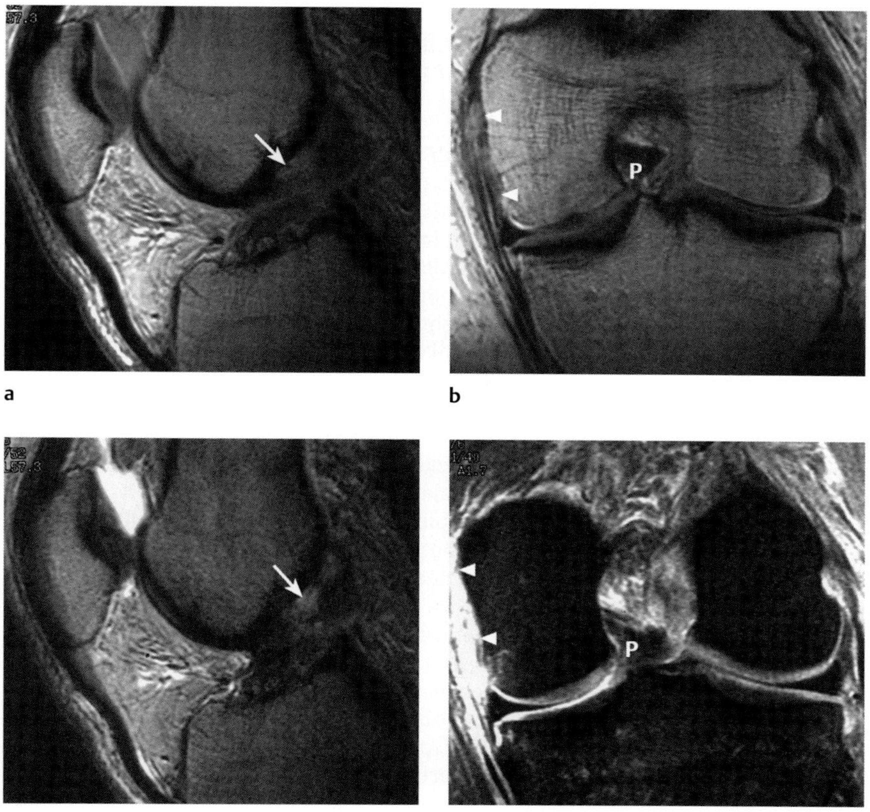

Abb. 10E.**15** **Ruptur des vorderen Kreuzbandes.** Kompletter Riss des vorderen Kreuzbandes (Pfeil) im sagittalen Bild mit kompletter Kontinuitätstrennung und Signalanhebung. Im coronalen Bild liegt das vordere Kreuzband außerhalb seiner normalen Position („leere Fossa") und wird durch hämorrhagische Flüssigkeit ersetzt. Das hintere Kreuzband ist intakt (P), begleitend findet sich ein Riss des medialen Kollateralbandes (Pfeilspitzen) (**a**: sagittales PDW, **b**: coronales PDW, **c**: sagittales T2W, **d**: coronales T2W).

Ruptur des hinteren Kreuzbandes

Das hintere Kreuzband verläuft vom lateralen Aspekt der medialen Femurkondyle zur posterioren interkondylären Fossa der Tibia. Das hintere Kreuzband besteht aus einem anterolateralen und einem posteromedialen Bündel, behindert die posteriore Translation der Tibia, stabilisiert das Knie gegen Varus-und Valgusstress und limitiert die Außenrotation der Tibia.

Rupturen des hinteren Kreuzbandes sind seltener als solche des vorderen Kreuzbandes, da es doppelt so kräftig ist, mit einem wesentlich dickeren Querschnitt und einer höheren Festigkeit. Risse treten gewöhnlich in der mittleren Portion des Kreuzbandes auf, seltener an der tibialen oder femoralen Insertion. Isolierte Risse des hinteren Kreuzbandes sind sehr selten, können durch forcierte posteriore Translation der Tibia bei Flexion des Kniegelenkes (Schlag gegen das Armaturenbrett beim Autounfall) ausgelöst werden. Häufiger tritt eine Läsion des hinteren Kreuzbandes in Kombination mit weiteren Kapsel- Band- und Meniskusverletzungen auf.

Im MRT ist das Band normalerweise als signalarme ligamentäre Struktur erkennbar. Bei älteren Patienten finden sich mitunter mukoide Degenerationen in Form von Zonen intermediären Signals in der Bandkontinuität. Bei Neutralstellung des Kniegelenkes ist das hintere Kreuzband bogenförmig, strafft sich bei Flexion und erschlaft bei Extension. Ein abnorm hoher Bogen oder eine Buckelung zeigen eine anteriore Subluxation der Tibia im Zusammenhang mit einer vorderen Kreuzbandruptur an.

Eine Läsion des hinteren Kreuzbandes erscheint als partielle oder komplette Kontinuitätstrennung. Bei der kompletten Ruptur wird eine Lücke zwischen den Fragmenten evident (Abb. 10E.**16**), signalreiche Zonen im T2W zeigen Ödem und Hämatom einer akuten oder subakuten Ruptur an. Rupturen des hinteren Kreuzbandes führen weniger zu Retraktionen oder Raumforderungen wie die Läsionen des vorderen Kreuzbandes. Narbige Veränderungen imponieren signalarm im T1W und T2W, knöcherne Ausrisse an der Tibia oder am Femur sind durch ödematös abgegrenzte Knochenfragmente erkennbar. Ein Gelenkerguss (Hämarthros) ist in den meisten Fällen nachweisbar. Kombinierte Verletzungen bestehen zu 38 % mit einer Ruptur des vorderen Kreuzbandes, zu 23 % mit einer Ruptur des Innenbandes, zu 6 % mit einem Außenbandriss, zu 32 % mit einer Innenmeniskus- und 30 % mit einer Außenmeniskusruptur, zu 36 % mit Knochenkontusionen oder Impressionsfrakturen. Spongiosaveränderungen sind charakteristischerweise im anterioren Tibiaplateau gegeben.

Ruptur des medialen Kollateralbandes

Das mediale Kollateralband besteht aus einem oberflächlichen und einem tiefen Bündel. Das oberflächliche Bündel, auch tibiales Kollateralband genannt, misst ca. 10 cm in der Längsausdehnung und spannt sich zwischen der medialen Femurkondyle zum medialen Aspekt der Tibia etwa 5 cm unterhalb des Gelenkspaltes. Die hinteren Fasern sind mit den kapsulären Ansätzen der Semimembranosussehne verknüpft. Die Gelenkkapsel ventral des Kollateralbandes wird durch die Pes anserinus, bestehend aus der Gracilis-, Sartorius- und Semitendinosussehne, verstärkt. Das tiefe Bündel des medialen Kollateralbandes, auch mediales Ligament, tiefes Kollateralband oder mittleres kapsuläres Band genannt, verstärkt die Kapsel unterhalb des oberflächlichen Bündels des medialen Kollateralbandes und ist mit dem medialen Meniskus mit seinen meniskofemoralen und meniskotibialen Komponenten fest verbunden. Das oberflächlich und tiefe Bündel des medialen Kollateralbandes sind durch eine Bursa getrennt, die eine Bewegung gegeneinander ermöglicht.

Verletzungen des medialen Kollateralbandes entstehen gewöhnlich durch exzessiven Valgusstress mit Außenrotation. Eine komplette Ruptur ist häufig assoziiert mit einer Läsion des vorderen Kreuzbandes, des medialen Meniskus und einer Kontusion oder Impressionsfraktur des lateralen Femurkondylus (typischerweise mittig) und des lateralen Tibiaplateus (typischerweise posteriorer Aspekt). Die Innenbandverletzungen werden nach ihrer Schwere klassifiziert: Grad 1: Zerrung ohne Gelenkinstabilität; Grad 2: Partielle Ruptur mit Gelenkinstabilität; Grad 3: Kompletter Riss mit ausgeprägter Instabilität.

Im MRT ist das mediale Kollateralband am besten in coronalen Schnittbildern dargestellt und erscheint als scharf begrenzte signalarme Struktur zwischen medialer Femurkondyle und medialer Tibiametaphyse. In Höhe des Kniegelenkes sind die oberflächlichen und tiefen Fasern durch eine Bursa und angrenzendes Fettgewebe separiert, die nicht mit einer partiellen meniskokapsulären Dissektion verwechselt werden sollten.

Bei Zerrungen des Innenbandes (Grad 1) zeigen sich zarte Konturunregelmäßigkeiten des Bandes ohne Diskontinuität der Fasern. Ödem und Hämatom finden sich in den Weichteilen und im subkutanen Fett parallel zum Band. Partielle Innenbandrupturen (Grad 2) sind Diskontinuitäten einzelner Fasern oder eine Separation vom angrenzenden Knochen. Beim akuten Trauma findet sich ein erhöhtes T2-Signal innerhalb dieser Läsionen. Eine komplette Ruptur des medialen Kollateralbandes (Grad 3) zeigt eine komplette Kontinuitätstrennung des oberflächlichen Bündels (Abb. 10E.**17**), das tiefe Bündel kann noch intakt sein.

Ein biomechanischer Funktionsverlust des Innenbandes wird durch eine komplette Ruptur beider Bündel hervorgerufen. Im akuten Stadium finden sich Ödem und Hämatom in Form signalarmer Strukturvermehrungen im T1W und einer deutlichen Signalanhebung im T2W, subakute Blutungen wirken sowohl im T1W als auch T2W signalreich. Fokale Blutungen zeigen sich auch am femoralen epikondylären Ansatz des Bandes mit knöchernen Ausrissen oder Impressionen. Ein Ausriss der distalen Insertion ist bei welliger Kontur des Bandes zu vermuten. Begleitend findet sich immer ein ausgeprägter Gelenkerguss (Hämarthros) und auch ein Flüssigkeitsaustritt in die periartikulären Weichteile.

Eine *Entzündung der Bursa zwischen oberflächlichem und tiefem Bündel des medialen Kollateralbandes* führt klinisch zu Gelenkschmerzen. Im MRT findet sich eine stark signalintense Bursa im T2W. Diskrete Flüssigkeitsansammlungen innerhalb der Bursa sind letztlich ein Normalbefund und finden sich als längliche Zone inferior des Gelenkspaltes.

Ruptur des lateralen Kollateralbandes

Das laterale (fibulare) Kollateralband ist Teil eines komplexen Halteapparates am lateralen Knie. Das Außenband selbst besteht aus einem kräftigen rundlichen Band, das am lateralen Epikondylus des Femur ansetzt und nach lateroposterior zusammen mit der Sehne des M. biceps femoris in die kapsuläre Insertion am Fibulaköpfchen zieht. Das popliteale Lig. arcuatum ist ein Y-förmiger Komplex kapsulärer Fasern mit der Basis am Fibulaköpfchen. Der posteriore Schenkel des Ligaments zieht nach medial über den M. popliteus an den hinteren interkondylären Aspekt der Tibia. Der anteriore Schenkel verläuft bis zum lateralen Epikondylus des Femur und verbindet sich mit dem lateralen Kopf des M. gastrocnemius. All diese Strukturen im posterolateralen Aspekt sind für die Stabilität des Kniegelenkes bedeutsam. Der Tractus iliotibialis ist eine Verstärkung der Fascia lata, verläuft lateral des Kniegelenkes und inseriert in der proximalen anterolateralen Oberfläche der Tibia im Tuberculum Gerdy. Auch der Tractus iliotibialis trägt zur lateralen Stabilisierung des Kniegelenkes bei. Das laterale kapsuläre Ligament ist letztlich nur eine Verdickung der Kapsel. Das Zusammenspiel der genannten ligamentären Strukturen limitiert den Varusstress und die Außenrotation der Tibia.

Im MRT ist das laterale Kollateralband in coronalen Schnittbildern als signalarmes Band am besten visualisierbar. Nach Verletzung findet sich eine komplette Ruptur, eine ligamentäre Diskontinuität oder ein knöcherner Ausriss mit welliger Konturierung der Bandstruktur. Blutung und Ödem sind als signalreiche Strukturvermehrung im Bandapparat erkennbar (Abb. 10E.**18**). Ein Riss der distalen Bizepssehne kann mit einem Ausriss des Außenbandes gleichzeitig auftreten und hat eine ähnliche Signalcharakteristik. Der Tractus iliotibialis erscheint im MRT als schmales signalarmes Band parallel zum Femur. Neben Verletzungen finden sich hier auch chronische Reizzustände z. B. bei Sportlern, mit Schmerzen im lateralen Aspekt des Oberschenkels und Kniegelenks. Im MRT finden sich in solchen Fällen ödematöse Veränderungen im und um den Tractus. Der knöcherne Ausriss des Tractus iliotibialis am Tuberculum Gerdy sollte nicht mit der Segond'schen Fraktur verwechselt werden, die eine Fraktur des lateralen Tibiarandes im Ansatzbereich des lateralen kapsulären Ligamentes darstellt. Die Lokalisation der Segond'schen Fraktur ist mehr posterior und proximal des Tuberculum Gerdy. Im MRT ist die Segond'sche Fraktur in der Regel nur als umschriebenes Spongiosaödem erkennbar, da das Frakturfragment selbst zu klein ist um nachgewiesen werden zu können.

Patellare Instabilität und Verletzungen

Die Patella wird cranial durch die Quadrizepssehne, caudal durch das Lig. patellae und seitlich durch die medialen und lateralen Retinakula stabilisiert. Veränderungen dieser Strukturen und/oder des Femoropatellargelenkes selbst führen zu patellaren Instabilitäten

Im sagittalen Schnittbild ist die Patella normal positioniert, wenn bei Semiflexion des Kniegelenkes die längste diagonale Ausdehnung der Patella mit dem Abstand zwischen unterem Patellapol und der Tuberositas tibiae (Länge der Patellarsehne) übereinstimmt. Bei kompletter Extension liegt die Patella in der Regel weiter cranial als bei Semiflexion. Ein *echter Patella-*

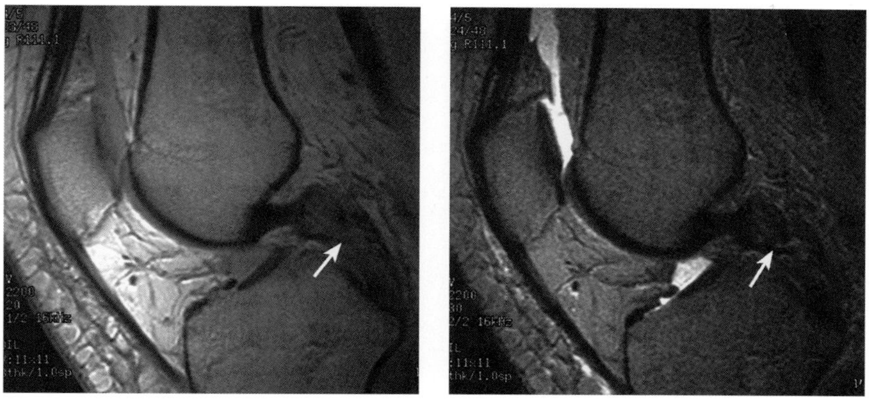

a b

Abb. 10E.**16** **Ruptur des hinteren Kreuzbandes.** Kompletter Riss des hinteren Kreuzbandes mit Durchtrennung sämtlicher Fasern (Pfeil) (**a**: sagittales PDW, **b**: sagittales T2W).

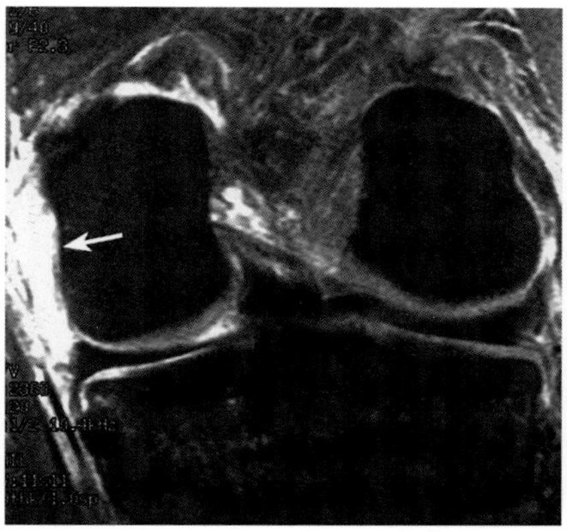

Abb. 10E.**17** **Ruptur des medialen Kollateralbandes.** Komplette Ruptur aller Fasern des medialen Kollateralbandes (Pfeil), ödematöse Signalmehrungen im Bereich der Ruptur (coronales FS T2W).

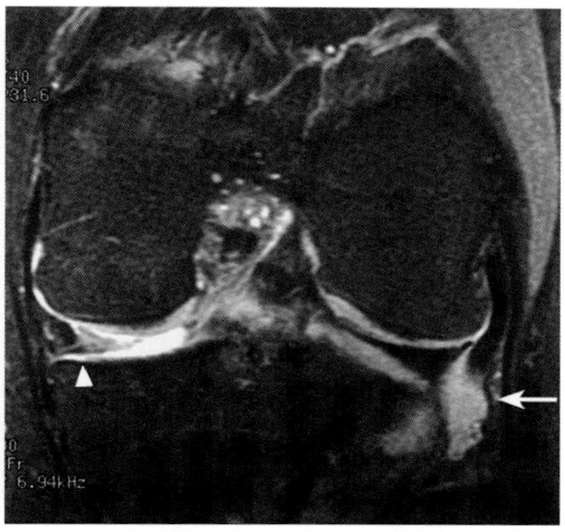

Abb. 10E.**18** **Ruptur des lateralen Kollateralbandes.** Partielle Ruptur des lateralen Kollateralbandes (Pfeil) in Form einer fokalen Signalanhebung. Zusätzlich kompletter medialer Meniskusriss (Pfeilspitze), Zerrung des vorderen Kreuzbandes und Fraktur der lateralen Tibia (coronales FS T2W).

hochstand (Patella alta) besteht meistens nach Patellarsehnenverletzungen, besteht aber auch in Verbindung mit lateralen Subluxationen, rezidivierenden (habituellen) Luxationen, spastischen neuromuskulären Störungen, bei der Chondropathia patellae, beim M. Osgood-Schlatter und beim M. Sinding-Larsen-Johannsen. Ein *Patellatiefstand (Patella baja oder profunda)* tritt nach Quadrizeps-Rupturen auf, deneben auch bei paralytischen neuromuskulären Störungen, der juvenilen rheumatoiden Arthritis, der Achondroplasie und nach chirurgischen Eingriffen an der Tuberositas tibiae.

Im axialen Bild ist die posteriore Spitze der Patella kongruent in der Mitte des Sulcus intercondylaris des Femur platziert. Der Winkel des Sulcus wird durch die höchsten Punkte des medialen und lateralen Femurkondylus geformt und misst 138 ± 6 (Abb. 10E.**19**). Ein flacher Sulcus (größerer Winkel) ist prädisponierend für eine patellare Instabilität. Die Form der Patella variiert zwischen gleich großen und leicht konkaven medialen und lateralen Facetten bis hin zu völlig fehlenden medialen Facetten. Eine Größenabnahme der medialen Facette und die Umformung von einer konkaven in eine konvexe Gelenkfläche sind Zeichen einer erhöhten Prävalenz zu patellaren Instabilitäten.

Bei der *Patellainstabilität* finden sich eine laterale Subluxation und Zeichen eines lateralen femoropatellaren Kompressionssyndroms. Eine patellare Subluxation besteht, wenn der posterior Apex der Patella relativ zum interkondylären Sulcus des Femur nach lateral disloziert ist. Beim *lateralen Kompressionssyndrom* ist die Patella nach lateral geneigt ohne Zeichen einer Subluxation. Eine gedachte Linie parallel zur lateralen Gelenkfläche der Patella verläuft in solchen Fällen horizontal oder ist nach dorsal geneigt. Mediale patellare Subluxationen oder Dislokationen sind selten.

Die *medialen und lateralen Retinakula* sind fibröse Bänder, die vom Vastus medialis und vastus lateralis zur Patella ziehen. Im MRT sind sie am besten im axialen Bild erkennbar und erscheinen als signalarme bandförmige Strukturen. Das mediale Retinakulum ist im Vergleich zum lateralen dünner und zeigt häufiger Risse, was die tendentiell nach lateral gerichtete Instabilität der Patella reflektiert. Ein abgerissenes Retinakulum findet sich in Form einer signalarmen wellenförmigen

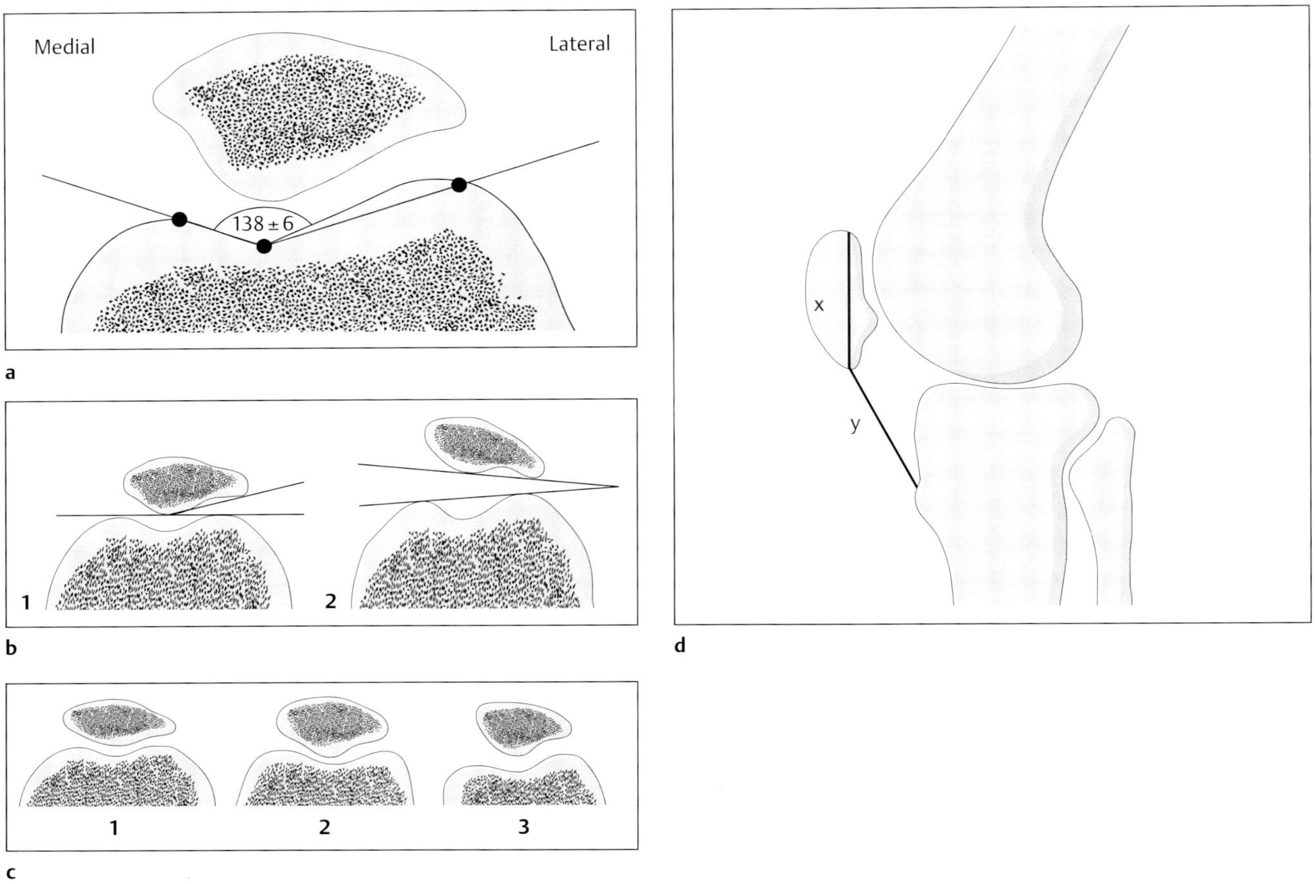

Abb. 10E.**19** **Patellare Instabilität.** **a** Im axialen Schnittbild wird der normale Winkel des Sulcus intercondylaris durch zwei Linien parallel zu den Kondylen bestimmt, misst 138 ±6. Ein flacher Sulcus (vergrößerter Winkel) ist Zeichen einer kondylären Dysplasie und führt tendentiell zur Subluxation der Patella. Normalerweise liegt der posteriore Apex der Patella direkt über dem Sulcus oder geringfügig medial davon. **b** Normalerweise öffnet sich der Winkel zwischen den Linien parallel zu den Kondylen und parallel zur lateralen Patellafacette nach lateral (1). Eine Anhebung der medialen Patellafacette bei einem chronischen femoropatellaren Kompressionssyndrom wird diagnostiziert, wenn der Winkel sich nach medial öffnet (2). **c** Eine tendentielle Zunahme der patellaren Subluxation findet sich mit Abnahme der Länge der medialen Patellafacette und dem Verlust der Konkavität. Die Wiberg'sche Klassifikation unterscheidet Typ 1 (mediale und laterale Facette sind gleich), Typ 2 (laterale Facette ist länger als die mediale, bei erhaltener Konkavität beider Gelenkflächen) und Typ 3 (die mediale Facette ist kurz und konvex). **d** Patellaposition: Das Verhältnis zwischen der Länge der Patellarsehne (y) und der längsten Diagonale der Patella (x) ist 1. Patella alta: y/x > 1,2. Patella profunda (baja): y/x < 0,8. Die Messung sollte bei Flexion zwischen 20 und 70 erfolgen.

Struktur ohne Kontinuität zur Patella oder als signalarme Strukturvermehrung am Patellarand (abgerissenes Retinakulum oder osteochondrales Fragment). Blut und Ödem zeigen sich signalreich (Abb. 10E.**20**).

Partielle oder komplette Rupturen der Quadrizepssehne entstehen nach akuten Traumen oder bei chronischen Erkrankungen, wie der rheumatoiden Arthritis, oder nach Cortikosteroid-Therapie. Im MRT bildet das Band eine kräftige signalarme Formation von 8 mm Breite im sagittalen Bild und 35 mm Breite im coronalen. Sagittal erscheint die Sehne laminiert mit 2 bis 4 Gewebsschichten. Risse der Quadrizepssehne können partiell oder komplett sein. Bei kompletten Rissen resultiert eine Patella baja und ein unduliertes Lig. patellae. Blut und Ödem finden sich in Form von Signalanhebungen im T2W sowohl bei partiellen als auch kompletten Rissen (Abb. 10E.**21**).

Rupturen des *Ligamentum patellae* treten spontan nach Überlastung (Kraftsport), bei der Patellarsehnen-Tendinitis, der rheumatoiden Arthritis, beim Lupus erythematodes und bei chronischen Nierenerkrankungen auf. Sie finden sich gewöhnlich am unteren Pol der Patella, seltener an der Tuberositas tibiae. Komplette Risse zeigen das Bild einer Patella alta. Im MRT ist das Band normalerweise signalarm mit umschriebenen Zonen intermediären Signals nahe der Tuberositas tibiae im T1W und PDW. Letzteres ist größtenteils auf das „Magic-angle"-Phänomen zurückzuführen. Patellarsehnenrisse können mit Ausrissfrakturen an der Tuberositas oder am unteren Patellapol einhergehen, die sekundär durch das korrespondierende Markraumödem sichtbar werden. Weitere Zeichen einer Patellarsehnenruptur sind fokale Signalanhebungen im T1W innerhalb der Sehne oder im benachbarten Gewebe, Kontinuitätsverlust von Fasern, Verdickung der Sehne, Ausdünnung und Retraktion (Abb 10E.**22**, **23**).

Die *Patellarsehnenentzündung* („jumper's knee") ist mitunter schwer von einer inkompletten Ruptur der Patellarsehne zu differenzieren. Es finden sich fokale oder diffuse Verdickungen des Bandes, vorwiegend in seiner proximalen Hälfte, intraligamentäre Areale intermediären Signals im T1W und PDW sowie hoher Signalintensität im T2W.

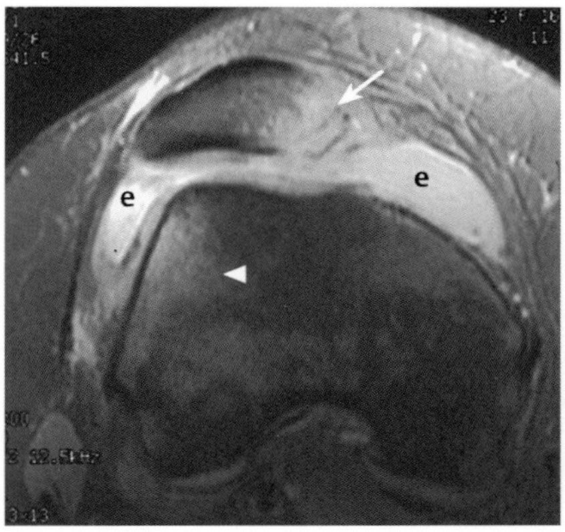

Abb. 10E.**20** **Patellainstabilität mit rezidivierender Luxation.** Deutlicher Gelenkerguss (e), bone bruise an der lateralen Femurkondyle (Pfeilspitze), frakturierte mediale Patellafacette (Pfeil) und Hämatom im angrenzenden mediopatellaren Retinakulum (FS T2W, axial).

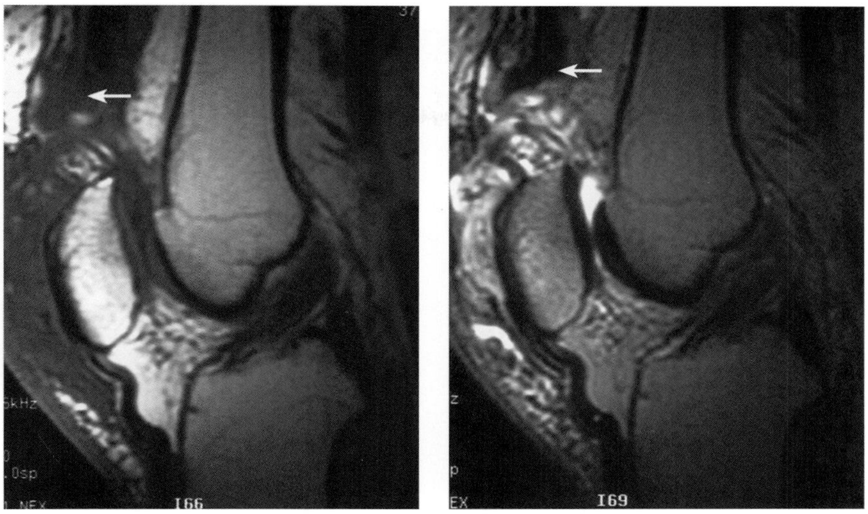

a b

Abb. 10E.**21** **Riss der Quadrizepssehne.** Komplette Ruptur der Quadrizepssehne (Pfeil). Assoziierte Patella baja mit gewellter Patellarsehne (**a**: sagittales T1W, **b**: sagittales T2W).

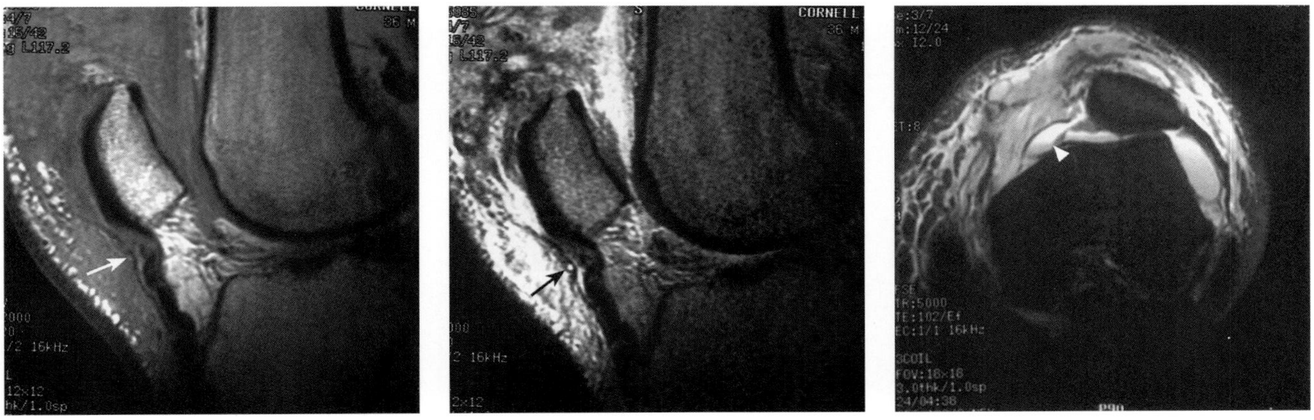

a b c

Abb. 10E.**22** **Patellarsehnenriss.** Partieller Riss der Patellarsehne. Signalanhebung (Pfeil) im Lig. patellae am unteren Patellapol (**a**:sagittales PDW, **b**: sagittales T2W). Riss des medialen Retinakulum (Pfeilspitze) und extensives Weichteilhämatom mit heterogener Signalanhebung (**c**: FS T2W axial).

Die Osteochondrose des distalen Patellapols (*M. Sinding-Larsen-Johannsen*) oder der Tuberositas tibiae (*M. Osgood-Schlatter*) findet sich beim Heranwachsenden vorwiegend nach Traumen. Im MRT zeigen sich eine fokale Verdickung der Patellarsehne, fakultativ mit Zeichen der Entzündung, sowie ein oder mehrere Ossikel mit Fettmark im Bereich der patellaren Insertion oder über der Tuberositas tibiae. Die *Osteochondrosis dissecans* der Patella tritt gewöhnlich zwischen dem 15. und 20. Lebensjahr auf und findet sich bevorzugt im Bereich des mittleren oder unteren Aspektes der medialen Patellafacette.

Die *Chondropathia (Chondromalazie) patellae* stellt eine posttraumatische oder idiopathische Aufweichung des retropatellaren Knorpels bei Jugendlichen und jungen Erwachsenen mit retropatellarem Knieschmerz dar. Arthroskopisch werden 4 Stadien klassifiziert: Grad 1: Knorpelerweichung; Grad 2: Blasenbildungen (Blister); Grad 3: Ulzerationen der Oberfläche und Fragmentationen durch Ruptur der Blister; Grad 4: Hervortreten des subchondralen Knochens. Im MRT sind Grad 1 und 2 nicht zu differenzieren: es finden sich fokale oder diffuse Areale mit Signalverlust im T1W und T2W. Grad 3 repräsentiert Unregelmäßigkeiten der Knorpeloberfläche mit fokalen Ausdünnungen. Flüssigkeitsimbibierungen in der Oberfläche der Knorpeldefekte können zur einer Signalanhebung im T2W und in STIR-Sequenzen beitragen. Bei Grad 4 finden sich Knorpeldefekte bis auf den subchondralen Knochen herab, Gelenkflüssigkeit erreicht durch die Defekte die Knochengrenze bei insgesamt deutlich nachweisbarem Gelenkerguss. Mit Progress der Erkrankung finden sich subchondrale Knochenveränderungen in Form von Sklerosen, Zysten und arthrotischen Veränderungen im Femoropatellargelenk (Abb. 10E.**24**).

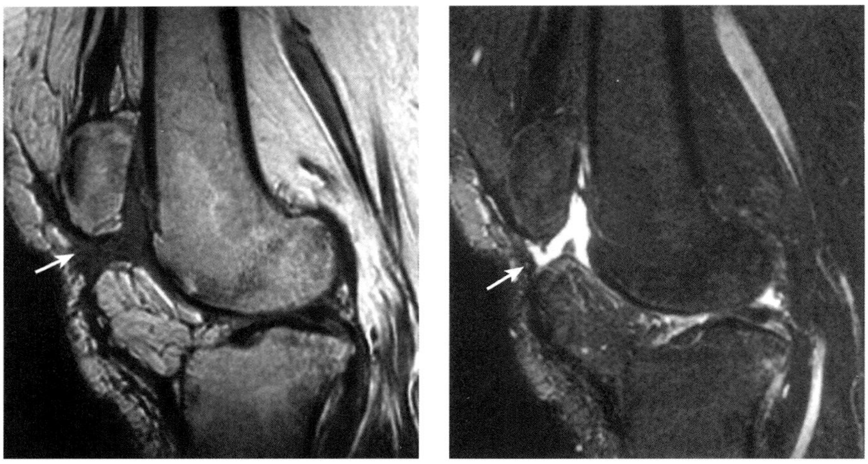

a b

Abb. 10E.23 **Kompletter Riss des Ligamentum patellae.** Komplette Ruptur der Patellarsehne (Pfeil) am unteren Patellapol (**a**: sagitttales PDW, **b**: sagittales FS T2W).

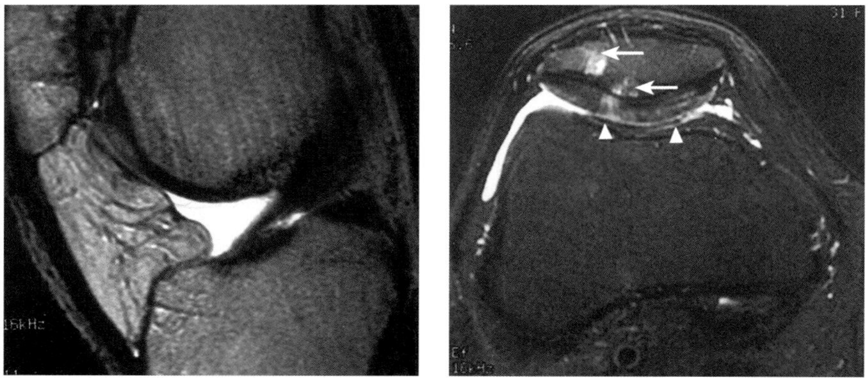

a b

Abb. 10E.24 **Chondromalazie der Patella.** **a** Sagittales T2W, heterogene Signalanhebung im patellaren und femoralen Knorpel des Femoropatellargelenkes, hyperintenser Gelenkerguss. **b** Axiales FS T2W, Flüssigkeitsimbibierung des patellaren Gelenkknorpels (Pfeilspitzen) und Penetration von Flüssigkeit in den subchondralen Knochen (Pfeil).

Periartikuläre Synovialiszysten

Um das Kniegelenk findet sich eine Reihe von Bursen, die partiell mit dem Kniegelenk kommunizieren. Bursen ohne Kommunikation zum Gelenkbinnenraum werden auch als Ganglion, Meniskusganglion oder juxtaartikuläre Myxome bezeichnet. Die Bursa gastrocnemiosemimembranosa liegt zwischen den Sehnen des M. gastrocnemius und M. semimembranosus dorsal der medialen Femurkondyle und kommuniziert bei über 50% der älteren Patienten mit dem Kniegelenk nach Ruptur der hinteren Kapselbegrenzung. Eine Anschwellung dieser Bursa wird auch *Bakerzyste* genannt (s. Abb. 9.5 auf Seite 339). Zwei weitere popliteale Bursen mit weniger häufiger Kommunikation zum Kniegelenk liegen in Nachbarschaft der Popliteussehne und zwischen dem medialen Gastrocnemiuskopf und der distalen Bizepssehne.

Jede dieser Bursen kann anschwellen und sich in Form einer schmerzhaften oder symptomlosen Raumforderung am Kniegelenk bemerkbar machen. Eine Ruptur der Zyste führt zu einem Extravasat in die Weichteile, was mitunter Anlass zu Verwechselungen mit einer Thrombophlebitis gibt. Charakteristischerweise findet sich die Bakerzyste als definierte Raumforderung mit variabler Größe und flüssigkeitsintensem Signal zwischen den Sehnen des medialen Gastrocnemiuskopfes und des M. semimembranosus.

Eine *Bursitis* stellt eine entzündliche Schwellung einer Bursa dar, die im MRT als signalreiche zystische Masse im T2W imponiert. Im Bereich des Kniegelenks betrifft dies vor allem: die Bursa präpatellaris („Hausmädchen-Knie"), die Bursa infrapatellaris profunda (zwischen distaler Patellasehne und anteriorer Tibia), die Bursa Pes anserini (anteromedial der Tibia) und den suprapatellaren Recessus, sofern er durch eine Plica komplett vom Kniegelenk abgetrennt ist. Eine Bursitis tritt sekundär nach Überlastung (knieende Tätigkeit) auf oder ist Teil einer generalisierten entzündlichen Gelenkveränderung, wie der rheumatoiden Arthritis oder der Gicht.

10F Sprunggelenk und Fuß

Anatomie

Die Bänder des oberen Sprunggelenkes (OSG) bestehen aus der tibiofibularen Syndesmose, dem medialen (Deltaband) Kollateralband und den lateralen Kollateralbändern (Abb. 10F.1). Die *tibiofibulare Syndesmose* bezeichnet die Membrana interossea und das vordere und hintere Lig. tibiofibulare. Die Gelenkkapsel des OSG ist in den vorderen und hinteren Abschnitten schwach, wird medial und lateral durch die Kollateralbänder verstärkt. Maisonneuve-Frakturen (Frakturen des medialen Malleolus und der proximalen Fibula) sind stets mit einer Syndesmosenverletzung assoziiert.

Das *mediale Kollateralband* oder *Deltaband* besteht aus drei oberflächlichen und zwei tiefen Ligamenten. Die oberflächlichen Bänder gehen von der Spitze des medialen Malleolus aus und inserieren an der Tuberositas des Os naviculare (Lig. tibionaviculare), am Sustentaculum tali des Kalkaneus (Lig. tibiocalcaneare) und am medialen Tuberkulum des Talus (Lig. tibiotalare superius). Die tiefen Ligamente ziehen vom vorderen und hinteren Rand des medialen Malleolus zum anterioren und posterioren Aspekt des Talus (Lig. tibiotalare profundus anterior und posterior). Verletzungen des Deltabandes treten in der Regel mit Fibulafrakturen und einer Verletzung der Syndesmosen auf.

Das *laterale Kollateralband* des OSG besteht aus drei Bändern. Das *Ligamentum fibulotalare anterius* zieht vom vorderen lateralen Malleolus zum Talushals. Das *Ligamentum fibulotalare posterius* verläuft horizontal von der Hinterkante des lateralen Malleolus zum lateralen Tuberkel des Talus. Das *Ligamentum fibulocalcaneare* wird in seinem Verlauf durch die Sehnen des M. peroneus longus und brevis überkreuzt. Die häufigsten Rupturen finden sich im Lig. fibulotalare anterius, gefolgt vom Lig. fibulotalare posterius und Lig. fibulocalcaneare. Nach einem Distorsionstrauma des OSG schließt die Darstellung eines intakten Lig. fibulotalare anterius alle weiteren Bandläsionen aus.

Die *Sehnen des OSG* werden in eine anteriore, mediale, laterale und posteriore Gruppe eingeteilt (Abb. 10F.**2**). Mit Ausnahme der posterioren Gruppe sind alle Sehnen in Sehnenscheiden eingebettet und ändern in Höhe des Sprunggelenkes ihre Richtung mit Hilfe von fünf verschiedenen Retinakula. Diese Richtungsänderung macht die Sehnenstruktur anfällig gegen das sog. „Magic-angle"-Phänomen (magischer Winkel), das am ausgeprägtesten ist, wenn die Sehne in ihrem Verlauf einen Winkel von 55 zur Ausrichtung des magnetischen Feldes beschreibt. Unter diesen Voraussetzungen findet sich eine Signalanhebung im T1W und PDW und sollte nicht mit intratendinösen pathologischen Veränderungen verwechselt werden.

Die *anteriore Sehnengruppe* enthält von medial nach lateral die Sehnen folgender Muskeln: Tibialis anterior, Extensor hallucis longus, Extensor digitorum longus, Peroneus tertius. Den größten Durchmesser hat die Sehne des *M. tibialis anterior*, die in der Tiefe das Retinakulum der Extensoren entlang des anteromedialen Aspektes des OSG passiert und am medialen Os cuneiforme und 1. Metatarsale inseriert. Risse der Tibialis-anterior-Sehne sind selten und finden sich spontan bei älteren Patienten nahe ihrer Insertion am 1. Tarsometatarsalgelenk. Traumatische Risse, Tendinitiden und Tendosynovitiden finden sich bei Sportlern und Tänzern. Die Sehne des *M. extensor hallucis longus* verläuft lateral der Tibialis-anterior-Sehne und inseriert an der Endphalanx der Großzehe. Akute Verletzungen entstehen durch spitze Traumen des Fußrückens. Die Sehne des *M. extensor digitorum longus* teilt sich in 4 Äste, die jeder für sich in den Endphalangen der 2. bis 5. Zehe inserieren. Die Sehne des *M. peroneus tertius* ist sehr variabel in Größe und Struktur, fehlt bei 5% der Normalpopulation völlig. Sie inseriert normalerweise am 5. Metatarsale und ist von der Sehne des Extensor digitorum longus mitunter schwer abgrenzbar.

Die *mediale Sehnengruppe* umfasst von medial nach lateral bzw. anterior nach posterior die Sehnen folgender Muskeln: Tibialis posterior, Flexor digitorum longus und Flexor hallucis longus. Von den genannten ist die *Tibialis-posterior-Sehne* bezüglich etwaiger Verletzungen am bedeutsamsten. Die Sehne verläuft unmittelbar posterior des medialen Malleolus, beschreibt einen Bogen nach anterior unterhalb der Malleolenspitze und oberhalb des Deltabandes und bildet eine breite Insertion an der plantaren Oberfläche des Os naviculare, des medialen und intermedialen Cuneiforme und erreicht die Metatarsalia 2 bis 4. Gelegentlich findet sich im Sehnenverlauf ein Sesambein, das Os tibiale externum, unmittelbar proximal der Insertion am Os naviculare. Das Os tibiale externum kann eine spindelförmige Verbreiterung der Sehne bewirken und enthält mitunter Fettmark mit signalintensem Charakter, sodass diese Region durchaus mit einem pathologischen Prozess verwechselt werden kann. In Höhe des Malleolus medialis ist die Sehne etwa doppelt so dick wie die Sehnen des Flexor digitorum und hallucis longus. Die Sehne des M. tibialis posterior ist ein wichtiger Bestandteil der Plantaraponeurose. Progessive Abflachungen des Fußgewölbes sind mitunter Folge einer Insuffizienz dieser Sehne und finden sich häufig in Zusammenhang mit einer schmerzhaften Raumforderung am medialen Aspekt des Fußes, die eine partielle oder komplette Ruptur der Tibialis-posterior-Sehne repräsentiert. Spontanrupturen finden sich bei Patienten mittleren und fortgeschritteneren Alters, speziell bei Frauen, sekundär nach chronischer Überlastung der Sehne bzw. der Plantaraponeurose. Traumatische Läsionen gehen bei Sportlern sehr häufig mit einer Fraktur des medialen Malleolus einher. Die Sehne des *M. flexor digitorum longus* liegt dorsal der Tibialis-posterior-Sehne, verläuft medial durch das Sustentaculum tali, wo sie gelegentlich ihre eigene Rinne hat, und kreuzt oberflächlich die Sehne des M. flexor hallucis longus. Weiter distal teilt sie sich in 4 Äste auf, die an den Basen der Endphalangen 2 bis 5 inserieren. Verletzungen dieser Sehne sind selten. Die Sehne des *M. flexor hallucis longus* liegt posterior der Flexor-digitorum-longus-Sehne, verläuft durch ihre eigene Rinne am Sustentaculum tali, kreuzt in der Tiefe die Sehne des langen Zehenbeugers und inseriert an der Endphalanx der Großzehe. Bei 20% der Normalpopulation findet sich eine Kommunikation zwischen dem Gelenkraum des OSG und der Sehnenscheide des Flexor hallucis longus, in der zarte Flüssigkeitsansammlungen häufig zu finden sind. Entzündungen und Verletzungen dieser Sehne finden sich bei Tänzern und Sportlern nach extensiver Plantarflexion des Vorfußes, eine komplette Ruptur ist allerdings selten. Ein *„Turf-toe"* (Abb. 10F.**3**) ist eine Überdehnung der plantaren Kapsel des 1. Metatarsophalangealgelenkes

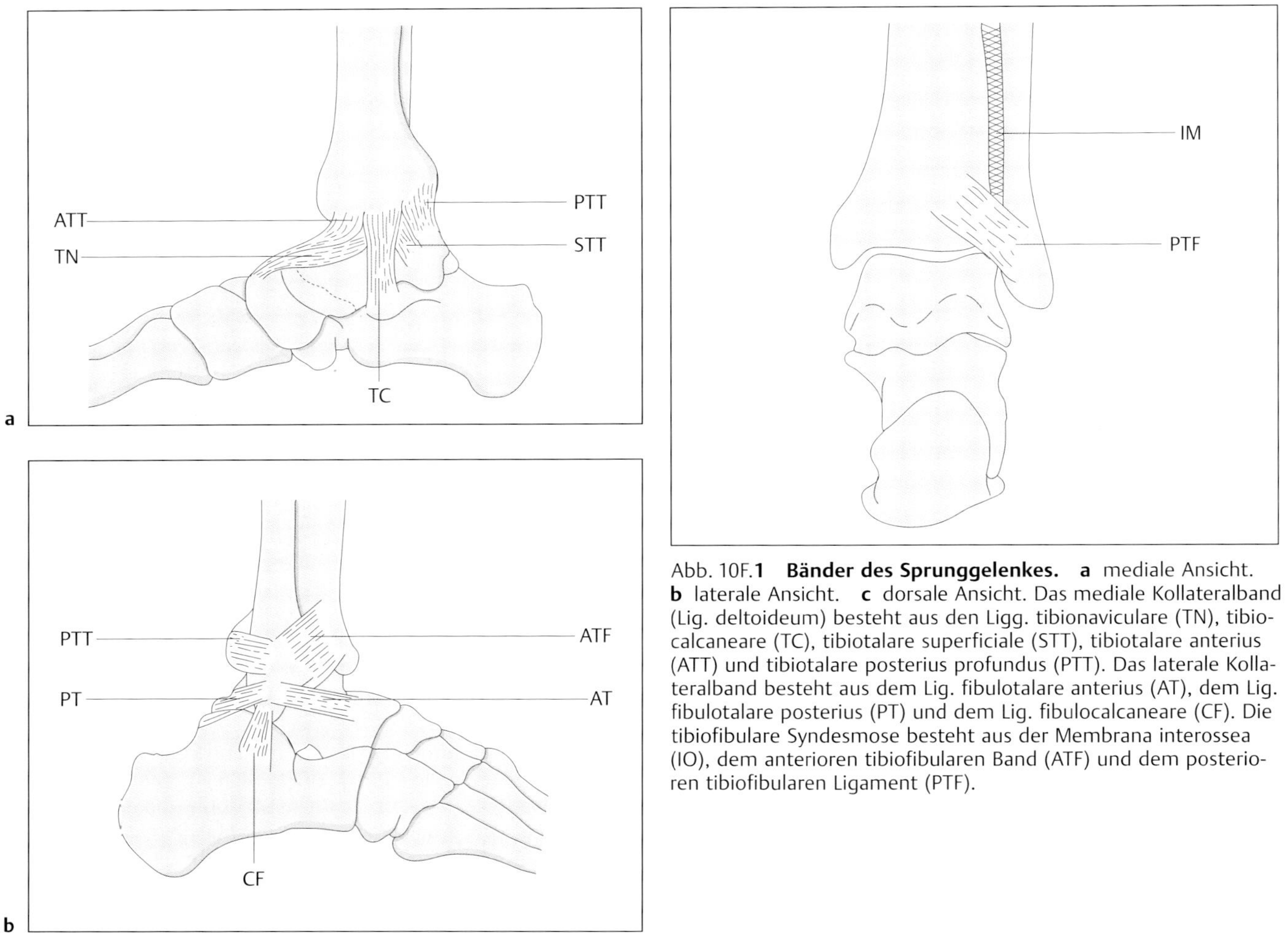

Abb. 10F.**1** **Bänder des Sprunggelenkes.** **a** mediale Ansicht. **b** laterale Ansicht. **c** dorsale Ansicht. Das mediale Kollateralband (Lig. deltoideum) besteht aus den Ligg. tibionaviculare (TN), tibiocalcaneare (TC), tibiotalare superficiale (STT), tibiotalare anterius (ATT) und tibiotalare posterius profundus (PTT). Das laterale Kollateralband besteht aus dem Lig. fibulotalare anterius (AT), dem Lig. fibulotalare posterius (PT) und dem Lig. fibulocalcaneare (CF). Die tibiofibulare Syndesmose besteht aus der Membrana interossea (IO), dem anterioren tibiofibularen Band (ATF) und dem posterioren tibiofibularen Ligament (PTF).

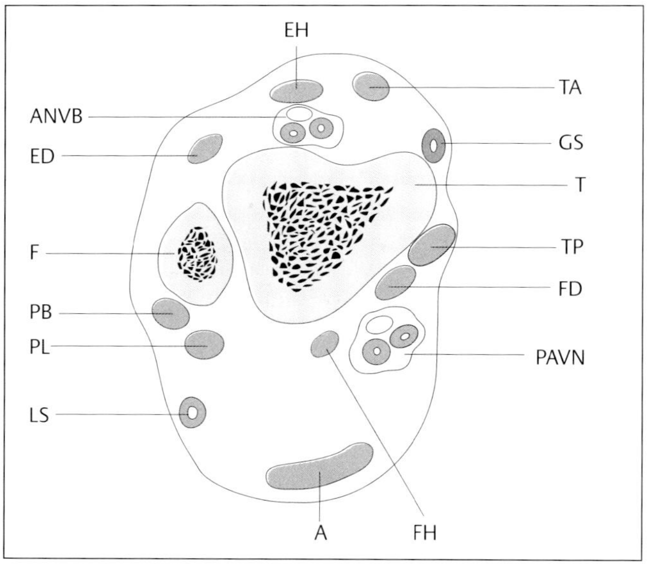

Abb. 10F.**2** **Anatomie des Sprunggelenkes.**
A: Achillessehne; ANVB: Anteriores neurovaskuläres Bündel; ED: Extensor digitorum longus; F: Fibula; FD: Flexor digitorum longus; FH: Flexor hallucis longus; GS: V. saphena magna; LS: V. saphena parva; PB: Peroneus brevis; PL: Peroneus longus; PAVN: A., V. und N. tibialis posterior; T: Tibia; TA: Tibialis anterior; TP: Tibialis posterior.

(Hyperextensionstrauma) und ist häufig mit einer Fraktur des Sesambeines und einer Tendosynovitis der distalen Flexor-hallucis-longus-Sehne assoziiert.

Die *laterale Sehnengruppe* beschreibt die Sehnen der Mm. peroneus longus und brevis. Beide Sehnen verlaufen dorsal des lateralen Malleolus in einer ossären Rinne nach caudal, wobei die Peroneus-brevis-Sehne anterior liegt. In Höhe des lateralen Malleolus besitzen die Sehnen eine gemeinsame Sehnenscheide und werden durch das superiore peroneale Retinakulum befestigt. Unterhalb des peronealen Retinakulum verlaufen beide Sehnen in ihrer eigenen Sehnescheide. Unterhalb des Malleolus medialis zieht die Peroneus-brevis-Sehne nach anterior und verläuft unterhalb der Peroneus-longus-Sehne längs des lateralen Kalkaneus und inseriert an der Basis des 5. Metatarsale. Die Peroneus-longus-Sehne überkreuzt das Fußgewölbe und inseriert an der Basis des 1. Metatarsale und am angrenzenden medialen Cuneiforme. Peroneale Tendinitiden und Tendosynovitiden können idiopathisch, posttraumatisch, entzündlich oder bei abnormen Fußmechanismen (z. B. tarsale Koalition, Pes planus) auftreten. Partielle und – weniger häufig – komplette Risse finden sich an der Peroneus-brevis-Sehne posttraumatisch. Luxationen der Peroneussehnen treten nach unphysiologischen Kontraktionen der Peroneusmuskulatur auf, wobei das superiore peroneale Retinakulum gesprengt wird und die Peroneussehnen nach lateral oder anterior des Malleolus lateralis dislozieren. Kongenitale Anomalien des Außenknöchels (z. B. fehlende Pe-

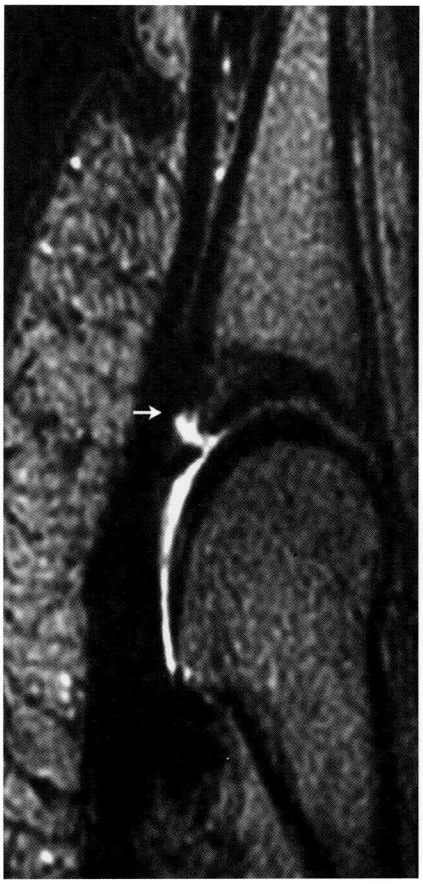

Abb. 10F.**3** **Turf-Toe.** Sagittales T2W, kleiner Riss am plantaren kapsulären Band (Pfeil) des 1. Tarsometatarsalgelenkes.

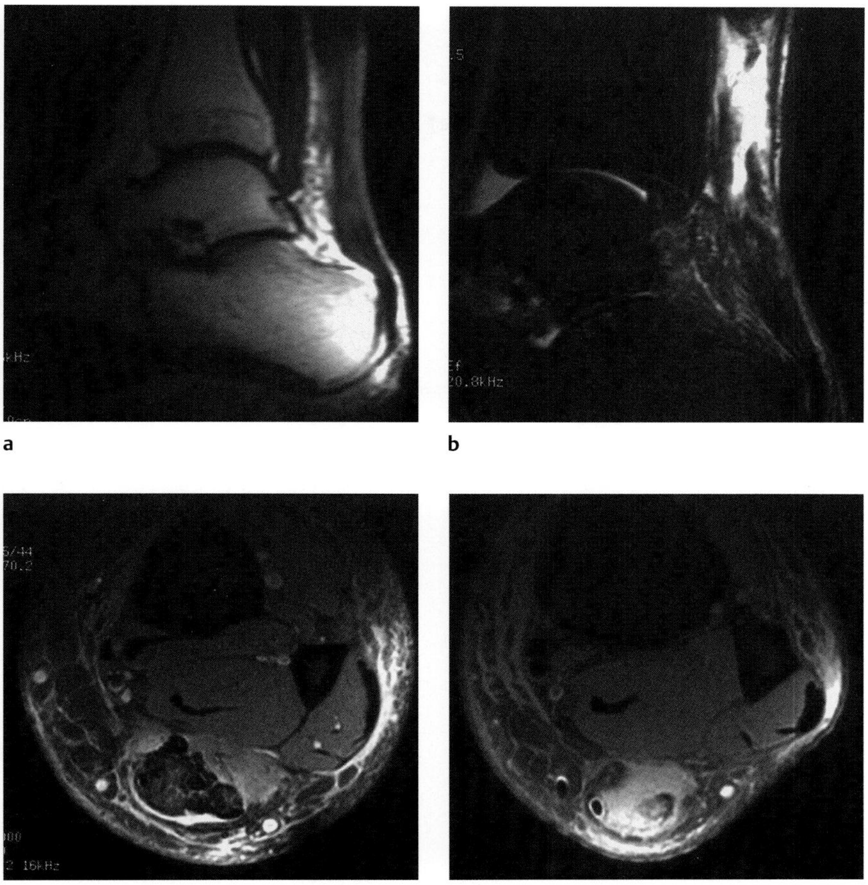

a b c d

Abb. 10F.**4** **Achillessehnenruptur.** Komplette Ruptur der Achillessehne mit angrenzendem variabel signalintensem Hämatom (**a**: sagittales T1W, **b**: sagittales FS T2W, **c**: axiales FS PDW am muskulotendinösen Übergang der Achillessehne, **d**: axiales FS PDW distal zu **c**).

roneusrinne) und eine Schwäche des Retinakulum begünstigen eine Luxation.

Die *hintere Sehnengruppe* beschreibt die Achillessehne und die Plantarissehne. Letztere fehlt bei 10% der Normalpopulation, verläuft ansonsten am medialen Rand der Achillessehne und inseriert mit ihr zusammen am Kalkaneus. Die *Achillessehne* wird aus der Konfluenz der Gastrocnemius- und Soleussehnen geformt und ist die längste und kräftigste Sehne des menschlichen Körpers. Im axialen Schnittbild erscheint die Sehne ellipsoid mit einem flachen oder konkaven anterioren Rand. Sie sollte nicht dicker als 8 mm im sagittalen Bild sein. Die Sehne inseriert an der Hinterkante des Kalkaneus mittig, die Bursa retrocalcanea und eine Ausstülpung des retroachillären Fettgewebes trennen die Sehne von der cranialen Fläche des hinteren Kalkaneus. Beim *Haglund-Syndrom* findet sich eine fokale Entzündung der Achillessehne und ihrer kalkanearen Insertion sowie eine retraokalkaneare Bursitis.

Eine Tendinitis und Peritendinitis der Achillessehne entwicklelt sich durch Überlastung bei Sportlern. Eine komplette Ruptur ist 5 bis 6 mal häufiger bei Männern als bei Frauen. Die häufigste Lokalisation einer Ruptur ist der Bereich 2–6 cm oberhalb der Insertion am Kalkaneus (Abb 10F.**4**). Außerhalb der sportlichen Belastung finden sich Achillessehnenrupturen auch bei der Gicht, der rheumatoiden Arthritis, beim Diabetes, bei chronischen Nierenerkrankungen und nach Steroidinjektionen. Neben partiellen Rissen und einer Tendinitis sind Verdickungen der Achillessehne bei der Hyperlipoproteinämie gegeben, die zur Bildung intratendinöser Xanthome mit gemischt signalarmem bis intermediärem Charakter im T1W und T2W neigt.

Sehnenverletzungen

Normale Sehnen am Sprunggelenk und Fuß stellen sich homogen und signalarm in allen MRT-Sequenzen dar, sind gleichmäßig in ihrer Dicke, haben scharfe Konturen und sind seitengleich, lediglich im Bereich ihrer Insertion finden sich gewisse Verdickungen. Eine Längsstreifung der Sehnen kann mitunter mittels sensibler Sequenzen wie 3D-GRE-Messungen sichtbar gemacht werden. Degenerative Veränderungen stellen sich in Form fokaler Signalanhebungen in allen Sequenzen dar. Solche Degenerationen sind klinisch häufig asymptomatisch, müssen außerdem vom „Magic-angle"-Phänomen differenziert werden, bei dem die Signalanhebung im T1W und PDW mit Verkürzung der Echozeit zunimmt.

Eine *Tendinitis* (Entzündung der Sehne) zeigt immer eine Signalanhebung vor allem im T2W (Abb. 10F.**5**, **6**) und lässt sich von einer partiellen Ruptur gewöhnlich nicht differenzieren, es sei denn, es finden sich Diskontinuitäten in der Faserarchitektur. Sowohl die Tendinitis als auch die partielle Ruptur führen zu ödematös-entzündlichen Veränderungen im anliegenden Gewebe. Konturunregelmäßigkeiten der Sehne favorisieren die Diagnose einer Partialruptur. *Sehnenrisse* (Abb

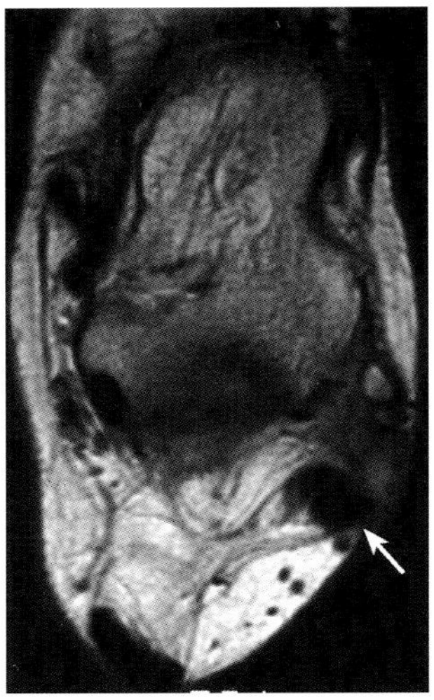

Abb. 10F.**5** **Tendinitis.** Axiales PDW, verdickte Peroneus-longus-Sehne (Pfeil) mit leicht erhöhtem intratendinösen Signal.

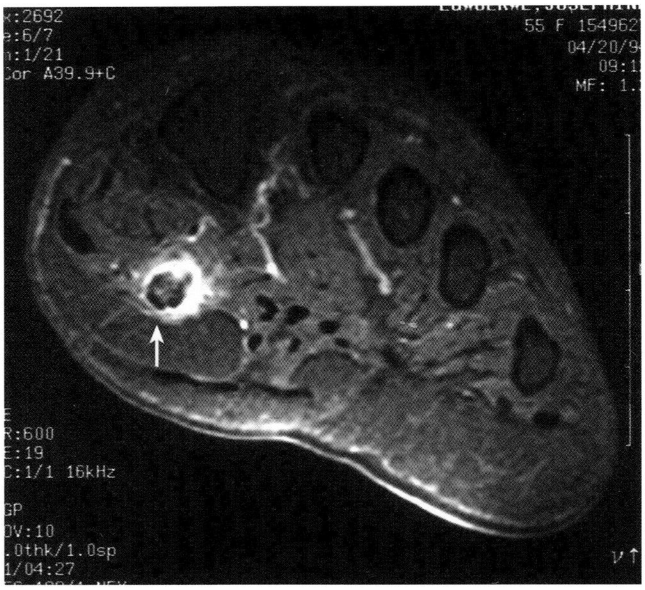

Abb. 10F.**6** **Tendosynovitis und Tenfinitis.** axiales FS T1W nach KM, nach i. v.-Applikation von Gd-DTPA findet sich eine deutlich erhöhte Signalintensität in der Sehne des M. flexor hallucis longus einschließlich ihrer Sehnenscheide und des angrenzenden Bindegewebes.

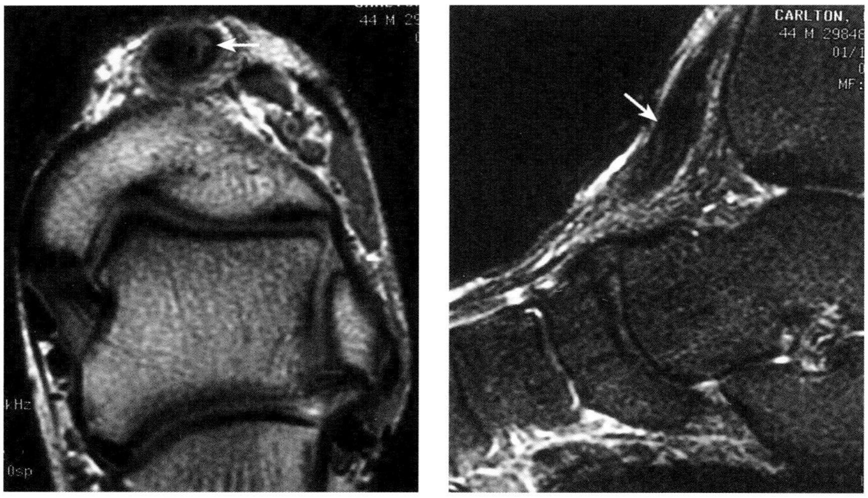

a b

Abb. 10F.**7** **Partieller Riss der Tibialis-anterior-Sehne.** Verdickte Sehne (Pfeil) mit erhöhter Signalintensität (**a**: coronales PDW, **b**: sagittales T2W).

10F.**7**) sind akut oder chronisch, partiell oder komplett, treten nach Trauma, Überlastung, im Rahmen degenerativer Veränderungen oder Entzündungen (Infektion, rheumatoide Arthritis, systemischer Lupus erythematodes, Gicht, Hyperparathyreoidismus, chronische Nephropathie, Diabetes) und nach Langzeit-Steroid-Therapie auf. Partielle Risse können longitudinal innerhalb der Sehne oder transversal in Teilen der Sehne auftreten, sind immer mit einer gewissen Verdickung der Sehne assoziiert und zeigen signalreiche Areale im T2W. Komplette Risse sind anhand der Diskontinuität aller Fasern erkennbar, wobei die Sehnenlücke durch signalreiche Flüssigkeit, Hämatom oder Granulations-/Narbengewebe ausgefüllt ist, je nach Alter der Läsion. Zusätzlich findet man Sehnenretraktionen mit gewundener oder welliger Kontur.

Adhäsive Sehnenveränderungen sind Spätfolge von Frakturen des OSG. Sowohl fibröses Gewebe als auch Kallus können die Sehne proximal der Fraktur einschließen. Eine Sehnenluxation ist auf die Peroneussehnen beschränkt, die sich in solchen Fällen anterior oder lateral des Malleolus lateralis finden.

Mit Ausnahme der Achillessehne sind die Sehnen um das Sprunggelenk in Sehnenscheiden eingebettet. Gewisse Mengen an Flüssigkeit sind innerhalb der Sehnenscheide normal, aufgetriebene Sehnenscheiden mit reichlichen Flüssigkeitsansammlungen weisen in der Regel auf eine Tendosynovitis hin, die begleitend zu einer Tendinitis oder partiellen Ruptur entsteht.

Bandverletzungen

Zur kompletten Darstellung aller Bänder des Sprunggelenkes sind drei Schnittebenen im MRT erforderlich. Normale Bänder sind dünn mit geringer Signalintensität, gewisse Signalanhebungen im T1W und PDW können auf ein „Magic-angle"-Phänomen zurückgeführt werden. Die MRT-Befunde bei kompletten Bandrupturen sind Kontinuitätstrennungen, Elongation und wellige Konturen (Abb 10F.**9**). Ausdünnungen und Unregelmäßigkeiten der Bänder weisen auf partielle Risse hin. Beim akuten Riss ist die Lücke zwischen den Sehnenenden im T2W hell durch die eingedrungene Gelenkflüssigkeit, Ödem oder Hämatom. Ein Gelenkerguss, paraartikuläre Hämatome oder Ödeme sind Begleitsymptome. Bei chronischen oder nar-

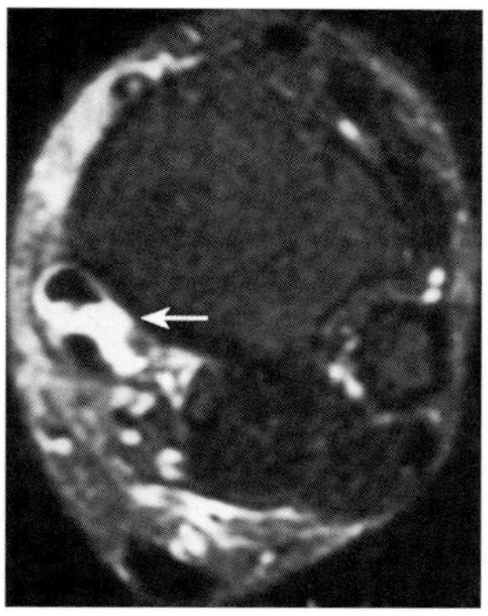

Abb. 10F.**8** **Tendosynovitis.** Axiales T2W, Distension der Sehnen des M. tibialis posterior und flexor digitorum longus.

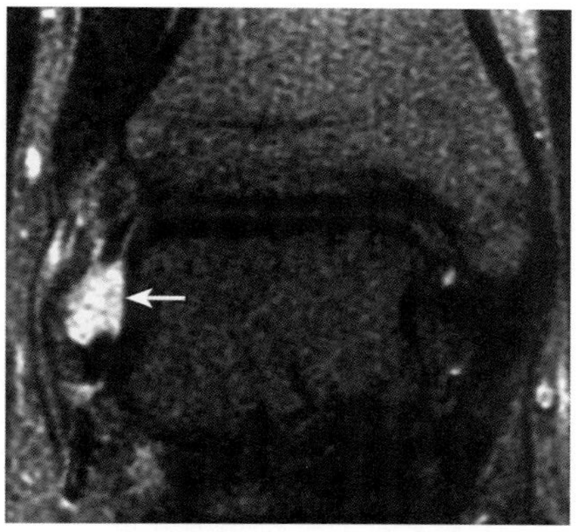

Abb. 10F.**9** **Ruptur des lateralen Kollateralbandes.** Coronales T2W, Signalanhebung im Lig. fibulotalare anterius und Lig. fibulacalcaneare (Pfeil).

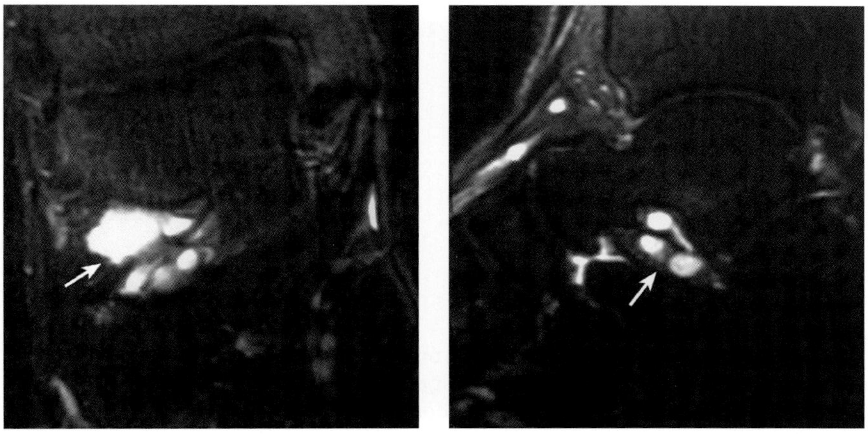

a **b**

Abb. 10F.**10** **Sinus-tarsi-Syndrom.** Polyzyklisches Ganglion mit angrenzenden signalreichen ödematösen Veränderungen (Pfeil) im Sinus tarsi (**a**: coronales FS T2W, **b**: sagittales FS T2W).

bigen Veränderungen finden sich ligamentäre Verdickungen und Unregelmäßigkeiten ohne Gelenkerguss, Ödem oder Hämatom.

Sinus-Tarsi-Syndrome

Der Sinus tarsi ist ein kegelförmiger fettgefüllter Raum zwischen Talus und Calcaneus anterior des posterioren subtalaren Gelenkes. Die Spitze des Kegels liegt posteromedial und bildet den Tarsalkanal, der anterolaterale Ausläufer des Kegels den Sinus tarsi. Sinus-tarsi-Syndrome zeigen klinisch schmerzhafte Episoden lateral am Fuß, Druckempfindlichkeit und Rückfuß-Instabilitäten durch die Verletzung oder Entzündung des Sinus tarsi und seiner fünf Ligamente (medialer, intermediärer und lateraler Ast des inferioren Retinakulum der Extensoren, das Lig. cervicale [lateral des Sinus tarsi mit Verlauf nach oben und medial vom Kalkaneus zum Talushals] und das Ligament des Tarsalkanals [Lig. talocalcaneare interosseum]).

Im MRT ist das normale Fettpolster des Sinus Tarsi entzündet oder ödematös mit entsprechender Signalminderung im T1W und Signalmehrung im T2W. Mitunter ist das Fett auch durch fibröses Gewebe ersetzt mit Signalminderung in allen Sequenzen (Abb. 10F.**10**). Die Bänder des Sinus tarsi sind durch die ödematöse Entzündung unscharf begrenzt bzw. innerhalb der entzündlichen oder fibrösen Alterationen des Fettkörpers nicht darstellbar. Veränderungen in den angrenzenden Strukturen, wie vor allem im Lig. fibulotalare anterius, Lig. fibulocalcaneare und der Tibialis-posterior-Sehne können evident werden.

Tarsaltunnel-Syndrome

Der Tarsaltunnel liegt hinter und unterhalb des Malleolus medialis und wird durch das Retinakulum der Flexoren, die mediale Oberfläche des Talus, das Sustentaculum tali und den Kalkaneus gebildet. Er erstreckt sich nach anterior bis zum Os naviculare. Der fibroossäre Tunnel enthält den N. tibialis posterior, A. und V. tibialis posterior, die Sehnen des M. tibialis posterior, flexor digitorum longus und flexor hallucis longus. Das Tarsaltunnelsyndrom stellt ein Kompressionssyndrom des

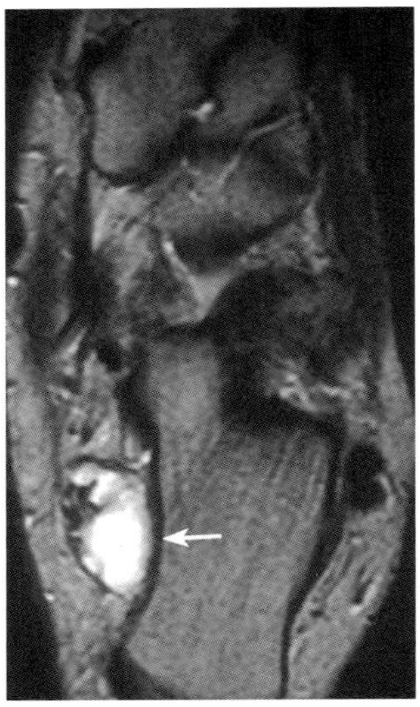

Abb. 10F.**11** **Tarsaltunnelsyndrom.** Ein polyzyklisches Ganglion (Pfeil) unmittelbar lateral des N. tibialis posterior führt zu einer Kompressions-Neuropathie (coronales T2W).

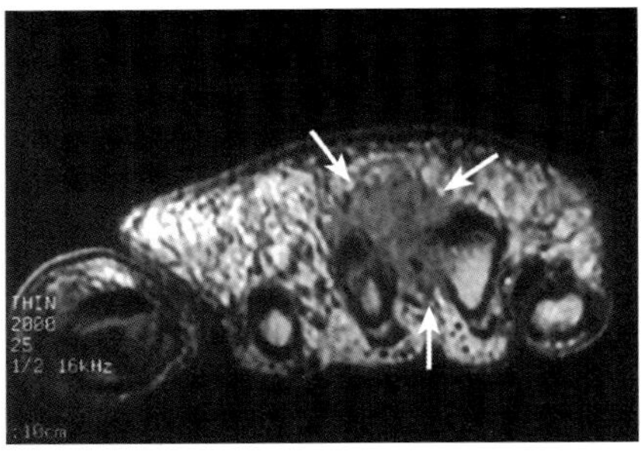

Abb. 10F.**12** **Morton's Neurom.** Axiales PDW, intermediär signalintense Läsion (Pfeil) zwischen den Köpfchen des 3. und 4. Metatarsale.

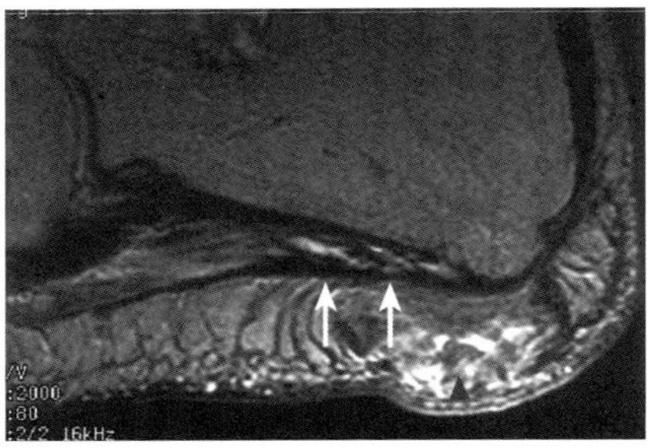

Abb. 10F.**13** **Plantare Fasziitis.** Sagittales T2W (GRE), erhöhte Signalintensität in der Plantaraponeurose (Pfeil) und im angrenzenden subkutanen Fettgewebe (Pfeilspitzen).

N. tibialis oder seiner Äste dar. Posttraumatische Veränderungen, wie Narben nach Distorsionen und ossäre Deformitäten nach Kalkaneusfrakturen sind die häufigsten Ursachen. Weitere Ursachen bestehen in: Fußdeformitäten (Koalition, Pes planus, großes Os trigonum), gutartige Weichteiltumoren (Ganglion, Lipom, Schwannom), Weichteilentzündungen (rheumatoide Arthritis) (Abb. 10F.**11**). All diese Knochen- und Weichteilveränderungen können den N. tibialis posterior alterieren und sind im MRT visualisierbar.

Morton-Neurom

Das Morton'sche Neurom ist die fibröse Reaktion eines interdigitalen plantaren Nerven auf ein chronisches Impingement. Es findet sich häufig zwischen dem Köpfchen des 3. und 4. Metatarsale, gefolgt vom 2. und 3. Metatarsale. Im MRT erscheint das Morton-Neurom als signalarme bis intermediär intense Raumforderung im T1W und T2W mir spindelförmiger Kontur zwischen den Metatarsalköpfchen (Abb. 10F.**12**), begleitend kann eine metatarsale Bursitis hinzukommen. Morton-Neurome unterscheiden sich von echten Schwannomen (Neurinomen) durch ihre relativ geringe Signalintensität im T2W.

Plantare Fasziitis

Die Plantaraponeurose (Faszie) entspringt an der posteromedialen Oberfläche des Kalkaneus (medialer Prozessus der kalkanearen Tuberositas) und spreizt sich nach anterior in 5 Teile auf, die an den Grundphalangen der Zehen inserieren. Eine plantare Fasziitis ist eine geringgradige Entzündung der plantaren Faszie und der perifaszialen Strukturen nach chronischem oder repetitivem Trauma mit entsprechenden Mikroläsionen.

Im MRT erscheint die normale Faszie als 3–4 mm dickes uniform signalarmes Band. Bei der Fasziitis wird das Band bis zu 8 mm dick und zeigt Herde intermediärer Signalintensität im T1W und hohen Signals im T2W. (Abb 10F.**13**). Weiterhin finden sich knöcherne ödematöse Veränderungen in den Insertionsstellen und entzündliche subkutane Reaktionen. Mitunter lässt sich ein Riss der Plantarfaszie nachweisen.

Diabetischer Fuß

Der diabetische Fuß ist eine Kombination aus Vaskulitis, Infektion und Neuropathie. Die Differenzierung dieser Einzelveränderungen ist im MRT nicht möglich, dafür kann die MRT die Ausdehnung der Erkrankung in den Weichteilen, Knochen und Gelenken optimal darstellen.

Sowohl die septische als auch die neuropathische Arthropathie führen zu einer Gelenkdestruktion, Knochenresorption, sekundären Sklerose und ausgedehnten Gelenkergüssen. Subluxationen und Luxationen favorisieren eine neuropathische Arthropathie. Signalerhöhungen im spongiösen Knochen im T2W in Nachbarschaft der betroffenen Gelenke zeigen eine septische Arthritis und Osteomyelitis an, während bei der Neuropathie sich eher hypointense Signalalterationen durch Fibrosen und Sklerosen im juxtaartikulären Knochen finden.

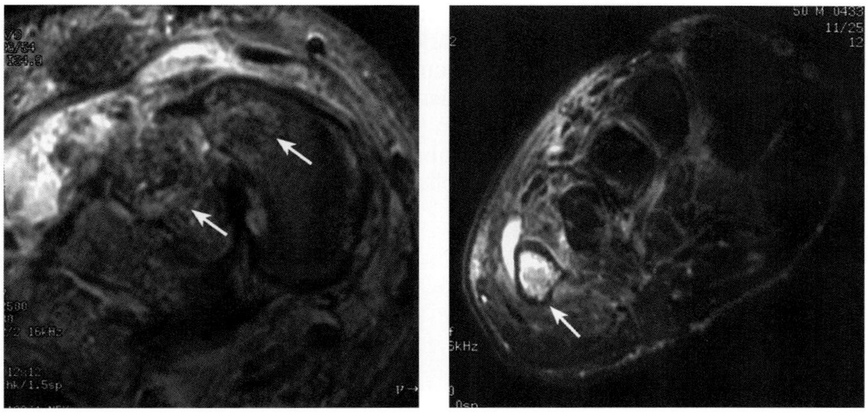

a b

Abb. 10F.**14** **Diabetischer Fuß (zwei Fälle).** **a** Axiales FS T2W, ein extensiver entzündlicher Prozess mit hoher Signalintensität zeigt sich am Fußrücken in Form einer Zellulitis und Abszessformation. Der Prozess involviert das mediale und intermediäre Kuneiforme (Pfeile) in Form einer Osteomyelitis. **b** Axiales FS T2W, Signalanhebungen im 5. Metatarsale (Pfeil) als Ausdruck einer Osteomyelitis. Die Weichteile dorsal des Metatarsus sind ebenfalls involviert und zeigen einen kleinen signalreichen kometenschweifförmigen Abszess.

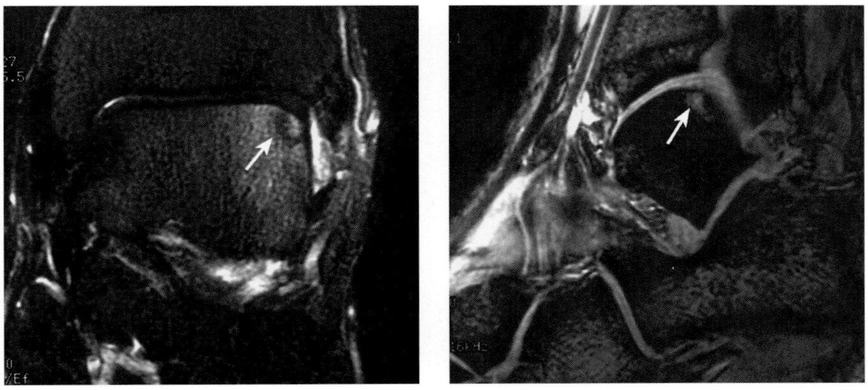

a b

Abb. 10F.**15** **Osteochondrosis dissecans.** Kleines osteochondrales Fragment (Pfeil) an der lateralen Talusrolle (**a**: coronales FS T2W, **b**: sagittales GRE [T2W]).

Die Spongiosaveränderungen der Osteonekrose (aseptische Knochennekrose, Knocheninfarkt) und der Osteomyelitis überlappen und hängen vom Stadium der Erkrankung ab. Der bevorzugte Befall nur einer artikulierenden Fläche in einem betroffenen Gelenk favorisiert das Vorliegen einer aseptischen Nekrose. Knochenmarkveränderungen im Rahmen der Osteomyelitis sind gewöhnlich auch mit extensiven entzündlichen Veränderungen in den angrenzenden Weichteilen assoziiert, da die Osteomyelitis sich von einem infizierten neuropathischen Fußulkus oder Abszess ausbreitet. Bei der Osteonekrose sind die Veränderungen auf den Knochen beschränkt (Abb. 10F.**14**). Stress- (Ermüdungs-) Frakturen sind beim diabetischen Fuß nicht selten und können von der Osteomyelitis und Osteonekrose durch den Nachweis einer Frakturlinie und ihrer Prädilektion im Bereich der Metatarsalia und am Kalkaneus differentiert werden.

Knochenläsionen

Die *Tarsale Koalition* kann ossär, fibrös oder kartilaginär auftreten, findet sich kongenital oder erworben. Die kalkaneonavikulare Koalition ist die häufigste, gefolgt von der talokalkanearen und talonavikularen. Die ersten beiden Veränderungen bilden etwa 90% aller primären Koalitionen des Tarsus. Tarsale Koalitionen werden gewöhnlich radiographisch diagnostiziert, ihre genaue Beurteilung erfordert jedoch mitunter CT und MRT. Knochenbrücken sind das Leitsymptom der Veränderungen. Fibröse Koalitionen finden sich in Form eines verschmälerten Gelenkspaltes mit ausgezogenen unregelmäßigen artikulierenden Flächen. Kartilaginäre Koalitionen sind selten und stellen sich gewöhnlich mit einem stark verschmälerten Gelenkspalt dar, in dem sich Knorpel nachweisen lässt.

Stressfrakturen (Überlastungs- und Ermüdungsbrüche) betreffen die Metatarsalia (speziell den 2.), den Kalkaneus und seltener das Os naviculare. Eine lokalisierte Knochenkontusion ist das erste Zeichen im MRT, bevor sich die Fraktur entwickelt. Mit der Zeit wird die Fraktur als scharfe signalarme Linie sichtbar mit begleitender Hyperämie und Ödem in der Spongiosa.

Die *Osteochondrosis dissecans* und *osteochondrale Frakturen* finden sich am häufigsten in der Talusrolle (Abb. 10F.**15**). Das mittlere Drittel der lateralen Fläche und das hintere Drittel der medialen Fläche sind Prädilektionsstellen. Die Läsion an der lateralen Talusrolle tritt nach Distorsions- oder Kontusionstraumen auf, während die mediale Läsion in der Regel keinen traumatischen Ursprung hat. Die MRT kann Lokalisation und Ausdehnung der Osteochondrosis dissecans präzise erfassen und beschreibt die Stabilität bzw. Vitalität des subchondralen Fragmentes. Eindeutige Zeichen einer Vitalität sind ein intakter Knorpelbelag über der Läsion und eine fehlende Demarkierung zum angrenzenden Talus durch eine signalreiche Zone im T2W. Signalreiche Veränderungen als Zeichen von Granulationen und Flüssigkeit innerhalb des Fragmentes zeigen eine Aktivität bzw. Instabilität an während eine liquide Ummantelung des signalarmen Fokus oder angrenzende zystische Veränderungen für Instabilität bzw. Avitalität sprechen.

Die *Osteonekrose des Talus* ist als Komplikation einer Talusfraktur aufzufassen. Aufgrund seiner peripheren Blutversorgung ist der Corpus tali relativ sensibel für das Auftreten einer Knochennekrose nach einer Talushals-Fraktur. Die radiographische Diagnose einer Osteonekrose ist erst mit einer Verzögerung von einem bis zu mehreren Monaten evident, dann finden sich Aufhellungen der Knochenstruktur im Corpus tali und gegebenenfalls auch kleine Einbrüche der Talusoberfläche. Mittels MRT lässt sich die Diagnose einer Taluskopfnekrose wesentlich früher stellen: es zeigen sich Signalalterationen des Fettmarkes aufgrund von Fettgewebsnekrosen. Ähnliche Veränderungen finden sich auch in den Frühformen der Osteonekrose des Os naviculare pedis (M. Köhler) und der Metatarsalköpfchen (am häufigsten am 2.: M. Freiberg), was eine wesentlich frühere Diagnose im Vergleich zum konventionellen Röntgenbild erlaubt.

10G Kiefergelenk

Anatomie

Das Kiefergelenk (Temporomandibulargelenk) wird durch das Kieferköpfchen (Caput mandibulae), die Gelenkpfanne des Os temporale (Fossa mandibularis) und den Gelenkhöcker (Tuberculum articulare) gebildet (Abb 10G.**1**). Die wichtigste Weichteilformation im Kiefergelenk ist der Discus articularis (Gelenkmeniskus), der zwischen den knöchernen Gelenkelementen liegt und den Gelenkraum in ein superiores und ein inferiores Kompartiment teilt. Der Diskus ist zentral dünner (intermediäre Zone) und verdickt sich zum Rand. Der vordere und hintere First sind prominent und werden als anteriores und posteriores Band bezeichnet. Die Zirkumferenz des Diskus ist mit der fibrösen Gelenkkapsel und anterior mit der Sehne des M. pterygoideus verbunden. Die Gelenkkapsel befestigt sich darüber an der Eminentia articularis frontal, an den Rändern der Fissura sqaumotympanica dorsal und dazwischen an der Zirkumferenz der Fossa mandibularis. Caudal inseriert die Kapsel am Hals des Processus condylaris der Mandibula. Das posteriore Band des Discus articularis ist mit der Kapsel durch eine bilaminäre Zone verbunden, die aus fibrovaskulärem und fettigem Bindegewebe besteht.

Bei geschlossenem Mund liegt das posteriore Band des Discus artikularis im Zentrum der Fossa mandibulae, der Diskus verläuft nach anterior und inferior entlang der Vorderwand der Gelenkpfanne, die von der Rückwand des Tuberculum articulare gebildet wird. In dieser Position ist das Gelenkköpfchen in der Pfanne zentriert, sodass der Apex des Caput mandibulae, das posteriore Band des Diskus und der First der Gelenkpfanne in einer coronaren Ebene liegen. Bei Mundöffnung rotiert das Kaput über die Gelenkfläche des Diskus artikularis, sodass Diskus und Kieferköpfchen nach ventral unter das Tuberculum articulare dislozieren.

Im MRT hat der Diskus ein uniformes Signal geringer Intensität in allen Sequenzen, abgesehen von einer leicht signalintensen Zone am posterioren Band im T1W und PDW. Die dorsale Insertion (bilaminäre Zone) stellt sich in Form von zwei signalarmen Streifen superior und inferior einer Signalintensität dar, die sich vom Diskus gut abgrenzen lässt. Ein normaler Diskus ist verformbar und schmiegt sich den angrenzenden Gelenkflächen an, erscheint im sagittalen Bild bikonkav, was sich bei geöffnetem Mund durch die Positionierung unter das Tuberculum articulare noch verstärkt.

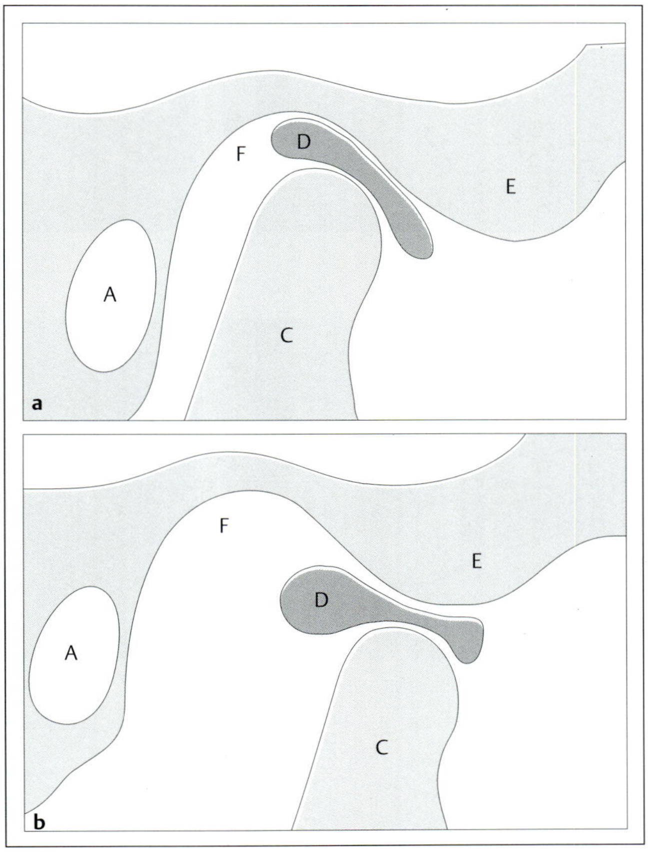

Abb. 10G.**1** Normales Temporomandibulargelenk bei geschlossenem (**a**) und offenem (**b**) Mund.
A: Äußerer Gehörgang; C: Caput mandibulae; D: Diskus articularis; E: Tuberculum articulare; F: Fossa mandibularis.

Funktionsstörungen

Funktionsstörungen des Kiefergelenkes resultieren aus einer abnormen Diskusmotilität oder -Luxation und führen klinisch zu bewegungsabhängigen Schmerzen, Knacken und Einschränkungen der Kieferbeweglichkeit bis hin zur Kiefersperre. Eine Diskusluxation erfolgt in der Regel nach anterior, selten nach medial, lateral oder dorsal, eine anteriore Luxation kann allerdings auch mit einer gewissen Seitverschiebung verbunden sein.

Die anteriore Luxation kann kompensiert oder dekompensiert sein. Eine *kompensierte Diskusluxation* (Abb. 10G.**2**) liegt vor, wenn sich die Relation zwischen Diskus und Kieferköpfchen bei Mundöffnung normalisiert, das heisst: bei der Vorwärtsbewegung des Kieferköpfchens während der Mundöffnung schiebt sich dessen Gelenkfläche wieder unter den nach vorn luxierten Diskus. Beim Schließen des Mundes rutscht das Caput mandibulae zurück in die Fossa, während der Diskus in seiner luxierten Position verbleibt. Klinisch findet sich bei dieser Konstellation ein Knacken des Kiefergelenkes sowohl bei Mundöffnung als auch bei Mundschluss.

Eine *dekompensierte Diskusluxation* (Abb. 10G.**3**) bezeichnet eine ventrale Luxation des Diskus in jeder Position des Temporomandibulargelenkes. Klinisch ist die Mundöffnung in solchen Fällen stark eingeschränkt. Deformitäten des dislozierten Diskus variieren zwischen minimaler Ausdünnung des posterioren Bandes und leichter Buckelung bis hin zu einer kompletten morphologischen Distorsion.

Die MRT ermöglicht die präzise Darstellung der Morpholgie und Lokalisation des Diskus im Verhältnis zu den Gelenkflächen in allen Positionen des Unterkiefers, was für die Therapieentscheidung richtungweisend ist. Andererseits ist die Di-

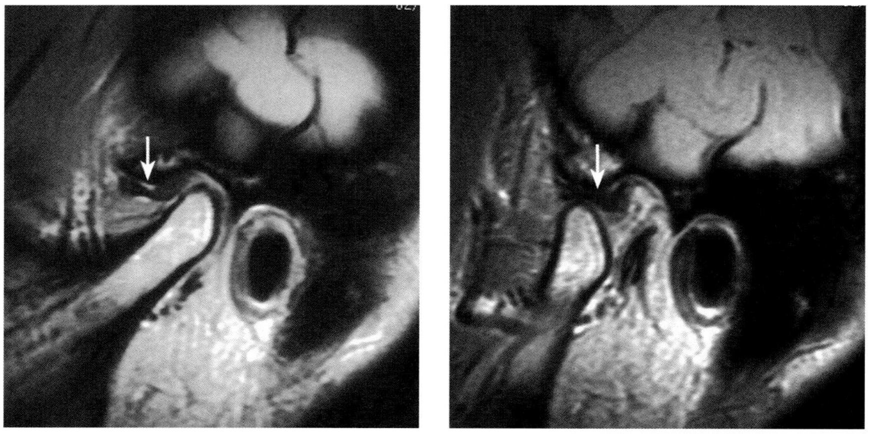

a b

Abb. 10G.2 **Kompensierte anterior Diskusluxation.** **a** Sagittales PDW, geschlossener Mund: Der signalarme bikonkave Diskus artikularis (Pfeil) ist nach anterior disloziert, das Kieferköpfchen ist in seiner Gelenkpfanne zentriert. **b** Sagittales PDW, offener Mund: Bei Mundöffnung schiebt sich das Kieferköpfchen nach anterior unter den dislozierten Diskus (Pfeil) sodass eine normale anatomische Position wiederhergestellt ist.

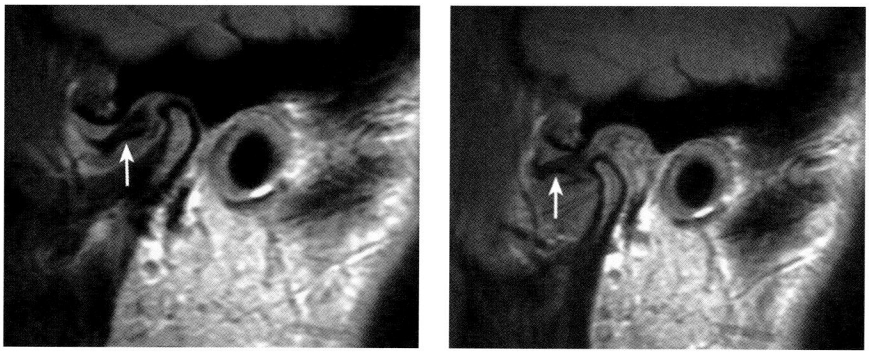

a b

Abb. 10G.3 **Dekompensierte anteriore Diskusluxation.** **a** Sagittales PDW, geschlossener Mund: Der signalarme bikonkave Diskus artikularis (Pfeil) ist nach anterior disloziert, das Kieferköpfchen ist in seiner Gelenkpfanne zentriert. **b** Sagittales PDW, offener Mund: Bei Mundöffnung schiebt sich das Kieferköpfchen nicht unter den Diskus (Pfeil), der anterior des Caput mandibulae verbleibt.

agnostik von Perforationen des Diskus oder seiner dorsalen Aufhängung im MRT limitiert.

Im *postoperativen* Bild ist die MRT hilfreich zur Lokalisation des refixierten Diskus oder des Diskusimplantates. Komplikationen eines Implantates, wie Fremdkörpergranulome mit oder ohne Knochenarrosionen, aseptische Nekrosen des Kieferköpfchens, sekundäre Arthrosen und Frakturen bzw. Desintegrationen des Implantates sind mittels MRT sicher diagnostizierbar.

11 Generalisierte Knochen- und Knochenmarkerkrankungen

Der Knochen besteht aus einer mineralisierten knöchernen Matrix (Substantia compacta oder Kortikalis), dem hämatopoetischen roten Knochenmark und dem fetthaltigen gelben Knochenmark. Diese drei Komponenten sind ausschlaggebend für das Erscheinungsbild des Knochens im MRT, eine Verschiebung des Verhältnisses hat demnach deutliche Veränderungen des MRT-Signals zur Folge. Die Kortikalis ist in allen Sequenzen signalfrei. Alle Veränderungen, die mit einer Zunahme der trabekulären Knochensubstanz einhergehen, röntgenologisch als Osteosklerose evident, führen im MRT zu einer Abnahme des Signals in allen Sequenzen. Derartige Störungen finden sich bei renaler Osteodystrophie, der Sichelzellenanämie, bei osteoblastischen Metastasen, der Myelofibrose, Mastozytose, Fluorose und Osteopetrose. Im Rahmen der *Osteoporose* äußert sich der Verlust an trabekulärer Substanz mit Ersatz durch Fettmark in einer Signalanhebung, vor allem im T1W.

Zwischen rotem und gelbem Knochenmark gibt es wichtige anatomische und biochemische Unterschiede. Das rote Mark enthält 40 % Wasser, 40 % Fett, 20 % Protein und ist reich vaskularisiert. Das gelbe Mark enthält 15 % Wasser, 80 % Fett, 5 % Protein und ist arm an Gefäßen.

Zum Zeitpunkt der Geburt gibt es nur rotes Knochenmark. Die Umwandlung in gelbes Knochenmark beginnt unmittelbar nach der Geburt (Abb. 11.**1**) und betrifft zunächst die Endphalangen der Hände und Füße. Die Konversion von rotem zu gelbem Mark schreitet am Skelett von peripher nach zentral fort und von der Diaphyse zu den Metaphysen beim einzelnen Knochen. Epiphysen und Apophysen enthalten bis zu ihrer Ossifikation kein Knochenmark. Jegliches rote Mark in dieser Lokalisation wird schnell in gelbes Mark umgewandelt, weshalb die Epiphysen und Apophysen bereits in frühen Entwicklungsphasen gelbes Fettmark enthalten, das dort ein Leben lang verbleibt, außer gelegentlich in der proximalen Humerusepiphyse und – weniger häufig – in den proximalen Femurepiphysen und um das Kniegelenk, wo sich hämatopoetisches Gewebe auch noch beim Erwachsenen findet.

Die Ausbildung des *adulten Knochenmarks* ist normalerweise in der 3. Lebensdekade abgeschlossen. Zu diesem Zeitpunkt ist das rote Mark vorwiegend im Achsenskelett (d. h. Wirbel, Rippen, Sternum und Becken) und in den proximalen Extremitäten (d. h. proximale Femura und Humeri) konzentriert. Gelbes Mark dominiert in den übrigen Skelettabschnitten und durchsetzt auch die Skelettanteile, die vorwiegend rotes Mark besitzen. Unterschiedliche Variationen sind nicht ungewöhnlich, so finden sich Inseln hämatopoetischen Gewebes in sonst rein fettmarkhaltigen Knochen und umgekehrt. Mit zunehmendem Alter nimmt der Anteil an rotem Knochenmark ab, Mineraleinlagerungen führen zu einem geringeren Signal im MRT. Da Epi- und Metaphysen eine größere Konzentration an trabekulärem Knochen besitzen, finden sich hier relativ zeitig entsprechende Änderungen in der Signalintensität.

Die Signalcharakteristik des Knochenmarks im MRT hängt vom Verhältnis zwischen rotem und gelbem Mark ab. Fettmark zeigt eine signalreiches T1W und T2W ähnlich des subkutanen Fettgewebes, hämatopoetisches Mark imponiert im T1W signalärmer als gelbes Mark, jedoch gering hyperintens gegenüber Muskel- und Bandscheibengewebe. Im T2W ist das Signal von rotem Knochenmark höher und nähert sich der Intensität von Fettmark, in Short-Tau-Inversion-Recovery Sequenzen (STIR) liegt das Signal von hämatopoetischem Mark deutlich über dem Fettmark, da diese Sequenzen das Fettsignal unterdrücken. Sowohl STIR als auch fettunterdrückte T2-Sequenzen sind essenziell für die Diagnostik von pathologischen Knochenmarkveränderungen.

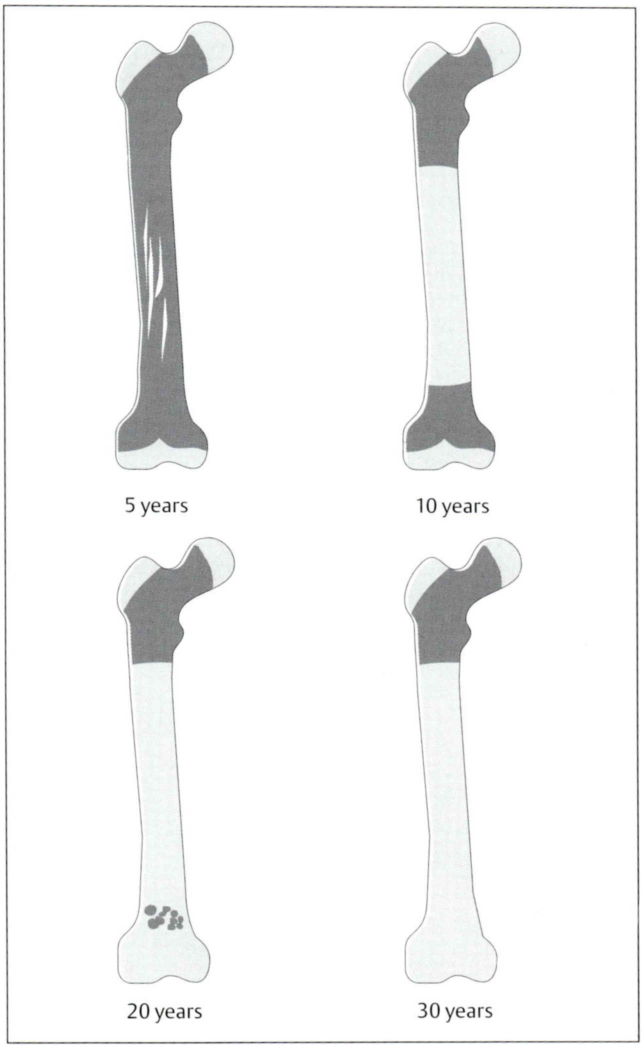

Abb. 11.**1** **Konversion des roten in gelbes Knochenmark im Femur.** Die Konversion in Fettmark beginnt an der Diaphyse und verläuft nach metaphysär (dunkle Zonen: rotes Mark; helle Zonen: gelbes Mark; Jahresangaben bedeuten Lebensjahre).

Im *Schädel* erfolgt die Umwandlung des hämatopoetischen Marks in Fettmark schon vor dem 20. Lebensjahr, die MRT-Charakteristik von rotem Mark kann sich aber im Os parietale bis ins hohe Alter erhalten. Der Anteil von rotem Mark in den *Wirbelkörpern* bleibt bis ins Alter relativ hoch. Die fettige Degeneration des Knochenmarks in den Wirbelkörpern hat einen mehr fokalen als diffusen Charakter, prädominiert zunächst in den hinteren Wirbelelementen, um die zentralen Venen und schließlich in der Peripherie der Wirbelkörper, vor allem im Bereich der Endplatten. Im Rahmen degenerativer Diskusver-

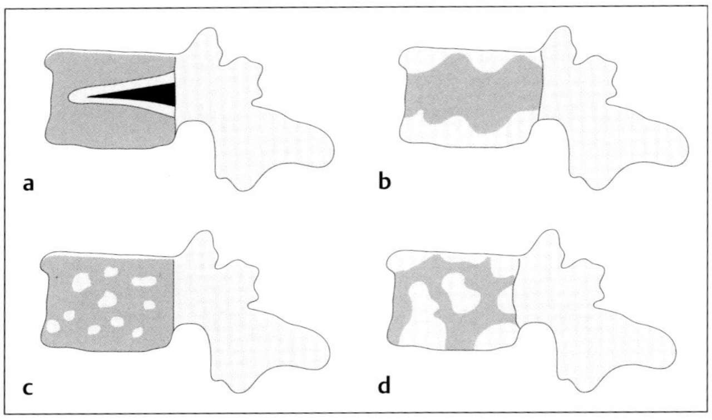

Abb. 11.2 **Altersabhängiges Muster des Knochenmarks im Wirbel.** **a** (Muster 1) Homogenes rotes Mark außer im Bereich der fettigen Konversion um die zentralen venösen Plexus. **b** (Muster 2) Fettmark nahe der Grenzplatten des Wirbelkörpers. **c** (Muster 3A) Fokale Fettmarkansammlungen < 5 mm diffus im Wirbelkörper verteilt. **d** (Muster 3B) Fokale Fettmarkansammlungen > 5 mm diffus im Wirbelkörper verteilt.

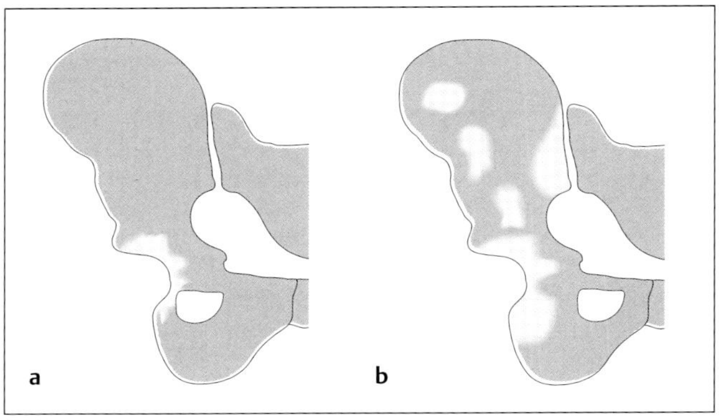

Abb. 11.3 **Altersabhängiges Muster des Knochenmarks im Becken.** **a** Die Konversion in Fettmark beginnt vor dem 5. Lebensjahr im Bereich des Azetabulum. **b** Mit zunehmendem Alter findet sich ein Progress der fettigen Konversion diffus im Becken unter Aussparung der Schambeine und Akzentuierung im Bereich der Sakroiliacalgelenke.

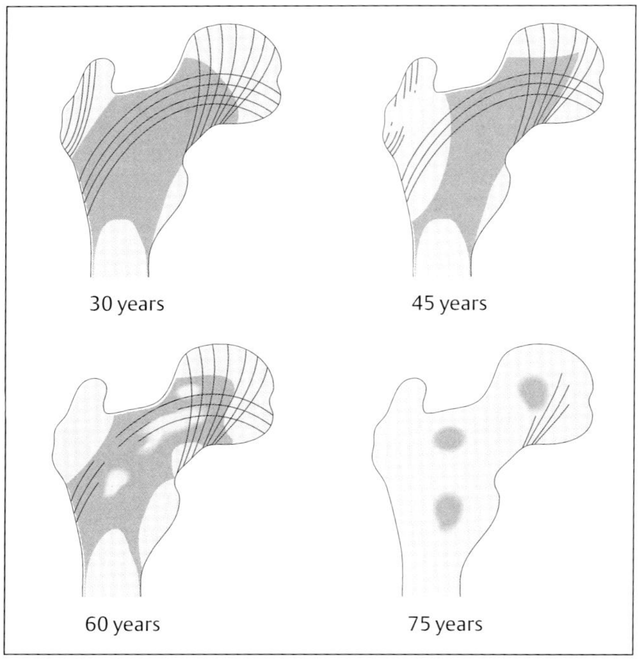

Abb. 11.4 **Altersabhängiges Muster des Knochenmarks im proximalen Femur.** Mit zunehmendem Alter findet sich eine progrediente Konversion von rotem in gelbes Knochenmark mit progressivem Verlust der kompressilen und tensilen Trabekel und zunehmender Osteoporose (dunkle Flächen: rotes Mark; helle Flächen: gelbes Mark; Jahresangaben bedeuten Lebensjahre).

änderungen finden sich an den Grenzflächen der Wirbelkörper unregelmäßige Bänder, die zum einen signalarm aufgrund von Sklerose und Fibrose, zum anderen signalreich durch Fetteinlagerungen erscheinen. Die Endplatten der Wirbelkörper und der angrenzende Markraum zeigen andererseits mitunter ein signalarmes T1W und signalreiches T2W als Ausdruck von Mikrofrakturen und Entzündungen.

Altersabhängige Knochenveränderungen finden sich charakteristischerweise in den Wirbeln und im Becken. In der Wirbelsäule beschreibt Muster 1 (Abb. 11.2) eine homogene Verteilung des roten Knochenmarks, die nur durch eine lineare fettige Konversion um die zentralen venösen Plexus unterbrochen wird. Diese Struktur dominiert bei jüngeren Patienten. Muster 2 zeigt band- und dreieckförmige Fettmark-Areale nahe der Grund- und Deckplatte. Ein derartiges Bild findet sich vorwiegend an der Hals- und Lendenwirbelsäule im Zusammenhang mit degenerativen Bandscheibenveränderungen. Muster 3 zeigt diffus über den Wirbelkörper verteilte fokale Fettmarkansammlungen, die einzeln kleiner als 5 mm (Muster 3A) oder größer als 5 mm (Muster 3B) sind. Diese Muster finden sich bei Patienten jenseits des 40. Lebensjahres. Am Beckenknochen (Abb. 11.3) beginnt die Fettmarkeinlagerung bereits vor dem 5. Lebensjahr im Bereich des Azetabulum und vorderen Ilium und erfasst mit zunehmendem Alter das gesamte Becken. Das Knochenmark wird heterogen mit fleckförmigen Fettmark-Ansammlungen vor allem im Bereich der Sakroiliacalgelenke, demgegenüber werden die Schambeine erst spät in die Konversion einbezogen und bleiben bis in das hohe Alter homogen.

Femur und *Humerus* sind die einzigen Röhrenknochen, die permanent bis in das Erwachsenenalter rotes Knochenmark enthalten. Wie bereits erwähnt, findet sich eine fettige Degeneration des Markraumes der Epiphysen und Apophysen unmittelbar nach dessen Auftreten, allerdings ist diese Konversion nicht immer komplett. In der Diametaphyse dieser Knochen beginnt die Konversion von rotem zu gelbem Mark im Zentrum der Diaphyse und schreitet nach distal und proximal fort. Im Alter von 20 Jahren findet sich rotes Mark nur noch in der proximalen Metadiaphyse, Inseln hämatopoetischen Marks können in der Diaphyse aber erhalten bleiben. Diese Areale haben eine variable Konfiguration von rundlich klein bis landkartenförmig groß und müssen von pathologischen Markraumalterationen differenziert werden.

Diffuse Markraumveränderungen können in 5 Kategorien eingeteilt werden: 1) Myeloide Depletion; 2) Rekonversion von Fettmark in hämatopoetische Mark; 3) Infiltration und Ersatz von Knochenmark; 4) Marködem; 5) Ischämie des Knochenmarks.

Die *myeloide Depletion* beschreibt eine rasche Umwandlung von hämatopoetischem Knochenmark in Fettgewebe. Im MRT erscheint das Fettmark signalreich im T1W in Regionen, in denen sonst das rote Mark überwiegt. Derartige Veränderungen finden sich nach *Radiotherapie, Chemotherapie* und bei der *aplastischen Anämie.*

Die *Rekonversion von gelbem in rotes Knochenmark* wird durch einen erhöhten Bedarf hämatopoetischen Marks hervorgerufen. Sofern diese Störung in der Kindheit auftritt, finden sich Verzögerungen in der normalen Konversion des roten Knochenmarks. Die Rekonversion beim Erwachsenen erfolgt in umgekehrter Reihenfolge zur altersabhängigen Konversion und beginnt am Achsenskelett mit Ausbreitung in das proximale Extremitätenskelett. Ursachen einer Rekonversion sind: chronische Anämie (z. B. *Sichelzellenanämie, Thalassämie, Spherozytose*), Knochenmarksinfiltrationen oder -Ersatz (z. B. *Leukämie, Myelom, Metastasen*) und fortgeschrittene *Herz- und Lungenkrankheiten*. Der Prozess der Rekonversion vollzieht sich in der Regel symmetrisch, jedoch nicht zwingend uniform im einzelnen Knochen. Knochenexpansionen, eine extramedulläre Hämatopoese und eine epiphyseale Rekonversion sind späte Erscheinungsformen dieser Störung. Die Signalgebung im MRT und das Verteilungsmuster sind beim rekonvertierten roten Mark unspezifisch, mitunter kann die Differenzierung zwischen normalen Varianten und Neoplasien (z. B. Metastasen, Myelom, Leukämie) schwierig sein, da sich identische T1- und T2-Signalcharakteristika sowohl bei den Varianten als bei der Pathologie finden.

Knochenmarksinfiltration und -Ersatz wird durch eine Reihe an Erkrankungen hervorgerufen (Neoplasien, myeloproliferative Erkrankungen, Entzündungen, Lipidose und Histiozytose). Diese Veränderungen können diffus, disseminiert oder fokal auftreten. Die diffuse Form ist im MRT am schwersten zu differenzieren. Sämtliche Erkrankungen haben eine signalarme Charakteristik im T1W, das T2-Signal ist variabel. *Osteolytische Metastasen* sind hyperintens, *osteoblastische Metastasen* hypointens im T2W, die Signalintensität gemischter Metastasen variiert entsprechend von signalarm bis signalreich. Die Leukämie und das Lymphom haben ebenfalls variable Signalcharakteristika, sind nicht selten isointens zum roten Knochenmark und damit schwer zu differenzieren. Mittels i. v.-Applikation von Gd-DTPA lassen sich pathologische Prozesse vom hämatopoetischen Mark besser abgrenzen, da normales rotes Knochenmark beim Erwachsenen kein oder nur ein geringes Enhancement aufweist, bei Kleinkindern und pathologischen Prozessen jedoch deutlich an Signal gewinnt.

Marködeme können idiopathisch (transitorisches Markraumödem, Reflexdystrophie), traumatisch, infektiös oder paraneoplastisch auftreten. Ein Markraumödem ist im MRT homogen signalarm im T1W und signalreich im T2W. Prozesse, die ein Markraumödem auslösen, sind häufig lokalisiert und anatomisch begrenzt.

Die *Ischämie des Knochenmarks* führt zu einer Osteonekrose oder zum Knocheninfarkt. Gewöhnlich ist die Läsion fokal, kann aber auch an multiplen Skelettabschnitten auftreten. Osteonekrosen im Bereich des subcortikalen (subchondralen) Knochen sind aseptische Knochennekrosen, finden sich daneben in den Metaphysen der langen Röhrenknochen, speziell am Humerus, Femur und an der Tibia. Das Extremitätenskelett ist wesentlich häufiger involviert als das Achsenskelett, was die erhöhte Anfälligkeit des spärlich vaskularisierten Fettmarks gegen Osteonekrosen reflektiert. Diese These wird dadurch erhärtet, dass sich Femurkopfnekrosen häufiger bei Patienten mit Prädominanz von Fettmark im Hüftkopf finden. Die MRT kann sehr sensibel und frühzeitig Osteonekrosen aufdecken, dagegen besteht Uneinigkeit darüber, inwieweit Knocheninfarkte zeitgerecht erfasst werden können. Fettzellen sterben etwa 2 bis 5 Tage nach einer Ischämie, allerdings führt dies nicht unmittelbar zu Signalveränderungen. Die Erscheinungsform von Infarkten hängt von deren Alter, Größe und Lokalisation ab. Die Differentialdiagnose von generalisierten Knochen- und Knochenmarkserkrankungen wird in Tabelle 11.1 diskutiert.

Tabelle 11.1 Generalisierte Knochen- und Knochenmarkserkrankungen

Erkrankung	MRT-Befund	Kommentar
Osteosklerose (Abb. 11.5)	Diffuse oder disseminierte Areale mit Signalminderung in allen Sequenzen ähnlich der radiographisch erkennbaren Sklerosezonen.	Bei renaler Osteodystrophie, Sichelzellenanämie, osteoblastischen Metastasen, Myelofibrose, Mastozytose (fokale oder diffuse Proliferation von Mastzellen im Knochen und Knochenmark mit osteoblastischen oder – weniger häufig – osteolytischen Läsionen), Fluorose, Osteopetrose, M. Paget, fibröser Dysplasie, Neurofibromatose.
Hämochromatose und Hämosiderose (Abb. 11.6)	Eisendepots im retikuloendothelialen System führen zu Signalminderungen vordergründig im Achsenskelett (rotes Mark) in allen Sequenzen, zuerst sichtbar in GRE-Sequenzen. Eisenablagerungen in Leber und Milz mit Signalminderung sind ebenfalls evident.	Die *primäre* Hämochromatose tritt prädominant bei Männern zwischen 40 und 60 Jahren auf, mit der klassischen Trias von Leberzirrhose, Hautpigmentation und Diabetes. Eisendepots sind Folge einer exzessiven Absorption und Retention von Eisen in der Leber (Hepatozyten), im Pankreas, Herz und in der Hypophyse. Die *Hämosiderose* ist wesentlich geläufiger und tritt nach erhöhter Aufnahme und Akkumulation von Eisen auf (z. B. hämolytische Anämie, multiple Bluttransfusionen). Die Eisenüberlastung findet sich vordergründig im retikuloendothelialen System (RES) der Leber (Kupffer'sche Sternzellen), Milz und des Knochenmarks. Die hämachromatotische Arthropathie ähnelt der Pseudogicht (CPPD). Bei *AIDS* kann eine erhöhte Eisenkonzentration in den Wirbeln die verminderte Signalintensität erklären.
Radiotherapie (Abb. 11.7, 11.8)	In den ersten Wochen findet sich ein leichtes Markraumödem mit Signalminderung im T1W und Signalmehrung im T2W. Nach 3 bis 6 Wochen wird das Signal der Wirbelkörper körnig und heterogen oder zeigt zentrale Fettkomponenten. Im weiteren Verlauf findet sich entweder eine diffuse fettige Degeneration oder eine zentrale Fettzone mit peripher signalärmerem hämatopoetischem Mark. Die Knochenmarkveränderungen sind auf das Bestrahlungsfeld beschränkt und scharf abgegrenzt.	Radiogene Knochenmarksveränderungen sind zeit- und dosisabhängig. Die Radiatio löst zunächst ein Markraumödem aus, gefolgt vom Untergang des hämatopoetischen Knochenmarks mit kompensatorischem Ersatz durch Fettmark. Die vollständige Wiederherstellung des roten Marks braucht 10 Jahre und länger. *Knocheninfarkte* treten häufig am Extremitätenskelett im Bestrahlungsfeld auf.
Chemotherapie	Bei hämatologischen Erkrankungen zeigt sich das befallene Knochenmark progredient hyperintens im T1W aufgrund der Abnahme von hämatopoetischen und Tumorzellen. Bei stabiler Remission normalisiert sich das Signal durch die Rückkehr der hämatopoetischen Zellen. Auf dem Hintergrund normalen Knochenmarks zeigt sich ein Rezidiv in Form fokaler Signalminderungen im T1W.	Eine Zunahme des Fettmarks findet sich sowohl im normalen hämatopoetischen Gewebe als auch im neoplastischen Knochenmark unter Chemotherapie. Diese Veränderungen finden sich naturgemäß eindrucksvoller im pathologischen Knochenmark, in dem die fettigen Anteile bereits initial reduziert sind.
Knochenmarks-Transplantation	Periphere Zonen intermediären Signals im T1W repräsentieren regenerative hämatopoetische Zellen, zentrale signalreiche Zonen zeigen Fett insbesondere in den Wirbelkörpern an. Reziproke Signalphänomene sind im STIR-Bild gegeben (peripher hyperintens, zentral hypointens). Die Differenzierung zwischen einer Restitution der normalen Zellen und eines Rezidivs ist im MRT nicht möglich.	Eine Hochdosis-Chemotherapie und/oder Ganzkörper-Radiotherapie vor Knochenmarkstransplantation führen zu einer myeloiden Depletion der hämatopoetischen Zellen im Knochenmark und zum Ersatz durch Fettmark. Etwa 2 Wochen nach Transplantation finden sich kleine Inseln regenerativen hämatopoetischen Gewebes in der Biopsie.
Aplastische Anämie	Fettmark im gesamten Skelett einschließlich Wirbelsäule und Becken. Die Veränderungen sind naturgemäß dort am eindrucksvollsten, wo sich normalerweise rotes Knochenmark findet. Kleine körnige Areale minderen Signale im T1W repräsentieren Reste des hämatopoetischen Knochens.	Seltene idiopathische oder erworbene (pharmakologisch, chemisch oder nach Virusinfekt) Erkrankung mit azellulärem oder hypozellulärem Knochenmark und einer Panzytopenie (Anämie, Neutropenie, Thrombozytopenie).

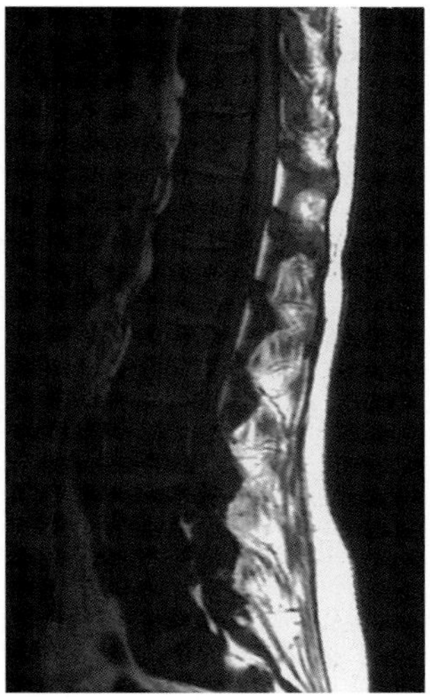

Abb. 11.5 **Osteosklerose.** Diffuse Signalminderung der Wirbelsäule durch osteoblastische Metastasen eines Mamma-Karzinoms (sagittales T1W).

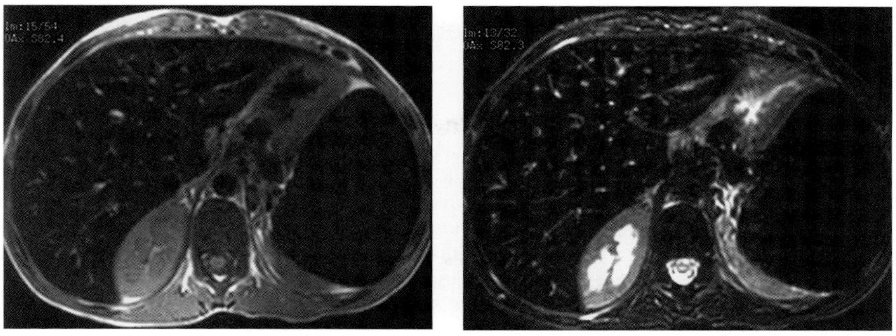

a b

Abb. 11.6 **Hämosiderose nach mehreren Bluttransfusionen.** Deutlich vermindertes Signal der Wirbelsäule, Hepatosplenomegalie (**a**: PDW, **b**: FS T2W).

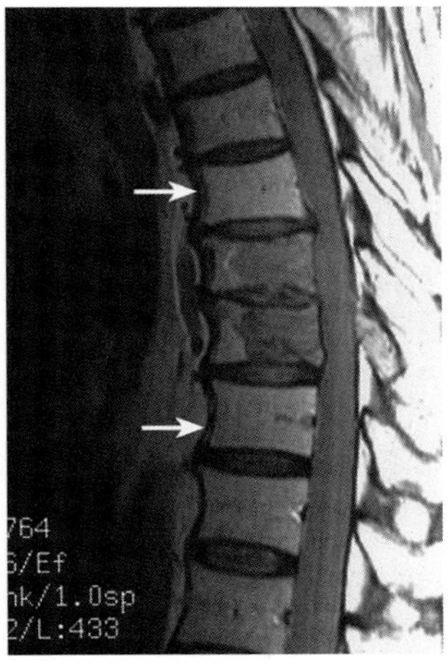

Abb. 11.7 **Radiotherapie bei multiplem Myelom.** Fettige Degeneration der Wirbelkörper (Pfeil) in Nachbarschaft von zwei erkrankten Wirbelkörpern beim multiplen Myelom (sagittales T1W).

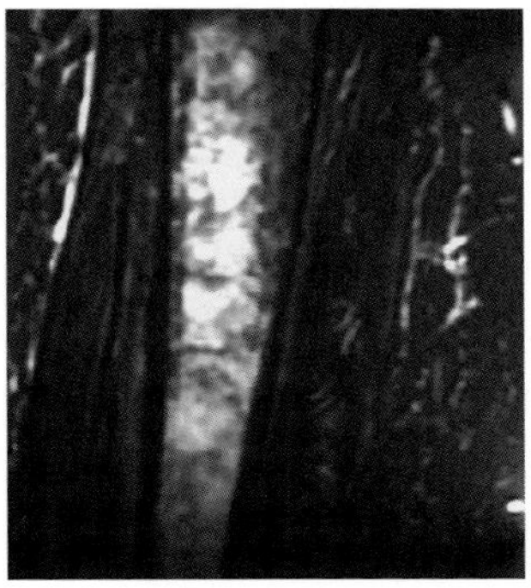

Abb. 11.8 **Knocheninfarkt (akut) nach Radiatio eines Weichteilsarkoms.** Deutliche heterogene Signalmehrung im Femur im Bereich des Bestrahlungsfeldes (STIR, coronal).

Tabelle 11.1 (Fortsetzung) Generalisierte Knochen- und Knochenmarkserkrankungen

Erkrankung	MRT-Befund	Kommentar
Sichelzellenanämie (Abb. 11.9, 11.10)	Charakteristische Kombination aus Rekonversion des Knochenmarks und Knocheninfarkten. Abhängig vom Ausmaß der zellulären Veränderungen führt die Hyperplasie des roten Knochenmarkes zu einer Signalminderung im T1W iso- bis hypointens zum Muskel und einer Signalanhebung im T2W hyperintens des Signals von Fettmark. Rekonversionen von Fettmark zu hämopoetischem Mark in den Extramitäten meta- bis diphysär, eventuell auch in den Epiphysen. Das Erscheinungsbild der Rekonversionen reicht von fokal bis landkartenartig, manchmal auch diffus. Knocheninfarkte erscheinen hyperintens im T2W, chronische Infarkte hypointens als Zeichen der Fibrose und Sklerose. Die Hämosiderose kann in fortgeschritteneren Stadien ebenfalls zu einem Signalverlust in allen Sequenzen beitragen.	Die Sichelzellenkrankheit ist charakterisiert durch das Sichelzellhämoglobin (HbS) und beschreibt die Sichelzellenanämie (HbS-S), die heterozygoten Merkmalsträger (HbA-S) und Krankheiten, in denen das HbS mit anderen Störungen des Hämoglobinaufbaus kombiniert ist. Merkmalsträger finden sich zu etwa 7 % unter den nordafrikanischen Farbigen, die Sichelzellenanämie findet sich bei 1 % dieser Population. Die Erkrankung hat einen krisenhaften Verlauf: es finden sich im akuten Stadium Vasookklusionen, Ischämien und Nekrosen. Knochenschmerzen treten im Rahmen von Knocheninfarkten auf. Das *Hand-Fuß-Syndrom* beschreibt Infarkte in den kleinen tubulären Knochen bei Kindern zwischen 6 Monaten und 2 Jahren. Eine (Staphylokokken- oder Salmonellen-) Osteomyelitis ist eine häufige Komplikation dieser Erkrankung und schwierig von einem frischen Infarkt zu differenzieren.
Thalassämie (Abb. 11.11, 11.11*)	Extensive Hyperplasie des roten Knochenmarkes mit Rekonversion fettigen zu hämatopoetischem Knochenmark und charakteristischen Knochenveränderungen. Im Schädel finden sich Erweiterungen der Diploe-Räume mit Ausdünnung der Tabula interna und eine schwere „Haarspitzen"-Konfiguration und Ausdünnung des Okziput unterhalb der Protuberantia interna. Im Thoraxbereich zeigen sich Verbreiterungen der Rippen (insbesondere dorsal) mit ausgedünnter Kortikalis und eine extramedulläre Hämatopoese in Form paravertebraler Raumforderungen mit der Signalcharakteristik roten Knochenmarks. An den Extremitäten zeigen sich rekonvertiertes rotes Knochenmark, eine Verbreiterung der Röhrenknochen mit verdünnter Kortikalis und Deformitäten ähnlich Erlenmeyer-Kolben. Die Hämosiderose führt zu einer Signalabnahme im Knochenmark, in der Leber und Milz (Hepatosplenomegalie).	Die Thalassemia major (Colley-Anämie, homozygote Beta-Thalassämie) ist durch eine schwere Anämie und ausgeprägte Hepatosplenomegalie gekennzeichnet. Die Erkrankung wird mit der Geburt manifest und kommt vorwiegend im Mittelmeerraum vor (Griechenland, Italien). Die Thalasemia minor (heterozygote Beta-Thalassämie) zeigt generell leichtere klinische Befunde. Die *Hereditäre Spherozytose* ist eine hämolytische Anämie im nordeuropäischen Raum und zeigt ähnliche, allerdings weniger ausgeprägte Knochen- und Knochenmarksveränderungen wie die Thalassämie. Eine *Eisenmangelanämie* kann geringe Skelettanomalien, speziell bei Neugeborenen und Kleinkindern, hervorrufen.
Polycythemia vera (primäre Polyzythämie)	Partielle oder komplette Rekonversion von Fettmark zu rotem Knochenmark in Form von Zonen intermediären Signals im T1W innerhalb des gelben Knochenmarks. Im T2W differiert das Signal in Abhängigkeit vom zellulären Charakter und der Myelofibrose.	Die Polyzythämie ist durch eine benigne Hyperplasie der zellulären Elemente im Knochenmark charakterisiert (vordergründig Erythrozyten). Sie tritt bei älteren und alten Patienten, vorwiegend Männern auf. Gefäßthrombosen und Blutungen sind typische Komplikationen. Im späteren Stadium entwickeln sich Myelofibrosen, myeloide Metaplasien und Anämien.
Myelofibrose (Abb. 11.12)	Charakteristische Kombination zwischen einer Knochenmarksfibrose und einer Rekonversion von Fettmark in hämatopoetisches Mark. Die Knochenmarkfibrose, signalarm im T1W und T2W, kann fokal oder diffus auftreten und ist initial im Bereich des Beckens, der Wirbelsäule und der Rippen zu finden (Areale aktiver Hämatopoese des Erwachsenen). Eine Rekonversion von Fettmark zu rotem Knochenmark findet in den Röhrenknochen statt, speziell in den Femura, Humeri und Tibiae, diese kann später in eine Fibrose münden. Begleitend finden sich paravertebrale extramedulläre Hämatopoesen und eine Hepatosplenomegalie.	Die Myelofibrose (Myelosklerose, agnogenische myeloide Metaplasie, Pseudoleukämie) ist charakterisiert durch Knochenmarksfibrosen und -Sklerosen sowie eine extramedulläre Hämatopoese. Die meisten Patienten sind in der 6. oder 7. Lebensdekade. Das Auftreten ist mitunter inzidental, klinisch zeigen sich leichte bis schwere Anämien und Splenomegalien. Die Krankheit kann anhand des Lactat-Dehydrogenase- (LDH) und Cholesterol-Spiegels im Serum überwacht werden. Radiographisch zeigen sich Knochensklerosen bei der Hälfte der Patienten vorwiegend an der Wirbelsäule, am Becken, am Schädel, den Rippen und am proximalen Humerus und Femur.

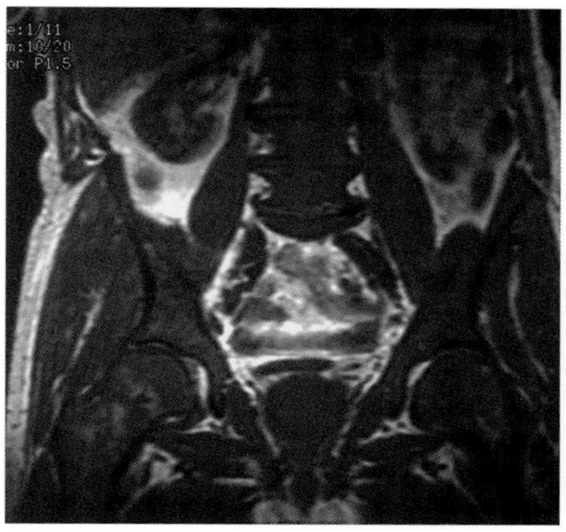

Abb. 11.**9** **Sichelzellenanämie.** Coronaes T1W, Signalminderung durch Eisenüberladung in der Wirbelsäule, im Becken und in den proximalen Femura.

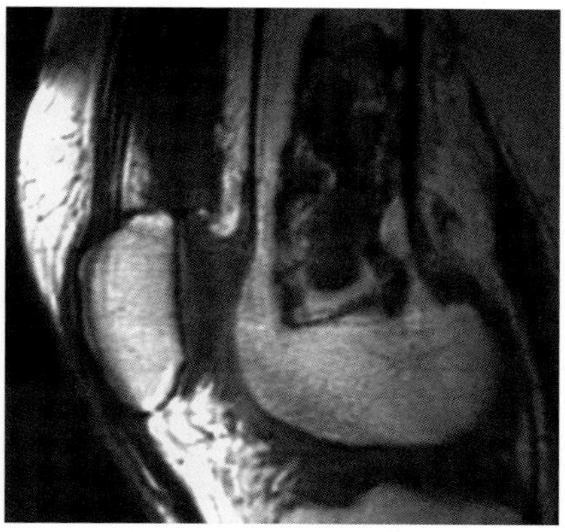

Abb. 11.**10** **Chronischer Knocheninfarkt bei Sichelzellenanämie.** Sagittales T1W, großer Knocheninfarkt in der distalen Femurmetaphyse.

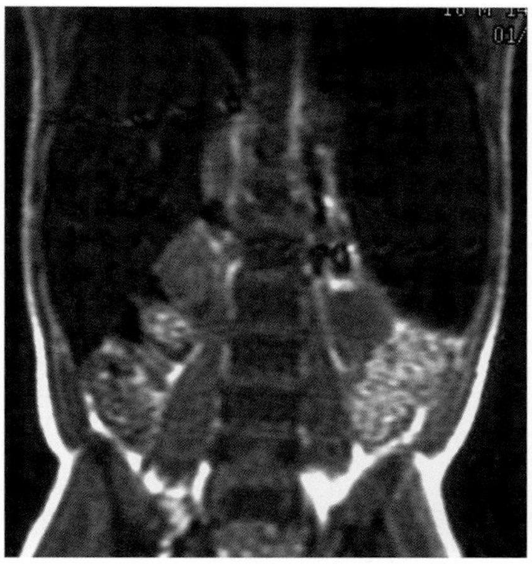

Abb. 11.**11** **Thalassemia major.** Coronales T1W, verminderte Signalintensität im Achsenskelett und deutliche Hepatosplenomegalie durch Eisenüberladung.

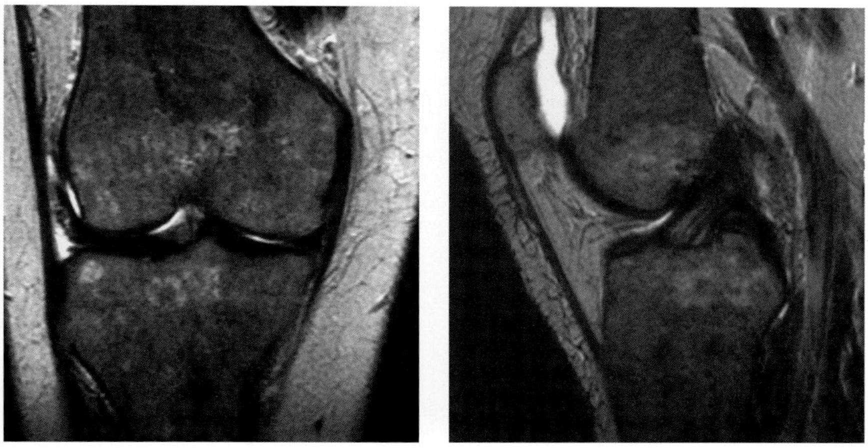

a **b**

Abb. 11.**11*** **Thalassemia minor.** Rekonversion von Fettmark zu rotem Mark im distalen Femur und in der proximalen Tibiaepiphyse mit charakteristisch fleckiger Zeichnung (**a**: coronales, **b**: sagittales GRE [T2W]).

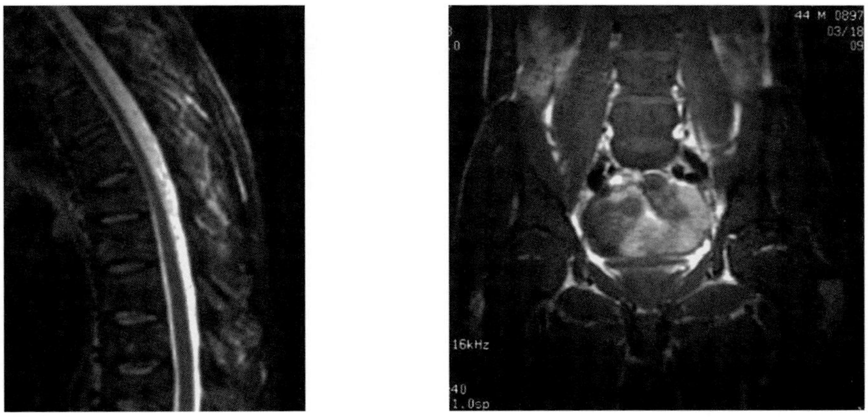

a **b**

Abb. 11.**12** **Myelofibrose.** **a** Diffus vermindertes Signal der Brustwirbelsäule mit fleckiger Strukturierung (T2W).

b Deutlich verminderte Signalintensität in der Lendenwirbelsäule, im Beckenskelett und in beiden Femurköpfen, außer in den beiden großen Trochanteren und Teilen der Epiphysenfuge zwischen Femurkopf und Hals.

Tabelle 11.**1** (Fortsetzung) Generalisierte Knochen- und Knochenmarkserkrankungen

Erkrankung	MRT-Befund	Kommentar
Leukämie (Abb. 11.13)	Leukämische Infiltrationen sind eher diffus und bevorzugt im Bereich der Knochen mit rotem Mark zu finden (Achsenskelett bei Erwachsenen). Lokalisierte Infiltrate sind seltener, außer bei der akuten myeloischen Leukämie. Leukämische Infiltrate sind signalarm im T1W, Signaländerungen im T2W sind mehr variabel und weniger auffällig, mitunter zeigt sich eine gewisse Hyperintensität. Im Gegensatz dazu kann die Visualisierung mittels STIR-Sequenzen deutlich verbessert werden. Die Erfolge der Chemotherapie lassen sich anhand einer Signalzunahme im T1W und einer Normalisierung des Signalmusters ablesen (für weitere Informationen s. unter **Chemotherapie** in dieser Tabelle). *Chlorome* (granulozytische Sarkome) finden sich in Form einzelner oder multipler leukämischer Raumforderungen, am häufigsten bei der akuten myeloischen Leukämie speziell bei Kindern.	Die Leukämien werden nicht nur in chronische und akute Formen, sondern entsprechend ihres Phänotyps auch in myelogene und lymphoblastische Typen unterteilt. Akute Leukämien finden sich sowohl bei Kindern als auch Erwachsenen. Chronische Leukämien werden gewöhnlich nach dem 35. Lebensjahr diagnostiziert. Radiographisch finden sich Osteoporosen, dichte oder hypertransparente Bänder in den Metaphysen und osteolytische Läsionen bei 50 bis 70% der akuten kindlichen Leukämien, gelegentlich bei der adulten akuten Form, selten bei chronischen Leukämien.
Lymphom (Abb. 11.14)	Lymphomatöse Knochenmarksinfiltrationen sind eher fokal und regional, weniger diffus. Die Signalveränderungen sind hypointens im T1W, variabel hyperintens und heterogen im T2W. STIR-Sequenzen sind deutlich sensitiver als das T2W zur Abgrenzung des Lymphoms gegen das rote Knochenmark. An den langen Röhrenknochen findet sich häufig eine metaepiphysäre Lokalistaion mit Einbruch in das angrenzende Gelenk oder die Weichteile. Die MRT erlaubt die Differenzierung zwischen vertebralem, paravertebralem und epiduralem Tumorwachstum.	Lymphome sind durch eine Lymphadeopathie, Splenomegalie oder Hepatosplenomegalie gekennzeichnet. Knochenbeteiligungen sind gewöhnlich sekundär im Sinne eines Tumorstadium IV. Primäre Knochenlymphome finden sich gelegentlich beim non-Hodgkin-Lymphom des histiozytären Typs. *Non-Hodgkin-Lymphome* sind dreimal häufiger als der M. Hodgkin. Radiographisch finden sich osteolytische oder gemischt osteolytisch-osteoblastische Knochenläsionen. Der *M. Hodgkin* befällt primär das Achsenskelett. Osteosklerosen, Osteolysen oder beide Erscheinungsformen sind radiographisch evident. Das *Burkitt-Lymphom* ist ein Stammzell-Lymphom bei Kindern oder AIDS-Patienten. Radiographisch zeigen sich charakteristischerweise Osteolysen am Gesichtsschädel.
Multiples Myelom (Abb. 11.15)	Die Knochenveränderungen beim multiplen Myelom sind multifokal oder herdförmig, weniger häufig diffus. Es findet sich eine Prävalenz des Achsenskelettes mit asymmetrischem Befall. Die fokalen Läsionen sind hypointens im T1W und hyperintens im T2W. Beim diffusen myelomatösen Befall ist das Signalmuster der Wirbel ähnlich der Muskulatur. In STIR-Sequenzen zeigt das Myelom eine hohe Signalintensität und erlaubt gelegentlich die Aufdeckung kleiner Tumorherde, die in SE-Sequenzen invisibel sind. Im Gegensatz zum normalen Knochenmark des Erwachsenen zeigen die Myelomwirbel ein deutliches KM-Enhancement. Ein Ansprechen auf die Therapie zeigt sich in einem Fehlen des Enhancements oder nur noch zarten ringförmigen Kontrastmittelaufnahmen. Erfolgreich therapierte myelomatöse Läsionen sind signalarm im nativen T2W.	Befällt gewöhnlich Erwachsene über 40 Jahren. Laborchemisch finden sich eine deutlich erhöhte Blutsenkung, abnorme IgG und IgA-Banden in der Immunelektrophorese bei 90% und eine Bence-Jones-Proteinurie bei 50% der Patienten. Radiographisch imponieren Osteolysen im Schädel, Sternum (pathologische Frakturen), den Wirbelkörpern (häufig unter Aussparung der hinteren Wirbelelemente), der distalen Klavikeln, des Akromion, Glenoids und des Olecranon ulnae. Die *Waldenström Makroglobulinämie* ähnelt klinisch, radiographisch und im MRT dem multiplen Myelom, in der Immunelekrophorese findet sich eine anormale IgM-Fraktion.

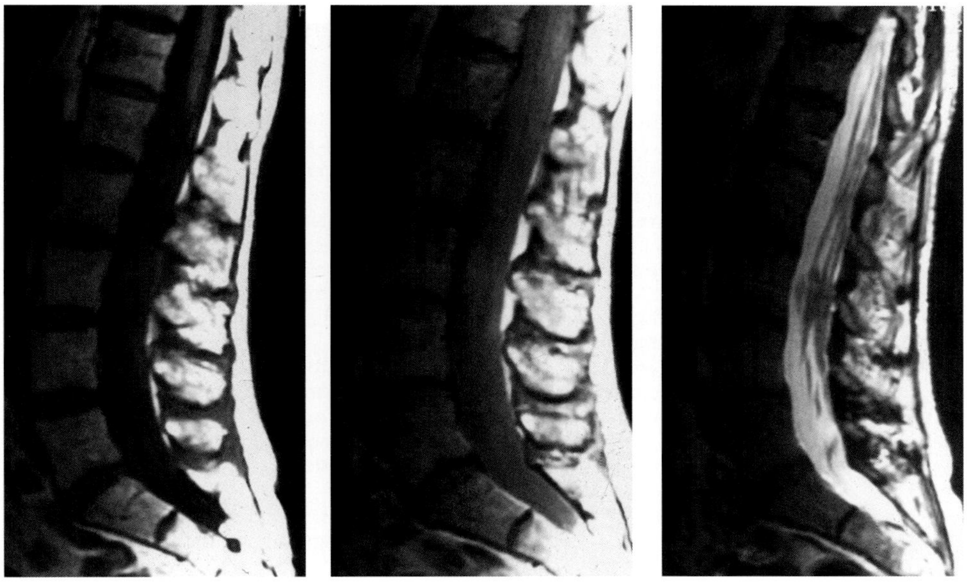

a b c

Abb. 11.13 **Leukämie.** Diffus befallene Wirbelsäule mit generalisiert vermindertem Signal (**a**: sagittales T1W, **b**: sagittales PDW). Die leukämischen leptomeningealen Infiltrate sind am besten in **c** erkennbar (sagittales T2W).

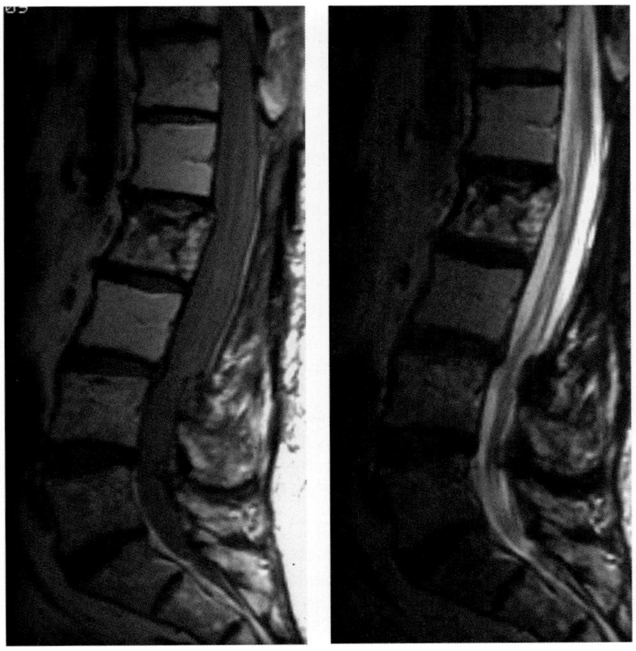

a b

Abb. 11.14 **Non-Hodgkin-Lymphom.** Fleckiger Befall aller Wirbelkörper mit heterogenem Signal, außer bei LWK 1 und 3, die ein homogen vermehrtes Signal nach vorausgegangener Radiotherapie aufweisen (**a**: sagittales PDW, **b**: sagittales T2W).

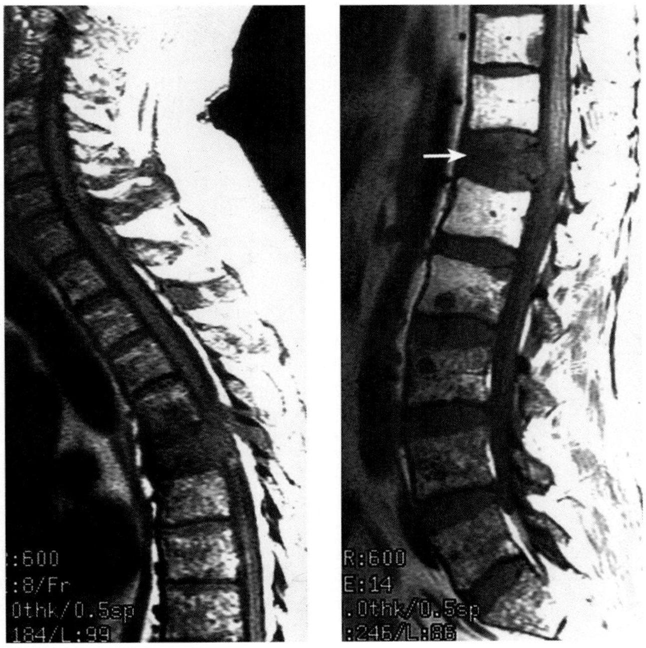

a b

Abb. 11.15 **Multiples Myelom.** Diffuse Alteration der gesamten Wirbelsäule, die Veränderungen reichen von leicht hypointensen Läsionen bis zu kompletten Wirbelzerstörungen (Pfeil) (**a, b**: sagittales T1W).

Tabelle 11.**1** (Fortsetzung) Generalisierte Knochen- und Knochenmarkserkrankungen

Erkrankung	MRT-Befund	Kommentar
Metastasen (Abb. 11.16, 11.17)	Einzelne oder häufiger multiple fokale Läsionen mit bevorzugtem Befall des Achsenskeletts, in der Regel signalarm im T1W. Osteolytische Metastasen sind im T2W signalreich, osteoblastische iso- bis hypointens zum übrigen Knochenmark. Erfolgreich therapierte Metastasen sind hypointens im T1W und T2W. Ein signalreicher Ring um eine signalarme Läsion („Halo") ist typisch für eine Metastase, während ein signalarmer Ring um einen signalreichen Kern („Bullauge") eine fetthaltige Knochenmarksinsel beschreibt. Melanommetastasen können hyperintens im T1W erscheinen und müssen im hämatopoetischen Mark von fettigen Degenerationen differenziert werden.	Metastatische Knochenerkrankungen sind 100mal häufiger als primäre Knochentumoren. Häufigste Primärtumoren liegen in der Mamma, Prostata, Lunge, Niere und Schilddrüse. Metastasen eines Mamma-Karzinoms sind osteolytisch, gemischt oder sklerotisch, mitunter extensiv und führen zu pathologischen Frakturen. Metastasen eines Prostata-Karzinoms sind in der Regel osteoblastisch, sehr selten osteolytisch und extensiv. Metastasen eines Bronchialkarzinoms sind gewöhnlich osteolytisch, manchmal gemischt, selten osteoblastisch, mitunter expansil. Metastasen von Renalzell- und Schilddrüsenkarzinomen sind ausnahmslos osteolytisch, häufig solitär und expansil. Bei Kindern finden sich Knochenmetastasen beim Neuroblastom, Ewing-Sarkom, Osteosarkom und Weichteilsarkomen.
M. Gaucher	Inhomogene, weniger homogene Signalminderung im Achsen- und proximalen Extremitätenskelett sowohl im T1W als auch T2W. Dieses Muster ist auf Fibrosen und den Ersatz von Knochenmark durch Gaucher-Zellen zurückzuführen. Die Epiphysen sind generell ausgespart, allerdings finden sich als Komplikation häufig aseptische Nekrosen des Femurkopfes. Eine Signalzunahme im T2W ist weniger durch die Erkrankung als vielmehr auf sekundäre Knocheninfarkte und eine Osteomyelitis zurückzuführen, klinisch finden sich in diesen Regionen Schmerzen. Alte Infarkte sind typisch signalarm im T1W und T2W.	Der M. Gaucher ist eine seltene, rezessiv vererbte metabolische Störung mit Akkumulation von anormalen Lipiden (Zerebrosiden) im retikuloendothelialen System (RES) (Gaucher-Zellen). Weitere Symptome sind: Hepatosplenomegalie und ein Mangel an Beta-Glucosidase. Typ 1 (chronisch nichtneuropathische oder adulte Form): häufigster Typ bei ashkenasischen Juden, manifest in der Kindheit und rapid progredient. Typ 2 (akute neuropathische oder infantile Form): letaler Ausgang in den ersten 2 Jahren. Typ 3 (subakute neuropathische oder juvenile Form): neurologische und Skelett-Manifestationen. Radiographisch findet sich eine Kombination aus aseptischen Femurkopfnekrosen, Knocheninfarkten und zystischen Läsionen im Femurschaft mit Erlenmeyerkolben-artigen Deformitäten des Femur. *M. Niemann-Pick* zeigt ähnliche Veränderungen im MRT, ist charakterisiert durch eine Akkumulation von Sphingomyelin im RES.
Osteomyelitis (Abb. 11.18)	Gewöhnlich solitär, gelegentlich auch multiple oder disseminierte Herde mit Signalminderung im T1W und Signalmehrung im T2W. Kräftiges Randenhancement nach i. v.-Applikation von Gd-DTPA.	Kommt im Rahmen einer herabgesetzten zellulären oder humoralen Immunität vor (z. B. *bazilläre Angiomatose bei AIDS*). Die *Chronisch rezidivierende multifokale Osteomyelitis* (CRMO) ist eine subakute oder chronische Osteomyelitis unbekannter Ursache mit symmetrischem Auftreten an verschiedenen Skelettabschnitten bei Kindern.
Osteonekrose (Knocheninfarkt) (Abb. 11.19)	Knocheninfarkte treten vereinzelt oder multipel auf und sind bevorzugt im Bereich der Metaphysen der langen Röhrenknochen lokalisiert. Ein akuter Infarkt zeigt sich in Form einer umschriebenen inhomogenen Signalminderung im T1W mit signalreichem T2W, hervorgerufen durch Ödem, Hämatom und Granulationsgewebe. Subakute Infarkte werden heterogen mit charakteristisch gewellter Kontur, signalarm im T1W und signalreich im T2W. Chronische Infarkte sind fibrös umgewandelt und verkalkt, entsprechend signalarm im T1W und T2W.	Osteonekrosen können in aseptische Knochennekrosen des subkortikalen Knochens (s. Tabelle 10.**1**) und metaphysäre Knocheninfarkte eingeteilt werden. Letztere treten bevorzugt an den langen Röhrenknochen und weniger am Achsenskelett auf, Prädilektionsstellen sind Femur, Humerus und Tibia. Multiple Knocheninfarkte finden sich bei der Sichelzellenanämie, einer Vaskulitis (z. B. Lupus erythematodes), beim Hyperkortisolismus, nach Chemotherapie, beim M. Gaucher, der Caisson-Krankheit, nach einer Pankreatitis und in Assoziation mit einer aseptischen Knochennekrose.

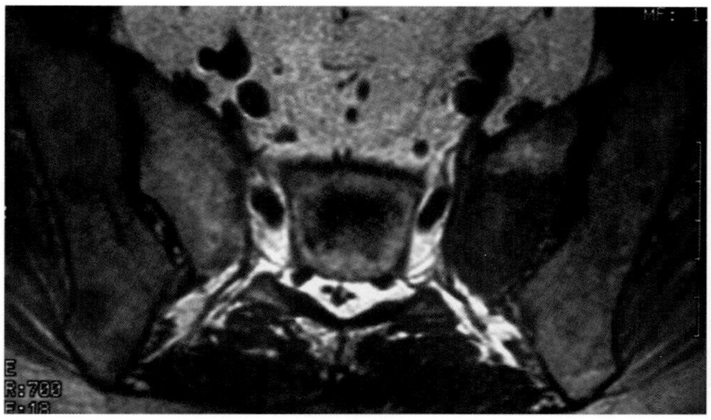

Abb. 11.**16** **Osteolytische Metastasen.** Coronales T1W, fleckige, unscharf begrenzte, hypointense Läsionen im Os ilium und Sakrum mit der größten Läsion im linken Os sacrum nahe des Iliosakralgelenkes.

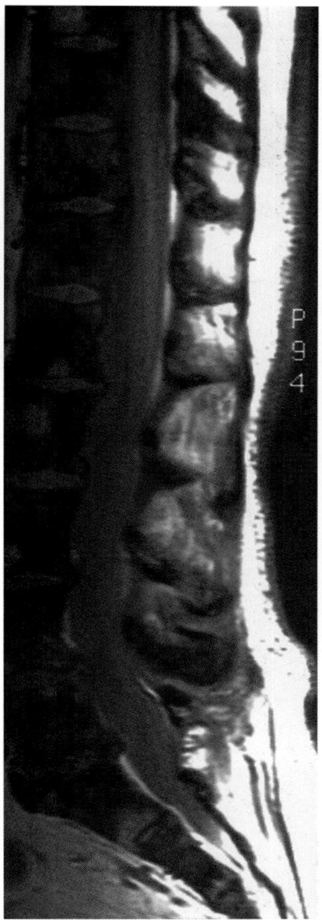

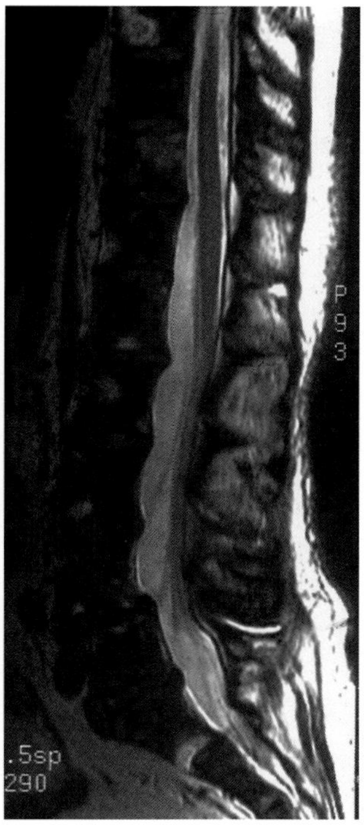

Abb. 11.**17** **Metastasen eines Prostata-Karzinoms.** Generalisiert verminderte Signalintensität in der Wirbelsäule durch die Sklerose, zwischen der sich einzelne signalintense Herde zeigen (**a**: sagittales PDW, **b**: sagittales T2W).

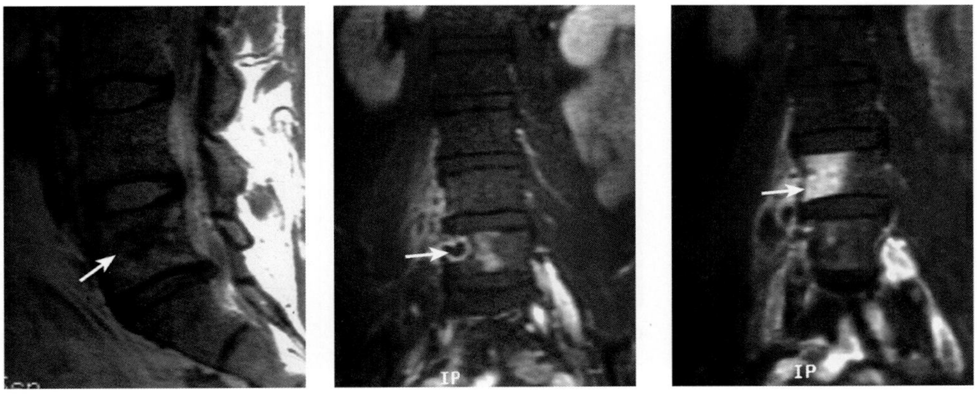

a b c

Abb. 11.**18** **Osteomyelitis (Tuberkulose bei AIDS).**
a Sagittales PDW, solitäre hypointense Läsion im 5. LWK (Pfeil). **b** Coronales FS T1W nach KM, deutliches Enhancement des Focus im 5. LWK (Pfeil) und des paravertebralen Weichteilgewebes. **c** Coronales FS T1W nach KM, in einem weiter anterior gelegenen Schnitt zeigt sich ein zweiter Herd im 4. LWK, der im Nativbild nicht sichtbar war.

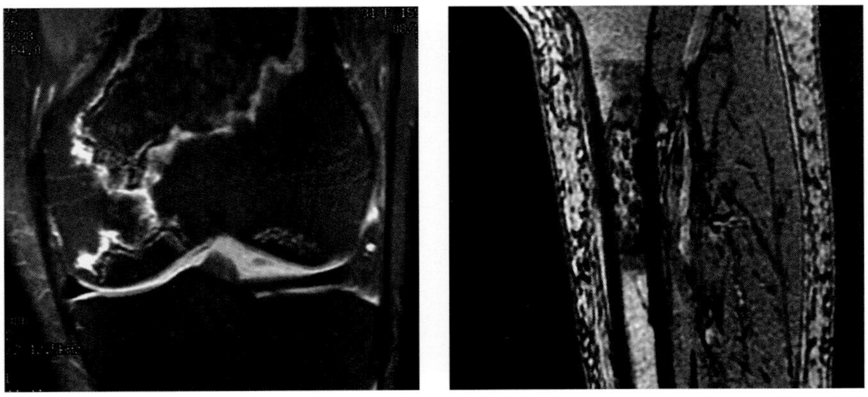

a b

Abb. 11.**19** **Osteonekrose.** Knocheninfarkt im distalen Femus mit Ausbreitung in den subchondralen Knochen der lateralen Kondyle und im Tibiaschaft. Ein kleiner heterogener Fokus vermehrter Signalintensität ist im subchondralen Knochen des medialen Femurkondylus gegeben und zeigt eine beginnende aseptische Nekrose an (**a**: coronale STIR, **b**: spoiled GRE, sagittal).

Tabelle 11.1 (Fortsetzung) Generalisierte Knochen- und Knochenmarkserkrankungen

Erkrankung	MRT-Befund	Kommentar
Reflexdystrophie (Abb. 11.20)	Bild eines Markraumödems mit fleckigem bis uniformem Signalabfall im T1W und korrespondierendem Signalanstieg im T2W. Im Bereich der oberen Extremität (Schulter, Hand) häufiger als an der unteren Extremität. Kann bilateral auftreten, ist jedoch meistens einseitig akzentuiert. Das Markraumödem ist in der paraartikulären Region am auffälligsten, ist prinzipiell jedoch variabel in seiner Ausdehnung. Die angrenzenden Weichteile zeigen Zeichen eines Ödems bzw. einer Entzündung.	Die Reflexdystrophie (Sudeck'sche Atrophie) ist eine ätiologisch unklare Störung nach Trauma, nach zerebrovaskulären oder neurologischen Erkrankungen, im Rahmen eines Myokard-Infarktes oder maligner Erkrankungen. Klinisch finden sich Unbeweglichkeit, Schmerzen, Schwäche und Druckempfindlichkeit an der betroffenen Extremität mit Schwellung, vasomotorischen Störungen und Hyperästhesien. Die Dauer der Dystrophie variiert, kann sich über Jahre erstrecken und irreversibel werden. Radiographisch finden sich eine paraartikuläre Osteoporose und Weichteilschwellungen.

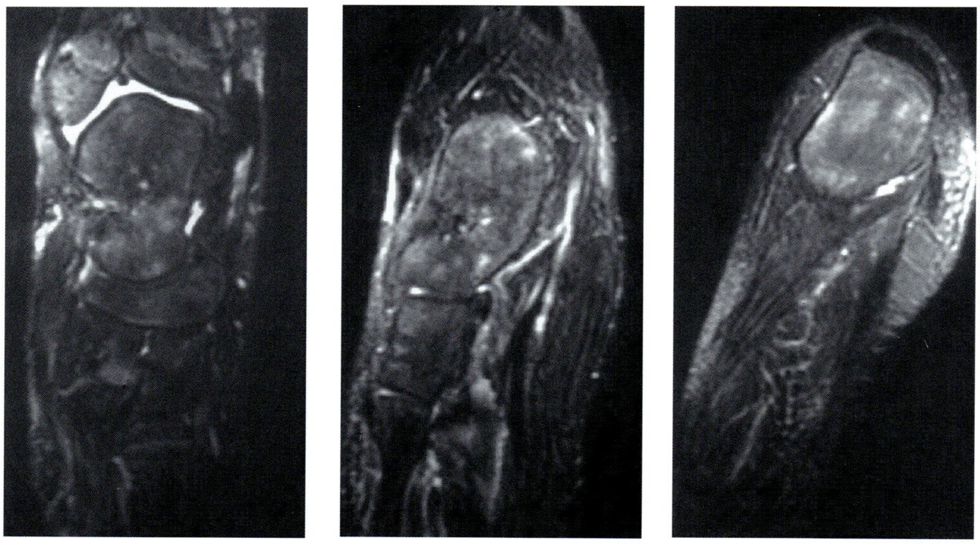

a b c

Abb. 11.**20** **Reflexdystrophie.** Fleckige Signalanhebungen in den Knochen des oberen Sprunggelenkes und Tarsus. Geringer Erguss im OSG und ödematöse Veränderungen der angrenzenden Weichteile. (**a**, **b** und **c**: FS T2W, drei unterschiedliche Schichten vom OSG zum Kalkaneus).

12 Lokalisierte Knochen- und Knochenmarkerkrankungen

Die konventionelle Radiographie ist die primäre bildgebende Methode bei der Diagnostik knöcherner Veränderungen. Die Kombination des konventionellen Röntgenbildes, das eine hohe Spezifität, aber nur intermediäre Sensitivität hat, mit nuklearmedizinischen Methoden, die hohe Sensitivität aber geringe Spezifität besitzen, ist immer noch das effektivste Verfahren, pathologische Knochenprozesse aufzudecken und zwischen malignen und benignen Läsionen zu unterscheiden. Das konventionelle Röntgenbild ist allerdings limitiert in der Abgrenzung der intramedullären Pathologe und vor allem in der Diagnostik begleitender Weichteilveränderungen.

Somit kann die MRT durchaus zur Diagnostik knöcherner Läsionen beitragen. Ihr größter Vorteil liegt dabei in der präzisen Darstellung der intra- und extramedullären Ausdehnung pathologischer Prozesse. Im Vergleich mit der CT ist die MRT aufgrund ihrer primär multiplanaren Bildgebung (ein Vorteil der sich bei den modernen Mehrschicht-Spiral-Computertomographen allerdings relativiert [Anm.d.Ü]), des höheren Weichteilkontrastes und der verbesserten Weichteilcharakterisierung durch das unterschiedliche Signalverhalten in Abhängigkeit von Pulssequenz und Kontrastmittelgaben überlegen. Die CT löst dagegen Matrixverkalkungen, Ossifikationen, kortikale Defekte und periostale Reaktionen besser auf.

Im MRT-Bild zeigen die meisten Knochentumoren eine geringe Signalintensität im T1W und hohe Intensität im T2W. Ein signalreiches T1W ist Ausdruck von Blut oder Fettanteilen, ein signalarmes T2W entsteht durch Sklerosen, Verkalkungen, Hämosiderin-Depots (altes Hämatom), fließendes Blut, Gas oder Metallartefakte.

Die *Differenzierung zwischen benignen und malignen Knochenprozessen* ist nicht immer möglich. Zeichen eines aggressiven oder malignen Wachstums sind eine schnelle Größenzunahme, beträchtliche Ausdehnungen, unscharfe Grenzen, Kortikalisdestruktionen, Weichteilinfiltrationen und ein inhomogenes T2W. Benigne Läsionen wachsen langsam, sind eher klein und scharf begrenzt, die Kortikalis wird vorgewölbt, aber nicht destruiert, zeigen solide periostale Reaktionen, keine Ausbreitung in die angrenzenden Weichteile und sind im T2W homogener. Nichtsdestotrotz sind diese Parameter keinesfalls als sicheres Zeichen der Dignität anzusehen, da es viele Überschneidungen und Ausnahmen gibt, eine histologische Klärung bleibt daher in vielen Fällen unumgänglich.

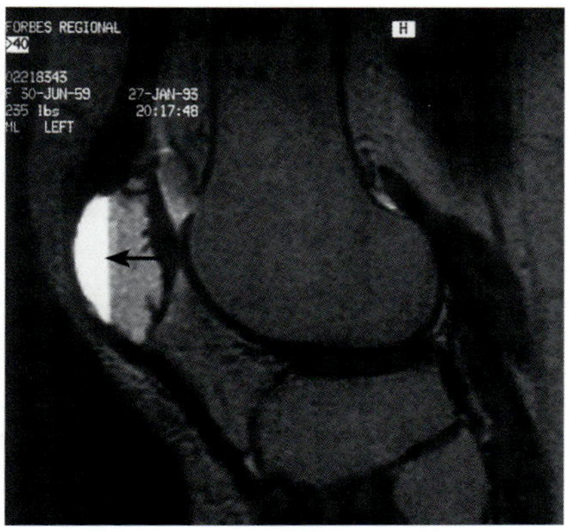

Abb. 12.**1** **Aneurysmatische Knochenzyste der Patella.** Sagittales T2W, Flüssigkeitsschichtung (Pfeil) in der vergrößerten Patella.

Nach *intravenöser Applikation gadolineumhaltiger Kontrastmittel* zeigt das normale Knochenmark des Erwachsenen kein oder nur ein minimales Enhancement. Bei Kindern ist ein deutliches KM-Enhancement manchmal evident und normal. Das völlige Fehlen einer KM-Aufnahme in einer Knochenläsion spricht für Benignität. Ein Enhancement findet sich dagegen in benignen vaskularisierten Tumoren, Malignomen, bei der Osteomyelitis, bei Infektionen und in Granulationsgewebe. Nekrotische Zentren von Tumoren, Infarkten und Abszessen zeigen keine KM-Aufnahme, in diesen Fällen findet sich dafür ein deutliches Randenhancement der Läsion.

Flüssigkeitsspiegel oder -Schichtungen (Abb. 12.**1**) in Knochenläsionen treten in einfachen (einkammerigen) und aneurysmatischen Knochenzysten auf, zeigen sich manchmal in Chondroblastomen, Riesenzelltumoren und teleangiektatischen Osteosarkomen, dagegen sind Spiegel zwischen Fett und Flüssigkeit oder Gas und Flüssigkeit indikativ für eine akute Osteomyelitis. Pneumatozysten sind zystische Knochenläsionen, die nur Gas oder auch etwas Flüssigkeit enthalten können, finden sich häufig im Os ilium nahe des Iliosakralgelenkes. Die Differentialdiagnose lokalisierter Knochen- und Knochenmarkläsionen wird in Tabelle 12.**1** diskutiert.

Tabelle 12.**1** Lokalisierte Knochen- und Knochenmarkerkrankungen

Erkrankung	MRT-Befund	Kommentar
Normvarianten	„Bullaugen"-Zeichen: Inseln normalen signalreichen Fettmarks mit Randsaum intermediär intensen hämatopoetischen Marks auf dem Hintergrund eines vorwiegend Fettmark-haltigen Knochens. Fokale Fettdepots in überwiegend hämatopoetischen Knochenmarksregionen sind ebenfalls häufig und zeigen sich typisch signalintens im T1W und intermediär bis leicht hyperintens im T2W.	Hämatopoetische Knocheninseln innerhalb von Fettmark stellen Normvarianten dar oder sind, bei extensiverem Auftreten, Ausdruck einer beginnenden Rekonversion. Sie stellen sich im T1W isointens, im T2W gering hypointens zum umliegenden Markraum dar, sind dadurch mitunter schwierig von neoplastischen Läsionen zu differenzieren. Ein „Halo", definiert als signalreicher Ring um ein signalarmes Zentrum im T2W, ist stets suspekt auf eine Knochenmetastase.
Subchondrale Zyste (Synovialiszyste) (Abb. 12.**2**)	Einzelne oder multiple subchondrale Läsionen bis 3 cm Größe, gewöhnlich hypointens im T1W und hyperintens im T2W, mitunter variabel in der Signalgebung, abhängig vom Inhalt (synoviale Flüssigkeit, proteinhaltiges oder myxoides Material, adipöses oder fibröses Gewebe, Gas). Häufig findet sich eine fibröse oder sklerotische Kapsel in Form eines signalfreien Ringes. Begleitende arthrotische Veränderungen.	Erscheinungsform einer Arthrose (primär oder posttraumatisch, rheumatoide Arthritis, aseptische Knochennekrose, CPPD).
Intraossäres Ganglion (Abb. 12.**3**)	Uni-, selten multilokuläre, scharf begrenzte juxtaartikuläre Läsion mit signalarmem T1W und signalreichem T2W. Sklerotischer Saum in Form eines signalfreien Rings. Häufig sind extraossäre Komponenten gegeben. Prädilektionsstellen: medialer Malleolus der Tibia, Femurkopf, Azetabulum, Handwurzelknochen. Charakteristischerweise findet sich keine Kommunikation mit dem Gelenk.	Histologisch enthalten die Ganglien dickflüssiges gelatinöses Material. Durch Einwachsen von synovialem, fibrösem oder chondromatösem Gewebe in die anterolaterale Oberfläche des Schenkelhalses kommt es zu kleinen *hernienartigen Usuren (Synovialhernien)* (Abb. 12.**4**) mit Perforation des Kortex, die nicht größer als 1 cm werden und keine Wachstumstendenz zeigen. Im MRT findet sich eine fokale Läsion, signalarm im T1W und signalreich im T2W bei liquidem Charakter, selten signalarm im T2W bei Fibrosierung.
Echinokokkose	Komplexe zystoide Läsion im Knochen und in den angrenzenden Weichteilen mit gemischt geringer Signalintensität im T1W und gemischt hohem Signal im T2W aufgrund von Proteinanteilen und zellulären Abbauprodukten. Ein merkliches KM-Enhancement findet sich in der Kapsel und in den Septen. Prädilektion im Beckenskelett, Wirbelsäule und Rippen, Schädel, lange Röhrenknochen.	Hydatide Erkrankung nach Infektion durch den *Echinococcus granulosus*, weniger häufig durch den *Echinococcus multilocularis*. Zysten können sich in zahlreichen Organen finden, vor allem in der Leber und der Lunge, typische Wandverkalkungen der Zysten, außer in der Lunge. Knochenaffektionen finden sich in 1 bis 2 % der Echinokokkus-Erkrankungen. Radiografisch zeigen sich eine oder mehrere trabekulierte Zysten. Eine Kortikalis-Destruktion und Weichteilvermehrungen mit Verkalkungen sind ein häufiger Befund.
Einfache (einkammerige) Knochenzyste, juvenile Knochenzyste (Abb. 12.**5**)	Zentral gelegene, mitunter expansile zystische Läsion, signalarm im T1W und signalreich im T2W, mit Ausdünnung der Kortikalis. Prädilektionsstellen sind die Metaphysen der langen Röhrenknochen bei Kindern (Humerus, Femur), beim Erwachsenen Kalkaneus und Os ilium. Flüssigkeitsschichtungen, mitunter auch Flüssigkeitsspiegel bei Pneumatozysten. Geringes Enhancement der Kapsel oder eventueller Septen nach i. v.-Applikation von Gd-DTPA.	Radiografisch zeigt sich eine zentrale osteolytische Läsion mit Ausdünnung der Kortikalis und geringer Vorwulstung der Knochengrenze. Bei Kindern liegen die Zysten in langen Röhrenknochen metaphysär unterhalb der Epiphysenfuge und dehnen sich länglich parallel zur Knochenachse aus. Diaphysäre Zysten sind in der Regel polyzyklisch, expansil und verhältnismäßig groß. Pathologische Frakturen sind eine nicht seltene Komplikation, wobei Fragmente in das Innere der Zyste dislozieren können („fallen fragment").

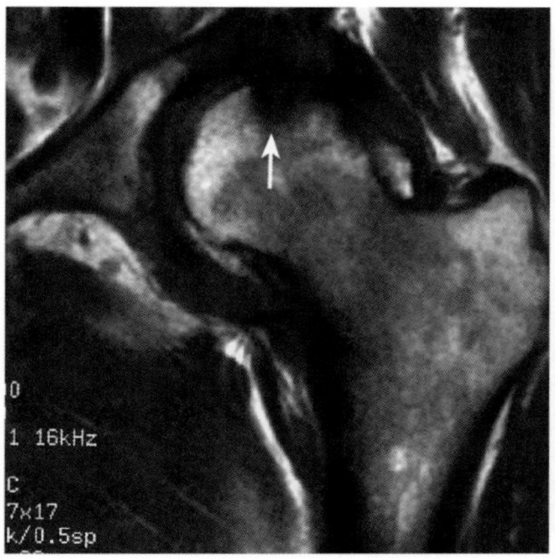

Abb. 12.2 **Subchondrale Zyste.** Coronales T1W, subchondrale zystische Läsion (Pfeil) im Femurkopf.

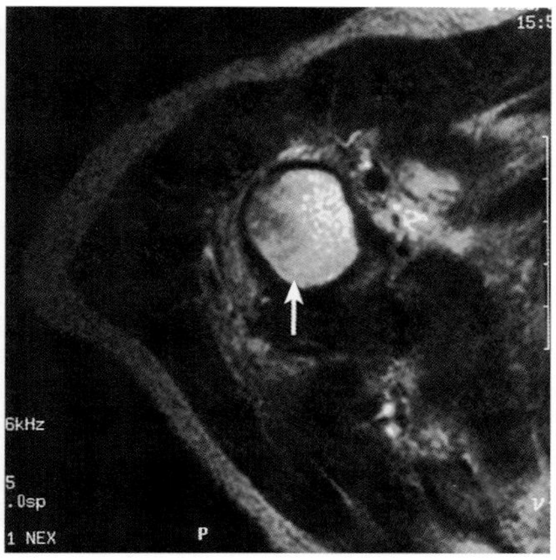

Abb. 12.3 **Intraossäres Ganglion.** Axiales T2W, zystische Läsion (Pfeil) im Humeruskopf. Der unregelmäßige hypointense Fokus im Zentrum der Zyste entspricht fibrösen Abschilferungen.

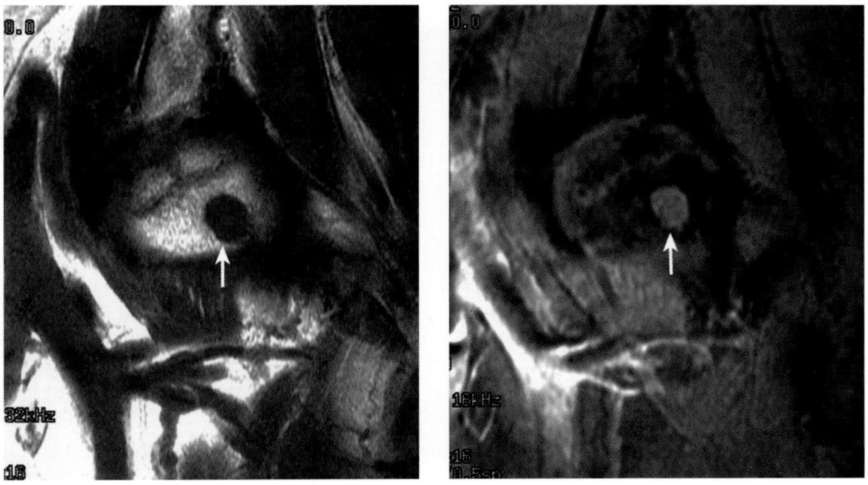

a b

Abb. 12.4 **Synovialishernie.** Charakteristische zystische Läsion (Pfeil) im anterolateralen Femur (**a**: sagittales T1W, **b**: sagittales T2W).

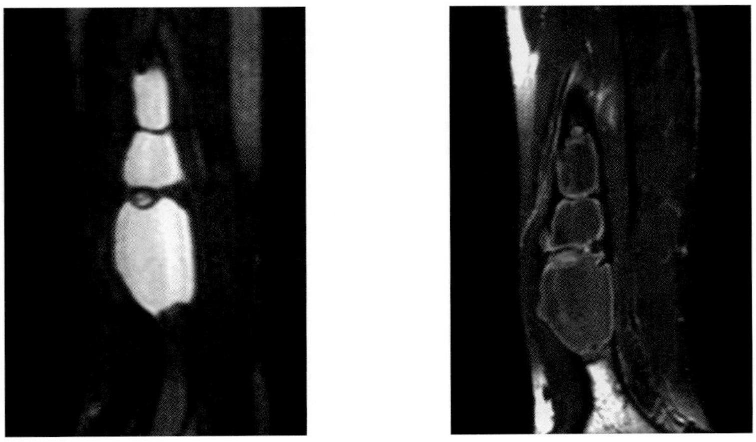

a b

Abb. 12.5 **Einfache Knochenzyste.** Expansile polyzyklische, signalreiche zystische Läsion mit ausgedünntem Kortex in der Humerusdiaphyse im coronalen T2W (**a**). Nach i. v.-Aplikation von Gd-DTPA Enhancement der Zystenwand (**b**: coronales T1W nach KM).

Tabelle 12.1 (Fortsetzung) Lokalisierte Knochen- und Knochenmarkerkrankungen

Erkrankung	MRT-Befund	Kommentar
Aneurysmatische Knochenzyste (Abb. 12.6, 12.7) s. auch (Abb. 12.16)	Exzentrische expansile und häufig septierte Läsion mit manchmal blasenartiger Konfiguration und typischer Lokalisation in den Metaphysen der langen Röhrenknochen. In den kurzen Finger- und Zehenknochen liegt der Tumor mehr zentral mit symmetrischer Expansion. An der Wirbelsäule sind die hinteren Knochenelemente betroffen mit Vorwulstung bis in den Wirbelkörper, aneurysmatische Knochenzysten finden sich auch im Beckenskelett. Der Prozess ist im T1W inhomogen signalarm, signalreiche Anteile können auf Methämoglobin-Depots hinweisen, im T2W finden sich variable signalreiche Zysten mit manchmal divertikelartigen Ausstülpungen. Des Weiteren finden sich mitunter Flüssigkeitsschichtungen, in vielen Fällen eine signalarme Knochenkapsel und ein inhomogenes variables KM-Enhancement. Extraossäre Anteile können ein Malignom vortäuschen.	Etwa 80 % der primären aneurysmatischen Knochenzysten finden sich bei Patienten unter 20 Jahren. Radiografisch zeigt sich typischerweise eine exzentrisch gelegene ovaläre bis rundliche, mehrkammerige, expansile Strukturauslöschung in der Metaphyse der langen Röhrenknochen. Charakteristische Sklerosierungen im Bereich der Periostanhebung („Stützpfeiler“). Sekundäre aneurysmatische Knochenzysten finden sich im Rahmen anderer Skeletterkrankungen, wie bei Riesenzelltumor, Chondroblastom, Osteoblastom, dem teleangiektatischen Osteosarkom, beim malignen fibösen Histiozytom, der fibrösen Dysplasie und beim M. Paget.
Epidermoid (Inklusionszyste)	Glatt begrenzte homogene, mitunter auch heterogene Läsion am Schädel und an den Endphalangen mit geringer Signalintensität im T1W und hoher Intensität im T2W. Am Schädel sind die Prädilektionsstellen frontal und parietal, die Herde messen dort zwischen 1 und 5 cm und sind in der Regel durch die Diploe limitiert, können allerdings auch über die Tabula externa und/oder interna hinausgehen. In den Endphalangen erscheint die Läsion expansil mit Ausdünung der Kortikalis oder Destruktion, wird aber selten größer als 2 cm.	Tritt in der 2. bis 4. Lebensdekade auf. Häufig Traumaanamnese, insofern liegt der Entwicklung eines Epidermoids wohl eine Implantation ektodermalen Gewebes zugrunde. Am Schädel finden sich nativradiologisch und im CT unregelmäßig begrenzte Knospen von Sequestern bei größeren Herden. Histologisch handelt es sich um Schichten von Plattenepithel innerhalb eines fibrösen Stromas mit einer hyperkeratotischen Oberfläche, die sich mit den Abschilferungen im Zentrum der Zyste mischt.
Glomustumor	Glatt begrenzte heterogene Läsion („Salz-und-Pfeffer“-Bild durch Hypervaskularisierung) zwischen Endphalanx des Fingers und dem dazugehörigen Nagel oder am Os temporale. Der Tumor ist signalarm im T1W und signalreich im T2W, misst weniger als 1 cm und zeigt ein deutliches KM-Enhancement.	Glomustumoren finden sich unabhängig von Alter und Geschlecht typischerweise an den Fingerspitzen mit lokalisiertem Schmerz und Berührungsempfindlichkeit, sind häufig weder palpabel noch sichtbar bei der klinischen Untersuchung. Ein sekundäres Einwachsen des Glomustumors in den Knochen aus den angrenzenden Weichteilen ist wesentlich häufiger als ein primärer Knochenbefall.
Lipom	Osteolytische Läsion mit häufig signalarmem sklerotischem Rand, signalreich im T1W und intermediär bis signalintens im T2W. Verkalkungen und Ossifikationen finden sich in Form fokaler Signalauslöschungen.	Intraossäre Lipome finden sich in der Regel in den Metaphysen der langen Röhrenknochen, speziell in der Fibula, Tibia und am Femur, aber auch am Kalkaneus. *Liposarkome* sind am Knochen selten.
Hämangiom	Gewöhnlich solitärer Tumor mit inhomogenen signalreichen Arealen im T1W und T2W, die Methämoglobin-Depots repräsentieren. Eine extraossäre Ausbreitung findet sich typischerweise ohne Fettanteile, ist daher hypointens im T1W und hyperintens im T2W. Kräftiges KM-Enhancement. Häufigste Lokalisationen sind Wirbelsäule und Schädel.	Prädominanz bei Frauen jenseits des 40. Lebensjahres. Radiografisch vertikale parallele trabekuläre Zeichnung in den Wirbelkörpern („Kordsamt“), am Schädel wabige bis strahlige expansile Strukturaufhellung (wagenrad- oder sonnenstrahlähnlich). Bei der *zystische Angiomatose* finden sich ausgedehnte zystische Knochenläsionen, hypointens im T1W, hyperintens oder hypointens (wenn sklerosiert) im T2W, mit deutlichem KM-Enhancement und häufigen Organbeteiligungen.

Tabelle 12.1 (Fortsetzung) Lokalisierte Knochen- und Knochenmarkerkrankungen

Erkrankung	MRT-Befund	Kommentar
Osteochondrom (kartilaginäre Exostose) (Abb. 12.8)	Charakteristische Knochenprotuberanz mit Knochen- und Spongiosaarchitektur ähnlich des Mutterknochens. In den Röhrenknochen liegen die Läsionen metaphysär ohne Bezug zur angrenzenden Gelenkfläche. Das Signalverhalten ist in Abhängigkeit von den ossären und kartilaginären Bestandteilen sehr unterschiedlich. Die gemischte Signalintensität ist vorwiegend gering bis intermediär im T1W und intermediär bis hoch im T2W. Eine Knorpelkappe von einem Zentimeter oder weniger deutet auf Gutartigkeit, während eine Kappe dicker als 2 cm suspekt auf eine maligne Transformation ist. Das KM-Enhancement in den benignen Läsionen ist beschränkt auf die fibrovaskulären Gewebsanteile, die die Knorpelkappe bedecken. Eine seltene Komplikation ist die Entwicklung einer Bursa in dieser Region, die bei entzündlicher Reaktion das Vorliegen eines Malignoms vortäuschen kann.	Osteochondrome treten bei Kindern und Erwachsenen als langsam wachsende schmerzlose Raumforderungen auf. Die Tumoren sind streng bezogen auf die Epiphysenfugen und können bei Schluss der Wachstumszonen mitunter wachsen. In seltenen Fällen findet sich das sekundäre Auftreten von Osteochondromen beim Erwachsenen nach Trauma. Die *Exostosenkrankheit (Hereditäre multiple Osteochondrome)* beschreibt das Auftreten zahlreicher Osteochondrome am Achsen- und Extremitätenskelett.

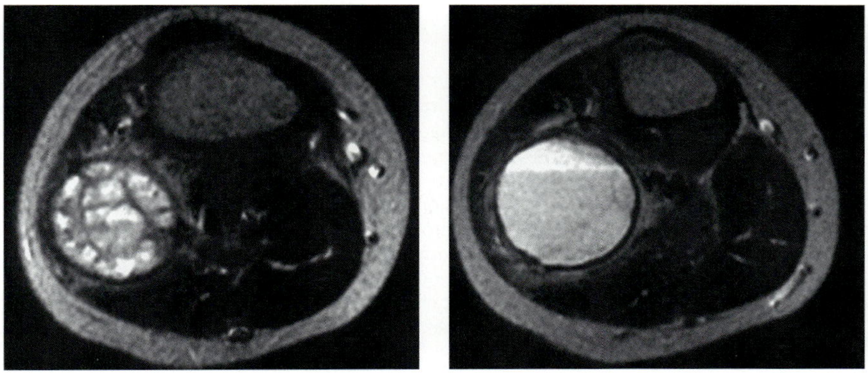

a b

Abb. 12.**6** **Aneurysmatische Knochenzyste.** Deutlich expansile Läsion an der proximalen Fibula mit trabekulärer Struktur und multiplen kleinen Flüssigkeitsspiegeln bzw. Sedimentationen am oberen Pol des Tumors (**a**: T2W) und großer Zyste mit Sedimentation im Zentrum (**b**: T2W).

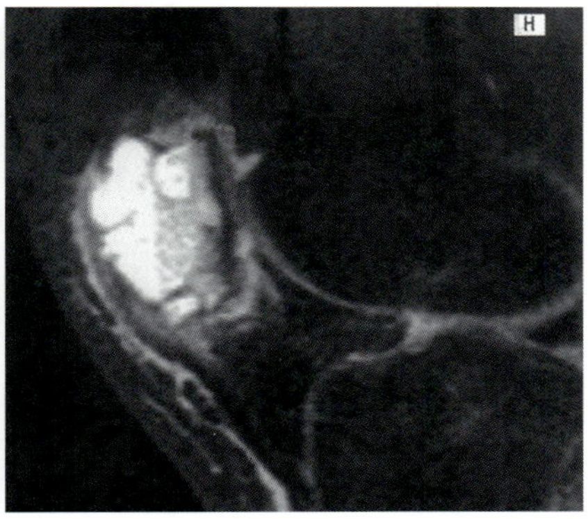

Abb. 12.**7** **Aneurysmatische Knochenzyste.** Sagittales FS T2W, heterogene Läsion mit multiplen kleinen Flüssigkeitsschichtungen und umschriebenen Vorwulstungen in der hypertrophierten Patella (identischer Fall wie Abb. 12.**1**).

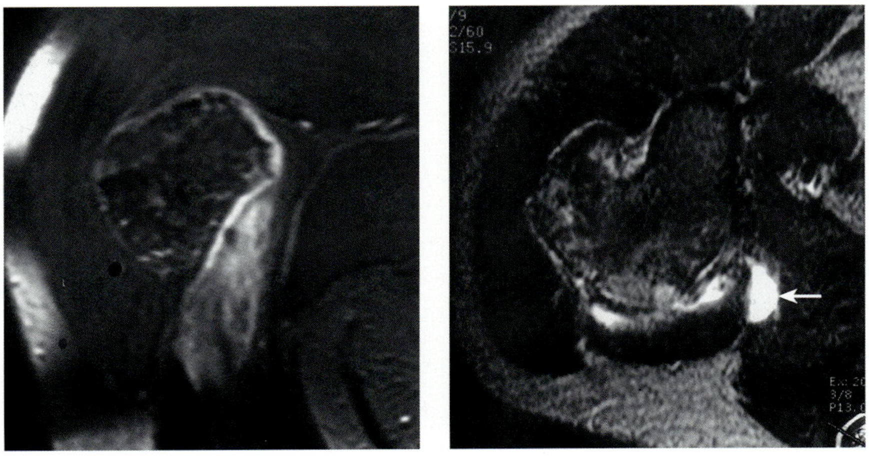

a b

Abb. 12.**8** **Osteochondrom.** **a** Coronales T1W, glatt begrenzte heterogene Läsion mit Ursprung am posterolateralen Aspekt des proximalen Humerusschaftes.
b Axiales T2W, das heterogene Osteochondrom wird von einer signalreichen Weichteilstruktur posteromedial (Pfeil) bedeckt, die einer entzündeten Bursa entspricht.

Tabelle 12.1 (Fortsetzung) Lokalisierte Knochen- und Knochenmarkerkrankungen

Erkrankung	MRT-Befund	Kommentar
Enchondrom (Abb. 12.9)	Lobulierte intramedulläre Läsion mit signalarmem Charakter im T1W und signalreich im T2W. Typischerweise finden sich feine Körnelungen mit geringer Signalintensität, die verkalktem Knorpel entsprechen. Bevorzugte Lokalisationen sind die Metaphysen der langen Röhrenknochen und die Diaphysen der kurzen Röhrenknochen an Hand und Fuß.	Enchondrome werden in der Regel inzidental in der 3. und 4. Lebensdekade oder bei Abklärung einer schmerzlosen Schwellung entdeckt. Das Auftreten von Schmerzen ist suspekt auf eine maligne Transformation. Radiografisch erscheinen die Enchondrome als scharf begrenzte Osteolysen mit variablen Verkalkungen. Die *Enchondromatose* (M. Ollier) ist durch multiple, asymmetrisch verteilte Enchondrome in den tubulären Knochen und im Beckenskelett charakterisiert.
Periostale (juxtakortikale) Chondrome (Abb. 12.10)	Weichteilschwellung mit Erosion des angrenzenden Knochens und verschiedenen Graden einer periostalen Reaktion. Der Tumor erscheint signalarm im T1W und signalreich im T2W, zeigt charakteristische Matrixverkalkungen in Form von punktuellen Signalauslöschungen und ein moderates, vorwiegend peripheres KM-Enhancement.	Am häufigsten sind die Metaphysen der langen Röhrenknochen und der Hände betroffen. Der Tumor tritt in allen Altersgruppen auf, wird in der Regel schon vor dem 30. Lebensjahr diagnostiziert. Geringe männliche Prävalenz.
Chondroblastom (Abb. 12.11)	Lobulierte epiphysäre Läsion mit geringer Signalintensität im T1W und variabler intermediärer Intensität im T2W (hypo- bis isointens zum Fett). Das geringere T2-Signal ist Ausdruck eines prominenten zellulären Stromas. Fokale Signalanhebungen innerhalb der Läsion sind auf hyaline Knorpelanteile oder Blutungen zurückzuführen, Signalminderungen auf Fibrosen oder körnige Verkalkungen. Begleitend finden sich periostale Verdickungen und ein Knochen- und Weichteilödem in der Umgebung. Diese Befunde sind keine Zeichen einer Tumorausbreitung.	Gutartige Knorpelläsion mit Prädominanz bei männlichen Patienten zwischen dem 5. und 25. Lebensjahr. Radiografisch findet sich eine exzentrische oder zentrale osteolytische Läsion mit häufig zartem Sklerosering in den Epiphysen und Apophysen der langen Röhrenknochen. Tumorverkalkungen finden sich in weniger als der Hälfte der Fälle. 10 % der Chondroblastome finden sich an den Händen oder Füßen mit Prädilektion am Talus und Klakaneus.
Chondromyxoides Fibrom (Abb. 12.12)	Exzentrische metaphysäre Läsion mit Expansion der Kortikalis, grober Trabekulation, endostaler Reaktion und Randsklerose. Die lobulierte Struktur ist intermediär signalintens im T1W und intermediär bis signalreich im T2W, zeigt ein kräftiges KM-Enhancement.	Weniger häufiger gutartiger Knorpel bildender Tumor, wird gewöhnlich in der 2. und 3. Lebensdekade diagnostiziert. Prädilektion ist die Metaphyse der langen Röhrenknochen. Radiografisch findet sich eine exzentrische metaphysäre Osteolyse mit Expansion der Kortikalis, überschießender endostaler Sklerose und grober Trabekulation. Eine Destruktionen der Kortikalis mit rundlichem ossären Defekt oder „Knochenfraß" ohne periostale Reaktion ist charakteristisch für große chondromyxoide Fibrome.
Periostales (juxtakortikales) Desmoid	Kortikalisdefekt im posteromedialen Aspekt des distalen Femur mit Signalanhebung in den angrenzenden Weichteilen im T2W aufgrund von Entzündung und Ödem.	Tritt zwischen dem 15. und 20. Lebensjahr als Folge einer Verletzung der Insertion des M. adductor magnus auf. Radiografisch zeigt sich ein tellerförmiger Defekt mit Sklerose und Periostose.

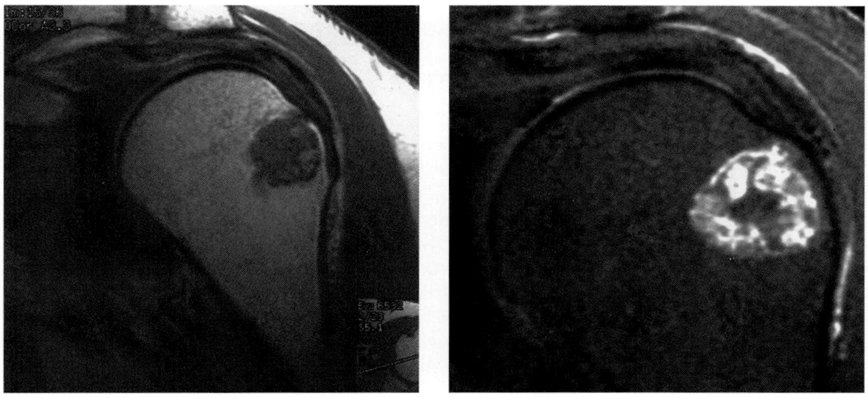

a b

Abb. 12.9 **Enchondrom** Glatt begrenzte heterogene Läsion im Humeruskof nahe des Tuberculum majus (**a**: coronales PDW, **b**: coronales FS T2W).

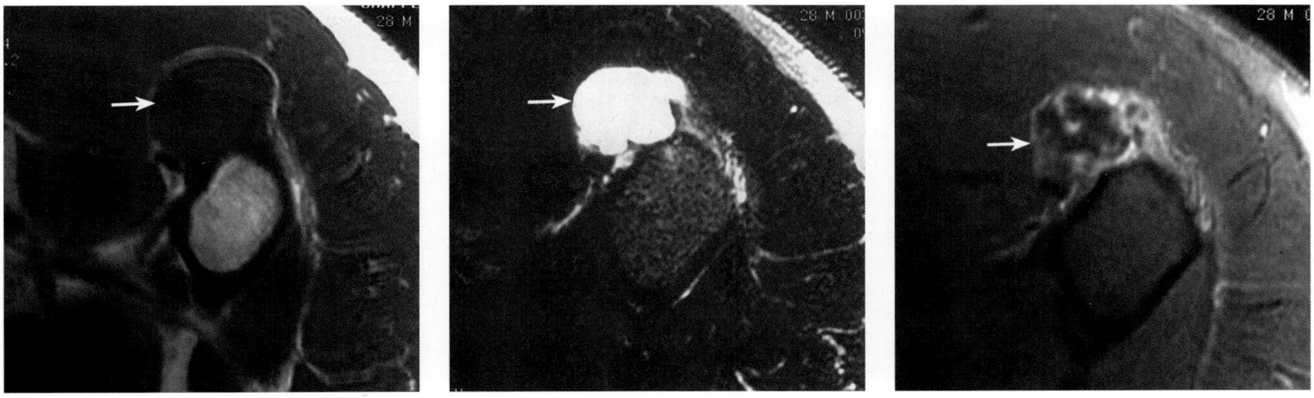

a b c

Abb. 12.10 **Periostales Chondrom.** Juxtakortikale Läsion (Pfeil) im anterioren proximalen Humerusschaft mit homogener geringer Signalintensität im T1W (**a**), homogener hoher Signalintensität im T2W (**b**) und vorwiegend peripherem Enhancement nach i. v.-Applikation von Gd-DTPA im FS T1W nach KM (**c**).

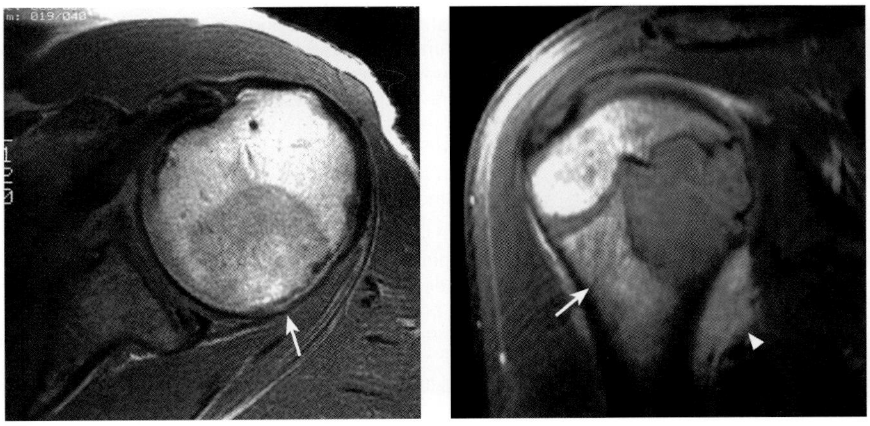

a b

Abb. 12.11 **Chondroblastom.**
a Axiales T2W, runde, gering inhomogene Läsion (Pfeil) im Humeruskopf.

b Coronales T2W, gering lobulierte Läsion mit intermediärem Signal im medialen Aspekt des Humeruskopfes, angrenzend hypointenses Ödem des Knochenmarks lateral (Pfeil) und Weichteilödem medial (Pfeilspitzen).

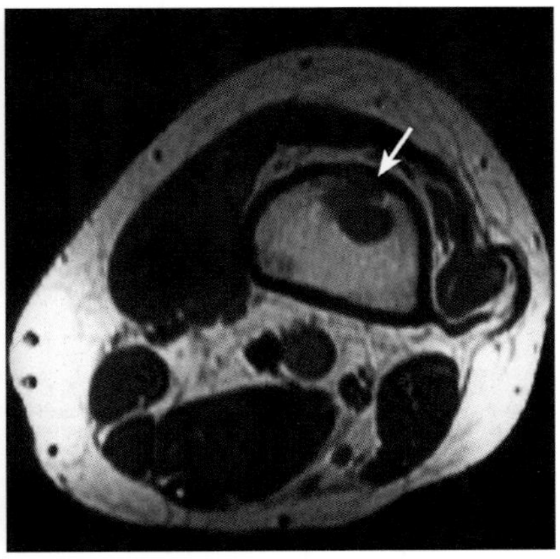

Abb. 12.12 **Chondromyxoides Fibrom.** Axiales T1W, kleine exzentrische Läsion mit geringer Signalintensität, Trabekulation und umschriebener Kortikalisexpansion im anterioren distalen Femur.

Tabelle 12.1 (Fortsetzung) Lokalisierte Knochen- und Knochenmarkerkrankungen

Erkrankung	MRT-Befund	Kommentar
Nichtossifizierendes Knochenfibrom (Abb. 12.13)	Exzentrische metaphysäre Läsion mit fakultativ sklerosiertem Rand im langen Röhrenknochen. Die Läsion ist signalarm im T1W, zeigt im T2W ein variables Signalverhalten, typischerweise signalarm, aber mitunter auch intermediär bis signalreich in Abhängigkeit von der Gewebskomposition und Vaskularisierung. Spontane Rückbildung oder Sklerosierung im zeitlichen Verlauf.	Gewöhnlich inzidentaler Befund bei Patienten unter 20 Jahren. Kleinere Läsionen werden auch als *gutartiger fibröser Kortikalisdefekt* bezeichnet. Radiografisch zeigen größere Läsionen eine Ausdünnung der Kortikalis und geringe Expansion, können länglich oder polyzyklisch geformt sein. Das *fibröse Histiozytom* ist histologisch mit dem nichtossifizierenden Fibrom identisch, erscheint aber als mehr aggressive Läsion bei Patienten jenseits des 20. Lebensjahres ohne Affinität zu bestimmten Skelettabschnitten.
Desmoplastisches Fibrom	Zentrale trabekulierte und oft leicht expansile Läsion, signalarm im T1W und gemischt signalarm bis relativ signalreich im T2W. Bevorzugte Lokalisation sind die Metaphysen der langen Röhrenknochen, die Mandibula und das Beckenskelett.	Seltene benigne Neoplasie der 2. und 3. Lebensdekade.
Knocheninsel (Enostose) (Abb. 12.14)	Einzelne oder multiple fokale Areale kompakten Knochens mit signalarmem Charakter in allen Sequenzen. Findet sich häufig am Achsenskelett, erreicht Größen zwischen einigen wenigen Millimetern bis zu einigen Zentimetern, keine Protrusion in die Knochenoberfläche.	Die Läsionen können mit der Zeit gering an Größe gewinnen oder verlieren. Radiografisch finden sich dornartige Knochenausläufer an der Peripherie der Läsionen. Die Knochenszintigrafie ist negativ. Bei der *Osteopoikilose* finden sich zahlreiche kleine sklerotische Inseln mit symmetrischer Verteilung paraartikulär.
Osteom	Struktur uniformen dichten kompakten Knochens oder weniger dichten unreifen Knochens im Bereich des Schädels (Tabula axterna) und der Gesichtsknochen (speziell in den Nasennebenhöhlen), signalarm in allen Sequenzen.	*Gardner-Syndrom*: Autosomal-dominant vererbte Erkrankung mit multiplen Osteomen, Polypose des Kolon und Weichteiltumoren (Desmoide, desmoplastische Fibrose).
Osteoidosteom (Abb. 12.15)	Die Läsion besteht aus einem zentralen Nidus innerhalb ödematösen Knochenmarks mit Weichteilödem und reaktiver Sklerose. Der Nidus (selten auch mehrere) misst weniger als 2 cm und kann im Zentrum fibrös oder verkalkt sein. In Abhängigkeit von seiner Größe und dem Grad der Verkalkung kann der Nidus invisibel sein oder variabel signalintens von signalarm bis signalreich im T2W erscheinen. Das diffuse juxta-nidale Spongiosaödem und angrenzende Weichteilödem ist hypointens im T1W und hyperintens im T2W, gewinnt deutlich an Signal nach i. v.-Applikation von Gd-DTPA. Die reaktiven Sklerosen und Fibrosen sind im T1W und T2W signalarm. Ja nach Lokalisation kann ein Osteoidosteom als Knocheninsel, Osteomyelitis, maligner Knochentumor oder als entzündlicher Gelenkprozess fehlgedeutet werden.	Tritt bei Patienten zwischen dem 7. und 25. Lebensjahr mit männlicher Prädominanz (3 : 1) auf. Klinisch wichtigstes Zeichen ist der lokale Schmerz, der in der Nacht intensiver empfunden wird und unter Aspirin-Medikation verschwindet. Die Knochenszintigrafie zeigt ein ungewöhnlich intenses Uptake im Zentrum der Läsion (Nidus). Das Röntgenbild ist abhängig von der Lokalisation: Im Kortex der langen Röhrenknochen wird der mitunter invisible Nidus von einer soliden elliptischen periostalen Knochenneubildung umkleidet, die exophytisch erscheinen kann. Bei der intraartikulären Lokalisation findet sich eine kleine unspezifische Aufhellung mit leichter Vorwölbung zum Gelenk und synovialer entzündlicher Reaktion. Im Hand- und Fußskelett findet sich eine partiell oder komplett verkalkte Läsion ohne wesentliche reaktive Sklerose (vorwiegend spongiöse Lokalisation). In der Wirbelsäule ist ein osteosklerotischer Fokus an den hinteren Knochenelementen die häufigste Erscheinungsform.
Osteoblastom (Abb. 12.16)	Die Läsion ist signalarm im T1W, variabel signalintens im T2W und zeigt ein kräftiges KM-Enhancement. In den langen Röhrenknochen finden sich entzündliche Reaktionen der Spongiosa um den Tumor und/oder des angrenzenden Weichteilgewebes mit signalintensem T2W und KM-Enhancement, was durchaus zu Verwechslungen mit Malignomen führen kann. Tumorinfiltrationen in die angrenzenden Weichteile sind bei aggressiveren Formen, dem so genannten *aggressiven (malignen) Osteoblastom,* gegeben.	Prädominant bei Männern (2 : 1) in der 2. und 3. Lebensdekade. Radiologisch liegt der Tumor im kortikalen oder medullären Knochen der Diaphyse langer Röhrenknochen in Form einer expansilen Osteolyse mit Verkalkungen oder Ossifikationen, Umgebungssklerose und häufig überschießender periostaler Reaktion. In der Wirbelsäule zeigt sich typischerweise in den hinteren Knochenelementen eine gut abgrenzbare osteolytische Läsion, die partiell oder extensiv verkalkt ist. Die Größe des Nidus (Größe des eigentlichen Tumors) kann zwischen einem Osteoidosteom (< 2 cm) und einem Osteoblastom (> 2 cm) unterscheiden.

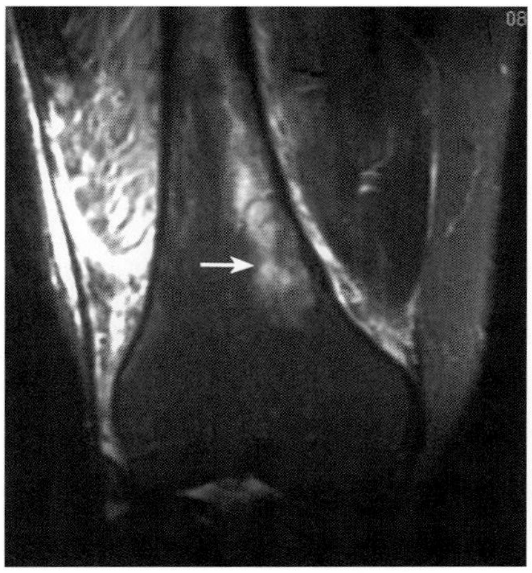

Abb. 12.**13** **Nichtossifizierendes Knochenfibrom.** Coronales FS T2W, exzentrische längliche Läsion (Pfeil) entlang der medioposterioren Kortikalisgrenze des distalen Femur mit heterogenem intermediär intensem Signal. Posttraumatisches Hämatom im Bereich des Vastus lateralis und in den angrenzenden Weichteilen.

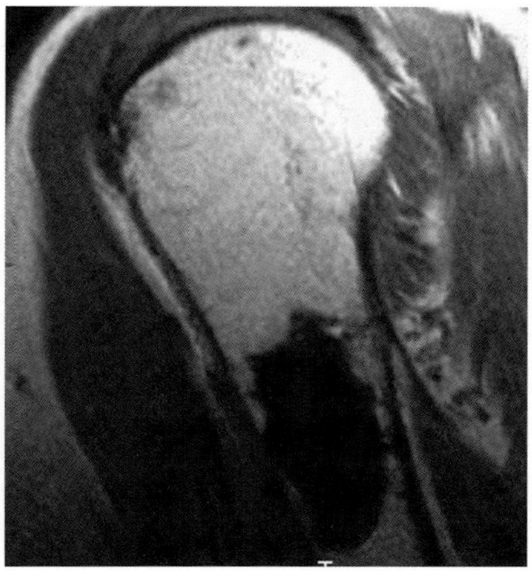

Abb. 12.**14** **Knocheninsel (Enostose).** Sagittales PDW, großes Areal ohne Signal im proximalen Humerusschaft.

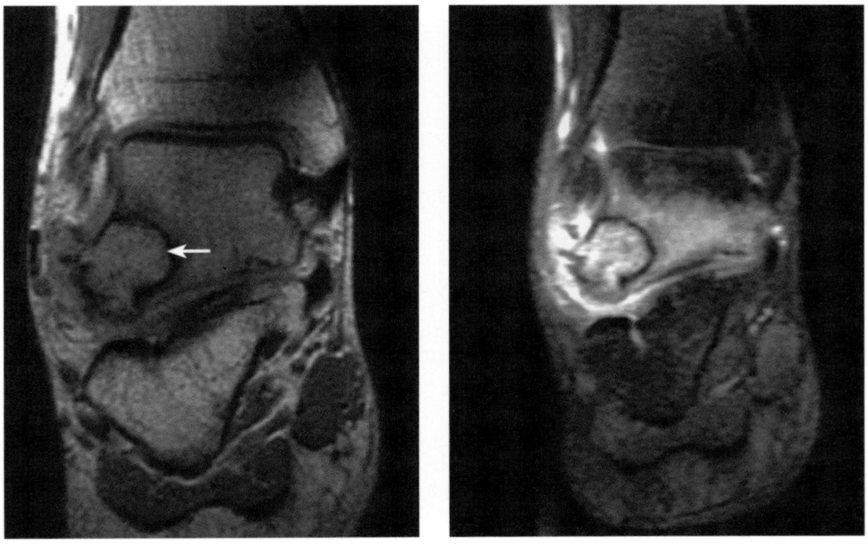

a b

Abb. 12.**15** **Osteoidosteom.** **a** Coronales PDW, unregelmäßig begrenzter Nidus (Pfeil) mit intermediärer Signalintensität im Talus, begrenzender signalarmer Saum.
b Coronales FS T1W nach KM, nach i. v.-Applikation von Gd-DTPA zeigt sich ein Enhancement im Nidus und im Ödem der angrenzenden Spongiosa und der Weichteile.

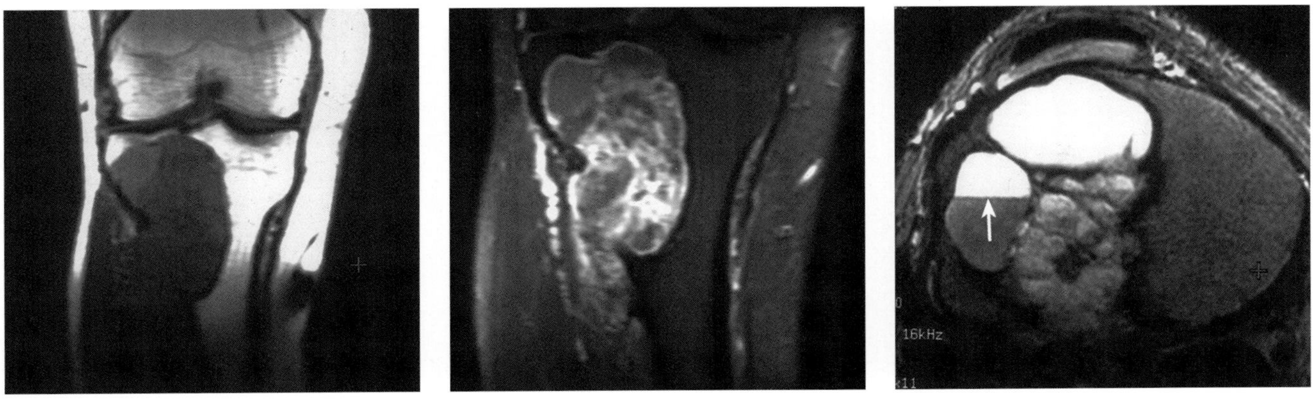

a b c

Abb. 12.**16** **Osteoblastom mit sekundärer aneurysmatischer Knochenzyste.** Exzentrische Raumforderung mit Einbruch in die angrenzenden Weichteile im lateralen Aspekt der proximalen Tibia. Das Osteoblastom erscheint hypointens und relativ homogen im coronalen T1W (**a**). Nach i. v.-Applikation von Gd-DTPA deutliches heterogenes Enhancement im coronalen FS T1W nach KM (**b**). Eine sekundäre aneurysmatische Knochenzyste findet sich anterior und lateral des inhomogenen Osteoblastoms in Form von zwei hyperintensen zystischen Läsionen mit Flüssigkeitssedimentation (Pfeil) (**c**: axiales T2W).

Tabelle 12.1 (Fortsetzung) Lokalisierte Knochen- und Knochenmarkerkrankungen

Erkrankung	MRT-Befund	Kommentar
Riesenzelltumor („brauner Tumor") (Abb. 12.17)	Exzentrische expansile und definierte Läsion, die sich von der Metaphyse bis zur subchondralen Gelenkkortikalis ausdehnt. Typischerweise signalarm im T1W und signalreich im T2W, mitunter Signalinhomogenitäten mit differentem Signal innerhalb des Tumors. Signalanhebungen in allen Sequenzen durch Hämosiderindepots, außerdem finden sich Flüssigkeitssedimentationen und Kortexdefekte mit Einbruch in dis angrenzenden Weichteile, letzteres ist allerdings selten. Prädilektionsstellen sind die Metaphysen der langen Röhrenknochen (85 %), weitere Lokalisationen im Beckenskelett, Sakrum, an den Rippen, Wirbelkörpern, an Hand und Handgelenk.	Auftreten in der 3. und 4. Lebensdekade ohne Geschlechtsdominanz. Rezidivierende Tumoren sind nicht selten, maligne Transformationen finden sich in 5 % der Fälle. Radiografisch ist eine expansile exzentrische Osteolyse erkennbar, mit diskreter Trabekulation im subchondralen Skelett. Sklerosen und Periostreaktionen fehlen typischerweise. *Reparative Riesenzellgranulome* zeigen ein ähnliches histologisches Bild, haben aber eine geringer ausgeprägte Klinik und finden sich vor allem in den Gesichtsknochen, an den Händen und Füßen.
Chordom (Abb. 12.18)	Destruierende Läsion mit ossärer Infiltration und großem Weichteilanteil. Gemischt signalarm bis intermediär im T1W und intermediär bis signalreich im T2W. Weiterhin finden sich Septierungen, hyperintense Areale im T1W durch Einblutungen (Methämoglobin), mitunter auch Proteingehalt und hypointense Strukturen im T2W durch Hämosiderin, Verkalkungen und Knochenfragmente. Heterogenes moderates KM-Enhancement. Auftreten am Sakrum und Kokzygeum (60 %), am Clivus (30 %), an der Wirbelsäule und speziell am 2. HWK (10 %). Im Sakrum wächst der Tumor nach ventral und enthält zystische Anteile.	Radiographisch finden sich Tumorverkalkungen bei 60 % der sakrokokzygealen Läsionen, bei 40 % der spenookzipitalen und 30 % der vertebralen Tumoren. Sakrokokzygeale Chordome treten vorwiegend bei Männern zwischen dem 40. und 60. Lebensjahr auf. Splenookzipitale Chordome werden zwischen dem 20. und 40. Lebensjahr diagnostiziert, ohne Geschlechtsprävalenz. Hämatogene Metastasen finden sich in einem Drittel der Fälle.
Adamantinom	Einzelne oder multiple, zentrale oder zystische Läsionen, polyzyklisch und expansil typischerweise in der Diaphyse der Tibia anterior, seltener in anderen langen Röhrenknochen, mit geringer Intensität im T1W und hoher Intensität im T2W.	Werden gewöhnlich in der 2. bis 5. Lebensdekade mit leichter männlicher Prädominanz diagnostiziert. Häufig Trauma-Anamnese. Klinisch steht eine lokale Schwellung im Vordergrund.
Ameloblastom	Multi- oder unilokuläre Läsion mit gemischt zystischen und soliden Komponenten, signalarm im T1W und signalreich im T2W, mitunter signalreiche Elemente im T1W. Ein KM-Enhancement beschränkt sich auf die soliden Tumoranteile. Charakteristische Lokalisation in der Mandibula, weniger in der Maxilla.	Wird gewöhnlich in der 4. und 5. Lebensdekade diagnostiziert, ohne Geschlechtsprädisposition. Radiografisch finden sich uni- oder multilokuläre trabekulierte Herde mit Expansion oder Destruktion der Kortikalis, mitunter große Weichteilanteile.
Fibrosarkom (Abb. 12.19)	Osteolytisches Areal mit geringer Signalintensität im T1W und variablem Signalmuster im T2W, heterogen von signalarm bis signalreich reichend. Häufig assoziierte Kortikalisdestruktionen und Weichteilinduration. Kann sich aus einem M. Paget, einem Knocheninfarkt, nach radiogener Nekrose und bei chronischer Osteomyelitis entwickeln.	Seltener maligner Knochentumor mit Auftreten von der 3. bis zur 6. Lebensdekade, ohne Geschlechtsprädisposition. Radiografisch zeigt sich eine Osteolyse mit geografischem mottenfraßähnlichem Muster oder eine permeative Knochendestruktion mit fehlender Periostreaktion und Osteosklerose. Der Tumor kann mitunter sequestrierte Knochenfragmente und Verkalkungen enthalten.

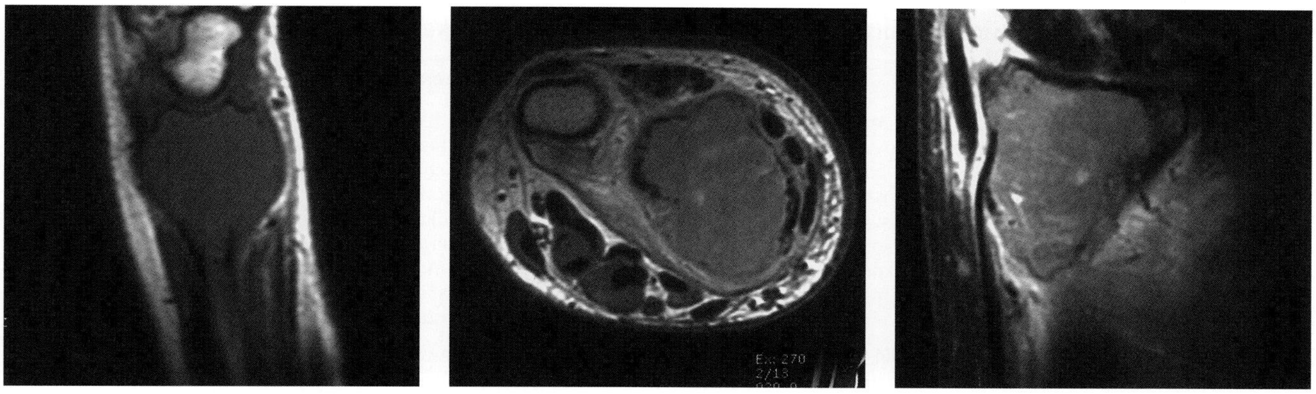

a b c

Abb. 12.**17** **Riesenzelltumor.** **a** Sagittales T1W, expansile Läsion im distalen Radius mit homogen signalarmem Charakter und Ausdehnung in die subchondrale Gelenkfacette. **b** Axiales PDW, der Tumor erscheint etwas inhomogen, eine Kortikalisdestruktion mit Ausdehnung in die angrenzenden Weichteile findet sich partiell am dorsalen und palmaren Aspekt. **c** Coronales FS T1W nach KM, nach i. v.-Applikation von Gd-DTPA moderates inhomogenes KM-Enhancement des Tumors und der angrenzenden Weichteile.

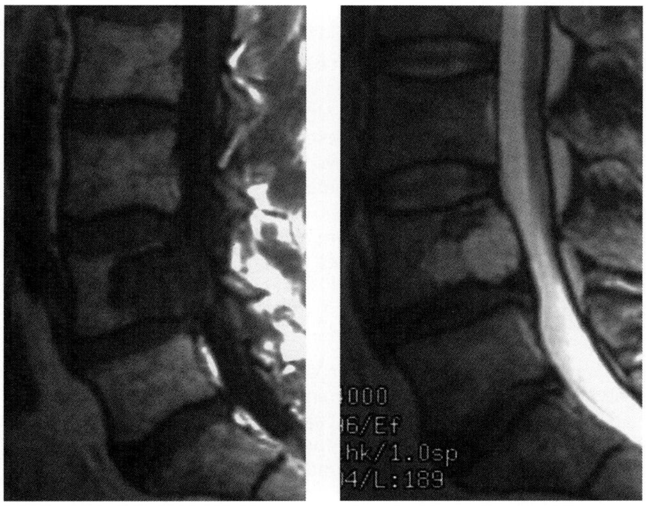

a b

Abb. 12.**18** **Chordom.** Unscharf begrenzte heterogene Läsion des posterioren Aspektes des 4. LWK und Protrusion in den Spinalkanal. Der Tumor ist hypointens im sagittalen PDW (**a**) und hyperintens im sagittalen T2W (**b**).

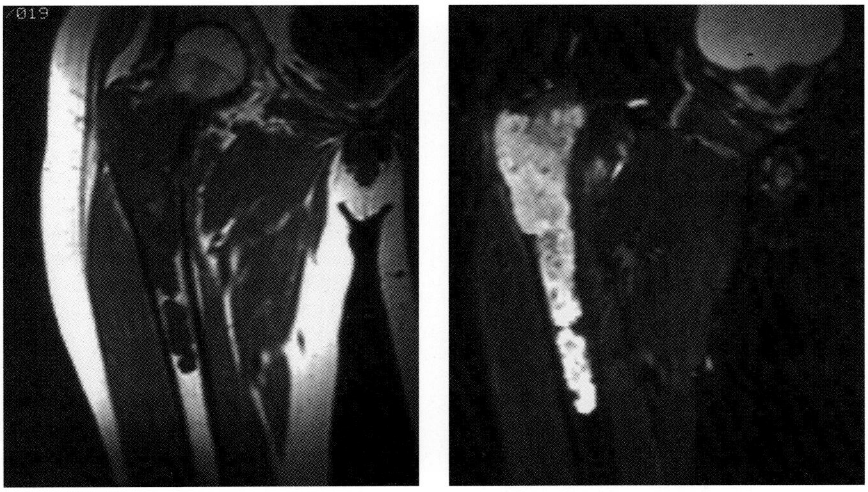

a b

Abb. 12.**19** **Fibrosarkom.** Tumor des Schenkelhalses und der Femurdiaphyse mit Expansion in die subtrochantäre und intertrochantäre Region bzw. in die angrenzenden Weichteile. Der Tumor ist hypointens im coronalen T1W (**a**) und heterogen hyperintens im coronalen T2W (**b**).

Tabelle 12.**1** (Fortsetzung) Lokalisierte Knochen- und Knochenmarkerkrankungen

Erkrankung	MRT-Befund	Kommentar
Malignes fibröses Histiozytom (Abb. 12.**20**)	Osteolytische Läsion mit Kortikalisdestruktion und ausgedehntem Weichteiltumor mit intermediärem Signal im T1W und hohem Signal im T2W. Bei extensivem fibromatösem Stroma erscheint der Tumor hypointens im T2W. Moderates bis deutliches KM-Enhancement. Bevorzugte Lokalisation sind die langen Röhrenknochen, kann aber auch an anderen Knochen vorkommen.	Tritt in jeder Altersgruppe auf, die Mehrzahl wird in der 5. bis 7. Lebensdekade gefunden, geringe männliche Prädominanz. Radiografisch zeigt sich eine Osteolyse mit mottenfraßähnlicher oder permeativer Struktur, daneben Kortikalisdestruktionen ohne periostale Reaktion. Der Tumor kann im Zusammenhang mit einem M. Paget auftreten, nach Radiotherapie oder auf der Basis von Knocheninfarkten.
Zentrales Chondrosarkom (Abb. 12.**21**, 12.**22**)	Gering expansile, polyzyklische, inhomogene, oder weniger häufig homogene Läsion mit geringem bis intermediären Signal im T1W und hoher Signalintensität im T2W. Verkalkungen und Knorpelareale führen zu Signalverlust im T2W, mitunter Einblutungen. Fokales oder diffuses KM-Enhancement, die Stärke der KM-Aufnahme ist proportional der Malignität. Kortikalisdestruktionen und Weichteilinfiltration als Ausdruck der malignen Infiltration. Prädilektionsstellen sind die Metaphysen der langen Röhrenknochen (vor allem Humerus und Femur), die flachen Knochen (Beckenkamm) und die Wirbelkörper.	Tritt gewöhnlich bei Männern zwischen dem 30. und 60. Lebensjahr auf. Der Tumor entsteht primär im Medullarraum oder ist sekundär eine Komplikation des Enchondroms. Radiografisch zeigen sich unregelmäßige Verkalkungen (punkt-, ring- oder arkadenförmig), größere Areale nichtverkalkter Tumormatrix, unscharf begrenzte Osteolysen und endostale Erosionen sowie kortikale Verdickungen als Ausdruck der Malignität.
Peripheres Chondrosarkom (Abb. 12.**23**)	Die maligne Transformation eines Enchondroms manifestiert sich in einer umfangreichen Knorpelkappe von über 2 cm Dicke, einer Hyperintensität der Kappe, in Inhomogenitäten (durch Verkalkungen) im T2W, und in einem KM-Enhancement der Kappe selbst oder im angrenzenden Gewebe. Chronische Reizzustände des Gewebes um die große Exostose können Entzündungen hervorrufen, die nicht mit einer malignen Transformation zu verwechseln sind. Sofern allerdings ein extraossärer Weichteiltumor diagnostiziert wird, ist die Malignität bewiesen.	Klinisch findet sich bei der malignen Transformation einer kartilaginären Exostose ein deutlicher Schmerz und eine Umfangszunahme der Schwellung. Selten entwickeln sich die peripheren Chondrosarkome de novo aus dem Periost (juxtaartikuläre Chondrosarkome). Radiografisch zeigen sich bei einer malignen Transformation unregelmäßige körnige Verkalkungen im knorpeligen Teil des Tumors, Weichteiltumoren, Destruktionen und Druckerosionen der angrenzenden Knochen.
Clear-Cell-Chondrosarkom	Epiphysäre Läsion mit geringer Signalintensität im T1W und hohem Signal im T2W, Prädilektion am proximalen Femur, am Humerus und an der Tibia. Die Hyperintensität im T2W ist ein Unterscheidungsmerkmal zum radiografisch sonst ähnlich imponierenden Chondrosarkom, welches mehr hypo- bis isointens zum Fettgewebe in allen Sequenzen erscheint.	Auftreten zwischen dem 25. bis 50. Lebensjahr mit männlicher Prädominanz. Radiografisch zeigt sich eine leicht expansile Läsion in der Epiphyse mit unscharfen bis scharfen (sklerotischen) Grenzen und zentralen Verkalkungen in etwa einem Drittel der Fälle.

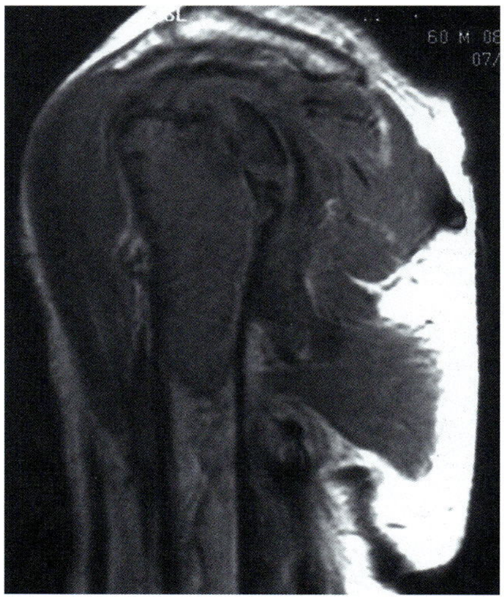

a

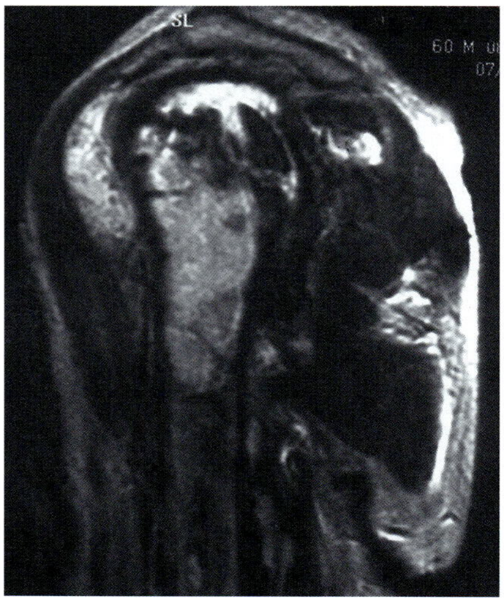

b

Abb. 12.**20** **Malignes fibröses Histiozytom.** Destruierende heterogene Raumforderung im proximalen Humerus mit Extension in das Schultergelenk und die angrenzenden Weichteile. Der Tumor ist isointens zum Muskel im sagittalen PDW (**a**) und hyperintens im sagittalen T2W (**b**).

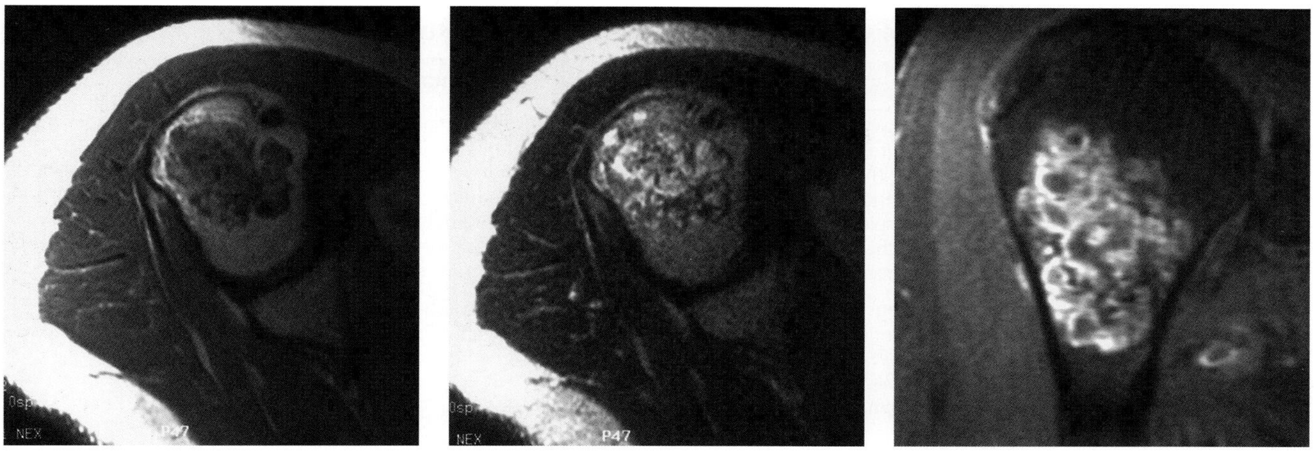

a b c

Abb. 12.**21** **Chondrosarkom (low-grade).** Heterogene Läsion mit verstreuten kleinen Signalauslöschungen als Ausdruck von Tumorverkalkungen im proximalen Humerus. Der Tumor ist hypointens im axialen PDW (**a**) und hyperintens im axialen T2W (**b**). Nach i. v.-Applikation von Gd-DTPA zeigt sich ein inhomogenes Enhancement im coronalen FS T1W nach KM (**c**).

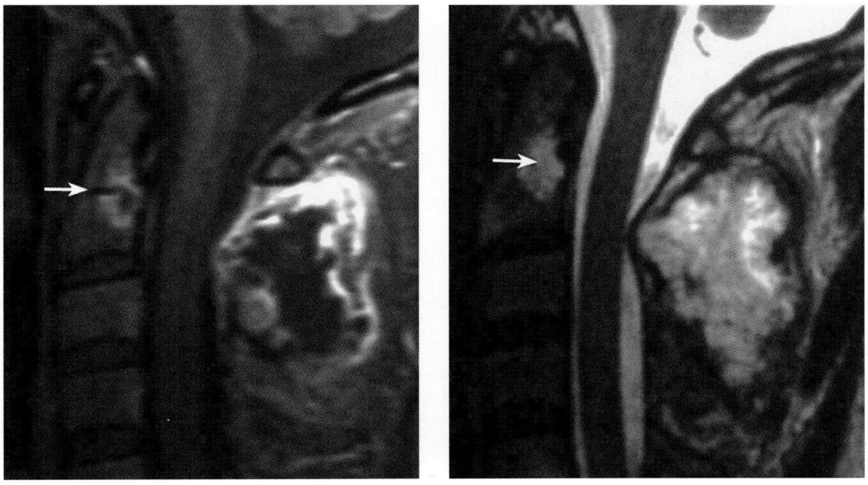

a b

Abb. 12.**22** **Chondrosarkom (high-grade).** Unregelmäßig begrenzte Raumforderung in den hinteren Knochenelementen des 2. HWK mit Ausdehnung in den Wirbelkörper und Dens (Pfeil). Die Läsion ist heterogen signalarm mit hyperintenser Peripherie im sagittalen PDW (**a**) und heterogen signalintens im sagittalen T2W (**b**).

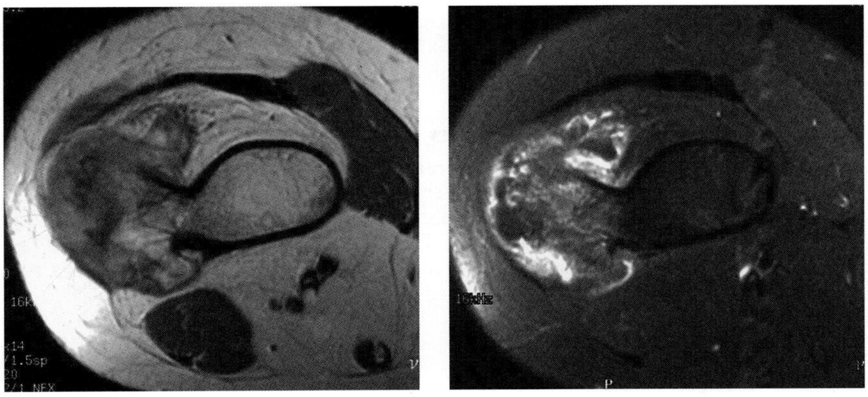

a b

Abb. 12.**23** **Peripheres Chondrosarkom.** Heterogene Raumforderung am distalen Femur mit inhomogenem KM-Enhancement (**a**: PDW, **b**: FS T1W nach KM).

Tabelle 12.1 (Fortsetzung) Lokalisierte Knochen- und Knochenmarkerkrankungen

Erkrankung	MRT-Befund	Kommentar
Dedifferenziertes Chondrosarkom (Abb. 12.24)	Das Signalmuster der Läsion ist eine Kombination zwischen low-grade Chondrosarkom (nichtexpansil, hypointens im T1W, hyperintens im T2W, Verkalkungen, geringes KM-Enhancement) und ausgeprägtem anaplastischem Sarkom (Kortikalisdestruktion, Weichteiltumor, extensives inhomogenes KM-Enhancement).	Der Übergang zwischen low-grade Chondrosarkom und einem anaplastischen Sarkom ist charakteristischerweise scharf. Radiografisch zeigen die anaplastischen Komponenten permeative oder mottenfraßähnliche Knochendestruktionen mit großem Weichteiltumor und ohne Verkalkungen. Tritt bei Patienten über 50 Jahren auf, schlechte Prognose.
Mesenchymales Chondrosarkom (Abb. 12.25)	Das Erscheinungsbild gleicht dem high-grade Chondrosarkom: heterogene Raumforderung, sinalarm im T1W und signalreich im T2W, Kortikalisdestruktionen, große Weichteilkomponente. Extensives inhomogenes KM-Enhancement.	Tritt zwischen dem 20. und 40. Lebensjahr auf, schlechte Prognose. Etwa die Hälfte der Tumoren entstehen in den Weichteilen.
Osteosarkom (Abb. 12.26, 12.27)	Inhomogener, sehr variabler Signalcharakter, gewöhnlich vorwiegend signalarm im T1W und gemischt signalreich im T2W. Dicht ossifizierte Tumoren erscheinen in allen Sequenzen signalarm. Weiterhin finden sich Kortikalisdestruktionen und extraossäre Weichteilkomponenten, ein signalarmer, charakteristisch unterbrochener Randsaum einer Periostreaktion, subakute Einblutungen mit typischer Signalanhebung im T1W und T2W, Flüssigkeitsschichtungen (speziell bei teleangiektatischen Osteosarkomen) sowie zystische und nekrotische Anteile mit signalarmem T1W und signalreichem T2W, insbesondere unter Radiotherapie. Das Tumorenhancement nach i. v.-Applikation von Gd-DTPA ist intensiv und inhomogen, während das angrenzende Spongiosa- und Weichteil-Ödem mehr homogen KM aufnimmt und etwas weniger intens erscheint. Im Nativbild ist das Ödem hypointens im T1W und hyperintens im T2W. Bevorzugte Lokalisationen sind: Metaphysen der langen Röhrenknochen (80 %), vor allem Femur (40 %), Tibia (16 %) und Humerus (15 %). Osteosarkome sind relativ selten in der Fibula, im Beckenskelett, in der Maxilla und in der Wirbelsäule, in den übrigen Skelettabschnitten so gut wie nie zu finden.	Klassische Osteosarkome finden sich in der 2. und 3. Lebensdekade mit männlicher Prädominanz. In höherem Alter stellen sie Komplikationen eines M. Paget oder einer vorausgegangenen Strahlentherapie dar. Das radiographische Erscheinungsbil der *klassischen (konventionellen) Osteosarkome* richtet sich nach der Lokalisation. Der Tumor kann gering osteoblastisch oder gering osteoklastisch imponieren, ein gemischtes Bild von Osteolysen und Sklerosen ist typischer. Im Zusammenhang mit dem Durchbruch des Tumors durch die Kortikalis unter das Periost kommt es in den Randbezirken zu einer reaktiven Knochenneubildung, dem so genannten Codman'schen Dreieck, daneben zeigen sich radiäre Knochenspieße (Spiculae) oder zwiebelschalenartige Laminierungen. Kortikalisdestruktionen und große Weichteilkomponenten sind die Regel. Das *teleangiektatische Osteosarkom* präsentiert sich in Form einer großen expansilen Osteolyse ohne signifikante Periostreaktionen oder Sklerosen. Beim *kleinzelligen Osteosarkom* finden sich vorwiegend osteolytische Läsionen in der Meta- und Diaphyse der langen Röhrenknochen mit unterbrochenen periostalen Reaktionen und großen Weichteilkomponenten. Intraossäre low-grade Osteosarkome sind typischerweise gering osteoblastisch oder gemischt osteoblastisch und osteolytisch mit unterbrochenen Periostreaktionen und finden sich gewöhnlich in den Metaphysen des Femur und der Tibia. Das *gnathische Osteosarkom* ist eine gering osteoblastische oder osteolytische, teilweise auch gemischte Läsion der Mandibula oder Maxilla bei Patienten mittleren und höheren Alters und hat eine relativ gute Prognose. Das *intrakortikale Osteosarkom* ist die seltenste Form der Osteosarkome und tritt als Osteolyse mit Randsklerose in der Diaphyse des Femur und der Tibia auf. Osteosarkome können sich simultan an mehreren Skelattabschnitten finden, dies ist von einer unizentrischen Läsion mit Fernmetastasen zu differenzieren.

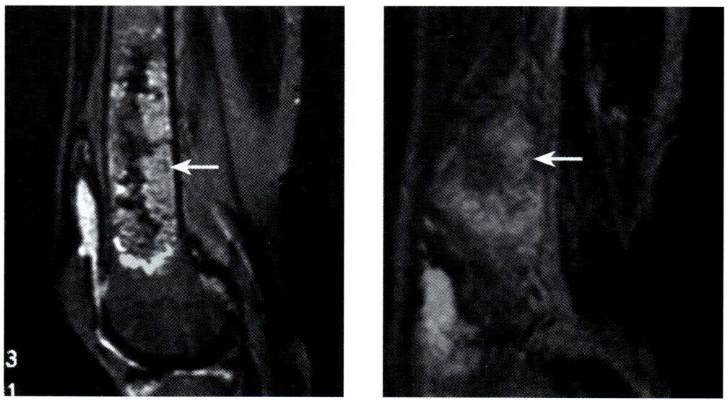
a b

Abb. 12.24 **Dedifferenziertes Chondrosarkom.** **a** Sagittales T2W, low-grade Chondrosarkom im distalen Femurschaft. **b** Sagittales T2W, Assoziation mit einem unscharf begrenzten Weichteilsarkom anterolateral.

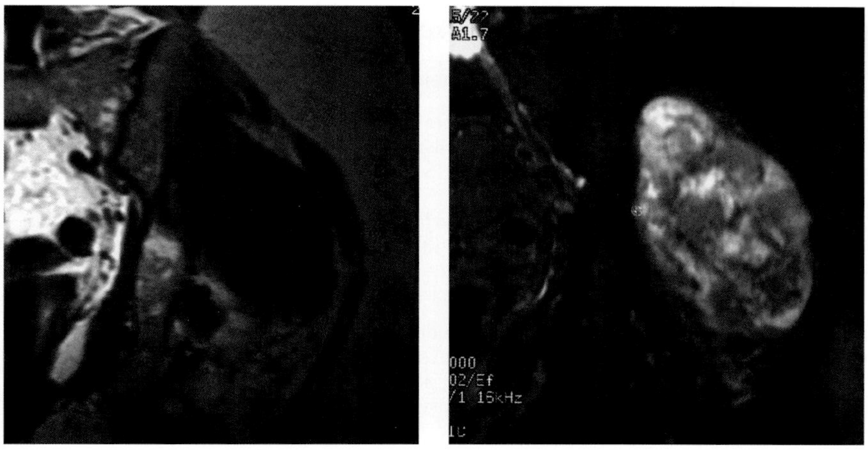

a b

Abb. 12.**25** **Mesenchymales Chondrosarkom.** Raumforderung im linken Beckenskelett mit geringer Signalintensität im coronalen T1W (**a**) und heterogenem hohem Signal im coronalen T2W (**b**).

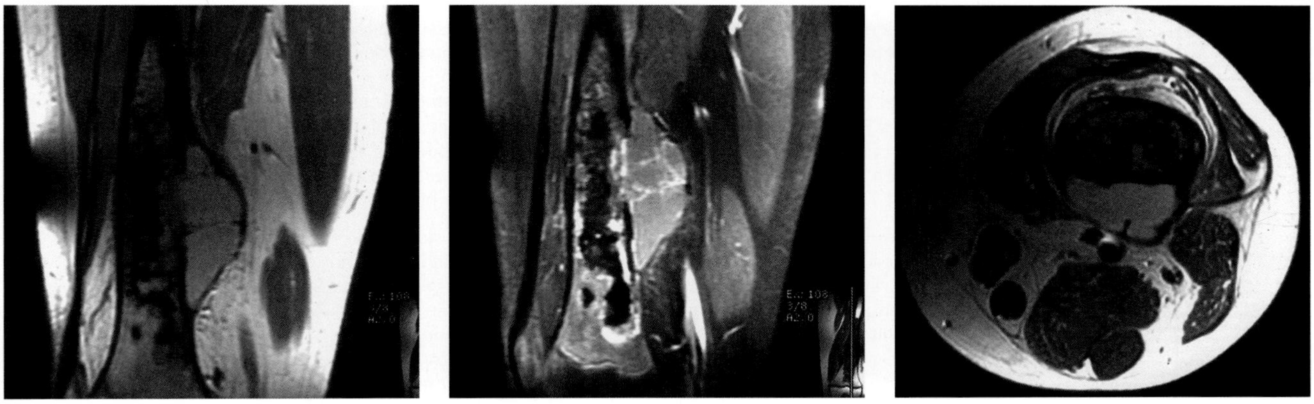

a b c

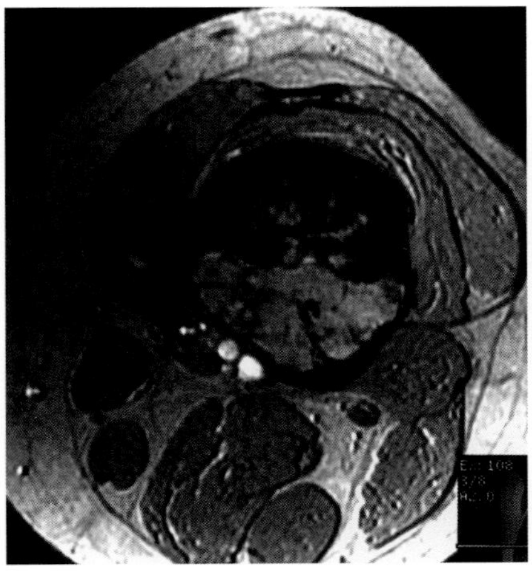

d

Abb. 12.**26** **Osteosarkom.** Infiltrativer Tumor im distalen Femur mit Kortikalisdestruktion dorsal und hämorrhagischer Weichteilkomponente (**a**). Inhomogenes, vorwiegend peripheres KM-Enhancement (**b**). Die Inhomogenität der dorsalen hämorrhagischen Weichteilkomponente kommt am eindrucksvollsten im Gradientenecho zur Darstellung (**d**). (**a**: sagittales T1W, **b**: sagittales PDW nach KM, **c**: axiales T1W, **d**: axiales spoiled GRE.)

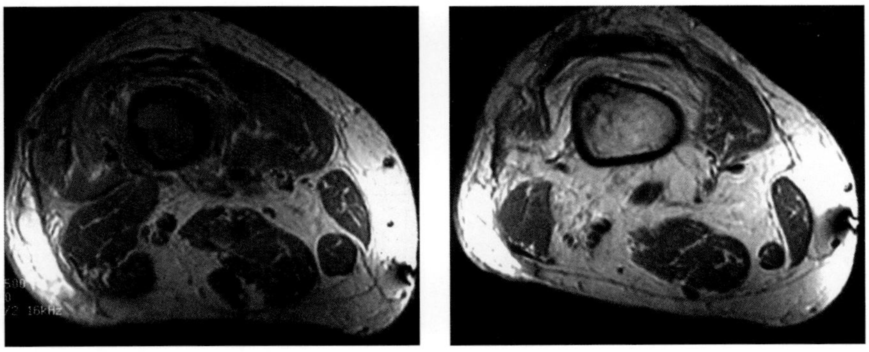

a b

Abb. 12.**27** **Intraossäres low-grade Osteosarkom.** Unscharf begrenzter, heterogener Tumor mit geringer Signalintensität im Markraum des distalen Femur, Ausdehnung in den Kortex ohne Destruktion (**a, b** PDW).

Tabelle 12.**1** (Fortsetzung) Lokalisierte Knochen- und Knochenmarkerkrankungen

Erkrankung	MRT-Befund	Kommentar
Periostales Osteosarkom	Längliche inhomogene Raumforderung mit geringer Signalintensität im T1W und hohem Signal im T2W an der diaphysären Oberfläche der langen Röhrenknochen (speziell Femur und Tibia) mit kräftigem KM-Enhancement.	Radiografisch finden sich Periostverdickungen und -Vorwulstungen, mitunter ein Codman'sches Dreieck, Spiculae und wolkige Knochenproliferationen. Ein *oberflächliches high-grade Osteosarkom* entsteht an der Kortikalis und zeigt die klinischen, histologischen und bildgebenden Kriterien eines klassischen Osteosarkoms.
Parosteales Osteosarkom (Abb. 12.**28)**	Glatt begrenzte metaphysäre Läsion an den langen Röhrenknochen mit geringer Signalintensität in allen Sequenzen ohne Ausbreitung in den Markraum. Häufigste Lokalisation ist die posteriore Oberfläche des distalen Femur.	Tritt in der 3. und 4. Lebensdekade auf, bessere Prognose als bei konventionellen Osteosarkomen. Radiografisch zeigt sich eine große röntgendichte Strukturvermehrung mit unscharfen und unregelmäßigen Grenzen an der Oberfläche der verdickten Kortikalis.
Ewing-Sarkom (Abb. 12.**29)**	Inhomogene, unscharf begrenzte Knochenläsion mit Signalminderung im T1W und gemischt intensem Signal im T2W, Kortikalisdestruktionen und ausgedehnten Weichteilkomponenten, Nekrosen und Einblutungen. Die Differenzierung des unscharf begrenzten Tumors von seinem Umgebungsödem ist durch die identische Signalcharakteristik und das KM-Enhancement beider Strukturveränderungen mitunter schwierig. Prädilektionsstellen sind die Metaphysen der langen Röhrenknochen, das Os sacrum und das Beckenskelett. Vorwiegend sklerotische Läsionen finden sich in den Wirbeln, am Becken und an den Rippen mit entsprechend signalarmem T1W und T2W.	Wird gewöhnlich zwischen dem 5. und 10. Lebensjahr diagnostiziert, geringe männliche Prädominanz. Radiografisch erscheint die Läsion als unscharf begrenzte Osteolyse mit mottenfraßähnlichem oder permativem Charakter, Kortexeinbrüchen, unterbrochenen periostalen Reaktionen und zwiebelschalenartigen Laminierungen, weniger häufig strahlig oder spikulaartig mit Weichteilkomponenten. Der *primitive neuroektodermale Tumor* (PNET) des Knochens (Abb. 12.**30**) hat ein ähnliches Erscheinungsbild und ein epiphysäres Wachstum, pathologische Frakturen und Fernmetastasen finden sich jedoch häufiger beim Ewing-Sarkom.
Angiosarkom (Hämangioendotheliom) (Abb. 12.**31)**	Solitäre oder multifokale, scharf oder unscharf begrenzte Läsionen, signalreich im T2W und signalarm im T1W, kräftiges KM-Enhancement. Prädilektion sind die langen Röhrenknochen, speziell der unteren Extremität, Becken und Wirbelsäule.	Findet sich in der 4. und 5. Lebensdekade mit männlicher Prädominanz. Kann aufgrund des multifokalen Auftretens Metastasen, ein multiples Myelom, verschiedene Retikulohistiozytosen, eine zystische Angiomatose oder zystische Osteomyelitis (tuberkulös oder mykotisch) simulieren. Das *Hämangioperizytom* ist ein semimaligner Tumor mit ähnlicher Signalcharakteristik.
Plasmozytom (Abb. 12.**32)**	Expansile osteolytische Läsion, fakultativ mit Trabekulationen und Kortikaliseinbrüchen, signalreich im T2W und signalarm im T1W, kräftiges KM-Enhancement. Prädilektion sind Beckenskelett und Wirbelsäule (speziell Brust- und Lendenwirbelsäule). Häufige Komplikationen sind Wirbelkörpereinbrüche mit Extension in den Spinalkanal oder Tumorausläufer in die Nachbarwirbel über die Bandscheiben.	Das Plasmozytom ist die solitäre Manifestation eines multiplen Myeloms. In der Mehrzahl der Fälle geht ein solitäres Plasmozytom in ein multiples Myelom über, durchaus auch erst 20 Jahre nach der Erstdiagnose. Radiografisch finden sich expansile, manchmal trabekulierte Osteolysen mit Durchmessern von bis zu mehreren Zentimetern, gelegentlich auch geringer sklerosierender Charakter, ähnlich eines „Elfenbeinwirbels“.

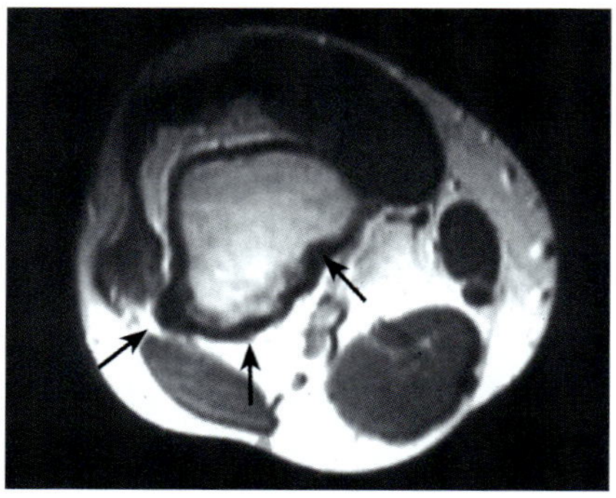

Abb. 12.**28** **Parosteales Osteosarkom.** Axiales T1W, unregelmäßige cortikale Verdickungen im verbreiterten posteromedialen Aspekt des distalen Femur (Pfeile), ähnlich eines welligen signalfreien Bandes zwischen den fettintensen Strukturen des Knochenmarks und des extraossären Bindegewebes.

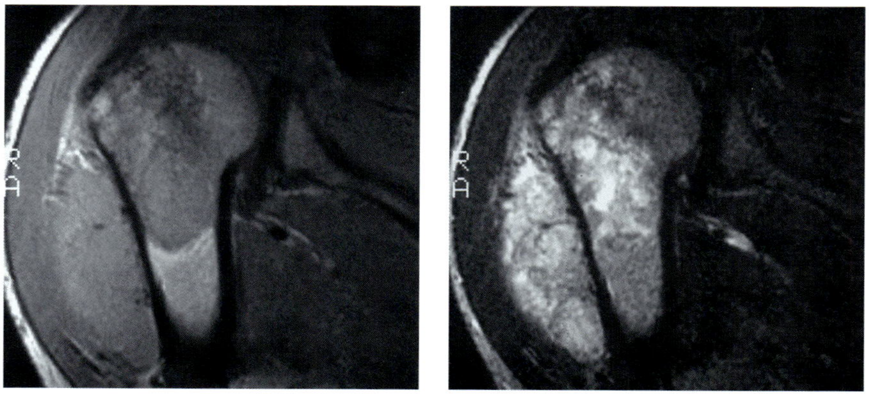

a **b**

Abb. 12.**29** **Ewing-Sarkom.** Heterogene Läsion des proximalen Humerus mit Ausdehnung nach lateral in die Weichteile. Der Tumor ist intermediär signalintens im coronalen PDW (**a**) und signalreich im coronalen T2W (**b**).

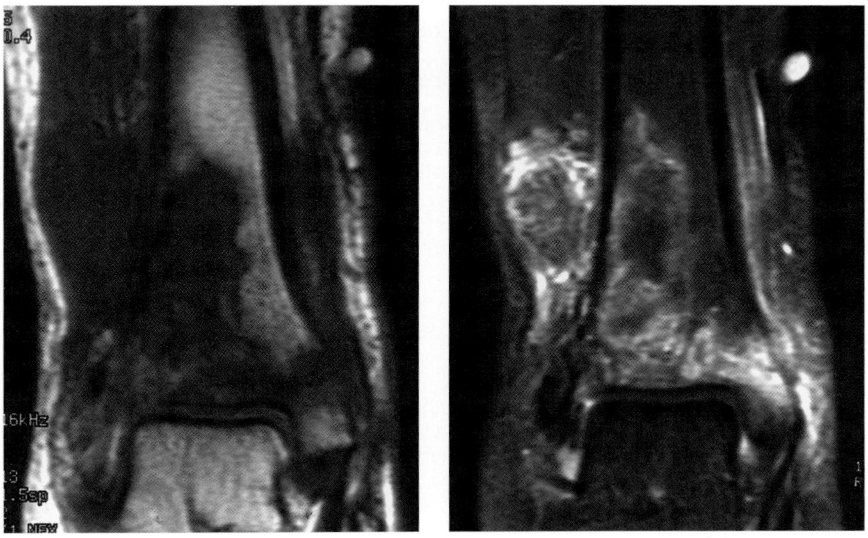

a b

Abb. 12.**30** **Primitiver neuroektodermaler Tumor.** **a** Coronales T1W, hypointense destruierende Läsion in der distalen Tibia mit Extension in die lateralen Weichteile. **b** Coronales FS T1W nach KM, nach i. v.-Applikation von Gd-DTPA deutliches inhomogenes Enhancement des Tumors in der Tibia sowie in den angrenzenden Weichteilen. Das Weichteilenhancement ist teilweise ödematös, teilweise tumorös.

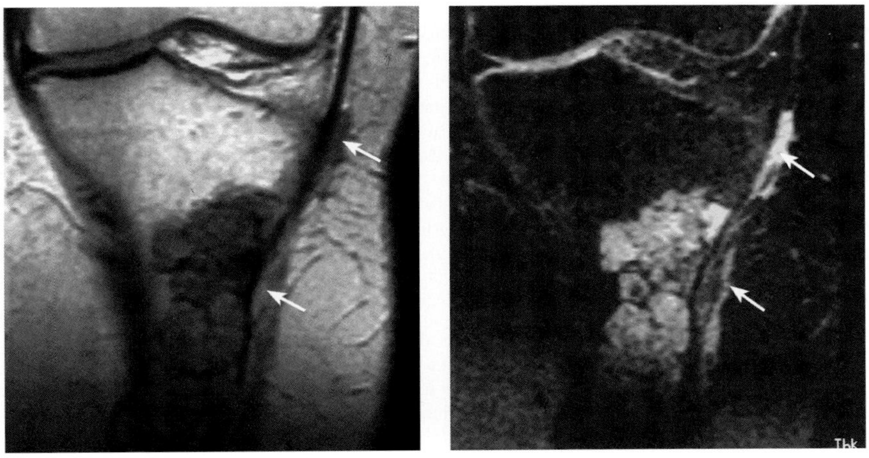

a b

Abb. 12.**31** **Angiosarkom.** Unscharf begrenzte heterogene Läsion in der proximalen Tibia mit Kortikalisdestruktion und Expansion in die Weichteile entlang der Tibiagrenze. Der Tumor ist hypointens im coronalen T1W (**a**) und hyperintens im coronalen FS T2W (**b**).

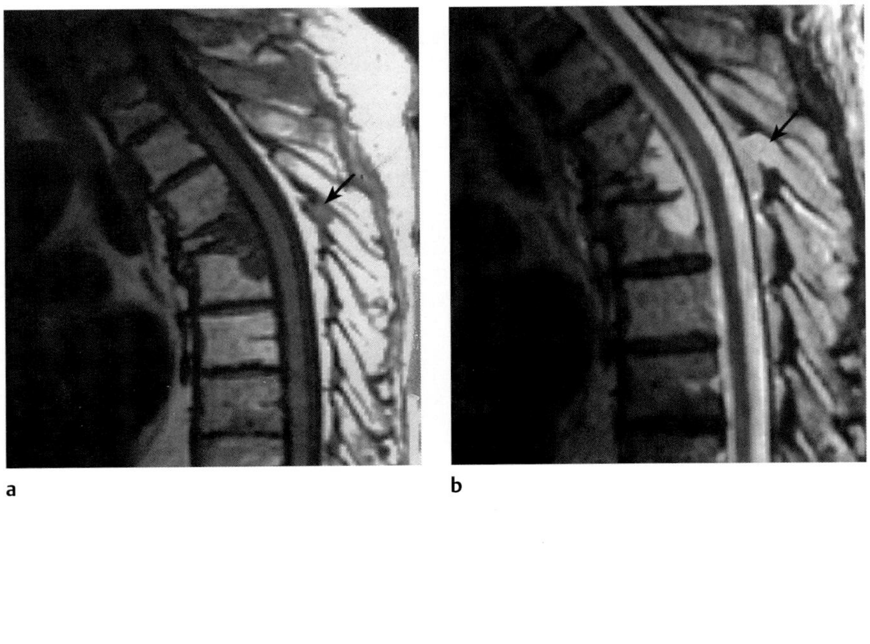

a b

Abb. 12.**32** **Plsmozytom.** Weitgehend homogene Läsion mit Kompressionsfraktur des 6. BWK und Infiltration des 5. BWK dorsal sowie des 7.BWK posterosuperior. Kleiner Tumoranteil im Dornfortsatz BWK 6 (Pfeil). Der Tumor ist hypointens im sagittalen T1W (**a**) und hyperintens im sagittalen T2W (**b**).

Tabelle 12.1 (Fortsetzung) Lokalisierte Knochen- und Knochenmarkerkrankungen

Erkrankung	MRT-Befund	Kommentar
Metastasen (Abb. 12.33, 12.34)	Solitäre oder häufiger multiple fokale Läsionen mit bevorzugtem Befall des Achsenskeletts und signalarmer Struktur im T1W. Osteolytische Metastasen sind im T2W hyperintens, osteoblastische Metastasen dagegen intermediär bis hypointens. Melanommetastasen zeigen mitunter einen signalreichen Charakter im T1W. Extraossäre Weichteilkomponenten sind selten, außer bei Rippenmetastasen. Eine Knochenexpansion findet sich nur bei osteolytischen Metastasen von Renalzell-, Schilddrüsen- und Bronchialkarzinomen und bei den osteoblastischen Metastasen des Prostatakarzinoms.	Solitäre Metastasen finden sich relativ häufig bei Patienten mit Renalzell- oder Schilddrüsenkarzinom, seltener auch bei anderen Malignomen.
Lymphom (Abb. 12.35, 12.36)	Lymphomatöse Knochenherde sind eher fokal und fleckig, weniger diffus. Infiltrationen sind variabel hypointens bis hyperintens und inhomogen im T2W. STIR-Sequenzen sind sensitiver im Vergleich zu SE-T2-gewichteten Sequenzen in der Abgrenzung des lymphomatösen Gewebes gegen das rote Knochenmark. In den langen Röhrenknochen treten die Lymphome epi- und metaphysär auf, mit tendenzieller Ausbreitung zum Gelenk oder Weichteilkomponenten.	Klinisch Lymphadenopathie und Splenomegalie oder Hepatosplenomegalie. Eine Knochenbeteiligung zeigt ein Stadium 4 des Lymphoms an. Primäre Knochenlymphome finden sich beim non-Hodgkin-Lymphom des histiozytischen Typs.
Histiocytosis X (Langerhans-Zell-Histiozytose) (Abb. 12.37, 12.38, 12.39)	Eine oder mehrere Osteolysen mit Signalminderung im T1W und Signalmehrung im T2W im Bereich des Schädels, der Mandibula, der Wirbelsäule, Rippen und der Meta- oder Diaphysen der langen Röhrenknochen. Die Herde sind häufig von einem signalarmen Ring umrandet, als Ausdruck der marginalen Sklerose und Periostreaktion. Daneben finden sich Kortikaliseinbrüche oder -Destruktionen und Weichteilkomponenten. Ein großer und unscharf begrenzter Weichteiltumor mit inhomogener Signalintensität kann eine Osteomyelitis oder ein Malignom vortäuschen. Gleichermaßen ist die Differenzierung zwischen Tumor und Umgebungsödem mitunter schwierig.	*Eosinophiles Granulom:* Häufigste benigne Variante bei Patienten zwischen 5 und 20 Jahren. *M. Hand-Schüller-Christian:* Typische Trias – Exophthalmus, Diabetes insipidus und große Schädelosteolysen („Landkartenschädel"). *M. Abt-Letterer-Siwe:* Akute disseminierende Variante bei Kindern unter 2 Jahren. Multiple und ausgedehnte Osteolysen im Schädel („Regentropfen-Zeichen"). Radiografisch finden sich neben den scharfkantigen osteolytischen Schädelläsionen kleinere Sequester und abgeflachte Wirbelkörper (Vertebra plana).
Amyloidose	Osteolytische Läsion variabler Größe, signalarm im T1W und intermediär signalintens im T2W, häufig am proximalen Humerus und am Femur. Subchondrale Amyloidablagerungen können zu einer aseptischen Nekrose führen, im Bereich der Hände und Füße simulieren periartikuläre Amyloid-Depots mitunter eine rheumatoide Arthritis.	*Primäre Amyloidose:* Findet sich bei Patienten jenseits des 40. Lebensjahres mit männlicher Prädominanz, kann im Zusammenhang mit einem multiplen Myelom auftreten. *Sekundäre Amyloidose:* Assoziation mit chronischen Nierenerkrankungen, rheumatoider Arthritis, Lupus erythematodes, Colitis ulcerosa, chronisch suppurativen Erkrankungen und lymphoproliferativen Störungen.
Brauner Tumor	Einzelne oder multiple, gelegentlich expansile Läsionen des Achsen- und Extremitätenskelettes mit verminderter Signalintensität im T1W und vermehrtem Signal im T2W. Im zeitlichen Verlauf bilden sich Kolliquationsnekrosen mit zystischem Charakter. In diesem Stadium findet sich kein KM-Enhancement mehr.	Braune Tumoren treten beim Hyperparathyreoidismus auf. Andere radiografische Befunde des Hyperparathyreoidismus sind: Osteopenie, subperiostale und subchondrale Resorptionen, intrakortikale Tunnelungen, Chondrokalzinose und paraartikuläre und vaskuläre Verkalkungen. Knochensklerosen sind Ausdruck eines sekundären Hyperparathyreoidismus.
Pseudotumor bei Hämophilie	Extrem variabler und heterogener Signalcharakter in Abhängigkeit vom Ort der Blutung (intraossär versus subperiostal), der Größe der ossären Läsion und der Weichteilkomponente, den kortikalen Destruktionen, periostalen Reaktionen, Fibrosen, Verkalkungen, Knochenneubildungen und Blutabbauprodukten (Methämoglobin und Hämosiderin). Die Signalstruktur reflektiert die Komplexität der Läsion mit signalreichen und signalarmen Anteilen sowohl im T1W als auch T2W. Ein signalarmer Randsaum findet sich fast immer in der Peripherie der Herde, dürfte Ausdruck einer reaktiven fibrösen Pseudokapsel und/oder Akkumulation von Hämosiderinbeladenen Makrophagen sein. Prädilektionsstellen sind Femur, Becken, Tibia und die kleinen Handknochen.	Die Herde sind Spätfolgen stattgehabter intramedullärer oder subperiostaler Blutungen und finden sich bei weniger als 2 % der Hämophilie-Patienten. Begleitbefunde: Hämophilie-assoziierte Arthropathien, Gelenkkontrakturen, aseptische Nekrosen des Femurkopfes und des Talus, Spontanfrakturen und Weichteilhämatome und Pseudotumoren.

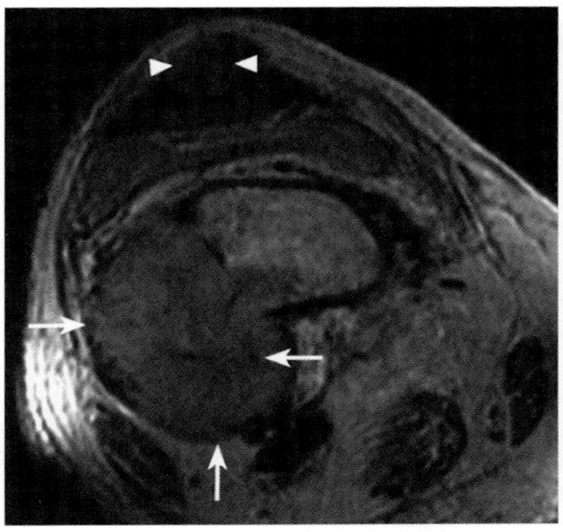

Abb. 12.**33** **Metastase eines Renalzellkarzinoms.** Große expansile Läsion mit intermediärer Signalintensität in der lateralen Femurkondyle (Pfeil). Eine kleinere Läsion mit identischer Signalcharakteristik (Pfeilspitze) findet sich in der Patella (PDW).

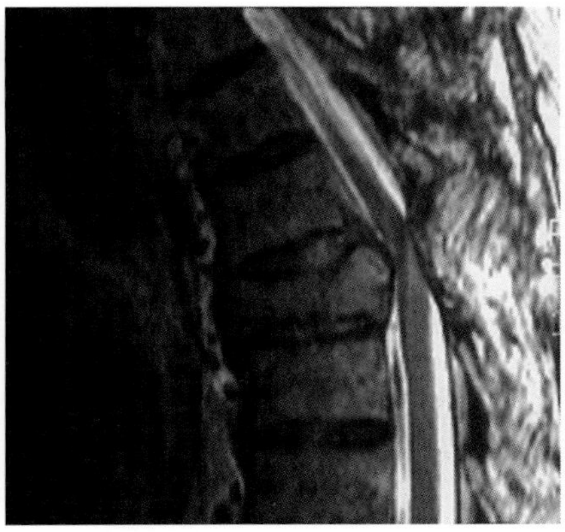

Abb. 12.**34** **Metastase eines Weichteilsarkoms.** Partielle Kompressionsfraktur von BWK 6 und zirkuläre Einengung des Spinalkanals durch die leicht hyperintense Läsion im Knochenmark (sagittales T2W).

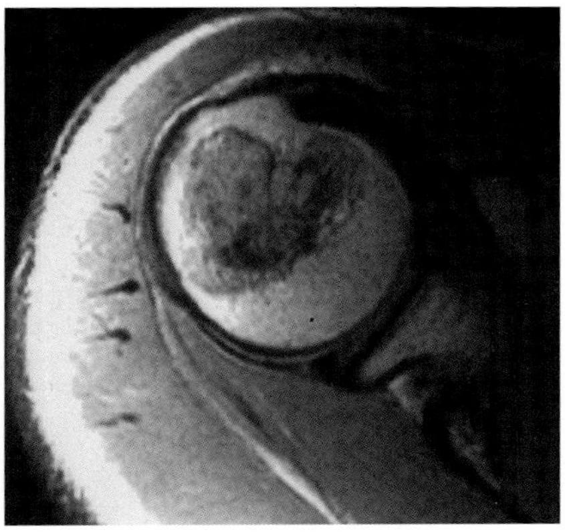

Abb. 12.**35** **Non-Hodgkin-Lymphom (histiozytärer Typ).** Heterogene, intermediär signalintense Läsion im Humeruskopf (PDW).

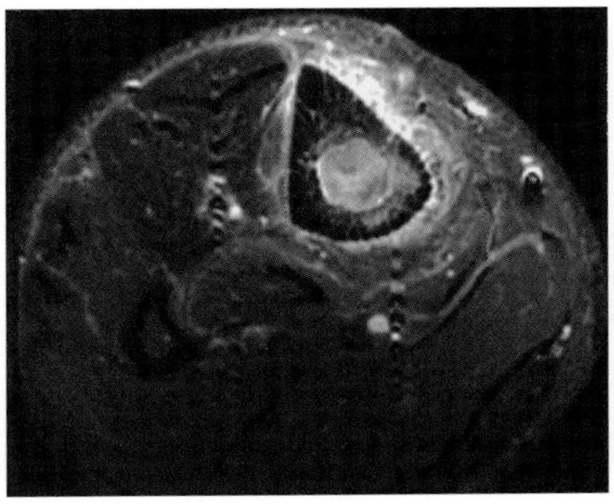

Abb. 12.**36** **Undifferenziertes Lymphom bei AIDS.** Axiales FS T1W nach KM, im Vergleich zum normalen Knochenmark in der Fibula zeigt die Spongiosa in der Tibia ein deutliches KM-Enhancement. Ausbreitung des Marködems durch die Volkmann-Kanäle in den Kortex (hyperintense radiäre Spiculae), in das Periost und die angrenzenden Weichteile.

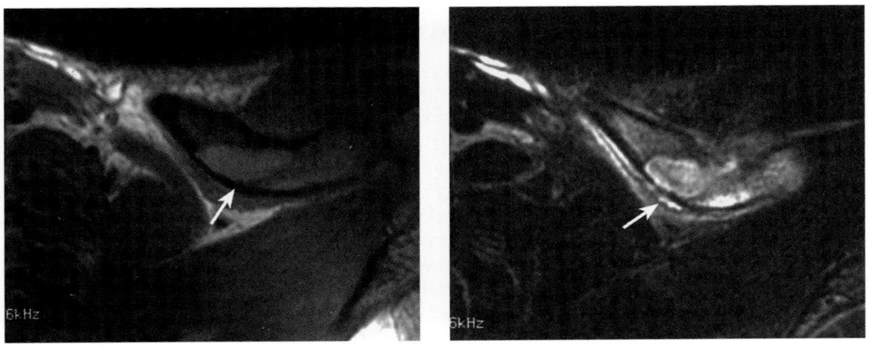

a b

Abb. 12.**37** **Histiocytosis X.** Relativ scharf begrenzte Läsion (Pfeil) in der mittleren Klavicula (**a**: coronales PDW, **b**: coronales FS T2W).

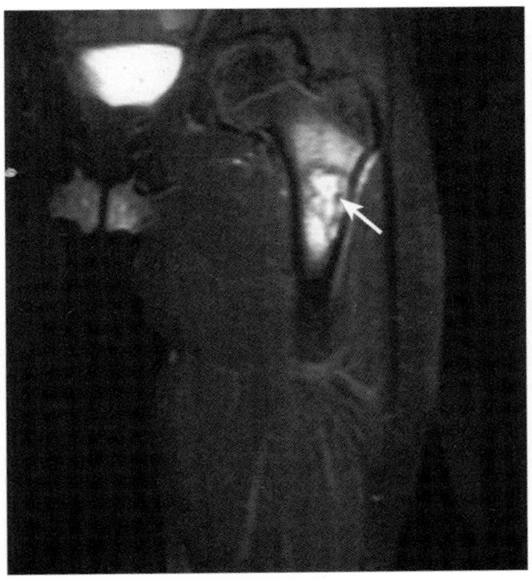

Abb. 12.**38** **Histiocytosis X.** Coronales FS T2W, Knochenherd (Pfeil) innerhalb eines Markraumödems im proximalen Femur.

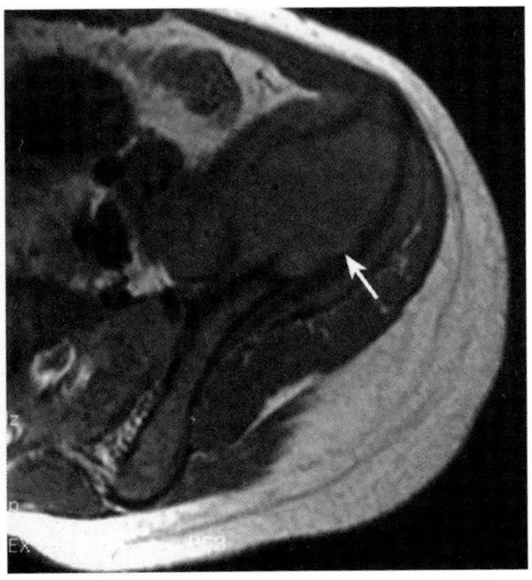

Abb. 12.**39** **Histiocytosis X.** Axiales PDW, große Raumforderung (Pfeil) in den Weichteilen mit Ursprung in der linken Beckenschaufel.

Tabelle 12.1 (Fortsetzung) Lokalisierte Knochen- und Knochenmarkerkrankungen

Erkrankung	MRT-Befund	Kommentar
Pigmentierte villonoduläre Synovialitis (Abb. 12.**40**)	Lobulierte hypervaskularisierte intraartikuläre Raumforderung mit Hämarthros und Druckerosionen in mehr als der Hälfte der Fälle. Heterogen signalarme Struktur im T1W, im T2W vorwiegend signalreiche Läsion mit signalarmen Regionen, die auf Hämosiderin-Depots oder Fibrosen zurückzuführen sind und von Fall zu Fall sehr variabel auftreten.	Wird gewöhnlich zwischen der 3. und 5. Lebensdekade diagnostiziert. Wegweisend sind hämorrhagische Gelenkergüsse (Schokoladenerguss) ohne erinnerliches Trauma. Monoartikuläre Erkrankung typischerweise der großen Gelenke (Knie, Hüfte, Ellenbogen, Schulter, Sprunggelenk, selten tarsal und karpal). Radiografisch finden sich exzentrische große Druckerosionen in Form scharf abgegrenzter bogiger Defekte im intraartikulären Knochen ähnlich einer Neoplasie.
Osteonekrose (Knocheninfarkt) (Abb. 12.**41**, 12.**42**, 12.**43**)	Knocheninfarkte treten vereinzelt oder multipel auf und sind bevorzugt im Bereich der Metaphysen der langen Röhrenknochen lokalisiert. Ein akuter Infarkt zeigt sich in Form einer umschriebenen inhomogenen Signalminderung im T1W mit signalreichem T2W, hervorgerufen durch Ödem, Hämatom und Granulationsgewebe. Subakute Infarkte werden heterogen mit charakteristisch gewellter Kontur, signalarm im T1W und signalreich im T2W. Chronische Infarkte sind fibrös umgewandelt und verkalkt, entsprechend signalarm im T1W und T2W.	Osteonekrosen können in aseptische Knochennekrosen des subkortikalen Knochens (s. Tabelle 10.**1**) und metaphysäre Knocheninfarkte eingeteilt werden. Letztere treten bevorzugt an den langen Röhrenknochen und weniger am Achsenskelett auf, Prädilektionsstellen sind Femur, Humerus und Tibia. Solitäre Knocheninfarkte sind in der Regel inzidentale Befunde.
Radiotherapie (Abb. 12.**43**, 12.**44**)	In den ersten Wochen findet sich ein leichtes Markraumödem mit Signalminderung im T1W und Signalmehrung im T2W. Nach 3 bis 6 Wochen wird das Signal der Wirbelkörper körnig und heterogen oder zeigt zentrale Fettkomponenten. Im weiteren Verlauf findet sich entweder eine diffuse fettige Degeneration oder eine zentrale Fettzone mit peripher signalärmerem hämatopoetischem Mark. Die Knochenmarkveränderungen sind auf das Bestrahlungsfeld beschränkt und scharf abgegrenzt. Aseptische Nekrosen und Knocheninfarkte sind typische Residuen einer Radiatio.	Radiogene Knochenmarksveränderungen sind zeit- und dosisabhängig. Die Radiatio löst zunächst ein Markraumödem aus, gefolgt vom Untergang des hämatopoetischen Knochenmarks mit kompensatorischem Ersatz durch Fettmark. Die vollständige Wiederherstellung des roten Marks braucht 10 Jahre und länger.

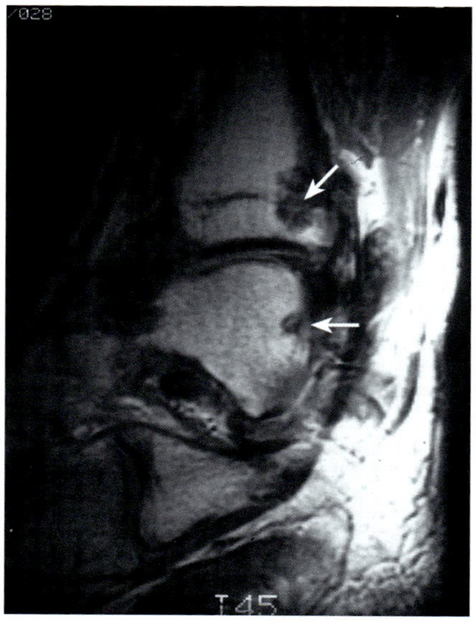

Abb. 12.**40** **Pigmentierte villonoduläre Synovialitis.** Sagittales PDW, heterogene Raumforderung mit geringer Signalintensität um das OSG und den Talus. Erosionen im posterioren Aspekt der distalen Tibia und des Talus (Pfeile). Taluskopf und -Hals sind deutlich deformiert.

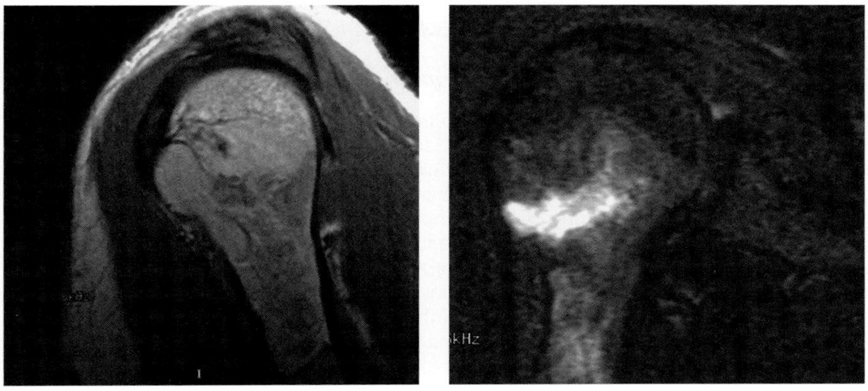

a b

Abb. 12.**41** **Osteonekrose.** Große heterogene Läsion mit variablem Signal in der Metaphyse des proximalen Humerus. Der betroffene Knochen ist nicht expandiert, die Kortikalis ist intakt (**a**: sagittales PDW, **b**: coronales FS T2W).

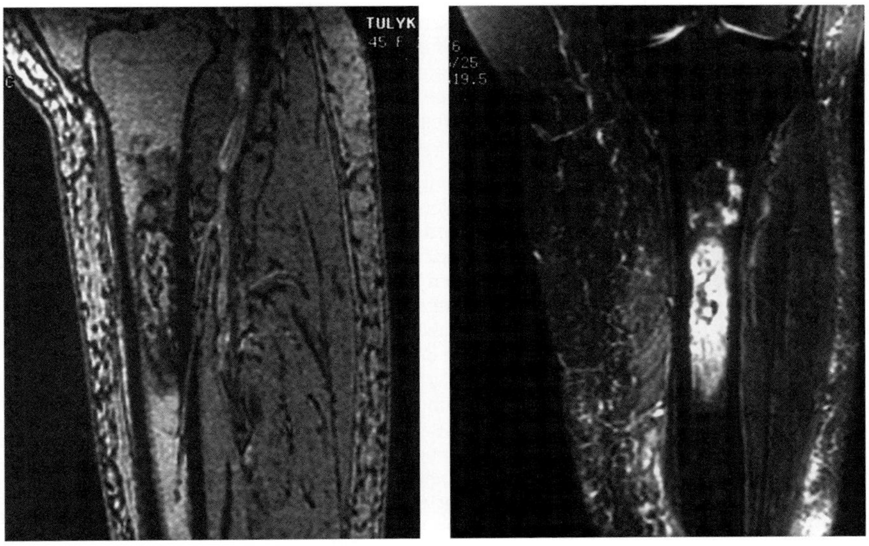

a b

Abb. 12.**42** **Akute Osteonekrose.** Heterogene Läsion mit variablem Signal in der Diaphyse der Tibia (**a**: sagittale spoiled GRE, **b**: coronales FS T2W).

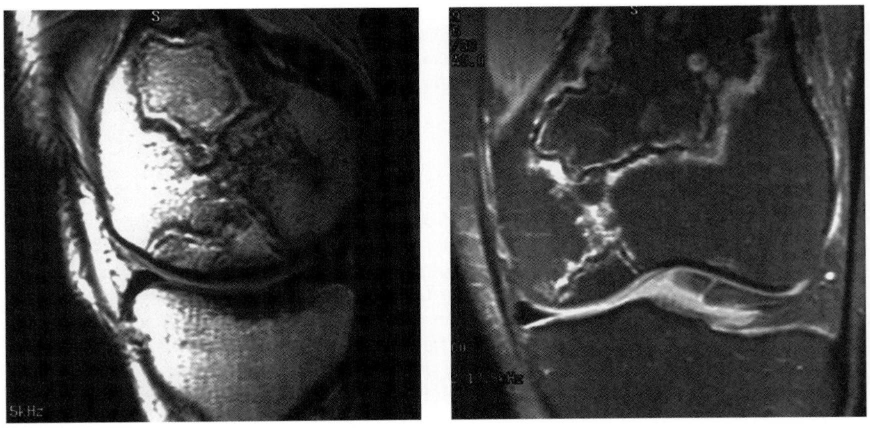

a b

Abb. 12.**43** **Osteonekrose.** Infarkt im distalen Femur mit Ausdehnung in den subchondralen Knochen der medialen Kondyle. Der darüber liegende Gelenkknorpel wirkt intakt (**a**: sagittales PDW, **b**: coronale STIR).

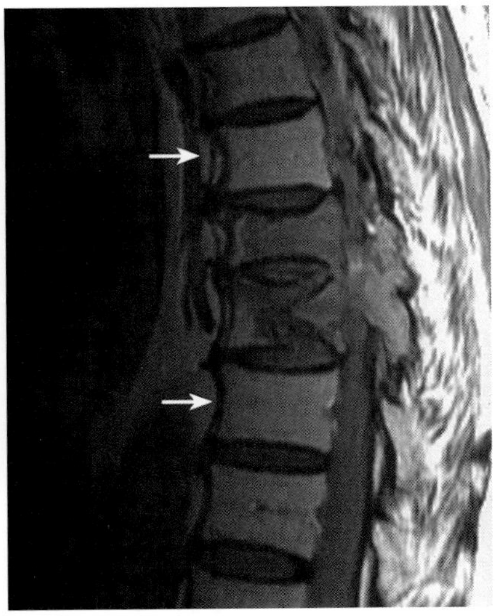

Abb. 12.**44** **Strahleninduzierte Fettmark-Konversion.** Nach Bestrahlung eines multiplen Myeloms am 10. und 11. BWK findet sich ein homogen vermehrtes Signal in der Nachbarschaft in BWK 9 und 12 (Pfeile) und zeigt die postradiogene Konversion des hämatopoetischen Knochenmarks in Fettmark an. Die Signalintensität am 8. BWK und 1. LWK ist relativ normal (sagittales PDW).

Tabelle 12.**1** (Fortsetzung) Lokalisierte Knochen- und Knochenmarkerkrankungen

Erkrankung	MRT-Befund	Kommentar
Knochenkontusion („Bone bruise") (Abb. 12.**45**)	Lokalisierte, unscharf begrenzte subchondrale Zone geringer Signalintensität im T1W und hoher Signalintensität im T2W und in STIR-Sequenzen, ausgelöst durch ein Spongiosaödem und Hämatom ohne identifizierbare Fraktur. Findet sich am häufigsten im Kniegelenk im Zusammenhang mit Band- und Meniskusverletzungen. Die Veränderungen bilden sich nach ein bis mehreren Monaten zurück.	Trabekuläre Mikrofrakturen nach Kompression oder Anprall. Die Lokalisation der Knochenkontusion leitet sekundär zu anderen assoziierten Verletzungen, so ist z. B. ein Bone bruise der lateralen Femurkondyle häufig mit einer Verletzung des medialen Kollateralbandes verbunden, Bone bruise an der lateralen Femurkondyle und an der posterolateralen Tibia mit einer Verletzung des vorderen Kreuzbandes, Bone bruise an der vorderen lateralen Femurkondyle und in der medialen Patellafacette mit einer lateralen Patellaluxation.
Fraktur (Abb. 12.**46**)	Nichtdislozierte (okkulte) Frakturen zeigen sich im T1W als definierte lineare signalarme Zonen mit angrenzend weniger signalarmen, mehr diffusen Strukturalterationen des Spongiosaödems. Im T2W bleibt die Frakturlinie in der Regel signalarm, die ödematösen Regionen sind deutlich signalreich. STIR- und fettsupprimierte Sequenzen sind für die Frakturdiagnostik am sensitivsten, wobei die Fraktur selbst nur indirekt durch die Signalintensität des Ödems angezeigt wird.	Nichtdislozierte (okkulte) Frakturen, die radiografisch invisibel sind, können mittels Szintigrafie oder MRT früher lokalisiert werden. Die MRT ist dabei ebenso sensitiv wie die Szintigrafie, jedoch deutlich spezifischer hinsichtlich der anatomiegerechten Darstellung. In der Diagnostik okkulter Schenkelhalsfrakturen hat sich die MRT als sensible früh anzeigende Methode etabliert, wo gerade bei älteren Patienten die Szintigrafie mitunter erst 2 bis 3 Tage später signifikant wird.
Stressfraktur (Abb. 12.**47**)	Stressfrakturen zeigen sich im T1W als definierte lineare signalarme Zonen mit angrenzend weniger signalarmen, mehr diffusen Strukturalterationen des Spongiosaödems. Im T2W bleibt die Frakturlinie in der Regel signalarm, die ödematösen Regionen sind deutlich signalreich. Korrespondierende Weichteilödeme sind nicht selten.	Stressfrakturen werden in *Ermüdungsbrüche*, die im normalen Knochen unter abnormem Stress entstehen, und in pathologische oder *Insuffizienzfrakturen*, die bei normaler Belastung im geschädigten Knochen (gewöhnlich osteoporotisch) entstehen, eingeteilt. Bei der Osteoporose finden sich derartige Frakturen im Sakrum, an den Schambeinen und an den unteren Extremitäten. Sakrale Frakturen parallel zu den Sakroiliakalgelenken (uni- oder bilateral) sind häufig mit einer Horizontalfraktur durch das Os sacrum kombiniert („H"-Form) und können in Verbindung mit Schambeinfrakturen zu Beckeninstabilitäten führen. Derartige Frakturen finden sich nach Kortikosteroid-Therapie oder nach lokaler Radiatio und sollten nicht mit einer Neoplasie verwechselt werden.
Pseudarthrose (Abb. 12.**48**)	Eine Persistenz der hohen T2-Signalintensität im Frakturbereich 6 bis 9 Monate nach dem akuten Trauma ist typisch für die Retention von Flüssigkeit und die Ausbildung einer Pseudarthrose. Dauerhafte geringe Signalintensität im T2W und T1W im Frakturbereich deutet auf eine Fibrose und damit fibröse Stabilisierung. Eine Knochenbrücke mit ununterbrochenem Spongiosasignal ist schließlich Indiz einer ausgeheilten Fraktur.	Die Pseudarthrose ist eine Störung der Frakturheilung 6 bis 9 Monate nach Fraktur. Die Fragmente verbleiben instabil und bilden innerhalb einer fibrösen Pseudokapsel gelenkähnliche Strukturen (Synovia, Knorpel).
Transitorisches Spongiosaödem (Abb. 12.**49**)	Das Spongiosaödem stellt sich gewöhnlich signalarm im T1W und signalreich im T2W dar, erstreckt sich vom subchondralen gelenknahen Knochen in die angrenzende Metaphyse. Es kann einen oder beide artikulierende Skelettanteile betreffen, geringe Gelenkergüsse sind eine häufige Begleiterscheinung.	Ein transitorisches Spongiosaödem ist in der Regel mit einer paraartikulären Osteoporose assoziiert. In Abhängigkeit von der Lokalisation spricht man auch von der *transitorischen Osteoporose des Hüftgelenkes* oder einer *regionalen wandernden Osteoporose*, wenn mehrere Gelenke der unteren Extremität betroffen sind. Die *Reflexdystrophie* hat einen ähnlichen Charakter, findet sich jedoch eher an der oberen Extremität.

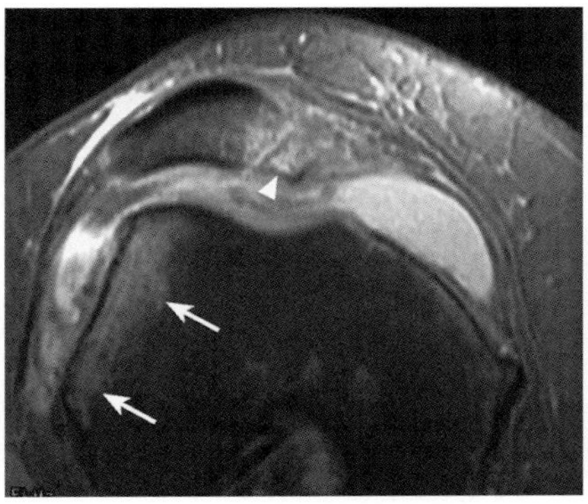

Abb. 12.**45** **Knochenkontusion (Bone bruise).** Axiales T2W, erhöhte Signalintensität in der lateralen Femurkondyle (Pfeile) sowie Fraktur der medialen Patellafacette (Pfeilspitze) nach lateraler Patellaluxation.

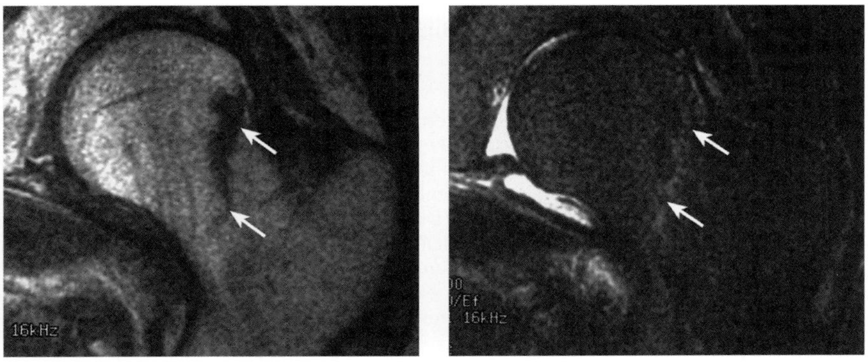

a b

Abb. 12.**46** **Nichtdislozierte subkapitale Humerusfraktur (radiografisch invisibel).** Hypointense Frakturlinie (Pfeile) im coronalen T1W (**a**) und schwach hyperintens im coronalen FS T2W (**b**). GRE.

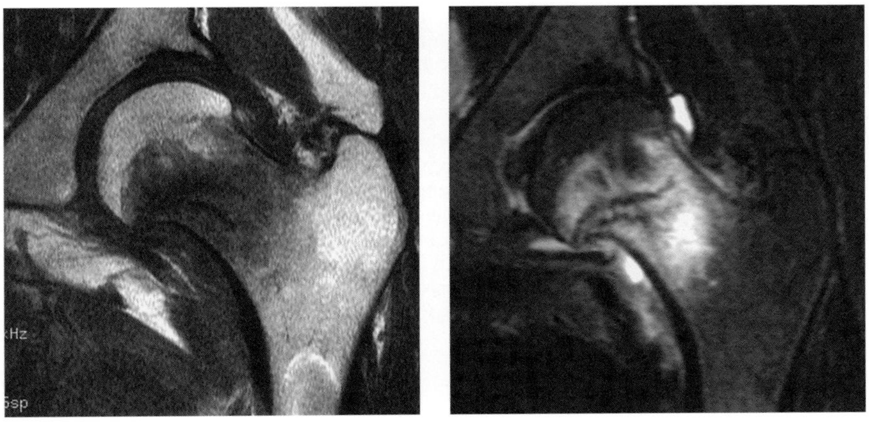

a b

Abb. 12.**47** **Stressfraktur.** Zwei parallele hypointense Frakturlinien im medialen Schenkelhals mit angrenzendem Spongiosaödem, signalarm im coronalen T1W (**a**), und signalreich im coronalen FS T2W (**b**).

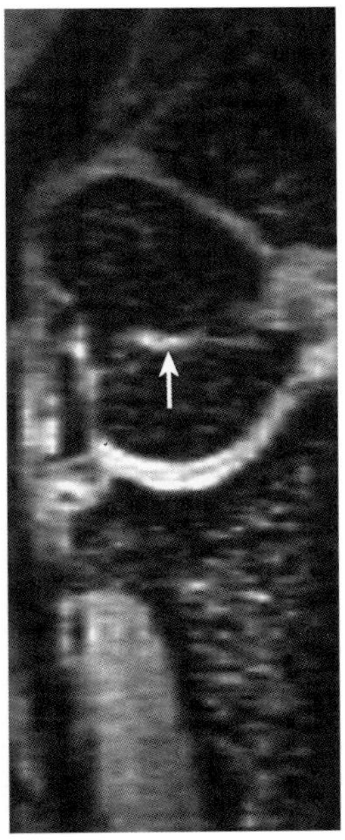

Abb. 12.**48** **Pseudarthrose.** Sagittales GRE (T2W); die Frakturlinie im Os naviculare bleibt auch 9 Monate nach Fraktur flüssigkeitstypisch hyperintens (Pfeil).

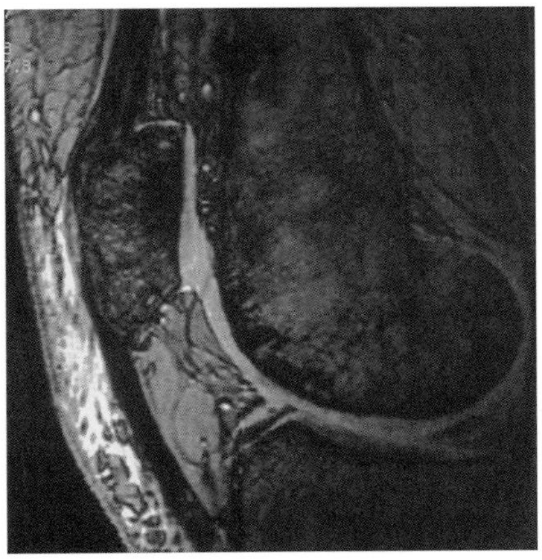

Abb. 12.**49** **Transitorisches Spongiosaödem.** Sagittales GRE (T2W); unscharf begrenzte signalreiche Zone im distalen Femur, radiografisch war eine fleckige Osteopenie erkennbar.

Tabelle 12.**1** (Fortsetzung) Lokalisierte Knochen- und Knochenmarkerkrankungen

Erkrankung	MRT-Befund	Kommentar
Akute Osteomyelitis (Abb. 12.**50**, 12.**51**, 12.**52**)	Eine akute Osteomyelitis erscheint signalarm im T1W und signalreich im T2W und in STIR-Bildern. Zusätzliche Befunde sind: kortikale Erosionen, periostale Knochenneubildungen und Weichteilkomponenten. Die Differenzierung zwischen Weichteilödem und Weichteilinfiltration ist schwierig, da die Infektion im akuten Stadium unscharf begrenzt ist und Signalanhebung und KM-Enhancement diffus beide Veränderungen betreffen.	Tritt in jedem Alter auf, häufiger bei Kindern, Diabetikern und bei Drogenabhängigen. Entsteht entweder hämatogen oder durch Ausbreitung aus Nachbarherden oder als initiale Knochenentzündung. Die radiografischen Befunde werden erst 2 bis 3 Wochen später manifest, mit lokaler Osteoporose, Knochendestruktion und Periostreaktion, häufig zwiebelschalenartige Lamellierungen und Spiculae.
Brodie-Abszess (Abb. 12.**53**)	Ein Brodie-Abszess erscheint signalarm im T1W und stark signalintens im T2W mit peripherem signalfreiem Ring aus fibrösem Gewebe. Nach i. v.-Applikation von Gd-DTPA deutliches Enhancement in der Abszesswand. Bevorzugte Lokalisation sind die langen Röhrenknochen, speziell die distale Tibia.	Komplikation einer Staphylokokken-Infektion bei Kindern. Radiografisch findet sich eine osteolytische längliche Läsion mit sklerosierter Begrenzung. Außer im Bereich der Metaphysen der langen Röhrenknochen findet sich der Prozess auch dia- oder epiphysär oder in flachen Knochen bzw. Wirbelkörpern. Die kortikale Lokalisation kann ein Osteoidosteom oder eine Stressfraktur vortäuschen.
Chronische Osteomyelitie (Abb. 12.**54**)	Eine chronische Osteomyelitis mit aktivem Fokus erscheint in Form einer Zone hypointensen Signals im T1W und hyperintensen Signals im T2W und STIR mit dichter sklerotischer Umsäumung (Signalverlust in allen Sequenzen). Zusätzliche Befunde sind: Knochensequester, subperiostale Flüssigkeitsansammlungen, Periostanhebungen und ein KM-Enhancement in der infizierten Zone. Das Fehlen von KM-Enhancement und Knochensequestern und normal ausgebildetes Fettmark sprechen für eine ausgeheilte chronische Osteomyelitie.	Knochensequester in der chronischen Osteomyelitis erscheinen ca. 1 Monat nach Ausbruch der Erkrankung. Zu diesem Zeitpunkt ist der Sequester von Granulationsgewebe und Knochenneubildungen umrahmt („Totenlade"). Gelegentlich finden sich intraossäre Gasansammlungen, intrakortikale Fissuren und fettige Flüssigkeitsspiegel (Pus). Das *Epidermoidkarzinom* entsteht bei 1 % der Osteomyelitiden im Bereich der chronischen Abszess-Drainage und präsentiert sich in Form einer Raumforderung in den Weichteilen mit Erosion des betroffenen Knochens. Die *chronisch sklerosierende Osteomyelitis Garré* findet sich in Form einer dichten Sklerosierung und Volumenzunahme besonders im Bereich des Schädels und der Nasennebenhöhlen.

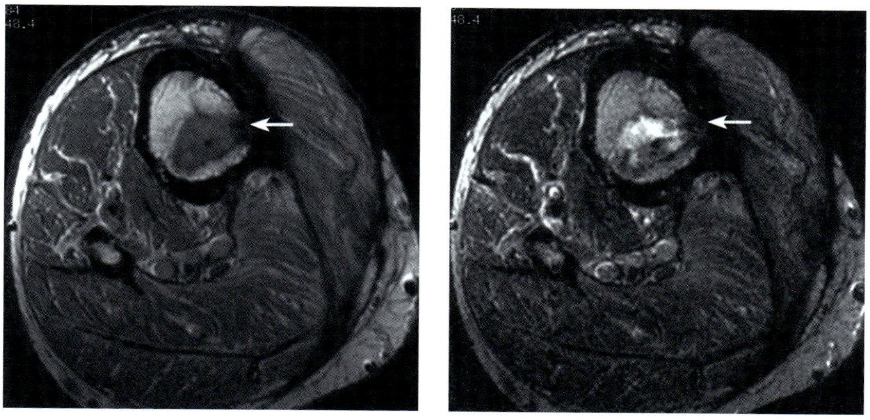

a **b**

Abb. 12.**50** **Akute Osteomyelitis.** Heterogener Fokus verminderten Signals im PDW (**a**) und vermehrter Signalintensität im T2W (**b**) in der Tibia. Die Osteomyelitis hat die mediale Kortikalis der Tibia durchbrochen (Pfeil).

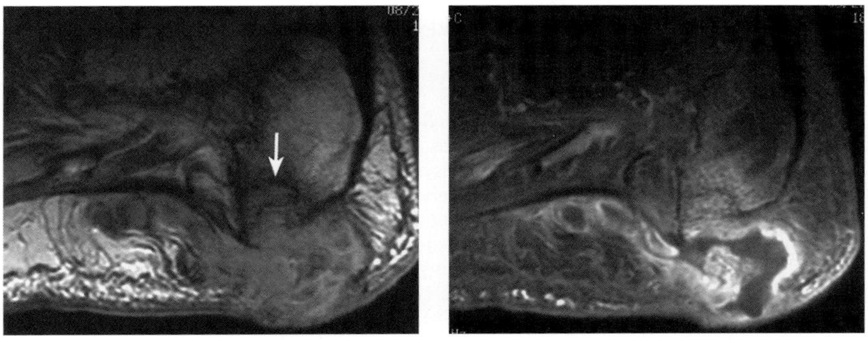

a b

Abb. 12.51 **Osteomyelitis des Kalkaneus sekundär nach Fersenabszess.** **a** Sagittales PDW, unregelmäßige Raumforderung in den Weichteilen der Ferse mit intermediärer Signalintensität und kleinen hypointensen Arealen mit Ausdehnung in den Kalkaneus (Pfeil). **b** FS T1W sagittal nach KM, nach i. v.-Applikation von Gd-DTPA deutliches Enhancement der Abszesswand und des angrenzenden Kalkaneus.

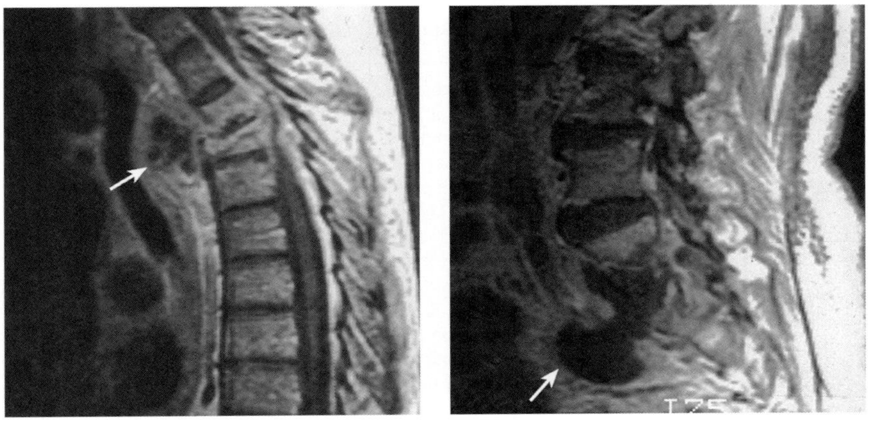

a b

Abb. 12.52 **Spondylitis (2 Fälle).** Destruktion der Bandscheibe und der angrenzenden Wirbelanteile mit großer Weichteilkomponente (Pfeil). (**a**: 3. und 4. BWK, **b**: LWK 5/SWK 1, beide sagittal T1W).

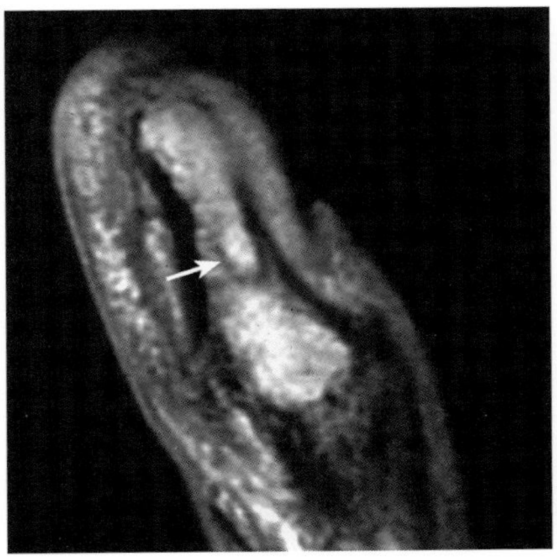

Abb. 12.53 **Brodie-Abszess.** Sagittales T2W, kleine ovale hyperintense Zone (Pfeil), umringt von einem sklerotischen Rand geringer Signalintensität an der Endphalanx des Daumens. Die erhöhte Signalintensität in der restlichen Phalanx bezeichnet die reaktive Osteomyelitis und das Ödem.

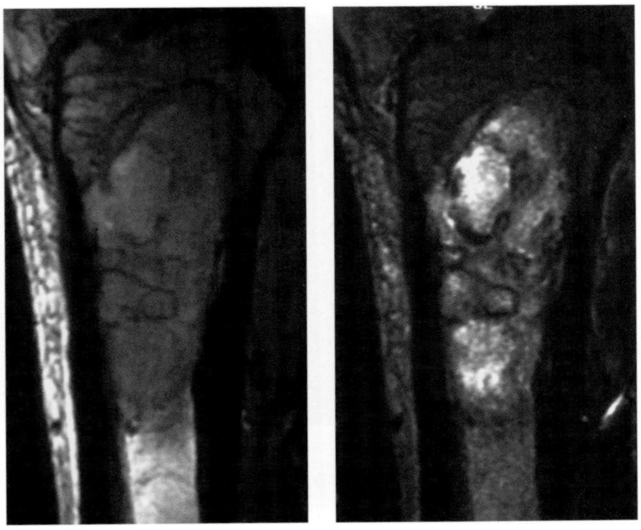

a b

Abb. 12.54 **Chronische Osteomyelitis.** Heterogene polyzyklische Läsion in der proximalen Metadiaphyse der Tibia. Der Herd ist hypointens zum Fettgewebe im coronalen PDW (**a**) und zeigt hyperintense Areale im coronalen FS T2W (**b**) als Zeichen noch aktiver Infektionen.

Tabelle 12.1 (Fortsetzung) Lokalisierte Knochen- und Knochenmarkerkrankungen

Erkrankung	MRT-Befund	Kommentar
M. Paget (Ostitis deformans Paget) (Abb. 12.55)	In der inaktiven Phase gleichen die MRT-Befunde dem radiologischen Bild: Kortikalisverdickungen, grobe Trabekulationen, Knochenverbreiterung, reduzierter Markraum und bogige Deformitäten. Die Kortikalis und die verbreiterten Trabekula sind signalfrei. In den langen Röhrenknochen wirkt die Trabekulation netzförmig mit Separation durch Fettmark oder zystoide fettgefüllte Aufhellungen. Mit zunehmender Erkrankungsdauer wird der Markraum durch die Fibrosen und Sklerosen signalarm im T1W und T2W. In der aktiven Phase ist die Spongiosa durch fibrovaskuläres Gewebe ersetzt. Im MRT finden sich inhomogene signalarme Veränderungen im T1W und signalreiche Zonen im T2W, die von verdickten Trabeculae durchbrochen werden. Komplikationen, wie pathologische Frakturen, die charakteristischerweise quer verlaufen, und sarkomatöse Degenerationen stellen keine diagnostischen Probleme im MRT dar.	Gewöhnlich inzidentaler Befund bei Patienten jenseits des 40. Lebensjahres. Gewöhnlich polyostotisches asymmetrisches Auftreten mit Befall des Beckenskeletts, von Femur, Tibia, Wirbelsäule, Schädel, Skapula und Humerus. Radiografisch reichen die Erscheinungsformen von diffus osteolytisch (z. B. umschriebene Osteporose des Schädels, V-förmiger Defekt an den Diaphysen der langen Röhrenknochen) bis diffus sklerotisch (Elfenbeinwirbel). Ein gemischtes Bild ist jedoch häufiger („Bilderrahmen"-Struktur der Wirbel, „Landkartenschädel" oder „Baumwollschädel") mit Knochenverbreiterungen, Kortikalisverdickung und grober Trabekulation. An den langen Röhrenknochen reichen die Veränderungen charakteristischerweise von der Epiphyse zur Diaphyse. Knochenerweichungen führen zu Deformitäten der langen Röhrenknochen, einer Protrusio acetabuli, zu bikonkaven Impressionen der Wirbelkörper und basilärer Impression.
Fibröse Dysplasie (Abb. 12.56, 12.57)	Solitäre oder multiple, mitunter leicht expansile Läsionen mit uniform signalarmem Charakter im T1W. Die Signalintensität im T2W differiert zwischen signalarm und signalreich, ist in der Regel homogen. Die monoostotischen Formen (75 %) betreffen die Rippen, Femur, Tibia und die Mandibula, polyostotische Formen (25 %) finden sich am Gesichts- und Hirnschädel, an Becken und Wirbelsäule und am Schultergürtel. In den langen Röhrenknochen liegen die Herde diaphysär, selten metaphysär. Knochendeformitäten finden sich bei den polyostotischen Formen.	Die fibröse Dysplasie wird in der Regel vor dem 30. Lebensjahr diagnostiziert. Radiografisch finden sich leicht expansile osteolytische Herde mit kräftigem Skleroserand. Die Knochenmatrix kann ebenso diffus sklerosiert, partiell ossifiziert oder verkalkt oder mit dicken sklerotischen Banden durchsetzt sein. *Ossifizierende Knochenfibrome* ähneln in ihrer Erscheinungsform der fibrösen Dysplasie, finden sich am Gesichtsschädel (speziell an der Mandibula) und an den Röhrenknochen (speziell an der Tibia). In späteren Stadien werden sie auch als *osteofibröse Dysplasie* bezeichnet und finden sich vor allem am anterioren Kortex der Tibiadiaphyse (Abb. 12.58).

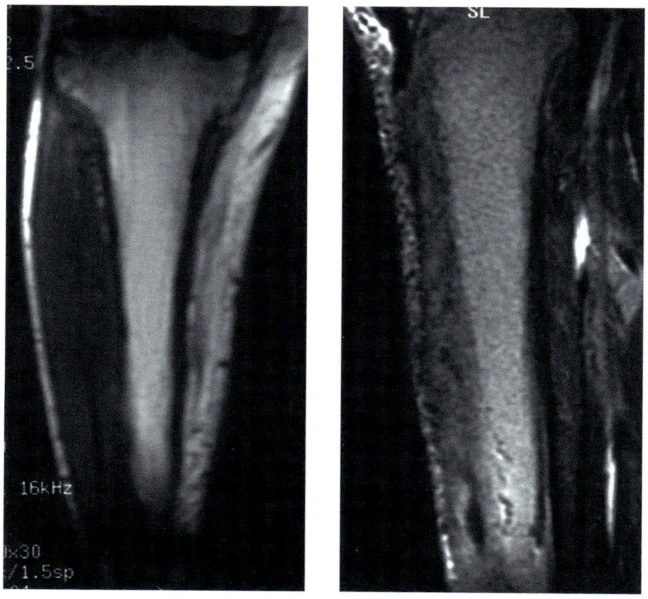

a b

Abb. 12.55 **M. Paget.** Verbreiterte Tibia mit verdickten Trabekeln in Form hypointenser Längssträhnen im Schaft und netzförmigem Charakter in der proximalen Epiphyse (**a**: coronales T1W, **b**: sagittales T2W).

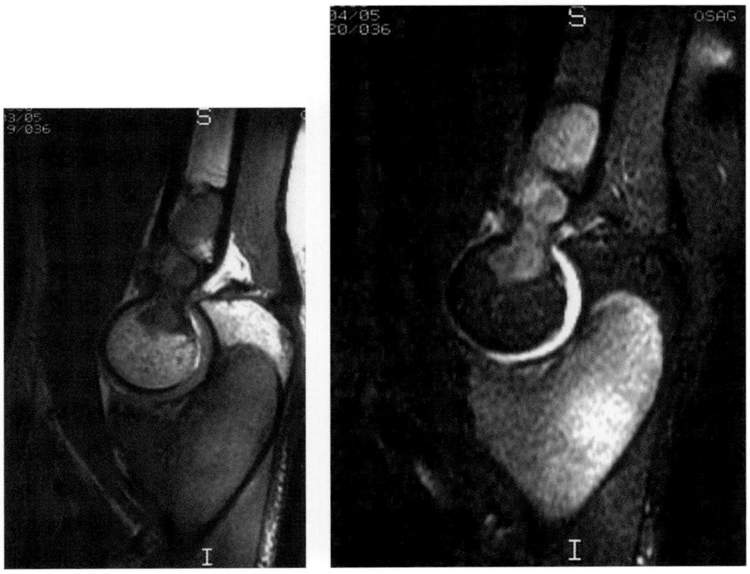

a b

Abb. 12.**56** **Fibröse Dysplasie.** Verbreitertes Humeroulnargelenk des Ellenbogens mit fokalen homogenen Signalveränderungen, die im sagittalen PDW (**a**) hypointens und im sagittalen FS T2W (**b**) hyperintens erscheint.

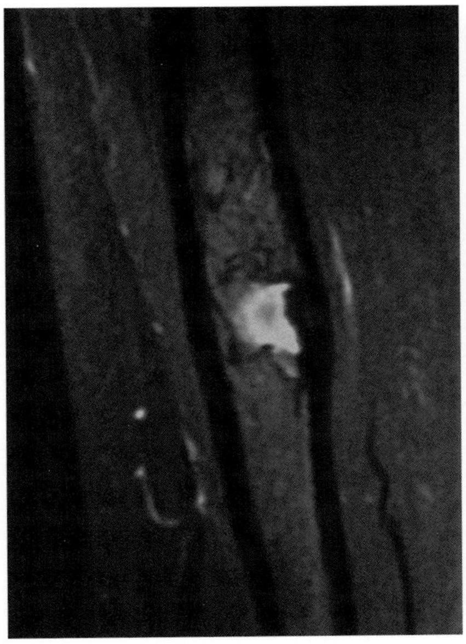

Abb. 12.**57** **Fibröse Dysplasie.** Coronales FS T2W, verbreiterter Tibiaschaft mit heterogenem Signal und einem hyperintensen Fokus.

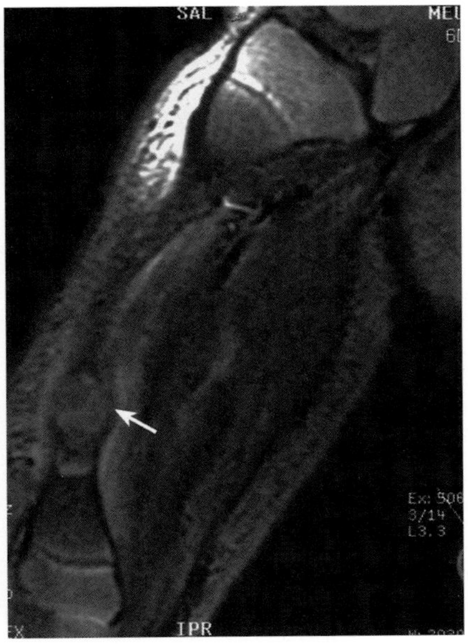

Abb. 12.**58** **Osteofibröse Dysplasie.** Coronales FS T2W, verbogene Tibia mit dysplastischem Schaft und einem gering signalintensen Herd distal (Pfeil).

5. Teil: Thorax

13 Lungen

Zur Ergänzung der Röntgendiagnostik der Lunge ist die Computertomografie, vor allem das hochauflösende CT, die Methode der Wahl. Die MRT hat für die pulmonale Diagnostik nur begrenzte Indikationen. Im Vergleich zum CT besteht der Vorteil der MRT in der Möglichkeit multiplanarer Bildgebung (ein Vorzug, der sich unter Berücksichtigung der moderen Mehrschicht-Computertomografen derzeit relativiert, [Anm. d. Ü.]) und der Blutfluss- oder Gefäßdarstellung ohne zusätzliche Kontrastmittelgabe. Daher sind Hauptindikationen der MRT am Thorax Darstellungen vaskulärer Veränderungen und die Differenzierung zwischen nichtvaskularisierten und vaskularisierten Herden in der Lunge, speziell bei Patienten, bei denen Kontraindikationen zur intravenösen Gabe jodhaltiger Kontrastmittel bestehen. Gelegentlich kann die MRT zum Staging des Bronchialkarzinoms und in der Therapieüberwachung bzw. Nachsorge hilfreich sein.

Die Diagnose *Lungenembolie* wird bei Verschluss oder Thrombosierung der Lungenarterien gestellt. In Spin-Echo-Sequenzen (SE) erscheinen pulmonalarterielle Thromben als signalreiche intraluminale Läsionen mittlerer Intensität im Vergleich zu den flussbedingten Signalauslöschungen in den durchströmten Gefäßen. Letztlich ist das MR-Signal jedoch variabel in Abhängigkeit vom Alter des Thrombus. Ein thrombotischer Verschluss der A. pulmonalis sollte nicht mit einem verlangsamten Blutstrom, z. B. bei pulmonaler Hypertension oder proximal von anatomischen oder funktionellen Gefäßverengungen, verwechselt werden. Mittels flusssensitiver Gradienten-Echo-Sequenzen lässt sich der Thrombus in Form einer signalarmen Läsion im Gefäßlumen beweisen, was bei optimierten Sequenzen bis in die Segmentarterien möglich ist. Nach i. v.-Applikation von Gd-DTPA stellen sich die Thromben als signalarme intraluminare Defekte dar, während primäre oder sekundäre Neoplasien intravaskulär ein deutliches KM-Enhancement aufweisen und bereits im nativen T2W hyperintens erscheinen.

Eine *chronische pulmonalarterielle Thrombembolie* stellt die relativ seltene Komplikation einer akuten Lungenembolie dar, bei der sich die Thromben organisieren und mit der Arterienwand verschmelzen. Klinisch findet sich eine progrediente pulmonale Hypertension, die von anderen Ursachen einer pulmonalen Drucksteigerung abgegrenzt werden muss, da die Patienten mit einer chronischen Thrombembolie mittels Thrombarteriektomie prinzipiell kurabel sind, vorausgesetzt die zentrale Thrombose reicht nicht über die Segmentarterien hinaus.

Die *pulmonale Hypertension* tritt primär oder sekundär im Rahmen einer Vielzahl von Erkrankungen des Herzens, der Lungengefäße oder des Lungenparenchyms auf. Grundlegender Mechanismus ist ein erhöhter peripherer Gefäßwiderstand mit dem Resultat eines erhöhten pulmonalarteriellen Druckes. Das Ausmaß der im MRT visualisierbaren funktionellen und anatomischen Veränderungen ist proportional zur Ausprägung der pulmonalen Hypertension. Vordergründig findet sich im MRT ein verlangsamter Blutstrom. Bei gesunden Patienten ist ein intravaskuläres Signal in SE-Sequenzen lediglich in der späten Diastole mit entsprechend verlangsamtem Fluss gegeben. Ein Signal im Verlauf größerer Abschnitte des Herzzyklus (z. B. in der Systole oder frühen Diastole) zeigt einen pathologisch verlangsamten Fluss an. Das MRT-Signal steigt parallel zur Erhöhung des intrapulmonalen Druckes und des peripheren Gefäßwiderstandes an. Ein weiterer Befund der pulmonalarteriellen Hypertension ist die Gefäßgröße: eine normale A. pulmonalis misst maximal 3 cm im Querschnitt, ein bilateraler Durchmesser von über 3 cm ist verdächtig auf eine Hypertension. Begleitend findet sich häufig eine Rechtsherzhypertrophie mit Abflachung oder Konvexität des Ventrikelseptums. Eine im MRT problemlos nachweisbare Dissektion der A. pulmonalis ist eine seltene und gewöhnlich fatale Komplikation der pulmonalen Hypertension.

Pulmonale arteriovenöse Malformationen (AVM) sind häufig kongenital und weniger posttraumatischer Natur. Im Röntgenübersichtsbild finden sich unspezifische runde oder gering lobulierte Herde mit wenigen Zentimetern Größe. Der Nachweis von versorgenden und abführenden Gefäßen ist richtungweisend, im Röntgenübersichtsbild jedoch selten möglich. Gelegentlich findet sich mehr als ein zuführendes oder drainierendes Gefäß. Etwa ein Drittel der Patienten präsentieren multiple Herde in der Lunge, wobei im Röntgenbild nur die dominante Läsion sichtbar ist. Unter diesen Patienten hat die Hälfte arteriovenöse Malformationen in anderen Körperregionen einschließlich der Haut und Schleimhäute (*hereditäre hämorrhagische Teleangiektasie, M. Rendu-Osler-Weber*). Im SE-Bild ist in der Regel nur die Wand der AVM sichtbar, während das strömende Blut im Zentrum ohne Signal ist. Mittels GRE-Sequenzen oder MRA wird die Läsion einschließlich ihrer zu- und abführenden Gefäße in ganzer Ausdehnung erkennbar.

Die *pulmonale Varikose* findet sich in Form einer oder mehrerer dilatierter und elongierter Pulmonalvenen. Sie kann kongenital oder im Rahmen einer Mitralklappenerkrankung auftreten. Klinisch finden sich bis in das Erwachsenenalter keine Symptome, häufig sind diese Befunde rein inzidental. Im Röntgenbild zeigen sich eine oder merere runde bis ovale oder lobulierte Verschattungen mit glatter Begrenzung im Mittelfeld einer Lunge. Die MRT kann die vaskuläre Natur dieser Herde und ihre Verbindung zum linken Vorhof beweisen. Eine pulmonale AVM in Nachbarschaft zum linken Vorhof ist mitunter schwer zu differenzieren.

Eine *Lungensequestration* ist eine kongenitale Fehlbildung von Lungengewebe ohne Anschluss an das Bronchialsystem, liegt in der Regel links dorsobasal epiphrenal, selten rechts basal, und ausnahmslos in der Kontinuität des Zwerchfells. Das radiografische Bild hängt von begleitenden Infektionen ab: ohne Infektion und späteren Anschluss an das Bronchialsystem zeigt sich eine homogene, scharf begrenzte Weichteilstruktur im Röntgenbild. Die zystische Natur des Prozesses wird durch die blind endenden und ektatischen Bronchien hervorgerufen, was sich im MRT als einzelne oder multiple unterschiedlich große Zysten problemlos darstellen lässt. Nach Infektionen durch Anschluss an den Bronchialbaum findet sich eine lufthaltige zystoide Raumforderung mit Flüssigkeitsspiegeln. Die Diagnose einer Lungensequestration wird durch den Nachweis einer aberrierenden arteriellen Versorgung des Prozesses bestätigt, was mittels MRT bzw. MRA in der Regel gelingt: es finden sich aberrante arterille Gefäße aus der Bauchaorta oder aus einer ihrer Äste. Supradiaphragmale Sequestrationen werden venös via V. pulmoalis drainiert, während die selteneren infradiaphragmalen einen systemischen venösen

Abstrom haben (z. B. über die V. cava inferior, die V. portae, die V. azygos oder hemiazygos).

Andere zystoide Raumforderungen in der Lunge mit typischem Signalverhalten im MRT sind bronchogene Zysten und zystische adenomatöse Malformationen. *Bronchogene Zysten* sind solitäre, scharf begrenzte, runde oder ovale homogene Läsionen mit Durchmessern bis zu einigen Zentimetern, die sich bevorzugt im zentralen perihilären Unterlappen finden. Eine Kommunikation mit dem Bronchialsystem kann nach Infektionen auftreten. *Zystische adenomatöse Malformationen* bestehen aus einer intralobären Masse desorganisierten pulmonalen Parenchyms mit fakultativ grob konfigurierten Zysten, die, sofern vorhanden, mit dem Bronchialsystem kommunizieren. Fehlende zuführende und drainierende Gefäße unterscheiden den Prozess von Lungensequestrationen. Erworbene flüssigkeitsgefüllte Strukturen in der Lunge sind *zystische Bronchiektasen, Echinokokkuszysten (hydatide Zysten)* und *traumatische Lungenzysten*, bei denen das MR-Signal allerdings stark vom Alter der Blutung abhängt. Abszesse und Malignome mit zentralen Nekrosen können gleichfalls eine zystische Lungenläsion simulieren, wegweisend sind hier die unregelmäßigen Weichteilvemehrungen und die klinischen Befunde.

Fetthaltige pulmonale Herde sind Hamartome, Lipome und Ölpneumonien. Gewöhnlich zeigt Fett innerhalb einer pulmonalen Raumforderung Benignität an, allerding können Einblutungen in intrapulmonale Malignome durchaus zu Methämoglobin-Ansammlungen führen, die eine lipide Struktur simulieren. Die Hamartome sind bis zu 50% fettiger Natur, sind jedoch durch ihre typische hantel- oder popcornförmige Verkalkung im konventionellen Röntgenbild und CT besser differenzierbar. Lipome finden sich an der Tracheobronchialwand, sind im Lungenparenchym selbst eher ungewöhnlich. Ölpneumonien entstehen durch Aspiration ölhaltiger Substanzen (z. B. Nasentropfen) und führen zu chronischen Atelektasen bzw. Ölgranulomen, die sich vorwiegend an der Lungenbasis finden.

Pulmonale Gefäßanomalien sind mittels MRT sehr gut darstellbar. Die geläufigsten Anomalien der *A. pulmonalis* sind: 1) *Fehlender Truncus pulmonalis (Pseudotruncus aortalis)*: Der Abgang der rechten und linken A. pulmonalis erfolgt über je einen Duktus direkt aus der Aorta ascendens oder aber aus einem gemeinsamen hypoplastischen arteriellen Gefäß aus den Valvae semilunares, immer assoziiert mit Ventrikelseptumdefekt oder persistierendem Ductus arteriosus Botalli. 2) *Proximaler Abbruch oder fehlende rechte oder linke A. pulmonalis*: Die Versorgung der betroffenen hypoplastischen Lunge erfolgt über hypertrophierte bronchiale oder interkostale arterielle Äste oder aus der A. anonyma bzw. der A. subclavia. 3) *Anormaler Abgang des linken A. pulmonalis aus der rechten*: Die aberrierende linke A. pulmonalis verläuft zwischen Ösophagus und Trachea zum linken Hilus („Pulmonalisschlinge"). Die enge Nachbarschaft dieses Gefäßes zum rechten Hauptbronchus und zur Trachea führt zu Kompressionseffekten und mitunter Obstruktionen in der rechten oder in beiden Lungen. 4) *Pulmonalarterienstenose* (Koarktation): Die Pulmonalarterienstenose ist gewöhnlich mit einer poststenotischen Dilatation verbunden, kann uni- oder multilokulär, lang oder kurzstreckig, peripher oder zentral, uni- oder bilateral auftreten. Kardiovaskuläre Anomalien, wie eine infundibuläre, valvuläre oder supravalvuläre Stenose oder einen Vorhofseptumdefekt sind häufige Begleitbefunde einer zentralen Koarktation. 5) *Fistel zwischen der rechten A. pulmonalis und dem linken Vorhof*: Radiografisch ist die Fistel anhand einer runden Verschattung von 2 bis 3 cm Größe im rechten Hemithorax nahe des linken Vorhofs erkennbar, die rechte A. pulmonalis ist sonst unauffällig. 6) *Dilatation der Pulmonalarterien*: Eine Verbreiterung der A. pulmonalis findet sich bei pulmonaler Hypertension, erhöhtem intrapulmonalem Fluss (Links-rechts-Shunt, Rechtsherzhypertrophie), turbulentem pulmonalarteriellem Fluss (poststenotische Dilatation) und bei intrinsischen Veränderungen (Aneurysmen, idiopathische Dilatation). Eine unilaterale Verbreiterung der linken A. pulmonalis weist auf eine poststenotische oder idiopathische Dilatation, Aneurysmen oder Thrombembolien, auch auf chirurgisch verursachte Links-rechts-Shunts hin. Die unilaterale Dilatation der rechten A. pulmonalis ist entweder aneurysmatisch oder thrombembolisch. 7) *Vaskulitis und periphere Aneurysmen der A. pulmonalis*: Eine periphere Einengung, Dilatation und Okklusion der Pulmonalarterien in Verbindung mit Aneurysmen und Pseudoaneurysmen findet sich bei einer Polyarteriitis nodosa, der Takayasu-Arteriitis (chronisch entzündliche Panaretriitis der Aorta und ihrer Hauptäste sowie der A. pulmonalis), beim Behçet-Syndrom (hilusnahe pulmonalarterielle Aneurysmen und venöse Thrombosen bei Patienten mit Stomatitis aphthosa, Ulzerationen der Genitale und ZNS-Beteiligung) und nach intravenösen Drogen-Applikationen (mykotische Aneurysmen).

Der *anormale Pulmonalvenenrückfluss* kann partiell oder total bestehen und wird in suprakardial (in eine persistierende linke V. cava superior und von dort in die linke V. anonyma), kardial (in den rechten Vorhof oder den Sinus coronarius), infradiaphragmal (in das Portalvenensystem) oder gemischt klassifiziert. Das *Scimitar-Syndrom* beschreibt eine Hypoplasie der rechten Lunge mit infradiaphragmaler Fehlmündung der rechten Lungenvene (über die Scimitar-Vene) in die V. cava inferior, V. portae oder V. hepatica, selten auch in den rechten Vorhof. Begleitbefunde dieser Fehlbildung sind häufig ein Pseudotruncus aortalis, eine systemische Arterialisation der Lunge, pulmonale Sequestration, ein Abbruch der V. cava inferior und/oder ein akzessorisches rechtes Diaphragma.

Die *Bronchialkarzinome* (Abb **13.1**) werden in der Regel nach ihrem Zelltyp klassifiziert: Plattenepithelkarzinome (35%), Adenokarzinome (35%), kleinzellige Karzinome (20%), großzellige Karzinome (8%), adenosquamöse Karzinome (1%), Karzinoide (0,5%) und Bronchialdrüsen-Karzinome (0,5%). Plattenepithelkarzinome liegen entweder endobronchial mit Obstruktion der Atemwege (zwei Drittel) oder peripher (ein Drittel). Adenokarzinome stellen die Mehrzahl der peripheren Lungentumoren dar. Ein Suptyp des Adenokarzinoms ist das bronchoalveoläre Karzinom, das sich in diffusen Formen zeigen kann. Kleinzellige Karzinome sind selbst eher kleine Tumoren mit ausgeprägter hilärer und mediastinaler Lymphadenopathie, großzellige Karzinome dagegen umfangreiche periphere Raumforderungen. Die TNM (Tumor-Lymphknoten-Metastasen) Klassifikation wird in Tabelle **13.1** behandelt.

Die MRT spielt in der Primärdiagnostik des Bronchialkarzinoms keine Rolle, kann jedoch zum Staging beitragen. Die Tumoren stellen sich als periphere oder zentrale Raumforderung mit unregelmäßiger strahliger Begrenzung dar. Kavitationen mit typischer dicker Wandung und unregelmäßiger interner Streifenzeichnung finden sich in 15% der Fälle, vorwiegend bei Plattenepithelkarzinomen. Exzentrische Verkalkungen sind in 5% der Fälle sichtbar, weniger mittels MRT als mit anderen bildgebenden Verfahren. Die Obstruktion der Luftwege hat eine segmentale, lobäre oder totale Dystelektase bzw. Atelektase und Pneumonitis zur Folge. Im Vergleich zum atelektatischen Lungengewebe mit seinen Sekretretentionen ist der Tumor im T2W hypointens. Nach i. v.-Applikation von Gd-DTPA ist das Enhancement in der Atelektase rascher und intensiver als im Tumorgewebe.

Tabelle 13.1 TNM-Klassifizierung des Bronchialkarzinoms

T0: kein Tumorhinweis.
T1: Der Tumor ist kleiner als 3 cm.
T2: Der Tumor ist größer als 3 cm oder ein Tumor mit Invasion der viszeralen Pleura oder mit obstruktiver Pneumonie/Atelektase.
T3: Der Tumor ist maximal 2 cm von der Karina entfernt, oder es finden sich Infiltrationen der parietalen Pleura, der Brustwand, des Zwerchfells, des Mediastinums oder des Perikards.
T4: Invasion der Karina, des Herzens, der großen Gefäße, der Trachea, des Ösophagus, der Wirbelkörper oder maligner Pleuraerguss.
N0: Keine Lymphknotenmetastasen.
N1: Lymphknoten peribronchial und/oder ipsilateral perihilär.
N2: Lymphknoten ipsilateral mediastinal.
N3: Lymphknoten kontralateral hilär und/oder mediastinal.
Mo: keine Fernmetastasen.
M1: Fernmetastasen (Knochen, Nebennieren, Leber, Niere, Gehirn, Lunge, andere).

Klassifizierung (1–3A operabel, 3B-4 inoperabel)
1: T1–2, N0, M0
2: T1–2, N1, M0
3A: T3 oder T1–3, N2, M0
3B: T1–3, N3, oder T4, N0–2, Mo
4: T4, N3, M0 oder M1

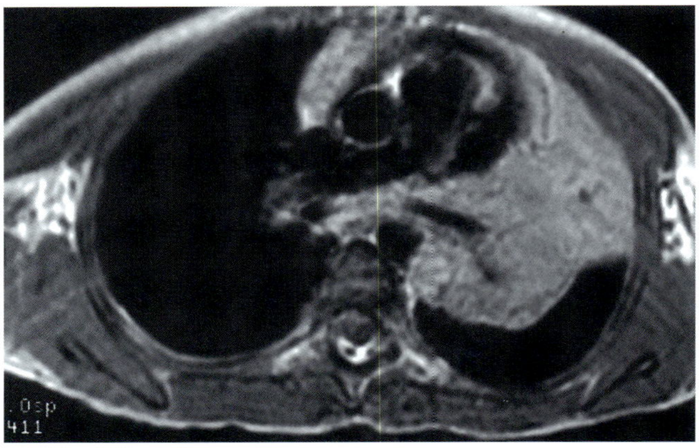

Abb. 13.1 **Bronchialkarzinom.** Große Raumforderung mit Beteiligung des ipsilateralen Mediastinum und Hilus, Invasion des Perikards und der Brustwand (PDW).

Endobronchiale Läsionen oder zirkuläre Bronchuseinengungen sind bei zentralen Tumoren relevant, gleichermaßen können Gefäße okkludiert sein oder Thromben enthalten. Begleitend findet sich eine unilaterale hiläre Lymphadenopathie, fakultativ mit Mediastinalbeteiligung, in 5 % der Fälle ist dies die einzige sichtbare Tumormanifestation, insbesondere bei kleinzelligen Karzinomen. Ein Pleuraerguss findet sich in 10 % der Fälle, entweder durch direkte pleurale Tumorinvasion oder durch Obstruktion der Lymphabflussbahnen. Gelegentlich begleiten Plauraverdickungen periphere Tumoren, in fortgeschritteneren Stadien überschreiten die Tumoren die Pleuragrenze und infiltrieren Thoraxwand, Rippen und Wirbelsäule.

Präoperativ kann die MRT hilfreich bei der Einschätzung der *Resektabilität* des Tumors sein, insbesondere bei der Differenzierung zwischenTumorstadium 3A und 3B (s. Tabelle 13.**1**). Eine Infiltration der Thoraxwand, des Diaphragmas, der mediastinalen Pleura oder des Pericards sowie ipsilaterale Lymphknoten im Mediastinum sind in der Regel noch operabel, sofern sich allerdings eine Infiltration der Herzwand, der großen mediastinalen Gefäße, der Trachea, des Ösophagus und der Karina findet mit Lymphknoten kontralateral hilär, mediastinal oder supraklavikular, ist der Tumor inoperabel. Eine Tumorinvasion des Sternum und der Wirbelsäule stellt ebenfalls ein Operationshindernis dar (Abb 13.**2**).

Pancoast-Tumoren entstehen am Apex der Lunge und breiten sich relativ früh in die apikale Brustwand unter Einbeziehung der Rippen, der Wirbelsäule, der brachiozephalen Gefäße, des Plexus brachialis und der zervikothorakalen Nervenwurzeln aus. (Abb. 13.**3**, 13.**4**). Dementsprechend finden sich klinisch Schulter- und Armschmerzen, Atrophien der Handmuskeln und/oder ein Horner-Syndrom (Enophthalmus, Miosis, Ptosis und Anhidrosis). 3 % der Plattenepithel- und Adenokarzinome manifestieren sich als Pancoast-Tumor. Mittels MRT lassen sich die anatomischen Gegebenheiten zwischen Tumorgewebe und den infiltrierten Strukturen hervorragend darstellen.

Therapieerfolge und *Tumorrezidive* können mittels MRT überwacht werden. Neben der Reduktion der Tumorgröße zeigen Nekrosen innerhalb der intrapulmonalen Läsion nach Chemo- und/oder Radiotherapie einen positiven Therapieeffekt an. Die Nekrosen sind im Vergleich zum Tumorgewebe hypointens im T1W und hyperintens im T2W, zeigen kein KM-Enhancement. Mitunter ist die Differenzierung einer Strahlen-Pneumonitis, die sich zwischen 1 Monat bis 1 Jahr nach Radiotherapie entwickelt, vom Tumor und einer eventuellen Pro-

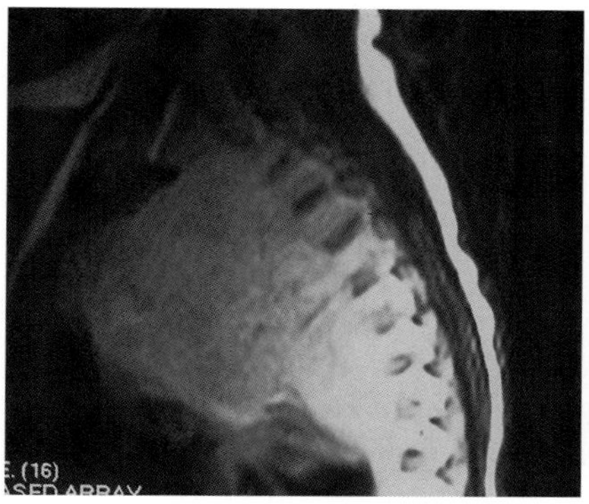

Abb. 13.2 **Inoperabler Lungentumor.** Sagittales PDW, Tumorinvasion der Wirbelsäule als Zeichen einer Inoperabilität.

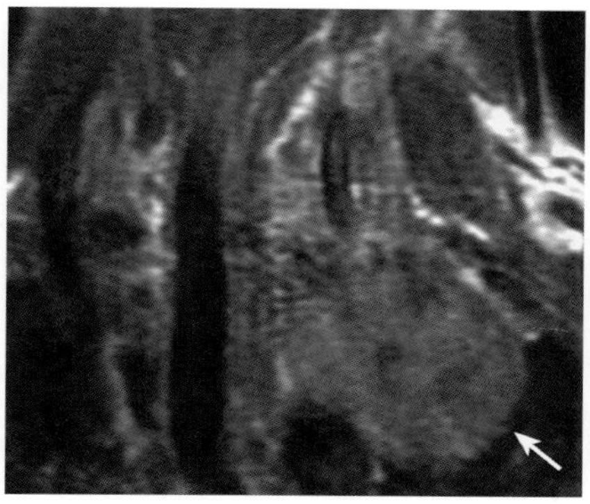

Abb. 13.3 **Pancoast-Tumor.** Coronales T1W, große Raumforderung (Pfeil) in der linken Lungenspitze mit Invasion des apikalen Oberlappensegmentes.

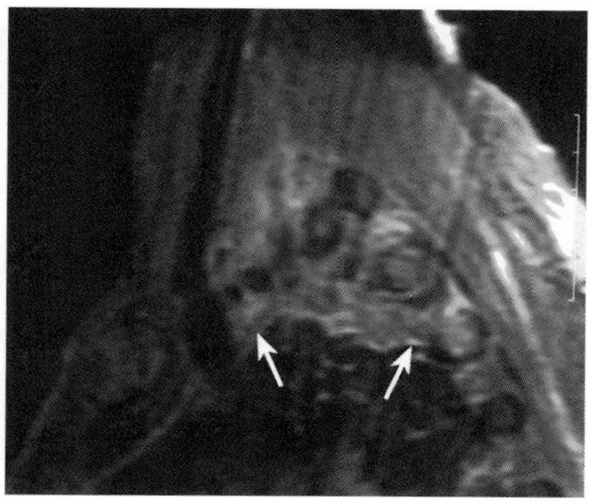

Abb. 13.4 **Pancoast-Tumor.** Sagittales FS T1W nach KM, Raumforderung im Apex der rechten Lunge mit Infiltration des Plexus brachialis (Pfeile) nach i. v.-Applikation von Gd-DTPA.

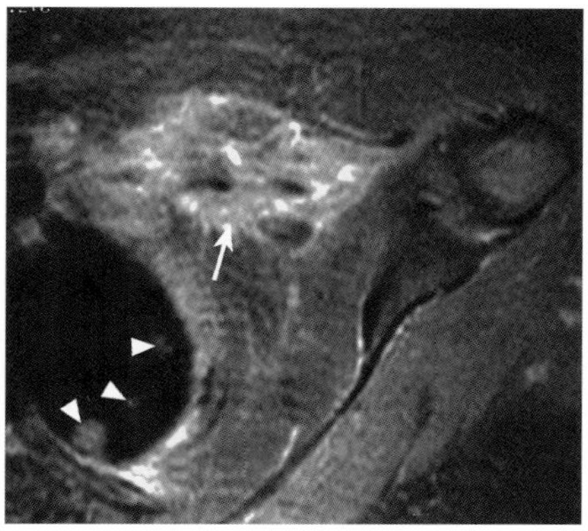

Abb. 13.5 **Metastase eines Mammakarzinoms.** Axiales FS T1W nach KM, drei pulmonale Knoten mit KM-Enhancement (Pfeilspitzen). Große Metastase in der Axilla mit inhomogenem KM-Enhancement.

gression schwierig. Richtungweisend sind in solchen Fällen die Beschränkung der Pneumonitis auf das Bestrahlungsfeld und das Zeitfenster von bis zu einem Jahr nach Therapieabschluss. Sowohl Pneumonitis als auch Tumor sind signalreich im T2W und gewinnen nach i. v.-Applikation von Gd-DTPA deutlich an Signal, es lässt sich allenfalls ein gewisses Mehrenhancement der Pneumonitis verzeichnen, jedoch ohne diagnostische Sicherheit.

Die Umwandlung der Strahlenpneumonitis in eine Strahlenfibrose beginnt ein Jahr nach Therapie oder früher. Das MRT-Signal der Fibrosen ist signalarm im T1W und T2W, Tumorrezidive lassen sich durch ihr hohes T2-Signal und das signifikante KM-Enhancement sicher abgrenzen.

Nach Pneumektomie ist der Hemithorax über 3 bis 24 Wochen partiell flüssigkeitsgefüllt und verliert langsam an Volumen. Entsprechend findet eine teilweise Umwandlung des Serothorax in Bindegewebe statt, Flüssigkeitsareale finden sich aber noch Jahre nach Operation. Bei vollständiger bindegewebiger Umwandlung ist eine ausgeprägtere ipsilaterale Mediastinalverlagerung gegeben. Eine Verschiebung des Mediastinums zur Gegenseite ist dagegen Ausdruck einer bronchopulmonalen Fistel mit Empyem oder eines Tumorrezidivs. Diese Veränderungen lassen sich im MRT sicher differenzieren.

Im Vergleich zum CT ist die MRT weniger sensibel in der Aufdeckung *intrapulmonaler Rundherde* (Abb. 13.5). Eine mögliche Ausnahme sind Knötchen oder muköse Plaques nahe der Hili und in der Lungenperipherie, die im CT mit Gefäßanschnitten verwechselt werden. Die Diagnostik von Lungenatelektasen ist im MRT nur unspezifisch, da diese unabhängig von ihrer Entstehung signalarm im T1W und signalreich im T2W erscheinen. Ausnahmen bilden die hohen Signalintensitäten im T1W einer Ölpneumonie, der alveolären Proteinose und Methämoglobindepots nach Infarkt oder Hämatom. Ein vermindertes Signal im T2W findet sich bei Prozessen mit rezidivierenden hämorrhagischen Episoden, wie dem Goodpasture-Syndrom und der pulmonalen Hämosiderose, durch Depots paramagnetischen Eisens im Lungenparenchym.

Die *Differenzierung zwischen obstruktiver und nichtobstruktiver Atelektase* ist mittels MRT durchaus möglich, da die obliterierende Läsion (endobronchiale Läsion oder extrinsische Kompression) sich mittels MRT identifizieren lässt und das – im Gegensatz zur nichtobstruktiven Atelektase – flüssigkeits- und sekretgefüllte bronchoalveoläre System im obstruktiv atelektatischen Lungengewebe einen entsprechend signalreichen Charakter im T2W hat.

14 Pleura, Zwerchfell, Brustwand, Mamma

Exsudate, Transsudate und *hämorrhagische Pleuraergüsse* sind mittels MRT nicht sicher differenzierbar. Das KM-Enhancement eines Exsudates ist geringfügig höher als das eines Transsudates, allerdings ist die Differenz minimal, sodass eine klinische Relevanz daraus nicht abzuleiten ist. Ein Chylothorax ist aufgrund der lipidähnlichen Signalcharakteristik im T1W mittels MRT vergleichsweise leichter abzugrenzen, in gleicher Weise kann ein subakuter Hämatothorax aufgrund der Methämoglobin-Konzentration eine Woche und länger signalreich im T1W erscheinen.

Exsudative und transsudative Pleuraergüsse sind in T1-gewichteten Spin-Echo-Sequenzen (SE) häufig unzureichend abzugrenzen, da die Signalcharakteristik isointens zum belüfteten Lungenparenchyms, hypointens lediglich gegenüber Atelektasen ist. Im T2W fällt die Diagnostik durch die hohe Signalintensität des Pleuraergusses leichter, hier wiederum besteht häufig eine Isointensität zur Atelektase.

Die Flüssigkeit sammelt sich im Pleuraspalt zunächst in den abhängigen Anteilen, d. h. posteromedial und kaudal zur Lungengrenze in Rückenlage und bildet dort eine halbmond- bis linsenförmige Konfiguration. Schmale Pleuraergüsse sind durch ihre hohe Signalintensität im T2W von Pleuraverdickungen differenzierbar, bei Notwendigkeit lässt sich das freie Auslaufen des Ergusses durch zusätzliche Sequenzen in Bauch- oder Seitenlage beweisen. Eine entzündlich oder neoplastisch verdickte Pleura zeigt nach i. v.-Applikation von Gd-DTPA ein deutliches Enhancement, während sich in fibrösen Narben und pleuraler Flüssigkeit praktisch keinerlei KM-Aufnahme findet.

Größere Flüssigkeitsmengen im Plauraspalt steigen nach lateral an und dringen in den Interlobärspalt ein, die Konfiguration wird im transversalen Schnittbild schnabel- oder hakenförmig. Die Unterlappen werden durch den Erguss komprimiert und nach anterior verschoben, sodass der Eindruck einer in Flüssigkeit schwimmenden kollabierten Lunge entsteht. Der atelektatische Hinterrand des Unterlappens kann mit dem Zwerchfell verwechselt werden und posterior Pleuraerguss sowie anterior Aszites simulieren, ähnlich ist bei Inversion der Zwerchfellgrenze durch einen massiven Pleuraerguss die Verwechslung mit peritonealer Flüssigkeit möglich. Sequenziell weiter kranial gewonnene Schnittbilder ermöglichen bei derartigen Phänomenen die genaue topografische Zuordnung von Lungengrenze und Flüssigkeit.

Sowohl ein Pleuraerguss als auch Aszites stellen sich als bogen- oder halbmondförmige Flüssigkeitsansammlungen zwischen Thoraxwand und Milz bzw. Leber dar. Zur Differenzierung dieser Flüssigkeitsansammlungen sind im MRT verschiedene Kriterien hilfreich: Flüssigkeit außerhalb (peripher) des Zwerchfells ist pleural, innerhalb des Zwerchfells peritoneal; pleurale Flüssigkeit umkleidet die Lunge, während peritoneale Flüssigkeit durch die Lungenbasis umsäumt wird. Im Bereich des dorsalen Sinus phrenicocostalis liegt pleurale Flüssigkeit dorsal des Zwerchfells mit Verlagerung des Diaphragmas nach anterior, peritoneale anterior der Zwerchfellgrenze. Pleurale Flüssigkeit nimmt in weiter kaudal gewonnenen Schnittbildern an Menge ab, während Aszites an Volumen gewinnt und nach lateral Leber bzw. Milz umkleidet. Flüssigkeit posterior der Leber ist immer pleural, da die peritoneale Umkleidung nicht bis in diese Region reicht und die Leber unmittelbar mit dem posterioren Diaphragma verbunden ist.

Uni- oder bilaterale Plauraergüsse ohne weitere Zeichen einer intrathorakalen Erkrankung sind bei jüngeren Pateinten häufig *tuberkulös*, bei älteren *paraneoplastisch*. Ein paraneoplastischer Pleuraerguss kann Ausdruck einer *Metastasierung*, eines *Lymphoms*, einer *Leukämie* oder im Zusammenhang mit dem Meigs-Salmon-Syndrom (nichtmaligner Pleuraerguss und Aszites bei benignen oder malignen Ovarial-Tumoren oder beim Leiomyom des Uterus) auftreten. Bei Bindegewebserkrankungen ist der Pleuraerguss mitunter einziges Symptom einer Lungenbeteiligung im Rahmen der *rheumatoiden Arthritis* oder des *systemischen Lupus erythematodes* (primär oder drogeninduziert). Häufige Ursachen von Pleuraergüssen sind desweiteren *kongestive Herzfehler*, naturgemäß assoziiert mit einer Kardiomegalie und Zeichen der kardialen Dekompensation. Beim *Dressler-Syndrom* entwickelt sich der Erguss etwa 2 bis 4 Wochen nach dem Myokardinfarkt oder dem chirurgischen Eingriff (*Postperikardiotomie-Syndrom*), kann gelegentlich auch erst Monate bis Jahre nach dem kausalen Ereignis auftreten. Selten ist ein Pleuraerguss einziges Zeichen einer *pulmonalen Thrombembolie*.

Traumatische und *postoperative* Pleuraergüsse sind aufgrund der Krankengeschichte und der Begleitbefunde einfach differenzierbar. Desweiteren gehen eine Reihe von abdominellen Erkrankungen mit einem Pleuraerguss einher, wie z. B. die *Pankreatitis*, ein *subphrenischer Abszess*, *Aszites verschiedener Ätiologie*, *Nierenversagen* und *Leberzirrhose*. Manchmal ist pleurale Flüssigkeit das einzige Zeichen einer *Asbestose*, selten alleiniges intrathorakales Symptom eines *Myxödems* oder des *familiären Mittelmeer-Fiebers (familiäre paroxysmale Hämosiderose*).

Ein *Empyem* stellt gewöhnlich eine purulente Pleurainfektion im Rahmen einer bakteriellen Pneumonie dar, kann seltener auch extrapulmonale Ursachen haben, wie eine Bakteriämie, ein subphrenischer Abszess oder eine Spondylitis, tritt als Komplikation nach Thorakotomie oder spitzem Thoraxtrauma auf. Ein Empyem ist von einem *parapneumonischen Pleuraerguss* zu differenzieren, der ein nichtinfektiöses seröses Exsudat im Rahmen einer Pneumonie darstellt und sich spontan zurückbildet. Ursächlich liegt diesem eine erhöhte Permeabilität der infizierten viszeralen Pleura zugrunde. Die *Aktinomykose, Nokardiose,* gelegentlich auch *Tuberkulose, Blastomykose* und *Kokzidiomykose* sind pulmonale Infektionen mit häufiger Ausbreitung in den Pleuraraum und bis in die Brustwand.

Ein *Pleuraempyem* (Abb. 14.1) liegt linsenförmig im Pleuraraum, grenzt sich scharf gegen das Lungenparenchym ab und bildet mit der Brustwand einen stumpfen Winkel. Bei größeren Empyemen ist die benachbarte Lunge komprimiert und die angrenzenden pulmonalen Gefäße und Bronchien werden verlagert und verformt. Die Empyemwände aus entzündeter viszeraler und parietaler Pleura sind relativ dünn, glatt und gleichmäßig. Nach i. v.-Applikation von Gd-DTPA markieren sich die Pleurablätter durch ihr KM-Enhancement im T1W („Split-Pleura-Sign"). Bei Lageänderung des Patienten ändert sich die Form des Empyems und läuft wie bei allen anderen Flüssigkeitsspiegeln im Pleuraspalt aus. Chronifizierte und organisierte Empyeme zeigen mitunter verdickte und verkalkte Wände, wobei Flüssigkeitsansammlungen innerhalb der Pleuragrenzen eine immer noch aktive oder persistierende Infektion anzeigen.

Die Differenzierung eines peripheren *Lungenabszesses* gegen ein Empyem ist relativ charakteristisch: Abszesse sind eher rundlich und ändern ihre Form sowie die Dimensionierung der Flüssigkeitsspiegel bei Lageänderung des Patienten nicht. Die Abszesswand ist unregelmäßig und unscharf begrenzt und kann mehrere Kavitäten umkleiden. Der Prozess bildet mit der Thoraxwand einen spitzen Winkel, Bronchien und Gefäße werden durch den Abszess eingeschlossen und nicht verdrängt. Nach i. v.-Applikation von Gd-DTPA zeigt sich ein unregelmäßiges peripheres Enhancement um die signalarme zentrale Nekrose.

Pleuraverdickungen sind fibrös oder neoplastisch. Häufige Ursachen einer Pleurafibrose sind ein *Hämatothorax* oder ein *Empyem*, wobei in diesen Fällen vorwiegend die viszerale Pleura betroffen ist, sowie *Asbest-* oder *Staubinhalation*. In allen genannten Fällen finden sich fokale bis flächenhaft ausgedehnte Pleuraverkalkungen. Weniger häufig finden sich nichtneoplastische Pleuraverdickungen bei *Pilzinfektionen*, bei *Erkrankungen des rheumatischen Formenkreises*, nach *Radiotherapie* oder *organisierten Pleuraergüssen* anderer Ursache, bei der *Sarkoidose* und *Splenose* (posttraumatische Implantation von Milzgewebe in die linke Pleura). Pleuraverbreiterungen im Rahmen einer Neoplasie treten beim *Mesotheliom* (benignes oder malignes), bei *Metastasen* und *Lymphomen*, bei der lokalen *Infiltration eines Bronchialkarzinoms* (speziell Pancoast-Tumor) und beim *malignen Thymom* auf.

Extensive fibröse oder neoplastische Pleuraverdickungen können eine Fesselung des Lungengewebes mit Restriktion und Reduktion des Lungenvolumens bewirken. Bei der Pleurafibrose sind die Pleuraverbreiterungen uniform mit gut abgrenzbarem Fettsaum zwischen Rippen und der mitunter verkalkten parietalen Pleura, im Rahmen einer neoplastischen Fesselung (z. B. beim malignen Mesotheliom oder bei Metastasen) sind die Pleuragrenzen unregelmäßig bis nodulär und das extrapleurale Fett ist tumorös infiltriert.

Die *pleurale Asbestose* ist durch bilaterale Pleuraplaques (schmale fokale Verdickungen der parietalen Pleura) charakterisiert, die sich typischerweise in Nachbarschaft der Innenfläche der 6. bis 10. Rippe dorsal und lateral finden, während der Pleuraraum zwischen den Rippen nicht betroffen ist („skip-lesion"). Eine etwas weniger häufige Manifestation ist die diffuse, mehr oder weniger uniforme Verdickung der unteren Pleuragrenzen, mitunter finden sich fokale viszerale Pleurafibrosen mit Verdickung der Interlobärsepten. Charakteristische, im MRT jedoch schwer nachweisbare Pleuraverkalkungen zeigen sich punktuell, nodulär, linear bis komplett zirkulär um die kaudalen Lungenabschnitte. Fakultativ verkalkte Pleuraplaques finden sich auch epidiaphragmal, typischerweise die Sinus phrenicocostales aussparend, paravertebral und mediastinal.

Das *benigne (fibröse) Mesotheliom* geht gewöhnlich von der viszeralen Pleura aus und bildet eine umschriebene, scharf begrenzte, weichteildichte Raumforderung mit teilweise leicht lobulierten Rändern und Größen zwischen 2 und 14 cm. Selten sind die Läsionen gestielt. Größere Tumoren entarten zu etwa einem Drittel maligne. Das benigne Mesotheliom stellt sich im MRT signalarm im T1W und intermediär bis signalreich im T2W dar, das KM-Enhancement ist vor allem bei größeren Läsionen aufgrund von Nekrosen, Verkalkungen, Blutungen und zystischen Einschlüssen inhomogen, gelegentlich findet sich ein Pleuraerguss.

Das *maligne Mesotheliom* ist ein hochmaligner Tumor mit schlechter Prognose, tritt in der Mehrzahl bei Asbestose-Patienten auf. Der Tumor stellt sich in Form einer diffusen nodulären oder plaqueförmigne Pleuraverdickung dar, die die angrenzende Lunge mitunter fesselt. Hämorrhagische Pleuraergüsse sind ein häufiger Begleitbefund und können die malignen Pleuraverdickungen maskieren, die Differenzierung zwischen Flüssigkeit und Mesotheliom ist in diesen Fällen durch Lageveränderung des Patienten besser möglich. Trotz eines ausgedehnten Pleuraergusses findet sich selten eine Mediastinalverlagerung zur Gegenseite, da der betroffene Hemithorax durch den Tumor praktisch versteift ist. Im MRT ist die Läsion heterogen signalarm im T1W und intermediär signalintens im T2W, zeigt nach i. v.-Applikation von Gd-DTPA ein deutliches inhomogenes Enhancement, was eine Differenzierung des tumorösen Gewebes gegen Asbestose-assoziierte Plaques und Erguss ermöglicht. Das Mesotheliom breitet sich lokal in die Interlobärsepten aus und infiltriert die angrenzenden anatomischen Strukturen, wie Lunge, Mediastinum, Perikard, Zwerchfell, laterale Thoraxwand und auch den kontralateralen Hemithorax. Eine hämatogene Metastasierung ist selten.

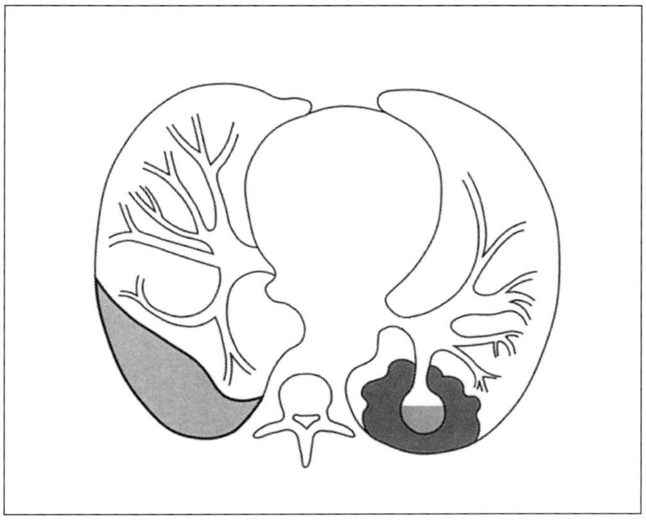

Abb. 14.1 **Differenzierung zwischen Pleuraempyem und Lungenabszess.** Das Empyem (rechte Lunge) hat eine ellipsoide Konfiguration, scharfe zarte uniforme Grenzen („split-Pleura"), bildet einen stumpfen Winkel zur Thoraxwand und verformt die anliegenden Lungengefäße. Der Lungenabszess (linke Lunge) stellt sich rundlich dar mit einer oder mehreren Kavitäten, in denen sich charakteristische Flüssigkeitsspiegel finden. Die Wand ist unscharf und unregelmäßig, mit der Brustwand wird ein spitzer Winkel gebildet und die Gefäße laufen in den Prozess hinein.

Pleurametastasen (Abb. 14.2) stellen sich ebenfalls in Form pleuraler Verdickungen mit Erguss dar und sind daher häufig nicht vom Mesotheliom zu unterscheiden. Die bilaterale Ausbreitung und das Fehlen von Asbestose-typischen Pleura- und Lungenveränderungen sind richtungweisend. Neben der lokalen Pleurainfiltration eines *Bronchialkarzinoms* (speziell eines Pancoast-Tumors) und eines *malignen Thymoms* finden sich hämatogene Absiedelungen beim *Mammakarzinom, Ovarialkarzinom, Renalzellkarzinom* und bei *gastrointestinalen Tumoren*. Das *Lymphom der Pleura* ist eine breitbasige lokalisierte Raumforderung mit Pleuraerguss, allerdings selten initial an der Pleura zu finden.

Eine *Pleuraspitzenhaube* kann unterschiedliche Ursachen haben: in Rückenlage ist eine Akkumulation von *pleuraler Flüssigkeit* im Apex der Lunge nicht ungewöhnlich. Pleuraspitzenschwielen ohne Ausdehnung in die Brustwand finden sich nach *Tuberkulose* (bilateral und asymmetrisch), nach Ausheilung eines *Empyems*, eines *Hämatothorax* oder nach *Radiothe-*

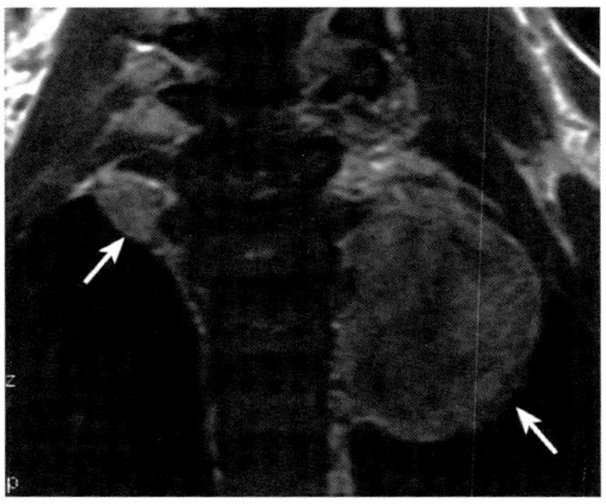

Abb. 14.2 **Pleurametastasen.** Coronales T1W, bilaterale pleurale Läsionen (Pfeile), daneben zahlreiche vorwiegend osteoblastische Metastasen in der Wirbelsäule bei metastasierendem Mammakarzinom.

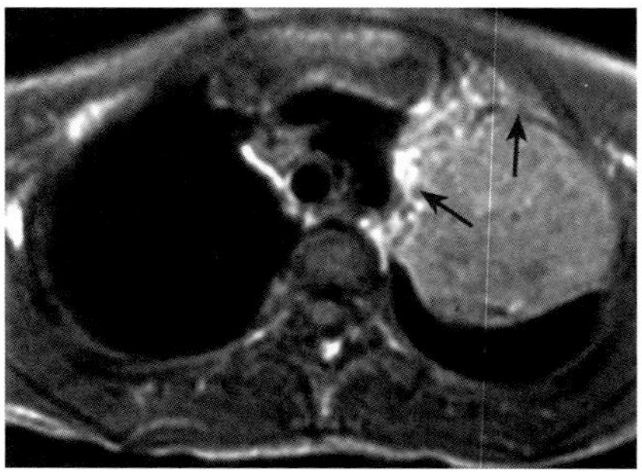

Abb. 14.3 **Pulmonale Metastasen eines Sarkoms.** Axiales PDW, Raumforderung im linken Oberlappen mit Infiltration des Mediastinums und der vorderen Brustwand (Pfeile).

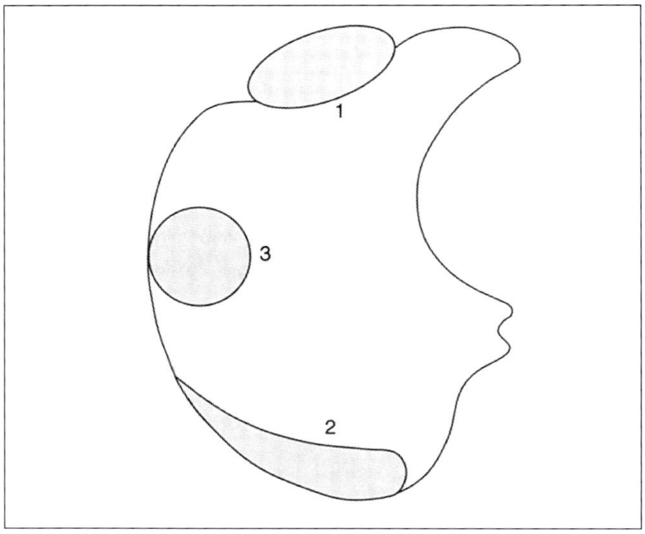

Abb. 14.4 **Differenzierung zwischen einer extrapleuralen, pleuralen und subpleuralen Läsion.** Die extrapleurale Läsion (1) bildet einen stumpfen Winkel mit der Brustwand und verdrängt die angrenzende Pleura nach zentral. Eine pleurale Läsion (2) bildet einen stumpfen Winkel mit der Brustwand, wenn sie zwischen den Pleurablättern liegt, bildet einen spitzen Winkel, wenn sie sich in das Lungenparenchym ausbreitet. Die subpleurale (periphere) Läsion (3) bildet vordergründig einen spitzen Winkel mit der Brustwand.

rapie. Eine weichteildichte Raumforderung in der apikalen Brustwand mit Infiltration der brachiozephalen Gefäße und Plexus und/oder der angrenzenden Rippen und Wirbelkörper ist stets verdächtig auf ein Malignom. Der häufigste maligne Tumor in diesem Bereich ist der *Pancoast-Tumor* (Abb 14.3), *Metastasen* (z. B. eines Mammakarzinoms oder seltener eines Lymphoms) stellen sich ähnlich dar (Abb. 14.3*). Seltener finden sich benigne Tumoren neuronaler (Schwannom, Neurofibrom) oder mesenchymaler (Fibrom, Desmoid, Lipom) Herkunft. Hämatome und Blutungen treten nach Frakturen der Rippen, des Schlüsselbeins und der Wirbelsäule auf oder sind sekundär nach Ruptur großer Gefäße oder iatrogen (Kaheter-Perforation). Eine *Oberlappenatelaktase* und verschiedene *Normvarianten* (wie z. B. die Elongation oder Dilatation der A. subclavia) könen im Röntgenbild Raumforderungen des Lungenapex simulieren, sind mittels MRT jedoch einfach zu diagnostizieren.

Extrapleurale Läsionen (Abb 14.4) gehen von den Rippen und interkostalen Weichteilen, einschließlich der angrenzenden Gefäße und Nerven, aus. Derartige Raumforderungen verdrängen die angrenzende viszerale und parietale Pleura nach zentral und formen so einen stumpfen Winkel zur Brustwand. Läsionen der Rippen (Abb. 14.5) sind traumatischer, neoplastischer oder infektiöser Natur und unterscheiden sich in ihren Erscheinungsformen nicht von denen anderer Skelettabschnitte. Häufige Erkrankungen sind Rippenfrakturen, Metastasen, das multiple Myelom, die Osteomyelitis (bakteriell, tuberkulös, mykotisch) und benigne Prozesse, wie die fibröse Dysplasie, Knochenzysten, Enchondrom, Osteochondrom, das eosinophile Granulom, braune Tumoren und die extramedulläre Hämatopoese.

Das Zwerchfell ist ein großer kuppelförmiger Muskel, der den Thoraxraum inkomplett vom Abdomen trennt. Die Crura diaphragmatica befestigen sich als tendinöse Strukturen an der anterolateralen Oberfläche der oberen Lendenwirbelsäule. Das Crus dextrum geht von den ersten drei lumbalen Wirbelkörpern aus, während das kleinere Crus sinistrum an den ersten beiden LWK inseriert. Mitunter sind die Crura diaphragmatica nodulär konfiguriert und bilden Knötchen bis 6 mm im Durchmesser, was nicht mit vergrößerten retrokruralen Lymphknoten zu verwechseln ist.

Zwerchfellhernien können angeboren oder erworben sein. Der häufigste Typ ist die Hiatushernie, ein Durchtritt von Magenanteilen durch den Hiatus oesophagei, der keine Indikation zur MRT darstellt. Die *Bochdalek'schen Hernien* treten gewöhnlich am linken Hemithorax entlang des posterolateral gelegenen Trigonum lumbocostale auf und können mitunter beträchtliche Ausmaße annehmen, durch die Omentum, retroperitoneales Fett, Darmschlingen, Milz, Leber, Nieren, Magen und Pankreas hindurchtreten. Die *Morgagni-Hernien* sind seltener, kleiner und liegen gewöhnlich rechtsseitig anteromedial parasternal und enthalten Leber-, Netz- und Darmanteile, eine assoziierter Perikard-Defekt ist nicht ungewöhnlich.

Traumatische Zwerchfellhernien finden sich nach stumpfem oder spitzem Trauma oder können über Monate oder Jahre asymptomatisch bleiben. Über 90 % sind linksseitig, gewöhnlich im Zentrum des Diaphragmas und enthalten Netz-, Magen-, Darm-, Milz- und Nierenanteile. Eine Einklemmung ist eine häufige Komplikation.

Eine *Zwerchfelleventeration* stellt gewöhnlich eine kongenitale Zwerchfellschwäche mit Kranialisierung der angrenzenden abdominellen Strukturen dar. Das häufig rechtsseitig anteromediale Auftreten bedingt eine Verlagerung der Leber nach kranial, was nicht mit einer basalen Raumforderung im Thoraxraum verwechselt werden sollte. Linksseitige Eventerationen betreffen das gesamte Diaphragma und simulieren eine

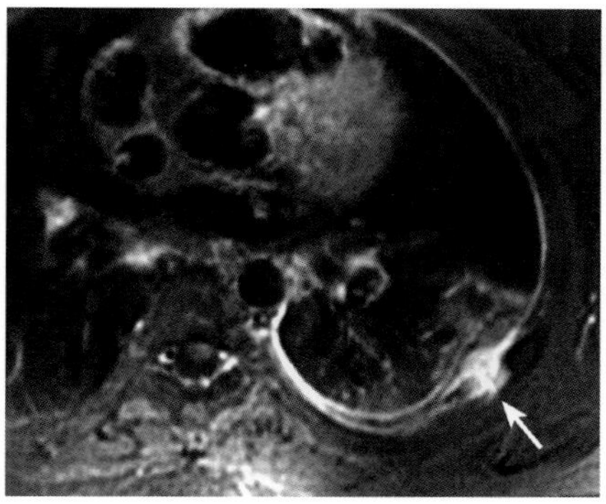

Abb. 14.5 **Extrapleurale Läsion.** Axiales FS T1W nach KM, ein von den Interkostalnerven ausgehender Tumor (Pfeil) mit kräftigem KM-Enhancement infiltriert die angrenzende Rippe, Pleura und Lunge (Askin-Tumor).

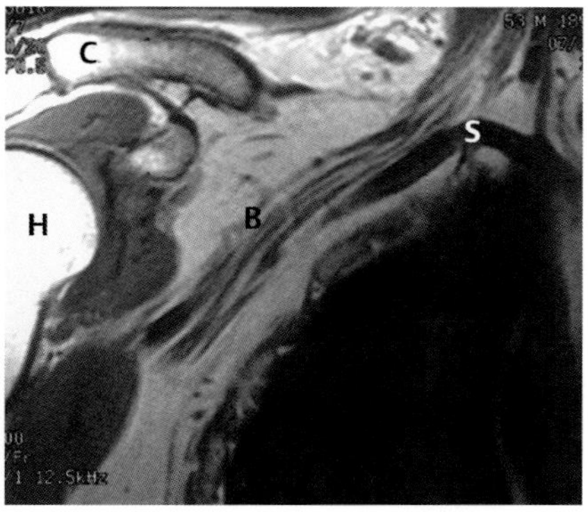

Abb. 14.6 **Normaler Plexus brachialis.** Coronales T1W, B: Plexus brachialis, C: Klavikula, H: Humerus, S: A. subclavia.

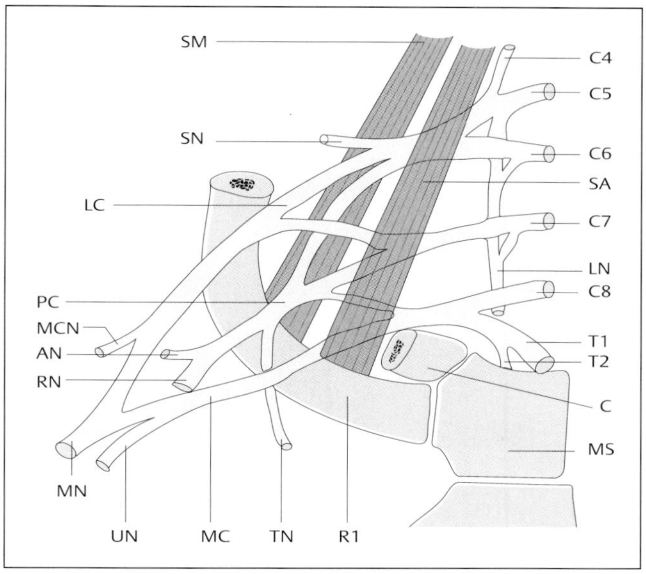

Abb. 14.7 **Plexus brachialis.** AN: N. axillaris; C: Klavikula; C4–C8: Rami ventrales der cervikalen Spinalnerven; LC: Lateraler Strang; LN: N. thoracicus longus; MC: Mittlerer Strang; MCN: N. musculocutaneus; MN: N. medianus; MS: Manubrium sterni; PC: Posteriorer Strang; R!: 1. Rippe; RN: N. radialis; SA: M. scalenius anterior; SN: M. scalenius medius; SN: N. suprascapularis; T1, T2: Rami ventrales der thorakalen Spinalnerven; TN: N. thoracodorsalis; UN: N. ulnaris.

Zwerchfellparalyse. Durch seine Kuppelform ist das Zwerchfell und die Topografie der angrenzenden Strukturen im axialen Schnittbild nur unzureichend beurteilbar, weshalb ergänzende coronale und sagittale Schnittebenen erforderlich sind. Zusätzliche kinematografische Studien können zwischen einer Eventeration und Zwerchfellparalyse differenzieren, die Fluoroskopie ist in solchen Fällen Methode der Wahl.

Die MRT ist durch ihren hohen Weichteilkontrast und die multiplanare Bildgebung in der Diagnostik des Plexus brachialis und der Axillen Methode der Wahl. Der *Plexus brachialis* (Abb. 14.**6** und 14.**7**) wird durch die Rami ventrales der unteren 4 Zervikalwurzeln (C5 bis C8) und der ersten Thorakalwurzel (Th1) gebildet mit variabler Einbeziehung der C4- und Th2-Wurzel. Die Nervenwurzel C5 und C6 bilden den oberen Truncus, C7 den mittleren und C8 mit Th1 den unteren Truncus des Plexus. Oberer und mittlerer Truncus liegen oberhalb der A. subclavia, der untere dorsal des Gefäßes. Unmittelbar in Höhe bzw. hinter der medialen Klavikula teilen sich die drei Trunci in einen anterioren und einen posterioren Komplex. Anteriorer oberer und mittlerer Truncus bilden den lateralen Strang, anteriorer unterer Truncus den medialen Strang und posterioren Anteile aller Trunci den posterioren Strang. Im axillären Verlauf sind die Stränge eng um die A. axillaris gruppiert, die Bezeichnungen „medial“, „lateral“ und „posterior“ beschreiben dabei die Lageverhältnisse der Stränge des Plexus brachialis zur Arterie entlang des M. pectoralis minor.

Die *Axilla* wird anterior vom M. pectoralis major und minor, posterior vom M. latissimus dorsi, M. teres major und M. subscapularis, medial von der Thoraxwand und dem M. serratus anterior und lateral vom M. coracobrachialis und M. biceps brachii begrenzt. Werden bei der Untersuchung die Arme des Patienten über seinen Kopf gelagert, so öffnet sich im Schnittbild nach lateral eine artefizieller Raum neben dem M. trapezius in Höhe der unteren Hals und oberen Brustwirbelsäule, der *Spatium subtrapezium* genannt wird.

Die Axilla enthält A. und V. axillaris, Äste des Plexus brachialis und eine Vielzahl von in Fett eingebetteten Lymphknoten. Die V. axillaris liegt caudal und anterior der A. axillaris, der Plexus brachialis cranial und posterior der Arterie. Die axillären Lymphknoten messen normalerweise nicht über 1 cm im Durchmesser, mitunter finden sich beim Gesunden leichte Hypertrophien. Lymphknoten zwischen 1,5 und 2 cm sind Ausdruck einer reaktiven Hyperplasie z. B. bei Entzündungen, sportlichem Training oder im Initialstadium einer Neoplasie, Lymphknoten über 2 cm Größe sind in der Regel metastatisch oder lymphomatös (Abb. 14.**8**–14.**12**). Die axillären und parasternalen (mammaria interna) Lymphknoten bilden die primäre Abstromregion von Mammakarzinomen und sind mittels MRT hervorragend diagnostizierbar.

Primäre Neoplasien der Brustwand außerhalb der Mamma und der Haut sind in der Regel mesenchymaler Natur. Das Erscheinungsbild im MRT gleicht mesenchymalen Tumoren anderer Regionen und ist in Tabelle 9.**2** zusammengefasst. *Lipome* (Abb. 14.**13**) sind die häufigsten benignen Tumoren der Thoraxwand und mittels MRT einfach zu diagnostizieren. Sie können sich zwischen den Rippen in den Subpleuralraum ausdehnen und dann eine Hantelform annehmen. Ein weiterer häufiger benigner Tumor ist das intramuskuläre *Hämangiom*, das sich im T1W als unscharf begrenzte heterogene Läsion isointens zur Muskulatur mit Regionen höherer Signaintensität darstellt. Im T2W ist das Hämangiom scharf begrenzt und hyperintens zum subkutanen Fettgewebe. *Desmoide* können im Bereich der Schulter auftreten und haben im MRT eine variable Signalcharakteristik, sind häufig inhomogen isointens zum Fett im T2W und isointens zum Muskel im T1W, weniger häufig signalarm in beiden Wichtungen. *Zysten* und *Tumoren*

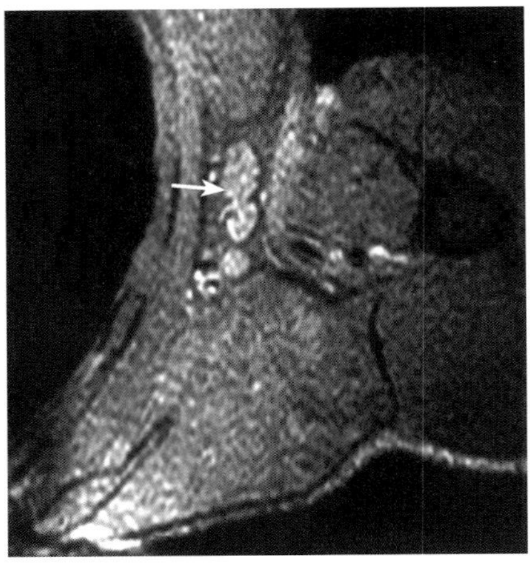

Abb. 14.**8** **Reaktive Lymphknotenhyperplasie bei AIDS.** Axiales GRE (T2W), benigne Lymphknotenvergrößerung (Pfeil) in der Axilla.

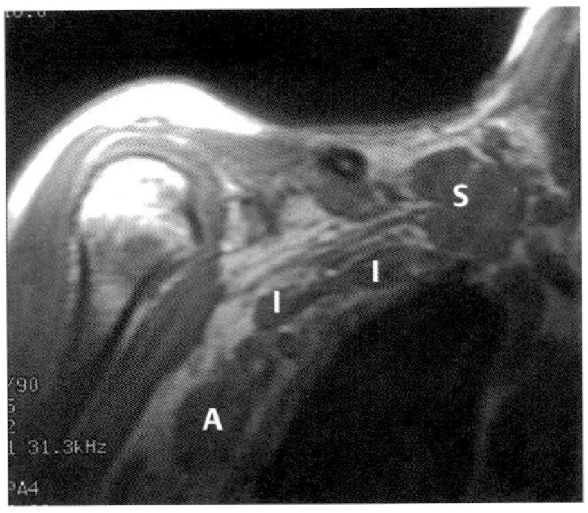

Abb. 14.**9** **Non-Hodgkin-Lymphom.** Coronales T1W, deutlich vergrößerte supraklavikuläre (S) und axilläre (A) Lymphknoten, die intraklavikulären (I) Lymphknoten sind nur grenzwertig vergrößert. Begleitende lymphomatöse Infiltration des Humerus mit hypointenser Läsion.

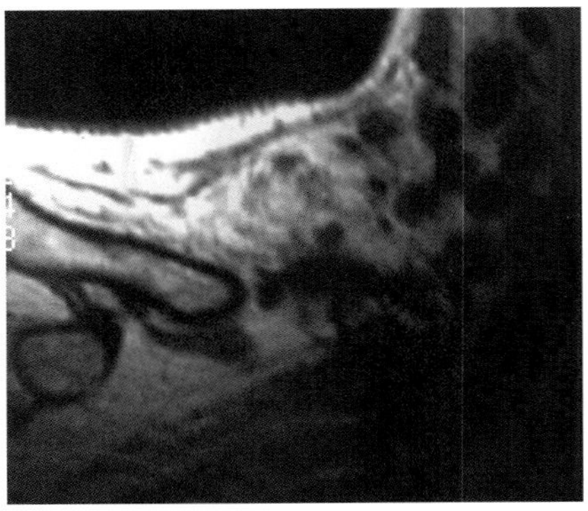

Abb. 14.**10** **Supraklavikuläre Lymphknotenmetastase eines Mammakarzinoms.** Coronales T1W, supraklavikuläre und cervikale Lymphknotenmetastasen in Form multipler ovoider bis runder hypointenser Areale.

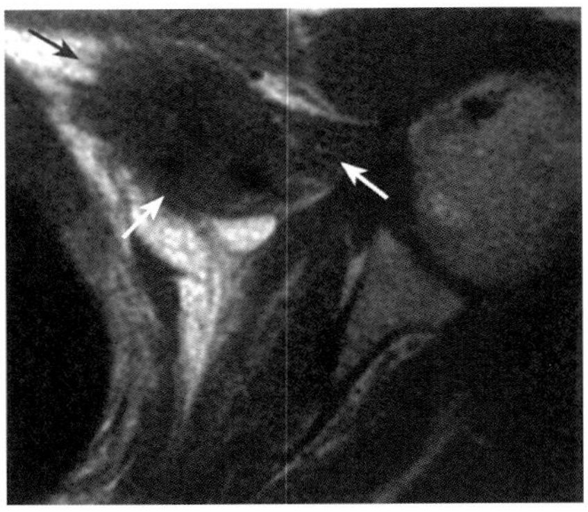

Abb. 14.**11** **Axilläre Lymphknotenmetastasen eines Mammakrzinoms.** **a** Axiales T1W, eine große hypointense Raumforderung (Pfeile), isointens zur Muskulatur, wird vom axillären Fettgewebe markiert.

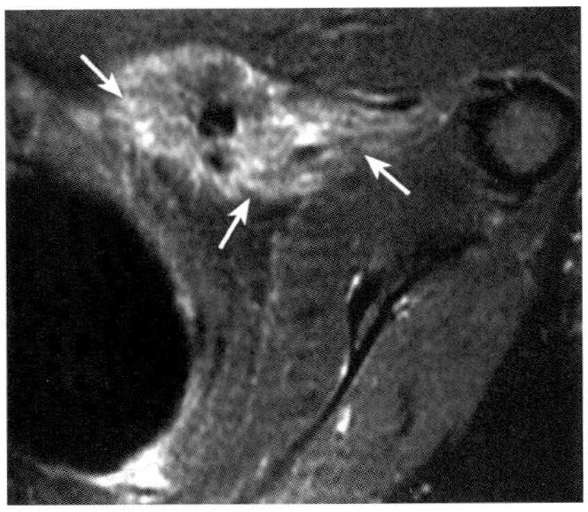

Abb. 14.**11 b** Axiales FS T1W nach KM, deutliches KM-Enhancement in der axillären Raumforderung.

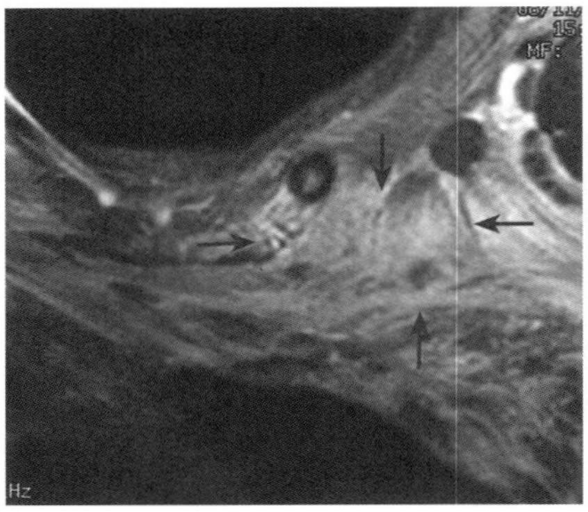

◁ Abb. 14.**12** **Metastase eines Mammakarzinoms nach Radiatio.** Coronales FS T1W nach KM, deutlich KM-aufnehmende Raumforderung (Pfeile) mit Einbeziehung des Plexus brachialis. Die Untersuchung kann nicht unterscheiden, ob die neurologischen Symptome des Patienten durch eine radiogene Entzündung oder eine Restaktivität des Tumors ausgelöst werden.

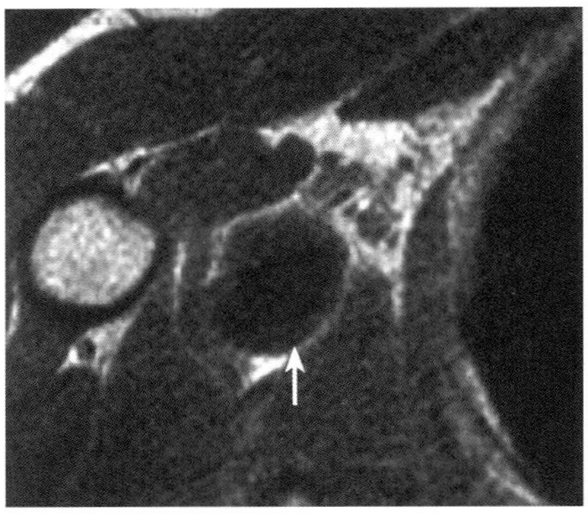

a

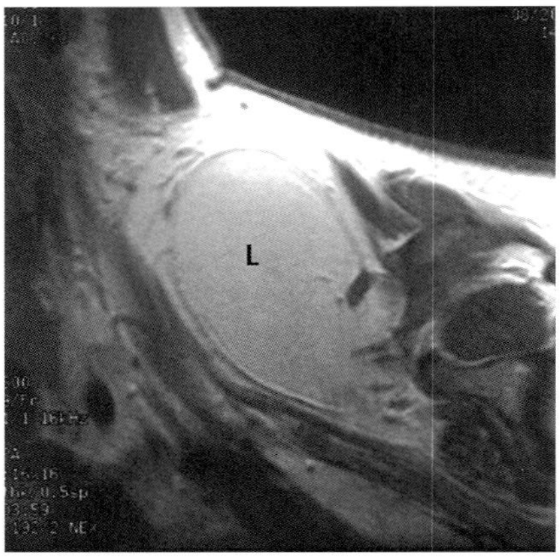

◁ Abb. 14.**13** **Lipom.** Coronales T1W, große hyperintense Läsion (L) mit Kompression des darüberliegenden Plexus brachialis.

Abb. 14.**14** **Zyste des Plexus brachialis.** ▷ Zystische Läsion (Pfeil) mit geringer Signalintensität und ohne KM-Enhancement im T1W nach KM (**a**) und hoher Signalintensität im T2W (**b**).

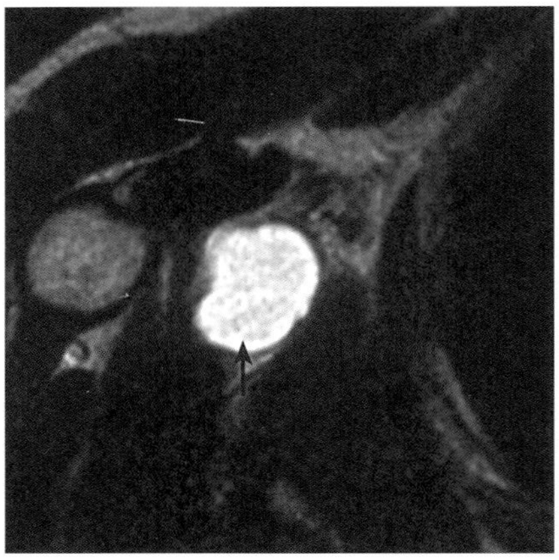

b

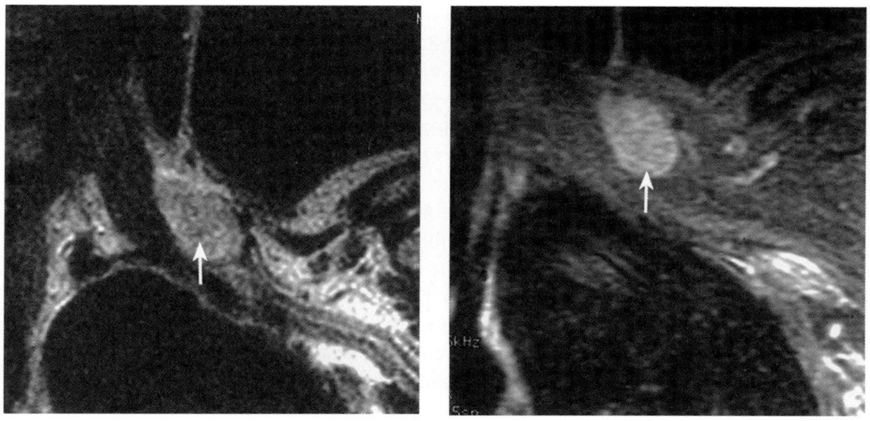

a b

Abb. 14.**15** **Schwannom des Plexus brachialis.** Ovoide Läsion (Pfeile) im Bereich des Plexus brachialis, signalreich im T2W (GRE) (**a**), deutliches KM-Enhancement im FS T1W nach KM (**b**).

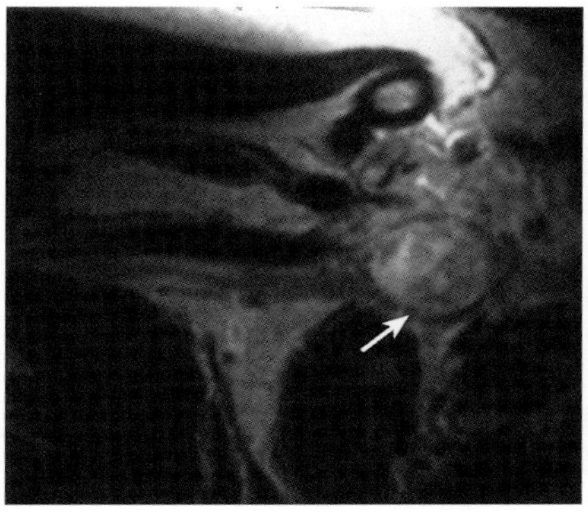

Abb. 14.**16** **Schwannom des Plexus brachialis.** Coronales T2W, rundliche, glatt begrenzte heterogene Raumforderung (Pfeil) im Bereich des Plexus brachialis.

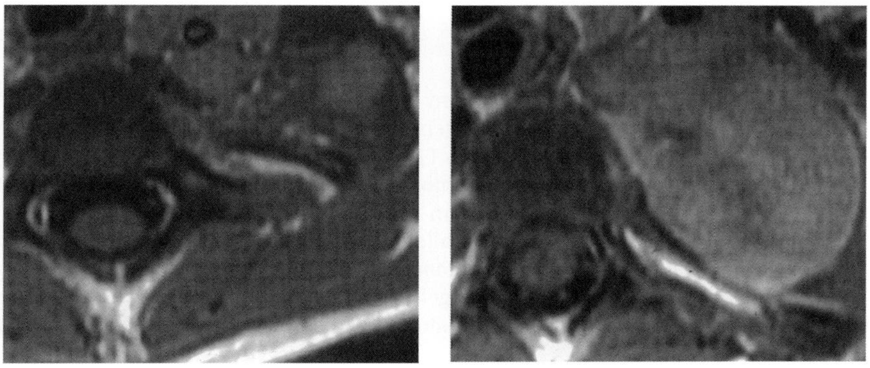

a

Abb. 14.**17** **Neurofibromatose mit maligner Transformation.** **a** Axiales T1W nach KM, multiple, glatt begrenzte Neurofibrome mit homogenem intermediärem Signal nach i. v.-Applikation von Gd-DTPA.

b

Abb. 14.**17 b** (caudal von **a**). Eine größere Raumforderung mit inhomogenem KM-Enhancement stellt ein Neurofibrosarkom dar (T1W nach KM).

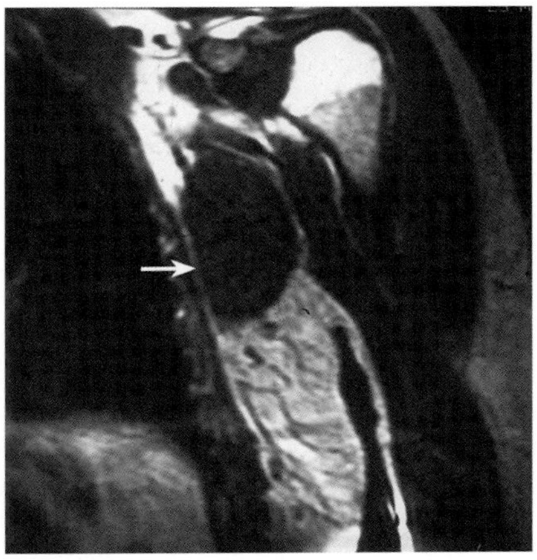

Abb. 14.**18** **Fibrosarkom.** Coronales T1W, homogene signalarme Läsion (Pfeil) in der lateralen Brustwand.

der Nervenscheiden (Schwannome, Neurofibrome) finden sich im Bereich des Plexus brachialis (Abb. 14.**14**–14.**17**).

Häufigster maligner Tumor der Brustwand ist das *Liposarkom*, der im MRT gegen benigne Lipome durch die inhomogenen Weichteilanteile abgrenzbar ist. Andere primäre Malignome der Brustwand sind das *fibröse Histiozytom*, das *Fibrosarkom* (Abb. 14.**18**) und das *Rhabdomyosarkom*. Die genannten Sarkome stellen sich im MRT als heterogene große Raumforderungen in der Brustwand mit signalarmem Charakter im T1W und intermediär bis signalreichem Charakter im T2W dar. Ihr KM-Enhancement ist unregelmäßig und im Fall von zentralen Nekrosen oder Zysten auf die Peripherie beschränkt. Sekundäre Malignome, wie Metastasen und Lymphome, sind im Vergleich zu den primären Tumoren wesentlich häufiger.

Zwei seltene Raumforderungen, die sich exklusiv in der Brustwand finden, verdienen besondere Beachtung. Das benigne *Elastofibrom* ist ein langsam wachsender fibroelastischer Pseudotumor, der durch mechanische Beanspruchung zwischen der Brustwand und der caudalen Spitze der Skapula entsteht. Die linsenförmige Läsion ist im T1W und T2W isointens zur Muskulatur und zeigt kleine fettäquivalente Einschlüsse. Nach i. v.-Applikation von Gd-DTPA findet sich ein partielles Enhancement. Der *Askin-Tumor*(Abb. 14.**19**) ist ein hochmaligner neuroektodermaler kleinzelliger Tumor, der von den Interkostalnerven junger Frauen ausgeht. Häufige Begleiterscheinungen sind Rippendestruktionen und Pleuraergüsse. Im MRT stellt sich eine definierte inhomogene Raumforderung, hypointens im T1W und hyperintens im T2W, mit inhomogenem KM-Enhancement dar.

Die MRT ergänzt die Mammografie bei mammografisch dichten Brüsten, Narben und Silikonimplantaten. Normale Brustdrüsen haben ein isodenses bis leicht hyperdenses Muster im Vergleich zur Muskulatur in allen Sequenzen und können nicht von periglandulären Fibrosen differenziert werden.

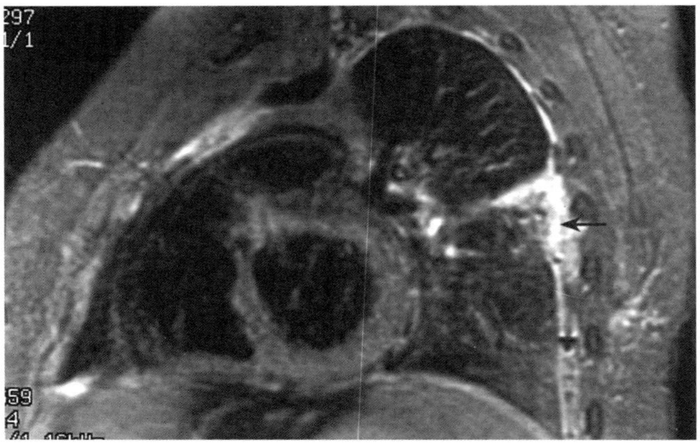

Abb. 14.**19** **Askin-Tumor.** Sagittales FS T1W nach KM, unscharf begrenzte und inhomogen KM-aufnehmende Läsion (Pfeil) in der hinteren Brustwand, gleicher Fall wie in Abb 14.**5**.

Bei der *fibrozystischen Mastopathie* finden sich exzessive periglanduläre Fibrosen mit zystischen Einschlüssen, die sich als glatt begrenzte signalreiche Läsionen im T2W darstellen. *Unverkalkte Fibroadenome* stellen sich homogen und glatt begrenzt signalarm im T1W und signalarm bis signalreich im T2W dar. *Verkalkte Fibroadenome* sind in allen Wichtungen heterogen signalarm. Das *Mammakarzinom* (Abb. 14.**20**) erscheint in Form einer homogenen, unregelmäßig bis strahlig begrenzten signalarmen Läsion im T1W und signalarm bis signalreich im T2W.

Die *Differenzierung zwischen benignen und malignen Mammtumoren* ist im MRT limitiert. Zeichen gutartiger Läsionen sind eine scharfe glatte bis lobulierte Kontur, interne Septen und ein fehlendes KM-Enhancement. Sternförmige unregelmäßige Grenzen und ein peripheres Enhancement sprechen für Malignität. Nach i. v.-Applikation von Gd-DTPA weisen die Mammakarzinome ein konstantes Enhancement auf, während viele gutartige Tumoren, wie Zysten, Narben und Fettgewebsnekrosen, die im Mammogramm zu Fehldeutungen führen können, keine Kontrastmittelaufnahme zeigen. In der postoperativen Mamma (z. B. nach Quadrantenresektion oder Biopsie) sowie nach Radiatio ist ein KM-Enhancement noch bis über 1 Jahr nach Therapie gegeben. Andere benigne Prozesse wie Fibroadenome und die fibrozystische Mastopathie zeigen in dynamischen Studien ein langsameres Enhancement im Vergleich zu den Karzinomen. Ein diffuses Enhancement ist in der Postmenopause durchaus auch einmal ein Normalbefund.

Im Gegensatz zur Mammografie wirken sich Brustimplantate nicht störend auf die MRT-Diagnostik aus. Im Gegenteil: die MRT hat sich inzwischen als Methode der Wahl in der Diagnostik der Implantat-Beschaffenheit etabliert. Normalerweise findet sich um das im T1W und T2W signalreiche Silikonimplantat eine fibröse Kapsel. Bei einer intrakapsulären Ruptur (Abb 14.**21**) findet sich nach Ruptur der Implantatwand kein Silikonaustritt über die Kapselgrenze hinaus. Eine extrakapsuläre Ruptur (Abb 14.**22**) besteht dann, wenn sich Silikon außerhalb der fibrösen Kapsel nachweisen lässt. Bei einer intrakapsulären Ruptur imponieren zahlreiche zarte wellige Linien innerhalb des Implantates (sog. „Linguine-sign"), die kollabierte Teile der Implantathülle darstellen und nicht mit normalen radiären Falten verwechselt werden sollten, welche dicker und kürzer sind und sich nicht in gesamter Ausdehnung des Implantates finden. Gelegentlich stellt sich eine kleine Silikonansammlung außerhalb der Implantathülle in einer radiären Falte dar („Tränentropfen"). Silikonaustritt findet sich mitunter auch ohne Ruptur der Implantatkapsel (sog. „Gel-Blutung"), insofern ist extrakapsuläres Silikon nicht zwingend Zeichen eines Implantatrisses. Silikonsensitive Sequenzen können derartige Herde innerhalb des normalen Drüsengewebes sicher nachweisen.

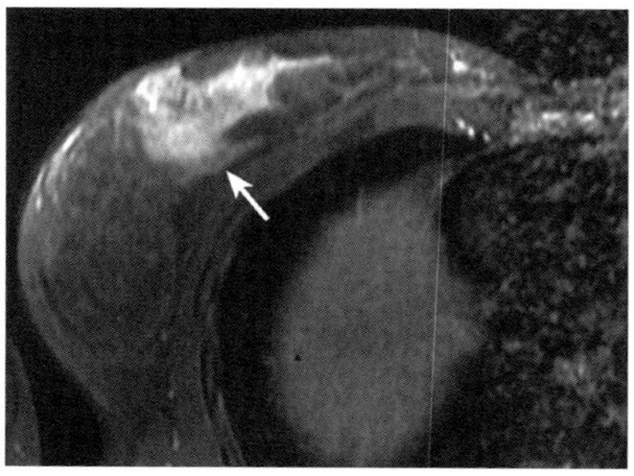

Abb. 14.**20** **Mammakarzinom.** FS T1W nach KM, unregelmäßige, strahlig begrenzte Läsion mit deutlichem KM-Enhancement in der Mamma.

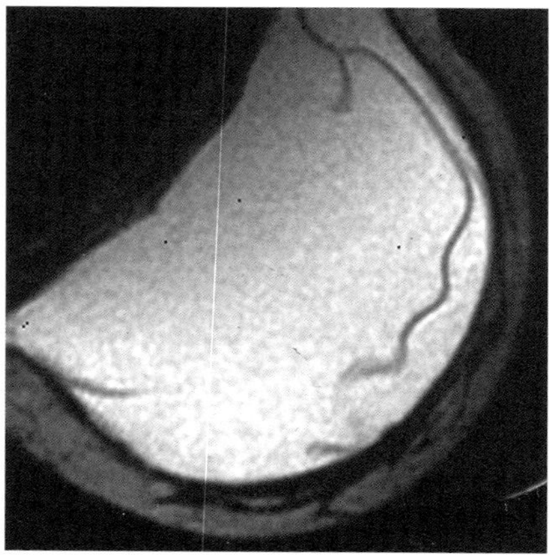

Abb. 14.**21** **Intrakapsuläre Ruptur eines Silikon-Implantates.** Charakteristische zarte wellige Linien („Linguine-Sign") innerhalb des Implanates (T2W).

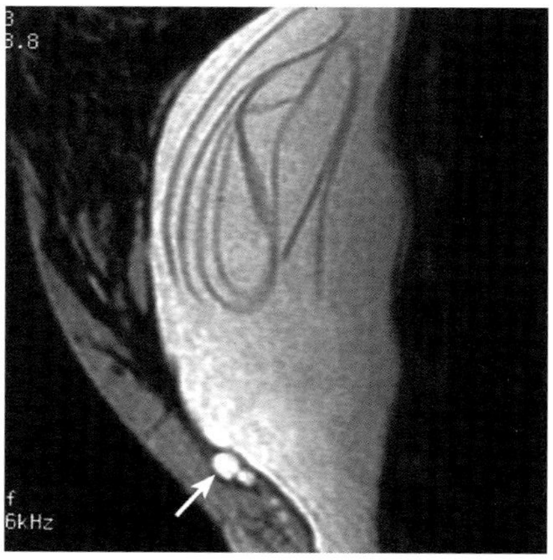

Abb. 14.**22** **Extra- und intrakapsuläre Ruptur eines Silikon-Implantates.** Neben der intrakapsulären Ruptur mit dem typischen „Linguine"-Zeichen findet sich eine extrakapsuläre Silikonansammlung (Pfeil) außerhalb der fibrösen Kapsel (T2W).

15 Herz und Mediastinum

Die technischen Weiterentwicklungen und damit verbundene Verbesserungen der Bildqualität haben das Spektrum und die klinische Akzeptanz der mediastinalen MRT-Diagnostik erweitert, dies insbesondere in Hinblick auf die multiplanare Darstellung und Gefäßdiagnostik. Die Spiral-CT ist nach wie vor Methode der Wahl bei der Diagnostik von Mediastinalerkrankungen, wobei die MRT in der Gefäßdarstellung inzwischen schon überlegen ist. Die MRT wird bei speziellen Problemlösungen, die mittels CT nicht beantwortet werden können, und bei Unverträglichkeiten gegen jodhaltige Kontrastmittel eingesetzt.

Das Mediastinum wird in ein anteriores, mittleres und posteriores Kompartiment eingeteilt (Abb. 15.**1**). Gelegentlich wird noch ein oberes Mediastinum zur Beschreibung der supraaortalen Veränderungen abgegrenzt. Diese Einteilung ist künstlich und bezieht sich auf keine echte anatomische Grenzen. Als vorderes Mediastinum wird der Raum zwischen Sternum und vorderer Perikard-Grenze bezeichnet. Hier liegt der Thymus anterior der Aorta ascendens und distal der V. cava superior. Bei Kindern und Jugendlichen ist die Drüse homogen und gering hyperintens zur Muskulatur im T1W und hyperintens zum Fettgewebe im T2W, zeigt eine variable, teils gelappte, teils dreieckförmige Konfiguration und mit zunehmendem Alter eine progrediente fettige Degeneration. Die Breite des Thymus sollte bei Patienten unter 20 Jahren nicht über 1,8 cm liegen, bei älteren nicht über 1,3 cm. Thymusvergrößerungen können im Rahmen der Hyperthyreose auftreten oder als „Rebound"-Phänomen nach Steroid- oder Chemotherapie. Neben dem Thymus enthält das vordere Mediastinum die Vasa mammaria interna, Lymphknoten und die brachiozephalen Venen. Das hintere Mediastinum erstreckt sich zwischen hinterer Perikard-Grenze und hinterer Brustwand, enthält den Ösophagus, die Aorta descendens, die Vv. azygos und hemiazygos und den Ductus thoracicus. Das mittlere Mediastinum beschreibt den Raum zwischen hinterem und vorderem Mediastinum und enthält Perikard und Herz, Aorta ascendens und Arcus aortae, die proximalen großen Gefäße, Trachea und Lymphknoten. Kraniokaudal erstreckt sich das Kompartiment von der Obergrenze des Aortenbogens bis zum Diaphragma. Der Lungenhilus ist darin als kräftige keilförmige Struktur abgrenzbar, die die Lungenwurzel bildet. Die Bronchien liegen dorsal der Lungenarterie, daneben finden sich bronchiale Gefäße, Nervenplexus, Lymphbahnen und Lymphknoten. Die Hili können als Ausläufer des mittleren Mediastinums angesehen werden. Da die Aufteilung des Mediastinums fiktiv ist, finden sich Erkrankungen in mehreren Kompartimenten gleichzeitig. Diese sind in nachfolgender Tabelle aufgelistet, wobei die Aufteilung nach der bevorzugten Lokalisation erfolgt, beginnend mit dem vorderen Mediastinum.

Zystische oder teilzystische Läsionen finden sich im Mediastinum häufig. Die Signalcharakteristik dieser Prozesse hängt von deren Inhalt ab: die meisten Zysten enthalten seröse Flüssigkeit, die das Signalverhalten von Wasser hat, sind also im T1W homogen signalarm relativ zur Muskulatur und im T2W signalreich. Einige Zysten enthalten höhere Proteinanteile, die das T1-Signal proportional zur Konzentration anheben, während das T2-Signal abfällt.

Einblutungen ändern das MRT-Signal ebenfalls, insbesondere in Abhängigkeit vom Alter der Blutung. Hyperakute Blutungen sind signalarm im T1W und signalreich im T2W, subakute zeigen ein signalreiches T1W und tendieren zwischen signalreich und signalarm im T2W, gelegentlich finden sich Sedimentationen durch den Hämatokrit-Effekt. Alte Blutungen erscheinen aufgrund des Hämosideringehaltes im T1W und T2W signalarm. Gewöhnlich finden Einblutungen in Zysten intermittierend statt, sodass sich in einer Läsion verschiedene Stadien von Blutabbauprodukten finden, mit entsprechend inhomogenem Signal. Größere Läsionen entwickeln sich zudem zirkulär mit peripher chronischen Blutabbauprodukten und zentral akuten Blutungen.

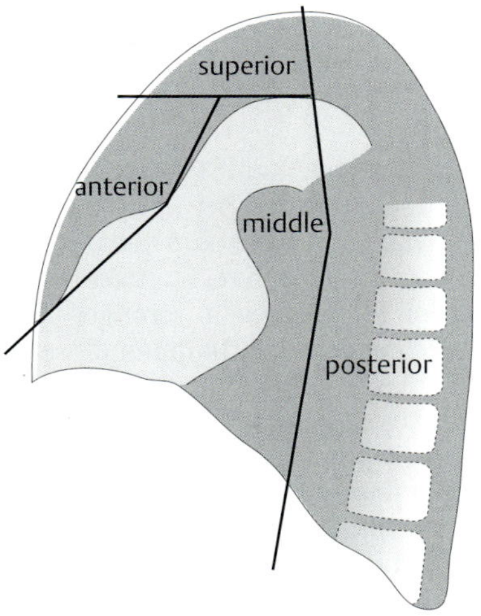

Abb. 15.**1** **Schematische Einteilung des Mediastinums.**

Die MRT etabliert sich mehr und mehr in der kardiovaskulären Diagnostik. Spin-Echo- (SE) und Gradient-Recall-Echo-(GRE) Sequenzen erlauben in Verbindung mit MRA-Techniken eine multiplanare anatomiegerechte Darstellung. Zusätzliche funktionelle Informationen über Kontraktilität und Wandbewegungen können mittels schneller GRE-Sequenzen und Cine-Techniken gewonnen werden. EKG- und Atemtriggerung sind ein essenzieller Bestandteil dieser Techniken, um Bewegungsartefakte zu minimieren. Die Beurteilung der Klappenfunktion, von Shunts und anderer flußabhängiger Veränderungen gelingt mittels geschwindigkeitscodierter Techniken.

Das Perikard ist normalerweise zwischen 1 und 2 mm dick. Physiologischerweise beträgt die Menge der Perikardflüssigkeit durchschnittlich etwa 25 ml. Diese Flüssigkeit liegt typischerweise im retroaortalen perikardialen Recessus als sichelförmige Struktur dorsal der Aortenwurzel. Physiologisch findet sich perikardiale Flüssigkeit auch im rechten Herzohr und an der Herzspitze. Das Herz wird von subepikardialem Fett variabler Dicke umkleidet. Ein Perikarderguss wird bei Flüssigkeitsmengen über 50 ml definiert. Perikardiale seröse Transsudate treten im Zusammenhang mit kongestiven Herzfehlern, bei einer Hypoalbuminämie und nach Radiotherapie auf. Lymphe findet sich im Perikard bei Neoplasien, nach Herzoperationen oder im Rahmen venöser Abflussstörungen. Fibröse Exsudate treten bei Infektionen, der Urämie, Kollagenkrankheiten und Autoimmunkrankheiten auf. Blutabbauprodukte zeigen sich im Perikard nach chirurgischen Eingriffen oder Katheterismus, nach Trauma, bei Koagulapathien oder sekundär bei Neoplasien, die das Herz und Perikard infiltrieren.

Innerhalb des mittleren Mediastinums ist das Herz zur linken Thoraxhälfte positioniert. Rechter Vorhof und Ventrikel liegen anterior, während die linken Herzkammern dorsal zu finden sind. Der rechte Vorhof bildet die rechte Herzgrenze paramedian der Thoraxmitte, drainiert am Oberrand die V. cava superior und am Unterrand die V. cava inferior. Da das Vorhofseptum schräg verläuft, liegt der linke Vorhof dorsal des rechten und formt die Hinterwand des Herzens zwischen linkem und rechtem Hauptbronchus ventral des Ösophagus und nimmt die 4 Lungenvenen auf. Der normale Durchmesser liegt bei etwa 4 cm.

Der rechte Ventrikel ist die vorderste Kammer des Herzens und liegt unmittelbar hinter dem Sternum. Der Blutstrom erfolgt aus dem rechten Vorhof via der Valvula tricuspidalis. Gewöhnlich finden sich 3 Papillarmuskeln im rechten Ventrikel, die die *Chordae tendinae* zu den Klappensegeln verankern. Im axialen Schnittbild ist der rechte Ventrikel halbmondförmig mit einem Transversaldurchmesser von 3,5 cm und einer Wanddicke von etwa 0,5 cm. Aus dem rechten Ventrikel wird das Blut durch die Pulmonalisklappe in den Truncus pulmonalis gepumpt, der beim Erwachsenen einen Durchmesser von 2,8 cm hat. Das Ventrikelseptum bildet die Hinterwand des rechten und die Vorderwand des linken Ventrikels und setzt sich aus zwei Komponenten zusammen: zur Herzspitze ist es dicker und bildet die *Pars muscularis*, während die dünnere *Pars membranacea* an die atrioventrikulären Klappen angrenzt. Der linke Ventrikel bildet die hauptsächliche diaphragmale Begrenzung des Herzens (ein kleiner Teil anterior wird durch den rechten Ventrikel eingenommen) und die Herzspitze. Zwischen linkem Vorhof und linkem Ventrikel liegt die Mitralklappe, deren Segel bzw. Chordae tendinae von zwei Papillarmuskeln gehalten werden. Der linke Ventrikel zeigt die größte Wandstärke: enddiastolisch beträgt diese etwa 1 cm. Die Kammer erstreckt sich konisch zur Herzspitze, der Maximaldurchmesser liegt im transversalen Schnittbild bei 4,5 cm. Via Aortenklappe wird das Blut in die Aorta bzw. den Körperkreislauf gepumpt, in deren Ebene aus dem rechten und linken Sinus aortae (Valsalvae) die Koronararterien abgehen.

Die Aorta bildet das Ausstromgebiet des linken Ventrikels, verläßt aszendierend das Perikard und bildet nach superior und dorsal den Arcus aortae, in dem die Abgänge der A. anonyma (Truncus brachiocephalicus), der linken A. carotis communis und der linken A. subclavia liegen. Das *Ligamentum arteriosum* (Botalli) verbindet die caudale Oberfläche des Aortenbogens und den cranialen Aspekt der linken A. pulmonalis. Die Aorta descendens verläuft zunächst links paramedian der Wirbelsäule im hinteren Mediastinum und erreicht im Zwerchfelldurchtritt die Mittellinie. Der Durchmesser der Aorta thoracica sollte 4 cm nicht überschreiten. Pathologien der Aorta und der großen Gefäße sind im MRT mittels standardisierter Phasenkontrast-Techniken gut zu erfassen. MRA-Techniken mit dynamischen Kontrastverstärkungen unter Gd-DTPA-Injektion haben die konventionelle Angiografie bei der Diagnostik von Aneurysmen, Dissektionen und Thromben schon weitgehend verdrängt.

Neoplasien des Herzens sind selten, 80% der entdeckten sind benigner Natur. Die Mehrzahl maligner Neoplasien bilden Metastasen, während primäre cardiale Malignome nur in Einzelfällen beschrieben werden.

Tabelle 15.1 Mediastinale und hiläre Erkrankungen

Erkrankung	MRT-Befund	Kommentar
Entwicklungsstörungen		
Bronchogene Zyste	Runde, scharf begrenzte Läsion mit dünner Wand, isointens zu Wasser, signalarm im T1W und signalreich im T2W. Charakteristischerweise in Nähe der Karina mit Protrusion nach rechts.	Am häufigsten im mittleren Mediastinum, gelegentlich auch im anterioren oder posterioren.
Perikardzyste	Rund und glatt begrenzt mit dünner Wand. Am häufigsten im rechten vorderen oder mittleren Mediastinum. Kann bei Lageveränderung des Patienten die Form variieren.	Gewöhnlich asymptomatisch. Die wasserisointense Signalcharakteristik grenzt den Prozess von Lipomen oder cardialen Fettbürzeln ab.
zystisches Lymphangiom (Hygrom) (Abb. 15.**2**)	Dünnwandige, gelegentlich septierte und lobulierte Läsion, signalarm im T1W und signalreich im T2W. Tritt gewöhnlich im vorderen, seltener im mittleren und hinteren Mediastinum auf.	3–10 % breiten sich von axillär oder cervikal in das Mediastinum aus. 90 % werden vor dem 2. Lebensjahr diagnostiziert.
Neuroenterische Zyste, gastroenterische Zyste	Dünnwandige Raumforderung des hinteren Mediastinums. Bei Verbindung mit dem Gastrointestinaltrakt finden sich gelegentlich Flüssigkeitsspiegel.	Häufig in Assoziation mit spinalen Fehlbildungen.
Thorakale Meningocele	Scharf begrenzte paraspinale Raumforderung des hinteren Mediastinums. Kann solitär, bilateral oder multipel auftreten. Signalcharakteristik identisch zum Liquor.	Tritt am häufigsten im Bereich der unteren LWS auf und wird nach der Geburt manifest. Okkulte Meningocelen werden später diagnostiziert. Begleitend finden sich Erweiterungen des Spinalkanals und Wirbelerosionen. Die laterale thorakale Meningocele tritt im Rahmen der *Neurofibromatose Typ 1* auf.

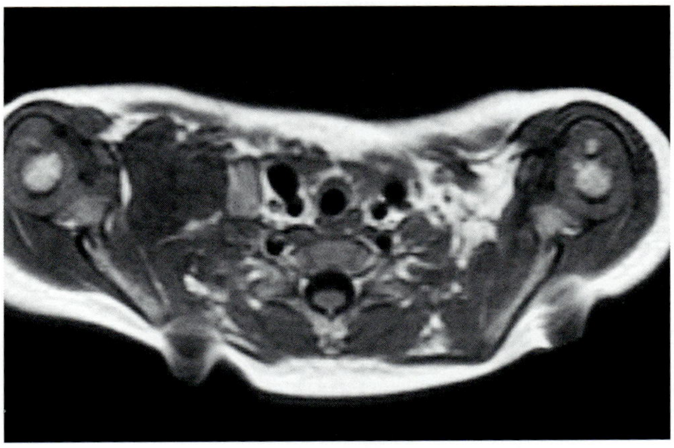

a

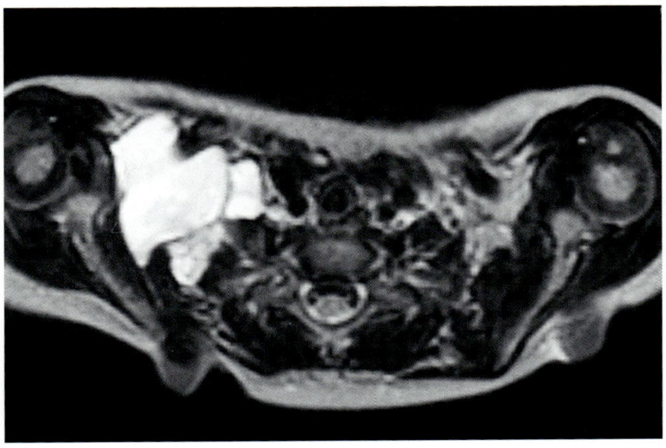

b

Abb. 15.**2** **Zystisches Lymphangiom (Hygrom).** Lobulierte Raumforderung im rechten oberen Mediastinum mit einer Signalcharakteristik ähnlich seröser Flüssigkeit, uniform signalarm im T1W und signalreich im T2W, dünne Septierungen (**a**: axiales T1W, **b**: axiales T2W).

Tabelle 15.**1** (Fortsetzung) Mediastinale und hiläre Erkrankungen

Erkrankung	MRT-Befund	Kommentar
Thymusneoplasien		
Thymushyperplasie und „Rebound"-Effekt	Diffuse symmetrische Vergrößerung des Thymus. Erhöhter anteroposteriorer Durchmesser bei normaler Kontur der Drüse, Signalcharakteristik im Vergleich zum normalen Thymus nicht verändert.	Hyperplasien des Thymus finden sich bei *Hyperthyreose, M. Addison, Myasthenia gravis.* Eine „Rebound"-Hyperplasie zeigt sich bei Kindern und Jugendlichen nach schweren Erkrankungen, nach Therapie eines M. Cushing und nach Chemotherapie. Im Gegensatz zu einer Neoplasie bilden sich die Veränderungen spontan zurück.
Lipom	Glatt begrenzte, fettisointense Läsion mit gelegentlich dünnen Septen. Glatte lobulierte Kontur, kein KM-Enhancement.	Lipome sind gutartige Proliferationen der Adipozyten und treten in allen mediastinalen Kompartimenten auf. *Liposarkome* des Mediastinums sind sehr selten, treten, wenn überhaupt, im hinteren Mediastinum auf.
Thymolipom	Lobulierte fettähnliche Raumforderung mit Weichteilanteilen (Thymusparenchym) in Form welliger Einschlüsse, selten zystisch, keine Kompression angrenzender Strukturen.	Benigne Läsion des anterioren Mediastinums.
Thymuszyste (Abb. 15.3)	Uni- oder multilokuläre dünnwandige Läsion des vorderen Mediastinums, signalreich im T2W und signalarm im T1W, Signalanhebung im T1W bei Protein- oder Blutbestandteilen.	Gewöhnlich kongenital, selten postentzündlich oder neoplastisch. Tritt bei Patienten mit non-Hodgkin-Lymphom sekundär oder nach Radiotherapie auf. Die Persistenz der Zyste nach Therapie zeigt nicht zwingend eine Residuum oder ein Rezidiv des Lymphoms an.
Thymom	Das nichtinvasive (benigne) Thymom ist eine glatt begrenzte lobulierte Raumforderung, isointens zur Muskulatur im T1W und fettähnlich im T2W. Invasive (maligne) Thymome (35%) haben eine ähnliche Signalcharakteristik, wirken aber inhomogener. Eine pleurale und perikardiale Ausbreitung zeigt die Malignität an.	Typischerweise bei Erwachsenen jenseits des 40. Lebensjahres. 30% der Patienten leiden unter einer Myasthenia gravis. 10–15% der Patienten mit *Myasthenia gravis*, 10% der Patienten mit einer *Hypogammaglobulinämie* und 50% der Fälle mit *Aplasien der roten Blutkörperchen* entwickeln ein Thymom. Das *Thymuskarzinoid* ist radiografisch nicht vom Thymom zu unterscheiden. *Thymuskarzinome* sind große Raumforderungen im vorderen Mediastinum mit zentralen Nekrosen und Infiltration von Nachbarstrukturen. Das *Hodkin-Lymphom des Thymus* ist selbst histologisch kaum vom Thymom zu unterscheiden. Eine begleitende Lymphadenopathie und Brustwandinfiltrationen sind richtungweisend.
Keimzellneoplasien		
Teratom (Abb. 15.4)	Benigne Teratome sind scharf begrenzte Raumforderungen im vorderen oder mittleren Mediastinum, gewöhnlich finden sich Zysten, wenige Tumoren sind nur solide. Fett ist in 50% der Fälle vorhanden, ebenso finden sich Fett- Flüssigkeits-Schichtungen, Verkalkungen und Ossifikationen. Maligne Teratome sind unregelmäßig begrenzt, infiltrieren das mediastinale Fett, die Gefäße und Luftwege, ihre dicke Kapsel zeigt ein typisches KM-Enhancement.	Häufigster Keimzelltumor des Mediastinums. Die meisten sind asymptomatisch und ausgereift (solide), andere zystisch (Dermoidzysten), unausgereift oder maligne, letztere heißen dann Teratokarzinome. Gemischt benigne und maligne Formen treten auf, selten im hinteren Mediastinum.
Seminom	Große, scharf begrenzte Raumforderung im mittleren oder vorderen Mediastinum. Homogen im T1W und T2W mit leichtem KM-Enhancement. Gelegentlich kleine Zysten.	Männliche Prädilektion mit Altersgipfel in der 3. Lebensdekade. Paraklinisch erhöhtes LDH (80%) und Beta-HCG (15%). Sehr radiosensitiv.
Andere Keimzelltumoren (Embryonales Karzinom, endodermaler Sinustumor, Choriokarzinom)	Heterogene Raumforderung im T1W und T2W, häufig fleckiges KM-Enhancement. Signalreiche Areale im T1W zeigen Fett und/oder Blutbestandteile und Nekrosen an.	Männliche Prädominanz, typischerweise in der 2. bis 4. Lebensdekade. Paraklinisch beim Embryonalzellkarzinom und endodermalen Sinustumor Erhöhung des Alpha-Fetoproteins (80%), erhöhtes Beta-HCG beim Chorionkarzinom. Mischformen werden gelegentlich beschrieben.

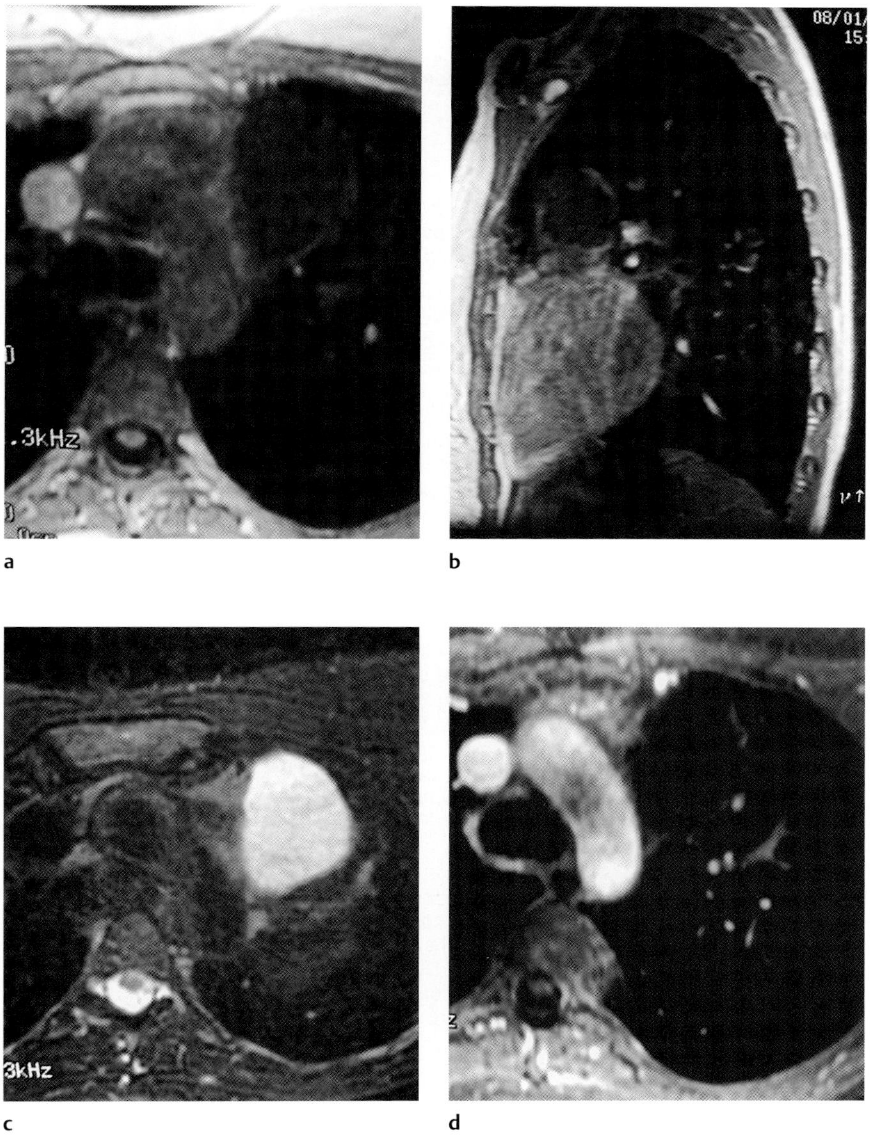

Abb. 15.**3** **Thymuszyste.** Scharf begrenzte rundliche Läsion im vorderen Mediastinum mit homogenem geringem Signal im T1W und hoher Signalintensität im T2W mit Kontakt zum linken lateralen Aspekt des Thymus. Kein Enhancement nach i. v.-Applikation von Gd-DTPA. (**a**: axiales T1W; **b**: sagittales T1W; **c**: axiales T2W; **d**: FS T1W nach KM).

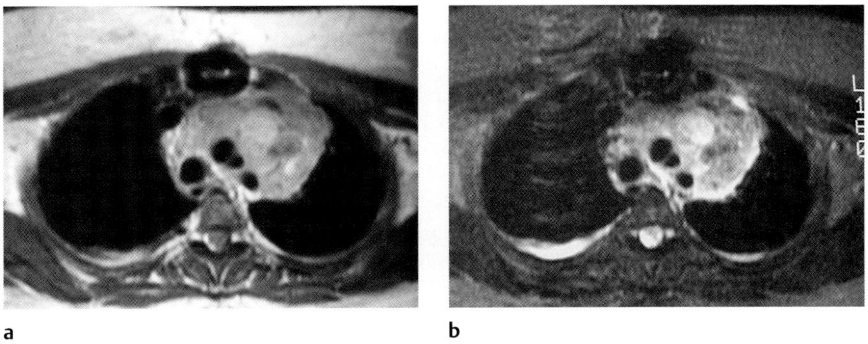

Abb. 15.**4** **Teratom.** Heterogene lobulierte Raumforderung im vorderen Mediastinum (**a**: axiales T1W, **b**: axiales T2W).

Tabelle 15.**1** (Fortsetzung) Mediastinale und hiläre Erkrankungen

Erkrankung	MRT-Befund	Kommentar
Tumoren der Schilddrüse und Nebenschilddrüse		
Struma	Raumforderung in Kontinuität der cervikalen Schilddrüse. Kann vaskuläre Strukturen und die Trachea verlagern. Signalcharakteristik ähnlich der normalen Schilddrüse, häufig Zysten.	Etwa 10 % aller mediastinaler Raumforderungen, zu 75–80 % im vorderen und 20–25 % im hinteren Mediastinum.
Thorakales Schilddrüsenkarzinom	In 50 % Nekrosen und bei 75 % Lymphadenopathien. Die Malignome sind sehr variabel im Signalmuster, hypo-, iso- und hyperintens zur normalen Schilddrüse im T1W und heterogen hyperintens im T2W.	Gutartige Läsionen sind ebenfalls recht variabel in ihrem Signalmuster, weshalb die MRT die Tumorausdehnung und Infiltration von Nachbarstrukturen bestimmen muss. *Papilläre* Schilddrüsenkarzinome sind am häufigsten und streuen auf dem Lymphweg. *Follikuläre* Schilddrüsenkarzinome treten beim Erwachsenen auf und metastasieren hämatogen. *Anaplastische* Schilddrüsenkarzinome finden sich in der 6. und 7. Lebensdekade und bilden schnell wachsende Raumforderungen am Hals. *Medulläre* Schilddrüsenkarzinome finden sich in Assoziation mit der Multiplen Endokrinen Neoplasie (MEN) Typ IIb.
Ektope Nebenschilddrüse	Runde oder ovoide, 1–2 cm messende Raumforderung mit lymphknotenähnlicher Struktur, isointens zur Muskulatur im T1W und hyperintens im T2W, mitunter auch variable Signalcharakteristik.	Häufige Lokalisationen im Mediastinum sind die tracheoösophageale Rinne, oberes vorderes Mediastinum (Thymusloge) und die paraösophageale Region. Eine Nebenschilddrüsen-Szintigrafie kann in Kombination mit der MRT das Vorliegen von ektopem Gewebe beweisen.
Andere Primärtumoren und tumorähnliche Läsionen		
Lymphom (Abb. 15.**5)**	Bilaterale asymmetrische Vergrößerung der mediastinalen Lymphknoten, mitunter mehrere Zentimeter groß, die zu größeren Konglomeraten konfluieren können. Unbehandelte Lymphome stellen sich im T1W homogen und isointens zur Muskulatur dar. Im T2W erscheinen sie homogen hyperintens (ähnlich Fett) oder heterogen mit Arealen hohen und geringen Signals. Nach Therapie werden die befallenen Lymphknoten hypointens zur Muskulatur und heterogen. Signalauslöschungen durch Verkalkungen finden sich bei inaktiven Lymphknoten, mitunter im MRT schwer zu differenzieren.	Eine mediastinale Beteiligung ist beim M. Hodgkin (50 %) häufiger als beim non-Hodgkin-Lymphom (20 %). Die Lymphknoten des Halses und vorderen Mediastinums werden beim M. Hodgkin bevorzugt befallen.
Leukämie	Gewöhnlich symmetrische moderate Vergrößerung der mediastinalen und bronchopulmonalen Lymphknoten.	Lymphadenopathien finden sich häufiger bei der myeloischen Leukämie, begleitende pulmonale Affektionen und Pleuraerguss.
Metastatische Lymphknotenvergrößerungen	Lymphknoten über 1 cm Größe sind suspekt, können mitunter große konfluierende Konglomerate bilden. KM-Enhancement, besonders bei Metastasen von Renalzell-, Schilddrüsen- und Chorionkarzinomen.	Gewöhnlich ausgehend von einem Bronchialkarzinom, andere Primärtumoren liegen im Kopf-Hals-Bereich, Mamma, Nieren, Melanome. Lymphknotenvergrößerungen sind zunächst immer unspezifisch und können auch parainfektiöser bzw. entzündlicher Natur sein.
Ösophagustumoren (Abb. 15.**6)**	Gewöhnlich polypoide Strukturen, aber auch infiltrative und oberflächliche (varikoide) Formen. Die Tumoren sind isointens zur Ösophagusmuskulatur im T1W und variabel intens im T2W. Wandverdickungen über 3–5 mm sind suspekt, Lumeneinengungen mit prä- und poststenotischen Dilatationen finden sich bei fortgeschritteneren Tumoren. Prästenotisch finden sich in solchen Fällen häufig Nahrungsreste.	Hauptsächlich *Plattenepithelkarzinome (*80 %–90 %). *Adenokarzinome*finden sich eher im Bereich des gastroösophagealen Überganges und treten in Assoziation mit dem *Barret-Ösophagus* auf. *Leiomyome* sind glatt begrenzte, submuköse bis subseröse Raumforderungen und können sich nach intraluminal projizieren. Größere Tumoren zeigen zentrale Nekrosen und Ulzerationen, KM-Enhancement. *Leiomyosarkome* sind selten und von Leiomyomen nicht zu differenzieren. *Ösophagusdivertikel* imponieren mitunter zystisch und enthalten Flüssigkeitsspiegel.

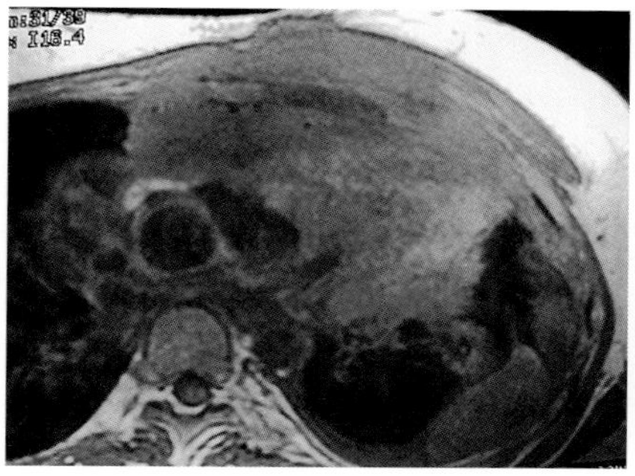

a

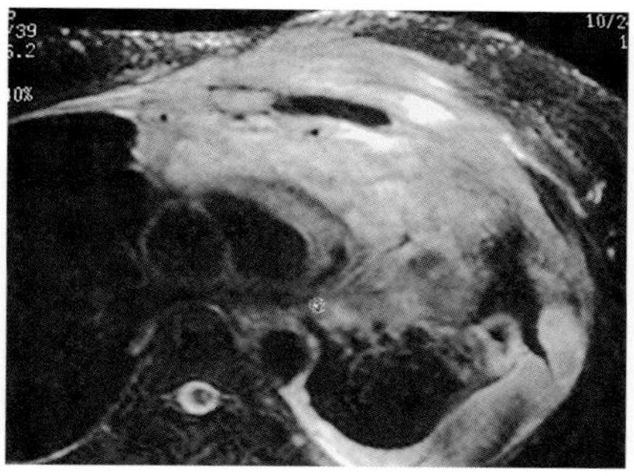

b

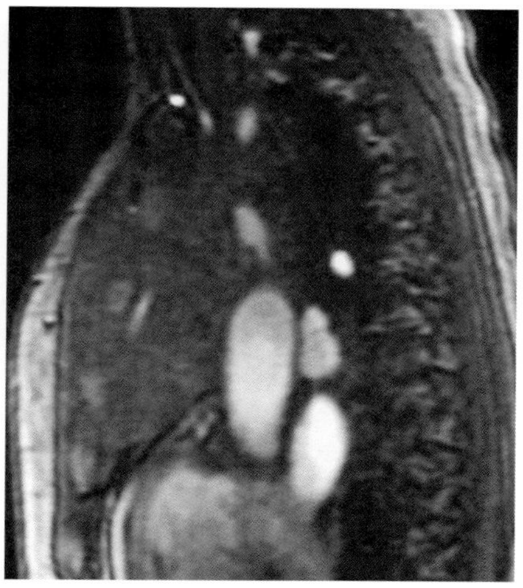

c

Abb. 15.5 **T-Zell-Lymphom.** Große homogene Raumforderung mit intermediärem Signal im T1W und intermediär bis signalreichem Charakter im T2W, unscharfe Grenzen mit Einbruch in das Mediastinum, die vordere Brustwand, Muskulatur und Rippen (**a**: axiales T1W; **b**: axiales T2W; **c**: sagittales FS T1W nach KM).

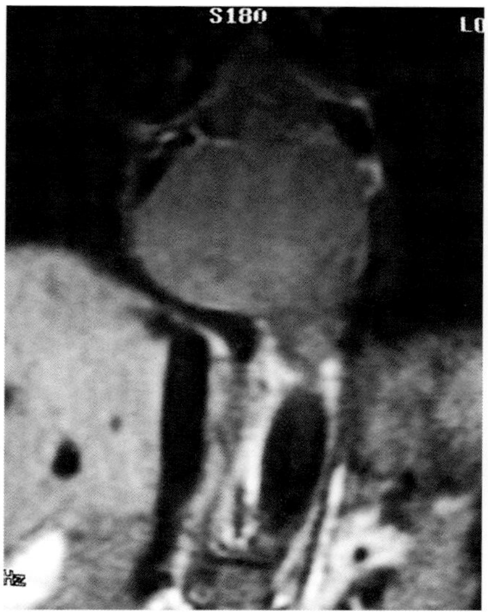

a

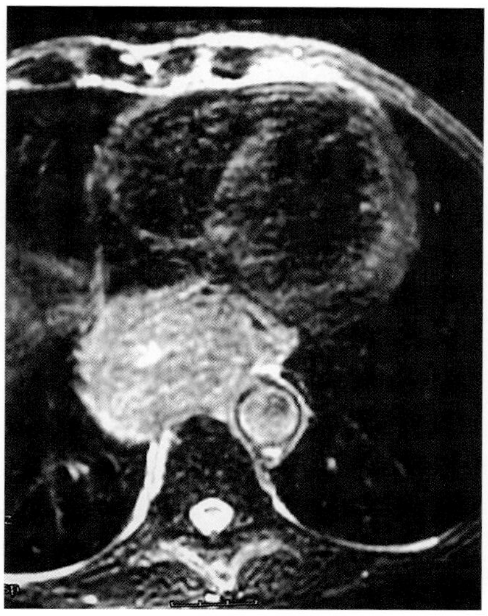

b

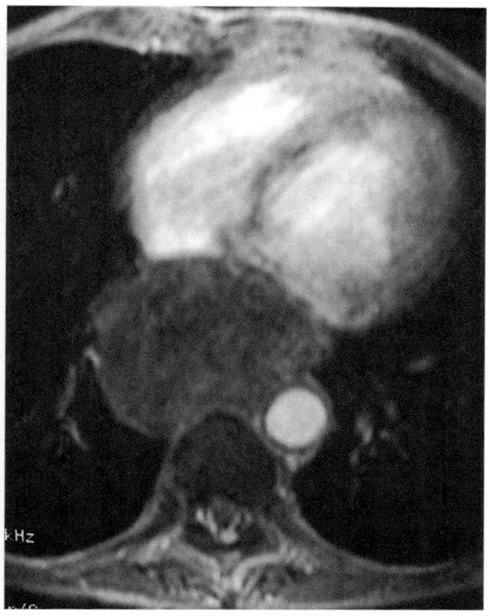

c

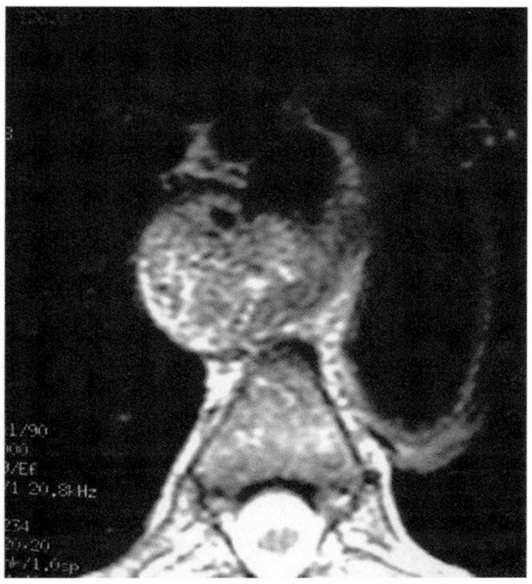

d

Abb. 15.6 **Plattenepithelkarzinom des Ösophagus.** Grob strukturierte rundliche Raumforderung am distalen Ösophagus, kein KM-Enhancement. In Höhe des Aortenbogens (**d**) dilatiertes Lumen mit Nahrungsresten durch die distale Obstruktion (**a**: coronales T1W; **b**: axiales T2W; **c**: spoiled GRE T1W nach KM, axial; **d**: axiales T2W).

Tabelle 15.**1** (Fortsetzung) Mediastinale und hiläre Erkrankungen

Erkrankung	MRT-Befund	Kommentar
Neurogene Tumoren (Abb. 15.**7**)	Paravertebrale glatte begrenzte Raumforderung, gewöhnlich uniformes KM-Enhancement, bei größeren Tumoren zentrale Nekrosen. Dilatation des Neuroforamens und Destruktionen der angrenzenden Knochen sind Ausdruck der Malignität. Gangliontumoren liegen generell parallel zur Wirbelsäule in der Achse des sympathischen Grenzstrangs, Nervenscheidentumoren sind eher rundlich.	Neurofibrome und Shwannome finden sich bei jüngeren Erwachsenen, Sympathikoblastome bei Kindern. Alle Tumoren, außer das seltene Paragangliom, liegen im hinteren Mediastinum. Hypertensive Krisen in Verbindung mit einer mediastinalen Raumforderung können auf das extrem seltene mediastinale Phäochromozytom hinweisen.
Entzündungen		
Pankreaspseudozysten	Zystische Läsionen mit dicker KM-aufnehmender Wand, kann Sedimentationen oder Schichtungen aufweisen, besonders nach Einblutungen. Breitet sich gewöhnlich von abdominal durch den Hiatus diaphragmaticus aus.	Zeichen einer Pankreatitis finden sich abdominell.
Sarkoidose	Charakteristische Lymphadenopathie im oberen paratrachealen und Hilusbereich, mitunter große Konglomerate.	Bei fehlenden pulmonalen Veränderungen differentialdiagnostische Probleme.
Tuberkulose	In der akuten Phase finden sich asymmetrisch vergrößerte paratracheale und paraösophageale Lymphknoten mit signalreichen (T2W) zentralen Nekrosen und peripherem Enhancement nach i. v.-Applikation von Gd-DTPA. Konfluierende Raumforderungen zeigen sich in späteren Stadien.	In der Mehrzahl der Fälle charakteristische pulmonale Veränderungen.
Kardiovaskulär		
Aortenaneurysma (Abb. 15.**8**)	Fusiforme oder sacculäre Dilatation der Aorta, häufig Thromben.	Ursachen: Arteriosklerose, zystische Medianekrosen (einschließlich Marfan-Syndrom), Syphilis, Trauma, Mykosen. Aneurysmen unmittelbar distal der linken A. subclavia zeigen ein vorausgegangenes Trauma an.

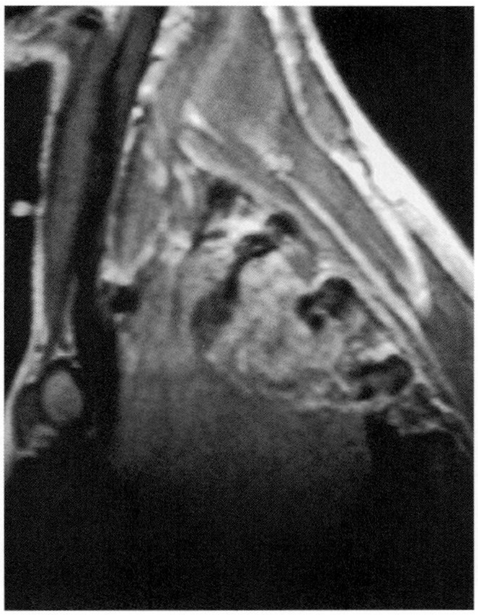

a

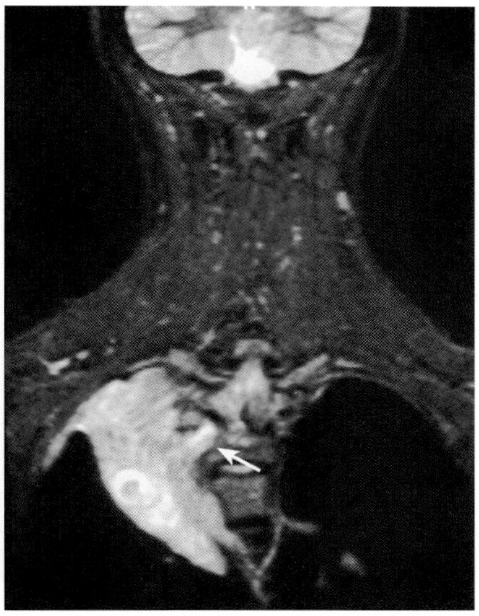

c

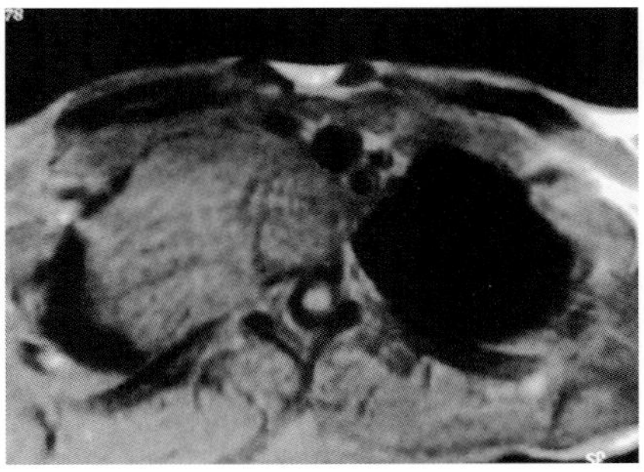

b

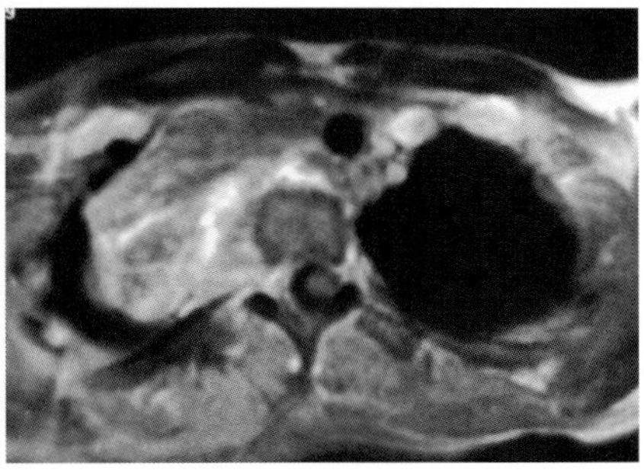

d

Abb. 15.7 **Plexiformes Neurofibrom.** Große Raumforderung im hinteren Mediastinum mit geringem bis intermediärem Signal im T1W, hoher Signalintensität im T2W und heterogenem Enhancement. Extension durch das rechte Neuroforamen (**c**: Pfeil) (**a**: sagittales T1W; **b**: axiales T1W; **c**: coronales T2W, **d**: axiales T1W nch KM).

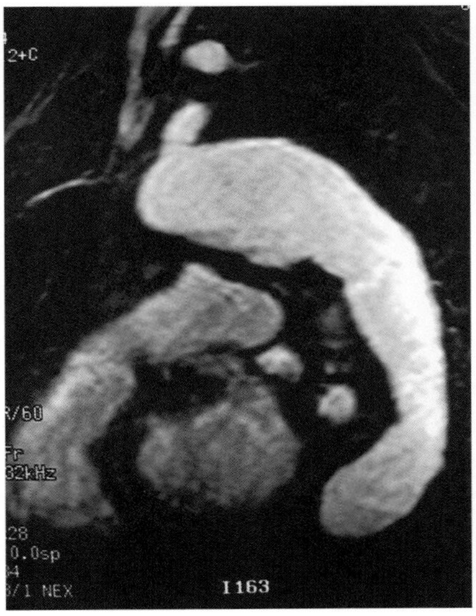

a

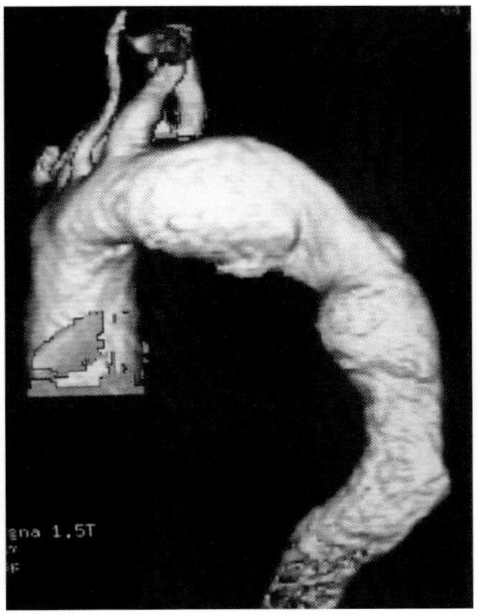

b

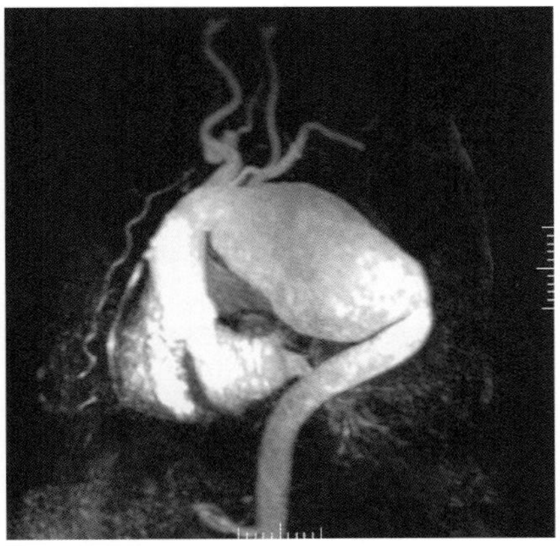

c

Abb. 15.8 **Thorakales Aortenaneurysma.** Fusiformes Aneurysma des Aortenbogens distal des Abganges der linken A. subclavia. Ein weit größeres Aneurysma ist in (**c**) abgebildet. (**a**: spoiled GRE T1W sagittal nach KM; **b**: 3D-Rekonstruktion eines T1W spoiled GRE-Datensatzes, KM-verstärkt; **c**: sagittales spoiled GRE T1W nach KM [MIP]).

Tabelle 15.**1** (Fortsetzung) Mediastinale und hiläre Erkrankungen

Erkrankung	MRT-Befund	Kommentar
Aortendissektion (Abb. 15.**9**)	Charakteristische Darstellung der Intimaablösung. Fakultativ Erweiterung der Aorta. Das falsche Lumen hat häufiger einen langsameren Fluss und Thromben.	Stanford Typ A (DeBakey I und II) betrifft die Aorta ascendens und bedarf generell einer chirurgischen Versorgung. Stanford Typ B (DeBakey III) betrifft die Aorta descendens und wird konservativ behandelt.
Penetrierendes Ulkus der Aorta	Riss in der Aortenwand in Höhe eines ulzerierten arteriosklerotischen Plaques.	Gewöhnlich im Bereich der Aorta descendens, klinisch finden sich Zeichen einer Dissektion.
Aortales Pseudoaneurysma (Abb. 15.**10**)	Gewöhnlich fokale sacculäre Ausstülpung der Aorta, in akuten Fällen mediastinale Blutung. Die meisten entdeckten Fälle lagen im Bereich des Aortenisthmus in Höhe des *Ligamentum arteriosum*. Weniger häufig treten die Veränderungen an der Aortenwurzel oder im Bereich des Zwerchfelldurchtrittes auf. Chronische Veränderungen enthalten Thromben oder Verkalkungen.	Häufig posttraumatisch, in der akuten Phase sind die konventionelle Angiografie und CT diagnostische Methoden der Wahl. Eine Verletzung der großen Gefäße findet sich in 5 % der Fälle. Das Risiko von Spontanrupturen besteht bei chronischen Pseudoaneurysmen, die inzidental im Rahmen einer erneuten Traumatisierung gefunden werden.
Stenose der großen brachiozephalen Arterien (Abb. 15.**11**)	Glatte oder unregelmäßige Einengung des Abganges einer Arterie nahe des Ostiums, segmentale Stenosen sind ebenfalls häufig. Fokale oder segmentale Dilatationen finden sich bei einer Vaskulitis.	Häufigste Ursache ist die Arteriosklerose. Seltenere Ursachen sind eine Affektion der großen Gefäße und der Aorta im Rahmen des *Takayasu-Syndroms* und der *Riesenzellarteriitis*. Eine *fibromuskuläre Dysplasie* findet sich gewöhnlich bei Frauen und betrifft die Karotiden und intrazerebralen Arterien.

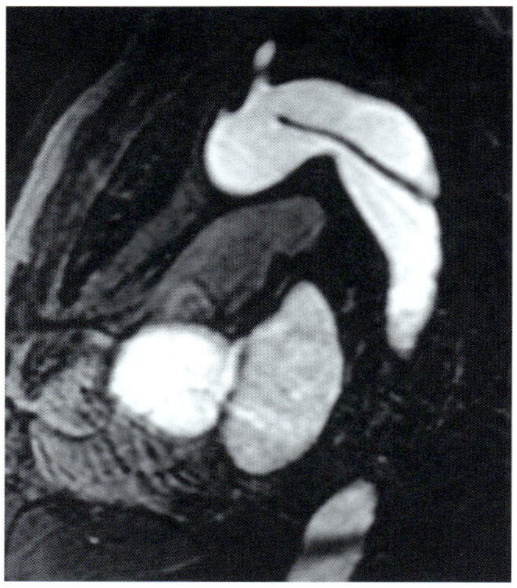

a

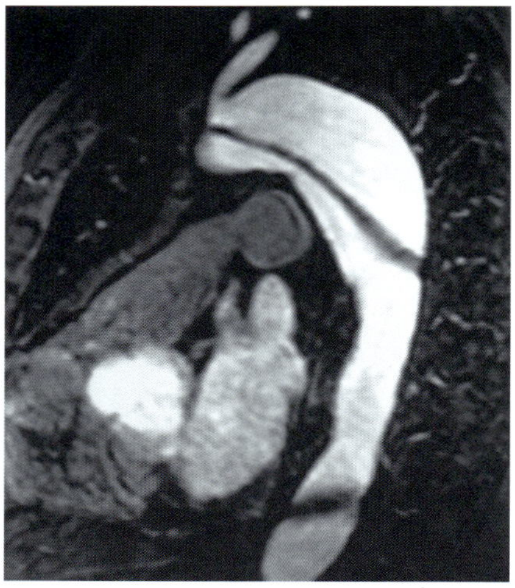

b

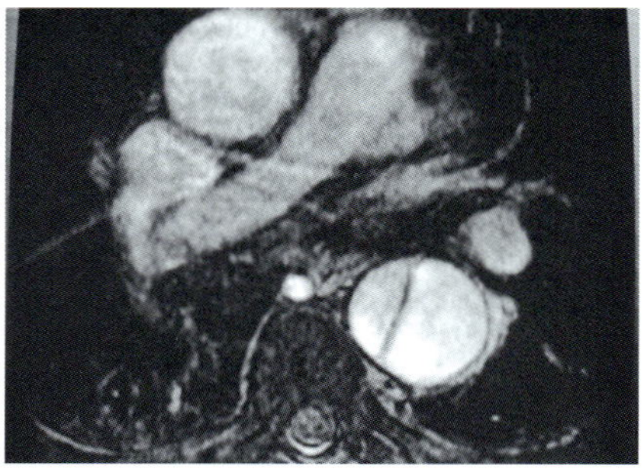

c

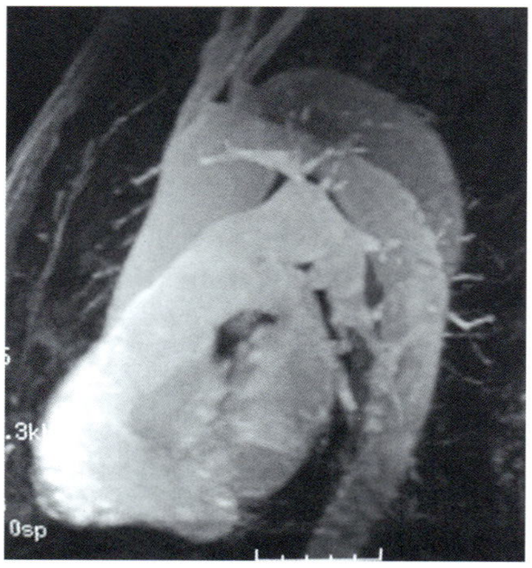

d

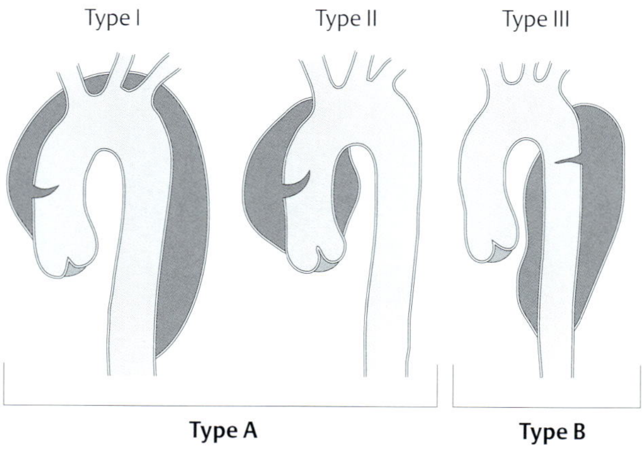

e

Abb. 15.**9** **Aortendissektion.** Stanford Typ A (DeBakey I) Dissektion der Aorta. Die dünne abgelöste Intimamembran trennt wahres und falsches Lumen, die Hypointensität im mehr dorsal gelegenen falschen Lumen in der MIP zeigt den geringeren Fluss an (**d**).
e Schema der Stanford- (A, B) und DeBakey-(I–III)Klassifikation (**a, b**: sagittales T1W spoiled GRE nach KM;
c: axiales T1W spoiled GRE nach KM, **d**: MIP aus einem kontrastverstärkten GRE-Datensatz).

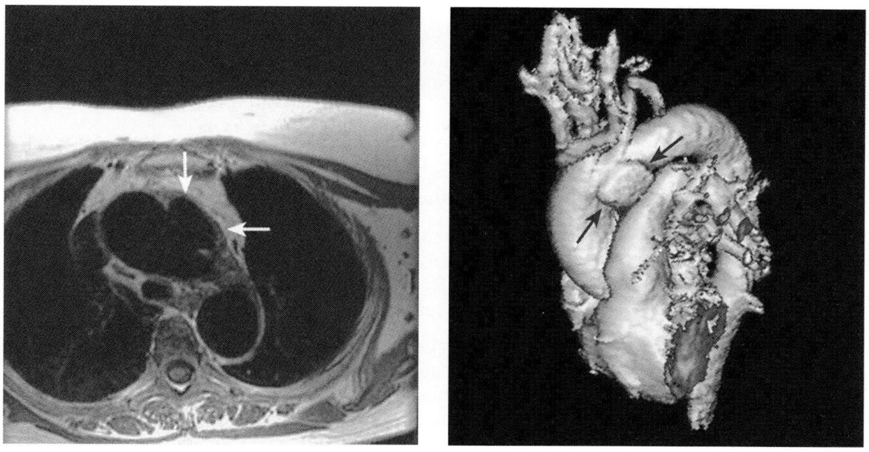

a b

Abb. 15.**10** **Aortales Pseudoaneurysma.** Exzentrische Ausstülpung im Bereich des Aortenisthmus in Höhe des Ligamentum arteriosum (**a**: axiales T1W; **b**: 3D-Rekonstruktion eines kontrastverstärkten GRE-Datensatzes).

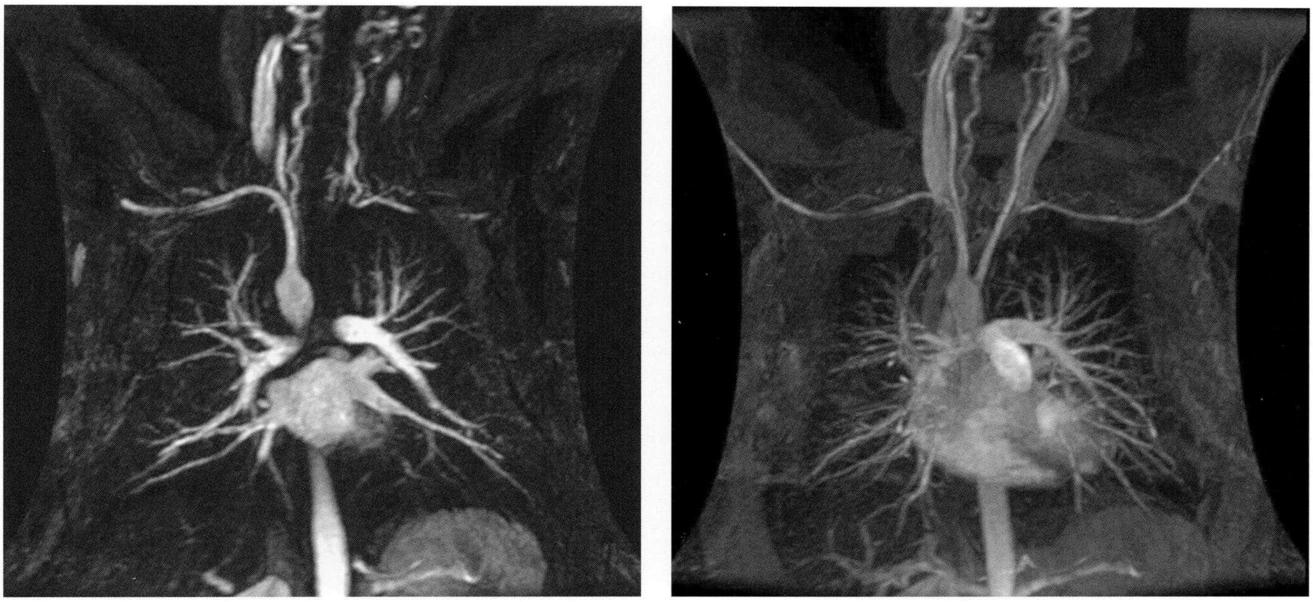

a b

Abb. 15.**11** **Takayasu- Arteriitis.** Die proximale linke A. subclavia ist verschlossen. Die mittlere und distale linke A. subclavia werden durch Kollateralen von der linken A. vertebralis versorgt (**a**: coronales T1W spoiled GRE nach KM; **b**: MIP eines kontrastverstärkten GRE-Datensatzes).

Tabelle 15.1 (Fortsetzung) Mediastinale und hiläre Erkrankungen

Erkrankung	MRT-Befund	Kommentar
Dilatation des Truncus pulmonalis (Abb. 15.12)	Der Truncus pulmonalis ist erweitert.	Häufige Ursachen sind das Cor pulmonale und kongenitale Stenosen der Pulmonalklappe. Ein Durchmesser des Truncus pulmonalis > 28 mm ist Zeichen einer pulmonalen Hypertension.
Aneurysma der A. pulmonalis	Fusiforme oder sacculäre Erweiterung der A. pulmonalis, kann solitär oder multipel auftreten.	Ursachen: Mykosen, pulmonale Hypertension, Klappenstenose, zystische Medianekrose (Marfan-S., M. Ehlers-Danlos), Arteriitis (Takayasu, Polyarteriitis nodosa), selten beim Behçet-Syndrom.
Pulmonalarterielle Embolie (Abb. 15.13)	Thrombus im System der Pulmonalarterien. Subakute Thromben sind im T1W und T2W hyperintens aufgrund ihres Methämoglobingehaltes. Chronische Thromben mit Hämosiderindepots sind in allen Sequenzen signalarm.	Risikofaktoren: Immobilisierung, chirurgische Eingriffe, Hyperkoagulopathien mit tiefen Venenthrombosen in der unteren Extremität. Kann zur pulmonalen Hypertension führen. Diagnostische Methoden der Wahl sind die Inhalations- und Perfusionsszintigrafie und das CT.
Dilatation der V. cava superior	Verbreiterung im rechten mittleren Mediastinum.	Sekundär nach erhöhtem zentralem Venendruck, nach Kompression und/oder Obstruktion durch eine Raumforderung oder Thrombosierung.
Dilatation der V. azygos oder hemiazygos	Seltene Erweiterung der Gefäße in ihrer normalen posterioren mediastinalen Lokalisation.	Gewöhnlich inzidentaler Befund: kann Ausdruck eines erhöhten zentralen Venendruckes sein. Die Azygoskontinuität der V. cava inferior führt ebenfalls zu einer Dilatation des Gefäßes.
Ösophagusvarizen (Abb. 15.14)	Glatt begrenzte tubuläre oder lobulierte Läsionen in der Ösophaguswand. Signalauslöschungen in Spin-Echo-Sequenzen (SE) oder hohes Signal in Gradienten-Echo-Sequenzen (GRE) bei suffizientem Fluß. Kräftiges KM-Enhancement.	Gewöhnlich im Rahmen der portalen Hypertension.
Gefäßanomalien	Gefäße in abnormer Lokalisation.	S. Tabelle 15.2.
Trauma		
Mediastinale Blutung oder Hämatom	Das Erscheinungsbild der Blutung verändert sich im Laufe der Zeit, was durch die häufig auftretenden intermittierenden Blutungen kompliziert wird. Viele Hämatome haben daher ein sehr inhomogenes Muster. Hyperakute Blutungen sind signalarm im T1W und signalreich im T2W, akute Blutungen signalarm im T1W und T2W, subakute Blutungen signalreich im T1W und signalarm oder signalreich im T2W. Chronische Hämatome (Hämosiderin) sind in allen Sequenzen signalarm.	Nach Trauma, chirurgischen Eingriffen, bei Aortendissektion oder rupturierten Aneurysmen. Häufig im oberen Mediastinum, fokal oder diffus.
Wirbelfraktur mit Hämatom	Paravertebrales Hämatom neben Wirbelfraktur(en).	In der Regel nach Trauma, gelegentlich auch bei pathologischen Frakturen. Die Aorta thoracica bedarf eines besonderen Augenmerks, um Gefäßverletzungen auszuschließen.
Andere		
Morgagni Hernie	Anteromediale Zwerchfellhernie, typischerweise im kardiophrenischen Winkel. Kann omentales Fett, Teile des Colon transversum und der Leber enthalten.	Kongenitale Zwerchfelllücke, häufig assoziiert mit chromosomalen Störungen und Entwicklungsdefekten. Tendenziell bei älteren Kindern diagnostiziert.
Bochdalek'sche Hernie	Posterolaterale Zwerchfellhernie, gewöhnlich paravertebral und häufiger links, 15 % bilateral. Omentales Fett, Darmanteile und die Milz können im Thoraxraum liegen.	85–90 % der kongenitalen Zwerchfellhernien. Kann beachtliche Größen erreichen und bei Neugeborenen pulmonale Distress-Syndrome auslösen.

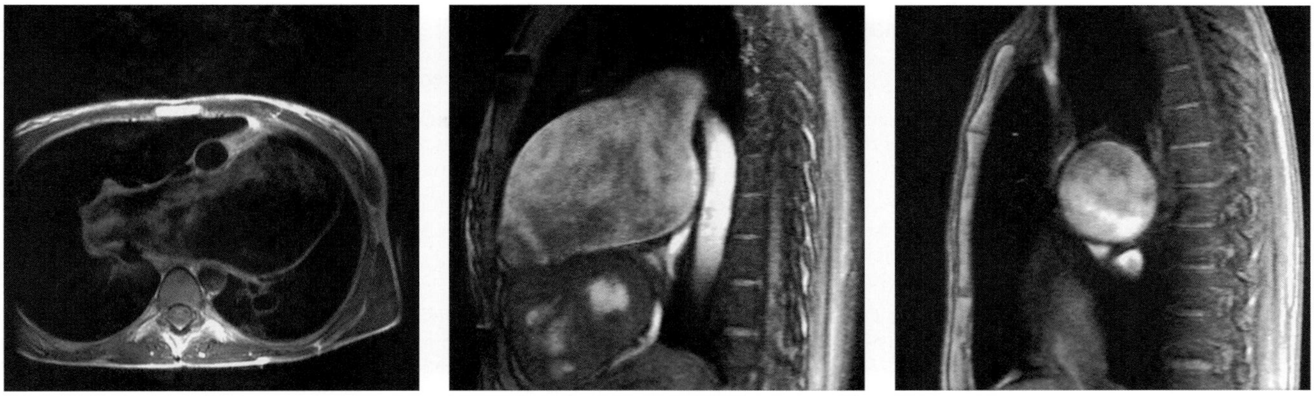

a b c

Abb. 15.12 **Pulmonalarterielle Hypertension.** Massive Dilatation der Aa. pulmonales (**b**: links, **c**: rechts) (**a**: axiales T1W; **b, c**: sagittales T1W spoiled GRE nach KM).

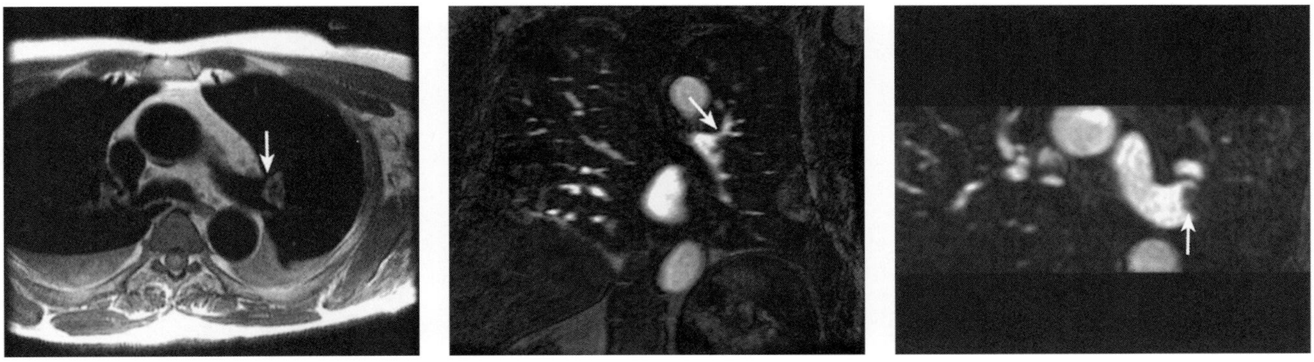

a b c

Abb. 15.13 **Pulmonalarterielle Embolie.** Embolus in der linken A. pulmonalis (Pfeile) (**a**: double IR, axial; **b**: coronales T1W spoiled GRE nach KM, **c**: axiales T1W spoiled GRE nach KM).

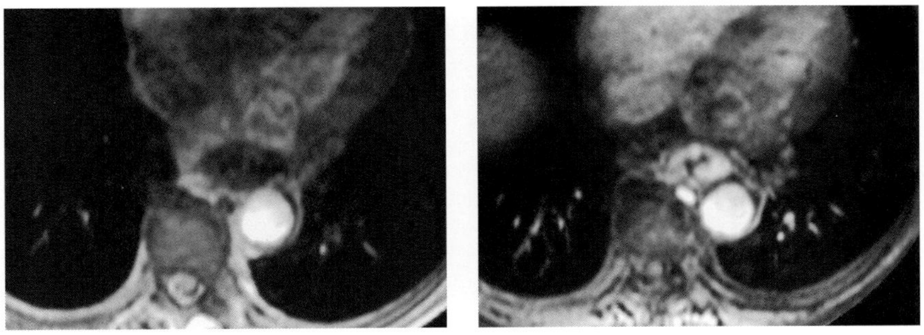

a b

Abb. 15.14 **Ösophagusvarizen.** **a** In der Frühphase des Kontrastmittel-Bolus hat die lobulierte und verdickte Wand des Ösophagus einen intermediären Signalcharakter. **b** Später in der venösen Phase zeigen die varikösen Venen ein kräftiges KM-Enhancement (**a, b**: axiales T1W spoiled GRE nach KM).

Tabelle 15.1 (Fortsetzung) Mediastinale und hiläre Erkrankungen

Erkrankung	MRT-Befund	Kommentar
Hiatushernie (Abb. 15.15)	Luft und/oder Flüssigkeit enthaltende Raumforderung im Verlauf des Ösophagus und des Magenfundus.	Gewöhnlich bei älteren und adipösen Patienten. Perigastrisches Fett kann ohne Magenanteile durch die Hernie treten.
Zwerchfellruptur (Abb. 15.16)	Deutlicher Zwerchfellhochstand mit Projektion abdomineller Strukturen in den Thoraxraum. Da der Riss häufig nicht erkannt wird, kann eine Zwerchfellaplasie diagnostiziert werden.	Nach stumpfem oder spitzem Trauma, in der Mehrzahl im Akutstadium nicht erkannt.
Megaösophagus	Das Lumen des Ösophagus ist größer als 10 mm und enthält Flüssigkeitsspiegel oder Nahrungsreste. Bei Distension Wandverdickung auf über 3 mm.	Ursachen: *Achalasie*, *Chagas-Krankheit* und *Sklerodermie*. Malignome mit Ausbreitung in den Ösophagus können ein ähnliches Bild hervorrufen.
Extramedulläre Hämatopoese	Runde oder ovoide paravertebrale Raumforderungen, annähernd Signalcharakter wie rotes Knochenmark: intermediär im T1W und T2W und leicht hyperintens zur Muskulatur. Gelegentlich höheres T1-Signal durch Fettanteile.	Findet sich am häufigsten bei kongenitalen hämolytischen Anämien, z. B. der *hereditären Sphärozytose*, *Thalassämie* und *Sichelzellenanämie*. Plauraständige Läsionen sind ebenfalls nicht ungewöhnlich.

Tabelle 15.2 Anomalien der Aorta und der mediastinalen Venen

Erkrankung	MRT-Befund	Kommentar
Coarctatio aortae (Aortenstenose, Aortenisthmusstenose)	Kräftige Aorta ascendens und abrupte Einengung der Aorta descendens. Die Stenose kann fokal oder segmental sein. Die fokale (juxtaduktale) Form findet sich typischerweise in Höhe des Ductus arteriosus, die segmentale (tubuläre Hypoplasie) Form beginnt unmittelbar distal des Abganges der linken A. subclavia und reicht bis in Höhe des Duktus. Kollateralgefäße sind häufig erkennbar.	Findet sich bei weniger als 1 % der Neugeborenen, kann zu kongestiven Herzfehlern in der Neonatalperiode führen. Die segmentale Form geht mit Herzfehlern einher. Rippenusuren finden sich nicht vor dem 6. Lebensjahr. Die fokale Coarctatio ist gelegentlich ein inzidentaler Befund beim Erwachsenen.
Doppelung des Aortenbogens	Die Bögen komprimieren beide Seiten der Trachea, gewöhnlich mehr rechts. Der rechte und linke Bogen geben jeweils eine A. subclavia und eine A. carotis ab. Distal vereinigen sich die Aortenbögen zu einer gemeinsamen Aorta descendens, die in 75 % links, ansonsten rechts deszendiert.	Die Aortenbögen formen einen Ring, der Trachea und Ösophagus umschließt. Der rechte Bogen ist gewöhnlich größer und verläuft dorsal der Trachea und des Ösophagus zum linken Bogen. Die Mehrzahl ist asymptomatisch, gelegentlich finden sich Stridor, Dyspnoe oder rezidivierende Pneumonien.
Linker Aortenbogen (aberrierende rechte A. subclavia, A. lusoria) (Abb. 15.17)	Gefäß dorsal des Ösophagus in Kontinuität der aberrierenden rechten A. subclavia, die sich am rechten posterioren Aspekt der Trachea darstellt.	Häufigste Anomalie des Aortenbogens mit einer Inzidenz zwischen 0,4 bis 2 %. Die rechte A. subclavia geht als letztes Gefäß distal der linken A. subclavia aus dem Aortenbogen ab, passiert den Ösophagus von dorsal, um in den rechten Arm zu gelangen. Klinisch in seltenen Fällen Dysphagie.

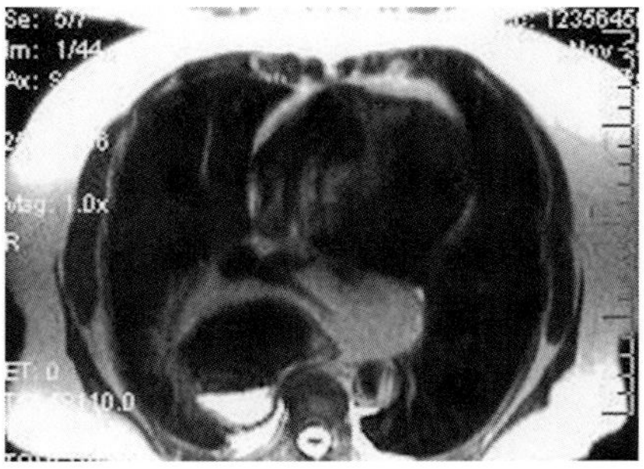

a

Abb. 15.**15** **Hiatushernie.** Große Hernie im Bereich des Hiatus oesophagei mit perigastrischem Fett und dem Großteil des Magens (**a**: axiales T1W; **b**: coronales T1W; **c**: coronales T2W).

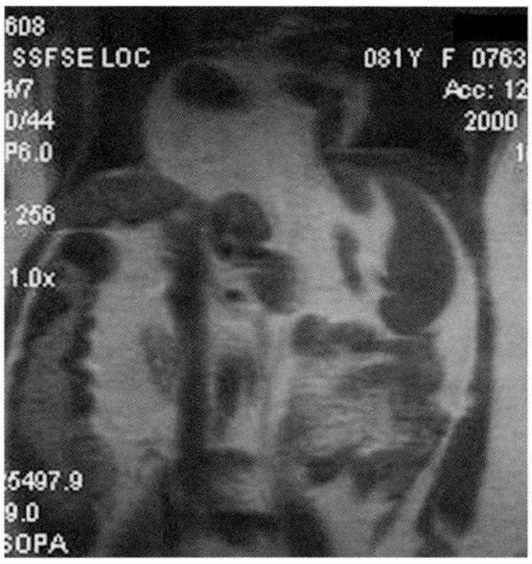

b

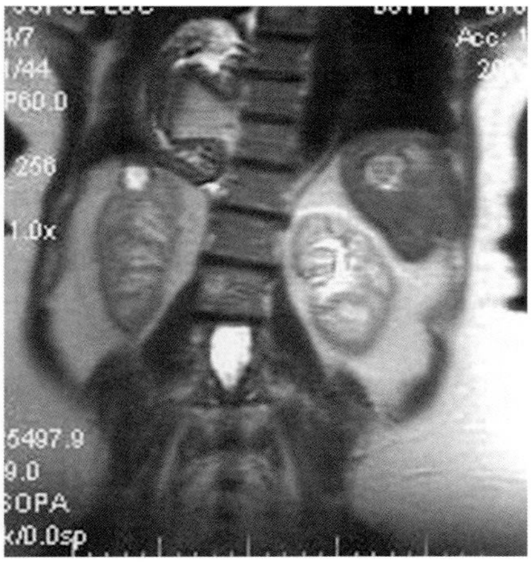

c

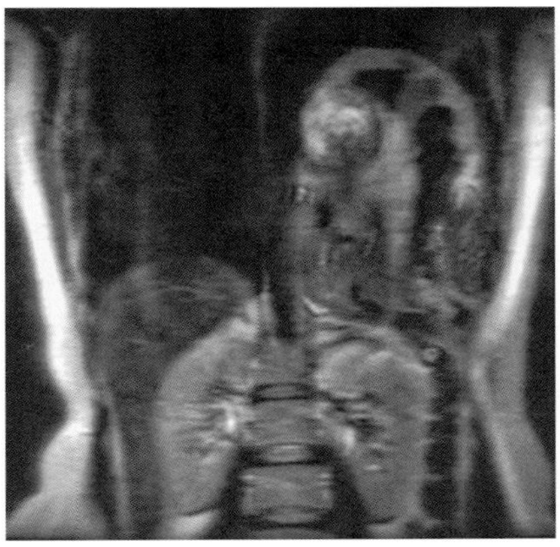

a

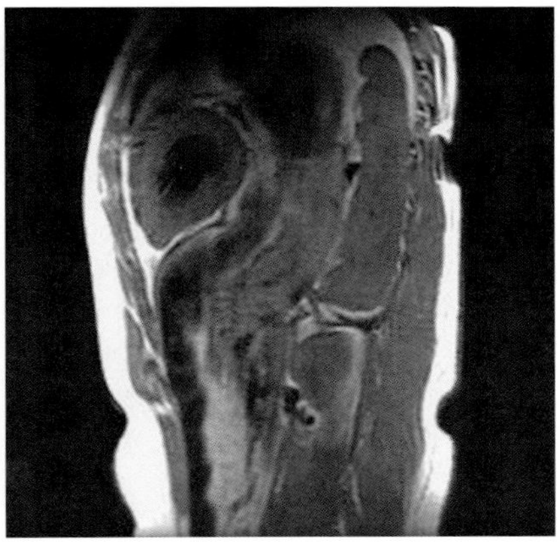

b

Abb. 15.**16** **Zwerchfellruptur.** Magen, Darmschlingen und die linke Kolonflexur liegen im linken Thoraxraum (**a**: coronales T1W; **b**: sagittales T1W).

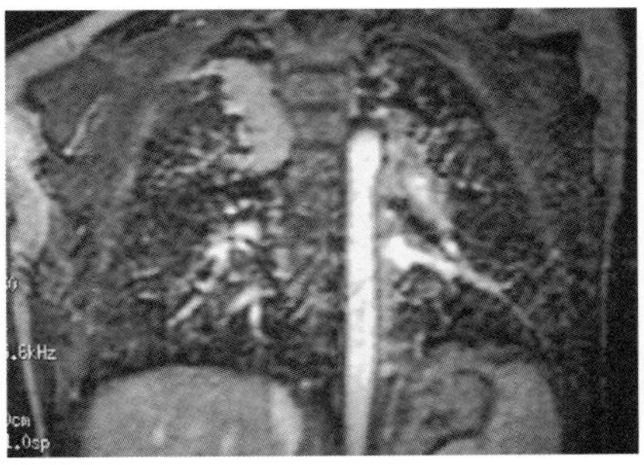

a

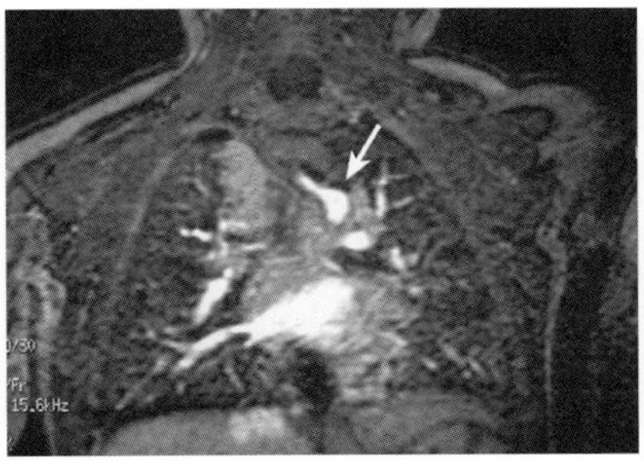

b

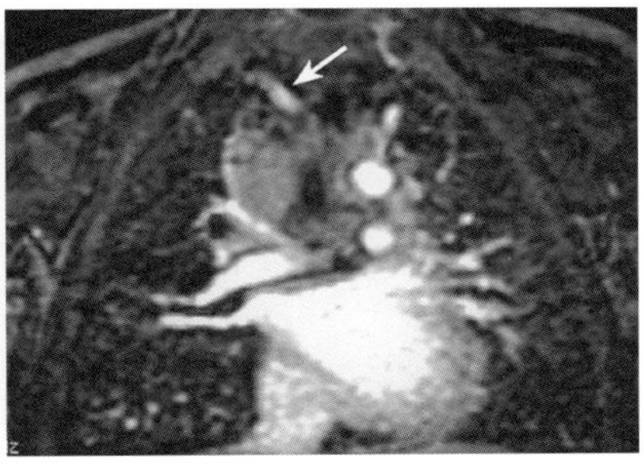

c

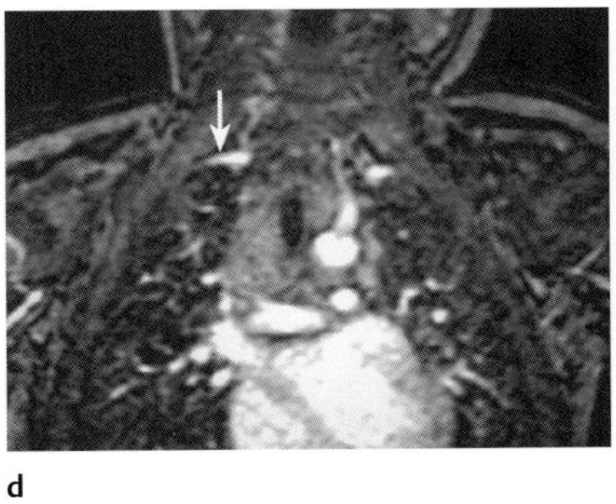

d

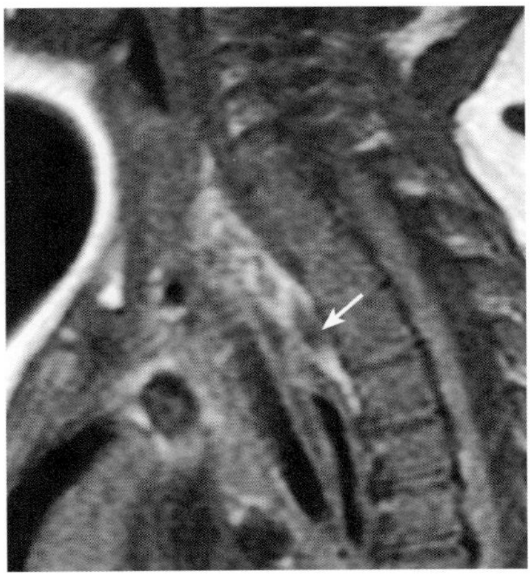

e

Abb. 15.**17** **A. lusoria.** Eine Serie coronaler Bilder demonstriert das aberrierende Gefäß, das aus dem Aortenbogen entspringt (**b**, Pfeil) und nach lateral und rechts zieht (**c, d**, Pfeile). Die aberrierende rechte A. subclavia passiert den Ösophagus dorsal und imprimiert dessen Wand (**e**, Pfeil) (**a–d**: coronale T1W spoiled GRE nach KM; **e**: sagittales T1W).

Tabelle 15.2 (Fortsetzung) Anomalien der Aorta und der mediastinalen Venen

Erkrankung	MRT-Befund	Kommentar
Rechter Aortenbogen mit aberrierender linker A. subclavia (Abb. 15.18)	Die linke A. carotis communis geht als erster Ast aus der Aorta ab. Die linke A. subclavia ist letzter Ast und verläuft retropharyngeal.	Häufige Anomalie, bei 5–12 % begleitend mit einem kongenitalen Herzfehler. Die linke A. subclavia kann aus einem aortalen Divertikulum Kommerel entspringen, welches den embryonalen Rest des linken Aortenbogens darstellt. Der Duktus oder das Ligamentum arteriosus komplettiert den Ring, der in der Regel asymptomatisch bleibt.
Rechter Aortenbogen mit umgekehrtem Gefäßabgang	Die linke A. anonyma ist erster Ast des Aortenbogens.	Findet sich bei kongenitalen Herzfehlern, Fallot'sche Tetralogie in 90 % der Fälle.
Kreisförmiger rechter Aortenbogen (links deszendierende Aorta)	Der transversal orientierte rechte Aortenbogen imprimiert die Trachea posterior und deszendiert links.	Die MRT kann diese Anomalie leicht von einem gedoppelten Aortenbogen differenzieren, der sich im konventionellen Röntgenbild ähnlich darstellt.
Persistierende linke V. cava superior	Persistenz der linken anterioren und gemeinsamen V. cardinalis, die via Sinus coronarius in den rechten Vorhof mündet. In 80 % findet sich auch eine rechte V. cava superior.	Häufigste Anomalie des systemischen Blutrückflusses zum Herzen mit einer Inzidenz von 0,3 % bei gesunden Patienten und 4,4 % bei Patienten mit kongenitalen Herzfehlern. Erhöhte Inzidenz beim Asplenie-Syndrom.
Azygoskontinuität der V. cava inferior	Dilatierte V. azygos und hemiazygos in ihrem paravertebralen Verlauf und fehlende Darstellung der intrathorakalen V. cava inferior.	Anomalie mit multiplen Varianten. Systemischer Rückfluss des Körperkreislaufes über die V. azygos und hemiazygos. Die Vv. hepaticae drainieren unmittelbar über eine venöse Konfluens in den rechten Vorhof. Häufig assoziierte Herzfehler, abnormer Situs, Asplenie oder Polysplenie.

Tabelle 15.3 Perikarderkrankungen

Erkrankung	MRT-Befund	Kommentar
Kongenital		
Perikarddefekt (Abb. 15.19)	Die meisten Defekte sind partiell, komplettes Fehlen möglich. Partielle Defekte betreffen gewöhnlich das linke Perikard im Bereich des Vorhofes und der linken A. pulmonalis (70 %), was zu einer Interposition von Lungenparenchym zwischen Aorta ascendens und A. pulmonalis führt. Das Herz kann nach links rotiert sein. Bei Defekten des diaphragmalen Perikards findet sich Lungengewebe zwischen Herzbasis und Zwerchfell, sehr selten können abdominelle Strukturen in den Herzbeutel hineinreichen.	Seltene Anomalie, gewöhnlich inzidentaler Befund. Ein Drittel ist mit anderen Anomalien assoziiert, wie Vorhofseptumdefekt, offener Ductus arteriosus, bronchogene Zysten, pulmonale Sequestrationen, Mitralstenose, Fallot'sche Tetralogie.
Perikardzyste, perikardiales Divertikel	Zystische dünnwandige Läsion, gewöhnlich rechts. Divertikel können von Zysten durch ihre Kommunikation mit dem perikardialen Raum differenziert werden, erscheinen sonst ähnlich.	Gewöhnlich asymptomatisch. Häufig als mediastinale Konturunregelmäßigkeit im konventionellen Thoraxübersichtsbild entdeckt.

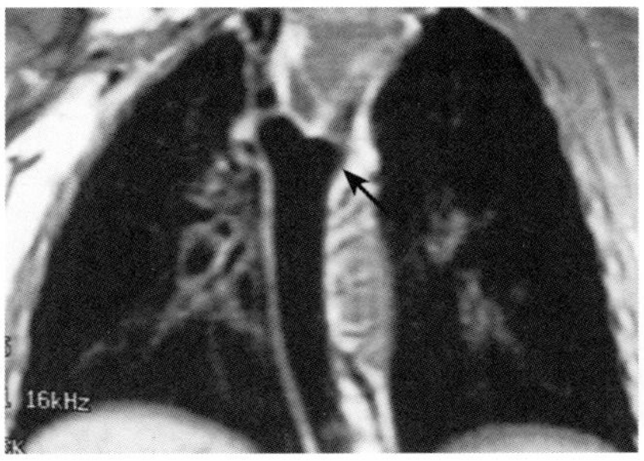

a

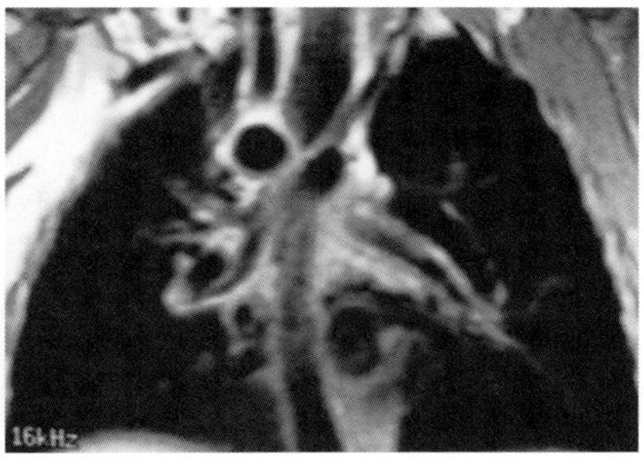

b

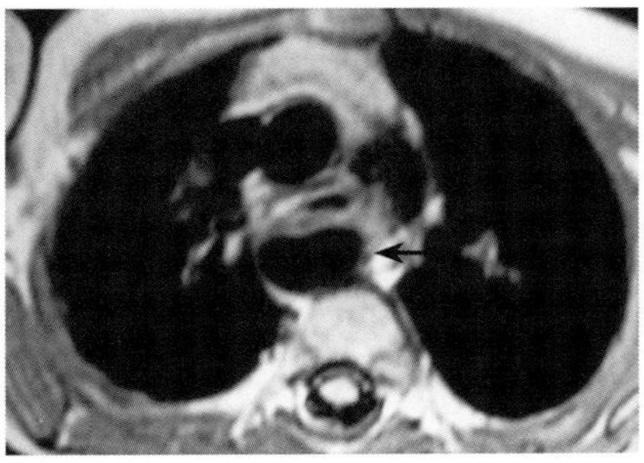

a

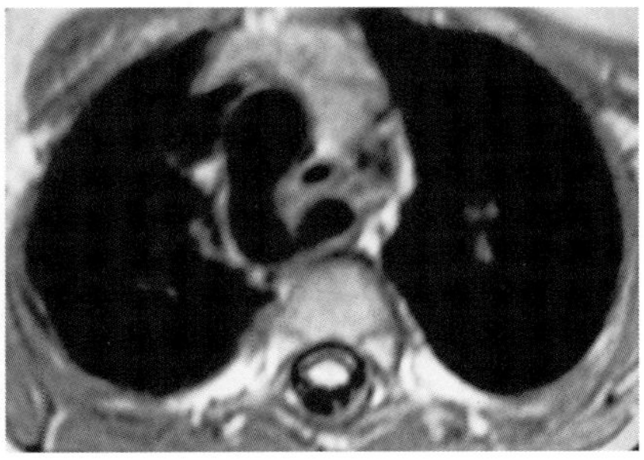

b

Abb. 15.**18** **Rechter Aortenbogen mit aberrierender linker A. subclavia.** Die rechts deszendierende Aorta zeigte eine exzentrische Ausstülpung an ihrem linken lateralen Aspekt, das Divertikulum Kommerel (Pfeil). Die aberrierende linke A. subclavia entspringt aus diesem Divertikel (**a, b**: coronales T1W; **c, d**: axiales T1W).

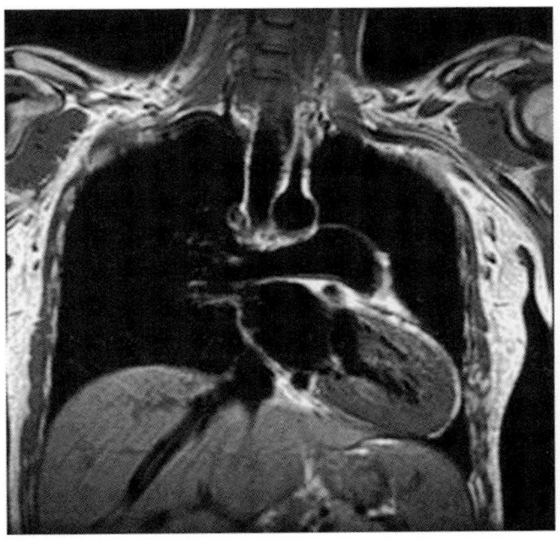

a

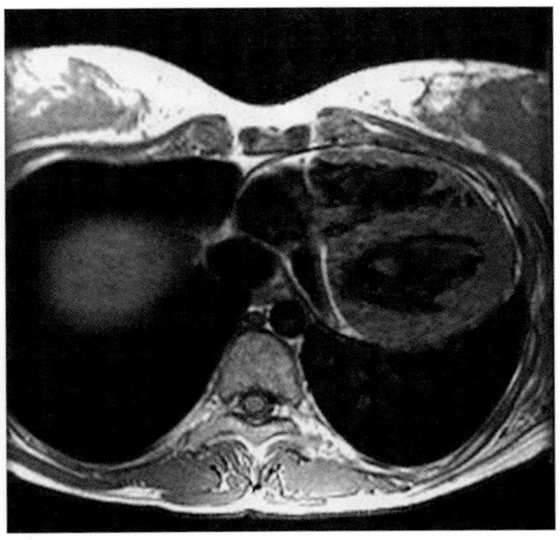

b

Abb. 15.**19** **Kongenitale Aplasie des Perikards.** Fehlendes linkes Perikard, das Herz ist in den linken Thoraxraum verschoben (**a**: coronales T1W; **b**: axiales T1W).

Tabelle 15.3 (Fortsetzung) Perikarderkrankungen

Erkrankung	MRT-Befund	Kommentar
Flüssigkeitsansammlungen		
Perikarderguss	Kleine Ergüsse finden sich initial an der dorsalen Konvexität des Herzens. Größere Ergüsse können das Herz komplett umschließen. Transsudate sind signalarm im T1W und signalreich im T2W, Exsudate sind im T1W signalreich und im T2W signalarm. Chronische Transsudate oder Exsudaten können lokulieren.	Ursachen: idiopathische oder infektiöse Perikarditis (viral oder tuberkulös), akuter Myokardinfarkt, Kollagenosen, Urämie, Neoplasien.
Perikarditis, Pericarditis constrictiva (Abb. 15.**20)**	Fokale oder zirkuläre Verdickung (5–20 mm) des Perikards, typischerweise kräftige KM-Aufnahme, mitunter exsudativer Perikarderguss. Bei der Pericarditis constrictiva sind die Vorhöfe dilatiert, der rechte Ventrikeldurchmesser verkleinert und die Kammern sind elongiert, was zu einer typischen tubulären Konfiguration führt.	Alle purulenten, hämorrhagischen und serofibrinösen Perikardergüsse können eine Pericarditis constrictiva bilden. Gelegentlich finden sich derartige Veränderungen nach Radiotherapie, selten bei der Asbestose.
Herzbeuteltamponade	Akut einsetzende ausgedehnte Flüssigkeitsansammlung im Perikard, in der Regel nach Trauma mit Bluteinstrom in den Herzbeutel und Kompression des rechten Vorhofs und Ventrikels.	Chirurgischer Notfall, der erhöhte intraperikardiale Druck vermindert den diastolischen Einstrom, in dessen Folge der Kreislauf zusammenbricht.
Neoplasien		
Perikardiale Metastasen, Perikardiale Tumoren (Abb. 15.**21**–15.**23)**	Unregelmäßige Raumforderungen mit variablem Signalcharakter, häufig in Kombination mit serösem oder hämorrhagischem Pleuraerguss.	Tumoren mit Ausbreitung in das Perikard: Mamma- und Bronchialkarzinome, Lymphome, Leukämie und Melanome. Primäre perikardiale Neoplasien sind selten und weit weniger geläufig als Metastasen. Mesotheliome, Teratome, Angiosarkome und Lipome werden beschrieben.

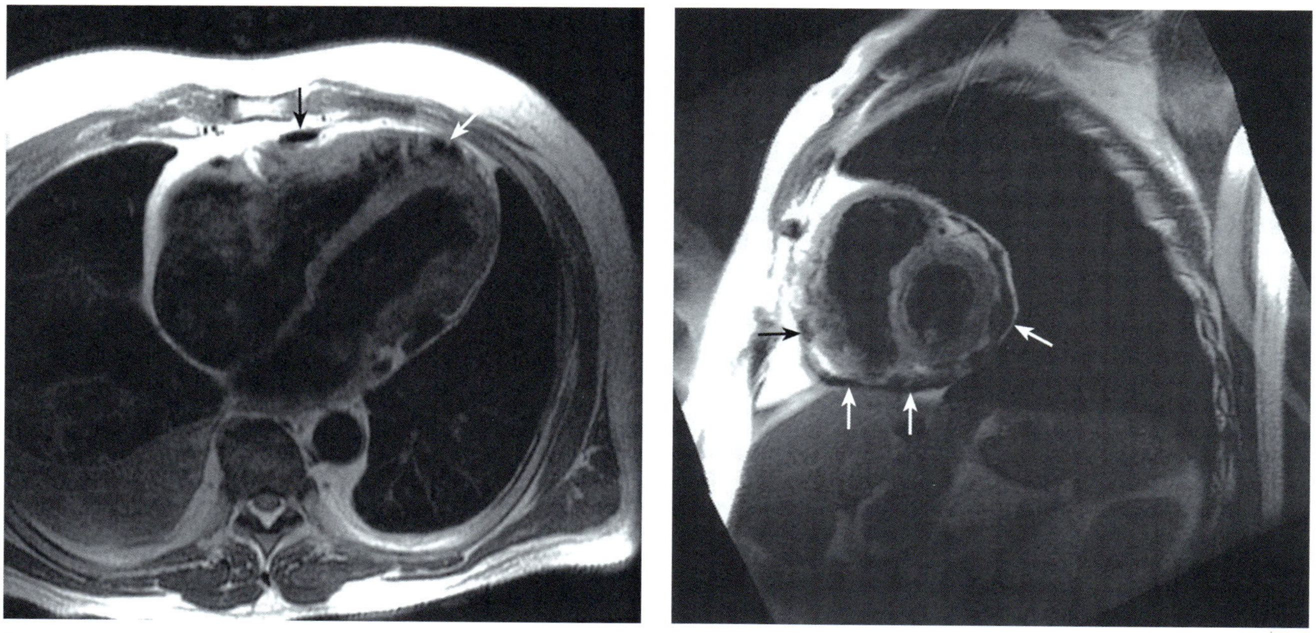

a b

Abb. 15.**20** **Pericarditis constrictiva.** Plaqueförmige Verkalkungen finden sich in Form von Signalauslöschungen um das Perikard verteilt, insbesondere entlang der posterioren und diaphragmalen Oberfläche (Pfeile) (**a**: double IR, axial; **b**: double IR, sagittal).

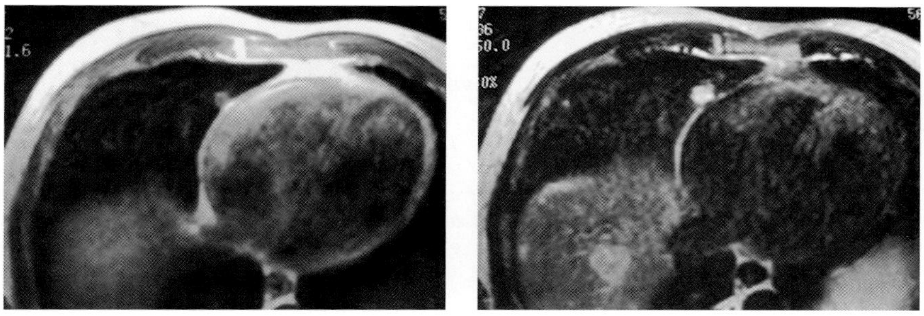

a b

Abb. 15.21 **Perikardiale Metastase.** Kleiner Knoten am rechts lateralen Aspekt des Perikards bei einem Patienten mit einem Hepatom, erkennbar in der mit angeschnittenen Leberkuppel (**a**: axiales T1W; **b**: axiales T2W).

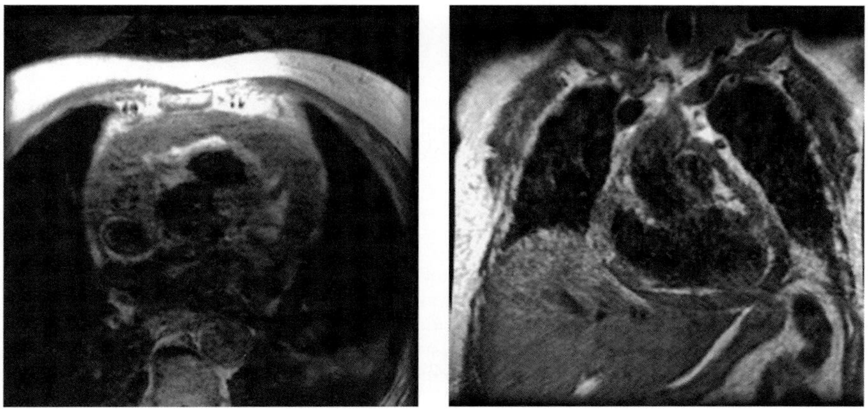

a b

Abb. 15.22 **Primäres perikardiales Mesotheliom.** Ein breites, unregelmäßig begrenztes marginales Band zeigt die tumoröse Affektion des Perikards an (**a**: axiales T1W; **b**: coronales T1W).

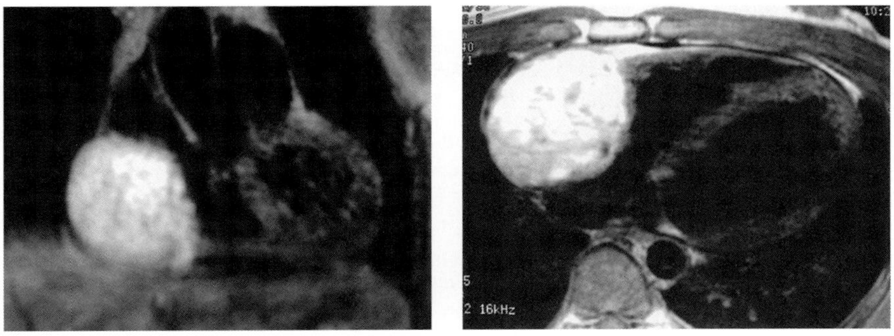

a b

Abb. 15.23 **Perikardiales Hämangiom, kavernöser Typ.** Unscharf begrenzte hyperintense Läsion am rechten lateralen Aspekt des Perikards mit deutlich raumforderndem Effekt zum rechten Vorhof (**a**: coronales T2W; **b**: axiales T2W).

Tabelle 15.4 Herzerkrankungen

Erkrankung	MRT-Befund	Kommentar
Kongenital		
Vorhofseptumdefekt (Abb. 15.24)	Diskontinuität des Vorhofseptums. Das *Ostium secundum* liegt im Bereich der Fossa ovalis, das *Ostium primum* distal der Fossa ovalis nahe der atrioventrikulären Klappe, der *Sinus-venosus-Defekt* findet sich zwischen V. cava superior und linkem Vorhof.	Ostium-secundum-Defekte sind die häufigste Form der Vorhofseptumdefekte (60–70 %). Diese können isoliert auftreten oder Teil eines Spektrums kongenitaler Fehlbildungen sein.
Ventrikelseptumdefekt (Abb. 15.25)	Membranöse Defekte bilden die Mehrzahl (75 %) und bestehen aus einer Öffnung unmittelbar unterhalb der Crista supraventrikularis im rechten Ventrikel, die mit einer Region unmittelbar unterhalb des rechten und posterioren Segels der Aortenklappe im linken Ventrikel kommuniziert. Weniger häufig finden sich muskuläre (10 %), posteriore (10 %) und konale (5 %) Defekte.	Ventrikelseptumdefekte treten solitär oder in Kombination mit anderen Fehlbildungen auf, wie der *Fallot'schen Tetralogie*, dem *Truncus arteriosus*, dem *atrioventrikulären Kanal* und bei der *Trisomie 13, 18 und 21*.
Dysplasie des rechten Ventrikels (Abb. 15.26)	Fokale Infiltration der Wand des rechten Ventrikels mit Fett und fibrösem Gewebe. Cine-Studien demonstrieren die gestörte Kontraktilität der betroffenen Myokardabschnitte.	Tritt gewöhnlich mit einer rezidivierenden ventrikulären Tachykardie auf. Meistens Erbanlage, gelegentlich auch sporadisch.
Erworbene Erkrankungen		
Ventrikuläres Aneurysma (echtes Aneurysma), ventrikuläres Pseudoaneurysma (falsches Aneurysma) (Abb. 15.27)	Findet sich im linken Ventrikel. Das echte Aneurysma stellt eine fokale exzentrische Dilatation der ausgedünnten Myokardwand dar in anteroapikaler oder inferoposteriorer Lokalisation. Cine-Studien demonstrieren eine paradoxe Wandbewegung mit Expansion des Aneurysmas während der systolischen Kontraktion, mitunter finden sich auch keine Kinesien. Bei ventrikulären Pseudoaneurysmen fehlt die myokardiale Umkleidung, das Perikard überbrückt den Defekt. Diese Veränderungen finden sich typischerweise posterolateral. Die Kommunikation mit dem Ventrikel ist häufig unproportional zur Aneurysmagröße selbst, beträgt häufig weniger als die Hälfte des Aneurysma-Durchmessers.	Ventrikuläre Aneurysmen sind Residuen von Myokardinfarkten. Generell haben echte Aneurysmen ein geringeres Risiko der Ruptur. Pseudoaneurysmen finden sich außer nach Infarkten auch posttraumatisch und haben ein hohes Risiko der Ruptur.
Myokardinfarkt	Eine fokale Ausdünnung der Myokardwand mit Akinesie im Cine-Bild zeigt einen abgelaufenen Infarkt mit Narbenbildung an. Diese Region ist häufig iso- bis hypointens zum normalen Myokard. Ein akuter Infarkt kann in Form einer erhöhten Signalintensität im T2W sichtbar sein, das betroffene Myokard ist typischerweise akinetisch.	Die myokardiale Ischämie führt zu einer fokalen Hypo-, Dys- oder Akinesie. Gelegentlich finden sich bei abgelaufenen hämorrhagischen Infarkten Hämosiderinreste mit signalarmem Charakter in allen Sequenzen.
Dilatative Kardiomyopathie	Vergrößerung des linken Ventrikels und häufig auch des rechten Ventrikels bei normaler Wanddicke. Funktionelle Studien demonstrieren die verminderte Auswurffraktion.	Ursachen: Ischämische Herzkrankheit, Infektionen (viral), Alkohol- und Drogenabusus, post partum, Kollagenkrankheiten, wie z. B. der systemische Lupus erythematodes.

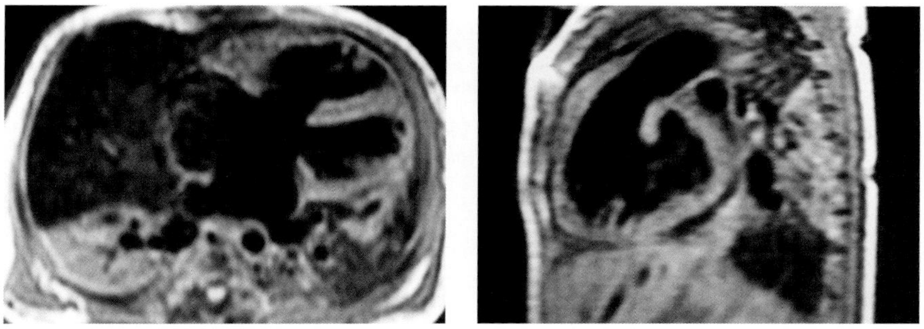

a b

Abb. 15.**24** **Kompletter atrioventrikulärer Kanal.** Richtungweisend sind ein Ventrikel- und Vorhofseptumdefekt. In diesem Fall finden sich ein Ostium-primum-Defekt und ein membranöser Ventrikelseptumdefekt (**a**: axiales T1W; **b**: sagittales T1W).

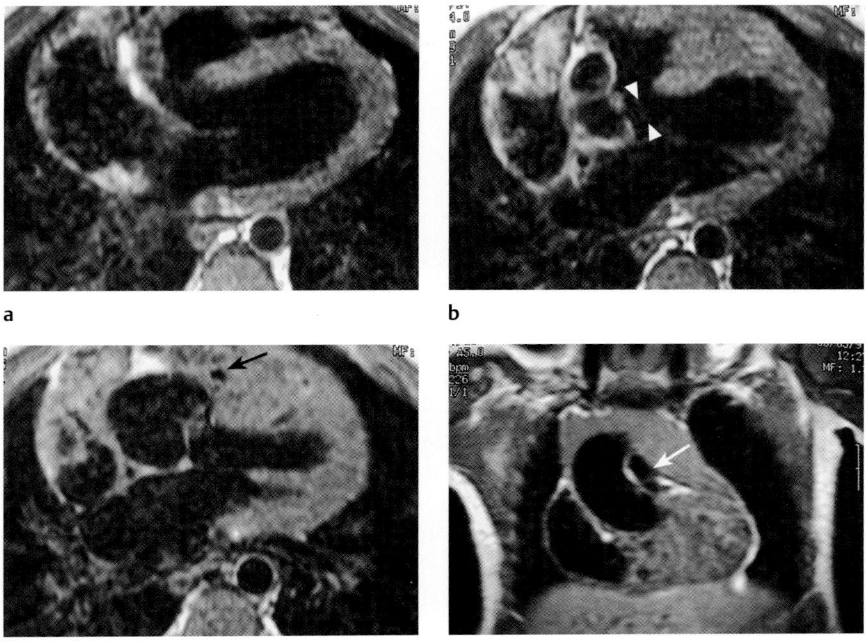

a b c d

Abb. 15.**25** **Fallot'sche Tetralogie.** Es zeigen sich 4 Befunde: Hypertrophie des rechten Ventrikels, Ventrikelseptumdefekt (**b**, Pfeilspitzen), Stenose des pulmonalen Ausflusses (**c, d**, Pfeile) und eine reitende Aorta. In diesem Fall dominierte eine schwere Pulmonalstenose (**a–c**: axiales T1W; **d**: coronales T1W).

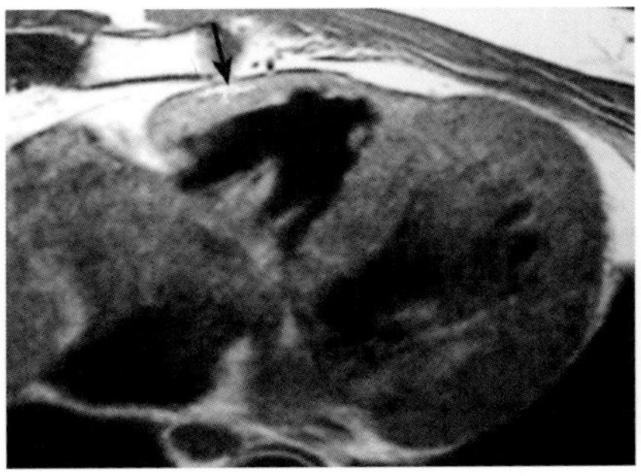

Abb. 15.**26** **Dysplasie des rechten Ventrikels.** Axiales T1W, unregelmäßige Fettansammlung an der Vorderwand des rechten Ventrikels.

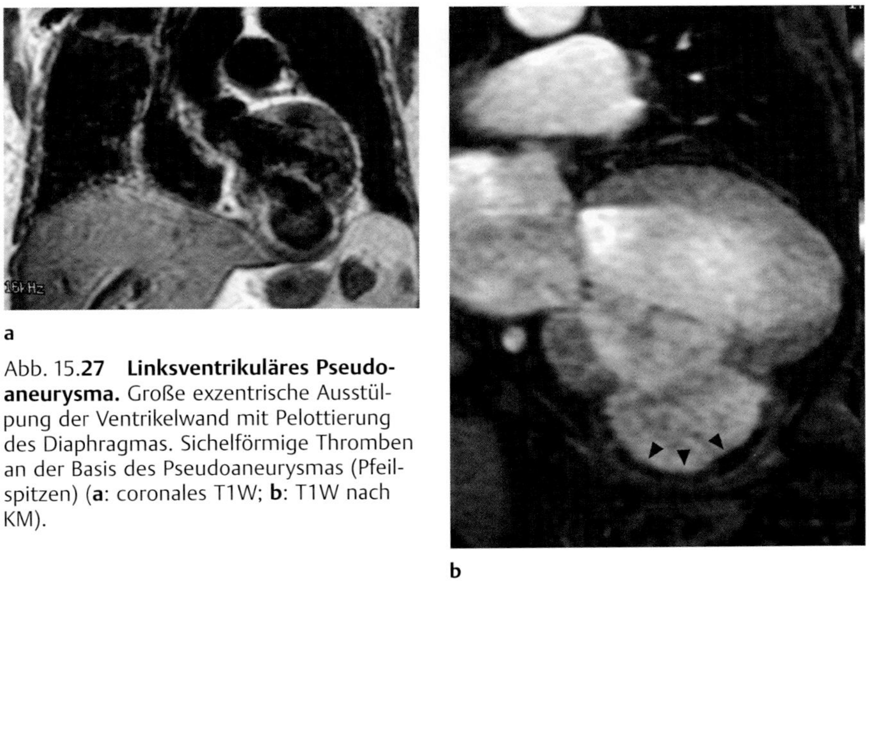

a

Abb. 15.**27** **Linksventrikuläres Pseudoaneurysma.** Große exzentrische Ausstülpung der Ventrikelwand mit Pelottierung des Diaphragmas. Sichelförmige Thromben an der Basis des Pseudoaneurysmas (Pfeilspitzen) (**a**: coronales T1W; **b**: T1W nach KM).

b

Tabelle 15.**4** (Fortsetzung) Herzerkrankungen

Erkrankung	MRT-Befund	Kommentar
Hypertrophe Kardiomyopathie (Abb. 15.28, 15.29)	Verdickung der Wand des linken Ventrikels, konzentrisch oder auf das Septum lokalisiert, hier ebenfalls diffus oder fokal. Das Septum kann sich in den Ventrikel vorwölben und zu einer Ausflussbehinderung führen. Cine-Studien demonstrieren die diastolische Dysfunktion.	Häufig idiopathisch. Die *idiopathische hyperthrophe subaortale Stenose* ist familiär und betrifft typischerweise fokal das Ventrikelseptum.
Restriktive Kardiomyopathie	Das Perikard hat eine normale Dicke von weniger als 5 mm, das Myokard ist normal oder leicht verdickt. Die Vorhöfe sind vergrößert und elongiert. Dilatation der V. cava inferior und der Lebervenen. Auswurffraktion und Wandbewegung sind in funktionellen Studien eingeschränkt.	Die MRT kann diese Veränderungen häufig von einer Perikarditis constrictiva unterscheiden, die ähnliche funktionelle Veränderungen verursacht. Restriktive Kardiomyopathien sind selten, finden sich ätiologisch bei der Amyloidose, bei Glykogenspeicherkrankheiten und der Hämochromatose.
Intrakardialer Thrombus (Abb. 15.26)	Wandständige oder gestielte Raumforderung in einer Herzkammer oder in einem Aneurysma. Vorhofthromben liegen gewöhnlich nahe der Herzohren oder im superoposterioren Aspekt. Die Bildcharakteristik ist variabel, generell sind frische Thromben im T1W und T2W signalreich, alte Thromben in beiden Wichtungen signalarm, das Bild ist jedoch häufig heterogen, es findet sich kein KM-Enhancement.	Thromben entstehen bei reduziertem Blutfluss, so bei dilatativen Kardiomyopathien, beim Infarkt oder beim Vorhofflimmern.
Neoplasien		
Myxom (Abb. 15.27)	Lobulierte Läsion am Endokard, kann gestielt sein und durch eine Klappe prolabieren. Klassische Lokalisation ist die Fossa ovalis des linken Vorhofes, Myxome finden sich aber auch in anderen Kammern. Die Signalcharakteristik ist ähnlich der des Myokards, gelegentlich finden sich zystische Komponenten.	Häufigster kardialer Primärtumor, tritt gewöhnlich beim Erwachsenen auf.
Papilläres Fibroelastom	Subendokardiale Läsion mit häufiger Lokalisation im Bereich der Klappen, Größe 2–10 mm, geringe Signalintensität im T1W und T2W.	Läsionen in den rechten Kammern sind bei Kindern, in den linken Kammern bei Erwachsnen häufiger.
Hämangiom	Gewöhnlich glatt begrenzte Raumforderung, kann auch unscharfe Ränder zeigen. Findet sich in jeder Kammer oder Wand. Im T1W sind die Hämangiome isointens zum Myokard, im T2W hyperintens.	Häufig inzidentaler Befund bei Arrhythmien.

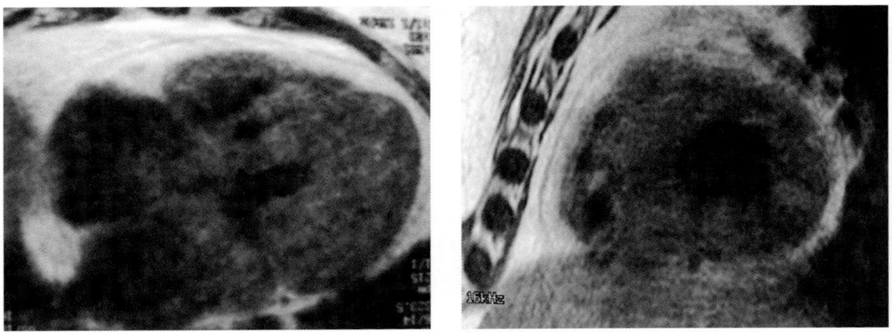

a b

Abb. 15.28 **Linksventrikuläre Hypertrophie.** Deutliche konzentrische Verdickung des linksventrikulären Myokards (**a**: axiales T1W; **b**: sagittales T1W).

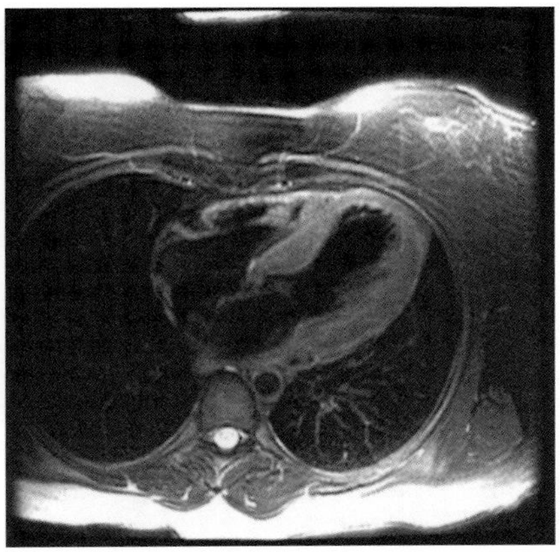

Abb. 15.29 **Idiopathische hypertrophe subvalvuläre Stenose.** Axiales T1W, exzentrische Verdickung des subvalvulären Ventrikelseptums mit Vorwulstung in das Lumen des linken Ventrikels.

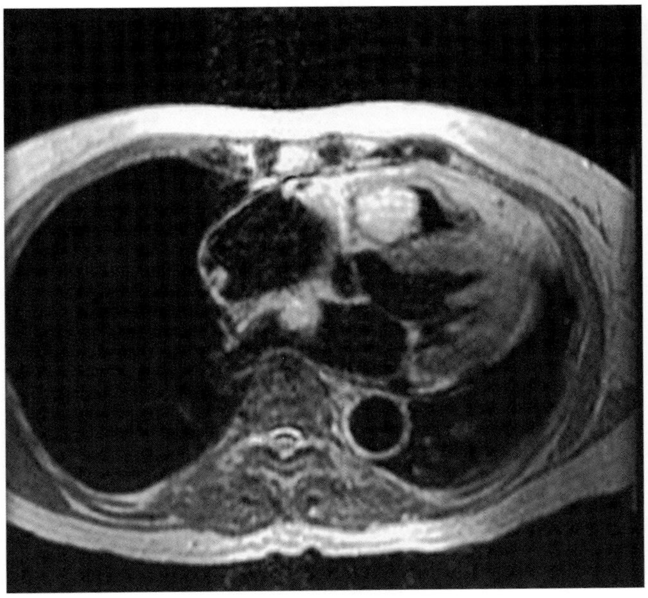

a

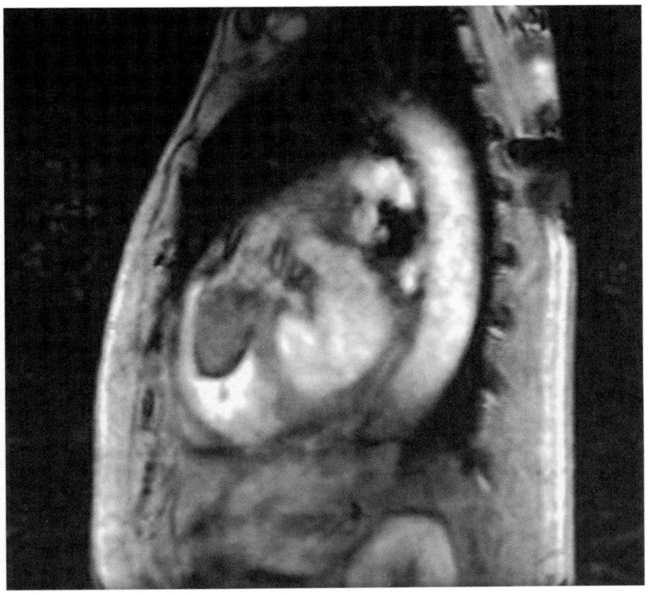

b

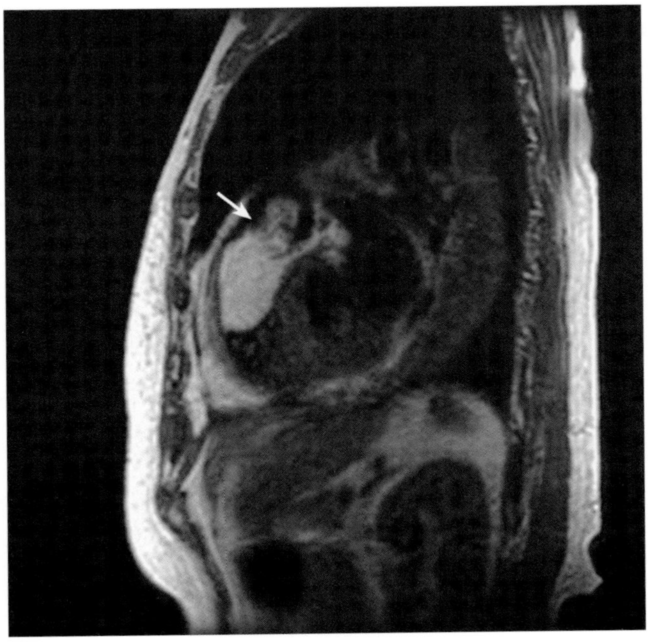

c

Abb. 15.30 **Myxom.** Gestielte Raumforderung im rechten Vorhof mit Herniation durch die Trikuspidalklappe in den rechten Ventrikel. Gut abgrenzbarer Stiel in Bild (**c**) (Pfeil). Nebenbefund: Lipom im Vorhofseptum (**a**: double IR, axial; **b**: sagittales T1W spoiled GRE nach KM; **c**: double IR sagittal).

Tabelle 15.**4** (Fortsetzung) Herzerkrankungen

Erkrankung	MRT-Befund	Kommentar
Lipom (Abb. 15.**31**)	Glatt begrenzte Läsion typischerweise an der endokardialen Oberfläche des Herzens. Die Signalcharakteristik ist identisch zu Fett (s. Tabelle 15.**1**).	Gewöhnlich inzidentaler Befund.
Fibrom	Definierte Läsion mit oft dünner signalarmer Pseudokapsel. Tritt am häufigsten im linken Ventrikel auf. Variable Signalcharakteristik im T1W, in der Regel isointens zum Myokard. Charakteristisch signalarmes T2W.	Findet sich in jeder Altersgruppe, mögliche Kombination mit Arrhythmien und kongestiven Herzfehlern.
Metastase (Abb. 15.**32**)	Variable Signalcharakteristik in Abhängigkeit vom Primärtumor.	Eine Herzbeteiligung durch direkten Einbruch oder Streuung findet sich bei etwa 5–10 % aller Malignome, am häufigsten beim Mammakarzinom, Bronchialkarzinom und Melanom.
Sarkome (Angiosarkom, Rhabdomyosarkom, malignes fibröses Histiozytom)	Unregelmäßige, heterogene intramurale Raumforderung mit unscharfen Grenzen oder, wenn größer, mit Protrusion in die Kammer. Nekroseareale und/oder Einblutungen. Angiosarkome zeigen ein deutliches KM-Enhancement.	Ein Großteil der primären Herzmalignome sind Sarkome. Ein primäres kardiales Lymphom ist selten und kann als solitäre Raumforderung oder multilokulär auftreten.
Rhabdomyom	Myokardiale Läsion, die in das Kammerlumen protrahieren kann, multiples Auftreten möglich.	Häufigster benigner Herztumor bei Kindern, tritt in Assoziation mit der *tuberösen Sklerose* auf.
Hamartom	Vom Myokard definiert abgegrenzte Läsion im T1W und T2W. Nach i. v.-Applikation von Gd-DTPA isointens zum Myokard.	Extrem seltener Tumor, findet sich bei Kindern, weniger bei Erwachsenen, kann Arrhythmien auslösen.
Andere		
Abszess	In der Regel Wandverdickung, kann aber auch unscharf begrenzt sein, häufig zentrale Nekrose. Die Abszesswand ist signalarm im T1W und variabel intens im T2W mit kräftigem KM-Enhancement. Die Signalintensität des Abszesses differiert generell zwischen muskelisointens im T1W und signalreich im T2W.	Komplikation einer bakteriellen Endokarditis oder nach chirurgischem Eingriff, findet sich bevorzugt in der subvalvulären Region des Ventrikelseptums. Ein *tuberkulöser Abszess* ist eine seltene Komplikation der tuberkulösen Perikarditis oder einer direkten Infiltration angrenzender Lymphknoten.
Bakterielle Endokarditis	Unregelmäßige, noduläre, teils gestielte Raumforderungen im Bereich der Klappensegel.	Die klassische Trias besteht aus Fieber, Auskultationsbefund und positiver Blutkultur. Die Infektion kann sich in das angrenzende Myokard ausbreiten und zu Abszessen führen. In der Mehrzahl der Fälle finden sich vorbestehende Klappenveränderungen. Erhöhtes Risiko bei Drogenabhängigen.
Hämatom	Variable Signalcharakteristik, s. Tabelle 15.**1**.	Nach Trauma oder iatrogen.
Sarkoidose	Häufig multifokale noduläre myokardiale Läsionen, die die Kontur des Myokards nicht verändern. Iso- bis hypointens zum Myokard im T1W, hyperintens im T2W.	Seltene Manifestation der Krankheit, klinisch Arrhythmien. Die sarkoidösen Granulome bilden im Laufe der Zeit Narben, die Infarktnarben ähneln.
Rheumatoide Arthritis	Intramurale oder in das Lumen ragende Knoten, typischerweise größer als 1 cm.	Nur im Zusammenhang mit Erkrankungen des Bewegungsapparates einzuordnen.
Amyloidose	Diffuse oder seltener fleckige Areale im Myokard mit einer Signalcharakteristik zwischen Myokard und fibrösem Gewebe in allen Sequenzen. Morphologisch ähneln sie einer hypertrophen Kardiomyopathie, die systolische Ejektionsfraktion ist bei der Amyloidose vermindert.	Ablagerungen fibrinöser amyloider Proteine finden sich in verschiedenen Körperregionen. Tritt idiopathisch oder nach chronischen Infektionen/Entzündungen oder beim *multiplen Myelom* auf.
Hämochromatose	Diffuse oder fleckige Signalminderungen im Myokard im T1W und T2W durch Eisenablagerungen. Akzentuierung in GRE-Sequenzen.	Entweder primäre (idiopathische) Hämochromatose oder sekundär nach multiplen Transfusionen oder bei einer hämolytischen Anämie. Eine kardiale Beteiligung findet sich nicht ohne Leberbefund.

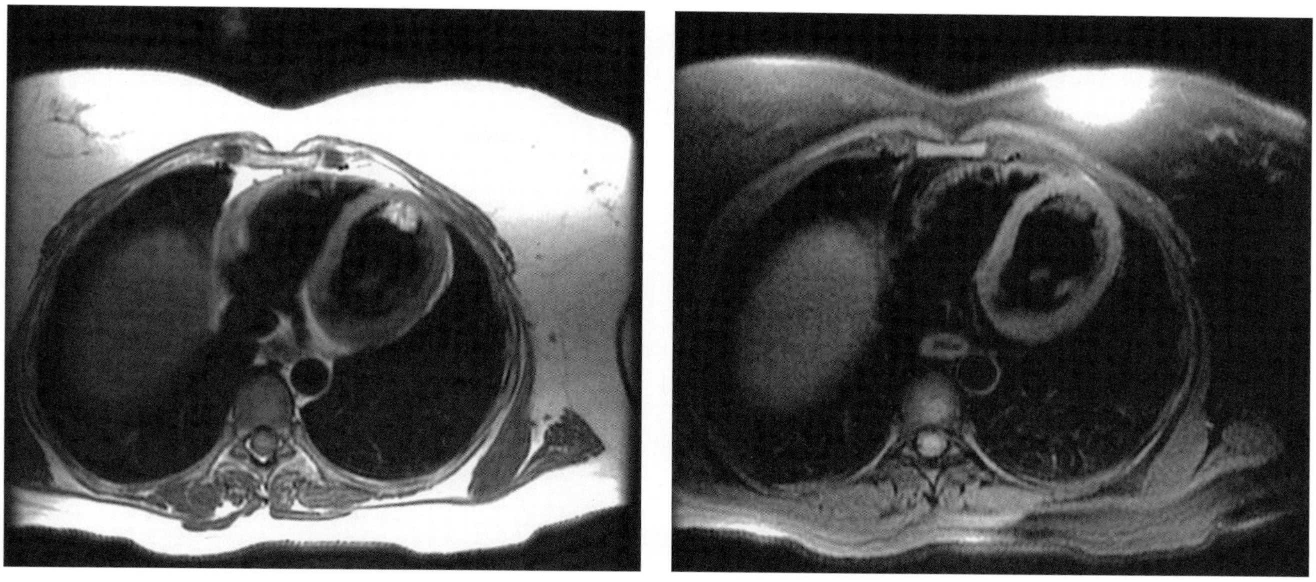

a b

Abb. 15.**31** **Kardiales Lipom.** Glatt begrenzte Läsion mit charakteristischer fettäquivalenter Signalcharakteristik im Endokard des Apex des linken Ventrikels (**a**: double IR, axial; **b**: double IR, FS, axial).

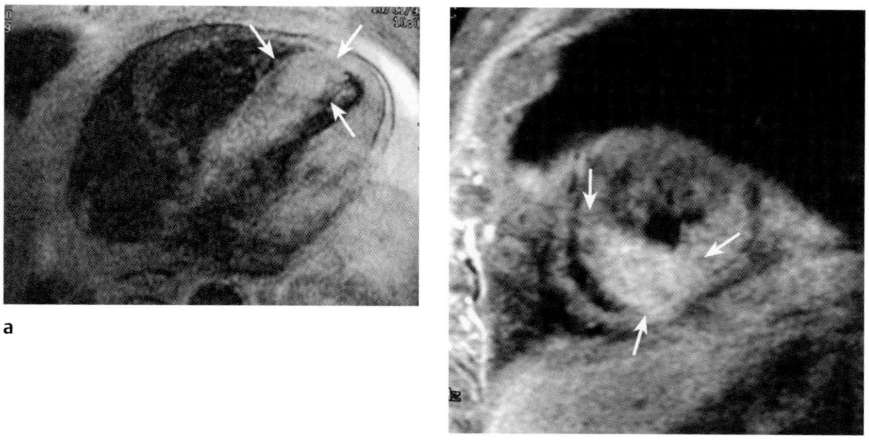

a b

Abb. 15.**32** **Metastase im Ventrikelseptum.** Noduläre gering hyperintense Läsion (Pfeile) in der Pars muscularis des Ventrikelseptums bei einem Patienten mit einem Cholangiokarzinom (**a**: axiales T1W; **b**: sagittales T1W).

6. Teil: Abdomen und Becken

16 Leber

Die Leber ist das größte parenchymatöse Organ des Körpers mit einem Volumen zwischen 1350 und 1500 ml. Die peritoneale Bedeckung der Leber weist im Bereich des Gallenblasenbettes, an der Leberpforte, in Teilen um die V. cava inferior und an der dorsalen Oberfläche rechts der V. cava inferior Lücken auf, letztere wird Area nuda genannt und ist direkt mit dem Zwerchfell verwachsen. Die Leber ist in einen größeren rechten und kleineren linken Lappen geteilt, die jeder wiederum zwei Segmente enthalten. Der rechte Lappen enthält ein anteriores und posteriores Segment, der linke ein mediales und laterales (Abb. 16.**1**). Der *Lobus caudatus* ist ein separater, wesentlich kleinerer Lappen im posteroinferioren Aspekt der Leber zwischen rechtem und linkem Lappen. Er wird rechts von der V. cava und links von der Fissur des Ligamentum venosum begrenzt, erhält Blut aus dem Versorgungsgebiet des rechten und linken Leberlappens und drainiert direkt in die V. cava inferior. Der Processus papillaris des Lobus caudatus projiziert sich häufig caudal vor die A. coeliaca und kann manchmal eine intrinsische Raumforderung simulieren.

Rechter und linker Leberlappen werden durch die V. hepatica media cranial und das Gallenblasenbett caudal getrennt. Die V. hepatica dextra teilt den rechten Leberlappen in das anteriore und posteriore Segment. Mediales und laterales Segment des linken Leberlappens werden cranial durch die V. hepatica sinistra und caudal durch die Fissur des Lig. teres separiert. Jedes dieser Segmente wird weiterhin in superiore und inferiore Anteile differenziert, die chirurgisch relevant sind, da sie der arteriellen, venösen, portalvenösen und duktalen Anatomie entsprechen (Abb. 16.**2**).

In der Leber finden sich 3 anatomische Fissuren: 1) die interlobäre Fissur der Gallenblase; 2) die Fissur des Ligamentum teres; und 3) die des Ligamentum venosum (Abb. 16.**3**). Die *Gallenblasenfissur (Fossa vesicae fellae)* ist eine inkomplette Furche in der Ebene des Gallenblasenbettes, die den rechten und linken Leberlappen separiert. Die *Fissur des Lig. teres (Incisura Lig. teres)* ist eine Kerbe variabler Tiefe, die die linke Begrenzung des *Lobus quadratus*, eines Teils des medialen Segmentes des linken Leberlappens, bildet. Dieser Lappen wird rechts durch das Gallenblasenbett und dorsal durch die Leberpforte begrenzt. Die *Fissur des Lig. venosum* verläuft transversal und trennt den Lobus caudatus vom lateralen Segment des linken Leberlappens. Gelegentlich findet sich eine *rechte inferiore akzessorische Fissur*, die horizontal von der Fossa vesicae fellae zum rechten lateroinferioren Rand der Leber verläuft. Diese Furche sollte nicht mit „akzessorischen“ Fissuren verwechselt werden, die sich bei älteren Patienten durch Einziehungen des Zwerchfells finden.

Die intrahepatische portale Trias (Glisson'sche Trias) setzt sich aus Ästen der Leberarterie, der Portalvene und der Gallenwege zusammen. Diese Gebilde liegen im Zentrum der Lebersegmente. Lebervenen liegen am Rand der Segmente und werden nicht durch andere Strukturen flankiert.

Die Basisuntersuchung der Leber besteht aus T1- und T2-gewichteten Sequenzen und einer mittels Gd-DTPA kontrastverstärkten Sequenz. Im T1W ist die Leber im Vergleich zur Milz relativ hell, im T2W dagegen dunkler als die Milz. Nach Gadolineum-Injektion findet sich durch die Verkürzung der T1-Zeit ein Enhancement.

Gadolineum-Chelate, wie Gd-DTPA, haben ähnliche pharmakokinetische Eigenschaften, wie jodhaltige wasserlösliche Kontrastmittel. Nach intravenöser Applikation werden sie schnell im Extrazellularraum verteilt (vaskuläre und interstitielle Räume) und erreichen ein Gleichgewicht nach etwa 2 Minuten. Leberläsionen werden ausschließlich arteriell versorgt, während das normale Leberparenchym 20% der Blutversorgung aus dem arteriellen und 80% aus dem portalvenösen System erhält. Daher zeigen insbesondere hypervaskularisierte Läsionen in der Frühphase nach Bolusinjektion von Kontrastmitteln ein deutliches Mehrenhancement im Vergleich zum gesunden Lebergewebe, vorausgesetzt, dass die arterielle Perfusion vor dem portalvenösen Einstrom erfasst wird. Die Mehrzahl der Leberläsionen zeigt allerdings ein geringes und langsames Enhancement im Vergleich zum Leberparenchym und ein ebenso verzögertes „Wash-out“. Derartige Läsionen erscheinen in der portalvenösen Perfusionsphase hypointens, die Kontrastdifferenz nimmt im weiteren Verlauf jedoch ab, insbesondere wenn nach etwa 2 Minuten ein Gleichgewicht zwischen der intravaskulären und interstitiellen Verteilung hergestellt ist.

Fokale Leberläsionen erscheinen häufig hypointens im T1W und hyperintens im T2W. Bei *im T1W hyperintense Leberherden* muss differentialdiagnostisch neben fokalen Fettverteilungsstörungen und fetthaltigen Tumoren auch an hepatozelluläre Karzinome, Melanome, Hämatome, Portalvenenthrombosen und Läsionen in einer Hämosiderin-überladenen Leber, die durch die Eisendepots ein deutlich geringeres Grundsignal hat, gedacht werden. Regeneratknoten erscheinen im T2W gewöhnlich hypointens. Signalreiche Tumoren im T2W sind in der Regel zystischer Natur, wie auch Hämangiome, zystische Metastasen und Zystadenokarzinome. Eine *hypointense zentrale Narbe* findet sich bei der fokalen nodulären Hyperplasie, bei Leberadenomen, Hämangiomen und dem fibrolamellären hepatozellulären Karzinom. Bei der FNH kann die zentrale Narbe im T2W durch Gefäße und Ödem signalreich erscheinen. *Hypointense fibröse Kapseln und Pseudokapseln* finden sich bei Leberadenomen und hepatozellulären Karzinomen. Diese Läsionen zeigen, bedingt durch die innere signalarme Kapsel und die äußeren komprimierten hyperintensen Gefäße und Gallenwege, im T2W häufig eine Ringstruktur.

Die MRT ist die Methode der Wahl bei der Diagnostik von Fettverteilungsstörungen und Eisenablagerungen in der Leber. Fett (primär Triglyceride) akkumuliert in den Hepatozyten bei adipösen oder diabetischen Patienten, nach Fehlernährung oder chemisch toxisch (Alkohol und andere Gifte). Die Steatosen können diffus, fleckig oder fokal imponieren. Eine im CT hypodense fettige Läsion ist im MRT leicht hyperintens im T1W und isointens im T2W. Fettsupprimierte Sequenzen können die Diagnostik erleichtern, insbesondere bei der Abgrenzung von Signalanhebungen im T1W, die sich, außer bei Fett, auch bei Hämorrhagien, Melanindepots, Kupfer, Amyloid und proteinhaltigem Material finden.

Eine *erhöhte Eisenablagerung* in der Leber findet sich sowohl bei der primären (idiopathischen) als auch sekundären (hämolytische Anämie, Transfusionen) Hämochromatose, Hämosiderose und Zirrhose. Eisendepots führen vordergründig im T2W zu einer Signalminderung. Die Milz ist bei Eisendepots im retikuloendothelialen System stets stärker signalalteriert

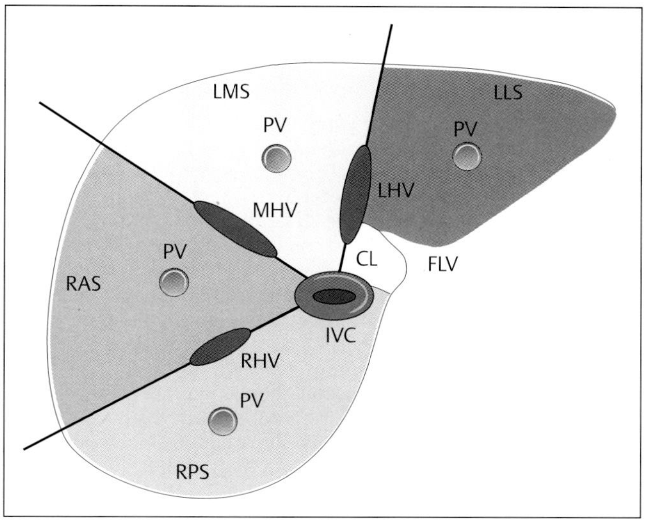

Abb. 16.**1** **Segmentanatomie der Leber.** Die Lebervenen bestimmen die funktionelle Segmentation der Leber.
CL: Lobus caudatus; LLS: laterales Segment des linken Leberlappens; LMS: mediales Segment des linken Leberlappens; RAS: anteriores Segment des rechten Leberlappens; RPS: posteriores Segment des rechten Leberlappens.
Vaskuläre Strukturen: IVC: V. cava inferior; LHV: V. hepatica sinistra; MHV: V. hepatica media; RHV: V. hepatica dextra; PV: intrahepatische Portalvenenäste.
FHL: Fissura Lig. venosi.

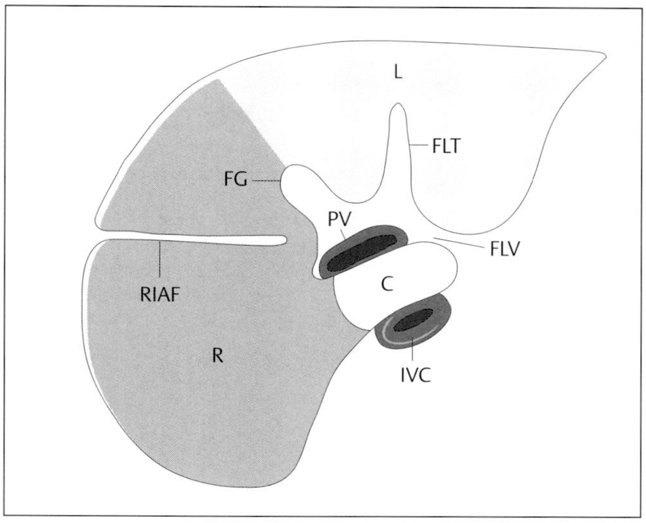

Abb. 16.**3** **Fissuren der Leber.**
FG: Gallenblasenfissur (Interlobärfissur); FLT: Fissur des Lig. teres; FLV: Fissur des Lig. venosum; RIAF: rechte inferiore accessorische Fissur; IVC: V. cava inferior; PV: V. portae und rechter Portalvenenhauptast; C: Lobus caudatus (weiß); L: linker Leberlappen (hellgrau); R: rechter Leberlappen (dunkelgrau).

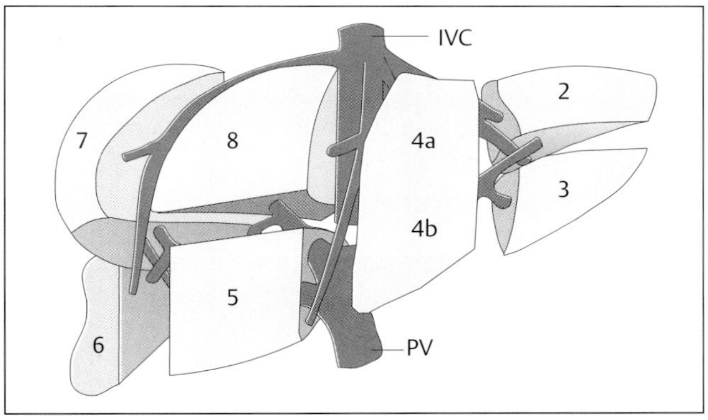

Abb. 16.**2** **Funktionelle Unterteilung der Lebersegment.**
1: Lobus caudatus (nicht abgebildet); 2: linkes laterales superiores Subsegment; 3: linkes laterales inferiores Subsegment; 4a: linkes mediales superiores Subsegment; 4b: linkes mediales inferiores Subsegment; 5: rechtes anteriores inferiores Subsegment; 6: rechtes posteriores inferiores Subsegment; 7: rechtes posteriores superiores Subsegment; 8: rechtes anteriores superiores Subsegment.
IVC: V. cava inferior; PV: V. portae.

als die Leber. Bei der primären (idiopathischen) Hämochromatose liegen die Eisendepots in den Hepatozyten und nicht im retikuloendothelialen System (Kupffer'sche Sternzellen) der Leber, sodass sich keine Milzveränderungen finden.

Die Differentialdiagnose der fokalen Leberläsionen wird in Tabelle 16.**1**, die der diffusen Lebererkrankungen in Tabelle 16.**2** diskutiert.

Tabelle 16.1 Fokale Leberläsionen

Erkrankung	MRT-Befund	Kommentar
Leberzyste (Abb. 16.**4**)	Scharf begrenzte, homogene, runde oder ovale Läsion, signalarm im T1W und signalreich im T2W, kein KM-Enhancement sowohl der Zystenwand als auch des Inhaltes. Selten sind die Zysten eingeblutet oder enthalten Proteine, sodass sich eine Signalanhebung im T1W und ein Signalabfall im T2W findet, mitunter Sedimentationen. Zysten sind häufig multipel, gelegentlich eng gruppiert und können eine polyzystische Raumforderung simulieren.	Solitäre oder multiple, gewöhnlich kongenitale Läsion mit einer Inzidenz von etwa 2,5 % in der westlichen Welt, weibliche Prädominanz 4 : 1. Eine höhere Inzidenz findet sich bei Asiatinnen. Multiple hepatische Zysten auch bei der *polyzystischen Nierenerkrankung* (Abb. 16.**5**) und beim *M. von-Hippel-Landau*. *Zysten des oberen Verdauungstraktes* ligen am vorderen oberen Rand der Leber und sind aufgrund ihres muzinösen Inhaltes iso- oder hyperintens im T1W und hyperintens im T2W. Zysten mit unregelmäßigen inneren Begrenzungen, Septierungen und mitunter spätem KM-Enhancement sind suspekt auf eine zystische Neoplasie.
Echinokokkose (Abb. 16.**6**, 16.**7**)	Mitunter nicht von einer blanden Leberzyste zu unterscheiden. Häufig sind die Zysten aufgrund von Proteinen und zellulären Elementen komplex und septiert mit gemischt signalarmem Charakter im T1W und gemischt signalreicher Struktur im T2W. Zystenwand und Septen können ein KM-Enhancement zeigen, nicht der Zysteninhalt. Die Septierungen resultieren aus Tochterzysten, die peripher innerhalb der Mutterzyste liegen, weiter entfernt finden sich auch Satellitenherde. Rupturen in das Gallensystem mit obstruktiver Cholestase komplizieren die Erkrankung.	Die *hydatiden Erkrankungen* sind im Mittelmeerraum, Mittleren Osten, Südamerika, Australien, Neuseeland, im Baltikum und in Afrika endemisch und werden durch den Erreger *Echinococcus granulosus (cysticus) ausgelöst.* Die Zystenwand besteht aus drei Schichten: 1) Perizyste (durch den Wirt gebildet); 2) Exozyste (äußere Membran aus Chitin); und 3) Endozyste (innere Begrenzung aus synzytischen Zellen). Verkalkungen der Zystenwand finden sich häufig und sind mittels CT diagnostizierbar. Der *Echinococcus alveolaris (multilocularis)* bildet eine seltenere aggressivere Form der Echinokokkose.
Caroli-Syndrom	Perlschnurartig oder polyzystisch erweiterte intrahepatische Gallenwege mit Konvergenz zur Leberpforte. Innerhalb der Gallenwege können sich Sludge und kleine Konkremente finden.	Autosomal rezessiv vererbte Erkrankung mit segmentalen sacculären Dilatationen der Gallenwege. Medulläre Schwammnieren finden sich assoziiert in 80 % der Fälle, gelegentlich eine infantile polyzystische Nierenerkrankung. Komplikationen in Form einer pyogenen Cholangitis und einer intrahepatischen Abszedierung.

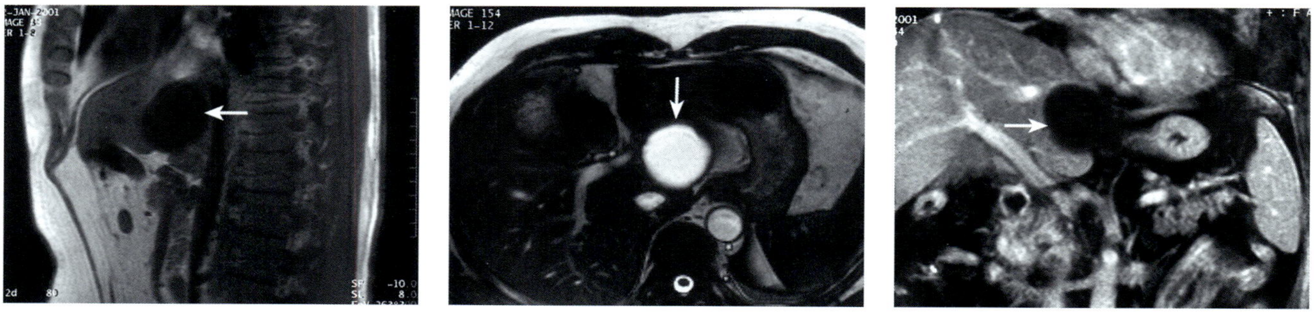

a b c

Abb. 16.**4** **Leberzyste.** Scharf begrenzte, homogene runde Läsion (Pfeil) mit geringem Signal im sagittalen T1W (**a**) und sehr hohem Signal im axialen T2W (GRE) (**b**), kein KM-Enhancement im coronalen FS T1W nach KM (**c**).

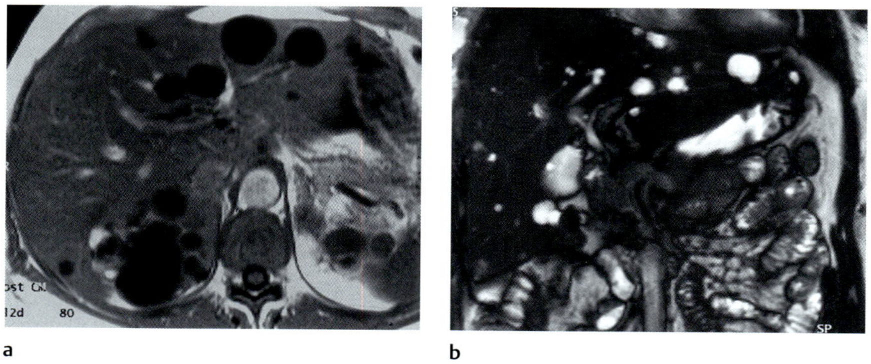

a b

Abb. 16.**5** **Multiple Leberzysten bei der polyzystischen Nierenerkrankung (autosomal-dominanter oder adulter Typ).** Multiple, scharf begrenzte Zysten in der Leber und in beiden Nieren (**a**: axiales spoiled GRE; **b**: coronales T2W [GRE]).

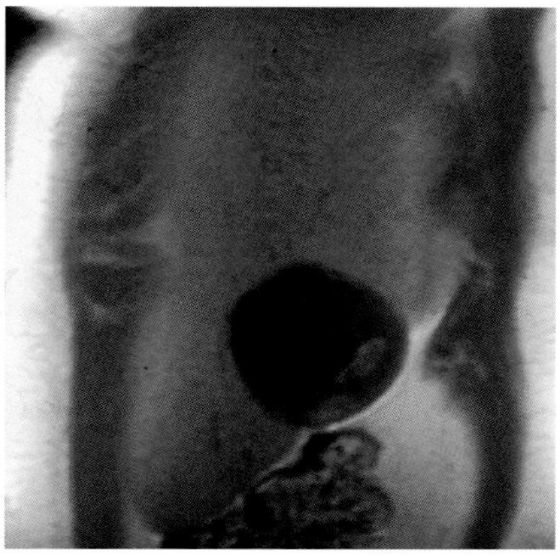

a

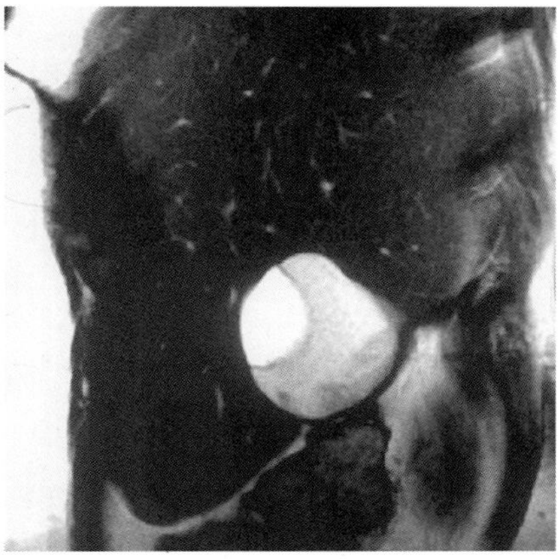

b

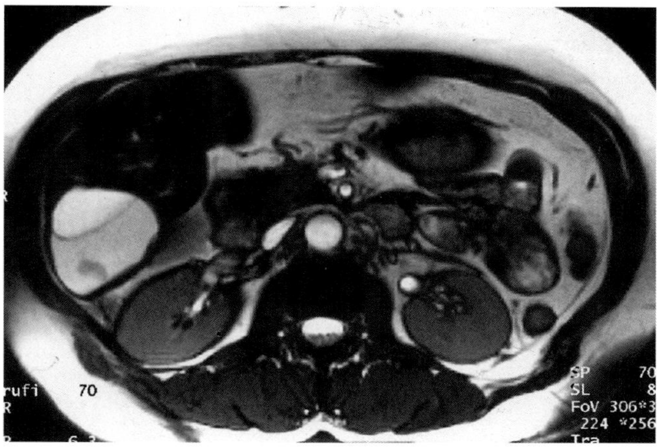

c

Abb. 16.**6** **Hydatide Zyste *(Echinococcus granulosus)*.** Septierte Zyste mit gemischtem Signal und abgelöstem membranösen Material im posterioren Segment des rechten Leberlappens, signalarm im sagittalen T1W (**a**) und signalreich im sagittalen und axialen T2W (GRE) (**b, c**).

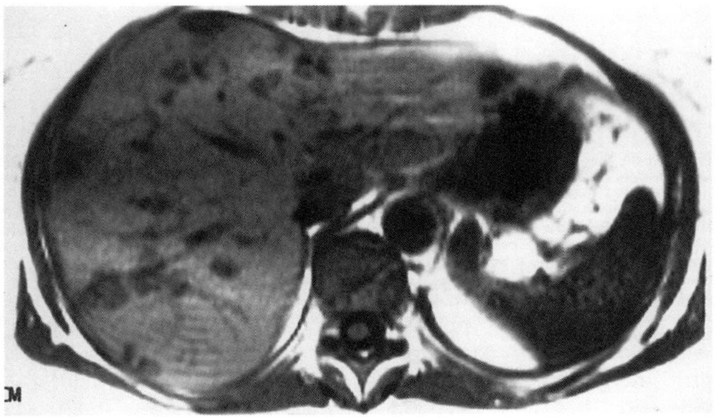

a

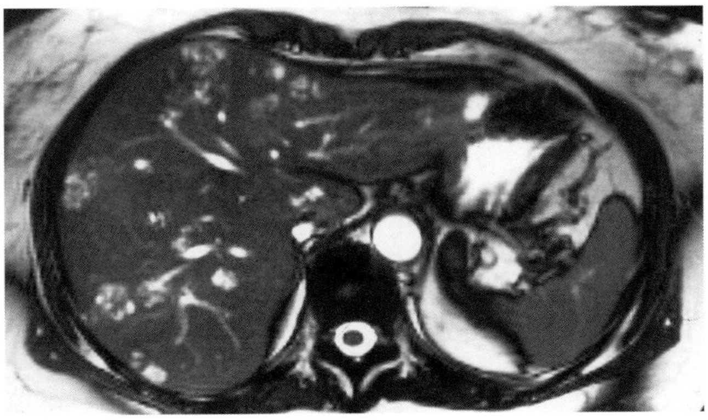

b

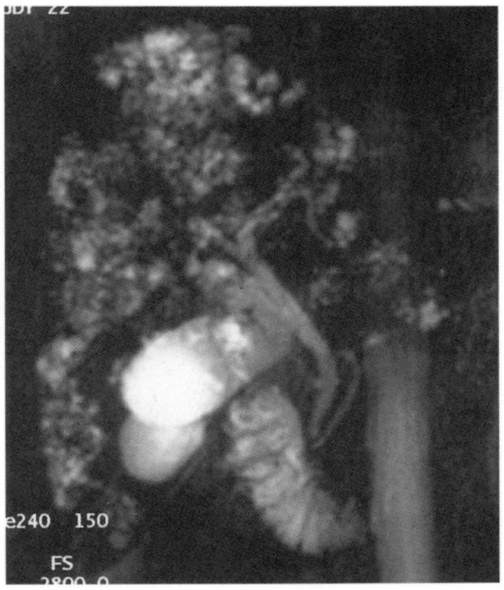

c

Abb. 16.**7** ***Echinococcus alveolaris.*** Multiple kleine Läsionen fleckförmig über die Leber verteilt. Jede einzelne besteht aus einem Cluster kleiner Zysten mit heterogener signalarmer Struktur im T1W (**a**) und hoher Signalintensität im T2W (GRE) (**b**).
c MR-Cholangiografie (MRCP).

Tabelle 16.1 (Fortsetzung) Fokale Leberläsionen

Erkrankung	MRT-Befund	Kommentar
Choledochuszyste	Eine zystische Dilatation des Ductus hepaticus ist der häufigste Befund, kann auch in den intrahepatischen Gallenwegen auftreten.	Ikterus bei Kindern und Jugendlichen, Bauchschmerzen, palpable Raumforderung. Inzidenz vor allem in Asien (Japan), erhöhtes Risiko eines Cholangiokarzinoms.
Intrahepatische Extension einer Pankreaspseudozyste	Runde oder tubuläre intrahepatische Raumforderung, die mitunter einen erweiterten Gallengang vortäuschen kann.	Komplikation einer Pankreatitis.
Hämangiom (Abb. 16.**8**–16.**10**)	Lobuliert begrenzte Läsion, signalarm im T1W und signalreich im T2W. Nach i. v.-Applikation von Gd-DTPA findet sich ein charakteristisches peripheres noduläres Enhancement, das nach zentripetal im Zeitverlauf zunimmt. Nach ca. 10 Minuten erscheint der Prozess fast uniform, mit eventuell zentraler narbiger Aussparung. Ein peripherer diskontinuierlicher nodulärer Ring unmittelbar nach KM-Injektion ist richtungweisend. Ein uniformes Enhancement unmittelbar nach KM-Gabe findet sich bei kleinen Herden < 2 cm und kann mitunter Schwierigkeiten bei der Abgrenzung zu hypervaskularisierten Metastasen und einem kleinen hepatozellulären Karzinom bereiten.	Hämangiome stellen die häufigste benigne Leberläsion dar, mit einer Inzidenz von ca. 5 % bei weiblicher Prädominanz. Sie sind gewöhnlich klein, asymptomatisch und inzidental, können während der Schwangerschaft und unter Östrogen-Medikation wachsen. Große Hämangiome (> 5 cm) sind seltener und durch Thrombosen oder Blutungen mitunter symptomatisch. Die Mehrzahl der Hämangiome ist kavernöser Natur, kapilläre Hämangiome sind in der Leber sehr selten. Die *zystische Angiomatose* (Abb. 16.**11**) zeigt multiple extensive hämangiöse und/oder lymphangiöse Läsionen in einem oder mehreren Gewebsabschnitten (z. B. Knochen, Muskeln, subkutanes Fett, Eingeweide) und wird in der Regel in der 3. Lebensdekade diagnostiziert.

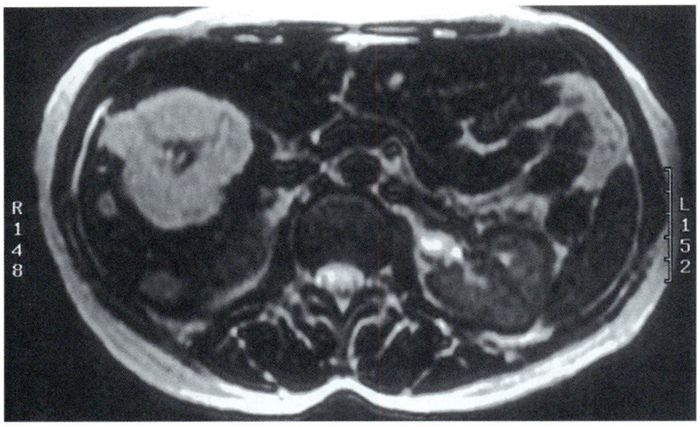

a

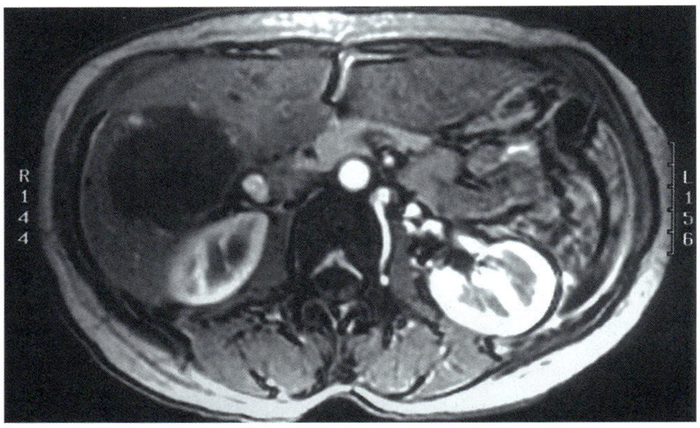

b

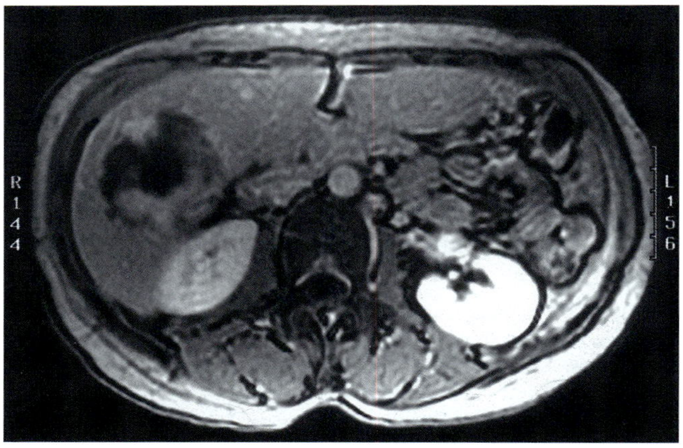

c

Abb. 16.**8** **Hämangiom.** Große, leicht lobulierte signalreiche Läsion im T2W (**a**) mit hypointenser zentraler Narbe. Nach i. v.-Applikation von Gd-DTPA charakteristisches peripheres noduläres Enhancement mit zentripetaler Progression innerhalb der hypointensen Läsion (**b, c**: T1W nach KM, arterielle und portalvenöse Phase).

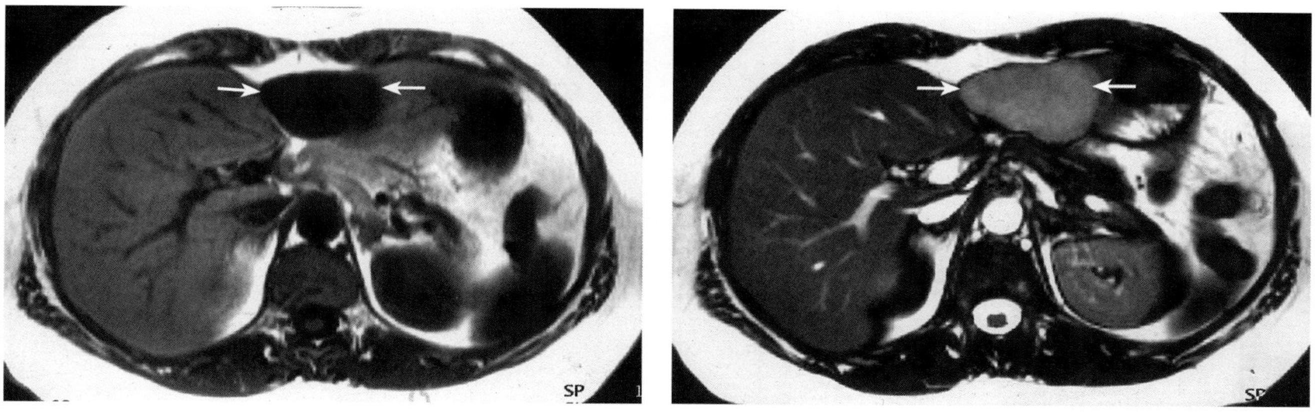

a b

Abb. 16.**9** **Hämamgiom.** Große Läsion (Pfeile) im lateralen Segment des linken Leberlappens mit geringem Signal im T1W (**a**) und hohem Signal im T2W (GRE) (**b**).

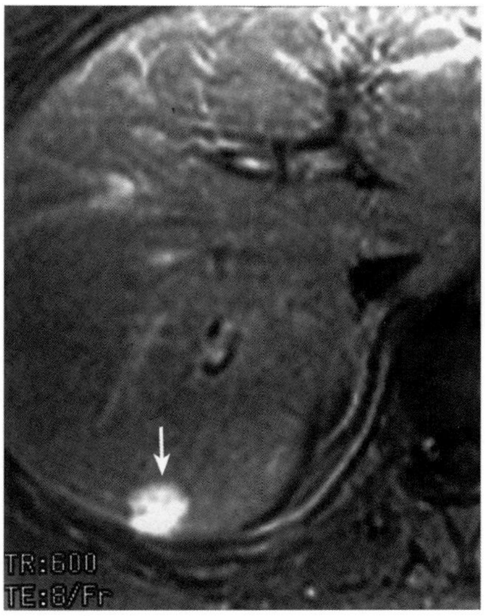

Abb. 16.**10** **Hämangiom.** FS T1W nach KM, kleine periphere Läsion (Pfeil) mit fast uniformem KM-Enhancement nach i. v.-Applikation von Gd-DTPA.

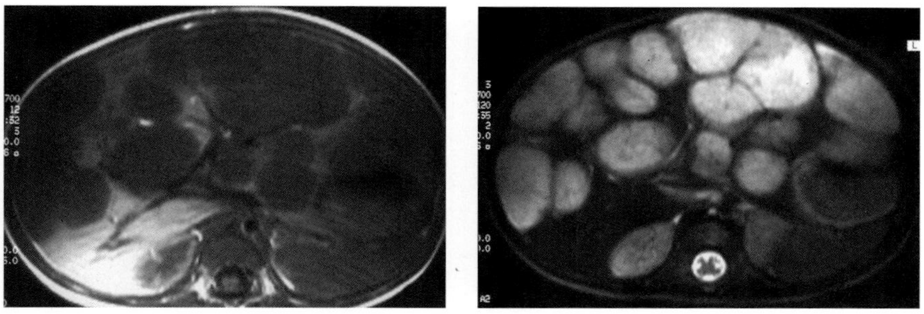

a b

Abb. 16.**11** **Zystische Angiomatose.** Multiple, diffus über die vergrößerte Leber verteilte unterschiedlich große und konfigurierte, leicht heterogene Läsionen, hypointens im T1W (**a**) und hyperintens im T2W (**b**).

Tabelle 16.1 (Fortsetzung) Fokale Leberläsionen

Erkrankung	MRT-Befund	Kommentar
Fokale noduläre Hyperplasie (FNH) (Abb. 16.12, 16.13)	Lobulierte isointense bis leicht hypointense Läsion im T1W und leicht hyperintens im T2W. Eine zentrale Narbe mit höherer, oder seltener geringerer, Signalintensität findet sich im T2W in Abhängigkeit von Gefäßanteilen, Ödem und fibrösem Gewebe. Peripher zeigen sich radiäre Septen mit großen Gefäßkanälen und Gallenwegen. Nach i. v.-Applikation von Gd-DTPA findet sich ein rasches intenses uniformes Enhancement, das innerhalb einer Minute bis zur Isointensität verschwindet. Die zentrale Narbe ist unmittelbar nach KM-Gabe entweder hypointens und wird im Zeitverlauf hyperintens, oder nimmt rasch und kräftig KM auf.	Relativ seltene gutartige Neoplasie der Leber, gewöhnlich asymptomatisch und prädominant bei jungen Frauen (75 %). Eine Assoziation mit oraler Kontrazeption wird diskutiert. Die FNH besteht aus Hepatozyten, Kupffer'schen Sternzellen und Gallenwegen und besitzt häufig eine zentrale Narbe. Multiples Auftreten bie 20 %, gestielt oder exophytisch bei 10 %. Szintigrafisch normale oder erhöhte Aktivität nach Gabe von ^{99m}Tc-Schwefelkolloid in 70 %. Kein malignes Potenzial, Einblutungen sind sehr selten.
Leberadenom (Abb. 16.14, 16.15)	Gering hypointense bis hyperintense Läsion im T1W, leicht hyperintens im T2W, manchmal auch isointens in allen Sequenzen. Mitunter periphere signalarme Kapsel im T1W und T2W, bei Vorliegen von Einblutungen und Fett gemischte Signalcharakteristik. Variables moderates KM-Enhancement.	90 % finden sich bei jungen Frauen unter oraler Kontrazeption, Adenome sind generell jedoch seltener als die FNH. Histologisch bestehen sie aus Hepatozyten ohne Kupffer'sche Sternzellen („kalt" bei der Szintigrafie mit ^{99m}Tc-Schwefelkolloid) und gelegentlich Fett. Größere Nekrosen und Einblutungen können Schmerzen auslösen *Leberadenomatose:* Multiple fokale Leberläsionen mit der Signalcharakteristik von Adenomen.

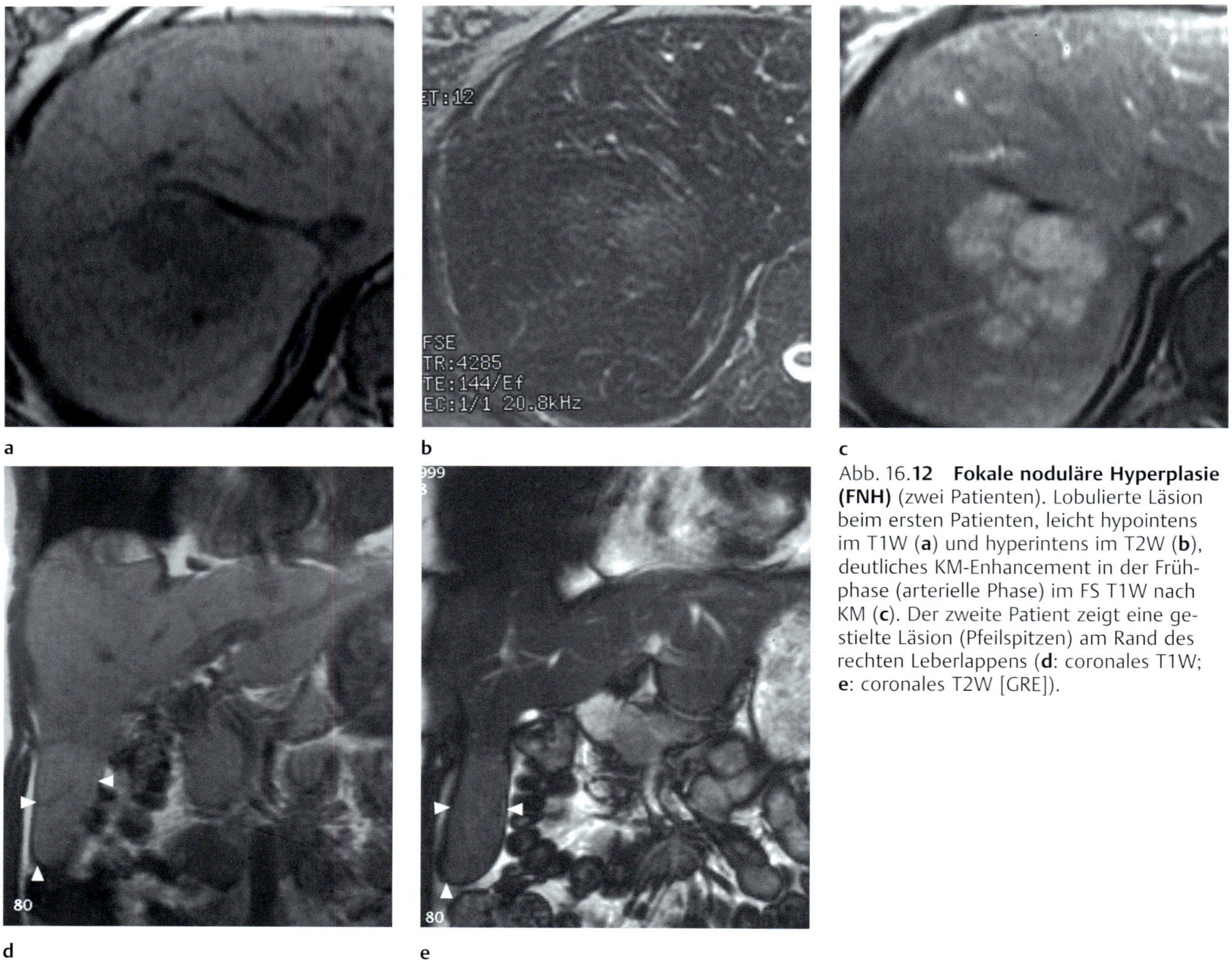

Abb. 16.12 **Fokale noduläre Hyperplasie (FNH)** (zwei Patienten). Lobulierte Läsion beim ersten Patienten, leicht hypointens im T1W (**a**) und hyperintens im T2W (**b**), deutliches KM-Enhancement in der Frühphase (arterielle Phase) im FS T1W nach KM (**c**). Der zweite Patient zeigt eine gestielte Läsion (Pfeilspitzen) am Rand des rechten Leberlappens (**d**: coronales T1W; **e**: coronales T2W [GRE]).

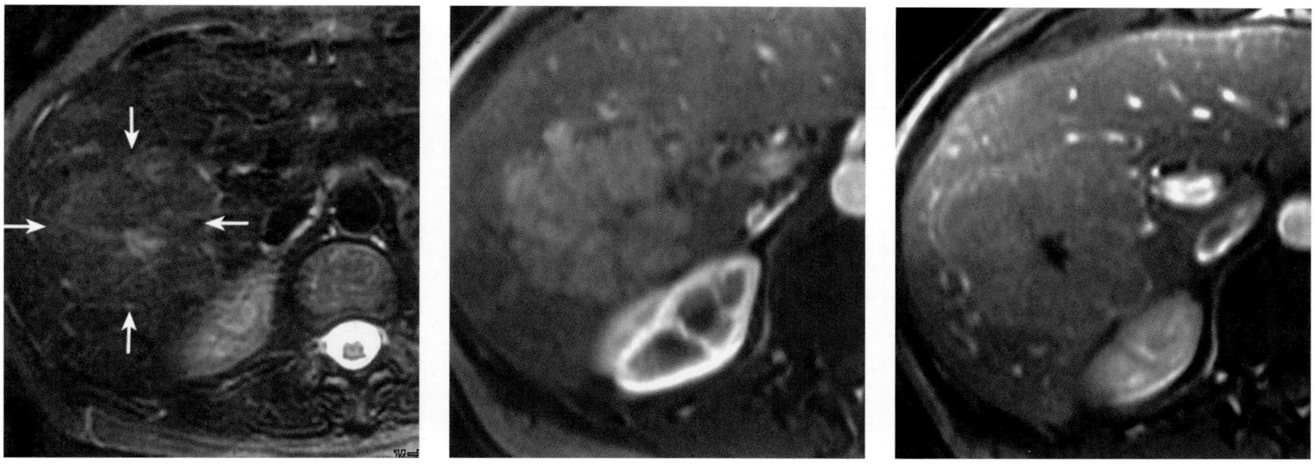

a b c

Abb. 16.**13** **Fokale noduläre Hyperplasie (FNH).** Lobulierte, gering hyperintense Läsion (Pfeile) mit zentraler Narbe höherer Signalintensität im rechten Leberlappen (**a**: FS T2W). Die dynamische Kontrastmittelstudie zeigt ein kräftiges homogenes Enhancement in der arteriellen Phase (**b**: FS T1W nach KM), das nach 60 Sekunden rückgebildet ist und eine zentrale hypointense Narbe markiert (**c**: FS T1W nach KM).

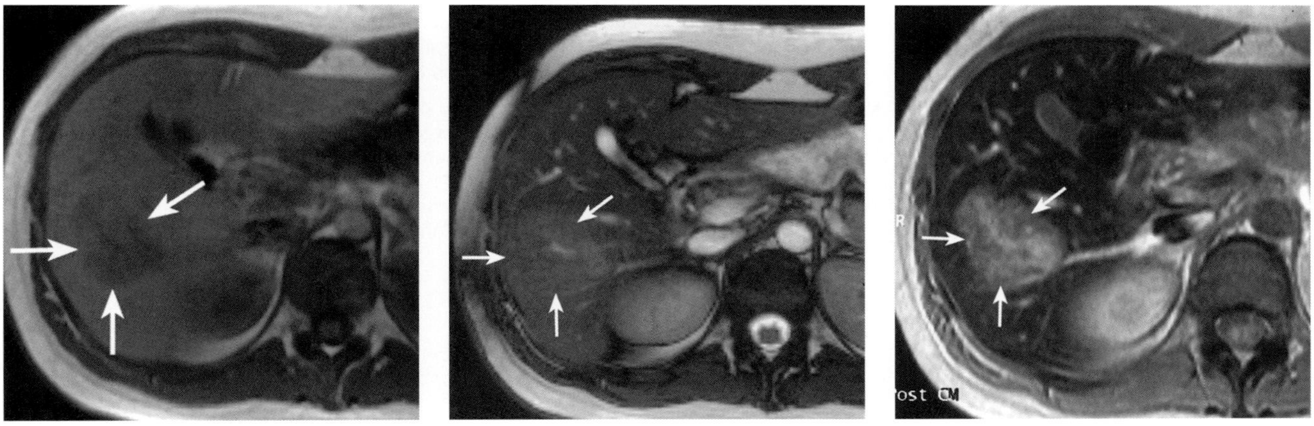

a b c

Abb. 16.**14** **Leberadenom.** Heterogene Raumforderung (Pfeile) im rechten Leberlappen. Die Läsion ist im T1W leicht hypointens (**a**) und gering hyperintens im T2W (**b**), inhomogenes KM-Enhancement im T1W nach KM (**c**).

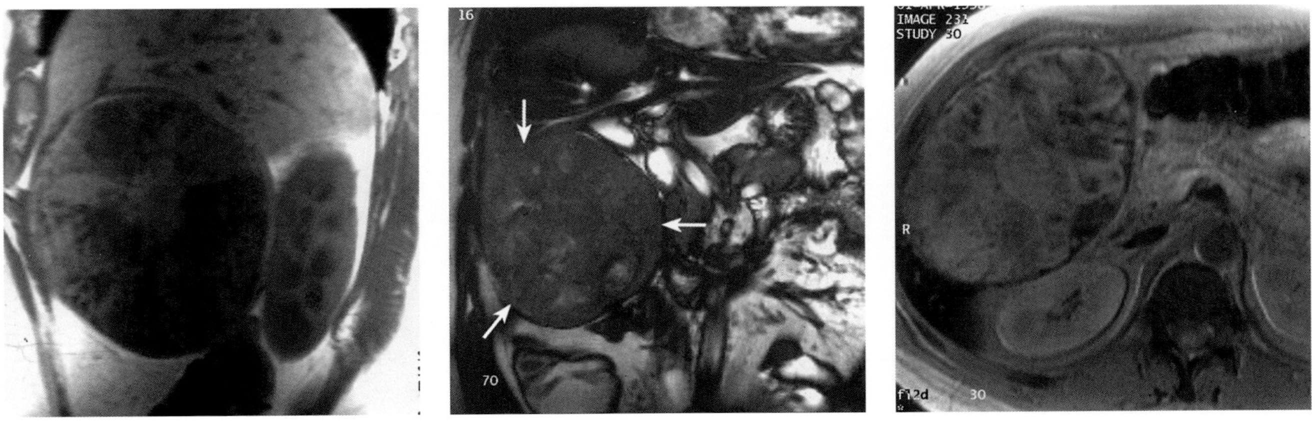

a b c

Abb. 16.**15** **Leberadenom.** Große definierte (gekapselte), heterogene Läsion im rechten Leberlappen. Der Herd ist hypointens zur Leber im sagittalen T1W (**a**) und gering hyperintens (Pfeil) im coronalen T2W (GRE) (**b**), zeigt ein moderates homogenes KM-Enhancement im axialen FS T1W nach KM (**c**).

Tabelle 16.**1** (Fortsetzung) Fokale Leberläsionen

Erkrankung	MRT-Befund	Kommentar
Noduläre Regeneration bei Zirrhose (Abb. 16.**16,** 16.**17**)	Multiple noduläre Läsionen mit variablem Signal: gewöhnlich hypointens im T1W und oft hyperintens im T2W in Relation zur entzündlich veränderten Leber, oder seltener hyperintens zur fibrotischen Leber. In 25 % finden sich Eisendepots in den Regeneratknoten mit höherer Konzentration als im angrenzenden Leberparenchym. Nach i. v.-Applikation von Gd-DTPA nehmen die Regeneratknoten weniger KM auf als das angrenzende Parenchym.	Mikronoduläre Strukturen (1–5 mm) sind gewöhnlich bei alkoholinduzierten Hepatopathien, makronoduläre (bis zu mehreren Zentimetern) nach Hepatitis B oder C-Infektion gegeben. Bei fehlenden entzündlichen Veränderungen ist die zirrhotische Leber im T1W und T2W signalarm. Eine Atrophie findet sich vor allem im rechten Lappen und im medialen Segment des linken Lappens, während das laterale Segment des linken Lappens und der Lobus caudatus selten in die Hypotrophie einbezogen sind. *Dysplastische Knoten (adenomatöse Hyperplasie)* sind große Regeneratknoten mit dysplastischer Histologie und malignem Potenzial. Sie erscheinen im T1W hyperintens und iso- bis leicht hyperintens im T2W und zeigen ein ähnliches KM-Enhancement wie das angrenzende Leberparenchym.
Mesenchymales Hamartom (Abb. 16.**18**)	Gemischt solide und zystische Raumforderung. Überwiegend zystische Tumoren sind im T1W in Abhängigkeit von ihrer Proteinkonzentration und den zystischen Anteilen variabel intens, im T2W hyperintens. Überwiegend solide (fibröse) Läsionen sind im T1W und T2W hypointens und können nach KM-Applikation ein mäßiges Enhancement aufweisen.	Seltene Entwicklungsstörung, die Zysten sind zwischen wenigen Millimetern bis zu 14 cm groß. In den ersten zwei Lebensdekaden wird eine fokale Lebervergrößerung mit Tumoren zwischen 5 und 30 cm Durchmessern diagnostiziert (Altersgipfel 1 bis 2 Jahre, männliche Prädominanz 2 : 1). *Leberlipome* sind seltene Tumoren mit Fettanteilen und Septierungen. Sie finden sich gewöhnlich begleitend bei renalen Angiomyolipomen.
Biliäres Zystadenom	Polyzyklische Zyste zwischen 2 und 35 cm groß und sehr variablem Signalmuster im T1W und T2W, abhängig von Protein- und Blutbestandteilen, die papilläre Ausläufer und wandständige Knötchen bilden können. Enhancement der Zystenwand und der Septen nach i. v.-Applikation von Gd-DTPA.	Seltene polyzyklische Zyste der intrahepatischen Gallenwege (85 %). Prädominanz bei Frauen über 30 Lebensjahren (Altergipfel 5. Dekade), viermal häufiger als bei Männern. Kann zu einem malignen *Zystadenokarzinom* entarten, das von seiner benignen Form nicht differenzierbar ist.

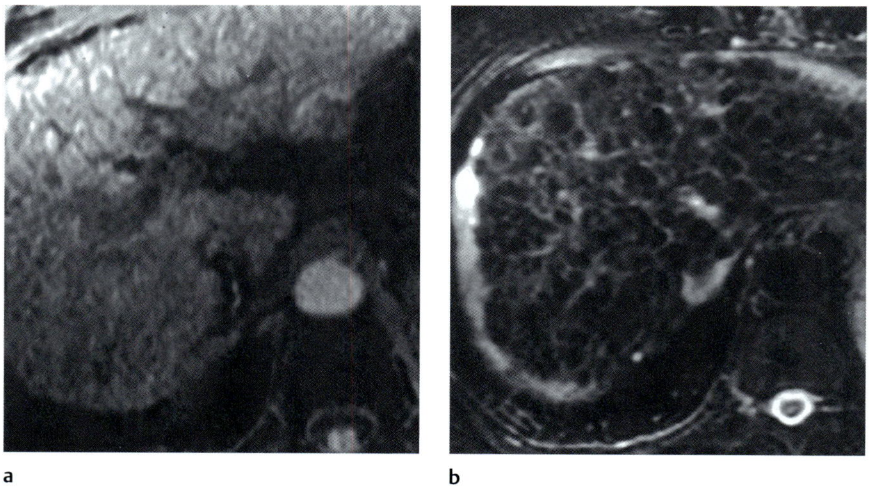

Abb. 16.**16** **Noduläre Regeneration bei der Leberzirrhose.** Multiple, unterschiedlich große Knoten in der zirrhotischen Leber, leicht hyperintens im spoiled GRE (**a**) und hypointens im FS T2W (**b**). Die insgesamt verminderte Signalintensität (**b**) wird durch eine vermehrte Eisendeposition in der zirrhotisch veränderten Leber hervorgerufen.

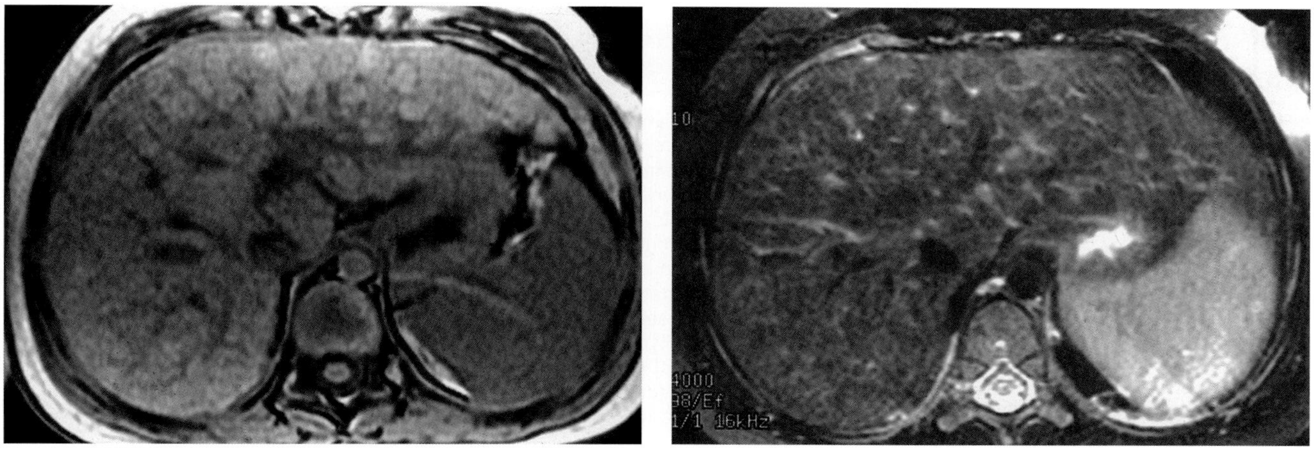

a b

Abb. 16.**17** **Noduläre Regeneration bei hepatorenaler Tyrosinämie** (kongenitaler Enzymdefekt mit hepatozellulärer Degeneration und Fanconi-Syndrom). Multiple, über die Leber verteilte Regeneratknoten, hypointens im T1W (**a**) und gering hyperintens im FS T2W (**b**).

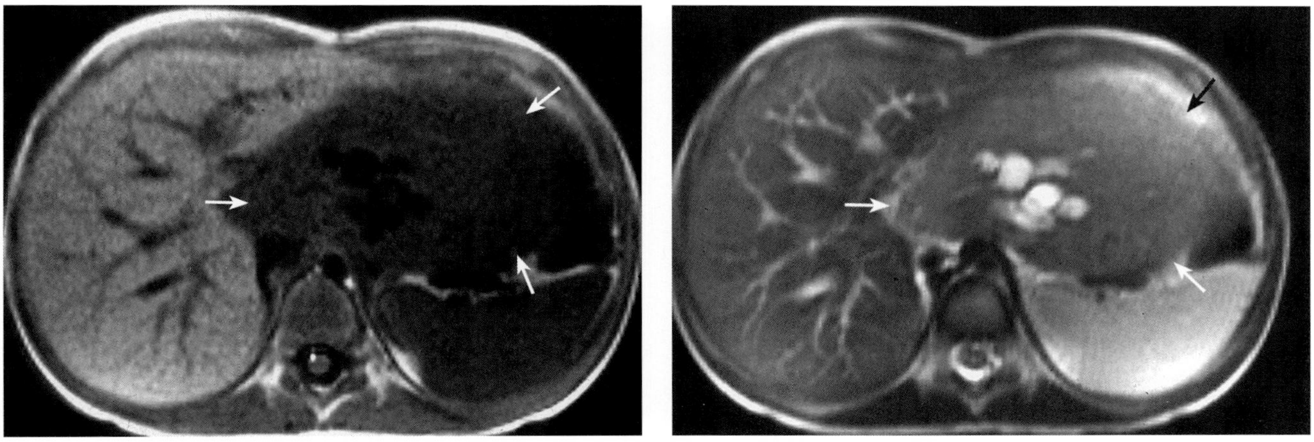

a b

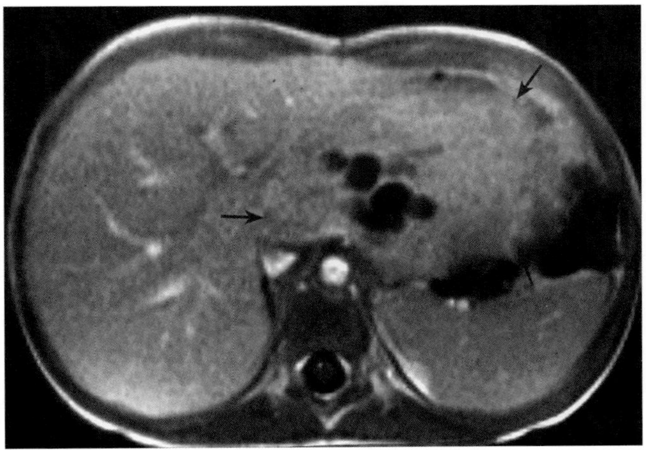

c

Abb. 16.**18** **Mesenchymales Hamartom.** Überwiegend solide Läsion (Pfeile) mit zentral zystischen Komponenten im vergrößerten linken Leberlappen. Die Läsion ist hypointens im T1W (**a**) und hyperintens im T2W (**b**), nimmt mit Ausnahme der zystischen Anteile deutlich KM auf (**c**: FS T1W nach KM).

Tabelle 16.**1** (Fortsetzung) Fokale Leberläsionen

Erkrankung	MRT-Befund	Kommentar
Hepatozelluläres Karzinom (Abb. 16.**19**–16.**22**)	Solitäre, weniger diffuser oder multifokaler Tumor, der in der Regel in einer vorgeschädigten Leber entsteht. Die Signalintensität differiert im T1W und T2W zwischen hypo- und hyperintens. Häufigstes Erscheinungsbild ist ein hypointenser Tumor im T1W mit intermediärer bis leicht hyperintenser Charakteristik im T2W. Kleine Tumoren können durch ihren Fettanteil im T1W hyperintens erscheinen. Eine definierte fibröse Pseudokapsel stellt sich im T2W innen hypointens und außen hyperintens (komprimierte Gefäße und Gallenwege) dar. Der Einbruch in die V. portae (35 %) und/oder in die Lebervenen (15 %) ist ein Unterscheidungsmerkmal zu anderen Lebermalignomen. Bei größeren Tumoren inhomogenes KM-Enhancement, das von peripher bis diffus variieren kann. DD: ein inhomogenes diffuses Enhancement ist bei Lebermetastasen ungewöhnlich.	Häufigstes Malignom der parenchymatösen Organe mit einer Inzidenz von 5 bis 30 % in Südostasien, einschließlich Japan, und in Nordafrika. In der westlichen Welt liegt die Inzidenz bei unter 1 %. Altersgipfel ist die 6. und 7. Lebensdekade (etwas früher in den Regionen höherer Inzidenz) mit männlicher Prädominanz 3 : 1. Risikofaktoren sind die Leberzirrhose, chronische Hepatitis B und C, Karzinogene (Aflatoxin, Sexualhormone, Thorotrast) und metabolischer Erkrankungen (Hämochromatose, M. Wilson, Alpha-1-Antitrypsin-Mangel, Galaktosämie Typ 1, Glykogenspeicherkrankheiten). Metastasen finden sich in der Lunge, den Nebennieren, Lymphknoten und Knochen. Eine Erhöhung des Alpha-1-Antitrypsin ist im Gegensatz zum Cholangiokarzinom charakteristisch.

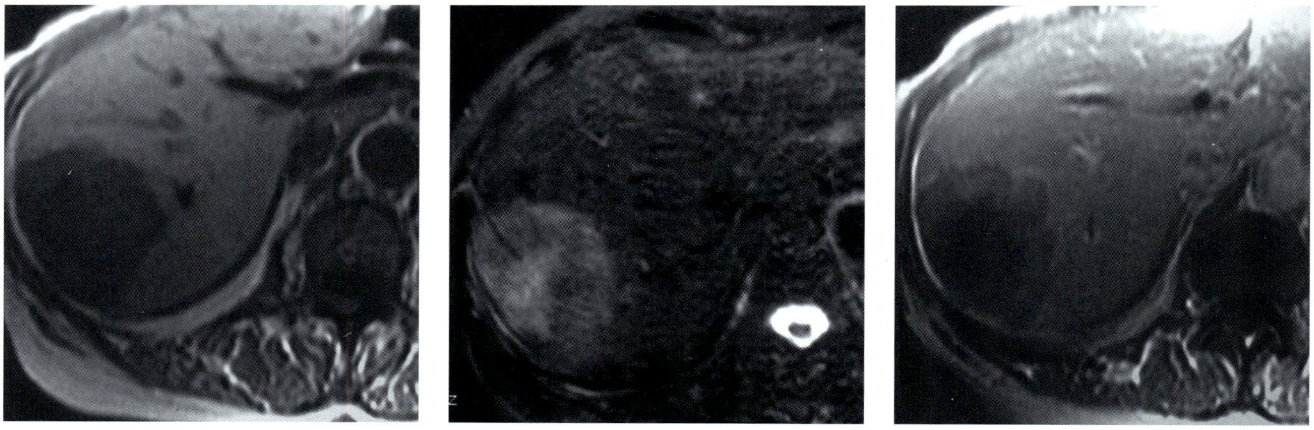

a b c

Abb. 16.**19** **Hepatozelluläres Karzinom.** Große Raumforderung mit nekrotischem Zentrum im rechten Leberlappen, signalarm im T1W (**a**) und signalreich, vor allem im Bereich der Nekrose, im FS T2W (**b**). Moderates peripheres Enhancement nach i. v.-Applikation von Gd-DTPA (**c**: T1W nach KM).

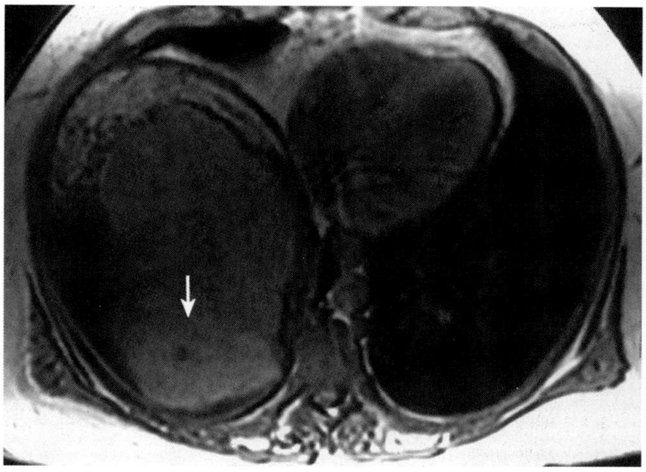

a

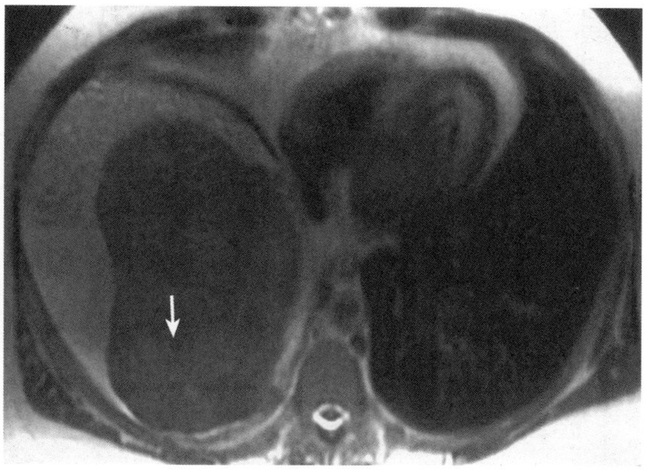

b

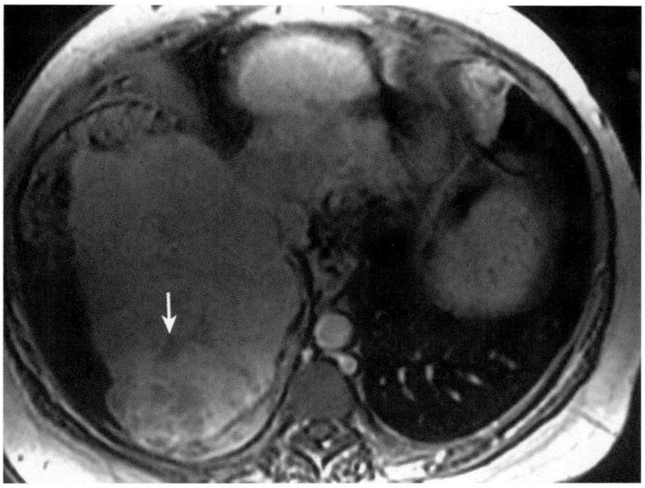

c

Abb. 16.20 **Hepatozelluläres Karzinom bei Leberzirrhose.** Unscharf begrenzter Tumor (Pfeil) in der geschrumpften zirrhotischen Leber mit exophytischem Wachstum nach cranial und Verlagerung des Zwerchfells. Der Herd ist im T1W (**a**) hypointens und minimal hyperintens im T2W (**b**). Diffuses inhomogenes Enhancement nach i. v.-Applikation von Gd-DTPA (**c**: T1W nach KM). Deutlich vergrößerte Leber mit diffuser Signalminderung aufgrund von Hämosiderindepots.

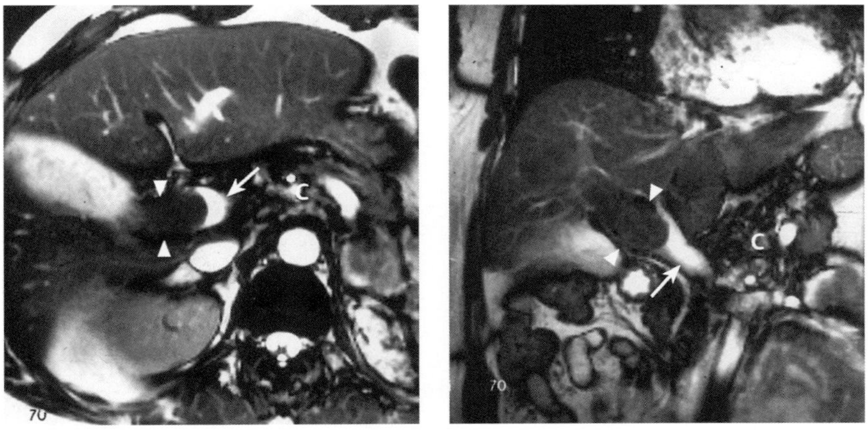

a b

Abb. 16.**21** **Hepatozelluläres Karzinom.** Invasion der V. portae (Pfeil) durch einen Tumorthrombus (Pfeilspitzen). Multiple portosystemische venöse Kollateralen (C) (**a**: axiales, **b**: coronales T2W [GRE]).

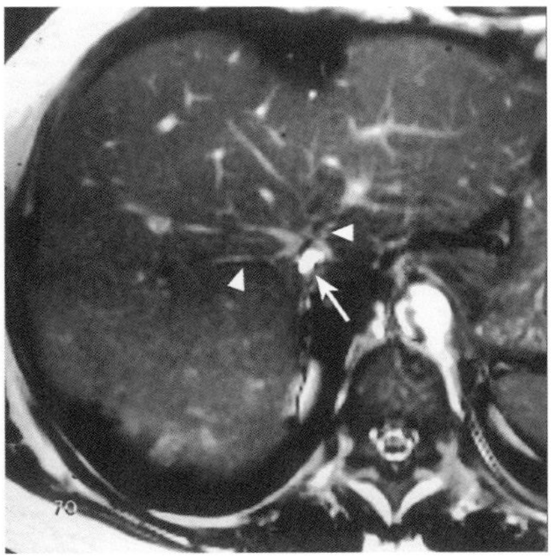

Abb. 16.**22** **Hepatozelluläres Karzinom.** T2W (GRE), Infiltration der rechten V. hepatica einschließlich ihrer Zuflüsse (Pfeilspitzen) und der V. cava inferior (Pfeil) durch den Tumor.

Tabelle 16.**1** (Fortsetzung) Fokale Leberläsionen

Erkrankung	MRT-Befund	Kommentar
Fibrolamelläres hepatozelluläres Karzinom (Abb. 16.**23)**	Solitäre homogene Läsion, leicht hypointens im T1W und hyperintens im T2W. Eine hypointense zentrale Narbe mit häufig radiärem Charakter findet sich im T1W und T2W in etwa der Hälfte der Fälle. Nach KM-Gabe diffuses Enhancement mit Ausnahme der zentralen Narbe.	Im Vergleich mit dem klassischen hepatozellulären Karzinom tritt der fibrolamelläre Typus bei jüngeren Patienten (10 bis 30 Jahre) auf, ohne vorliegende Risikofaktoren und ohne Geschlechtsprädominanz. Keine Erhöhung des Alpha-Fetoproteins. Zentrale Verkalkungen lassen sich in einem Drittel der Fälle mittels CT nachweisen.
Metastasen (Abb. 16.**24**–16.**26)**	Gewöhnlich multiple runde Läsionen mit scharfer oder unscharfer Begrenzung, hypointens im T1W und iso- bis hyperintens im T2W. Signalanhebungen im T1W finden sich bei eingebluteten und Melanommetastasen. Zentrale Koagulationsnekrosen, z. B. häufig bei kolorektalen Primärtumoren, vermindern das T2-Signal. Nach i. v.-Applikation von Gd-DTPA findet sich zunächst ein peripheres Ringenhancement mit langsamer zentraler Progression und gelegentlichem peripheren „Wash-out". Im Unterschied zu den Hämangiomen ist das Ringenhancement hypervaskularisierter Metastasen uniform in der Breite und wirkt gezackt oder gezähnelt. Kleine Hämangiome und hypervaskularisierte Metastasen können uniform und kräftig KM aufnehmen, das „Wash-out" ist bei den Hämangiomen aber verzögert.	Metastasen sind 20 mal häufiger als alle anderen Lebermalignome zusammen. Primärtumoren finden sich gehäuft kolorektal (42 %), im Magen (23 %), Pankreas (21 %), in der Mamma (14 %) und in der Lunge (13 %). *Hypervaskularisierte* Lebermetastasen finden sich bei Kolon-, Nieren-, Gonaden-, Mamma- und endokrinen Tumoren sowie beim Melanom und Sarkom. *Hämorrhagische* Lebermetastasen sind bei Kolon-, Nieren-, Schilddrüsen-, Mamma- und Chorionkarzinom sowie beim Melanom typisch. *Zystische* Lebermetastasen finden sich beim Kolon-, Ovarial-, Bronchialkarzinom, beim Karzinoid, dem Melanom und Sarkom.

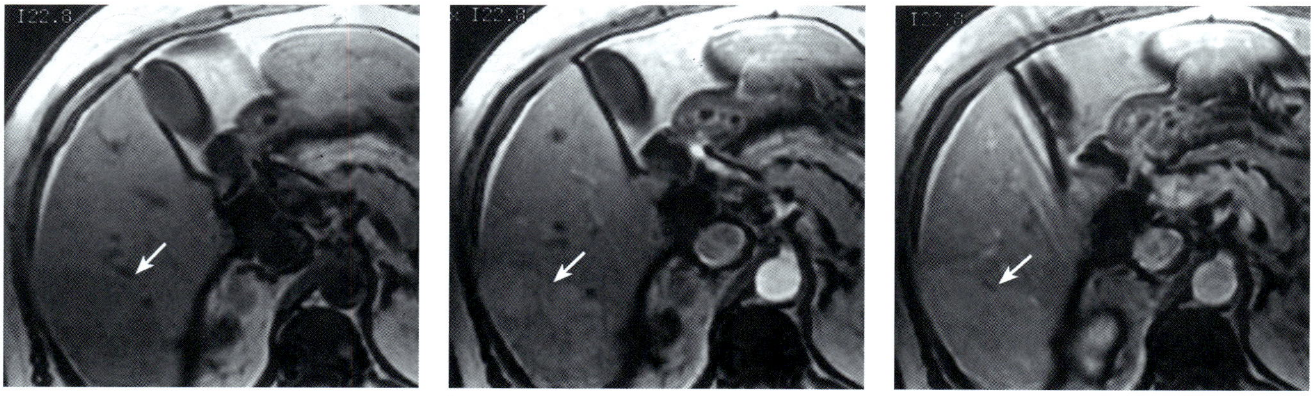

a b c

Abb. 16.**23** **Fibrolamelläres hepatozelluläres Karzinom.** Hypointense homogene Läsion (Pfeil) im rechten Leberlappen im T1W (**a**). Heterogenes KM-Enhancement in der arteriellen Phase (**b**: T1W nach KM), im späteren Verlauf homogen (**c**). In vorliegendem Fall keine definierte zentrale Narbe.

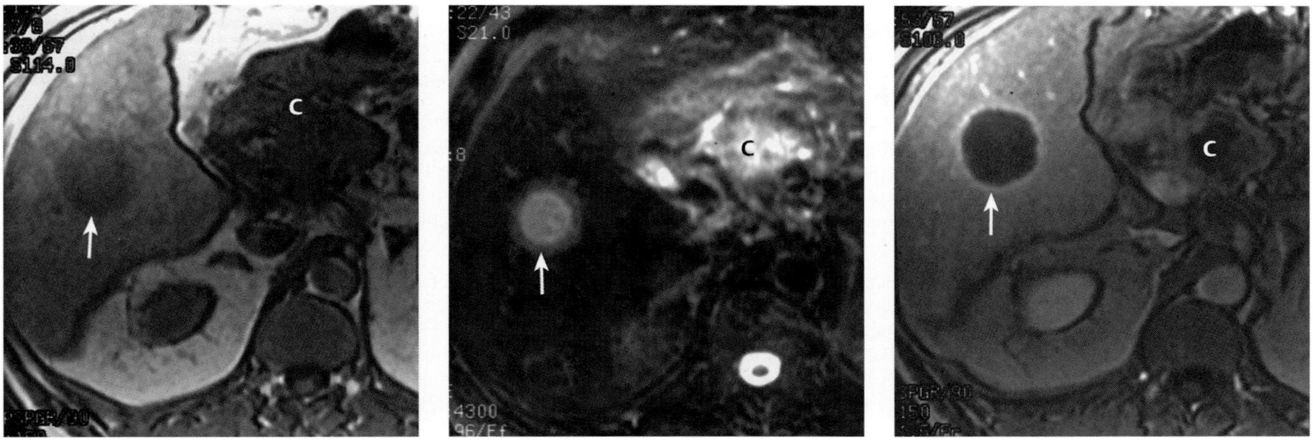

a b c

Abb. 16.**24** **Metastase eines Pankreaskarzinoms.** Solitäre, zentral nekrotische Metastase (Pfeil) im rechten Leberlappen. Die Signalcharakteristika des primären Pankreaskarzinoms (C) und der Metastase sind identisch: signalarm im T1W (**a**) und signalreich im FS T2W (**b**). **c** Peripheres Ringenhancement der Metastase nach i. v.-Applikation von Gd-DTPA (FS T1W nach KM).

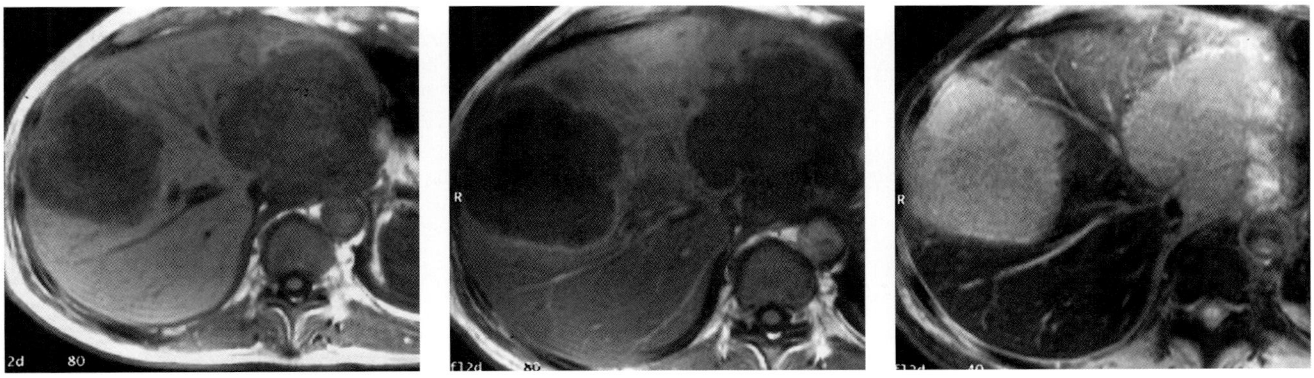

a b c

Abb. 16.**25** **Metastase eines Kolonkarzinoms.** Zwei große hypointense Läsion in der Leber im T1W (**a**). Nach i. v.-Applikation von Gd-DTPA zeigt sich zunächst ein dünnes Randenhancement (**b**: FS T1W nach KM) und später ein homogenes Enhancement der gesamten Läsion (**c**: FS T1W nach KM).

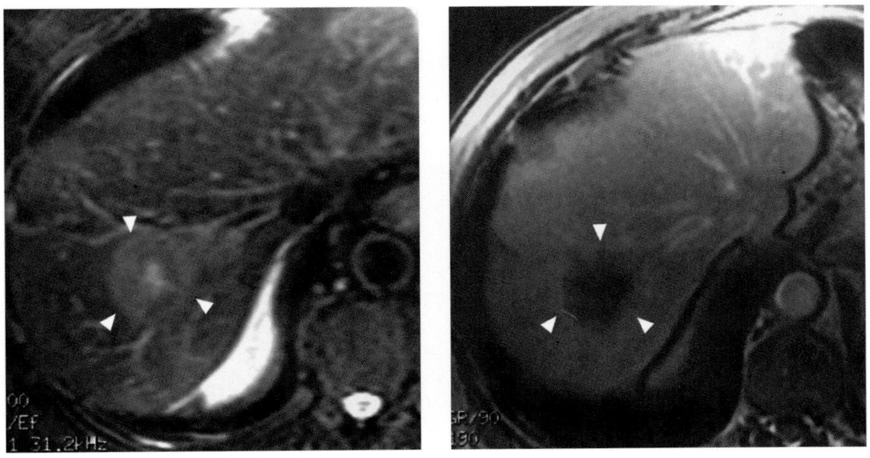

a b

Abb. 16.**26** **Metastase eines Renalzellkarzinoms.** **a** FS T2W, solitäre Läsion (Pfeilspitzen) mit deutlich hyperintensem Zentrum aufgrund der zentralen Nekrose und gering hyperintenser Peripherie durch die Kompression des angrenzenden Parenchyms und ein Umgebungsödem.
b FS T1W nach KM, KM-Enhancement nur in der Tumorperipherie. Mehrere kleinere Metastasen mit gleicher Signalcharakteristik finden sich am anterolateralen Rand der Leber.

Tabelle 16.1 (Fortsetzung) Fokale Leberläsionen

Erkrankung	MRT-Befund	Kommentar
Lymphom (Abb. 16.27)	Die Läsionen sind hypointens im T1W und iso- bis leicht hyperintens im T2W. Geringes, in der Regel ringförmig peripheres KM-Enhancement nach i. v.-Applikation von Gd-DTPA. Mitunter findet sich auch kein signifikantes Mehrenhancement im Vergleich zum umliegenden Leberparenchym.	Primäre Leberlymphome sind selten und stellen sich als solide Raumforderung dar. Sekundäre Lymphome sind wesentlich häufiger (über 50 % bei Autopsien) und infiltrieren die Leber diffus, ohne deren Architektur zu zerstören, selten fokal nodulär Charakter.
Angiosarkom	Multinoduläre Läsion, seltener große solitäre Raumforderung mit zentraler Nekrose und/oder Einblutung. Im MRT heterogen signalarm im T1W und signalreich im T2W, deutliches, bevorzugt peripheres Enhancement nach i. v.-Applikation von Gd-DTPA.	1 % aller primärer Leberneoplasien, Altersgipfel jenseits des 50. Lebensjahres mit männlicher Prädominanz 4 : 1. Assoziation mit der Hämochromatose, Neurofibromatose und nach Exposition mit Polyvinylchlorid, Arsen oder Thorotrast, mit einer Latenzzeit von bis zu über 30 Jahren. *Fibrosarkome, maligne fibröse Histiozytome und Leiomyosarkome* sind wesentlich seltener.
Cholangiokarzinom (intrahepatisch) (Abb. 16.28, 16.29)	Große heterogene Raumforderung mit bis zu 20 cm Größe, hypointens im T1W und hyperintens im T2W, häufig große hypointense fibröse Areale. Variables KM-Enhancement, gewöhnlich schwach oder fehlend. Satellitenherde finden sich in der Hälfte der Fälle.	10 % aller primärer Leberneoplasien, Altersgipfel jenseits des 60. Lebensjahres mit männlicher Prädominanz. Ein diffuses sklerosierendes cholangitisches Cholangiokarzinom ist mittels MRT nur schwer von einer sklerosierenden Cholangitis zu differenzieren.
Hepatoblastom (Abb. 16.30, 16.31)	Große inhomogene Raumforderung, häufig im rechten Leberlappen, signalarm mit hyperintensen Arealen (Blut) im T1W und signalreich mit hypointensen Banden (Fibrosen) im T2W. Typisches peripheres Tumorenhancement nach i. v.-Applikation von Gd-DTPA. Multifokale Läsionen oder ein diffuser Befall der Leber sind selten.	Tritt bei Kindern vor dem 3. Lebensjahr auf mit männlicher Prädominanz 2 : 1. Bei einem Fünftel deutliche Erhöhung des Alpha-Fetoproteins, gelegentlich Hemihypertrophie (Beckwith-Wiedemann-Syndrom). *Embryonale Sarkome* finden sich bei Kindern und Jugendlichen als große intrahepatische Raumforderungen mit zystischen oder hämorrhagischen Anteilen.
Extrahepatischer Tumor	Direkte Infiltration durch Nieren-, Nebennieren-, Gallenblasen- und Magentumoren.	Das extrahepatische Epizentrum ist richtungweisend für die korrekte Diagnose der Läsion.

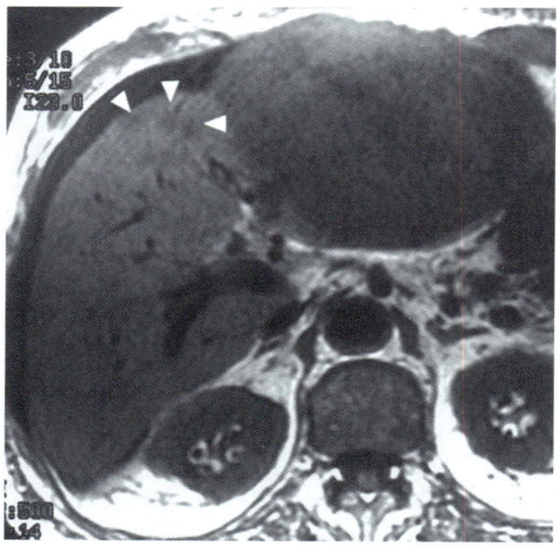
a

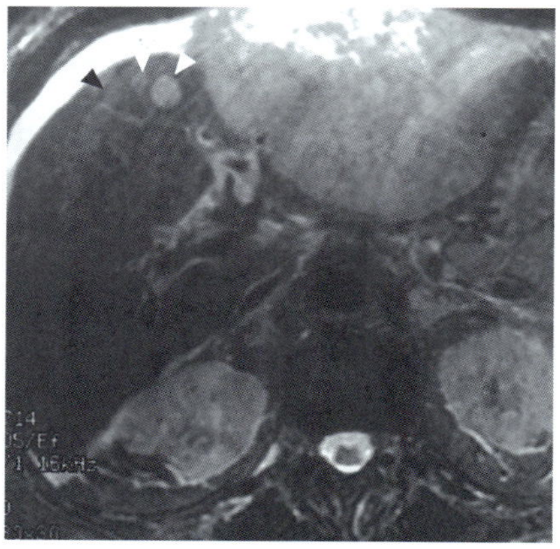
b

Abb. 16.27 **Leberlymphom.** Große Raumforderung mit Befall des gesamten linken Leberlappens. Mehrere kleine Noduli (Pfeilspitzen) mit ähnlicher Signalcharakteristik finden sich im anterioren Aspekt des rechten Leberlappens. Das Lymphom ist heterogen signalarm im T1W (**a**) und inhomogen signalreich im T2W (**b**). Nur minimales peripheres KM-Enhancement (nicht abgebildet).

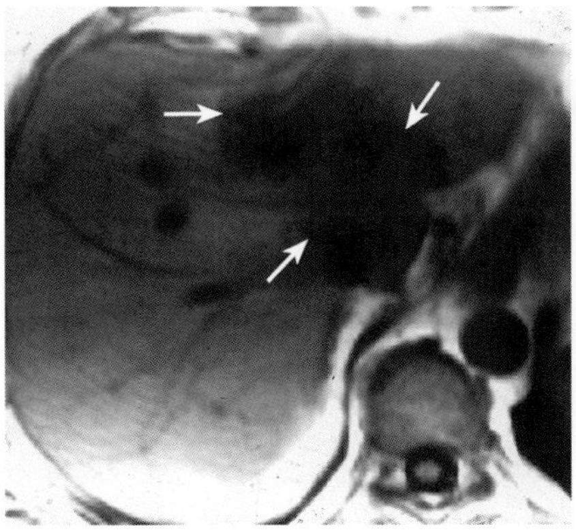

a

Abb. 16.**28** **Cholangiokarzinom.**
a T1W, relativ unscharf begrenzter hypointenser Tumor im linken Leberlappen.

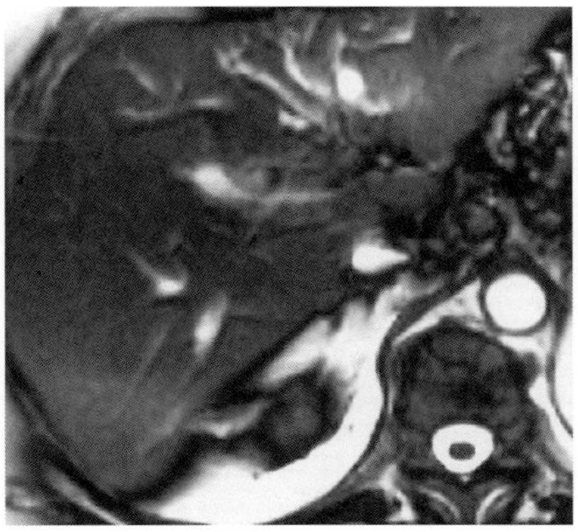

b

Abb. 16.**28 b** T2W (GRE), Dilatation der korrespondierenden peripheren Gallenwege aufgrund der mehr zentral gelegenen leicht hyperintensen Tumormasse.

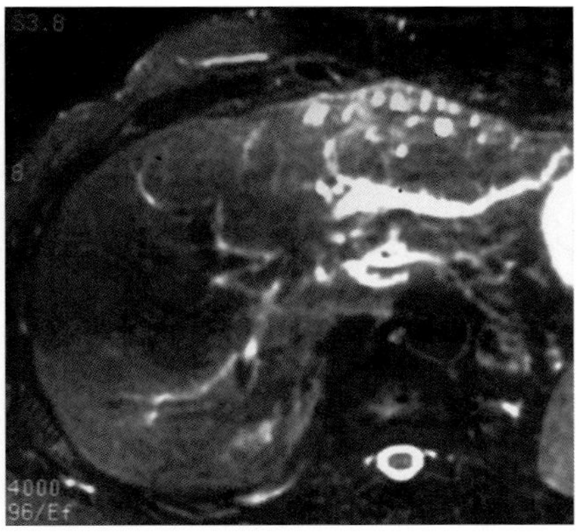

Abb. 16.**29** **Cholangiokarzinom.** FS T2W, massive Dilatation der Gallenwege im linken Leberlappen mit erhöhter Signalintensität des angrenzenden Parenchyms (Ödem). Der Tumor selbst ist nicht sicher zu identifizieren.

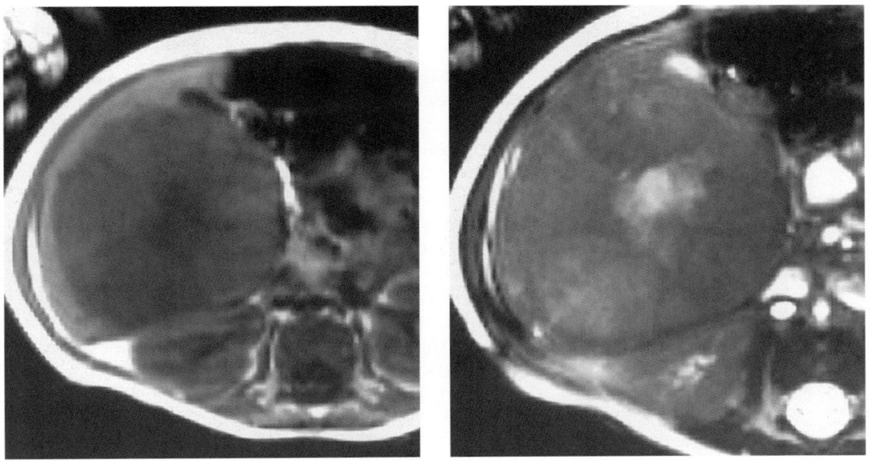

a b

Abb. 16.**30** **Hepatoblastom.** Große Raumforderung, die den gesamten rechten Leberlappen mit Ausnahme eines schmalen peripheren Randes ausfüllt. Der Tumor ist im T1W signalarm (**a**) und intermediär bis signalreich im T2W (**b**).

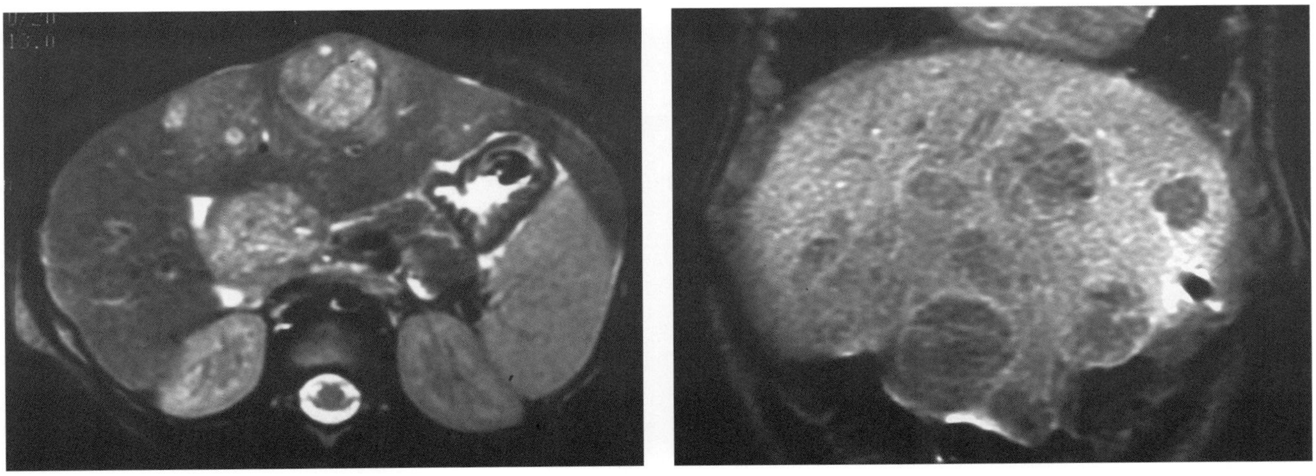

a b

Abb. 16.**31** **Multifokales Hepatoblastom.** **a** Axiales FS T2W, multiple heterogene signalreiche Knoten in der Leber. **b** Coronales FS T1W nach KM, peripheres Ringenhancement der Knoten nach i. v.-Applikation von Gd-DTPA.

Tabelle 16.1 (Fortsetzung) Fokale Leberläsionen

Erkrankung	MRT-Befund	Kommentar
Leberabszess (Abb. 16.32, 16.33)	Solitäre oder multiple, oft etwas heterogene zystische Läsionen mit geringer Signalintensität im T1W und hohem Signal im T2W. Die Herde können septiert sein mit polyzyklischer Kontur, 20% bis 30% enthalten Gas mit entsprechender Signalauslöschung. Nach i. v.-Applikation von Gd-DTPA charakteristisches Enhancement der Abszesswand in 90% der Fälle. In 20% findet sich um die Abszesswand eine hypointense Ödemzone im T1W („Doppel-Target"). Manche Abszesse innerhalb desselben Lebersegmentes wirken biliären Ursprungs („Cluster-Zeichen").	*Pyogene Abszesse* (88%) werden durch *E. coli*, aerobe Streptokokken, *Staphylococcus aureus* und Anaerobier ausgelöst. Sie können solitär oder multipel auftreten, gewöhnlich nach einer aszendierenden Cholangitis, einer portalen Phlebitis (sekundär nach Kolitis, Appendizitis oder Divertikulitis), nach Trauma oder chirurgischen Eingriffen. *Amöben-Abszesse* sind Folge einer Infektion mit *Entamoeba histolytica*, die die Leber vom Kolon via Portalvene erreicht. In der Regel (75%) solitärer Befall im rechten Leberlappen, keine Gasansammlungen, außer bei hepatobronchialen oder hepatoenterischen Fisteln. Häufig findet sich eine Infiltration des rechten Zwerchfells mit Pleuraempyem. *Pilzabszesse* (2%) werden durch *Candida albicans*, weniger durch *Aspergillus fumigatus* bei immunsupprimierten Patienten ausgelöst. Sie liegen gewöhnlich peripher (subkapsulär), sind multipel und nicht größer als 1 cm. Ähnliche Mikroabszesse finden sich nach Pneumozystis carinii und atypischen mykobakteriellen Infektionen bei AIDS.
Lebertrauma (Abb. 16.34, 16.35)	In den ersten Stunden nach Trauma ist das intrahepatische Hämatom hypointens im T1W und hyperintens im T2W. In den folgenden Tagen kommt es durch die zunehmende Deoxy- und Methämoglobinkonzentration zu einem Signalabfall im T2W. Nach wenigen Tagen führt die Redistribution des Methämoglobins aus den lysierten Erythrozyten in den Extrazellularraum zu einer Signalzunahme zunächst im T1W, später im T2W. Der Prozess beginnt in der Peripherie des Hämatoms und setzt sich nach zentral fort. Nach mehreren Wochen setzt eine phagozytäre Aktivität ein, welche die Hämoglobin-Abbauprodukte metabolisiert und das Eisen in Form von Ferritin und Hämosiderin akkumuliert. Dies führt zu einem Signalverlust in der Peripherie des Hämatoms, der zunächst im T2W, später weniger augenfällig im T1W erkennbar ist. Dadurch finden sich in beiden Wichtungen häufig zwei Ringe: ein heller innerer und ein dunkler äußerer Rand.	*Lazeration*: Unregelmäßiger Riss oder sternförmige Läsion, die bis in die Leberperipherie reichen kann. *Intrahepatisches Hämatom*: Runde, ovale oder unregelmäßig begrenzte Läsion ohne KM-Enhancement. Mitunter Blutansammlungen entlang der Portaläste. *Subkapsuläres Hämatom*: Definierte sichel- oder halbmondförmige Läsion unter der Leberkapsel. *Biliom* (biliäre Pseudozyste): Halbmondförmige bis ovoide zystische Läsion innerhalb oder in unmittelbarer Nachbarschaft der Leber nach traumatischer oder iatrogener Ruptur des Gallengangsystems. *Leberresektion*: Seröse Flüssigkeitsansammlung (Serom) im Bereich der Segmentresektion. Kann in den ersten Wochen wachsen und sich dann spontan zurückbilden, außer bei Infektion. *Periportales Ödem („periportaler Kragen")*: Häufiger Befund nach *Lebertransplantation*. Echte Komplikationen einer Transplantation sind vaskulär (Stenose der Anastomosenseite, Thrombose, Pseudoaneurysma), biliär (Strikturen, extrinsische Kompression, Leckage) oder parenchymatös (Abstoßung, Infarkt, Infektion).

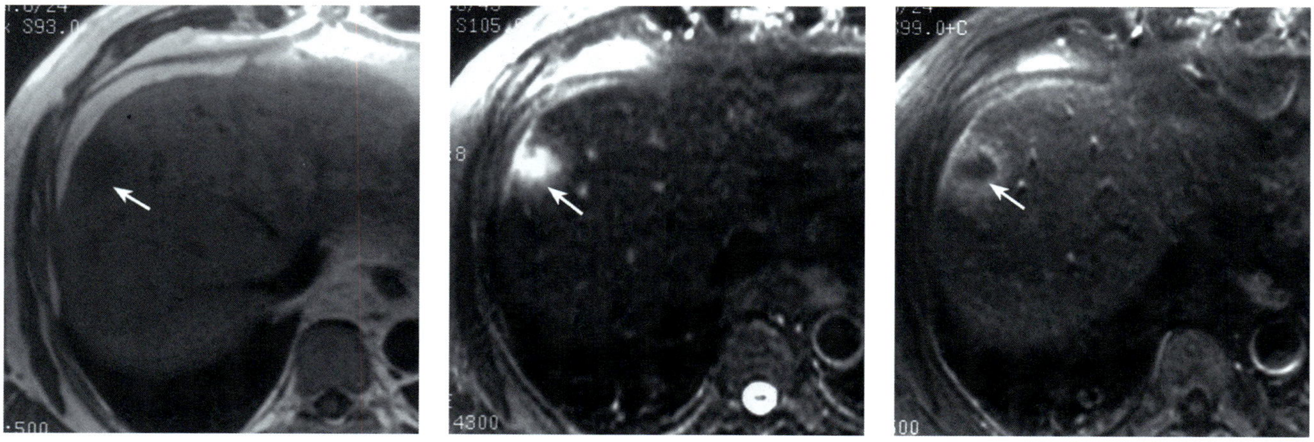

a b c

Abb. 16.32 **Leberabszess *(E. coli)***. Peripherer Herd im anterioren rechten Leberlappen (Pfeil). Die Läsion ist hypointens im T1W (**a**) und inhomogen hyperintens im FS T2W (**b**). **c** Nach i. v.-Applikation von Gd-DTPA deutliches Enhancement der Abszesswand (FS T1W nach KM).

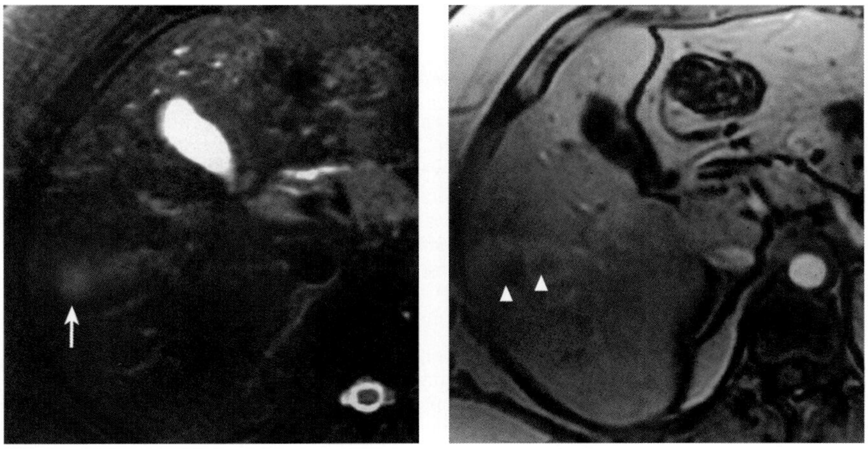

a b

Abb. 16.**33** **Leberabszess.** **a** FS T2W, bandförmige Struktur erhöhten Signals mit kleinem zystischen Fokus am Lateralrand (Pfeil). **b** FS T1W nach KM, unregelmäßiges peripheres Enhancement nach i. v.-Applikation von Gd-DTPA, welches zwei signalärmere Nekroseareale abgrenzt (Pfeilspitzen). Der mehr medial gelegene kleinere Abszess war im Nativbild invisibel.

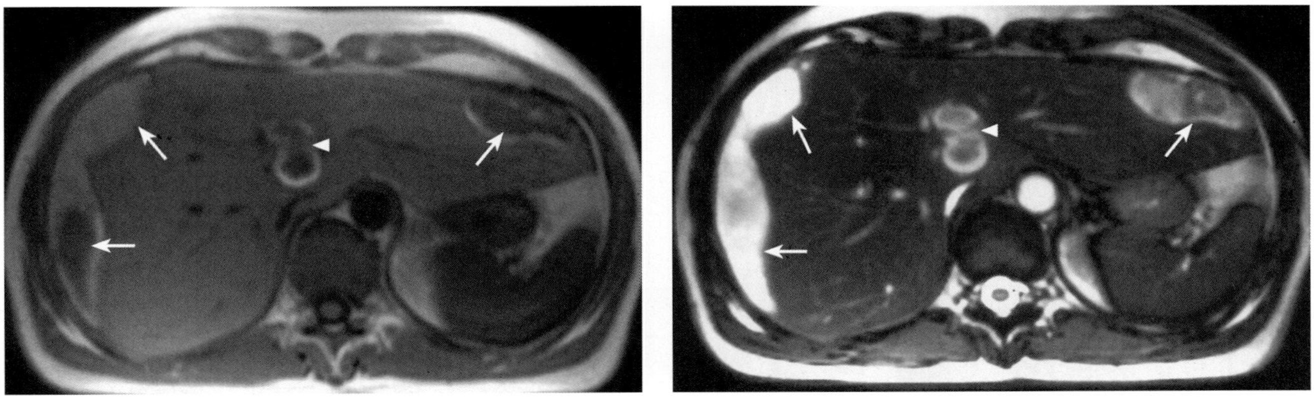

a b

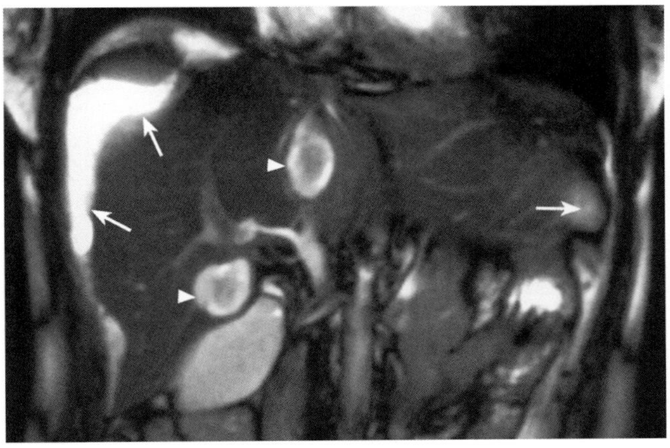

c

Abb. 16.**34** **Subkapsuläres und intrahepatisches Hämatom.** Das subakute subkapsuläre (Pfeile) und intrahepatische (Pfeilspitzen) Hämatom stellen sich in Form leicht bis deutlich hyperintenser Areale in allen Sequenzen dar (**a**: axiales T1W; **b**: axiales T2W [GRE]; **c**: coronales T2W [GRE]). Die signalreiche Peripherie zeigt die extrazelluläre Methämoglobinkonzentration an, die geringe Signalintensität im Zentrum ist auf Methämoglobin und Desoxyhämoglobin in den intakten Erythrozyten zurückzuführen. Die Signalcharakteristik aller Hämatome ist ähnlich, lediglich das Ausmaß der extrazellulären Methämoglobinkonzentration variiert.

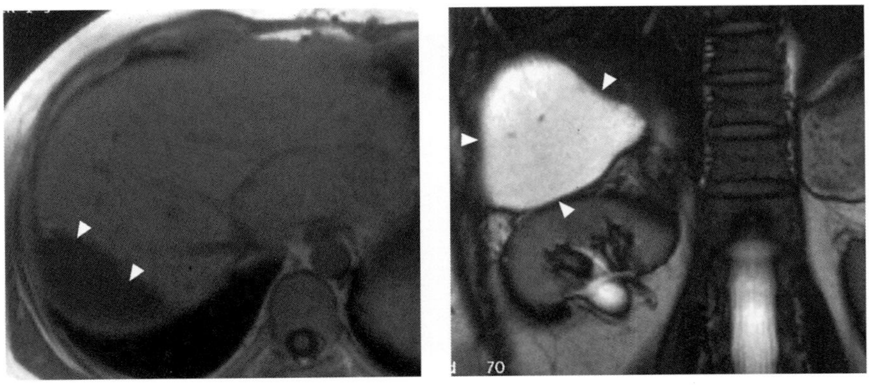

a b

Abb. 16.**35** **Biliom.** Uniforme hypointense halbmondförmige subkapsuläre Läsion (Pfeilspitzen) im posterioren Segment des rechten Leberlappens (**a**: axiales T1W). Hohe Signalintensität im coronalen T2W (**b**), Verdrängung der rechten nach medial rotierten Niere.

Tabelle 16.1 (Fortsetzung) Fokale Leberläsionen

Erkrankung	MRT-Befund	Kommentar
Fokale Fettverteilungsstörung (Abb. 16.**36**)	Einzelne oder multiple, lobulierte Läsionen variabler Größe mit höherem Signal im Vergleich zum übrigen Leberparenchym im T1W und T2W, die Signaldifferenz ist mitunter gering, besonders im T2W, die Diagnose kann mittels fettgesättigter Sequenzen gesichert werden. Kein raumfordernder Effekt (Konturveränderung der Leber, Verdrängung von Gefäßen und Gallengängen) und kein Mehrenhancement nach KM-Gabe.	Fokale Fettverteilungsstörungen müssen von fetthaltigen Tumoren wie Leberadenomen oder dem hepatozellulären Karzinom differenziert werden. Regeneratknoten können ebenfalls Fett enthalten. Echte Lipome sind in der Leber ungewöhnlich. Eine *fokale konfluierende Fibrose* (Abb. 16.**37**) ist Ausdruck einer schwer geschädigten und narbig veränderten Leber und kann mitunter eine Raumforderung vortäuschen.
Portalvenenthrombose (Abb. 16.**38**)	Bei einer lobären oder segmentalen Portalvenenobstruktion zeigen sich zarte keilförmige, signalreiche Zonen im T2W und im kontrastverstärkten T1W. Die vermehrte Kontrastmittelaufnahme peripher des Verschlusses ist Ausdruck einer erhöhten arteriellen Versorgung. Im späteren Stadium finden sich segmentale Leberatrophien mit kompensatorischer Hypertrophie der anliegenden Segmente. Ein blander Thrombus hat eine ähnliche Signalcharakteristik im T1W und T2W und ist im subakuten Stadium durch die Methämoglobinkonzentration relativ hell, im Spätstadium variabel signalintens.	Portalvenenverschlüsse werden durch blande Thromben, Tumorthromben oder extrinsische Kompression ausgelöst. Die Signalintensität eines Tumorthrombus ähnelt dem Primärtumor und ist im T2W gelegentlich etwas höher, Tumorthromben zeigen zudem ein KM-Enhancement. Das hepatozelluläre Karzinom ist eine häufige Ursache tumorbedingter Portalvenenthrombosen. Extrinsische Kompressionen finden sich bei mannigfaltigen Malignomen. Ein Leberinfarkt nach arterieller Obstruktion ist ungewöhnlich.

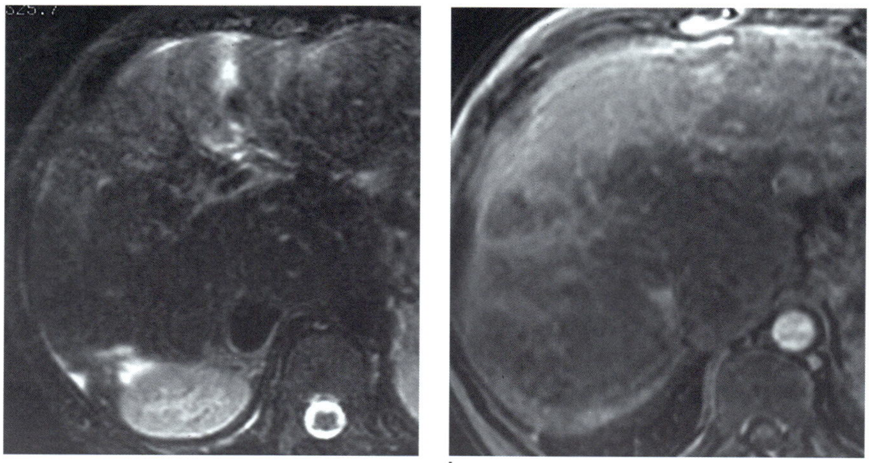

a b

Abb. 16.**36** **Fokale Fettverteilungsstörung.** Signalminderung im vergrößerten Lobus caudatus und im angrenzenden posterioren Segment des rechten Leberlappens duch Fettinduration (**a**: FS T2W). Das KM-Enhancement ist im Vergleich zum anterioren Segment vermindert. Das Enhancement des linken Leberlappens wirkt als Ausdruck einer initialen alkoholtoxischen Leberzirrhose inhomogen (**b**: FS T1W nach KM).

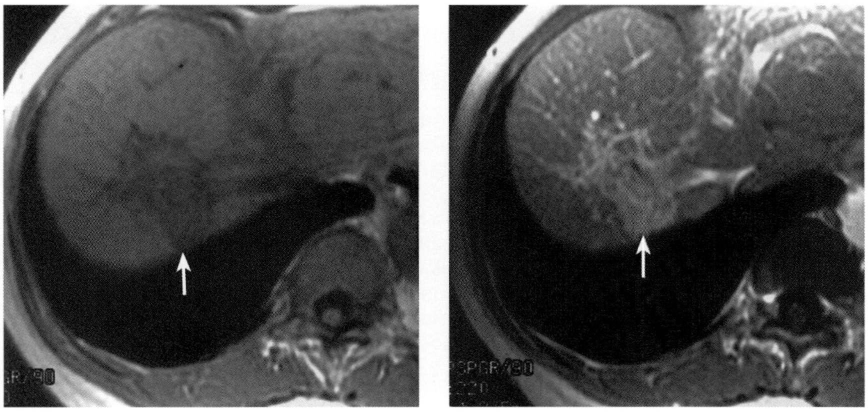

a b

Abb. 16.**37** **Fokale konfluierende Fibrose.** Unregelmäßig begrenztes Areal (Pfeil) im rechten Leberlappen, hypointens im T1W (**a**) und hyperintens im T2W (GRE) (**b**).

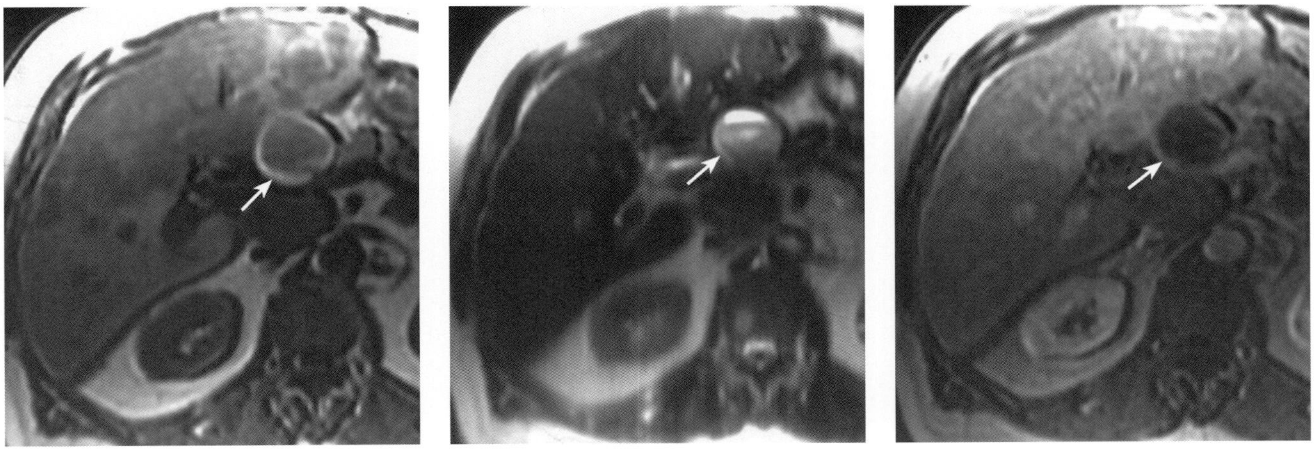

a b c

Abb. 16.**38** **Portalvenenthrombose mit Infarkt des linken Leberlappens bei diffuser Metastasierung.** Dilatierte, komplett thrombotisch verschlossene Vena portae (Pfeil). Der Thrombus ist intermediär signalintens (**a**: spoiled GRE, **b**: T2W [GRE]), zeigt kein KM-Enhancement im FS T1W nach KM (**c**). Verglichen mit dem relativ gering betroffenen posterioren Segment des rechten Leberlappens und dem Lobus caudatus ist die Signalintensität im linken Leberlappen diffus vermehrt in (**a**) und (**b**) und zeigt ein Mehrenhancement in (**c**). Zahlreiche kleine, diffus über die Leber verteilte Metastasen eines Rektumkarzinoms.

Tabelle 16.1 (Fortsetzung) Fokale Leberläsionen

Erkrankung	MRT-Befund	Kommentar
Budd-Chiari-Syndrom (Lebervenen-thrombose) (Abb. 16.39)	Fehlende oder thrombosierte Lebervenen, Kollateralgefäße in Form linearer oder kommaförmiger Signalauslöschungen in SE-Sequenzen. Im akuten Stadium zeigt die Leberperipherie im Vergleich zu den zentralen Anteilen ein geringeres KM-Enhancement. In chronischen Stadien sind die zentralen Lebersegmente einschließlich des Lobus caudatus hypertrophiert, zeigen im Vergleich zur atrophierten Peripherie ein geringeres KM-Enhancement und simulieren so eine Raumforderung. Regionale Signalunterschiede sind häufig und durch eine Kombination aus Kongestion, Atrophie, Hypertrophie und/oder Eisendepots zurückzuführen.	Die Obstruktion des venösen Abstroms führt zu einer portalen Hypertension mit Aszites und progredientem Leberversagen. Die Obstruktion kann auch fokal oder segmental auftreten. Chronische Obstruktionen des venösen Abstromes bedingen eine hepatische Ischämie mit Herausbildung einer nodulären regenerativen Hyperplasie. Die Knoten haben unterschiedliche Größe und Form, sind im T1W in der Regel hyperintens und im T2W iso- bis hypointens.
Bestrahlungsfolgen	Definierte ödematöse Region verminderten Signals im T1W und vermehrten Signals im T2W entsprechend der bestrahlten Region. Nach i. v.-Applikation von Gd-DTPA zeigt die bestrahlte Leber ein deutliches Mehrenhancement, bei steatotisch veränderten Lebern kann das Fett in der Bestrahlungsregion reduziert sein.	Entwicklung nach Wochen bis zu 6 Monaten nach Bestrahlung mit über 35 Gy. Die Veränderungen bilden sich spontan zurück oder fibrosieren.

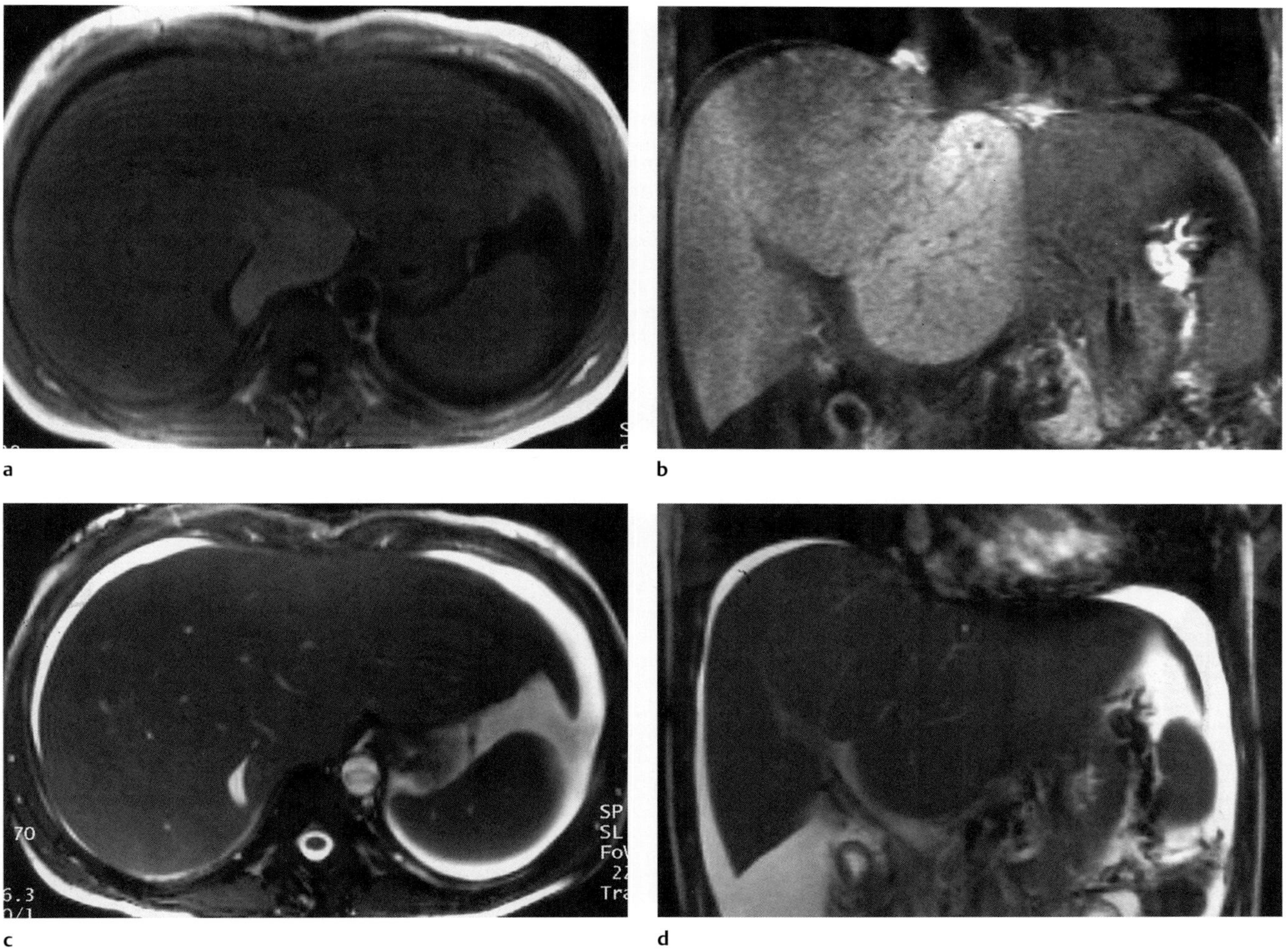

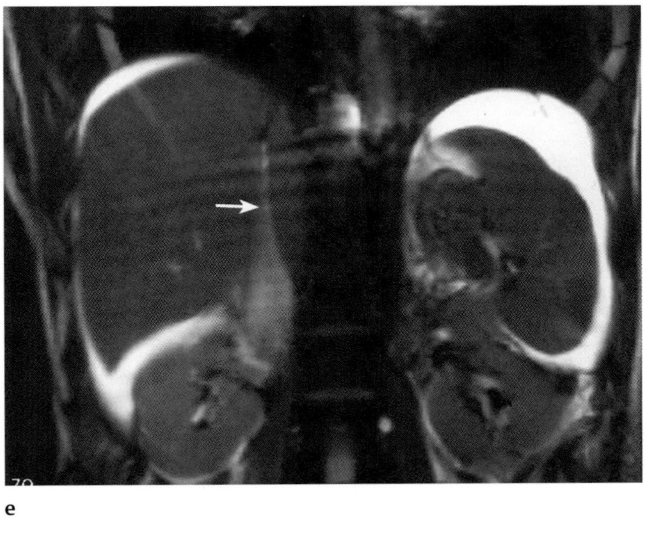

Abb. 16.**39** **Budd-Chiari-Syndrom (chronisch).** Hepatomegalie mit Hypertrophie der zentralen Leberanteile einschließlich des Lobus caudatus und quadratus. Aszites. Fehlen normaler Lebervenen. Intrahepatische Kollateralen finden sich in Form zarter linearer oder kommaförmiger Signalauslöschungen in (**a**) (axiales spoiled GRE) und (**b**) (coronales T1W) oder als korrespondierende Hyperintensitäten in (**c**) (T2W [GRE]) und (**d**) (T2W [GRE] coronal).
e Extrinsische Kompression des intrahepatischen Verlaufs der V. cava inferior (Pfeil) durch die vergrößerte Leber mit prästenotischer Dilatation (T2W [GRE] coronal).

Tabelle 16.2 Diffuse Leberveränderungen

Erkrankung	MRT-Befund	Kommentar
Fettleber, Steatosis hepatis (Abb. 16.**40**)	Die diffuse Fettinduration der Leber ist gewöhnlich mit einer Hepatomegalie verbunden, im T1W zeigen sich geringe Signalzunahmen, im T2W keine signifikanten Veränderungen. Fettgesättigte Sequenzen sind zur Diagnostik hilfreich. Kein raumfordernder Effekt, die Leberarchitektur ist erhalten. Fokale Nonsteatosen erscheinen rund und haben, sofern sie an eine Fissur grenzen, scharfe Ränder, finden sich bevorzugt anterior der portalen Bifurkation (Lobus quadratus) und um das Gallenblasenbett.	Fettakkumulationen (primär Triglyceride) in der Leber sind in der Regel mit einer Adipositas oder Alkoholismus assoziiert. Andere Ursachen sind: Diabetes mellitus, Steroide, Kachexie, Proteinmalnutrition, parenterale Hyperalimentation, Hepatitis, Chemotherapie und verschiedene Hepatotoxine. Die Leberfunktion ist häufig normal.
Leberzirrhose (Abb. 16.**41**–16.**43**)	Häufig findet sich eine kleine Leber mit nodulärer Oberfläche und Aussparung oder Hypertrophie des lateralen Segmentes des linken Leberlappens und des Lobus caudatus. Entsprechend sind das mediale Segment des linken Lappens und das anteriore Segment des rechten Lappens schwerer verändert und atrophiert. Im frühen Stadium ist die Leber vergrößert. Multiple Regeneratknoten variieren in Form und Größe, messen zwischen wenigen Millimetern bis zu Zentimetern und sind im T1W leicht hyper-, im T2W gering hypointens. Nach i. v.-Applikation von Gd-DTPA zeigen die Knoten im Vergleich zum anliegenden Leberparencham ein geringeres Enhancement. Weiterhin finden sich siderotische Regeneratknoten mit Eisendepots, gelegentlich winzige peribiliäre Zysten. Portosystemische Kollateralen, Aszites und eine Splenomegalie sind Ausdruck der portalen Hypertension.	Charakteristisch ist eine diffuse Parenchymdestruktion mit Fibrose und nodulärer Regeneration. Ätiologie: toxisch (Alkohol, Drogen), infektiös (Virushepatitis, Schistosomiasis), Gallenwegsobstruktion (biliäre Zirrhose, sklerosierende Cholangiopathie), vaskulär (venöse Verschlusskrankheit), nutritiv und hereditär (Hämochromatose, M. Wilson, Alpha-1-Antitrypsinmangel). Mikronoduläre Zirrhosen (1–5 mm) finden sich vor allem beim Alkoholismus, makronoduläre (bis zu mehreren Zentimetern) bei der Hepatitis. Ein hepatozelluläres Karzinom entwickelt sich bei 10 % der Patienten und ist am besten in der arteriellen Phase dynamischer KM-Studien zu erfassen. Die *noduläre regenerative Hyperplasie* ist eine nichtzirrhotische Erkrankung kleiner Gefäße mit portaler Hypertension. Prädisponierend sind eine Polyzythämia vera, das Budd-Chiari-Syndrom und Kollagenkrankheiten. Leberregionen mit verminderter Gefäßversorgung atrophieren, während die übrigen Segmente reparativ hypertrophieren und Knoten bilden.

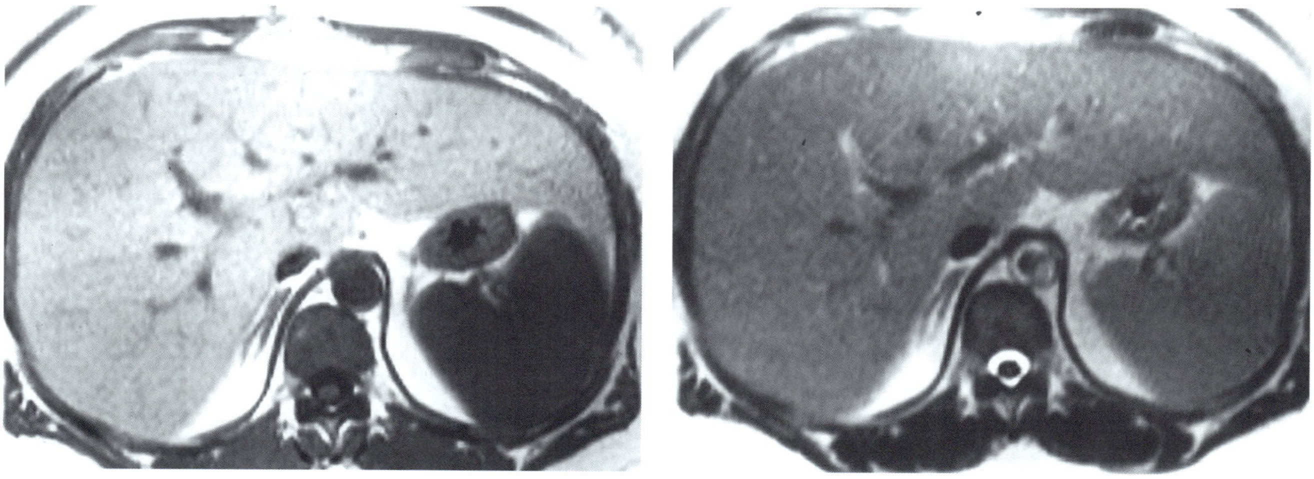

a b

Abb. 16.**40** **Fettleber.** Diffus verminderte Signalintensität der vergrößerten Leber im T1W (**a**). Im T2W (**b**) ist das Signal ähnlich der normalen Milz. Die effektivste diagnostische Methode ist eine Kombination von In-Phase-Messungen (Wasser + Fett) und Out-Phase-Messungen (Wasser – Fett), ein deutlich vermindertes Signal der Fettleber findet sich bei letzterer Messung (nicht abgebildet).

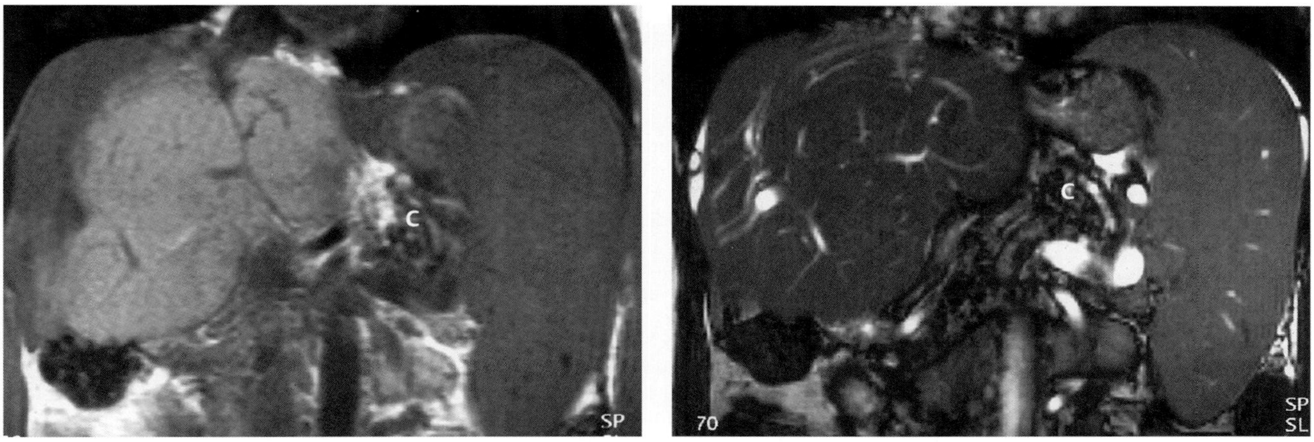

a b

Abb. 16.**41** **Mikronoduläre Leberzirrhose.** Kleine Leber mit welliger Oberfläche und deutlicher Hypertrophie der zentralen Segmente einschließlich des Lobus caudatus. Splenomegalie und portosystemische venöse Kollateralen (C) (**a**: coronales T1W; **b**: coronales T2W [GRE]).

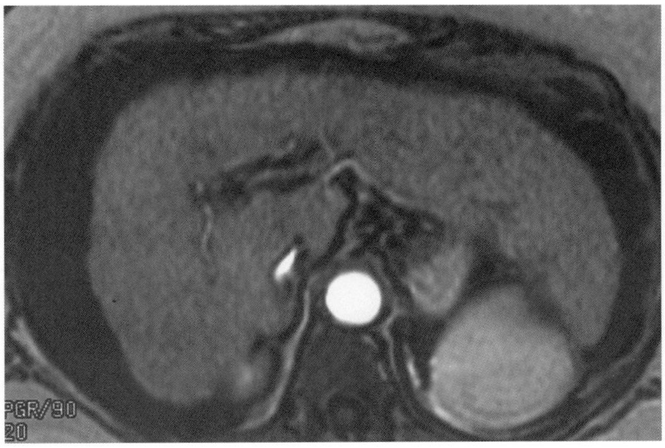

a

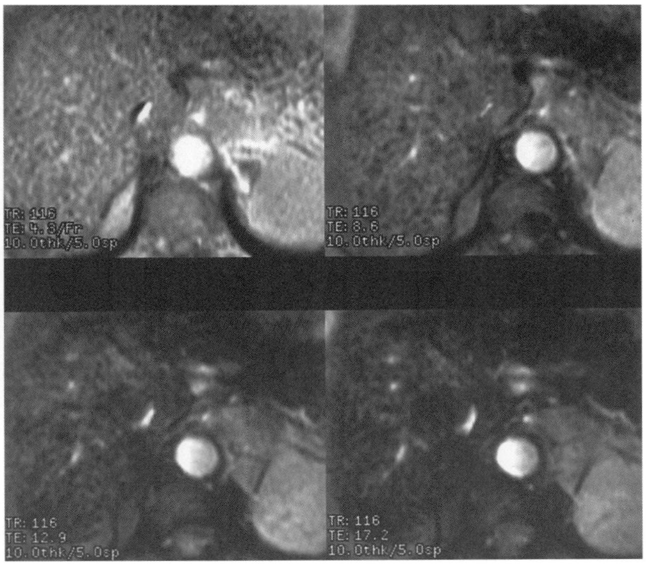

b

Abb. 16.**42** **Zirrhose mit siderotischen Regeneratknoten.** **a** Spoiled GRE, geschrumpfte Leber mit perihepatischem Aszites. **b** Bei zunehmender T2-Wichtung von GRE-Sequenzen zeigen sich die signalarmen siderotischen Knoten im Leberparenchym.

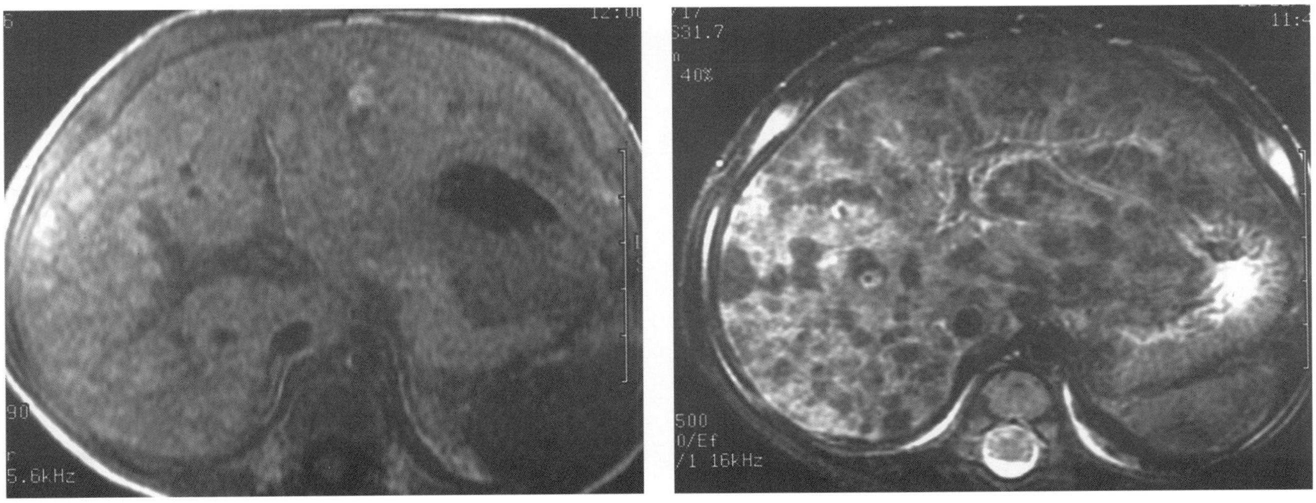

a b

Abb. 16.**43** **Noduläre regenerative Hyperplasie bei einer Polyzythämia vera.** Multiple im T1W hyperintense (**a**) und im FS T2W hypointense (**b**) Knoten.

Tabelle 16.**2** (Fortsetzung) Diffuse Leberveränderungen

Erkrankung	MRT-Befund	Kommentar
Eisenüberladung der Leber (Abb. 16.**44**, 16.**45**)	Eisendepots vermindern das Signal speziell im T2W. Der Skelettmuskel ist ein ideales Referenzgewebe zur Beurteilung des Lebersignals, da die Leber normalerweise etwas signalreicher als der Muskel ist und sich in der Muskulatur keine Eisendepots bilden. Bei der *idiopathischen (primären) Hämochromatose* ist das Signal von Pankreas und Leber vermindert, typischerweise jedoch nicht in der Milz, da sich das exzessiv resorbierte Eisen in den Parenchymzellen (Hepatozyten) und nicht im retikuloendothelialen System sammelt. Patienten, die *multiple Bluttransfusionen* in Anspruch nehmen mussten, zeigen Eisendepots im retikuloendothelialen System der Leber (Kupffer'sche Sternzellen), in der Milz und im Knochenmark. Bei einer *hämolytischen Anämie* ohne Transfusionen ist die Eisenbelastung normal (Sichelzellenanämie) oder erhöht (*Thalassämia major*, infolge erhöhter Resorption alimentär zugeführten Eisens).	Die *idiopathische (primäre) Hämochromatose* ist eine autosomal rezessiv vererbte Störung der Eisenresorption mir exzessiver Einlagerung in die Parenchymzellen der Leber, des Pankreas, des Herzens und der Hypophyse. Klinisch manifest wird die Erkrankung in der Regel erst zwischen dem 40. und 60. Lebensjahr. Hervorstechende Symptome sind eine Hepatomegalie (90 %), Hautpigmentationen (90 %), Arthropathien (50 %) und ein Diabetes mellitus (30 %). Eisendepots im retikuloendothelialen System (z. B. nach rezidivierenden Bluttransfusionen) sind relativ harmlos (*Hämosiderose*). Nach Sättigung der Speicherkapazität des retikuloendothelialen Systems (> 40 Transfusionseinheiten oder 10 g Eisen) akkumuliert das Eisen in den Parenchymzellen der Organe, die bei der primären Hämochromatose befallen sind, mit ähnlichen Symptomen (*sekundäre Hämochromatose*).
M. Wilson (hepato-lentikuläre Degeneration)	Chronische Hepatitis oder Zirrhose mit hyperintensen Läsionen im T1W und hypointensen Knötchen im T2W, letztere können von hyperintensen entzündlichen Septen umsäumt sein. Normales Pankreas (DD: idiopathische Hämochromatose).	Autosomal rezessiv vererbte Erkrankung mit exzessiver Kupferretention aufgrund einer gestörten biliären Extraktion. Klinisch bei Kindern und Jugendlichen grüner Cornea-Ring (Kayser-Fleischer), Ikterus, portale Hypertension und extrapyramidale neurologische Symptome.
Diffuses hepatozelluläres Karzinom (Abb. 16.**46**)	Fortgeschrittene hepatozelluläre Karzinome sind hypointens im T1W und hyperintens im T2W, ähnlich Metastasen. Nach i. v.-Applikation von Gd-DTPA ist das hepatozelluläre Karzinom in der arteriellen Phase hyperintens zur Leber (bevor das Kontrastmittel die Leber via Portalvene erreicht), hypointens in der portalvenösen Phase und isointens in Spätphasen. Ein Einbruch in die V. portae ist ein häufiger Befund.	Ein diffuses hepatozelluläres Karzinom entsteht in der Regel auf der Basis einer Leberzirrhose, einer chronisch aktiven Hepatitis oder einer Hämochromatose.

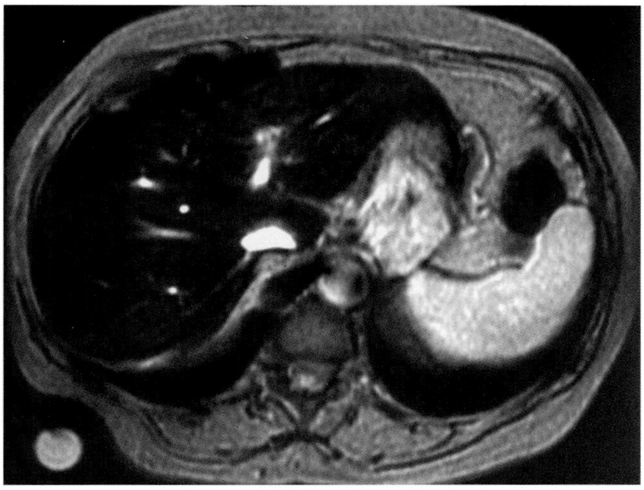

Abb. 16.**44** **Idiopathische (primäre) Hämochromatose.** Deutlich vermindertes Signal der Leber. Milz und Wirbel zeigen ein normales Signalmuster (T2W [GRE]).

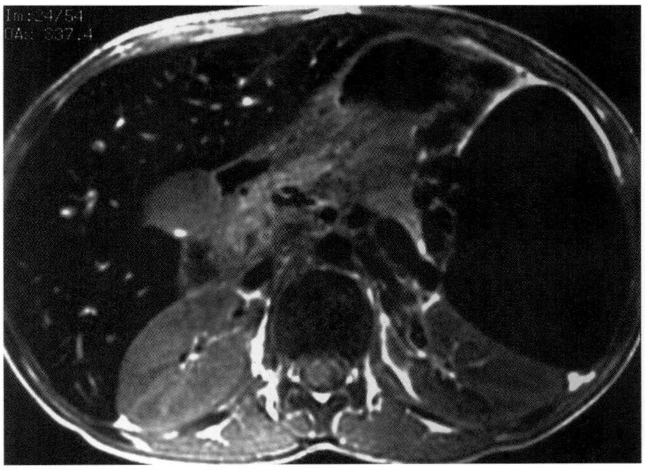

a

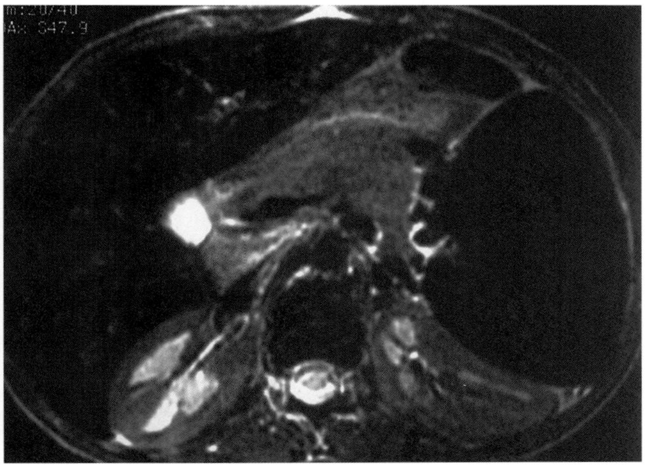

b

Abb. 16.**45** **Hämosiderose (Eisenüberladung nach multiplen Bluttransfusionen).** Erhebliche Signalminderung des Leberparenchyms, der vergrößerten Milz und des mit dargestellten Wirbels, normales Pankreas (**a**: T1W, **b**: FS T2W).

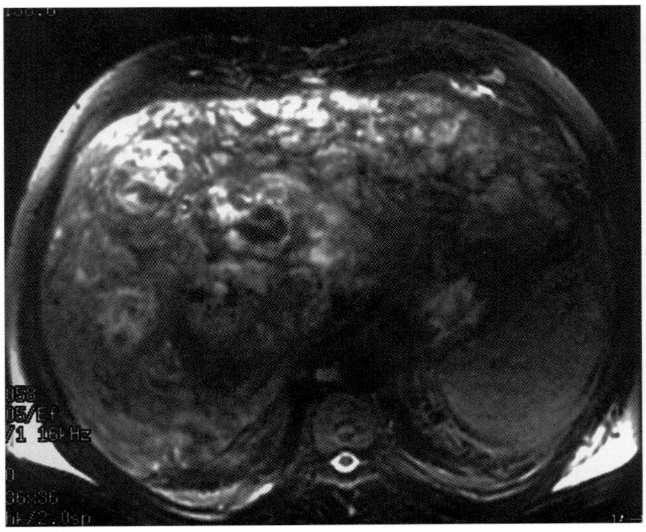

a

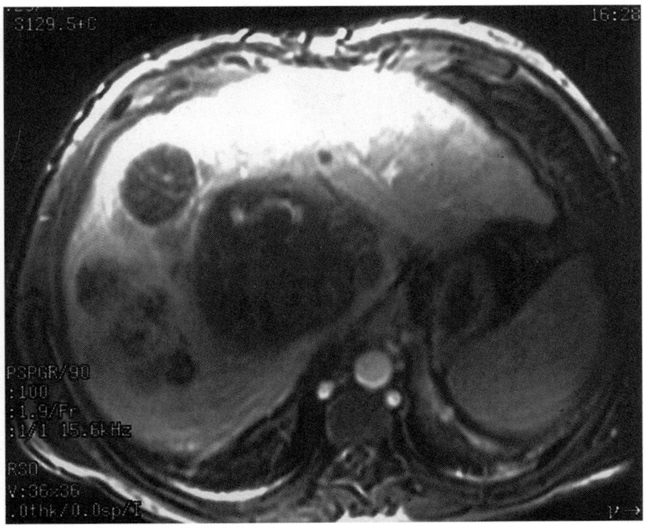

b

Abb. 16.**46** **Multifokales hepatozelluläres Karzinom bei Leberzirrhose.** Heterogene Leber mit multiplen, unterschiedlich großen Knoten. Nach i. v.-Applikation von Gd-DTPA lassen sich die multiplen kleinen peripheren Hypointensitäten und die große zentrale Raumforderung besser abgrenzen. Okklusion der V. cava inferior mit Kollateralgefäßen an der Bauchwand (**a**: T2W [GRE]; **b**: T1W nach KM).

Tabelle 16.**2** (Fortsetzung) Diffuse Leberveränderungen

Erkrankung	MRT-Befund	Kommentar
Diffuse Lebermetastasierung (Abb. 16.47, 16.48)	Multiple, scharf bis unscharf begrenzte Läsionen, häufig mit milzähnlichem Signal im T1W und T2W. Zentrale Nekrosen zeigen eine Signalanhebung im T2W. Im Vergleich mit dem diffusen hepatozellulären Karzinom findet sich in der Frühphase nach KM-Gabe ein Ringenhancement, selten eine Gefäßinfiltration.	Metastasen kolorektaler Karzinome bilden häufig zentrale Koagulationsnekrosen, die isointens zur Leber im T2W erscheinen. Metastasen endokriner Tumoren haben mitunter ein extrem hohes T2-Signal und ähneln Zysten oder Hämangiomen. Melanommetastasen sind im T1W hyperintens und im T2W hypointens. Peritoneale Metastasen, z. B. von Ovarialkarzinomen, infiltrieren zunächst die Leberperipherie.
Diffuses Lymphom	Häufig isointens zur Leber oder ähnlich einer diffusen Metastasierung, mitunter unscharf begrenzte Areale, hypointens im T1W und hyperintens im T2W.	Sekundär häufiger bei non-Hodgin-Lymphomen als beim M. Hodgkin. Begleitende generalisierte Lymphadenopathie und Hepatosplenomegalie.
Sarkoidose	Multiple Granulome, gewöhnlich < 1 cm, mit geringer Signalintensität im T1W und T2W, minimales oder verzögertes KM-Enhancement. Selten zeigt sich ein diffus erhöhtes Signal der Leber im T2W im Vergleich zur Milz (Leber-Milz-Kontrastumkehr).	Eine fokale Beteiligung der Leber ist selten.
Amyloidose	Hepatomegalie mit diffus erhöhtem Signal im T1W (ähnlich subkutanen Fettgewebes) und normaler Intensität im T2W.	Die MRT-Befunde einer Amyloidose und Steatose sind in den Standardsequenzen ähnlich und nur durch Fettunterdrückung differenzierbar. Eine assoziierte Milz-Amyloidose führt zu einer Signalminderung des Organs im T1W und T2W.
Schistosomiasis (Abb. 16.49)	Hepatosplenomegalie und portale Hypertension (portosystemische Kollateralen) auf der Basis einer periportalen Fibrose. Wandverdickung (fibröse Kappe) der Portalvenenäste oder diffuse mikronoduläre Signalminderungen im T1W und T2W. Gewöhnlich ohne Aszites (DD: Zirrhose).	Weltweit wichtigste Ursache einer portalen Hypertension mit über 200 Millionen Erkrankten. 3 Formen: 1) *Schistosomiasis hematobium* (Afrika, Mittelmeerraum, Südwestasien). 2) *Schistosomiasis mansoni* (Afrika, arabische Halbinsel, Karibik, Westindien, Südamerika). 3) *Schistosomiasis japonicum* (China, Japan, Philippinen).
Diffuse Gallenwegserkrankungen	s. Tabelle 17.**1**	

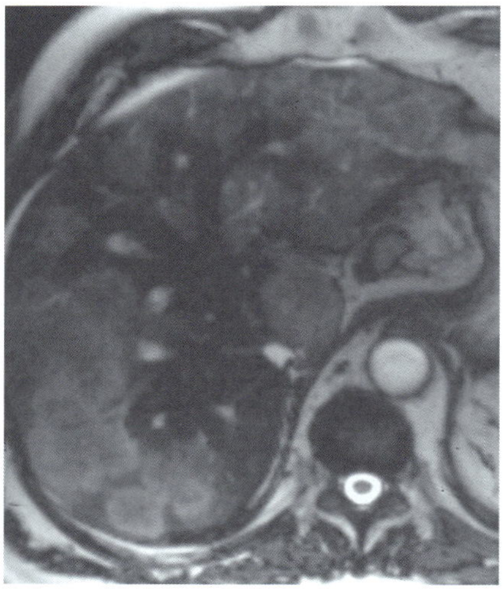
a

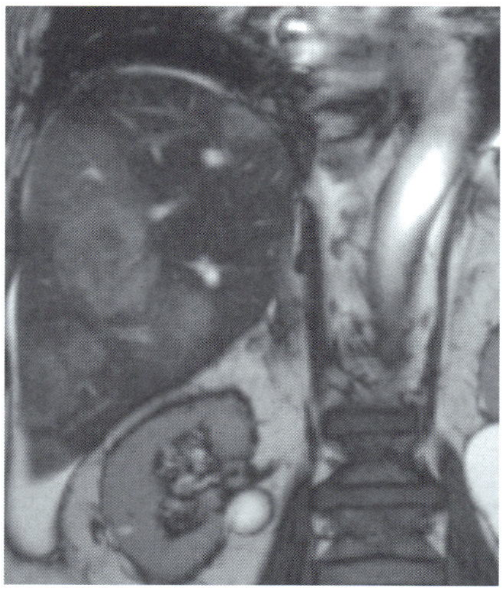
b

Abb. 16.**47** **Diffuse Metastasierung eines Kolonkarzinoms.** Multiple, partiell konfluierende, diffus über die Leber verteilte hyperintense Metastasen mit signalärmerem Zentrum aufgrund von Koagulationsnekrosen (**a**: axiales T2W [GRE]; **b**: coronales T2W [GRE]).

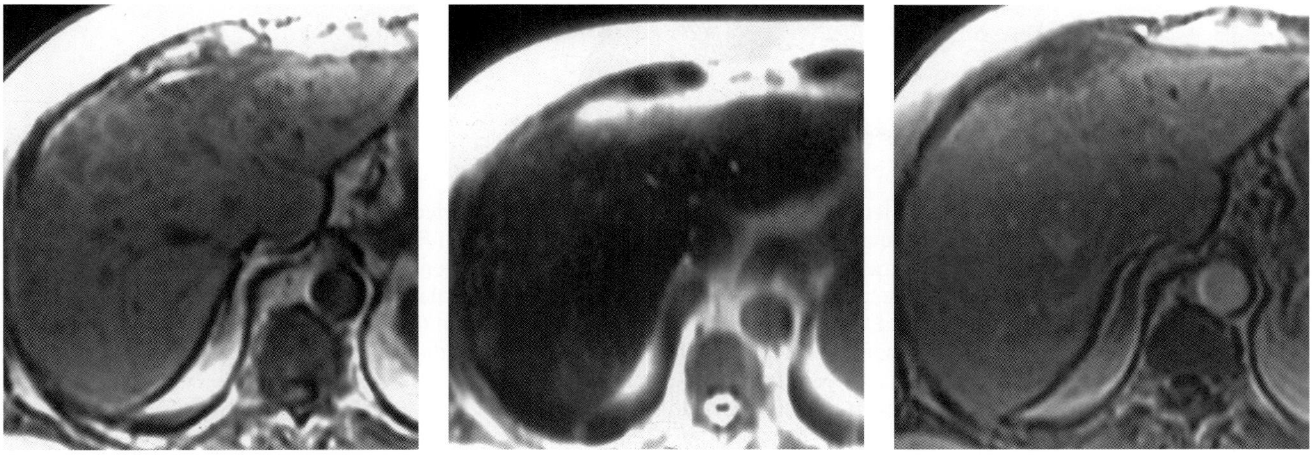

a b c

Abb. 16.**48** **Diffuse Metastasierung eines Rektumkarzinoms.** Multiple, fleckförmig über die Leber verteilte Metastasen. Im T1W hypointense Areale (**a**), relativ schlecht abgrenzbar und gering hyperintens im T2W (**b**) und nach i. v.-Applikation von Gd-DTPA (**c**: FS T1W nach KM).

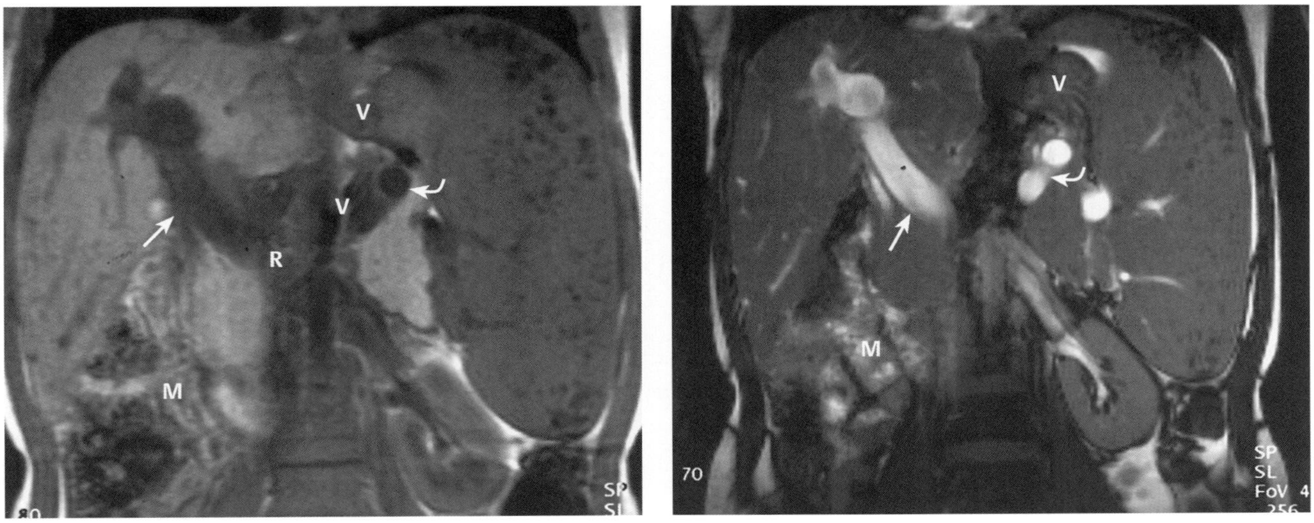

a b

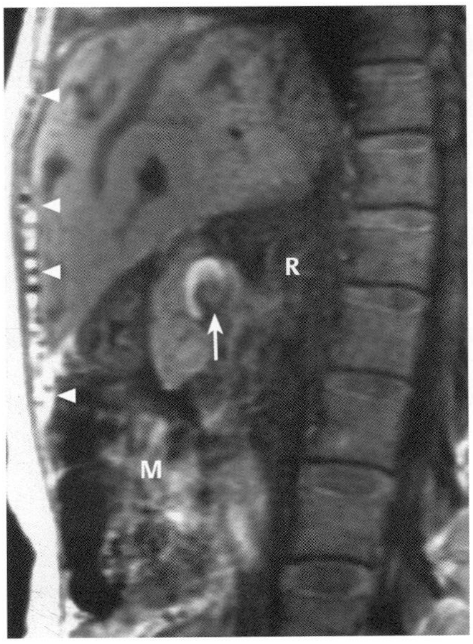

c

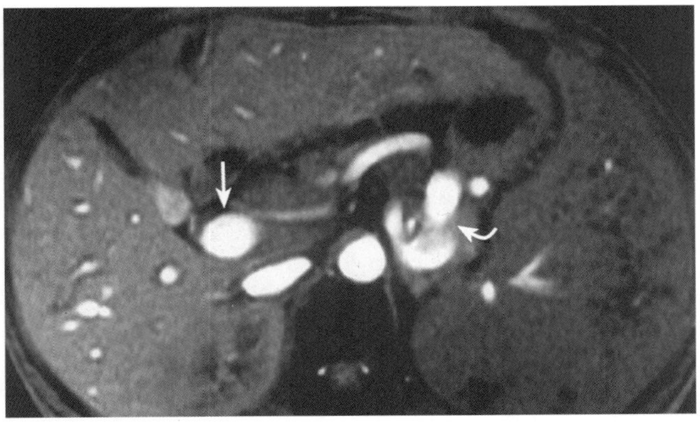

d

Abb. 16.**49** **Schistosomiasis.** Zeichen der portalen Hypertension: Deutliche Splenomegalie, dilatierte V. portae (Pfeil) und Milzvenen (gekrümmter Pfeil), gastroösophageale Varizen (V), retroperitoneale Kollateralen (R), mesenteriale Kollateralen (M) und subkutane Kollateralen in der vorderen Bauchwand (Pfeilspitzen) mit korkenzieher- oder perlschnurartigem Aussehen. Die zahlreichen hypointensen Areale in der Milz entsprechen Granulomen. Die Lebergröße und Textur ist weitgehend normal, allerdings finden sich signalarme Ringe oder Kappen um die peripheren Portalvenenäste, eindrucksvoll im rechten Leberlappen in (**d**), als Ausdruck ihrer Wandverdickung und Fibrose (**a**: coronales T1W; **b**: coronales T2W [GRE]; **c**: sagittales GRE; **d**: axiales T2W [GRE]).

17 Gallenblase und Gallenwege

Ultraschall ist in der Diagnostik der Gallenblase und Gallenwege Methode der Wahl. CT und MRT komplettieren die Diagnostik in ausgewählten Fällen. Die Magnetresonanz-Cholangiopankreatikografie (MRCP) ist eine neue nichtinvasive Technik, die die Darstellung der Gallen- und Pankreasgänge ermöglicht, vergleichbar mit der perkutanen transhepatischen Cholangiografie (PTC) und der endoskopischen Cholangiopankratikografie (ERCP), derzeit allerdings noch mit einer geringeren Ortsauflösung. Der Methode liegt das Konzept zugrunde, dass Gallen- und Pankreasflüssigkeit relativ statisch sind und daher eine lange T2-Relaxationszeit besitzen. Somit zeigen sich diese Gänge im T2W hell und können von Gefäßen differenziert werden, die fließendes Blut enthalten und entsprechend eine kürzere T2-Zeit und schnellere Dephasierung bieten.

Die *Dilatation des Gallensystems* ist in den meisten Fällen Folge einer Obstruktion. Normale intrahepatische Gallenwege haben einen Durchmesser < 3 mm und sind bei den auf die Leber abgestimmten Standardsequenzen im MRT nicht sichtbar. Erweiterte intrahepatische Gallengänge erscheinen als multiple tubuläre, runde oder ovale Strukturen mit Konvergenz zur Leberpforte. Der Ductus hepaticus communis bildet sich aus der Konfluens des rechten und linken Ductus hepaticus in der Leberpforte, liegt anterior der Portalvene und lateral der A. hepatica und misst normalerweise zwischen 3 und 6 mm. Der Ductus zysticus mit der charakteristischen Heister'schen Spiralklappe entspringt am Infundibulum der Gallenblase, mündet in den Ductus hepaticus und bildet mit diesem den Ductus choledochus. Letzterer ist maximal 8 mm weit, größere Durchmesser sind suspekt auf eine Cholestase, bei Patienten nach Cholezystektomie aber durchaus noch normal, wobei im Unterschied zur Cholestase der Querschnitt des Duktus weniger rund ist und der Gang nicht gestreckt wirkt.

Die *Gallenblase* ist ein birnenförmiger Sack, der partiell in einer Fossa am Unterrand des rechten Leberlappens liegt. Die Gallenflüssigkeit in der Gallenblase ist signalreich ähnlich anderer Flüssigkeiten im T2W und variiert im T1W von hypointens (unkonzentrierte Galle) bis hyperintens (konzentrierte Galle). Gelegentlich findet sich eine Schichtung mit basal liegender konzentrierter Galle. Die Gallenblase kann in abnormer Position intrahepatisch, suprahepatisch oder auch retrorenal liegen. Duplikationen der Gallenblase sind selten. Die Gallenblasenwand misst 1–2 mm bei guter Füllung, *Wandverdickungen der Gallenblase* sind in der Regel Zeichen einer akuten oder chronischen Entzündung, weniger häufig Folge eines Wandödems (z. B. bei der Hypoalbuminämie), einer Neoplasie, einer Leberdysfunktion oder eines Aszites. Eine *Vergrößerung der Gallenblase* auf über 5 cm im Querdurchmesser ist meist Ausdruck einer Obstruktion des Ductus zysticus oder choledochus durch Gallensteine oder Tumoren, findet sich außerdem beim Gallenblasenhydrops oder Empyem, beim Diabetes und nach prolongiertem Fasten.

Gallensteine zeigen sich im Routine- T2W als runde oder facettenförmige signalarme bis signalfreie Herde innerhalb der flüssigkeitsgefüllten Gallenblase und sollten gegen intraluminale Tumoren, Sludge, Koagel, Parasiten (z. B. Askaris) und Luftblasen differenziert werden.

Eine *Obstruktion des intrahepatischen Gallensystems* führt zu einer prästenotischen Dilatation. Der abrupte Abbruch eines erweiterten Ductus choledochus ohne Zeichen eines Konkrementes ist verdächtig auf ein Malignom, während eine graduelle Einengung eher auf benigne Strikturen oder extrinsische Kompressionen (z. B. Pankreatitis) deutet. *Ampulläre Tumoren* sind entweder benigne (Adenome) oder maligne (Karzinome) Läsionen des Epithels an der Papilla Vateri, die eine frühe Cholestase hervorrufen. Klinisch findet sich ein intermittierender Ikterus, zum Zeitpunkt der Diagnostik sind die Tumoren in der Regel kleiner als 3 cm. Derartige Tumoren sind gehäuft bei einer familiären Polypose des Kolon oder dem Gardner-Syndrom (chronische Polypose, Osteome und eine Vielzahl von Weichteiltumoren, einschließlich Desmoiden) gegeben. Sie sollten von *periampullären Tumoren* wie Pankreaskarzinomen, Cholangiokarzinomen des distalen Ductus choledochus und benignen wie malignen Duodenaltumoren abgegrenzt werden.

Eine extrinsische rechtsseitige Kompression des Ductus choledochus durch einen Stein im Ausgang des Ductus zysticus mit begleitender Cholangitis wird *Mirrizzi-Syndrom* genannt. Obstruktionen der Leberpforte finden sich sekundär bei Cholangiokarzinomen im Bereich der Konfluens der Ductus hepaticus (*Klatskin-Tumor*), aber auch bei anderen Malignomen.

Multiple intra- und extrahepatische Gallengangsstenosen mit intermittierenden sacculären Dilatationen zeigen sich bei der sklerosierenden Cholangitis oder bei Cholangitiden nach Lebertransplantationen oder bei AIDS. Sacculäre Dilatationen ausschließlich der intrahepatischen Gallenwege deuten auf ein Caroli-Syndrom, eine kongenitale hepatische Fibrose oder eine suppurative Cholangitis mit kleinen sacculären Abszessen.

Luft im Gallensystem ist in der Regel Folge operativer Eingriffe, wie einer Sphinkterotomie oder biliodigestiver Anastomosen, finden sich daneben bei Gallensteinfisteln, choledochoenterischen Fisteln nach malignen Neoplasien, bei der emphysematösen Cholecystitis und Cholangitis, nach Instrumentation (z. B. ERCP) oder bei einem insuffizienten Sphinkter Oddi.

Die Differentialdiagnose der Gallenwegserkrankungen wird in Tabelle 17.1, die der Gallenblasenerkrankungen in Tabelle 17.2 diskutiert.

Tabelle 17.1 Erkrankungen der Gallenwege

Erkrankung	MRT-Befund	Kommentar
Choledochuszyste (Abb. 17.1–17.3)	Zystische Dilatation des Ductus choledochus auf einen Durchmesser über 15 mm. Die folgende Klassifikation ordnet eine Reihe zystischer Erkrankungen der extra- und intrahepatischen Gallenwege ein: Typ 1: Fusiforme Dilatation des Ductus choledochus mit oder ohne Dilatation des Ductus hepaticus. Typ 2: Sacculäre oder divertikelartige Ausstülpung des Ductus choledochus. Typ 3: Choledochozele. Typ 4a: Multiple intra- und extrahepatische Gallenwegszysten. Typ 4b: Multiple extrahepatische Gallenwegszysten. Typ 5: Einzelne oder multiple intrahepatische Gallenwegszysten (Caroli-Syndrom).	Choledochuszysten (Typ 1 und 2) finden sich bei Kindern und Jugendlichen mit Ikterus, Bauchschmerzen und palpablem Tumor, am häufigsten im asiatischen Raum (Japan). Komplikationen entstehen in Form von Gallensteinen, Pankreatitiden und Cholangitiden, maligne Transformation bei 10 % der Patienten. Die direkte Cholangiografie oder die MRCP demonstriert eine direkte Kommunikation der Zysten mit dem Gallensystem. DD: Pankreaspseudozyste, Leberzyste, enterale Duplikatur, spontanes lokuliertes Biliom und andere Flüssigkeitsansammlungen.

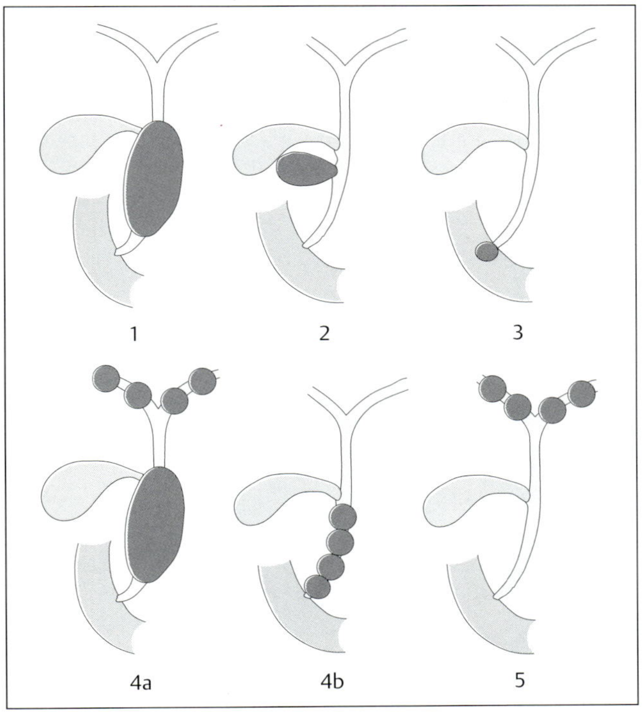

Abb. 17.1 **Klassifikation der kongenitalen Gallenwegszysten.** Typ 1: Choledochuszyste. Typ 2: Divertikel des Ductus choledochus. Typ 3: Choledochozele. Typ 4: Multiple segmentale Zysten (4a: intra- und extrahepatisch, 4b: nur extrahepatisch). Typ 5: Nur intrahepatische Gallenwegszysten (Caroli-Syndrom).

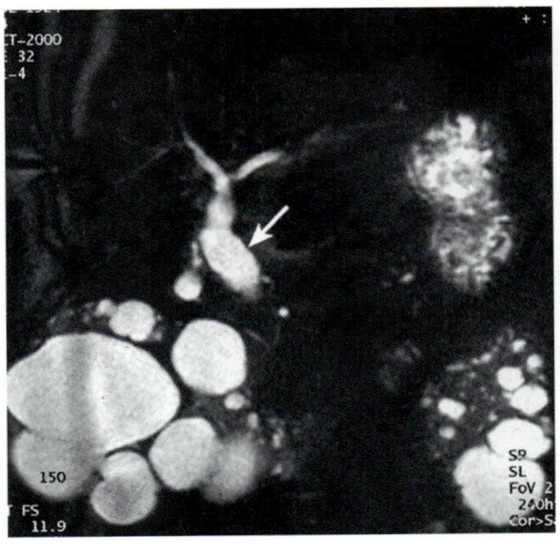

Abb. 17.2 **Choledochuszyste (Typ 1).** Fusiforme Dilatation des Ductus hepaticus und des Ductus choledochus (Pfeil), daneben polyzystische Nieren (MRCP).

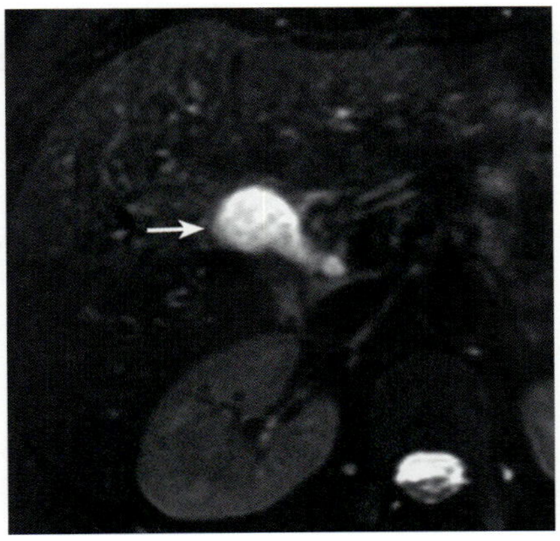

a

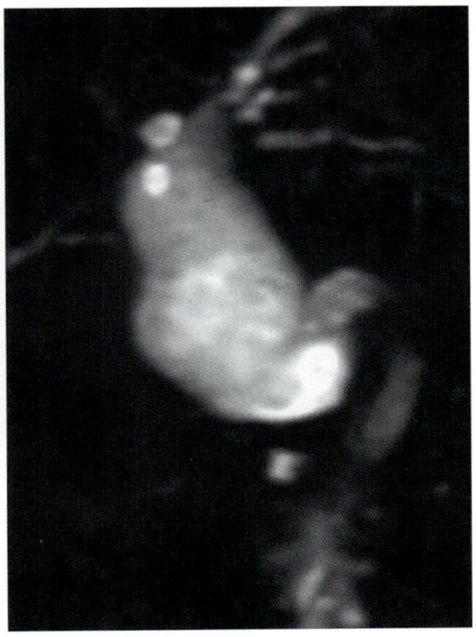

b

Abb. 17.3 **Choledochuszyste (Typ 1).** Multiple kleine Gallensteine innerhalb der Zyste (Pfeil) (**a**: axiales FS T2W, **b**: MRCP).

Tabelle 17.1 (Fortsetzung) Erkrankungen der Gallenwege

Erkrankung	MRT-Befund	Kommentar
Choledochozele	Kleine zystische Raumforderung an der Medialwand oder im Lumen der Pars descendens duodeni durch Dilatation der distalen/intramuralen Anteile des Ductus choledochus und Herniation in das Duodenum. Kann Konkremente oder Sludge enthalten.	Kongenital oder erworben (sekundär nach Steinabgang, Stenose oder Entzündung), wird auch als Typ 3 einer Choledochuszyste oder Choledochusdivertikel bezeichnet. Direkte oder Magnetresonanz-Cholegrafie (MRC) zeigen die sackförmige Erweiterung des intramuralen Ductus choledochus.
Caroli-Syndrom	Unregelmäßige sacculäre Dilatation der intrahepatischen Gallenwege, hypointens im T1W und hyperintens im T2W. (DD: polyzystische Nierenerkrankung, die Zysten zeigen keine Verbindung mit den Gallenwegen). Die extrahepatischen Gallenwege können ebenfalls dilatiert sein.	Autosomal rezessiv vererbte Erkrankung mit segmentalen sacculären Dilatationen der Gallenwege. Medulläre Schwammnieren finden sich assoziiert in 80 % der Fälle, gelegentlich auch eine infantile polyzystische Nierenerkrankung. Höhere Inzidenz von Cholangiokarzinomen. Komplikationen in Form von Cholestasen mit rezidivierender Cholangitis, Gallenkonkrementen, Leberabszeß und Septikämie.
Kongenitale hepatische Fibrose	Ektasie der peripheren Gallenwege („Lollipop-Baum") mit portaler Hypertension und Hepatomegalie.	Kongenitale Leberzirrhose mit schnellem fatalen Progress. DD: Caroli-Syndrom, ohne Zirrhose und portale Hypertension.
Cholangiokarzinom (extrahepatisch) (Abb. 17.4–17.7)	Obstruktive Raumforderung variabler Größe mit Ursprung an den extrahepatischen Gallenwegen oder Obstruktion bzw. Striktur in unterschiedlicher Ausdehnung. Deutliche Erweiterung der intrahepatischen Gallenwege ohne Dilatation der extrahepatischen Gallengänge oder mitunter prästenotische Dilatation. Variables KM-Enhancement.	Tritt in der 6. und 7. Lebensdekade auf mit graduell zunehmendem intermittierenden schmerzlosen Ikterus. Prädisponierend sind entzündliche Darmerkrankungen (wie z. B. die Colitis ulcerosa), eine sklerosierende Cholangitis, Leberegel und Choledochuszysten. Ein *Klatskin-Tumor* ist ein Cholangiokarzinom in der Konfluens des rechten und linken Ductus hepaticus.

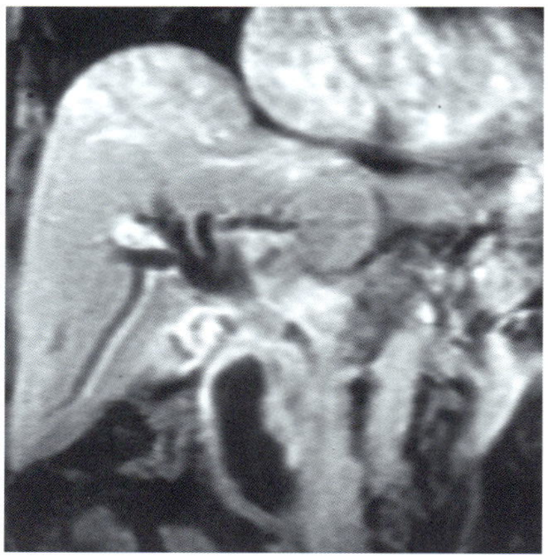

a

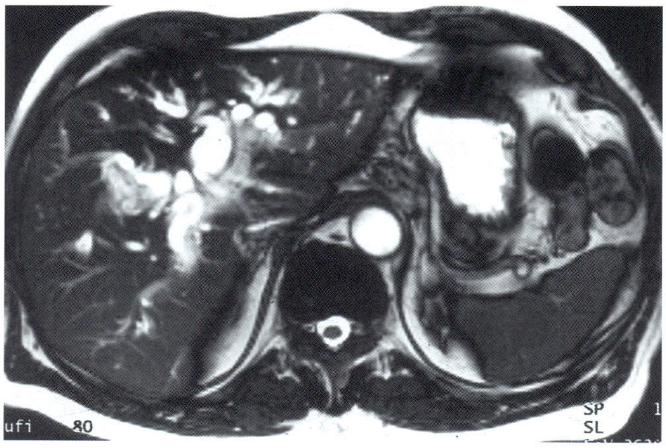

b

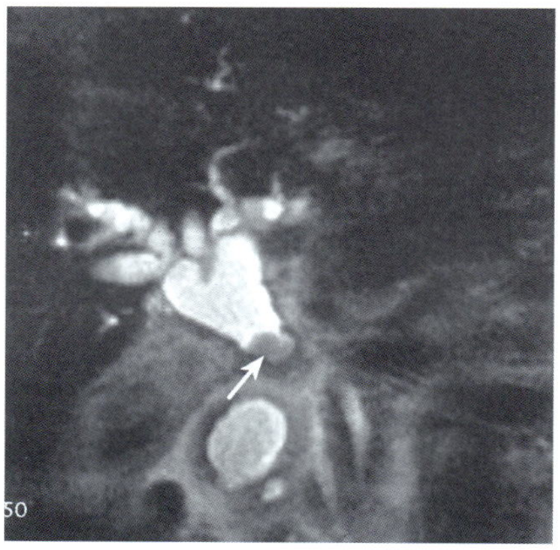

c

Abb. 17.**4** **Intraduktales Cholangiokarzinom.** Erweiterung der intrahepatischen Gallenwege (**a**: coronales spoiled GRE; **b**: axiales T2W [GRE]). Eine intraduktale Läsion (**c**) ist im Ductus hepaticus communis erkennbar mit prästenotischer Dilatation (MRCP).

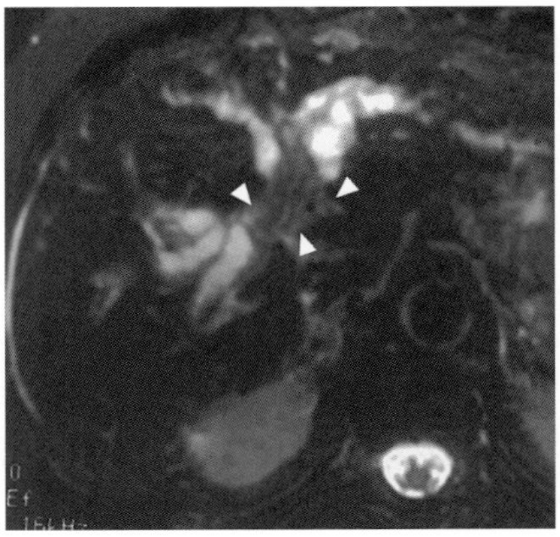
a

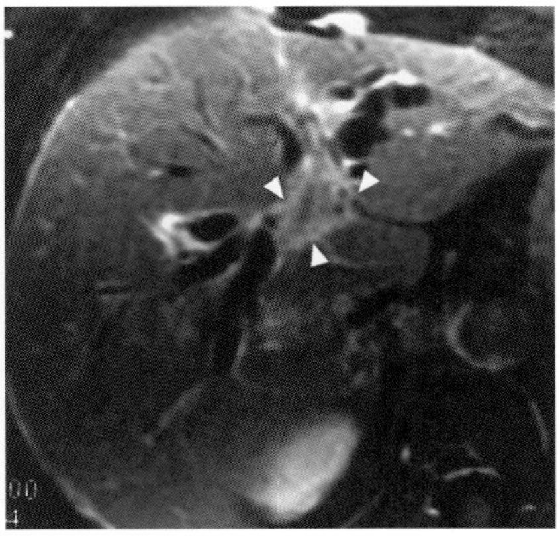
b

Abb. 17.**5** **Cholangiokarzinom (Klatskin-Tumor).** **a** FS T2W, deutlich erweiterte intrahepatische Gallenwege, unscharf begrenzte inhomogene Raumforderung (Pfeilspitzen), gering hyperintens zum angrenzenden Leberparenchym. **b** FS T1W nach KM, inhomogenes KM-Enhancement des Tumors (Pfeilspitzen) nach i. v.-Applikation von Gd-DTPA.

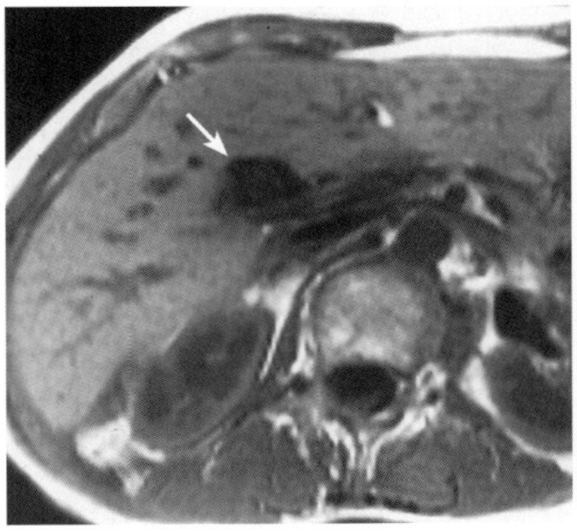
a

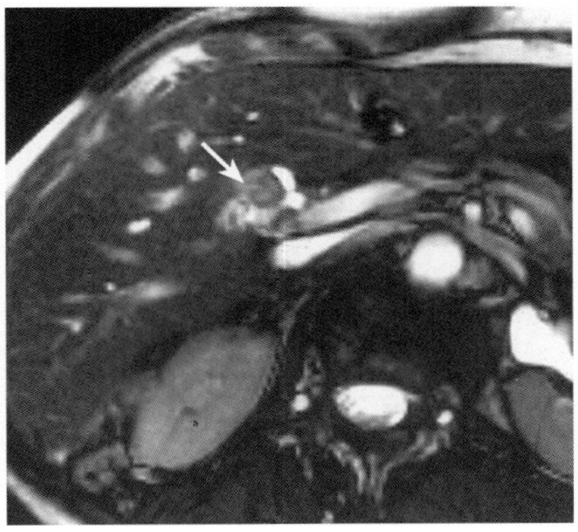
b

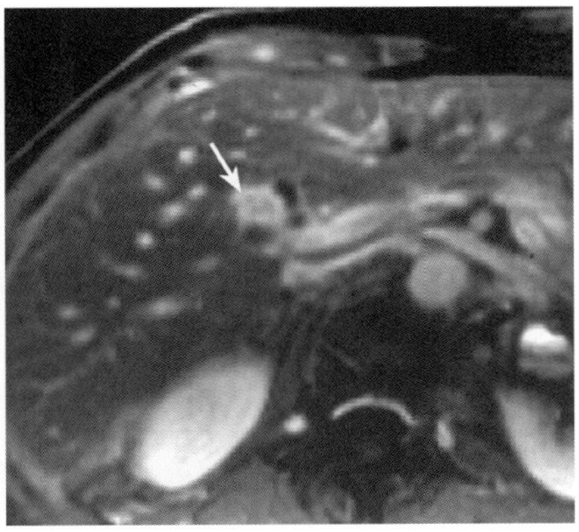
c

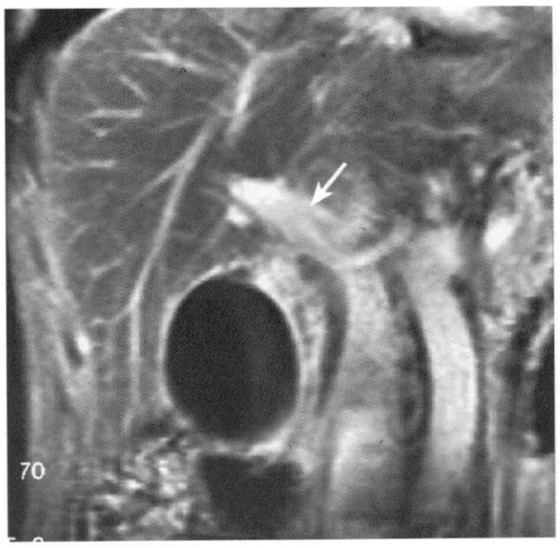
d

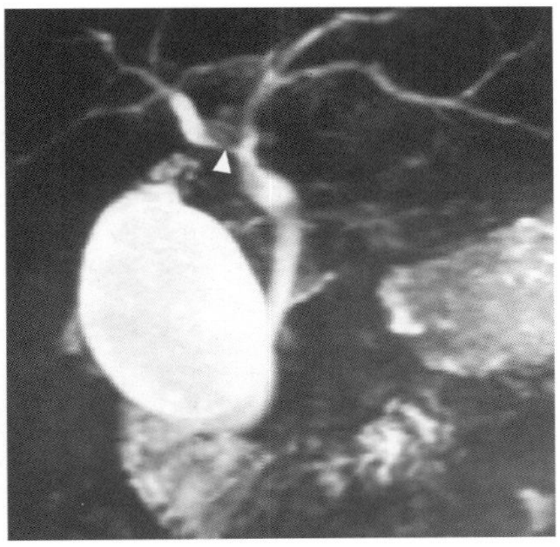
e

Abb. 17.**6** **Cholangiokarzinom.** Kleine Raumforderung (Pfeil) nahe der Konfluens des rechten und linken Ductus hepaticus. Der Prozess ist im T1W hypointens (**a**) und hyperintens im T2W (GRE) (**b**), zeigt ein kräftiges KM-Enhancement (**c**: axiales FS T1W nach KM; **d**: coronales FS T1W nach KM). **e** MRCP, deutliche Stenose des rechten und linken Ductus hepaticus (Pfeilspitzen). Gallenblase und Ductus hepaticus communis sind dilatiert, fehlende Darstellung des Ductus zysticus, der ebenfalls involviert sein dürfte. Normales Kaliber des Ductus choledochus.

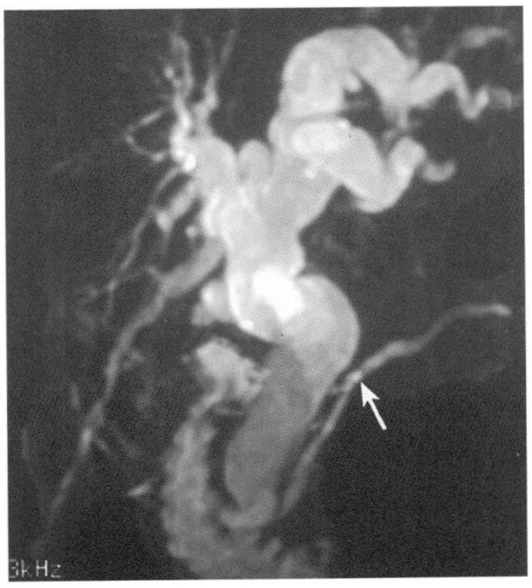

Abb. 17.**7** **Periampulläres Cholangiokarzinom.** MRCP, Stenose des Ductus choledochus nahe der Ampulle mit ausgeprägter prästenotischer Dilatation der intra- und extrahepatischen Gallenwege. Normales Kaliber des Ducus wirsungianus (Pfeil).

Tabelle 17.1 (Fortsetzung) Erkrankungen der Gallenwege

Erkrankung	MRT-Befund	Kommentar
Pankreaskarzinom, Metastasen und Lymphome (Abb. 17.8, 17.9)	Große Raumforderung mit Kompression des Ductus choledochus und prästenotischer Dilatation des Gallenwegssystems.	Neben Pankreaskopfkarzinomen, Metastasen und einer Lymphadenopathie in der Porta hepatis spielen auch direkte Infiltrationen von Tumoren aus Nachbarorganen bei der Gallenwegsobstruktion eine Rolle.
Infektiöse Cholangitis	Dilatierte intra- und extrahepatische Gallenwege mit ödematös verdickten Wänden, häufig begleitende Konkremente oder Sludge. Pneumobilie bei Gas produzierenden Keimen, Entstehung zahlreicher kleiner intrahepatischer Abszesse möglich.	Klinisch charakteristische rezidivierende Episoden einer Sepsis mit Fieber, Schüttelfrost, Ikterus und Bauchschmerzen. Die *akute suppurative aszendierende Cholangitis* findet sich beim Steinleiden und bei Obstruktionen durch E.-coli-Infektion. Die *rezidivierende pyogene Cholangitis* (orientalische Cholangiohepatitis) tritt im Rahmen einer Leberegel-Infektion, bei intrahepatischen Pigmentsteinen und Sludge auf.
Sklerosierende Cholangitis	Perlschnurartige Dilatation der intra- und extrahepatischen Gallenwege mit nodulären Wandverdickungen und periportaler Entzündung. Letztere ist von den erweiterten intrahepatischen Gallenwegen durch eine Signalintensität im T2W zwischen Leber und Gallenflüssigkeit zu differenzieren. KM-Enhancement der Wandverdickungen und des Ödems, das intrahepatisch die Gallenwege kappenförmig umsäumt. Häufig begleitende portale Lymphadenopathie.	Chronisch rezidivierender Ikterus bei jüngeren Erwachsenen, männliche Prädominanz 2 : 1, anamnestisch häufig vorausgegangene chirurgische Eingriffe (50 %) oder chronische Pankreatitis (15 %). Die primäre sklerosierende Cholangitis unbekannter Ursache ist von der sekundären Form zu unterscheiden, die im Rahmen entzündlicher Darmerkrankungen (Colitis ulcerosa), der Leberzirrhose, Pankreatitis, der retroperitonealen Fibrose oder bei retroorbitalen Pseudotumoren auftritt. In der Regel findet sich kein Gallenkonkrement.
Cholelithiasis	Einzelne oder multiple, runde bis facettierte intraluminale Herde mit geringem oder ohne Signal, die sich inerhalb der signalreichen Gallenflüssigkeit im T2W abgrenzen lassen. Die Signalcharakteristik der Gallensteine im T1W variiert in Abhängigkeit von ihrer Zusammensetzung, ist in der Regel aber signalarm. Bei extrahepatischer Obstruktion kann eine intrahepatische Dilatation der Gallenwege auch fehlen.	Häufige Ursache der Gallenwegsobstruktion, speziell bei adipösen Frauen zwischen 40 und 60 Jahren. Prädisponierend sind außerdem eine hämolytische Anämie, M. Crohn, Diabetes, Leberzirrhose, Cholestase und Hyperparathyreoidismus.
Wurmerkrankungen	Einzelne oder multiple intraluminale Defekte innerhalb der hyperintensen Gallenflüssigkeit im T2W mit fakultativer Obstruktion. *Askaris* findet sich in Form eines länglichen oder ringförmigen Füllungsdefektes. Leberegel sind halbmond- oder stilettförmig. Eine *hydatide Zyste (Echinococcus granularis)* der Leber kann in das Gallensystem einbrechen und Tochterzysten oder Zystenmembranen absetzen.	*Ascaris* (25 bis 35 cm lang) und *Leberegel* (1 bis 3 cm lang) sind Nematoden, die aus dem Duodenum in die Gallenwege wandern. Leberegel- (vorwiegend Clonorchis chinensis) Infektionen treten im fernen Osten nach Verzehr von rohem Fisch auf. Komplikationen: Gallenwegsobstruktion, Konkrementbildung und Strikturen, bakterielle Superinfektion und Abszedierung.
Posteoperative Fistel oder zystischer Rest des Duktus	Unregelmäßige Kavität mit Verbindung zum extrahepatischen Gallensystem (Fistel) oder tubuläre Struktur bei Patienten nach Cholezystektomie (Duktus-Rest).	Der Duktus-Rest führt in der Regel nicht zu einer Erweiterung der Gallenwege, kann aber Konkremente enthalten.

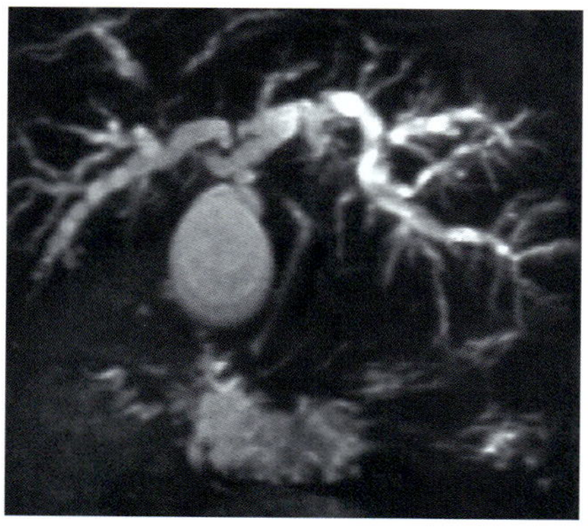

Abb. 17.**8** **Pankreaskarzinom.** MRCP, plötzlicher Abbruch des Ductus choledochus mit deutlicher prästenotischer Dilatation der extra- und intrahepatischen Gallenwege.

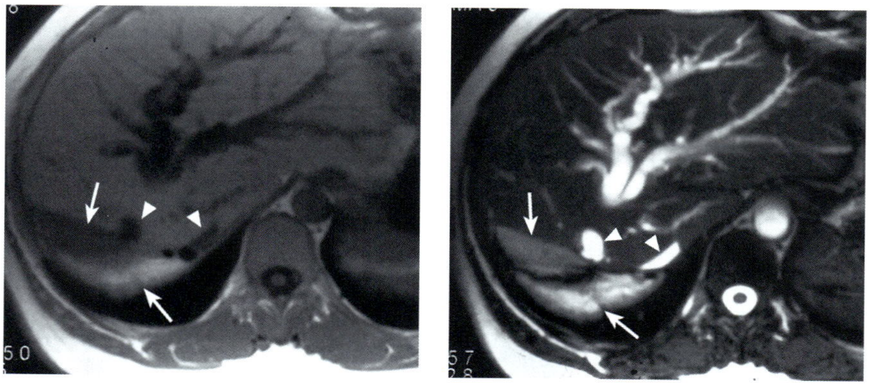

a **b**

Abb. 17.**9** **Lymphknotenmetastasen eines Kolonkarzinoms in der Porta hepatis.** Deutliche Dilatation der Gallenwege im hypertrophierten linken Leberlappen. Reste des rechten Leberlappens nach Resektion (Metastasierung) mit kleinen Gasblasen, zwei Biliomen (Pfeilspitzen) und zwei subkapsulären Hämatomen (Pfeile) (**a**: T1W; **b**: T2W).

Tabelle 17.2 Erkrankungen der Gallenblase

Erkrankung	MRT-Befund	Kommentar
Adenomyomatose (Abb. 17.10, 17.11)	*Generalisierte Form*: Unspezifische Verdickung der Gallenblasenwand mit kleinen intramuralen Divertikeln („Perlenkette"). Die Visualisierung erfordert die i. v.-Applikation gallengängigen Kontrastmittels, wie Gadobenat-Dimeglumin (Gd-BOTA). *Lokalisierte Form*: Glatte sessile Raumforderung am Gallenblasenfundus mit divertikelartiker Ausstülpung des Lumens. *Anuläre Form*: Uhrglasartige Konfiguration der Gallenblase mit kongenitalem transversalen Septum.	Hyperplasie der epithelialen und muskulären Strukturen der Gallenblasenwand mit mukösen Ausstülpungen epithelialisierter Zysten in oder durch die verdickten Muskelschichten (Rokitanski-Aschoff-Sinus). Entsteht mit zunehmendem Alter, weibliche Prädominanz 3 : 1.
Cholesterolose	Diffuse bis mikronoduläre Wandverdickung der Gallenblasenwand („Erdbeergallenblase"), bei 50 % der Patienten mit Cholesterolsteinen. *Cholesterolpolyp*: Einzelne oder multiple unbewegliche Füllungsdefekte (< 1 cm), gewöhnlich im mittleren Drittel der Gallenblase.	Abnorme Depots von Cholesterolestern in Makrophagen (Schaumzellen) und in der Schleimhaut. Cholesterolpolypen müssen gegen *benigne Neoplasien* (Papillom, Adenopapillom) oder andere *entzündliche* oder *hyperplastische Polypen* abgegrenzt werden.

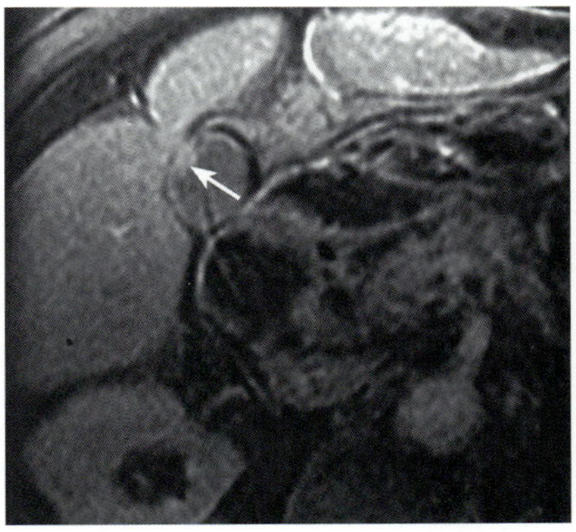

Abb. 17.10 **Adenomyomatose (lokalisierte Form).** Kleine KM-aufnehmende sessile Raumforderung (Pfeil) an der Wand des Gallenblasenfundus (GRE nach KM).

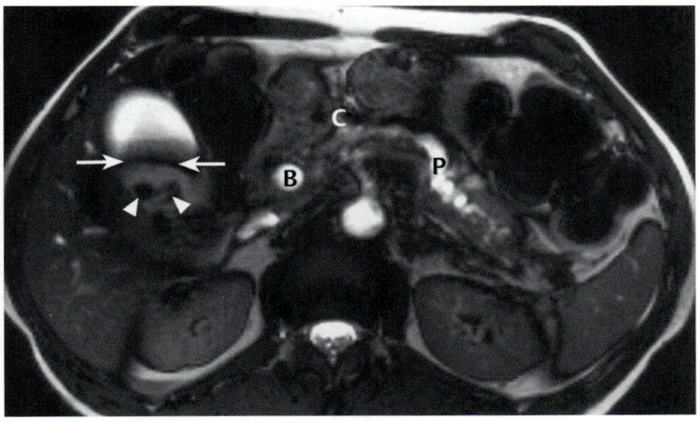

Abb. 17.11 **Adenomyomatose (anuläre Form).** Uhrglasartige Deformität der Gallenblase mit transversalem Septum (Pfeile) und Konkrementen (Pfeilspitzen). Nebenbefund: Pankreaskarzinom (C) mit dilatiertem Pankreasgang (P) und Ductus choledochus (B) (T2W).

Tabelle 17.**2** (Fortsetzung) Erkrankungen der Gallenblase

Erkrankung	MRT-Befund	Kommentar
Gallenblasenkarzinom (Abb. 17.**12,** 17.**13**)	Fokale oder diffuse Verdickungen der Gallenblasenwand auf 1 cm und mehr oder polypoide Raumforderungen von 2 cm Größe und mehr sind suspekt auf ein Malignom. Andere Erscheinungsformen sind pilzförmige intraluminale Raumforderungen mit breiter Basis oder ein kompletter Ersatz der Gallenblase durch Tumorgewebe. Im T2W ist der Tumor hypointens zur Gallenflüssigkeit und hyperintens zur Leber. Variables KM-Enhancement, zelluläre Anteile zeigen ein frühes, fibröse ein spätes Enhancement. Der Tumor kann in die Porta hepatis, die Leber und in das Pankreas expandieren. Die Leberinfiltration wird am eindrucksvollsten im T2W oder nach KM-Gabe demonstriert, Pankreas- oder andere Gewebsinfiltrationen besser mittels fettgesättigter T1-gewichteten Sequenzen vor und nach i. v.-Applikation von Gd-DTPA. Begleitende Gallenwegsobstruktionen und Lymphknotenvergrößerungen.	Häufigstes biliäres Karzinom, findet sich gewöhnlich bei Patienten über 60 Jahren mit weiblicher Prädominanz 4 : 1. Prädisponierend sind chronische Cholezystitiden (einschließlich Porzellangallenblase und Cholezystolithiasis), die Colitis ulcerosa und familiäre Polyposen des Kolon. Histologisch findet sich in 90 % der Fälle ein differenziertes Adenokarzinom vom szirrhösen Typ. DD: Nach Cholezystektomie können Darmschlingen im Gallenblasenbett ein Tumorrezidiv simulieren.
Cholezystolithiasis (Abb. 17.**14**)	Gallensteine erscheinen in Form runder bis facettierter signalarmer bis signalfreier Areale innerhalb der signalreichen Gallenflüssigkeit im T2W. Selten finden sich innerhalb der Konkremente Fettanteile mit entsprechenden Signalanhebungen im T1W, die auch randständig oder laminiert erscheinen können.	Zwei Drittel der Patienten sind asymptomatisch, insofern stellen die Gallensteine im MRT häufig einen inzidentalen Befund dar. Symptomatische Patienten berichten über Koliken oder zeigen Zeichen einer Cholezystitis. Altersgipfel ist die 5. und 6. Lebensdekade mit weiblicher Prädominanz 3 : 1.

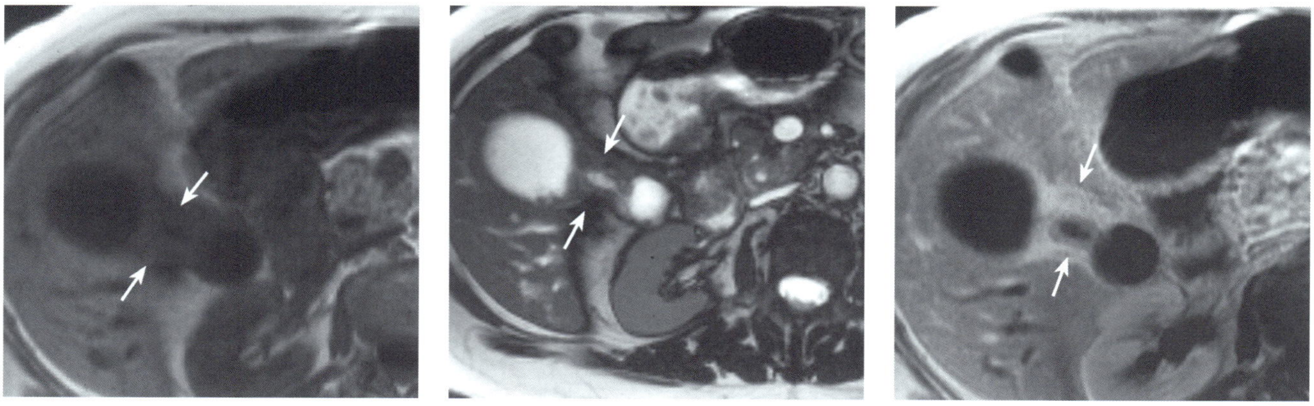

a b c

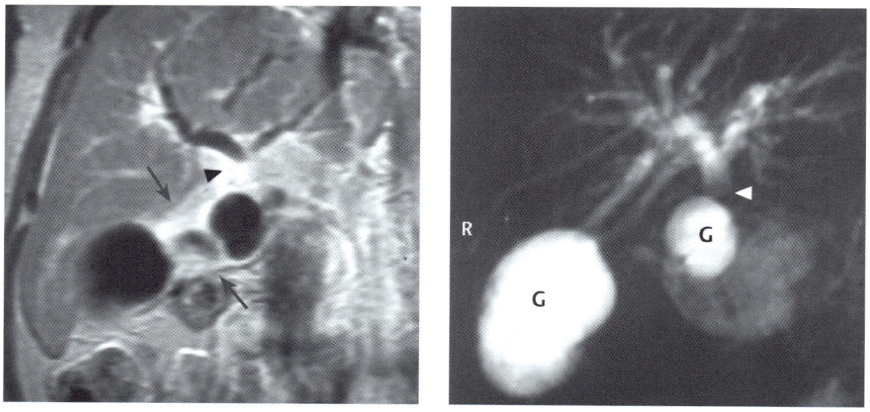

d e

Abb. 17.**12** **Gallenblasenkarzinom.** Kleine zirkuläre Raumforderung (Pfeil) der Gallenblase, die eine Hantelform einnimmt. Die Läsion hat eine intermediäre Signalintensität, ist im Vergleich zur Galle hyperintens im axialen T1W (**a**) und hypointens im T2W (GRE) (**b**). Deutliches KM-Enhancement (**c**: axiales FS T1W nach KM; **d**: coronales FS T1W nach KM). Tumorextension (Pfeilspitzen) in die Porta hepatis (**d**). **e** MRCP, Hantelform der Gallenblase (G) und Obstruktion des Ductus choledochus (Pfeilspitze) mit prästenotischer Dilatation.

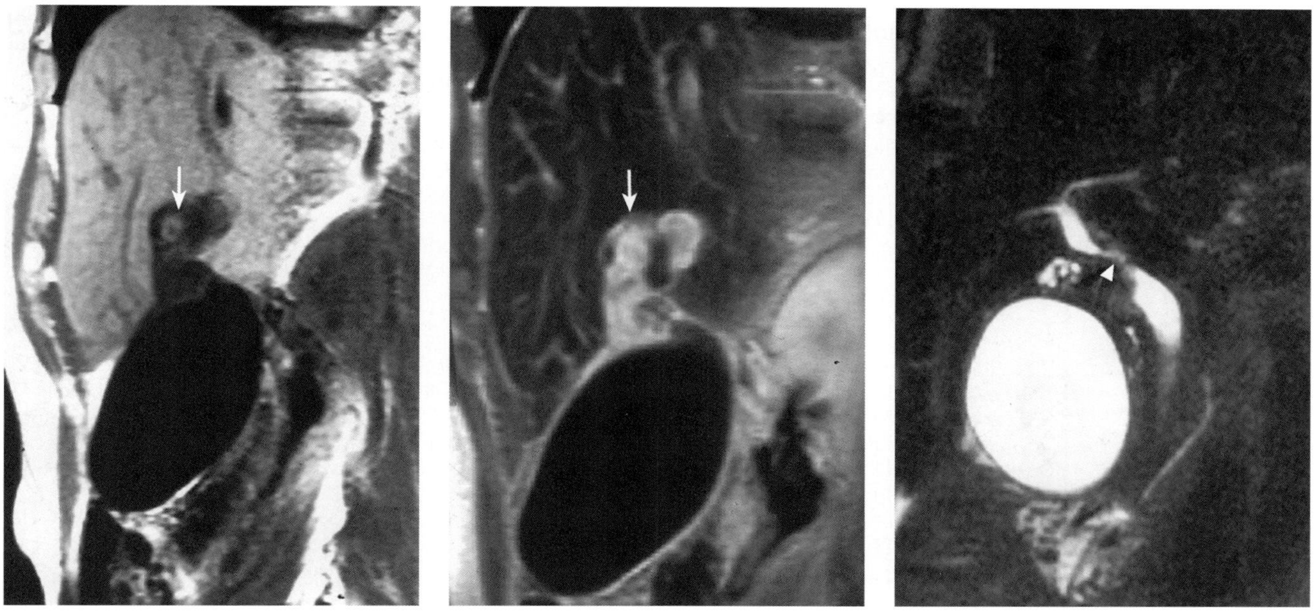

a b c

Abb. 17.**13** **Gallenblasenkarzinom.** Raumforderung (Pfeil) am Infundibulum der Gallenblase. Die Gallenblase selbst ist dilatiert durch die Obstruktion des Ductus zysticus. Der Prozess ist hypointens zum angrenzenden Leberparenchym im sagittalen T1W (**a**) und zeigt ein deutliches KM-Enhancement (**b**: sagittales FS T1W nach KM). Der Tumor dehnt sich entlang des Ductus zysticus aus (Pfeilspitze), stenosiert den Ductus choledochus in der Einmündung des Ductus zysticus. Eine zweite Enge des Ductus choledochus findet sich in Höhe des Pankreaskopfes (**c**: MRCP).

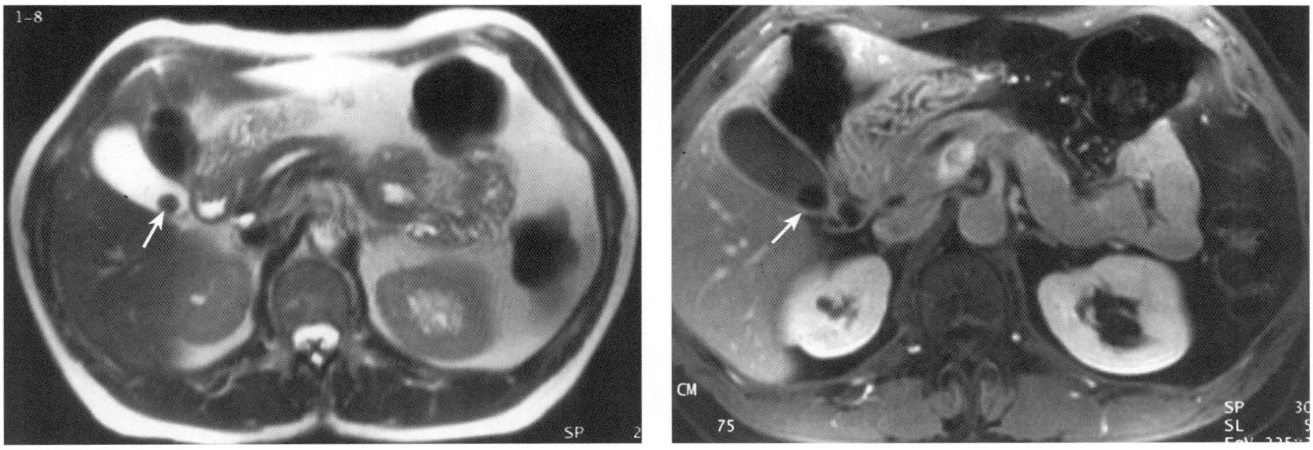

a b

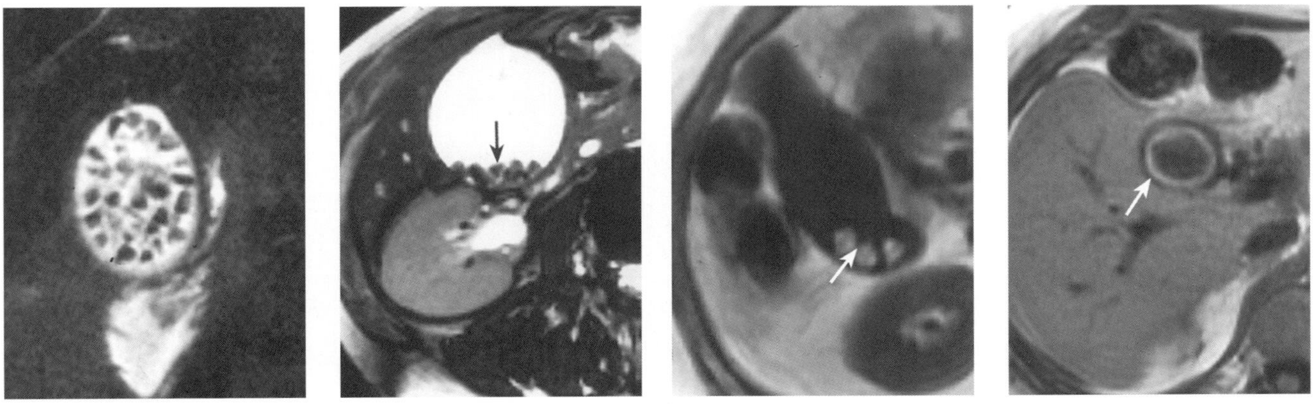

c d e f

Abb. 17.**14** **Cholezystolithiasis.** Gallensteine (Pfeile) bei 4 verschiedenen Patienten. Solitärer Gallenstein im Bereich des Infundibulums der Gallenblase in (**a**) (axiales T2W), begleitende Cholezystitis in Form einer verdickten Gallenblasenwand mit KM-Enhancement (**b**: axiales FS T1W nach KM). Multiple kleine facettierte Gallensteine in (**c**) (MRCP), gezackte Kontur innerhalb der signalintensen Galle in (**d**) (axiales T2W). **e** Axiales T1W, 3 kleine facettierte Gallensteine mit intermediärem Signal im Fundus der Gallenblase.
f Axiales T1W, radartiger Gallenstein.

Tabelle 17.**2** (Fortsetzung) Erkrankungen der Gallenblase

Erkrankung	MRT-Befund	Kommentar
Cholezystitis (Abb. 17.**15**–17.**17**)	Verdickte Gallenblasenwand (> 3 mm) mit deutlichem KM-Enhancement bei einer *akuten Cholezystitis*. In der Mehrzahl der Fälle findet sich auslösend ein Stein im Ductus zysticus. In fortgeschrittenen Stadien intramurales und/oder pericholezystitisches Ödem, mitunter auch intrahepatisches periportales Ödem. Bei der *chronischen Cholezystitis* zeigt sich eine unregelmäßig wandverdickte Gallenblase mit nur mäßigem KM-Enhancement. Gas im Lumen oder in der Wand ohne vorausgegangene Instrumentation zeigt eine *emphysematöse Cholezystitis* an. Wandverkalkungen führen zum Bild einer sog. *Porzellangallenblase*. Die *xanthogranulomatöse Cholezystitis* kann aufgrund der unregelmäßigen Wandverdickung und Infiltration der angrenzenden Leber einen Tumor simulieren. Der Nachweis eines konzentrischen Rings in der Gallenblasenwand ist Ausdruck eher gutartiger Veränderungen.	Klinisch äußert sich die akute Cholezystitis in Form graduell zunehmender Schmerzen am unteren rechten Rippenbogen. Etwa 20 % der Patienten zeigen einen geringen Ikterus. Prädisposition bei adipösen Frauen in der 5. und 6. Lebensdekade. Komplikationen: Gallenblasengangrän (zottige unregelmäßige Wand mit intraluminalem Hämatom), Perforation mit pericholezystitischem Abszess und Peritonitis, Empyem (*suppurative Cholezystitis*) mit systemisch toxischen Zeichen. Ein *Gallenblasenhydrops* kann sowohl aus einer akuten Cholezystitis als auch aus einer zystischen Obstruktion des Duktus ohne Entzündung resultieren. Eine emphysematische Cholezystitis findet sich bei Patienten mit Diabetes oder Kachexie mit männlicher Prädominanz 5 : 1.
Gallenblasentrauma (Abb. 17.**18**)	Blut in der Gallenblase besteht in der hyperakuten Phase primär aus Oxyhämoglobin und erscheint dunkel im T1W und hell im T2W. Im akuten Stadium wird das Blut durch das Desoxyhämoglobin hypointens im T1W und T2W und wirkt weitgehend homogen. In der subakuten Phase beginnt die Hämolyse und Bildung von Methämoglobin mit Signalzunahme zunächst im T1W und später im T2W. Speziell im T2W erscheint mitunter ein Hämatokriteffekt mit Flüssigkeitsschichtung (signalarme zelluläre Elemente basal, signalreiche Flüssigkeit darüber).	Unkonzentrierte Galle ist im T1W signalarm und signalreich im T2W. Bei zunehmender Konzentration steigt das T1-Signal und es entsteht mitunter ein Gradient mit basaler Schichtung der konzentrierten Galle. Sowohl bei der suppurativen als auch bei der hämorrhagischen Cholezystitis ist die Galle im T1W signalreich.

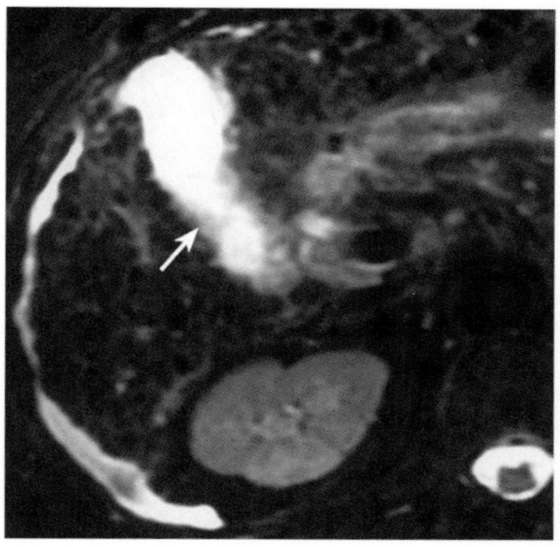
a

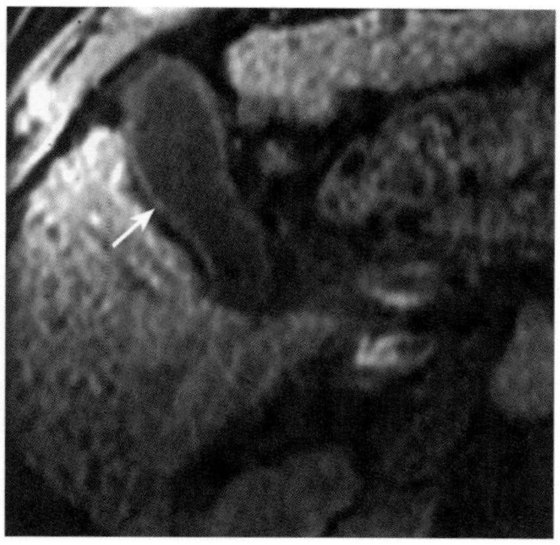
b

Abb. 17.**15** **Akute Cholezystitis.**
a FS T2W, unscharf begrenzte ödematöse Gallenblasenwand mit perifokaler Flüssigkeit (Pfeil) bei einem Patienten mit Leberzirrhose und Aszites. **b** GRE nach KM, nach i. v.-Applikation von Gd-DTPA deutliches Enhancement der gleichförmig wandverdickten Gallenblase (Pfeil).

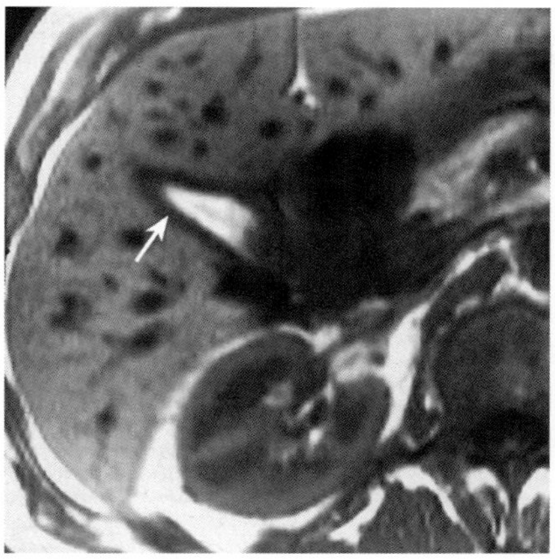
a

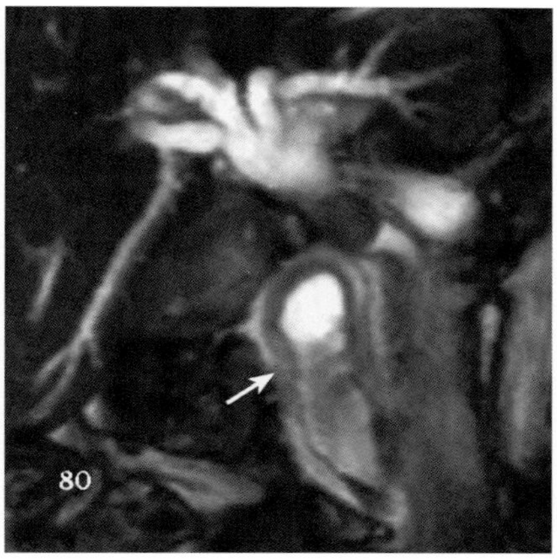

b

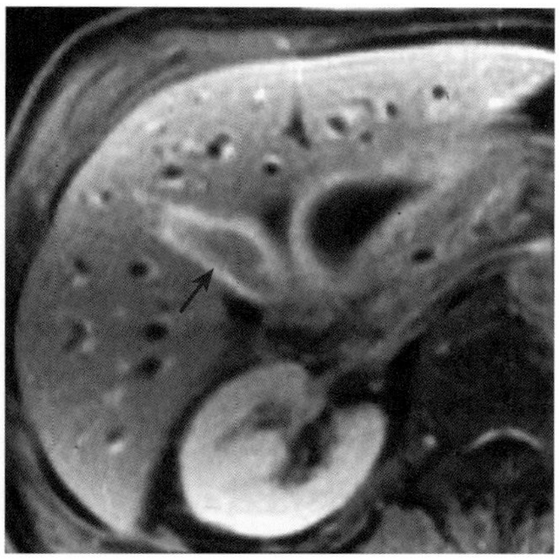
c

Abb. 17.**16** **Chronische Cholezystitis bei einem Cholangiokarzinom des Ductus choledochus.** **a** Axiales T1W, geschrumpfte Gallenblase (Pfeil) mit deutlich verdickter Wand, signalreiche Galle durch hohen Proteinanteil.

b Coronales T2W, die verdickte Gallenblasenwand und die pericholezystitische Flüssigkeit bilden eine innere Schicht intermediären Signals und eine äußere Schicht hoher Signalintensität. Die Flüssigkeit kann in diesem Fall sowohl entzündlich ödematöser Natur als auch Aszites sein.

c Axiales FS T1W nach KM, deutliches KM-Enhancement der Gallenblasenwand. Prästenotische Dilatation der intra- und extrahepatischen Gallenwege durch die tumorbedingte Obstruktion des Ductus choledochus.

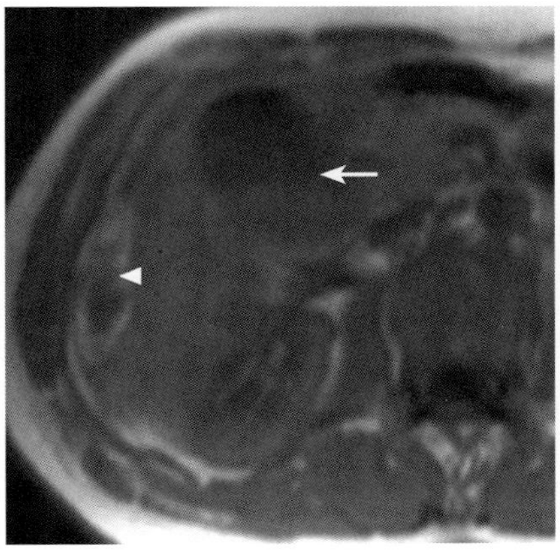
a

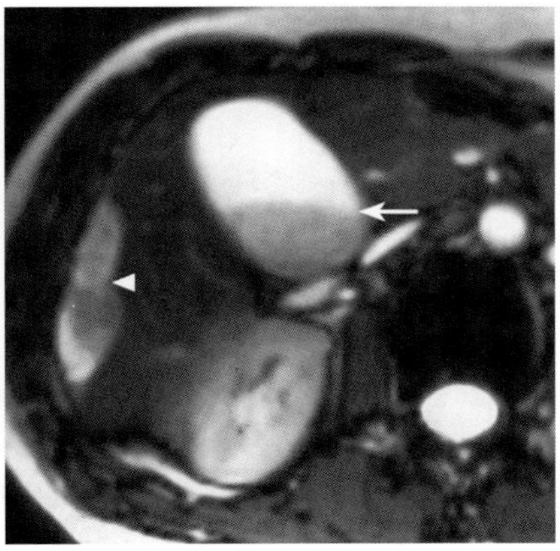
b

Abb. 17.**17** **Gallenblasentrauma.** Blut in der Gallenblase mit Hämatokriteffekt (Pfeil), wobei das Plasma im T1W (**a**) signalarm und im T2W (**b**) signalreich erscheint. Die basalen zellulären Elemente sind im Vergleich dazu hyperintens im T1W und hypointens im T2W. Begleitend subkapsuläres Hämatom der Leber (Pfeilspitze) und Hämatom im posterioren Pararenalraum.

18 Milz

Die Milz liegt intraperitoneal im linken oberen Quadranten zwischen Magenfundus und Zwerchfell und hat variable Konturen und Größen. Ihre diaphragmale Oberfläche ist glatt und konvex und wölbt sich nach links kraniodorsal. Das Zwerchfell grenzt die Milz von den basalen linken Lungenabschnitten, der Pleura und der 9. bis 12. Rippe ab, wobei der dorsale Sinus phrenicocostalis bis zum Niveau des Milzunterrandes reichen kann. Mitunter finden sich eine oder mehrere Falten von 2 bis 3 cm Tiefe an der diaphragmalen Oberfläche des Organs (Abb. 18.**1**), die einen scharfen glatten Rand haben und nicht mit Milzeinrissen verwechselt werden sollten, die unregelmäßig begrenzt sind und ein begleitendes Hämatom aufweisen.

Die viszerale Oberfläche der Milz ist konkav und nach abdominal orientiert, mit Impressionen durch Magen, Kolon, Pankreas und Niere. Gelegentlich findet sich eine mediale Ausstülpung (Abb. 18.**2**), die einen Rest der fetalen Lappung darstellt und nicht mit einer Raumforderung am Pankreasschwanz, an der linken Nebenniere oder am oberen Pol der linken Niere zu verwechseln ist.

Eine *Wandermilz* kann gelegentlich mobil oder ektop liegen. Die Torsion ist eine seltene Komplikation der Wandermilz. *Nebenmilzen* finden sich in Form von Knoten normalen Milzparenchyms gewöhnlich in der Hilusregion bei 20% der Normalbevölkerung (Abb. 18.**3**). Sie haben keine pathologische Bedeutung, können allerdings Raumforderungen vortäuschen. Gewebscharakteristik und milztypisches KM-Enhancement erlauben eine Differenzierung, nach Splenektomie können Nebenmilzen deutlich an Größe gewinnen.

Die peritoneale Autotransplantation von Milzgewebe nach Trauma wird *Splenose* genannt, eine Veränderung, die ebenfalls mit anderen peritonealen Raumforderungen verwechselt werden kann.

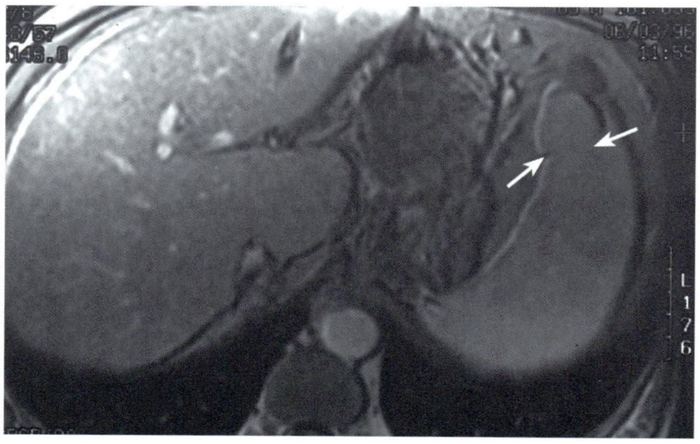

Abb. 18.**1** **Milzkerbe (Normvariante).** Scharf begrenzte Kerbe (Pfeile) im anterioren Aspekt der Milz. Nebenbefund: mikronoduläre Zirrhose der Leber mit vergrößertem Lobus caudatus (spoiled GRE).

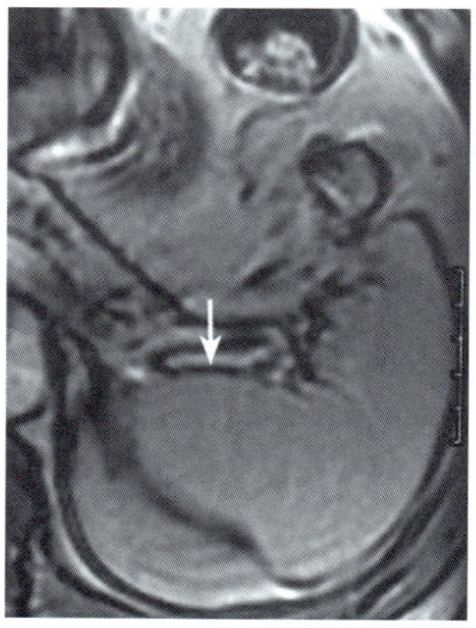

Abb. 18.**2** **Medialer Milzbuckel (Normvariante).** FS T1W nach KM, mediale Vorwulstung der Milz (Pfeil) mit identischer Signal- und KM-Charakteristik zum übrigen Milzparenchym.

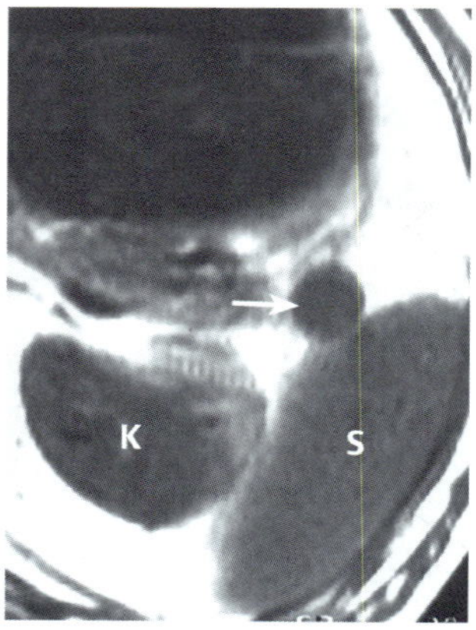

Abb. 18.**3** **Nebenmilz (Normvariante).** T1W, runder Herd (Pfeil) mit identischer Signalcharakteristik zur Milz (S) und gleichem KM-Verhalten (nicht abgebildet). Eine zweite Nebenmilz fand sich weiter cranial (nicht abgebildet). K: Niere.

Die Milz ist in der Regel komplett peritoneal ummantelt, größere Recessus finden sich zwischen Milz und Magen und Milz und linker Niere. Milz und Magen werden mit der hinteren Bauchwand durch zwei peritoneale Bänder fixiert: das Lig. gastrosplenicum und das Lig. splenorenale. Die Milzgefäße erreichen den Milzhilus durch das Lig. splenorenale, dessen 2 x 3 cm große Insertion am medialen Aspekt der Milz eine peritoneale Lücke (Area nuda) bildet. Die Cauda pancreatis kreuzt das Lig. splenorenale, wodurch sich potenziell Pankreasprozesse in die Milz fortsetzen können.

Die Größe der Milz ist variabel, beim Erwachsenen misst sie kraniokaudal 12 cm, anteroposterior 7 bis 8 cm und ist 3 bis 4 cm dick, Milzlängen von 15 cm und mehr sind pathologisch. Die Ursachen einer *Spleomegalie* sind vielfältig: Bluterkrankungen (hämolytische Anämie, Leukämie, Myelofibrose), Infektionen (Mononukleose, Brucellose, Typhus, subakute bakterielle Endokarditis), Infestationen (Malaria, Echinokokkose, Kala-Azar), Neoplasien (Lymphom), Milzvenenthrombosen, portale Hypertension (Leberzirrhose), Trauma und Speicherkrankheiten (z. B. M. Gaucher).

Die Milz hat eine relativ lange T1- und T2-Relaxationszeit, ist daher im Vergleich zur Leber hypointens im T1W und hyperintens im T2W. Bei Kindern ist die Milz im T1W und T2W isointens zur Leber. Die MRT-Charakteristik normalen und pathologischen Milzgewebes ist in der Regel identisch, sodass die Nativdarstellung für die Aufdeckung pathologischer Prozesse nicht sehr sensitiv ist.

Das *KM-Enhancement der Milz* ist in den ersten 30 bis 60 Sekunden nach Injektion von Gd-DTPA inhomogen fleckig bis bogig (Abb. 18.**4**), was auf die differente Flussrate in der weißen und roten Pulpa des Organs zurückgeführt wird. Nach 60 Sekunden hat die Milz ein uniform intenses Signal, das nach einigen Minuten graduell wieder zur Normalintensität zurückkehrt. Bei Persistenz des fleckigen KM-Enhancements über 1 Minute und mehr ist das Vorliegen einer portalen Hypertension oder tumorösen/entzündlichen Infiltration der Milz suspekt (Abb. 18.**5**). Auch die sofortige Homogenisierung des KM-Enhancements kann Ausdruck einer diffusen Infiltration der Milz sein, ist jedoch nicht richtungweisend, da es sich auch bei verschiedenen Leber- und Pankreaserkrankungen ohne Milzbeteiligung findet.

Die Differentialdiagnose der Milzerkrankungen wird in Tabelle 18.**1** diskutiert.

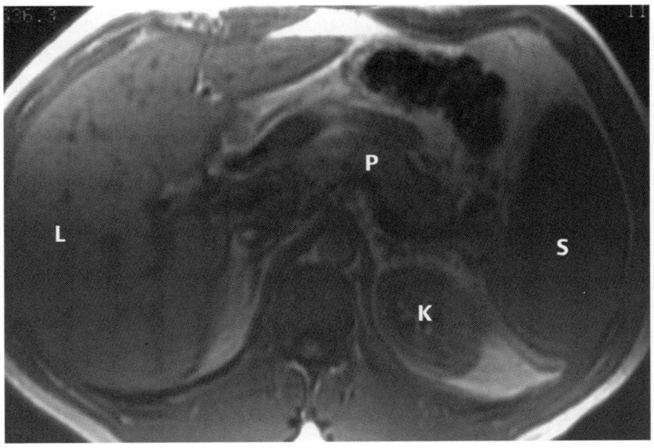

a

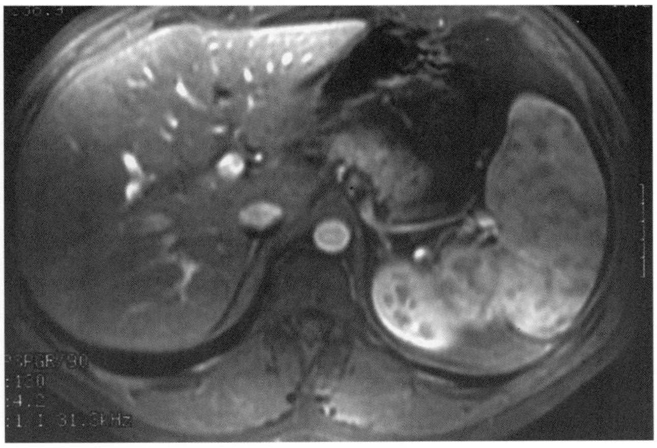
b

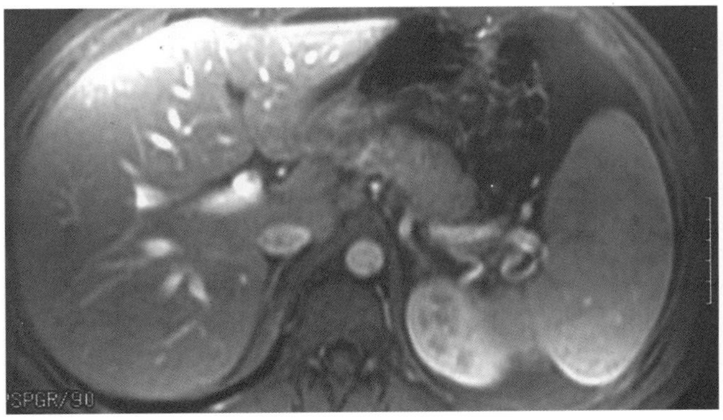
c

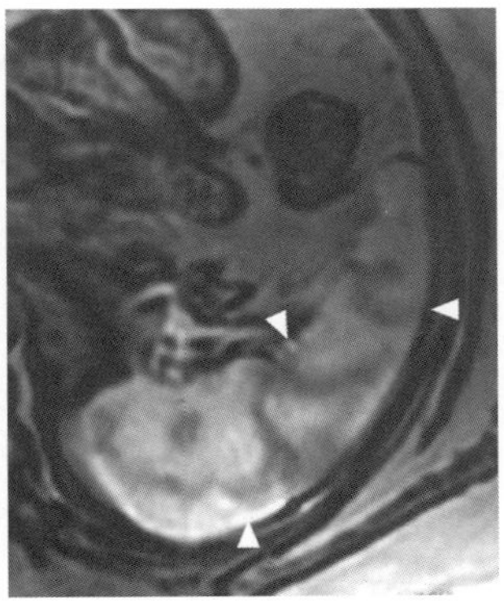
d

Abb. 18.**4** **Dynamisches KM-Verhalten der normalen Milz.** **a** T1W vor KM, uniform signalarme Milz (S). L: Leber; P: Pankreas; K: Niere. **b** FS T1W 20 Sekunden nach i. v.-Bolusinjektion von Gd-DTPA, deutliches fleckiges Enhancement der Milz. **c** 60 Sekunden nach i. v.-Bolusinjektion von Gd-DTPA, die Signalintensität wird mehr oder weniger homogen. **d** FS T1W nach KM eines anderen Patienten, bogiges lakunäres Frühenhancement der Milz.

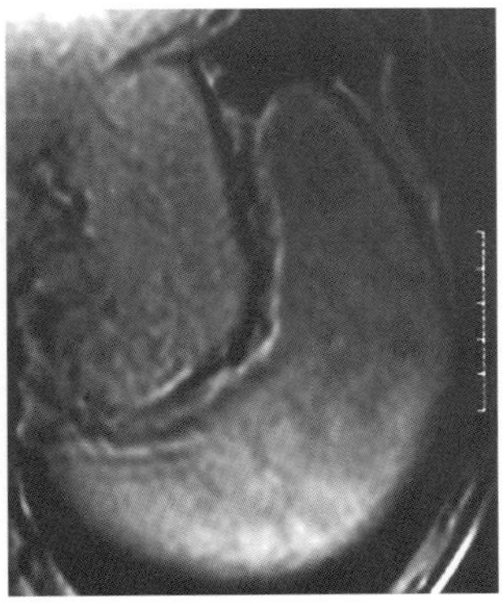

Abb. 18.**5** **Anormales Milz-Enhancement.** FS T1W nach KM, fleckiges KM-Enhancement der Milz 2 Minuten und später nach i. v.-Bolusinjektion von Gd-DTPA. Der Befund ist Ausdruck einer portalen Hypertension und diffusen neoplastischen oder entzündlichen Infiltration der Milz.

Tabelle 18.1 Milzerkrankungen

Erkrankung	MRT-Befund	Kommentar
Asplenie (Ivemark-Syndrom)	Fehlende Milz, zentral gelegene Leber (hepatische Symmetrie), Magen rechts, links oder zentral, Pankreas anulare, Agenesie der Gallenblase, partieller oder totaler Situs inversus, Aorta und Vena cava auf der gleichen Seite der Wirbelsäule.	Findet sich im Zusammenhang mit kongenitalen Herzfehlern und einem totalen abnormen pulmonalen Venenrückfluss. Charakteristische bilateral trilobäre Lungen (kleine Fissur beidseits). Weniger häufig assoziierte Anomalien des Urogenitaltraktes (15 %) in Form von Hufeisen- und Doppelnieren. Klinisch zyanotisches Kind, 80 % Mortalität in den ersten 5 Lebensjahren.
Polysplenie-Syndrom	Zwei oder mehrere große Milzen und eine undefinierte Anzahl von Nebenmilzen finden sich charakteristischerweise auf beiden Seiten des Mesogastrium. Azygos-/Hemiazygos-Kontinuität der intrahepatisch abgebrochenen V. cava inferior. Assoziierte hepatische Symmetrie, Malrotation des Darms, median zur Wirbelsäule verlaufende Aorta, präduodenale Portalvene.	Assoziierte Thoraxbefunde, wie eine große V. azygos, bilaterale V. cava superior (50 %), bilaterale Morphologie linker Lungen ohne kleine Fissur (70 %), Dextrokardie (40 %) mit anormalem Pulmonalvenenrückfluss, Vorhof-/Ventrikelseptumdefekte. Findet sich gewöhnlich nach der Geburt, gelegentlich auch beim Erwachsenen mit weiblicher Prädominanz und einer Mortalität von 90 % im mittleren Lebensalter.
Milzzysten/ Pseudozysten	Solitäre oder seltener multiple, glatt begrenzte homogene signalarme Läsionen im T1W mit sehr hohem Signal im T2W ohne KM-Enhancement. Polyzyklische Kontur oder Septierungen sind nicht ungewöhnlich, Wandverkalkungen sind außer bei hydatiden Zysten (Echinokokkose) selten. Entzündungen oder Einblutungen produzieren einen heterogenen Signalanstieg im T1W. Gelegentlich finden sich in kongenitalen Zysten Fett oder Cholesterolkristalle.	Häufigste gutartige Milzläsion, 80 % aller Zysten und Pseudozysten der Milz sind posttraumatisch, postinfektiös oder Folge eines Infarktes. *Kongenitale (Epidermoid-)Zysten* (20 %): Werden gewöhnlich in der 2. und 3. Lebensdekade diagnostiziert, Durchmesser von 10 cm und mehr sind ungewöhnlich. *Posttraumatische oder postembolische Pseudozyste*: Resultat einer zystischen Degeneration nach Milzhämatom oder Infarkt. *Intrasplenische Pankreaspseudozyste*: Im Rahmen einer akuten oder chronischen Pankreatitis. *Hydatide (Echinokokkus-)Zyste*: Polyzyklische Zyste mit KM-Enhancement der Wand und der Septen mit hypointensem Randsaum. DD: *Hämangiom, Lymphangiom, zystische Metastasen, Granulome, Abszess.*
Hämangiom (Abb. 18.6)	Solitäre, selten multiple glatt begrenzte, definierte runde oder lobulierte homogene Läsionen, signalarm im T1W und signalreich im T2W. Größere Herde sind oft heterogen durch Einblutungen, Verkalkungen, Thrombosen, Fibrosen oder Hämosiderin-Depots. Das KM-Enhancement erfolgt zentripedal, in der Frühphase ringförmig bis nodulär. Das komplett kontrastierte Hämangiom ist hyperintens, manchmal auch hypointens zum angrenzenden Milzgewebe.	Zweithäufigste benigne Milzläsion. Multiple Milz- und Leberhämangiome finden sich beim *Klippel-Trenaunay-Syndrom* (einseitiger Riesenwuchs der unteren Extremität im Wachstumsalter, Portwein-Naevi, Varikose der betroffenen Extremität). Im Gegensatz zu den Milzhämangiomen zeigen die Herde in der Leber stets ein peripheres noduläres Enhancement.
Lymphangiom	Konglomerat kleiner Zysten, zwischen mikro- und makrozystisch, mit Protein- und Blutbestandteilen, die zu entsprechenden Signalalterationen führen.	Die Milz kann Ort der Primäraffektion oder Teil einer generalisierten Lymphangiomatose sein.
Hamartom (Splenom)	Solide fokale Läsion, isointens zur Milz im T1W und hyperintens im T2W, kann Zysten und Verkalkungen enthalten. Prolongiertes Enhancement nach KM-Injektion.	Seltene Milzläsion, die sich aus normalem Milzgewebe ohne Trabekel und Follikel zusammensetzt.
Angiosarkom (Abb. 18.7)	Komplexe solitäre Raumforderung mit soliden und zystischen Komponenten und variablem KM-Enhancement oder auch multiple Noduli variabler Größe in der voluminösen Milz.	Seltener Tumor in der 6. Lebensdekade mit schlechter Prognose (20 % überleben die ersten 6 Monate). Im Gegensatz zum Angiosarkom der Leber gewöhnlich keine vorausgegangene Exposition mit Thorotrast, Vinylchlorid oder Arsen.

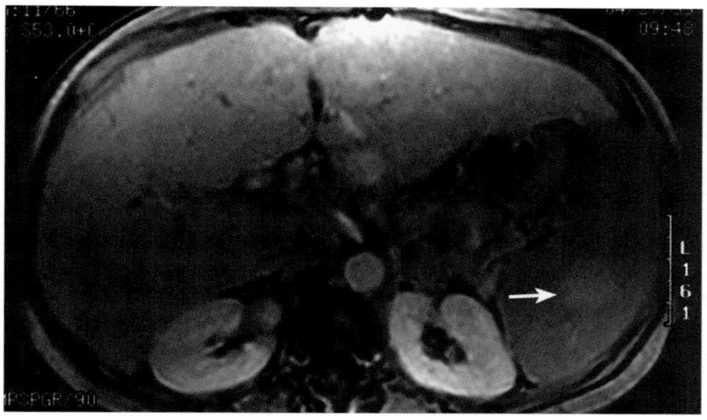

Abb. 18.**6** **Hämangiom.** FS T1W nach KM, KM-aufnehmender Herd in der Milz im Spätstadium nach i. v.-Applikation von Gd-DTPA. Die Läsion war im nativen T1W und T2W (nicht abgebildet) invisibel. Nebenbefund: mikronoduläre Leberzirrhose mit vergrößertem lateralen Segment des linken Leberlappens.

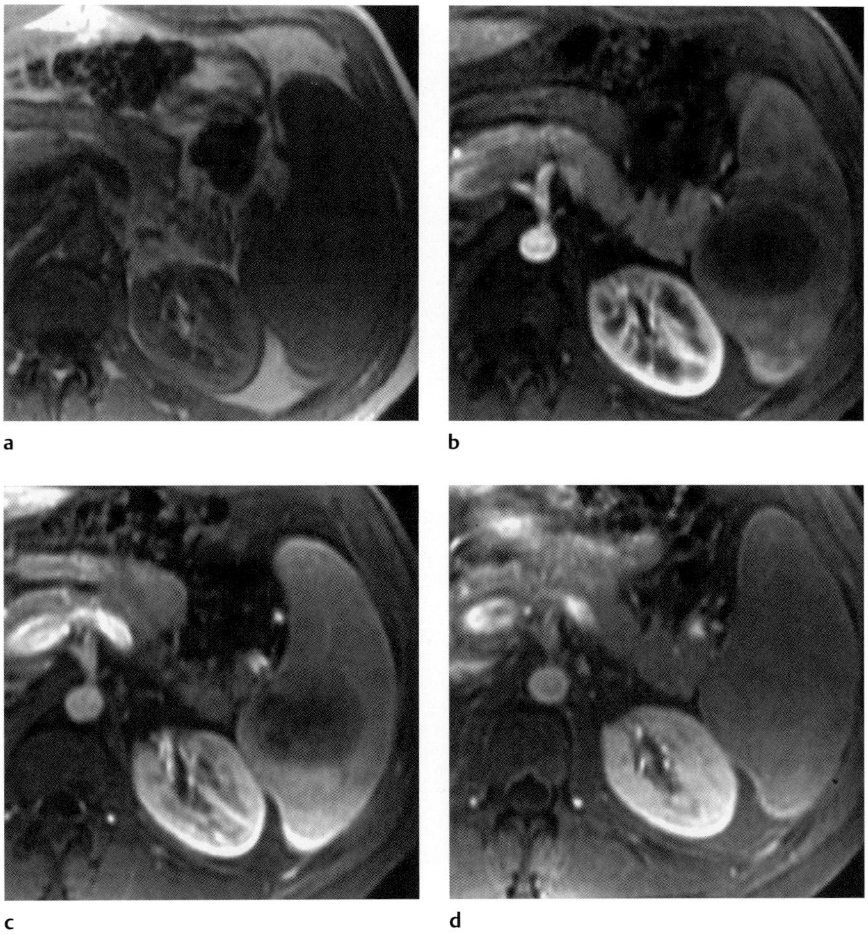

Abb. 18.**7** **Angiosarkom.** Dynamische KM-Studie (**a**: T1W nativ; **b**: FS T1W 20 Sekunden nach i. v.-Applikation von Gd-DTPA; **c**: FS T1W 60 Sekunden nach i. v.-Applikation von Gd-DTPA; **d**: FS T1W 120 Sekunden nach i. v.-Applikation von Gd-DTPA), große heterogene Raumforderung in (**b**) und (**c**), invisibel in (**a**) und (**d**).

Tabelle 18.1 (Fortsetzung) Milzerkrankungen

Erkrankung	MRT-Befund	Kommentar
Lymphom (M. Hodgkin, non-Hodgkin-Lymphom) (Abb. 18.8)	Einzelne große Raumforderung, diffuse Infiltration oder multiple Knoten < 10 cm in einer normal großen oder massiv vergrößerten Milz. Das MR-Signal der Lymphome und des normalen Milzgewebes ist weitgehend identisch, fokale Läsionen sind mitunter hypointens im T1W und T2W, zentrale Nekrosen, Blutungen, Eisendepots und Fibrosen können die Signalcharakteristik verändern. Nach i. v.-Applikation von Gd-DTPA kann das normalerweise fleckige initiale Enhancement der Milz fehlen, fokale hypo- oder hyperintense Läsionen grenzen sich in der Spätphase ab.	Häufigstes Malignom der Milz, eine massive Milzvergrößerung ist Symptom eines Lymphoms, jedoch nicht immer gegeben (30 % der Lymphompatienten zeigen keine Splenomegalie). Andererseits wird bei einem Drittel der Lymphompatienten eine mäßige Milzvergrößerung allein reaktiv oder durch Hyperämie ausgelöst. Eine knotige Lymphadenopathie des Milzhilus findet sich häufig beim Non-Hodgkin-Lymphom, selten beim M. Hodgkin.
Leukämie	Diffuse Infiltration einer gering bis mäßig vergrößerten Milz ohne signifikante Signalalterationen. Ein Fehlen des charakteristischen fleckigen Frühenhancements kann richtungweisend sein, ist jedoch nicht charakteristisch.	Komplikationen in Form von Milzinfarkten, Blutungen und Rupturen sind im MRT charakteristischer. Gelegentlich findet sich eine generalisierte Lymphadenopathie.
Metastasen (Abb. 18.9–18.11)	Gewöhnlich multiple Knoten ohne signifikante Signaldifferenz zur Milz, daher nativ gewöhnlich invisibel. Unter Bolusinjektion von Gd-DTPA zeigen Metastasen ein zunächst geringeres Enhancement im Vergleich zum normalen Milzparenchym, werden nach ca. 2 Minuten isointens. Melanommetastasen sind durch den Pigmentanteil mitunter hyperintens im nativen T1W, nekrotische Metastasen zeigen ein hyperintenses Zentrum im T2W.	Metastasen in der Milz sind selten und eher Ausdruck eines Spätstadiums bei bereits fortgeschrittener Lebermetastasierung. Primärtumoren sind: Melanom, Mamma-, Lungen-, Ovarial- und gastrointestinale Tumoren. Nekrotische Metastasen finden sich beim Ovarialkarzinom und Melanom.

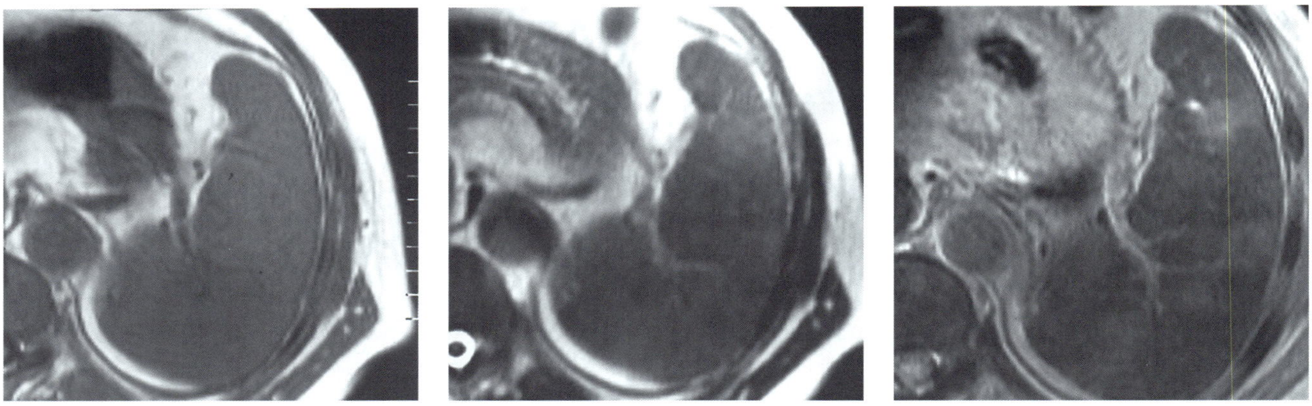

a b c

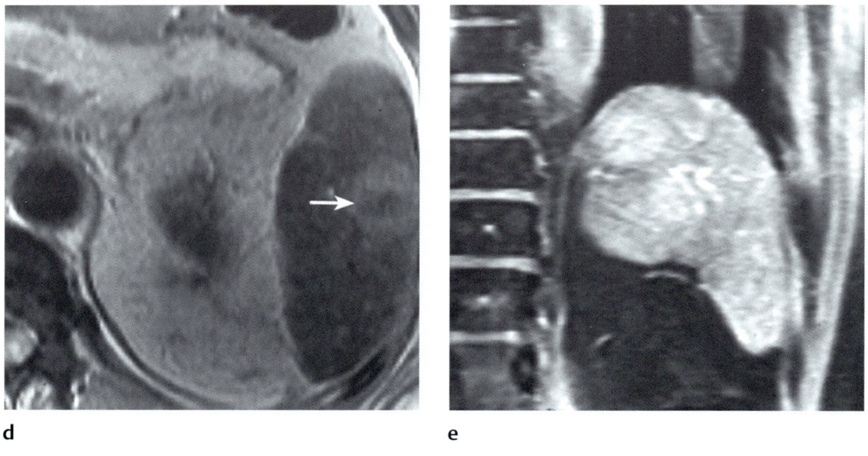

d e

Abb. 18.8 **M. Hodgkin.** Vergrößerte, leicht inhomogene Milz in (**a**) (axiales T1W) und (**b**) (axiales T2W). Nach i. v.-Applikation von Gd-DTPA finden sich unscharf begrenzte Herde mit vermindertem zentralen Enhancement in (**c**) (axiales FS T1W nach KM). Ein zweiter Knoten (Pfeil) mit zentraler Nekrose und Fibrose findet sich in einer weiter caudal gelegenen Schicht (**d**: axiales FS T1W nach KM). In stark T2-gewichteten Bildern wirken die Knoten leicht hyperintens zum Milzparenchym (**e**: coronales T2W [GRE]).

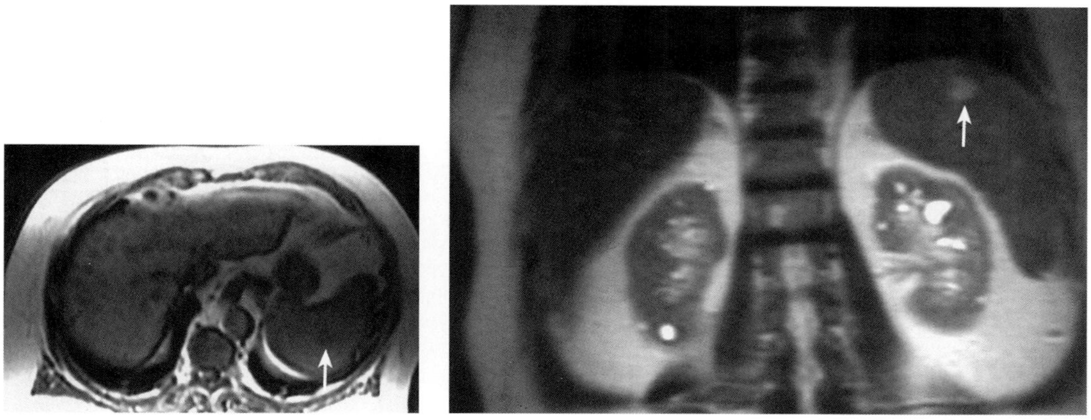

a b

Abb. 18.9 **Milzmetastasen eines Kolonkarzinoms.** Multiple Leber- und solitäre Milzmetastase (Pfeil) mit identischer Signalcharakteristik. Im Vergleich zum angrenzenden Parenchym sind sie im T1W (**a**) hypointens und im coronalen T2W (**b**) hyperintens. Deutlich höheres Signal einer Nierenzyste in (**b**).

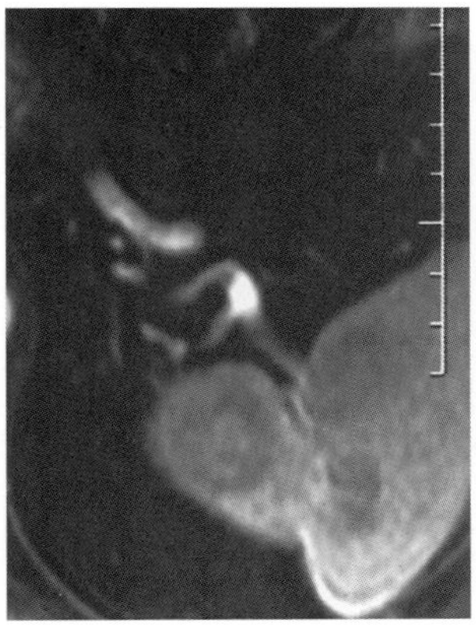

Abb. 18.10 **Milzmetastase eines Melanoms.** FS T1W nach KM, in der Frühphase nach i. v.-Applikation von Gd-DTPA finden sich drei hypointense Milzläsionen. Das etwas höhere Signal im Zentrum der Herde ist Ausdruck ihres Pigmentgehaltes.

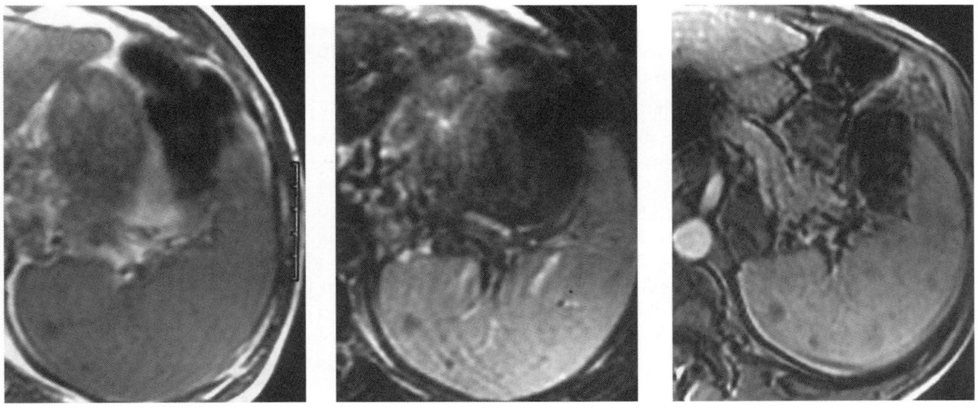

a b c

Abb. 18.11 **Milzmetastasen eines Mammakarzinoms.** Zunächst stellen sich zwei kleine hypointense Metastasen dar. In der Frühphase nach i. v.-Applikation von Gd-DTPA sind diese Herde besser abgrenzbar, eine dritte Läsion findet sich in (**c**) (**a**: T1W; **b**: T2W [GRE]; **c**: FS T1W nach KM).

Tabelle 18.**1** (Fortsetzung) Milzerkrankungen

Erkrankung	MRT-Befund	Kommentar
Abszess (Abb. 18.**12**)	Vergrößerte Milz mit einer oder mehreren zystoiden unscharf begrenzten Läsionen, hypointens im T1W und hyperintens im T2W. Nach i. v.-Applikation von Gd-DTPA zeigen sie kein initiales Enhancement und bleiben im FS T1W hypointens. Erst in einem späteren Stadium zeigt sich ein leichtes Randenhancement des Abszesses nach Homogenisierung des Milz-Enhancements. Mikroabszesse lassen sich am besten mittels kontrastverstärkter fettgesättigter T1-gewichteter Sequenzen nachweisen.	Pyogene Abszesse entstehen durch hämatogene Streuung (75 %), nach Trauma (15 %) oder nach Infarkt (10 %) und treten z. B. im Zusammenhang mit einer Endokarditis, bei Drogenabusus, nach penetrierendem Trauma und bei der Sichelzellenanämie auf. Mykotische Mikroabszesse (Candida, Aspergillus, Kryptokokkus) sind wesentlich häufiger bei immunsupprimierten Patienten und treten auch in Nachbarorganen (Leber, Nieren) auf.
Granulomatöse Erkrankungen (Abb. 18.**13**)	Splenomegalie mit körnigen oder diffusen miliaren und mikronodulären (< 1 cm) Herden, signalarm im T1W und T2W. Die Knötchen zeigen ein allenfalls minimales KM-Enhancement, sind nach KM-Gabe immerhin besser erkennbar, mitunter finden sich Verkalkungen.	Im Rahmen granulomatöser Infektionen wie *Histoplasmose, Tuberkulose, Mycobacterium avium cellulare, Pneumocystis carinii*. Häufig bei AIDS-Patienten. Die Milz-*Sarkoidose* imponiert ähnlich und ist in der Regel mit pulmonalen Veränderungen gekoppelt.
M. Gaucher	Massive Splenomegalie mit multiplen Knoten variabler Signalintensität, die sich am besten im T2W als signalarme oder signalreiche Herde identifizieren lassen. Milzinfarkte, Blutungen, Fibrosen und subkapsuläre Flüssigkeitsansammlungen sind häufige Begleitbefunde.	Multisystemische Erbkrankheit auf der Basis einer gestörten Glucocerebrosidase mit Akkumulation des Glykolipids Glucosylceramid in den Makrophagen (Gaucher-Zellen) des retikuloendothelialen Systems zahlreicher Organe.
Milztrauma (Abb. 18.**14**)	*Subkapsuläre Hämatome* sind scharf begrenzte halbmond- bis linsenförmige Läsionen, die die Oberfläche der Milz abflachen oder imprimieren. Die Signalintensität schwankt zwischen signalarm und signalreich im T1W und T2W in Abhängigkeit vom Alter des Hämatoms. *Parenchymblutungen* sind im akuten Stadium unscharf begrenzt, fleckig oder streifig hyperintens im T2W und nach KM-Injektion (Gd-DTPA-Extravasate). Im subakuten Stadium wird die Blutung durch die Methämoglobinformation hyperintens im T1W. Selten wirkt die Blutung im Milzparenchym raumfordernd. *Milzriss/-Fraktur*: Spalt im Milzparenchym mit unterbrochenem Milzrand oder komplette Separation von Milzteilen, begleitendes perisplenisches Hämatom und/oder Hämoperitoneum.	Die Milz ist das am häufigsten traumatisch alterierte parenchymatöse Organ im Abdomen. In den meisten Fällen liegt ursächlich ein stumpfes Trauma mit Rippenfrakturen (40 %) und /oder Verletzung der linken Niere vor. Hämatome können verkalken. Nichttraumatische Milzblutungen entstehen im Rahmen von Neoplasien, nach Infarkt oder bei einer Koagulopathie. Nach 6 bis 8 Wochen findet sich eine pseudozystische Degeneration des Hämatoms. Sofern der Riss auf die Area nuda der Milz begrenzt ist, läuft das Blut in den linken Pararenalraum entlang des Lig. splenorenale und wird bei einer Peritoneallavage nicht signifikant.
Milzinfarkt (Abb. 18.**15**)	Multiple heterogene Zonen oder fokale Läsion mit variablem Signalcharakter in Abhängigkeit von Stadium. Charakteristisch ist eine periphere keilförmige Läsion mit Basis an der Milzkapsel und Spitze zum Milzhilus, die jedoch selten in dieser Form auftritt. Mit der Zeit markiert sich der Infarkt schärfer, eine Restitutio ad integrum kann nach Monaten gegeben sein. Spätfolgen können in Form kleiner Konturdefekte, Fibrosen oder Pseudozysten erscheinen. Hämorrhagische Milzinfarkte sind ebenfalls sehr heterogen, in Abhängigkeit von den Blutabbauprodukten. Nach i. v.-Applikation von Gd-DTPA finden sich Kontrastmittelextravasate in Form eines fleckigen randständigen Enhancements nur in der hyperakuten Phase. Komplette Milzinfarkte sind selten und finden sich lediglich bei Torsion einer mobilen Milz.	Häufigste Ursache fokaler Milzdefekte. Milzinfarkte sind embolischer, septischer (bakterielle Endokarditis), arteriosklerotischer oder thrombarterieller Natur (bei Milzarterienaneurysma, Pankreatitis, Pankreaskarzinom, nach Milztorsion), finden sich auch im Rahmen von Thrombosen der intrasplenischen Arteriolen und Venen (Sichelzellenanämie, myelolymphoproliferative Störungen, Vaskulitiden). Bei der *Sichelzellenanämie* ist das Signalmuster durch die Eisendepots vorausgegangener Bluttransfusionen und/oder Fibrosen zurückliegender Infarkte diffus gemindert, in diesem Fall stellen sich die frischen Infarkte hyperintens in allen Sequenzen dar.

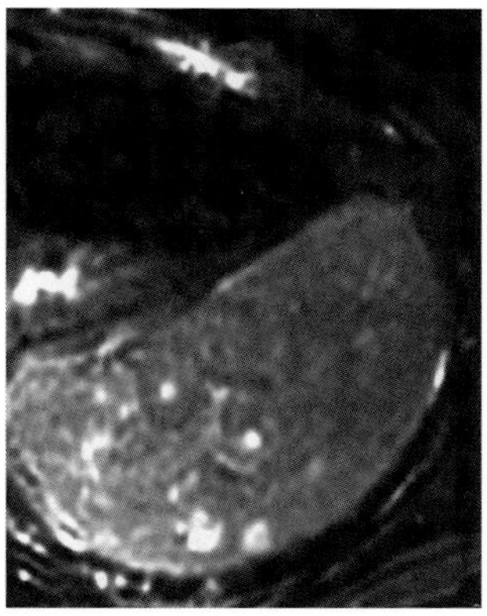

Abb. 18.12 **Mikroabszesse in der Milz bei Septikämie.** FS T2W, multiple kleine, über die Milz verstreute hyperintense Läsionen.

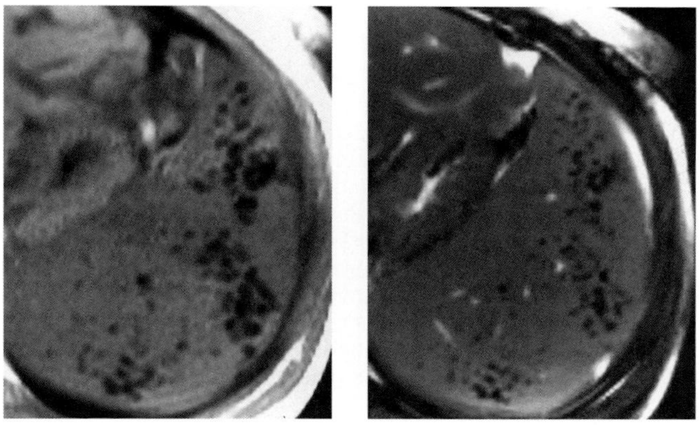

a b

Abb. 18.13 **Granulomatöse Milzerkrankung.** Splenomegalie mit zahlreichen miliaren signalarmen Herden im T1W (**a**) und T2W (**b**), Ursache war in diesem Fall eine Schistosomiasis.

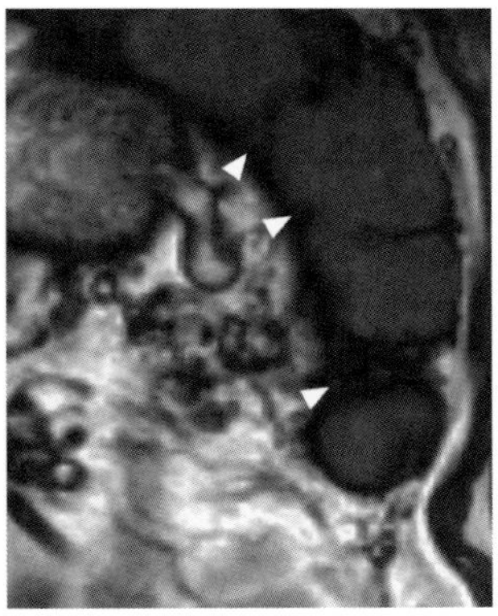

Abb. 18.14 **Altes Milztrauma.** Coronales T2W, zerstörte Milz mit drei fibrös umgewandelten Frakturlinien (Pfeilspitzen) in Form unregelmäßiger Signalauslöschungen.

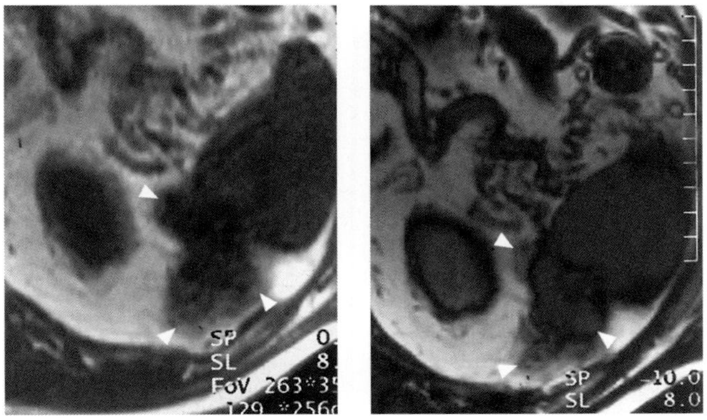

a b

Abb. 18.15 **Milzinfarkt.** Reste eines Infarktes im posterioren Aspekt der Milz (Pfeilspitzen). Die infarzierte Region ist inhomogen, unregelmäßig begrenzt und geschrumpft (**a**: T1W; **b**: T2W).

Tabelle 18.**1** (Fortsetzung) Milzerkrankungen

Erkrankung	MRT-Befund	Kommentar
Portale Hypertension (Abb. 18.**16,** 18.**17**)	Richtungweisend ist der Nachweis portosystemischer Kollateralen. Eine mitunter massive Splenomegalie ist häufig gebeben. Siderotische Knoten (Gamna-Gandy-Körper) finden sich in der Milz bei 13 % der Patienten und repräsentieren Areale perifollikulärer und trabekulärer Blutungen. Die Läsionen sind multipel (selten solitär) mit Größen zwischen 3 und 8 mm, signalarm und am besten im GRE T2W sichtbar. Der Signalverlust ist Folge der Hämosiderdepots, mitunter auch von Verkalkungen. Gelegentlich finden sich diffuse Hämosiderinablagerungen in der Milz, die zu einer generalisierten Signalabnahme des Milzparenchyms, vor allem im T2W, führen. Aszites ist Ausdruck einer sinusoidalen (z. B. Zirrhose) oder postsinusoidalen (z. B. Budd-Chiari-S.) portalen Hypertension und differenziert von präsinusoidalen Obstruktionen (z. B. Thrombose der Milz- oder Portalvene).	Prähepatische Portalvenenobstruktionen sind entweder Milzvenenthrombosen (bei Pankreatitis oder Pankreaskarzinom) oder Portalvenenthrombosen bzw. -Kompressionen. Intrahepatische präsinusoidale Portalvenenobstruktionen finden sich bei arterioportalen Fisteln, der Leberfibrose (kongenital, idiopathisch oder toxisch), bei der biliären Zirrhose, dem Alpha-1-Antitrypsin-Mangel, beim M. Wilson, der zystischen Fibrose, Schistosomiasis und der chronischen Malaria. Intrahepatische sinusoidale oder postsinusoidale Obstruktionen finden sich bei der Laennec- (alkoholtoxischen) Zirrhose, bei postnekrotischen Zirrhosen nach Hepatitis und bei Venenverschlusskrankheiten der Leber. Eine posthepatische portale Hypertension ist gewöhnlich bei Budd-Chiari-Syndrom gegeben.
Hämosiderose und sekundäre Hämochromatose (Abb. 18.**18**)	Diffus vermindertes Signal der im T1W und vor allem T2W durch massive Eisenablagerungen in den retikuloendothelialen Zellen der Milz, Leber und des Knochenmarks.	Eisenüberladungen entstehen am häufigsten nach zahlreichen Bluttransfusionen. DD: Primäre (idiopathische) Hämochromatose – das Eisen wird primär in den Hepatozyten und im Pankreas eingelagert, nicht aber in der Milz.

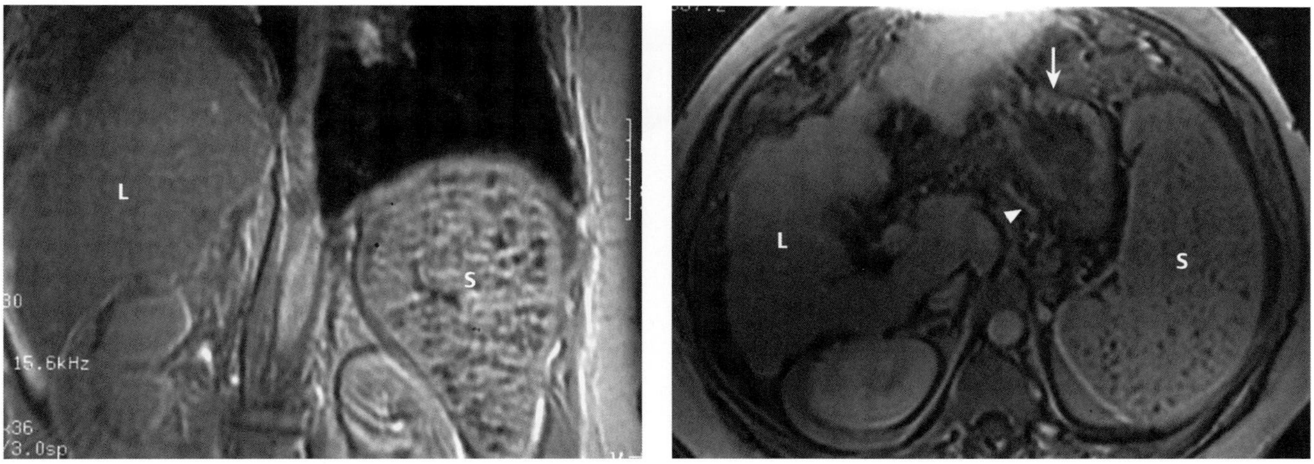

a b

Abb. 18.**16** **Portale Hypertension mit Gamna-Gandy-Körpern in der Milz.** Unregelmäßig geschrumpfte zirrhotische Leber (L) und vergrößerte Milz (S) mit zahlreichen kleinen Herden (Gamna-Gandy-Körper) signalarmer Natur im coronalen T2W (GRE) (**a**), und nach i. v.-Applikation von Gd-DTPA im axialen FS T1W (**b**). Retroperitoneale Kollateralen (Pfeilspitze) und gastrische Varizen (Pfeil) in (**b**). Ascites vor allem perihepatisch.

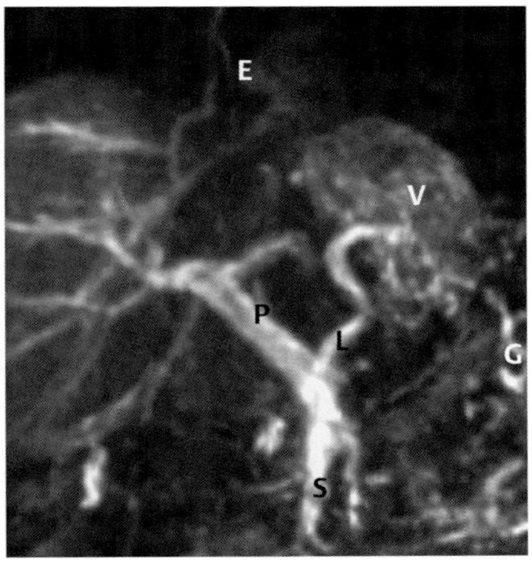

Abb. 18.**17** **Milzvenenthrombose.** MRA, Okklusion der Milzvene (nicht abgebildet). Extensive portosystemische venöse Kollateralen mit großen gastrischen Varizen (V) und kleinen Ösophagusvarizen (E). G: Kurze Magenvenen; L: V. gastrica sinistra; P: V. portae; S: V. mesenterica superior.

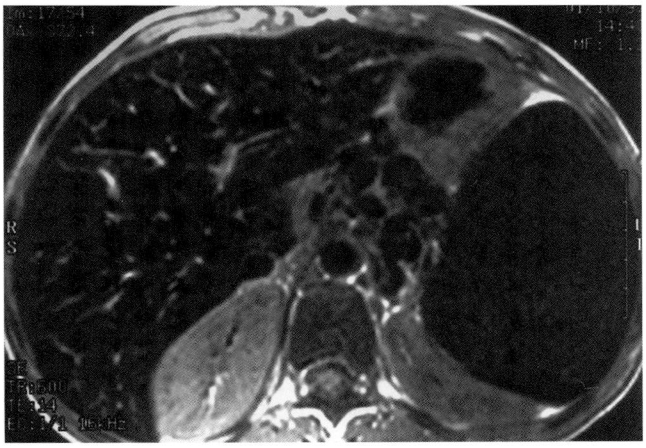

Abb. 18.**18** **Hämosiderose.** PDW, deutlich vermindertes Signal in Leber, Milz und Knochenmark durch Eisenüberladung nach multiplen Bluttransfusionen bei einem Patienten mit Sichelzellenanämie.

19 Pankreas

Form, Größe und Lage des Pankreas sind variabel. Im axialen Schnittbild erscheint das Organ als breite transversal orientierte Mittellinienstruktur, die von retroperitonealem Fett umhüllt ist, misst 12 – 15 cm in der Länge und erstreckt sich parallel zur Bauchwand hinter dem Magen zwischen Milz und Duodenum (Abb. 19.**1**). Das Caput pancreatis schmiegt sich dem duodenalen C an und ist im Vergleich zum Restpankreas runder und kräftiger. Der Durchmesser des Pankreaskopfes ist in der Regel nicht höher als der eines angrenzenden Wirbelkörpers. Zwischen Kaput und Korpus liegt ein gering verschmälertes Infundibulum, das Korpus wiederum ist nach links zur Kauda hin verschmächtigt. Corpus und Cauda pancreatis verlaufen schräg nach cranial und links und liegen daher im transversalen Schnitt cranial des Kaput. Die dorsale Oberfläche des Kaput liegt der V. cava inferior an, der Processus uncinatus des Kaput dreht sich nach links und cranial zwischen V. mesenterica superior und V. cava inferior. Die V. mesenterica superior liegt dorsal des Caput pancreatis und vereinigt sich mit der Milzvene zur Portalvene. Die V. lienalis bildet die dorsale Begrenzung von Corpus und Cauda pancreatis. Das Omentum minus trennt Magenhinterwand von der Vorderfläche des Pankreas. Der Hauptausführungsgang des Pankreas (Wirsungianus) verläuft zentral durch das Organ von links nach rechts, verbindet sich in der Regel mit dem Ductus choledochus in Höhe des Pankreaskopfes und bildet kurz vor Einmündung in die Papilla duodeni major die Ampulla Vateri. Gelegentlich haben Ductus choledochus und wirsungianus eine getrennte Einmündung in das Duodenum. Häufig findet sich weiter cranial ein akzessorischer Pankreasgang (Santorini), der entweder rückläufig den Hauptgang erreicht oder selbstständig durch die eigene Papilla duodeni minor in das Duodenum mündet.

Die Kontur des Pankreas ist vor allem bei jüngeren Patienten glatt. Mit zunehmender altersbedingter Atrophie und enstprechender Fettinduration wird das Organ lobuliert. Die *fettige Atrophie (Steatosis pancreatis)* (Abb. 19.**2**) ist die häufigste Gewebsveränderung des Pankreas, in der Regel ohne pathologischen Wert und altersbedingt, findet sich aber auch beim Diabetes mellitus, beim M. Cushing, bei Adipositas, chronischer Pankreatitis und zystischer Fibrose. Diese Fettinduration ist ungleichmäßig und betrifft vor allem Korpus und Kauda, während das Kaput noch weitgehend normal erscheint. Fokale Fettansammlungen können speziell am Pankreaskopf eine gewisse Hypertrophie im Sinne einer lipomatösen Pseudohypertrophie hervorrufen. Eine komplette Umwandlung des Pankreasgewebes in Fett ist selten und kongenital beim *Schwachman-Diamond-Syndrom* gegeben (Pankreasinsuffizienz und metaphysär dysostotischer Kleinwuchs).

Anatomische Varianten des Pankreas sind nicht selten. Eine komplette Umrundung der Pars descendens duodeni durch Pankreasgewebe wird *Pancreas anulare* genannt (Abb. 19.**3**), eine fehlende Verschmelzung der ventralen und dorsalen Anlage *Pancreas divisum* (Abb. 19.**4**) (häufigste kongenitale Anomalie, 10% der Autopsien). In dieser Situation werden das Caput pancreatis durch den Ductus wirsungianus, Korpus und Kauda durch den Ductus Santorini drainiert, beide Gänge verschmelzen nicht. Gelegentlich findet sich eine schräge fettige Spalte zwischen dem Kaput und den zwei Gängen. Das Pancreas divisum hat eine höhere Inzidenz zu chronischen

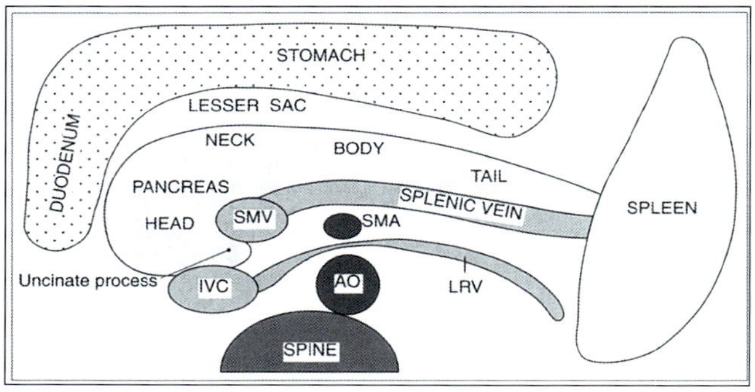

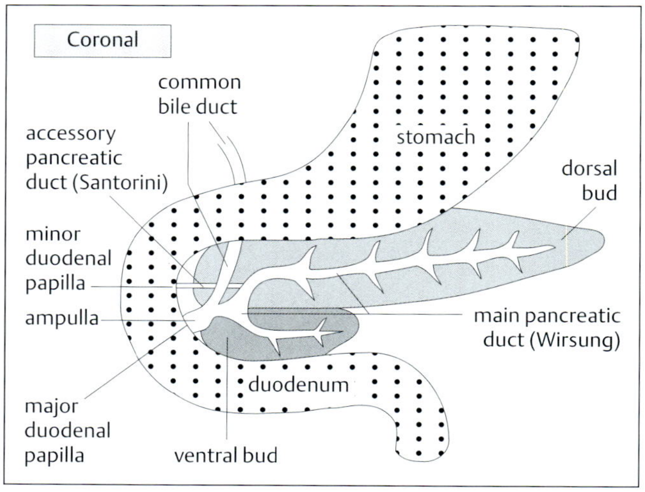

Abb. 19.**1** **Anatomie des Pankreas.** (**a**: axial; **b**: coronal)
AO: Aorta; IVC: V. cava inferior; LRV: Vene renalis sinistra; SMA: A. mesenterica superior; SMV: V. mesenterica superior.

Pankreatitiden. Gelegentlich wird ein komplettes Fehlen von Pankreaskopf oder -schwanz beschrieben.

Im konventionellen T1W ist das Pankreasgewebe intermediär signalintens ähnlich der Leber und hypointens zum angrenzenden retroperitonealen Fett. In fettsupprimierten Sequenzen findet sich eine deutliche relative Signalanhebung, das Pankreas ist dann die signalreichste Struktur im Oberbauch und hyperintens zur Leber. Im T2W ist das Pankreas zur Leber iso- bis leicht hypointens, das Fettgewebe hat eine ähnliche Signalintensität, sodass das Organ unscharf begrenzt erscheint.

Eine diffuse Signalminderung des Organs im T1W und T2W findet sich bei der Fibrose und bei einer Eisenüberladung. Fibrosen sind Folge einer chronischen Pankreatitis oder einer zystischen Fibrose. Eisenüberladungen treten typischerweise bei der (idiopathischen) primären Hämochromatose auf, während exzessive Eisenablagerungen nach zahlreichen Bluttransfusionen im retikuloendothelialen System der Leber, Milz und des Knochenmarks zu finden sind.

Nach i. v.-Bolusinjektion von Gd-DTPA ist im Pankreas ein Enhancement im Vergleich zur Leber wesentlich früher gegeben, das Maximum ist bereits unmittelbar nach dem maxima-

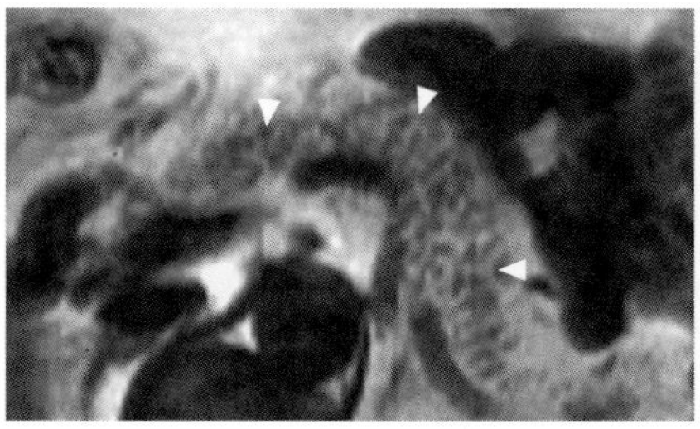

Abb. 19.2 **Lipomatose des Pankreas.** T1W, fettige Degenerationd von Corpus und Cauda pancreatis.

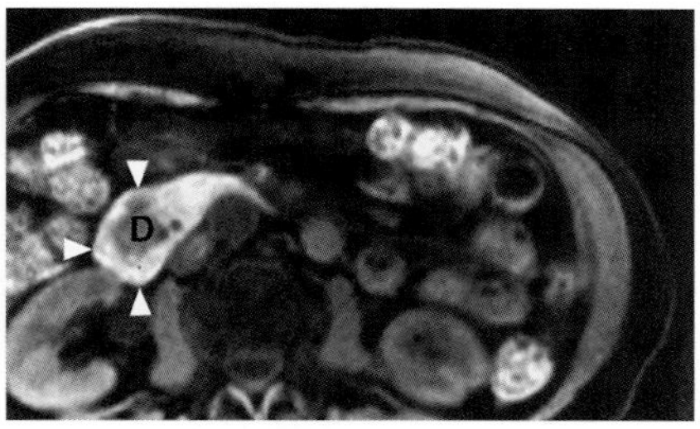

Abb. 19.3 **Pancreas anulare.** FS T1W nach KM,deutliches Enhancement des Pankreaskopfes (Pfeilspitzen), der das Duodenum (D) komplett umschließt.

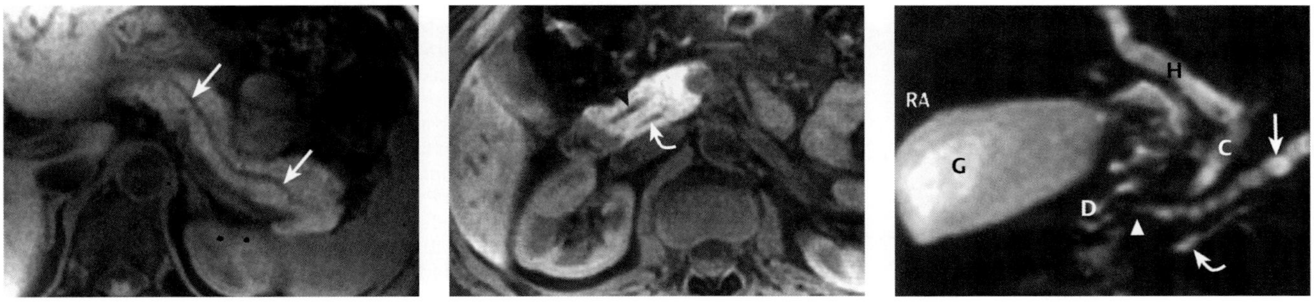

a **b** **c**

Abb. 19.4 **Pancreas divisum.** Der Pankreasgang (Pfeile) drainiert Corpus und Cauda pancreatis via eines vergrößerten Ductus santorini (Pfeilspitzen) in das Duodenum. Das Caput pancreatis wird durch den hypoplastischen Ductus wirsungianus drainiert, der den Ductus santorini nicht erreicht. Die Hypoplasie des Ductus wirsungianus korrespondiert mit der embryonalen Drainage der vorderen Pankreasanlage (s. Abb. 19.**1b**). C: Ductus choledochus; D: Duodenum; G: Gallenblase; H: Ductus hepaticus communis (**a** und **b**: FS T1W; **c**: MRCP).

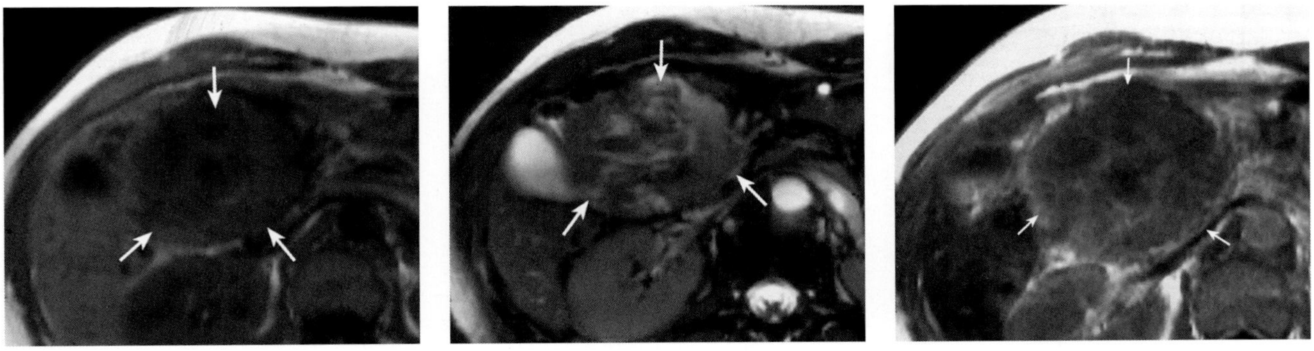

a **b** **c**

Abb. 19.5 **Malignes fibröses Histiozytom des Retroperitoneum.** Große heterogene Raumforderung (Pfeile) mit Invasion des Pankreaskopfes (**a**: T1W; **b**: T2W [GRE]; **c**: T1W nach KM).

len Aorten-Enhancement gegeben. In den nächsten Minuten bildet sich die Signalzunahme im Pankreas langsamer als in anderen Organen des Oberbauches zurück. Orale Kontrastmittelgaben sind sinnvoll zur Abgrenzung von Magen und Darmschlingen vom Pankreas und von peripankreatischen Prozessen.

Neben pankreaseigenen Tumoren können Raumforderungen auch von Nachbarorganen einwachsen, wie zum Beispiel aus Magen, Duodenum, der Ampulla Vateri, dem Ductus choledochus, der Gallenblase, Leber und aus Malignomen des Retroperitoneum. Infiltrationen durch peripankreatische, perisplenische und aortale Lymphknoten sind ebenfalls nicht selten und können eine primäre Neoplasie des Pankreas vortäuschen.

Die Differentialdiagnose der Pankreaserkrankungen wird in Tabelle 19.1 diskutiert.

Tabelle 19.1 Pankreaserkrankungen

Erkrankung	MRT-Befund	Kommentar
Pankreaszyste (Abb. 19.6)	Solitäre oder multiple, homogene, glatt begrenzte Läsion, signalarm im T1W, signalreich im T2W, kein KM-Enhancement.	Kongenitale (echte) Zysten sind selten. Sie finden sich gewöhnlich multipel bei der autosomal dominanten polyzystischen Nierenerkrankung (mit Leberzysten) oder beim v.-Hippel-Landau-Syndrom (mit hepatischen Adenomen und Hämangiomen)
Pankreaspseudozyste (Abb. 19.7, 19.8)	Zystische Läsion in einer entzündlich/fibrösen Pseudokapsel. Eine unkomplizierte Pseudozyste kann von einer kongenitalen Zyste nicht differenziert werden, ist signalarm im T1W und wird zunehmend signalreich mit T2-Wichtung, manchmal zeigt sich ein Enhancement der Pseudokapsel. Hämorrhagische oder superinfizierte Pseudozysten sind im T1W generell signalreicher und heterogen, insbesondere bei eingeschlossenen Gewebsabschilferungen. Septierungen sind selten und ebenfalls Ausdruck einer Komplikation.	Zwei Drittel der Pseudozysten liegen im Pankreas, der Rest im Mesenterium, Retroperitoneum, in Leber, Milz, Nieren oder im Mediastinum. Die Ausbildung einer Pseudozyste ist eine Folge entzündlicher oder traumatischer Pankreasalterationen, in der Regel zeigen die Veränderungen eine chronische Pankreatitis an (bei 15 % der chronischen Pankreatitiden). *Retentionszysten* sind Folge einer Obstruktion des Pankreasganges, sind in der Regel multipel und nicht größer als 1 cm. Eine Kommunikation mit dem Duktus ist meistens visualisierbar. *Muzinöse Gangektasien* sind ebenfalls Folge einer Gangobstruktion durch muköse Pfropfen und können recht massiv sein. *Extrapankreatische Flüssigkeitsansammlungen* einer akuten Pankreatitis unterscheiden sich von Pseudozysten durch das Fehlen einer Pseudokapsel. DD: Zystisches Neoplasma – wandständige Knötchen sind bei der Pseudozyste nicht gegeben.
Mikrozystisches Adenom (Seröses Zystadenom) (Abb. 19.9)	Zystische Neoplasie mit sehr unterschiedlichem Erscheinungsbild – von einer dünnwandigen unilokulären oder mehr polyzyklischen Zyste bis zu einer definierten lobulierten weichteildichten Raumforderung mit glatter oder nodulärer Kontur, die zahlreiche kleine (< 2 cm) Zysten enthält. Die Tumorgröße schwankt zwischen 1 und 25 cm. Nach i. v.-Applikation von Gd-DTPA zeigt sich ein deutliches Enhancement der soliden Tumoranteile, ein verzögertes Enhancement der charakteristischen zentralen Narbe kann mitunter beobachtet werden.	Gutartiger zystischer Tumor der 6. und 7. Lebensdekade mit weiblicher Prädominanz 5 : 1. Die Zysten enthalten proteinhaltige Flüssigkeiten und werden durch kubische Epithelien mit glycogenreichem Zytoplasma ausgekleidet. Die zentrale Narbe enthält amorphe (sternförmige) Verkalkungen, die in 33 % im Röntgenbild erkennbar sind. Assoziation mit dem v.-Hippel-Landau-Syndrom.

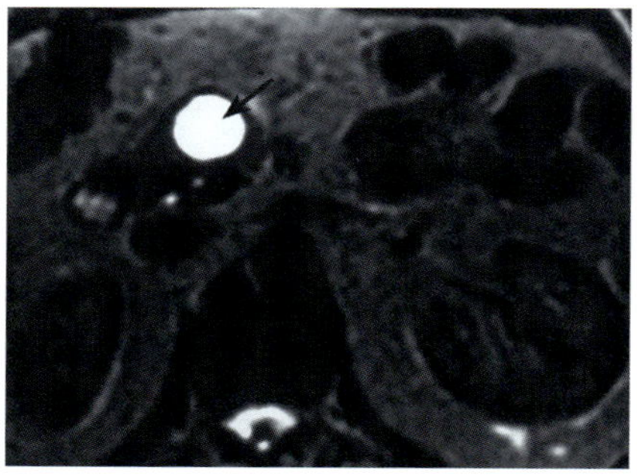

Abb. 19.6 **Pankreaszyste.** FS T2W, glatt begrenzte homogene Läsion mit sehr hohem Signal im Pankreaskopf.

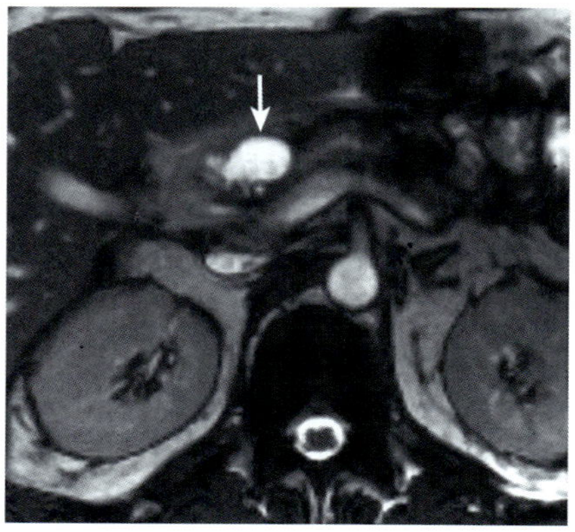

a

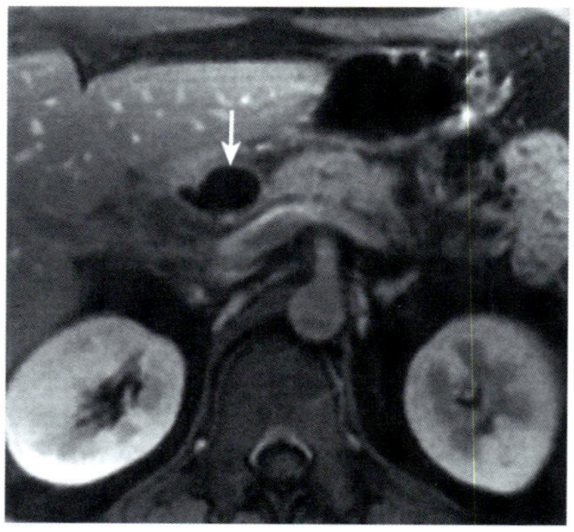

b

Abb. 19.7 **Pankreaspseudozyste.**
a T2W, leicht inhomogene signalreiche zystische Läsion (Pfeil).
b FS T1W nach KM, nach i. v.-Applikation von Gd-DTPA zeigt sich ein Enhancement der dünnen Pseudokapsel um die signalarme Zyste.

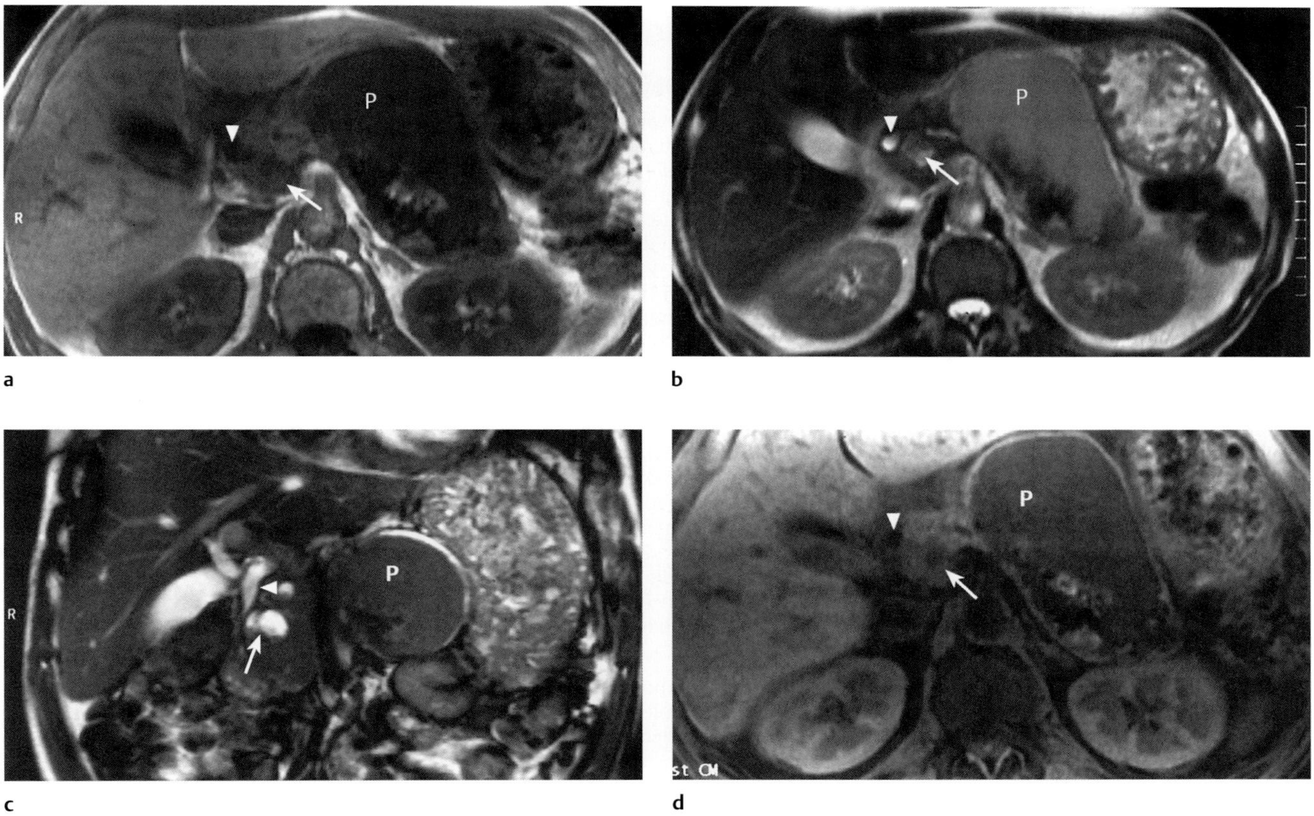

Abb. 19.8 **Pankreaspseudozyste.** Große Pankreaspseudozyste (P) im Omentum minus. Die Signalintensität im T2W ist nur intermediär, wahrscheinlich durch hohe Proteinkonzentrationen. Das inhomogene Erscheinungsbild des basalen Zysteninhaltes in Nachbarschaft des Pankreasschwanzes ist auf nekrotische Gewebsreste zurückzuführen. Die Pseudokapsel ist vorzugsweise nach KM-Injektion erkennbar (d). Das Pankreas selbst ist aufgrund chronisch entzündlicher Veränderungen inhomogen und zeigt eine weitere kleine Pseudozyste (Pfeil) im Kaput. Der Ductus choledochus (Pfeilspitze) ist dilatiert und proximal durch eine entzündliche Stenose unscharf begrenzt (**a**: axiales T1W; **b**: axiales T2W; **c**: coronales T2W [GRE]; **d**: axiales FS T1W nach KM).

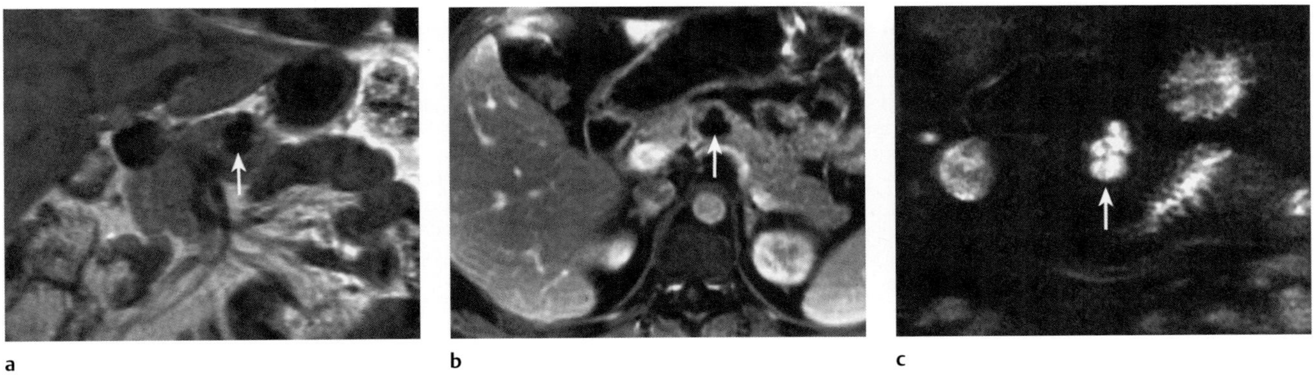

Abb. 19.9 **Mikrozystisches Adenom.** Polyzyklische zystische Läsion (Pfeil) mit etwas heterogener Struktur und ohne KM-Enhancement im Corpus pancreatis. (**a**: coronales T1W; **b**: axiales FS T1W nach KM; **c**: MRCP).

Tabelle 19.1 (Fortsetzung) Pankreaserkrankungen

Erkrankung	MRT-Befund	Kommentar
Makrozystisches Adenom/Adenokarzinom (muzinöses zystisches Neoplasma) (Abb. 19.10)	Große, dickwandige zystische Läsion zwischen 5 und 30 cm im Durchmesser im Bereich der Kauda oder des Korpus (selten Kaput). Kapselartige Begrenzung und polyzyklische Kontur mit dicken Septen zwischen den unregelmäßgen Zystenräumen. Sowohl die muralen Knötchen als auch die soliden papillären Ausläufer in das Zystenlumen zeigen die Malignität an. Die Signalintensität im T1W ist durch den relativ hohen muzinösen Anteil und/oder durch stattgehabte Einblutungen hoch. Die soliden Anteil zeigen ein deutliches KM-Enhancement.	Prämalignes/malignes Neoplasma, typischerweise bei Frauen mittleren Alters (weibliche Prädominanz 8 : 1) zwischen 40 und 70. Die Zysten sind durch Schleim produzierendes Säulenepithel ausgekleidet. Benigne Läsionen entarten häufig maligne, Lebermetastasen finden sich in Form dickwandiger Zysten. Amorphe perimurale Verkalkungen werden im konventionellen Röntgenbild in 15 % der Fälle gesehen.
Solides oder papilläres endotheliales Neoplasma des Pankreas	Scharf begrenzte, inhomogene runde oder lobulierte Raumforderung mit zystischen und soliden Komponenten zwischen 3 und 15 cm im Durchmesser, kann nach extensiver Nekrotisierung auch komplett zystisch imponieren. Bevorzugte Lokalisation ist die Cauda pancreatis. Einblutungen in die Zyste zeigen gelegentlich einen signalreichen Rand im T1W und signalarmen Rand im T2W, die soliden Komponenten sind eher hypointens im T1W und leicht hyperintens im T2W mit deutlichem KM-Enhancement.	Seltenes low-grade Malignom, das häufig mit einem Zystadenom oder funktionslosen Inselzelltumoren des Pankreas verwechselt wird. Findet sich typischerweise bei jungen Frauen (weibliche Prädominanz 9 : 1) zwischen dem 10. und 40. Lebensjahr als graduell wachsende abdominelle Raumforderung.
Inseltumor des Pankreas (Abb. 19.11, 19.12)	Solitäre oder multiple, gewöhnlich homogene Raumforderung im Pankreas mit variabler Größe und am besten in fettgesättigten Sequenzen visualisierbar, hypointens im FS T1W und hyperintens im FS T2W im Vergleich zum Restpankreas. Deutliches und frühes KM-Enhancement. In kleineren Läsionen (< 2 cm) ist das Enhancement uniform, größere zeigen ein charakteristisches Rand- oder Ringenhancement. *Insulinom*: (80 % solitär benigne, 10 % multipel, 10 % maligne) 1–2 cm groß und in jedem Abschnitt des Pankreas zu finden. *Gastrinome*: (75 % solitär, 60 % maligne) Mittlere Tumorgröße von 4 cm zum Zeitpunkt der Diagnose, bevorzugt im Pankreaskopf. *Glukagome, Somatostatinome*: Bevorzugt im Pankreaskopf, *VIPome* eher in Korpus und Kauda, solitäre Läsionen um 6 cm zum Zeitpunkt der Diagnose, die Mehrzahl der Tumoren ist maligne. *Funktionslose Inselzelltumoren*: (15 %) Gewöhnlich maligne, in der Mehrzahl größer als 5 cm zum Zeitpunkt der Diagnose, liegen bevorzugt im Pankreaskopf, grobkörnige Verkalkungen in 25 % mit entsprechender Signalauslöschung im T1W und T2W.	APUDome (Derivate des Amine-precursor-uptake/Aminoacid-Dekarboxylase-Zellsystems) finden sich bei Erwachsenen jüngeren und mittleren Alters mit weiblicher Prädilektion und sind zu 85 % funktionell. *Multiple endokrine Neoplasie (MEN):* MEN 1: Hypophysen- und Nebenschilddrüsenadenome, Inselzelltumor des Pankreas; MEN 2 (oder 2a): Nebenschilddrüsenadenom, medulläres Schilddrüsenkarzinom, Phäochromozytom; MEN 3 (oder 2b): Medulläres Schilddrüsenkarzinom, Phäochromozytom, Ganglioneuromatose. Maligne Inselzelltumoren metastasieren bevorzugt in die regionalen Lymphknoten der Leber. Tumorverkalkungen sind hochsuspekt auf Malignität. *Insulinome*: Häufigster funktioneller Inselzelltumor, klinisch Hypoglykämie. Multiple Tumoren bei MEN 1. *Gastrinom*: Zweithäufigster Inselzelltumor, klinisch *Zollinger-Ellison-Syndrom* (schwere rezidivierende peptische Ulcera, Hypoglykämie, Hypersekretion des Magens und Diarrhö). Assoziation mit MEN 2 in 1–25 % der Fälle. Ektope Gastrinome (20 %) finden sich im Duodenum (speziell in der medialen Wand der Pars descendens), im Magen, Jejunum und in den peripankreatischen Lymphknoten. *VIPome* sezernieren vasoaktive intestinale Peptide und finden sich beim *WDHH-Syndrom* (Wasserdiarrhö, Hypokaliämie, Hypochlorhydrie).

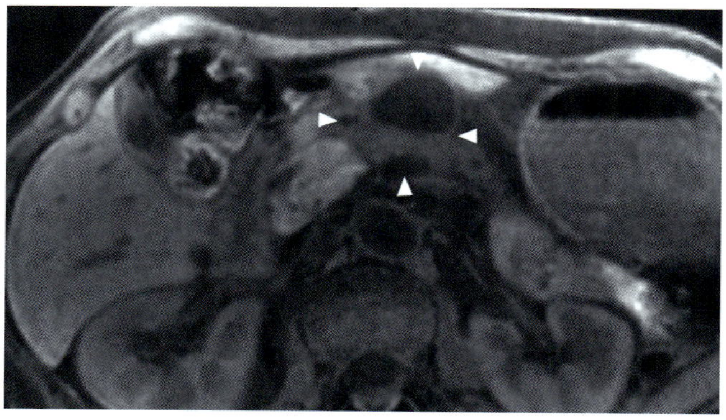

a

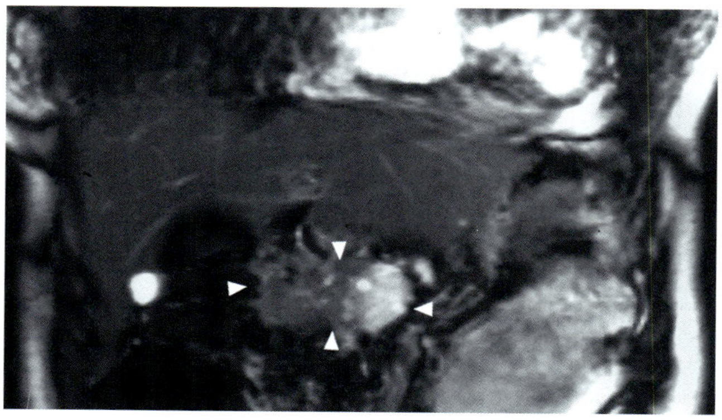

b

Abb. 19.10 c, d ▷

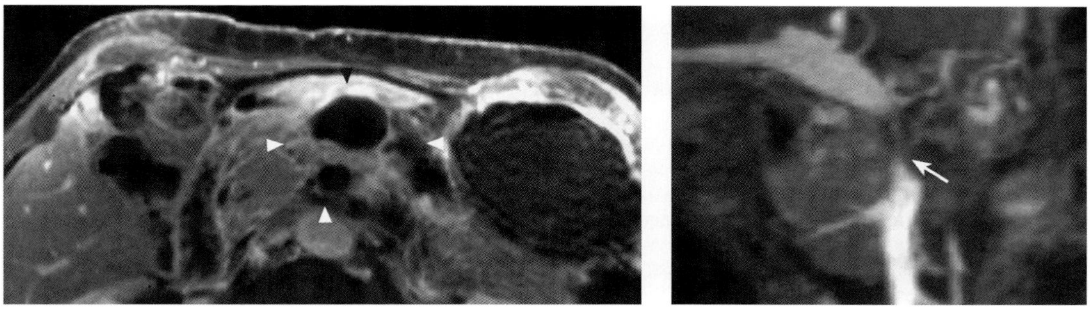

c d

Abb. 19.**10** **Makrozystisches Adenokarzinom.** Große heterogene und unscharf begrenzte Raumforderung (Pfeilspitzen) mit unterschiedlich großen zystischen Komponenten und unregelmäßigen dickwandigen Septen. Nach i. v.-Applikation von Gd-DTPA deutliches Enhancement der soliden Anteile in (**c**). Die MRA (**d**) demonstriert eine Tumorinvasion der proximalen Segmente der V. mesenterica superior (Pfeil) mit deutlicher Kompression, fehlender Darstellung der V. lienalis und Formation zahlreicher Kollateralen (**a**: axiales T1W; **b**: coronales T2W [GRE]; **c**: axiales FS T1W nach KM; **d**: MRA).

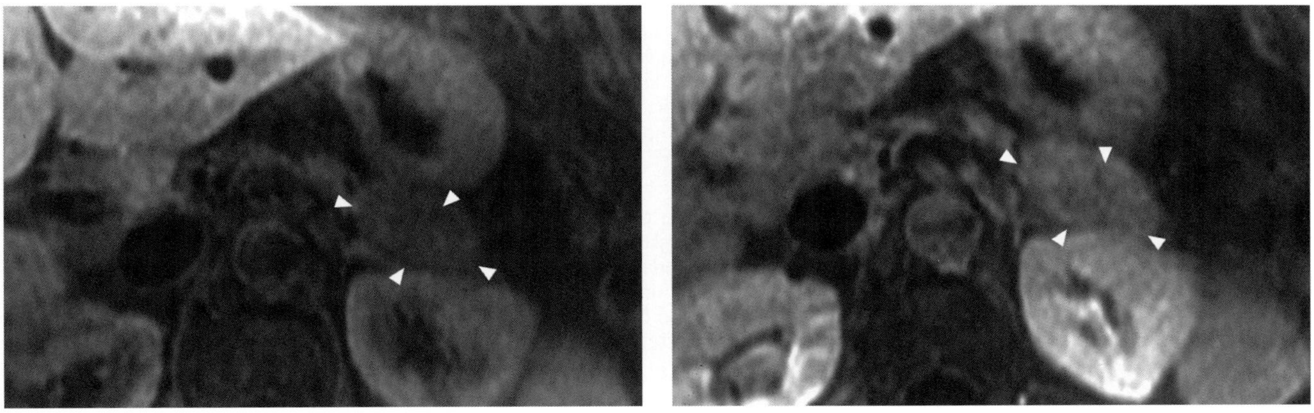

a b

Abb. 19.**11** **Insulinom.** Definierte ovoide Läsion (Pfeilspitzen) im Pankreasschwanz mit geringer Signalintensität im FS T1W (**a**) und deutlichem KM-Enhancement (**b**: FS T1W nach KM).

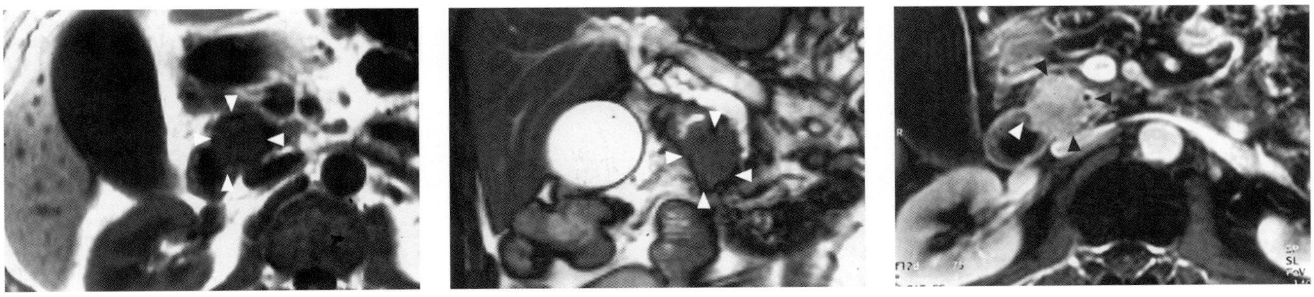

a b c

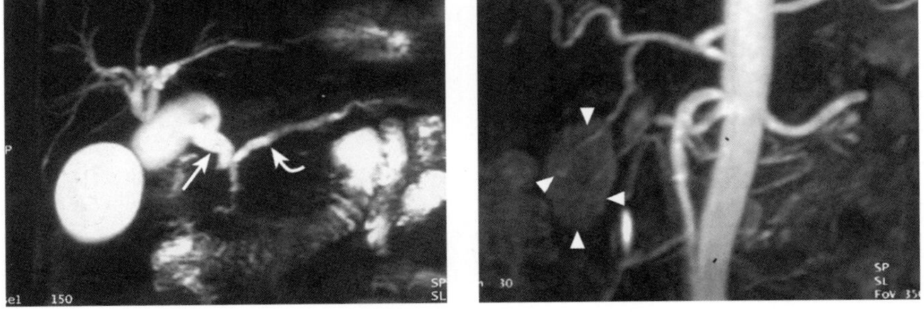

d e

Abb. 19.**12** **Maligner Inselzelltumor.** Raumforderung (Pfeilspitzen) im Pankreaskopf mit geringem Signal im axialen T1W (**a**) und intermediärem Signal im T2W (GRE) (**b**). Nach i. v.-Applikation von Gd-DTPA deutliches Enhancement (**c**: axiales FS T1W nach KM). **d** MRCP, Obstruktion des Ductus choledochus (Pfeil) und des Ductus pancreaticus (gekrümmter Pfeil) im Bereich des Pankreaskopfes mit prästenotischer Dilatation. **e** MRA, deutliche Tumoranfärbung (Pfeilspitzen) durch die versorgende A. pancreaticoduodenalis.

Tabelle 19.1 (Fortsetzung) Pankreaserkrankungen

Erkrankung	MRT-Befund	Kommentar
Adenokarzinom des Pankreas (Abb. 19.13–19.15)	Unscharf begrenzte Raumforderung zwischen 2 und 10 cm Größe, gering hypointens im T1W und intermediär bis hyperintens im T2W. Größere Läsionen mit zentralen Nekrosen zeigen ein höheres T2-Signal im Zentrum. Der Tumor ist am besten als hypointense Läsion im fettgesättigten T1W erkennbar. Das Tumorenhancement ist geringer im Vergleich zum Restpankreas, sodass die Läsion in den ersten Minuten als Hypontensität klarer zur Darstellung kommt. Nach 5 bis 10 Minuten wird der Tumor iso- bis hyperintens zum Pankreasparenchym durch das langsamere „Wash-out". Bevorzugte Lokalisation ist der Pankreaskopf (60 %). Begleitend finden sich lokale Tumorinfiltrationen in den Milzhilus in die Leberpforte oder in das Retroperitoneum (70 %), Obstruktionen des Pankreasganges und/oder des Ductus choledochus mit prästenotischer Dilatation (60 %), Obliterationen des peripankreatischen Fettgewebes (50 %), Kontinuitäten in das Duodenum, den Magen, die linke Nebenniere, die Mesenterialwurzeln mit Befall der darin verlaufenden Gefäße (40 %), Thrombosen der V. lienalis, V. mesenterica superior und/oder V. portae mit portosystemischen Kollateralen (30 %), Atrophien des Restpankreas (20 %) und postobstruktive Pseudozysten (10 %).	5 % der krebsbedingten Todesfälle in den USA (vierthäufigste Todesursache durch Krebs). Tritt gewöhnlich in der 6. und 7. Lebensdekade mit Altersgipfel bei 55 Jahren und männlicher Prädominanz 2 : 1 auf. Klassisches klinisches Symptom des Pankreaskopfkarzinoms ist der schmerzlose Ikterus, während Tumoren des Korpus und der Kauda unspezifische Symptome, wie z. B. Rückenschmerzen, verursachen. Risikofaktoren sind eine hereditäre Pankreatitis (30 % entwickeln ein Pankreaskarzinom), Alkoholabusus, Fumatorium und Diabetes. Zum Zeitpunkt der Diagnose ist der Tumor bei 14 % der Patienten auf das Pankreas beschränkt (Stadium 1), 21 % zeigen eine regionale Lymphadenopathie (Stadium 2) und 65 % haben bereits Fernmetastasen (Stadium 3). Metastasen finden sich in der Leber (33 %), in den Lymphknoten (20 %), in den Peritonealblättern mit Aszites (10 %), in der Lunge, der Pleura und den Knochen. *Periampulläre duodenale Adenokarzinome* und *Cholangiokarzinome des intrapankreatischen Ductus choledochus* sind im MRT vom Pankreaskopfkarzinom nicht zu differenzieren, lediglich eine Obstruktion des Pankreasganges ist beim Cholangiokarzinom untypisch.
Extrapankreatische Tumoren, Metastasen und Lymphome (s. Abb. 19.5)	Tumoren des Magens, Duodenums, der Gallenblase und Lymphome (gewöhnlich Non-Hodgkin-Lymphome) infiltrieren das Pankreas sekundär und können als Raumforderung ähnlich eines Adenokarzinoms des Pankreas imponieren, ebenso finden sich peripankreatische Lymphknotenvergrößerungen.	Metastasen im Pankreas finden sich häufig bei Melanomen, Bronchialkarzinomen, Mamma- und Ovarialkarzinomen, Tumoren der Leber und der Nieren und bei zahlreichen Sarkomen. Primäre Lymphome des Pankreas sind selten (weniger als 1 % der Neoplasien des Pankreas).

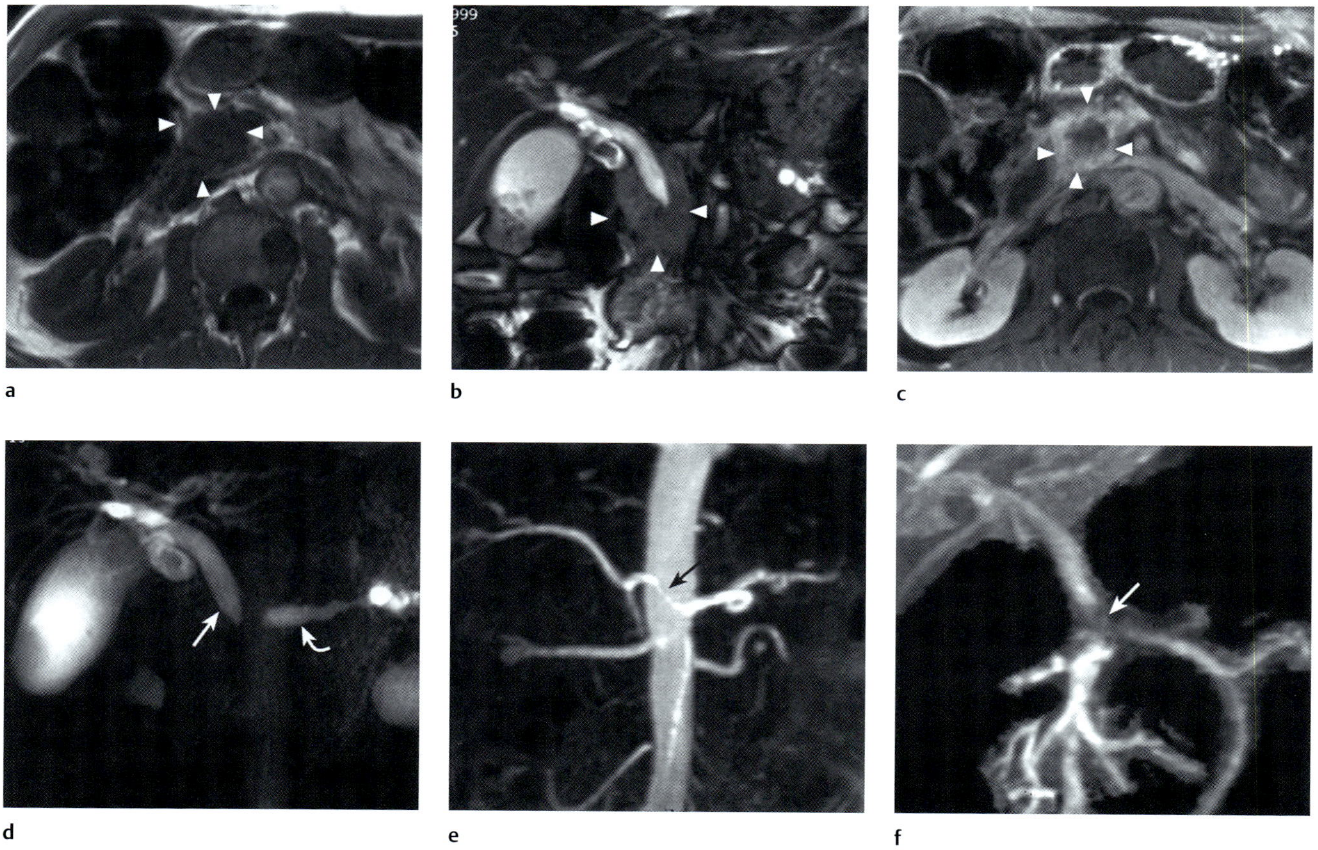

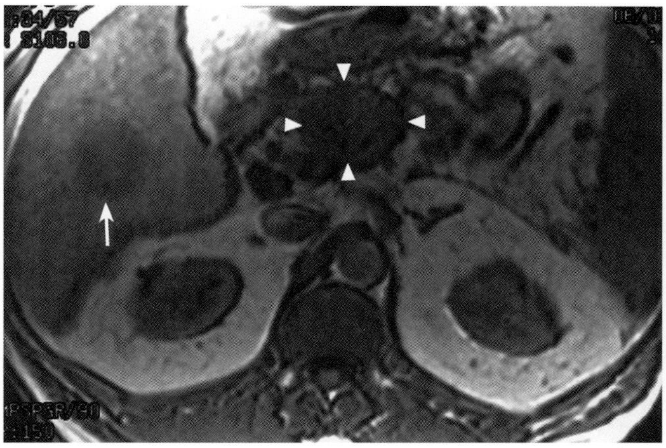

a

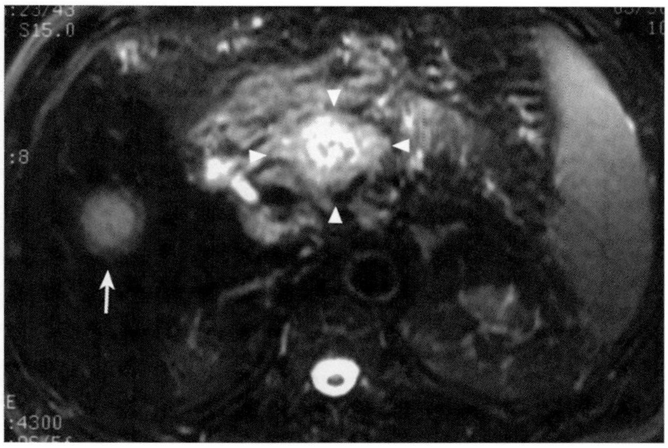

b

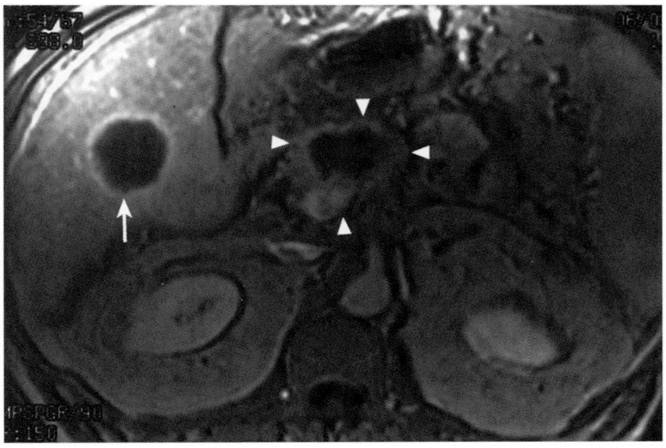

c

Abb. 19.**14** **Adenokarzinom des Pankreas.** Die Signalcharakteristika des Primärtumors im Pankreas (Pfeilspitzen) und der Metastase in der Leber (Pfeil) sind identisch signalarm im T1W (**a**) und sehr signalreich im FS T2W (**b**), deutliches Randenhancement nach i. v.-Applikation von Gd-DTPA (**c**: FS T1W nach KM). Die recht hohe Signalintensität im T2W ist etwas ungewöhnlich und wahrscheinlich Ausdruck einer Kolliquationsnekrose im Zentrum des Tumors.

◁ Abb. 19.**13** **Adenokarzinom des Pankreas.** Unscharf begrenzte Raumforderung (Pfeilspitzen) mit intermediärem Signal im axialen T1W (**a**) und T2W (GRE) (**b**). Obstruktion des proximalen Ductus choledochus durch den Tumor mit prästenotischer Dilatation, größerer Gallenstein im Infundibulum und zahlreiche kleine Konkremente im Fundus der Gallenblase, deren Lumen durch die Wandverdickung verengt ist (Adenomyomatose). Nach i. v.-Applikation von Gd-DTPA zeigt sich ein unregelmäßiges peripheres Enhancement des Tumors (Pfeilspitzen) in (**c**) (FS T1W nach KM).
d MRCP, komplette Obstruktion des Ductus choledochus (Pfeil) und des Ductus pancreaticus (gekrümmter Pfeil) mit prästenotischer Dilatation. Die Verdickung der lateralen Wand der Gallenblase ist Ausdruck einer Adenomyomatose, wiederum Darstellung der Konkremente.
e und **f** (MRA) Der Tumor infiltriert die A. hepatica propria (Pfeil) in (**e**) und die Konfluens venuum (Pfeil) zwischen Vv. lienalis, mesenterica superior und portae in (**f**).

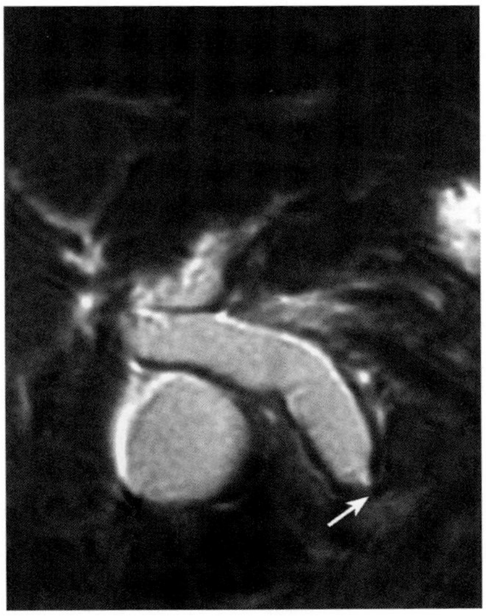

Abb. 19.**15** **Periampulläres Adenokarzinom des Pankreas.** MRCP, komplette Obstruktion des Ductus choledochus durch den Tumor (Pfeil) nahe der Ampulle mit prästenotischer Dilatation. Die Tumormasse ist nicht identifizierbar.

Tabelle 19.1 (Fortsetzung) Pankreaserkrankungen

Erkrankung	MRT-Befund	Kommentar
Akute Pankreatitis (Abb. 19.16, 19.17)	Eine frühe *ödematöse Pankreatitis* ist im MRT aufgrund der interindividuell variablen Organgröße und eines normalen KM-Enhancements nicht diagnostizierbar. Diffuse oder mitunter auch lokale Schwellungen des Organs mit streifigen Ausläufern in das peripankreatische Fettgewebe in Form hypointenser Linien im T1W sind erste Zeichen. Peripankreatische Flüssigkeitsansammlungen mit Ausdehnung in den vorderen Pararenalraum, das Omentum minus, die peripankreatischen Bänder und in das Mesenterium finden sich in späteren Stadien. Bei schweren Pankreatitiden finden sich Flüssigkeitsansammlungen im Pankreas selbst. Die liquiden Veränderungen sind am besten in fettgesättigen T2-gewichteten Sequenzen erkennbar. Komplikationen der akuten Pankreatitis sind Nekrosen, Hämorrhagien und Abszedierungen. Nekrotische Areale innerhalb des Pankreas identifizieren sich am besten durch das fehlende Frühenhancement im Zentrum, gelegentlich zeigt sich ein Spätenhancement infarzierter Regionen. Die hämorrhagische Pankreatitis ist durch Entzündung, Gewebsnekrosen und Blutungen charakterisiert. Im FS T1W sind die subakuten Blutungen in Form signalreicher Areale im Kontrast zu den signalarmen exsudativen Flüssigkeiten erkennbar. Desweiteren können sich dissezierende Extravasate von Blut im Retroperitoneum finden. Pankreatische und peripankreatische Abszesse sind von anderen Flüssigkeitsansammlungen mitunter schwer zu differenzieren, außer bei Gasansammlungen, die in weniger als der Hälfte der Fälle auftreten. Gefäßkomplikationen finden sich in Form von Milzvenenthrombosen mit Kollateralen und Pseudoaneurysmen in der A. lienalis.	Die akute Pankreatitis ist als entzündliche Erkrankung des Pankreas definiert, mit kompletter Restitution der Anatomie und Funktion. Wichtigstes klinisches Zeichen ist die Hyperamylasämie. Häufigste Ursachen sind chronischer Alkoholismus (gewöhnlich Chronifizierung) und die Cholezystolithiasis. Andere Ursachen finden sich in metabolischen Störungen (1. Hyperkalziämie, speziell bei Hyperparathyreoidismus; 2. hereditäre Pankreatitis, charakterisiert durch große rundliche Pankreasverkalkungen und einer malignen Entartung in 30 %; 3. Hyperlipidämien Typ I und V; 4. Mangelernährungen, wie z. B. Kwashiorkor), Infektionen und Infestationen (viral [Mumps], Hepatitis, Mononukleose, Parasiten [Leberegel]), Trauma (stumpfe oder spitze, zahlreiche chirurgische Eingriffe einschließlich ERCP), penetrierende Ulcera, Ischämien und medikamentös. In 20 % ist die Pankreatitis idiopathisch. Ödematöse Pankreatitiden haben eine Mortalitätsrate von etwa 4 %, nekrotisierende von 80 bis 90 % und sind kombiniert mit Blutungen (hämorrhagisch-nekrotisierende Pankreatitis) oder mit bakteriellen Infektionen (suppurative Pankreatitis).
Chronische Pakreatitis (Abb. 19.18)	Atrophie des Pankreas mit diffuser Signalminderung im fettsupprimierten T1W und diffus unregelmäßigem KM-Enhancement. Assoziiert finden sich Unregelmäßigkeiten des Pankreasganges mit Dilatation (60 %), intra- und peripankreatische Pseudozysten (30 %), Verkalkungen in Form punktueller Signalauslöschungen (30 %), Milzvenenthrombosen mit Kollateralen (30 %) und selten Pseudoaneurysmen der A. lienalis. Fokale Vergrößerungen des Pankreas können einen Tumor vortäuschen. Eine akute Pankreatitis stellt auch eine Komplikation der chronischen Form dar.	Prolongierte entzündliche Erkrankung des Pankreas mit irreversibler Schädigung von Anatomie und Funktion des Organs. Histopathologisch ist das zerstörte Pankreasparenchym durch fibröses Gewebe ersetzt. Bei der *chronisch rezidivierenden Pankreatitis* finden sich morphologisch und funktionell Restitutionen zwischen den akuten Schüben. Intra- und peripankreatische Flüssigkeitsansammlungen bilden sich nach akuten Entzündungen zurück oder produzieren eine Pseudokapsel, sodass nach 6 bis 8 Wochen Pseudozysten erkennbar sind. Komplikationen der chronischen Pankreatitis sind die Ausbildung eines Pankreaskarzinoms (3 %), ein obstruktiver Ikterus oder die Entwicklung eines pankreatischen Aszites.
Zystische Fibrose	Das Pankreas ist atrophiert und durch fibröses Gewebe ersetzt, das im FS T1W signalarm erscheint (ähnlich der chronischen Pankreatitis), oder es zeigt sich eine komplette fettige Degeneration des Organs (lipomatöse Pseudoatrophie) mit entsprechend signalreichem T1W. Multiple kleine Zysten sind Ausdruck dilatierter Gänge und Acini.	Autosomal rezessive multisystemische Erkrankung mit charakteristischen mukösen Pfropfen in den exokrinen Drüsen. Klinisch chronische Sinusitis und Husten, rezidivierende Pneumonien, progrediente respiratorische Insuffizienz, chronische Obstipation, Steatorrhö und Malabsorption.

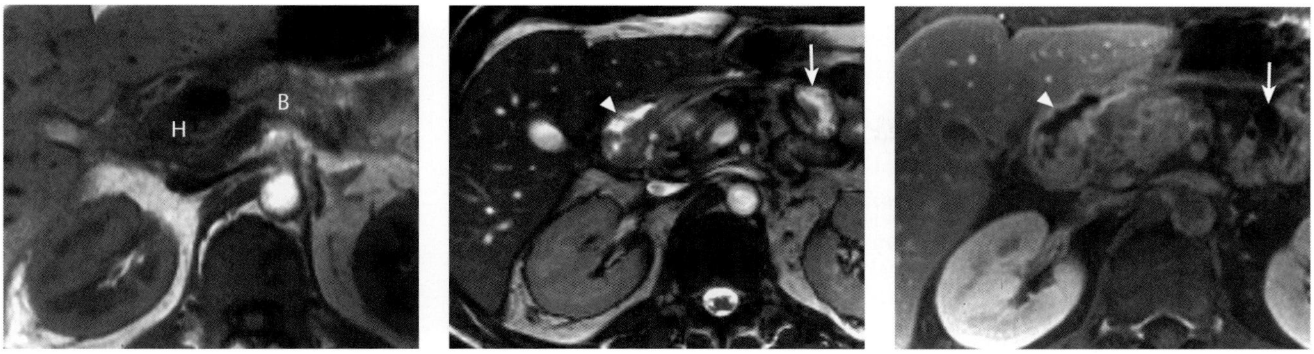

a b c

Abb. 19.**16** **Akute fokale Pankreatitis.**
a Spoiled GRE, Vergrößerung des Pankreaskopfes (H) mit heterogener, ödematös verminderter Signalintensität. Das Corpus pancreatis (B) erscheint signalreicher und mehr homogen.

b T2W (GRE), Signalmehrung des ödematös veränderten Pankreaskopfes mit feinen hyperintensen Streifen in das anteriore peripankreatische Fettgewebe. Größere Flüssigkeitsansammlung (Pfeilspitze) im anterioren peripankreatischen Fettgewebe. Kleine Pankreaspseudozyste (Pfeil) im vorderen Korpus.

c FS T1W nach KM, nach i. v.-Applikation von Gd-DTPA zeigt sich ein deutliches Enhancement des Pankreaskopfes und peripankreatischen Gewebes. Fleckige hypointense Areale im Kaput zeigen beginnende Nekrosen an. Die Flüssigkeitsansammlung anterior (Pfeilspitze) ist jetzt fast signalfrei. Die kleine Pankreaspseudozyste (Pfeil) zeigt ein zartes Randenhancement.

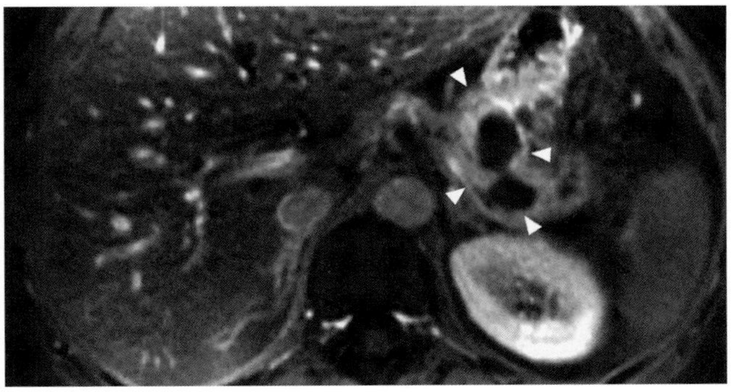

Abb. 19.**17** **Pankreasabszess.** FS T1W nach KM, Strukturvermehrung an der Cauda pancreatis (Pfeilspitzen) mit achtförmigem hypointensem Zentrum und dickwandiger kräftig KM-aufnehmender Peripherie. Der entzündliche Prozess dehnt sich nach ventral in das peripankreatische Bindegewebe und zur Hinterwand des Magens aus.

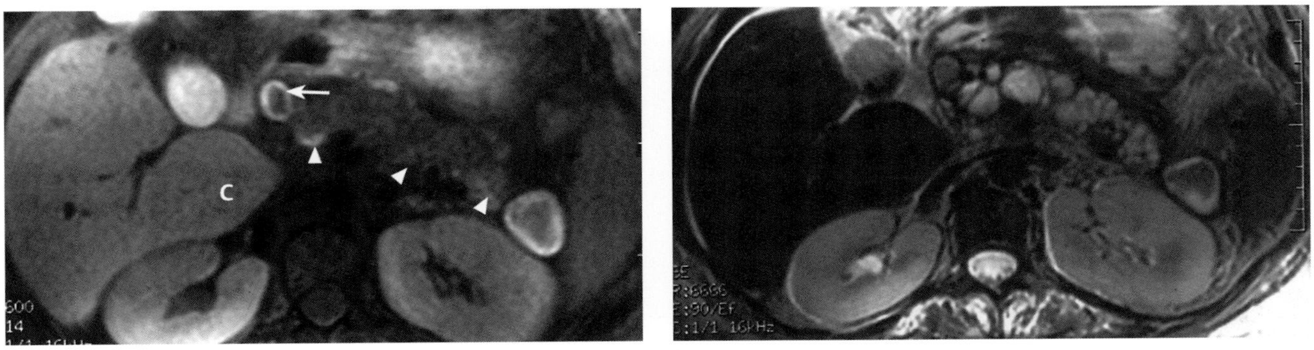

a b

Abb. 19.**18** **Chronische Pankreatitis. a** T1W, signalarmes Pankreas (Pfeilspitzen) durch Fibrosen und zahlreiche pankreatische und peripankreatische Pseudozysten. Thrombus (Pfeil) in der V. portae. Hypertrophie des Lobus caudatus (C) bei alkoholinduzierter Leberzirrhose.

b T2W, die multiplen pankreatischen und peripankreatischen Pseudozysten sind jetzt deutlich durch ihre Signalintensität abgrenzbar. Die Signalminderung der Leber ist Zeichen einer Hämosiderindeposition bei Zirrhose.

20 Bauchwand

Die Bauchwand besteht aus folgenden Schichten: Haut, subkutanes Fettgewebe, Muskulatur, Fascia transversa, extraperitoneales Fett, Peritoneum. Die vorderen Muskeln der Bauchwand sind der paarige M. rectus abdominis, die anterolateralen Mm. obliquus abdominis externus und internus sowie transversus abdominis. In der Linea semilunaris verlaufen die Aponeurosen der schrägen Bauchmuskeln nach medial und formen die fibröse Rektusscheide. Oberhalb der Linea arcuata verlaufen die posterioren Fasern der Aponeurose des M. obliquus internus und des M. transversus dorsal der geraden Bauchmuskeln, während unterhalb der Linia arcuata die Aponeurose aller drei Muskelschichten ventral des Rectus abdominis liegen. Diese Konfiguration bildet einen gewissen Schwachpunkt in der Linea semilunaris für die Herausbildung von Hernien. Die posteriore muskuläre Wand wird vom M. latissimus dorsi, M. quadratus lumborum und den paraspinalen Muskeln gebildet.

Kongenitale und erworbene Defekte in der Architektur der Bauchwand führen zur Herausbildung von Hernien (Abb. 10.1). Diese werden klinisch diagnostiziert, die MRT kann in der Differenzierung zu soliden Raumforderungen hilfreich sein. Ansonsten bilden Hernien in der Regel einen inzidentalen Befund bei abdominellen Untersuchungen.

Tumoren und Entzündungen können primär in der Bauchwand auftreten oder sekundär durch direkte Infiltration oder hämatogene Aussaat entstehen. Häufigste Tumoren der Bauchwand sind Lipome, Malignome sind wesentlich seltener und finden sich in Form unterschiedlicher Sarkome. Metastasen finden sich bei Melanomen, Lymphomen, Ovarial-, Renalzell- oder Mammakarzinomen. Entzündliche Prozesse entstehen in der Regel infektiös, z. B. im Bereich von Inzisionen nach Operation oder in Form einer Zellulitis. Eine Durchwanderung von Infektionen ist unter Umständen bei entzündlichen Darmerkrankungen oder Hohlraumprozessen, wie der Appendizitis, gegeben, weniger häufig sind Pilz- und parasitäre Erkrankungen.

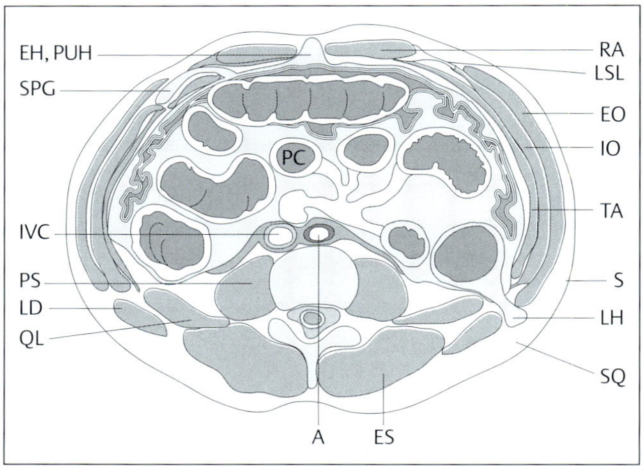

Abb. 20.1 **Anatomie der Bauchwand und potenzielle Hernien.** RA: M. rectus abdominis; LSL: Linea semilunaris; EO: M. obliquus externus; IO: M. obliquus internus; TA: M. transversus abdominis; S: Haut; SQ: subkutanes Fett; LH: lumbale Hernie; ES: M. erector spinae; A: Aorta; IVC: V. cava inferior; PS: M. psoas; QL: M. quadratus lumborum; LD: M. latissimus dorsi; SPG: Spiegel'sche Hernie; EH: epigastrische Hernie; PUH: paraumbilikale Hernie; PC: Peritonealraum.

Die verschiedenen Erkrankungen und Veränderungen der Bauchwand werden in Tabelle 20.1 diskutiert. Sekundäre Veränderungen der Bauchwand bei intraabdominellen Prozessen werden in den anderen Kapiteln dieses Teils angesprochen.

Tabelle 20.1 Veränderungen der Bauchwand

Erkrankung	MRT-Befund	Kommentar
Hernien		
Inguinalhernie (direkt/indirekt)	Raumforderung mit Fett oder Darmschlingen in der Subkutis in Höhe der Symphysis pubica entlang des Inguinalkanals.	Häufigste Hernie der Bauchwand. Indirekte Hernien finden sich lateral der inferioren epigastrischen Gefäße. Große Hernien können bei Männern bis in das Skrotum und bei Frauen in die Labien reichen. Kann kongenital auf der Basis eines offenen Processus vaginalis oder erworben sein. Direkte Hernien finden sich medial der epigastrischen Gefäße und sind erworben. Durch einen breiteren Durchtritt inkarzerieren die medialen Hernien seltener.
Femoralhernie	Hernie entlang des Femoralkanals, findet sich nicht in Höhe des äußeren Leistenringes und ist dadurch nicht mit der Leistenhernie zu verwechseln.	Stets erworben, inkarzeriert häufiger als Inguinalhernien.
Paraumbilikale Hernie	Mittellinienhernie um den Nabel mit Fett und/oder Darmschlingen.	Erworbene Hernie bei Erwachsenen auf der Basis einer Rektusdiastase. Sekundär bei Adipositas, nach zahlreichen Schwangerschaften und anderen intraabdominellen Druckerhöhungen.
Echte Nabelhernie	Mittellinienhernie durch den Nabel bei Neugeborenen.	Herniation durch die noch weiche umbilikale Narbe, bildet sich gewöhnlich in der Kindheit zurück.
Epigastrische Hernie	Ventrale Mittellinienhernie zwischen Nabel und Processus xyphoideus, enthält gewöhnlich Fett, selten Darm.	Gleiche Ätiologie wie bei der paraumbilikalen Hernie.
Narbenhernie	Enthält gewöhnlich Darm, Kolon oder Fett.	Spätkomplikation eines chirurgischen Eingriffes etwa 4 Monate nach Operation bei 4 %.
Spiegel'sche Hernie	Herniation von Fett und/oder Darm entlang der Linea semilunaris in Höhe der Linea arcuata zwischen Nabel und Symphyse. Der Hernieninhalt liegt charakteristischerweise zwischen dem inneren und äußeren schrägen Bauchmuskel, ein enges Infundibulum ist ein weiteres typisches Zeichen.	Weniger als 2 % der abdominellen Hernien, tritt spontan oder postoperativ auf, Inkarzerationen und Strangulationen sind nicht selten.
Lumbale Hernie	Die obere lumbale Hernie findet sich im Bereich des lumbalen Dreicks (Grynfelt-Lesshaft) zwischen 12. Rippe, dem inneren schrägen Bauchmuskel und den paraspinalen Muskeln. Die untere lumbale Hernie (Petit) wird durch den Beckenkamm, den äußeren schrägen Bauchmuskel und den Latissimus dorsi begrenzt. Lumbale Hernien enthalten Fett, Darm und mitunter Nierenanteile.	Seltene Hernie, das Infundibulum ist in der Regel weit und inkarzeriert selten. Tritt zwischen dem 50. und 70. Lebensjahr auf.
Infektionen/ Entzündungen		
Zellulitis	Signalanhebung im T2W im Bereich von Kutis und Subkutis, mäßiges KM-Enhancement, das vom nichtinfektiösen Ödem etwas verstärkt werden kann.	Häufigste Form der Wundinfektion.
Nekrotisierende Fasziitis	Extensive Nekrose der Subkutis und der Faszie. Mitunter findet sich ein Flüssigkeitsstreifen entlang der Fasziengrenze, manchmal subkutane Gaseinschlüsse, die im MRT schwer zu differenzieren sind.	Häufig Komplikation einer nekrotisierenden Pankreatitis.
Pyomyositis	Abnormes KM-Enhancement und Signalmehrung im T2W im Bereich der Muskulatur, weniger ausgeprägt im angrenzenden subkutanen Fettgewebe.	Erhöhte Inzidenz bei HIV, Diabetes mellitus und nach langer Steroid-Therapie.

Tabelle 20.1 (Fortsetzung) Veränderungen der Bauchwand

Erkrankung	MRT-Befund	Kommentar
Abszess (Abb. 20.1)	In der Regel dickwandige zystische Läsion mit unscharfer Begrenzung und zentraler Nekrose. Signalarm im T1W, variables Signal im T2W mit deutlichem KM-Enhancement. Generell ist der Signalcharakter hypointens zur Muskulatur im T1W und hyperintens zur Muskulatur im T2W.	Kann nach direkter Expansion einer intraabdominellen Entzündung (z. B. M. Crohn, Divertikulitis, Appendizitis, perforierendes Neoplasma) entstehen.
Sebaköse Zyste	Glatt begrenzte runde Läsion im subkutanen Fettgewebe mit Kontakt zur Hautgrenze. Homogen signalarm im T1W und signalreich im T2W, bei höherem Proteingehalt Signalanhebung im T1W.	Benigne subkutane Läsion nach Okklusion einer Talgdrüse oder ihres Ganges. Findet sich in jeder Lokalisation und ist gewöhnlich asymptomatisch, außer bei sekundärer Entzündung and Abszedierung.
Benigne Neoplasien		
Lipom (Abb. 20.4)	Definierte Läsion mit fettäquivalenter Signalcharakteristik und gelegentlich dünner signalarmer fibröser Kapsel und Septierung. Kein signifikantes KM-Enhancement.	In der Bauchwand subkutan oder in der Muskulatur zu finden.
Hämangiom	Heterogene unscharf begrenzte Raumforderung im T1W mit linearen oder bogenförmigen Bändern vermehrten Signals. Diese Bänder entsprechen fettigen Septen zwischen den vaskulären Räumen, welche Gefäße unterschiedlicher Flussgeschwindigkeit und Bindegewebe enthalten. Im T2W sind die Herde typischerweise definiert begrenzt und hyperintens zum subkutanen Fett aufgrund des langsamen oder fehlenden Blutflusses. Phlebolithen finden sich in Form punktueller Signalauslöschungen, deutliches KM-Enhancement. Versorgende und drainierende Gefäße mit schnellem Blutfluss zeigen sich nur in Ausnahmefällen (Signalauslöschung in SE-Sequenzen, signalreich in GRE-Sequenzen, KM-Enhancement).	*Kavernöse Hämangiome*: Große vaskuläre Räume und variable Mengen von Bindegewebe, Fett, glatter Muskuklatur, fibrösem Gewebe und gelegentlich Knochen. *Kapilläre Hämangiome*: Kapilläre vaskuläre Kanäle, finden sich bei Neugeborenen und Kleinkindern, wachsen in den ersten Monaten rasch und bilden sich bis zum Ende des ersten Lebensjahres spontan zurück.

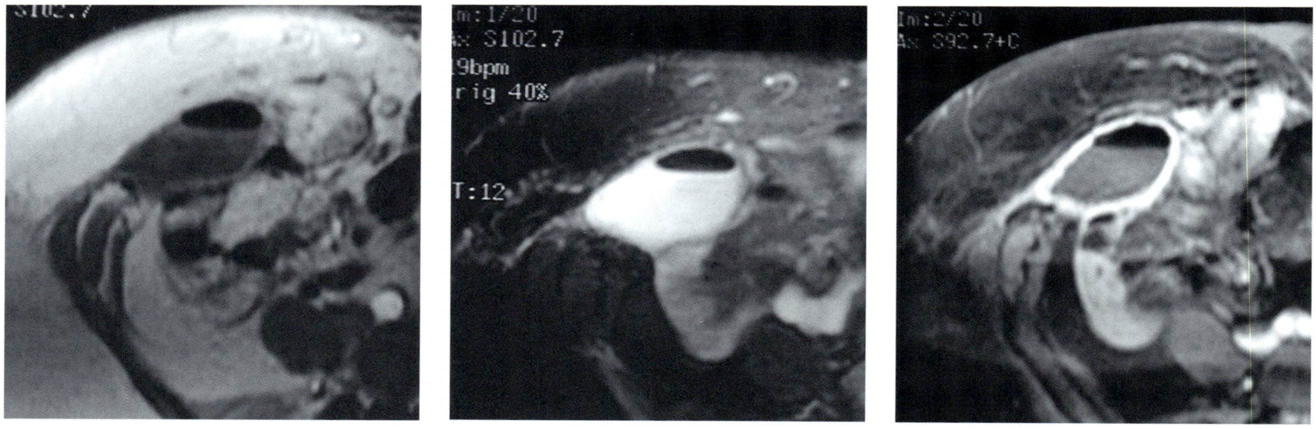

a b c

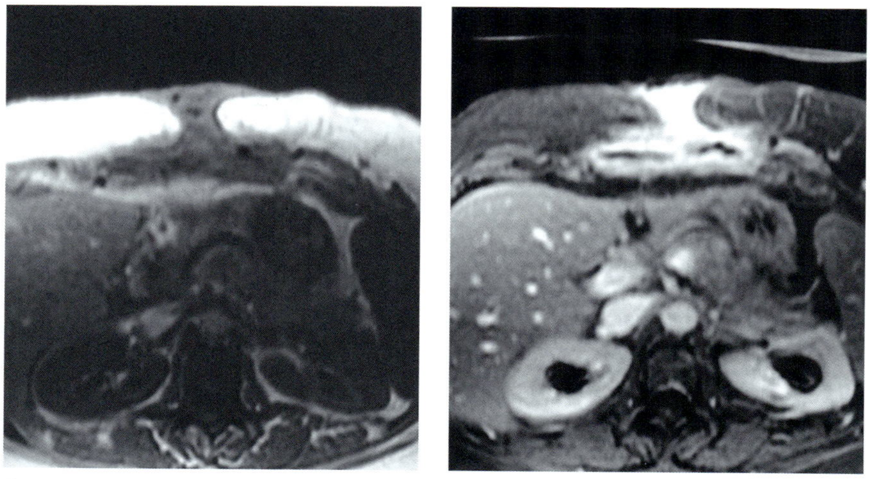

d e

Abb. 20.2 **Abszess.** Im ersten Beispiel (**a–c**) zeigt sich eine Flüssigkeitsstruktur in der rechten Bauchwand mit Spiegelbildung. Nach i. v.-Applikation von Gd-DTPA deutliches Enhancement der dicken Abszesskapsel. Das zweite Beispiel (**d–e**) zeigt eine Entzündung unter einer Inzision (**a**: axiales T21W; **b**: axiales FS T2W; **c**: axiales FS T1W nach KM; **d**: axiales T1W; **e**: axiales FS T1W nach KM).

Tabelle 20.1 (Fortsetzung) Veränderungen der Bauchwand

Erkrankung	MRT-Befund	Kommentar
Neurofibrom (Abb. 20.5)	Raumforderung mit gewöhnlich muskelintensem Signal im T1W und variabler hoher Signalintensität im T2W innerhalb der Muskulatur und der Subkutis. Moderates bis kräftiges KM-Enhancement.	Findet sich bei der *Neurofibromatose Typ 1*. Begleitende spinale Raumforderungen oder lange plexiforme Neurofibrome an den peripheren Nerven. Maligne Degeneration möglich.

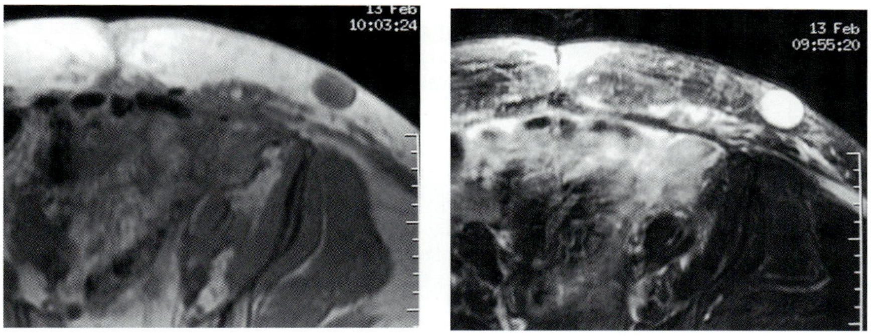

a b

Abb. 20.3 **Sebaköse Zyste.** Definierte rundliche Läsion im subkutanen Fettgewebe unterhalb der Hautgrenze, isointens zur Muskulatur im T1W (**a**) und hyperintens im FS T2W (**b**).

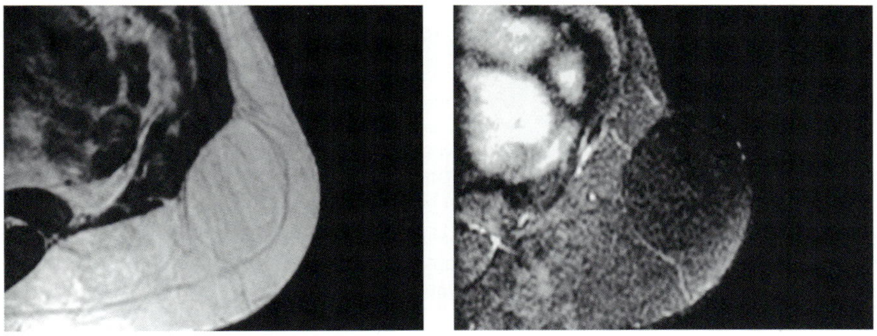

a b

Abb. 20.4 **Lipom.** Scharf begrenzte Läsion im subkutanen Fettgewebe der Bauchwand mit feinen Septierungen, Signalcharakteristik identisch zum Fett (**a**: axiales T1W; **b**: axiales FS T1W).

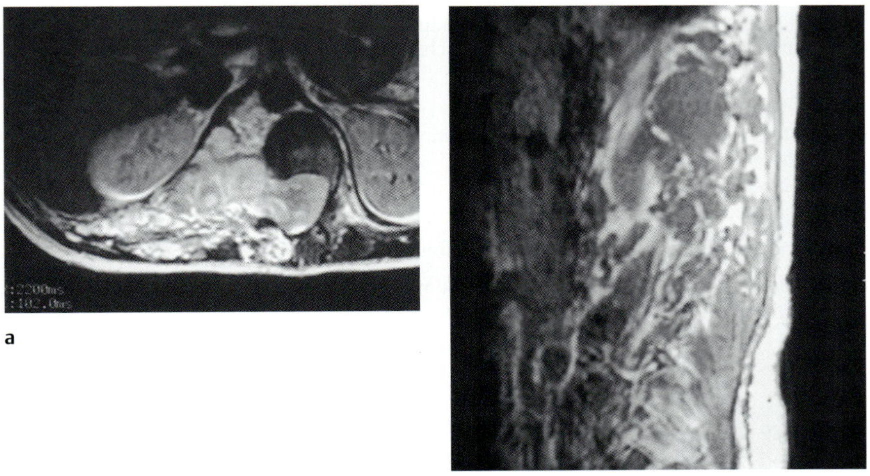

a b

Abb. 20.5 **Neurofibromatose Typ 1.** Zahlreiche runde und lobulierte Läsionen in der rechten hinteren Bauchwand und in der paraspinalen Muskulatur. Die Läsionen sind signalreich im T1W und intermediär signalintens im T2W. Große Läsion im Bereich eines erweiterten Neuroforamens (**a**: axiales T1W; **b**: sagittales T2W).

Tabelle 20.1 (Fortsetzung) Veränderungen der Bauchwand

Erkrankung	MRT-Befund	Kommentar
Maligne Neoplasien		
Weichteilsarkom (Abb. 20.6)	Große heterogene Raumforderung, häufig mit Einblutungen und Nekrosen. Die soliden Anteile zeigen ein deutliches KM-Enhancement.	Selten in der Bauchwand als Primarium, Metastasen und Lokalrezidive sind häufiger.
Lymphom	Diffuse Infiltration der Muskeln mit Tumorgewebe, das isointens bis leicht hypointens im T1W erscheint. Im T2W zeigen sich mehr heterogene, signalarme bis signalreiche oder homogen intense Areale.	Häufig durch direkte Extension einer intraabdominellen Erkrankung. Primärtumoren an der Bauchwand sind selten.
Desmoidtumor (Abb. 20.7)	Runde definierte Raumforderung, häufig groß mit schnellem Wachstum, signalarm im T1W und T2W, gelegentlich signalreich im T2W, größere Läsionen sind mehr heterogen. Deutliches KM-Enhancement.	Seltene Fibroblastenproliferation. Metastasiert nicht, allerdings hohe Rezidivrate und lokal invasiver Charakter. Häufiger bei Frauen zwischen dem 20. und 40. Lebensjahr. Beim *Gardner-Syndrom* entwickeln ca. 30 % der Patienten ein Desmoid der Bauchwand.
Hämatogene Metastasen	Knoten in der Haut, in der Subkutis oder Muskulatur. Melanommetastasen sind durch ihr hohes melaninbedingtes Signal im T1W und T2W auffällig.	Häufige Primärtumoren sind das Melanom, Lymphom, Ovarial-, Renalzell- und Mammakarzinom.
Tumorinfiltration per continuitatem (Abb. 20.8)	Infiltration der abdominellen Muskulatur mit Obliteration der angrenzenden Faszienblätter. Kann auch in der Operationsnarbe vorausgegangener intraabdominaler Tumorresektionen auftreten.	Tumoren der oberflächlichen Organe wachsen häufig in die Bauchwand ein, so z. B. Malignome der Gallenblase, des Colon transversum, der Harnblase und des Omentum majus.
Trauma		
Hämatom	Das Erscheinungsbild des Hämatoms ändert sich zeitabhängig, was mitunter durch intermittierende Blutungen überlagert wird. Viele Hämatome erscheinen daher heterogen. Hyperakute Blutungen sind signalarm im T1W und signalreich im T2W, akute Blutungen signalarm in beiden Wichtungen. Subakute Blutungen sind signalreich im T1W, im T2W zunächst signalreich, später signalarm. Chronische Hämatome sind durch den Hämosideringehalt in beiden Wichtungen signalarm.	Sekundär nach Trauma, Operation oder Antikoagulation. Traumatische oder Überlastungsrisse der Muskulatur sind durch ihr Bauchwandhämatom leicht zu diagnostizieren.
Rhabdomyolyse	Fokale oder diffuse Areale vermehrten Signals im T2W in der betroffenen Muskulatur, KM-Enhancement.	Myoglobinfreisetzung aus traumatisch oder nichttraumatisch geschädigter Muskulatur, kann zum Nierenversagen führen. Die MRT hat Bedeutung bei der chirurgischen Planung von Fasziotomien, sofern sich ein Kompartmentsyndrom anbahnt.
Fokale Muskelatrophie	Vermindertes Muskelvolumen mit fakultativ fettiger Degeneration oder komplett fehlendem Muskel. Bei fettigen Degenerationen zeigen sich die signalreichen Lipide zwischen den atrophierten Muskelbündeln im T1W.	Gewöhnlich Spätkomplikation einer transversalen oder subkostalen chirurgischen Inzision, mitunter Denervationstrauma.
Andere Veränderungen		
Varizen	Erhöhte Zahl erweiterter Venen im subkutanen Fett, Signalverlust in SE- und signalreich in GRE-Sequenzen, gefäßtypisches Enhancement. Bei der portalen Hypertension findet sich eine Rekanalisation der Umbilikalvenen mit Dilatation (Caput medusae).	Die portale Hypertension ist die häufigste Ursache. Okklusionen im zentralen Venensystem des Abdomens, Beckens und Thorax können ebenfalls zur Varizenbildung beitragen. Die Lokalisation der Varizen kann richtungweisend auf den Ort des Verschlusses sein.
Endometriose	Noduläre oder zystische Raumforderung an einer Operationsnarbe oder nahe des Nabels, klassisch signalreich im T1W und signalarm im T2W, wobei sich die Signalcharakteristik zyklusabhängig und bei Einschluss von Blutabbauprodukten ändert.	Seltene Lokalisation, die nur histologisch von anderen sekundären Malignomen differenziert werden kann.
Tumorverkalkungen	Konglomerate von Kalk sind signalfrei im MRT.	Kann überall auftreten, selten in der Bauchwand.
Ödem	Streifige und fleckige Areale in der Haut und Unterhaut mit Signalanhebung im T2W, geringes bis intermediäres Signal im T2W.	Ursachen: Herzfehler, Hypoproteinämie und verschiedene Systemkrankheiten.

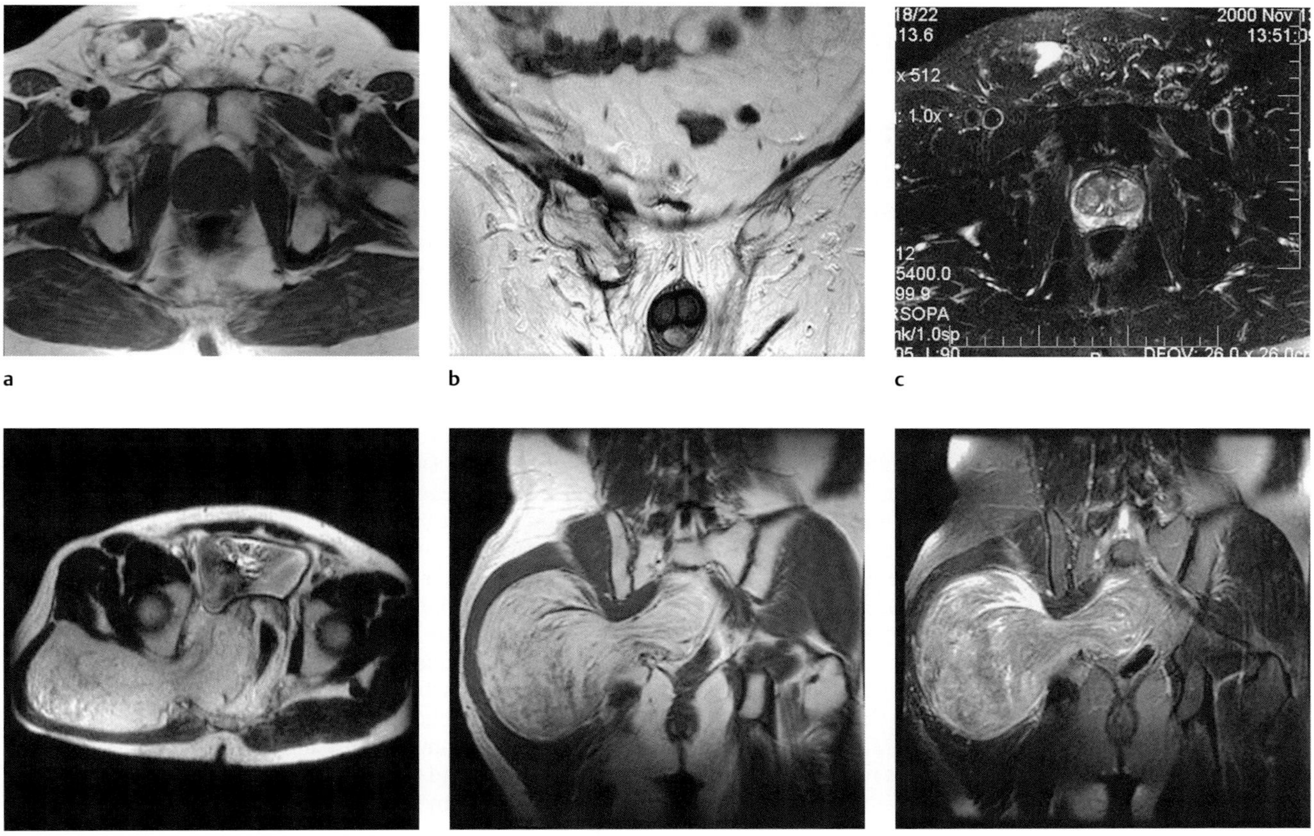

a b c

d e f

Abb. 20.**6** **Liposarkom. a–c** Im ersten Beispiel findet sich bei einem Patienten, der unter dem Verdacht einer Inguinalhernie untersucht wurde, eine heterogene Weichteilstruktur mit intermediären und signalreichen Elementen im T1W (Fett) innerhalb des rechten Leistenkanals. Im fettsupprimierten T2W sind die fettigen Elemente signalarm und die Weichteilanteile signalreich. **d–f** Der zweite Fall demonstriert eine ähnliche größere Läsion im rechten hinteren Beckenbereich, die durch die Beckenmuskulatur protrahiert und den M. glutaeus maximus verdrängt (**a**: axiales T1W; **b**: coronales T1W; **c**: axiales FS T2W; **d**: axiales T2W; **e**: coronales T1W; **f**: coronales FS T2W).

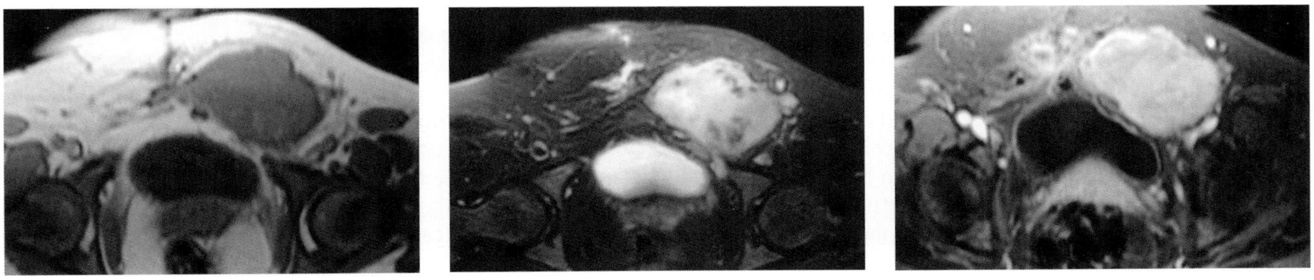

a b c

Abb. 20.**7** **Desmoidtumor.** Große lobulierte Raumforderung im rechten M. rectus abdominis. Die Läsion ist signalarm imT1W und vorwiegend signalreich im T2W. Nach i. v.-Applikation von Gd-DTPA zeigt sich ein deutliches heterogenes Enhancement (**a**: axiales T1W; **b**: axiales FS T2W; **c**: FS T1W nach KM).

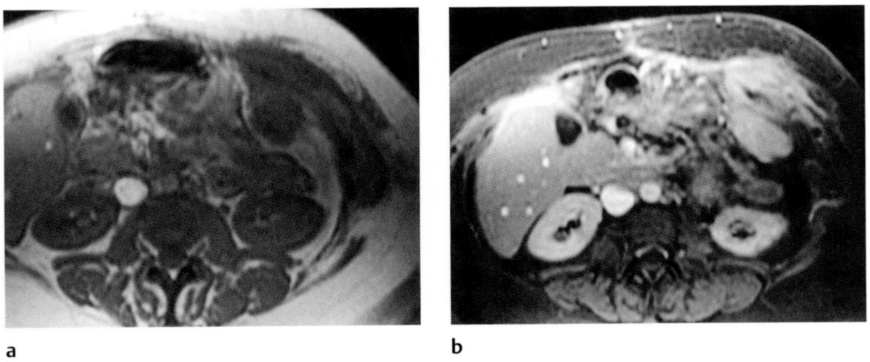

a b

Abb. 20.**8** **Intraabdominelle Metastase eines Adenokarzinoms des Kolon mit Einbruch in die Bauchwand.** Unscharf begrenzte Raumforderung im linken oberen Quadranten mit Infiltration des angrenzenden M. rectus abdominis, M. obliquus abdominis externus und internus und Ausdehnung in das subkutane Fettgewebe der linken lateralen Bauchwand. Der Tumor ist hypointens zur Muskulatur im T1W und zeigt ein deutliches KM-Enhancement. (**a**: axiales T1W; **b**: axiales FS T1W nach KM).

21 Gastrointestinaltrakt

Mit der Einführung schneller Messsequenzen wurde es möglich, auch Darmstrukturen ohne wesentlich behindernde Bewegungsartefakte der Peristaltik im MRT zu untersuchen. Schleimhautveränderungen können somit sichtbar gemacht werden, wobei die Endoskopie und die konventionelle Röntgendiagnostik weiterhin Methoden der Wahl bleiben. Die MRT kann größere Polypen, isoliert oder im Rahmen verschiedener polypöser Syndrome, Schleimhautverdickungen und Veränderungen bei entzündlichen Darmerkrankungen, größere Raumforderungen im Rahmen maligner Erkrankungen wie bei Adenokarzinomen und Lymphomen oder auch benigne Tumoren charakterisieren. Endoskopie und Röntgendiagnostik werden durch die Darstellung der extraluminalen Ausbreitung pathologischer Prozesse ergänzt. Beim akuten Abdomen ist zu berücksichtigen, dass die MRT nicht in der Lage ist, freie intraperitoneale Luft oder kleine Gasmengen bei der Pneumotosis intestinalis oder im Portalvenensystem hinreichend zu erfassen, sodass die CT diagnostische Methode der Wahl ist. In diesem Kapitel wird die Differentialdiagnose des Gastrointestinaltraktes im Abdomen und Becken diskutiert, Mundhöhle und Pharynx sind in Kapitel 6 und der Ösophagus in Kapitel 15 behandelt.

Die MRT-Untersuchung des Gastrointestinaltraktes erfolgt mittels T1- und T2-gewichteter Sequenzen in spoiled Gradienten-Echo-Technik (GRE) in einer Atemanhaltephase („Breathhold"). Fettsuppressionstechniken und die zusätzliche i. v.-Applikation von Gd-DTPA sind häufig hilfreich zur Differenzierung und Spezifizierung der Untersuchung. Voraussetzung eines ausreichenden Diagnostik ist die möglichst gute Aufweitung der Darmschlingen, um kollabierte Segmente nicht mit pathologischen Prozessen zu verwechseln. Eine Reihe positiver und negativer oraler Kontrastmittel werden kommerziell angeboten, häufig ist aber schon eine ausreichende Gabe von Wasser hilfreich, eventuell mit zusätzlicher i. v.-Injektion von Glucagon zur Herabsetzung der Darmmotilität.

Die Dicke der Magenwand beträgt bei ausreichender Aufweitung etwa 2–5 mm in der Tiefe der Schleimhautfalten. Die Dicke der Fältelungen ist variabel und im Fundus und Korpus prominenter als im Antrum. Dicken oberhalb von 10 mm erscheinen pathologisch. Auffälligkeiten innerhalb der Magenschleimhaut sollten in mehreren Messsequenzen möglichst auch unter Lageveränderung des Patienten dargestellt werden, um echte Läsionen von Peristaltikphänomenen abzugrenzen. Zu beachten ist, dass die normale Magenschleimhaut ein kräftigeres KM-Enhancement zeigt als die des Dünn- und Dickdarms.

Die Wand des normal flüssigkeit- oder kontrastmittelgefüllten Dünndarms sollte dünner als 3 mm sein. Die Mukosafalten, *Valvulae conniventes*, sind am Dünndarm zwischen 2 und 3 mm dick, der Durchmesser des Lumens sollte 3 cm nicht überschreiten. Die Dünndarmwand ist scharf gegen das angrenzende homogene mesenteriale Fettgewebe definiert. Das Duodenum beginnt mit seinem Bulbus distal des Pylorus des Magens, umschlingt mit seiner Pars descendens den Pankreaskopf und geht im Treitz'schen Ligament in das Jejunum über. Distal des Treitz'schen Bandes bilden die ersten zwei Fünftel des Dünndarms das Jejunum, die distalen drei Fünftel das Ileum. Umschriebene Wandverdickungen des Dünndarmes finden sich bei verschiedenen intrinsischen Störungen, reaktiven und entzündlichen Prozessen.

Die normale Kolonwand misst 3 mm oder weniger, Wanddicken zwischen 4 und 6 mm sind bei fehlender Signalalteration suspekt, über 6 mm pathologisch. Das Colon ascendens beginnt an der Ileozökalklappe mit dem sich etwas nach caudal der Klappe ausweitenden Zökum. Die Appendix liegt gewöhnlich am posteromedialen Aspekt des Zökum und hat eine variable Lage. Im Bereich der rechten Flexur (flexura hepatica) beginnt das Colon transversum, welches das Abdomen von rechts nach links überkreuzt und an der linken Flexur (Flexura lienalis) in das Colon descendens übergeht. Das Colon sigmoideum ist die Fortsetzung des Colon descendens im Becken und mündet in das terminale Rektum.

Pars descendens und transversa des Duodenum, Colon ascendens und descendens liegen retroperitoneal, Bulbus duodeni, Jejunum, Ileum, Zökum, Colon transversum und sigmoideum intraperitoneal. Die Lage des Colon transversum und des Sigmoids ist in Abhängigkeit von ihrer Länge sehr variabel. Vorder- und Hinterwand des Rektum sind peritoneal bedeckt, während das distale Rektum komplett extraperitoneal liegt.

Die Differentialdiagnose der gastrointestinalen Erkrankungen wird in den folgenden Tabellen 21.**1**, 21.**2**, und 21.**3** diskutiert.

Tabelle 21.1 Erkrankungen des Magens

Erkrankung	MRT-Befund	Kommentar
Kongenital		
Duplikationszyste des Magens	Runde Läsion am oberen linken Rand des Magens, Signalmuster wasserähnlich signalreich im T2W und intermediär bis signalarm im T1W, mitunter Flüssigkeitsschichtungen und kleine Wandverkalkungen.	Seltene kongenitale Veränderung, die mitunter schlecht von einer Pankreaspseudozyste, einer omentalen oder mesenterialen Zyste zu differenzieren ist.
Magendivertikel	Kleine Ausstülpung der Magenwand, kann bei schmalem Infundibulum eine Zyste simulieren.	Erworben oder angeboren.
Neoplasien		
Adenokarzinom des Magens (Abb. 21.1)	Vier morphologische Formen: 1) Polypoide Raumforderung mit Lubulierung und Projektion in das Lumen des Magens; 2) Ulzerierende Raumforderung ähnlich eines benignen peptischen Magenulkus; 3) Oberflächliche Ausbreitung („superficial spreading") entlang der Mukosa und Submukosa mit nodulären und verzogenen Falten; 4) Szirrhöses Wachstum („linits plastica") in Form einer diffusen rigiden Wandverdickung. Die Tumoren sind typischerweise isointens zur Magenwand im T1W und leicht hyperintens im T2W, deutliches KM-Enhancement.	Magenkarzinome können sich direkt in das angrenzende Mesenterium bzw. Omentum ausbreiten. Lymphknoten- und Lebermetastasen. Die Peritonealkarzinose ist eine seltene metastatische Manifestation.
Magenpolyp	Gestielte oder sessile Raumforderung mit Projektion in das Magenlumen, keine Verdickung der angrenzenden Magenwand.	Hyperplastische Polypen (80 %) sind die häufigsten Polypen des Magens und sind gutartig ohne malignes Potenzial. Adenomatöse Polypen (15 %) sind Prämalignome, treten sporadisch oder bei der *familiären Polypose* und dem *Gardner-Syndrom* auf. Hamartomatöse Polypen sind benigne im Rahmen des *Peutz-Jeghers-Syndroms*. Beim *Cronkhite-Canada-Syndrom* finden sich hamartomatöse Polypen im Magen, im Dünndarm und Kolon.
Leiomyom, Leiomyosarkom	Lobulierte Raumforderung an der Magenwand. Signalcharakteristik muskelähnlich, allerdings heterogen. Häufig zentrale Nekrosen und Einblutungen mit Signalinhomogenität, kann ulzerieren. Deutliches KM-Enhancement.	Leiomyome finden sich im Antrum und Korpus des Magens gewöhnlich submukös. Größere Läsionen können sich in das Lumen projizieren und/oder in den Peritonealraum. Leiomyosarkome werden recht voluminös (> 10 cm) und zeigen Nekrosen.

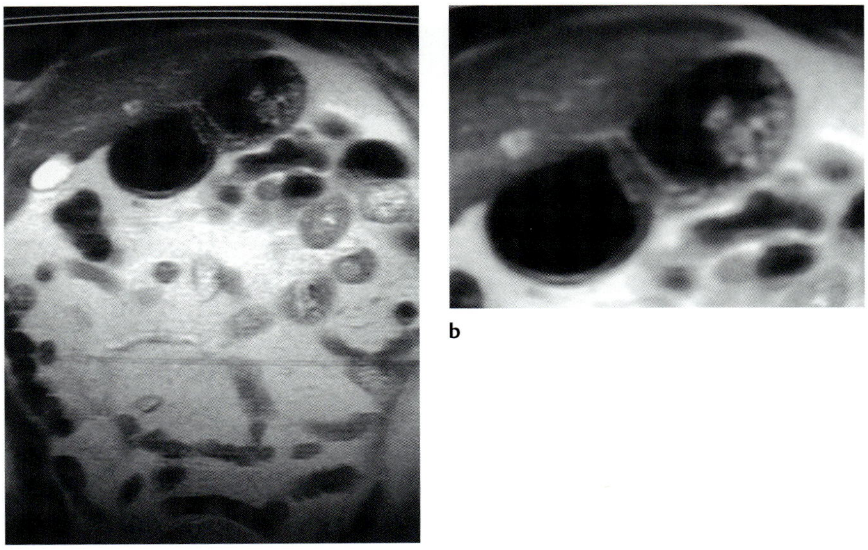

a b

Abb. 21.1 **Adenokarzinom des Magens.** Große unregelmäßig begrenzte Läsion in Projektion auf das Lumen des Magenkorpus an der großen Kurvatur (**a, b**: coronales T1W spoiled GRE).

Tabelle 21.1 (Fortsetzung) Erkrankungen des Magens

Erkrankung	MRT-Befund	Kommentar
Lipom	Glatt begrenzte Läsion mit fettäquivalenter Signalcharakteristik, gelegentlich signalarme zarte fibröse Septen oder Kapsel. Kein KM-Enhancement.	Im Magen in der Regel in der Region des Antrum.
Lymphom (Abb. 21.2)	Verdickung der gesamten Magenwand (über 10 mm) oder über eine größere Strecke, häufig deutliche Verbreiterung bis 3 cm. Scharf begrenzte und lobulierte Kontur, heterogenes oder diffuses KM-Enhancement.	Lymphome stellen 1–5 % aller malignen Magentumoren, entweder als Manifestation eines generalisierten Lymphoms oder als isolierte Primärerekrankung (10 %), gewöhnlich non-Hodgkin-Typ.
Metastasen	Gewöhnlich submukös, können in die Mukosa ulzerieren, häufig multipel.	Primärtumoren mit Metastasierung in den Magen: Ovarial-, Bronchial- und Schilddrüsenkarzinom, Melanom, Lymphom.
Entzündungen		
Peptisches Ulkus	Fokale oder regionale Wandverdickung des Magens mit Signalanhebung im T2W, Der Ulkuskrater ist nur bei adäquater Schnittführung ausreichend erkennbar.	Mitunter schlecht von einem Malignom zu differenzieren, Assoziation mit *Heliobacter-pylori*-Infektion.
Gastritis	Ödem und Verdickung der Magenfalten, regional oder diffus. Signalanhebung im T2W. Die Magenwand kann gleichfalls verdickt sein.	Das Faltenrelief ist bei den ödematösen Veränderungen in der Regel erhalten, eine Zerstörung oder Distorsion ist suspekt auf ein Malignom. M. Crohn, postradiogene Effekte und Infektionen, wie z. B. die Tuberkulose, zeigen ähnliche Veränderungen. Bei AIDS sind Zytomegalievirus- und *Cryptosporidium*-Infektionen zu berücksichtigen.
Pankreatitis	Verdickung der Magenwand in Pankreasnähe oder im Bereich der peripankreatischen Flüssigkeit.	Seltene Pseudozysten in der Magenwand, s. Kapitel 19.
Magenvarizen (Abb. 21.3)	Definierte Konglomerate tubulärer und rundlicher Läsionen im posteromedialen Fundus und in der Kardia. Varizen mit größerer Dicke und höherem Fluss sind im GRE-Bild hell und dunkel in SE-Sequenzen, gefäßtypische KM-Enhancement.	In der Regel bei portaler Hypertension oder Milzvenenthrombose.

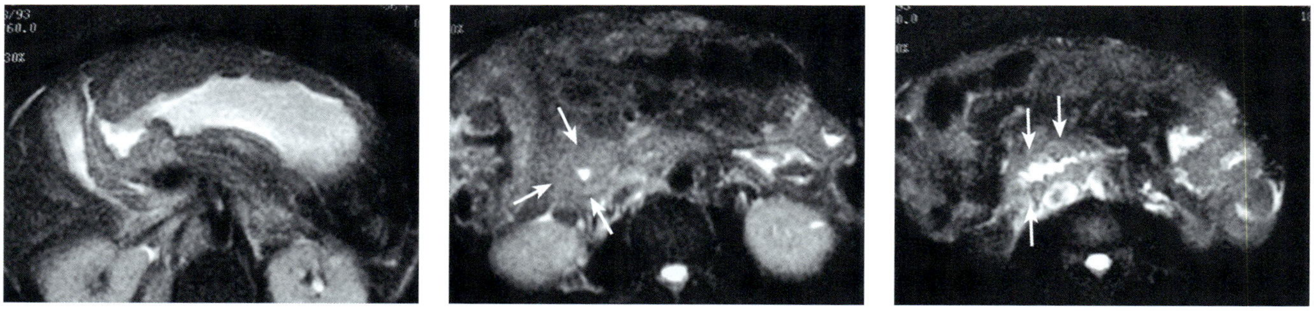

a b c

Abb. 21.2 **Lymphom.** **a** Deutliche diffuse, leicht lobulierte Wandverdickung des Magens. **b, c** Extensive Einbeziehung des wandverdickten Duodenums (Pfeile) (**a–c**: axiales FS T2W).

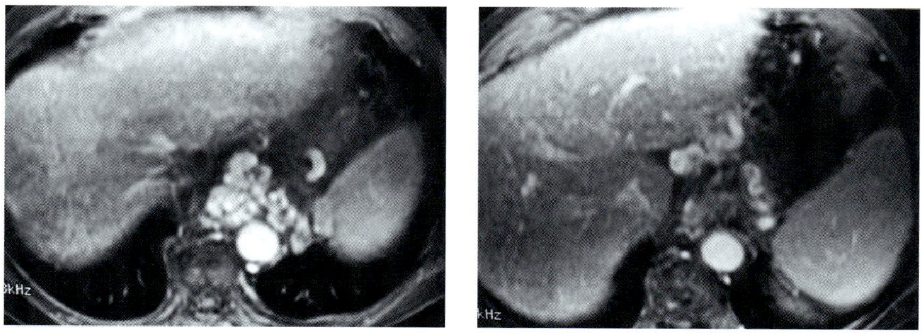

a b

Abb. 21.3 **Magenvarizen.** Zahlreiche tubuläre Strukturen mit KM-Enhancement im Bereich des gastroösophagealen Übergangs, in der Kardia und im Fundus des Magens. Differenzierung der Venen von anderen Pathologien durch die KM-Gabe (**a, b**: axiales T1W spoiled GRE nach KM).

Tabelle 21.2 Erkrankungen des Dünndarms

Erkrankung	MRT-Befund	Kommentar
Kongenital		
Pancreas anulare	Ring pankreastypischen parenchymatösen Gewebes um die Pars descendens Duodeni mit leichter Lumenreduktion. Mitunter ist ein Teil des Ringes nur als zartes fibröses Band erkennbar.	Seltene Entwicklungsstörung.
Duplikationszysten des Dünndarms (enterogene Zysten)	Runde oder tubuläre dünnwandige Läsion. Signalmuster wasserähnlich signalreich im T2W und intermediär bis signalarm im T1W, kein KM-Enhancement.	Duplikationszysten finden sich am häufigsten am Ösophagus und Dünndarm und zeigen gewöhnlich keine Verbindung zum Darmlumen. Begleitende Anomalien der Wirbelsäule.
Meckel'sches Divertikel	Tubuläre Ausstülpung der Dünndarmwand, gewöhnlich 60 cm proximal der Ileozökalklappe. Häufig (50 %) mit ektoper Magenschleimhaut, die nach KM-Injektion ein kräftigeres Enhancement im Vergleich zur angrenzenden Dünndarmschleimhaut zeigt.	Rest des embryonalen Ductus omphalomesentericus (Vitelline). Kann Schleimhaut des Magens, Pankreas oder Kolon besitzen. Gastrointestinale Blutung bei vorhandener Magenschleimhaut.
Neoplasien		
Leiomyom, Leiomyosarkom (Abb. 21.4)	Lobulierte oder runde Raumforderung typischerweise mit extraluminalem Wachstum am Dünndarm. Muskelähnliches Signal im T1W, meistens heterogen. Zentrale Nekrosen und Einblutungen führen zu Signalinhomogenitäten, Wandverkalkungen. Kann ulzerieren. Deutliches KM-Enhancement.	Leiomyome sind die häufigsten benignen Neoplasien des Dünndarms. 50 % sind größer als 5 cm, finden sich bevorzugt am Ileum, weniger häufig am Duodenum.
Lymphom (Abb. 21.2 b, c)	Große aneurysmaartig dilatierte Raumforderung, häufig mit Ulzerationen, findet sich auch in Form einer diffusen Wandverdickung oder kleiner wandständiger Knoten. Moderates KM-Enhancement.	Primäre Lokalisationen im Ileum und Jejunum, nur 2 % im Duodenum. Assoziierte Lymphadenopathie und Splenomegalie.
Lipom	Definierte Läsion mit fettäquivalenter Signalcharakteristik, gelegentlich kleine signalarme fibröse Septen oder Kapsel. Kein KM-Enhancement.	Im Dünndarm selten.

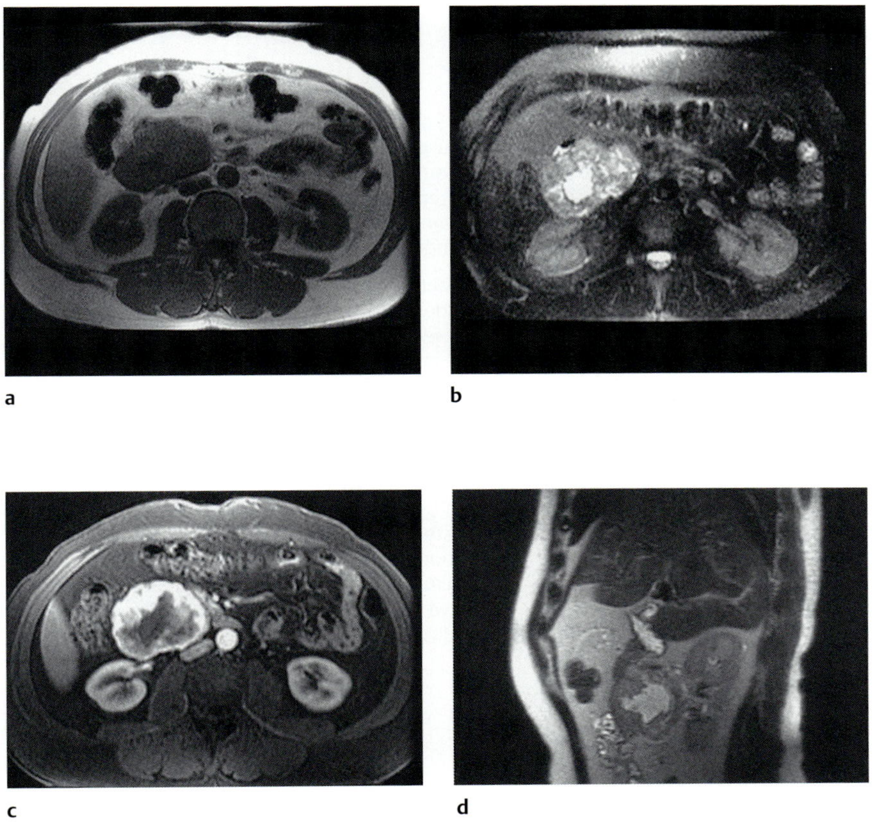

Abb. 21.4 **Leiomyom.** Große rundliche Raumforderung mit lobulierter Kontur an der Pars transversa duodeni, isointens zum Muskel im T1W, hyperintense zentrale Nekrose im T2W. Nach i. v.-Applikation von Gd-DTPA deutliches Enhancement der dicken Tumorkapsel (**a**: axiales T1W; **b**: axiales T2W; **c**: T1W spoiled GRE nach KM; **d**: sagittales T1W spoiled GRE).

Tabelle 21.2 (Fortsetzung) Erkrankungen des Dünndarms

Erkrankung	MRT-Befund	Kommentar
Dünndarmpolypen	Multiple, gewöhnlich kleine noduläre Mukosaläsionen mit Projektion in das Lumen.	*Familiäre Polypose* und *Gardner-Syndrom*: Dünndarmpolypen bei 5 % der Fälle, immer in Begleitung von Kolonpolypen. 90 % der Polypen eines Gardner-Syndroms finden sich im Duodenum. *Peutz-Jeghers-Syndrom*: Autosomal-domiante Erkrankung mit hamartomatösen Polypen im Dünndarm, Magen und Kolon. Etwa bei 50 % der Fälle eines *Cronkhite-Canada-Syndroms* finden sich hamartomatöse Dünndarmpolypen.
Karzinoid (Abb. 21.5)	Sternförmig begrenzte Raumforderung an der Dünndarmwand mit Retraktion der angrenzenden Darmschlingen, die mitunter durch eine desmoplastische Reaktion abknicken. KM-Enhancement.	Häufigste Lokalisation des Karzinoids ist das Ileum, kann multipel auftreten. Typisch kräftig KM-aufnehmende Lebermetastasen.
Adenokarzinom (Abb. 21.6)	Anuläre oder lobulierte Raumforderung, isointens zur Darmwand im T1W und leicht hyperintens im T2W. Moderates, oft heterogenes KM-Enhancement.	Am häufigsten im Duodenum (50 %) und Jejunum, erhöhtes Risiko bei M. Crohn und Zöliakie.
Metastasen	Variable Erscheinungsformen: nodulär, szirrhös, intramural oder polypös mit Projektion in das Darmlumen.	Häufige Primärtumoren: Kolon-, Magen-, Mamma-, Ovarial- und Uterustumoren, Melanome. Peritoneale Ausbreitung ist häufiger als hämatogen. Bei AIDS metastasiert das *Kaposi-Sarkom* nicht selten in den Dünndarm und kann dort bluten.
Neurogener Tumor	Sessile oder gestielte Raumforderung subserös oder submukös, mitunter Projektion in das Darmlumen. Geringes bis intermediäres Signal im T1W, signalreich im T2W. Deutliches KM-Enhancement, bei größeren Läsionen heterogen.	Findet sich bei der Neurofibromatose Typ 1, solitär oder multipel. Plexiforme Neurofibrome können eine mesenteriale Raumforderung simulieren (s. Tabelle 22.**1**).
Entzündungen		
M. Crohn	Verdickung der Dünndarmwand mit Lumeneinengung oder Striktur. Die Fältelungen sind distendiert oder aufgehoben. Betroffene Darmabschnitte sind isointens zur Darmwand im T1W und variabel hyperintens im T2W, KM-Enhancement proportional zur Aktivität. Sog. „Skip-lesions" sind entzündliche Areale zwischen normalen Darmabschnitten. Fistelungen finden sich bei fortgeschrittenen Erkrankungen und sind im MRT gut abgrenzbar. Entzündliche Veränderungen des Mesenteriums stellen sich in Form fleckiger Hyperintensitäten im T2W dar. Abszedierungen bei aktiven Entzündungen.	Das terminale Ileum ist am häufigsten betroffen, prinzipiell kann die Erkrankung am gesamten Gastrointestinaltrakt auftreten. Ein Drittel der Fälle ist auf den Dünndarm beschränkt. Begleitend finden sich nicht selten eine sklerosierende Cholangitis und entzündliche Arthritis.
Hämatom	Verdickung der Dünndarmwand und der Valvulae. Im akuten Stadium geringes Signal im T1W und hohes Signal im T2W, gelegentlich Schichtungsphänomene, vor allem bei Blutungen nach Antikoagulation.	Intramurale Blutungen des Dünndarmes resultieren häufig aus stumpfen Bauchtraumen (50 %), treten desweiteren unter Antikoagulantien-Therapie, bei der hämorrhagischen Diathese und bei Pankreaserkrankungen auf.
Ischämie	Verdickung der Darmwand, gelegentlich klassisches „Thumb-printing", häufig Dilatation des betroffenen Darmabschnittes. Mittels MRA kann eine Okklusion oder Stenose der A. mesenterica superior und der zöliakalen Gefäße nachgewiesen werden.	Episodisch oder fulminant mit Mesenterialinfarkt. Gas in den Portalvenen, ein fataler Begleitbefund des Mesenterialinfarktes, ist mittels MRT invisibel. Gleichermaßen ist eine *Pneumatosis intestinalis* mittels MRT schwer nachweisbar.
Divertikulose	Fokale Ausstülpung der Dünndarmwand mit Flüssigkeit, Verdauungsbestandteilen oder Luft im Lumen.	Im Duodenum am häufigsten, in der Regel asymptomatisch, gelegentlich klinisch bei Malabsorption oder Blutung von Bedeutung. Eine Divertikulitis des Dünndarms ist selten.
Immunologische Reaktion („Graft versus host disease")	Diffuse Wandverdickung des befallenen Dünndarms, entzündliche Veränderungen im angrenzenden Mesenterium.	Häufigste Komplikation einer Knochenmarkstransplantation im Bereich des Gastrointestinaltraktes. Immunkompetente T-Zellen des Spenders greifen das Gewebe des Empfängers an und verursachen eine sekretorische Diarrhö und Malabsorption.

Tabelle 21.2 (Fortsetzung) Erkrankungen des Dünndarms

Erkrankung	MRT-Befund	Kommentar
Tuberkulose	Verdickte Wand des Dünn- und Dickdarms, häufig begleitende Lymphadenopathie, Hepatosplenomegalie und Herde in Leber und Milz. Ein tuberkulöser Aszites ist gering signalreicher als Wasser im T1W und kann ein KM-Enhancement zeigen.	Ähnliche Befunde bei Infektionen durch *Mycobacterium avium intracellulare.*

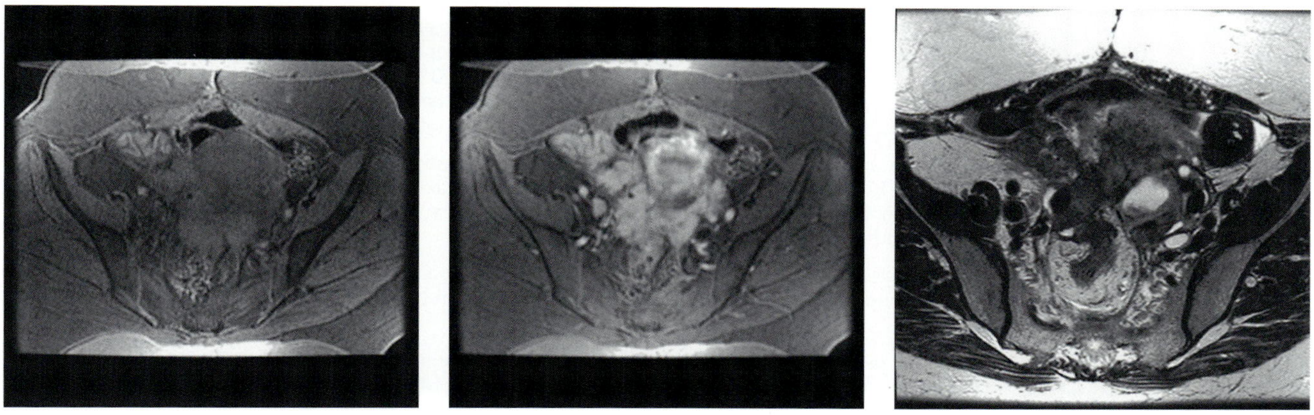

a b c

Abb. 21.5 **Karzinoid.** Rundliche Raumforderung mit gezacktem Rand in der anterioren Peritonealhöhle, ausgehend vom Dünndarm. Spikulaartige Wandverdickungen der angrenzenden Dünndarm- und Kolonschlingen, die in das mesenteriale Fett auslaufen. Die genannten Veränderungen zeigen ein deutliches KM-Enhancement (**a**: axiales FS T1W; **b**: axiales FS T1W nach KM; **c**: axiales T2W).

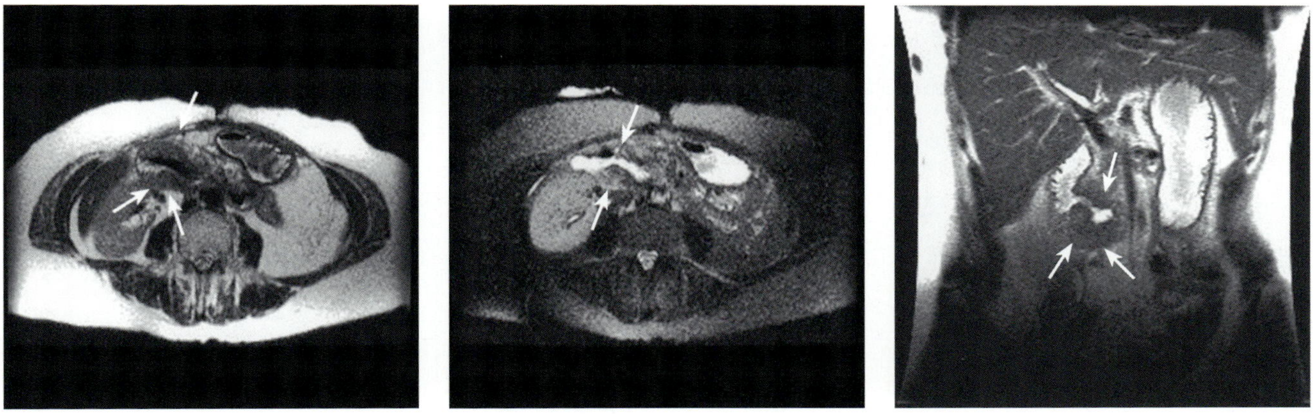

a b c

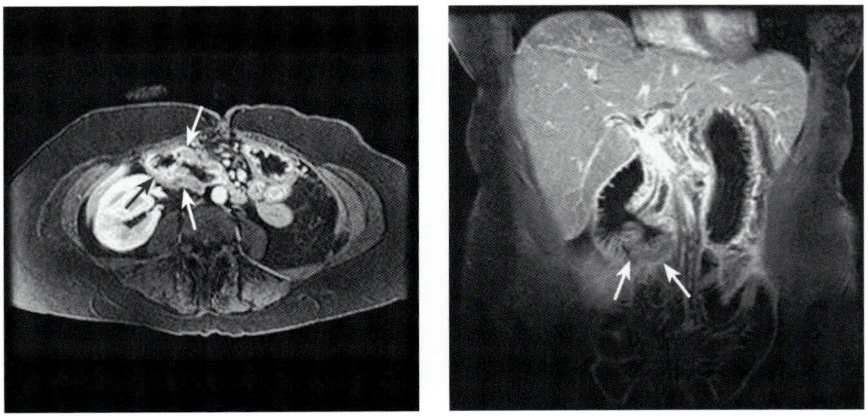

d e

Abb. 21.6 **Adenokarzinom des Duodenum.** Anuläre Läsion (Pfeile) mit Einengung der Pars descendens und transversa duodeni. Der Tumor ist isointens zur Darmwand im T1W und T2W und zeigt ein leichtes Enhancement nach i. v.-Applikation von Gd-DTPA (**a**: axiales T1W; **b**: axiales FS T2W; **c**: coronales T2W; **d**: axiales FS T1W nach KM).

Tabelle 21.3 Erkrankungen des Kolon

Erkrankung	MRT-Befund	Kommentar
Neoplasien		
Lipom	Definierte Läsion mit fettäquivalenter Signalcharakteristik, gelegentlich kleine signalarme fibröse Septen oder Kapsel. Kein KM-Enhancement.	Häufigster intramuraler Tumor im Kolon, die Mehrzahl findet sich im Zökum und Colon ascendens.
Polypose des Kolon (Abb. 21.7)	Sessile oder gestielte intraluminale Raumforderung.	Adenomatöse Polypen treten im Kolon sporadisch auf und können maligne entarten. 50 % der Polypen von über 2 cm Größe sind maligne. Bei multiplen Polypen kann eine *familiäre Polypose*, ein *Gardner-Syndrom* oder in seltenen Fällen ein *Turcot-Syndrom* vorliegen. Hamartomatöse Polypen im Kolon finden sich in 30 % der Fälle beim *Peutz-Jeghers-Syndrom* und zu fast 100 % beim *Cronkhite-Canada-Syndrom*. Die *Juvenile Polypose* ist auf das Rektum beschränkt und zeigt zu 75 % einen großen solitären Polypen.
Adenokarzinom (Abb. 21.8, 21.9)	Polypoide oder anuläre Tumoren, isointens zur Darmwand im T1W und leicht hyperintens im T2W, KM-Enhancement. Perforierte Tumoren können eine Divertikulitis simulieren.	Häufigstes Malignom des Gastrointestinaltraktes. Risikofaktoren: *Colitis ulcerosa, M. Crohn, familiäre Polypose, Gardner-S., Lynch-S.* und *Turcot-S.*
Lymphom	Darmwandverdickung mit Ulzeration, gewöhnlich mesenteriale und retroperitoneale Lymphadenopathie.	Häufig am Zökum, non-Hodgkin-Lymphome finden sich am Kolon selten (5 %).
Metastase	Okkludierende oder invasive Raumforderung ähnlich eines primären Kolonkarzinom.	Direkte Infiltration des Kolon durch Tumoren des Ovars, Uterus, Pankreas, Magens, der Nieren oder der Prostata, oder via Disseminierung durch malignen Aszites.
Karzinoid	Polypoide Raumforderung mit Projektion in das Lumen, KM-Enhancement.	Appendix und Rektum sind am häufigsten betroffen, in der Appendix in der Regel benigne. Ein Drittel tritt multipel auf.
Mukozele der Appendix	Rundliche oder längliche Läsion der Appendix mit homogenem signalarmem bis intermediärem Charakter im T1W und signalreich im T2W, gelegentlich Wandverkalkungen, kein Enhancement.	Eine Ruptur löst ein *peritoneales Pseudomyxom* aus. Erhöhte Inzidenz von Adenokarzinomen des Kolon und Zystadenokarzinomen des Ovars.

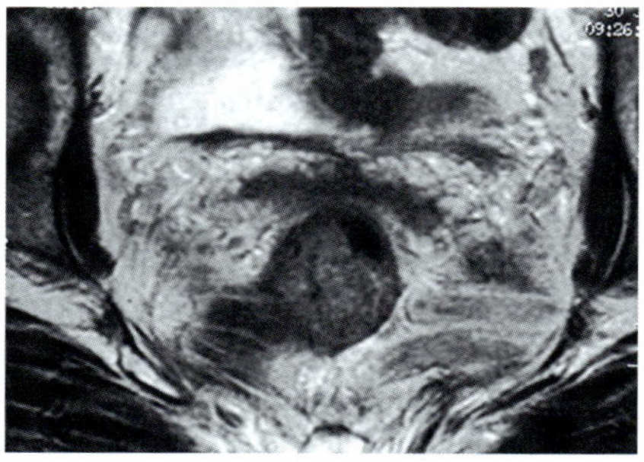

a

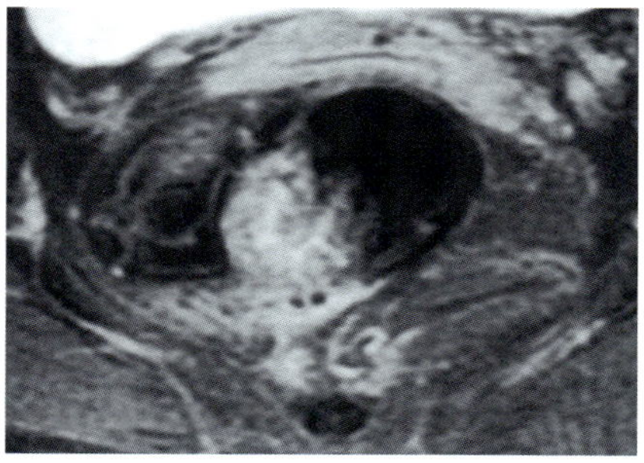

b

Abb. 21.7 **Villöses Adenom des Rektum.** Raumforderung am rechten lateralen Aspekt der Rektumschleimhaut mit akzentuiertem KM-Enhancement (**a**: axiales T1W; **b**: axiales FS T1W nach KM).

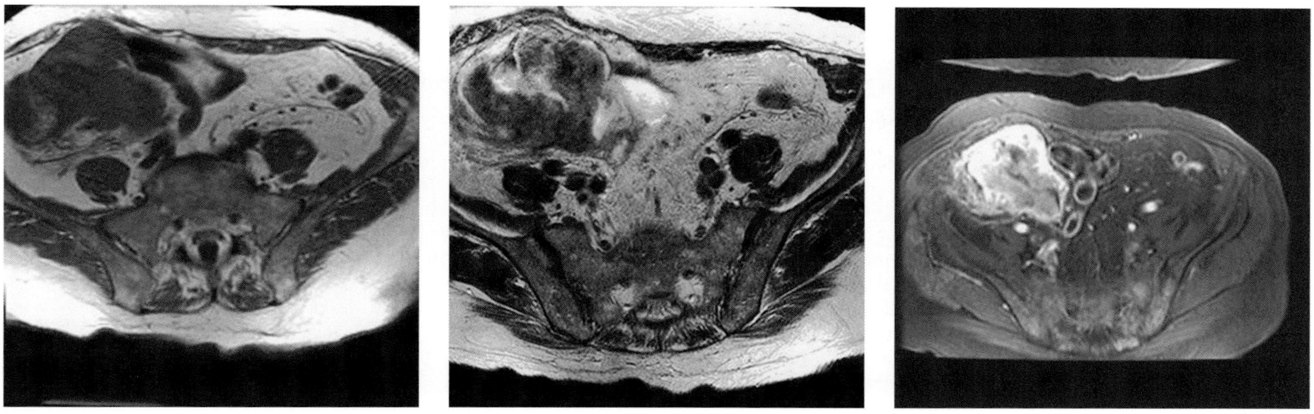

a b c

Abb. 21.8 **Adenokarzinom des Kolon.** Große Läsion mit unscharfen Konturen am rechten Hemikolon. Der Tumor stellt ein Anastomosenrezidiv nach vorausgegangener Operation dar (**a**: axiales T1W; **b**: axiales T2W; **c**: axiales T1W spoiled GRE nach KM).

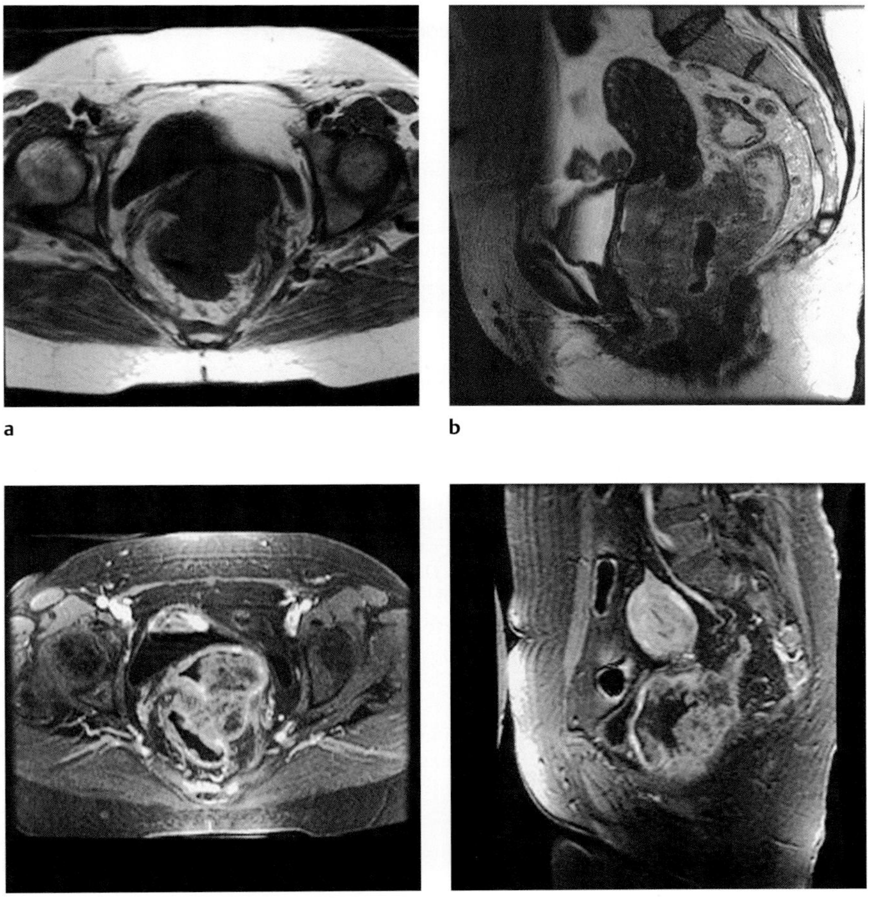

a b c d

Abb. 21.9 **Adenokarzinom des Rektum.** Der Tumor geht vom Rektum links anterolateral aus und infiltriert die Vagina (**a**: axiales T1W; **b**: sagittales T2W; **c**: axiales T1W spoiled GRE nach KM; **d**: sagittales T1W spoiled GRE nach KM).

Tabelle 21.3 (Fortsetzung) Erkrankungen des Kolon

Erkrankung	MRT-Befund	Kommentar
Entzündungen		
M. Crohn (Abb. 21.10)	Wandverdickung des Kolon mit fakultativer Lumeneinengung und Strikturen. Die betroffenen Darmabschnitte sind im T1W isointens zum übrigen Darm und leicht hyperintens im T2W, KM-Enhancement proportional zur Aktivität. „Skip-lesions“ sind betroffene Areale zwischen gesunden Darmabschnitten, Fistelungen sind häufig und im MRT darstellbar. Entzündliche Aktivität des angrenzenden Mesenteriums in Form fleckiger Signalanhebungen im T2W, Abszedierungen bei aktiver Entzündung.	Am häufigsten im Bereich des Colon ascendens, selten am Rektum und Sigma. Der Schleimhautbefall in der Frühphase ist im MRT invisibel, gelegentlich finden sich tiefe aphthöse Ulzera und Fissuren.
Colitis ulcerosa	Verdickte Kolonwand mit fakultativer Lumeneinengung und Strikturen, Verlust der Haustrierung. KM-Enhancement der betroffenen Region. Eine *aszendierende Ileitis* findet sich in fortgeschritteneren Stadien: das terminale Ileum ist verdickt und kann eingeengt oder erweitert sein. Signalanhebungen im T2W in der Darmwand und im angrenzenden Mesenterium.	Das Rektum ist fast immer betroffen und Ausgangspunkt der Erkrankung mit Ausbreitung nach proximal. Extraluminale Manifestationen der Erkrankung sind im Gegensatz zum M. Crohn ungewöhnlich. Erhöhtes Risiko einer Karzinomentwicklung. Die Colitis ulcerosa ist die häufigste Ursache eines toxischen Megakolon.
Ischämie/Infarkt	Wandverdickung, gelegentlich mit „Thumb-printing“. Gewöhnlich Dilatation des Lumens im Versorgungsgebiet der A. mesenterica inferior.	Segmental oder diffus, Riskofaktoren sind vorausgegangene Operationen, Thrombembolien und Darmobstruktionen.
Radiogene Enteritis (Abb. 21.11)	*Akut*: Darmwandverdickung und infiltrative Veränderungen des angrenzenden mesenterialen Fettgewebes, geringes bis moderates KM-Enhancement. *Chronisch*: Darmwandverdickung mit Einengung des Lumens und/oder Strikturen. Das betroffene Kolon wirkt tubulär mit fehlender Haustrierung.	Tritt nach regionalen Dosen über 40–50 Gy auf. Ulzerationen, Blutungen, Obstruktionen und Fistelungen sind häufige Komplikationen.
Typhlitis	Wandverdickung des Zökum und gelegentlich auch des Colon ascendens, perizökale Abszesse.	Transmuraler nekrotisierender Prozess bei Neutropenie.
Tuberkulose	Wandverdicktes, verlagertes und verengtes Zökum.	Eine lokalisierte Kolontuberkulose ist immer auf das Zökum beschränkt.
Appendizitis	Verdickung der Appendixwand und oft auch der Zökumwand mit infiltrativen Veränderungen des angrenzenden Mesenteriums. Geringes bis intermediäres Signal im T1W und intermediäres bis hohes Signal im T2W, variables KM-Verhalten. Appendikolithen sind selten in Form von Signalauslöschungen im Appendixlumen mittels MRT diagnostizierbar.	Ein paratyphlitischer Abszess findet sich im rechten unteren Quadranten.
Divertikulose/ Divertikulitis (Abb. 21.12)	Divertikel sind kleine (< 1 cm) Ausstülpungen der Kolonwand und in der Regel inzidentale Befunde. Bei einer Divertikulitis finden sich entzündete Divertikel mit verdickter Kolonwand und Spasmen. Das Segment ist signalarm bis intermediär im T1W und signalreich im T2W, fleckige Signalalterationen im angrenzenden mesenterialen Fettgewebe. Ein Abszess kann sich in Nähe des entzündeten Divertikels oder auch an anderen Stellen der Peritonealhöhle ausbilden.	Kolondivertikel finden sich bei 6–8 % der Normalpopulation in der westlichen Hemisphäre, die Inzidenz steigt mit zunehmendem Alter. Divertikel sind überall am Kolon möglich, bevorzugt jedoch am Sigma. Divertikulitiden entwickeln sich sekundär nach Okklusionen der Divertikel mit Perforation, Fisteln sind nicht ungewöhnlich.
Endometriose	Runde, gelegentlich septierte Läsion, klassisch signalreich im T1W und signalarm im T2W, die Signalcharakteristik verändert sich zyklusabhängig und bei Auftreten von Blutabbauprodukten.	Serosaimplantate finden sich in der Regel am Rektosigmoid.

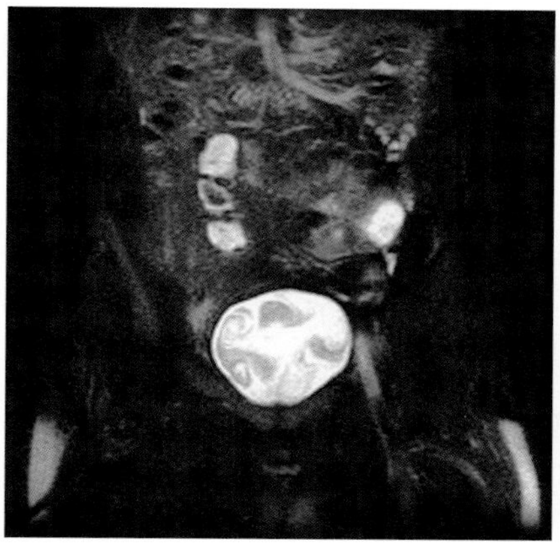

a

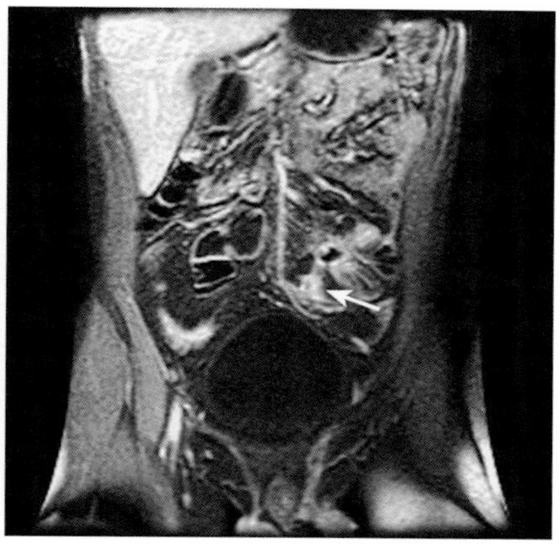

b

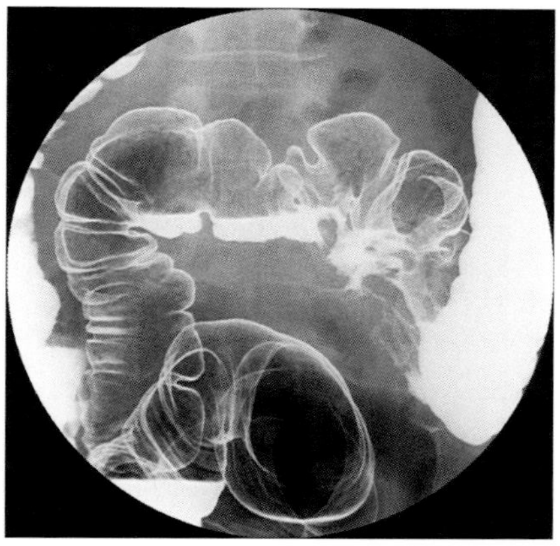

c

Abb. 21.**10** **M. Crohn.** Unregelmäßige Wandverdickung eines Sigmasegmentes. Ödematös signalvermehrtes Mesokolon im T2W, kleine inferiore Fistel (**b**: Pfeil). Rekapitulation der Befunde durch eine konventionelle Doppelkontrast- Röntgenuntersuchung (**a**: coronales FS T2W; **b**: spoiled GRE T1W nach KM, **c**: Doppelkontrastuntersuchung des Kolon).

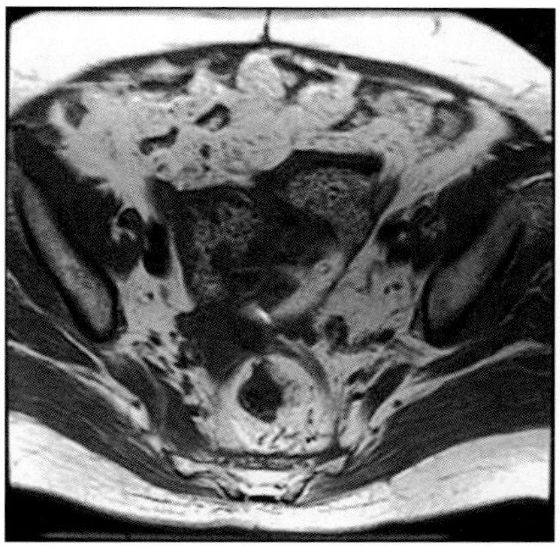

a

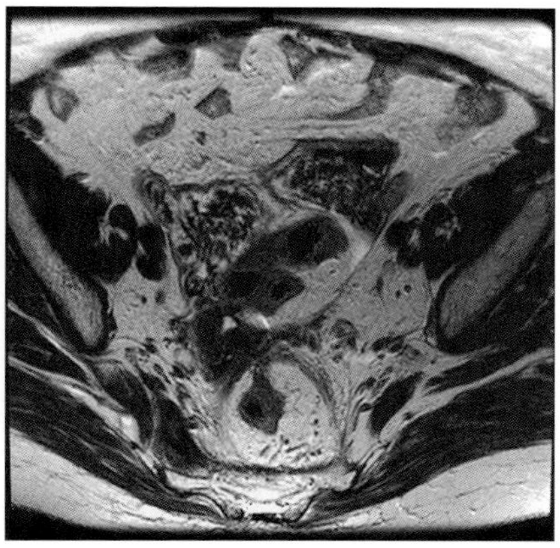

b

Abb. 21.**11** **Postradiogene Effekte.** Verengtes und torquiertes Rektum. Intermediär bis signalarme Rektumwand in allen Sequenzen (**a**: axiales T1W, **b**: axiales T2W).

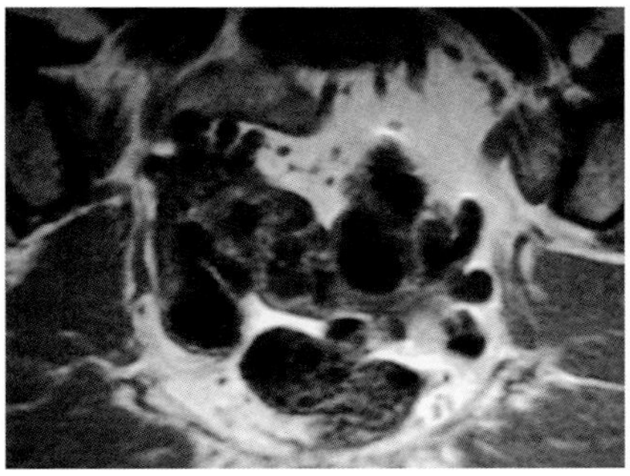

Abb. 21.**12** **Divertikulose.** Coronales T1W, zahlreiche unterschiedlich große Ausstülpungen der Sigmawand.

22 Peritoneum und Mesenterium

Die Peritonealhöhle wird durch das Peritoneum (großer Peritonealsack) und die Bursa omentalis (kleiner Peritonealsack) gebildet. Der große Peritonealsack erstreckt sich über den gesamten Bauchraum vom Zwerchfell bis in das Becken. Das Mesocolon transversum, welches das Querkolon peritoneal fixiert, separiert ein supramesokolisches und ein inframesokolische Kompartiment. Die Bursa omentalis ist eine divertikelartige kapilläre Tasche des Peritoneum, die durch die embryonale Darmdrehung hinter dem Magen entsteht, und formt potenzielle Räume (Recessus superior und inferior) und das Omentum minus. Die Peritonealhöhle kann desweiteren durch die peritonealen Anheftungen in zahlreiche Kompartimente und Recessus unterteilt werden, die anatomisch in Verbindung stehen (Abb. 22.**1**, 22.**2**). Diese Anheftungen werden Ligamente genannt und bilden entlang des Mesenterium Barrieren für die Ausbreitung von Infektionen, Flüssigkeit oder Tumoren (Abb. 22.**3**). Paradoxerweise können die Kanäle dieser Ligamente andererseits Leitschiene für die Ausbreitung pathologischer Prozesse sein.

Das supramesokolische Kompartiment („Drüsenbauch"), oberhalb des Colon transversum, ist der oberflächlichste Abschnitt des großen Peritonealsackes und umkleidet Leber, Magen, Lig. falciforme, Omentum majus und minus sowie die Milz. Die Bursa omentalis wird anterior vom Magen, Duodenum, dem Omentum minus und dem Lig. gastrocolicum, dorsal durch das Corpus pancreatis und die Milz und inferior durch den Umschlag des Omentum majus begrenzt und steht über das Foramen epiploicum (Winslow) mit dem Hauptarm der Bauchhöhle in Verbindung.

Das inframesokolische Kompartiment („Darmbauch") enthält Jejunum, Ileum, Colon ascendens, transversum und descendens. Dieser Raum erstreckt sich vom Mesocolon transversum bis zum Dach der Harnblase und anterioren Aspekt des Rektum. Der inframesokolische Raum unterhalb des Beckenkamms wird gelegentlich auch Peritonealraum des Beckens bezeichnet. Desweiteren wir der inframesokolische Raum durch das Mesenterium des Dünndarms in einen rechten und linken inframesokolischen Raum separiert. Die rechte und linke parakolische Rinne liegt lateral der peritonealen Anheftung des Colon ascendens bzw. descendens. Rechts verläuft diese Rinne in den posterioren subhepatischen Raum und bildet das im rechten oberen Quadranten des Peritoneums am weitesten abhängige Spatium hepatorenale (Morrison'scher Raum), das eine Prädilektionsstelle für Flüssigkeitsansammlungen darstellt. Bei voluminösen Ansammlungen im Morrison'schen Raum können sich diese in den rechten subphrenischen (supramesocolischen) Raum ausdehnen. Die parakolischen Rinnen verbinden gleichzeitig den inframesokolischen Raum mit dem Becken, wo sich in Form des Douglas'schen Raumes und der paravesikalen Recessus wiederum Prädilektionsstellen für Flüssigkeit finden.

Die peritonealen Ligamente sind im MRT schwierig zu differenzieren, da sie sehr dünn sind und von den angrenzenden Organen und Darmschlingen überdeckt werden. Bei Aszites und anderen intraperitonealen Flüssigkeitsansammlungen lassen sie sich einfacher abgrenzen. Die Beschreibung erfolgt in anatomischer Richtung von superior nach inferior.

Am Oberrand des supramesokolischen Raumes wird das rechte Lig. triangulare von superioren und inferioren Um-

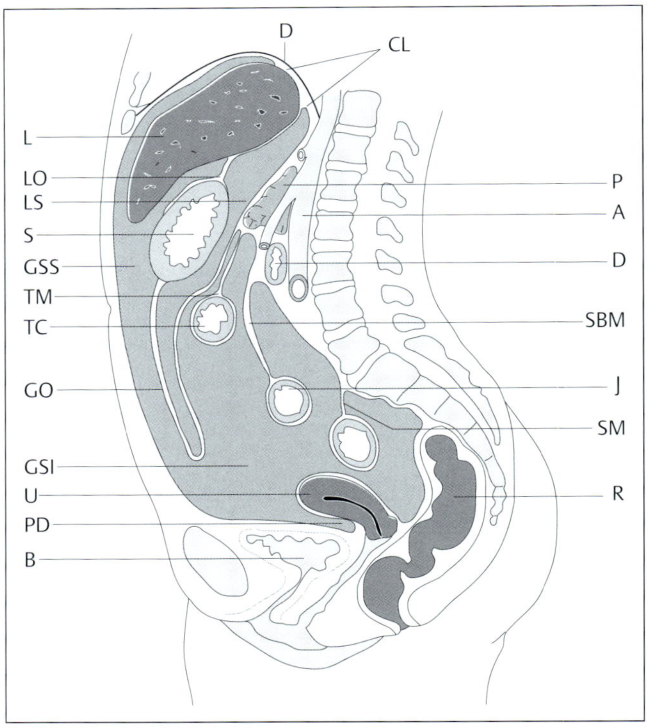

Abb. 22.1 **Peritonealraum und Ligamente, sagittal.** D: Diaphragma; P: Pankreas; A: Aorta; D: Duodenum; SBM: Mesenterium des Dünndarms; J: Jejunum; SM: Mesocolon sigmoideum; R: Rektum; U: Uterus; B: Harnblase; PD: Douglas'scher Raum; GSI: Inframesokolischer Peritonealraum; GO: Omentum majus; TC: Colon transversum; TM: Mesocolon transversum; S: Magen; GSS: Supramesokolischer Peritonealraum; LS: Bursa omentalis; LO: Omentum minus; L: Leber.

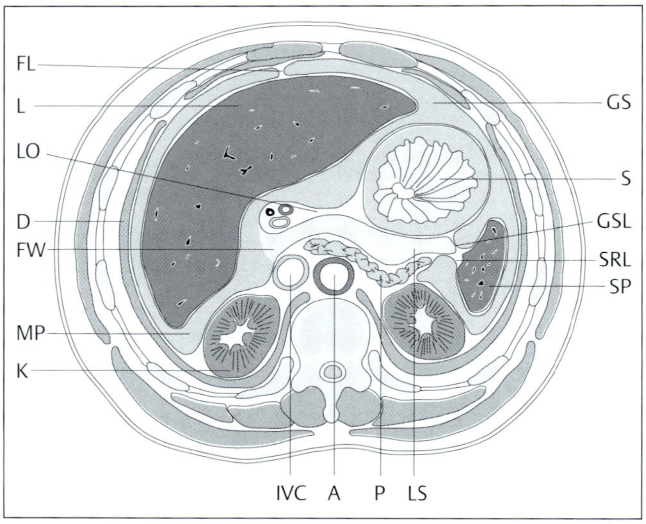

Abb. 22.2 **Peritonealraum und Ligamente, axial.** FL: Lig. falciforme; LO: Omentum minus; GS: großer Peritonealsack; S: Magen; GSL: Lig. gastrosplenicum; SRL: Lig. splenorenale; SP: Milz; LS: Bursa omentalis; P: Pankreas; A: Aorta; IVC: V. cava inferior; K: Niere; FW: Winslow'sches Foramen; MP: Morrison'scher Raum; D: Diaphragma; L: Leber.

schlägen des rechten Lig. coronarium am kraniolateralen Aspekt des rechten Leberlappens gebildet und trennt den rechten supraphrenischen Raum vom Morrison'schen Raum. Das linke Lig. triangulare wird von superioren und inferioren Umschlägen des linken Lig. coronarium gebildet und liegt transversal parallel zum superioren Aspekt des linken Leberlappens. Das rechte und linke Lig. coronarium heften den rechten und linken Leberlappen am Zwerchfell an. Das Ligamentum falciforme liegt zwischen rechtem und linkem Leberlappen und enthält das Lig. teres, die obliterierte embryologische V. umbilicalis, die im Falle einer portalen Hypertension rekanalisiert werden kann. Das Lig. gastrohepaticum ist ein Teil des Omentum minus, verbindet Leber und kleine Magenkurvatur und enthält die A. gastrica sinistra, die V. coronaria sinistra und Lymphknoten. Das Lig. hepatoduodenale setzt den lateralen Rand des Lig. gastrohepaticum fort, formt mit seinem freien Ende die Vorderwand des Foramen epiploicum und enthält den Ductus choledochus, den Ductus hepaticus communis, die A. hepatica und die V. portae. Das Lig. gastrophrenicum verbindet den Magenfundus mit dem Zwerchfell unmittelbar oberhalb der linken Niere. Die Plicae gastropancreaticae sind peritoneale Falten, die durch Äste des Truncus coeliacus gebildet werden, und verbinden den Fundus mit dem Retroperitoneum. Die große Magenkurvatur wird über das Lig. gastrosplenicum mit dem Milzhilus fixiert. Das Lig. phrenicocolicum stellt die obere Begrenzung der parakolischen Rinne dar und heftet an der Milz und am proximalen Colon descendens an. Das Omentum majus ist eine schürzenartige Bauchfellduplikatur in Kontinuität des Lig. gastrocolicum, gastrosplenicum und splenorenale und bedeckt ventral den Dünndarm. Zwischen Treitz'schem Band und Ileozökalklappe bildet das Mesenterium des Dünndarms eine fächerartige Platte zur Fixation von Jejunum und Ileum und enthält die mesenterialen Gefäße. Das Mesocolon sigmoideum verbindet das Sigma mit der linken Fossa iliaca.

Die peritonealen Bänder des Beckens sind bei Männern und Frauen unterschiedlich strukturiert und werden separat behandelt.

Bei Frauen legt sich das Peritoneum anterior des Rektum über den Uterus und bildet die vorderen Aufhängungen, das Lig. teres und Lig. latum. Das Lig. latum enthält die Vasa uterina, Nerven und Lymphbahnen, im inferioren Aspekt kreuzt der distale Ureter. Kaudal im Niveau der Zervix bildet das Lig. latum funktionell das „Lig. cardinale", welches Zervix und Vagina fixiert. Das Lig. teres zieht in den Inguinalkanal und endet an den Labia majora. Die Ligg. ovarica verbinden Ovarien und Uterus.

Beim Mann erstreckt sich das Peritoneum vom Rektum über die Samenbläschen bis zum Harnblasendach. Von der Harnblase steigt das Peritonealblatt nach anterior und superior zum Nabel und nach lateral zur Beckenwand auf.

Im Bereich der vorderen Bauchwand finden sich sowohl im männlichen als auch weiblichen Becken drei Gruppen von Bändern, die das Harnblasendach strecken: das Lig. umbilicale medianum, Rest des fetalen Ductus urachus, die medialen Umbilikalbänder, Reste der Umbilikalarterien, und die lateralen Umbilikalbänder, die durch die inferioren epigatrischen Arterien gebildet werden.

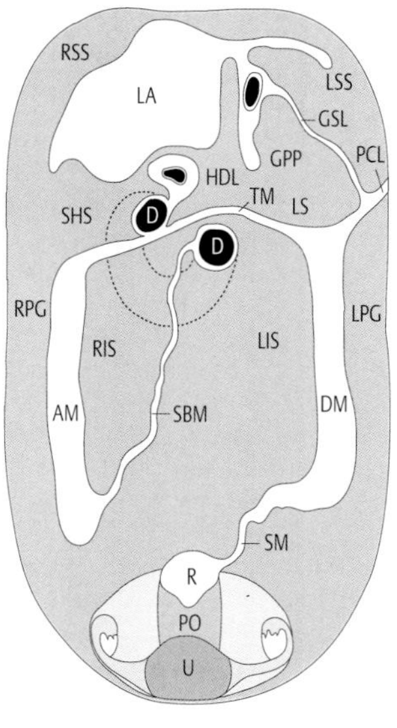

Abb. 22.3 **Peritonealraum und Ligamente, koronal.** LSS: Linker supramesokolischer Raum; GSL: Lig. gastrosplenicum; PCL: Lig. phrenicocolicum; GPP: Plica gastropancreatica; LS: Bursa omentalis; TM: Mesocolon transversum; HDL: Lig. hepatoduodenale mit Portalvene; D: Duodenum; SHS: Suprahepatischer Raum; RSS: Rechter supramesokolischer Raum; LPG: Linke parakolische Furche; SM: Mesocolon sigmoideum; DM: Mesocolon descendens; LIS: Linker inframesokolischer Raum; SBM: Mesenterium des Dünndarms; RIS: Rechter inframesocolischer Raum; AM: Mesocolon ascendens; RPG: rechte parakolische Furche; R: Rektum; PD: Douglas'scher Raum; U: Uterus.
(modifiziert nach Kormano)

Peritoneale Flüssigkeitsansammlungen liegen bevorzugt in den abhängigen Abschnitten der Peritonealhöhle: supramesokolisch ist dies der Morrison'sche Raum, inframesokolisch findet sich Flüssigkeit zunächst im Douglas und breitet sich von dort in die paravesikalen Räume oder die parakolischen Furchen aus. Zu beachten ist, dass die Flüsigkeit in der Regel frei in der Bauchhöhle liegt und sich die Verteilung in Abhängigkeit von der Lagerung des Patienten ändern kann. Bei größeren Flüssigkeitsmengen, die das Peritoneum ausfüllen oder sogar vorwölben, bilden die Darmschlingen zentrale Konglomerate. Sofern dies nicht geschieht, liegen in der Regel Adhäsionen oder Verklebungen vor. Aszites kann insbesondere bei Malignomen lokalisiert auftreten, was ebenfalls eine asymmetrische Verschiebung der Darmschlingen bewirkt.

Flüssigkeitsansammlungen sind die häufigste pathologische Veränderung in der Bauchhöhle und finden sich bei zahlreichen Erkrankungen variablen Charakters. Tabelle 22.1 listet eine entsprechende Differentialdiagnose auf.

Tabelle 22.1 Peritoneale, mesenteriale und omentale Strukturvermehrungen

Erkrankung	MRT-Befund	Kommentar
Flüssigkeitsansammlungen, Zysten		
Aszites (Abb. 22.4)	Häufig Flüssigkeit perihepatisch und perilienal sowie im Douglas'schen Raum. Die Flüssigkeit läuft in die abhängigen Partien des Peritoneum und kann seine Verteilung bei Lagewechsel des Patienten ändern. Bei größeren Aszitesmengen verklumpen die Dünndarmschlingen nach zentral. *Transsudativer Aszites*: Wasserähnliche Signalcharakteristik, signalarm im T1W und homogen signalreich im T2W. *Exsudativer Aszites*: Höherer Proteingehalt, dadurch höheres T1-Signal. *Chylöser Aszites*: Lipide und Proteine führen zu einem intermediären bis hohen Signal im T1W, signalreiches T2W.	Transsudativer Aszites findet sich bei Leberzirrhose, kongestiven Herzfehlern, Niereninsuffizienz und anderen Hypoalbuminämien. Exsudativer Aszites tritt im Rahmen von Neoplasien und exsudativen Entzündungen auf. Eine Ausnahme ist das *Meig-Syndrom* (benigner, gewöhnlich fibröser Ovarialtumor, Pleuraerguss, transsudativer Aszites). Chylöser Aszites ist bei lymphatischen Obstruktionen gegeben, gelegentlich bei filiarisierender Entzündung oder beim nephrotischen Syndrom.
Peritonitis	*Akut*: Unspezifische peritoneale Flüssigkeit, infiltrative Veränderungen im mesenterialen Fettgewebe. *Chronisch*: Verdickung des Peritoneums mit fakultativ oberflächlichen Knötchen und Adhäsionen, KM-Enhancement.	Tritt bei intraabdominellen Infektionen auf, aber auch im Rahmen steriler Entzündungen. Eine spontane bakterielle Peritonitis entwickelt sich bei Aussaat einer Bakteriämie in die Peritonealhöhle. Die ***tuberkulöse Peritonitis*** ähnelt einer chronischen Peritonitis (s. auch ***entzündliche Raumforderung*** in dieser Tabelle).
Abszess (Abb. 22.5)	In der Regel dickwandige zystische Läsion mit unscharfer Begrenzung und zentraler Nekrose. Signalarm im T1W, variables Signal im T2W mit deutlichem KM-Enhancement. Generell ist der Signalcharakter hypointens zur Muskulatur im T1W und hyperintens zur Muskulatur im T2W. Flüssigkeitsspiegel zeigen Fistelungen zu Darmschlingen an.	Entsteht nach Perforation, Entzündung oder Operation. Häufige Lokalisationen sind der rechte subhepatische Raum und der Douglas'sche Raum.
Hämatom	Das Erscheinungsbild des Hämatoms ändert sich zeitabhängig, was mitunter durch intermittierende Blutungen überlagert wird. Viele Hämatome erscheinen daher heterogen. Hyperakute Blutungen sind signalarm im T1W und signalreich im T2W, akute Blutungen signalarm in beiden Wichtungen. Subakute Blutungen sind signalreich im T1W, im T2W zunächst signalreich, später signalarm. Chronische Hämatome sind durch den Hämosideringehalt in beiden Wichtungen signalarm.	Häufige Ursachen: stumpfes Trauma, Spontanruptur vaskulärer Tumoren, Bauchhöhlenschwangerschaft, hämorrhagische Diathese.
Bilom (Abb. 22.6)	Flüssigkeitsansammlung im oberen rechten Quadranten im Gallenblasenbett oder in Nachbarschaft zur Leber. Signalintensität wasseräquivalent, außer bei Blutung und Entzündung.	Iatrogen oder posttraumatisch, selten Spontanruptur der Gallenblase. Die Galle bedingt eine chemische Peritonitis, was zu lokalisierten Aszitesansammlungen in der Porta hepatis führen kann.
Pseudomyxoma peritonei	Lokalisierte septierte Flüssigkeitsansammlung mit klassischer Verformung und Verdrängung der angrenzenden Darmschlingen, signalarm im T1W und signalreich im T2W, in chronischen Fällen fokale Verkalkungen, kein signifikantes KM-Enhancement.	Intraperitoneale Akkumulation gelatinösen Materials eines muzinösen Zystadenoms oder Zystadenokarzinoms der Appendix oder des Ovars. Tritt auch bei Adenokarzinomen des Magens, des Ovars und Kolon auf.
Pankreaspseudozyste (Abb. 22.7)	Dickwandige uni- oder multilokuläre zystische Struktur mit Zellresten oder Schichtungsphänomen, gelegentlich auch Blut und Fettanteile. KM-Enhancement der Zystenwand.	Häufigste Läsion der Bursa omentalis, kann sich ins Mesenterium ausbreiten.
Lymphangiom	Polyzyklische und dünnwandige, häufig bandförmige Strukturvermehrung, hyperintens im T1W durch Fettanteile und intermediär bis hyperintens im T2W. Bei Einblutungen gelegentlich Schichtungsphänomen. Nach fettreichen Mahlzeiten kann sich der Fettanteil der Läsion erhöhen.	Kongenitale Malformation, mitunter symptomatisch bei Jugendlichen durch Bauchschmerzen.

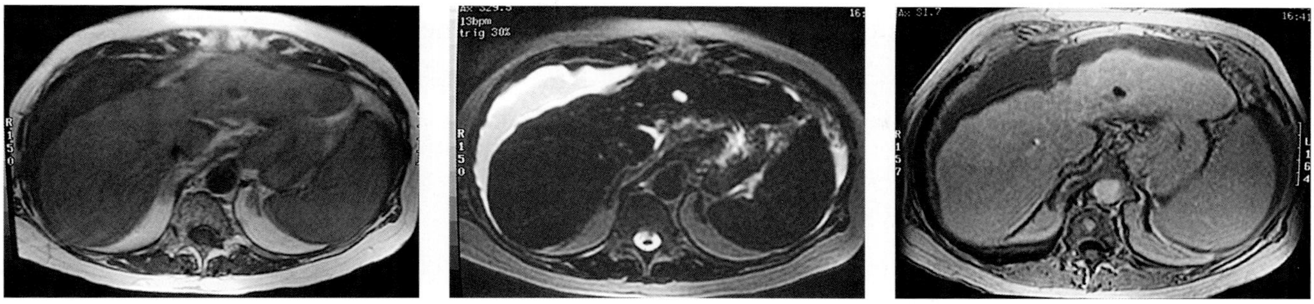

a b c

Abb. 22.4 **Transsudativer Aszites.** Wasserisointense Aszitesflüssigkeit um Leber und Milz und in der Peritonealhöhle. Lobulierte Leberkontur als Zeichen der Zirrhose. Kleine inzidentale Zyste im linken Leberlappen. (**a**: axiales T1W; **b**: axiales FS T2W; **c**: axiales T1W spoiled GRE nach KM).

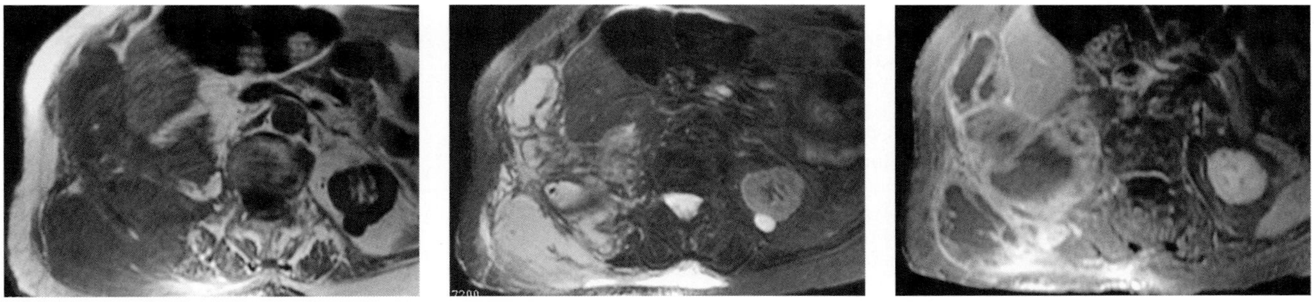

a b c

Abb. 22.5 **Abszess.** Polyzyklische Raumforderung vom Morrison'schen Raum bis in den subhepatischen Raum und Ausbreitung in die posterolaterale Bauchwand. KM-Enhancement der dicken unregelmäßigen Septen (**a**: axiales T1W; **b**: axiales FS T2W; **c**: FS T1W nach KM).

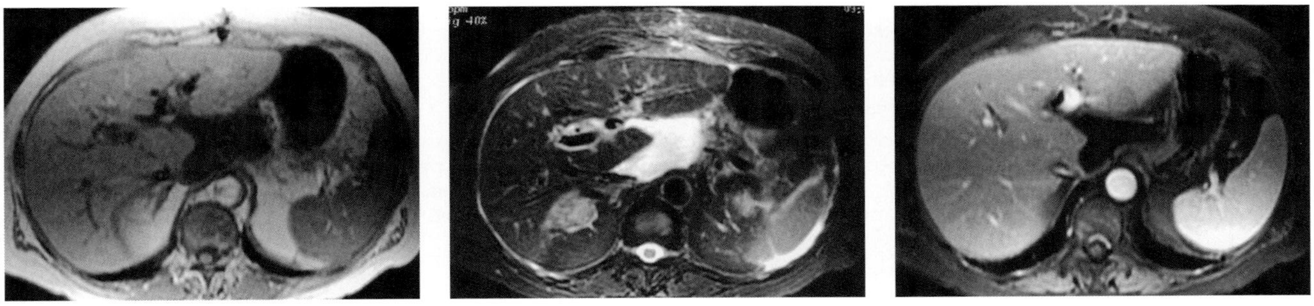

a b c

Abb. 22.6 **Bilom.** Glatt begrenzte Flüssigkeitsansammlung in der Porta hepatis. Kein KM-Enhancement.
Die Struktur entstand nach einer Whipple-Operation (**a**: axiales T1W; **b**: axiales FS T2W; **c**: axiales T1W spoiled GRE nach KM).

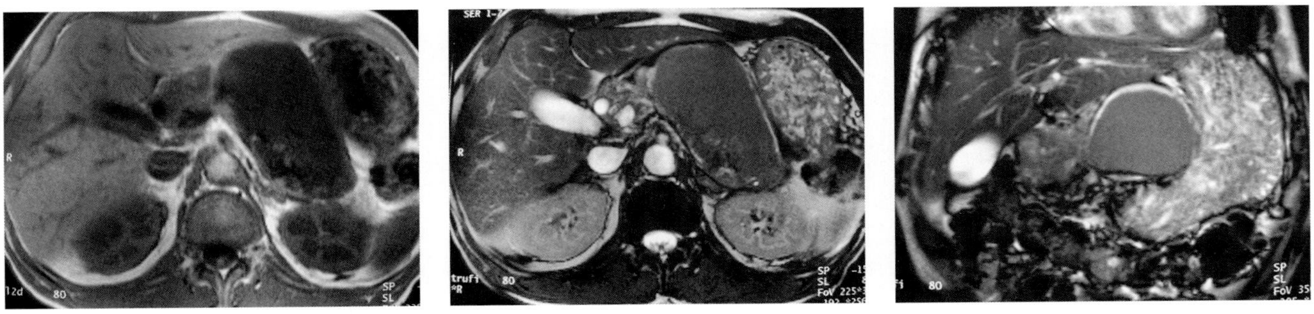

a b c

Abb. 22.7 **Pankreaspseudozyste.** Scharf begrenzte gekapselte Flüssigkeitsstruktur im Omentum minus. Zellreste im Fundus der Läsion. Kräftiges KM-Enhancement der Kaspel (**a**: axiales T1W; **b**: axiales T2W; **c**: coronales T1W spoiled GRE nach KM).

Tabelle 22.1 Peritoneale, mesenteriale und omentale Strukturvermehrungen

Erkrankung	MRT-Befund	Kommentar
Duplikationszysten, mesenteriale Zysten, mesotheliale Zysten, peritoneale Inklusionszysten	Unilokuläre, dünn- oder dickwandige runde Läsionen, intermediär bis signalarm im T1W und signalreich im T2W, kein KM-Enhancement.	Gewöhnlich asymptomatisch, typischerweise keine Kommunikation mit dem Darmlumen.
Neoplasien		
Lymphom	Variable Morphologie zwischen definierter rundlicher oder lobulierter Raumforderung bis unscharf begrenztem Areal oder Infiltration. Isointens zum Muskel im T1W, intermediär intens im T2W. Variables Enhancement nach KM-Applikation. Sog. „Sandwich"-Zeichen bei Infiltration eines Mesenterialgefäßes.	Häufigste mesenteriale Raumforderung. In der Regel non-Hodgkin-Lymphom, das mesenterial in 60 % der Fälle auftritt.
Malignes Mesotheliom (Abb. 22.8)	Peritoneale Plaques mit Wandverkalkungen in 70 % der Fälle. Die Struktur kann nodulär in die Peritonealhöhle ragen, größere Läsionen formen eine „omentale Kruste". Wenig Aszites im Vergleich zur Tumorgröße. Karzinomatöser Typ in 50 % der Fälle mit diffuser Verdickung des Peritoneum, multiplen mesenterialen und peritonealen Knoten und Fixation der Dünndarmschlingen. Sarkomatöser Typ in 25 % der Fälle mit großer gekapselter Raumforderung. Karzinosarkomatöser Typ in weiteren 25 % mit gemischtem Erscheinungsbild.	Typisch nach Asbestexposition und Latenz von 20 bis 40 Jahren, häufig assoziierte Darmverschlüsse.
Zystisches Mesotheliom	Dünnwandige oder zart septierte Läsion ubiquitär im Peritoneum, bevorzugt im Becken. Kann Darmschlingen verformen oder komprimieren, gewöhnlich jedoch kein Ileus.	Keine Asbestexposition, nichtmaligne, allerdings häufig rezidivierend, weibliche Prädominanz.
Peritonealkarzinose (Abb. 22.9, 22.10)	Verschiedene Erscheinungsformen: kleine noduläre Strukturen oder diffuse Verdickung des Peritoneum, im Omentum finden sich Knoten, Plaques oder dicke, deckenartige Tumorinfiltrate („cake"). Im Mesenterium zeigen sich Knötchen, Plaques oder eine sternförmige Konfiguration. Aszites in der Mehrzahl der Fälle (70 %).	Häufige Primärtumoren finden sich am Ovar, Kolon, Magen und Pankreas.
Fibromatosis (Desmoid)	Runde oder ovoide Läsion mit manchmal monströser Größe. Zentrale Nekrosen selten, auch bei größeren Tumoren, signalarm im T1W und signalarm bis signalreich im T2W. Unterschiedliches KM-Enhancement, proportional zum T2-Signal.	Häufigster solider Primärtumor des Mesenteriums, lokal invasiv. Häufige Rezidive nach Resektion, jedoch keine Metastasierung. Assoziation mit dem *Gardner-Syndrom.*

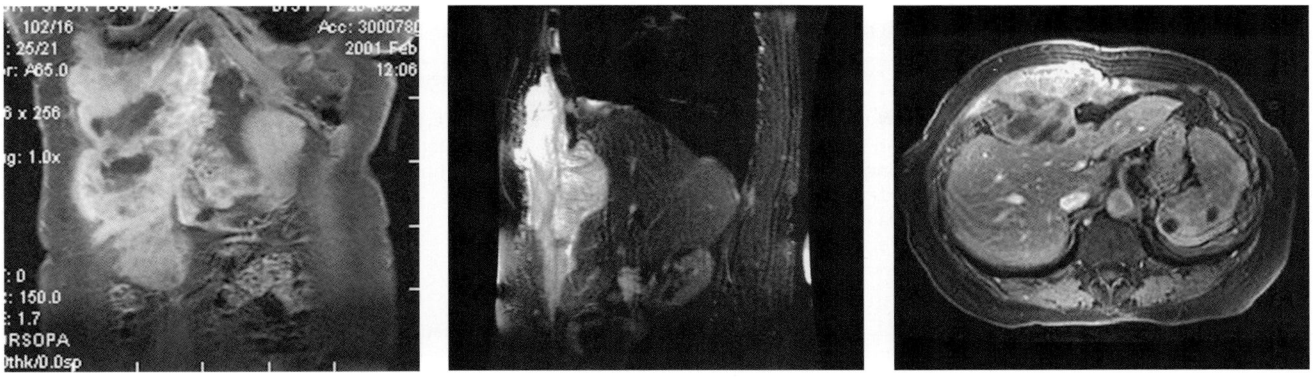

a b c

Abb. 22.8 **Malignes Mesotheliom.** Große plaqueförmige Läsion an der anterioren peritonealen Oberfläche mit Infiltration der Abdominalwand. Deutliches KM-Enhancement (**a**: coronales T1W spoiled GRE nach KM; **b**: sagittales T1W spoiled GRE nach KM; **c**: axiales T1W spoiled GRE nach KM).

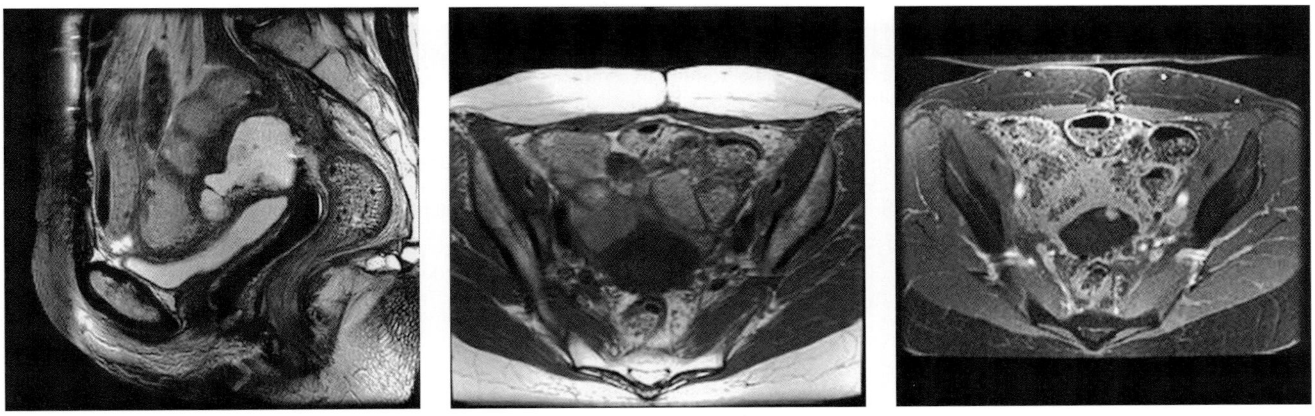

a b c

Abb. 22.9 **Peritonealkarzinose bei Ovarialkarzinom.** Runde, unregelmäßig konturierte Läsion über dem Blasendach. Dicke unregelmäßige Bänder mit mäßigem KM-Enhancement ziehen von dort zum angrenzenden Dünndarmmesenterium (**a**: sagittales T2W; **b**: axiales T1W; **c**: FS T1W nach KM).

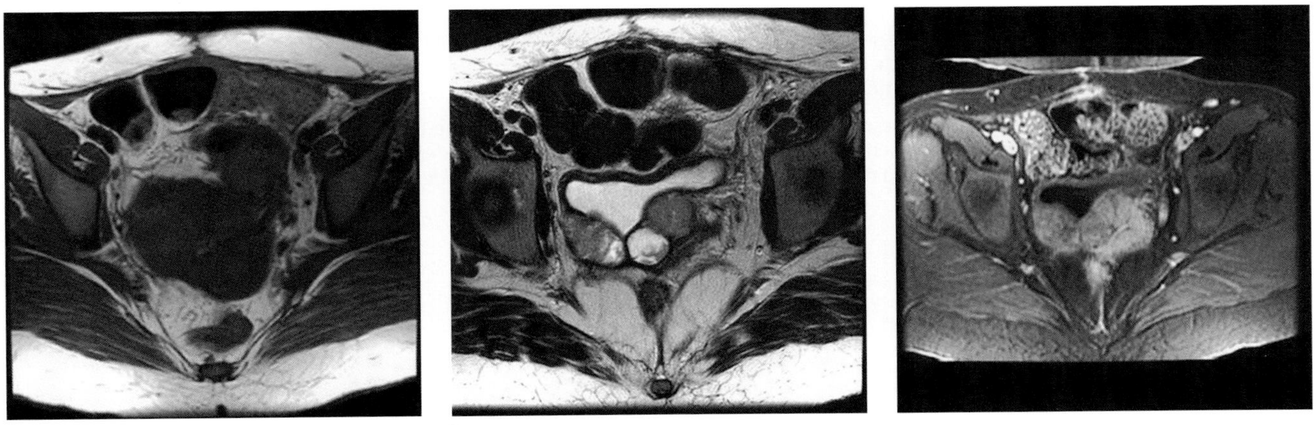

a b c

Abb. 22.10 **Peritoneale Metastasen eines Karzinoms des Wolff'schen Ganges.** Homogen intermediär signalintense Läsion dorsal der Harnblase im T1W mit heterogenem Signal im T2W. Moderates inhomogenes KM-Enhancement (**a**: axiales T1W; **b**: axiales T2W; **c**: axiales T1W spoiled GRE nach KM).

Tabelle 22.**1** (Fortsetzung) Peritoneale, mesenteriale und omentale Strukturvermehrungen

Erkrankung	MRT-Befund	Kommentar
Fibrosierende Mesenteritis (retraktile Mesenteritis, mesenterische Lipodystrophie, mesenterische Pannikulitis)	Lobulierte oder sternförmige Raumforderung mit Separierung und Distorsion der angrenzenden Dünndarmschlingen, kann sich auch in Form kleiner gestreuter Herde präsentieren. Gering hypointens zum mesenterialen Fett im T1W und T2W mit eingeschlossenen signalarmen Bändern fibrösen Materials. Fokale Verkalkungen, geringes KM-Enhancement.	Assoziiert mit dem *Gardner-Syndrom* und der fibrosierenden Mediastinitis. In seltenen Fällen treten Thrombosen der Mesenterialgefäße auf.
Lipom (**Abb.** 22.**12**)	Definierte Läsion mit fettäquivalenter Signalcharakteristik, gelegentlich kleine signalarme fibröse Septen oder Kapsel. Kein KM-Enhancement.	Zweithäufigster primärer solider Tumor des Mesenterium, Liposarkome finden sich in dieser Lokalisation selten.
Leiomyom, Leiomyosarkom	Runde oder lobulierte Raumforderung, Signalcharakteristik ähnlich der glatten Muskulatur im T1W, allerdings heterogen. Häufig zentrale Nekrosen mit inhomogenem Signal durch Einblutungen und Verkalkungen. Flüssigkeitsspiegel zeigen eine Fistelung mit Darmschlingen an. Signifikantes KM-Enhancement der soliden Anteile.	Kann aus dem Mesenterium selbst oder aus den angrenzenden Darmschlingen entstehen. Benigne und maligne Läsionen sind im Schnittbild nicht zu unterscheiden.
Neurofibrom	Gewöhnlich noduläre Raumforderung mit muskelähnlichem Signal im T1W, variabel signalreich im T2W. Plexiforme Neurofibrome können beachtliche Größen erreichen. KM-Enhancement moderat bis intens.	Tritt entweder isoliert oder im Rahmen der Neurofibromatose Typ 1 multipel auf.
Splenose	Kugelige Gebilde mit milzähnlicher Signalcharakteristik, häufig in der Milzloge, können aber auch disseminiert im übrigen Peritoneum auftreten.	Autotransplantation von Milzgewebe nach Splenektomie oder Trauma, gewöhnlich asymptomatisch, selten Blutungen und Schmerzen.
Mesenteriales Teratom	Solitäre runde Läsion, vorwiegend zystisch mit Septierungen. Fett, Knochenanteile und Derma (Haare) finden sich in unterschiedlicher Menge.	Seltener pädiatrischer Tumor, 85 % der Fälle treten bei Kindern unter 1 Jahr auf.
Entzündliche Raumforderungen		
Tuberkulose	Mesenteriale Adenopathie in Form sternförmiger Läsionen oder konfluierender Knoten. Kann omentale Krusten („cake") ähnlich einer Karzinose bilden. Das Peritoneum ist gewöhnlich mit befallen und zeigt noduläre oder diffuse Verdickungen. Tuberkulöser Aszites ist proteinreich mit entsprechend hohem T1-Signal.	Begleitend bei einer Lungentuberkulose, hohe Inzidenz bei AIDS.
M. Crohn (s. Abb 21.**11**)	Entzündliche Veränderungen im Mesenterium in Nachbarschaft der befallenen Darmschlingen in Form fleckiger signalreicher Areale imT2W, Lymphadenopathie, Abszedierung bei aktiven Entzündungen. S. auch Tabelle 21.**2** und 21.**3** in Bezug auf die gastrointestinale Manifestation.	Ein extensiver Befall des Mesenteriums ist typisch für den M. Crohn und grenzt die Erkrankung von anderen Entzündungen, speziell der Colitis ulcerosa, ab.
Mesenteriale Lymphadenitis	Vergrößerte mesenteriale Lymphknoten mit gelegentlich geringem KM-Enhancement. Mitunter geringe Wandverdickungen des Ileum und Zökum.	Benigne Entzündung der mesenterialen Lymphknoten in der Regel bei Infektionen (*Salmonellen, Campylobakter, Yersinia,* verschiedene Viren).

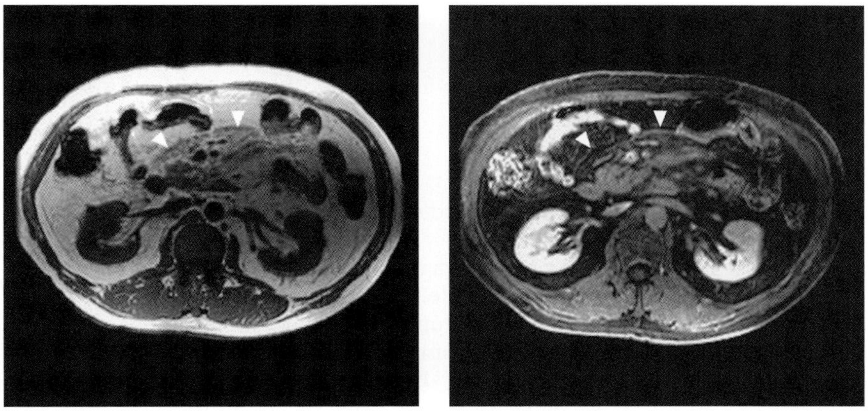

a b

Abb. 22.**11** **Fibrosierende Mesenteritis.** Im Nativbild findet sich eine unscharf begrenzte signalärmere Region zentral im Mesenterium des Dünndarms. Geringe Distorsion der Darmarchitektur und geringes Enhancement nach i. v.-Applikation von Gd-DTPA (Pfeilspitzen) (**a**: axiales T1W; **b**: axiales FS T1W nach KM).

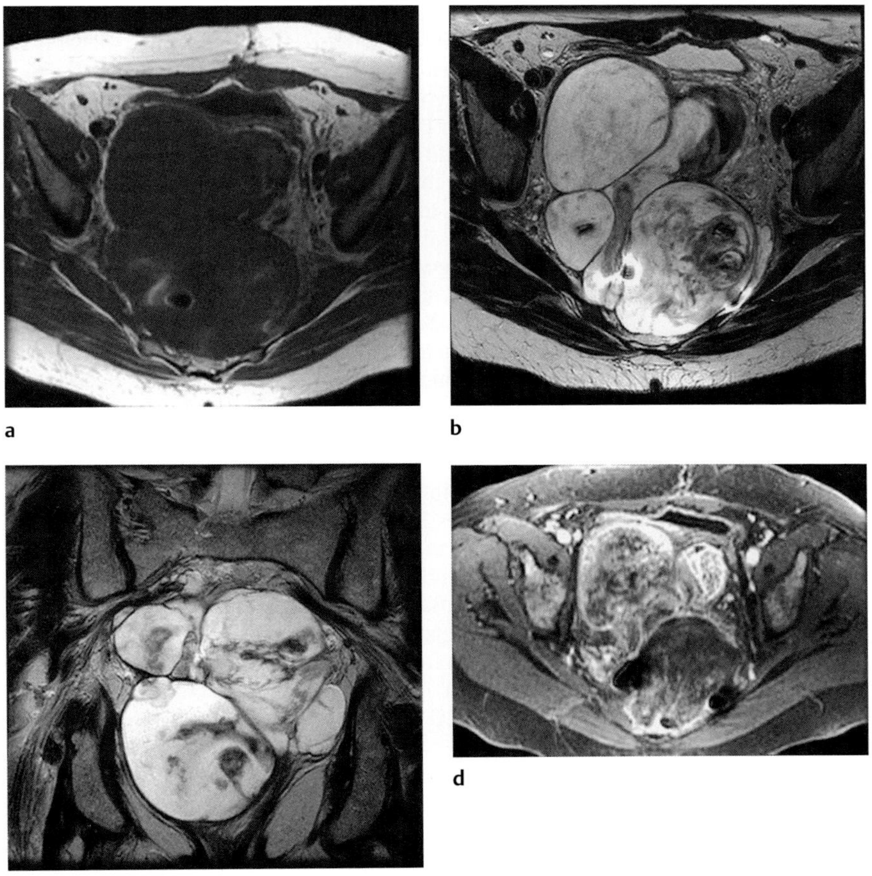

a b c d

Abb. 22.**12** **Liposarkom.** Konglomerat großer lobulierter Herde im Becken und Peritoneum. Liposarkome haben variable Signalcharakteristika in Abhängigkeit vom Fettgehalt und Stromaanteilen. Vorliegender Tumor zeigt ein geringes bis intermediäres Signal im T1W und hohes Signal im T2W mit heterogenen signalarmen Einschlüssen. Signifikantes Enhancement nach i. v.-Applikation von Gd-DTPA (**a**: axiales T1W; **b**: axiales T2W; c: coronales T2W; **d**: axiales T1W nach KM).

23 Retroperitoneum

Das Retroperitoneum liegt posterior der Peritonealhöhle und anterior der Wirbelsäule und paraspinalen Muskulatur. Die Kenntnis über anatomische Ausbreitungen der hier vielschichtig erscheinenden pathologischen Prozesse ist wichtig für das radiologische Vorgehen. In diesem Kapitel werden Veränderungen im Retroperitonealraum selbst diskutiert, Abhandlungen über die darin enthaltenen Organe, wie Nieren, Nebennieren und Pankreas, finden sich an anderer Stelle.

Die vordere Begrenzung des Retroperitoneum wird durch das hintere Peritonealblatt gebildet, die dorsale Begrenzung durch die Fascia transversalis. Vordere und hintere renale Faszie (Gerot'sche Faszie) vereinigen sich dorsal des Kolon und bilden die laterokonale Faszie, die die laterale Begrenzung des Retroperitoneums darstellt. Innerhalb dieser Faszien ist das Retroperitoneum in drei Kompartimente septiert: den vorderen Pararenalraum, den Perirenalraum und den hinteren Pararenalraum (Abb. 23.1).

Der *vordere Pararenalraum* erstreckt sich vom hinteren parietalen Peritoneum bis zur vorderen renalen Faszie und wird lateral durch die laterokonale Faszie begrenzt. Er enthält das Colon ascendens bzw. descendens, das duodenale C und das Pankreas. Flüssigkeitsansammlungen im vorderen Pararenalraum sind gewöhnlich auf ihren Entstehungsort beschränkt, können aber auch in die Bursa omentalis, in das Mesenterium des Dünndarms und entlang des Mesocolon transversum reichen.

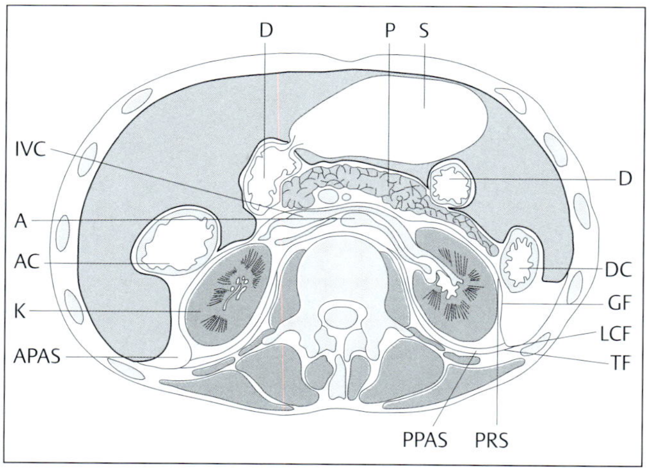

Abb. 23.1 **Retroperitonealraum.** D: Duodenum; S: Magen; P: Pankreas; DC: Colon descendens; GF: Gerot'sche Faszie; LCF: Laterokonale Faszie; TF: Fascia transversa; PRS: Perirenalraum; PPAS: Hinterer Pararenalraum; APAS: Vorderer Pararenalraum; K: Niere; AC: Colon ascendens; IVC: V. cava inferior; A: Aorta. (Modifiziert nach Amis)

Der *Perirenalraum* enthält Nieren, Nebennieren und ihr umgebendes Fett. Beide Perirenalräume kommunizieren nicht in der Mittellinie, mitunter überkreuzt die anteriore renale Faszie die Mittellinie unterhalb der Nierenhili. Die normale Dicke der Nierenfaszie liegt bei 1–2 mm, breitere Faszien (> 2–3 mm) sind suspekt auf das Vorliegen eines Ödems, einer Hyperämie, Fibrose, Lipolyse, Entzündung, Neoplasie oder ein Trauma.

Der *hintere Pararenalraum* liegt zwischen hinterer renaler Faszie und der Fascia transversa. Dieser relativ schmale, lediglich Fett enthaltende Raum setzt sich übergangslos als properitoneales Fett der Bauchwand fort und liegt dann extern der laterokonalen Faszie. Der M. psoas bildet die mediale Grenze.

Normale retroperitoneale Lymphknoten liegen unterhalb eines Durchmessers von 10 mm, eine Vergrößerung findet sich bei Neoplasien oder Entzündungen, wobei die Differenzierung dieser beiden Konditionen allein anhand der regelmäßig variablen Lymphknotenstruktur nicht möglich ist und sekundärer Befunde bedarf. Im T1W lassen sich die Lymphknoten aufgrund ihres muskelähnlichen Signals gut innerhalb des retroperitonealen Fettgewebes abgrenzen. Im T2W sind Lymphknoten fettähnlich signalreich, mittels Fettsuppression oder STIR-Techniken ist aber auch im T2-gewichteten Bild eine Differenzierung möglich. Die Differenzierung zwischen Lymphknoten und Gefäßen ist im MRT einfach: Gefäße zeigen in SE-Sequenzen Signalauslöschungen und sind in GRE-Sequenzen signalreich.

Die Bauchoarta misst maximal 3 cm im Durchmesser, wird bis zur Bifurkation in Höhe des 3. oder 4. LWK graduell schmaler. Die Abgänge des Truncus coeliacus, der A. mesenterica superior und inferior und der Nierenarterien liegen sämtlich retroperitoneal. Veränderungen der Aorta und ihrer Äste, wie Aneurysmen, Thromben oder Dissektionen, sind in Standard-MRT-Techniken gut zu erfassen. Höhere Bildqualitäten werden mit Hilfe der MRA erreicht, z. B. mittels dynamischer kontrastmittelverstärkter 3D-GRE-Sequenzen mit häufig hohen Dosen an Gd-DTPA oder 2D- oder 3D- TOF- (time-of-flight) Sequenzen.

Die V. cava inferior entsteht nach Zusammenfluss der beiden Vv. iliacae communes unmittelbar caudal der Aortenbifurkation und verläuft rechts der Aorta. Der Durchmesser der V. cava variiert in Abhängigkeit von der Respiration zwischen schlitzförmig bis rund (2–3 cm). Eine in mehreren Etagen kollabierte V. cava weist auf eine schwere Hypovolämie hin, eine dilatierte Hohlvene ist häufig Folge von Herzfehlern. Flusssensitive und kontrastmittelverstärkte Sequenzen werden zur Diagnostik von Thromben in der V. cava und anderen großen Venen genutzt.

Tabelle 23.1 diskutiert die verschiedenen Erkrankungen des Retroperitoneum.

Tabelle 23.1 Retroperitoneale Erkrankungen

Erkrankung	MRT-Befund	Kommentar
Lymphadenopathie		
Lymphom (Abb. 23.2, 23.2*)	Vergrößerte Lymphknoten, bis zu mehreren Zentimetern im Durchmesser, mit Ausbildung von Konglomeraten. Unbehandelte Lymphome sind homogen iso- bis leicht hyperintens zur Muskulatur im T1W, im T2W hyperintens (ähnlich Fett) oder inhomogen mit signalreichen und signalarmen Arealen. Nach Therapie sind die Lymphknoten heterogen hypointens zur Muskulatur und zeigen Verkalkungen, die im MRT mitunter in Form von Signalauslöschungen imponieren.	Der Befall eines (Stadium 1) oder von zwei (Stadium 2) Lymphknotenketten auf einer Seite des Zwerchfells ist prognostisch günstiger als der Befall von Lymphknoten auf beiden Seiten des Zwerchfells (Stadium 3, 4).

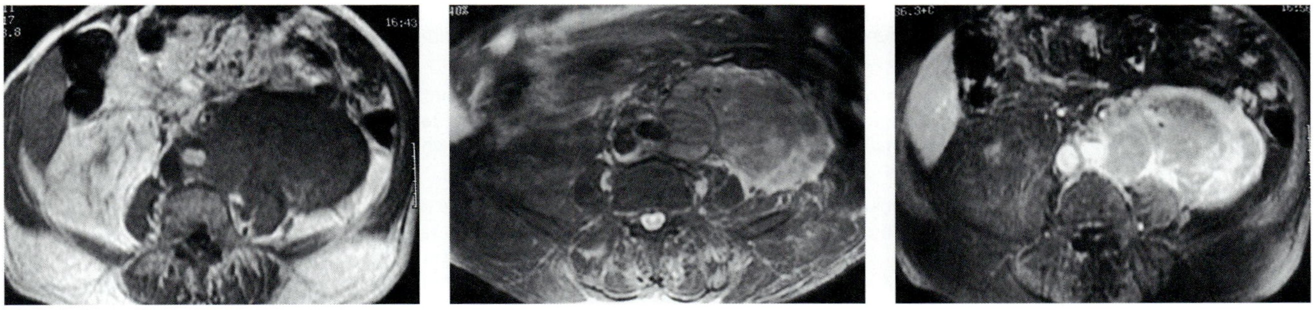

a b c

Abb. 23.**2** **Non-Hodgkin-Lymphom.** Definierte Raumforderung im linken Retroperitoneum mit partieller Pelottierung der Aorta. Heterogenes Enhancement nach i. v.-Applikation von Gd-DTPA (**a**: axiales T1W; **b**: axiales FS T2W; **c**: axiales FS T1W nach KM).

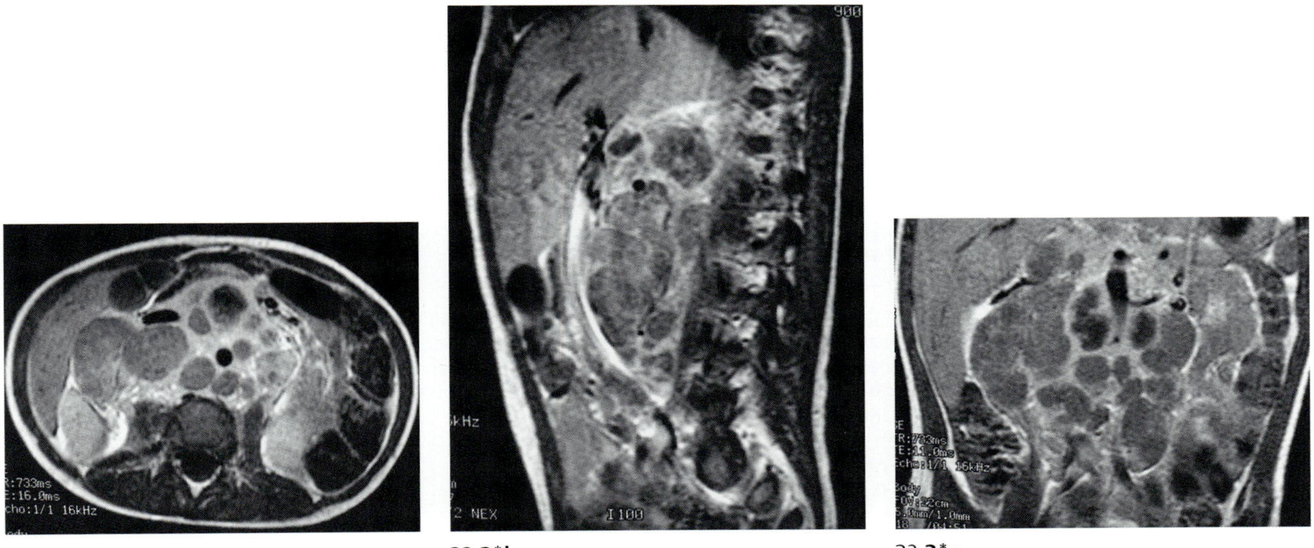

23.**2*****a** 23.**2*****b** 23.**2*****c**

Abb. 23.**2*** **M. Hodgkin.** Zahlreiche vergrößerte Lymphknoten im Retroperitoneum, die im Vergleich zur Muskulatur leicht hyperintens erscheinen. Verdrängung der Organe des Retroperitoneum (**a**: axiales T1W; **b**: sagittales T1W; **c**: coronales T1W).

Tabelle 23.1 (Fortsetzung) Retroperitoneale Erkrankungen

Erkrankung	MRT-Befund	Kommentar
Hodentumor (Abb. 23.3)	Charakteristisch vergrößerte paraaortale Lymphknoten nahe des Nierenhilus.	Hodenneoplasien sind die häufigsten Malignome bei Männern zwischen 20 und 34 Jahren. 95 % sind Keimzelltumoren (Seminom, Embryonalzellkarzinom, Choriokarzinom, Teratokarzinom, Mischtumoren).
Andere Tumormetastasen	Lymphknotenvergrößerungen abdominell und pelvin über 1 cm.	Retroperitoneale Lymphknotenmetastasen (nicht zwingend vergrößerte Lymphknoten) finden sich bei Tumoren der Zervix, Prostata, Harnblase, des Uterus und bei Renalzell- und Ovarialkarzinomen. Anderer Primärtumoren liegen im Gastrointestinaltrakt.
Benigne Lymphadenopathie (HIV, Immunsuppression)	Relativ große Lymphknoten bis 2 cm, vor allem bei immunsupprimierten Patienten.	Eine benigne Lymphadenopathie ist relativ selten.
Tuberkulose	Lymphadenopathie der mesenterialen und peripankreatischen Lymphknoten. Nekrotische Noduli sind zentral hyperintens im T2W, mitunter peripheres Ringenhancement nach i. v.-Applikation von Gd-DTPA.	Komplikation einer pulmonalen Erkrankung immunsupprimierter Patienten in 6 – 38 % der Fälle. Erreger können *Mycobacterium tuberculosis* oder *Mycobacterium avium intracellulare* sein.
Sarkoidose	Lymphadenopathie und Hepatosplenomegalie ohne portale Hypertension. Die Lymphknoten unterscheiden sich von Malignomen durch das Fehlen von Konglomeraten.	Gewöhnlich im Zusammenhang mit einer pulmonalen Sarkoidose (75 %). Differenzierung zum Lymphom ohne Biopsie fraglich.
Amyloidose	Lymphomähnliche Vergrößerungen, allerdings häufiger im Bereich des Gastrointestinaltraktes.	Depots von Protein-Polysacchariden in verschiedenen Organen. Primär oder sekundär bei rheumatoider Arthritis, multiplem Myelom, hämatogener Streuung von Malignomen, chronischer Infektion oder hohem Alter.
Zystenähnliche Raumforderungen		
Lymphozele	Runde oder ovoide, glatt begrenzte, dünnwandige Läsion, gelegentlich mit Septierungen. Intermediär bis signalarm im T1W und signalreich im T2W, mitunter variabel in Abhängigkeit von der Proteinkonzentration.	Tritt Tage oder Wochen nach operativen Eingriffen auf, häufig nach Nierentransplantation oder retroperitonealer und pelviner Lymphadenektomie.
Urinom, Serom	Entweder dünnwandige Raumforderung oder unscharf begrenzte Flüssigkeitsstraße im Bereich der Faszienräume des Beckens. Signal wassertypisch gering im T1W und hoch im T2W.	Posttraumatisch oder iatrogen. Infizierte oder sterile Läsionen sind nicht differenzierbar.
Abszess	In der Regel dickwandige zystische Läsion mit unscharfer Begrenzung und zentraler Nekrose. Signalarm im T1W, variables Signal im T2W mit deutlichem KM-Enhancement. Generell ist der Signalcharakter hypointens zur Muskulatur im T1W und hyperintens zur Muskulatur im T2W.	Häufigste Ursachen: Kolonperforation, Pankreasabszess, gedeckte Perforation des Duodenum, chirurgische Kontamination. Immunsuppression ist prädisponierend.
Hämatom (Abb. 23.4)	Das Erscheinungsbild des Hämatoms ändert sich zeitabhängig, was mitunter durch intermittierende Blutungen überlagert wird. Viele Hämatome erscheinen daher heterogen. Hyperakute Blutungen sind signalarm im T1W und signalreich im T2W, akute Blutungen signalarm in beiden Wichtungen. Subakute Blutungen sind signalreich im T1W, im T2W zunächst signalreich, später signalarm. Chronische Hämatome sind durch den Hämosideringehalt in beiden Wichtungen signalarm.	Spontan oder sekundär nach Trauma, Antikoagulation, bei vaskulären Tumoren, Aneurysmarupturen oder Langzeitdialyse. Liegt häufig in der Kontinuität von Muskellogen und bildet sich spontan zurück.
Pankreaspseudozyste (s. Abb. 22.7)	Dickwandige uni- oder multilokuläre zystische Struktur mit Zellresten oder Schichtungsphänomen, gelegentlich auch Blut und Fettanteile. KM-Enhancement der Zystenwand. Charakteristische Signalveränderungen im T1W und T2W bei Hämorrhagie im Rahmen der akuten Pankreatitis.	Komplikation einer akuten oder chronischen Pankreatitis oder eines Pankreastraumas. Infiltriert des Retroperitonealraum gewöhnlich außerhalb der Gerot'schen Faszie.

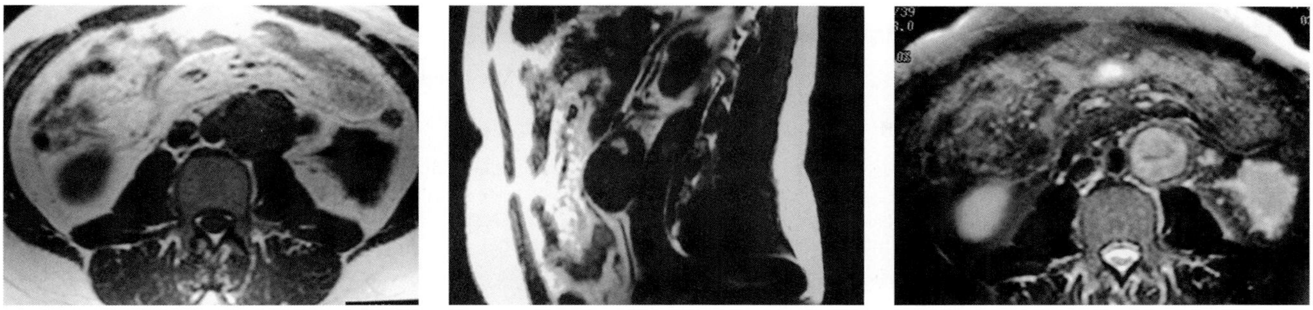

a b c

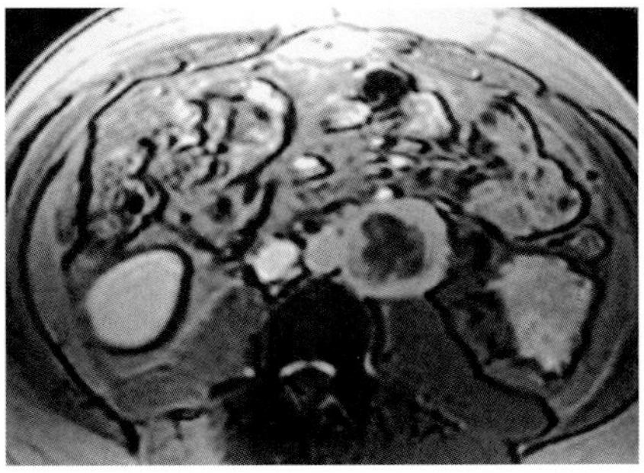

d

Abb. 23.3 **Metastasen eines Seminoms.** Kleine Läsion in der links paraaortalen Lymphknotenkette mit geringem Signal im T1W und hohem Signal im T2W und peripherem KM-Enhancement
(**a**: axiales T1W; **b**: sagittales T1W; **c**: axiales FS T2W;
d: axiales T1W spoiled GRE nach KM).

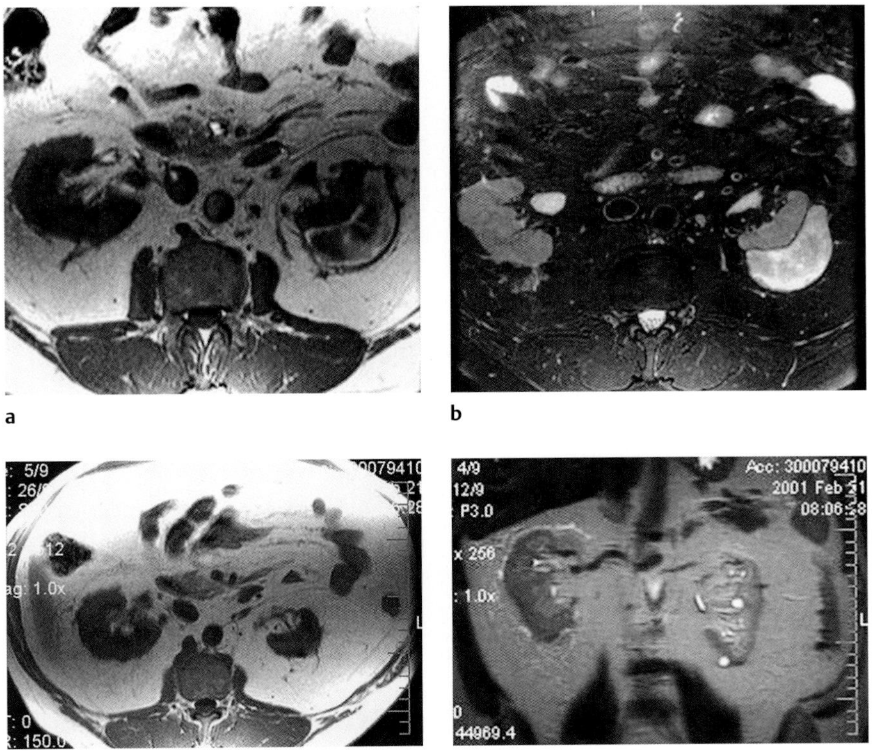

a b c d

Abb. 23.4 **Perirenales Hämatom.**
a, b Halbmondförmiges heterogenes Hämatom am lateralen Aspekt der linken Niere. **c, d** Nach einigen Wochen komplette Restitution (**a**: axiales T1W; **b**: axiales FS T2W; **c**: axiales T1W; **d**: coronales FS T2W).

Tabelle 23.1 (Fortsetzung) Retroperitoneale Erkrankungen

Erkrankung	MRT-Befund	Kommentar
Gefäßveränderungen		
Aneurysma der Bauchaorta und ihrer Äste (Abb. 23.5, 23.6)	Sacculäre oder fusiforme Erweiterung der Aorta auf einen Durchmesser über 3 cm. Kann Thromben enthalten, Verkalkungen zeigen sich mitunter als Signalauslöschungen in den Thromben.	Häufig in der westlichen Hemisphäre (1–3 %) auf der Basis einer Arteriosklerose. Weitere Ursachen: Mykose, Trauma. Das Risiko einer Ruptur ist abhängig vom Durchmesser und der Wachstumsrate.
Stenose der Aorta abdominalis und ihrer Äste (Abb. 23.7, 23.8)	Glatte oder unregelmäßige Einengung einer Arterie, typischerweise im Bereich ihres Ostiums, gelegentlich auch segmental. Stenosen der A. mesenterica superior und des Truncus coeliacus sind prädisponierend für einen Mesenterialinfarkt, Nierenarterienstenosen führen zu einer therapierefraktären Hypertonie. Fokale und segmentale Dilatationen finden sich bei einer Vaskulitis.	Häufig arteriosklerotischer Genese, andere seltene Ursachen: *Fibromuskuläre Dysplasie* bei Frauen im Bereich der Nierenarterien (klinisch schwere Hypertonie), Vaskulitiden (*Takayasu, Polyarteriitis nodosa*).
Aortendissektion (Abb. 23.9, s. auch 15.9)	Charakteristische Intimaablösung in Form einer intraluminalen Lamelle, eine Dilatation der Aorta ist nicht zwingend, das falsche Lumen zeigt in der Regel einen langsameren Fluss und/oder Thromben.	Stanford Typ A (DeBakey I und II) im Bereich der Aorta ascendens bedürfen einer chirurgischen Intervention. Stanford B (DeBakey III) beschreibt einen Befall der Aorta descendens und wird konventionell therapiert.
Cava-Transposition	Die V. cava findet sich in caudalen Schnittbildern links der Aorta. In Höhe der Nierenarterien überkreuzt sie die Aorta anterior oder posterior nach rechts.	Inzidenz dieser Anomalie 0,2–0,5 %.
Duplikation der V. cava inferior	Eine zweite linksseitige Vena cava findet sich in Kontinuität der linken V. iliaca communis und kommuniziert in Höhe der Nierenarterien mit der rechten V. cava.	Inzidenz dieser Anomalie 0,2–3 %. Eine duplizierte V. cava inferior kann eine erweiterte linke V. spermatica/ovarica vortäuschen. Letztere lässt sich bis nach inguinal oder bis zum Ovar verfolgen, während die V. cava in die V. iliaca communis übergeht.

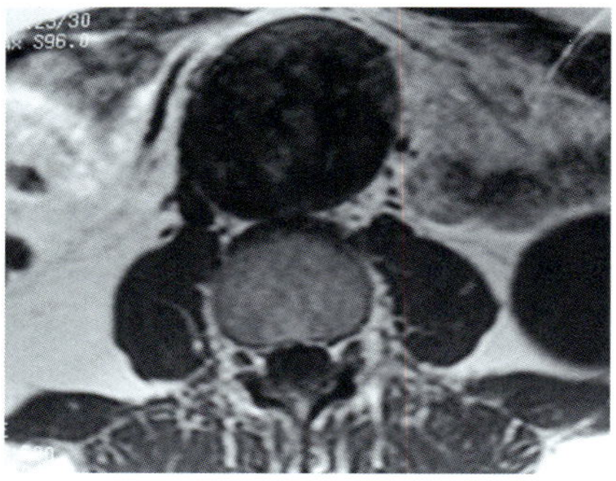
a

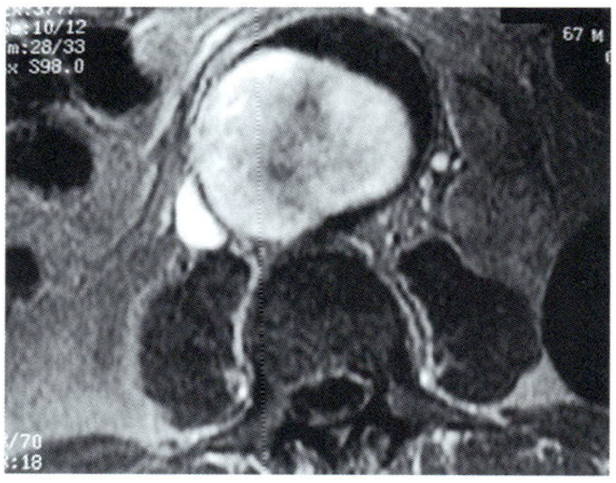
b

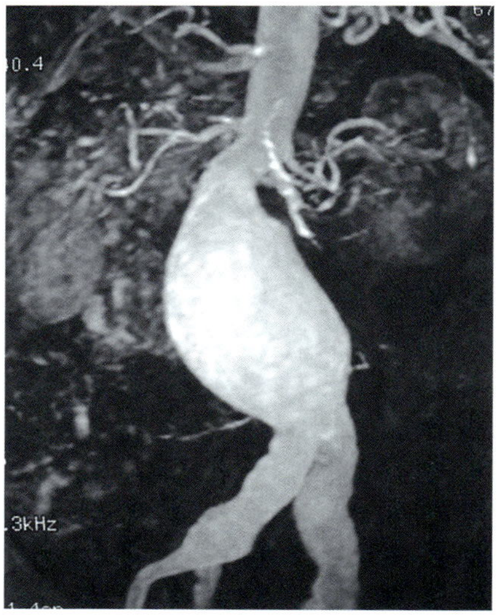
c

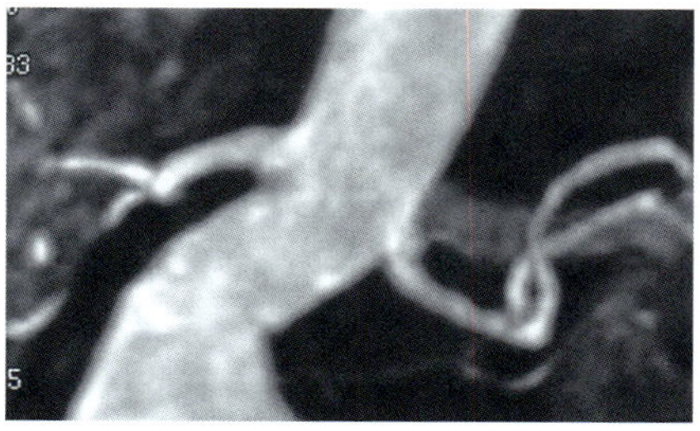
d

Abb. 23.5 **Abdominelles Aortenaneurysma.** Großes fusiformes, infrarenales Aneurysma der Aorta. Halbmondförmiger signalarmer Thrombus im vorderen Lumen in (**b**). Weiterhin findet sich beidseits ein Aneurysma der A. iliaca communis in (**c**). Der infrarenale Beginn des Aneurysmas ist in (**d**) dokumentiert (**a**: axiales T1W; **b**: axiales T1W spoiled GRE nach KM; **c, d**: MIP eines T1W GRE-Datensatzes, kontrastverstärkt).

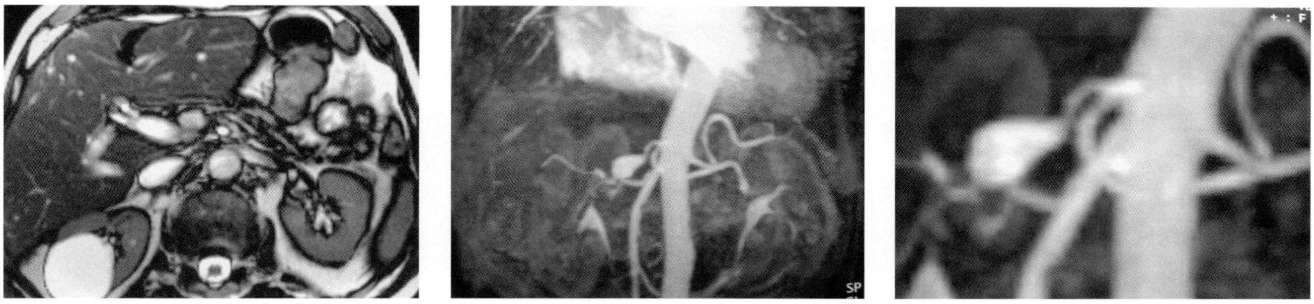

a b c

Abb. 23.6 **Aneurysma der A. hepatica.** Fusiformes Aneurysma der A. hepatica propria (Pfeile) (**a**: axiales T1W spoiled GRE nach KM, **b, c**: MIP eines T1W GRE-Datensatzes kontrastmittelverstärkt).

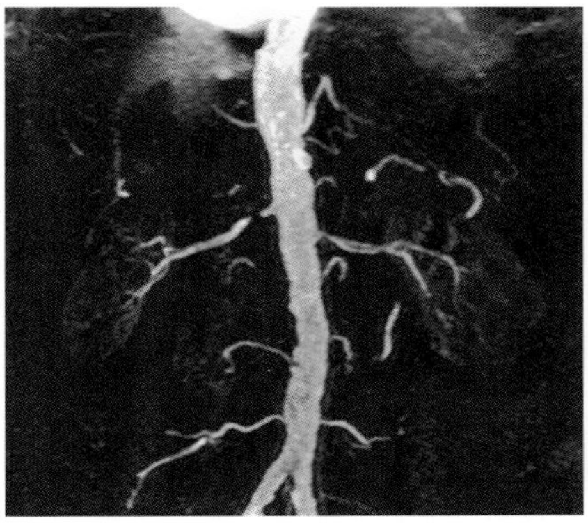

Abb. 23.7 **Nierenarterienstenose.** MIP eines spoiled GRE-Datensatzes kontrastverstärkt, solitäre rechte Nierenarterie mit deutlicher segmentaler Stenose proximal.

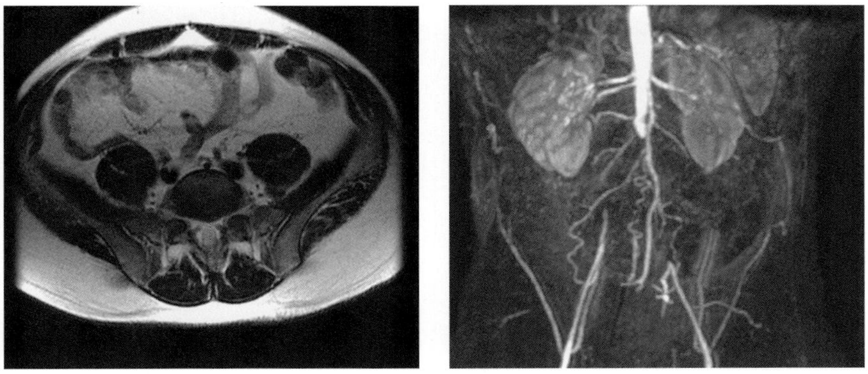

a b

Abb. 23.8 **M. Leriche.** Die distale Bauchaorta und die Aa. iliacae communes sind beidseits verschlossen. Rekonstruktion des Beckenarteriensystems durch Kollateralen (**a**: axiales T1W; **b**: MIP eines spoiled GRE-Datensatzes kontrastmittelverstärkt).

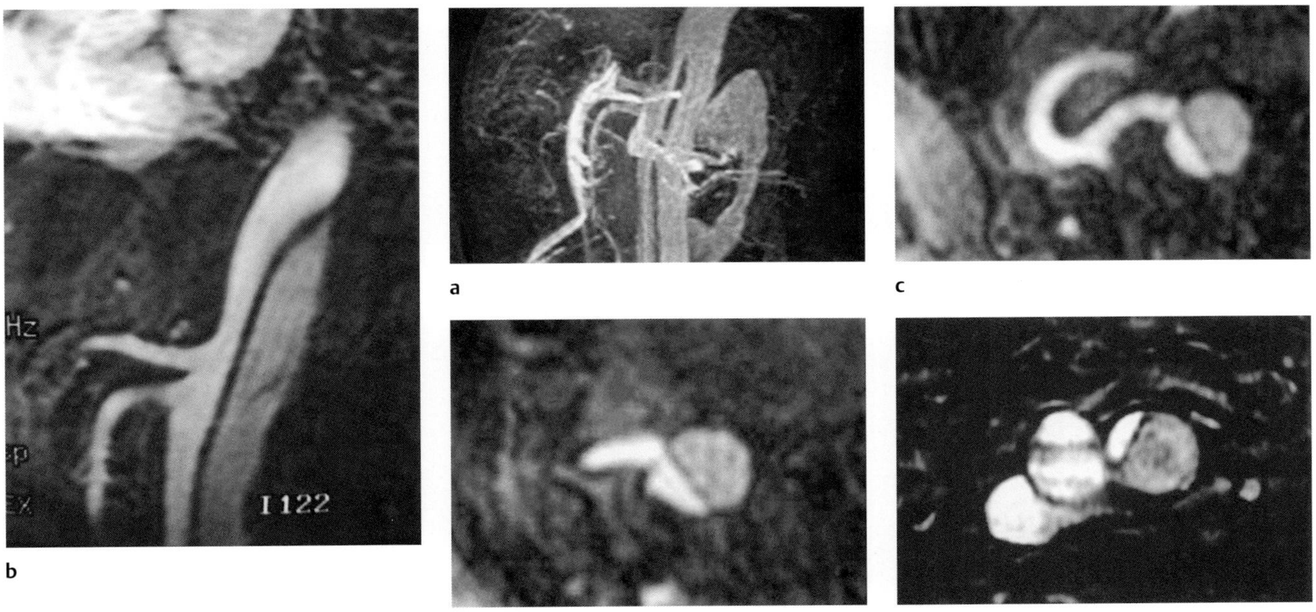

b a c d e

Abb. 23.9 **Aortendissektion (Stanford Typ B, DeBakey III).** Kräftiges Enhancement des wahren Lumens, das falsche Lumen zeigt ein geringeres Enhancement durch den langsameren Fluß. Die MIP erlaubt einen Überblick über das Ausmaß der Dissektion (**a**). Der Abgang der A. mesenterica superior und des Truncus coeliacus aus dem wahren Lumen sind im sagittalen Bild (**b**) und axialen Bild (**c**) gut erkennbar (**c**: Detail des Truncus coeliacus, **d**: Details der A. mesenterica superior). In diesem Fall verlief die Dissektion beidseits in die A. iliaca communis (**a**: MIP eines spoiled GRE-Datensatzes kontrastmittelverstärkt; **b–e**: T1W spoiled GRE axial nach KM).

Tabelle 23.**1** (Fortsetzung) Retroperitoneale Erkrankungen

Erkrankung	MRT-Befund	Kommentar
Anomalie der linken V. renalis	Die linke V. renalis kann sowohl anterior und posterior oder nur posterior der Aorta verlaufen.	Eine aortenumkleidende linke Nierenvene findet sich bei 1,5–8,7 % der Normalpopulation, eine retroaortale V. renalis bei 1,8–2,4 %. Ein retrokavaler Ureter ist selten (0,09 %).
Azygos-Kontinuität der V. cava inferior	Der intrahepatische Teil der V. cava inferior fehlt, im retrokruralen Raum finden sich die erweiterten Vv. azygos und hemiazygos.	Inzidenz dieser Anomalie 0,2–4,3 %, findet sich im Zusammenhang mit kongenitalen Herzfehlern, mitunter auch assoziierte linkspulmonale Isomerie, Polysplenie, Dextrokardie oder abdomineller situs inversus.
Thrombose der V. cava inferior (Abb. 23.**10,** 23.**11**)	Fokale Erweiterung der V. cava mit intraluminalem Thrombus. TOF oder kontrastmittelverstärkte GRE-Sequenzen demonstrieren den signalarmen Thrombus innerhalb des signalreichen Lumens. Kollateralgefäße finden sich bei chronischen Thrombosen.	Sekundär nach blander oder septischer Thrombose, häufiger allerdings Folge einer Tumorexpansion aus der Niere, den Nebennieren oder der Leber.
Andere		
Mesodermaler Tumor (Abb. 23.**12**)	Mitunter große Raumforderung, solide, gemischt oder zystisch. Die solide Komponente ist isointens zur Muskulatur, fokale Einblutungen. Bei Fettanteilen muss ein Liposarkom differenziert werden.	Ein primärer retroperitonealer Tumor ist ungewöhnlich. 85 % sind maligne, häufige Differentialdiagnosen: Liposarkom, Leiomyosarkom, malignes fibröses Histiozytom, malignes Mesenchymom.

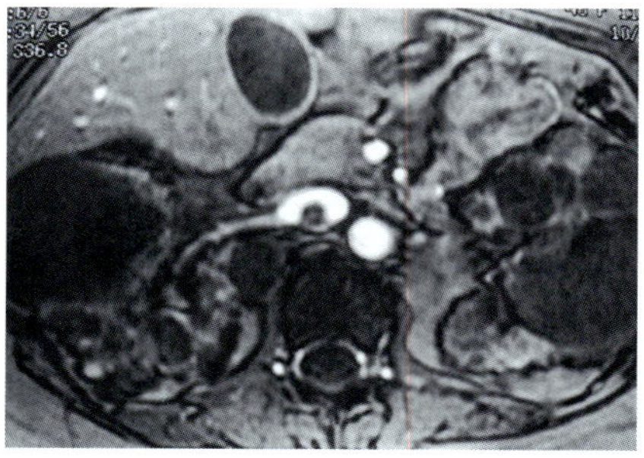

Abb. 23.**10** **Thrombus in der V. cava inferior.** Axiales T1W spoiled GRE nach KM, nicht-okklusiver Thrombus in der V. cava inferior.

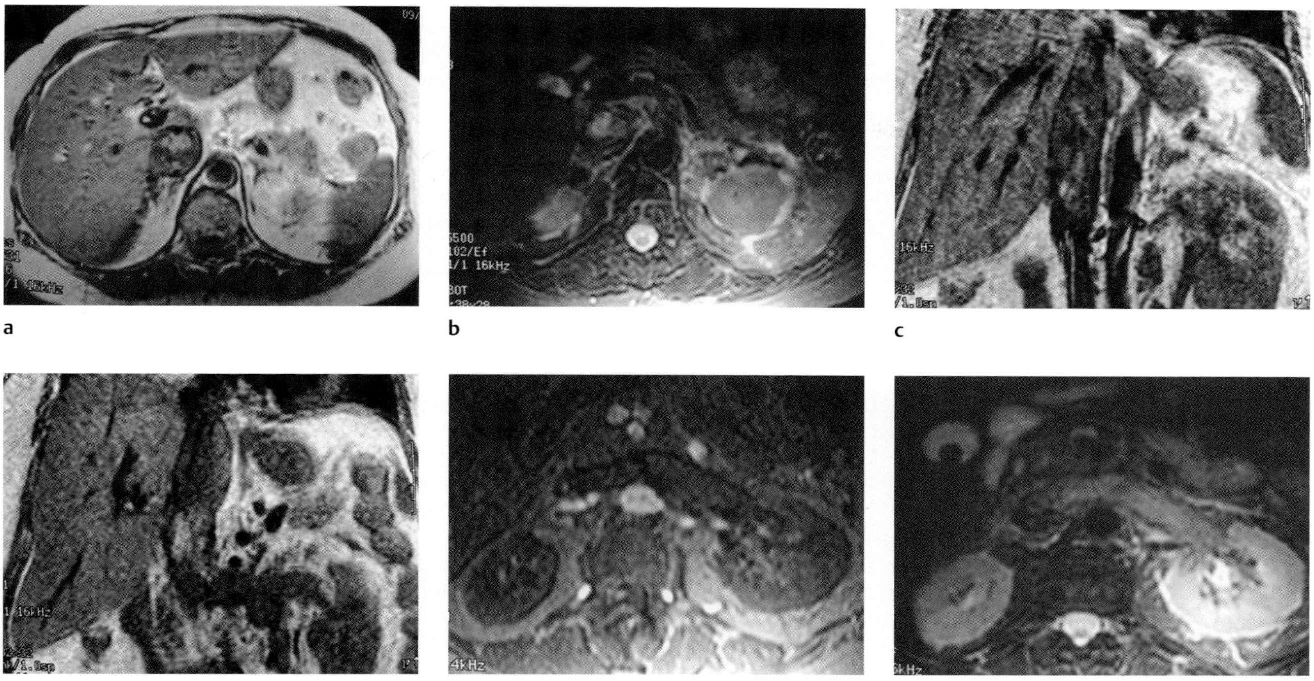

a b c

d e f

Abb. 23.**11** **Tumorthrombus in der V. cava inferior.** Ein großer heterogener Tumorthrombus, ausgehend von einem Renalzellkarzinom, füllt über die linke Nierenvene das Lumen der V. cava aus (**a**: axiales T1W; **b**: axiales T2W; **c, d**: coronales T1W; **e**: axiales T1W; **f**: axiales T2W).

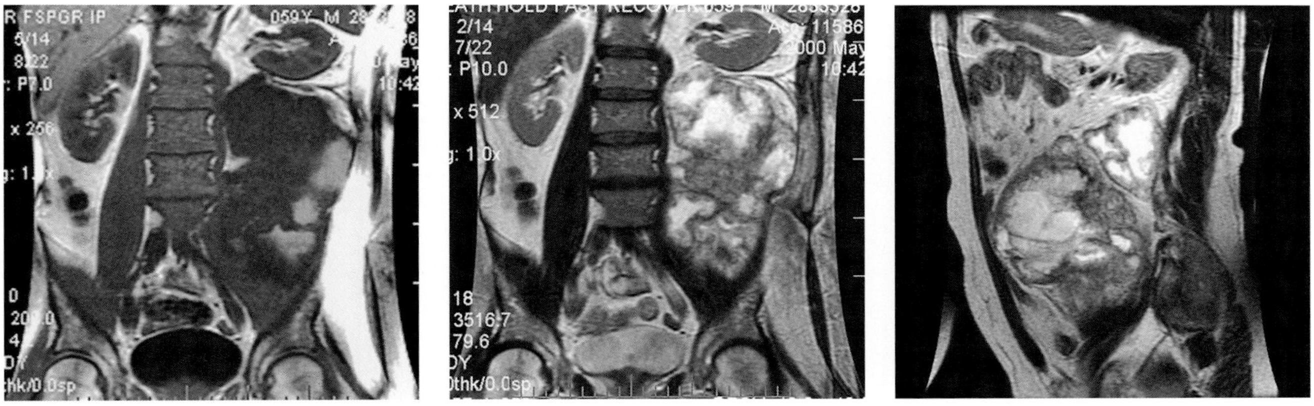

a b c

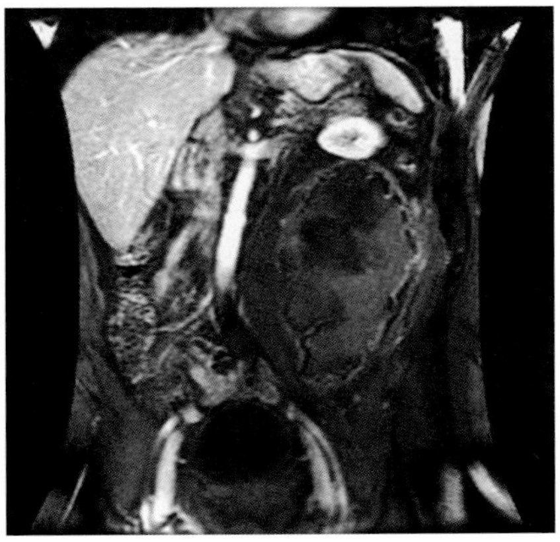

d

Abb. 23.**12** **Weichteilsarkom.** Große lobulierte Raumforderung, ausgehend vom linken Perirenalraum, mit Verlagerung der linken Niere nach cranial (**a**: coronales T1W; **b**: coronales T2W; **c**: sagittales T2W; **d**: coronales T1W spoiled GRE nach KM).

Tabelle 23.1 (Fortsetzung) Retroperitoneale Erkrankungen

Erkrankung	MRT-Befund	Kommentar
Neurogener Tumor (Abb. 23.13)	Lobulierte Raumforderung mit scharfen oder unscharfen Grenzen im Verlauf eines Nerven. Geringes bis intermediäres Signal im T1W, hohes Signal im T2W, die meisten zeigen ein deutliches KM-Enhancement. S. Kapitel 8 für weitere Details.	Etwa ein Drittel der retroperitonealen Tumoren sind neurogenen Ursprungs, insbesondere bei Patienten unter 30 Jahren. Häufige benigne Tumoren: *Ganglioneurom, Phäochromozytom, Neurofibrom.* Das *Neuroblastom* ist ein häufiger maligner neurogener Tumor bei Patienten unter 6 Jahren. Genetische Prädispositionen finden sich durch das *von-Hippel-Landau-Syndrom*, die *tuberöse Sklerose* und die *Neurofibromatose*.
Maldescensus testis (Kryptorchismus)	Ovoide Struktur bei jüngeren Kindern, isointens zum Muskel im T1W und signalreich im T2W. Mit zunehmendem Alter wird der Hoden zunehmend fibrotisch und ist im T1W und T2W signalarm. Er findet sich in jeder Höhe entlang der testikularen Migration von der Höhe der Nierenvenen bis zum Inguinalkanal, gewöhnlich parallel der V. testicularis.	80 % der maldeszendierten Testes finden sich distal des Inguinalringes. Die restlichen 20 % liegen oberhalb des Inguinalkanals in Nachbarschaft der iliakalen Gefäße. Ektope Hoden oder Aplasien sind seltene Differentialdiagnosen. Maldeszendierte Hoden haben eine höhere Inzidenz zur Entwicklung von Tumoren (speziell Seminomen), Infertilität und Torsion.
Retroperitoneale Fibrose (M. Osler-Rendu) (Abb. 23.14, 23.15)	Massiv vermehrtes fibröses Gewebe oder breitbasige Raumforderung um die Aorta, die V. cava inferior, die Iliakalgefäße und Ureteren. Häufig hypo- bis isointens zur Muskulatur im T1W und T2W, mitunter heterogen. Retroperitoneale Fibrosen verlagern die Ureteren nach medial im Gegensatz zur Lymphadenopathie, wo die Ureteren nach lateral ausweichen.	Proliferation fibrösen und entzündlichen Gewebes im Retroperitoneum. Primär oder idiopathisch in 70 % der Fälle, 30 % sekundär auf der Basis von Malignomen oder Aneurysmen. Kausale Zusammenhänge werden mit Methysergiden und Ergotaminen diskutiert.

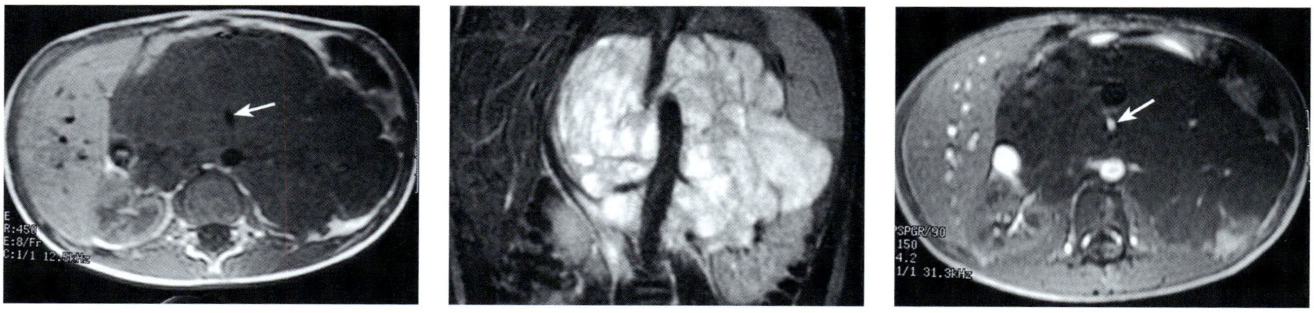

a b c

Abb. 23.13 **Ganglioneurom.** Große heterogene, das Retroperitoneum ausfüllende Raumforderung mit Pelottierung der Aorta und A. mesenterica superior (Pfeil). Die V. cava ist nach lateral verdrängt (**a**: axiales T1W; **b**: coronales T2W; **c**: axiales T1W FSPGR nach KM).

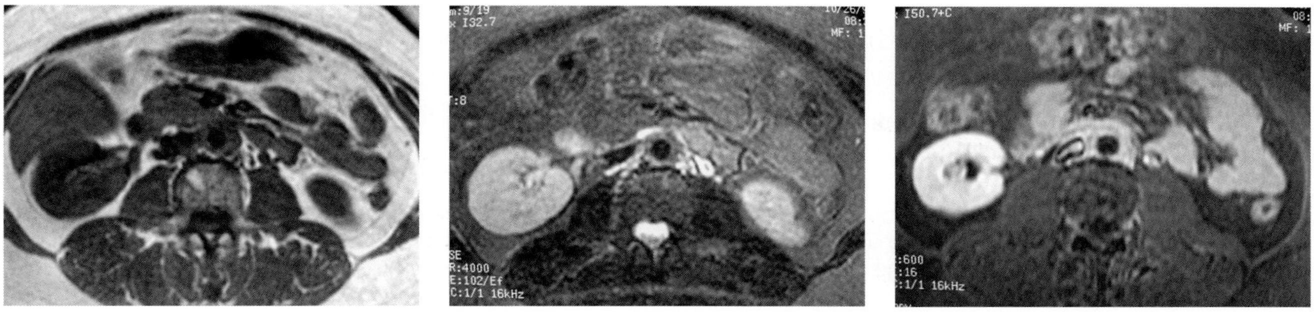

a b c

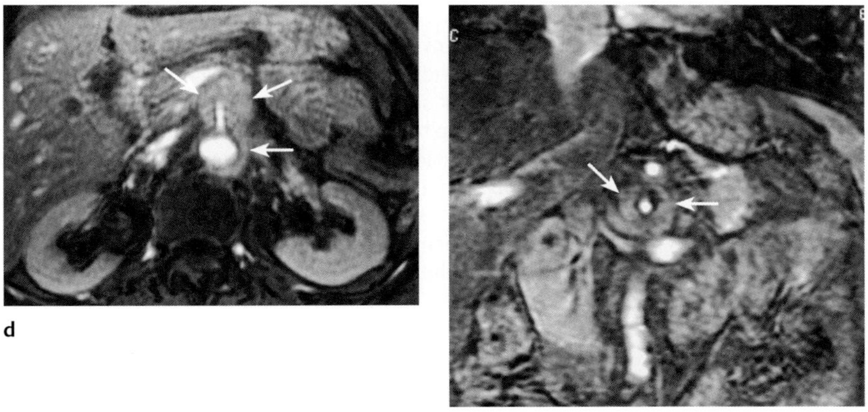

d e

Abb. 23.**14** **Retroperitoneale Fibrose.** Im ersten Beispiel (**a–c**) zeigt sich ein Mantel intermediär intensen Signals um die Aorta und V. cava inferior. Moderates KM-Enhancement im zweiten Beispiel (**d, e**), breite Bänder fibrösen Gewebes (Pfeile) umschließen die Aorta und die A. mesenterica superior (**a**: axiales T1W; **b**: axiales FS T2W; **c**: axiales FS T1W nach KM; **d**: axiales TiW spoiled GRE nach KM; **e**: coronales T1W spoiled GRE nach KM).

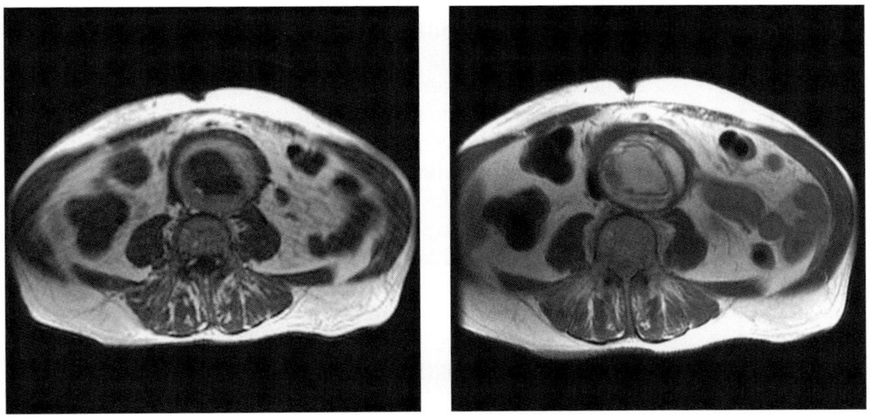

a b

Abb. 23.**15** **Entzündliches Bauchaortenaneurysma.** Breites bandförmiges entzündliches Gewebe um die aneurysmatisch erweiterte Bauchaorta
(**a**: axiales T1W; **b**: double IR axial).

24 Nieren

Die Nieren sind im Perirenalraum in perirenales Fett eingebettet (Abb 24.1). Dieser Raum wird anterior und posterior durch die *renale (perirenale) Faszie* begrenzt. Die vordere Nierenfaszie heisst auch „Gerot'sche Faszie", die hintere Faszie wird „Zuckerkandl'sche Faszie" genannt. Die Faszienblätter sind im T1W besser erkennbar als im T2W und nicht dicker als 2 mm, verschmelzen hinter dem Colon ascendens bzw. descendens zur laterokonalen Faszie.

Der Pararenalraum liegt außerhalb der Nierenfaszie. Der *vordere Pararenalraum* enthält Colon ascendens bzw. descendens, die pars descendens und transversa des Duodenum und das Pankreas. Die vordere Begrenzung wird durch das parietale Peritoneum gebildet. Im *hinteren Pararenalraum* findet sich lediglich Fett, die dorsale Begrenzung bildet hier die Fascia transversalis. All diese Kompartimente sind anatomisch zwar streng definiert, ein tumoröser oder entzündlicher Prozess kann jedoch leicht von einem zum anderen Kompartiment wandern, ferner sind auch aszendierende Infiltrationen des Peri- und Pararenalraumes durch Prozesse im Becken möglich.

Das Nierenparenchym wird von einer fibrösen Kapsel fest umschlossen. Die *Nierenkapsel* ist im MRT in der Regel invisibel, mitunter bilden chemical-shift-Artefakte ein signalarmes Band um die Niere auf der einen und ein signalreiches Band auf der anderen Seite. Aufgrund der Rigidität der Kapsel komprimiert ein subkapsulärer Prozess, wie z. B. ein Hämatom, zunächst das Nierenparenchym, das dadurch abgeflacht oder verformt wird, das Flüssigkeitsareal erhält dadurch eine Linsenform.

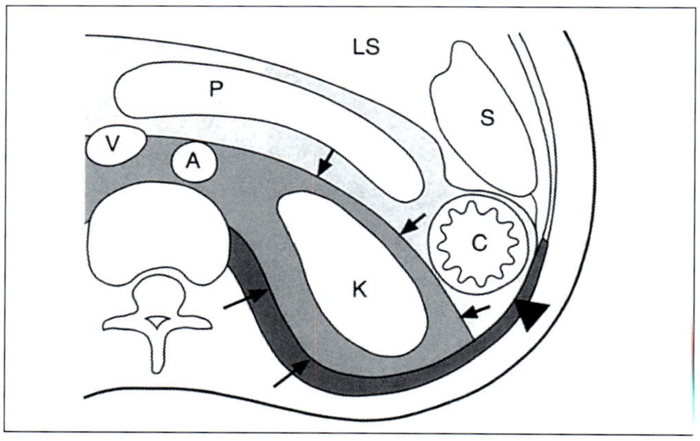

Abb. 24.1 **Extraperitoneale Anatomie der linken Flanke.** Hellgrau: vorderer Pararenalraum; Mittelgrau: Perirenalraum; Dunkelgrau: hinterer Pararenalraum; Kurze Pfeile: vordere Nierenfaszie (Gerot); Lange Pfeile: hintere Nierenfaszie (Zuckerkandl). Pfeilspitzen: laterokonale Faszie; A: Aorta; C: Kolon; K: Niere; LS: Bursa omentalis; P: Pankreas; S: Milz; V: V. cava inferior.

Die *Nierenarterien* entspringen in Höhe des 1. oder 2. Lendenwirbels aus der Aorta und liegen posterior der korrespondierenden Vene, welche gewöhnlich etwas breiter ist. Die rechte A. renalis verläuft posterior der V. cava, während die linke Nierenvene anterior der Aorta zur V. cava zieht. Eine linke retroaortale Nierenvene findet sich in 2 %, eine zirkumaortale Nierenvene bei 5 % der Normalpopulation. In Spinecho (SE) Sequenzen erscheinen Nierenarterien und -Venen als Signalauslöschungen im Bild.

Im T1W ist die Nierenrinde einschließlich der Bertin'schen Säulen intermediär signalintens und gegen das hypointense Nierenmark abgrenzbar. Der kortikomedulläre Kontrast kann mittels Fettsuppression verbessert werden, er ist vermindert oder aufgehoben bei Patienten mit schweren renalen Dysfunktionen. Im T2W sind Nierenrinde und Mark gleichförmig signalintens und nicht voneinander differenzierbar.

Gadolineum-Chelate, wie Gd-DTPA, werden durch die Glomeruli der Niere gefiltert und in den Tubuli und Duktus konzentriert. Die Signalintensität des Gadolineum im Urin hängt von der Konzentration ab. Bei Verdünnung wird die T1-Relaxation verkürzt und der Urin erscheint hell, bei sehr hohen Konzentrationen kommt es zu einem Suszeptibilitäts-Phänomen mit Signalabfall, sodass der Urin dunkel imponiert. In SE-Sequenzen kann eine kortikomedulläre Differenzierung unmittelbar nach i. v.-Applikation von Gd-DTPA beobachtet werden, kurz danach gleicht sich der Kontrast aus, sodass Mark und Rinde uniform signalintens sind.

MRT ist gleichwertig zur CT in der Lage, renale Tumoren nachzuweisen und zu klassifizieren. Aufgrund der höheren Kosten und geringeren Verfügbarkeit wird die MRT derzeit nur bei ausgewählten Patienten zur Nierendiagnostik eingesetzt. Die ergänzenden MRT-Indikationen bestehen in: 1) Untersuchung de intravaskulären Tumorausbreitung und Thrombose; 2) Charakterisierung von renalen Tumoren, die im CT nicht eindeutig zuzuordnen sind (z. B. dickwandige Zysten mit Septen und Verkalkungen, unscharfer Begrenzung zum Nierenparenchym und HE-Werten über 25 oder leichtem KM-Enhancement); 3) Überempfindlichkeiten des Patienten gegen jodhaltige Kontrastmittel; 4) Eingeschränkte Nierenfunktion mit Kontraindikation zur Gabe jodhaltiger Kontrastmittel; 5) Patienten mit Strahlenangst oder Strahlenrisiko (Kinder, Schwangere).

Komplikationen von Nierentransplantationen sind parenchymatöser (Rejektion, akute tubuläre Nekrose, Cyclosporin-Nephrotoxität, Infektion) und vaskulärer (Nierenarterienstenose oder Okklusion, Pseudoaneurysmen) Natur, treten auch in Form ureteraler Obstruktionen oder Leckagen und perifokaler Flüssigkeitsansammlungen auf (Urinom, Lymphozele, Abszess, Hämatom). Das normale Nierentransplantat zeigte eine kortikomedulläre Differenzierung ähnlich einer normalen Niere. In der akuten Rejektionsphase ist das Transplantat geschwollen mit aufgehobener kortikomedullärer Grenze. Letztlich sind derartige Veränderungen unspezifisch und finden sich z. B. auch bei langanhaltender Cyclosporin-Nephrotoxität. Im Frühstadium der Toxizität und der akuten tubulären Nekrose zeigen sich immerhin keine Nierenschwellungen und die kortikomedulläre Grenze ist erhalten. Vaskuläre Läsionen (wie Nierenarterienstenose und Venenthrombose) sowie ureterale Obstruktionen sind mittels MRT gut diagnostizierbar und von anderen Ursachen der Transplantatdysfunktion zu differenzieren. Perifokale Flüssigkeiten sind in der MRT problemlos begrenzbar. Urinome und Lymphozelen wirken zystisch mit gleichförmigem Signal, dabei treten Urinome in den ersten Wochen nach Transplantation auf und sind durch KM-Extravasate in Spätsequenzen nach i. v.-Applikation von Gd-DTPA gut von Lymphozelen differenzierbar. Lymphozelen selbst sind dagegen häufiger, in der Regel größer als Urinome, können septiert sein und treten in der Regel nicht vor der 3. Woche nach Transplantation auf. Hämatome und Abszesse sind mehr heterogen und variabel intens.

Die Differentialdiagnose der Nierenerkrankungen und des Perirenalraumes wird in Tabelle 24.1 und 24.2 diskutiert.

Tabelle 24.1 Fokale und diffuse Nierenerkrankungen

Erkrankung	MRT-Befund	Kommentar
Nierenektopie (Abb. 24.2)	Ungewöhnlich lokalisierte Nieren sind durch ihre typische Konfiguration unschwer identifizierbar und zeigen die charakteristische kortikomedulläre Differenz bevorzugt in fettgesättigten T1-gewichteten Sequenzen und in der Frühphase nach i. v.-Applikation von Gd-DTPA. Im späteren Stadium nach KM-Gabe sind die Nieren homogen hyperintens. Bei *Hufeisennieren* sind die unteren Pole beider Nieren in der Mittellinie unmittelbar vor der Wirbelsäule verschmolzen.	Die *longitudinale Ektopie* der Niere findet sich in jeder beliebigen Position zwischen Thorax und Sakrum. Beckennieren sind die häufigste Form und häufig mit einem vesikoureteralen Reflux, Hydronephrose, Hydrospadie oder einer kontralateralen Nierenagenesie kombiniert. Bei einer *gekreuzten Ektopie* ist die Niere in der Regel mit der Gegenseite verwachsen. Bei einer *renalen Fusion* liegen die Nieren in der Mittellinie und bilden die Form eines Hufeisens, Diskus oder Pfannkuchens. Ureterobstruktionen durch aberrierende Arterien sind nicht ungewöhnlich. Bei einer *renalen Malrotation* liegt das Nierenbeckenkelchsystem in der Regel posterior.
Renale Duplikaturen	Darstellung zweier separater Nierenbecken und renalen Sinus mit Trennung durch eine Parenchymbrücke. Eine isolierte obere Kelchgruppe ist häufig durch Obstruktionen kompliziert und kann eine Raumforderung im Urogramm simulieren. Hydronephrose und Hydroureter der oberen Anlage sind im MRT einfach diagnostizierbar. Die unteren Kelchgruppen sind mitunter mit einem Reflux assoziiert.	Bei einer kompletten renalen und ureteralen Duplikatur inseriert der Ureter der oberen Anlage ektop medial und unterhalb des normalen Ureters in das Trigonum der Harnblase oder in die Urethra und kann mit einer ektopen Ureterozele kombiniert sein. Andere kongenitale Anomalien sind partielle Duplikaturen, überzählige Nieren und renale Hypo- oder Aplasien.

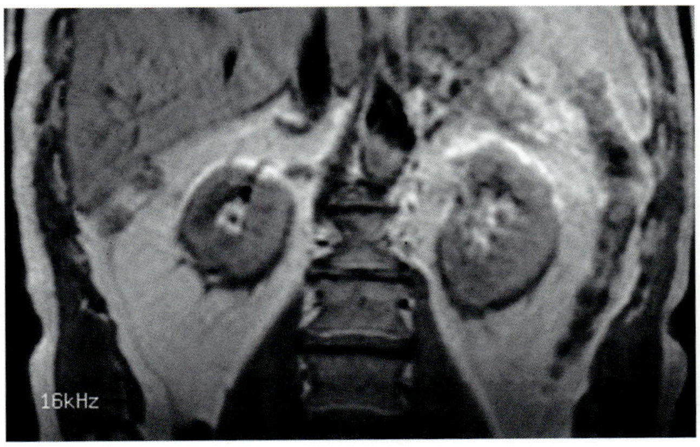

a

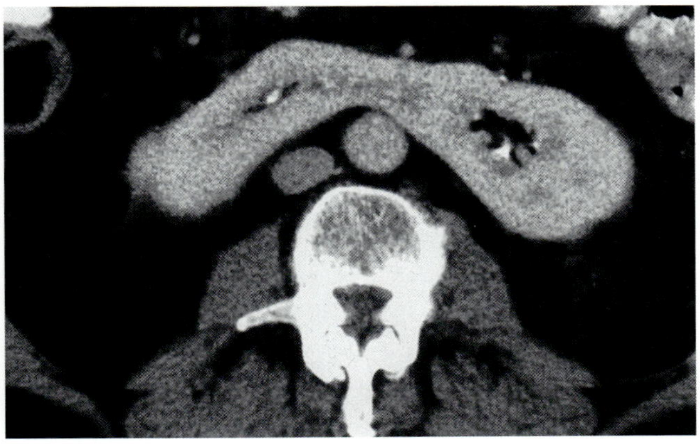

b

Abb. 24.2 **Hufeisenniere.** **a** Coronales T1W, abnorme Nierenachse und Rotation im coronalen Bild. **b** CT, Fusion der unteren Nierenpole in der Mittellinie im axialen Schnittbild.

Tabelle 24.1 (Fortsetzung) Fokale und diffuse Nierenerkrankungen

Erkrankung	MRT-Befund	Kommentar
Lipomatose des Nierenbeckens (Abb. 24.3)	Extensive Proliferation von Fett in den renalen Sinus mit Parenchymverlust und typisch signalreichem T1W und T2W, im Urogramm mitunter „trompetenförmiges" Nierenbeckenkelchsystem durch konzentrische Pelottierung, jedoch ohne Stenosierung.	Ätiologie: 1) Zunahme des Fettgewebes bei Alter und Adipositas; 2) Proliferation des Fettgewebes bei renaler Atrophie variabler Ursache; 3) Fibrolipomatose durch Extravasate von Urin in die renalen Sinus (z. B. bei Prostatikern).
Hydronephrose (Abb. 24.4)	Erweitertes Nierenbeckenkelchsystem mit wasseräquivalenter Signalcharakteristik im Nativbild innerhalb einer normal großen Niere. Persistierendes Nephrogramm nach i. v.-Applikation von Gd-DTPA mit verzögerter Ausscheidung. Bei chronischen Obstruktionen nimmt die Nierengröße bei erweitertem Kelchsystem zu und das KM-Enhancement ist vermindert. Im Endstadium ist die Niere zystenartig zerstört, mit nur noch schmalem Parenchymrand.	Eine frühe Hydronephrose kann von einem extrarenalen Nierenbecken und einer postobstruktiven Uropathie nur durch das persistierende Urogramm und die verzögerte Ausscheidung nach i. v.-Applikation von Gd-DTPA differenziert werden. Die Ursache der Obstruktion lässt sich im MRT-Bild entlang des Ureters nachweisen. Konkremente, häufigste Ursache der Obstruktion, erscheinen dabei unabhängig von ihrer Komposition als Signalauslöschung. Der Nachweis gelingt naturgemäß besser nach i. v.-Applikation von Gd-DTPA mit entsprechender Kontrastmittelfüllung des dilatierten Ureters. Weitere mobile Füllungsdefekt können Koagel und Pilzkonglomerate sein.
Nierenzyste (Abb. 24.5)	Einzelne oder multiple, glatt begrenzte homogene Läsion mit geringem Signal im T1W und hohem Signal im T2W. Zypischerweise ist die Zystenwand sehr dünn und im MRT invisibel, sofern die Zyste von Nierenparenchym umsäumt ist. Kein KM-Enhancement. Komplizierte Zysten enthalten Blut, Septen oder Verkalkungen. Hämorrhagische Zysten sind häufig signalreich im T1W und T2W durch ihren Methämoglobin-Gehalt, erscheinen homogen oder in Form von Flüssigkeitsschichtungen durch einen Hämatokrit-Effekt.	Häufigste Raumforderung an der Niere beim Erwachsenen. Infizierte Zysten finden sich bei älteren Frauen auf der Basis einer antibiotikaresistenten Pyelonephritis mit Leukozyturie. Im MRT erscheinen diese Zysten unregelmäßig dickwandig, septiert und inhomogen und sind mitunter schwer von einem Abszess, Hämatom oder zystischen Tumor zu differenzieren. Die Diagnose ist in der Regel nur mittels Punktion zu sichern.

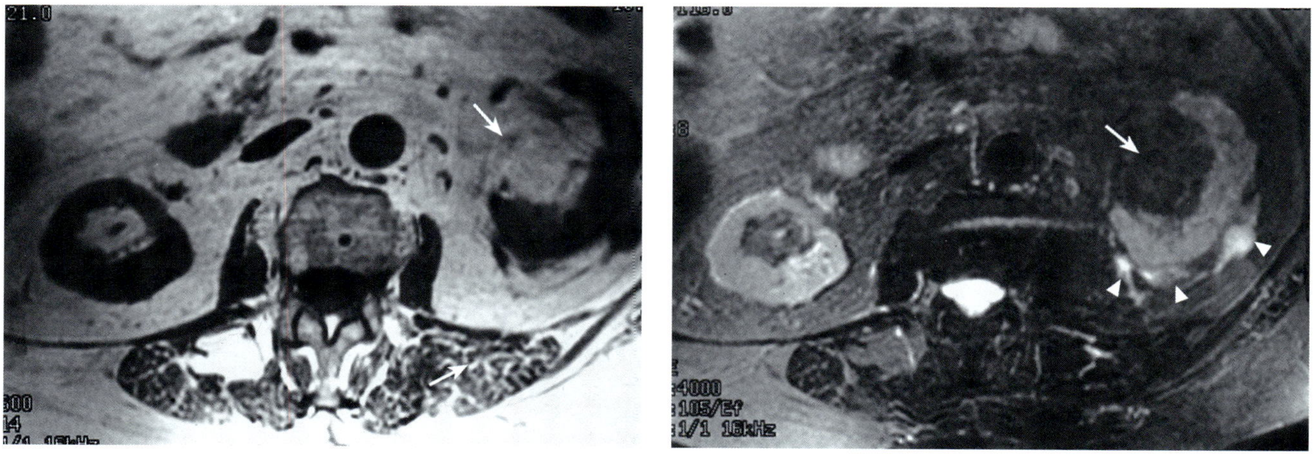

a b

Abb. 24.3 **Lipomatose des Nierenbeckens.** Atrophie des linken Nierenparenchyms mit vermehrter Fettansammlung im renalen Sinus (Pfeil), die sich im T1W (**a**) homogen signalreich und im FS T2W (**b**) homogen signalarm darstellt. Drei kleine Nierenzysten (Pfeilspitzen) am dorsalen Rand der linken Niere als Nebenbefund.

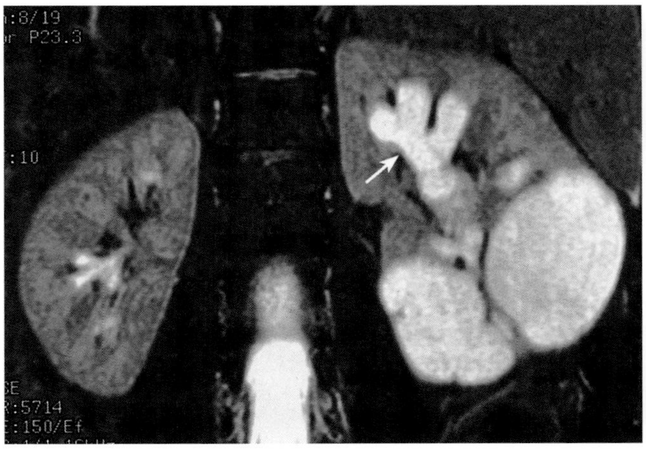

a

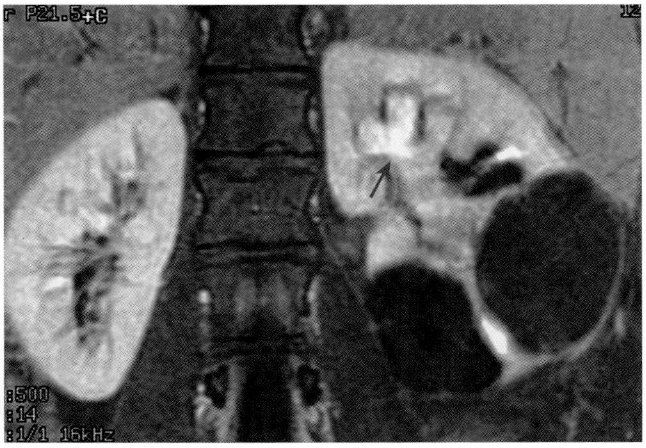

b

Abb. 24.4 **Hydronephrose und Nierenzyste.** **a** Coronales FS T2W, signalreiche Darstellung der dilatierten oberen Kelchgruppe der linken Niere und großer Zysten am unteren Pol. **b** Coronales FS T1W nach KM, KM-Enhancement der erweiterten Kelche (Pfeil), fehlendes Enhancement der Zysten.

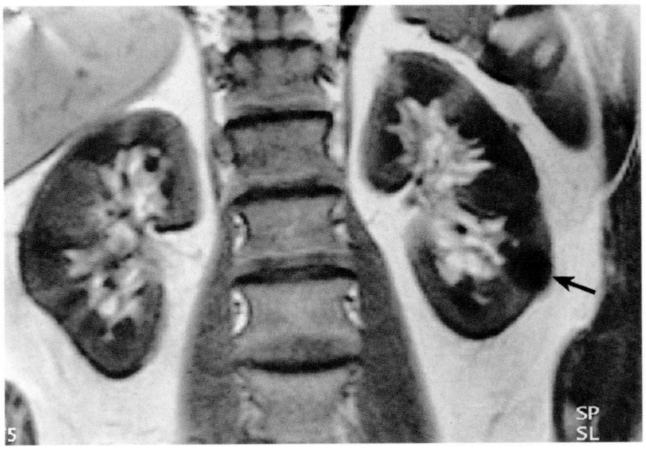

a

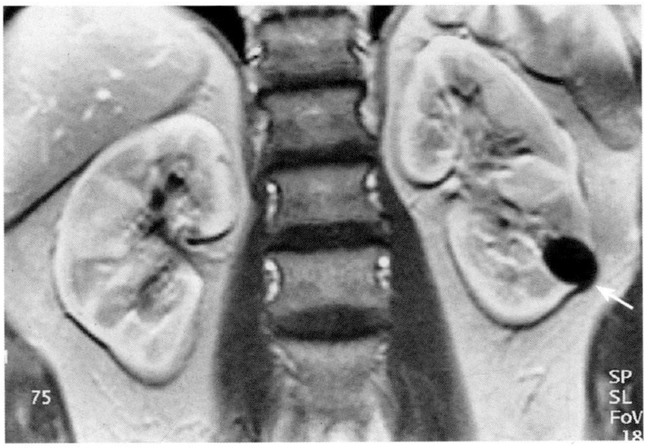

b

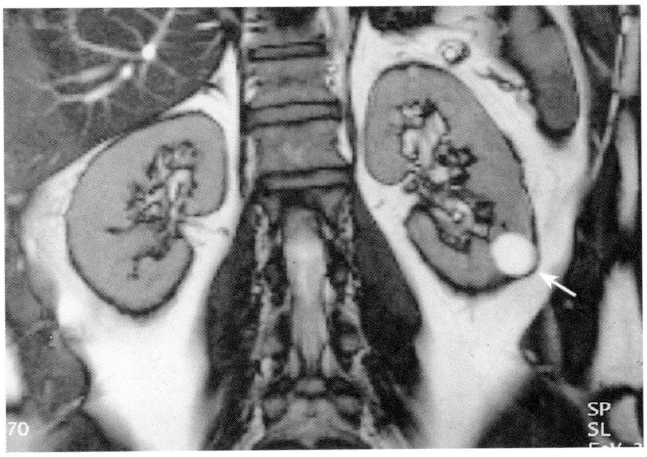

c

Abb. 24.5 **Nierenzyste.** Hypointense Läsion (Pfeil) am unteren Pol der linken Niere im coronalen T1W (**a**). Die Zyste zeigt kein KM-Enhancement, grenzt sich durch die KM-Anreicherung des Nierenparenchyms besser ab (**b**: T1W nach KM) und ist hyperintens im T2W (**c**).

Tabelle 24.1 (Fortsetzung) Fokale und diffuse Nierenerkrankungen

Erkrankung	MRT-Befund	Kommentar
Parapelvine Nierenzyste (Zyste der renalen Sinus)	Einzelne Nierenzyste im Bereich des Nierenbeckens, die vom Kelchsystem nur nach i. v.-Applikation von Gd-DTPA aufgrund ihrer fehlenden KM-Füllung differenzierbar sind.	Häufig in der 5. und 6. Lebensdekade und asymptomatisch. Sehr selten tritt als Komplikation eine obstruktive Kelchektasie oder renale Hypertension durch Alteration der Nierenarterie auf.
Autosomal dominante polyzystische Nierenerkrankung (Abb. 24.6)	Vergrößerung beider Nieren mit polyzyklischer Kontur, mitunter auch asymmetrisch, sehr selten einseitig. Multiple Zysten variabler Größe verdrängen und verformen das Nierenbeckenkelchsystem und zeigen nicht selten variable Signalalterationen durch Blutabbauprodukte.	Auch bekannt als *polyzystische Nierenerkrankung des Erwachsenen*. Zysten finden sich in den Nieren, den Lungen, in der Leber, Milz und im Pankreas. In der 4. Lebensdekade, gelegentlich auch schon in der Kindheit. Klinisch relevant durch fortschreitende Dysfunktion der Nieren und renalen Hypertonus.
Autosomal rezessive polyzystische Nierenerkrankung	Symmetrisch gering vergrößerte Nieren mit zahlreichen kleinen Zysten (1–2 mm, manchmal auch größer, jedoch stets unter 1 cm). Diese Zysten sind anormal proliferierte und dilatierte Tubuli ohne Verdrängung oder Verformung des Nierenbeckenkelchsystems. Nach i. v.-Applikation von Gd-DTPA zeigt sich ein prolongiertes und vermehrt hyperintenses inhomogenes Nephrogramm mit verzögerter Ausscheidung.	Auch bekannt unter *juvenile polyzystische Nierenerkrankung*. Tritt bei Neugeborenen und Kleinkindern unter 5 Jahren auf. Begleitbefunde sind erweiterte Gallenwege, eine periportale Fibrose und Pankreasfibrose. Schlechte Prognose mit frühem Tod durch Nierenversagen und portale Hypertension.
Multizystische Nierendysplasie	Unilaterales Auftreten einer kleinen oder großen einkammerigen oder polyzyklisch septierten Zyste ohne funktionales Nierenparenchym nach i. v.-Applikation von Gd-DTPA (im Gegensatz zum polyzyklischen zystischen Nephrom oder der polyzystischen Nierenerkrankung).	Radiografisch finden sich häufig zentrale oder periphere Verkalkungen. Bei sonst gesunden Kindern oder Neugeborenen findet sich ein palpabler Tumor, der aus einer fehlenden Verschmelzung des Metanephros und der Ureterknospe resultiert. Kompensatorische Hypertrophie der kontralateralen Niere, häufig mit Zeichen ureteropelviner Obstruktionen.
Polyzyklisches zystisches Nephrom (Abb. 24.7)	Einzelne oder multiple, flüssigkeitsgefüllte Zysten mit Größen über 10 cm. Die Zysten sind durch breite Septen geteilt und vom Nierenparenchym scharf abgegrenzt. KM-Enhancement der Zystenwand und der Septen. Der Zysteninhalt ist in der Regel hypointens im T1W und hyperintens im T2W, gelegentlich findet sich ein signalreiches T1W durch Proteine oder Methämoglobin.	Am häufigsten bei Jungen unter 5 Jahren und bei Frauen zwischen dem 40. und 70. Lebensjahr. Radiografisch zeigen sich bei über 50 % der Fälle zentrale und periphere ring- oder sternförmige, flockige oder granuläre Verkalkungen. Sonografisch finden sich multiple zystische Raumforderungen mit echoreichen Septen. DD: *zystischer Wilms-Tumor* und *zystisches Renalzellkarzinom*, in diesen Fällen sind noduläre Verdickungen der Zystenwände und Septen richtungweisend.
Zystische Markerkrankung	Beide Nieren sind klein und zeigen multiple medulläre Zysten, die den Rand der Niere nicht überschreiten.	Seltene Erbkrankheit bei Jugendlichen und jungen Erwachsenen mit progredienter Nierenfunktionseinschränkung.
Medulläre Schwammniere	Bilaterale, unilaterale oder segmentale Ektasie der Tubuli mit vergrößerten Papillen, die sich nach i. v.-Applikation von Gd-DTPA als tubuläre Strukturen zwischen Kelch und Papille ausbreiten.	Gewöhnlich asymptomatisch. In der Hälfte der Fälle zeigen sich kleine Konkremente unter 5 mm in den ektatischen Tubuli.

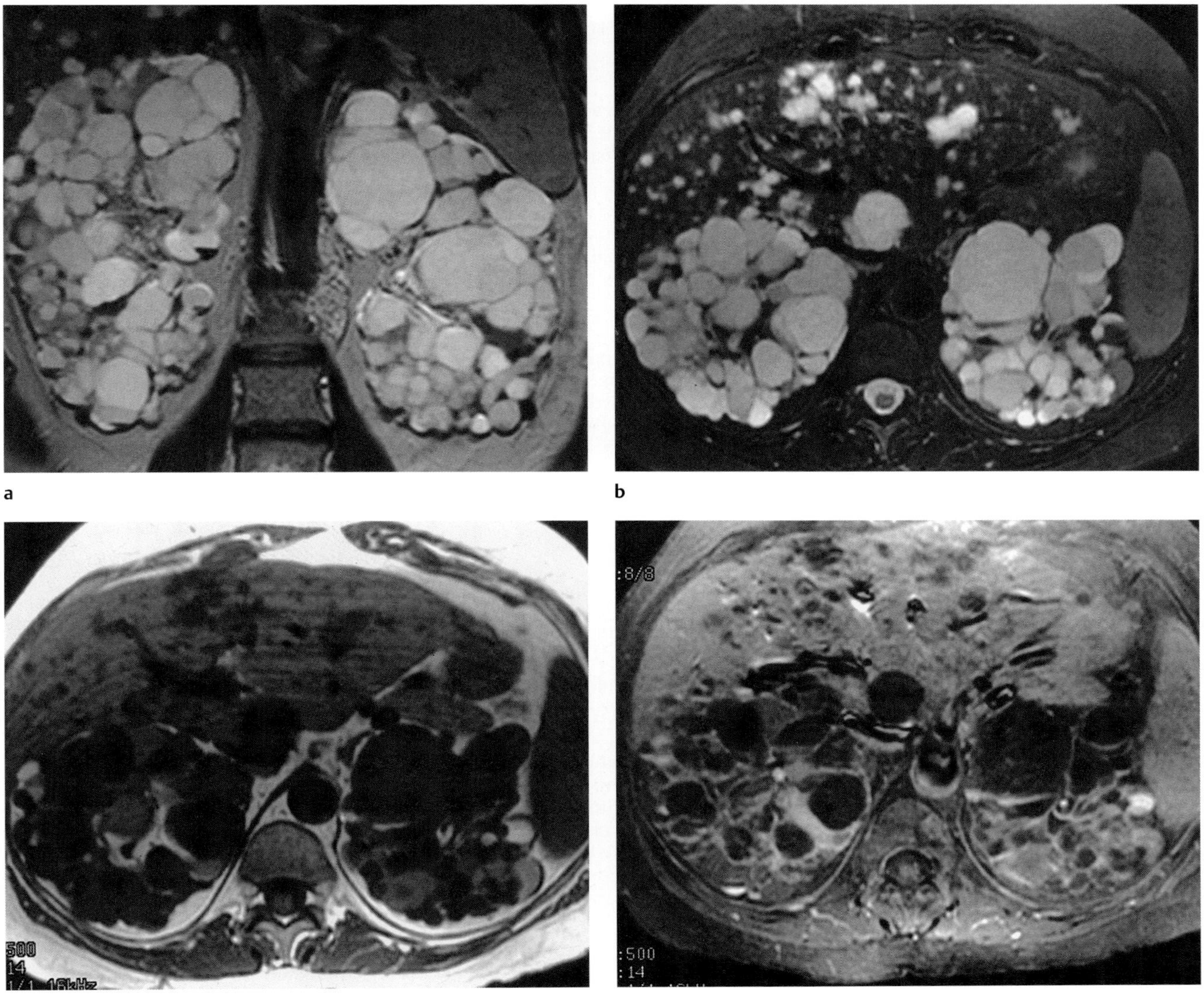

a b c d

Abb. 24.6 **Autosomal dominante polyzystische Nierenerkrankung.** Beide Nieren sind deutlich vergrößert und zeigen multiple Zysten variabler Größe mit hoher Signalintensität im coronalen T2W (**a**) und axialen T2W (**b**), geringer Signalintensität im axialen T1W (**c**) und fehlendem Enhancement nach i. v.-Applikation von Gd-DTPA (**d**: FS T1W nach KM). Multiple Pankreas- und Leberzysten als Nebenbefund.

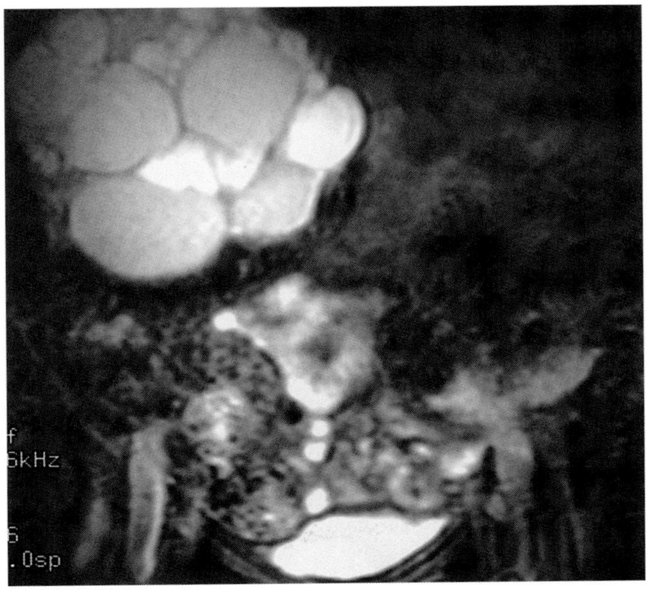

Abb. 24.7 **Polyzyklisches zystisches Nephrom.** Coronales T2W, polyzyklische Zyste am unteren Pol der rechten Niere.

Tabelle 24.**1** (Fortsetzung) Fokale und diffuse Nierenerkrankungen

Erkrankung	MRT-Befund	Kommentar
Zystische Nierenerkrankung bei Dialyse (Abb. 24.8)	Kleine Nieren mit erhaltenen Konturen und meist intrarenal gelegenen Zysten zwischen 0,5 und 2 cm Größe. Komplikationen: Einblutung, adenomatöse oder karzinomatöse Entartung.	Tritt bei über 50 % der Dialysepatienten zeitabhängig auf, vor allem nach dem 3. Jahr der Dialyse. Bei 7 % Entwicklung eines Renalzellkarzinoms.
Von-Hippel-Landau-Syndrom (Abb. 24.9)	Kombination verschiedener zystischer und solider Tumoren (Karzinome, Hämangiome und Adenome). Die Renalzellkarzinome sind in der Regel klein, unter 2 cm, und häufig zystisch konfiguriert. Tritt bilateral und multizentrisch auf.	Autosomal dominant vererbte neurokutane Dysplasie mit Altersgipfel in der 3. Lebensdekade. Assoziierte retinale Angiomatose, zerebelläre und spinale Hämangioblastome, Phäochromozytome, Pankreastumoren und -zysten, Leberadenome und Leberhämangiome.
Renaler Pseudotumor	Fokale Vergrößerung normalen Nierenparenchyms, die in anderen bildgebenden Verfahren tumorös imponiert. Die MRT weist charakteristisch normales Nierenparenchym nach mit typischem KM-Enhancement.	Beschreibt folgende Anomalien: *Fetale Lappung*: Kortikale Vorwölbungen über den korrespondierenden Kelchen. *Kamelhöcker (Milzbuckel)*: In der Mitte der linken Niere durch prolongierte Milzimpression während der fetalen Entwicklung. *Bertin'sche Säule*: Fokale Rindenhypertrophie mit Deformation der angrenzenden Kelche und Kelchhälse. *Hiluslippe*: Supra- und infrahiläre Kortikalisvorwulstungen ober- und unterhalb der renalen Sinus. *Noduläre kompensatorische Hypertrophie*: Hypertrophie normalen Nierengewebes in Nachbarschaft fokaler Narben.
Nierenadenom (Abb. 24.10)	Solitäre, selten multiple kortikale Raumforderungen kleiner als 3 cm. Die MRT-Charakteristik entspricht Renalzellkarzinomen.	Häufigste Parenchymläsion in der Autopsie, wahrscheinlich Präkanzerose.
Onkozytom	Solide nichtinvasive Raumforderung mit einer Durchschnittsgröße von 6 cm (1–26 cm) und scharfer Abgrenzung von der Nierenrinde. Größere Läsionen (> 3 cm) zeigen eine zentrale sternförmige Narbe nach Einblutung oder Infarkt, die kein KM aufnimmt.	Die Mehrzahl der Läsionen ist asymptomatisch und findet sich bei Patienten mittleren Alters mit geringer männlicher Prädominanz. Histologisch ist der Tumor leicht mit einem differenzierten onkozytären Renalzellkarzinom zu verwechseln.

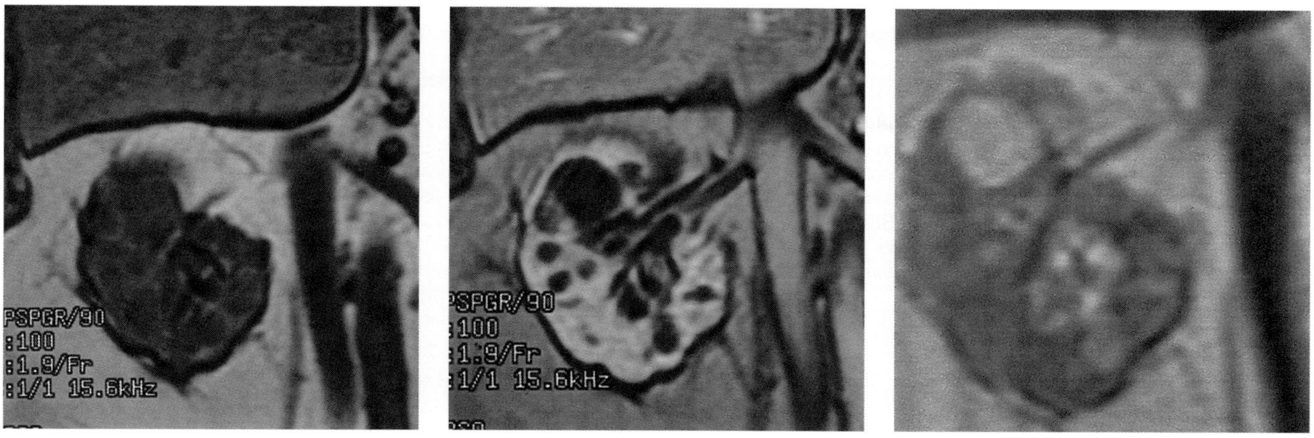

a b c

Abb. 24.8 **Zystische Nierenerkrankung nach Dialyse.** Zahlreiche kleine intrarenale Zysten ohne Verformung der Nierenkontur (**a**: coronales spoiled GRE; **b**: coronales spoiled GRE nach KM; **c**: coronales T2W).

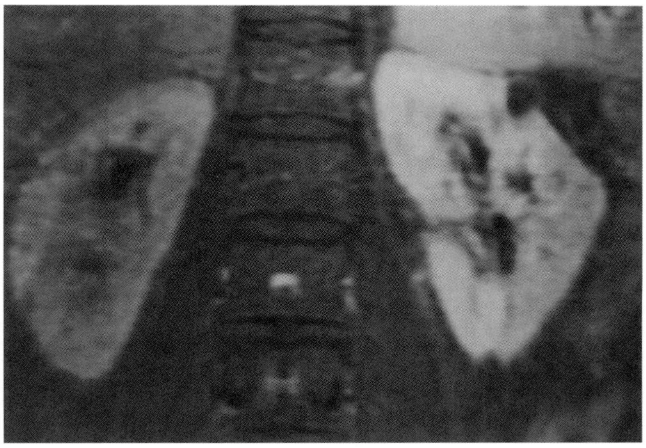

Abb. 24.9 **Von-Hippel-Landau-Syndrom.** Coronales FS T1W nach KM, multiple, kleine zystische und solide Läsionen in den Nieren nach i. v.-Injektion von Gd-DTPA.

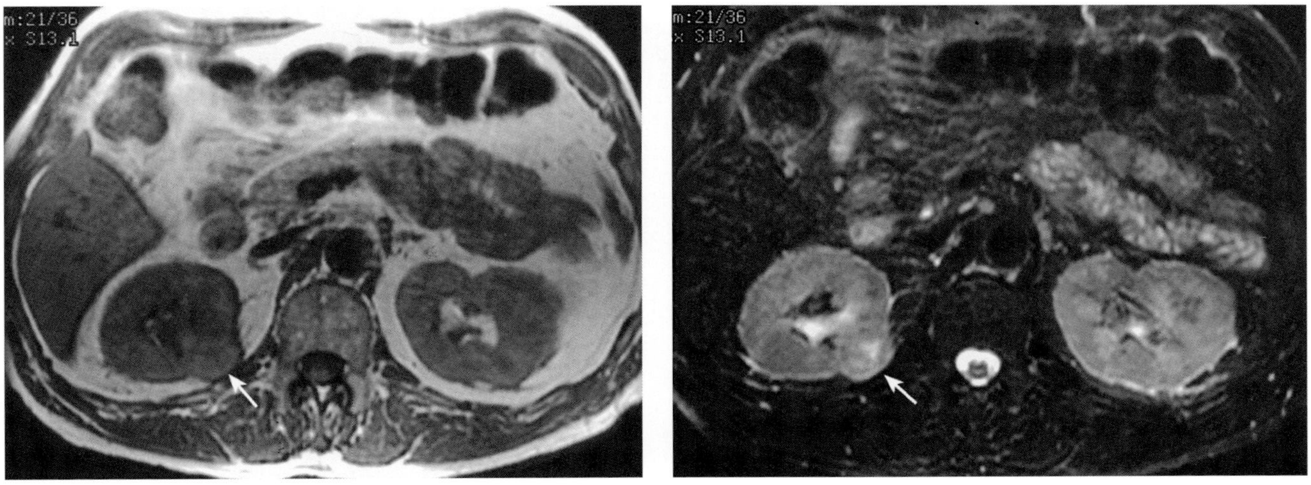

a b

Abb. 24.10 **Nierenadenom.** Kleine noduläre rindenständige Läsion isointens zum Nierenparenchym (Pfeil) (**a**: T1W; **b**: FS T2W).

Tabelle 24.1 (Fortsetzung) Fokale und diffuse Nierenerkrankungen

Erkrankung	MRT-Befund	Kommentar
Angiomyolipom (renales Hamartom) (Abb. 24.11)	Einzelne oder multiple Raumforderungen im Nierenparenchym zwischen 1 und 8 cm Größe und heterogenem Signal in allen Sequenzen in Abhängigkeit von der Gewebskomposition und eventueller Einblutungen. Fettige Tumorareale sind in der Regel richtungweisend. KM-Enhancement des Tumorgewebes mit Ausnahme fettiger oder nekrotischer Anteile.	Der Tumor besteht aus Blutgefäßen, glatter Muskulatur und Fett. Radiografisch zeigen sich in 6% der Fälle körnige Verkalkungen. Findet sich als solitäre Läsion bei Frauen mittleren Alters, klinisch Flankenschmerz und Makrohämaturie nach Bagatelltrauma. Bilaterales und multiples Auftreten im Rahmen der *Tuberösen Sklerose*. Gelegentlich sind andere Tumoren mit Fettanteilen, wie renale Lipome, Liposarkome und Wilms-Tumoren, im MRT schlecht zu differenzieren.
Mesenchymale Nierentumoren	Fettäquivalente Signalcharakteristik bei Lipomen (s. auch Angiomyolipom), in allen Sequenzen signalarme Struktur bei Fibromen, inhomogenes zentripetales KM-Enhancement der Hämangiome (diskontinuierlicher nodulärer Ring). Ansonsten keine weiteren charakteristischen Merkmale.	Vielzahl seltener benigner oder maligner Nierentumoren.
Renalzellkarzinom (Hypernephrom, hypernephroides Karzinom) (Abb. 24.12, 24.13)	Homogene oder heterogene, unregelmäßig und unscharf begrenzte Raumforderung mit Konturveränderung der Niere und Pelottierung des Kelchsystems. Die Signalcharakteristik ist in Abhängigkeit von der Vaskularisierung, von Nekrosen und Einblutungen variabel. Ohne Nekrosen und Blutbestandteile ist der Tumor homogen isointens zum Nierenparenchym im T1W und T2W. Nach i. v.-Applikation von Gd-DTPA heterogenes peripheres Enhancement größerer, homogenes kräftiges Enhancement kleinerer Tumoren, das im Vergleich zum angrenzenden Nierenparenchym geringer ausfällt. Selten sind Renalzellkarzinome hauptsächlich oder komplett zystisch. Tumorthromben in der Nierenvene und V. cava inferior sind isointens zu Tumor und zeigen ein deutliches KM-Enhancement im Gegensatz zu Koageln, des Weiteren sind die Tumorthromben in GRE-Sequenzen intermediär intens, während Blutkoagel durch ihren Hämosiderinanteil signalarm erscheinen. Regionale Lymphknotenvergrößerungen über 1 cm sind suspekt, der Nachweis eines nekrotischen Zentrums innerhalb des Lymphknotens ist jedoch mehr tumorspezifisch.	Häufigster maligner Nierentumor (85% aller primärer Nierentumoren). Doppelt so häufig bei Männern als bei Frauen, selten bei Patienten unter 40 Jahren (Altersgipfel 55). Klinisch bei 60% Makrohämaturie, bei 50% Flankenschmerz. Bilateral in 2% der Fälle. *Robson-Klassifizierung*: I: Der Tumor ist auf die Niere beschränkt. II: Der Tumor infiltriert das pararenale Fett, durchtritt jedoch nicht die Nierenfaszie (das MRT kann zwischen Stadium I und II nicht differenzieren, da die Nierenkapsel invisibel ist). IIIA: Tumorausbreitung in die Nierenvene oder V. cava inferior. IIIB: Tumorausbreitung in die regionalen Lymphknoten. IIIC: Der Tumor befällt Lymphknoten und Gefäße. IVA: Tumorausbreitung in die angrenzenden Organe (außer in die ipsilaterale Nebenniere). IVB: Fernmetastasen.
Transitionalzellkarzinom (Übergangszellkarzinom) der Niere	Kleiner Tumor mit scharfen oder unregelmäßigen Grenzen, der häufig als exzentrischer Füllungsdefekt intermediären Signals im signalarmen (T1W) oder signalreichen (T2W) Urin des Nierenbeckenkelchsystems imponiert. Moderates KM-Enhancement des Tumors. Größere Tumoren führen zu einer Hydronephrose, verschmälern das peripelvine Fett und infiltrieren die Gefäße und das Parenchym ohne Veränderung der Nierenkontur.	Häufigster uroepithelialer Tumor (90%), ein Drittel der Fälle multilokulär. Klinisch Hämaturie und Flankenschmerz, Prädisposition bei Männern über 60 Jahren. *Plattenepithelkarzinomen* (10%) geht häufig eine chronische Niereninfektion (auch Leukoplakie oder Nephrolithiasis) voraus.

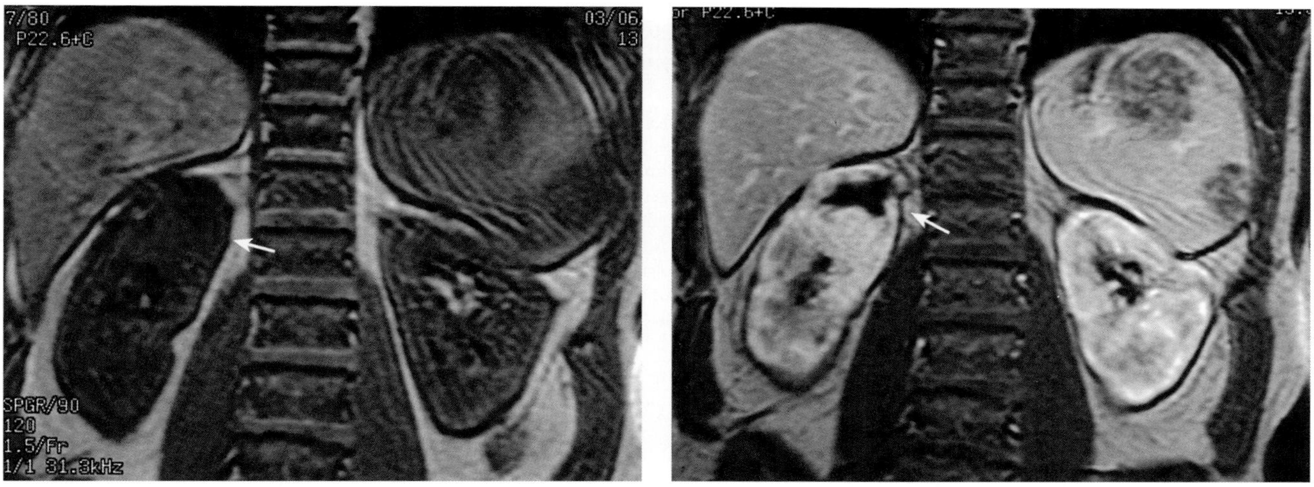

a b

Abb. 24.**11** **Angiomyolipom.** **a** Coronales spoiled GRE, kleine Raumforderung (Pfeil) am oberen Nierenpol rechts mit geringem Fettanteil. **b** Coronales spoiled GRE nach KM, außer einer zentral nekrotischen Formation zeigt der Prozess (Pfeil) eine Signalzunahme nach i. v.-Applikation von Gd-DTPA. Nebenbefund: zwei kavernöse Hämangiome in der Milz.

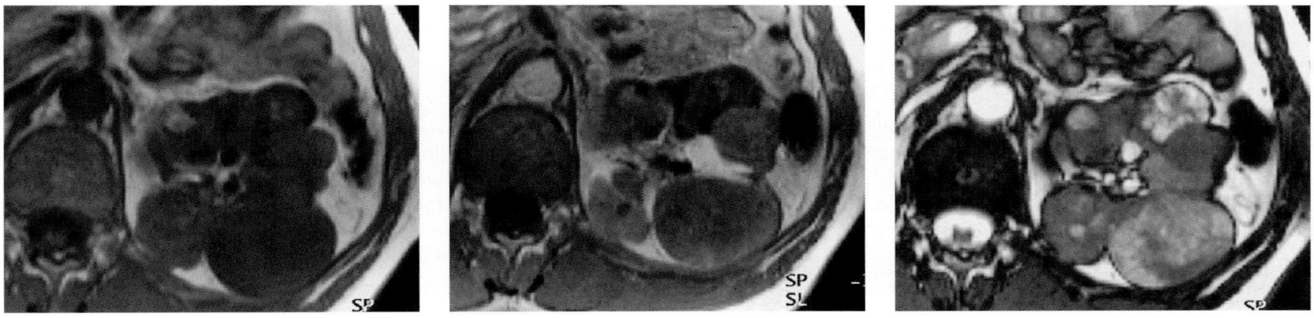

a b c

Abb. 24.**12** **Renalzellkarzinom.** Große lobulierte Raumforderung der linken Niere mit variabler Signalintensität und moderatem KM-Enhancement (**a**: T1W; **b**: T1W nach KM; **c**: T2W [GRE]).

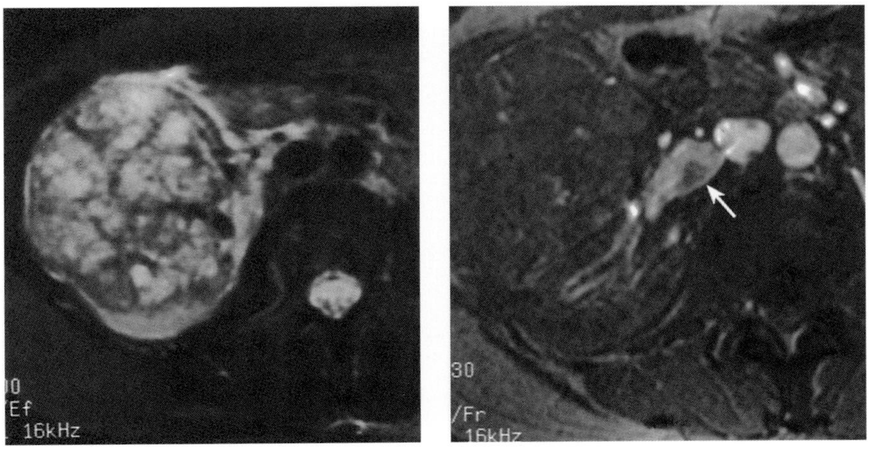

a b

Abb. 24.**13** **Renalzellkarzinom.**
a FS T2W, große inhomogene signalintense Raumforderung an der rechten Niere. **b** Spoiled GRE, ein Tumorthrombus (Pfeil) mit intermediärem Signal verschließt partiell die erweiterte Nierenvene.

Tabelle 24.**1** (Fortsetzung) Fokale und diffuse Nierenerkrankungen

Erkrankung	MRT-Befund	Kommentar
Wilms-Tumor (Nephroblastom) (Abb. 24.**14**, 24.**14***)	Gewöhnlich große inhomogene Raumforderung mit intermediärem Signal im T1W und hohem Signal im T2W, deutliches heterogenes KM-Enhancement. Fokale Hämorrhagien und Nekrosen, seltener große Zysten mit verdickter Wand und unregelmäßigen Septen. In einem Drittel der Fälle infiltriert der Tumor die Nierenvene, in 5% bilaterales Auftreten. Beim Erwachsenen ist die Differenzierung zum Renalzellkarzinom schwierig, große zentrale Nekrosen treten eher bei letzterem auf.	Findet sich als asymptomatische Schwellung bei sonst gesunden Kindern zwischen 1 und 5 Jahren, mitunter assoziierte Hypertonie, Hämaturie, Aniridie und Hemihypertrophie. Metastasiert in Lunge, Leber und Lymphknoten, im Gegensatz zum Neuroblastom selten Verkalkungen und Knochenmetastasen. DD: *Mesoblastisches Nephrom*: Benigne intrarenale Raumforderung beim Neugeborenen mit ähnlicher MRT-Charakteristik, aber ohne Expansion in die Nierenvene. *Nephroblastomatose*: Multiple Knoten primitiven Nierenparenchyms gutartiger Natur uni- oder bilateral, Präkanzerose eines Wilms-Tumors.
Nierenlymphom (Abb. 24.**15**)	Homogene Infiltrate oder Raumforderung ohne Nekrosen, iso- bis leicht hypointens zur Nierenrinde im T1W und hypointens im T2W, geringes KM-Enhancement. Bilateraler Befall mit einer Reihe von Manifestationen: 1) Vergrößerte Niere durch diffuse Infiltration mit erhaltener Nierenkontur; 2) Multiple weichteildichte Knötchen; 3) Solitäre intrarenale Raumforderung; 4) Retroperitoneale Erkrankung mit Einbruch in das Nierenbecken; 5) Kompression des Sammelsystems oder von Gefäßen mit nachfolgender Hydronephrose und Funktionsverlust.	Späte Manifestation eines Lymphoms durch hämatogene Aussaat oder direkte Infiltration aus Lymphomen der Nachbarschaft. Fehlende klinische Symptome bei 50% der Patienten. Die *Leukämie* führt durch diffus infiltrierende Raumforderungen (Chlorome) ebenfalls zu einer bilateralen Nierenvergrößerung.
Nierenmetastasen (Abb. 24.**16**)	Gewöhnlich multiple und bilaterale Knoten, seltener solitäre Läsion. Variables Signalmuster und KM-Verhalten ähnlich des Primärtumors. Metastasen sind in der Regel klein und verändern die Nierenkontur nicht.	Häufigstes Malignom der Niere in der Autopsie, wird seltener zu Lebzeiten diagnostiziert. Primärtumoren in der Lunge und Mamma, seltener im Kolon, Magen, Pankreas, in der Zervix, den Gonaden, mitunter bei Melanom und Sarkomen unterschiedlicher Natur.
Akute Pyelonephritis	Fokale, seltener diffuse Nierenaffektion. Niere oder Nierenlappen sind diffus geschwollen mit Verlust der kortikomedullären Differenzierung im T1W, Entzündung des perirenalen Fettgewebes und Verdickung der renalen Faszie. Nach i. v.-Applikation von Gd-DTPA zeigt sich ein reduziertes und prolongiertes Nephrogramm mit inhomogenen streifenförmigen Ausläufern von der Papille in die Peripherie oder sogar keilförmigen Defekten.	Am häufigsten auf der Basis einer aszendierenden *E.-coli*-Infektion mit Fieber, Schüttelfrost und Flankenschmerz. Hämatogener Infektionsweg in 15% der Fälle. Tritt in jedem Alter mit weiblicher Prädisposition auf. Risikofaktor Diabetes. Die *chronisch atrophe Pyelonephritis* entsteht auf der Basis eines vesikoureteralen Refluxes mit Dilatation der Kelche und kortikaler Fältelung, bevorzugt im Bereich der Nierenpole.

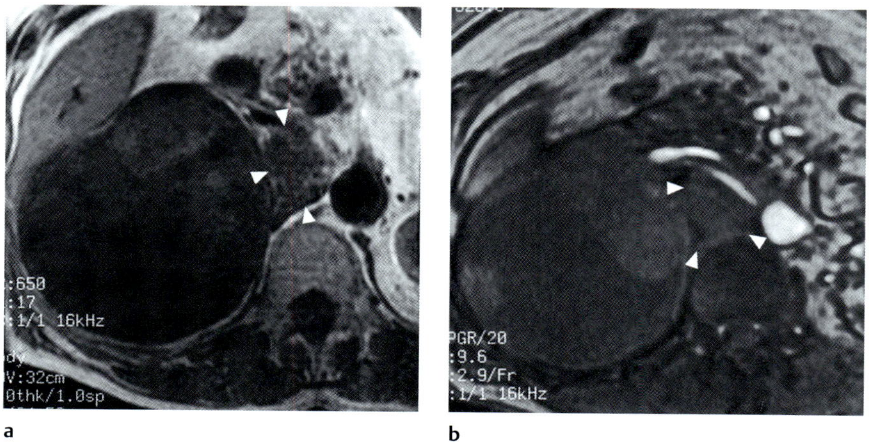

Abb. 24.**14** **Wilms-Tumor.** **a** T1W, große relativ homogene Raumforderung in der rechten Niere mit Ausbreitung in den Nierenhilus (Pfeilspitzen). **b** Spoiled GRE, die Hilusinfiltration (Pfeilspitzen) des Tumors führt zu einer Kompression und Verlagerung der Nierenvene und der V. cava inferior ohne Infiltration des Gefäßlumens.

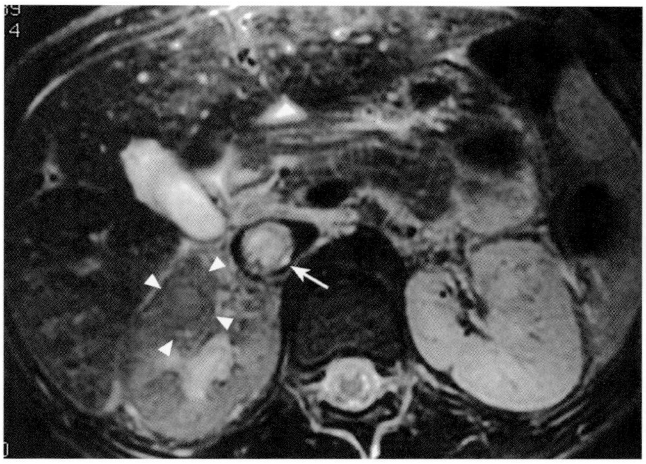

a

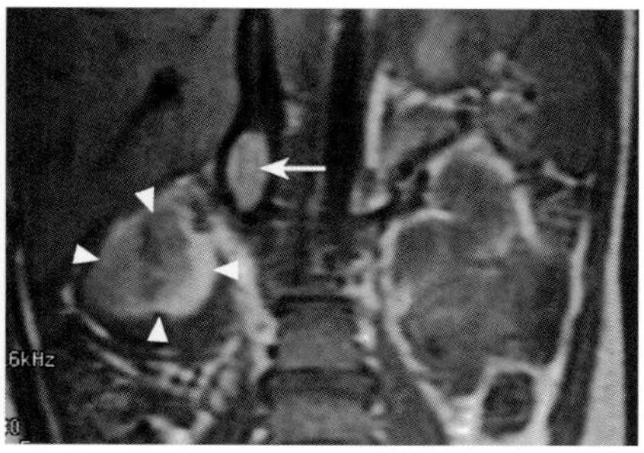

b

Abb. 24.**14*** **Wilms-Tumor.** Heterogene Raumforderung (Pfeilspitzen) mit variablem Signalcharakter in der rechten Niere, Tumorthrombus identischer Signalintensität in der Nierenvene in (**a**) und in der V. cava inferior in (**b**)
(**a**: axiales T2W; **b**: coronales T1W).

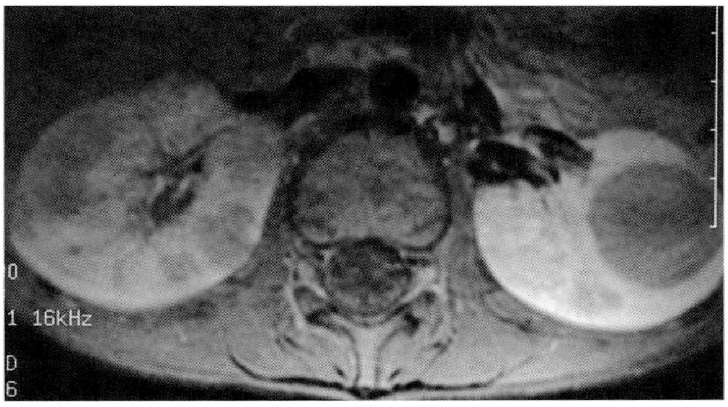

Abb. 24.**15** **Non-Hodgkin-Lymphom.** FS T1W nach KM, beide Nieren sind vergrößert und zeigen unscharf begrenzte Raumforderungen intermediären Signals im Parenchym, deren KM-Enhancement im Vergleich zum intakten Parenchym deutlich geringer ist.

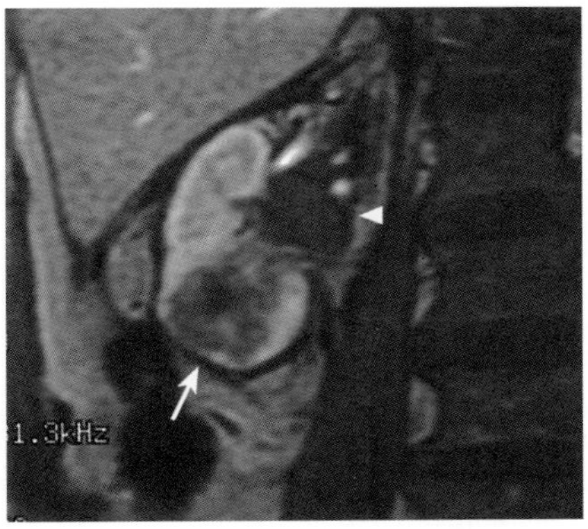

Abb. 24.**16** **Nierenmetastase eines Bronchialkarzinoms.** Coronales FS T1W nach KM, inhomogen KM-aufnehmende hypointense Läsion (Pfeil) am unteren Pol der rechten Niere. Die homogene hypointense Formation im Nierenhilus repräsentiert das obliterierte Nierenbeckenkelchsystem.

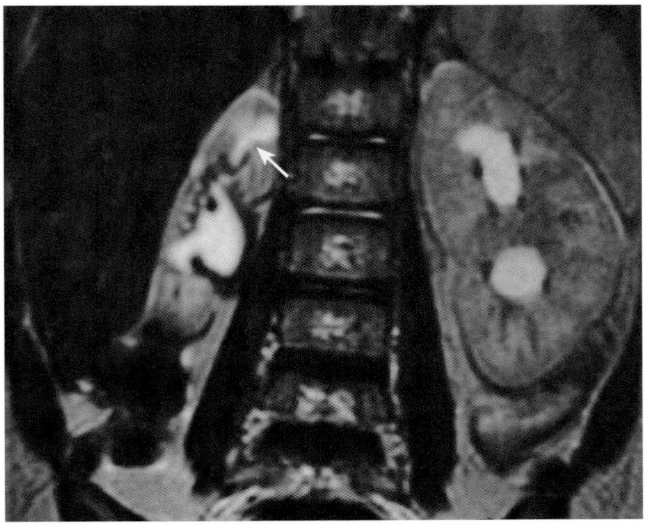

Abb. 24.**17** **Chronisch atrophe Pyelonephritis auf der Basis eines vesikoureteralen Refluxes.** Coronales T2W, deutlich geschrumpfte rechte Niere mit erweitertem Kelchsystem, insbesondere eines Kelches am oberen Pol. Erweitertes Nierenbeckenkelchsystem auch links bei Reflux.

Tabelle 24.1 (Fortsetzung) Fokale und diffuse Nierenerkrankungen

Erkrankung	MRT-Befund	Kommentar
Nierenabszess (Abb. 24.18)	Kavität mit unregelmäßiger breiter Wand, liquidem Zentrum und heterogenem Signal ähnlich einer nekrotisierenden tumorösen Raumforderung. Die entzündliche Reaktion des perirenalen Fettgewebes ist beim Abszess stärker ausgeprägt als bei Tumoren, häufig findet sich eine verdickte perirenale Faszie. Richtungweisend sind Gaseinschlüsse (Blasen oder Flüssigkeitsspiegel in Form von Signalauslöschungen), die jedoch selten zu finden sind. Das KM-Enhancement ist auf die Abszesswand limitiert.	Gewöhnlich Komplikation einer akuten Pyelonephritis bei Ureter-Obstruktion. Hämatogene Abszesse (20 %) entstehen auf der Basis bakterieller, tuberkulöser und mykotischer Infektionen der Lunge und des Endokards. Risikofaktor Drogenkonsum, können multipel auftreten.
Xanthogranulomatöse Pyelonephritis	Diffuse, seltener fokale Nierenschwellung mit lobulierter Kontur, gemischtem Signal und häufiger Extension in das perirenale Fett und die angrenzenden Organe. Charakteristisches signalfreies zentrales Konkrement innerhalb eines pyelonephrotisch veränderten Sammelsystems, das von der entzündlichen Raumforderung verlagert und verformt wird. Nach i. v.-Injektion von Gd-DTPA geringes inhomogenes Enhancement der Herde, keine oder nur geringe Ausscheidung von KM in das Nierenbeckenkelchsystem.	Chronisch suppurative Infektion in auf der Basis einer chronischen Obstruktion des Sammelsystems durch Konkremente, seltener auch durch Tumoren oder Strikturen. In der Mehrzahl der Fälle finden sich Proteus-Keime. Tritt in jedem Lebensalter auf (Altersgipfel 4. und 5. Dekade), weibliche Prädominanz 3 : 1. Fokale (tumorartige) oder diffuse (90 %) Formen.
Nierenhämatom	Die Signalcharakteristik variiert mit dem Stadium der Blutung (*akut*: signalarm im T1W, signalreich im T2W, nimmt mit zunehmender intrazellulärer Desoxyhömoglobin-Konzentration ab; *subakut*: signalreich im T1W und T2W; *chronisch*: signalram im T1W und T2W). Kein KM-Enhancement, außer bei einer akuten Blutung. *Intrarenal* (Nierenkontusion): Unscharf begrenzte Signalalteration mit Verlust der kortikomedullären Differenzierung im T1W. *Subkapsulär*: Linsenförmiger Herd mit Kompression des Nierenparenchyms medial und Vorwulstung der Nierenkapsel lateral.	Häufigste Ursachen sind Nierenbiopsien, extrakorporale Stoßwellenlithotrypsien und Traumen. Spontane Blutungen ohne Hinweise auf eine hämorragische Diathese deuten auf Malignome oder Angiomyolipome. Klassifikation der Nierentraumen: 1) Auf das Nierenparenchym beschränkt: Nierenkontusion oder subkapsuläres Hämatom ohne Ruptur des Sammelsystems und der Nierenkapsel. 2) Kompletter Riss oder Nierenfraktur mit Einbeziehung der Nierenkapsel und/oder des Kelchsystems. 3) Fragmentierte Niere oder Abriss des Nierengefäßstiels.
Niereninfarkt und Ischämie	Thrombembolien in der A. oder V. renalis imponieren in SE-Sequenzen als signalreiche Strukturen innerhalb der Signalauslöschungen des fließenden Blutes, in GRE-Sequenzen signalarm innerhalb des signalreichen Blutflusses. Eine akute Ischämie äußert sich allenfalls in einer leichten Schwellung der Niere, bei chronischen Ischämien ist die Niere geschrumpft und unregelmäßig konturiert. Nach i. v.-Applikation von Gd-DTPA zeigt die Ischämie ein vermindertes Enhancement bei erhaltener kortikomedullärer Differenzierung. Niereninfarkte nach Embolie bedingen bevorzugt zwischen den Kelchen einen definierten keilförmigen peripheren Defekt. Bei einem kompletten Verschluss der Nierenarterie ist das KM-Enhancement nur noch auf den peripheren Rand der Niere beschränkt, der durch Äste der Kapselarterien versorgt wird.	Niereninfarkte treten sekundär nach Trauma (Ausriss oder Verschluss der Nierenarterie), Embolie (abgeschwemmte Thromben aus dem Herzen, der Aorta oder nach Katheterismus), Thrombose (Arteriosklerose oder Vaskulitis) oder bei plötzlicher kompletter Nierenvenenthrombose auf. Die *Nierenvenenthrombose* entwickelt sich im Rahmen eines nephrotischen Syndroms, einer Glomerulonephritis, einer Dehydrierung (speziell bei Kindern), nach Sepsis, Trauma, äußerer Kompression oder bei Tumorinvasion. In der Regel verläuft die Nierenvenenthrombose graduell bzw. chronisch und bleibt asymptomatisch. Bei einer akuten Nierenvenenthrombose findet sich neben dem Thrombus eine deutlich vergrößerte ödematöse und hämorrhagisch veränderte Niere.
Arteriovenöse Malformation (AVM)	Intrarenale Raumforderung mit großen versorgenden und drainierenden Gefäßen, die in Form tubulärer Signalauslöschungen imponieren und ein gefäßtypisches Enhancement äquivalent zur Aorta nach i. v.-Applikation von Gd-DTPA zeigen.	Kongenital oder erworben (nach Trauma, Biopsie oder Spontanruptur eines Aneurysmas). Arteriovenöse Shunts und gefäßreiche Malignome müssen differentialdiagnostisch abgegrenzt werden. Intrarenale *Aneurysmen* oder *Pseudoaneurysmen* erscheinen ebenfalls in Form flussbedingter Signalauslöschungen in SE-Sequenzen, außer bei langsamem oder turbulentem Blutfluss oder Thrombose.

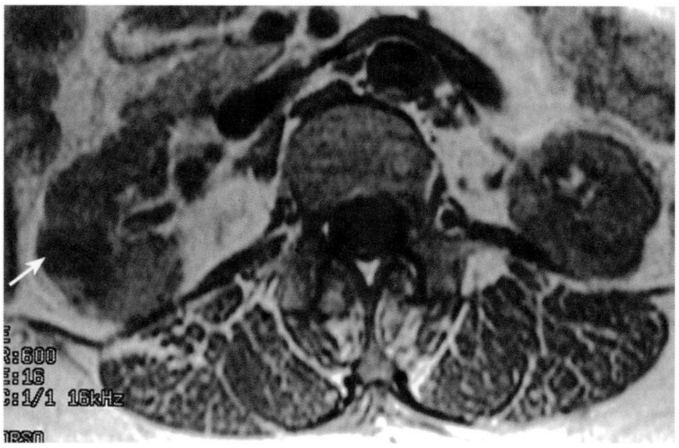

a

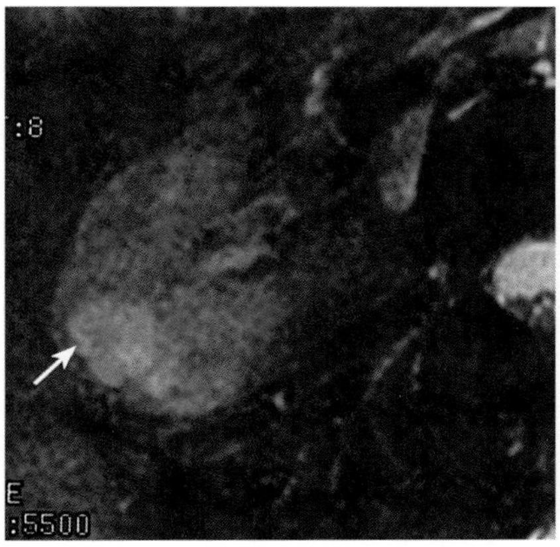

b

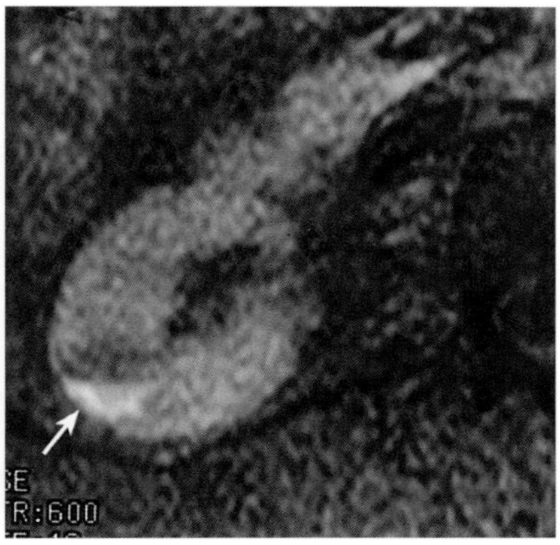

c

Abb. 24.**18** **Nierenabszess.** Schrumpfung beider Nieren nach Lupus-Nephritis. Im rechten unteren Pol findet sich ein unscharf begrenzter hypointenser Fokus (Pfeil) im T1W (**a**), der im FS T2W (**b**) hyperintens wird und im spoiled GRE (**c**) einen Flüssigkeitsspiegel zeigt. Kompletter Verlust der kortikomedullären Differenzierung.

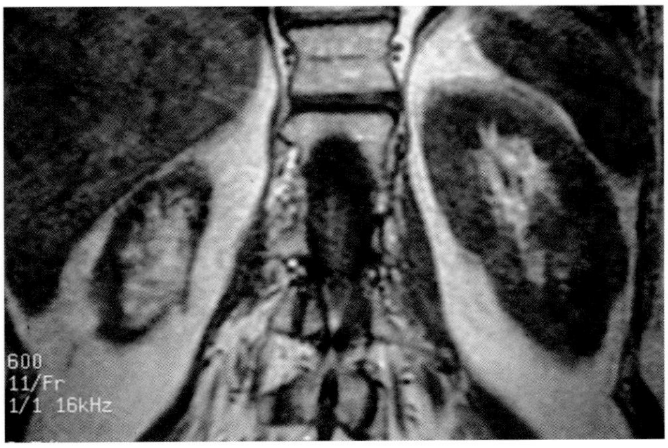

Abb. 24.**19** **Chronischer Niereninfarkt.** Coronales T1W, symmetrisch geschrumpfte rechte Niere mit kompensatorischer Hypertrophie des peripelvinen Fettgewebes.

Tabelle 24.2 Fokale Erkrankungen im Perirenalraum

Erkrankung	MRT-Befund	Kommentar
Perirenales Fibrom und Lipom (Abb. 24.20)	Kleine homogene, glatt begrenzte Läsion im perirenalen Fettgewebe oder in der Nierenkapsel bzw. Faszie. Lipome sind im T1W und T2W signalreich, Fibrome in beiden Wichtungen signalarm.	Gewöhnlich inzidentaler Befund. Gutartige mesenchymale Tumoren sind im Vergleich zu Malignomen selten.
Perirenales Liposarkom	Unterschiedliche Erscheinungsformen, einmal vorwiegend fettige inhomogene Raumforderung mit breiten linearen oder nodulären Septen (hochdifferenziertes Liposarkom), zum anderen zystischer Prozess (myxoides Liposarkom). Auch größere Tumoren grenzen sich scharf von der Niere ab, ohne diese zu infiltrieren. Es finden sich lediglich Verdrängungserscheinungen.	Häufigstes mesenchymales Sarkom der Nierenkapsel und Faszie sowie des perirenalen Fettgewebes. Weitere primäre Malignome des Perirenalraumes: *malignes fibröses Histiozytom, Leiomyosarkom* und *Angiosarkom.*
Perirenale Metastase und Lymphom	Signalintensität und KM-Enhancement entsprechen dem Primärtumor.	Gewöhnlich direkte Infiltration oder lokalisierte Metastasierung eines Malignoms der Niere oder Nebenniere. Selten hämatogene oder lymphogene Streuung aus anderen Organen.
Perirenales Hämatom (Abb. 24.21)	Scharf bis unscharf begrenzte Raumforderung mit Verdrängung der angrenzenden Niere. Akute Hämatome sind signalarm im T1W und intermediär (Desoxyhämoglobin) bis signalreich im T2W. Subakute Hämatome erscheinen peripher im T1W und T2W vorwiegend hyperintens, das Zentrum wird in den folgenden Wochen inhomogen signalreich im T1W. Chronische Hämatome entwickeln mit Akzentuierung im T2W einen signalarmen Randsaum (Hämosiderin und Fibrose) um eine signalreiche zentrale Zone.	Traumatische Genese nach spitzem oder stumpfem Trauma, Biopsie, perkutaner Nephrostomie und Nephrolithotomie sowie extrakorporaler Stoßwellenlithotrypsie. Andere Ursachen sind: Nephritis, Arteriitis, Lupus, Polyarteriitis nodosa, zystische Nierenerkrankung bei Dauerdialyse, Nierentumoren, Gerinnungsstörungen und Antikoagulation, Aneurysmen der Nierenarterie und der Aorta.
Perirenales Urinom (Abb. 24.20)	Lokalisierte oder diffuse zystische Struktur, signalarm im T1W und signalreich imT2W (identisch zum Urin). KM-Extravasate in die Läsion finden sich in Spätsequenzen nach i. v.-Applikation von Gd-DTPA. Große Urinome können entlang der Fasziengrenzen in das Becken dissezieren.	Kleine Urinome bilden sich nach 3 bis 4 Tagen spontan zurück. Größere Urinome bilden nach 3 bis 6 Wochen eine fibroblastische Kapsel. Ursachen sind Risse im Sammelsystem der Niere bei unbeeinträchtigter Nierenfunktion, die nach Trauma, iatrogen und nach Infektion (nichtobstruktive Urinome) oder nach ureteraler bzw. Blasenobstruktion auftreten.
Perirenale Lymphozele	Homogene zystische, gelegentlich septierte Raumforderung, signalarm bis intermediär im T1W und signalreich im T2W.	Bildet sich ca. 2 Wochen nach Lymphknotendissektion aus.
Perirenaler Abszess (Abb. 24.22)	Unscharf begrenzte heterogene Raumforderung, signalarm bis intermediär im T1W und signalreich im T2W. Umgebungsödem und Entzündung des perirenalen Raumes können die Nierenfaszie infiltrieren. Richtungweisend sind Gaseinschlüsse (Blasen oder Flüssigkeitsspiegel in Form von Signalauslöschungen), die jedoch selten zu finden sind. KM-Enhancement der Abszesswand unter Aussparung des nekrotischen Zentrums nach i. v.-Applikation von Gd-DTPA.	Gewöhnlich Folge einer Nierenerkrankung, speziell eines Nierenabszesses. Prädisponierend sind ein vorbestehender Diabetes mellitus und eine Urolithiasis. Andere entzündliche Ursachen: Pankreatitis, Divertikulitis, Appendizitis.

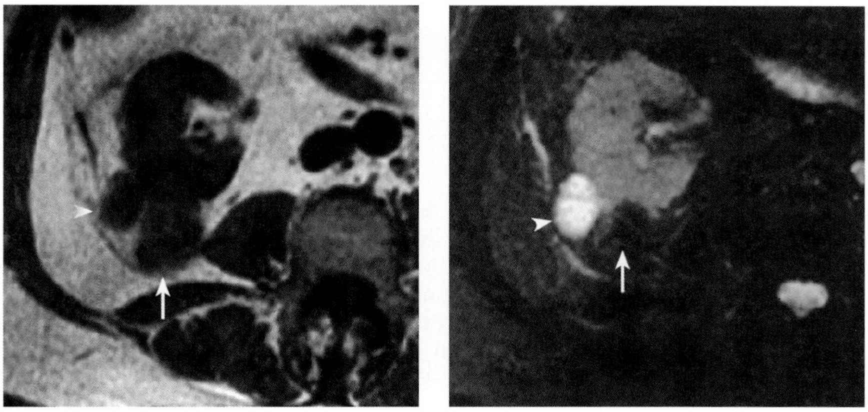

a b

Abb. 24.**20** **Perirenales Fibrom und Urinom.** Zwei kleine runde Läsionen im hinteren Perirenalraum. Der mehr dorsal gelegene Herd (Pfeil) ist signalarm im T1W (**a**) und FS T2W (**b**), zeigt ein minimales KM-Enhancement (nicht abgebildet) und entspricht einem Fibrom der Nierenkapsel. Die zweite, mehr anterior gelegene Läsion (Pfeilspitze) ist in (**a**) signalarm und in (**b**) signalreich, zeigt kein Enhancement und entspricht einem Urinom.

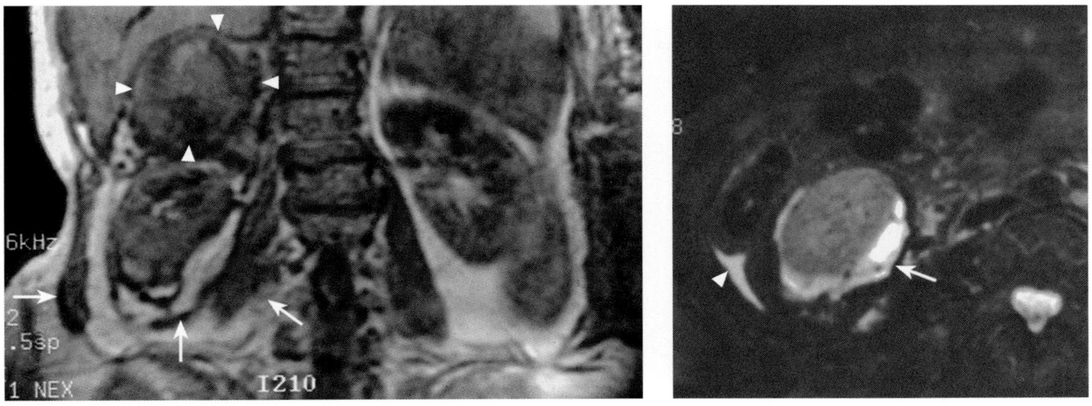

a b

Abb. 24.**21** **Perirenales Hämatom.** **a** Coronales T1W, rupturiertes Phäochromozytom (Pfeilspitzen) mit peri- und pararenalem Hämatom (Pfeile) in Form unregelmäßiger Signalminderungen. **b** Axiales FS T2W, signalreiches Hämatom im Perirenalraum (Pfeil) und in der rechten parakolischen Rinne (Pfeilspitzen).

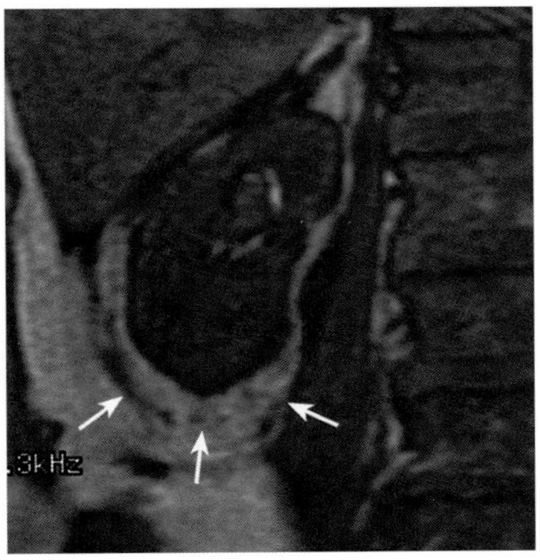

Abb. 24.**22** **Perirenaler Abszess.** Coronales T1W, Abszess in der rechten Niere mit Extension in den hinteren Perirenalraum in Form unregelmäßiger und unscharfer Signalminderungen im perirenalen Fett.

25 Nebennieren

Die Nebennieren sind kleine retroperitoneale Organe lateral der Wirbelsäule in Höhe der 11. und 12. Rippe und sind zwischen der vorderen (Gerot) und hinteren (Zuckerkandl) Nierenfaszie in das perirenale Fettgewebe eingebettet. Im axialen Schnittbild finden sich die Nebennieren über eine Strecke von 2 bis 4 cm kraniokaudal mit variabler Kontur. Die Nebennierenschenkel bilden gerade oder konkave Linien von 5 bis 8 mm Breite, Dicken über 10 mm sind pathologisch, außer im Bereich der Konvergenz der Nebennierenschenkel.

Die rechte Nebenniere wirkt im axialen Schnitt schräg linear parallel zum Zwerchfellschenkel, beschreibt manchmal auch eine umgekehrte V-, umgekehrte Y-, X-, H- oder Dreieckform. Sie findet sich 1 bis 2 cm oberhalb des Nierenpoles unmittelbar dorsal der V. cava inferior und wird vom Zwerchfellschenkel medial und dem rechten Leberlappen lateral begrenzt.

Die linke Nebenniere hat in der Regel die Form eines umgekehrten V oder Y, erscheint manchmal im Transversalschnitt auch dreieckförmig. Sie findet sich lateral des linken Zwerchfellschenkels und dorsomedial der Cauda pancreatis und des Magens und liegt in der Regel etwas weiter caudal im Vergleich zur rechten Nebenniere. Der untere Aspekt der Nebenniere kann an den oberen Nierenpol grenzen.

Im MRT imponieren die normalen Nebennieren als signalarme bis intermediär signalintense Strukturen in allen Sequenzen und sind bei adäquater Technik immer darstellbar. Die Signaldifferenz zwischen Nebennieren und Fettgewebe ist im T1W höher als im T2W.

Die Differenzierung benigner Adenome von Nebennierenmetastasen ist ein diagnostisches Problem. Im T2W sind Metastasen manchmal etwas signalintenser, was jedoch nicht charakteristisch ist. Fettsupprimierte Sequenzen können hilfreich sein, insbesondere ist aber die Kombination sogenannter in-phase- und out-phase-GRE-Techniken von Bedeutung. Die chemical-shift-Phänomene dieser Methode erlauben die Abschätzung der intrazellulären Fettanteile. Adenome besitzen intrazytoplasmatische Lipide (Steroide) und verlieren daher im Gegensatz zu Metastasen an Signal in out-phase-Messungen. Diese Technik ist naturgemäß nur bei Lipidanteilen suffizienter Quantität relevant, die nicht in allen Adenomen vorhanden ist.

Nach i. v.-Applikation von Gd-DTPA ist das Enhancement von Metastasen häufig kräftiger und prolongiert im Vergleich zu Adenomen, allerdings hängt auch hier das Phänomen vom Vaskularisierungsgrad der Läsion ab, was eine sichere Einschätzung der Dignität nicht erlaubt. Bei diagnostischer Unsicherheit im MRT ist eine CT-gestützte Punktion in der Regel nicht zu umgehen.

Die Differentialdiagnose fokaler und diffuser Nebennierenerkrankungen wird in Tabelle 25.1 diskutiert.

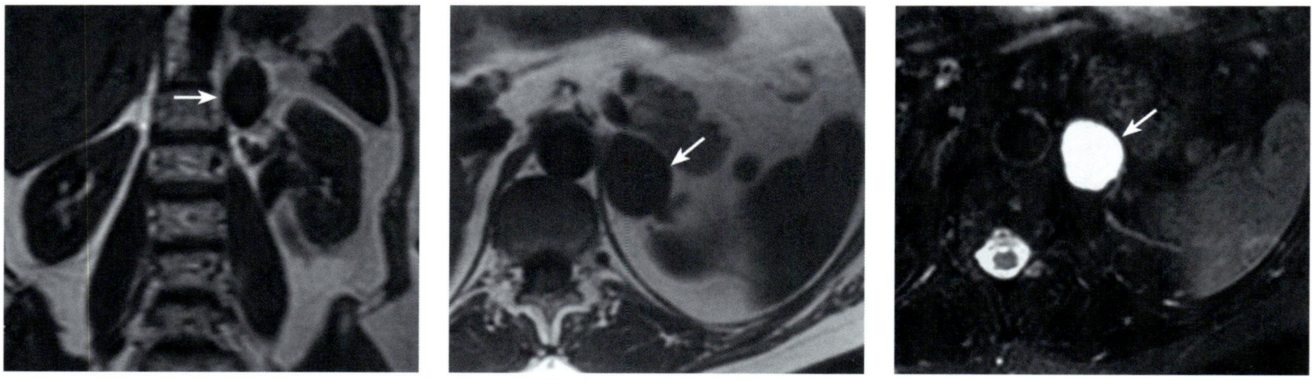

a b c

Abb. 25.1 **Hämorrhagische Pseudozyste.** Homogenen Läsion der linken Nebenniere (Pfeil), hypointens im coronalen T1W (**a**) und axialen T1W (**b**), stark hyperintens im axialen FS T2W (c).

Tabelle 25.1 Fokale oder diffuse Nebennierenerkrankungen

Erkrankung	MRT-Befund	Kommentar
Adrenaler Pseudotumor	Normale anatomische Strukturen können insbesondere an der linken Seite eine Raumforderung simulieren. Solche sind: Milzlappungen, Nebenmilzen, Vorwölbungen von Magen und Dünndarm, Koloninterpositionen zwischen Niere und Leber. Die Nebenniere ist in diesen Fällen normal.	Vaskuläre Strukturen, z. B. elongierte Nieren- und Milzgefäße, portosystemische Kollateralen bei portalem Hypertonus (z. B. spontaner splenorenaler Shunt) sind von Nebennierenläsionen durch ihren charakteristischen Signalverlust in SE-Sequenzen differenzierbar. Tumoren des Pankreas, der Niere, Leber und des Peritoneum können einen primären Nebennierentumor vortäuschen.
Zyste und Pseudozyste der Nebenniere (Abb. 25.1)	Kleine oder ausgedehnte, gewöhnlich unilaterale, runde Läsion mit scharfer definierter homogener Kontur, signalarm im T1W und signalreich im T2W, kein KM-Enhancement. Hämorrhagische Pseudozysten sind in beiden Wichtungen variabel intens in Abhängigkeit von den enthaltenen Blutabbauprodukten.	Echte Zysten sind selten und endothelialen (lymphangiomatös, angiomatös), epithelialen oder parasitären Ursprungs. Randverkalkungen finden sich ausschließlich bei Echinokokkuszysten. Pseudozysten sind häufiger und resultieren aus einer Nebennierenblutung oder Nekrose. Randverkalkungen sind bei hämorrhagischen Pseudozysten relativ häufig.
Hyperplasie der Nebennierenrinde (Abb. 25.2)	Diffuse homogene Vergrößerung beider Nebennieren mit erhaltener Kontur. Hyperplastische Drüsen haben eine scharfe Begrenzung und normale Signalgebung im T1W und T2W. Seltener finden sich Knoten oder Klumpen bis zu 2 cm Größe (makronoduläre Hyperplasie).	Eine Hyperplasie beider Nebennieren ist zu 80 % mit einem Cushing-Syndrom (Hyperkortisolismus) assoziiert, bei einem Drittel der Erkrankung sind die Nebennieren im MRT und CT jedoch normal. Das Syndrom ist bei Frauen viermal häufiger als bei Männern, höchste Inzidenz zwischen dem 20. und 40. Lebensjahr. Bei 20 % des *Conn-Syndroms* (primärer Aldosteronismus) finden sich bilaterale noduläre Nebennierenhyperplasien. Klinisch geringer Hypertonus, Hypokaliämie, Salzretention und verminderte Plasmareninspiegel. Die ***kongenitale adrenokortikale Hyperplasie*** (angeborene Blockierung der adrenalen Steroidproduktion) führt bei Mädchen zu einer Virilisierung und bei Jungen zu einer Pubertas praecox. Nebennierenhyperplasien finden sich außerdem bei systemischen Erkrankungen wie der Akromegalie, der Hyperthyreose, bei Hypertonus, Diabetes und bei Malignomen.

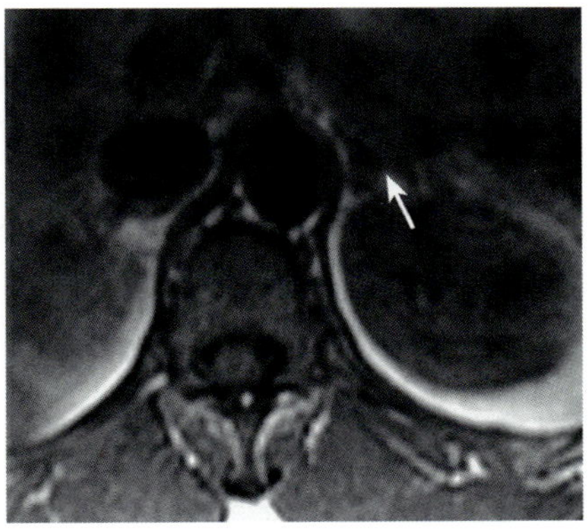

Abb. 25.2 **Kortikale Hyperplasie der Nebenniere.** Axiales T1W, leicht vergrößerte noduläre Nebenniere (Pfeil). Histologisch wurde eine mikronoduläre Hyperplasie beim Conn-Syndrom diagnostiziert.

Tabelle 25.1 (Fortsetzung) Fokale oder diffuse Nebennierenerkrankungen

Erkrankung	MRT-Befund	Kommentar
Adenom der Nebennierenrinde (Abb. 25.3)	Unilaterale homogene Raumforderung zwischen 2 bis 4 cm Größe mit geringem bis intermediärem Signal isointens zum normalen Nebennierenparenchym. Im T2W sind die Adenome häufig isointens zur Leber. Geringes bis moderates KM-Enhancement mit schnellem „Wash-out". Charakteristisch sind Signalminderungen in fettsupprimierten oder out-phase-GRE-Sequenzen, die dem Signalverlust im Markraum der angrenzenden Wirbelkörper ähneln und die intrazellulären Fettanteile repräsentieren. Bilaterales Auftreten in 10 % der Fälle.	Häufigste Raumforderung der Nebenniere, in den meisten Fällen funktionslos und inzidental, vermehrtes Auftreten mit zunehmendem Alter, bei Adipositas, Hypertonus oder bei Patienten mit Karzinomen der Harnblase, der Nieren und des Endometriums. Funktionelle Adenome sind zu 15 % beim Cushing-Syndrom zu finden. *Aldosteronome* (Abb. 25.4) sind bei 80 % des Conn-Syndroms gegeben. Der Tumor ist im Durchschnitt 2 cm (0,5 bis 3,5 cm) groß und findet sich zweimal häufiger links als rechts. Im Unterschied zu den Inzidentomen ist die Signalintensität funktioneller Adenome im T2W erhöht.
Phäochromozytom (Abb. 25.5, 25.6)	Gewöhnlich unilaterale heterogene Raumforderung zwischen 3 und 12 cm Größe, signalarm im T1W und signalreich (hyperintens zur Leber) im T2W. Deutliches KM-Enhancement, häufig Einblutungen und zentrale Nekrosen bei größeren Tumoren bis hin zu zystischen Phäochromozytomen, die schwer von blanden Zysten oder Pseudozysten zu differenzieren sind.	Die Sekretion hoher Katecholaminmengen führt zu paroxysmalen Attacken einer Hypertension, Diaphorese, Tachykardie und Angst. Charakteristisch vermehrte Ausscheidung von Metanephrin und Vanillinmandelsäure im Urin. Etwa 10 % treten bilateral auf, 10 % sind maligne, 10 % finden sich extraadrenal (Zuckerkandl'sches Organ im Abgangsbereich der A. mesenterica inferior, am paraaortalen sympathischen Grenzstrang, an den Gonaden, der Harnblase und im Mediastinum), 10 % sind familiär (Sipple-Syndrom, MEN-II-Syndrom, Schleimhautneurome, MEN-III-Syndrom, von-Hippel-Landau-Syndrom, Neurofibromatose). Radiografisch finden sich Verkalkungen in 10 % der Fälle.
Myelolipom (Abb. 25.7)	Unilaterale, gewöhnlich kleine Läsion mit hohem Signal im T1W und T2W. Selten finden sich Tumorgrößen bis 12 cm. Fokale Verkalkungen in 20 % der Fälle. In wenigen Fällen finden sich fettäquivalente Signalcharakteristika.	Seltener benigner asymptomatischer Tumor aus Myeloid (Megakariozyten), erythroiden Elementen und reifen Fettzellen. Klinisch gegebenenfalls Flanken oder Bauchschmerz bei Blutung oder Nekrose.

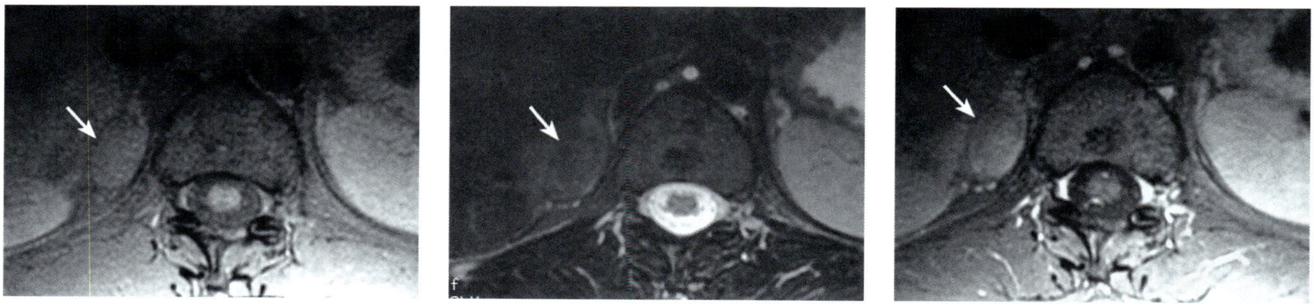

a b c

Abb. 25.3 **Funktionsloses Nebennierenrindenadenom (Inzidentom).** Vergrößerte hypointense Nebennieren im T1W (**a**) und FS T2W (**b**). Nach i. v.-Applikation von Gd-DTPA nur minimales Enhancement (**c**: FS T1W nach KM).

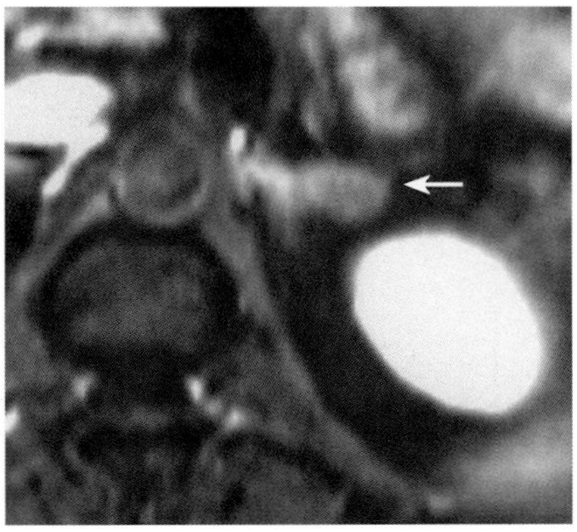

Abb. 25.4 **Aldosteronom.** Fs T1W nach KM, deutliches Enhancement einer kleinen Läsion der linken Nebenniere.

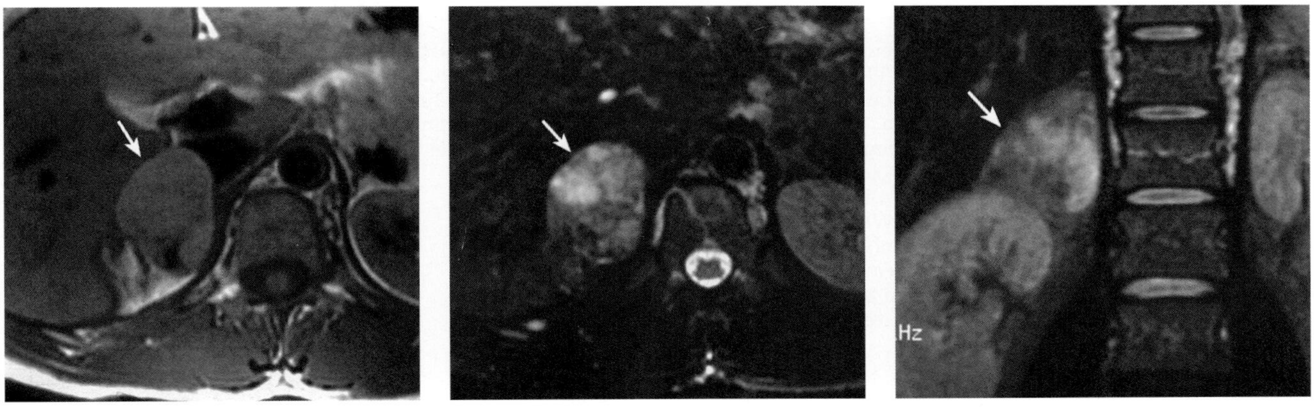

a b c

Abb. 25.5 **Phäochromozytom.** Tumor der rechten Nebenniere (Pfeil) mit inhomogen intermediärem Signal im T1W (**a**) und heterogen hohem Signal im T2W (**b**: axiales FS T2W; **c**: coronales FS T2W).

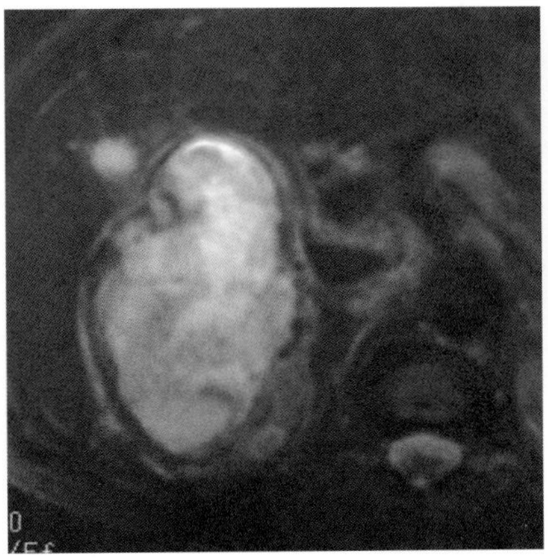

Abb. 25.6 **Phäochromozytom mit Einblutung.** FS T2W, große Raumforderung in der Nebennierenloge mit heterogenem, deutlich vermehrtem Signal.

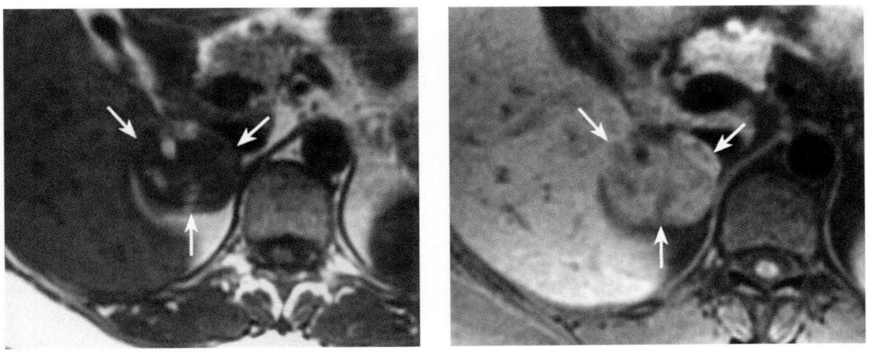

a b

Abb. 25.7 **Myelolipom.** Tumor der rechten Nebenniere (Pfeil) mit kleinen Fettinseln, die hyperintens im T1W (**a**) und hypointens im FS T2W (**b**) imponieren.

Tabelle 25.**1** (Fortsetzung) Fokale oder diffuse Nebennierenerkrankungen

Erkrankung	MRT-Befund	Kommentar
Mesenchymaler Nebennierentumor	Fettäquivalente Signalcharakteristik bei Lipomen (s. auch Angiomyolipom), in allen Sequenzen signalarme Struktur bei Fibromen, inhomogenes zentripetales KM-Enhancement der Hämangiome (diskontinuierlicher nodulärer Ring). Ansonsten keine weiteren charakteristischen Merkmale.	Sehr selten, neben Hämangiomen und Fibromen finden sich auch Lymphangiome, Neurofibrome, Myome und Hamartome sowie ihre malignen Formen.
Neuroblastom (Abb. 25.8)	Unilaterale, gewöhnlich große, heterogene Raumforderung mit intermediärem Signal im T1W und hohem Signal im T2W. Deutliches KM-Enhancement. Punktuelle Verkalkungen in 50 % der Fälle, im MRT selten als Signalauslöschungen erkennbar. Im fortgeschrittenen Stadium Infiltration der Niere und des Retroperitoneum sowie Ausdehnung über die Mittellinie mit Alteration der V. cava, der Aorta und ihrer Äste.	80 % bei Kindern unter 3 Jahren. Charakteristischer Nachweis von Vanillinmandelsäure und Homovanillinsäure im Urin. Metastasen finden sich frühzeitig, meist schon zum Zeitpunkt der Erstdiagnose (60 % im Skelett, 40 % in den Lymphknoten, 15 % in der Leber, 14 % intrakranial, 10 % pulmonal). Histologisch reicht das Spektrum vom hochmalignen *Sympathicogoniom* bis zum relativ benignen *Ganglioneurom*. *Neuroblastome des Erwachsenen* sind selten, extraadrenal dagegen häufiger (Mediastinum, Retroperitoneum, Becken), Verkalkungen sind ungewöhnlich.
Karzinom der Nebennierenrinde (Abb. 25.9)	Unilaterale heterogene Raumforderung mit geringem Signal im T1W und hohem Signal im T2W, Durchmesser zum Zeitpunkt der Diagnose durchschnittlich 5 cm. Der Tumor kann 10 cm und größer werden. Inhomogenes KM-Enhancement mit verzögertem „Wash-out". Häufige Komplikationen, vor allem größerer Läsionen, sind Tumorblutungen (hyperintenses T1W) und zentrale Nekrosen (fehlendes zentrales KM-Enhancement). Funktionelle Karzinome können einen Signalverlust bei out-phase-GRE-Sequenzen zeigen, ein Fehlen dieses Phänomens ist charakteristisch für Malignität.	Radiografisch finden sich gelegentlich amorphe Verkalkungen. Klinisch Bauchschmerzen und palpabler Tumor. 50 % der Nebennierenrindenkarzinome sind hormonaktiv (bei Frauen zweimal häufiger), die Patienten entwickeln ein Cushing-Syndrom.

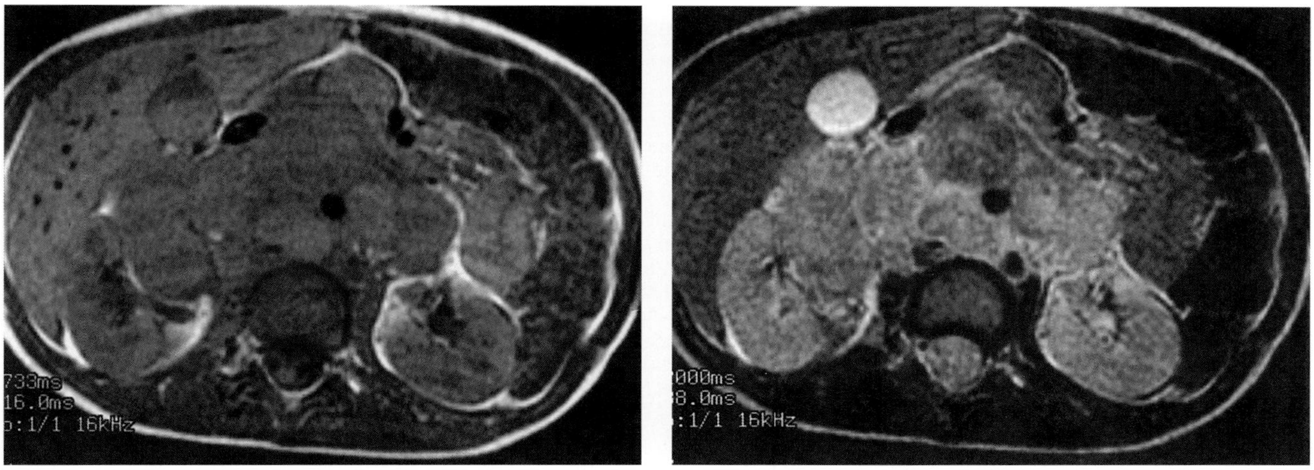

a b

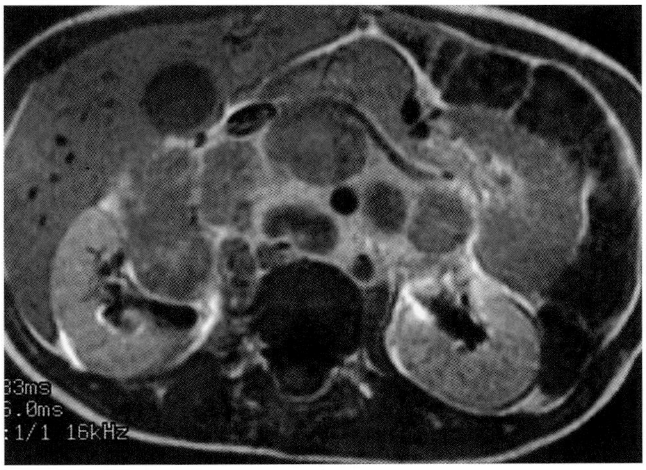

c

Abb. 25.**8** **Neuroblastom.** Ausgedehnte retroperitoneale Raumforderung, die von der rechten Niere über die Mittellinie bis zur linken Niere und an die vordere Bauchwand reicht. Die heterogene Läsion zeigt ein signalarmes T1W (**a**) und signalreiches T2W (**b**) sowie ein deutliches inhomogenes KM-Enhancement (**c**: T1W nach KM).

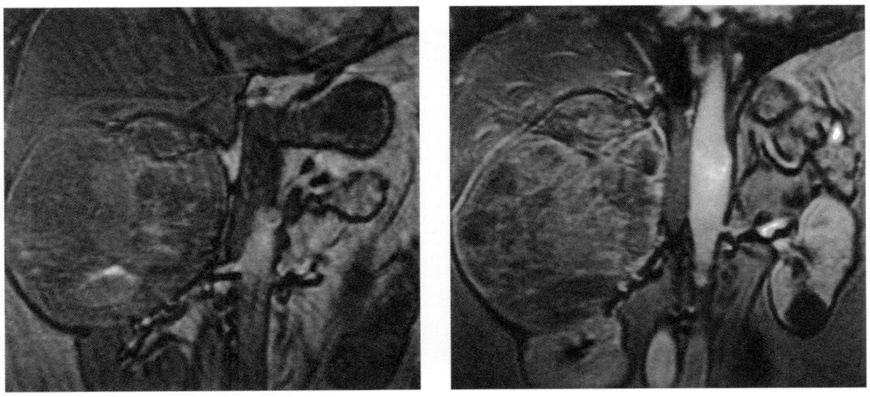

a b

Abb. 25.**9** **Karzinom der Nebennierenrinde.** **a** Coronales spoiled GRE, große definierte heterogene Raumforderung zwischen rechter Niere und Leber. **b** Coronales FS T1W nach KM, inhomogenes Enhancement des Tumors nach i. v.-Applikation von Gd-DTPA. Nebenbefund: kleine Nierenzyste am unteren Nierenpol links.

Tabelle 25.**1** (Fortsetzung) Fokale oder diffuse Nebennierenerkrankungen

Erkrankung	MRT-Befund	Kommentar
Nebennierenmetastasen (Abb. 25.10, 25.11)	Uni- oder bilaterale, häufig relativ kleine, manchmal aber auch voluminöse Läsion mit geringem Signal im T1W und hohem Signal im T2W. Die Signalcharakteristik der Metastasen entspricht in der Regel dem Primärtumor oder Metastasen ähnlicher Größe in anderen Organen. Kleine Metastasen sind mehr homogen, mit zunehmender Größe finden sich Blutungen und Nekrosen. Deutliches KM-Enhancement mit verzögertem „Wash-out" nach i. v.-Applikation von Gd-DTPA. Direkte Infiltrationen finden sich aus Pankreas- und Nierentumoren. Kleine Nebennierenmetastasen lassen sich von Adenomen durch den fehlenden Signalverlust in out-phase-GRE-Sequenzen differenzieren.	Hämatogene Metastasen in abnehmender Häufigkeit von Tumoren der Lunge, Mamma, dem Gastrointestinaltrakt, der Schilddrüse und dem Melanom. Kleine Raumforderungen in der Nebenniere sind generell mehr adenomatös als metastatisch. Primäre *Lymphome der Nebenniere* sind extrem selten und nur beim non-Hodgkin-Lymphom beschrieben. Sekundäre Lymphome finden sich bei einer retroperitonealen Lymphadenopathie, sind gering bis intermediär signalintens im T1W und intermediär bis signalreich im T2W. Variables minimales KM-Enhancement.
Granulome der Nebenniere	Uni-, häufiger bilaterale Nebennierenvergrößerung. Die Signalintensität variiert mit dem Stadium der Erkrankung. Granulome ohne Verkalkungen oder Nekrosen sind hypointens im T1W und hyperintens im T2W. Zentrale Nekrosen erhöhen die Signalintensität im T2W. Granulome mit ausgedehnten Verkalkungen sind signalarm in allen Sequenzen. Gewöhnlich mäßiges KM-Enhancement.	Häufigste infektiöse Ursachen sind die Tuberkulose, Histoplasmose und Blastomykose. *Nebennierenabszesse* sind beim Erwachsenen selten, finden sich beim Neugeborenen im Rahmen einer Meningokokken-Infektion. Der *M. Addison* (Nebenniereninsuffizienz) kann Spätfolge einer granulomatösen Erkrankung sein, speziell der Histoplasmose, ist jedoch häufiger Ausdruck einer Autoimmunerkrankung (idiopathisch) und Hypophysendysfunktionen.
Blutungen der Nebenniere (s. Abb. 25.1, 25.6)	Uni- oder bilaterale Raumforderung unter 3 cm. Mit der Zeit nimmt die Größe der Läsion ab und die Signalcharakteristik verändert sich. Im Akutstadium ist das Hämatom hypointens im T1W und hyperintens im T2W, im subakuten Stadium erhöht sich die Signalintensität im T1W und T2W proportional zum Methämoglobin-Gehalt. Nach Fibrosierung mit Hämosiderindepots und Verkalkungen sind chronische Hämatome signalarm in allen Sequenzen.	Folge einer Antikoagulation, hämorrhagischen Diathese, bei Sepsis, Schock, Trauma und nach Operation und Schwangerschaft. Posttraumatisch finden sich in 85 % der Fälle Blutungen der rechten Nebenniere, was im übrigen auch geläufige Komplikation einer Lebertransplantation ist. Bilaterale Blutungen führen zu einer häufig fatalen akuten Nebenniereninsuffizienz oder im Spätstadium zu einem M. Addison. Nebennierenblutungen des Neugeborenen finden sich im Rahmen perinataler Traumen, einer prämaturen Hypoxie, Septikämie und bei Blutkrankheiten.

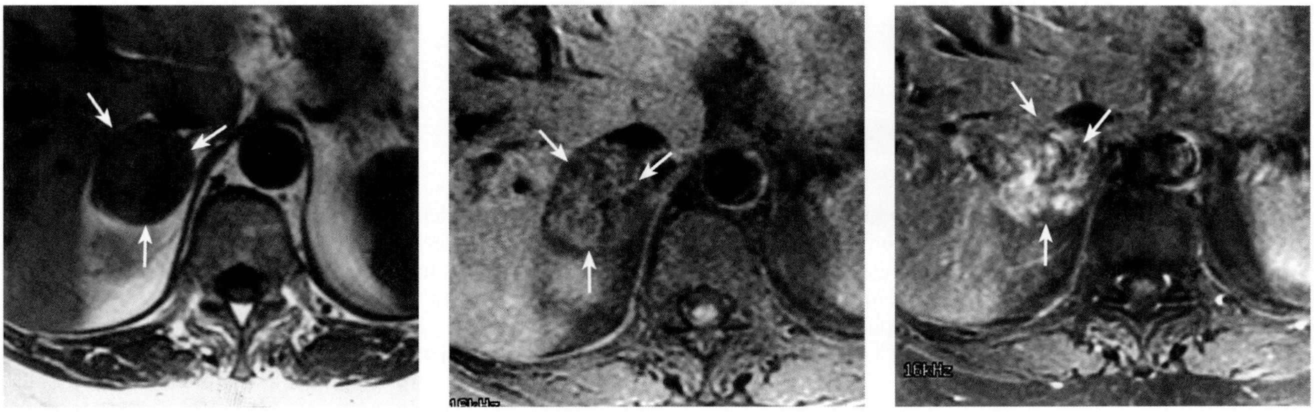

a b c

Abb. 25.**10** **Nebennierenmetastase eines Bronchialkarzinoms.** Vergrößerte rechte Nebenniere (Pfeile) mit homogen geringem Signal im T1W (**a**), heterogen hohem Signal im T2W (**b**) und deutlich inhomogenem KM-Enhancement (**c**: FS T1W nach KM).

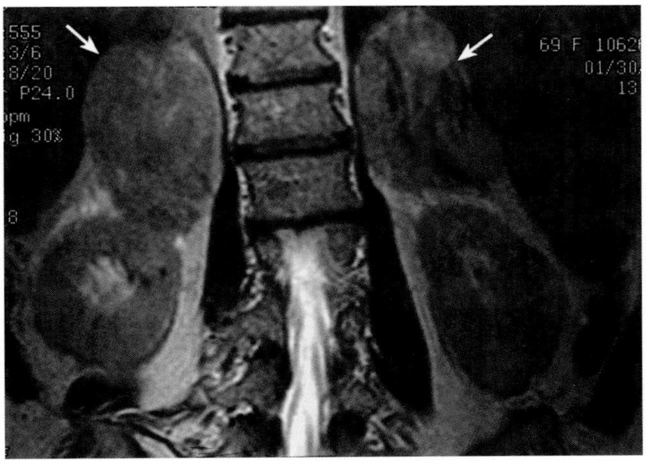

Abb. 25.**11** **Nebennierenmetastasen eines Mammakarzinoms.** Coronales T2W, große Metastasen an beiden Nebennieren (Pfeile), isointens zu den Nieren.

26 Becken

Die Grenzen des Beckens sind durch den knöchernen Beckenring definiert. Läsionen in der Beckenhöhle können von der Beckenmuskulatur und vom Beckenskelett ausgehen, sollen hier aber nicht behandelt werden, da sie bereits in den Tabellen 9.2 und 12.1 diskutiert worden sind. Das Becken ist gleichzeitig der untere Teil des Peritoneum, dessen Ausläufer in der Mittellinie den „Pul-de-sac" oder Douglas'schen Raum (retrovesikaler Raum beim Mann, retrovaginaler Raum bei der Frau) und die paravesikalen Recessus bilden. Neben Aszites sammeln sich auch infektiöse oder tumoröse Manifestationen im Douglas'schen Raum, der am weitesten dorsal und caudal gelegenen Kavität des Peritoneum. Erkrankungen dieser Art sind in Tabelle 22.1 behandelt, nachfolgendes Kapitel beschäftigt sich ausschließlich mit den inneren Organen des Beckens.

Ähnlich der CT ist ein guter Kontrast zwischen peritonealem Fett und Beckenorganen im T1W gegeben, sodass Veränderungen in der Beckenanatomie, Tumorextensionen in das Fettgewebe und Lymphadenopathien suffizient diagnostizierbar sind. Im T2-gewichteten Bild wird mehr die Anatomie der Beckenorgane selbst beschrieben, was vor allem für die Abgrenzung und Klassifizierung tumoröser Prozesse von Bedeutung ist.

Die normale *Harnblase* besteht aus Schleimhaut, der Lamina propria und der Tunica muscularis. Mukosa und Lamina propria sind im MRT nicht abgrenzbar: im T2W finden sich eine innere dunkle, eine zentrale intermediär intense und eine äußere wiederum dunkle Schicht der Harnblasenwand, die alle drei der Muskulatur zuordenbar sind. Dieses Phänomen erklärt sich aus den weniger dicht gestaffelten inneren muskulären Fasern im Vergleich zu den viszeralen und parietalen Muskelblättern.

Das *Rektum* besteht aus fünf Schichten mit alternativ geringem und hohem Signal im T2W. Die helle innerste Schicht repräsentiert intraluminale Flüssigkeit und Schleim an der Mukosaoberfläche. Die eigentliche Rektumwand besteht aus einer hypointensen dünnen Submukosa, einer mehr hyperintenseren Submukosa, einer hypointensen Muscularis propria und dem hyperintensen periproktischen Fett.

Die *Vagina* ist von Urethra und Harnblase anterior und Rektum posterior begrenzt. Im axialen Schnittbild hat die kollabierte Vagina eine typische H-Form. Das T2W demonstriert eine dünne Schicht hyperintensen Schleims zwischen den mehr signalärmeren Wänden der Vagina, die aus Mukosa, Lamina propria und glatter Muskulatur bestehen. Der perivaginale venöse Plexus ist durch eine signalreiche Schicht um die Vagina charakterisiert.

Die *Zervix* ist durch die vaginale Fornix in ein supravaginales und ein vaginale Segment geteilt. Im axialen T2W erscheint die Zervix als zylindrischer Ring um das zentral signalreiche Lumen des schleimgefüllten endocervikalen Kanals. Die Zervixwand selbst bildet darum eine signalarme innere Schicht und intermediär intense äußere Schicht.

Der *Uterus* gliedert sich in Fundus, Korpus und Zervix und bildet im fortpflanzungsfähigen Alter eine birnenförmige Struktur von 7 bis 9 cm Länge. Im T2W findet sich eine zonale Anatomie, die, von innen nach außen, aus Endometrium, Verbindungszone und Myometrium besteht. Der zentrale signalreiche Streifen repräsentiert das normale Endometrium und die endometriale Kavität. Er ist während der Menstruation am dünnsten und erreicht seine maximale Dicke von 5–7 mm in Zyklusmitte. Die Verbindungszone ist ein signalarmes Band um die signalreiche innere Zone, hat eine Dicke von 5 mm und verändert sich nicht zyklusabhängig. Dieses Band repräsentiert die innersten Schichten des Myometrium. Das äußere Myometrium ist im T2W intermediär signalintens und ändert seine Dicke parallel zum Endometrium, die in Zyklusmitte bei maximal 2,5 cm liegt, mit auch leichter Signalzunahme. Gelegentlich findet sich um das Myometrium ein zarter signalarmer Serosasaum. In der Postmenopause zeigt das Myometrium ein homogenes signalarmes Muster und keine zyklusabhängigen Veränderungen. Mit zunehmendem Alter atrophiert der Uterus.

Die *Ovarien* sind im T2W mandelförmig und erreichen eine Länge von maximal 5 cm. Innerhalb des signalinhomogenen intermediär intensen Stromas finden sich bevorzugt in der Peripherie zahlreiche signalintense Follikel, die von einer zarten signalarmen Kapsel umgeben sind. In der Postmenopause enthalten die atrophierten Ovarien weniger kleine oder gar keine Zysten mehr und sind dadurch schlecht zu identifizieren.

Die *Prostata* liegt am Unterrand der Harnblase zwischen Symphyse anterior und Rektum posterior, misst etwa 3 cm kraniokaudal, 3 cm anteroposterior und 5 cm in der Breite. Sie ist ähnlich eines umgedrehten Kegels konfiguriert, der kraniale Rand ist dabei die Basis und der kaudale der Apex. Im T2W lässt sich eine signalarme Zentralzone (25 % des Prostatagewebes) charakterisieren, die von einer peripheren (70 % des Gewebes) signalreichen Zone umsäumt wird. Die Übergangszone (5 % Gewebsanteil) umkleidet die periurethrale Drüse und ist von der Zentralzone im MRT nicht differenzierbar. Die Zentralzone selbst ist konisch mit der Basis parallel zum Harnblasenboden. Die Prostata wird von einer fibromuskulären Kapsel umspannt, die anterior mit dem vorderen fibromuskulären Stroma und den puboprostatischen Bändern verschmilzt. Ein neurovaskuläres Bündel findet sich im retroprostatischen Fett bei etwa 5 und 7 Uhr in Höhe der Basis und bei 3 und 9 Uhr in höhe des Apex, erscheint hypointens zum angrenzenden Fett im T1W und ist im T2W vom Fett kaum zu differenzieren

Eine *benigne Prostatahypertrophie* betrifft bevorzugt den Bereich der Übergangszone, die dann zum größten Gewebsanteil wird, während *Prostatakarzinome* in der peripheren Zone liegen.

Die *Samenbläschen* finden sich cranial der Prostata zwischen Harnblase und Rektum. Im T2W kontrastiert sich der hyperintense Inhalt scharf gegen die hypointense Wand der tubulären Strukturen. Die Konfluens der korrespondierenden Vesikel und der Vasa deferentis, die den Ductus ejaculatorius bilden, lassen sich mitunter im MRT differenzieren.

Die *Hoden* sind glatt begrenzte, homogene und ovale Drüsen mit intermediärem Signal im T1W und hohem Signal im T2W. Das Mediastinum testis, in dem das Rete testis, die Vasa efferentia und Teile der Blutversorgung liegen, erscheint als Areal geringeren Signals im superoposterioren Aspekt des Hodens. Die Tunica albuginea bildet die fibröse Kapsel des Hodens und zeichnet sich im MRT als signalarmes Band ab, das durch das viszerale Blatt der Tunica vaginalis, außer im Bereich des Caput und der Cauda epididymis, umsäumt wird, durch die die Vasa testicularia und Nerven in die Drüse eintreten. Die Tunica vaginalis ist ein Ausläufer des Peritoneum, zwischen dessen viszeralen und parietalen Blatt sich gelegentlich zarte Flüssigkeitsareale finden. Eine Vermehrung dieser Flüssigkeit wird als Hydocele testis bezeichnet. Der *Nebenhoden* besteht aus einem oberen Kaput, einem zentralen Korpus und einer inferioren Kauda, bildet lateroposterior des hyperintensen Hodens eine inhomogene Struktur intermediären Signals im T2W. Das Kaput ist mit dem Hoden durch die Ductuli efferentes verbunden, die Kauda mit dem unteren Pol des Hodens verwachsen. Zwischen Corpus epididymis und Testis liegt ein Recessus der Tunica vaginalis. Der Funiculus spermaticus mit Ductus deferens und den Vasa spermatica fixiert den Hoden im Skrotum.

Mittels MRT ist ein maldeszendierter Hoden beim *Kryptorchismus* einfach zu lokalisieren (Abb. 26.**1**), wobei sich der Hoden in jeder Lokalisation von der Höhe der Nierenhili bis oberhalb des Skrotum befinden kann. Proximal des Inguinalkanals gelegene und atrophierte Hoden distal des Leistenbandes sind nicht palpabel, differentialdiagnostisch muss auch an eine kongenitale Aplasie gedacht werden. Die intraabdominelle Lokalisation ist aufgrund der Signalintensität der Hoden relativ einfach, die Diagnostik lässt sich durch i. v.-Applikation von Gd-DTPA und fettsupprimierte Sequenzen erleichtern.

Organektopien wie z. B. Beckennieren, stellen im MRT ebenfalls kein Problem dar (Abb. 26.**2**). Hernien mit Fett und Darmanteilen sind gegen echte Raumforderungen abgrenzbar. Nach abdominoperinealen Rektumresektionen liegen Uterus oder Prostata und Samenbläschen im präsakralen Raum und können von einem Tumorrezidiv differenziert werden. Weitere häufige präsakrale Raumforderungen (Abb. 26.**3** und 26.**4**) sind: Abszesse (nach Rektumperforation oder sakraler Osteomyelitis), Hämatome (nach Sakrumfrakturen), benigne und maligne Knochentumoren (z. B. Riesenzelltumoren, Metastasen, Plasmozytom, Chordom), Rektumkarzinome, teratogene und neurogene Tumoren.

Die chirurgische Transposition der Ovarien in die Mittellinie oder nach lateral vor Radiotherapie eines Lymphoms oder Zervixkarzinoms, die manchmal zum Erhalt der Organfunktion durchgeführt wird, muss bei der Metastasensuche berücksichtigt werden. Andere *iatrogene Pseudoläsionen* sind intestinale Neoblasen nach Blasenresektion, Gewebeexpander zur Verlagerung von Darmschlingen aus der Nähe von Strahlenquellen und Implantate für Penisprothesen und Sphinkterplastiken.

Mitunter finden sich im Becken *Nieren- und Pankreastransplantate*. Das Pankreastransplantat ist häufig mit der Harnblase durch eine Darmschlinge verbunden, um exokrine Flüssigkeiten abzuleiten, was nicht mit pathologischen Strukturvermehrungen um das Transplantat, wie Hämatome, Serome, Abszedierungen, Urinome, Lymphozelen oder Pankreaspseudozysten, verwechselt werden sollte.

Die MRT des Beckens kann bei der *Differenzierung postoperativer* und *postradiogener Fibrosen von Tumorrezidiven* hilfreich sein. Die Fibrosen sind vordergründig signalarm im T1W und T2W. Im ersten Jahr nach Therapie ist lediglich eine zunehmende Raumforderung suspekt auf ein Tumorrezidiv, da entzündliche und granulomatöse Veränderungen ähnliche Signalintensitäten und KM-Aufnahmen wie Tumorgewebe zeigen. Bei unkomplizierten Verläufen fibrosieren diese Veränderungen in der Folgezeit und wirken dann im T2W signalarm ohne ein signifikantes KM-Enhancement. Demgegenüber ist ein Tumorrezidiv relativ signalreich im T2W und weist ein deutliches KM-Enhancement auf. Ausnahmen bilden signalarme Tumorrezidive mit desmoplastischen Reaktionen und komplizierte Fibrosen mit Blutungen oder Entzündungen.

In der Schwangerschaft kann die MRT die Sonografie in einigen Fällen ergänzen, so z. B. durch eine Pelvimetrie ohne ioni-

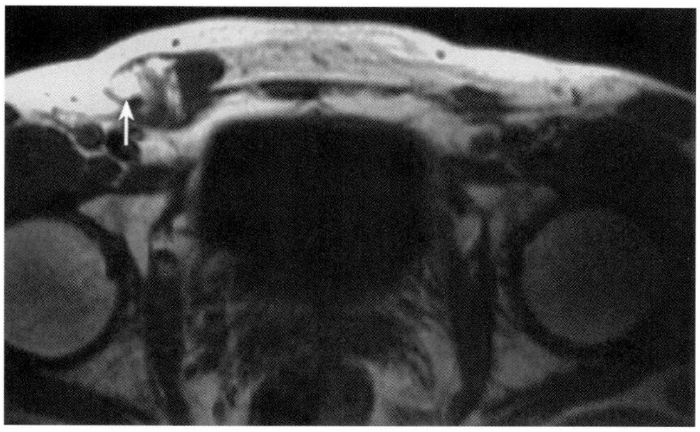

a

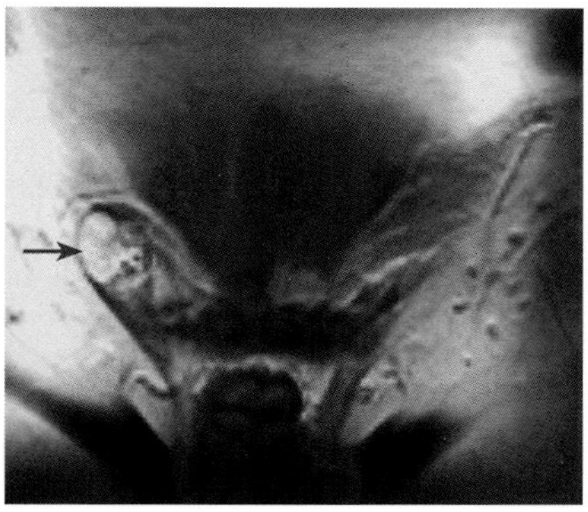

b

Abb. 26.**1** **Kryptorchismus.** Der maldeszendierte Hoden (Pfeil) ist im rechten Inguinalkanal erkennbar und signalarm im axialen T1W (**a**), signalreich im coronalen T2W (**b**).

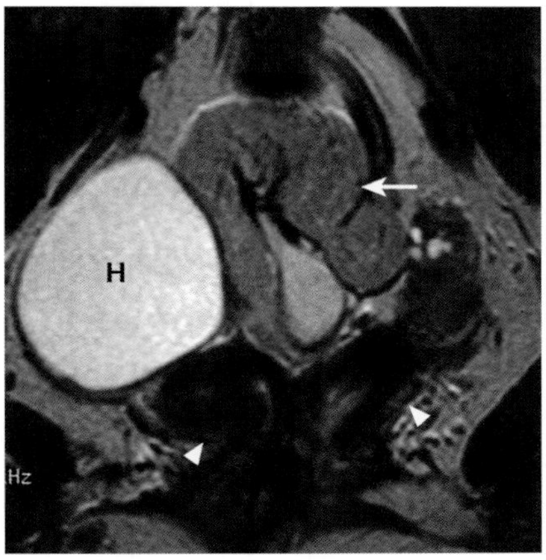

Abb. 26.**2** **Beckenniere, Uterus didelphys und Hydrosalpynx.** Coronales T2W, Beckenniere (Pfeil) mit intermediärem Signal und leicht erweitertem Nierenbecken, große hyperintense zystische Läsion (Hydrosalpynx rechts [H]) und Uterus didelphys (Pfeilspitzen).

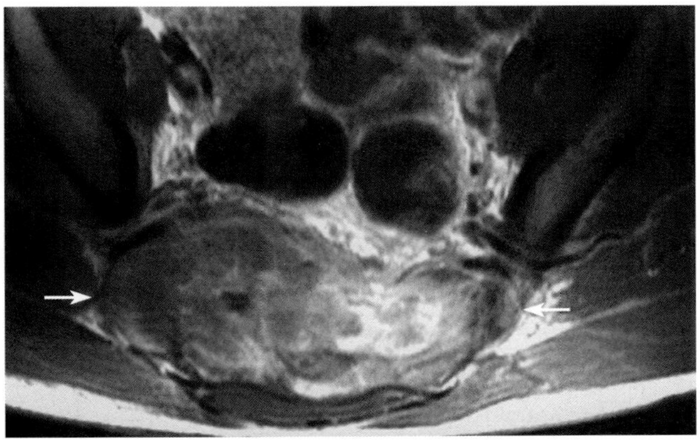

Abb. 26.**3** **Ewing-Sarkom des Sakrum.** T1W nach KM, große präsakrale Raumforderung (Pfeile) mit inhomogenem KM-Enhancement.

sierende Strahlung und in der Diagnostik maternaler Komplikationen, wie wachsender Fibroide oder Ovarialzysten und von Beckenvenenthrombosen.

Die Plazenta lässt sich etwa ab der 10. Schwangerschaftswoche als Signalintensität im T2W abgrenzen. Trophoblastische Erkrankungen der Schwangerschaft (Abb. 26.5) sind in Form heterogener Raumforderungen differenzierbar und werden in benigne hydatiforme Molen (Blasenmolen) und invasive Molen (Mola destruens) in Abhängigkeit von einer endometrialen Destruktion mit Zerstörung der zonalen Anatomie des Uterus unterteilt. Choriokarzinome sind invasive Molen mit Fernmetastasen. Die MRT kann gleichfalls den Fruchtwasserbeutel ektoper Schwangerschaften nachweisen. Eine Differenzierung der fetalen Anatomie und Pathologie gelingt ab dem dritten Trimester der Schwangerschaft.

Die Differentialdiagnose der Beckenläsionen wird in Tabelle 26.1 diskutiert. Die weiblichen Gonaden werden in Tabelle 26.2, die des Mannes in Tabelle 26.3 behandelt.

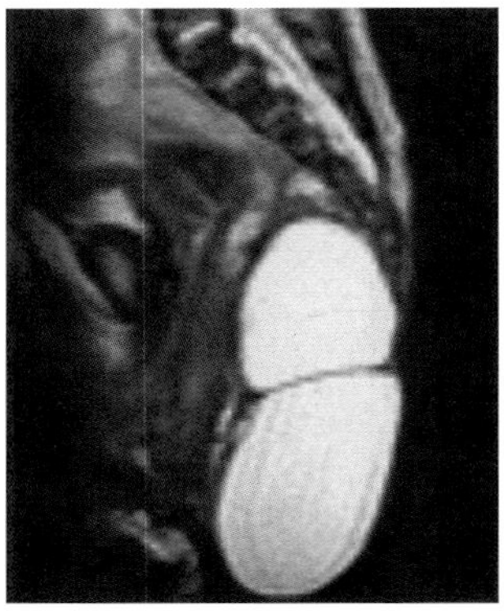

Abb. 26.4 **Zystisches Teratom des Steißbeins.** Sagittales T2W, große homogene, hyperintense Raumforderung mit Septierungen anterior des Sakrum und Kokzygeum.

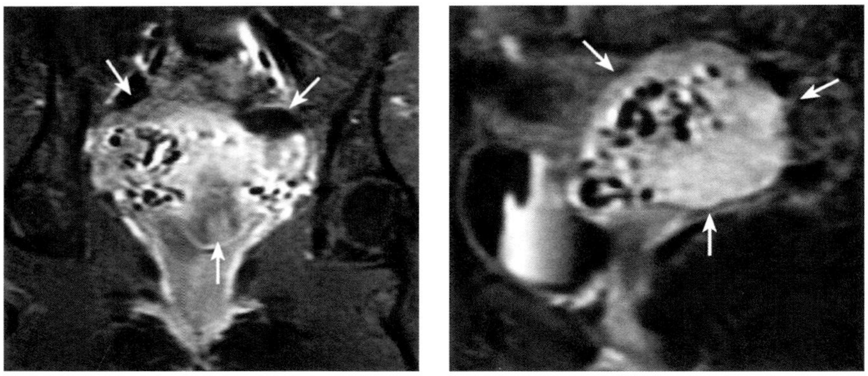

a b

Abb. 26.5 **Throphoblastenerkrankung der Schwangerschaft (invasive Mole).** Vergrößerter Uterus mit deutlichem Enhancement nach i. v.-Applikation von Gd-DTPA (Pfeile), darin zahlreiche kleine Zysten. Die Infiltration des Endometriums findet sich in Form einer Zerstörung der zonalen Anatomie des Uterus (FS T1W nach KM, **a**: coronal; **b**: sagittal).

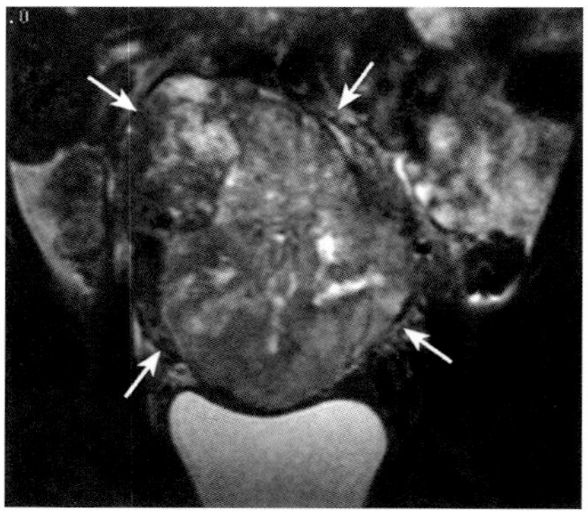

Abb. 26.6 **Embryonales Rhabdomyosarkom.** Coronales FS T1W nach KM, große Raumforderung (Pfeile) mit inhomogenem KM-Enhancement, ausgehend von der urogenitalen Rinne außerhalb der Harnblase.

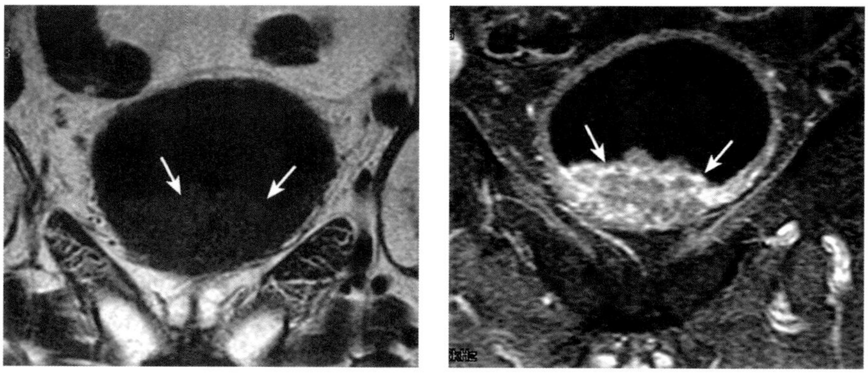

a b

Abb. 26.7 **Blasenkarzinom.** Unregelmäßige Raumforderung (Pfeile) am Harnblasenboden ohne Extension in das angrenzende Fettgewebe (**a**: coronales T1W). Nach i. v.-Applikation von Gd-DTPA inhomogenes Enhancement des Tumors (Pfeile) (**b**: coronales FS T1W nach KM).

Tabelle 26.1 Beckenerkrankungen

Erkrankung	MRT-Befund	Kommentar
Läsionen der weiblichen Genitale	s. Tabelle 26.**2**	
Läsionen der männlichen Genitale	s. Tabelle 26.**3**	
Harnblase		
Endometriose der Harnblase	Fokal unregelmäßige Wandverdickung der Blase mit intra- und/oder extravesikalen Komponenten, in denen sich einzelne hämorrhagische Zysten mit Blutabbauprodukten unterschiedlichen Alters finden. Dadurch gemischtes, vorwiegend jedoch signalreiches T1W und T2W. Bevorzugte Lokalisation ist die dorsale Harnblasenwand.	Tritt bei Frauen zwischen dem 30. und 40. Lebensjahr auf, charakteristische zyklische Blasenirritationen und Hämaturien, häufig vorausgegangene gynäkologische oder abdominelle Operationen.
Mesenchymaler Harnblasentumor	Kleine polypoide oder große pilzförmige Raumforderung. Benigne und maligne Formen können nicht differenziert werden, außer bei Wand- und Umgebungsinfiltration. Gestielte Läsionen sind in der Regel gutartig.	Selten, es finden sich *Leiomyome, Rhabdomyome, Neurofibrome, Hämangiome* und *Fibrosarkome*. *Phäochromozytome* der Harnblase (benigne oder maligne) finden sich gewöhnlich am Harnblasenboden und führen klinisch zu charakteristischen Episoden einer Hypertonie, Tachykardie und Hautrötung während der Miktion. *Embryonale Rhabdomyosarkome* (botryoide Sarkome) (Abb 16.**6**) sind der häufigste Blasentumor bei Kindern.
Blasenkarzinom (Abb. 26.**7**, 26.**8**)	Gestielte, sessile oder infiltrative Raumforderung, leicht hyperintens zur Harnblasenwand und hypointens zum Urin im T2W. Eine partielle Unterbrechung der 3 Schichten der Tunica muscularis zeigt die Muskelinfiltration an. Eine komplette Unterbrechung der Schichtung ist Ausdruck einer perivesikalen Tumorinvasion in das perivesikale Fett und die angrenzenden Lymphknoten (Lymphknoten größer 1,5 cm). KM-verstärkte T1W verbessern die diagnostische Aussage.	Findet sich bei Patienten über 50 Jahren mit männlicher Prädominanz. Über 90 % sind histologisch *Übergangszellkarzinome*. Plattenepithelkarzinome finden sich in Assoziation mit entzündlichen Prozessen, wie der Schistosomiasis, Adenokarzinome auf der Basis von Resten des Ductus urachus. *Blasenpapillome* (solitär oder multipel) sind histologisch benigne polypoide Läsionen ohne Wandinfiltration. Aufgrund ihrer hohen Rezidivrate werden sie auch als Grad-1- Übergangszellkarzinome klassifiziert. *Klassifizierung:* Jewett Marshall – TNM O – Tis Carzinoma in situ A – T1 Submuköse Invasion B1 – T2 Oberflächl. Muskelinvasion B2 – T3a Tiefe Muskelinvasion C – T3b Perivesikale Invasion D – T4 Ausbreitung in angrenzende Organe und Lymphknoten.

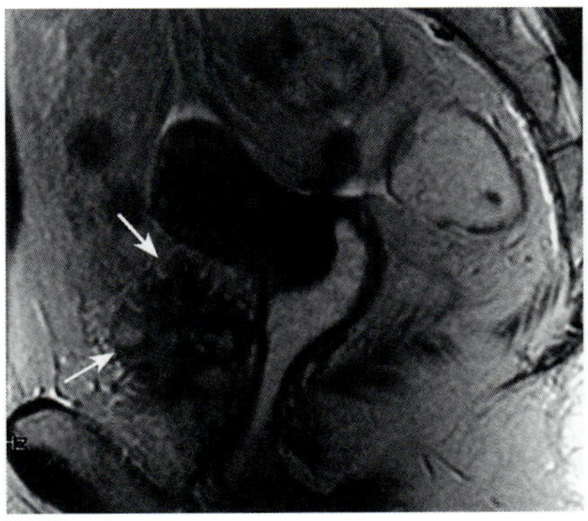

a

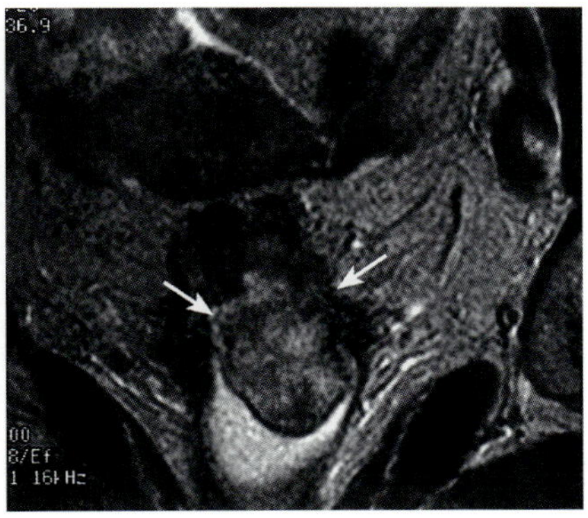

b

Abb. 26.**8** **Blasenkarzinom.** Heterogene Raumforderung (Pfeil), ausgehend vom Harnblasendach, mit Extension in das perivesikale Fettgewebe (**a**: sagittales T2W; **b**: coronales T2W [GRE]).

Tabelle 26.1 (Fortsetzung) Beckenerkrankungen

Erkrankung	MRT-Befund	Kommentar
Urachuskarzinom	Mediane, partiell bis komplett zystische Läsion am vorderen Blasendach. Nach i. v.-Injektion von Gd-DTPA unregelmäßiges Enhancement der soliden Anteile oder der dicken Zystenwand.	Gewöhnlich Schleim bildendes Adenokarzinom durch maligne Transformation des Urachus-Restes. Tritt bei Patienten jenseits des 40. Lebensjahres auf mit männlicher Prädominanz. *Urachuszysten* sind benigne, dünnwandige zystische Läsionen in gleicher Lokalisation.
Blasenlymphom und Metastasen (Abb. 26.9)	Solide fokale Raumforderung oder diffuse Wandverdickung der Harnblase durch direkte Invasion angrenzender Malignome (Rektum, Prostata, Zervix, Uterus, rektosigmoidale und Beckenlymphknoten) oder metastatische Aussaat.	Kanalikuläre Blasenmetastasen sind aus Niere oder Ureter fortgeleitet und selten hämatogen, letztere finden sich gelegentlich bei Bronchial-, Mammakarzinomen und beim Melanom.
Zystitis (Abb. 26.10)	Verdickte glattwandige oder unregelmäßige Harnblase mit häufig begleitender nodulärer Struktur, die in das Blasenlumen protrahiert. Infiltrationen des perivesikalen Fettgewebes sind häufig. Signalarmes T1W und signalreiches T2W, variabel in Abhängigkeit von Verkalkungen, Fibrosen, Zysten und Blutungen.	Blasenwandverkalkungen finden sich bei der Schistosomiasis, Tuberkulose und Strahlenzystitis. Eine geschrumpfte fibrotische Blase ist Folge einer chronischen interstitiellen Zystitis, einer Tuberkulose, einer Zystitis zystica, der Schistosomiasis und postradiogen. Die Zystitis zystica ist durch zahlreiche wandständige Zysten gekennzeichnet, die in das Blasenlumen ragen. Eine hämorrhagische oder abakterielle Zystitis entsteht auf der Basis von Koageln im Blasenlumen.
Malakoplakie	Einzelne oder multiple Plaques oder Noduli mit weniger als 3 cm im Durchmesser, bevorzugte Lokalisation am Harnblasenboden. Gelegentlich zentrale Nekrosen oder Zysten.	Seltene granulomatöse Reaktion auf Infektionen mit Gram-negativen Erregern (E. coli), bevorzugt bei Diabetikern und Frauen.
Amyloidose der Harnblase	Fokale unregelmäßige Wandverdickung der Harnblase mit intermediärem Signal ähnlich der Skelettmuskulatur im T1W und T2W. Bevorzugte Lokalisation ist die Seitenwand der Harnblase, selten im Trigonum.	Die primäre Amyloidose ist Teil einer Systemerkrankung oder Folge einer chronischen Infektion.
Intramurales Harnblasenhämatom	Fokale Wandverdickung mit auch perivesikaler Beteiligung und Koageln im Lumen. Im akuten Stadium ist das Hämatom signalarm im T1W und signalreich im T2W. Mit zunehmender Methämoglobinbildung steigt das Signal im T1W und T2W. Kann als Fibrose der Harnblasenwand ausheilen (signalarm in allen Sequenzen).	Tritt nach chirurgischen Eingriffen, Instrumentationen und Traumen auf. Extraperitoneale Blasenrupturen finden sich im Rahmen von Beckenfrakturen, intraperitoneale Rupturen entstehen typischerweise bei prall gefüllter Blase.
Ureterozele (Abb. 26.10*)	Kleine uni- oder bilaterale zystische Läsion im Bereich des Ureterostiums durch Prolaps des distalen Ureters (einfache Ureterozele), oder zystische Läsion variabler Größe und Form am Harnblasenboden (ektope Ureterozele) im Zusammenhang mit einem ektopen Ureterostium distal des Trigonum innerhalb oder außerhalb der Harnblase.	Einfache Ureterozelen sind angeboren oder nach Obstruktion, Infektion oder Urolithiasis erworben. Häufig inzidentaler Befund. Ektope Ureterozelen finden sich zusammen mit Duplikaturen des Sammelsystems der Nieren und drainieren ein oberes funktionsloses oder hydronephrotisches Segment.
Intramuraler Pseudotumor der Harnblase (Abb. 26.11)	Lageabhängig mobile intraluminale Struktur variabler Signalintensität, z. B. Blasensteine, Blutkoagel, Pilzkonglomerate und Fremdkörper (Katheter).	Blasensteine treten häufig im Zusammenhang mit einem Prostatismus und neurogenen Blasenstörungen auf. Blutkoagel finden sich nach Traumen, Instrumentationen, bei Tumoren, vaskulären Malformationen, einer hämorrhagischen Zystitis oder Gerinnungsstörungen. Pilzkonglomerate entstehen nach Candida-Infektionen bei kachektischen oder diabetischen Patienten.
Blasendivertikel	Gewöhnlich multiple Ausstülpungen der Harnblasenwand ähnlich einer prävesikalen zystischen Läsion, jedoch mit Kommunikation zum Blasenlumen. Erworbene Divertikel nach Harnabflussstörungen finden sich an einer unregelmäßig wandverdickten Harnblase.	Kongenitale (primäre) Divertikel sind solitär und nahe des Ureterostiums lokalisiert (z. B. Hutch-Divertikel). Eine ***evertierte Ureterozele*** kann ein kleines Divertikel nahe des Ostiums simulieren. Erworbene (sekundäre) Divertikel finden sich nach Blasenobstruktionen und bei neurogenen Blasenstörungen. Die benigne Prostatahyperplasie ist häufigste Ursache.

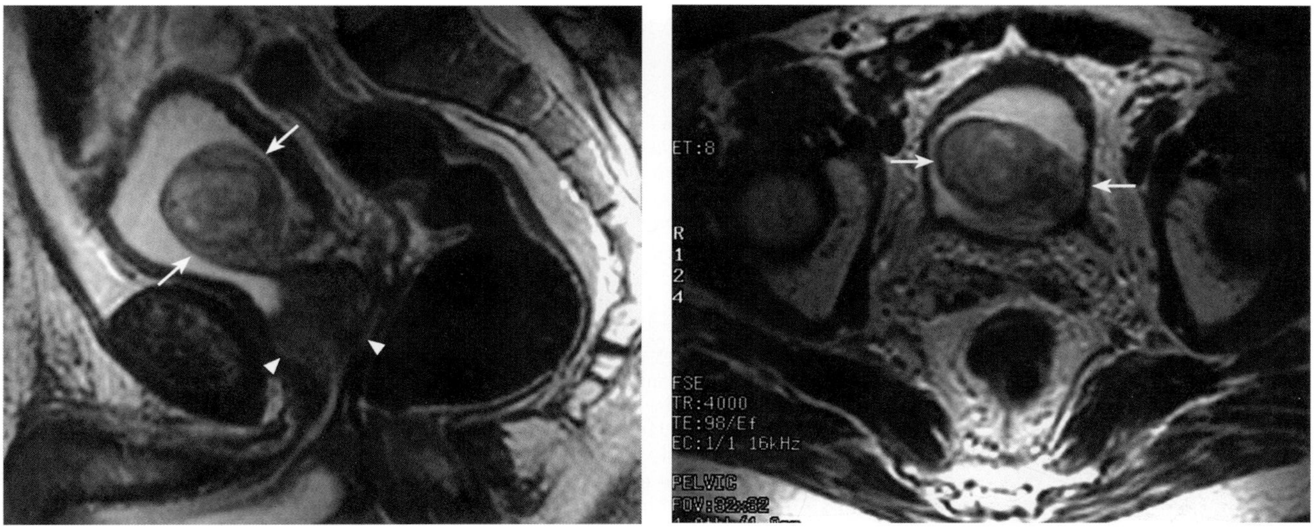

a b

Abb. 26.**9** **Harnblasenmetastase.** Extension eines Prostatakarzinoms in die Harnblase (Pfeile). (**a**: sagittales T2W; **b**: axiales T2W).

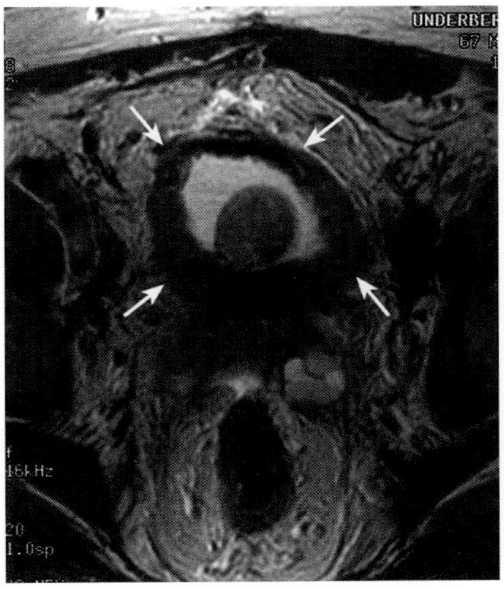

Abb. 26.**10** **Chronische Zystitis beim Prostatiker.** T2W, deutlich verdickte Harnblasenwand (Pfeile) bei einem Patienten mit einer benignen Prostatahypertrophie (intravesikaler adenomatöser Knoten), in diesem Fall war eine Dauerkatheterisierung erforderlich.

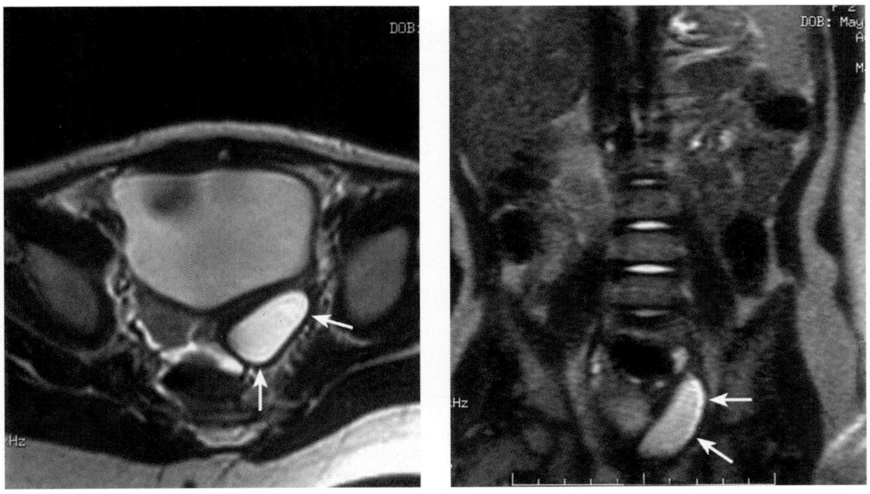

a b

Abb. 26.**10*** **Ektope Ureterozele.** Zystische Raumforderung (Pfeile) dorsal der Harnblase, es handelte sich um die Insertion des dilatierten linken Ureters in die Urethra (**a**: axiales T2W; **b**: coronales T2W).

Tabelle 26.**1** (Fortsetzung) Beckenerkrankungen

Erkrankung	MRT-Befund	Kommentar
Extrinsische Raumforderungen der Harnblase (Abb. 26.**11**)	Perivesikale Tumoren (benigne oder maligne), Fisteln, Abszesse, Hämatome und Flüssigkeitsansammlungen (Urinome, Lymphozelen) können eine Kompression der Harnblase von außen bewirken und sind mitunter schlecht von blasenwandeigenen Prozessen zu differenzieren.	Häufigste extrinsische Läsion sind die benigne Prostatahypertrophie und das Prostatakarzinom am Harnblasenboden.
Kolon und Rektum		
Kolorektale Duplikationszyste	Dünnwandige tubuläre oder zystische Läsion in Nachbarschaft der Darmwand.	Duplikationszysten kommunizieren mit dem Darmlumen und können infizieren.
Endometriose des Rektosigmoids (Abb. 26.**12**)	Eine oder mehrere wandständige Implantate mit variabler Signalintensität, gewöhnlich hyperintens im T1W und gemischt intermediär bis hyperintens im T2W. Häufige Lokalisationen sind die Wand des Rektosigmoids, der Douglas'sche Raum und das rektovaginale Septum. Klassische Abschnürung des Rektum mit birnenförmiger Kontur, wobei die Spitze zum Uterus weist.	Tritt bei Frauen zwischen dem 30. und 40. Lebensjahr auf. Klinisch zyklische Rektumblutungen und/oder Schmerzen bei der Defäkation während der Mens.
Polypose des Kolon	Einzelne oder multiple intraluminale Raumforderungen mit KM-Enhancement nach i. v.-Applikation von Gd-DTPA. Komplikationen: Infiltration der Kolonwand, Wandruptur im Bereich des Polypen. Die villösen Adenome sind am besten in fettsupprimierten kontrastverstärkten T1-gewichteten Sequenzen erkennbar.	Adenomatöse Polypen sind die häufigste Neoplasie des Kolon. Man differenziert tubuläre, tubulovillöse und villöse Adenome, das maligne Potenzial steigt in gleicher Reihenfolge und mit der Größe der Adenome. Läsionen über 2 cm müssen als maligne eingestuft werden. DD: Hyperplastische Polypen sind stets benigne und selten über 5 mm groß.
Kolonlipom	Polypoide Läsion mit charakteristisch hohem Signal in allen Sequenzen.	Weitere mesenchymale Tumoren sind Leiomyome und Leiomyosarkome, im Kolon und Rektum allerdings selten.
Karzinoid	Der Primärtumor ist aufgrund seiner geringen Größe im MRT häufig invisibel. Die desmoplastische Reaktion im angrenzenden Mesenterium verursacht ein Abknicken und eine Verlagerung der Darmschlingen, erscheint im MRT typischerweise signalarm in allen Sequenzen. Nach i. v.-Applikation von Gd-DTPA deutliches Enhancement des Tumors und der Lebermetastasen, letztere häufig ringförmig.	Häufigkeit im Gastrointestinaltrakt: Appendix 45 %, Dünndarm (speziell terminales Ileum) 35 %, Rektum 15 %, Kolon 5 %.
Kolorektales Karzinom (Abb. 26.**13**)	Polypöse Raumforderung und/oder segmentale Wandverdickung mit geringem Signal im T1W und intermediärem Signal im T2W. Nach i. v.-Applikation von Gd-DTPA deutliches KM-Enhancement. Periproktische Lymphknotenschwellungen sind im T1W am besten nachweisbar. Die Lymphknotengröße korreliert mit dem Grad der Malignität: Lymphknoten über 15 mm sind maligne, Lymphknoten unter 5 mm können metastatisch sein.	*TNM-Klassifizierung:* Tis Carzinoma in situ; T1 Limitiert auf Mukosa und Submukosa; T2 Extension in die Muscularis propria; T3 Extension in das periproktische Fett; T4 Extension in Nachbarorgane; N0 Keine Lymphknotenbeteiligung; N1 1–3 regionale Lymphknoten sind betroffen; N2 4 oder mehr regionale Lymphknoten sind betroffen; N3 Lymphknoten in weiter entfernten Abflussstationen; M0 Keine Metastasen (andere als Lymphknoten); M1 Fernmetastasen. Stadium 0: Tis, N0, M0 Stadium 1: T1 oder 2, N0, M0 Stadium 2: T3 oder 4, N0, M0 Stadium 3: jedes T, N1 bis 3, M0 Stadium 4: jedes T, jedes N, M1
Kolorektale Lymphknoten und Metastasen	Einzelne oder multiple fokale Läsionen oder diffuse noduläre Wandverdickung des Kolon mit deutlichem KM-Enhancement.	Primäre Lymphome des Kolon sind selten, manchmal bei AIDS mit Prädilektion im Rektum. Sekundäre Lymphome finden sich bei einer bereits ausgedehnten mesenterialen Lymphadenopathie. Kolonmetastasen entstehen durch direktes Einwachsen von Tumoren aus Nachbarorganen.

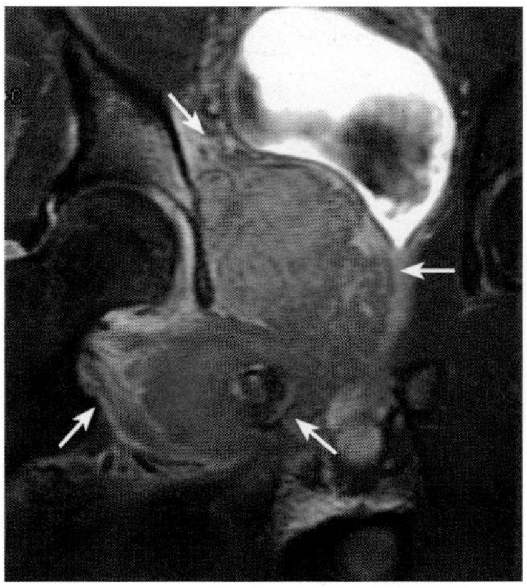

Abb. 26.**11** **Intraluminales Blutkoagel in der Harnblase.** Coronales FS T1W nach KM, ein Ewing-Sarkom (Pfeile) des rechten proximalen Ramus pubicus verdrängt die durch kontrastierten Urin hyperintens imponierende Harnblase, die zusätzlich ein signalinhomogenes Blutkoagel beinhaltet.

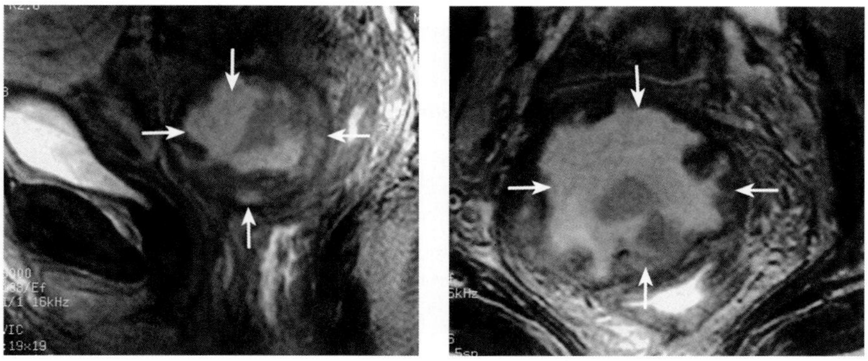

a b

Abb. 26.**12** **Endometriose.** Heterogene Strukturvermehrung im Douglas'schen Raum (Pfeile) mit inhomogener variabler Signalintensität (**a**: sagittales T2W; **b**: axiales T2W).

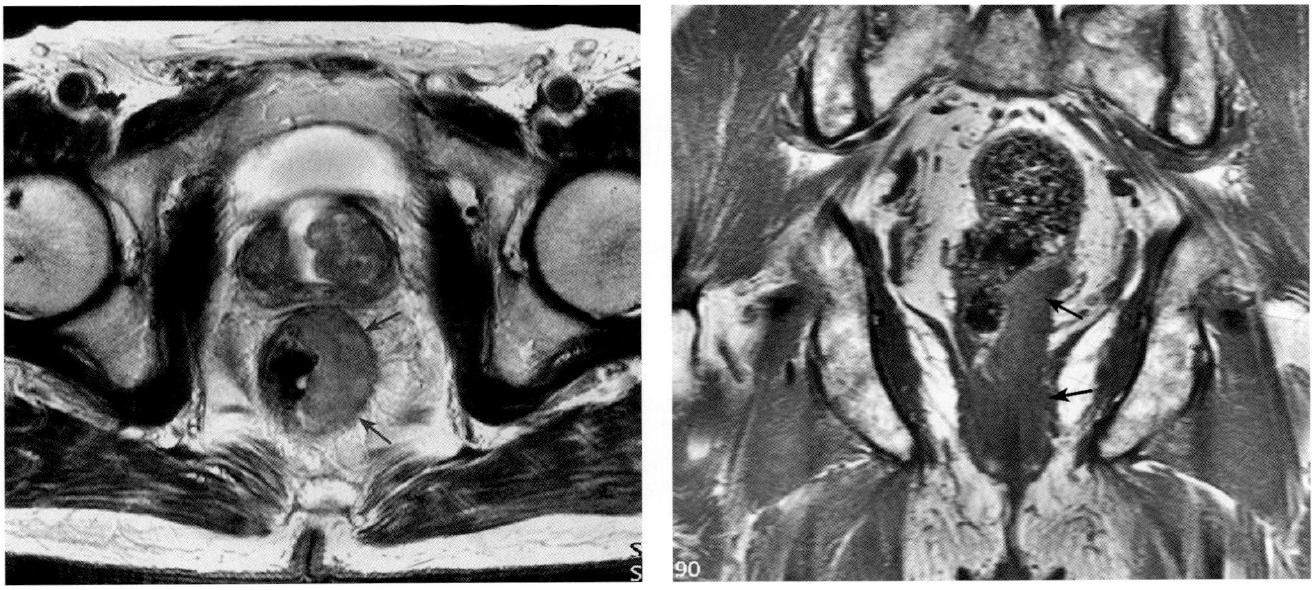

a b

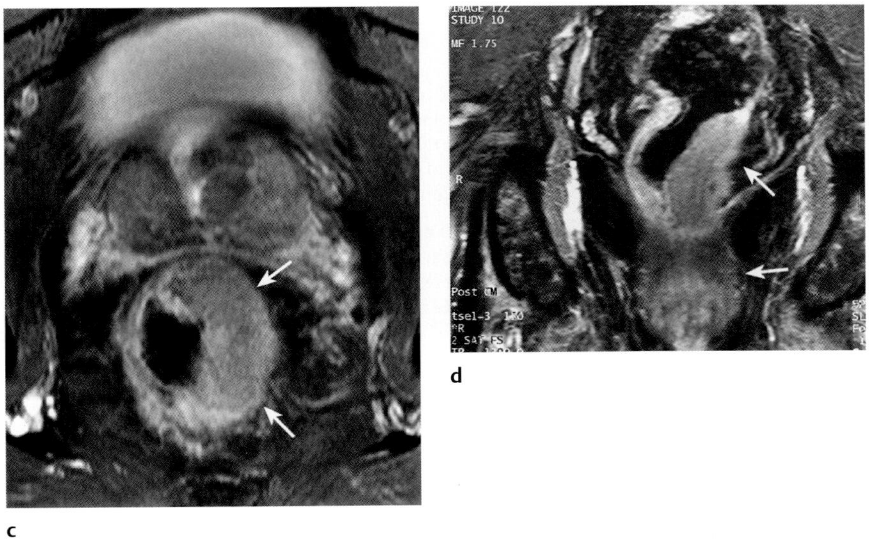

c d

Abb. 26.**13** **Rektumkarzinom.**
a, b Axiales und coronales T1W, asymmetrische Wandverdickung des Rektum (Pfeile) durch eine relativ homogene hypointense Raumforderung mit Extension in das periproktische Fettgewebe.
c, d Axiales und coronales T1W nach KM, deutliches KM-Enhancement des Tumors. Reste einer vorausgegangenen transurethralen Tumorresektion (TUR) der Prostata im axialen Bild.

Tabelle 26.1 (Fortsetzung) Beckenerkrankungen

Erkrankung	MRT-Befund	Kommentar
Divertikulitis (Abb. 26.14)	Segmentale Verdickung der Kolonwand mit entzündlichen Veränderungen des perikolischen Fettgewebes. Komplikationen in Form fokaler Abszesse, Fisteln und intramuraler Sinus. Die entzündlichen Veränderungen sind signalarm im T1W und signalreich im T2W, deutliches KM-Enhancement. Abszesse zeigen ein nekrotisches Zentrum ohne KM-Enhancement. Bevorzugte Lokalisation ist das Colon sigmoideum.	Weitere entzündliche Erkrankungen mit Prädilektion im Rektosigmoid sind: *Schistosomiasis, Lymphogranuloma venerum, gonorrhoische Proktitis*. Eine diffuse infektiöse Kolitis findet sich bei der *pseudomembranösen Kolitis* und bei *Zytomegalievirus-Kolitis* (bei AIDS und nach Nierentransplantationen). Infektiöse Enterocolitiden des terminalen Ileum und Zökum sind die *Tuberkulose, Yersiniose* und *Amöbiasis* (das terminale Ileum ist ausgespart). Entzündliche Veränderungen einer Appendizitis und Periappendizitis sind im MRT von einer Divertikulitis nicht zu unterscheiden.
Entzündliche Darmerkrankungen	Segmentale oder diffuse Verdickung der Darmwand, hypointens im T1W und hyperintens im T2W, deutliches KM-Enhancement. Die Darmwandinfiltration kann zirkulär oder asymmetrisch auftreten. Ausdehnungen in das paraenterale Fettgewebe sind häufig, Komplikationen in Form von sinusoidalen Gängen, Fisteln und Abszessen, die sich vordergründig beim M. Crohn finden. Die Aktivität der Entzündung ist proportional zur Länge des befallenen Darmabschnittes, der Wanddicke und der Signalanhebung nach KM-Applikation.	Beim *M. Crohn* ist der Befall des terminalen Ileum mit asymmetrischer Ausbreitung in das Zökum vordergründig. In fortgeschritteneren Stadien finden sich sogenannte „Skip-lesions“ (entzündete Abschnitte zwischen normalem Darm), Strikturen mit fakultativer Erweiterung des proximalen Darms, mesenterische fibrolipoide Proliferationen und vergrößerte Mesenteriallymphknoten. Bei der *Colitis ulcerosa* zeigt sich im kontrastmittelverstärkten MRT eine Rektuminfiltration mit variabler Ausdehnung nach proximal. *Graft-versus-host-Reaktion*: MRT-Bild ähnlich einer Colitis ulcerosa, gewöhnlich sind Dünn- und Dickdarm betroffen. *Postradiogene Enterokolitis*: Charakteristischerweise auf das Bestrahlungsfeld limitiert. *Ischämische Kolitis:* Am häufigsten am linken Hemikolon einschließlich linker Flexur und Sigma. („Wasserscheiden“).
Becken		
Lipomatose des Beckens	Benigne Hyperproliferation von Fettgewebe mit charakteristischem Signal und Kompression der Beckenorgane. Einengungen, Elongation und Elevation des Rektosigmoids und der Harnblase mit Formgebung ähnlich einer umgedrehten Birne.	Inzidentaler Befund bei fast allen Altersgruppen (25–60 Jahre), 10 : 1 männliche Prädominanz. Assoziation mit rezidivierenden Harnwegsinfekten und Ureterobstruktionen, weniger mit der Adipositas.
Fibrose des Beckens	Dichtes fibröses Gewebe um die Beckenorgane mit signalarmem Charakter in allen Sequenzen ohne KM-Enhancement.	Idiopathisch oder sekundär nach Radiatio, Entzündung oder Blutung. Ureterobstruktionen sind häufige Komplikationen.
Ödem des Beckens	Diffuses Weichteilödem mit vermindertem Signal im T1W und vermehrtem Signal im T2W, ohne raumfordernden Effekt, häufig zusammen mit einem Ödem der unteren Extremität.	Okklusion der V. cava inferior durch Tumor oder Thrombose.
Karzinose und Lymphom des Beckens (Abb. 26.15, 26.16)	Extensive Tumorinfiltration mit Pelottierung oder Infiltration der Beckenorgane. Die hohe Signalintensität im T2W und das signifikante KM-Enhancement differenzieren das Bild von einer Fibrose (z. B. postoperativ oder postradiogen).	Metastatische und lymphomatöse Infiltrationen sind die häufigste Malignität im Beckenbindegewebe.
Lymphozele des Beckens	Große zystische Flüssigkeitsansammlung mit Septierungen nach Lymphadenektomie oder im Rahmen einer Nierentransplantation.	Lymphozelen sind die häufigsten Flüssigkeitsansammlungen um das Nierentransplantat. Im Vergleich mit Urinomen sind Lymphozelen größer, septiert und treten erst später auf (2 Wochen nach Transplantation).
Urinom	Urinhaltige Pseudozyste nach Riss des distalen Ureters oder in der Blase. Dünnwandige homogene Flüssigkeitsansammlung mit geringem Signal im T1W und hohem Signal im T2W. Nach i. v.-Applikation von Gd-DTPA findet sich in Spätsequenzen mitunter ein KM-Einstrom in die Zyste.	Im Becken sind Urinome häufig Folge einer Operation oder eines Traumas (Blasenresektion, radikale Prostatektomie), finden sich auch um Nierentransplantate in den ersten Wochen nach Operation.

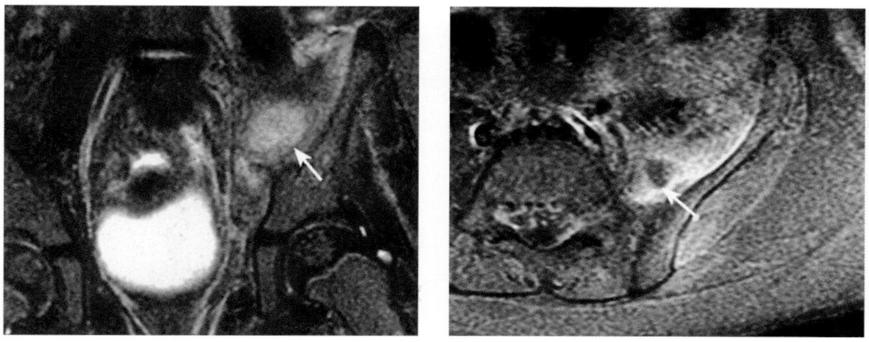

a b

Abb. 26.**14** **Divertikulärer Abszess.**
a Coronales FS T2W, unscharf begrenzte hyperintense Läsion im linken Becken.

b Axiales FS T1W nach KM, nach i. v.-Applikation von Gd-DTPA zeigt sich ein signalarmes Zentrum (Pfeil) innerhalb der kräftig KM-aufnehmenden dicken Abszesswand.

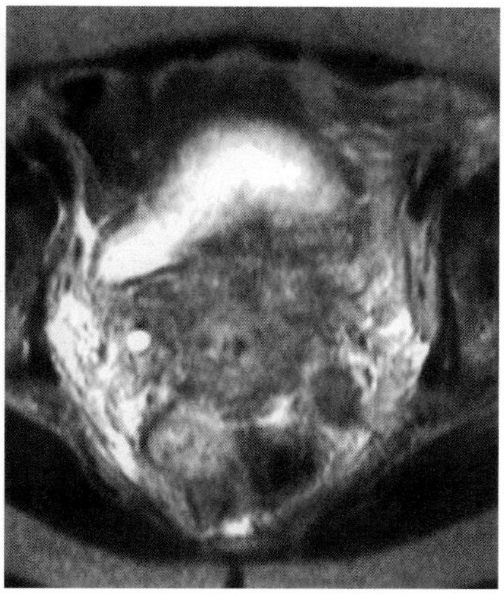

Abb. 26.**15** **Karzinose des Beckens.** T2W, diffuse Tumorinfiltration mit Verdrängung aller Organe des Beckenbodens auf der Basis eines metastasierenden Ovarialkarzinoms.

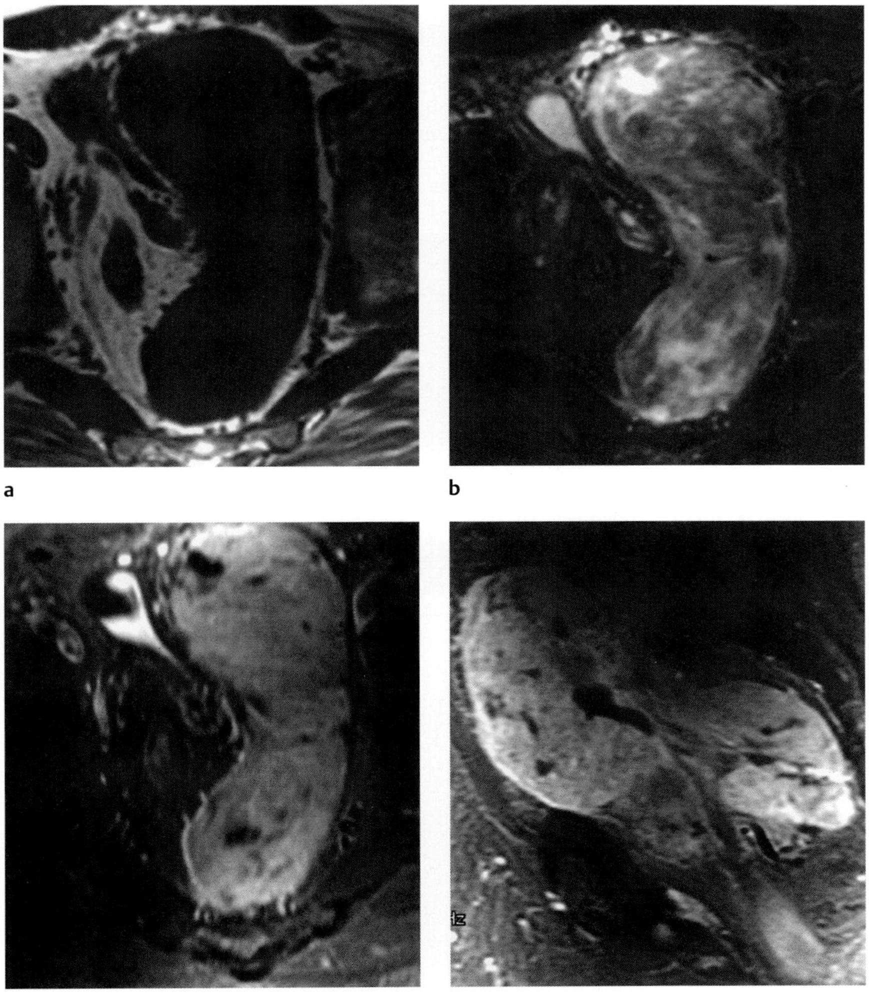

a b c d

Abb. 26.**16** **Leiomyosarkom des Beckens.** Große definierte Raumforderung zwischen Sakrum und Os pubis. Die Struktur ist hypointens und homogen im axialen T1W (**a**) und heterogen hyperintens im T2W (**b**). Nach i. v.-Applikation von Gd-DTPA deutliches Enhancement (**c**: axiales FS T1W nach KM; **d**: sagittales FS T1W nach KM).

Tabelle 26.1 (Fortsetzung) Beckenerkrankungen

Erkrankung	MRT-Befund	Kommentar
Hämatom des Beckens (Abb. 26.17)	Unscharf begrenzte asymmetrische Weichteilläsion oder relativ scharf begrenzte fokale Läsion mit raumforderndem Effekt, im akuten Stadium signalarm im T1W und signalreich im T2W. Sedimentationen (Hämatokrit-Effekt) finden sich in akuten Hämatomen. Desoxyhämoglobin-Konzentrationen führen im T2W zu einem temporären Signalverlust. Nach einigen Tagen ist eine zunehmende extrazelluläre Methämoglobinkonzentration gegeben, mit hohem Signal im T1W und T2W und eventuell Hämosiderindepots und Fibrosierungen, die sich in allen Wichtungen signalarm darstellen. Gelegentlich findet sich im subakuten Stadium ein konzentrischer Ring, der aus kolliquativen Degenerationen im Zentrum mit intermediärem Signal, einem signalreichen, inneren Ring aus Methämoglobin sowie einem signalarmen äußeren Ring aus hämosiderinbeladenen Makrophagen besteht.	Gewöhnlich nach Trauma, Operation, Antikoagulation, bei Hämophilie oder Neoplasma.
Beckenabszess (Abb. 26.18)	Unregelmäßige heterogene Raumforderung mit geringer Signalintensität im T1W und hohem Signal im T2W. Kräftiges KM-Enhancement der Abszesswand, fehlendes Enhancement des nekrotischen Zentrums. Gaseinschlüsse finden sich gelegentlich in Form von Signalauslöschungen in allen Sequenzen.	Am häufigsten bei Appendizitis oder nach Operation, findet sich auch bei entzündlichen Adnexerkrankungen, beim M. Crohn, bei Karzinomen, nach Trauma, Kolonperforation und als Komplikation einer Nierentransplantation.
Fistel	Flüssigkeitsgefüllte Gänge im T2W zwischen den betroffenen Darmabschnitten. Die Fettsuppression kann den Fistelgang hervorheben. Fistelgänge enthalten Gas in Form von Signalauslöschungen, ebenso können sich im Bereich der Penetration fokale Diskontinuitäten der betroffenen Darmwand zeigen.	*Vesikointestinale Fisteln* finden sich bei Divertikulitis (51 %), kolorektalen Karzinomen (16 %), M. Crohn (12 %), Blasenkarzinomen (5 %) und selten nach Operation und Radiatio. *Vesikovaginale Fisteln* treten am häufigsten nach Hysterektomie auf, aber auch nach Radiotherapie, bei urogenitalen Malignomen und Beckenfrakturen. *Vesikouterine Fisteln* sind selten und eine Komplikation der Sectio caesarea. *Vesikokutane* und *vesikoretroperitoneale Sinus* sind Folgen von operativen Eingriffen.

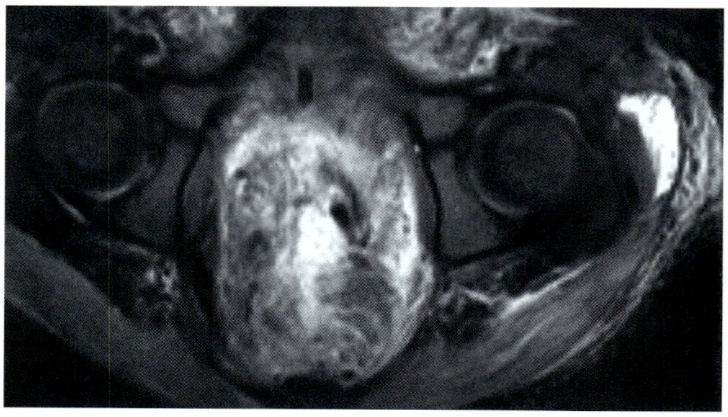

Abb. 26.17 **Subakutes Hämatom des Beckens.** T2W, heterogene, relativ unscharf begrenzte Läsion mit gemischtem, vorwiegend hohem Signal. Ein zweites hyperintenses Hämatom zeigt sich im linken M. glutaeus.

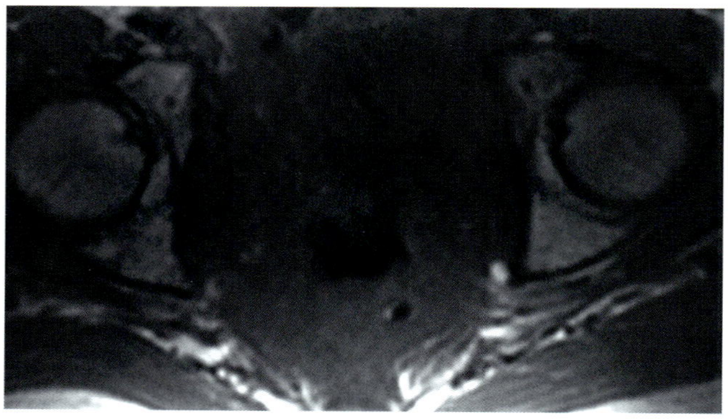

a

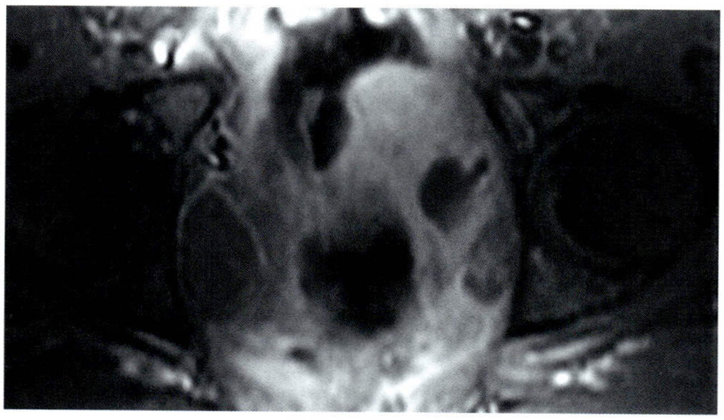

b

Abb. 26.18 **Postoperativer Beckenabszess.** **a** T1W, große signalarme Zone im Becken mit Einbeziehung der Rektumwand, des periproktischen Fettgewebes und angrenzender Gewebe. **b** FS T1W nach KM, deutliches KM-Enhancement der Region mit Ausnahme einiger nekrotischer Zentren. ▷

Tabelle 26.2 Erkrankungen der weiblichen Genitale

Erkrankung	MRT-Befund	Kommentar
Vagina und Vulva		
Kongenitale Anomalien (Abb. 26.19)	Aplasie der Vagina, persistierender urogenitaler Sinus, Malformationen des Afters, vaginale Duplikaturen und Atresie. Letztere kann durch ein transversables Septum oder unperforiertes Hymen bedingt sein, unter dem sich in einer erweiterten zystoiden Vagina Flüssigkeit (Hydrokolpos), Blut (Hämatokolpos) oder Pus (Pyokolpos) sammelt.	Angeborene vaginale Obstruktionen sind sehr selten und können zu einer Penetration von Flüssigkeit, Blut oder Pus in den Uterus führen, sodass ein Hydro-, Hämato- oder Pyemetrokolpos entsteht.
Zyste des Gardner'schen Ganges	Inklusionszyste lateral der Vagina und des Uterus.	Vestigiales Relikt des Wolff'schen Ganges.
Bartholin'sche Zyste	Vulvovaginale zystische Drüse bis zu 5 cm Größe.	Findet sich in allen Altersgruppen nach Stenose oder Okklusion des Ausführungsganges der Bartholin'schen Drüse, speziell bei der Gonorrhö.
Vulva- und Vaginalkarzinom (Abb. 26.20, 26.21)	Unscharf begrenzte fokale oder diffuse Region gemischt signalarmen Charakters im T1W und intermediär bis signalreichen Charakters im T2W. Invasion des ischiorektalen Fettgewebes und der Beckenwand, regionale Lymphknotenmetastasen (die Lymphdrainage der oberen zwei Drittel der Vagina erfolgt entlang der Iliaca-interna-Gruppe, die des unteren Drittels inguinal).	95 % der Vulva- und vaginalen Karzinome sind Plattenepithelkarzinome. Clear-Zell-Karzinome finden sich nach intrauteriner Diethyldibestrol-Exposition (DES). Direkte Ausbreitungen eines Zervixkarzinoms in die Vagina sind häufig. DD: Benigne Neoplasien (selten), Endometriose.

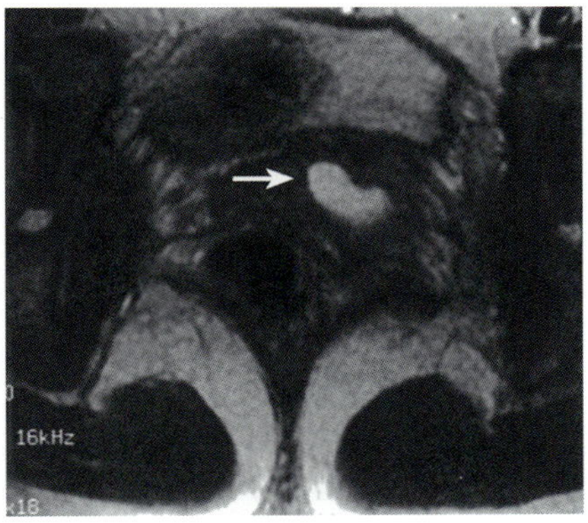

Abb. 26.**19** **Hydrokolpos.** Schräg axiales T2W, Uterus didelphys mit septierter Vagina. Die linke Vagina (Pfeile) ist okkludiert und enthält retinierte signalreiche Flüssigkeit.

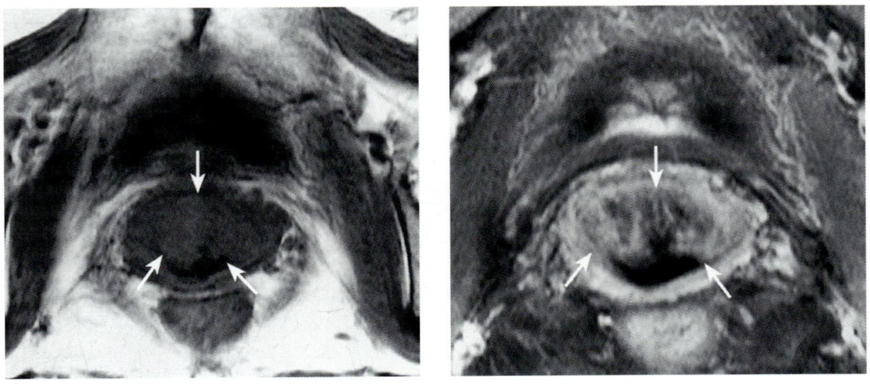

a b

Abb. 26.**20** **Vaginalkarzinom.** **a** T1W, signalarme leicht inhomogene Läsion in der Vorderwand der Vagina. **b** FS T1W nach KM, die Läsion breitet sich nicht in den perivaginalen Plexus aus, der sich als hyperintenses Band nach i. v.-Applikation von Gd-DTPA um die Vagina abgrenzen lässt.

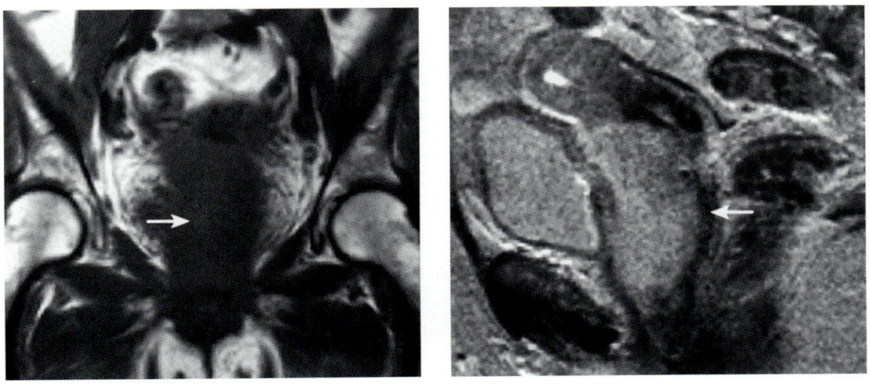

c d

Abb. 26.**21** **Vaginales Non-Hodgkin-Lymphom.** Homogene Raumforderung (Pfeil) in der Vagina, hypointens im axialen T1W (**a**) und hyperintens im sagittalen T2W (**b**).

Tabelle 26.2 (Fortsetzung) Erkrankungen der weiblichen Genitale

Erkrankung	MRT-Befund	Kommentar
Vaginales embryonales Rhabdomyosarkom	Polypoide große Raumforderung mit polyzyklischer Konfiguration („weinbeerartig"), signalarm im T1W und signalreich im T2W, lokale extensive Infiltration.	Gewöhnlich bei Kindern unter 5 Jahren.
Zervix und Uterus		
Kongenitale Anomalien (Abb. 26.22–26.26)	Uterus: *Uterus unicornis*: längliche Bananenform; *Uterus bicornis*: Septum im Fundus (*bicollis*) oder Einziehung (*unicollis*); *Septierter Uterus*: äußerlich konvexe Kontur des Fundus mit komplettem Septum bis in den endozervikalen Kanal (*Uterus septus*) oder nur partielles Septum im endometrialen Kanal (*Uterus subseptus*); *Uterus didelphys*: Zwei separate Uteri und Zervizes; *Uterus arcuatus*: Herzförmige endometriale Kavität und flacher Fundus; *Hypoplasie, T-förmiger Uterus.*	Embryologisch fusionieren die paarig angelegten Müller'schen Gänge in der 10. bis 17. Schwangerschaftswoche und formen den Uterus, die Zervix, die Tuba Falloppii (Tuba uterina) und die oberen zwei Drittel der Vagina. Fehlerhafte Entwicklungen beider Müller'scher Gänge führen zu einer Hypoplasie oder Agenesie des Uterus. Hypoplastische oder T-förmige Uteri finden sich nach DES-Exposition. Kongenitale (Dysgenesien der Zervix, Agenesie der Vagina) und erworbene (nach Tumor, Infektion, Instrumentation oder Radiatio) Obstruktionen des endozervikalen Kanals führen zu einer Dilatation des Uterus durch retinierte Flüssigkeit (Hydrometra), Blut (Hämatometra) oder Pus (Pyometra).
Naboth'sche Zyste (Abb. 26.27)	Einzelne oder multiple, definierte, flüssigkeitsgefüllte Struktur in der Zervix, die mitunter leicht verbreitert ist.	Stellt die obliterierten Zervixdrüsen dar. Kleine zervikale Myome mit signalarmem T1W und T2W sind differentialdiagnostisch abzugrenzen.
Adenomyose (Abb. 26.28)	Im T2W fokale, unscharf begrenzte, ovale oder längliche Läsion mit 5 mm breiter Verbindungszone und Vergrößerung des Uterus. Adenomyosen sind generell signalarm in allen Sequenzen, können endometriale Drüsen und Einblutungen in Form signalreicher Areale zeigen. KM-Enhancement ähnlich des Myometriums.	Fokale oder diffuse Infiltration des Myometriums durch das Endometrium mit Myometrumhyperplasie (Endometriosis interna). Findet sich bei Multipara in den späten noch reproduktiven Jahren, kann asymptomatisch oder mit Schmerzen im Beckenbereich, Menorrhagie und Dysmenorrhö einhergehen.

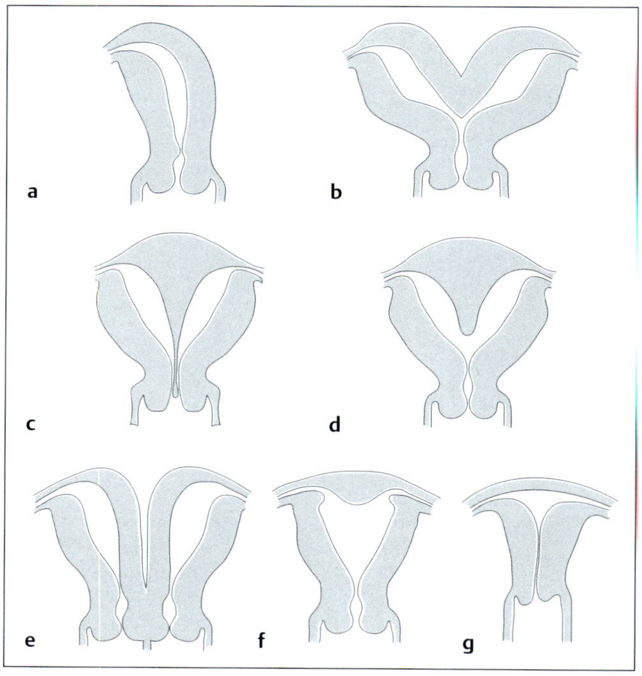

Abb. 26.22 **Anomalien des Uterus.** **a** Uterus unicornus. **b** Uterus bicornus. **c** Komplett septierter Uterus. **d** Partiell septierter Uterus. **e** Uterus didelphys. **f** Uterus arcuatus. **g** Hypoplastischer T-förmiger Uterus.

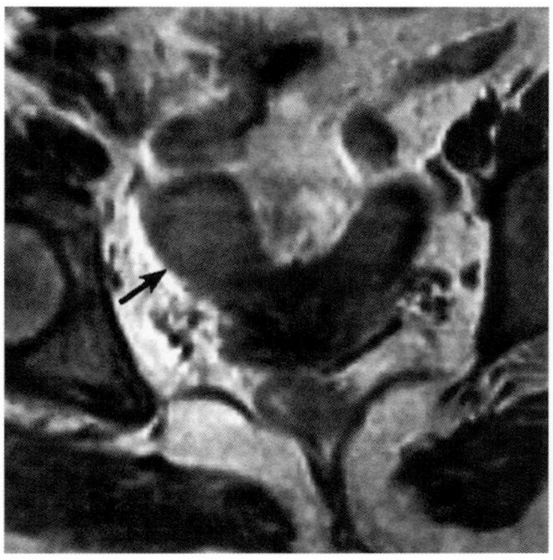

Abb. 26.**23** **Uterus bicornus.** Schräg axiales PDW, vergrößertes rechtes Horn (Pfeil) des Uterus bicornus mit Endometriumkarzinom.

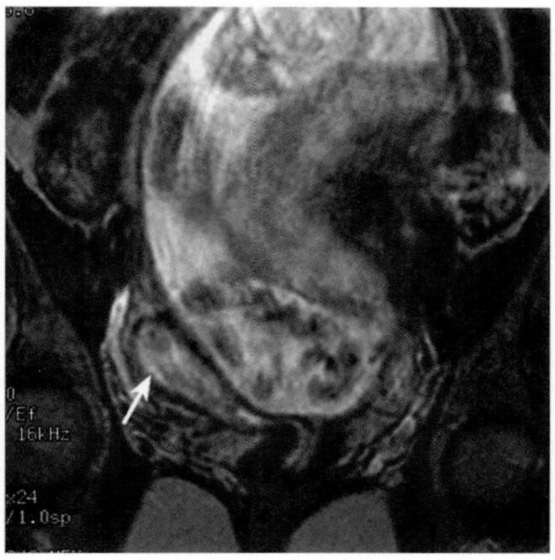

Abb. 26.**24** **Uterus bicornus.** Coronales T2W, schmales rechtes Horn (Pfeil) und großes linkes Horn des Uterus bicornus, in dem sich ein 18 Wochen alter Fötus mit Plazenta findet.

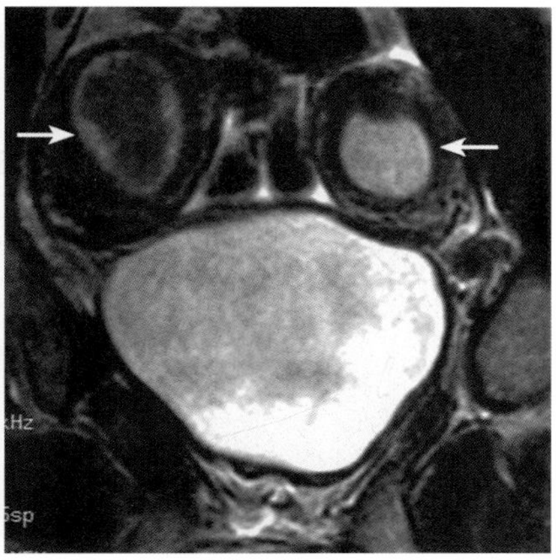

Abb. 26.**25** **Uterus didelphys.** Coronales T2W, Obstruktion beider Uteri (Pfeile), rechts mit Blut im Lumen (Hämatometra) und links mit Flüssigkeit (Hydrometra).

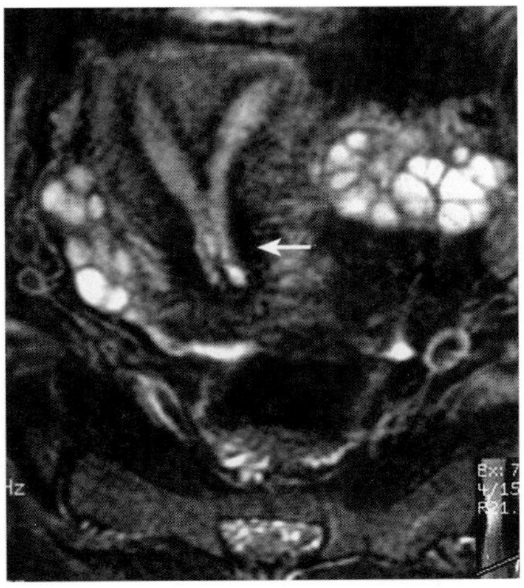

Abb. 26.**26** **Komplett septierter Uterus.** Schräg axiales T2W, der Uterus ist durch ein Septum in zwei Kavitäten getrennt, die sich bis in die Zervix fortsetzen (Pfeil). Die kleinen hyperintensen Herde in der Zervixwand sind Naboth'sche Zysten.

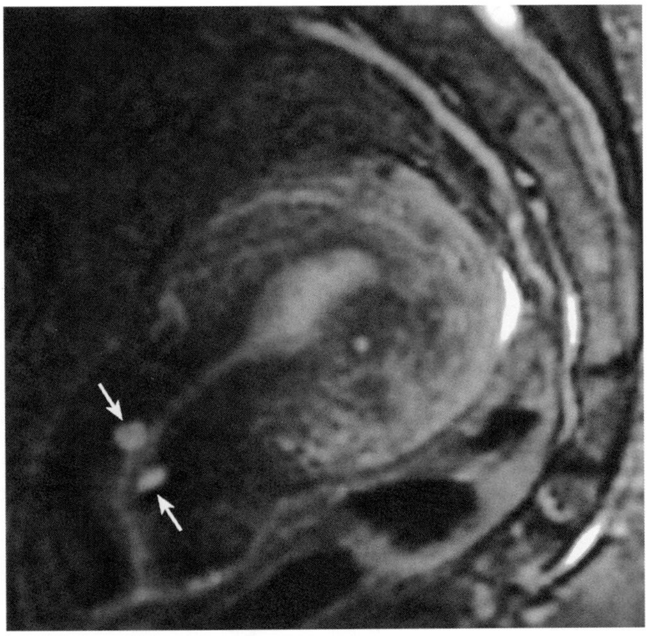

Abb. 26.**27** **Naboth'sche Zyste.** SagittalesFS T2W, zwei hyperintense Herde (Pfeile) nahe des Zervixkanals. Deutlich myomatös vergrößerter Uterus mit Deformierung seiner Kavität.

Tabelle 26.**2** (Fortsetzung) Erkrankungen der weiblichen Genitale

Erkrankung	MRT-Befund	Kommentar
Leiomyom des Uterus (Fibroid) (Abb. 26.**29**–26.**31**)	Vergrößerter lobulierter Uterus mit nodulären Konturveränderungen und einzelnen, häufiger multiplen, intramuralen subserösen und submukösen Raumforderungen. Unkomplizierte Tumoren sind homogen, rund und glatt begrenzt mit geringem Signal im T1W und T2W. Zellreiche Leiomyome und Areale hyaliner und hämorrhagischer Degeneration erscheinen inhomogen mit vermehrtem Signal im T1W und T2W. Degenerierte Myome zeigen mitunter flüssigkeitsähnliches Signal im T2W. Das KM-Enhancement unkomplizierter Myome entspricht dem Myometrium.	Häufigste Raumforderung des Uterus bei 25 % aller Frauen über 30 Jahren. Myome wachsen während der Schwangerschaft und schrumpfen im Puerperium und nach der Menopause. Leiomyome sind in 75 % der Fälle asymptomatisch, können andererseits mit einer Infertilität im Zusammenhang stehen, Blase und Rektum komprimieren, Schmerzen oder eine Hypermenorrhö verursachen. *Leiomyosarkome* sind ungewöhnlich und sind von benignen Leiomyomen im MRT nicht differenzierbar. Nach der Menopause sind neu auftretende Vergrößerungen des Uterus nie myomatös, neben Leiomyosarkomen und Karzinomen müssen auch andere maligne mesenchymale Tumoren berücksichtigt werden. *Lymphome* und *Metastasen* verursachen ebenfalls eine diffuse Vergrößerung des Uterus und ähneln Myomen.

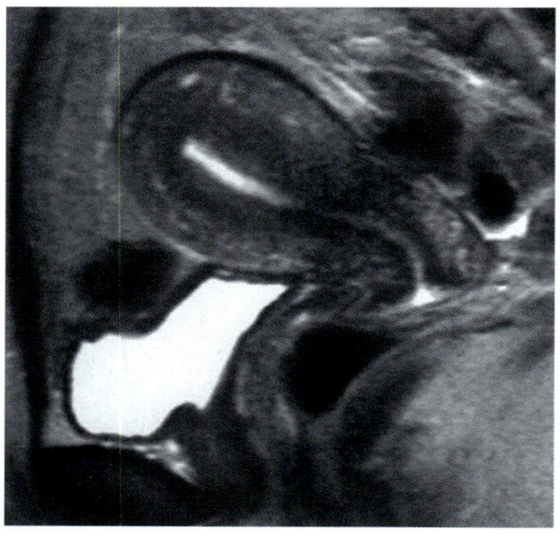

Abb. 26.**28** **Adenomyose.** Sagittales T2W, glatte begrenzter vergrößerter Uterus mit diffuser Verbreiterung der funktionalen Zone.

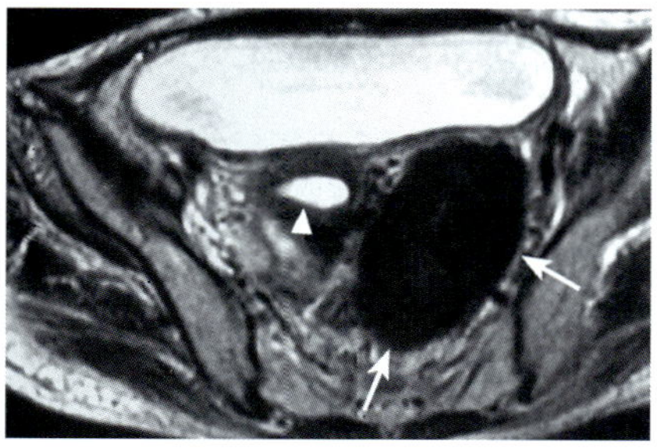

Abb. 26.**29** **Subseröses Leiomyom des Uterus.** Axiales T2W, große, relativ homogene, hypointense Läsion (Pfeil) mit Ursprung am Uterus, der selbst hyperintenses Sekret (Pfeilspitzen) nach Obliteration des endozervikalen Kanals durch ein Zervixkarzinom enthält.

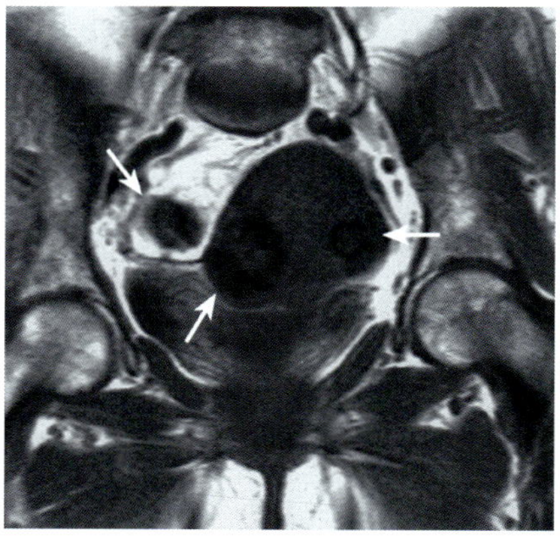

Abb. 26.**30** **Multiple Leiomyome des Uterus.** Coronales T2W, vergrößerter Uterus mit multiplen Knoten (Pfeile). Im Vergleich zum Uterusgewebe sind die Läsionen durch partielle Verkalkungen heterogen hypointens.

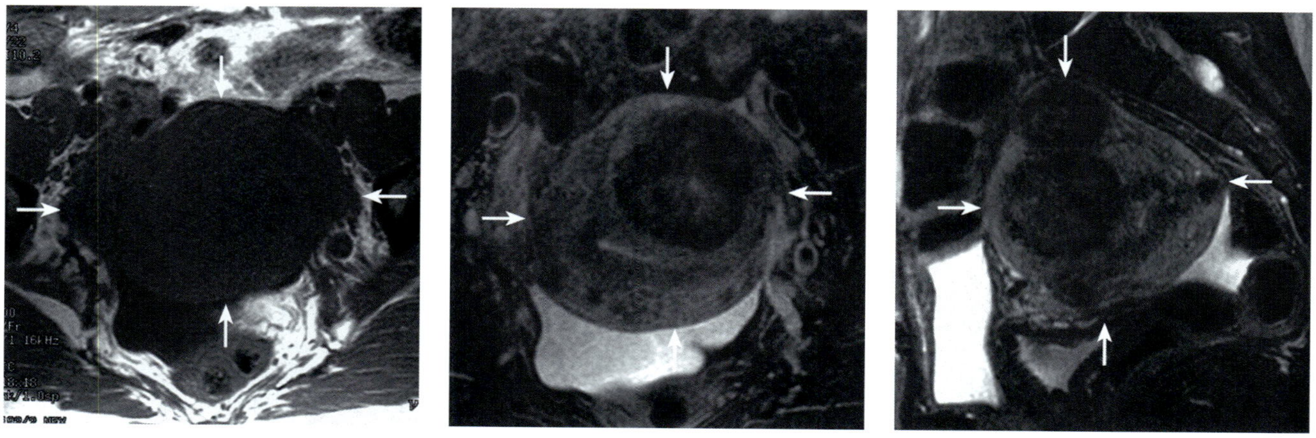

a b c

Abb. 26.**31** **Nekrotisierendes Leiomyom des Uterus.** Vergrößerter Uterus (Pfeile) mit nodulärer Kontur, homogenem Signal im axialen T1W (**a**) und heterogen leicht vermehrtem Signal im axialen FS T2W (**b**) und sagittalen FS T2W (**c**) durch partielle Nekrosen der Leiomyome. Hyperintenser Aszites im Douglas'schen Raum (**c**).

Tabelle 26.2 (Fortsetzung) Erkrankungen der weiblichen Genitale

Erkrankung	MRT-Befund	Kommentar
Endometriumpolyp (Abb. 26.32)	Runde intermediär signalintense Läsion im T2W in der Kavität des Uterus zwischen 2 und 4 cm Größe, bevorzugt im Fundus. Mitunter findet sich in der Peripherie der Läsion ein Stiel in Form eines fibrösen signalarmen Bandes.	Endometriumpolypen sind fokale Hyperplasien der Drüsen und des Stroma. In der Regel kann das MRT nicht von einem nichtinvasiven oberflächlichen Endometriumkarzinom differenzieren. Kleine Endometriumpolypen und endometriale Hyperplasien führen mitunter zu einer fokalen oder diffusen Erweiterung der endometrialen Kavität, in der sich Flüssigkeit oder Blutbestandteile finden.

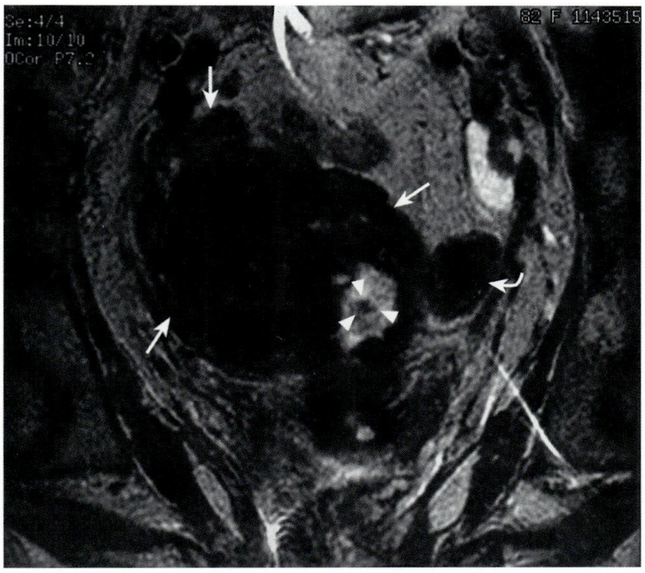

Abb. 26.32 **Endometriumpolyp in einem Uterus myomatosus.** Coronales FS T2W, exzentrisch myomatös vergrößerter Uterus (Pfeile) mit einem subserösen Myom (gekrümmter Pfeil). In der Kavität des Uterus zeigt sich eine runde Läsion (Pfeilspitzen) intermediärer Signalintensität, die von signalreicher endometrialer Flüssigkeit und Blut umkleidet ist.

Tabelle 26.2 (Fortsetzung) Erkrankungen der weiblichen Genitale

Erkrankung	MRT-Befund	Kommentar
Zervixkarzinom (Abb. 26.33–26.36)	Heterogene Raumforderung mit geringem Signal (isointens zum Zervixstroma) im T1W und hohem Signal (hyperintens zum Stroma) im T2W. Begleitend finden sich häufig Sekretretentionen nach Obstruktion des endozervikalen Kanals, Invasion der Parametrien, Beckenwandinfiltrationen und Lymphknotenvergrößerungen (pathologisch > 1,5 cm, suspekt > 1,0 cm). Deutliches KM-Enhancement des Tumors.	95 % sind Plattenepithelkarzinome und finden sich bei jüngeren Frauen (45–55 Jahre). *Klassifizierung* *TNM FIGO* Tis 0 Carzinoma in situ; T1 I Beschränkt auf die Zervix; T2 II Extension über die Zervix hinaus, aber nicht in die Beckenwand und das untere Drittel der Vagina; T3 III Extension in die Beckenwand und das untere Drittel der Vagina, Hydronephrose; T4 IVA Invasion von Harnblase und Rektum; M1 IVB Fernmetastasen.
Endometriumkarzinom (Abb. 26.37, 26.38)	Im T2W ist der Tumor gering hyperintens zum Endometrium und variabel, eher isointens zum Myometrium. Deutliches Mehrenhancement des Tumors nach i. v.-Applikation von Gd-DTPA im Vergleich zum angrenzenden Myometrium. Die KM-Gabe erlaubt gleichzeitig die Differenzierung von Koageln und polypoiden Tumoren im Cavum uteri. Endometrium und Endometriumkanal sind gewöhnlich erweitert, der normale Durchmesser sollte bei Frauen in der Postmenopause, die keine Östrogensubstitution erhalten, nicht über 3 mm liegen. Zerstörung oder Fehlen der Übergangszone zeigt eine Invasion des Myometrium an. Eine Infiltration der Harnblase und der angrenzenden Darmschlingen ist bei fehlenden Fettschichten zwischen diesen Organen und dem Tumor suspekt und gilt als nachgewiesen, wenn sich in der Wand der Nachbarorgane Signalanhebungen im T2W finden. Die Beteiligung der paraortalen und Becken- Lymphknoten ist vorzugsweise im T1W differenzierbar.	95 % sind Adenokarzinome, gewöhnlich bei Frauen jenseits des 55. Lebensjahres. Risikofaktoren: Multipara, Östrogentherapie, Adipositas, Diabetes mellitus. *Klassifizierung* *TNM FIGO* Tis O Carzinoma in situ; T1 I Limitierung auf das Myometrium des Fundus und Korpus; T2 II Invasion der Zervix; T3a IIIA Infiltration der Serosa, der Adnexe und/oder positive peritoneale Zytologie; T3b IIIB Infiltration der Vagina; N1 IIIC Beteiligung der Becken- und/oder paraortalen Lymphknoten; T4 IVA Infiltration von Harnblase und Darm; M1 IVB Fernmetastasen.

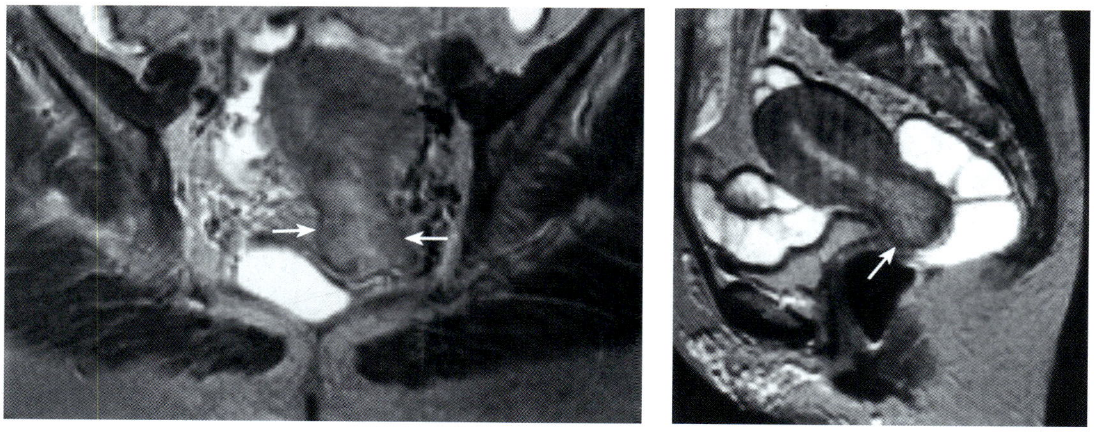

a b

Abb. 26.33 **Zervixkarzinom.** Axiales und sagittales T2W, heterogene, auf die Zervix limitierte Raumforderung (Pfeile) mit intermediärem Signal.

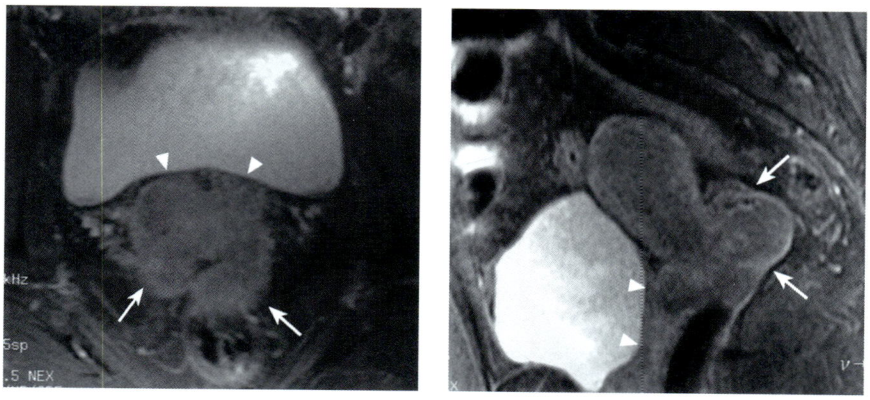

a b

Abb. 26.34 **Zervixkarzinom.** Axiales und sagittales FS T1W nach KM, nach i. v.-Applikation von Gd-DTPA deutlich differentes Enhancement zwischen Uterus und Zervixtumor, der sich posterior in den rektouterinen Raum (Pfeile) und nach anterior in die vesikouterine Falte ausdehnt (Pfeilspitzen), ohne Infiltration von Harnblase und Rektum.

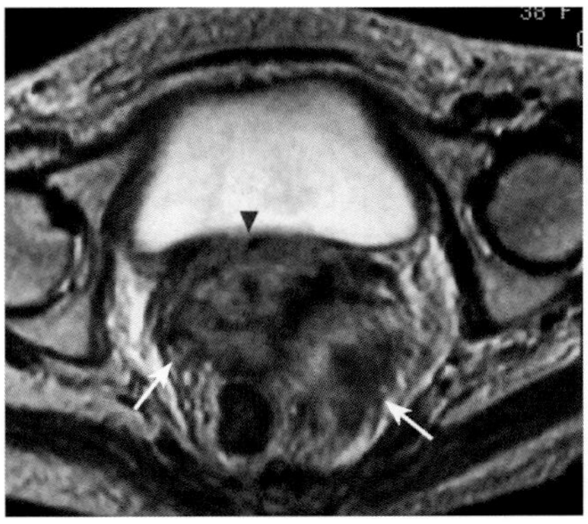

a

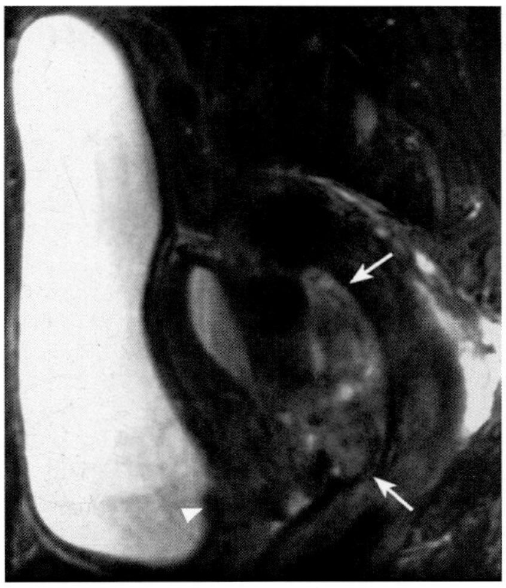

b

Abb. 26.**35** **Zervixkarzinom.** Axiales und sagittales T2W, heterogene unscharf begrenzte Raumforderung der Zervix zwischen Blase und Rektum und Infiltration des Paraproktium (Pfeile) sowie der Blasenhinterwand (Pfeilspitzen). Obstruktion des endozervikalen Kanals mit Flüssigkeitsretention im Cavum uteri.

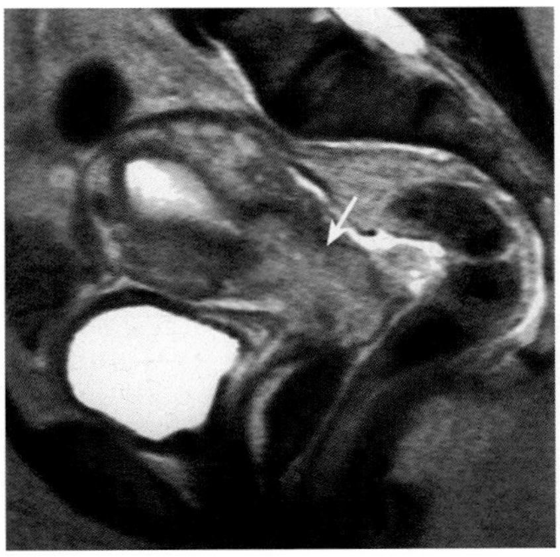

a

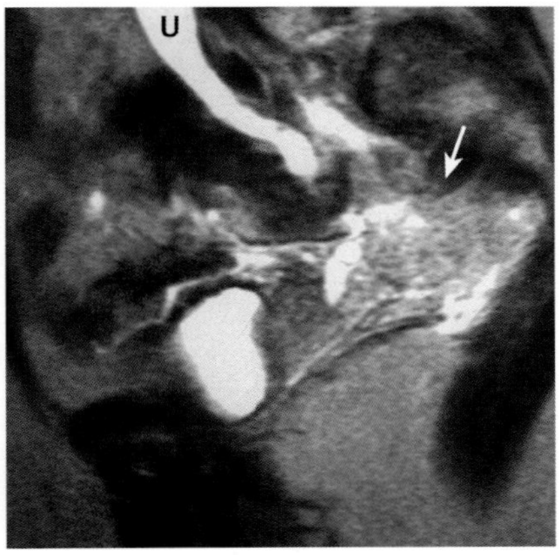

b

Abb. 26.**36** **Zervixkarzinom.** **a** Sagittales T2W, große, unscharf begrenzte, intermediär bis signalreiche Raumforderung der Zervix (Pfeil). Ausdehnung in den Uterus mit Obstruktion seines Kavum. **b** Sagittales T2W, Infiltration des perivesikalen und periproktischen Fettgewebes und Obstruktion des Ureters (U) und von Gefäßen.

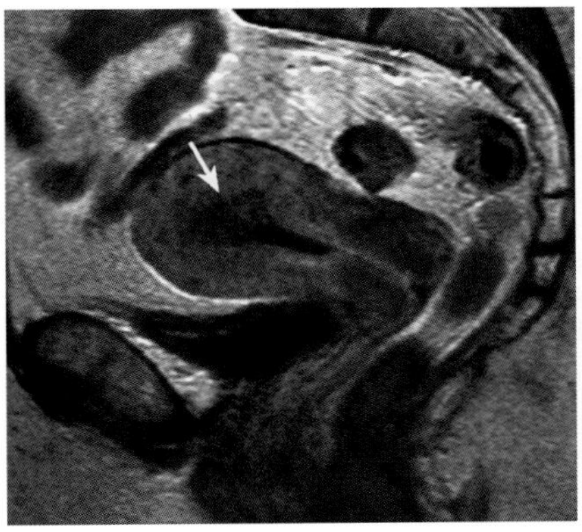

a

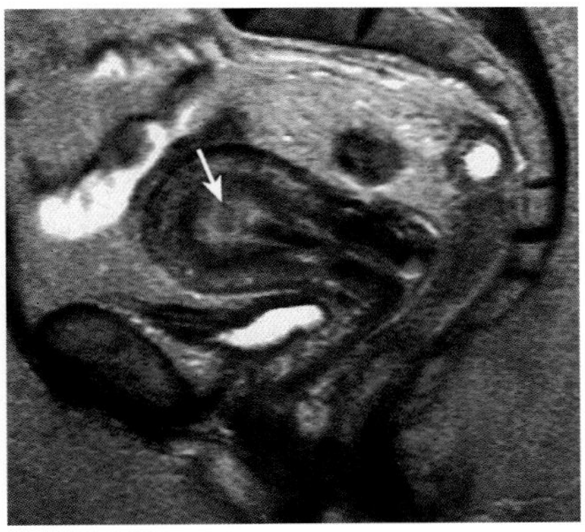

b

Abb. 26.**37** **Endometriumkarzinom.** **a** Sagittales T1W, kleine hypointense Läsion (Pfeil) mit leichter Erweiterung des Endometriumkanals. **b** Sagittales T2W, die inhomogene Läsion (Pfeil) ist isointens zum Myometrium, von dem es sich durch die hypointense Übergangszone abgrenzen lässt.

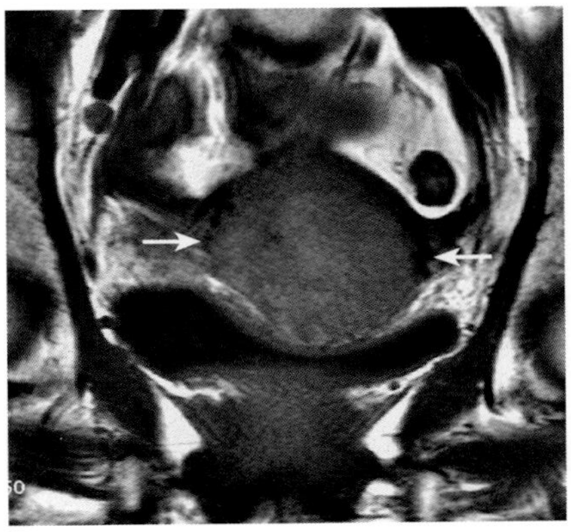

a

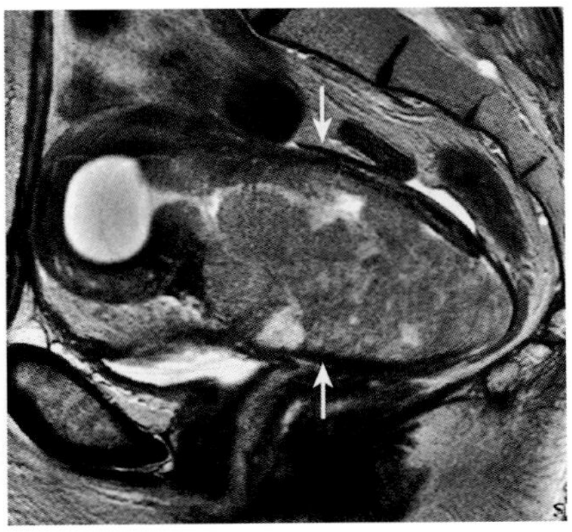

b

Abb. 26.**38** **Endometriumkarzinom.** **a** Coronales T1W, ausgedehnte inhomogene Raumforderung (Pfeile) mit intermediärer Sinalintensität. **b** Sagittales T2W nach KM, nach i. v.-Applikation von Gd-DTPA inhomogenes Enhancement des Tumors (Pfeile). Flüssigkeitsakkumulation im obliterierten Endometriumkanal des Fundus.

Tabelle 26.**2** (Fortsetzung) Erkrankungen der weiblichen Genitale

Erkrankung	MRT-Befund	Kommentar
Trophoblastenerkrankung der Gestation (GTD, Schwangerschaftsmole) (Abb. 26.39)	Die hydatiforme Mole imponiert im T2W als heterogene signalreiche Raumforderung mit Erweiterung der endometrialen Kavität. In der Läsion finden sich häufig beerenartige Konglomerate dünnwandiger Zysten, gelegentlich Signalauslöschungen kleiner gewundener Gefäße. Invasive Molen und Choriokarzinome präsentieren sich in Form heterogener Raumforderungen im Endometrium mit Zerstörung der zonalen Architektur des vergrößerten Uterus. Inhomogenes KM-Enhancement aller Formen der GTD. Begleitend vergrößerte Ovarien mit Corpus-luteum-Zysten.	Richtungweisend sind eine Anhebung des Beta-Chorion-Gonadotropins (Beta-HCG) im Serum und eine Uterusgröße über der zum Zeitpunkt der Schwangerschaft erwarteten. Das Spektrum der GTD reicht von gutartigen hydatiden Molen (90%) bis zu invasiven Molen (8%) und Chorionkarzinomen (2%). Die letzteren beiden Erkrankungen sind in der Regel Folge einer hydatiden Mole, können aber auch im Rahmen eines Aborts oder einer ektopen Schwangerschaft auftreten. Metastasen von Chorionkarzinomen finden sich in der Lunge (80%), der Vagina (30%), im Knochenmark (20%), in der Leber und im Gehirn.
Infektion des Uterus (Abb. 26.40)	Eine Endometritis bildet eine Akkumulation von Pus in der obliterierten und erweiterten Kavität des Uterus (Pyometra), die sich als signalarme Struktur im T1W und signalreich im T2W abbildet. Die Differenzierung zwischen Pus, steriler Flüssigkeit (Hydrometra) und frischem Blut (Hämatometra) ist nur durch eventuelle Gasansammlungen in Form punktueller Signalauslöschungen möglich. Eine Endometritis kann in einer Myometritis fortschreiten und zu Abszedierungen in der Uteruswand führen.	Im fortpflanzungsfähigen Alter ist die Endometritis in der Regel Folge eines Abortes, einer Interruptio, einer Instrumentation oder eines chirurgischen Eingriffes. Gas im Uterus deutet auf eine Anaerobier-Infektion, kann sich auch unmittelbar nach Interruptio, Sectio, Operation oder Instrumentation finden. Bei einer *entzündlichen Erkrankung des Beckens* steigen Infektionen von der Vagina zur Zervix, dem Uterus, den Tuben und dem angrenzenden Beckenbindegewebe auf. Auslösend sind eine Reihe von Erregern, vor allem die *Neisseria gonorrhoeae* und die *Clamydia trachomatis*. In der Postmenopause sind Infektionen des Uterus in der Regel Begleiterscheinung eines Malignoms.
Adnexe		
Kongenitale paraovarielle Zysten (Abb. 26.41)	*Paroöphoron*: Zyste im Lig. suspensorium der Ovarien zwischen Ovar und Tuba ovarica medial. *Epoöphoron*: Zyste im Lig. suspensorium der Ovarien zwischen Ovar und Tuba ovarica lateral. *Morgagni-Hydatide*: Eine oder mehrere Vesikel an den Fimbrien der Tuba ovarica.	Embryonale Reste des Wolff'schen Ganges in der Mesosalpynx.
Ovarialzysten (Abb. 26.42)	Gewöhnlich solitäre dünnwandige zystische Läsion ohne Septen, kleiner als 4 cm, gelegentlich auch größere und multiple bilaterale Zysten. Zystengrößen über 4 cm mit Septierungen sind suspekt auf eine zystische Neoplasie. Seröse Ovarialzysten sind homogen und isointens zum Urin in allen Sequenzen. Hämorrhagische Zysten enthalten Blutbestandteile verschiedenen Alters und sind dadurch inhomogen signalreich im T1W und T2W, mitunter Schichtungen und/oder Hämatokrit-Effekt oder signalarmer Hämosiderinring.	Follikuläre und Corpus-luteum-Zysten sind funktionelle „Retentionszysten". Die *Polyzystischen Ovarien (Stein-Leventhal-Syndrom)* gehen klassisch mit Hirsutismus, Menstruationsstörungen und verminderter Fertilität einher. Im T2W finden sich zahlreiche signalreiche Zysten < 8 mm, die sich ringförmig um beide Ovarien gruppieren, die Ovarien selbst sind entweder normal groß oder symmetrisch vergrößert.

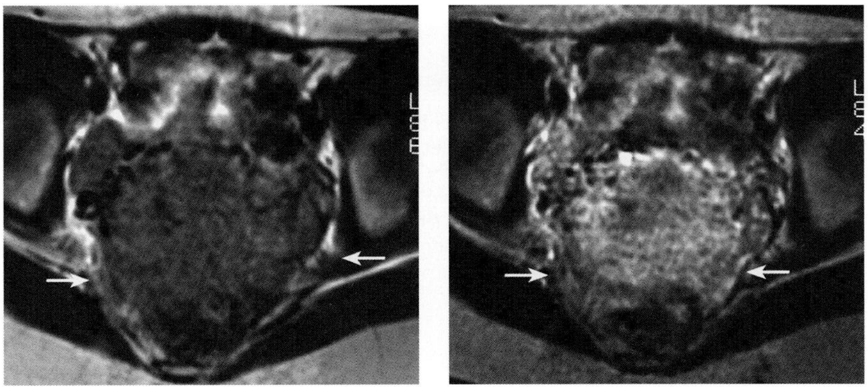

a b

Abb. 26.**39** **Invasive Mole.** Vergrößerter Uterus (Pfeile) mit beerenartigen Konglomeraten zarter dünnwandiger Zysten, die die normale zonale Architektur des Uterus zerstören (**a**: PDW; **b**: T2W).

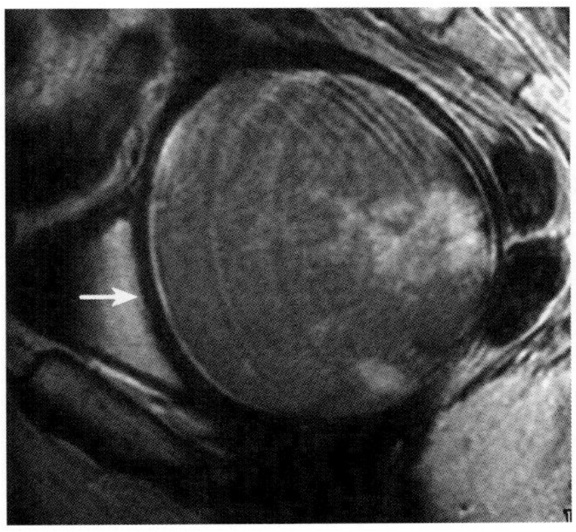

Abb. 26.**40** **Endometritis mit Pyometra.** Sagittales T2W, die endometriale Kavität (Pfeil) ist durch Pus und Gewebsabschilferungen nach Okklusion des endozervikalen Kanals deutlich erweitert.

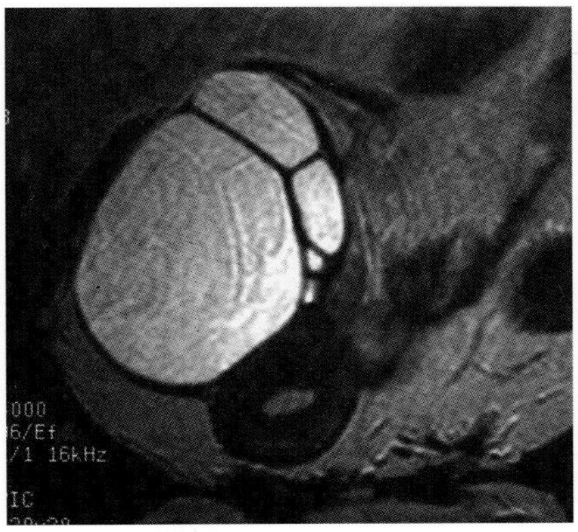

Abb. 26.**41** **Adnexzyste.** Coronales T2W, große hyperintense zystische Läsion mit vier Tochterzysten.

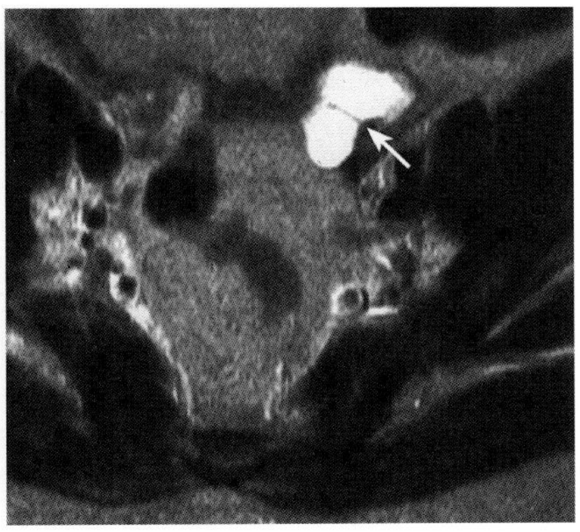

Abb. 26.**42** **Ovarialzyste.** T2W, zwei kleine zystische Läsionen (Pfeil).

Tabelle 26.**2** (Fortsetzung) Erkrankungen der weiblichen Genitale

Erkrankung	MRT-Befund	Kommentar
Endometriose des Ovars (Abb. 26.**43**, 26.**44**)	Eine oder mehrere zystische Läsionen mit Signalveränderungen unterschiedlicher Stadien von Blutungen. In den meisten Fällen findet sich eine hohe Signalintensität im T1W und T2W, die Zysten können aber auch hypointens in beiden Wichtungen oder hyperintens im T1W und hypointens im T2W erscheinen. Zentrale, unscharf begrenzte, signalarme Areale innerhalb einer signalreichen Zyste („Schatten" im T2W) sind Folge von Proteinkonzentrationen und Viskositätsänderungen. Signalauslöschungen und signalfreie Ringe finden sich bei Fibrosen und/oder Hämosiderindepots. Der Rand der Zysten ist durch Adhäsionen häufig unscharf oder anguliert.	Tritt bei Frauen in der 3. und 4. Lebensdekade bei normaler hormoneller Stimulation auf. Klinisch Infertilität, Dysmenorrhö, Schmerzen im Becken, Dyspareunie und abnorme Blutungen. Die Schmerzattacken sind charakteristischerweise zyklusabhängig, beginnen prämenstruell und verschwinden nach der Mens.
Dermoid und Teratom	Definierte Läsion mit fettigen und zystischen Anteilen und fakultativen Sedimentierungen oder Schichtungen. Chemical-shift-Artefakte durch kompakte Fettanteile innerhalb einer intrazystischen Flüssigkeit oder durch Fett-Flüssigkeits-Spiegel. Mitunter findet sich ein Knoten am Rand der Zyste, der in das Lumen ragt und verschiedene histologische Bestandteile enthält (Dermoid-Zapfen oder Rokitanski-Knoten). Rundliche Verkalkungen stellen abortive Zähne oder Knochenbestandteile dar und sind in allen Sequenzen entsprechend signalfrei.	Häufige Neoplasie des Ovars, die in der Regel im zeugungsfähigen Alter diagnostiziert wird. Dermoidzysten entstehen aus den ektodermalen Keimzellen, während Teratome aus allen drei Keimzellschichten bestehen. Die meisten zystischen Teratome sind benigne, weniger als 3 % entarten maligne. Primäre *maligne Teratome*: Verlust der Fettgewebsgrenzen und Invasion der Harnblase, der Darmschlingen und der Beckenmuskulatur.
Benigne ovarielle Neoplasien (Abb. 26.**45**)	Definierte solide oder gemischt zystische und solide Läsionen ohne Infiltration des benachbarten Fettgewebes und der Organe, mitunter bilateral. Eine fehlende Invasivität schließt ein Malignom nicht immer aus.	Solide Läsionen: Fibrome, Leiomyome, Brenner-Tumoren (Östrogen bildend und verkalkend), Thekome (Östrogen bildend), Sartoli-Leydig-Zell-Tumoren (Androgen bildend). Gemischt zystische und solide Tumoren: Seröse oder muzinöse Zystadenome, Granulosazelltumoren (Östrogen bildend), Arrhenoblastome.

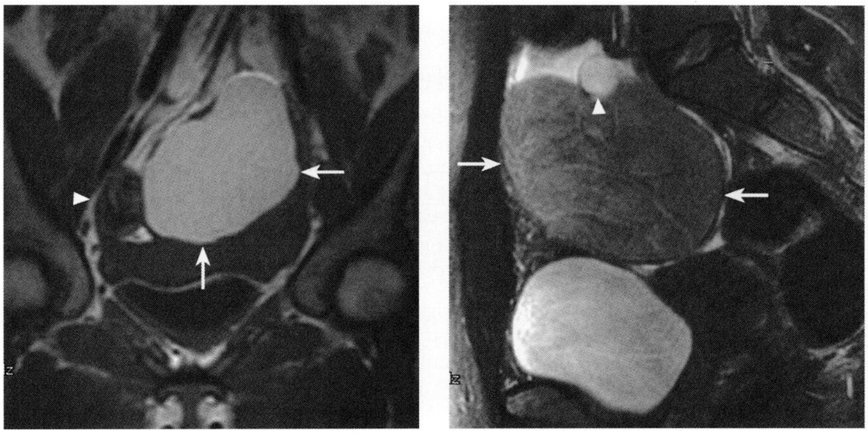

a b

Abb. 26.**43** **Endometriose des Ovars.** Große zystische Raumforderung (Pfeile) cranial der Harnblase. Die zystische Läsion ist im coronalen T1W (**a**) signalreich und intermediär intens im sagittalen T2W (**b**) als Zeichen von Blutbestandteilen. Das rechte Ovar (Pfeilspitzen) ist der Zyste adhärent (**a**). Ein hyperintenses Areal (Pfeilspitze) findet sich an der oberen Zystenwand in (**b**) und entspricht einem Endometrioseherd. Nebenbefund: Signalarmer Uterus didelphys zwischen der Harnblasenhinterwand und der zystischen Raumforderung.

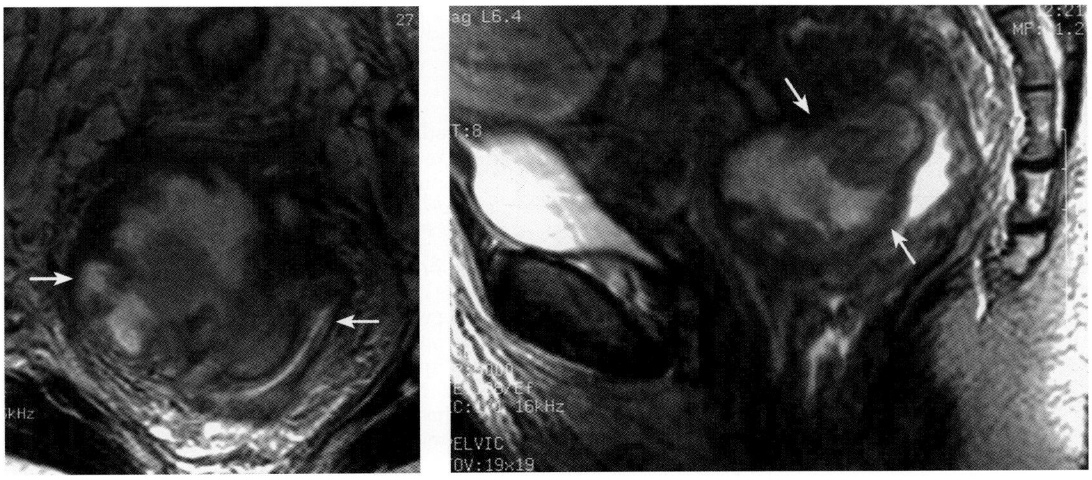

a b

Abb. 26.**44** **Endometriose des Ovars.** Axiales und sagittales T2W, heterogene Läsion (Pfeile) mit variablem Signal im Douglas'schen Raum.

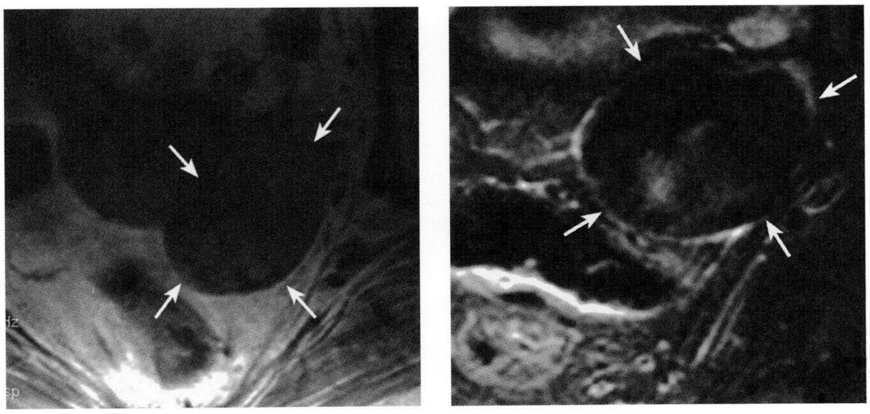

a b

Abb. 26.**45** **Fibrom des Ovars.** Definierte, gering inhomogene Läsion (Pfeile) mit signalarmem Charakter im coronalen PDW (**a**) und coronalen FS T2W (**b**).

Tabelle 26.2 (Fortsetzung) Erkrankungen der weiblichen Genitale

Erkrankung	MRT-Befund	Kommentar
Ovarialkarzinom (Abb. 26.46)	Typischerweise große komplexe Raumforderung über 5 cm im Durchmesser, kann rein zystisch oder rein solide oder auch gemischt imponieren. Heterogenes hypointenses T1W und hyperintenses T2W. Der Zysteninhalt ist mitunter proteinreich oder eingeblutet mit entsprechend hohem Signal im T1W. Deutliches KM-Enhancement, beschränkt auf die soliden Anteile. Metastasen und Infiltrationen von Nachbarorganen sind sichere Zeichen der Malignität, ebenso favorisieren heterogene Weichteilkomponenten, Septierungen, unscharfe Tumorgrenzen und Aszites ein Malignom. Das Pseudomyxoma peritonei stellt eine Komplikation muzinöser Zystadenome oder Zystadenokarzinome dar und findet sich in Form einer im T2W signalreichen Infiltration des Peritoneum.	In der Regel sind primäre Ovarialmalignome papilläre oder undifferenzierte Adenokarzinome, seröse oder muzinöse Zystadenokarzinome und endometroide Karzinome. Selten finden sich primäre maligne Teratome, Tumoren der endodermalen Sinus, gemischte mesenchymale Tumoren, maligne Thekome, Arrhenoblastome oder Dysgerminome. *Klassifizierung:* TNM FIGO T1 I Limitiert auf das Ovar; T1a IA Limitiert auf ein Ovar; T1b IB Limitiert auf beide Ovarien; T1c IC mit malignem Aszites; T2 II Auf das Becken beschränkt; T2a IIA Infiltration von Uterus/Tuben. T2b IIB Infiltration anderer Beckenstrukturen; T2c IIC mit malignem Aszites; TIII ± N1 III Limitiert auf das Abdomen, mit Ausnahme der Leber; M1 IV Hämatogene Metastasen oder Ausbreitung im gesamten Abdomen.
Metastasen im Ovar	Solide oder zystisch, häufig bilateral und vor Entdeckung des Primärtumors, mitunter erhebliche Vergrößerung der Ovarien.	Die Ovarien sind ein häufiger Ort von Metastasen im Becken. Primärtumoren finden sich vor allem im Gastrointestinaltrakt. Der *Krukenberg-Tumor* ist eine Metastase des Kolon, Magen, Pankreas oder des biliären Systems.
Tuboovarialabszess	Dickwandige, gewöhnlich polyzyklische zystische Raumforderung mit Gas oder Flüssigkeitsschichtungen. Unscharfe Grenzen und entzündliche Reaktionen des angrenzenden Fettgewebes. Kann den Douglas'schen Raum infiltrieren und bilateral auftreten.	Häufig Anaerobier-Infektion im Rahmen einer Geschlechtskrankheit, IUD, einer Beckeninfektion oder nach Operation. *Hydro- und Pyosalpynx* führen zu einer ampullären oder infundibulären Obstruktion der Tuba ovarica, die mit Flüssigkeit oder Pus gefüllt ist und so eine zystische oder tubuläre extraovarielle Raumforderung simuliert.
Torsion des Ovars	Im akuten Stadium ist das betroffene Ovar vergrößert, ödematös und hämorrhagisch mit multiplen peripheren Transsudat- Follikeln von bis zu 12 mm im Durchmesser. Gleichzeitig zeigen sich abgeschnürte Blutgefäße mit vermindertem Fluss und fehlendem KM-Enhancement. Geringe Mengen intraperitonealer Flüssigkeit, vor allem im Douglas. Bei später Diagnose folgt eine hämorrhagische Nekrose des Ovars mit Fibrose oder Atrophie.	Klinisch akuter Unterleibsschmerz, Erbrechen, Übelkeit und Fieber. Präpubertäre Mädchen sind am häufigsten betroffen. Andere Risikofaktoren sind: Raumforderungen des Ovars, Zysten, Hypermobilität der Adnexe und Schwangerschaft.
Ektope Schwangerschaft	Zystische oder komplexe Läsion im Bereich der Adnexe, am häufigsten im Bereich des Tubenisthmus. Blut im Douglas'schen Raum.	Wird in der 7. Zykluswoche oder später bei positivem Schwangerschaftstest diagnostiziert, klinisch Unterleibsschmerz, vaginale Blutung und häufig palpable Raumforderung.

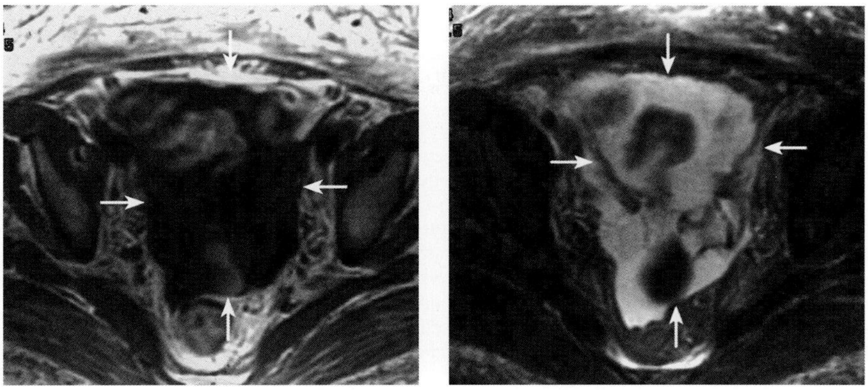

a b

Abb. 26.**46** **Zystadenokarzinom des Ovars.** Komplexe, gemischt solide und zystische Läsion (Pfeil) mit vorwiegend geringem Signal im T1W (**a**) und hohem Signal im T2W (**b**).

Tabelle 26.3 Erkrankungen der männlichen Genitale

Erkrankung	MRT-Befund	Kommentar
Prostata		
Prostatazyste (Abb. 26.47)	Homogene zystische Struktur mit geringem oder bei höherer Proteinkonzentration intermediärem Signal im T1W und hohem Signal im T2W. Kongenitale Zysten: *Utrikuluszyste*: In der Mittellinie zwischen den Samenbläschen posterosuperior ohne Extension über die Prostata. *Zyste des Müller'schen Ganges*: Etwas lateral der Mittellinie zwischen den Samenbläschen mit cranialer Extension über die Prostata hinaus. *Zyste des Ductus ejaculatorius*: Intraprostatisch entlang des erwarteten Verlaufes des Ductus ejaculatorius durch kongenitale oder erworbene Obstruktion des Ganges.	Erworbene zystische Läsionen: *Zystische Degeneration einer benignen Prostatahypertrophie*: Häufig Läsion im Bereich der Übergangszone. *Retentionszyste*: Dilatation der glandulären Azini nach Obstruktion ihrer Gänge. *Kavitäre/divertikulöse Prostatitis*: „Schweizer Käse", dilatierte Azini und Duktuli auf der Basis einer fibrosierenden chronischen tuberkulösen Prostatitis. *Prostataabszess*: Unregelmäßige Zystenwand, Septierungen. *Postoperative Defekte*: Nach transurethraler Resektion/TUR).
Gutartige Prostatahypertrophie (Prostataadenom) (Abb. 26.48)	Diffuse Vergrößerung der Prostata mit glatter Begrenzung durch Hyperplasie der Übergangszone. Im T2W sind Übergangs- und zentrale Zone, die normalerweise homogen imponieren, heterogen und signalvermehrt und wölben sich zur hyperintensen peripheren Zone vor. Die hyperplastische Übergangszone kann auch ein diffus noduläres Muster zeigen, das im T2W zwischen signalarm und signalreich in Abhängigkeit von der Gewebskomposition schwankt.	Die benigne Prostatahypertrophie kann von einem kleinen Prostatakarzinom im MRT nicht sicher differenziert werden, darüberhinaus können beide Veränderungen gleichzeitig auftreten. Das Gewicht der Prostata wird unter Annahme eines spezifischen Gewichtes von 1,05 nach folgender Formel bestimmt: 0,55 x Länge x Dicke x Breite. Das Gewicht einer normalen Prostata liegt unter 30 g.
Prostatakarzinom (**Abb. 26.49–26.51**)	Im T2W typisches signalarmes Areal innerhalb einer hyperintensen peripheren Zone mit einseitiger Prostatavergrößerung und deformierter oder nodulärer Kontur. Prostatakarzinome, die auf die zentrale Drüse reduziert sind, können von benignen Prostatahypertrophien nicht differenziert werden. Das seltene, Schleim bildende zystische Prostatakarzinom ist im T2W hyperintens. Eine posterolaterale Ruptur der Prostatakapsel führt zu einer Infiltration des retroprostatischen Fettgewebes und des neurovaskulären Bündels. Eine Invasion der Samenbläschen imponiert in Form einer Verdickung der Drüsengänge und schließlich vollständigen Ausfüllung der Region mit Tumorgewebe. Infiltrationen von Blase und Rektum finden sich in fortgeschritteneren Stadien. Eine Biopsie kann die Tumordiagnostik über einige Wochen behindern, die Tumorausdehnung kann unter- und auch überschätzt werden, sodass ein entsprechendes Zeitintervall bis zur MRT-Untersuchung notwendig ist.	Erhöhung des prostataspezifischen Antigens (PSA) (Normalwert 0,1–4 ng/ml). Ein jährlicher PSA-Anstieg von 20% oder mehr als 0,75 ng/ml ist suspekt, da jedes Gramm malignen prostatischen Gewebes zehnmal mehr PSA produziert als normales Prostatagewebe. *Klassifizierung* (modifiziert nach Jewitt und Whitmore): A: Nicht palpabel; A1: Hochdifferenzierter Tumor, kleiner als 1,5 cm, weniger als 5% der TUR-Chips sind positiv; A2: Diffuser, wenig differenzierter Tumor, mehr als 5% der TUR-Chips sind positiv; B: Palpabler, auf die Prostata beschränkter Tumor; B1: Tumor ist kleiner als 1,5 cm; B2: Tumor ist größer als 1,5 cm; C: Lokalisierter Tumor mit Kapselinfiltration; C1: Kapselinvasion; C2: Kapselpenetration; C3: Infiltration der Samenbläschen; D: Fernmetastasen; D1: Beckenlymphknoten; D2: Lymphknoten außerhalb des Beckens; D3: Metastasen in Knochen, Weichteilen oder anderen Organen.

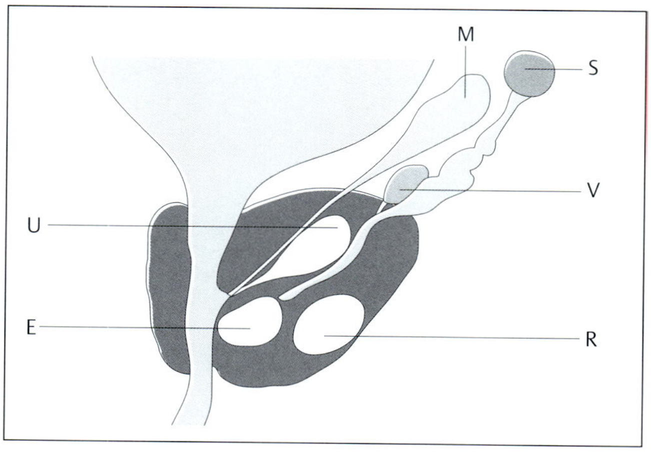

Abb. 26.47 **Prostatazysten.** E: Zyste des Ductus ejaculatorius; M: Zyste des Müller'schen Ganges; R: Retentionszyste (erworben oder angeboren); S: Zyste der Samenbläschen; U: Utrikuluszyste; V: Zyste des Ductus deferens.

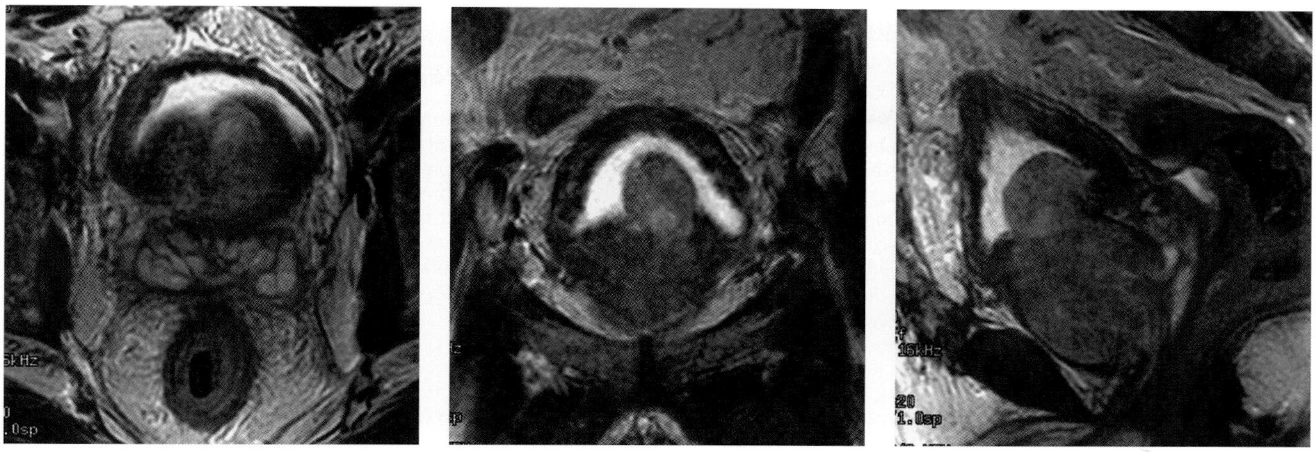

a b c

Abb. 26.**48** **Benigne Prostatahypertrophie.** Deutlich diffus und nodulär vergrößerte Prostata mit angehobenem Blasenboden (T2W, **a**: axial; **b**: coronal; **c**: sagittal).

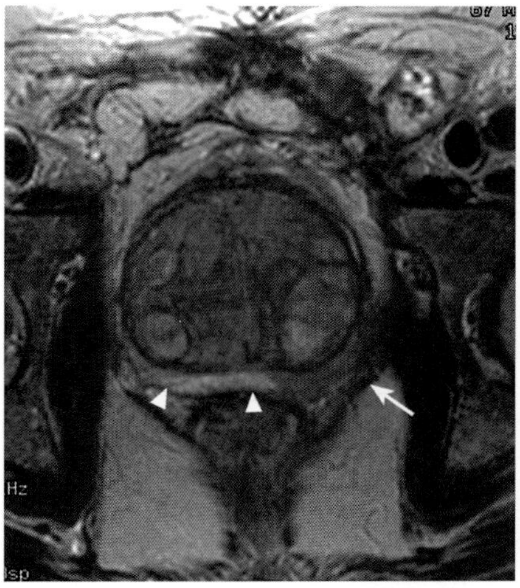

Abb. 26.**49** **Prostatakarzinom.** T2W, die hyperintense periphere Zone (Pfeilspitzen) ist deutlich durch die vergrößerte zentrale Drüse komprimiert (Übergangszone), was auch einer benignen Prostatahypertrophie ähnelt. Die Malignität wird durch den Signalverlust der peripheren Zone posterolateral (Pfeil) angezeigt. Das Karzinom infiltriert die angrenzenden linken neurovaskulären Bündel und das retroprostatische Fett, das im Vergleich zur normalen rechten Seite hypointens ist.

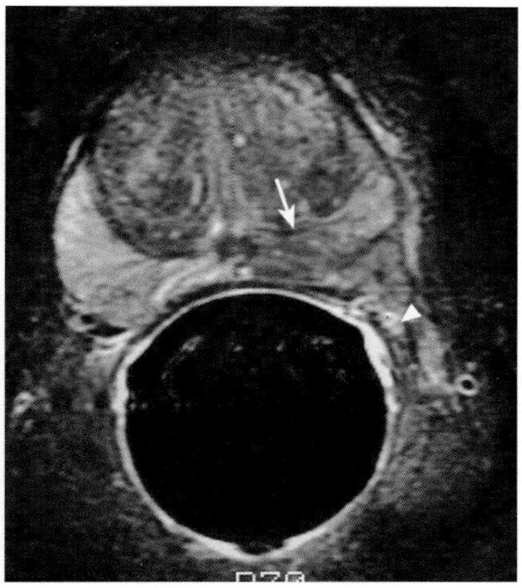

Abb. 26.**50** **Prostatakarzinom.** T2W. Im Vergleich mit der normal signalreichen peripheren Zone rechts findet sich links eine deutliche Signalminderung (Pfeil). Der Tumor reicht in das retroprostatische Fett und die angrenzenden neurovaskulären Bündel.

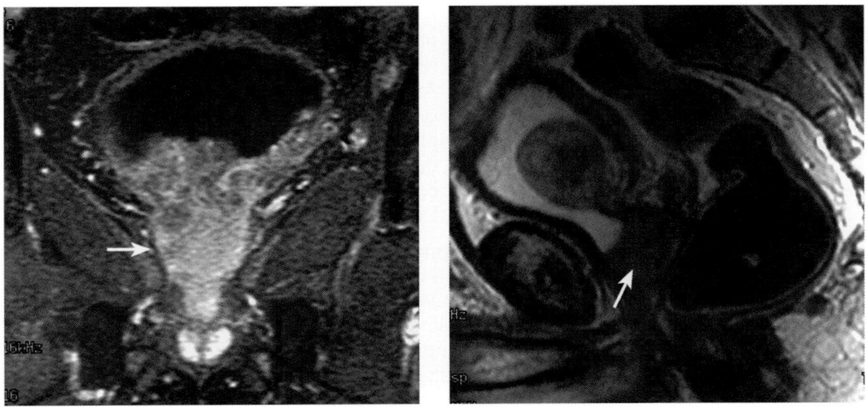

a b

Abb. 26.**51** **Prostatakarzinom mit Blaseninfiltration (zwei Fälle).** Großer Tumor der Prostata (Pfeil) mit Ausdehnung in die Harnblase (**a**: coronales FS T1W nach KM; **b**: sagittales T2W).

Tabelle 26.3 (Fortsetzung) Erkrankungen der männlichen Genitale

Erkrankung	MRT-Befund	Kommentar
Prostatitis (Abb. 26.52, 26.53)	Die Manifestation ist stadiumabhängig. Eine akute Prostatitis findet sich in Form einer ödematös geschwollenen Drüse mit Signalanhebung im T2W. Unregelmäßige, unscharf begrenzte Kavitäten zeigen Abszedierungen an. Bei der chronischen Prostatitis findet sich ein fokaler oder diffuser Signalverlust in der peripheren Zone im T2W. Unregelmäßige Dilatation der Duktuli und Azini in Form zahlreicher kleiner Zysten finden sich auf der Basis einer Fibrose („Schweizer Käse").	*Granulomatöse Prostatitis*: Granulome können unspezifisch (entzündliche Reaktion auf Sekretakkumulation oder nekrotisches Gewebe nach akuter oder chronischer Prostatitis) oder tuberkulös sein. Im MRT finden sich signalarme Areale in der peripheren Zone ähnlich eines Prostatakarzinoms. Bei einer tuberkulösen Prostatitis zeigen sich zusätzlich kleine Zysten oder Kavitäten.
Samenbläschen		
Zyste der Samenbläschen (Abb. 26.54)	Uni- oder bilaterale, homogene zystische Raumforderung oberhalb der Prostata zwischen Blase und Rektum, hypointens im T1W und hyperintens im T2W.	Kongenitale Zysten sind häufig mit Anomalien des ipsilateralen mesonephrischen Ganges assoziiert (ektope Ureterinsertion, Nierendysgenesien, Duplikaturen des Sammelsystems). Erworbene Zysten finden sich nach Entzündungen oder tumoröser Obliteration (z. B. Prostatakarzinom).
Neoplasien der Samenbläschen	Metastasen eines Prostatakarzinoms sind die häufigsten Neoplasien der Samenbläschen in Form uni- oder bilateraler Verdickungen der Tubuli oder einer obliterierenden Raumforderung mit typisch signalarmem Charakter im T2W.	DD signalarmer Läsionen im T2W: senile Amyloidose, chronische Infektion und alte Blutung. Metastasen von Rektum- und Harnblasenkarzinomen sowie die seltenen primären benignen und malignen Tumoren der Samenbläschen sind im T2W eher signalreich.
Infektion und Blutung der Samenbläschen (Abb. 26.55)	Variables Signal im Abhängigkeit vom Alter der Erkrankung.	In der Regel Komplikation einer neoplastischen Obstruktion.
Hoden und Nebenhoden		
Gutartige Raumforderungen	*Epidermoide*: Intratestikuläre oder extratestikuläre Läsionen, gering hypointens zum Hoden im T1W und hyperintens im T2W. *Gutartige Teratome*: Können nicht von den malignen Formen differenziert werden. *Adenomatoide Tumoren*: Finden sich eher im Nebenhoden und sind durch fibröse Reaktionen vorwiegend signalarm.	*Zysten* finden sich im Hoden oder der Tunika gewöhnlich inzidental, sind kleiner als 2 cm und zeigen ein wassertypisches Signal. *Dilatierte Samenkanäle* finden sich in Form zahlreicher dilatierter Tubuli im Mediastinum testis zusammen mit einer ipsilateralen Spermatozele. *Intratestikuläre Varikozelen*: Raumforderung dilatierter Gänge mit kräftigem KM-Enhancement im Mediastinum testis im Zusammenhang mit einer ipsilateralen Varikozele.
Hodenkarzinom	Glatt begrenzte, kugelige Raumforderung, isointens zum Hoden im T1W und inhomogen hypointens im T2W. Ein Ring normalen Hodengewebes verbleibt auch um größere Läsionen. Im Vergleich mit Seminomen sind Nicht-Seminome mehr heterogen und besitzen eine fribröse Kapsel in Form eines signalarmen Bandes um den Tumor. Fortgeschrittene Tumoren infiltrieren den Nebenhoden, Funiculus spermaticus und das Skrotum. Frühe lymphatische Aussaat in die oberen paraaortalen Lymphknoten nahe der Nierenhili. Beckenlymphknoten finden sich lediglich bei einer lokalen Tumorinvasion in das Beckenbindegewebe.	Keimzelltumoren (97 %), wie Seminom (50 %), Embryonalzellkarzinome und Dottersacktumore (25 %), maligne Teratome und Teratokarzinome (20 %), Choriokarzinome (2 %), werden gewöhnlich in den ersten 4 Lebensdekaden diagnostiziert (Altersgipfel 20–40). Tumoren des Stromas (3 %) sind zu 90 % gutartig (Leydig-Zell- und Sertoli-Zell-Tumor), finden sich in den ersten 5 Lebensjahren. *Staging* I: Limitiert auf Hoden und Funiculus spermaticus; II: Lymphknotenmetastasen unterhalb des Diaphragma; IIA: Nicht palpabel; IIB: Ausgedehnte Raumforderung; III: Lymphknotenmetastasen oberhalb des Diaphragmas oder Metastasen in anderen Organen; IIIA: Beschränkt auf das lymphatische System; IIIB: Extranodal.
Hodenlymphome und Leukämie	Uni- oder bilaterale, diffuse, unscharf begrenzte Infiltration der Hoden und/oder Nebenhoden. Die Hoden können bei normaler Konfiguration vergrößert sein. Im T2W wirken die Infiltrate relativ homogen und hypointens zum normalen Hodengewebe.	Lymphome und Leukämie sind die häufigsten Malignome des Hodens bei Männern jenseits des 50. Lebensjahres. Hodenlymphome können primär oder häufiger Teil einer lymphatischen Systemerkrankung sein. Die Hoden sind nicht selten Ort eines Leukämie-Rezidivs, speziell bei Kindern. *Hodenmetastasen* sind extrem selten.

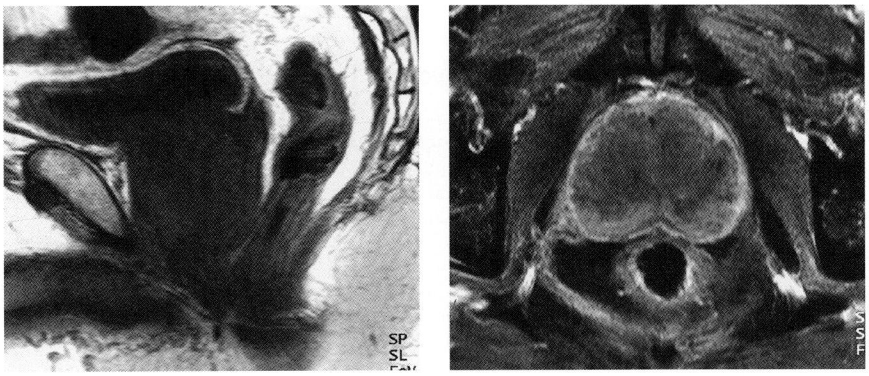

a b

Abb. 26.**52** **Akute Prostatitis.** **a** Sagittales T1W, diffuse Vergrößerung der Prostata. **b** Axiales FS T1W nach KM, deutliches homogenes Enhancement der Prostata ohne Hinweis auf eine Abszedierung.

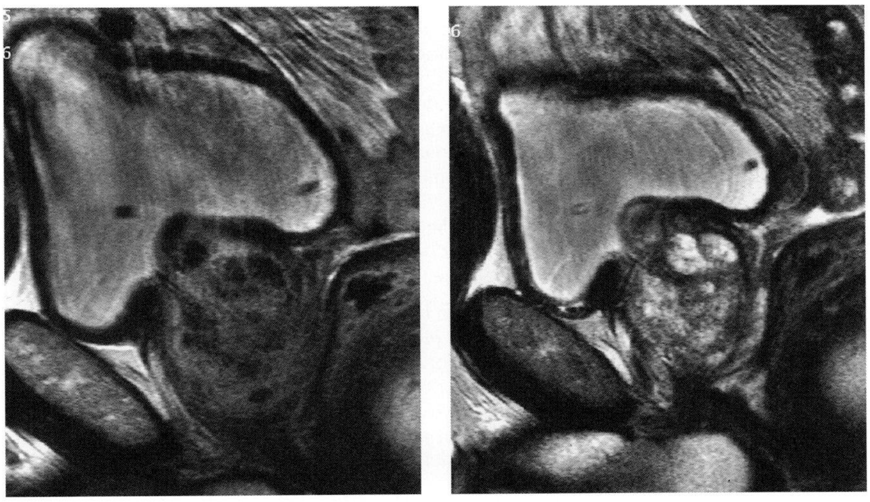

a b

Abb. 26.**53** **Prostatitis mit multiplen Abszessen.** Diffus vergrößerte Prostata mit multiplen Abszessen in Form hypointenser Areale im sagittalen spoiled GRE (**a**) und hyperintensen Zonen im sagittalen T2W (GRE) (**b**).

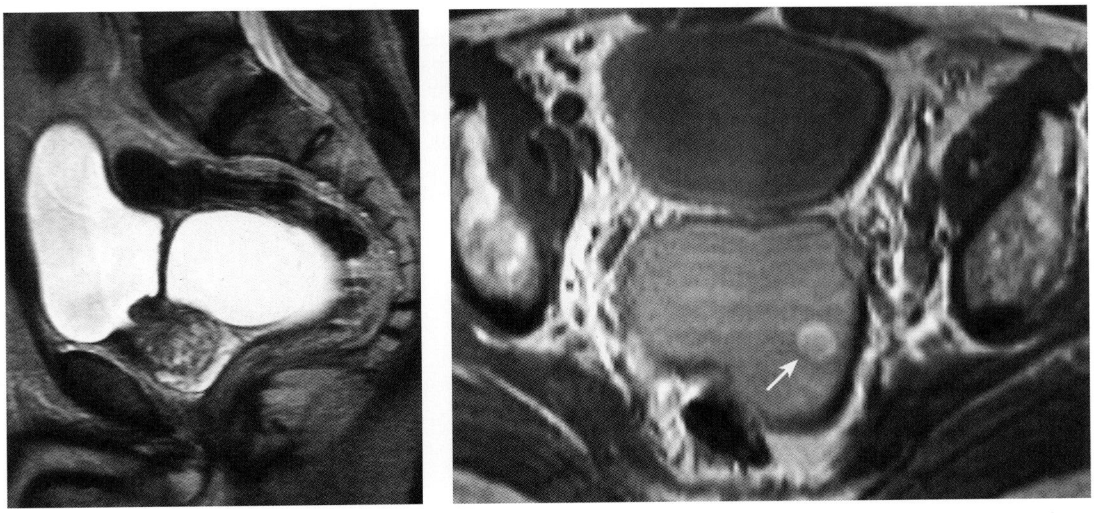

b b

Abb. 26.**54** **Zyste des Samenbläschens.** **a** Sagittales T2W, große zystische Läsion dorsal der Harnblase. Agenesie der linken Niere, des linken Ureters und beider Samenbläschen (nicht abgebildet).

b Axiales PDW, kleiner hyperintenser Fokus (Pfeil) in der Samenblasenzyste als Ausdruck eines kleinen serösen Zystadenoms.

Tabelle 26.3 (Fortsetzung) Erkrankungen der männlichen Genitale

Erkrankung	MRT-Befund	Kommentar
Epididymitis	Im akuten Stadium diffuse oder fokale Vergrößerung des Nebenhodens mit Signalanhebung im T2W ähnlich des normalen Hodensignals. Komplikationen: Abszedierung, Blutung und Orchitis. Begleitbefunde sind: ödematöse Schwellung und Hypervaskularität des Funiculus spermaticus, eine sympathetische Hydrozele und inguinale Lymphadenopathie. Signalminderung im T2W bei einer chronischen Epididymitis.	Häufige intraskrotale Infektion bei Jugendlichen und jungen Erwachsenen nach Infektion (gewöhnlich benigne Prostatitis). Geläufige Erreger sind *E. coli*, *S. aureus*, *N. gonorrhoeae* und *Mycobacterium tuberculosis*. Die *Orchitis* ist gewöhnlich Folge der Epididymitis. Hodeninfektionen können fokal oder diffus auftreten, akut oder chronisch. Im MRT variiert die Signalgebung. Reine Orchitiden ohne Nebenhodenbeteiligung sind gewöhnlich viral.
Hodenhämatom	Inhomogene intratestikulare Signalalteration mit Signalmuster in Abhängigkeit vom Alter der Blutung. Bei einer Hodenruptur ist die Tunica albuginea in der Regel komplett zerstört. Häufig findet sich eine Hämatozele mit identischem Signalmuster.	Spontane Hodenblutungen finden sich bei Patienten mit hämorrhagischer Diathese oder unter Antikoagulation. Spontanrupturen auf der Basis einer tumorösen Raumforderungen müssen differentialdiagnostisch erwogen werden.
Hodentorsion	Hämorrhagische Schwellung von Hoden und Nebenhoden, verdickter Funiculus spermaticus mit vermindertem oder fehlendem Blutstrom in Form eines gewundenen Stranges. Die Torsion selbst bildet einen kleinen signalarmen Fokus, von dem zahlreiche bogige Linien variabler Signalintensität abgehen („Whirlpool-Zeichen"). Häufig begleitende Hämatozele.	Tritt bei Patienten unter 30 Jahren mit plötzlicher Schwellung des Skrotums, Berührungsempfindlichkeit und starken Schmerzen auf. Chirurgischer Notfall, da der Hoden eine unterbrochene Blutversorgung nur bis maximal 3–6 Stunden toleriert. Mechanismus: Eine Okklusion der Venen im gewunden Funikulus führt zu einer progredienten Schwellung, bis der Binnendruck über dem arteriellen Druck liegt und der Blutfluss damit zum Stillstand kommt. Konsequenz ist eine hämorrhagische Nekrose.
Hodeninfarkt	Das Erscheinungsbild eines akuten/subakuten Infarktes hängt von der Art der vaskulären Okklusion (partiell versus komplett, arteriell versus venös) und dem Ausmaß der Minderperfusion ab. Bei chronischen Infarkten sind die Testes klein und signalarm in allen Sequenzen.	Häufige Ursachen sind Hodentorsion, Trauma, Leukämie, eine bakterielle Endokarditis und verschiedene Formen der Vaskulitis. Eine *Torsion der testikulären und epididymalen Appendizes* (embryonale Residuen) führen zu einem hämorrhagischen Infarkt dieser Strukturen in Form einer kleinen runden Raumforderung.
Hydrozele (Abb. 26.56)	Abnorme Flüssigkeitsansammlung in der Tunica vaginalis in Form einer zystoiden Struktur anterior, medial oder lateral des Hodens. Kann sich entlang des Funiculus spermaticus ausdehnen und in den Peritonealraum reichen, in diesem Fall gewöhnlich im Zusammenhang mit einer Leistenhernie.	Sekundär nach Trauma, Hodentorsion, Tumor, Epididymitis oder Orchitis. Kann Blut (Hämatozele) oder Pus (Pyozele) enthalten. *Spermatozelen* sind runde zystische Läsionen im Bereich des Kaput des Nebenhodens und liegen typischerweise dorsal des Hodens.
Varicozele	Ansammlung dilatierter gewundener Venen posterolateral des Hodens nahe des Caput epididymis mit Ausdehnung entlang des Funiculus spermaticus. Die Geschwindigkeit des Blutflusses ist gewöhnlich langsam und bildet in SE-Sequenzen eine Signalauslöschung, bei turbulentem Fluss intermediäres Signal im T1W und signalreiches T2W.	Abnorme Dilatation und Elongation der Venen des Plexus pampiniformis, häufig auf der linken Seite. Idiopathisch oder sekundär nach Kompression der Hodenvenen durch abdominelle Erkrankungen. Kann zur Infertilität führen.

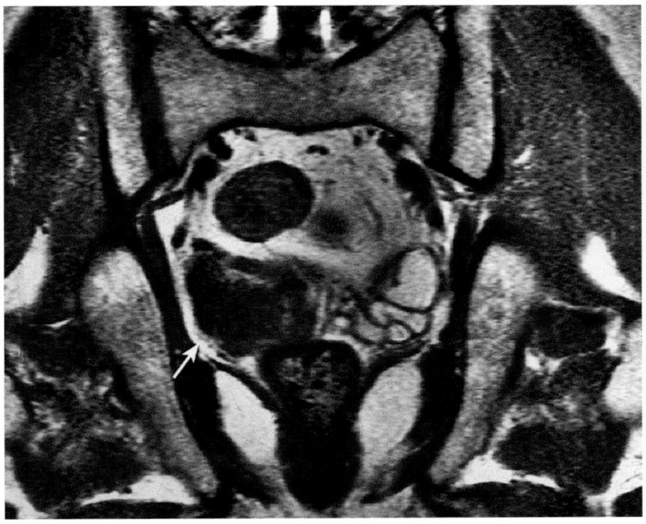

a

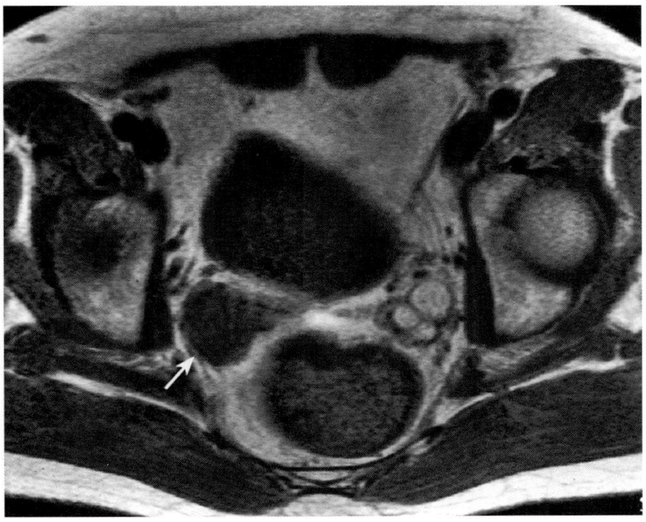

b

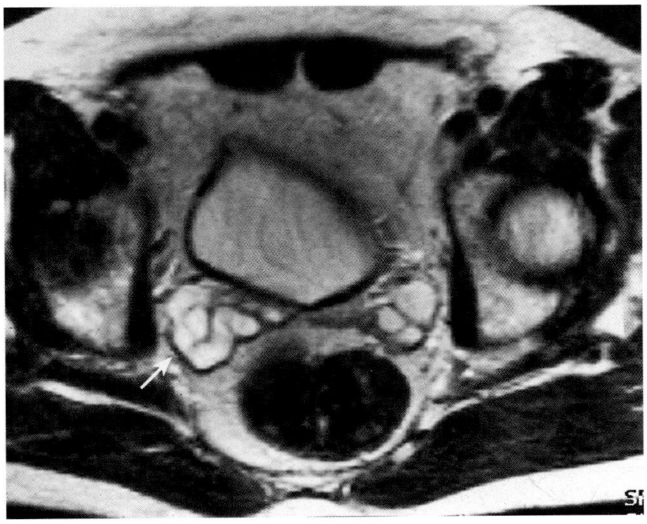

c

Abb. 26.**55** **Staphylokokkeninfektion des rechten Samenbläschens.** Ödem und Entzündung maskieren das rechte Samenbläschen, das dadurch vergrößert und verplumpt wirkt, im T2W gering signalintenser im Vergleich zur Gegenseite
(**a**: sagittales T1W; **b**: axiales T1W; **c**: axiales T2W).

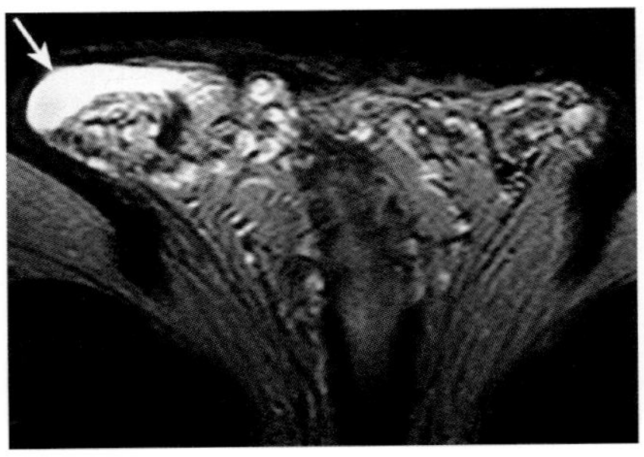

a

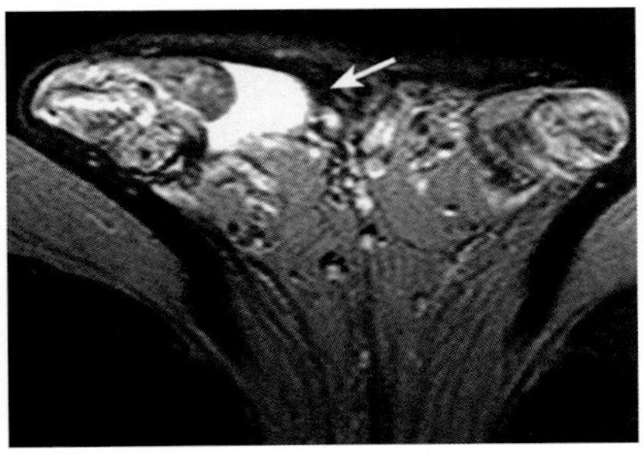

b

Abb. 26.**56** **Hydrozele.** Flüssigkeitsansammlung im Bereich der anterioren, medialen und posterioren Grenze des rechten Hodens (**a, b** T2W).

Literatur

Amis ES, Newhouse JH. Essentials of uroradiology. Boston: Little Brown, 1991.

Berquist TH. MRI of the musculoskeletal system. 4th ed. Philadelphia: Lippincott Raven, 2001.

Braunwald E, Fauci AS, Kasper DL, Hauser SL, Longo DL, Jameson JL. Harrison's principles of internal medicine. 15th ed. NY: McGraw Hill, 2001.

Burgener FA, Kormano M. Differential diagnosis in conventional radiology. 2nd ed. Stuttgart: Thieme, 1991.

Burgener FA, Kormano M. Differential diagnosis in computed tomography. Stuttgart: Thieme, 1996.

Cotran RS, Kumar V, Collins T. Robbins pathologic basis of disease. 6th ed. Philadelphia: Saunders, 1998.

Dähnert W. Radiology review material. 4th ed. Baltimore: Williams and Wilkins, 1999.

Davidson AJ, Choyke P, Wagner BJ, Hartman D, Bralow L. Davidson's radiology of the kidney and genitourinary tract. 3rd ed. Philadelphia: Saunders, 1998.

Ebel K-D, Blickmann H. Differential diagnosis in pediatric radiology. Stuttgart: Thieme, 1999.

Edelman RR, Zlatkin MB, Hesselink JR. Clinical magnetic resonance imaging. 2nd ed. Philadelphia: Saunders, 1996.

Fraser RG, Paré PD, Fraser RS, Generaux GP. Diagnosis of diseases of the chest. 3rd ed. Philadelphia: Saunders, 1991.

Gray HL, Bannister LH, Williams PL. Gray's anatomy. 38th ed. Edinburgh: Churchill Livingstone, 1995.

Harnsberger HR. Handbook of head and neck imaging. 2nd ed. Chicago: Mosby-Yearbook, 1995.

Higgins CB, Hricak H, Helens CA. Magnetic resonance imaging of the body. 3rd ed. Philadelphia: Lippincott Raven, 1996.

Hosten N, Winter P. Imaging of the globe and orbit: A guide to differential diagnosis. Stuttgart: Thieme, 1998.

Kawashima A, Fishman EK, Kuhlman JE. CT and MR evaluation of posterior mediastinal masses. Critical Reviews in Diagnostic Imaging 1992; 33:311–367.

Kirks DR. Practical pediatric imaging. 3rd ed. Philadelphia: Lippincott Raven, 1998.

Krestin GPP, Choyke PL. Acute abdomen: Diagnostic imaging in the clinical context. Stuttgart: Thieme, 1996.

Lee JKT, Heiken JP, Sagel SS, Stanley RJ. Computed body tomography with MRI correlation 3rd ed. New York: Raven Press, 1997.

Lenz M. CT and MRI of head and neck tumors. Stuttgart: Thieme, 1993.

Meyers MA. Dynamic radiology of the abdomen: normal and pathologic anatomy. 5th ed. New York: Springer, 2000.

Mirowitz SA. MR pitfalls and variants in the extrahepatic abdomen. Magn Reson Imaging Clin N Am. 3(1):23–37, 1995.

Moss AA, Gamsu G, Genant HK, eds. Computed tomography of the body with magnetic resonance imaging. 2nd ed. Philadelphia: Saunders, 1992.

Osborne AG. Diagnostic neuroradiology. St. Louis: Mosby, 1994.

Radü EW, Kendall BE, Moseley IF. Computertomographie des Kopfes. 3rd ed. Stuttgart: Thieme, 1994.

Reeder MM. Reeder and Felson's gamuts in radiology. 4th ed. New York: Springer, 1996.

Reeders JW, Mathieson JR. AIDS imaging. Philadelphia: Saunders, 1997.

Resnick D. Diagnosis of bone and joint disorders. 4th ed. Philadelphia: Saunders, 2001.

Sabiston DC, Jr. Textbook of surgery: the biological basis of modern surgical practice. 16th ed. Philadelphia: Saunders, 2000.

Silverman F. Caffey's pediatric x-ray diagnosis: a textbook for students and practitioners of pediatrics, surgery and radiology. 9th ed. Chicago: Mosby-Yearbook, 1993.

Som PM, Bergeron RT. Head and neck imaging. 3rd ed. St. Louis: Mosby, 1996.

Stark DD, Bradley WG. Magnetic resonance imaging. 3rd ed. St. Louis: Mosby, 1999.

Stoller DW. Magnetic resonance imaging in orthopaedics and sports medicine. Philadelphia: Lippincott Raven, 1997.

Swartz JD, Harnsberger HR. Imaging of the temporal bone. 3rd ed. Stuttgart: Thieme, 1997.

Taybi H, Lachman RS. Radiology of syndromes, metabolic disorders and skeletal dysplasia. 4th ed. Chicago: Mosby, 1996.

Valvassori GE, Mafee MF, Carter BL. Imaging of the head and neck. 2nd ed. Stuttgart: Thieme, 1995.

Webb WR, Brant WE, Helms CA. Fundamentals of body CT. 2nd ed. Philadelphia: Saunders, 1997.

Wegener OH. Whole body computed tomography. 2nd ed. Berlin: Blackwell, 1993.

White CS. MR imaging of the thoracic veins. Magn Reson Imaging Clin N Am 8(1); 17–32, 2000.

Sachverzeichnis

Seitenzahlen in *Kursivschrift* verweisen auf Abbildungen

B

G

I

J

K

L

M

N

Q

R

S

T

U

V